Schinz
Radiologische Diagnostik
in Klinik und Praxis
Band VI – Teil 1

Schinz

Radiologische Diagnostik
in Klinik und Praxis

In sechs Bänden
7., neubearbeitete Auflage

Herausgegeben von
W. Frommhold, W. Dihlmann,
H.-St. Stender, P. Thurn

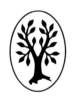
Georg Thieme Verlag Stuttgart · New York

Band VI   Knochen – Gelenke
Teil 1   Weichteile I

Herausgegeben von
W. Dihlmann und W. Frommhold

Bearbeitet von

I. P. Arlart
W. Bessler
W. Dihlmann
J. Freyschmidt
R. Graf
F. Heuck
G. W. Kauffmann
I. Mihicic

W. Mohr
J. D. Mulder
M. Reiser
P. Schuler
W. Thomas
P.-L. Westesson
W. Wirth

2233 teils farbige Abbildungen
40 Tabellen

1989
Georg Thieme Verlag Stuttgart · New York

CIP-Kurztitelaufnahme der Deutschen Bibliothek

Radiologische Diagnostik in Klinik und Praxis: in 6 Bd./
Schinz. Hrsg. von W. Frommhold . . . –
Stuttgart; New York: Thieme
  Bis 6. Aufl. u. d. T.: Lehrbuch der Röntgendiagnostik
NE: Schinz, Hans R. [Begr.]; Frommhold, Walter [Hrsg.]

Bd. 6 – Teil 1: Knochen – Gelenke – Weichteile 1/
hrsg. von W. Dihlmann und W. Frommhold.
Bearb. von I. P. Arlart . . . –
7., neubearb. Aufl. – 1989.
NE: Dihlmann, Wolfgang [Hrsg.]; Arlart, Ingolf P. [Bearb.]

Wichtiger Hinweis:

Medizin als Wissenschaft ist ständig im Fluß. Forschung und klinische Erfahrung erweitern unsere Kenntnisse, insbesondere was Behandlung und medikamentöse Therapie anbelangt. Soweit in diesem Werk eine Dosierung oder eine Applikation erwähnt wird, darf der Leser zwar darauf vertrauen, daß Autoren, Herausgeber und Verlag größte Mühe darauf verwandt haben, daß diese Angabe genau dem **Wissensstand bei Fertigstellung des Werkes** entspricht. Dennoch ist jeder Benutzer aufgefordert, die Beipackzettel der verwendeten Präparate zu prüfen, um in eigener Verantwortung festzustellen, ob die dort gegebene Empfehlung für Dosierungen oder die Beachtung von Kontraindikationen gegenüber der Angabe in diesem Buch abweicht. Das gilt besonders bei selten verwendeten oder neu auf den Markt gebrachten Präparaten und bei denjenigen, die vom Bundesgesundheitsamt (BGA) in ihrer Anwendbarkeit eingeschränkt worden sind. Benutzer außerhalb der Bundesrepublik Deutschland müssen sich nach den Vorschriften der für sie zuständigen Behörde richten.

1. Auflage 1928	Die 6. Auflage erschien	1. englische Auflage 1951
2. Auflage 1928	unter dem Titel:	1. italienische Auflage 1951
3. Auflage 1932	Schinz, H. R., W. E. Baensch,	1. spanische Auflage 1953
4. Auflage 1938	W. Frommhold, R. Glauner,	1. französische Auflage 1956
5. Auflage 1952	E. Uehlinger, J. Wellauer:	2. englische Auflage 1968
6. Auflage 1979–1981	Lehrbuch der Röntgendiagnostik	2. spanische Auflage 1971
		2. italienische Auflage 1972

Geschützte Warennamen (Warenzeichen) werden *nicht* besonders kenntlich gemacht. Aus dem Fehlen eines solchen Hinweises kann also nicht geschlossen werden, daß es sich um einen freien Warennamen handele.

Das Werk, einschließlich aller seiner Teile, ist urheberrechtlich geschützt. Jede Verwertung außerhalb der engen Grenzen des Urheberrechtsgesetzes ist ohne Zustimmung des Verlages unzulässig und strafbar. Das gilt insbesondere für Vervielfältigungen, Übersetzungen, Mikroverfilmungen und die Einspeicherung und Verarbeitung in elektronischen Systemen.

© 1928, 1989 Georg Thieme Verlag, Rüdigerstraße 14, D-7000 Stuttgart 30 – Printed in Germany
Satz: Konrad Triltsch GmbH, D-8700 Würzburg (Lasercomp) – Druck: Karl Grammlich, Pliezhausen – Einband: Heinrich Koch, Tübingen

ISBN 3-13-614607-7

Anschriftenverzeichnis

Herausgeber

Dihlmann, W., Prof. Dr.
  Chefarzt des Röntgeninstituts am Allgemeinen Krankenhaus Barmbek
  Rübenkamp 148, 2000 Hamburg 60

Frommhold, W., Prof. Dr. Dr. h.c.
  ehem. Direktor der Radiologischen Klinik der Universität Tübingen
  Röntgenweg 11, 7400 Tübingen 1

Stender, H.-St., Prof. Dr.
  ehem. Direktor der Abteilung Diagnostische Radiologie I
  der Medizinischen Hochschule Hannover
  Konstanty-Gutschow-Straße 8, 3000 Hannover 61

Thurn, P., Prof. Dr.
  ehem. Direktor der Radiologischen Klinik der Universität Bonn
  Venusberg, 5300 Bonn 1

Mitarbeiter

Arlart, I. P., Prof. Dr.
  Ärztlicher Direktor des Radiologischen Instituts im Zentrum Radiologie
  des Katharinenhospitals der Stadt Stuttgart
  Kriegsbergstraße 60, 7000 Stuttgart 1

Bessler, W., Dr.
  Chefarzt des Radiologischen Instituts
  Kantonsspital Winterthur, CH-8401 Winterthur

Dihlmann, W., Prof. Dr.
  Chefarzt des Röntgeninstituts am Allgemeinen Krankenhaus Barmbek
  Rübenkamp 148, 2000 Hamburg 60

Freyschmidt, J., Prof. Dr.
  Direktor der medizinischen Bereiche Röntgendiagnostik und Nuklearmedizin
  an der Radiologischen Klinik, Zentralkrankenhaus
  St.-Jürgen-Straße, 2800 Bremen 1

Graf, R., Univ.-Doz. Dr.
  Landessonderkrankenhaus Stolzalpe
  A-8852 Stolzalpe

Heuck, F., Prof. Dr.
  ehem. Ärztl. Direktor des Radiologischen Instituts im Zentrum Radiologie
  des Katharinenhospitals der Stadt Stuttgart
  Hermann-Kurz-Straße 5, 7000 Stuttgart 1

Kauffmann, G. W., Prof. Dr.
  Ärztlicher Direktor der Abteilung Radiodiagnostik am Klinikum
  der Universität Heidelberg
  Im Neuenheimer Feld 110, 6900 Heidelberg 1

Mihicic, I., Dr.
  Abteilung Radiologie und Nuklearmedizin
  Kantonsspital, CH-6300 Zug

Mohr, W., Prof. Dr.
Abteilung Pathologie der Universität Ulm
Oberer Eselsberg, 7900 Ulm

Mulder, J. D., Prof. Dr.
Academisch Ziekenhuis
Afdeling Radiologie
Rijnsburger Weg 10, NL-2333 AA Leiden

Reiser, M., Prof. Dr.
Institut für klinische Radiologie der Universität Münster
Albert-Schweitzer-Straße 33, 4400 Münster

Schuler, P., Dr.
Klinik für Orthopädie, Zentrum für operative Medizin II
der Philipps-Universität Marburg
3550 Marburg

Thomas, W., Prof. Dr.
Chefarzt der I. Orthopädischen Abteilung des Allgemeinen Krankenhauses Barmbek
Rübenkamp 148, 2000 Hamburg 60

Westesson, P.-L., Dr.
University of Lund, Department of Oral Roentgenology
School of Dentistry, S-214 21 Malmö

Wirth, W., Prof. Dr.
Chefarzt der Abteilung Röntgendiagnostik und Nuklearmedizin
Kantonsspital, CH-6300 Zug

Vorwort

Seit dem Erscheinen des ersten Skelettbandes der vorangegangenen 6. Auflage dieses Lehrbuches sind mehr als 10 Jahre vergangen. Damals hatten wir im Vorwort darauf hingewiesen, daß der dynamische Entwicklungsprozeß in der Diagnostik der Skeletterkrankungen auch in Zukunft viele der in jener Zeit gültigen Vorstellungen durch Weiterentwicklung der Untersuchungsverfahren verändern würde.

Niemand aber konnte erahnen, welch entscheidende Neuorientierung durch die Einführung der modernen bildgebenden Verfahren der Ultraschalluntersuchung, der Computertomographie und nicht zuletzt der Kernspintomographie bei der Beurteilung auch von Skeletterkrankungen unabweisbar sein würde.

Wir haben uns bemüht, in jedem Einzelkapitel diese Fortschritte in der Erkennung von Skeletterkrankungen und der Beurteilung von Krankheitsabläufen durch die modernen Untersuchungsverfahren herauszuarbeiten und damit den heutigen Stand der Kenntnisse zu dokumentieren. Dabei sind wir uns durchaus bewußt, daß auch das jetzt vorliegende Werk nur eine augenblickliche Bestandsaufnahme darstellen kann, denn der technische Entwicklungsprozeß der uns zur Verfügung stehenden diagnostischen Verfahren ist, wie die tägliche Erfahrung zeigt, noch längst nicht abgeschlossen.

Auch in diesem Band sind sorgsam ausgewählte Experten der jeweils bearbeiteten Abschnitte zu Wort gekommen. Die Subjektivität bringt es zwangsläufig mit sich, daß Grenzüberschreitungen zwischen einzelnen Kapiteln nicht ganz vermeidbar waren.

Die Herausgeber hoffen, daß der Leser auch in diesem Band des *Schinz* eine Darstellung von Knochen- und Gelenkerkrankungen findet, die ihn über den heutigen Stand der radiologischen Kenntnisse umfassend informiert und einen entscheidenden Beitrag zur Ergänzung und Vervollkommnung seiner eigenen radiologischen Erfahrung zu leisten vermag.

Den Mitarbeitern des Georg Thieme Verlages und seinem Verleger, Herrn Dr. h.c. G. *Hauff*, sei für die Sorgfalt und das Interesse gedankt, das sie auch diesem Band bei der Planung und Herstellung stets in besonderem Maße entgegengebracht haben.

Hamburg/Tübingen, *W. Dihlmann*   *W. Frommhold*
im Frühjahr 1989

Inhaltsverzeichnis

Allgemeiner Teil

Radiologie des gesunden Skelettes   3
F. Heuck

Einleitung   3
Anatomische Grundlagen im Röntgenbild
des normalen Knochens   4
   Knochengewebe   8
   Knorpelgewebe 20
   Periost 23
   Knochenmark 25
   Gefäße des Knochens 25
Knochenumbau 29
   Steuerung des Knochenwachstums . . 29
   Regulation des Stoffaustausches
   im Knochen 31
   Sekundärer Umbau der Tela ossea . . 35
Form und Struktur des normalen Knochens 37
   Kompakta 37
   Kortikalis 39
   Spongiosa 39
Funktionelle Adaptation von Form
und Struktur der Knochen 48
   Anpassung an veränderte Belastung . 50
   Regeneration von Knochen 53
Gelenke als Verbindungen von Knochen . 56
Geschlechtsspezifische Unterschiede
des Skelettes 64
Knochenwachstum und Skelettreifung . 66
   Normale embryonale Osteogenese . . 66
   Phasen des Knochenwachstums . . . 70
   Obere Extremität und Schultergürtel . 83
   Untere Extremität und Becken 90
   Wirbelsäule und Brustkorb 103
   Schädelknochen 109
Normvarianten des Skelettes 115
   Normvarianten der oberen Extremität . 115
   Normvarianten der unteren Extremität
   mit Becken 121
   Varianten und Anomalien
   der Spongiosastruktur 131
Einfluß genetischer Faktoren
auf die Knochenbildung 136
Normale Alterung des Knochens 137
Osteopenie oder „physiologische
Osteoporose" 137
Literatur 143

Qualitative und quantitative
radiologische Analyse des Knochens
Knochenstruktur
und Knochenmineralgehalt 151
F. Heuck

Einleitung 151
Spezialmethoden zur Strukturbeurteilung
des Knochens 151
Quantitative Analyse des Röntgenbildes . 156
Methoden der Densitometrie 165
Klinischer Einsatz und Ergebnisse
der Densitometrie 170
Schlußbemerkungen 204
Literatur 206

Allgemeine Röntgensymptomatik
des pathologischen Skelettes . . . 217
W. Bessler

Elementare Veränderungen
der Mikrostruktur 217
   Veränderungen an den Knochenzellen . 217
   Störung der Knochenmineralisation . . 233
   Vergleich zwischen Mikro- und Makro-
   strukturveränderungen bei Osteoporose,
   Osteomalazie und Fibroosteoklasie . . 238
Elementare Veränderungen
der Makrostruktur 243
   Osteosklerose (Knochenhypertrophie) . 243
   Osteoporose 254
   Osteomalazie 258
   Osteodystrophie 261
   Osteolyse 265
   Osteonekrose 274
Prinzipien der Beurteilung
von Skeletterkrankungen 276
   Abklärungskriterien 276
Literatur 279

Morphologie der erkrankten
Synovialmembran 283
W. Mohr

Krankheiten unbekannter Ätiologie . . . 283
Krankheiten durch gelenkfremde Ursachen 286
Krankheiten durch gelenkeigene Ursachen 287
Bedeutung der morphologischen Diagnostik 289
Literatur 290

Arthrographie	291
W. Wirth und I. Mihicic	
Einleitung	291
Neue Untersuchungsmethoden	291
Komplikationen bei der Arthrographie, Gegenindikationen, Strahlenbelastung . .	293
Lymphgefäßdarstellung bei der Arthrographie	293
Aufbau und Umfang des Beitrages „Arthrographie"	294
Kniegelenk	294
Funktionelle Anatomie	294
Punktions- und Füllungstechnik	296
Veränderungen der Menisken	297
Seitenband- und Kapselverletzungen . . .	314
Kreuzbandverletzungen	316
Chondropathia patellae	318
Synovialitiden, Poplitea- und Unterschenkelzysten	323
Hoffasche Krankheit	323
Schultergelenk	324
Funktionelle Anatomie	324
Punktions- und Füllungstechnik	326
Gefahren der Technik, Gegenindikationen	326
Aufnahmetechnik	326
Normales Arthrogramm	326
Indikationen, pathologisches Arthrogramm	327
Sprunggelenk	340
Funktionelle Anatomie	340
Punktions- und Füllungstechnik	341
Aufnahmetechnik	341
Normales Arthrogramm	342
Indikationen, pathologisches Arthrogramm	343
Hüftgelenk des Erwachsenen	347
Funktionelle Anatomie	347
Punktions- und Füllungstechnik	349
Aufnahmetechnik	349
Normales Arthrogramm	350
Indikationen, pathologisches Arthrogramm	352
Hüftgelenk des Säuglings und des Kleinkindes	354
Funktionelle Anatomie	354
Punktions- und Füllungstechnik	354
Aufnahmetechnik	355
Normales Arthrogramm	355
Indikationen, pathologisches Arthrogramm	355
Ultraschalluntersuchung von Säuglingshüftgelenken	357
R. Graf und P. Schuler	
Ellenbogengelenk	360
Funktionelle Anatomie	360
Punktions- und Füllungstechnik	360
Gefahren der Technik, Gegenindikationen	362
Aufnahmetechnik	362
Normales Arthrogramm	363
Indikationen, pathologisches Arthrogramm	364
Handgelenk	366
Funktionelle Anatomie	366
Normale und pathologische Verbindungen zwischen den Gelenken .	367
Punktions- und Füllungstechnik	368
Gefahren der Technik, Gegenindikationen	368
Aufnahmetechnik	368
Normales Arthrogramm	368
Indikationen, pathologisches Arthrogramm	371
Kiefergelenk	374
P.-L. Westesson	
Einleitung	374
Funktionelle Anatomie	375
Punktions- und Füllungstechnik	375
Gefahren der Technik	376
Gegenindikationen	377
Aufnahmetechnik	377
Normales Arthrogramm	377
Indikationen, pathologisches Arthrogramm	377
Weitere diagnostische Methoden zum Studium der Weichteile des Kiefergelenks	379
Gemeinsame Erkrankungen der Gelenke .	380
Osteochondrosis dissecans (Osteochondritis dissecans)	380
Tumoren	383
Synovialitis villosa pigmentosa (villonoduläre Synovialitis)	383
Rheumatoide Arthritis	385
Literatur	390
Skelettszintigraphie	395
W. Bessler	
Osteotrope Radiopharmazeutika	395
Knochenaufnahme von ^{99m}Tc-markierten Phosphatkomplexen . .	396
Tracerkinetik	397
Technik der Skelettszintigraphie	398
Strahlenbelastung durch ^{99m}Tc-Phosphatkomplexe	399
Instrumentation	399
Normales Skelettszintigramm	400
Metastasenszintigraphie	403

Primäre Knochentumoren 409
Osteomyelitis 418
Knochentrauma und Operation 421
Aseptische Osteonekrosen 430
Gelenkerkrankungen 432

Skelettsystemerkrankungen 438
Weichteilspeicherung 447
Indikationen zur Skelettszintigraphie . . . 448
Schlußfolgerung 450
Literatur 450

Spezieller Teil

Skelettumoren 455

Primäre Knochengeschwülste und geschwulstähnliche Läsionen des Skeletts 455
J. Freyschmidt und J. D. Mulder

Einführung 455
Knochenbildende Tumoren 487
    Gutartige Tumoren 487
    Bösartige Tumoren 498
Knorpelbildende Tumoren 520
    Gutartige Tumoren 520
    Bösartige Tumoren 540
Myelogene Tumoren 551
    Gutartige Tumoren 551
    Bösartige Tumoren 552
Bindegewebige Tumoren 577
    Gutartige Tumoren 577
    Bösartige Tumoren 580
Vaskuläre Tumoren 585
    Gutartige Tumoren 585
    Bösartige Tumoren 590
Tumoren ungewisser Herkunft 594
Tumoren notochordaler Herkunft 604
Tumorähnliche Läsionen
(Tumor-like lesions) 608
Literatur 624

Sekundäre Knochengeschwülste . . . 645
J. Freyschmidt

Einführung 645
Pathologische Anatomie und Pathogenese
der Skelettmetastasierung 645
Ausbreitungswege und Lokalisation
von Skelettmetastasen 647
Häufigkeit von Skelettmetastasen 652
Klinik 652
Röntgenbild 653
Verlaufsbeobachtung
von Skelettmetastasen 671

Differentialdiagnose
der Skelettmetastasierung 679
Literatur 680

Geschwülste und geschwulstähnliche Läsionen der Gelenke 682
J. Freyschmidt

Geschwülste der Synovialmembran
in Gelenken, Schleimbeuteln und
Sehnenscheiden 682
Geschwulstähnliche Läsionen,
der Synovialmembran in Gelenken, Bursen
und Sehnenscheiden 689
Literatur 699

Entzündliche Knochenerkrankungen 701
G. W. Kauffmann

Osteomyelitis 701
    Akute hämatogene Osteomyelitis . . . 717
    Chronische Osteomyelitis 723
    Sonderformen der Osteomyelitis 728
    Exogene Formen der Osteomyelitis . . . 734
    Spezifische Osteomyelitis 743
Knochenerkrankungen durch Parasiten . . 751
Literatur 754

Skelettuberkulose 757
M. Reiser und W. Mohr

Ätiologie und Pathogenese 757
Epidemiologie 761
Morphologie 764
Manifestationen der Tuberkulose
am extraskelettalen Bewegungsapparat . . 768
Diagnostische Verfahren 769
Lokalisation 771
Spondylitis tuberculosa 772
Coxitis tuberculosa 777
Gonitis tuberculosa 778

Tuberkulose des Beckens 779
Schultergelenktuberkulose 780
Tuberkulose der Hand 781
Ellenbogengelenktuberkulose 782
Tuberkulose von Sprunggelenk und Fuß. . 782
Schafttuberkulose der langen Röhren-
knochen und polyzystische Skelettuberkulose 783
Brustwandtuberkulose 784
Schädeltuberkulose 785
Tuberkulöse Osteomyelitis
und Arthritis nach BCG-Impfung 785

Literatur 786

Osteoartikuläre Sarkoidose
(Morbus Boeck) 789
I. P. Arlart und W. Mohr

Ätiologie und Pathogenese 789
Epidemiologie 791
Klinischer Verlauf der Sarkoidose 791
Nichtradiologische Diagnostik
der Sarkoidose 791
Häufigkeit und Lokalisation
der osteoartikulären Sarkoidose 792
Pathogenese der Knochensarkoidose . . . 793
Pathogenese der Gelenksarkoidose 795
Radiologische Diagnostik der Sarkoidose . 796

Literatur 802

Hyperostosis triangularis ilii
(früher: Ostitis condensans ilii) . . . 805
W. Dihlmann

Literatur 809

Sternokostoklavikuläre Hyperostose
(Akquiriertes Hyperostosesyndrom) 810
W. Dihlmann

Klinik 810
Röntgenmorphologie 810
Histomorphologie 810
Röntgendifferentialdiagnose 810
Ätiologie 813

Literatur 813

Entzündliche Gelenkerkrankungen 814
W. Dihlmann

Konzepte 814
 Allgemeine Röntgenmorphologie
 der Gelenkentzündung 815

Differentialdiagnose
der arthritischen Röntgenzeichen
(Kollateralphänomene, Direktzeichen) . 835
Spezieller Teil. 841
Infektiöse Gelenkerkrankungen 841
Entzündlich-rheumatische
Gelenkerkrankungen. 848

 Akuter Gelenkrheumatismus
 (rheumatisches Fieber) 848
 Rheumatoide Arthritis
 (chronische Polyarthritis) 851
 Felty-Syndrom 863
 Sjögren-Syndrom 864
 Juvenile chronische Arthritis 865
 Arthritis psoriatica 869
 Reiter-Syndrom 876
 Befall der peripheren Gelenke und Knor-
 pelfugen bei der Spondylitis ankylosans
 (Morbus Strümpell-Bechterew-Marie) . 878
 Enteropathische Arthritiden (Gelenk-
 krankungen bei ulzeröser Kolitis, regiona-
 ler Enteritis [Morbus Crohn] und intesti-
 naler Lipodystrophie [Morbus Whipple]),
 Bypassarthropathie 884
 Arthritis beim Behçet-Syndrom, beim
 Stevens-Johnson-Syndrom (Erythema
 multiforme exsudativum), bei Acne
 fulminans und bei der Acrodermatitis
 chronica atrophicans Pick-Herxheimer . 886
 Hydrops articulorum intermittens . . . 887
 Rheumatismus palindromicus
 (palindrome Arthritis) 887
 Familiäres Mittelmeerfieber 887
 Lyme-Arthritis, Lyme-Krankheit 888
 Knochen- und Gelenkerkrankungen bei
 Dermatomyositis (Polymyositis), Polyarte-
 riitis (Panarteriitis nodosa), progressiver
 Sklerodermie und bei Lupus erythemato-
 des disseminatus (Lupus erythematodes
 visceralis) 889
 Multizentrische Retikulohistiozytose
 (Lipoiddermatoarthritis) 894

Literatur 895

Enthesiopathien
(Fibroostose-Fibroostitis-Komplex) 904
W. Dihlmann

Morphologie 904
Röntgenmorphologie 904

Literatur 911

Periarthropathien 912
W. Thomas

Definition der Krankheitseinheit 912
Ätiologie, Pathogenese, Pathologie
und Pathophysiologie 913
Epidemiologie 916
Literatur 920

Degenerative Gelenkerkrankungen 922
W. Dihlmann

Arthrosis deformans 922
    Allgemeines 922
    Röntgenzeichen der Arthrosis deformans 926
    Spezieller Teil 930
Literatur 966

Sachverzeichnis 968

Inhaltsübersicht

Band I/1   Allgemeine Grundlagen der radiologischen Diagnostik
               Spezielle radiologische Diagnostik:
               Hals, Mediastinum, Zwerchfell, Brustdrüse, kindlicher Thorax

Band I/2   Lunge, Pleura, Thoraxwand

Band II   Herz – Große Gefäße

Band III/1 Gastrointestinaltrakt I

Band III/2 Gastrointestinaltrakt II

Band IV   Harnsystem und männliche Genitalorgane, Nebennieren, Retroperitonealraum – Gynäkologie und Geburtshilfe – Lymphsystem

Band V/1   Schädel – Gehirn

Band V/2   Wirbelsäule – Rückenmark

Band VI/2 Knochen – Gelenke – Weichteile II

Allgemeiner Teil

Radiologie des gesunden Skelettes

F. Heuck

Einleitung

Das Skelett steht als inneres Stützgerüst der Wirbeltiere in engem Zusammenhang mit Größe, Gestalt und Proportionen des einzelnen Lebewesens. Jeder Knochen stellt einen unterschiedlich geformten und charakteristisch strukturierten Baustein des Skelettsystems dar. Die Struktur der spongiösen und der kompakten Knochen wird durch einwirkende statische und dynamische Kräfte geprägt. Das Verhältnis von Spongiosa zu Kortikalis oder Kompakta ist im weitesten Sinne von der mechanischen Belastung des jeweiligen Knochens abhängig. Beim Einzelindividuum sind die Knochen in einer genetisch präformierten, sinnvollen Ordnung zusammengefügt. Das Knochengewebe bildet mit dem entwicklungsgeschichtlich und strukturell verwandten Zahnbein die Gruppe der mesodermalen Hartsubstanzen und stellt das höchstdifferenzierte Stützgewebe dar. Durch die Verbindungen der Knochen in Gelenken dient das Skelett zusammen mit der Muskulatur, den Sehnen und Bändern als Bewegungsapparat des Organismus. Ferner ist der Knochen ein *Organ*, das als *Mineraldepot* entscheidend an der Homöostase des Kalzium- und Phosphatstoffwechsels beteiligt ist. Mit seinem Markgewebe dient er dem Blutersatz. Durch seine reaktive Plastizität ist der Knochen in der Lage, sich dynamisch allen wechselnden statischen Bedingungen anzupassen oder rekonstruktive und reaktive Potenzen bei verschiedenartigen pathologischen Störungen zu entwickeln. Die Wechselbeziehungen des Knochengewebes als „Kalziumspeicher" mit der Gewebsflüssigkeit und dem Blutplasma werden nach unserem heutigen Wissen durch das Parathormon der Epithelkörperchen und seinen Antagonisten, das Kalzitonin der Schilddrüse, durch Vitamin-D-Metaboliten, das Wachstumshormon der Hypophyse und durch die Geschlechtshormone gesteuert.

Die *Röntgenuntersuchung des Skelettes* ermöglicht ohne besondere Hilfsmittel die Beurteilung von Gestalt und Form, Kontur und Makrostruktur des einzelnen Knochens im lebenden Organismus. Der Knorpel und die Gelenkweichteile – wie Gelenkkapsel, Bänder und Sehnen – kommen unter Standardbedingungen im Röntgenbild als „Weichteilschatten" nicht zur Darstellung. Das Periost und das Knochenmark sowie die den Knochen umgebenden Weichteile der Muskulatur, des Unterhautfettgewebes, der Haut und der Gefäße können im Röntgenbild nicht differenziert werden, da sie aus fast gleichen Elementen zusammengesetzt sind. Sie enthalten neben Wasserstoff und Sauerstoff auch Kohlenstoff und Stickstoff, so daß die Schwächung der Röntgenstrahlen etwa der des Wassers gleichzusetzen ist. Das Fettgewebe ist spezifisch leichter und daher etwas strahlendurchlässiger als die übrigen Weichteile.

Mit Hilfe der *„Weichstrahltechnik"* unter Verwendung langwelliger Röntgenstrahlung, die zwischen 10–30 kV Anodenspannung erzeugt wird, gelingen die Darstellung und die Beurteilung unterschiedlich dichter Weichteile im Bereich der weniger voluminösen Abschnitte der Extremitäten wie der Hände. Durch Einlegen der Hände in Wasser – besser in eine etwa 70%ige Alkohollösung erhält man bei gleicher Schichtdicke einen Schwärzungsausgleich mit optimaler Darstellung der Weichteile (Weichstrahlimmersionstechnik). Mit energiereichen Protonenstrahlen kommen bereits minimale Unterschiede der Dichte zwischen den Weichteilen (Muskeln, Sehnen, Faszien, Fettgewebe) und den Knochen zur Darstellung, da Protonen in verschiedenen Gewebsschichten unterschiedlich abgebremst werden.

Das Prinzip der *Röntgencomputertomographie* (abgekürzt als CT bekanntgeworden) besteht darin, daß eine vorher einstellbare Körperschicht mit einer Schichtdicke zwischen 2 und 8 mm (oder mehr) von einem Röntgenstrahlenbündel kreisförmig durchstrahlt wird. Mit Meßkammern oder Detektoren wird die Schwächung der Strahlung durch die Körperschicht gemessen, und über ein Computerschema, das einem vorher bestimmten Algorithmus entspricht, wird ein Bild der Körperschicht berechnet und auf einem Monitor dargestellt. Das Bild kann auch auf Datenträgern gespeichert oder fotografisch dokumentiert werden. Infolge der stürmischen Weiterentwicklung bis zur Technik der vierten Generation wurden die Dichteauflösung und die räumliche Auflösung so erheblich verbessert, daß auch feine Spongiosastrukturen dargestellt und analysiert werden können. Die sehr hohe Dichteauflösung der CT erlaubt erstmals eine *Differenzierung von Knochen und Weichteilen,* so daß ganz neuartige Informationen gewonnen werden können.

Mit der *Kernspintomographie* (oder Magnetresonanz-Tomographie = MRT) kann ein großer

Kontrast von Fettgewebe, Knochenmark, Muskulatur und dem eigentlichen Knochengewebe erzielt werden. Die Tela ossea und das feste Bindegewebe (Bänder, Sehnen, Kapselstrukturen, Meniskusgewebe u. a.) werden durch den Mangel an Wasserstoffatomen kein Signal geben, also nur durch die benachbarten Gewebsstrukturen zur Darstellung kommen. Der hyaline Gelenkknorpel (er enthält bis zu 80% Wasser) weist gegenüber dem Faserknorpel eine höhere Protonendichte auf, so daß er signalreicher zur Darstellung gelangt. Durch die multiplanare Schnittführung der Kernspintomographie ist diese neue Methode sehr gut für die Diagnostik des Stützgerüstes im weitesten Sinne geeignet. Die Gelenke können mit allen bindegewebigen Bauelementen dargestellt und analysiert werden.

Das *Knochengewebe* im engeren Sinn – die Tela ossea – setzt sich aus zwei physikalisch und biochemisch unterschiedlichen, jedoch eng miteinander verbundenen Komponenten zusammen. In die organische Grundsubstanz mit kollagenen Fasern, Kittsubstanz und zellulären Elementen sind die *anorganischen Mineralsubstanzen,* die vorwiegend aus Kalziumsalzen in Form von Phosphaten, Karbonaten und Zitraten bestehen, in sinnvoller Weise eingelagert. Im gesunden Knochen liegt der Hauptbestandteil des Knochenminerals *in Form eines Hydroxylapatits* vor, an dessen Oberfläche andere, leichter lösliche Kalziumverbindungen und Spurenelemente angelagert sind. Im kranken Knochen kann die Zusammensetzung der Knochenminerale Veränderungen erfahren.

Für die *Strahlenabsorption* durch den Gewebsverband Knochen sind *allein das Volumen des vorhandenen Knochengewebes und die Konzentration an Elementen mit einer höheren Ordnungszahl* wie Kalzium und Phosphor in der Tela ossea von Bedeutung, während die Art der chemischen Bindung, in der Kalzium und Phosphor vorliegen, bei der makroskopischen Darstellung des Organs Knochen im Röntgenbild belanglos ist. Durch die Besonderheiten seiner spongiösen und kompakten Strukturen ist das Knochengewebe gegenüber anderen unregelmäßigen oder amorphen Mineralablagerungen in den Weichgeweben des Organismus sowie in den Organen röntgenologisch meist gut zu differenzieren, so daß *auch heterotope Verknöcherungen* von makroskopischer Ausdehnung als solche erkannt und analysiert werden können. Die Röntgenuntersuchung als „zerstörungsfreie Werkstoffprüfung" eines Körperabschnittes soll nicht nur über Topographie und Konturen der einzelnen Bauelemente oder Organe Auskunft geben, sondern gleichzeitig den *strukturellen Aufbau und dessen Störungen* am lebenden Menschen aufklären. Das Durchstrahlungsbild der Knochen eines Skelettabschnittes kann als klassisches Beispiel für die Aufgabenstellung der Radiologie in der Medizin angesehen werden.

Anatomische Grundlagen im Röntgenbild des normalen Knochens

Die Bauelemente des Stützgerüstes können nach anatomischen Gesichtspunkten in Knochengewebe (Tela ossea), Knorpelgewebe und verschiedenartige Bindegewebe, die als Bänder, Sehnen, Sehnenscheiden, Schleimbeutel und Gelenkkapsel vorkommen, differenziert werden. Bei der Röntgenbildanalyse der Bausteine des Skelettes muß beachtet werden, daß unter einem „Knochen" immer das *gesamte Organ* verstanden wird. Es setzt sich zusammen aus dem „Hartgewebe" Knochen (Tela ossea), dem Knorpelgewebe, der bindegewebigen Knochenhaut (Periost), dem Markgewebe (Medulla ossea) sowie den ernährenden Gefäßen und den zugehörigen Nervenfasern. In der Tela ossea sind die organischen und anorganischen Bauelemente im Sinne eines „Verbundbaues" zusammengefügt. Die histologischen und anatomischen Strukturen eines Knochens lassen eine sinnvolle Ordnung erkennen (KNESE 1958, 1970; BARGMANN 1977). In den makroskopischen Dimensionen des Röntgenbildes können die Strukturen erster Ordnung, wie Kompakta, Spongiosa und die einen spongiösen Knochen umschließende Kortikalis, erfaßt werden, während bereits die Strukturen zweiter und dritter Ordnung – die Lamellensysteme und deren topographische Verteilung – nur histologisch näher analysiert werden können (Abb. 1).

Die *Verteilung und die Konzentration der Kalksalze* in den Lamellensystemen, aus denen sich die Osteone in Kompakta und Kortikalis, die Spongiosabälkchen und -plättchen zusammensetzen, lassen sich mit Hilfe der Mikroradiographie erfassen und weitergehend analysieren. Durch vergleichende histologische und mikroradiographische Untersuchungen der Bauelemente des Knochens können unverkalktes Osteoid und Unterschiede der Mineralkonzentration in der Tela ossea nachgewiesen werden (Abb. 2). Der Knochen gibt als Hartgewebe infolge der 30- bis 40mal größeren

Anatomische Grundlagen im Röntgenbild des normalen Knochens

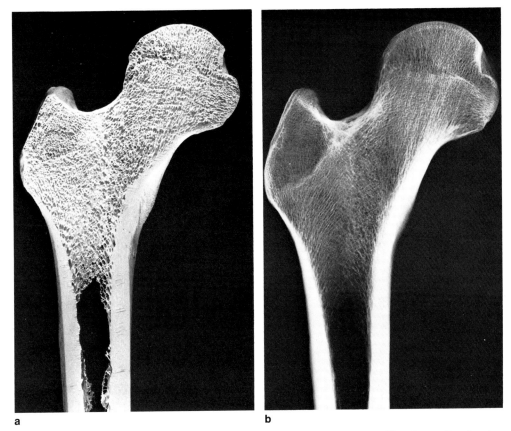

Abb. 1a u. b Das Röntgenbild zeigt Gestalt und Bauelemente eines Knochens. Proximales Femur: Die Kompakta der Diaphysen geht in der Metaphyse in die Kortikalis über, die eine gemischtförmige Spongiosa von Metaphyse und Epiphyse umschließt. Im Bereich der Grenzzone von Diaphyse und Metaphyse zum Markraum kommen spongiöse Bauelemente vor. **a** Mazerationspräparat und **b** Röntgenbild desselben proximalen Femurabschnitts

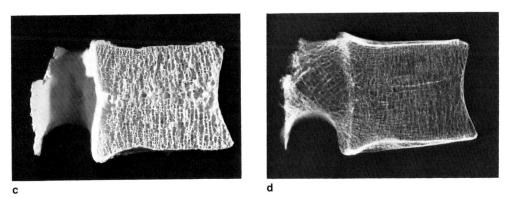

Abb. 1c u. d Der rein spongiöse Knochen – wie ein Wirbelkörper – wird nur von einer dünnen Kortikalis umschlossen. **c** Mazerationspräparat und **d** Röntgenbild desselben Wirbels

Strahlenabsorption von Kalzium und Phosphor gegenüber den Elementen der Weichteile – Kohlenstoff, Wasserstoff, Sauerstoff und Stickstoff – einen „kalkdichten Schatten" im Röntgenbild. Weist ein kalkdichter Schatten eine der bekannten Strukturen auf, so wird er als „knochendichter Schatten" bezeichnet. Von allen Geweben im menschlichen und tierischen Organismus absorbiert das *Hartgewebe* des Zahnschmelzes am stärksten, da die Kalziumverbindungen in einer sehr dichten Packung vorliegen. Der „schmelzdichte Schatten" unterscheidet sich vom Dentin, das gleich stark absorbiert wie ein Knochen entsprechender Dicke (Abb. 3).

Für einen Vergleich der Schwächung von Röntgenstrahlen durch Gewebe ist gleiche Schichtdicke

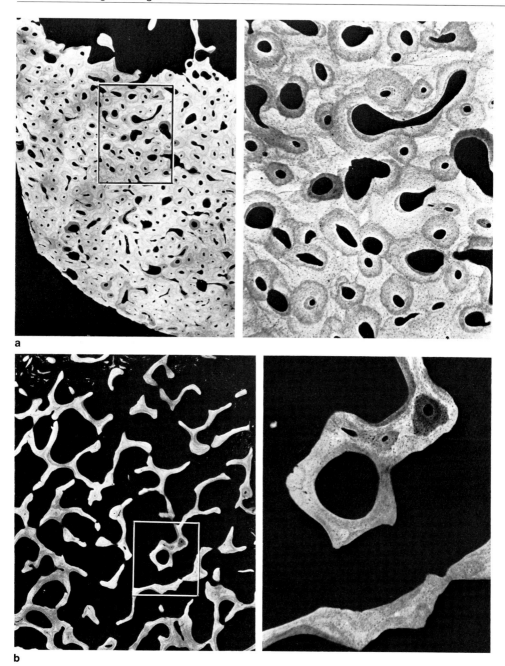

Abb. 2a–c Im Mikroradiogramm der Diaphysenkompakta a und der Spongiosa b kommen die Unterschiede in der Mineralkonzentration der Strukturen 2. Ordnung und der Aufbau des Knochens zur Darstellung. Die vergleichende histologisch-mikroradiographische Untersuchung des Knochengewebes c zeigt das stärker angefärbte unverkalkte Osteoid, das im Mikroradiogramm *nicht* zur Darstellung gelangt. Vergr.: a 10× u. 40×, b 8× u. 40×, c 120×

der untersuchten Region zu fordern. Eine *dicke Muskelschicht* kann ebensostark absorbieren wie eine *dünne Knochenschicht*. In der Abb. 4 sind drei verschiedene Femurpräparate dargestellt, und zwar ein frischer Leichenknochen (a), ein mazerierter, von der organischen Substanz befreiter Knochen (b) und ein weitgehend entkalkter Femurknochen (c). Der dichteste Schatten wird von dem frischen Knochenpräparat erzeugt. Etwas strahlendurchlässiger ist der mazerierte Knochen, dessen Markräume mit Luft gefüllt sind. Am stärksten strahlendurchlässig ist der weitgehend entkalkte Knochen, der fast nur noch aus organischer Matrix besteht.

Der Knochen ist *Depotorgan für alle Minerale*, insbesondere Ca und P. In der Tela ossea sind Kal-

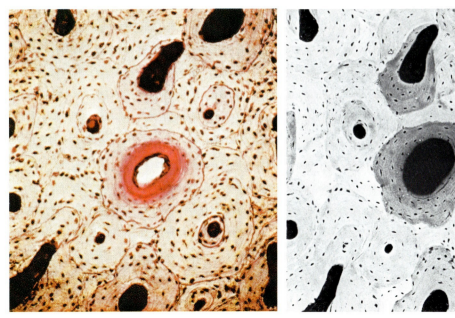

Abb. 2c

zium und Phosphor als Hydroxylapatitkristalle $[Ca_{10}(PO_4)_6(OH)_2]$ mit einer mittleren Kristallgröße von 10^{-6} cm eingelagert (Abb. 5). Die lebenswichtigen Elemente Kalzium und Phosphor kommen zwar in allen Geweben vor, doch ist im gesunden Organismus eine Anreicherung lediglich im Knochen- und Zahngewebe sowie im Kalkknorpel zu finden. Die gesamte Menge des Kalziums im Organismus wird mit 800–1200 g je nach Körpergewicht und Körpergröße angegeben (DULCE 1970). Es finden sich nach der chemischen Analyse etwa 99% des Kalziums und auch die Hauptmenge des Phosphor im Skelett, während nur 0,7–0,9 g in den Gewebsflüssigkeiten und 0,4–0,5 g des gesamten Kalziums im Blutserum nachweisbar sind. Der Kalziumspiegel im Serum ist auf 9–11 mg% eingestellt. Von besonderer Bedeutung ist die ionisierte Ca-Fraktion mit 3–6 mg%. Diese ist erforderlich für den normalen Ablauf der Blutgerinnung, spielt eine wichtige Rolle in der Regulation der Gefäßpermeabilität, wirkt als Puffer bei der Azidose und Alkalose und

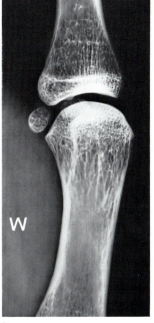
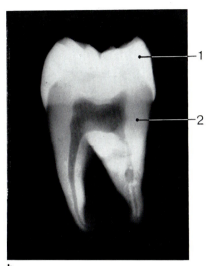

Abb. 3a u. b Das Röntgenbild der Hartgewebe des Organismus
a Der Knochen gibt gegenüber den Weichteilen (W) einen kalkdichten Schatten im Röntgenlicht, dessen Strukturen so charakteristisch sind, daß man von einem „Knochenschatten" sprechen kann
b Infolge höherer Mineralkonzentration wird der Zahnschmelz (1) gegenüber dem Zahnbein (2) oder dem Knochen die Strahlung noch stärker absorbieren, so daß ein „schmelzdichter Schatten" resultiert

a   b

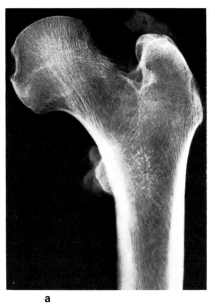
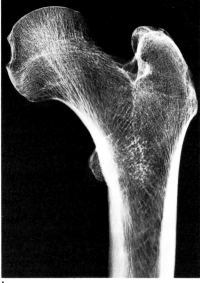
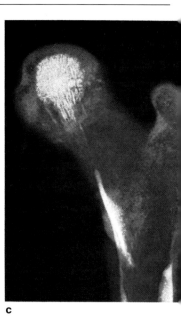

Abb. 4a–c Röntgenbilder von vorbehandelten Femurpräparaten
a frischer Knochen
b mazerierter Knochen, der die Strukturen der mineralisierten Tela ossea deutlicher erkennen läßt
c teilweise entkalkter Knochen, der kaum einen Schatten gibt und *keine* Strukturen mehr zeigt

bestimmt den Schwellenwert der elektrischen Impulsübertragung. Aus diesem Grunde wird der Spiegel des Serumkalziums durch verschiedene Sicherungssysteme kontrolliert, um eine *möglichst hohe biologische Konstanz zu garantieren.*

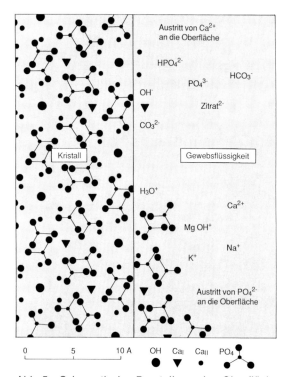

Abb. 5 Schematische Darstellung der Oberfläche von Hydroxylapatit mit angelagerten Ionen und angrenzender Gewebsflüssigkeit (nach *Carlström* 1955). Oberfläche und Teil des Kerns eines Hydroxylapatitkristalls. Man erkennt, daß sich an der Kristalloberfläche der Ionenaustausch abspielt

Knochengewebe

Der gesunde Knochen weist eine charakteristische Form und eine genetisch bestimmte Makrostruktur auf, die es erlaubt, ihn als anatomisches Bauelement des Stützgerüstes von Mensch oder Tier einzuordnen. Die äußeren Konturen eines Knochens bestehen aus Höckern, Leisten und Kanten, an denen Muskeln oder Sehnen ansetzen. Die Bauelemente der Knochen lassen sich nach Knese (1970) ordnen in:

1. Kompakta-Spongiosa-Verteilung,
2. topographische Verteilung der unterschiedlich geordneten Lamellensysteme,
3. Lamellensysteme: Osteone und Tangentiallamellen, Schaltlamellen und Generallamellen (können nur histologisch und im Mikroradiogramm dargestellt werden),
4. die einzelne Lamelle. (Diese und die nachfolgend genannten Bauelemente liegen im mikroskopischen und submikroskopischen Bereich. Sie können radiologisch nicht erfaßt werden),
5. Kollagenfasern mit umgebenden organischen Substanzen und angelagerten anorganischen Teilchen,
6. Molekularstrukturen der Fasern, der Grundsubstanz und der Mineralsubstanzen.

Die *Kompakta* erscheint im Röntgenbild homogen dicht. Nach dem histologischen und mikroradio-

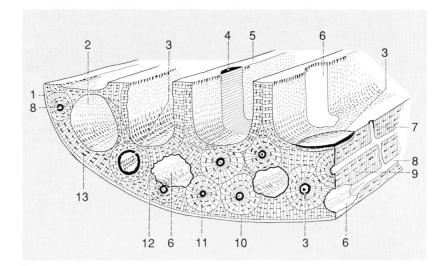

1. Periost
2. Knochenmarkhöhle
3. osteoider Saum
4. Zentrum der Knochenbildung
5. endostale Oberfläche
6. Resorptionshöhle
7. Volkmannscher Kanal
8. Haversscher Kanal
9. Kompakta (Kortikalis)
10. Kitt- oder Zement-Linie
11. Haverssches System oder Osteon
12. Howshipsche Lakune
13. Osteocytenlakune

Abb. 6a–c a Schematische, dreidimensionale Darstellung des Aufbaues der Kompakta des erwachsenen Menschen (nach *Jaworski* 1973). Mikroradiogramme von Dünnschliffen (50 μm) der Kompakta der proximalen Femurdiaphyse eines gesunden Mannes: **b** im Querschnitt und **c** parallel zur Längsachse (Längsschnitt) (Vergr.: 12 ×)

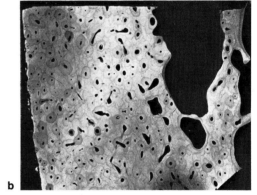

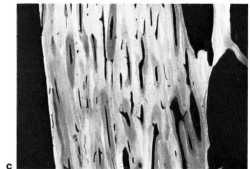

graphischen Bild (s. Abb. 2a) besteht sie aus den Generallamellen in der Peripherie und den Speziallamellen, die als Haverssche Systeme oder „Osteone" bekannt sind, sowie den Interstitiallamellen, die als „Schaltlamellen" Bruchstücke oder Reste von Haversschen Lamellen darstellen (Schotterbau oder Breccienbau).
Wichtigster Baustein von Kompakta und Kortikalis ist das *„Osteon"*. Dieser Begriff ist in Anlehnung an die bekannten Funktionseinheiten des „Nephrons" oder des „Neurons" gewählt worden. Untersuchungen an verschiedenartigem Knochengewebsmaterial ergaben, daß die Orientierung der Lamellensysteme im Sinne einer „Umwicklung des Gefäßes" – die der ursprünglichen Vorstellung des Osteons entspricht – nicht immer zu finden ist. Einen Faseraustausch zwischen den einzelnen Lamellen hat schon PETERSEN (1935) vermutet und, der subtile Nachweis interlamellärer Faserverbindungen mit dem Licht- und Elektronenmikroskop ist KNESE u. Mitarb. (1958, 1963, 1970) gelungen. Die räumliche Innenstruktur benachbarter Lamellen und deren intensive Verflechtung kann mit dem Rasterelektronenmikroskop dargestellt werden (LINDENFELSER 1974). Es sind verschiedenartige Verschmelzungen und Durchflechtungen der kollagenen Faserlamellen vorhanden, so daß das „Osteon" als *individuelles* Gebilde nicht streng abgegrenzt werden kann. Die äußere Form der Osteone und deren Mineralkonzentration zeigen ein wechselndes Bild. In der Kompakta sind die Osteone oder Haversschen Systeme *nicht als parallele Bündel* nebeneinander angeordnet, sondern es können sich zwei oder mehrere Osteone von der äußeren zur inneren Zone spiralig entwickeln und zusammenschließen. Das einzelne Osteon ist nur im Knochenquerschnitt ein gut abgrenzbarer Baustein der Kompakta oder Kortikalis, während es im Längsschnitt schwierig sein kann, die Osteone voneinander zu trennen (Abb. 6).

Die *Mineralisation der Osteone und der Schaltlamellen* zwischen denselben sowie der begrenzenden Generallamelle ist unterschiedlich. Im jugendlichen wachsenden Knochen kommen zahlreiche

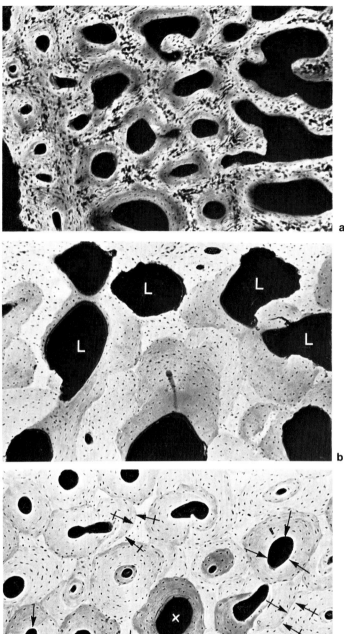

Abb. 7a–c Mikroradiogramme von Knochendünnschliffen (50 µm) aus der proximalen Femurkompakta. Die Unterschiede der Struktur, der Mineralkonzentration und der Osteozytenlakunen in den verschiedenen Lebensaltern sind gut erkennbar
a 2 Monate altes Mädchen (Vergr.: 70 ×)
b 4 Jahre alter Knabe (Vergr.: 80 ×)
c 33 Jahre alter Mann (Vergr.: 80 ×)
L = Lakunen und Umbauplätze, X = im Aufbau befindliches Osteon („low density"-Osteon), → = hochmineralisierter Innensaum (Resting line), ↦ = Kitt- oder Zementlinien

Umbauplätze oder Lakunen vor. Der Abbau von Knochengewebe und der Einbau *neuer* Lamellen laufen meist zur selben Zeit am gleichen Ort ab, so daß sich Osteoklasten und Osteoblasten in *einem* Umbauareal finden. *Das Kalksalzmosaik der Tela ossea* weist deutliche Unterschiede zwischen dem wachsenden und dem ausgereiften Knochen auf (Abb. 7). Im Wachstumsalter ist eine größere Zahl von Osteonen mit niedrigem Mineralgehalt (sog.

Low-Density-Osteone) erkennbar, die neben den Umbauplätzen und Lakunen Ausdruck der beschleunigten Transformation des Knochens sind. Das Mikroradiogramm des Knochens zeigt im Erwachsenenalter nur vereinzelte Umbauplätze und wenige Osteone mit einer niedrigen Mineralkonzentration und einem osteoiden Saum. Dagegen ist die Mineralkonzentration am Innensaum der Haversschen Kanäle relativ hoch (sog. Resting-Line)

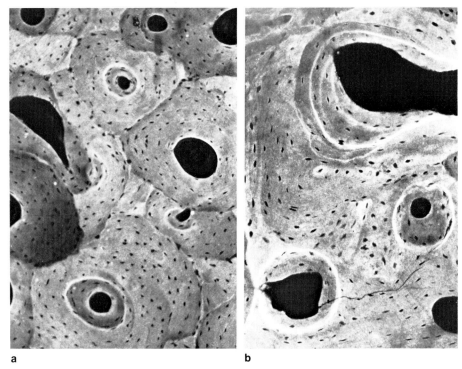

Abb. 8a u. b Mikroradiogramme des Knochens der Femurdiaphyse von gesunden Erwachsenen (50 μm Schliffdicke). Verschiedenartige, hochmineralisierte, bandförmige Zonen in den Osteonen, die in der Ein- oder Mehrzahl vorkommen können (Kokardenosteone) (Vergr.: 90 ×)

als Ausdruck eines „ruhenden Osteons" (Abb. 8). Es finden sich auch innerhalb des Osteons ringförmige, hochmineralisierte Zonen neben der äußeren Grenzzone des Osteons, die als Kitt- oder Zementlinien ebenfalls eine höhere Mineralisation aufweisen (sog. Kokardenosteone). Die Mineralkonzentration der Schaltlamellen zwischen den Osteonen ist im gesunden Knochen gegenüber der Kalksalzkonzentration der Osteone deutlich erhöht.

Der feingewebliche Aufbau der Spongiosa unterscheidet sich von der Kompakta oder Kortikalis dadurch, daß Lamellenverbände zusammengefügt sind und vollständige Osteone kaum vorkommen. Zwischen den Lamellenbündeln finden sich im mikroradiographischen Bild meist höher mineralisierte Kitt- oder Zementlinien. Es sind auch *deutliche Unterschiede* in der Mineralkonzentration der Tela ossea der Spongiosa nachweisbar (Abb. 9). Die Schichtdicke der Bauelemente der Spongiosa ist unterschiedlich. Im gesunden, normalen Knochen kommen vereinzelt marginale Abbauplätze mit Osteoklasten (Howshipsche Lakunen) neben Zonen des Knochenanbaues mit Osteoblasten vor. Die Randbezirke der ruhenden Spongiosa des normalen Knochens weisen nicht selten eine hohe Mineralkonzentration auf (Resting-Line). Das histologische und mikroradiologische Bild des gesunden Knochens kann von dem Bild bei gesteigerter Transformation der Tela ossea, einer Osteolyse oder Destruktion unterschieden werden. Die Osteozytenlakunen des normalen spongiösen Knochens unterscheiden sich vom kompakten Knochen nicht wesentlich. Es kommen spindelförmige, ovale und runde Zellhöhlen vor. Im Laufe von Wachstum und Alterung sind nur geringfügige Änderungen der Osteozytendichte festzustellen. Im Wachstumsalter ist der physiologische Knochenumbau am stärksten und nimmt mit dem Erwachsenenalter an Intensität ab. Die Dynamik der Transformation der Tela ossea läßt altersgebundene topographische Unterschiede erkennen (Knochenschwund des Kiefers).

Zusammensetzung der Tela ossea

Die Tela ossea besteht aus einer organischen Matrix, in die Kalksalze eingelagert sind (WEIDENREICH 1930, HELLER-STEINBERG 1951, McLEAN u. URIST 1961, ROBINSON u. Mitarb. 1957, 1960, DULCE 1970, ENGSTRÖM 1970, IBALL 1970, KNESE 1970, HÖHLING u. Mitarb. 1969, 1971, 1972, 1974, LINDNER 1972, 1974). Etwa die Hälfte des Gewichtes und zwei Drittel des Volumens eines Knochens sind organische Substanzen.

Die *organische Grundsubstanz* des Knochengewebes ist aus komplexen Stoffen zusammengesetzt,

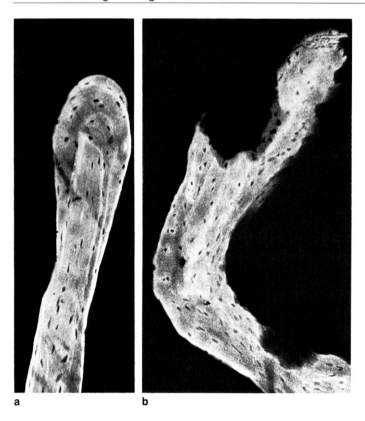

Abb. 9a u. b In der Spongiosa sind Bälkchen, Trabekel und Plättchen aus Lamellenverbänden zusammengefügt, die durch Kittlinien begrenzt werden. Osteone fehlen oder kommen nur vereinzelt in dicken Bälkchen vor. Die Unterschiede der Mineralkonzentration der Tela ossea des spongiösen Knochens kommen im Mikroradiogramm (50 µm Dünnschliff) zur Darstellung. *Kittlinien* und *Abbauplätze* (Howshipsche Lakunen) sind erkennbar (Vergrößerung 150×, verschiedene Ausschnitte)

unter denen die Protein-Polysaccharid-Verbindungen die wichtigsten sind und Galactosamin, Galactose und Hexoronsäure sowie Sulfate enthalten. Die *Kollagenfasern* sind in ihrer Zusammensetzung noch nicht vollständig aufgeklärt, doch entsprechen Bauelemente und Struktur den Kollagenfibrillen in anderen Organen. Nach unserem heutigen Wissen sind die Knochenzellen sowohl für die Bildung der aus Proteoglycanen und Kollagen zusammengefügten organischen Knochenmatrix als auch für die Synthese und den Abbau des Osteoids verantwortlich. Die Kollagensynthese des Osteoids entspricht in den wesentlichen Mechanismen der Biosynthese anderer Proteine im Organismus. Biochemisch sind *Kollagene* lange Moleküle aus Polypeptiden, die Glyzine (Prolin und Hydroxyprolin), Lysine und Hydroxylysine enthalten. Die Zusammensetzung entspricht dem genetisch bestimmten Muster, in dem unterschiedliche Mengen von Galactosen, Glucosylgalactose und anderen Stoffen enthalten sein können. In unterschiedlichen Gewebsarten finden sich auch genetisch verschiedenartige Kollagene. Der von Osteoblastenkulturen produzierte Typ I des Kollagens kann im Knochen, im Dentin und in Sehnen nachgewiesen werden. Etwa 70% des im Knochen gebildeten Osteoids kann als Typ-I-Kollagen gefunden werden. Kollagen vom Typ II ist im Knorpel und in den Bandscheiben zu finden. Der Typ III kommt in der Haut von Embryonen, im Herz-Kreislauf-System, in der Synovia, im Narbengewebe und in einigen Organen vor. Das Typ-IV-Kollagen findet sich in allen Membranen. Es sind weitere Kollagentypen bekanntgeworden, doch haben sie für das Stützgerüst nur untergeordnete Bedeutung.

Unter den *nichtkollagenen Eiweißverbindungen* des Knochens haben die Phosphorproteine, Osteonectin, Osteocalcin, Proteoglycan, Sialoprotein und Proteolipide neben Enzymen, Hormonen und anderen Substanzen Bedeutung für die Lebensvorgänge im Knochen. Im präossalen Gewebe, dem „physiologischen Osteoid", nimmt die Dicke der Kollagenfasern von 30 auf 43 nm zu, doch in den einzelnen Knochen des Skelettes sind Unterschiede festzustellen (ROBINSON u. WATSON 1952, SCHWARZ u. PAHLKE 1953, KNESE u. KNOOP 1958, GLIMCHER 1960). Eine parallele Verlaufsrichtung der Kollagenfasern innerhalb einer Lamelle ist selten, da sie im allgemeinen durch vielfältige Überkreuzung Fasermatten oder -netze bilden. Jede einzelne Lamelle besteht aus einem zentralen Faserpaket, aus dem bogenförmig oder in der Art einer Fiederung Fasern ausscheren und in benachbarte Lamellen übertreten. Als Bauelemente der Kollagenfibrillen sind *Subfibrillen* gefunden worden, die aus *fünf Tripelhelices* bestehen, in denen *drei Eiweißketten* zusammengeführt sind (HÖHLING u. Mitarb. 1974).

Im Laufe des *physiologischen Alterungsprozesses* nehmen sowohl die Kollagensynthese als auch der Abbau des Kollagens ab. Es wird angenommen, daß der Gesamtgehalt der löslichen Kollagenfraktion eine Verminderung erfährt, während die Menge an unlöslichem Kollagen im Laufe der Alterung zunimmt (LINDNER 1972, 1974). Die Forschungsergebnisse der Molekularbiologie und -pathologie der organischen Knochenmatrix haben neue Kenntnisse über die Entwicklung, Reifung und Alterung der Tela ossea sowie über Veränderungen bei den verschiedenen Erkrankungen des Knochens gebracht, doch ist die Aufklärung der Ultrastruktur der organischen Grundsubstanz noch nicht abgeschlossen.

Die *anorganische Mineralfraktion* der Tela ossea besteht vorwiegend aus Kalziumphosphat, das im gesunden Knochen als *Hydroxylapatit* $[(Ca_{10}PO_4)_6(OH)_2]$ vorliegt (BRANDENBERGER u. SCHINZ 1945, ASCENZI 1955, GLIMCHER u. Mitarb. 1960, 1968, POSNER 1960, HÖHLING u. Mitarb. 1969, 1970, 1971). Der Knochenapatit unterscheidet sich etwas von der mineralogischen Struktur, da seine Teilchen kleiner und leichter löslich sind. Einige Kalziumverbindungen wie der Karbonatapatit und das Trikalziumphosphat, sind dem Hydroxylapatit in ihren physikochemischen Eigenschaften ähnlich (DALLEMAGNE 1952, ARMSTRONG 1952, POSNER 1970, 1987, TRAUTZ u. Mitarb. 1961). Durch die submikroskopischen Abmessungen der Kristalle in der Tela ossea ist deren Oberfläche beachtlich groß (1 g Kristalle von $50:25:10$ nm Kantenlänge hat eine Oberfläche von 106 qm – ROBINSON 1952). An diese großen Oberflächen sind Karbonate, Zitrate, Natrium, Magnesium und andere Ionen locker gebunden, so daß für den Stoffaustausch nicht allein die Oberfläche der Elementarkristalle selbst von Bedeutung ist (NEUMAN u. NEUMAN 1958). Es ist bekannt, daß Anordnung und Größe der Kristalle in der Tela ossea von der Struktur der Kollagenfasern abhängig sind. Die ersten *Mineralkeime* bilden sich an kollagenfreien Vesikeln und in den Kanälen der Subfibrillen aus. In den von der Zelle abstammenden kollagenfreien, enzymreichen Matrixvesikeln (primäre Lysosomen oder Fragmente von Zellausläufern?) bilden sich meist nadelähnliche Ca-Phosphatkeime, und erst in späteren Phasen der Mineralisation werden die Grundsubstanz und die Kollagenfasern mit einbezogen (Abb. **10**).

Die Ansichten über die einzelnen Schritte der frühen Mineralablagerung in der Tela ossea sind un-

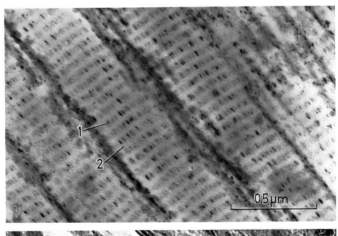

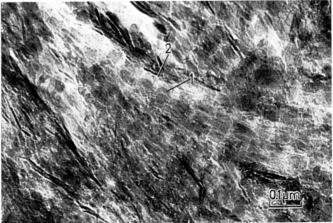

Abb. **10a** u. **b** Darstellung von Apatitkristalliten in Kollagenfaserbündeln (elektronenmikroskopische Aufnahmen)
a Mineralisation in einer Sehne des Truthahns
b Röhrenknochen (Vergr.: 90 000×)
1 = Anordnung der Kristallite in Zeilen („hole zone"). 2 = Zone, die frei von Kristalliten ist („overlapping zone") (aus *H. J. Höhling* u. Mitarb.: Verh. dtsch. Ges. Pathol. 58 [1974] 54)

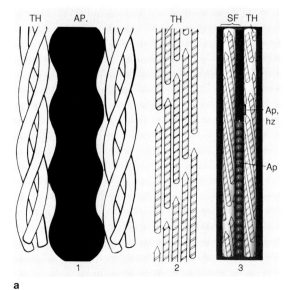

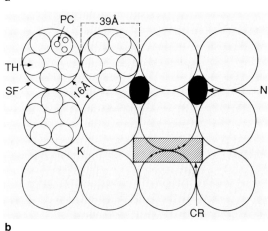

Abb. 11a u. b Modelle zur Molekularbiologie der Kollagenmatrix und der Kollagenmineralisierung, **a** im Längsschnitt und **b** im Querschnitt
a 1 = Tripelhelices (TH) mit zwischengelagerten Apatitkeimen (Ap). 2 = Zweidimensionale Darstellung der 0,4-D-Endüberlappung von 5 Tripelhelices (TH). 3 = Darstellung der Zusammenlagerung der 5 Tripelhelices zu Subfibrillen (SF); in Faserrichtung sind die Dimensionen der makromolekularen Abstände des Kollagens um den Faktor 10 etwas zu klein gezeichnet. Wahrscheinlich entwickeln sich auf der Basis dieses Kollagenmodells in der Mikrofibrille im Bereich der „hole zone" (hz) kleine Nischen, in denen sich mehrere Mineralkeime (Ap) bilden können
b Tetragon des Modells nach *Miller* u. *Parry* (1973). Da sich die Subfibrillen (SF) helikal umwinden, ergeben sich keine Hohlräume in den Subfibrillen, sondern Kanäle (K) zwischen den Subfibrillen, in denen sich die Mineralkeime (N) bilden dürften. PC = Proteinkette, TH = Tripelhelices, CR = Apatitkristall

terschiedlich (BONUCCI 1967, SCHERFT 1968, SMITH 1970, ALI u. Mitarb. 1970, ANDERSON 1973, THYBERG 1974, HÖHLING u. Mitarb. 1974, SCHENK 1974). In den Anfangsstadien der Mineralisation des Knochengewebes sind *amorphe Niederschläge* nachgewiesen worden (WALLGREN 1957, SCHMIDT 1967, HÖHLING u. Mitarb. 1974). Die Knochenminerale werden in einer gewissen Ordnung eingelagert und sind sowohl im Inneren der Faserbündel als auch an deren Peripherie nachweisbar. Die Ansichten über die Größe der Kristalle des Knochenminerals sind nicht übereinstimmend (WOLPERS 1949, CARLSTRÖM u. FINEAN 1954, SPECKMAN u. NORRIS 1957, DURNING 1958, SOGNNAES 1960, POSNER 1970). Über Vorstufen der Mineralkeimbildung in Hartgeweben und die Mineralisierung des Kollagens unter physiologischen Bedingungen haben GLIMCHER u. TRAVIS (1968), MILLER u. PARRY (1973) sowie HÖHLING u. Mitarb. (1974) Untersuchungen durchgeführt und Theorien entwickelt (Abb. 11). POSNER (1970) ist der Ansicht, daß die Knochenminerale mit *zunehmendem Alter* eine Zunahme der Kristallgröße erkennen lassen und die amorphe Kalziumfraktion abnimmt. Im Wachstumsalter beträgt das Verhältnis der kristallinen Kalziumverbindungen zu den amorphen etwa 1:2, während sich im Erwachsenen- und Greisenalter dieses Verhältnis umkehrt und etwa zwei Drittel der Kalziumverbindungen als kristalline und ein Drittel als amorphe Kalksalze vorliegen. Zusammenfassende Darstellungen über die Biochemie und Struktur der Knochenminerale finden sich bei BRANDENBERGER u. SCHINZ (1945), DULCE (1970) und IBALL (1970).

Eine Beurteilung der *Oberfläche der Knochenmatrix,* also der Grenzflächen zu den flüssigkeitsgefüllten Räumen der Zellen und Gefäßkapillaren, gelingt mit dem Rasterelektronenmikroskop, so daß vollständig und unvollständig mineralisierte Strukturen der Faserkomplexe und der Zwischensubstanz im reifen Lamellenknochen differenziert werden können (BOYDE u. HOBDELL 1969, LINDENFELSER 1974). Die initiale Phase der Mineralisation ist mit dem Elektronenmikroskop studiert worden. Als primäre Zonen der Apatiteinlagerung haben Kollagenfibrillen an Bedeutung verloren, während Phosphorproteine und andere kalziumbindende Proteine in der Knochematrix gefunden worden sind. Hierzu gehören das *Osteokalzin,* Osteonektin und das im verkalkenden Knorpel gefundene Chondrokalzin. Das Osteokalzin ist unter den nichtkollagenen Proteinen im Knochen am häufigsten zu finden und hat als Indikator für den Knochenumbau Bedeutung gewonnen. Es wird angenommen, daß Proteolipide und saure Phospholipidkomplexe im Zusammenhang mit der Knochenmineralisation stehen. Auf die *Transformation* des amorphen Kalziumphosphats zu Hydroxyl-

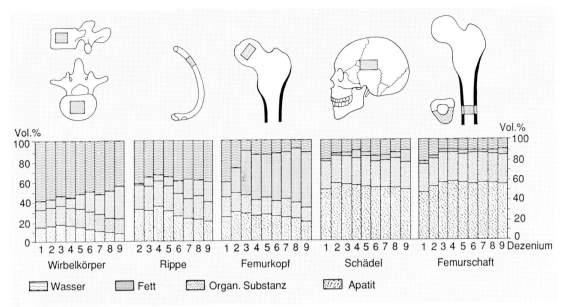

Abb. 12 Biochemische Veränderungen in der Zusammensetzung einiger Knochen des Skeletts im Laufe des Alterungsprozesses. Die Darstellung der Analysenergebnisse in den verschiedenen Dezennien erfolgt in Volumenprozenten von Mineralsubstanz, organischer Substanz, Fett und Wasser. In die Skizzen der untersuchten Skelettregionen sind jeweils die Orte der Gewebsentnahme eingezeichnet (nach *Frercks* 1968 und *Heuck* 1970)

apatit haben Magnesium, Pyrophosphat, Proteoglykane, ATP und ADP einen Einfluß. Die Zusammenhänge sind noch nicht ausreichend geklärt.

Der *Wassergehalt des Knochens* schwankt außerordentlich und beträgt im Mittel 20% des Frischgewichtes. Während Knochenbildung und -wachstum konnten bis zu 60%, im Greisenalter weniger als 10% Wasser im Knochen nachgewiesen werden (ROBINSON 1952). Der Fettgehalt der Knochen nimmt im Markgewebe der Spongiosa stärker zu als in dem der Kompakta, wie aus der Abb. **12** hervorgeht. Der *Kollagengehalt* des Knochens wird mit 14,2–26,5% des fettfreien Trockengewichtes angegeben (EASTOE 1956). Der Rest des Trockengewichtes entspricht der anorganischen Mineralsubstanz (MCLEAN u. URIST 1955, DULCE 1970, IBALL 1970, KNESE 1970).

In der Mehrzahl der Knochen des Skelettes entfallen etwa 35% des Gewichtes auf die organische und 65% auf die anorganische Knochensubstanz. Im Laufe des Alterungsprozesses ändert sich die Zusammensetzung der Knochen (FRERCKS 1968, HEUCK 1970). Die spongiösen Anteile eines Knochens erfahren stärkere Veränderungen ihrer Zusammensetzung als die Kompakta (Abb. **12**).

Knochenzellen

Die für den modellierenden Umbau der normalen Tela ossea verantwortlichen Zellelemente werden nach ihrem Funktionszustand in Osteoblasten, Osteoklasten und Osteozyten unterteilt. Unsere heutigen Vorstellungen über die Biodynamik des Knochens sind durch EBNER (1875) begründet worden und basieren auf der von POMMER (1925) und M. B. SCHMIDT (1937) vertretenen Ansicht eines Abbaues der Tela ossea durch Osteoklasten auf der einen Seite und eines Anbaues von Osteoid als zelluläre Leistung der Osteoblasten auf der anderen Seite. Den im Knochengewebe „eingemauerten" Osteozyten wurde keine wesentliche Bedeutung für die Lebensvorgänge der Tela ossea zugeschrieben, doch konnten histologische und mikroradiographische Studien sowie intravitale Beobachtungen und Tierversuche in letzter Zeit die Rolle der Osteozyten bei der Transformation des gesunden, insbesondere jedoch des kranken Knochens nachweisen.

Über die *Entstehung der Knochenzellen* sind verschiedene Theorien (BONUCCI 1981, BULLOUGH 1980, RAISZ u. KREAM 1983) entwickelt worden. Von PLIESS (1974) werden eine *konstruktive Zellreihe* und *destruktive Zelltypen* unterschieden. Die Differenzierungsstufen der ersteren beginnen bei der osteogenen Stammzelle und schreiten über die Präosteoblasten zu den Osteozyten fort. Die Präosteoblasten können histologisch von den Fibroblasten unterschieden werden; sie haben zudem histochemisch eine deutliche alkalische Phosphataseaktivität.

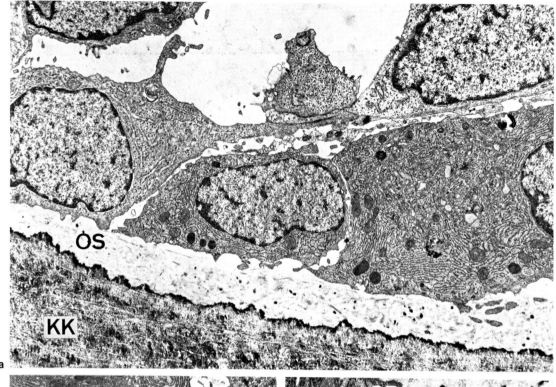
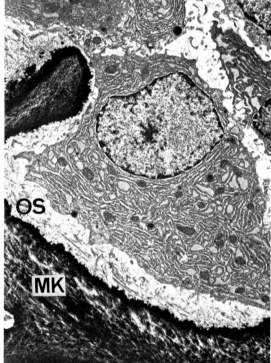
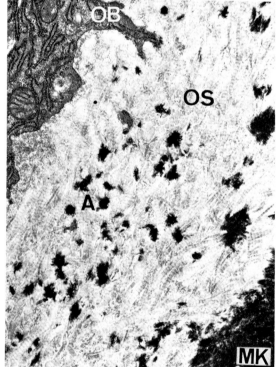

Abb. 13a−c Elektronenmikroskopische Darstellung der normalen Ossifikation
a Osteoblasten entlang eines Trabekels (2900 ×) in der proximalen Metaphyse der Tibia der Ratte
b einzelner Osteoblast (3300 ×)
c Osteoidsaum in einem Lamellenknochen (Hunderadius), 10 600 ×

OS = Osteoid, KK = Kalkknorpel, MK = mineralisierter Knochen, OB = Osteoblast, A = Apatitkristalle
(aus *R. K. Schenk:* Ultrastruktur des Knochens. Fischer, Stuttgart 1974)

Anatomische Grundlagen im Röntgenbild des normalen Knochens 17

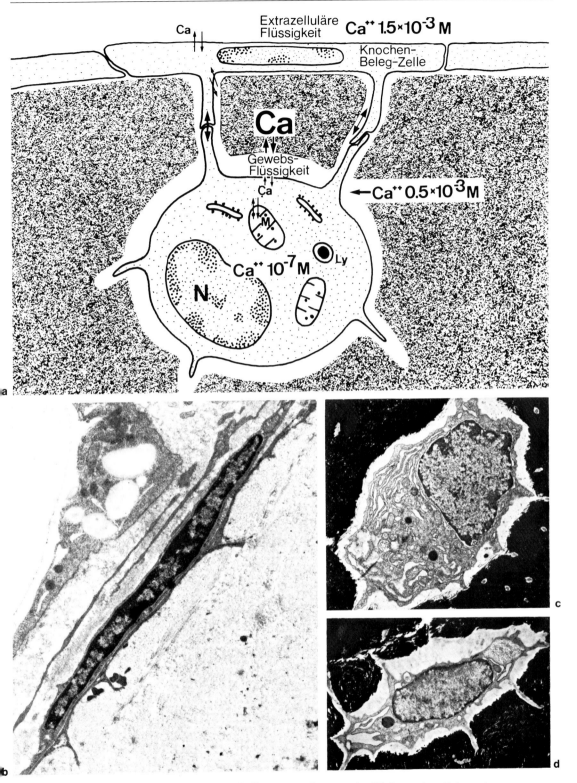

Abb. 14a–d Feinbau von Osteozyten und Knochenbelegzellen
a Funktionsschema und Flüssigkeitskompartimente
b Inaktive Knochenbelegzellen in einer menschlichen Beckenspongiosa, entkalktes Präparat (2600 ×)
c Junger, oberflächennaher Osteozyt
d Älterer Osteozyt aus der Metaphyse einer Rattentibia (3300 ×)
(aus R. K. Schenk: Ultrastruktur des Knochens. Fischer, Stuttgart 1974)

Osteoblasten

Die Osteoblasten besitzen einen Zellkern in basophilem Zytoplasma und eine dreischichtige Zellmembran, durch die sie an der Gewebsoberfläche fest verbunden sind (BULLOUGH 1980, MESSER 1982). Junge und reife Osteoblasten zeigen morphologisch und histochemisch ähnliche Befunde des endoplasmatischen Retikulums mit Zysternen, zahlreichen Mitochondrien und einem gut ausgebildeten pränuklearen Golgi-Apparat sowie Aktivität an Dehydrogenasen, Diaphorasen, Aminopeptidasen, Adenosin-Triphosphatase, alkalischer Phosphatase und einen reichlichen Gehalt an polymerisiertem Glykogen. Die funktionelle Aufgabe der Zellen ist die *Matrixsynthese*. In den Abschnitten der Knochenbildung ist eine dünne Osteoidschicht vorhanden, die primär nicht mineralisiert ist (Abb. 13).

Osteozyten

Die Osteozyten sind durch fortschreitende Matrixproduktion in die Tela ossea eingeschlossene Knochenzellen, deren Lakunen durch Canaliculae miteinander verbunden sind. Die „jungen Osteozyten" sind morphologisch durch Zellabrundung und Verlust der Zellpolarisation, durch Verminderung der Zellplasmaorganellen und der Zytoplasmaaktivität charakterisiert. In den „reifen Osteozyten" ist eine Zytoplasmaaktivität nicht mehr nachweisbar (Abb. 14). Die Zellmembran zeigt elektronenmikroskopisch unregelmäßige Konturen mit vereinzelten Mikrovilli, und das Zytoplasma enthält wenig Mitochondrien, „Dens bodies" von Mitochondriengröße, ein spärliches endoplasmatisches Retikulum, deutliche Ribosomen und Haufen von Glykogenkörperchen (MESSER 1982). Die Osteozyten sind nicht nur untereinander (Abb. 15), sondern auch mit den Osteoblasten an der Knochengewebsoberfläche durch 0,7–1,0 µm weite Kanälchen verbunden, die durch Zementlinien hindurch mit benachbarten Osteonen Verbindung haben (JOWSEY 1977). Über die extrazelluläre Gewebsflüssigkeit können Veränderungen des Kalziumspiegels kurzfristig ausgeglichen werden.

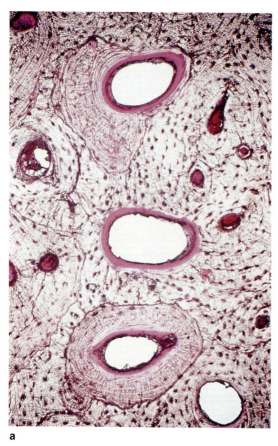
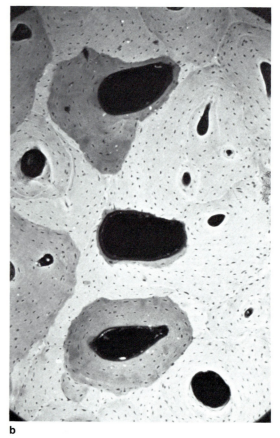

a
b

Abb. 15a u. b Knochendünnschliff (50 µm) aus der proximalen Femurdiaphyse eines 35jährigen gesunden Mannes im histologischen Bild (PAS-Färbung) und im Mikroradiogramm. Unterschiede in der Größe der Osteozytenlakunen weisen auf einen periosteozytären Mineralaustausch hin (Vergr.: 75 ×)
(aus *W. Rauschning*: Zur Frage des Kalksalzgehaltes der sogenannten „osteoiden Säume". Diss., Kiel 1963)

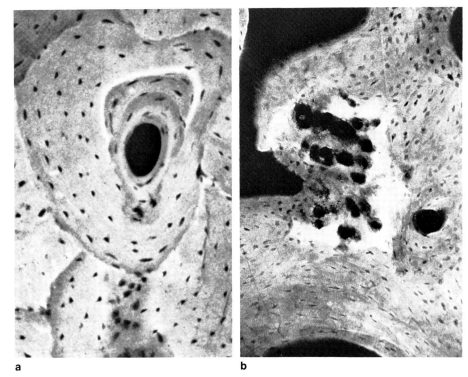

a b

Abb. 16 a u. b Eine periosteozytäre Demineralisation der Tela ossea ist im gesunden Knochengewebe nur vereinzelt zu finden (**a**), während das Knochengewebe bei Osteopathien (Hyperparathyreoidismus) deutliche periosteozytäre Entkalkungen und eine beginnende osteozytäre Osteolyse neben hochmineralisierten Zonen erkennen läßt (**b**). Mikroradiogramme von 50 µm Dicke aus der Diaphysenkompakta (Vergr.: 110 ×)

In manchen Knochenformen, so im Kallus oder in neugebildetem Knochen, sind die Osteozytenlakunen größer. Veränderungen der Lakunengröße finden sich bei Erkrankungen und hormonalen Störungen, insbesondere bei dem Hyperparathyreoidismus (Abb. 16).

Osteoklasten

Die Osteoklasten sind große, mehrkernige Zellen mit azidophilem Zytoplasma, das große Vakuolen enthält. Innerhalb der großen Zellkerne finden sich 1 oder 2 Nukleoli (BULLOUGH 1980). Osteoklasten haben zahlreiche Mitochondrien, einen Golgi-Apparat, aber wenig endoplasmatisches Retikulum, das sich in Osteoblasten reichlich findet. Man stellt sich die Entstehung der Osteoklasten so vor, daß sie sich aus verschiedenen Entwicklungen des hämatopoetischen Systems herleiten, von denen eine in Richtung Monozyten-Makrophagen, die andere über Osteoprogenitorzellen zum Osteoklasten führt (BONUCCI 1981, RAISZ u. KREAM 1983). Diese Knochenzerstörer treten schon in früher Embryonalzeit auf und sollen amöboid beweglich sein. Mehrkernige Osteoklasten liegen in Einbuchtungen der Knochensubstanz und weisen topographisch Beziehungen zu Blutkapillaren auf.

In der Grenzzone dieser Zellen zur Tela ossea konnte elektronenmikroskopisch ein „Bürstensaum" nachgewiesen werden, dem für die Zerstörung der Knochenmatrix eine besondere Bedeutung zugeschrieben wird (Abb. 17). Eine starke Aktivität an Diaphorase und saurer Phosphatase fällt auf.

Die sog. *Osteozytoklasten* entstehen durch mikroskopische Transformation von jungen und reifen Osteozyten und gehören in die Gruppe der „onkotischen Osteozyten". Unter „Onkose" der Osteozyten verstand von RECKLINGHAUSEN (1910) die lichtoptisch erkennbare Schwellung und Kernvergrößerung der Knochenzellen mit Ausweitung der Osteozytenlakunen (REMAGEN 1970). Der physiologische Umbau des Osteonenknochens soll nach PLIESS (1974) wahrscheinlich durch die Onkose der Osteozyten ausgelöst werden. Nach Ansicht von RASMUSSEN u. BORDIER (1975) bilden sich aus den durch hormonelle Einflüsse aktivierten Mesenchymzellen (evtl. auch Endothelzellen?) als Osteoprogenitorzellen oder Stammzellen zunächst die Präosteoklasten, aus denen durch Verschmelzung mehrkernige typische Osteoklasten entstehen, die für die resorptive Phase des Knochenumbaues verantwortlich sind. Nach dieser Phase kön-

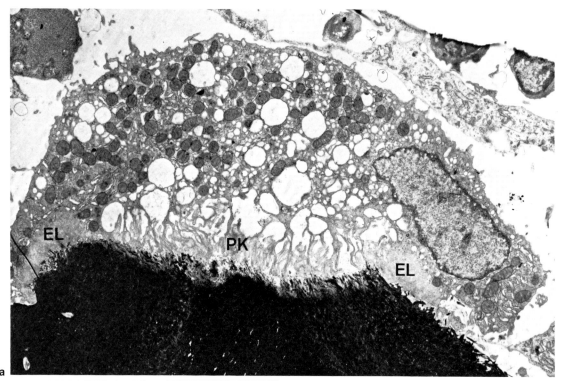

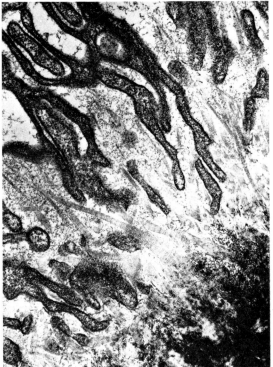

Abb. **17a** u. **b** Feinbau von Osteoklasten im elektronenmikroskopischen Bild
a Osteoklast aus der Metaphyse einer Rattentibia (2900 ×). PK = Plasmalemmkrause, EL = ektoplasmatische Randleiste
b Ausschnitt aus der Plasmalemmkrause mit Zeichen einer aktiven Knochenresorption (13 000 ×)
(aus *R. K. Schenk:* Ultrastruktur des Knochens. Fischer, Stuttgart 1974)

nen sich die Osteoklasten *durch Teilung* umwandeln und über die Präosteoblasten zu Osteoblasten differenzieren. Aus den Osteoblasten entwickeln sich später die Osteozyten.

Die reaktivierten und aktiv in den Stoffwechsel eingreifenden Knochenzellen können über die periosteozytäre Demineralisation und eine nachfolgende Osteolyse die Tela ossea zerstören. Die Metamorphose des Osteozyten zum Präosteoklasten und weiter zum Osteoklasten erscheint möglich, da die biologischen Potenzen der Knochenzellen einen Wechsel des Funktionszustandes erlauben.

Knorpelgewebe

Der *Knorpel* gibt einen „weichteildichten Schatten" im Röntgenbild. Die Röntgencomputertomographie und die Kernspintomographie erlauben die *direkte* Darstellung des Gelenkknorpels und der Gelenkweichteile (Abb. **70, 71, 72**). Der elastische Knorpel von Ohrmuscheln, Kehldeckel und Ohrtrompete enthält elastische Fasern. Der Faserknorpel im Meniskus oder Diskus der Gelenke, in den Bandscheiben und der Symphysenfuge besteht aus kollagenen Fasern. Im Röntgenbild sichtbar wird der Knorpel nur als *„Kalkknorpel"*, wie er sich bei Erwachsenen regelmäßig an den sternalen Enden der Rippen, am Kehlkopf sowie zwischen dem unverkalkten Knorpel und der Tela ossea im Bereich der Gelenke findet. Dieser Kalkknorpel haftet auch einem mazerierten Leichenknochen an

Anatomische Grundlagen im Röntgenbild des normalen Knochens

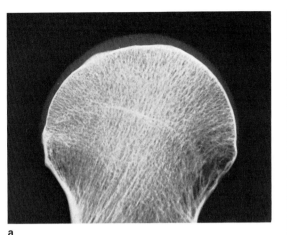

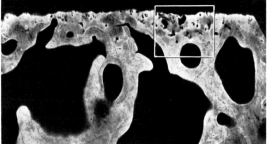

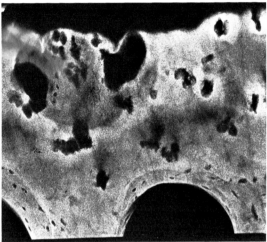

Abb. 18a–c Verschiedenartige Knorpelregionen im Röntgenbild
a Gelenkknorpelüberzug am Femurkopf (frisches Präparat), der einen „weichteildichten Schatten" gibt und sich gegen die Kalkknorpelschicht gut abgrenzt
b Mikroradiogramm der Grenzzone der gelenkbildenden Epiphyse des Femurkopfes (Vergr.: 26 × u. 130 ×), die aus der Kalkknorpelzone und der Knochengrenzlamelle zur Spongiosa besteht
c Verkalkter Rippenknorpel (67j. ♀)

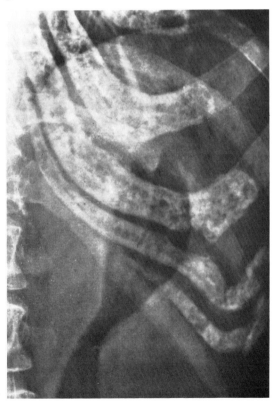

(Abb. 18). Die Struktur des verkalkten Knorpels läßt sich gegenüber den Knochenstrukturen deutlich abgrenzen.

Das Knorpelgewebe differenziert sich aus dem Mesenchym. Im Organismus, vorwiegend im Bereich des Stützgerüstes, finden sich drei unterschiedlich aufgebaute Knorpelgewebe:

Hyaliner Knorpel

Der hyaline Knorpel ist ein avaskuläres Gewebe, das keine Nervenfasern enthält. Er findet sich mit Ausnahme der Kiefergelenke, der Sternoklavikulargelenke und der Ileosakralgelenke im Gelenkknorpel aller Diarthrosen, im Nasenknorpel, im Knorpel der Trachea und der großen Bronchien und ist in den Epiphysenfugen der Knochen für ein geordnetes Längenwachstum zuständig (s. S. 66ff.).

In der frühen Embryonalentwicklung werden größere Anteile des Skelettes aus hyalinem Knorpel aufgebaut. Aus dem Zellverband des Mesenchyms bildet sich eine Gewebsverdichtung (Skleroblastem), in der häufig Mitosen auftreten. Vor einer morphologischen Differenzierung synthetisieren die Blastemzellen kollagene Mikrofibrillen und Interzellularsubstanz, so daß die faserigen Strukturen maskiert werden (mesenchymaler Knorpel). Infolge einer Vermehrung von Interzellularsubstanz werden die Zellen komprimiert und abgerundet. Diese Chondroblasten differenzieren sich zu reifen Knorpelzellen oder Chondrozyten, die in kleinen Höhlen der Interzellularsubstanz liegen (Abb. **19**). Diese Interzellularsubstanz setzt sich zu 10–15% aus Proteoglykanen, zu 15% aus kollagenen Fibrillen und zu 70–80% aus Wasser zusammen. Das Wasser ist vor allem im hydrophilen Proteoglykan gebunden (BULLOUGH 1980). Das Knorpelwachstum spielt sich in zwei parallel verlaufenden Prozessen ab:

1. Infolge Apposition neuer Mesenchymzellen an der Peripherie der Knorpelstückchen nimmt das Gesamtvolumen zu.

2. Durch mitotische Teilung der Knorpelzellen in der Interzellularsubstanz kommt es zu einer Vergrößerung der Knorpelanlage (interstitielles oder intussuszeptionelles Wachstum), und infolge der Neubildung von Zwischensubstanz rücken dann die Tochterzellen auseinander. Aus dem an der Oberfläche liegenden Mesenchym bildet sich das Perichondrium (Knorpelhaut), dessen Chondroblasten weiter Knorpel bilden können.

Der *Gelenkknorpel* ist etwa 2–4 mm dick und erlaubt drei Knorpelzonen mit unterschiedlichen Formen von Chondrozyten zu differenzieren (Abb. **20**). Im gelenkhöhlennahen Bereich finden sich flache, parallel zur Oberfläche angeordnete Knorpelzellen; es folgen in der Mitte abgerundete Zellformen, und in den tieferen Schichten sind säulenförmig angeordnete Chondrozyten nachweisbar. Der nicht verkalkte hyaline Knorpel der Gelenke grenzt mit einer histologisch relativ scharf gezeichneten basophilen Linie (als „Tidemark" be-

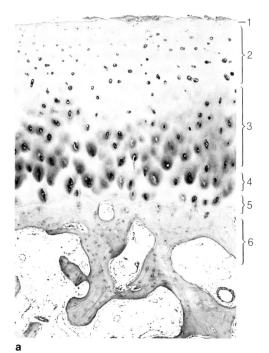

Abb. **19 a–c** Hyaliner Gelenkknorpel. Histologische Schnitte (HE-Färbung) (Aufnahmen: Prof. Dr. *Krauss*, Stuttgart)
a Anordnung der Schichten des Knorpels. 1 = Perichondrium, 2 = Übergangszone, 3 = Radiärzone, 4 = Grenzstreifen, 5 = Verkalkungszone (Grenzlamelle), 6 = Knochengewebe (Vergr.: 200 ×)
b Ausschnitt der Grenzzone zum Knochen (Vergr.: 500 ×)
c In Gruppen zusammengelagerte Knorpelzellen, die von einer stark angefärbten Kapsel und einem Hof umschlossen werden (Vergr.: 1250 ×)

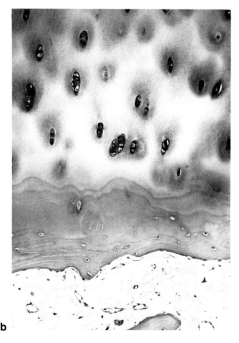
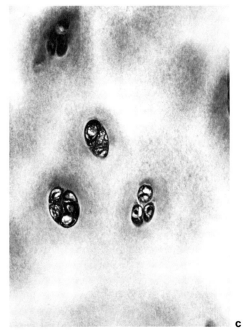

zeichnet) an den verkalkten Knorpel an. Dieser ist mit einer unterschiedlich breiten knöchernen Kortikalis verbunden, die den spongiösen Knochen begrenzt. Der Markraum des Knochens kann bis an die Kortikalis heranreichen.

Die *Ernährung* des Gelenkknorpels erfolgt nicht von dem Markraum des angrenzenden Knochens, sondern durch die Synovialflüssigkeit, deren hohe Viskosität auf ihren Gehalt an Hyaluronsäure zurückzuführen ist.

In der *Oberflächenstruktur* des glatt erscheinenden Knorpels konnten Erhebungen (Humps-Höcker) und Einsenkungen (Pits-Grübchen) mit dem Rasterelektronenmikroskop gefunden werden (MOHR 1984).

Faserknorpel

Sowohl Entwicklung als auch Wachstum des kollagenfaserigen Knorpels verlaufen grundsätzlich nach den gleichen Mechanismen, die für den hyalinen Knorpel dargelegt worden sind. Der Faserknorpel kommt im Organismus nur selten vor. Im Discus intervertebralis, in der Symphysis pubica und in wenigen Gelenkknorpeln findet sich dieses Gewebe. An der Peripherie des Faserknorpels kommt häufig etwas hyaliner Knorpel vor, der mit dem ersteren eng in Verbindung steht. Die Chondrozyten sind spärlicher und liegen mit schmalen Zellhöfen in einer Kapsel. Die Grundsubstanz zur Maskierung der Kollagenfibrillen ist nur in diesen Zonen ausreichend entwickelt. Die Faserknorpelzellen sind meist ellipsoidal, besitzen einen kugeligen Kern und ein granuläres, endoplasmatisches Retikulum. Von allen Knorpelarten ist der Faserknorpel am widerstandsfähigsten gegenüber Druckbelastung und wird auch bei Drehbewegungen beansprucht. In den Menisken, welche die Inkongruenz der Gelenke ausgleichen und eine Bedeutung für die Funktion besitzen, ist histologisch Faserknorpel zu finden.

Elastischer Knorpel

Der elastische Knorpel ist im Organismus nur wenig verbreitet. Er ist in der Ohrmuschel, im äußeren Gehörgang, der Tuba Eustachii, dem Kehlkopfknorpel und in den kleinen Bronchien zu finden. Der elastische Knorpel enthält weniger Grundsubstanz als der hyaline Knorpel, so daß er weicher und dank seiner elastischen Fasern sehr biegsam ist. Durch Chondroitinschwefelsäure maskierte kollagene Fibrillen sind auch im elastischen Knorpel vorhanden, doch stehen die starken, groben, zu Netzen verflochtenen elastischen Fasern im Vordergrund der Gewebestruktur. Von einem Zellhof umgebene Chondrozyten liegen im elastischen Knorpelgewebe, das an der Oberfläche von einem Perichondrium überzogen wird.

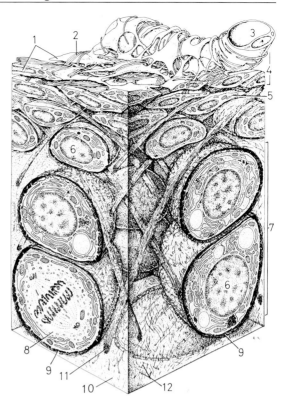

Abb. **20** Bau des Hyalinknorpels, nach elektronenmikroskopischen Aufnahmen halbschematisch gezeichnet. 1 = Fibrozyten, 2 = Kollagenfasern, 3 = Blutkapillare, 4 = Perichondrium, 5 = Chondroblast in der inneren Lage des Perichondriums, 6 = Chondrozyten, 7 = Chondron mit zwei Chondrozyten, 8 = Mitose eines Chondrozyten, 9 = Knorpelhöhle, 10 = interfibrilläre Grundsubstanz, 11 = Kollagenfibrille, 12 = junge kollagene Mikrofibrillen (n. 2000facher Vergr.) (aus *B. Kummer*: Form und Funktion. In *A. N. Witt, H. Rettig, K. F. Schlegel, M. Hackenbroch, W. Hupfauer*: Orthopädie in Praxis und Klinik, Bd. I. Thieme, Stuttgart 1980)

Periost

Die mattglänzende, leicht dehnbare fibröse *Knochenhaut* ist als unverkalkte bindegewebige Hülle der Knochen im Röntgenbild nicht sichtbar. Mit Ausnahme der Muskelansätze und der Gelenkflächen bedeckt es *alle* Knochenoberflächen. Das *Periost* enthält neben einem stark entwickelten Gefäßnetz auch zahlreiche sensible Nerven, die besonders empfindliche Schmerzreaktionen verständlich machen. Die Blutgefäße treten vom Periost in das Kanalsystem des Knochens ein, verzweigen sich in den Volkmannschen Kanälen und setzen sich in die Haversschen Kanäle fort. Das *Periost* stellt ein larviertes osteomedulläres Blastem dar, dem verschiedenartige Funktionen zukommen, die im einzelnen noch nicht erforscht sind. Es ist im Wachstumsalter in eine äußere und

24 Radiologie des gesunden Skelettes

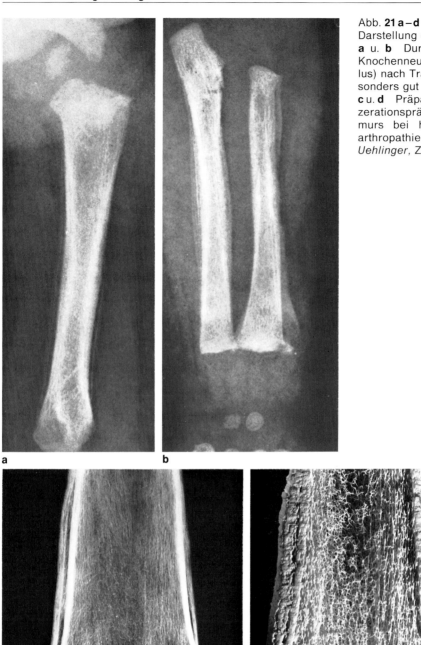

Abb. 21 a-d
Darstellung des Periostes
a u. b Durch Kalkeinlagerung und Knochenneubildung (periostaler Kallus) nach Trauma im Kindesalter besonders gut ausgebildet
c u. d Präparat-Röntgenbild und Mazerationspräparat des distalen Femurs bei hypertrophischer Osteoarthropathie (Sammlung: Prof. Dr. E. Uehlinger, Zürich)

eine innere Schicht gegliedert. Die äußere, fibröse Schicht entspricht dem larvierten Rest des Sklero- und Skeletoblastems (PLIESS 1974). Die innere „Cambiumschicht" enthält Osteoblasten, von denen das appositionelle Wachstum des Knochens ausgeht, und kann als *persistierendes Periblastem* angesehen werden. Dieser Blastemcharakter des Periostes ermöglicht sowohl Reaktionen im Sinne einer ossifizierenden Periostitis und einer Periostose als auch der reaktiven parossalen Hyperostose. Deutlich wird die Fähigkeit des Periostes zur Knochenbildung nach Frakturen, Entzündungen oder bei Tumoren, und sie ist im Wachstumsalter besonders ausgeprägt (BULLOUGH 1980). Mit zunehmendem Alter schwinden die Knochenbildungszellen aus der Cambiumschicht. Kräftige

Faserbündel (Sharpeysche Fasern) durchbohren die Kompakta und treten in den Knochen ein, so daß eine feste Verbindung resultiert.

Die Sehnenansätze sind z. T. mit der Knochenhaut verwebt oder gehen als durchbohrende Fasern in die Knochenlamellen über. In diesen Bereichen kommt Geflechtknochen vor.

Neben einer *periostalen Apposition* von Knochengewebe, die im Röntgenbild dargestellt werden kann, ist die *periostale Resorption* unter verschiedenartigen Bedingungen ein Vorgang, der in seinen Zusammenhängen noch unbekannt ist. Im Röntgenbild ist die Darstellung des morphologischen Substrates einer periostalen Reaktion des Knochens dann möglich (Abb. **21**), wenn eine Mineraleinlagerung stattgefunden hat. Die biologische Bedeutung des Periostes wird bei der Heilung von Frakturen (Kallusbildung) und durch die Regeneration von Knochengewebe (nach Spanentnahme) sichtbar.

Sowohl die Knochenhöhle der Diaphysen (Röhrenknochen) als auch das Netzwerk der Spongiosa enthalten Knochenmark, dessen Retikulum an der inneren Oberfläche des Knochens verdichtet ist. Es gibt jedoch keine zusammenhängende Bindegewebsschicht oder ein „Endost" (BARGMANN 1977). Die platten Knochen (Siebbein, Skapula) sind teilweise nur aus Lamellenschichten aufgebaut.

Knochenmark

Mit Wachstum, Alterung und Transformation der Tela ossea geht die *Umbildung der Medulla ossea* einher, indem das rote Knochenmark durch Fettmark ersetzt wird. In der Wirbelspongiosa sowie in den spongiösen epiphysennahen Abschnitten der Röhrenknochen, in den kurzen und platten Knochen bleibt das rote Knochenmark nur teilweise erhalten (Abb. **22** u. **23**). Auf die Zusammenhänge zwischen Knochengewebe und Knochenmark bei den Transformationsvorgängen, dem Alterungsprozeß und pathologischen Zuständen des Organs Knochen haben BURKHARDT u. Mitarb. (1969, 1970, 1974, 1986) und KRICUN (1985) hingewiesen. Jeder Knochen des Skelettes kann Störungen der normalen Entwicklung und der physiologischen Umbauvorgänge erfahren, traumatische Schäden als Baustein des Stützgerüstes erleiden oder eine Erkrankung entwickeln und durchmachen. Die biologischen Potenzen des gesunden Knochens und damit seine Fähigkeit, durch Transformation innerhalb der Tela ossea entstandene Schäden auszugleichen, sind groß, doch nehmen sie nach Abschluß der Wachstumsperiode, insbesondere mit zunehmendem Alter, deutlich ab.

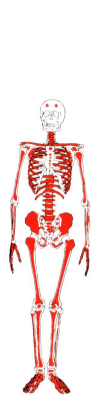
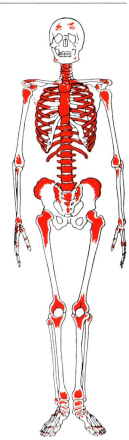

Abb. **22** Schematische Darstellung der Verteilung des roten Knochenmarkes beim Kind

Abb. **23** Schematische Darstellung der Verteilung des roten Knochenmarkes beim Erwachsenen

Gefäße des Knochens

Der Knochen wird von zahlreichen Gefäßen ernährt, die als kleine Arterien und Venen durch die Volkmannschen Kanäle in den Knochen ein- oder austreten und die von der Tela ossea umschlossenen, mit Markgewebe ausgefüllten Räume versorgen. (Abb. **24**). Die Gefäße bilden ein *Netzwerk*, das sich in den spongiösen Knochenpartien verzweigt und in der Kompakta entlang der Haversschen und Volkmannschen Kanäle verläuft (Abb. **25**). Im Bereich der langen Knochen können vier Gefäßareale unterschieden werden: die Aa. nutriciae, die periostalen Arteriolen, die metaphysären und epiphysären Arterien (TRUETA u. HARRISON 1953, BROOKES 1958, CROCK 1967, KNESE 1970). Die Kenntnisse über die Gefäßversorgung der einzelnen Knochen sind noch unvollständig (SÜSSE 1956, TILLING 1958, HEŘT 1959, RESNICK u. NIWAYAMA 1981). Der spongiöse Anteil eines Knochens ist besser vaskularisiert als die Kompakta (TRUETA u. HARRISON 1953, TRUETA

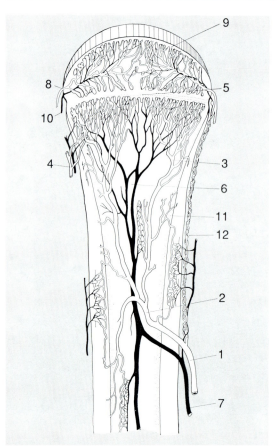

Abb. 24 Gefäßversorgung eines Röhrenknochens im Wachstumsalter. Die ernährenden Arterien durchdringen die Diaphysenkompakta und teilen sich in aufsteigende und absteigende Äste (1 u. 2). Diese Arterienäste teilen sich weiter, verbinden sich mit den Gefäßen der Metaphysen und bilden in der Subepiphysenregion (unter der Wachstumsfuge) eine Reihe Gefäßschleifen als Endarterien (3–5).
Die *venösen Sinus* ziehen von der Metaphysenregion in Richtung zur Diaphyse, vereinigen sich mit anderen Venen, um schließlich als größere Vene die Diaphysenkompakta zu durchdringen (6 u. 7).
An den *Knochenenden* teilen sich die versorgenden Arterien der Epiphysen in kleine Äste und ziehen zur subchondralen Region, in der sie arterielle Schleifen bilden (8 u. 9). Einige von ihnen durchdringen die subchondrale Knochenplatte, bevor sie zu den venösen Sinus ziehen und in die Venenkanäle der Epiphyse einmünden (10).
An der *Knochenoberfläche* gehen die Kapillaren der Kompakta Verbindungen mit dem Periostplexus ein (11 u. 12).
Im Wachstumsalter sind die epiphysären und metaphysären Arterien durch die knorpelige Wachstumsfuge getrennt. Anastomosen sind nur selten zu finden
(nach *Resnick* u. *Niwayama* 1981)

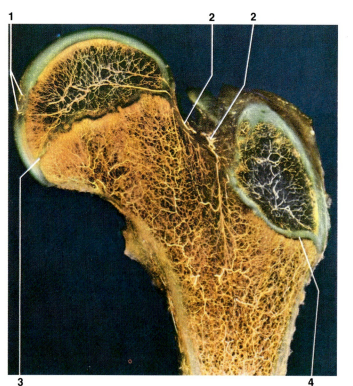

Abb. 25 Darstellung des stark verzweigten Netzwerks der Gefäße im anatomischen Präparat eines 13jährigen Knaben
1 = Arterien des Lig. capitis femoris
2 = Arterien zur Versorgung des Femurhalses (Rr. nutritii colli proximales)
3 = Epiphysenlinie des Femurkopfes
4 = Epiphysenlinie des Trochanter major
(aus *H. V. Crock:* The Blood Supply of the Lower Limb Bones in Man. Livingstone, Edinburgh 1967)

1957, 1964). Ferner treten *durch die Gelenkkapsel* Gefäße in den Knochen ein und bilden ein periostales Gefäßnetz und im Gelenk selbst ein *synoviales Geflecht*. Im Röntgenbild sind nur die Kanäle der großen Gefäße (Foramina nutricia) sichtbar, die als *Vasa nutricia* durch den Knochen hindurchtreten und von einer gut abgrenzbaren Kortikalis umschlossen werden (Abb. **26**). Die Kanäle verlaufen *meist schräg* durch die Diaphysenkompakta der Röhrenknochen. In den spongiösen Knochen kommen ebenfalls Gefäßkanäle vor, die z. B. im Darmbein Y-förmige Röhren darstellen (Abb. **27**). Besonders deutlich sind Gefäßfurchen und Gefäßkanäle im Schädelknochen erkennbar (Abb. **28**). Ein charakteristischer Gefäßkanal (Hahnsche Spalte) ist in der Mitte der Wirbelspongiosa nachweisbar. Im Wachstumsalter bilden diese *Kanäle der Wirbelvenen* eine transversale Halbierungslinie (Abb. **29**).

Der *schräge Verlauf* der Gefäßkanäle durch die Diaphysenkompakta ist Folge einer unterschiedlichen Wachstumsgeschwindigkeit der Gelenkenden der langen und kurzen Röhrenknochen (s. S. 70 ff.). Die Gefäßkanäle ziehen von der frühzeitiger auftretenden und *stärker wachsenden* Epiphyse weg, die dann im allgemeinen auch zuletzt synostosiert (COCCHI 1949, HĚRT 1957). Der Gefäßverlauf im Knochen ist bei Mensch und Tier *artspezifisch*. Aus einem atypischen Verlauf der Vasa nutricia sind Rückschlüsse auf Störungen des Wachstums und der Knochenbildung möglich (LACROIX 1948, LÜTKEN 1950, HUGHES 1952).

Über die Dynamik der *Blutzirkulation im Knochen* wissen wir noch wenig. Der Gefäßverlauf und die Kapillarisierung lassen ebenso wie die Resultate von Untersuchungen über die Zirkulationsgeschwindigkeit des Blutes im Knochen darauf schließen, daß in diesem Organ besondere Verhältnisse vorliegen. Die *Architektur von Blutgefäßen und Kapillaren* ist auch für die Knochenbildung von Bedeutung (BELLMAN 1953, TRUETA u. HARRISON 1953, CROCK 1967). In den verschiedenen Knochen konnte eine sehr unterschiedliche maximale *Diffusionsstrecke* gefunden werden. Die Schwankungsbreite war erheblich und betrug 40–500 µm Abstand zwischen den Haversschen Lamellensystemen. Im Gegensatz zum kompakten Knochen besitzt die Spongiosa nur wenige große Gefäße, sondern meist kleine Blutgefäßgeflechte. Die maximale Diffusionsstrecke des Knochengewebes beträgt für die Spongiosa etwa 200 µm, für die Haversschen Lamellensysteme der Kompakta etwa 300 µm. Die Tela ossea kann bis zu einer maximalen Schichtdicke von 500 µm ohne Gefäße lebensfähig bleiben.

Die *Blutzirkulation im Knochen* soll von den Muskelkontraktionen und den Regulationsmechanismen der Vasomotoren der Gefäße beeinflußt wer-

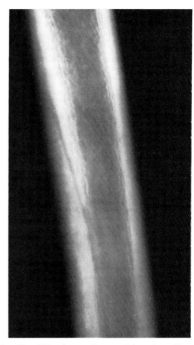

Abb. **26** Durch die Diaphysenkompakta des Femurs hindurchziehender Canalis nutritius

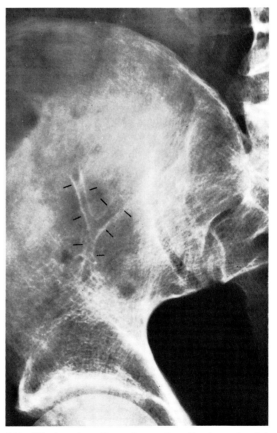

Abb. **27** In der Spongiosa der Beckenschaufel durch eine Randkortikalis gut sichtbarer Y-förmiger Gefäßkanal

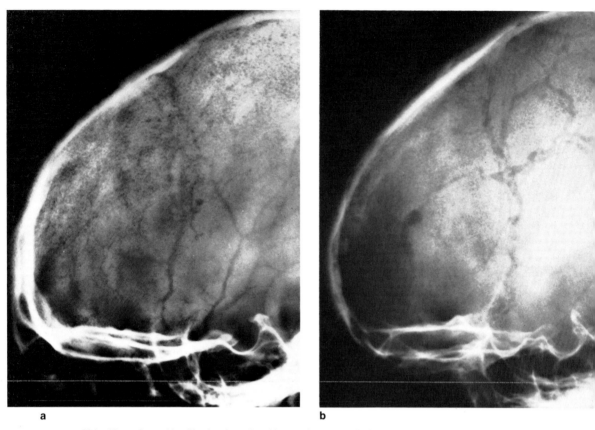

Abb. 28 a u. b   a Kanäle der Arterien (A. meningea media) und b der Diploevenen im Schädelknochen

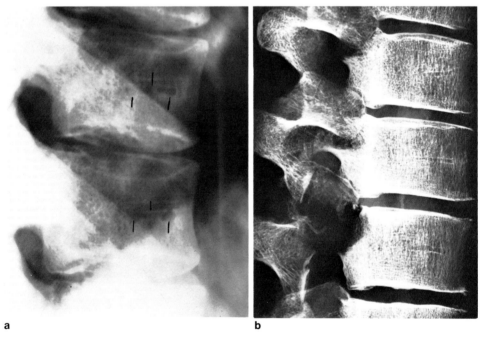

Abb. 29 a u. b   Röntgenaufnahmen der Wirbelkörper (a) zeigen in seitlicher Projektion gelegentlich, besonders im Wachstumsalter und bei Jugendlichen, die zentral gelegene, horizontal verlaufende „Aufhellung" des Gefäßkanals (Hahnsche Spalte), die besonders gut auf einem Präparatröntgenbild (b) erkennbar ist

den. Die normale Kontraktion oder Erschlaffung der Extremitätenmuskeln wirkt wie eine Pumpe auf den intraossären Blutstrom. Dabei hat die Kontraktion einen Druckanstieg im Markraum, die Muskelerschlaffung einen Druckabfall zur Folge (TRUETA 1964). Die Entleerung der Extremitätenvenen, die in Weichteile eingebettet sind, wird durch die Muskelaktivität begünstigt. Dieser Ansicht wurde von POLSTER (1970) widersprochen, da er unter normalen venösen Druckverhältnissen einen Pumpeffekt durch die Muskulatur nicht nachweisen konnte. Mit Hilfe intraossaler Druckmessungen konnte POLSTER (1970) feststellen, daß das intraossale Gefäßsystem gleiche Eigenschaften wie die übrigen Gefäße besitzt. Durch Eng- oder Weitstellung der arteriellen Gefäße regulieren die Vasomotoren den Blutstrom, so daß die Zirkulation den Erfordernissen angepaßt werden kann. Ebenso können reflektorisch durch Reize oder Gewebszerstörungen über die Vasomotorenregulation Veränderungen in der Durchblutung hervorgerufen werden.

Nach einer Fraktur ist distal von dieser die Blutzirkulation im Knochen gestört. Als Folge dieser Störung der Blutzirkulation im Knochen sind lokal stärker ausgeprägte Osteoporosen verstanden worden (POMMER 1925). Es ist bisher keine Klarheit über die Wirkung von *Hyperämie* auf den Knochenan- und -abbau erzielt worden. Die funktionellen Zusammenhänge zwischen Knochendurchblutung und Knochenumbau sind noch weitgehend ungeklärt.

Eine Darstellung der Knochengefäße durch die Arteriographie und Venographie war nur begrenzt möglich. Mit Hilfe der digitalen Subtraktionsangiographie gelingt es, Gefäßstrukturen *im* Knochen nachzuweisen (HEUCK jr. u. Mitarb. 1987).

Nach direkter Injektion des Kontrastmittels in den Canalis nutritius oder in den Markraum lassen sich die Knochensinus röntgenologisch darstellen.

Die *Lymphgefäße* entstehen in den ersten Embryonalmonaten mit dem Venensystem aus Mesenchymlücken und sind von einem feinen Endothel ausgekleidet. Aus dem Gewebe stammende Lymphe sammelt sich in den Lymphkapillaren, die ihren Inhalt den Lymphgefäßen zuleiten. Die Lymphkapillaren sind im Gegensatz zu den Blutkapillaren *unregelmäßig* gestaltet und meist weitlumiger. Der Nachweis der außerordentlich dünnwandigen und empfindlichen Lymphkapillaren gelingt in den Geweben nur dann, wenn eine stärkere Füllung vorliegt. Das Lymphgefäßnetz der Knochen ist *noch weitgehend unbekannt*. Bei pathologischen Zuständen des Lymphsystems (Lymphödem) bleiben die Knochen nicht unbeteiligt. Infolge gestörter Lymphzirkulation bei Lymphangiektasie (REILLY u. Mitarb. 1972) oder einer Knochenlymphangiomatose tritt eine Transformationsstörung der Tela ossea auf, als deren Resultat eine mehr oder weniger deutlich grobmaschige Spongiosastruktur mit sklerotischen Randzonen, eine Spongiosierung der Kompakta und Kortikalis, Periostreaktionen mit Spikulae sowie Formveränderungen der betroffenen Knochen röntgenologisch nachweisbar sind (MOSELEY u. STAROBIN 1964, HAAS u. REICHELT 1966, STEINER u. Mitarb. 1969, WINTERBERGER 1972, KOHOUTEK 1973, EDEIKEN u. HODES 1981). Durch die Lymphographie kommen die intraossären, meist zystisch erweiterten Lymphgefäße zur Darstellung, wie NIXON (1970) zeigen konnte. Nach Beseitigung der Störung kann es zur Regeneration oder Defektheilung der pathologischen Knochenstrukturen kommen.

Knochenumbau

Man kann vier etwas verschiedenartige Prozesse der Umbauvorgänge des Knochens unterscheiden:

1. den biochemischen Stoffaustausch mit daraus resultierenden Veränderungen,
2. das Wachstum und den primären Umbau des Knochengewebes,
3. den sekundären Umbau in reifen Lamellenknochen mit Haversschen Systemen und
4. den pathologisch veränderten Knochenumbau.

Die Transformation des spongiösen und kompakten Knochens setzt sich während der gesamten Lebensphase fort und wird maßgeblich durch einwirkende mechanische und statische Kräfte beeinflußt. Dabei haben elektrische Potentiale und Mikroströme Bedeutung erlangt, und eine erfolgreiche Stimulierung der Knochenneubildung durch elektrische Ströme bei schlecht heilenden Knochenbrüchen ist bekannt (BULLOUGH 1980, POLLACK 1984). Einen richtunggebenden Einfluß auf die Lebensvorgänge in der Tela ossea und die Zelldynamik haben Hormone und Vitamine (Abb. **30**). Sie steuern die Knochenbildung, das Knochenwachstum und den Knochenumbau (JOWSEY 1977, ENLOW 1980, FROST 1980).

Steuerung des Knochenwachstums

Wachstum und Entwicklung des Skelettes beginnen in der Embryonalperiode. In den ersten 2 Lebensjahren *verlangsamt* sich die Wachs-

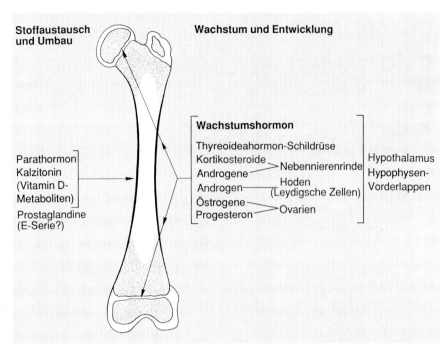

Abb. **30** Schema der Einwirkung von Hormonen, die Wachstum und Entwicklung des Skelettes steuern sowie Transformation und Mineralhaushalt des Knochens regulieren

tumsgeschwindigkeit. Eine *erneute Beschleunigung des Wachstums* ist in der Zeit der Pubertät festzustellen. Bei den Mädchen ist um das 12. Lebensjahr, bei den Jungen etwa im 14. Lebensjahr ein Wachstumsschub erkennbar (HARRIS 1980). Das normale Wachstum und eine ungestörte Entwicklung des Skelettes sind von dem koordinierten Zusammenwirken von Hormonen und Wirkstoffen abhängig. (Abb. 30). Unter den Hormonen haben Thyroxin, Glukokortikoide und Insulin einen *direkten* Einfluß auf das Knochenwachstum, während das Wachstumshormon und die Sexualhormone *indirekt* das Wachstum beeinflussen (HARRIS 1980). Als *endogene Faktoren* haben Bedeutung für das Knochenwachstum:

1. kalziumregulierende Hormone (Parathormon, Kalzitonin, 1,25-Dihydrocholecalciferol oder Kalzitriol),
2. innersekretorische Hormone (im weitesten Sinne),
3. Wachstumsfaktoren (Somatomedin, insulinähnliche Wachstumsfaktoren),
4. lokale Einflüsse (Statik und Dynamik des Bewegungsapparates),
5. Ionenkonzentrationen von Kalzium und Phosphat.

Die für das Wachstum wichtigen Hormone und andere Faktoren sollen nachfolgend kurz erläutert werden (RAISZ u. KREAM 1983).

Wachstumshormone

Das Wachstumshormon ist eine Polypeptidkette aus 191 Aminosäuren, die im Hypophysenvorderlappen gebildet wird. Die Freisetzung der Substanz wird vom Hypothalamus gesteuert. Somatostatin hemmt die Freisetzung des Wachstumshormons, doch ist *das Bindeglied* für eine Kontrolle dieses Mechanismus noch *unbekannt*. Man findet Somatostatin im Nervensystem und im Verdauungstrakt. Es hat auch eine Hemmwirkung für Thyrotrophin, ACTH, Insulin und Glukagon.

Die Ausschüttung von Wachstumshormon wird wahrscheinlich vom Zentralnervensystem kontrolliert, doch ist auch dieser Mechanismus insgesamt noch nicht hinlänglich aufgeklärt. Eine direkte Wirkung des Hormons auf das Gewebewachstum ist nicht gesichert, sondern diese wird von Somatomedinverbindungen vermittelt, die aus der Leber stammen. Im Blutplasma konnten vier Gruppen von Somatomedinen gefunden werden (SM-A, SM-B, SM-C und die dem Insulin ähnlichen Wachstumsfaktoren IGF-1 und IGF-2). Die Somatomedine sind für das Knochen- und Knorpelwachstum wichtige Substanzen, deren Erforschung noch nicht abgeschlossen ist (HARRIS 1980, RAISZ u. KREAM 1983).

Insulin

Gewisse Beziehungen des Insulins zu den Somatomedinen sind anzunehmen, da ein Insulinmangel bei Kindern mit einem Defizit an Wachstumshormon verbunden ist. Bei Hyperinsulinismus ist das Wachstum beschleunigt. Eine indirekte Insulinwirkung auf den Knochen ist durch ansteigende Somatomedinproduktion in der Leber und durch Synthese des aktiven Vitamin-D_3-Metaboliten in der Niere anzunehmen. Insulin soll auch einen Einfluß auf die Kollagensynthese haben.

Schilddrüsenhormone

Beide Hormone der Schilddrüse, das Thyroxin (T4) und das Trijodthyronin (T3), beeinflussen Wachstum und Reifung des Skelettes (VAUGHAN 1981). Während das Thyroxin nur in der Schilddrüse gebildet wird, kann das Trijodthyronin zu 80% aus dem Thyroxin in der Leber und der Niere entstehen. Der Jodstoffwechsel und die Bildung von Schilddrüsenhormonen sind im Wachstumsalter größer und gehen nach der Pubertät langsam auf die Werte des Erwachsenenalters zurück (RAISZ u. KREAM 1983). Schilddrüsenhormone regen das Knorpelwachstum an. So kommt es bei Hypothyreoidismus zu verzögerter Ausbildung von unregelmäßigen Ossifikationszentren und einer Verlangsamung der enchondralen Ossifikation. Der Umbau der Knochen ist gestört, so daß sich eine dicke Kompakta und ein schmaler Markraum ergeben können. Bei hypothyreoten Kindern sind nach Gabe von Thyroxin eine beschleunigte Ausbildung der Ossifikationszentren und ein frühzeitiger Verschluß der Schädelnähte festzustellen.

Keimdrüsenhormone

In der Wachstumsphase *vor* der Pubertät ist die Bedeutung der Keimdrüsenhormone unbekannt. Die Androgene und die Östrogene werden vorwiegend von den Gonaden, nur zu einem geringen Teil von der Nebennierenrinde produziert. Ihre Aktivität ist von der übergeordneten Wechselwirkung von Hypophysenvorderlappen und Hypothalamus abhängig. Den Androgenen kommt für den Wachstumsschub in der Pubertät größere Bedeutung zu als den Östrogenen. Bei Kindern mit Hormondefizit sind Längenwachstum und Körpergewicht zunächst ungestört, doch sind das Einsetzen der Pubertät und der Epiphysenfugenschluß verzögert. Eine Fehlbehandlung mit Keimdrüsenhormonen kann zu einem frühen Wachstumsschub und zum vorzeitigen Schluß der Epiphysenfugen führen mit dem Resultat eines kleinen Menschen (RAISZ u. KREAM 1983).
Der *Hypogonadismus* oder Eunuchoidismus ist durch einen verzögerten Epiphysenfugenschluß erkennbar. Über den Einfluß der Keimdrüsenhormone auf den Knochenumbau beim Erwachsenen, also Resorption und Knochenneubildung, ist bisher wenig bekannt.
Die *Glukokortikoide* können das Wachstum durch Wirkung auf die Zellen modifizieren. Sowohl der Morbus Cushing als auch größere Mengen von Kortison verlangsamen das Längenwachstum, verzögern die Skelettreifung und vermindern die Knochenbildung, wobei auch die Resorption von Kalzium und Phosphat durch den Darm behindert und deren Ausscheidung durch die Nieren gefördert werden (HARRIS 1980).

Andere Wachstumsfaktoren

Die bekannten *Prostaglandine,* insbesondere solche der E-Serie, können die *Knochenresorption anregen* und sollen für die Osteolyse bei Tumorleiden und die dann auftretende Hyperkalzämie zuständig sein (RAISZ u. KREAM 1983, SEYBERTH u. Mitarb. 1978). Ein die *Osteoklasten aktivierender Faktor* soll auch das Knochenwachstum steuern und wird von den Zellen der hämatopoetischen Reihe, insbesondere *Lymphozyten,* abgegeben. Er fördert die Knochenresorption und hat gleichzeitig eine hemmende Wirkung auf die Kollagensynthese.
Es sind ferner *vom Knochen selbst produzierte Wachstumsfaktoren* (I und II) bekanntgeworden, die hemmend oder fördernd eingreifen können.

Regulation des Stoffaustausches im Knochen

Es sind zwei unterschiedliche Regelmechanismen im Stoffaustausch zwischen der Tela ossea einerseits, der extrazellulären Flüssigkeit und dem Blutplasma andererseits vorhanden.
Im *Kalziumstoffwechsel* wird das Gleichgewicht durch Parathormon und Vitamin-D-Metaboliten gewährleistet. Eine *Kalziumhomöostase* ist durch den schnellen Austausch von Kalzium zwischen dem Knochen und der extrazellulären Flüssigkeit garantiert, so daß der Plasmakalziumspiegel konstant bleibt. Hierbei spielt die *große Austauschfläche* zwischen dem extrakanalikulären Netzwerk der Osteozyten und der Tela ossea eine wichtige Rolle, die wenig Beachtung findet, obgleich dieser Mechanismus *ohne einen Knochenumbau* funktioniert.
Der *Phosphatstoffwechsel* wird durch dieselben Hormone und Vitamin-D-Metaboliten gesteuert. Dabei ist die Abhängigkeit zwischen der Kalzium- und Phosphatkonzentration auch in der Extrazellularflüssigkeit sehr wichtig.
Das *Magnesium* ist an zahlreichen Stoffwechselprozessen beteiligt und *hemmt* in hohen Konzentrationen die Parathormonsekretion. Das Magnesiumgleichgewicht ist jedoch sehr konstant und wird von der Niere garantiert. Ein Magnesiumverlust über die Niere kommt beim Hyperparathyreoidismus vor, doch kann er auch nach Parathyreoidektomie beobachtet werden. So ist die hohe Magnesiumkonzentration seltener als eine Hypomagnesiämie und immer mit einer Nierenerkrankung verbunden (SMITH 1980).

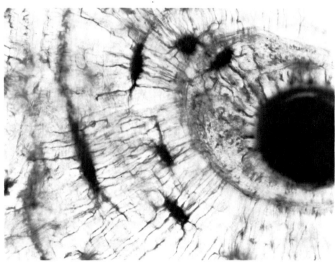

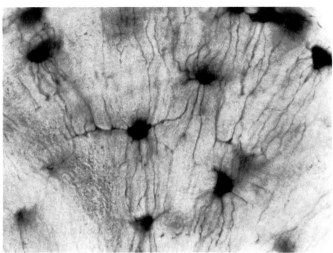

Abb. 31 a u. b Durch die zytoplasmatischen Zellfortsätze stehen die Osteozyten miteinander in Verbindung und haben im Osteon (a) Anschluß an den Blut- und Flüssigkeitsstrom des Haversschen Kanals (Vergr.: 330 ×). Im Bereich der Schaltlamellen (b) bilden diese Zellfortsätze auch über größere Distanzen ein weitverzweigtes Drainagesystem (Vergr.: 270 ×). Dünnschliffe (50 µm) aus der proximalen Diaphysenkompakta des Femurs, Fuchsin-Stückfärbung des unentkalkten Knochengewebes

Der Stoffaustausch *innerhalb der Tela ossea* wird durch die Knochenzellen gesteuert, deren zytoplasmatische Zellfortsätze miteinander in Verbindung stehen (Abb. 31) und dadurch über eine sehr große Austauschfläche im Gewebe verfügen. (REMAGEN u. Mitarb. 1968, BÉLANGER 1969, 1971, BÉLANGER u. Mitarb. 1970, 1971, BAUD u. AUIL 1971, DONATH u. DELLING 1971, AARON 1973). Die Räume zwischen den Osteozyten mit ihren Zellfortsätzen einerseits und der Tela ossea andererseits sind mit extrazellulärer Flüssigkeit ausgefüllt, über deren Kreislauf noch wenig bekannt ist. Die Wand dieses komplizierten Hohlraumsystems bildet eine besonders differenzierte Grundsubstanz und eine Knochenkapsel oder Grenzscheide, die ein starkes Lichtbrechungsvermögen besitzt. Da die Osteozytenlakunen meist die Form eines Pflaumenkernes haben, zeigen sie – je nach Schnittrichtung – unterschiedliche Profile. Der Längsdurchmesser der Knochenhöhlchen beträgt 30 µm. Die Knochenzellen nehmen meist den Raum zwischen den Lamellen ein. Es sind auch Verbindungen zwischen den Osteoblasten und Osteozyten nachgewiesen worden, so daß eine Passage für Ionen und kleinere Moleküle von Zelle zu Zelle und damit eine aktive Beteiligung der Knochenzellen am Kalziumaustausch möglich erscheint.

Parathormon

Das Parathormon wird in den Hauptzellen der Parathyreoidea oder der Nebenschilddrüse produziert. Von den insgesamt 84 Aminosäuren des Parathormons werden nur 34 für seine biologische Aktivität benötigt. Diese Kenntnis der Wirksamkeit macht es verständlich, daß Fragmente des Stoffes oder ähnliche Substanzen, wie sie von Tumorzellen produziert werden können, gleichartige Wirkungen erzielen.

Das Hormon der Parathyreoidea hat *drei Wirkungsfelder:*

1. *Das Knochengewebe.* Es sind zwei Aufgaben des Parathormons im Knochen bekannt. Einmal wird die Abgabe von Kalzium an die Gewebsflüssigkeit

Abb. 32 Schema des Ablaufs der zellulären Prozesse innerhalb einer Knochenumbaueinheit mit Ionen- und Hormonfaktoren, die diese Vorgänge steuern (nach *Rasmussen* u. *Bordier* 1974). Die mikroradiographischen Befunde der Tela ossea bei Systemerkrankungen des Skeletts und der Krankheitsverlauf im Röntgenbild begründen die Annahme, daß die verschiedenen Funktionsphasen der Knochenzellen nicht nur in einer Richtung, sondern auch in der Gegenrichtung ablaufen können (*Heuck* 1974).
a = Osteoprogenitorzelle,
b = Präosteoklasten,
c = Osteoklasten,
d = Präosteoblasten,
e = Osteoblasten,
f = Osteozyten.
PTH = Parathormon,
CT = Kalzitonin,
Pi = anorganisches Phosphat

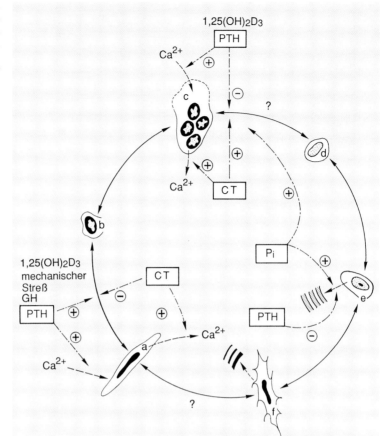

reguliert, um eine Sicherung der Kalziumhomöostase zu gewährleisten. Zum anderen *stimuliert* das Parathormon die Aktivität der *Osteoklasten* und vergrößert gleichzeitig den Osteoklastenpool (Abb. 32). Dies führt zur Resorption von Knochengewebe (SMITH 1980, HEDGE u. Mitarb. 1987).

2. *Die Niere.* Das Parathormon *stimuliert* die Rückresorption von Kalzium in der Niere und führt zum Anstieg der Phosphatausscheidung. Es aktiviert den Vitamin-D-Stoffwechsel in der Niere zu den wirksamen Substanzen. Ferner ist eine Abnahme der Bikarbonat- und Wasserrückresorption festzustellen.

3. *Der Magen-Darm-Kanal.* Eine direkte Wirkung auf den Kalziumtransport im Darmkanal ist nicht gesichert, doch wird die Aktivierung von Vitamin D einen Anstieg der Kalziumresorption bewirken (HEDGE u. Mitarb. 1987).

Das Hormon wird in Leber und Niere abgebaut und hat eine Halbwertszeit von etwa 20 Min. Die Kalziumkonzentration im Plasma steuert die Ausschüttung von Parathormon, indem ein Absinken des Kalziumwertes zum Anstieg der Hormonsekretion führt. Auch das Magnesium kann in hohen Konzentrationen, jedoch weniger intensiv als das Kalzium, die Parathormonsekretion hemmen.

Kalzitonin

Dieses Hormon wird *in der Schilddrüse* produziert und ist aus 32 Aminosäuren zusammengesetzt. Es bewirkt eine *Herabsetzung* der *Kalzium-* und der *Phosphatkonzentration* im Plasma, indem es den Kalziumaustausch an den Grenzmembranen beeinflußt. Die *Knochenresorption* durch Osteoklasten wird *gehemmt*. In hohen Dosen bewirkt Kalzitonin eine erhöhte Ausscheidung von Kalzium und Phosphat durch die Nieren. Es konnte eine Verminderung der Magensäuresekretion festgestellt werden.

Die Kalzitoninproduktion wird vom Plasmakalziumspiegel gesteuert, indem eine Hyperkalzämie die Sekretion anregt und umgekehrt. Andere Stoffe oder Hormone wie Gastrin, Sekretin, Glukagon, Dopamin und Östrogen stimulieren die Kalzitoninsekretion ebenfalls. Die physiologische Bedeutung des Kalzitonins ist noch nicht völlig geklärt, so daß von einem „Spurenhormon" gesprochen wird, das als „Anhängsel" des endokrinen Systems gesehen wird (HEDGE u. Mitarb. 1987).

Vitamin-D-Metaboliten

Das *aktivierte* Vitamin D wird heute *als ein Hormon* betrachtet. Seine chemische Struktur ist den Steroidhormonen ähnlich, und die Substanz zeigt einen gleichartigen Wirkungsmechanismus. Das Provitamin wird durch Einwirkung von ultraviolettem Licht in der Haut zum Cholekalziferol oder Vitamin D_3 umgewandelt. Die Aktivierung dieser Substanz erfolgt in zwei Schritten, einmal durch Hydroxylierung zu *25-OH-Vitamin D_3* in der Leber und dann zu *1,25-(OH)$_2$-Vitamin D_3* oder Cholekalziferol (Kalzitriol) in der Niere; dies ist die biologisch wirksame Verbindung (PITT u. HAUSSER 1977, HEDGE u. Mitarb. 1987). Dieses Steroid 1,25-(OH)$_2$-Cholekalziferol ist in der Blutbahn an ein Plasmaprotein, und zwar ein Alphaglobulin mit der Bezeichnung „Transkalziferin" gebunden, das in der Leber synthetisiert wird. Der aktive Wirkstoff fördert die Resorption von Kalzium und Phosphat im Darm und im Zusammenwirken mit dem Parathormon den Austritt von Kalzium *aus dem labilen Mineralpool des Knochens,* dem erst später die Knochenresorption folgt. Die Halbwertszeit dieses Vitamin-D_3-Metaboliten beträgt 5 Stunden; die inaktive Substanz wird über die Gallenwege und den Darm ausgeschieden.

Vitamine und Knochenstoffwechsel

Neben der bekannten Bedeutung von Vitamin-D-Abkömmlingen haben die Vitamine A, C und K Einfluß auf den Knochenstoffwechsel, während die Wirkung des Vitamins E auf das Skelett noch nicht hinlänglich geklärt ist (VAUGHAN 1981).

Vitamin A beeinflußt das Knochenwachstum und führt in der Embryonalphase zu Störungen der Knorpelbildung und Verknöcherung, insbesondere im Bereich der Extremitätenknochen. Das Vitamin A spielt eine Rolle in der *Mukoproteinsynthese.* Die Wirkung des Vitamins A auf das Knorpelgewebe besteht in der *Freisetzung von Enzymen,* besonders *Cathepsin D,* durch eine Veränderung der Membranpermeabilität der Lysosomen und beeinflußt damit auch die intra- und extrazelluläre Proteoglykansynthese der organischen Matrix. Es kann möglich sein, daß Cathepsin D selbst nicht wirksam wird, sondern eine noch unbekannte Protease sowie das Kalzitonin von Bedeutung sind (REYNOLDS 1968, WESTON u. Mitarb. 1969). Das Knochengewebe erfährt durch Vitamin A eine *Stimulierung der vorhandenen Osteoklasten* und eine Zunahme der vielkernigen Osteoklasten, so daß die Resorption ansteigt. In der Umgebung der Osteozyten finden sich nach Vitamin-A-Gabe Veränderungen der Mineralkonzentration, die durch Kalzitonin gehemmt werden. Das Vitamin A spielt ferner im Stoffwechsel der Glykosaminoglykane eine Rolle. Über eine *Aktivierung der Parathormonsekretion* ist berichtet worden, so daß die Beobachtungen einer Knochenresorption durch Vitamin-A-Gaben verständlich werden können (VAUGHAN 1981).

Vitamin C hat Bedeutung für die *Kollagensynthese,* so daß bei einem Mangel des Vitamins die Matrixbildung gestört sein kann. Die Synthese der Glukosaminoglykane wird bei einem Vitamin-C-Mangel herabgesetzt, da der Einbau von Glukose in Galaktosamin gestört ist. Die *sauren Mukopolysaccharide* sind stark reduziert und durch *neutrale Mukopolysaccharide* ersetzt. Das Vitamin C ist erforderlich, um die normale Funktion der Bindegewebszellen zu gewährleisten (VAUGHAN 1981, DEAN u. Mitarb. 1985).

Vitamin E soll auf die *Struktur der Kollagene* einen Einfluß haben, doch sind die Zusammenhänge noch nicht klar. Die Muskelregeneration steht im Zusammenhang mit dem Vitamin E, so daß ein Mangel zu Störungen führen kann.

Vitamin K ist für die Biosynthese der GLA-Proteine von Bedeutung, zu denen das *Osteokalzin* gehört (DELMAS u. Mitarb. 1986, GUNDBERG u. Mitarb. 1986, STIEPIAN u. Mitarb. 1987). Es bildet 10–20% der Eiweißgrundsubstanz, also nicht der Kollagene des Knochengewebes. Damit ist es für den Knochenstoffwechsel unerläßlich (GALLOPE u. Mitarb. 1980, VAUGHAN 1981).

Enzyme des Knochengewebes

Sehr lange schon ist die Bedeutung der *alkalischen Phosphatase* für die Knochenbildung bekannt (ROBISON 1923). In den Osteoblasten ist dieses Enzym zu finden und hat im Zusammenhang mit der Knochenbildung und der Mineralisation des Knochengewebes wichtige Aufgaben zu erfüllen (JOWSEY 1977, SHEPHARD u. Mitarb. 1986). So ist die alkalische Phosphatase während der Neubildung von Knochengewebe, bei Störungen der Mineralisation, wie sie bei der Rachitis oder der Osteomalazie vorkommen, sowie bei Knochenkrankheiten, z. B. dem Morbus Paget oder osteoblastischen Knochentumoren, immer deutlich erhöht. Isoenzyme der „alkalischen Phosphatase" kommen in der Leber, im Magen-Darm-Kanal und in der Plazenta vor.

Ein weiteres Enzym, das bei der Knochenbildung mitwirkt, ist die Adenosintriphosphatase.

Die *saure Phosphatase* findet sich in den Lysosomen der Osteoklasten, die auch Laktose und Malatedehydrogenase enthalten.

Eine Anzahl von Enzymen sind für die intra- und extrazelluläre Biosynthese der Kollagene erforderlich. Ferner sind Enzyme zur Umwandlung von Prokollagenen zu Tropokollagenen und die Lysiloxidase für den Umbau des Tropokollagens zu den reifen Kollagenfibrillen notwendig (DINGLE 1973, LANE 1980, VAUGHAN 1981). Die für den *Matrixabbau* erforderlichen Enzyme lassen sich in fünf Gruppen ordnen:

1. Saure Proteinasen (oder Proteasen): Zu dieser Gruppe gehören die Cathepsine D, E und A;
2. Thiolproteinase: In dieser Gruppe findet sich Cathepsin B 1;
3. neutrale Proteasen (Proteinasen): Zu dieser Gruppe gehören Plasmin, Kollagenasen und die glykoproteinabbauenden Enzyme;
4. Glycosidasen;
5. verschiedenartige Enzyme: In dieser Gruppe sind Peptidasen und Sulphatasen vertreten.

Nach unserem heutigen Wissen kann angenommen werden, daß folgende Proteasen den Matrixabbau bewirken: Elastase, Cathepsin B-D-G, kollagenolytisches Cathepsin, Kollagenase, neutrale Metalloprotease und PZ-Peptidase (WOSSNER u. HOWELL 1980).

Sekundärer Umbau der Tela ossea

Die infolge Resorptionsarbeit der Osteoklasten und Osteozyten in den „Umbauplätzen" des Knochens entstandenen Substanzverluste werden durch den Aufbau neuer Osteone ausgeglichen. Im gesunden Knochengewebe halten sich der Abbau und der Anbau der Tela ossea die Waage (UEHLINGER 1958). Die Größe der Osteone wird von der zuvor gebildeten Resorptionslakune im Knochen abhängig sein.

Das *wachsende Skelett* ist verständlicherweise einem viel stärkeren Umbau ausgesetzt als das Skelett des erwachsenen Menschen. Es ist bemerkenswert, daß die sog. „Resorptionslakunen" nicht an die Ordnung der Haversschen Systeme oder Osteone gebunden sind, sondern sich unabhängig von diesen ausbilden können, so daß hin und wieder nur Teile eines Osteons neben Abschnitten der Schaltlamellen von dem osteoklastären Knochenabbau betroffen sind (Abb. 33). Die Steuerung des Aufbaues neuer Osteone in den verschiedenen Knochenabschnitten ist unbekannt und vom Lebensalter abhängig. Aussagen über die *Anbaurate* des Knochens stützen sich auf mehrmalige Gaben von Tetrazyklin und die Bestimmung der Abstände von Tetrazyklinmarkierungen in den Osteonen (Abb. 34) (MILCH u. Mitarb. 1957, FROST 1966, SCHENK u. WILLENEGGER 1965, RASMUSSEN u. BORDIER 1975, UEHLINGER 1973). Die Tetrazykline gehen an der Mineralisationsfront mit den gefällten Kalksalzen eine chelatartige Bindung ein. Diese bandförmigen Zonen erscheinen im ultravioletten Licht mit einer Wellenlänge zwischen 0,42 und 0,46 µm als gelb aufleuchtende Linien. Die Summe der Tetrazyklinlinien gibt Aufschluß über das Maß der Knochenneubildung bzw. der Matrixmineralisation zum Zeitpunkt der Markierung. Besonders genaue Werte liefert die zweimalige Markierung in einem Intervall von 7 oder 14 Tagen. Das Ergebnis sind Tetrazyklindoppellinien, und die dazwischen liegende Zone soll dem in der Intervallzeit neugebildeten Knochen entsprechen. Die tägliche Tetrazyklinmarkierung

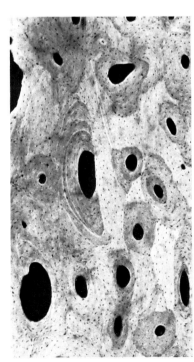
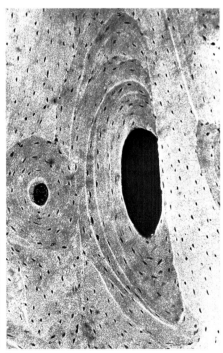

Abb. 33 a u. b
Durch ungeordnete Transformation entstandenes Osteonfragment neben einer Schaltlamelle, an die normale, kleinere Osteone angrenzen. Das Mikroradiogramm zeigt Unterschiede der Mineralkonzentration am Dünnschliff aus der proximalen Femurdiaphyse (Vergr.: 56 × u. 120 ×)

a   b

36 Radiologie des gesunden Skelettes

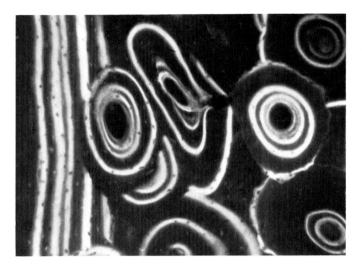

Abb. 34 Querschnitt durch den Femurschaft nach wiederholter *Tetrazyklinmarkierung*. Die am linken Bildrand durchgezogenen Tetrazyklinlinien repräsentieren den periostalen Knochenanbau, die Ringlinien den Einbau von Haversschen Osteonen in die Kompakta (Vergr.: 80:1), 7j. ♀ (SN. 912/69, Prof. Dr. *Uehlinger*, Path. Inst. Univ. Zürich)

über längere Zeit verwandelt das Linienmuster in ein Flächenmuster, das ausgemessen werden kann. Zum Vergleich sind die Zuwachswerte auf eine bestimmte Flächen- und Zeiteinheit umzurechnen.
Im ausgereiften Knochengewebe von Kompakta und Kortikalis werden die Osteone oder Haversschen Systeme als Stoffwechseleinheiten angesehen, die um ein ernährendes Gefäß angeordnet sind. Es wird angenommen, daß jedes Osteon autonom sei und sich gegen die Nachbarschaft abgrenzt. Der spongiöse Knochen ist aus dicht aufeinander geschichteten Knochenlamellen zusammengefügt. Einen ähnlich lamellären Aufbau zeigen die Schaltlamellen zwischen den Osteonen und die Grenzlamellen in Kompakta und Kortikalis.
Die Umbauvorgänge im Knochengewebe lassen sich zu den makroskopischen Röntgenbefunden in Beziehung setzen. Eine Unterbilanz führt zur

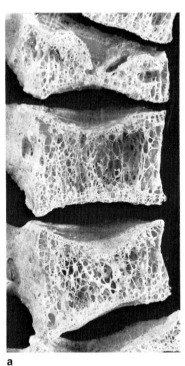
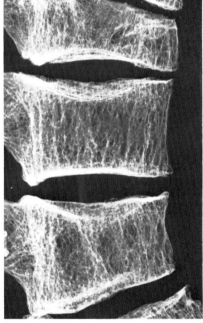
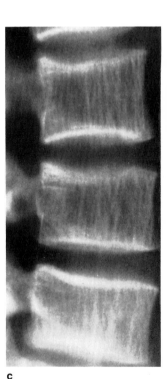

a b c

Abb. 35 a–c Durch Schwund von Knochengewebe in der Wirbelspongiosa infolge physiologischer Transformation aufgetretene „hypertrophe Atrophie" (*Uehlinger* 1958)

a Mazerationspräparat mit pathologischen Frakturen
b Röntgenbild des Präparates
c tomographische Darstellung der strähnigen Struktur der Spongiosa von Wirbelkörpern am Lebenden (70j. ♂)

Strukturauflockerung oder „Osteoporose", die in der physiologischen Form als Altersosteoporose oder Inaktivitätsosteoporose auftritt (UEHLINGER 1958, WAGNER 1965, WILLERT 1966, BARZEL 1970, ROSEMEYER 1977). Der Schwund von Knochengewebe *innerhalb des konstant bleibenden Gesamtvolumens eines Knochens* als Resultat der Transformation kann im Röntgenbild von Kompakta und Spongiosa erkannt und analysiert werden (Abb. **35**). Im Greisenalter ist eine „Entknochung" des Knochens festzustellen (WEISS 1957). Der feingewebliche Aufbau und die Mineralkonzentration des vorhandenen Knochengewebes weisen keine krankhaften Befunde auf.

Form und Struktur des normalen Knochens

Das *Röntgenbild* eines Knochens ist nicht nur „Schattenbild", sondern gleichzeitig „Durchstrahlungsbild", mit dessen Hilfe die *Strukturen erster Ordnung*, wie Kompakta oder Kortikalis, und die Spongiosa differenziert werden können (Abb. **36**).

An den Knochen der Extremitäten werden auch röntgenologisch drei Abschnitte unterschieden:

1. die *Diaphyse* oder der Schaft der Röhrenknochen mit kompakten Strukturen;
2. die *Metaphyse* oder die Enden des Schaftes als Grenzzone der Kompakta mit spongiösen Strukturen;
3. die *Epiphyse* oder die im Wachstum primär knorpelig präformierte Randzone der gelenkigen Verbindungen von Knochen, die im Erwachsenenalter aus Spongiosa, umgeben von einer Kortikalis, der Kalkknorpelschicht und dem Knorpelüberzug besteht.

Kompakta

Die Kompakta ist im Gebiet der Diaphysen der langen Röhrenknochen bei annähernd rundem Querschnitt des Schaftes als unterschiedlich breiter, zum Periost hin scharf konturierter Schatten erkennbar, der beim gesunden Menschen homogen dicht ist und keinerlei Strukturen aufweist (Abb. **37**). Ist ein Schaftquerschnitt dreikantig – wie z. B. von der Fibula –, so können eigenartige Schattenformen mit scheinbarer Verlegung der Markhöhle durch Knochensubstanz entstehen (Abb. **38**). Die Verwechslung mit einer „Periostose" oder Enostosis ossificans ist bei Unkenntnis der anatomischen und geometrischen Situation möglich. Sowohl bei Jugendlichen als auch bei Erwachsenen erkennt man am Übergang der Diaphyse in die Meta- und Epiphysen eine Auflockerung der Kompakta zum Markraum hin (Abb. **39a**). Diese pinselartige Aufsplitterung der Knochenstrukturen ist beim Erwachsenen im Gebiet der Metakarpalia, Metatarsalia und Phalangen in der Regel gut erkennbar (Abb. **39b**). Im anatomischen Präparat ist der Übergang der Kompakta in eine Spongiosa sehr deutlich. Die *platten Knochen* bestehen aus zwei Kompaktaschichten, die durch Spongiosabälkchen miteinander verbunden sind. Ein Beispiel hierfür ist der Knochen des Hirnschädels, in dem die Diploespongiosa durch die Lamina externa und interna als „Kompakta" begrenzt wird (Abb. **40**).

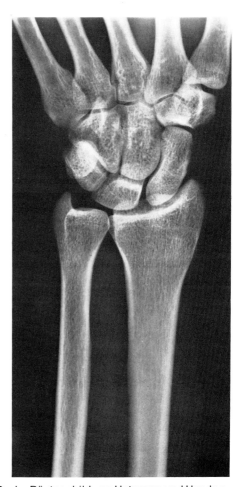

Abb. **36** Im Röntgenbild von Unterarm und Handgelenk kommen alle Strukturen 1. Ordnung (Kompakta, Kortikalis, Spongiosa), gemischtförmige und rein spongiöse Knochen (Handwurzelknochen) zur Darstellung. Die Crista interossea an Radius und Ulna ist als unregelmäßige Randkontur erkennbar

38 Radiologie des gesunden Skelettes

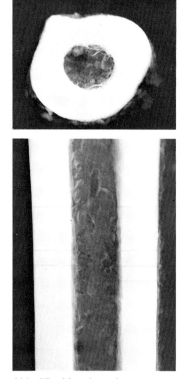

Abb. 37 Massiver, homogener, strukturloser Schatten der normalen Diaphysenkompakta im Röntgenbild (Femurpräparat, in 2 Ebenen dargestellt). Der Markraum enthält unregelmäßig angeordnete, spongiöse Knochenstrukturen

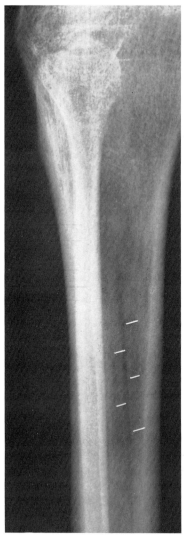

a

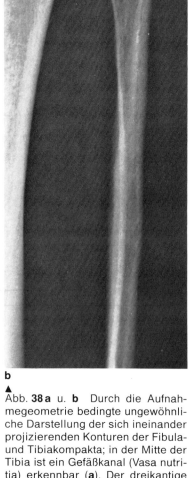

b

Abb. 38a u. b Durch die Aufnahmegeometrie bedingte ungewöhnliche Darstellung der sich ineinander projizierenden Konturen der Fibula- und Tibiakompakta; in der Mitte der Tibia ist ein Gefäßkanal (Vasa nutritia) erkennbar (a). Der dreikantige Schaft der normalen Fibula ergibt eigenartige Formationen und Konturen im Röntgenbild (b)

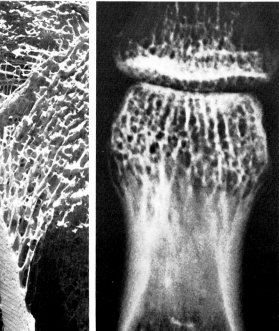

◀ Abb. 39a u. b
a Am Übergang der Diaphyse zur Metaphyse ist eine Auflösung der Kompakta in spongiöse Bauelemente zu erkennen (proximal-lateraler Femurausschnitt)
b Pinselartige Aufsplitterung der Kompakta in die Kortikalis und Spongiosa der Grundphalanx eines Fingerknochens

a b

Form und Struktur des normalen Knochens 39

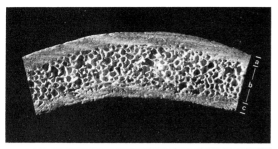

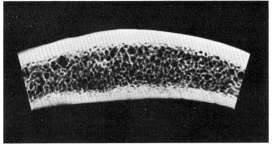

Abb. 40 a u. b Aus zwei Kompaktaschichten (a und c), die durch Spongiosabälkchen (b) miteinander verbunden sind, bestehender Knochen. Mazerationspräparat eines Scheitelbeines (a) im Röntgenbild (b)

Kortikalis

Die *Kortikalis* ist eine dünne Kompakta. Sie setzt die Diaphysenkompakta in den Metaphysen der langen Röhrenknochen fort und findet sich auch subchondral in enger Verbindung mit der Kalkknorpelschicht im Bereich der gelenkbildenden Knochen. Im Röntgenbild kommt sie als dünnes, scharf begrenztes Band zur Darstellung (s. Abb. 1 u. 18). Manchmal kann ein Kortikalismantel ganz fehlen. Das Periost sitzt dann, wie am Wirbelkörper oder anderen kurzen Knochen, sehr dünnen, vielfach durchbrochenen Knochenplättchen und Spongiosabälkchen dicht auf (Abb. 41). Eine gleiche anatomische Struktur findet sich in Gelenknähe subperiostal oder subchondral. Die Röntgencomputertomographie kann eigenartige, bisher unbekannte Befunde zur Darstellung bringen, die im Summationsröntgenbild untergehen. Nur eine fundierte Kenntnis von Besonderheiten der Kontur und Struktur von Kompakta und Kortikalis kann vor Fehldiagnosen bewahren. Im Bereich des *distalen Femurs* sind kleine Gruben oder Foramina in der Kortikalis gefunden worden, die im Computertomogramm als eine Unregelmäßigkeit oder ein „Defekt" in der Kontur des Knochens imponieren (PATEL u. Mitarb. 1983). Eine Unregelmäßigkeit im Bereich der medialen Kortikalis des Schenkelhalses in Form einer Einkerbung ist als *Normvariante* beschrieben worden (OZONOFF u. ZITER 1985). Die Kortikalis ist histologisch und mikrora-

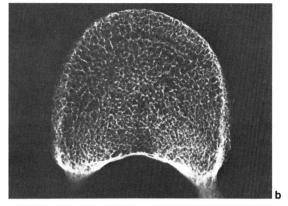

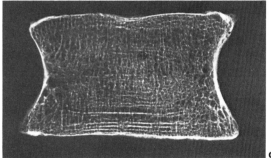

Abb. 41 a–c Sehr dünne, mehrfach durchbrochene Kortikalis eines Wirbelkörpers (Mazerationspräparat)
a Aufsicht der ventralen Fläche
b u. c Röntgenbild des Wirbelkörpers in 2 Ebenen

diographisch nicht homogen, sondern aus eigenen Generallamellen und wenigen Osteonen zusammengesetzt.

Spongiosa

Die *Makrostruktur* der Spongiosa besteht aus Bälkchen, Röhrchen, Lamellen und Plättchen. Im Röntgenbild erscheint die Spongiosa als ein Geflecht mit unterschiedlichen Bauelementen, die beim Menschen miteinander kombiniert vorkommen (Abb. 42). Die wichtigsten Spongiosatypen sind:

Radiologie des gesunden Skelettes

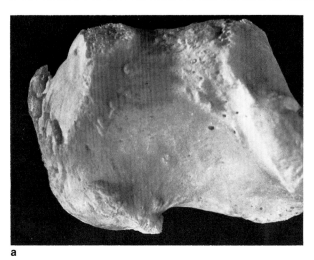

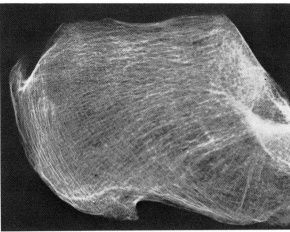

Abb. **42a** u. **b** Unterschiedliche Spongiosatypen im Kalkaneus des Menschen
a Mazerationspräparat
b Röntgenaufnahme des Präparates

1. Spongiosa pilosa oder Kugelschalenspongiosa,
2. Spongiosa tubulosa oder Röhrenspongiosa,
3. Spongiosa trabeculosa oder Bälkchenspongiosa,
4. Spongiosa lamellosa oder Lamellenspongiosa,
5. Spongiosa laminosa oder Plattenspongiosa.

Bei Wirbeltieren sind einzelne der Spongiosatypen noch in reiner Form zu finden, und zwar in Abhängigkeit von der statisch-dynamischen Beanspruchung. Eine reine Spongiosa tubulosa kommt im Walfischwirbel vor, während sie beim Menschen nur als erbliche Strukturanomalie gefunden werden kann (Abb. 43). In der menschlichen Spongiosa wechseln die Dicke der Bauelemente und die Maschenweite innerhalb eines Knochens erheblich. Die Spongiosa trabeculosa ist am häufigsten vertreten (Abb. **44**).

Die *Spongiosatrabekel* in Form von Bälkchen und Lamellen sind die kleinsten Bauelemente, deren makroradiologischer Nachweis im Knochen noch möglich ist. Ihre Gestalt wird im gesunden Organismus durch statisch-mechanische Kräfte beeinflußt (s. S. 48 ff.). Bei Erkrankungen werden sich hormonale, toxische und metabolische Störungen auf den Umbau der Spongiosastrukturen auswirken. So stellen die nichtinvasiven Verlaufskontrollen der Transformationsvorgänge in der Spongiosa einen *sehr empfindlichen Indikator* für die Dynamik eines Krankheitsprozesses dar.

Neben den Spezialaufnahmetechniken der Knochen kann die *direkte* Vergrößerungsaufnahme mit einem Feinfokus verbesserte Informationen über die Knochenstruktur geben und *diskrete Befunde* aufdecken (TAKAHASHI u. SAKUMA 1975). Sehr feine Fissuren und kleine Knochenausrisse können erfaßt werden, die sich auf einer Routineaufnahme nicht erkennen lassen (SUNDARAM u. Mitarb. 1978).

Eine Studie der *morphologischen Strukturen* im Schattenmuster eines Röntgenbildes von normalen und pathoanatomischen Präparaten haben KESSLER u. Mitarb. (1977) durchgeführt. Es wurde versucht, aus der Monotonie des Röntgenbefundes die charakteristischen pathoanatomischen Veränderungen des Knochens bei einigen Erkrankungen herauszuarbeiten. Die Unterschiede in Struktur

Form und Struktur des normalen Knochens

Abb. **43a** u. **b** Spongiosa tubulosa eines mazerierten Walfischwirbels in 2 Ebenen dargestellt. Präparatphoto (**a**) mit dazugehörigem Röntgenbild (**b**)

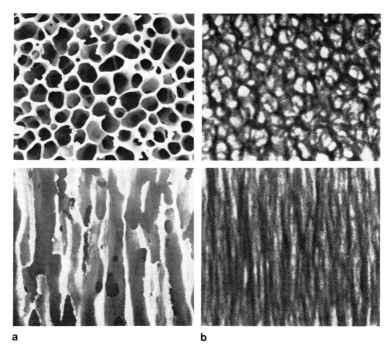

a b

und Kontur von Röntgenbefunden des Knochens sind zwar häufig gleichartig oder ähnlich, doch erlaubt das *Durchstrahlungsbild*, verglichen mit dem pathoanatomischen Präparat, eine umfassendere Beurteilung, wenn die nichtmineralisierten Strukturen eines Tumors mit erfaßt werden können, wie dies heute mit der Röntgencomputertomographie und der Kernspintomographie gelingt.

Immer ist jedoch das *Muster eines morphologischen Krankheitsbefundes,* so wie es sich mit den verschiedenen Methoden der radiologischen Diagnostik erfassen läßt, von grundsätzlicher Bedeutung für die richtige Erkennung und Einordnung der Erkrankung.

Eine weitergehende Differenzierung von *Normalbefunden, Normvarianten und pathoanatomischen*

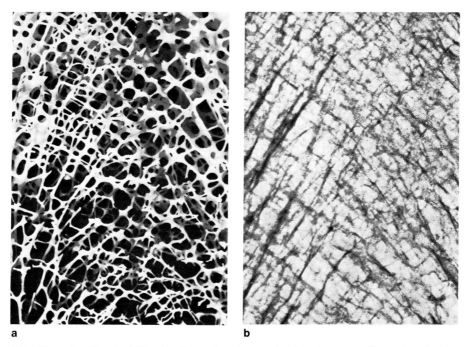

a b

Abb. **44a** u. **b** Gemischtförmige Spongiosa im proximalen Femur aus Spongiosa trabeculosa und Spongiosa lamellosa im mazerierten Knochen (**a**) und im Röntgenbild (**b**)

Befunden der Form und Struktur eines Knochens *im Computertomogramm* setzt fundierte Kenntnisse derartiger Befunde bei Gesunden voraus, die bisher nicht vorhanden waren. Mit Verbesserung des räumlichen Auflösungsvermögens der Röntgen-CT wurden Strukturanalysen der untersuchten Knochen möglich. Durch HELLER u. Mitarb. (1984) konnte an Präparaten nachgewiesen werden, daß eine hochauflösende Computertomographie im Vergleich mit der Flächentomographie nicht nur *gleichwertige* Informationen bringt, sondern darüber hinaus zusätzliche Befunde im *Grenzbereich* der Knochen sowie in den *Weichteilen* aufdeckt. Nicht nur die hochauflösende dünne Schicht, sondern auch die Möglichkeit der mehrdimensionalen Darstellung eines verdächtigen Skelettareals mit der CT bringen wesentliche Aussagen, die zur Klärung eines Befundes beitragen. Durch die *hohe Dichte* des mineralisierten Knochengewebes können *kleinste Defekte im Knochen von 1 mm Durchmesser* erfaßt werden. Vor allem in den Randzonen eines Knochens sind häufig pathologisch-anatomische Befunde vorhanden, die sich mit der Röntgenübersichtsaufnahme in zwei Ebenen nicht erfassen lassen. Bei *gröberen Defekten im spongiösen Knochen ist die Computertomographie* geeignet, zur Verbesserung der Konturerkennung und Erleichterung der Zuordnung der strukturellen anatomischen Befunde beizutragen. Darüber hinaus kann der Zustand des Markgewebes, vor allem des Fettmarkes, dann beurteilt werden, wenn sich ödematös-entzündliche Veränderungen, z. B. bei einer Osteomyelitis, entwickelt haben, die eine höhere Dichte im Computertomogramm zur Folge haben. Ferner ist die Früherkennung einer Markinfiltration durch einen Tumor oder durch Tumormetastasen möglich geworden.

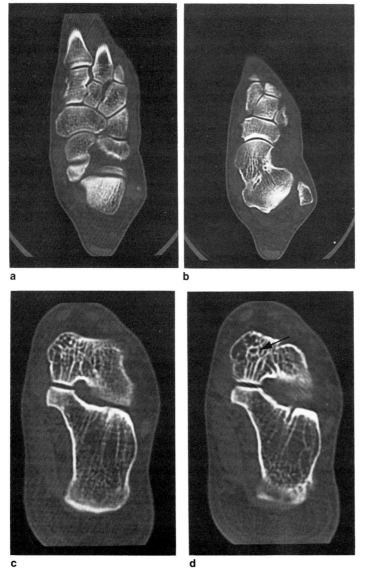

Abb. **45 a–d** Die Knochen des Fußes und Fußgewölbes kommen mit ihren gelenkigen Verbindungen im Röntgencomputertomogramm gut zur Darstellung. Mittels der hochauflösenden Technik sind Besonderheiten der Struktur und Architektur in der Spongiosa gut erkennbar
a Strukturverdichtungen
b Gefäßkanäle
c unregelmäßige Defekte (in der Kalkaneusstruktur)
d kleine „Pseudozysten" (→) werden deutlich

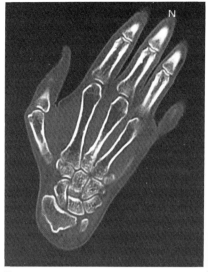 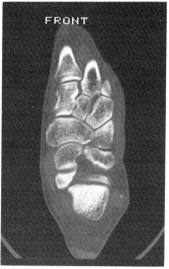 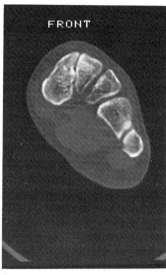

Abb. 46a–c Mit der hochauflösenden Röntgencomputertomographie lassen sich die kompliziert aufgebauten Skelettabschnitte wie Hand- und Fußwurzelknochen mit Gelenkverbindungen gut analysieren. Die Spongiosastrukturen, deren Anomalien und die Gefäßkanäle können beurteilt werden

Die hochauflösende CT-Technik kann auch bei *Verdacht auf maskierte Frakturen* von Bedeutung sein. Der Verlauf von Frakturlinien bis in ein Gelenk hinein, also die Beteiligung der Gelenkflächen, läßt sich objektivieren (REISER u. Mitarb. 1984). Es bedarf weiterer intensiver Forschungen, um die normale Architektur der Spongiosa in den verschiedenen Knochen sowie deren Veränderungen unter pathoanatomischen Bedingungen zu analysieren. Neben der *Konfiguration der Knochen* können die *Randkonturen,* die Dicke der Kortikalis, die gelenkbildenden Flächen und die Spongiosastruktur und -architektur beurteilt werden. Die computertomographische Analyse der anatomischen Situation der Knochen des Fußes ist geeignet, umfassende Informationen über die gelenkbildenden Knochen im unteren, oberen und vorderen Sprunggelenk zu gewinnen. In der Spongiosa von Talus und Kalkaneus konnten *gröbere Strukturdefekte* gefunden werden, ohne daß diese einen Krankheitswert besitzen (Abb. **45**). Bisher sind vorwiegend solche Skelettregionen näher studiert worden, die bereits besonderes Gewicht in der radiologischen Diagnostik erlangt hatten oder – nach Kenntnis des Informationswertes des CT-Schichtbildes – noch erlangen werden. Hierzu gehören in erster Linie die Gelenkregionen des Skelettes mit kompliziertem Aufbau, wie z.B. das Handgelenk und die Fußwurzelregion (Abb. **46**) sowie tragende und stärker belastete Abschnitte, wie Wirbelsäule und Vorfuß, zumal die Beurteilung komplex zusammengefügter Knochen ergänzende und manchmal für die Therapie wesentliche Kenntnisse bei Frakturen oder Erkrankungen erwarten läßt. Die Makrostruktur des Kalkaneus haben HEGER u. WULFF (1985) in mehreren Ebenen analysiert. Es fanden sich unterschiedlich ausgeprägte Unregelmäßigkeiten und gröbere Lücken in der Spongiosa von Talus und Kalkaneus, verschiedene Schichtdicken des Gelenkknorpels und gleichzeitig eine gute Darstellung der Sehnen. Infolge der hohen Dichteauflösung der Röntgencomputertomographie können jetzt auch die Weichteile, also Muskulatur und Unterhautfettgewebe, die bindegewebigen Kapselbandstrukturen der Gelenke und der Wirbelsäule dargestellt werden. Ferner ist eine Beurteilung des *Markgewebes der Knochen* möglich geworden. Das Fettmark kann von dem blutbildenden Markgewebe, eine entzündlich-ödematös infiltrierte Zone des Knochenmarks von einer Tumorinfiltration differenziert werden. Die Möglichkeiten der Strukturanalyse mit Hilfe der CT-Schnittechnik sind keineswegs ausgeschöpft.

Die *konventionelle Röntgendiagnostik der Wirbelsäule* einschließlich der Tomographie stieß an Grenzen, die erst durch die Darstellung der Wirbel in der Horizontalebene überschritten werden konnten, so daß weitergehende Aussagen, z.B. bei Wirbelbrüchen, über die Dislokation von Fragmenten möglich geworden sind. Ein senkrecht zur Körperlängsachse angefertigter CT-Schnitt zeigt den normal geformten Wirbel, die Zwischenwirbelscheiben, die Quer-, Gelenk- und Dornfortsätze mit den benachbarten Weichteilstrukturen und den Wirbelkanal mit der Medulla sehr deutlich (Abb. **47**). Hinzu kommen Informationen über die

Radiologie des gesunden Skelettes

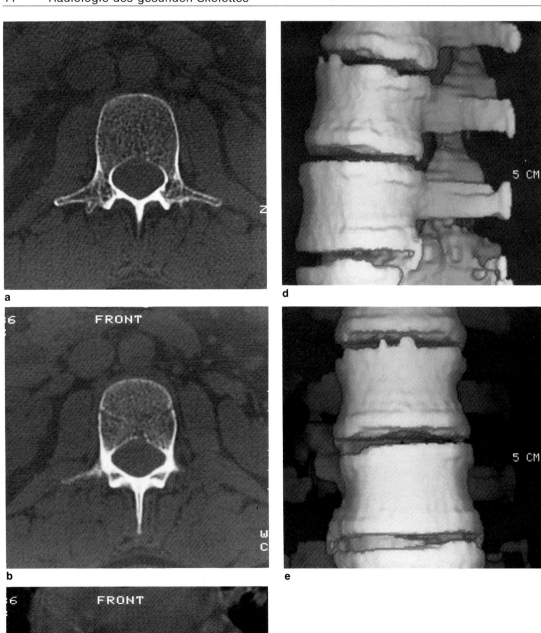
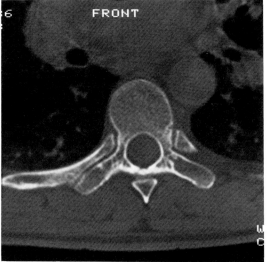

Abb. 47 a–e Darstellung eines Wirbels im transversalen Röntgencomputertomogramm
a u. b Mit der hochauflösenden Technik kommen neben Form und Kontur auch die Struktur und die Architektur der Spongiosa am Lendenwirbelkörper gut zur Darstellung
c Der Aufbau des Brustwirbels mit seinen Fortsätzen und der Wirbelkanal mit der Medulla können beurteilt werden
d u. e Die Oberflächenrekonstruktionen der Wirbel lassen die Form aller Bauelemente eines Wirbels und die Konturen des Knochens erkennen (3D-CT mit dem „Somatom" Siemens)

Form und Struktur des normalen Knochens   45

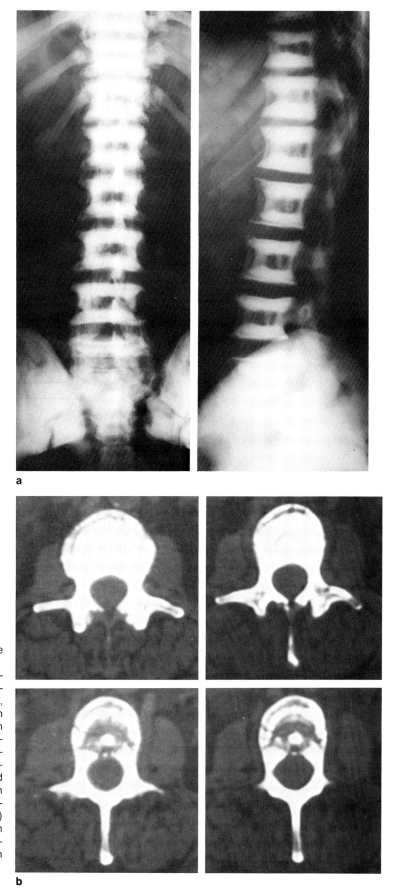

Abb. **48a u. b**   Die Osteopetrose (Marmorknochenkrankheit Albers-Schönberg) ist durch unterschiedlich ausgeprägte Spongiosklerosen gekennzeichnet, die sich röntgenmorphologisch gut darstellen lassen und den schubweisen Ablauf der pathogenetisch noch unbekannten Ossifikationsstörung dokumentieren. In der Wirbelspongiosa sind die bandförmigen Sklerosen deutlich sichtbar (**a**). Das Röntgen-CT („Somatom" Siemens) deckt die Strukturverdichtungen in der Spongiosa und deren Anordnung in der dritten Dimension auf (**b**). 54jähriger Mann

46 Radiologie des gesunden Skelettes

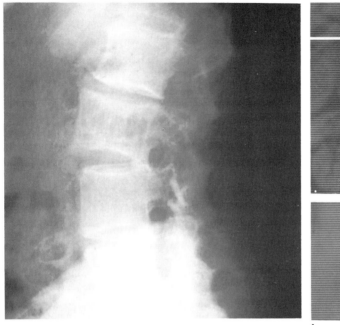

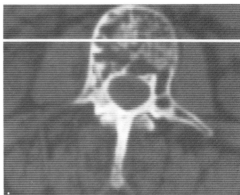

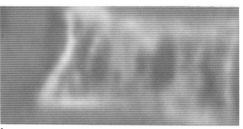

a

b

Abb. 49a u. b Der im Verlauf des Alterungsprozesses auftretende, in seiner Pathogenese noch unbekannte Morbus Paget (Osteodystrophia deformans) ist durch eine dynamische Transformation der erkrankten Knochen gekennzeichnet, die mit Veränderungen der Form und der Struktur der Knochen abklingt. Die Erkrankung eines Wirbels kann im Röntgenübersichtsbild in zwei Ebenen oft nur schwer erkannt und eingeordnet werden (a). Das Röntgen-CT („Somatom" Siemens) deckt den Strukturumbau der Wirbelspongiosa auf und gibt auch im rekonstruierten Sekundärschnittbild Aufschluß über die Veränderungen im Endstadium des Krankheitsprozesses (b). 70jährige Frau, Zufallsbefund des 2. Lendenwirbels

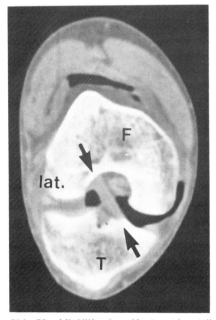

Abb. 50 Mit Hilfe einer Kontrastdarstellung der Gelenkhöhlen können die Weichteilstrukturen und deren krankhafte Veränderungen im Röntgen-CT erfaßt werden. Die CT-Arthrographie des Kniegelenks zeigt in lateraler Position das normale vordere Kreuzband. F = Femur, T = Tibia; die Pfeile zeigen den Verlauf des Kreuzbandes von der Innenfläche des lateralen Femurkondylus zur Area intercondylaris anterior der Tibia an (aus *M. Reiser, N. Rupp, P. M. Karpf, St. Feuerbach, O. Paar:* Fortschr. Röntgenstr. 137 [1982] 372)

normale Spongiosastruktur oder Normvarianten, Strukturauflockerungen im Alterungsprozeß oder Strukturverdichtungen bei klinisch belanglosen, genetischen Veränderungen der Struktur (Abb. 48) oder bei Erkrankungen (Abb. 49), die sich im Frühstadium bisher nur schwer erfassen ließen. Ferner kann die *Kontur* der Wirbel mit deren Fortsätzen gut beurteilt werden, so daß Spondylophyten in ganzer Größe und Ausdehnung erfaßt werden können. Diese Kenntnisse sind dann klinisch bedeutsam, wenn eine Einengung des Wirbelkanals resultiert oder die Kompression der Medulla droht. Ein krankhafter Prozeß, der sich in den Wirbelkanal ausdehnt, kann rechtzeitig erfaßt werden.

Im Bereich der *Gelenke* lassen sich neben Form, Kontur und Struktur die Gelenkkapsel, Schleimbeutel, Knorpelschichten und – mit Hilfe von positivem oder negativem Kontrast – auch die Gelenkhöhle und deren Inhalt darstellen (Abb. 50). Bei kompliziert gebauten Gelenken, wie den Fuß- und Handwurzelgelenken, können nur durch fundierte

Kenntnis der Normalanatomie maskierte Befunde entdeckt und objektiv nachgewiesen werden (SELTZER u. Mitarb. 1984, HEGER u. WULFF 1985, MARTINEZ u. Mitarb. 1985, SOLOMON u. Mitarb. 1986). So sind Frühbefunde bei entzündlichen Erkrankungen (Osteomyelitis) oder einem Tumorleiden mit Skelettmetastasierung, manchmal auch versteckte Frakturen oder Infraktionen im Schichtbild erkennbar. Es können unklare degenerative Veränderungen der Knochen des oberen und unteren Sprunggelenkes frühzeitig erfaßt werden (REISER u. Mitarb. 1984). Eine sehr detaillierte Darstellung der Strukturen des spongiösen Knochens ist möglich. Große Pseudozysten, Lipome, Tumoren oder Metastasen können differenziert werden. Der *Heilungszustand nach Frakturen* und die Fehlstellung von Fragmenten lassen sich objektivieren (VOLLRATH u. Mitarb. 1987).

Mit Hilfe der *Sekundärschnittrekonstruktion* kann die Ausdehnung einer Normvariante oder eines pathologischen Befundes bestimmt werden. Die Darstellung des Befundes mit unterschiedlicher Dichteskala (Hounsfield-Skala) erlaubt eine Differenzierung der Gewebselemente oder Substanzen, aus denen ein anatomisches Substrat oder ein Krankheitsherd zusammengesetzt ist (Abb. **51**). In diesem Zusammenhang ist die Möglichkeit einer Beurteilung der Markhöhle von Röhrenknochen besonders wichtig. Im Wachstumsalter enthalten alle Knochen zunächst blutbildendes Knochenmark mit wenig Fettgewebe, doch nimmt der Anteil des Fettmarkes im Markgewebe mit fortschreitendem Alter deutlich zu (s. S. 15). Die Zusammensetzung des Markgewebes kann beurteilt werden, so daß sich krankhafte Zustände, wie Entzündungen, Fibrosierungen, Sklerosen, die Ausdehnung von Tumorgewebe oder Metastasen, erkennen und in ihrer Bedeutung für den Behandlungsplan analysieren lassen. Auf der Basis immer noch lückenhafter Kenntnisse der Normalanatomie von Form, Kontur und Struktur der Knochen im CT-Schnittbild lassen sich krankhafte Prozesse in Zukunft wahrscheinlich sorgfältiger analysieren und dann einordnen. Welche Bedeutung der Röntgencomputertomographie *mit Einsatz der Sekundärschnittrekonstruktionen* zur Aufdeckung von diskreten pathologischen Veränderungen sowie von Frühbefunden am Skelett einmal zukommt, wird erst die Zukunft erweisen können.

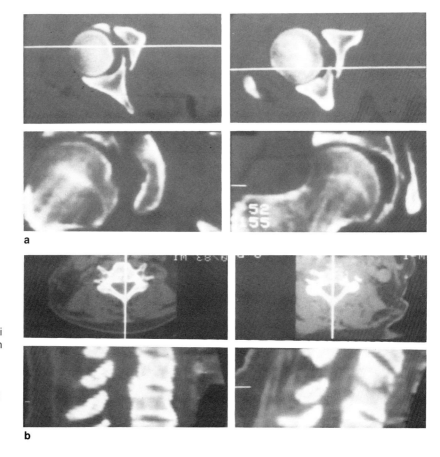

Abb. **51a** u. **b**
Beispiele der Sekundärschnitt-Rekonstruktion aus Einzelschichten der Röntgen-CT („Somatom" Siemens)
a Pfannenfraktur des rechten Hüftgelenks bei einem 22jährigen Mann (Unfall)
b Diskrete Knochenzerstörung am 4. und 5. Halswirbelkörper bei Osteomyelitis (59jährige Frau)

Funktionelle Adaptation von Form und Struktur der Knochen

Der Knochen ist in seiner Form, Größe und Struktur nicht nur durch genetische Faktoren vorbestimmt, sondern paßt sich auch den Forderungen seiner Funktion als Skelettbaustein an. Die Architektur der spongiösen und kompakten Bauelemente eines Knochens orientiert sich nach der äußeren Gestalt und entspricht den maximalen Beanspruchungen im Rahmen der normalen Tätigkeit des Organismus, die insbesondere durch statische, aber auch durch dynamische Einflüsse, wie Bewegung und Muskelzug bedingt ist. Der Röhrenknochen stellt einen an zwei Enden eingespannten Stab dar, der in erster Linie der Biegung und Knickbelastung ausgesetzt ist. Ein kurzer Knochen wird in seiner Struktur durch die großen, knorpelüberzogenen Flächen beeinflußt, auf die äußere Beanspruchungen einwirken und deren Krafteinwirkungen auf das Spongiosafachwerk übertragen. Die gedrungene Form dieser Skelettbausteine ist auf die statische Belastung ausgerichtet.

Die Makrostruktur der Spongiosa besteht aus Bälkchen, Röhrchen, Lamellen und Plättchen, unter denen die primären Trabekel als die am stärksten belasteten Bauelemente von den sekundären Trabekeln und den Querstreben, die weniger stark belastet sind, unterschieden werden können. So hat die Anordnung von Bälkchen, Lamellen und Plättchen im spongiösen Knochen zu Versuchen einer technischen Deutung dieser biologischen Strukturen geführt. Bereits CULMANN (1866) u. v. MEYER (1867, 1873) haben darauf hingewiesen, daß die Spongiosazüge z. B. *im Schenkelhalsbereich den Druck- und Zugtrajektorien eines Kranes entsprechend* angeordnet sind. Als erster hat WARD (1838) den strukturellen Aufbau des Femurs mit einem Kran verglichen und zwischen Druck- und Zugsystemen unterschieden, die in den sich überkreuzenden Spongiosalamellen und -bälkchen wirksam werden. WARD (1838) hat die von der medialen Kompakta in den Kopf des Femurs ausstrahlenden Spongiosabündel als *Drucktrabekel* aufgefaßt und sie den von der lateralen Kompakta in großem Bogen in Schenkelhals und -kopf ausstrahlenden *Zugtrabekeln* gegenübergestellt (s. Abb. 52). Die Lücke zwischen diesen beiden Spongiosazügen wird als das *Wardsche Dreieck* bezeichnet. Mit der fortschreitenden Altersatrophie des Knochens werden die Zugtrabekel in stärkerem

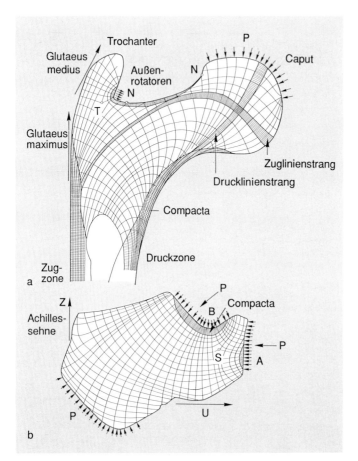

Abb. 52 a u. b Darstellung des Kraftfeldes in einem Femur (a) und in einem Kalkaneus (b). Die Druck- und Zuglinien entsprechen dem Verlauf der Spongiosabälkchen und Lamellen im Knochen, A. B = Zonen hohen Druckes – Kompaktabildung. P = Druckkraft. U. Z = Zugkräfte. N = singulärer Nullpunkt – Hauptspannungen gleich null. S. T = singulärer Punkt – Hauptspannungslinien unbestimmt (nach *Wyss* 1948)

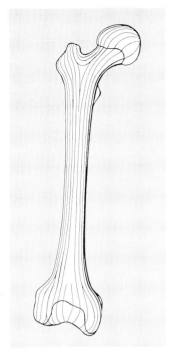

Abb. 53 Darstellung der Ausrichtung der Spongiosazüge im proximalen und distalen Abschnitt des Femurs, die in die Osteonenzüge der Kompakta einstrahlen (nach *Benninghoff* 1925)

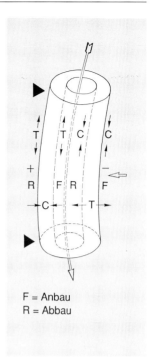

Abb. 54 Druckwirkung auf die Transformationsvorgänge in einem Röhrenknochen (schematische Darstellung nach *Epker* u. *Frost* 1965, *Bassett* 1971). Die konkav gebogenen periostalen und endostalen Bezirke lassen eine negative Ladung erkennen, die konvex gebogenen Regionen eine positive Ladung. Als Folge dieser Potentialdifferenzen kommt es zu einer zellulären Antwort der Tela ossea in Form eines Abbaus an der konvexen und eines Anbaus an der konkaven Seite. Nach länger dauernder Druckeinwirkung resultiert ein neuer, der Druckrichtung entsprechender Knochenabschnitt. F = Knochenneubildung oder Anbau, R = Knochenresorption oder Abbau, T = Tension oder Zugspannung, C = Kompression oder Druckspannung

F = Anbau
R = Abbau

Maße zurückgebildet als die Drucktrabekel, so daß *dem Druck* gegenüber dem Zug als Reizfaktor für die Knochenzellen eine gewisse *Priorität* zukommt. Die funktionelle Makrostruktur eines Knochens wird bei der Altersosteoporose besonders deutlich. Es bleiben die „Zug- und Drucklinien" des Knochens erhalten, während die statisch weniger stark belastete Knochensubstanz im Laufe der Transformation verlorengeht (s. S. 137 ff.). Nach dem Prinzip der mehrfachen Sicherung ist offensichtlich Knochengewebssubstanz im Überschuß vorhanden (ROUX 1895, 1896, KÜNTSCHER 1936, PAUWELS 1949, 1955, KNESE 1955). Es sind die Zug-, Druck-, Torsions- und Scherkräfte, die in einem Knochen wirksam werden und die Makrostruktur und Architektur der Bauelemente maßgeblich bestimmen.

Die *Hauptzüge der Spongiosa setzen sich in die Kompakta* fort oder treten zu dichteren Elementen zusammen (CULMANN 1866). Durch vergleichende Untersuchungen konnte nachgewiesen werden, daß die Osteonenzüge der Kompakta mit der Spongiosaarchitektur ein zusammenhängendes System bilden (Abb. 53). Jeder Knochen ist nur mit einem Minimum an Gewebssubstanz für seine spezifische Aufgabe als Baustein des Stützgerüstes ausgestattet. Dichte, Dicke und Zahl der Spongiosabauelemente entsprechen an jeder Stelle den auf sie einwirkenden Zug- und Druckbeanspruchungen. Unter normalen Bedingungen werden *nicht belastete Knochenstrukturen abgebaut*.

Für die Transformation und Apposition von Tela ossea innerhalb der vorgegebenen Strukturen haben *Mikroströme und Potentialdifferenzen* (Abb. 54) Bedeutung erlangt (BECKER u. Mitarb. 1964, FROST 1964, BASSET 1971). Die „Bioelektrik" des Knochens setzt sich aus piezoelektrischen Potentialen, Wachstumspotentialen und permanenten Potentialen sowie Fraktur- oder Verletzungspotentialen zusammen. Die unter *Kompression* stehenden Knochenbezirke werden elektronegativ, die unter *Spannung* stehenden Bereiche elektropositiv, wobei die Amplitude des elektrischen Potentials von der *Größe der Belastung*, die Art der Polarisierung von der *Richtung der einwirkenden Kraft* abhängt (BASSET u. BECKER 1962). Für das Auftreten einer Ladung im Knochen sind auch die Strukturen (Osteone, Schaltlamellen und Lamellen) elektrisch relevant. So produzieren harte Osteone mehr Ladung als weiche Osteone. Diese Wechselwirkungen sind im Zusammenhang mit den Transformationsvorgängen des Knochens noch nicht vollständig aufgeklärt. Die Förderung einer Osteogenese durch elektrische Potentiale ist auch am Menschen nachweisbar (WEIGERT 1973). Wahrscheinlich werden nicht nur strukturelle, sondern

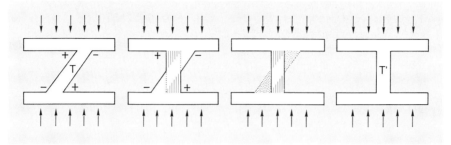

Abb. 55 Schematische Darstellung der Wirkung des Druckes auf ein Knochenbälkchen (T) und dessen Transformation (T'). + = Anbaustelle, − = Abbauzone. Der neu angebaute Knochen ist schraffiert. Die Pfeile geben die Richtung des einwirkenden Druckes an (nach *Schinz* u. Mitarb. 1952)

auch hormonell und vaskulär gesteuerte Transformationsprozesse von den im Knochen auftretenden bioelektrischen Potentialen (piezoelektrische Eigenschaften des Kollagens) maßgeblich beeinflußt.

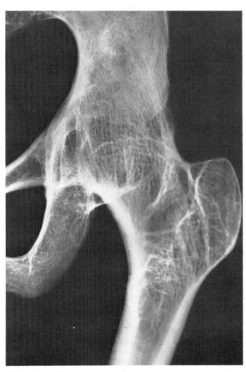

Abb. 56 Ergebnis der Transformation der Spongiosaarchitektur des proximalen Femurabschnittes und der gelenknahen Region der linken Beckenschaufel nach Hüftgelenksankylose. Auffallend dicke Spongiosazüge in den lateralen Abschnitten des Femur-Kopf-Hals-Gebietes. Rarefizierung der Strukturen des Trochanter major. Röntgenbild eines Mazerationspräparates (Sammlung: Prof. Dr. *E. Uehlinger*, Zürich)

Anpassung an veränderte Belastung

Der Knochen *paßt sich veränderten Belastungssituationen dynamisch an*. Dieses Anpassungsvermögen äußert sich darin, daß während einer gesteigerten Anforderung durch die Funktion eine Verstärkung oder Hypertrophie erfolgt, die dafür garantiert, daß ein späteres Funktionieren unter den veränderten Bedingungen möglich ist. Es handelt sich um eine echte *funktionelle Anpassung* des Knochens, die wir auch von anderen Organen kennen. Sie ist als funktionelle Hypertrophie bekannt. Demgegenüber wirkt ein Ausfall der Funktion im Bereich des Knochens strukturauflockernd, so daß nach längerer Ruhigstellung oder Bettruhe ein Verlust an Knochengewebssubstanz eintritt und röntgenologisch nachgewiesen werden kann.
Im Skelett ist die „funktionelle Anpassung" der Strukturen und der Form eines Knochens von großer Bedeutung. Immer wird durch die Transformationsvorgänge der Tela ossea im Organismus eine neue Form und Struktur des „Skelettbausteins Knochen" entwickelt, die den veränderten statischen Bedingungen harmonisch angepaßt ist. Als erster hat WOLFF (1869, 1899) darauf hingewiesen, daß sich die Spongiosastrukturen unter Druck und Zug immer wieder erneut auf ein rechtwinkeliges Kreuzungsprinzip (sog. orthogenetisches Prinzip) einzustellen in der Lage sind (Abb. 55). Jede Änderung der Beanspruchung und Form eines Knochens hat eine Transformation der Bälkchen- und Lamellenarchitektur zur Folge, die als Anpassung an die veränderte Belastung zu verstehen ist (Gesetz der Transformation von WOLFF 1892, ROUX 1895, PAUWELS 1965). Während der Heilung von Knochenbrüchen und der Ausbildung von Ankylosen der Gelenke spielen diese Anpassungsvorgänge eine ausschlaggebende Rolle. Dabei werden nicht nur die Gesamtform, sondern auch die Strukturen erster Ordnung, häufig die Strukturen zweiter Ordnung, sichtbar verändert, so daß der Befund röntgenologisch dargestellt werden kann (Abb. 56). In den Zonen stärkeren Druckes ist eine

Vermehrung von Knochensubstanz, *also eine Verdickung* festzustellen, während die weniger stark belasteten Regionen eine aufgelockerte Struktur erkennen lassen. Bemerkenswert ist die individuelle Adaptation der Knochenstruktur und -architektur an veränderte statische Bedingungen (Abb. **57**). Ein gutes Beispiel des Anpassungsvermögens der Knochen zur Sicherung der Funktion durch Transformation geben die Knochenstrukturen beim Genu varum (Abb. **58**). Nach einer *Amputation* kommt es infolge andersartiger, verminderter Belastung des Stumpfes und veränderter Durchblutung des Restknochens zur Transformation mit deutlich erkennbarem Schwund der inneren Strukturen und einer Anpassung des Stumpfendes an die veränderte Statik. Die Knochenarchitektur des Amputationsstumpfes ist das Resultat der erfolgten *funktionellen Adaptation* des verbliebenen Knochens *durch gerichtete Transformation* (Abb. **59**).

Nach *längerer Ruhigstellung* einer Extremität, insbesondere nach Lähmungen, wie z. B. infolge einer Poliomyelitis, kommt neben einer Hypoplasie der Knochen im Bereich der betroffenen Extremität auch eine Strukturveränderung mit Anpassung der Spongiosaarchitektur an die veränderte äußere Form der Knochen zustande. Die Grundzüge der Strukturen bleiben denen der gesunden Extremität ähnlich. Dieser Vorgang kann als „*Inaktivitätsatrophie*" bezeichnet werden. Damit wird ausgedrückt, daß die statische und dynamische Beanspruchung der Knochen durch die zugrundeliegende Erkrankung herabgesetzt ist und daraus die

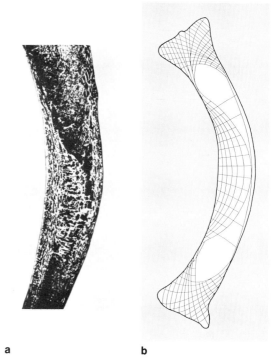

Abb. **57 a u. b** Resultat der Transformation des Diaphysenknochens der linken Tibia nach Rachitis. Im Mazerationspräparat (**a**) kommen Verdickung und Strukturaufbau der Diaphysenkompakta gut zur Darstellung. **b** Skizze der veränderten Architektur der Spongiosa (nach *Wolff* 1892, 1899)

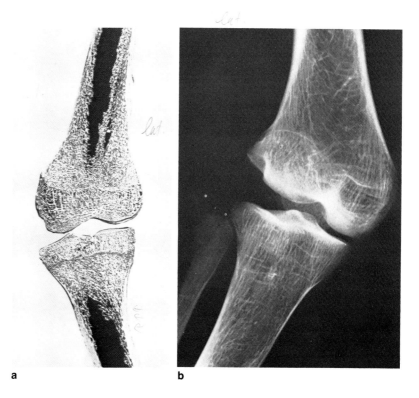

Abb. **58 a u. b**
a Schnitt durch ein Mazerationspräparat eines Genu valgum. Verdichtung der Spongiosa an der konkaven Seite von Femur und Tibia. Geringe Zunahme der Schichtdicke der Kompakta an der lateralen Seite. Die Anpassung an die veränderten Belastungsverhältnisse ist gut sichtbar (nach *Wolff* 1899)
b Das Röntgenbild eines Genu valgum links zeigt die entsprechenden Veränderungen nach Transformation des Knochens bei 27j. ♀

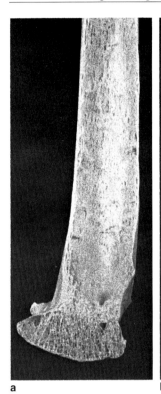
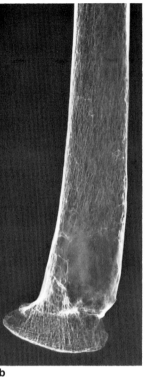

Abb. **59a** u. **b** Präparat und Röntgenbild des Amputationsstumpfes eines Femurs, der mit einem Knochenstück (Patella?) gedeckt wurde (Sammlung: Prof. Dr. E. *Uehlinger*, Zürich)

veränderte Größe, Form und Struktur des Knochens resultieren (Abb. **60**).

Knochenschwund und Knochenneubildung sind meist eng miteinander verbunden. So stellt der durch statische Momente bedingte Knochenanbau eine Adaptation dar. Der osteoporotische Wirbelkörper läßt nach Zusammensinterung und keilförmiger Verschmälerung auf der konkaven Seite eine Verdichtung und Volumenzunahme der Spongiosastrukturen erkennen, während auf der konvexen Seite eine deutliche Strukturauflockerung nachweisbar ist (Abb. **61**). Die Volumenzunahme stärker belasteter Bauelemente des Knochens wird als „hypertrophische Knochenatrophie" bezeichnet wenn die Zahl der Bälkchen insgesamt eine Verminderung erfährt (UEHLINGER 1959). Diese Vorgänge können nicht als Erkrankungen bezeichnet werden, sondern stellen eine *physiologische Anpassung des dynamischen Organs Knochen* an veränderte statische Verhältnisse dar!

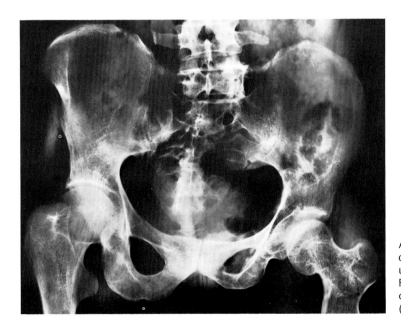

Abb. **60** Hypoplasie der Knochen der linken Beckenhälfte und des linken Hüftgelenkes als Folge einer in der Kindheit durchgemachten Poliomyelitis (50j. ♂)

Funktionelle Adaptation von Form und Struktur der Knochen 53

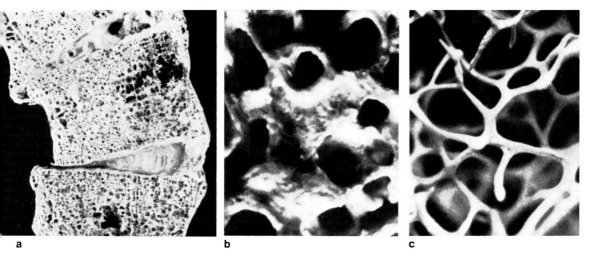

Abb. 61 a–c Knochenumbau der Wirbelspongiosa bei einem Keilwirbel (a) mit Verdichtung und Verdikkung der Bälkchen auf der konkaven Seite (b) und Strukturauflockerung oder Atrophie auf der konvexen Seite (c). 63j. ♀. b u. c Lupenvergrößerung der Spongiosastrukturen

Eine *Hypertrophie* der Knochen infolge stärkerer mechanischer Belastung findet sich nicht selten bei körperlich schwer arbeitenden Menschen. Vergleichsuntersuchungen an der Radiusspongiosa haben ergeben, daß geistig arbeitende Menschen im Gegensatz zu vorwiegend körperlich arbeitenden Menschen ein geringeres Knochenvolumen und einen niedrigeren Mineralgehalt aufweisen (SPIEGLER u. KEANE 1961). Im Röntgenbild kann diese diskrete Hypertrophie nicht zur Darstellung gelangen. Die Wechselwirkungen zwischen Form, Struktur und Funktion eines Knochens spielen bei der Anpassung und Restitution nach pathologischen Vorgängen im Knochen über die zellulär gesteuerte Transformation der Tela ossea eine wesentliche Rolle.

Regeneration von Knochen

Unter den Möglichkeiten einer Restitution ist auch *die Regeneration* sehr wichtig. In verschiedenen Geweben des Organismus ist eine Regeneration durch Vorgänge der Aussprossung von Zellen aus den Rändern des Defektes bekannt. So ist die Leber ein Organ, das insbesondere bei Tieren über eine hohe Regenerationsfähigkeit verfügt. Demgegenüber ist die Regeneration von Skeletteilen bei Säugetieren und dem Menschen außerordentlich gering. Über die Zusammenhänge im einzelnen wissen wir noch wenig, insbesondere ist nicht bekannt, inwieweit eine embryonale Regeneration des Skelettes möglich ist. Im ausgereiften und normal entwickelten menschlichen Skelett können *größere Defekte* des Knochens *nicht regeneriert werden*. Es ist lediglich im Gebiet der Randzonen

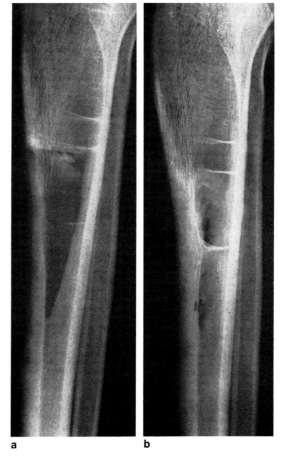

Abb. 62 a u. b
a Regeneration der Tibia nach Entnahme eines größeren Knochenspanes, postoperativer Zustand
b Kontrolle nach 16 Monaten. Der Knochen ist zwar weitgehend regeneriert, doch findet sich noch eine „Eindellung" der Tibiakante (31j. ♂)

Radiologie des gesunden Skelettes

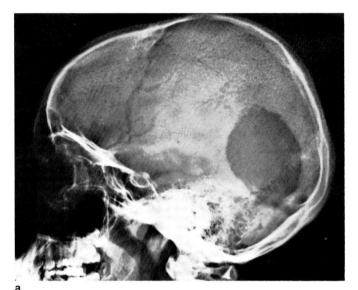

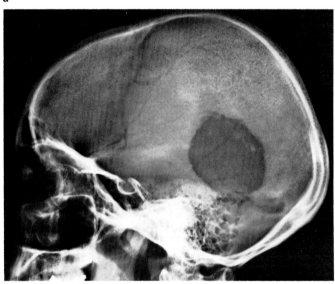

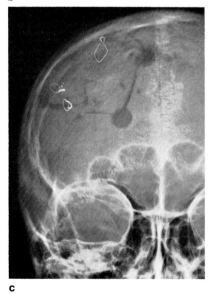

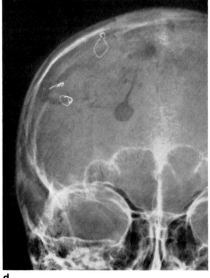

Abb. **63 a–d** Im Wachstumsalter kann sich ein operativ gesetzter Defekt im Schädelknochen (**a**) von den Randgebieten aus teilweise schließen (**b**). Beobachtungszeitraum etwa 4 Jahre. Durch eine Trepanation gesetzte Bohrlöcher und Sägedefekte können bereits nach einigen Monaten eine Regeneration, von den Randgebieten ausgehend, und eine partielle Durchkonstruktion erfahren (**c** u. **d**)

eine begrenzte Regeneration durch Adaptation möglich.

Als Beispiel hierfür kann die *Ausfüllung eines Defektes* in der Diaphyse der Tibia nach Spanentnahme oder im Bereich des Schädelknochens nach Trepanation betrachtet werden (Abb. **62**). Durch Einfügen der bei einer Trepanation entfernten Region der Schädelkalotte ist von den Randgebieten her eine Knochenneubildung und teilweise Überbrückung des Defektes möglich (Abb. **63**). Die Regeneration eines Knochendefektes aus einem Periostschlauch nach Rippenresektion ist nicht selten, doch kommt es nicht zu einer Restitutio ad integrum. Wenn die *Leitstrukturen von Spongiosa und Kompakta fehlen,* wird nur eine *narbige Heilung* erfolgen!

Im Wachstumsalter und bei Jugendlichen ist die Regenerationsfähigkeit der Knochen wesentlich besser als im späteren Lebensalter. So gelingt *der Ausgleich einer Längendifferenz* der Extremitäten durch Distraktion nach diaphysärer Osteotomie nur bei jungen Menschen im 2., spätestens 3. Lebensjahrzehnt (PESCH u. WAGNER 1974).

In der *Frakturheilung spielt die Regenerationsfähigkeit der Knochen* eine entscheidende Rolle und bleibt bis in das hohe Greisenalter uneingeschränkt erhalten. Eine Heilung des Knochens geschieht durch Neubildung und Differenzierung osteogener Zellen, die die Knochenflächen bedecken. Auch die Schichten des Periostes bilden neuen Knochen in Form des periostalen Kallus. Je nach Stellung der Fragmente zueinander erfolgt eine Angleichung der Strukturen des Knochens an die neu entstandenen statischen Bedingungen, insbesondere die Zug- und Druckbelastung des betroffenen Knochenabschnittes.

Die Regenerationsfähigkeit des Knochengewebes drückt sich ferner in den Randzonen eingebrachter Metallschienen oder Spongiosaschrauben aus. Es treten *lamelläre Neubildungen von Knochengewebe auf,* so daß sich eine regelrechte Kortikalis um den metallischen Fremdkörper entwickelt, die noch lange Zeit nach Entfernung des Metalles bestehen bleibt und röntgenologisch nachgewiesen werden kann (PULS 1968). Diese Neukonstruktion eines „Metallagers" im Knochen durch Entwicklung einer der Form des Metalles angepaßten Kortikalis führt darüber hinaus zur Ausbildung von neuen Spongiosastrukturen im Sinne der *Querverstrebung,* die das Lager wiederum mit den Hauptstrukturen verbindet. Reicht die Schraube in den Markraum hinein, so wird das Schraubenlager in Richtung zum Markraum verlängert (Abb. **64**). Nach Entfernung der Metallteile werden die zurückgebliebenen Kanäle durch Knochengewebe ausgefüllt, und im Laufe der Transformation der Tela ossea verschwinden diese Strukturen völlig. Die biologischen Potenzen des gesunden Knochengewebes bleiben auch im Greisenalter erhalten. Welche Einzelfaktoren statischer, humoraler, enzymatischer oder hormonaler Natur für die ungewöhnliche Plastizität des Organs Knochen von Bedeutung sind und in welcher Weise die zellulären, biochemischen und physikalischen Faktoren zusammenwirken, ist noch weitgehend unbekannt.

Abb. **64a** u. **b** Ein bis in den Markraum der Femurdiaphyse entwickeltes knöchern ausgebildetes Schraubenlager (70j. ♀)
a Übersicht des histologischen Bildes (aus *P. Puls:* Langenbecks Arch. klin. Chir. 320 [1968] 34)
b Mikroradiogramm aus der neugebildeten Kortikalis des Schraubenlagers (Vergr.: 170 ×)

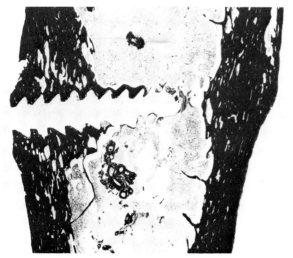

a

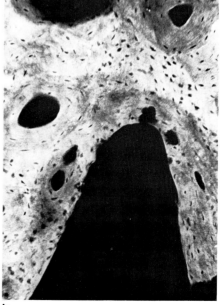

b

Gelenke als Verbindungen von Knochen

Als Gelenke werden Verbindungen von zwei Skelettbausteinen bezeichnet, in denen eine geregelte Bewegung möglich ist. In den *Diarthrosen* oder „Vollgelenken" ist die Verbindung der Knochen durch bindegewebige Hüllen und Sehnen gesichert. Als *Synarthrosen* oder „Halbgelenke" werden solche Verbindungen zwischen zwei Knochen bezeichnet, die von einem Faserknorpel, als *Syndesmosen* solche, die von kollagenen Bindegewebsstrukturen gehalten werden.

Die embryonale *Entwicklung von Gelenken* erfolgt auf zwei Wegen. Meist entstehen die Gelenke durch Abgliederung innerhalb einer ursprünglich einheitlichen Anlage des Blastems, die in der Zone des späteren Gelenkes eine Zellverdichtung aufweist. Aus den äußeren Zellformationen bildet sich die Gelenkkapsel mit den Ligamenten, und durch Dehiszenzbildung im Zwischengewebe entwickelt sich der Gelenkspalt, aus dem schließlich der Gelenkknorpel entsteht. Die äußeren Formationen der Zellelemente gehen in das spätere Perichondrium und Periost über. In den *Synarthrosen* bleibt das *embryonale Zwischengewebe* erhalten. In solchen Gelenken, die eine aus dem „Zwischengewebe stammende Zwischenscheibe" (Meniskus oder Diskus) besitzen, bilden sich *zwei* Gelenkkammern aus.

Es ist erwiesen, daß die vorbestimmte Gelenkform bereits *erblich fixiert* ist, so daß mechanische Einflüsse für die embryonale Gelenkentwicklung unbedeutend sind. Die angeborenen Gelenkluxationen (z. B. kongenitale Hüftgelenksluxation) stellen eine erblich bedingte Inkongruenz der gelenkbildenden Knochen dar. Den mechanischen Faktoren kommt erst in der weiteren Differenzierung der Gelenkenden der Knochen Bedeutung zu. Normalerweise sind die gelenkbildenden Flächen so geformt, daß *Kongruenz* vorhanden ist, doch können *geringfügige Inkongruenzen* noch im Rahmen der physiologischen Norm liegen.

Das Kennzeichen der *Diarthrosen* ist ein Gelenkspalt. Er entspricht einem kapillären Hohlraum, der mit Synovialflüssigkeit gefüllt ist. Der *anatomische Gelenkspalt* ist im Röntgenbild nur dann sichtbar, wenn Gas in die Gelenkhöhle austritt das als luftdichte Sichel nachweisbar wird (Abb. **65**). Durch Zug an den gelenkbildenden Knochen tritt oft bei Kindern im Bereich der Schultergelenke ein Unterdruck im Gelenk auf (er muß etwa $1/20$ Atmosphäre bei 37 °C betragen), so daß die in der Gewebsflüssigkeit gelösten Gase in den Gelenkspalt austreten und eine Absorptionsdifferenz zwischen Knorpel und Gewebsgas entsteht. Durch die Kongruenz der gelenkbildenden Flächen ist im gesunden Gelenk normalerweise ein „Gelenkspalt" nicht zu erkennen. Die häufig fälschlicherweise als „Gelenkspalt" bezeichnete Schicht zwischen den Kalkknorpel- und Kortikalisschichten wird vom Gelenkknorpel der gelenkbildenden Knochen eingenommen. Diese Zone repräsentiert also den unverkalkten Gelenkknorpel.

Die Knorpelschicht der Gelenkflächen von *Diarthrosen* ist meist aus hyalinem Knorpel, im Bereich der Zwischenscheiben (Diski und Meniski) aus Faserknorpel (Knorpelsehne) zusammengesetzt.

Die Knorpelschicht besteht aus vier Abschnitten, die unterschiedlich gebaut sind (nach BARGMANN 1977):

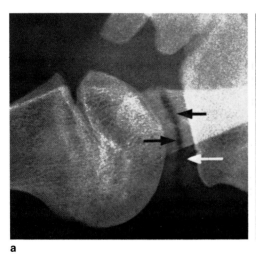 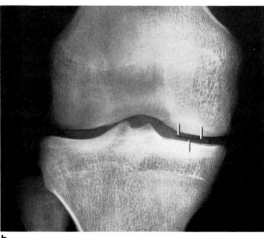

a b

Abb. **65a** u. **b** Der anatomische Gelenkspalt kommt nur dann im Röntgenbild zur Darstellung, wenn infolge eines Unterdrucks Gewebsgase in die Gelenkhöhle austreten

a Wirklicher Gelenkspalt des Schultergelenkes bei einem Kind (8j. ♀) und **b** des Kniegelenkes bei einem Erwachsenen (23j. ♂)

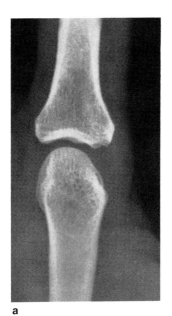 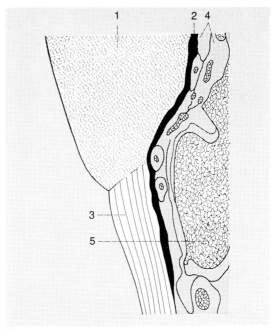

a b

Abb. 66a u. b
a Die Knorpel-Knochen-Grenze oder „Gelenklinie" des Köpfchens vom Metakarpale II kommt auf einer Weichstrahlaufnahme besonders deutlich zur Darstellung (40 kV)
b Skizze der lateralen Zone der Metaphyse an einem Gelenk
1 = Gelenkknorpel, 2 = Kalkknorpel, 3 = Periost, 4 = Kortikalis, 5 = Knochenmark (nach *Weinmann* u. *Sicher* 1955)

1. oberflächliche Tangentialschicht,
2. Übergangszone,
3. Radiärzone,
4. Verkalkungszone.

Dieser strukturelle Aufbau trägt der mechanischen Beanspruchung des Gelenkknorpels Rechnung und weist Unterschiede in den einzelnen Gelenken auf.

Die *Gelenkkapsel* ist aus derbfaserigem Bindegewebe mit einer Innenschicht aus lockerem, in Falten und Zotten verlaufendem Gewebe, der Synovialmembran, zusammengesetzt. Von der Synovialhaut wird die Gelenkschmiere (Synovia) produziert, die für die Ernährung des Knorpels von Bedeutung ist und das Gleiten der gelenkbildenden Knochen erleichtert.

Die *„röntgenologische Gelenkspaltbreite"* ist ein Maß für die Schichtdicke der aneinanderstoßenden unverkalkten Knorpelbeläge der gelenkbildenden Knochenenden. Die *Kalkknorpelschicht* zwischen Knochen und nichtverkalktem Gelenkknorpel ist der Rest der präparatorischen Verkalkungszone, die während des ganzen Lebens erhalten bleibt. Zusammen mit der unmittelbar darunter liegenden Kortikalislamelle entsteht die Knorpel-Knochen-Grenze oder „Gelenklinie" des Röntgenbildes (Abb. 66). Der funktionelle Bau des Gelenkknorpels ist durch die im Kalkknorpel verankerten bogenförmigen Fibrillensysteme gekennzeichnet, die sich spitzwinklig überkreuzen.

Hierdurch wird eine große Festigkeit gegen Schub erzielt. Der Knorpelüberzug der artikulierenden

Tabelle 1 Normale Breite des bedeckenden Gelenkknorpels *beider* gelenkbildender Flächen (sog. „röntgenologischer Gelenkspalt")

Sakroiliakalgelenk	3,0 mm
Symphyse	4,0–6,0 mm
Hüftgelenk	4,0–5,0 mm
Kniegelenk	4,0–8,0 mm
Sprunggelenk	3,0–4,0 mm
Intertarsalgelenk	2,0–2,5 mm
Metatarsalgelenk	2,0–2,5 mm
Grundgelenk der Zehen	2,0–2,5 mm
Großzehenendgelenk	2,0 mm
übrige Zehengelenke	1,5 mm
Schultergelenk	4,0 mm
Ellenbogengelenk	3,0 mm
Radiokarpalgelenk	2,0–2,5 mm
Interkarpalgelenk	1,5–2,0 mm
Metakarpophalangealgelenk	1,5 mm
Sternoklavikulargelenk	3,0–5,0 mm
Kiefergelenk	2,0 mm
Wirbelgelenk	1,5–2,0 mm
Intervertebrale Spatien	2,0–6,0 mm

58 Radiologie des gesunden Skelettes

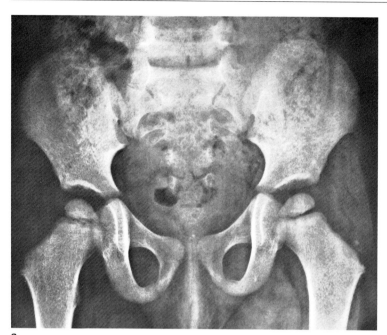

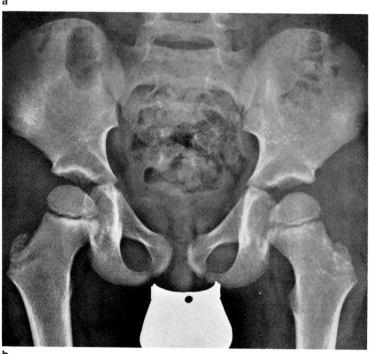

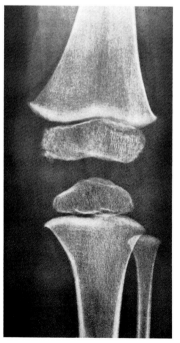

Abb. 67a–c Die große, ungewöhnliche „Gelenkspaltbreite" im Kindesalter kommt durch die Zone der *noch nicht verknöcherten Knorpelschicht* von Gelenkkopf und Gelenkpfanne zustande
a Beckenskelett eines 3jährigen Mädchens
b Beckenskelett eines 4jährigen Jungen
c Kniegelenk eines 3jährigen Jungen. Die unregelmäßige Kontur oder „Aufrauhung" der distalen Femurepiphyse ist für dieses Alter charakteristisch und darf *keinesfalls als pathologisch* angesehen werden (!)

Knochen ist bei den kleinen Gelenken nur 0,2–0,5 mm, bei größeren Gelenken 2–3 mm und am Kniegelenk bis zu 4 mm dick (Tab. **1**). Der „Gelenkspalt" – also die Entfernung der Kalkknorpel- und der Knochenschicht – ist im Röntgenbild doppelt so breit. Im Wachstumsalter ist dieser sog. „Gelenkspalt" wesentlich breiter als beim ausgewachsenen Knochen, da große Teile der gelenkbildenden Abschnitte noch knorpelig sind (Abb. **67**).

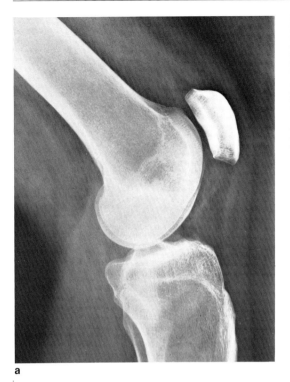
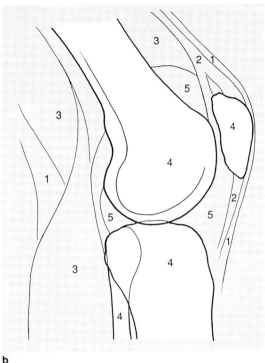

Abb. 68 a u. b
a Auf einer Spezialaufnahme (mit weicher Röntgenstrahlung hergestellt) können die *Gelenkweichteile* z. B. eines Kniegelenkes differenziert werden

b Skizze der Konturen: 1 = Haut und Unterhautfettgewebe, 2 = Sehnen, 3 = Muskeln, 4 = Knochen, 5 = Gelenkraum mit Meniskus, Synovia, Fettgewebe

Untersuchungen über die *Schichtdicke des Gelenkknorpels* im Bereich der gewichtstragenden, also belasteten Region des Hüftgelenkes bei 240 Männern und Frauen im Lebensalter zwischen 45 und 84 Jahren haben POGRUND u. Mitarb. (1983) vorgenommen. Der Mittelwert der Knorpelschicht betrug etwa 4,0 mm bei *beiden Geschlechtern* und war unabhängig von Größe und Körpergewicht auch dann, wenn eine Gravidität vorlag. Die interindividuelle Schwankungsbreite war groß und lag beim weiblichen Geschlecht zwischen 1,7 und 5,6 mm, beim männlichen Geschlecht zwischen 2,2 und 6,3 mm in der statisch am stärksten belasteten Region. Eine *Verschmälerung* der Schichtdicke des Knorpels sollte immer als ein Zeichen für einen Knorpelschaden, also den Frühbefund der Arthrosis deformans, gewertet werden.

Die Gelenke mit einer *Zwischenscheibe (Diskus)* unterscheiden sich röntgenologisch nicht von solchen ohne eine Zwischenscheibe. Das Gewebe dieser Schichten kann röntgenologisch nicht differenziert werden, da es nur einen „weichteildichten Schatten" gibt. Das intra- und perikapsuläre Fettgewebe und die Gelenkkapsel können sich bei geeigneten Aufnahmebedingungen darstellen (Abb. **68**).

Die Knorpel-Knochen-Grenzen oder Gelenklinien sind im normalen Skelett glatt konturiert und scharf gezeichnet. Die ungestörte Funktion eines Gelenkes ist von einer intakten Knorpelschicht der gelenkbildenden Knochen, der *Kongruenz der Gelenkflächen* und einer ausreichenden Menge normal zusammengesetzter Synovialflüssigkeit abhängig. Eine *Verbreiterung* der Zone zwischen den gelenkbildenden Knochen kann Zeichen einer Flüssigkeitsansammlung (Ergußbildung) oder einer Gewebsvermehrung (Neubildung der Synovia) innerhalb des Gelenkes sein. Der unterschiedliche Ablauf der Ossifikation des normalen Skelettes kann im Bereich der Epiphysen der gelenkbildenden Knochen ungewöhnliche Röntgenbefunde ergeben, so daß die Kenntnis geringfügiger Normvarianten für die Beurteilung krankhafter Veränderungen von Bedeutung ist. Nicht selten werden Variationen mit pathologischen Befunden verwechselt.

Einen Fortschritt in der Diagnostik von Gelenken der peripheren Extremitäten hat die *Weichstrahlradiographie* gebracht (FISCHER 1974, 1979). Am Handskelett können neben Konturen und Strukturen der Knochen, die fibrösen Bänder und Sehnen sowie die Gelenkkapseln mit den Knochen zusammen dargestellt und beurteilt werden. Fer-

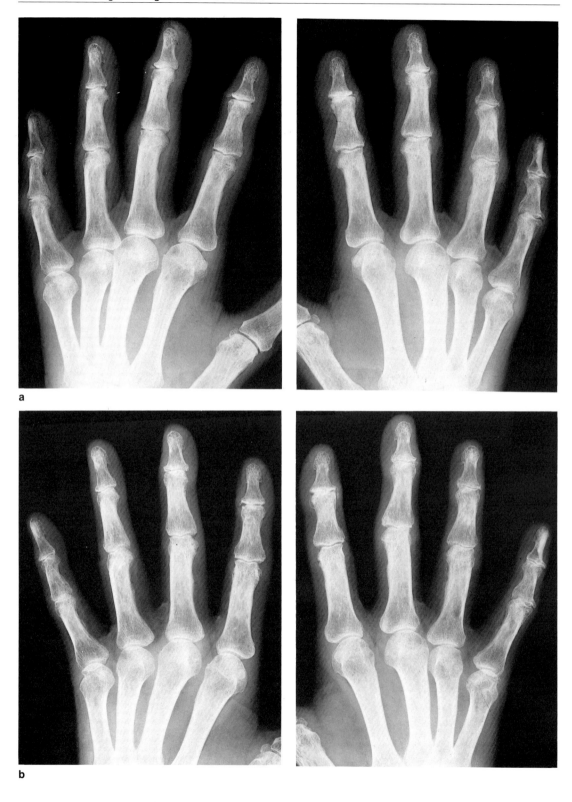

Abb. **69a** u. **b** Darstellung von Knochen und Weichteilen des Handskelettes mit Hilfe der Weichstrahlradiographie nach *Fischer* (1974, 1979)
a Eine Sehnenscheidenverbreiterung und eine Kapselschwellung kommen auf radial angehobenen Schrägaufnahmen (25°) gut zur Darstellung

b Die Kontrolle nach 1 Jahr läßt die Rückbildung der Veränderungen am III. Finger links und am IV. Finger rechts gut erkennen (Aufnahmen: *E. Fischer*)

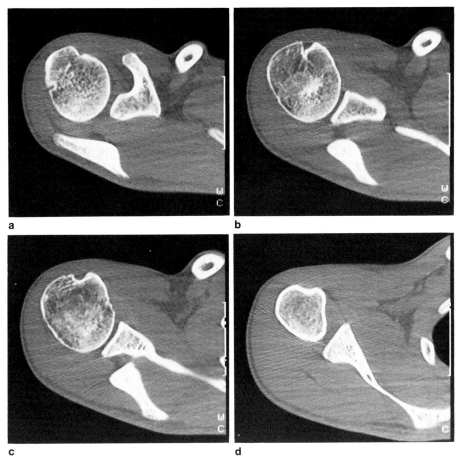

Abb. 70a–d Die hohe Dichteauflösung der Röntgen-CT („Somatom DR" Siemens) zeigt neben den gelenkbildenden Knochen auch die Weichteilstrukturen und die Muskulatur in der Umgebung von Gelenken. Das Beispiel eines Schultergelenks erlaubt die Beurteilung von Form und Struktur des Humeruskopfes, des Pfannenanteils der Skapula, des Korakoids und der Klavikula

ner sind die Sehnenscheiden in verschiedenen Projektionsebenen, die Haut und das subkutane Fettgewebe mit seinen fibrösen Strukturen und den eingebetteten Gefäßen bei Gesunden und Kranken gut zu beurteilen (Abb. 69). Mit der *„Weichstrahlimmersionstechnik"* lassen sich die Haut, das Unterhautbindegewebe und die Grenzzonen der Weichteile zum Knochen gleichzeitig mit den Strukturen der Knochen darstellen (HEUCK u. SCHILLING 1985). Nicht nur die richtige Durchführung dieser Untersuchungsmethoden, sondern auch eine subtile Bildanalyse, wie sie von FISCHER (1979) dargelegt und instruktiv erläutert worden ist, erfordern spezielle anatomische Kenntnisse und Erfahrungen sowie Zeit und Geduld, die im Routinebetrieb selten zur Verfügung stehen. Aus diesem Grunde konnten sich die Spezialmethoden der Weichstrahlradiographie leider nur begrenzt durchsetzen und Eingang in die Alltagsdiagnostik finden; der *hohe Informationswert dieser Methoden* zwingt insbesondere bei Systemerkrankungen des Skelettes und Krankheiten des rheumatischen Formenkreises dazu, die Weichstrahlradiographie auch in der praktischen Arbeit einzusetzen.

In der *Gelenkdiagnostik* hat die *Röntgencomputertomographie* und deren Weiterentwicklung zu einer *hochauflösenden Bildtechnik* bedeutende Fortschritte gebracht, so daß heute Veränderungen des Kapsel-Band-Apparates *gleichzeitig* mit pathologischen Befunden an den gelenkbildenden Knochen erfaßt werden können. Die hohe Dichteauflösung dieser Methode erlaubt die Darstellung der Muskulatur, des Bindegewebes, der Gefäße und der Haut im Bereich von Rumpf und Extremitäten (Abb. 70). Es wurden *erstmals* subtile Studien der normalen Anatomie des lebenden Menschen möglich und durchgeführt, die unsere Kenntnisse erheblich erweitert und dadurch auch die therapeutische Technik in vielen Fachgebieten der Medizin verändert und entscheidend verbessert haben. Auf die neuen Standardwerke der „radiologischen Anatomie" sei an dieser Stelle verwiesen (FELIX u.

RAMM 1988, FRIK u. GOERING 1988, GERHARDT u. FROMMHOLD 1988, MÖLLER 1987). Im Zusammenhang mit Bemühungen, *die Topographie* der gelenkbildenden Knochen des Stützgerüstes zu analysieren und die *Struktur* der Knochen zu erfassen, haben PADOVANI u. Mitarb. (1979) die Computertomographie eingesetzt, um normale anatomische Befunde zu erheben. Das *kindliche Hüftgelenk* ist häufiger durch Dysplasien und die kongenitale Hüftgelenksluxation Gegenstand intensiver Forschungen gewesen. Mit der *hochauflösenden Computertomographie* können die einzelnen Bauelemente des Hüftgelenkes analysiert werden. Auf der Basis von Kenntnissen des normalen anatomischen Befundes lassen sich Frühveränderungen im Sinne einer beginnenden Hüftgelenksluxation oder einer Dysplasie erfassen. In der *Hüftpfanne* kommen Unregelmäßigkeiten in der Form und der Kontur vor, die noch nicht alle richtig eingeordnet werden können. Besonders die Spitze oder tiefste Stelle des Azetabulums ist unterschiedlich gestaltet. Über *akzessorische Gruben,* die bds. zu finden waren und keine bekannte Funktion besitzen, haben JOHNSTONE u. Mitarb. (1982) berichtet. Auf die Bedeutung der Kenntnis von *Normvarianten der Spongiosaarchitektur* des proximalen Femurendes für den frühzeitigen Nachweis krankhafter Gelenkstörungen haben OSBORNE U. EFFMANN (1981) hingewiesen. Die Spongiosatrabekel sind die kleinsten Bausteine im spongiösen Knochen, deren radiologischer Nachweis eben noch möglich ist. DIHLMANN u. HELLER (1985) ist bei Untersuchungen des Femurkopfes ein besonderes Phänomen im Bereich der Drucktrajektorien aufgefallen, das als „Asteriskzeichen" beschrieben worden ist. Es handelt sich um eine sternförmig angeordnete Verdichtungsfigur im Bereich des Femurkopfes bei Gesunden, das die Drucktrajektorien und die Spannungstrajektorien des Femurkopfes widerspiegelt. Im Frühstadium einer Femurkopfnekrose kommt es zu charakteristischen Veränderungen dieses Spongiosamusters, so daß eine Frühdiagnose der Femurkopfnekrose angestrebt werden kann.

Der besondere Informationswert der Röntgencomputertomographie für die *Analyse von Knochen des Sprunggelenkes und der Fußwurzelgelenke* wurde kurz erwähnt (Abb. **45, 46**). Einige Studien, die sich mit den diagnostischen Möglichkeiten der CT beschäftigen, haben die speziellen Gegebenheiten der Anatomie berücksichtigt (MARTINEZ u. Mitarb. 1985, SELTZER U. Mitarb. 1984, SOLOMON u. Mitarb. 1986). Die Gelenkverbindungen zwischen Talus und Kalkaneus konnten bisher nur mit Hilfe der Arthrographie analysiert werden (RESNICK 1974, KAYE u. Mitarb. 1975). Inzwischen liegen die Resultate subtiler Studien der Gelenkverbindungen von Talus und Kalkaneus mit der CT vor (HEGER u. WULFF 1985, SARTORIS u. Mitarb. 1985, BOWER u. Mitarb. 1986).

Weitere Fortschritte in der Diagnostik von Gelenkerkrankungen hat die *Kernspintomographie* gebracht (Abb. **71**). Die Darstellung des Kapsel-Band-Apparates, des Gelenkknorpels und der Menisci, der Muskeln und Sehnenansätze sowie des periartikulären Fettgewebes gelingt mit Hilfe von Oberflächenspulen ohne einen Eingriff, und die Bildwiedergabe besitzt eine sehr gute räumliche Auflösung (STEINBRICH u. Mitarb. 1985).

Das Knochengewebe selbst, die „Tela ossea" spongiöser und kompakter Strukturelemente eines Knochens, gibt infolge des niedrigen Wasserstoffgehaltes nur ein sehr geringes oder gar kein eigenes Signal, sondern kommt dadurch *indirekt* zur Darstellung, da das umgebende Markgewebe und dessen Fettanteil ein deutliches MR-Signal vermitteln. So wird Knochengewebe im Bild der Kernspintomographie als *schwarze Zone* erscheinen. Mit dem bisher erreichten Auflösungsvermögen der Methode können im Kniegelenk die Kreuzbänder, die hyalinen Knorpelschichten der gelenkbildenden Knochen, der fibröse Knorpel der Menisci und die Kollateralbänder gut beurteilt werden (Abb. **72**). Der Bildkontrast wird durch die *hohe Signalintensität des umgebenden Fettgewebes* noch verbessert. Dadurch sind die Gelenkkapsel und die Außenkonturen von Gelenken beurteilbar (Abb. **71, 72**). Die normale oder pathologisch vermehrte Gelenkflüssigkeit ist sichtbar. Bei Kenntnis der Normalbefunde von Knochen und Gelenken im MR-Bild können Erkrankungen frühzeitig erfaßt werden (BELTRAN u. Mitarb. 1986, BEYER u. Mitarb. 1987, GALLIMORE u. HARMS 1986, JUNG u. Mitarb. 1988, REICHER u. Mitarb. 1987, REISER u. Mitarb. 1986). Verletzungen der Kreuzbänder und der Menisken im Kniegelenk, Bänder- und Sehnenzerreissungen sind nachweisbar. Diskrete pathologische Veränderungen wie Entzündungen kommen als Signalveränderung des Markes sehr frühzeitig zur Darstellung, und die Ausbreitung von Tumorgewebe im Markraum des Knochens und in die umgebenden Weichteile kann erfaßt werden. Die *Muskelsepten* werden insbesondere durch die Einlagerungen von Fettgewebe gut sichtbar. Nervenstränge und Blutgefäße können differenziert werden, und durch Unterschiede in der Signalintensität des Blutes kann auch die Blutströmung erkannt und beurteilt werden. Während die Schichtbilder meist nur in den bekannten drei Ebenen des Raumes angefertigt oder durch sekundäre *Bildrekonstruktion* gewonnen werden konnten, erlaubt die Kernspintomographie die Auswahl *beliebiger Schichtebenen,* so daß ein vermuteter pathologischer Befund *gezielt* erfaßt werden kann.

Gelenke als Verbindungen von Knochen

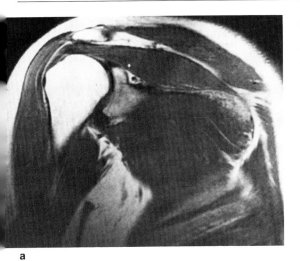
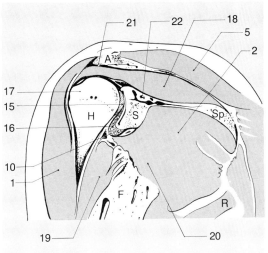
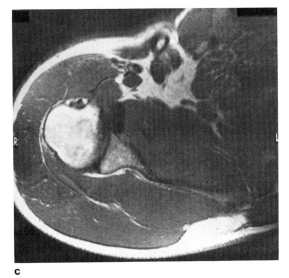
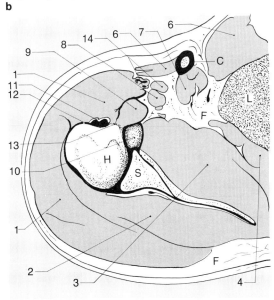

Abb. 71 a–d Darstellung der Schulterregion mit Oberflächenspulen bei 1,5 Tesla in MR-Schnittbildern
a u. b Schicht durch den Sulcus intertubercularis und die Gelenkpfanne (T_1-gewichtete transversale Schicht)
c u. d Schicht durch die Gelenkpfanne und die Spina scapulae (T_1-gewichtete koronare Schichtebene senkrecht zur Gelenkpfanne)
(nach *Beyer* u. Mitarb. 1987)

A = Akromion,
C = Klavikula,
F = Fettgewebe,
H = Humeruskopf,
L = Lunge,
R = Rippe,
S = Skapula,
Sp = Spina scapulae

1 = M. deltoideus,
2 = M. infraspinatus,
3 = M. subscapularis,
4 = M. serratus anterior,
5 = M. trapezius,
6 = M. pectoralis major,
7 = M. subclavius,
8 = M. pectoralis minor,
9 = M. coracobrachialis,
10 = Gelenkkapsel-Schultergelenk,
11 = Sehne des Caput longum des M. biceps,
12 = Crista tuberculi majoris,
13 = Crista tuberculi minoris,
14 = Vasa subclavia,
15 = Gelenkknorpel,
16 = Labrum glenoidale,
17 = Tuberculum majus,
18 = M. supraspinatus,
19 = M. triceps,
20 = M. teres minor,
21 = Bursa subacromialis,
22 = Vasa suprascapularia in der Fossa supraspinata

Im Bereich der *Synchondrosen* werden die Knochen durch *plastischen Faserknorpel* miteinander verbunden. Die Schambeinsymphyse weist S-förmig sich überschneidende Kollagenfaserbündel auf, die in die Ligamente des Periostes oder in den Hyalinknorpel der Schambeinfuge einstrahlen. Die Zwischenwirbelscheibe ist durch die funktionell orientierten Bündel von Kollagenfibrillen charakterisiert, die den zentral gelegenen Nucleus pulposus mit Resten der Chorda dorsalis umgeben. Faserspiralen verbinden die Wirbelkörper miteinander.

Zu den *Syndesmosen* gehören die *Nähte der Schädelknochen,* die vom Periost überzogen werden. Dazwischen sind Kollagenfasern mit Blutgefäßen zu finden, die mit den Markräumen in Verbindung stehen. Mit zunehmendem Alter entwickelt sich Geflechtknochen, und eine Synostose bildet sich aus.

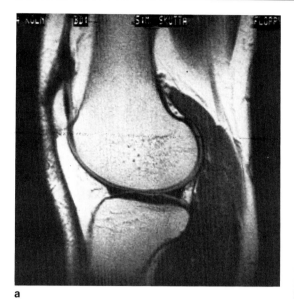
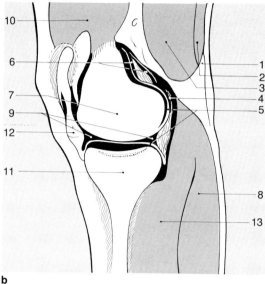
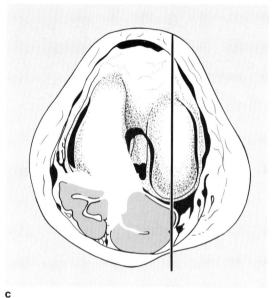

Abb. 72a–f Normales Kniegelenk. Darstellung mit Oberflächenspulen bei 0,5 Tesla in MR-Schnittbildern (a u. d aus *Steinbrich, W.,* u. Mitarb. Fortschr. Röntgenstr. 143 [1985] 166, **b, c, e** u. **f** nach *Steinbrich* u. Mitarb.)

a–c Sagittale Schicht durch den lateralen Condylus femoris

1 = Fascia poplitea
2 = M. semitendineus
3 = M. semimembranosus
4 = Sehne des M. gastrocnemius
5 = Gelenkknorpel
6 = Gelenkhöhle
7 = medialer Femurkondylus
8 = M. gastrocnemius
9 = medialer Meniskus
10 = M. vastus medialis
11 = Tibia
12 = Hoffascher Fettkörper
13 = M. soleus

Geschlechtsspezifische Unterschiede des Skelettes

Die einzelnen Knochen als Skelettbausteine sind beim weiblichen Geschlecht nicht nur kleiner und graziler geformt, sondern weisen manchmal eine weniger dichte Spongiosastruktur auf als die Knochen des männlichen Geschlechtes. Im Laufe des Knochenwachstums erfolgen die Ausbildung der Epiphysenkerne und die Apophysenossifikation bei den *Mädchen früher als bei den Knaben* des gleichen Alters. Ebenso ist der Epiphysenfugenschluß als Ausdruck der Endphase von Ossifikation und Skelettwachstum bei den Mädchen entsprechend der früheren Geschlechtsreife gegenüber den Knaben einige Jahre eher nachweisbar.

Als weiteres geschlechtsspezifisches Merkmal wird die *Entwicklung der Augenbrauenwülste* beim männlichen Geschlecht nach dem zweiten Dezennium gewertet. Es spielen hierbei jedoch auch *rassische Unterschiede* eine Rolle. Die Achsenstellung der Knochen des Oberarmes zu denen des Unterarmes bildet normalerweise in gestreckter Haltung der oberen Extremität bei supinierter Hand einen nach außen offenen Winkel. Dieser physiologische Cubitus valgus beträgt bei Männern etwa 170 Grad und ist bei Frauen mit etwa 160 Grad stärker ausgeprägt (Abb. **73**). Parallel hierzu findet sich eine *stärkere Überstreckbarkeit der Knochen im El-*

Geschlechtsspezifische Unterschiede des Skelettes

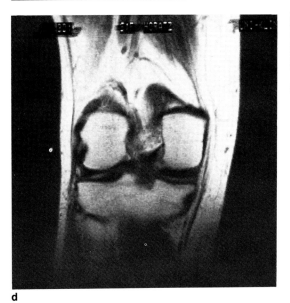

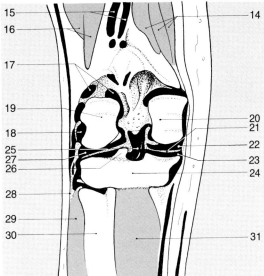

Abb. **72 d–f** Frontale Schicht durch die Femurkondylen und die Eminentia intercondylica

14 = M. vastus medialis
15 = Gefäße der Kniekehle
16 = M. vastus lateralis
17 = M. gastrocnemius
18 = Sulcus poplitealis
19 = lateraler Femurkondylus
20 = medialer Femurkondylus
21 = Knorpelschicht
22 = medialer Meniskus
23 = Kortikalis des Knochens
24 = Tibia
25 = posteriores Kreuzband
26 = Eminentia intercondylica
27 = lateraler Meniskus
28 = Lig. collaterale fibulare
29 = M. peroneus longus
30 = Fibula
31 = M. soleus

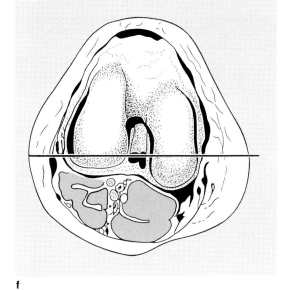

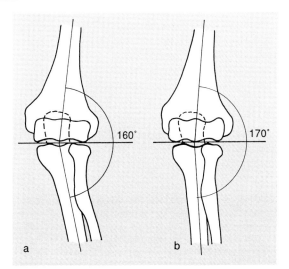

Abb. **73 a** u. **b** Unterschiede des physiologischen Cubitus valgus: **a** bei der Frau, **b** beim Mann

lenbogengelenk beim weiblichen Geschlecht. Der Winkel, der von der Achse des Humerus und der Achse der Ulna gebildet wird, kann im Röntgenbild bestimmt werden. Gewisse individuelle Unterschiede sind *durch Erbfaktoren* bedingt. Ferner muß beachtet werden, daß der Armwinkel bei Rechtshändern auf dieser Seite kleiner ist als links und umgekehrt bei Linkshändern eine entsprechende Seitendifferenz besteht.

Besonders eindrucksvoll sind die Geschlechtsunterschiede des Beckenskelettes, die sich in der Ossifikationsphase der Pubertät voll ausbilden. Das weibliche Becken ist weiter und niedriger als das männliche. Der *Schambeinwinkel* (Angulus pubis) beträgt beim Mann etwa 75 Grad, bei der Frau etwa 90–100 Grad. Das Foramen obturatum ist beim weiblichen Geschlecht breiter und dreieckig geformt, beim männlichen Geschlecht mehr längsoval. Ferner ist der Winkel, den der Femurschaft mit der vertikalen Mittellinie bildet, beim breiten weiblichen Becken größer als beim schmalen männlichen Beckenskelett. Der Winkel zwischen der Achse des Femurhalses und des Femurschaftes (Collo-Diaphysen-Winkel) ist beim Mann stumpfer als bei der Frau. Bemerkenswert ist es, daß die Geschlechtsunterschiede der Beckenorgane nicht selten in der Form von Rektum und Sigma zum Ausdruck kommen. Das Rektum hat beim weiblichen Geschlecht mehr die Form einer Birne, während es beim männlichen Geschlecht plump und rundlich geformt ist. Auf die geschlechtsspezifischen Unterschiede der Transformation von Knochenstrukturen im Laufe des Alterungsprozesses wird gesondert eingegangen (s. S. 137 ff.).

Knochenwachstum und Skelettreifung

Das normale, ungestörte Knochenwachstum kann röntgenologisch bis zum Abschluß der Ossifikation beobachtet werden. Ferner können die Geschwindigkeit der verschiedenen Phasen von spätembryonaler Knochenbildung, chondralem und enchondralem Längenwachstum sowie des periostalen Dickenwachstums und der Zeitraum der Skelettreifung ermittelt werden. Das Längenwachstum ist das Ergebnis der Wachstumsrate in der Zeiteinheit und der Zeitdauer des Wachstums. Es können *Unterschiede* im Längenwachstum zwischen dem proximalen und distalen Ende von großen Röhrenknochen und verschiedenartige Phasen des Ablaufs der Knochenbildung kleiner Knochen erfaßt werden. Unabhängig von dem Skelettabschnitt konnten *allgemeine Gesetzmäßigkeiten* der Knochenkernbildung, der Verknöcherung von Epiphysenfugen und Apophysen, des Dickenwachstums der Diaphysen und der Synostose von Schädelnähten erkannt werden. Es können verschiedene Stufen der Ossifikation und des Wachstums unterschieden werden:

1. die *intrauterine Ossifikationsstufe* mit Knochenkernbildung im Stammskelett, in den Diaphysen der kurzen und langen Röhrenknochen, ferner in der distalen Epiphyse des Femurs und der proximalen Epiphyse der Tibia sowie im Kalkaneus, Talus und Kuboid;

2. die Ossifikationsstufe des *Kleinkindes* mit Auftreten zahlreicher Knochenkerne in den Epiphysen der langen und kurzen Röhrenknochen und der Hand- und Fußwurzelknochen bis etwa zum 6. Lebensjahr;

3. die Ossifikationsstufe der *Pubertät* mit dem Auftreten von besonderen Knochenkernen in den Wirbelrandepiphysen und den Apophysenkernen der Extremitätenknochen;

4. die Ossifikationsstufe des *Erwachsenen* nach Abschluß der Reifephase mit dem Fugenschluß der Epiphysen und Verschmelzung der Apophysen mit dem Hauptknochen als Endphase der Skelettentwicklung und des Längenwachstums.

In den verschiedenen Phasen der Knochenbildung konnten selbst unter gleichaltrigen und gleich großen, gesunden Kindern Unterschiede festgestellt werden. So fällt ein *frühzeitigeres Auftreten* der Knochenkerne und Einsetzen des Epiphysenfugenschlusses bei *kräftigeren, größeren Kindern* auf. In den Zonen des *stärkeren* Knochenwachstums treten die Epiphysenkerne *früher* auf, und die Knorpelfugen verknöchern später. Das weibliche Geschlecht ist dem männlichen Geschlecht hinsichtlich des Auftretens der Knochenkerne um etwa 1–2 Jahre voraus, und der Fugenschluß der Epiphysen erfolgt bis zu 5 Jahren früher. Es sind jedoch große Zeitunterschiede bei den verschiedenen Rassen und genetisch bedingte individuelle Verschiedenheiten zu beachten.

Normale embryonale Osteogenese

Die embryonale Differenzierung des Knorpel- und Knochengewebes zu Bausteinen des Skelettes erfolgt aus dem Mesenchym. Dabei entwickeln sich die Knochen *des Rumpf- und Extremitätenskelettes*

Abb. 74 Schema und Skizze der embryonalen Osteogenese am Beispiel eines Röhrenknochens (nach Pliess 1974)

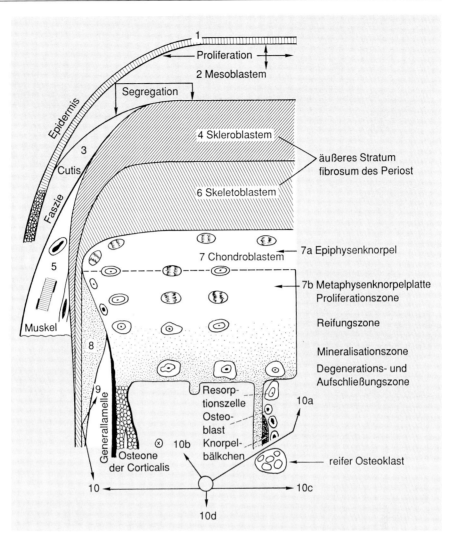

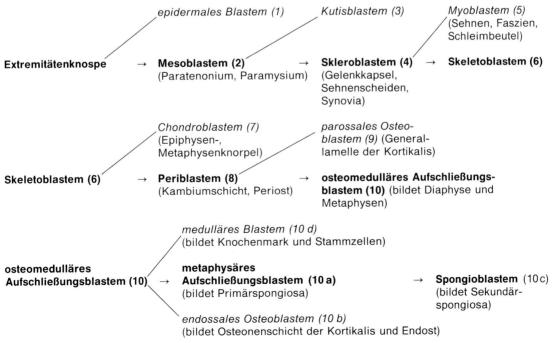

im wesentlichen aus dem Mesenchym mesodermalen Ursprungs, während *das Schädelskelett* und die *Klavikula* (dieser Knochen nimmt eine Sonderstellung ein) weitgehend aus dem ektodermalen Mesenchym entstehen. Die desmale Knochenbildung kann an den platten Schädelknochen beobachtet werden.

Im embryonalen Bindegewebe differenzieren sich in von Blutgefäßen durchzogenen Bezirken – den Ossifikationszentren – mesenchymale glykogenreiche Zellelemente zu großkernigen Knochenbildnern, den Osteoblasten. Diese bilden die amorphe Grundsubstanz und das Tropokollagen als Baumaterial der Kollagenfibrillen, die in einem dichten Filzwerk zusammengefügt sind. Durch Ablagerung von Kalksalzen im Osteoid erfolgt die Härtung der Tela ossea. Dieser Mechanismus, insbesondere die Bedeutung der Knochenzellen dabei, ist nur unvollständig aufgeklärt.

Es sind keineswegs alle Faktoren bekannt, die die Bildung der Skelettelemente determinieren (STARCK 1975). Dagegen sind die mechanischen Konstruktionsprinzipien der Stützgewebe und der aus ihnen entstandenen Organe gut bekannt. Eine Abänderung der Beanspruchung hat auch eine Änderung der Strukturen zur Folge. Es ist zu vermuten, daß solche Faktoren, die eine Regeneration und den Umbau des Knochens bestimmen, auch in der Osteogenese wirksam sind (s. S. 50 f.). Das Knorpelgewebe wächst schneller als das Knochengewebe. Das Mesoderm oder Mesoblastem besitzt eine außerordentlich vielgestaltige *prospektive Potenz*, zu der die Differenzierung von osteomedullären Blastemen in eine *osteogene* und eine *medullogene* Komponente gehört. Das Entwicklungsschema eines Röhrenknochens nach PLIESS (1974) ist in Abb. **74** dargestellt. Es erlaubt eine rasche Orientierung zu den verschiedenartigen Fragen der Histo- und Morphogenese von Fehlformen und Erkrankungen der Knochen. Ein Rest der embryonalen Eigenschaften des Mesoblastems bleibt in Form von pluripotenten Mesenchymzellen (Histiozyten oder Fibrozyten) während des ganzen Lebens erhalten. So ist die Fähigkeit der Histiozyten zur heterotopen „metaplastischen" Knochenbildung auch postnatal und außerhalb der eigentlichen Skelettanlage bekannt (Sehnen, Muskeln, Haut und andere Gewebe).

Die Differenzierung von Knorpel- und Knochengewebe in bestimmter Anordnung während der Embryonalphase ist in großen Zügen bekannt. Das Knorpelgewebe kann durch Quellung von innen heraus (Intussuszeption) wachsen und so dem *schnelleren Wachstumstempo* in der Embryonalzeit leichter folgen. Ein Wachstum des Knochengewebes ist nur durch komplizierte An- und Abbauvorgänge möglich. So spielt das Knorpelgewebe die Rolle eines „*Platzhalters*" für das Knochengewebe (STARCK 1975) und wird erst im Laufe der Ontogenese und des postembryonalen Wachstums durch Knochen ersetzt (chondrale und enchondrale Ossifikation).

Die *intrauterine Ossifikationsstufe* beginnt nach dem 1. Monat mit dem Auftreten von Knochen im Schlüsselbein. Es folgen die Mandibula und die Kerne des Achsenskelettes. Alle Schädelknochen werden bereits intrauterin angelegt. Die Knochen des Schädelskelettes und der Klavikula übernehmen als Deckknochen Teile des Exoskelettes und entstehen primär aus Bindegewebe. In der 6.–7. Embryonalwoche beginnt der Ersatz des *primär knorpelig* angelegten Skelettes durch Knochen. Dieser Verknöcherung geht die periostale Entwicklung einer Knochenschale im Bereich der Diaphysen, also eine *perichondrale Ossifikation,* parallel. Die Interzellularsubstanz des Hyalinknorpels erfährt Veränderungen, und es kommt zu einer blasigen Auftreibung der Knorpelhöhlen, Vergrößerung der Knochenzellen und zur Ablagerung von Kalksalzen in der perichondralen Manschette (Verkalkungszone).

Der Ersatz des Knorpelskelettes durch das Knochenskelett wird im Knorpelinnern durch die Entstehung von Kalkknorpelkernen und Einwachsen von Blutgefäßen mit einem Mesenchymmantel eingeleitet. Es entwickelt sich ein primärer Markraum, und die Knochenbälkchen sind das Ergebnis einer Transformation des Kalkknorpels. Während der Embryonalzeit erfahren die Knochenbälkchen und -plättchen eine Volumenzunahme, so daß sich die zunächst weiten intertrabekulären Räume verkleinern und in den Diaphysen gefäßführende Haverssche Kanäle sowie Osteone entstehen. Über die *diaphysäre chondrale* und die *periostale Osteogenese* des Menschen haben KNESE u. Mitarb. (1956, 1970) und PLIESS (1974) berichtet. Die diaphysäre chondrale Osteogenese geht mit der Markraumbildung parallel und schreitet auf den periostalen Knochen hin fort. Mit zunehmender Knochenmasse konnten mikroradiographisch eine ansteigende Mineralkonzentration in der Tela ossea und eine Vermehrung der Osteozytenlakunen festgestellt werden (MÜLLER u. Mitarb. 1974). An der Grenze zum Markraum tritt eine verstärkte Strahlenabsorption auf. Zur Peripherie hin folgt eine schmale, relativ homogene Zone mit wenig Osteozyten, der wiederum eine aus mehreren nebeneinander gelagerten Zellreihen bestehende „periostale Spange" angelagert ist. Von dieser ersten periostalen Spange aus bilden sich relativ früh vom Markraum zur Peripherie kurze, dicke radiäre Zapfen, die eine Verbindung mit der zweiten periostalen Spange aufnehmen. Diese unterscheidet sich dadurch, daß sie nicht fortlaufend den Knochen umgibt, sondern aus unregelmäßig angeordneten, einzelnen Lamellen besteht, die sich z. T. überlappen und im Mikroradiogramm durch frühzeitige Kalkablagerungen erkennbar sind (Abb. **75**). Die Knochensubstanz zwischen erster und zweiter periostaler Spange wird zunächst in Form eines Bälkchenwerkes angelegt, das zu einer kompakteren Masse zusammentritt und ringförmige Bezirke abgrenzt, die den späteren Haversschen Kanälen ähnlich sind. In diesem Stadium können diffuse, jedoch noch keine regional abgrenzbaren Bezirke unterschiedlicher Konzentration von Knochen-

Knochenwachstum und Skelettreifung 69

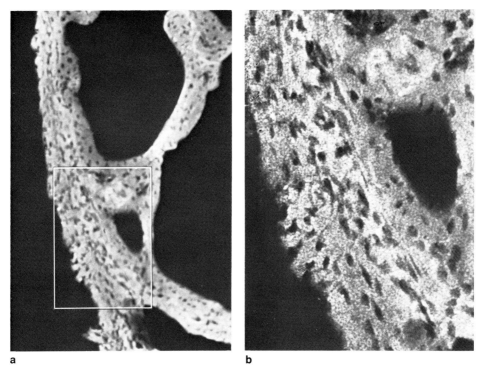

a   b

Abb. 75a u. b   Das Mikroradiogramm eines embryonalen Femurs (Frühgeborenes mit 900 g Geburtsgewicht) zeigt unregelmäßige Strukturen und eine in der Peripherie geschichtete Kalksalzverteilung sowie eine hohe Zelldichte besonders im Verlauf der äußeren periostalen Spange
(aus *K.-H. G. Müller, R. Müller:* Knochen Frühgeborener. 12 Jahrestagung d. Ges. für Pädiatrische Radiologie, Wien 1975) (Vergr.: 80 × , 190 ×)

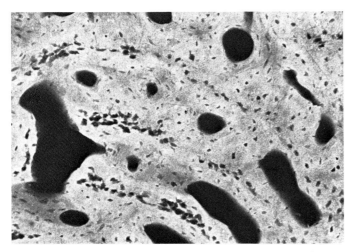

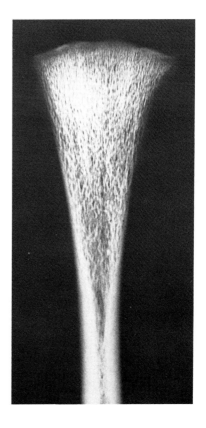

Abb. 76   Der embryonale Knochen zeigt nur angedeutete Osteonenstrukturen, die sich in den eingeengten intertrabelulären Räumen abgrenzen lassen. Die Größe der Osteozytenlakunen und die Zelldichte sind unterschiedlich
(aus *K.-H. G. Müller, R. Müller:* Knochen Frühgeborener. 12 Jahrestagung d. Ges. für Pädiatrische Radiologie, Wien 1975) (Vergr.: 90 ×)

Abb. 77   Im Röntgenbild des Präparates der Tibia eines 2800 g schweren Frühgeborenen ist die Diaphysensklerose des Knochens erkennbar

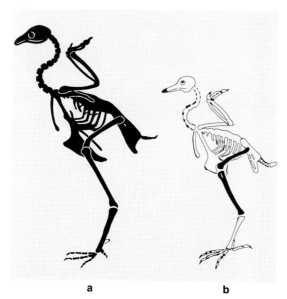

Abb. 78a u. b Unterschiede der Ossifikation des knorpelig präformierten Skelettes bei Nestflüchtern (a) und Nesthockern (b) am Schlüpftag. Noch nicht verknöcherte Skelettelemente *weiß*, bereits verknöcherte *schwarz* gezeichnet

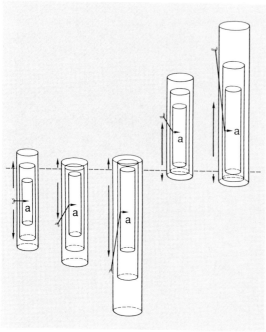

Abb. 79 Entwicklung der Gefäßkanäle in den Röhrenknochen bei Mensch, Menschenaffe und Rind a = Eintrittsstelle in einer bestimmten Entwicklungsphase. Mit fortschreitendem Dickenwachstum verläuft der Gefäßkanal senkrecht zur Achse, wenn das epiphysäre Längenwachstum beidseits in gleicher Schnelligkeit erfolgt. Verläuft das Längenwachstum ungleich, so wird der Gefäßkanal nach der Seite des rascheren Längenwachstums abgewinkelt, und zwar um so stärker, je größer die Differenz im epiphysären Längenwachstum ist (nach *Küpfer* u. *Schinz* 1923)

mineral dargestellt werden. Im Gegensatz zum Erwachsenenknochen lassen sich inaktive und im Umbau befindliche sowie neugebildete Osteone und Schaltlamellen noch nicht differenzieren (Abb. 76). Von besonderem Interesse sind die auffallend dichten Zonen im Bereich der Tela ossea der Röhrenknochen, die sich in der Fetalperiode der Knochenbildung finden. Wahrscheinlich kommt diese „Sklerose der Röhrenknochen" durch die relativ dicke Kortikalis gegenüber den spongiösen Knochen zustande und ist Ausdruck der Transformation und Geschwindigkeit der Knochenneubildung (Abb. 77). In den ersten Wochen und Monaten der postnatalen Ossifikation bilden sich *die Diaphysensklerosen* zurück.

Die *intrauterine* Ossifikation bis zum Zeitpunkt der Geburt ist bei den einzelnen Tieren der gleichen Gattung unterschiedlich. Es können „Nestflüchter", die unmittelbar nach der Geburt selbst auf Nahrungssuche gehen, von „Nesthockern" unterschieden werden, die nach der Geburt hilflos sind und durch die Eltern versorgt und aufgezogen werden müssen. Bei den Säugetieren gehören die Raubtiere, ebenso wie die Primaten und der Mensch, zu den Nesthockern, während die Wiederkäuer Nestflüchter sind. Die Skelettentwicklung des neugeborenen Rindes entspricht der Ossifikationsphase des Menschen in der Pubertät (Küpfer u. Schinz 1923), obgleich die Tragezeit, also die intrauterine Stufe der Knochenbildung, gleich ist. Unter den Vögeln verfügen die Laufvögel wie das Haushuhn als Nestflüchter über ein vollständig verknöchertes Skelett, während andere Arten, wie der Star, am Schlüpftag ein knorpeliges Stützgerüst besitzen (Abb. 78). Eigene Ossifikationszentren in der Art der Epiphysenkerne treten bei den Vögeln nicht auf. Die normale Ossifikation des knorpelig angelegten menschlichen Skelettes ist nach der Geburt noch sehr unvollständig, obgleich die Mehrzahl der gesunden Knochen des Schädels, des Rumpfes und der Extremitäten zentrale oder diaphysäre Knochenkerne aufweist.

Am Ende der *Embryonalphase des Menschen* sind die Karpalia knorpelig angelegt, während in den Tarsalia, Kalkaneus, Talus und Kuboid bereits Knochenkerne nachgewiesen werden können. Ferner finden sich in der distalen Femur- und der proximalen Tibiaepiphyse zum *Zeitpunkt der Geburt* Knochenkerne, während die übrigen Regionen von Epiphysen und späteren Apophysen erst knorpelig präformiert sind. Die Epiphysen verknöchern sehr viel später nur enchondral, und mit dem Wachstum der Epiphysenkerne verschwindet der Hyalinknorpel bis auf die schmale Schale des Gelenkknorpels, der dauernd erhalten bleibt (s. S. 21). Zur Diaphyse und Metaphyse hin bildet sich die *Epiphysenfuge*, in der das normalerweise harmonische Wachstum erfolgt. Es kommt in der Pubertät zum Abschluß, wenn die Epiphysenfuge durchbrochen und durch Knochen ersetzt wird.

Phasen des Knochenwachstums

Die allgemeinen *Gesetzmäßigkeiten* des Knochenwachstums sind erforscht und die Kriterien der Skelettreifung an umfangreichen Reihenuntersuchungen und Verlaufsbeobachtungen erarbeitet

Knochenwachstum und Skelettreifung 71

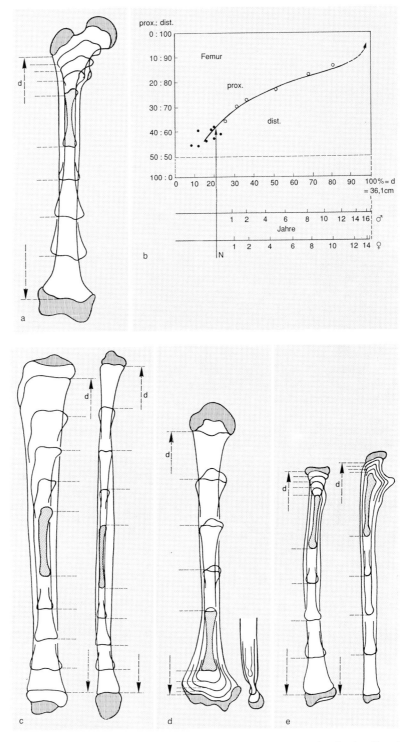

Abb. 80a–e Schematische Darstellung des Längenwachstums der Röhrenknochen beim Menschen mit der unterschiedlichen Wachstumsaktivität der Epiphysenknorpel (nach Heřt 1959)
a Wachstumsskizze des Femurs
b Darstellung des Wachstumsverhältnisses von proximaler zu distaler Epiphyse. Beim Neugeborenen beträgt das Verhältnis etwa 6:4 und steigt bis 9:11 am Ende des Wachstums an. Der Gesamtanteil der distalen Epiphyse an der Bildung der Diaphysen beträgt etwa 75%, der Anteil des Trochanterknorpel etwa 25%. Die Epiphyse des Femurkopfes bestimmt das Längenwachstum des Femurhalses
c Wachstumsskizzen von Tibia und Fibula
d Wachstumsskizzen des Humerus
e Wachstumsskizzen der Ulna. Bemerkenswert ist, daß das Aktivitätsverhältnis des Wachstums der Ulna von distal zu proximal 95:5 beträgt und daß die Ulna proximal nur eine Wachstumszone in der Apophyse des Olekranon besitzt
(d = Länge der Diaphyse)

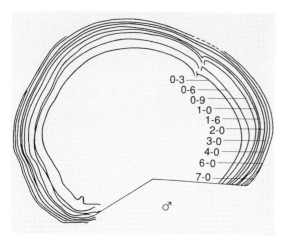

Abb. 81 Umrisse der Schädelröntgenbilder eines Kindes im Wachstumsalter von 3 Monaten bis zu 7 Jahren, deren Konturen zusammengezeichnet worden sind. Wachstum in den Suturen und modellierender Umbau der Knochenplatten (nach Weinmann u. Sicher 1955)

worden (RUCKENSTEINER 1931, GREULICH u. PYLE 1959, SCHMID u. MOLL 1960, GARN u. Mitarb. 1964, ROCHLIN u. ZEITLER 1968, CAFFEY 1973, EDEIKEN u. HODES 1981).
Im Laufe des *1. Lebensjahres* treten nur wenige neue Knochenkerne auf, so der Kern des Kapitatum im 3. Monat und des Hamatum im 4. Monat. Zahlreiche weitere Knochenkerne treten vom 2.–4. Lebensjahr auf. In dieser Phase verschmelzen die Ossifikationskerne von Wirbelbogen und Wirbelkörper miteinander. Das Knochenwachstum schreitet in der Ossifikationsstufe des Kleinkindes rasch fort und kann *in Schüben* verlaufen. Das Längenwachstum der Röhrenknochen bei verschiedenen Tierarten und dem Menschen weist große Unterschiede auf, die sich an der Topographie und *Verlaufsrichtung der Gefäßkanäle* beurteilen lassen (Abb. **79**). Vergleichende Untersuchungen an kleinen Säugetieren (Kaninchen, Katze), und dem Menschen haben Unterschiede der Wachstumsaktivität von proximalem und distalem Epiphysenknorpel aufgedeckt. Diese Unterschiede der Wachstumsaktivität lassen sich aus entwicklungsgeschichtlicher Sicht nicht erklären. Die Beurteilung des Knochenwachstums beim Menschen gelingt mit Hilfe bandförmiger oder plattenförmiger „Knochennarben", die als Restzustand einer vorübergehenden Ossifikationsverlangsamung (genetische Ossifikationsstörung, Infektionskrankheit, Fraktur, Ruhigstellung, Vergiftung mit Blei oder Schwermetallen, Behandlung mit Phosphor-Lebertran usw.) auftreten und zurückbleiben (Abb. **167**). Im Laufe des Wachstums *entfernen sich diese Narben* von den Epiphysenfugen, und das Verhältnis des Knochenlängenwachstums von proximaler zu distaler Epiphyse läßt sich röntgenologisch feststellen (BERGMANN 1929, HARRIS 1929, 1933, VAHLQUIST 1943, WOLF u. PSENNER 1954). Eingehende Untersuchungen über das *Längenwachstum der Röhrenknochen* des Menschen hat HĚRT (1959) durchgeführt. Als Fixpunkt und Wachstumszentrum des Knochens wird der Canalis nutritius der Röhrenknochen angesehen. Es finden sich Unterschiede in der Wachstumsaktivität zwischen *proximalem und distalem Epiphysenknorpel*, die bereits im Fetalstadium erkennbar sind. Der Humerus zeigt ein stärkeres Wachstum des proximalen Epiphysenknorpels, während das Femur hauptsächlich im Bereich des distalen Knochenabschnittes wächst. Bisher ist nicht bekannt, wie diese typischen Unterschiede in der Wachstumsaktivität zwischen distalem und proximalem Anteil der Knochen zustande kommen. Es sind Zusammenhänge der Wachstumsaktivität mit den *formerhaltenden Umbauprozessen* der Knochen diskutiert und hierbei insbesondere das proximale Femurende als Beispiel angeführt worden. Die Ulna wächst an ihrem *komplizierter* gebauten proximalen Abschnitt ebenfalls langsam. Ein stärkeres Wachstum erfordert auch eine erheblich stärkere *Transformation des Knochengewebes,* die im Bereich komplizierter Formen der Bauelemente des Skelettes offensichtlich auf ein Minimum beschränkt wird (Abb. **80**). Das Längen- und Dickenwachstum geht immer mit einem modellierenden Umbau einher. Im Wachstumsalter kann die physiologische Transformation durch Röntgenbildserien über längere Zeiträume dargestellt werden (Abb. **81**). Nach Abschluß von Knochenwachstum und Reifung dauert der physiologische Knochenumbau zwar an, daß läßt er sich im Röntgenbild nicht darstellen. Dagegen spiegelt die mikroradiographische Untersuchung der Tela ossea die Dynamik der Transformation wider (Abb. **82**). Während der Ossifikationsstufe der Pubertät entwickeln sich erneut Knochenkerne, die in besonderer Form und Ausdehnung als *Apophysen* bekannt sind. Nach *Abschluß der Pubertät* endet das Längenwachstum beim weiblichen Geschlecht meist mit dem 18. Lebensjahr, beim männlichen Geschlecht etwas später. Untersuchungen über die *Wachstumsgeschwindigkeit* gesunder Kinder zeigen *Phasen unterschiedlich raschen Wachstums*. Die erste Phase eines beschleunigten Wachstums verläuft von der Geburt bis zum 2. Lebensjahr und repräsentiert die Ausläufer des in exponentieller Weise erfolgenden fetalen Wachstums; die zweite Phase liegt in der Zeit der Pubertät und damit der Wirkung der gonadalen und adrenalen Androgene und ist mit der sexuellen Reifung und dem Epiphysenfugenschluß beendet (BIERICH 1972).
Die Zeiten der Bildung der Knochenkerne und die Verknöcherung der Wachstumszonen im Bereich

Abb. 82 a u. b Dynamik der Transformation des Knochens während des Wachstums
a Mikroradiogramm (50 μm-Knochendünnschliff) aus der Femurdiaphyse eines 14jährigen Jungen
b Skizze des Umbaus in der Daumengrundphalanx eines 6jährigen Kindes (aus *H. Burkhardt, H. Petersen:* Z. Zellforsch. 7 [1928] 55).
Die starken Linien und Punkte entsprechen Abbauflächen mit Osteoklasten, die Anbauflächen sind gestrichelt, die Umbauplätze sind punktiert

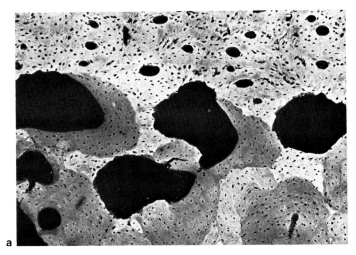

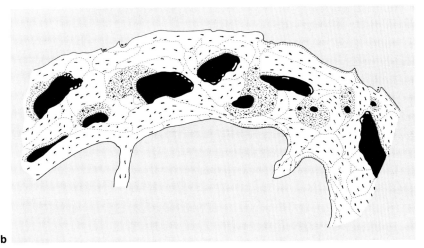

der Epiphysen, der Metaphysen und der Apophysen sind bekannt (Abb. **83–86**). Im Bereich der Röhrenknochen läßt sich eine *diaphysäre,* eine *epiphysäre* und eine *apophysäre* Knochenbildung unterscheiden. Die Ossifikation eines Röhrenknochens und sein Wachstum unter normalen Bedingungen sind in der Abb. **87** schematisch dargestellt. Mit der Ossifikationsstufe des Erwachsenen ist die Skelettentwicklung abgeschlossen. Nach unserem heutigen Wissen wird die Knochenbildung primär durch *Erbfaktoren* gesteuert, die z. T. unmittelbar oder über den Einfluß von Hormonen wirksam werden (s. S. 29ff.).

Die Erforschung von Besonderheiten der enchondralen Ossifikation hat ergeben, *daß di- und multinukleäre Epiphysen- oder Apophysenverknöcherungen* vorkommen können, die keineswegs Ausdruck eines pathologischen Geschehens sind (s. Abb. **89, 105** u. **109**). Durch Verlaufsbeobachtungen der Ossifikationsvorgänge konnte sichergestellt werden, daß multizentrische Ossifikationen spät zu einem einzigen Knochenkern verschmelzen. Im histologischen Bild liegt häufig eine *einheitliche Knochenkernbildung* zugrunde. Durch primäres Mark oder wuchernden Knorpel zwischen den verkalkten Zonen kann eine multizentrische Knochenbildung *vorgetäuscht* werden, da diese keinen Schatten im Röntgenbild ergeben. Röntgenologisch können Kalkknorpel oder primäre Knochenbälkchen in den Ossifikationszentren nicht differenziert werden (Abb. **88**). Erst dann, wenn der Epiphysenkern eindeutige Spongiosastrukturen erkennen läßt, bietet die Differenzierung keinerlei Schwierigkeiten mehr. Eingehende Studien über den Ablauf des Wachstums verschiedener Knochen sind von OGDEN u. Mitarb. (1978/79) durchgeführt worden. Dabei fanden sich Unterschiede im Längenwachstum, Normvarianten des Knochenwachstums und Anomalien, die bereits eine *Prädisposition für krankhafte Veränderungen* wie Subluxationen, Dislokationen und Deformierungen darstellen können. Neben Veränderungen der Form sind auch Besonderheiten der Struktur der Knochen festzustellen.

Text weiter S. 78

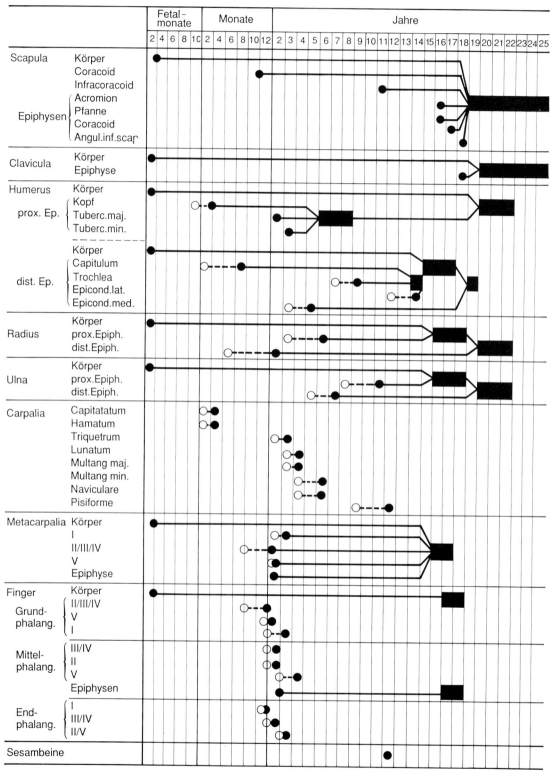

Abb. 83 Zeitablauf der Ossifikation der Knochen der *oberen Extremität*. Es wurden Mittelwerte zugrunde gelegt (ergänzt nach *Caffey* 1973, *Greulich* und *Pyle* 1959). Beim weiblichen Geschlecht treten einige Kerne oft früher auf als beim männlichen Geschlecht und der Epiphysenfugenschluß setzt früher ein. Die Fetalmonate und das 1. Lebensjahr sind gesondert zusammengestellt. Auftreten der Kerne beim weiblichen (○) und beim männlichen (●) Geschlecht, Zeit der Ossifikation (—) und der Synostose (▬)

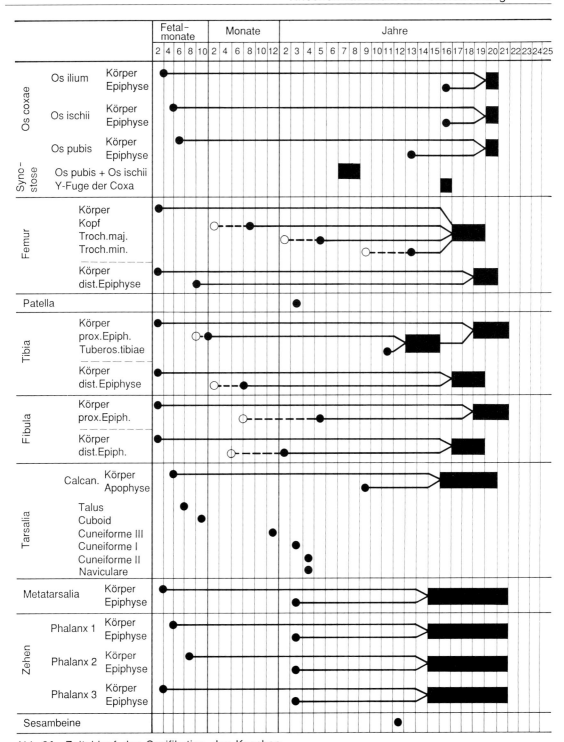

Abb. 84 Zeitablauf der Ossifikation der Knochen der unteren Extremität

76 Radiologie des gesunden Skelettes

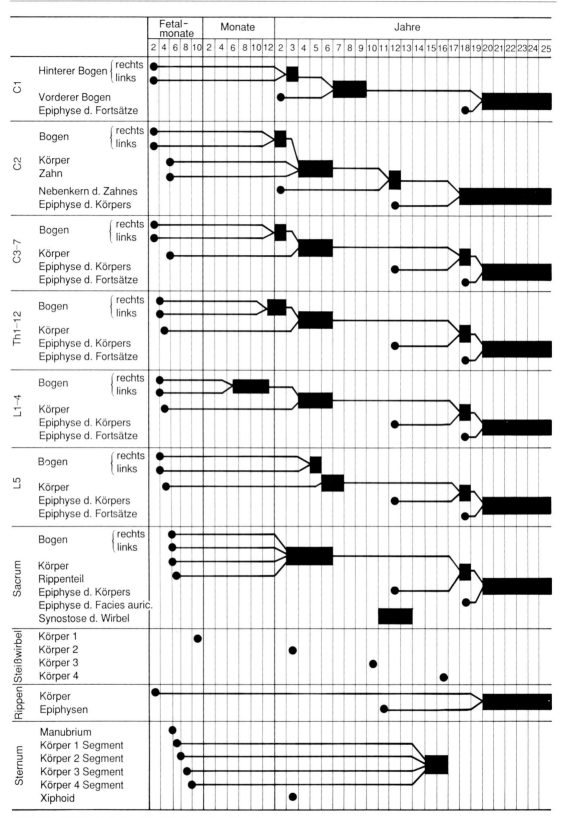

Abb. 85 Zeitablauf der Ossifikation der Knochen des Achsenskelettes

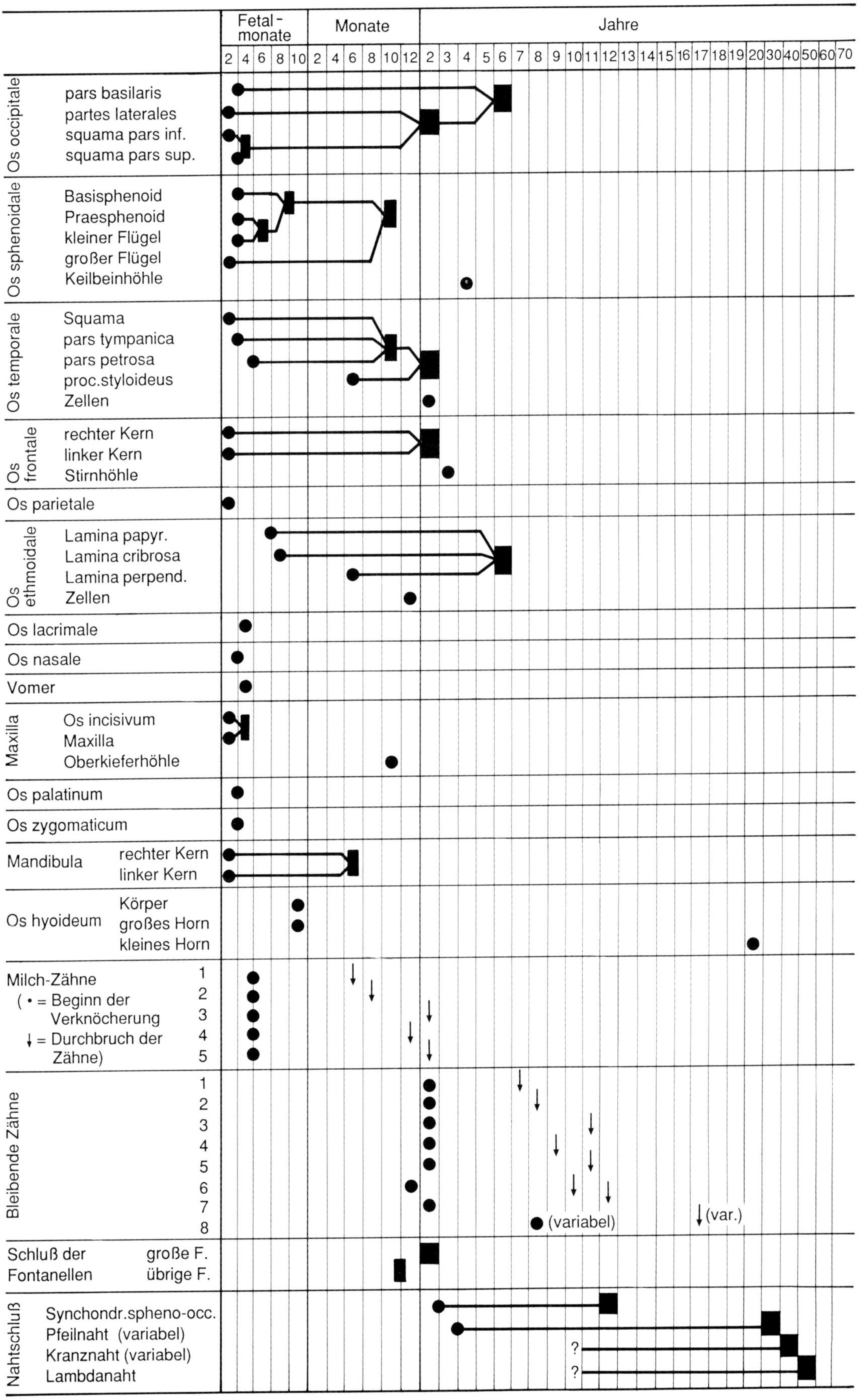

Abb. 86 Zeitablauf der Ossifikation der Knochen des Schädels

Radiologie des gesunden Skelettes

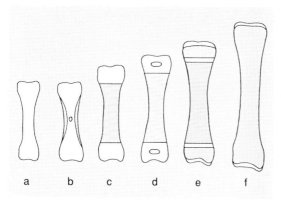

Abb. 87a–f Schema der Ossifikation eines langen Röhrenknochens in den verschiedenen Stufen (weiß = Knorpel, schraffiert = Knochen). **a** Knorpelstab, **b** perichondraler diaphysärer Knochenmantel und enchondraler diaphysärer Ossifikationsbezirk, **c** periostale diaphysäre Ossifikation bei noch knorpeligen Epiphysen, **d** Auftreten von epiphysären enchondralen Ossifikationszentren, **e** Epiphysenfugen sind noch offen, **f** Abschluß der Ossifikation und des Längenwachstums. Es erfolgt nur noch ein geringes periostales Dickenwachstum (nach *Schinz* u. Mitarb. 1952)

Tabelle 2
Verknöcherung der Epiphysen der Röhrenknochen

an-epiphysär	Mittelphalanx der Kleinzehe
mono-epiphysär	Metakarpalia
	Metatarsalia
	Phalangen
di-epiphysär	Radius
	Ulna
	Femur
	Tibia
	Fibula
tri-epiphysär	Humerus

Die *Anzahl der Knochenkerne* im Bereich des Epiphysenknorpels ist unterschiedlich und kann wechseln (Tab. 2). Im Humerus kommen beim 15jährigen Jungen drei Epiphysenkerne, eine proximale Humeruskopfepiphyse und je eine distale Epiphyse für das Capitulum humeri und die Trochlea vor. Dieser Knochen ossifiziert *triepiphysär*. Die Metakarpalia, Metatarsalia und Phalangen besitzen nur eine Epiphyse und verknöchern somit *monoepiphysär*. An der Mittelphalanx der Kleinzehe ist häufig keine Epiphyse nachweisbar; die Ossifikation wird als *anepiphysär* bezeichnet (Abb. 89). Wenn ein Epiphysenkern fehlt, so ossifiziert das knorpelige Ende zusammen mit der Diaphyse, doch kommt gelegentlich auch ein Epiphysenkern als sog. „Pseudoepiphyse" vor (Abb. 90). Es sind erhebliche Normvarianten beobachtet worden. Die Ausbildung von zwei, drei oder noch mehr *echten Epiphysenkernen,* die durch einen *Ruheknorpel* voneinander getrennt sind und erst in späteren Phasen der Ossifikation miteinander verschmelzen, ist nachgewiesen worden (Abb. 91).
Nicht selten sind die *Apophysenkerne multizentrisch* ausgebildet, so an der Tuberositas tibiae und im Bereich der Beckenkammapophyse (s. Abb. **88, 89** u. **105**). Es wird angenommen, daß dieses verschiedenartige Verhalten der Ossifikationsbezirke durch die *vorangehende Gefäßbildung* bedingt ist. Im Verlauf des Wachstums kommt es zu einer Ver-

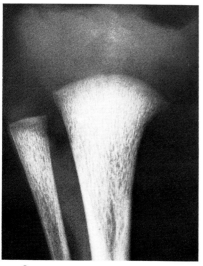
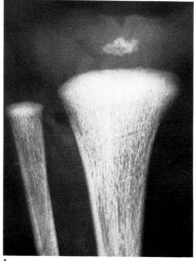
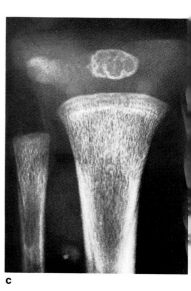

a b c

Abb. 88a–c Im Anfangsstadium der enchondralen Knochenkernbildung täuschen diskrete, wolkige Verschattungen durch Kalkknorpel und unregelmäßige Spongiosabälkchen eine multizentrische Ossifikation vor. Präparatröntgenbilder der proximalen Tibiaepiphyse in der 1. Lebenswoche (**a** u. **b**) und nach dem 1. Lebensmonat (**c**)

Knochenwachstum und Skelettreifung

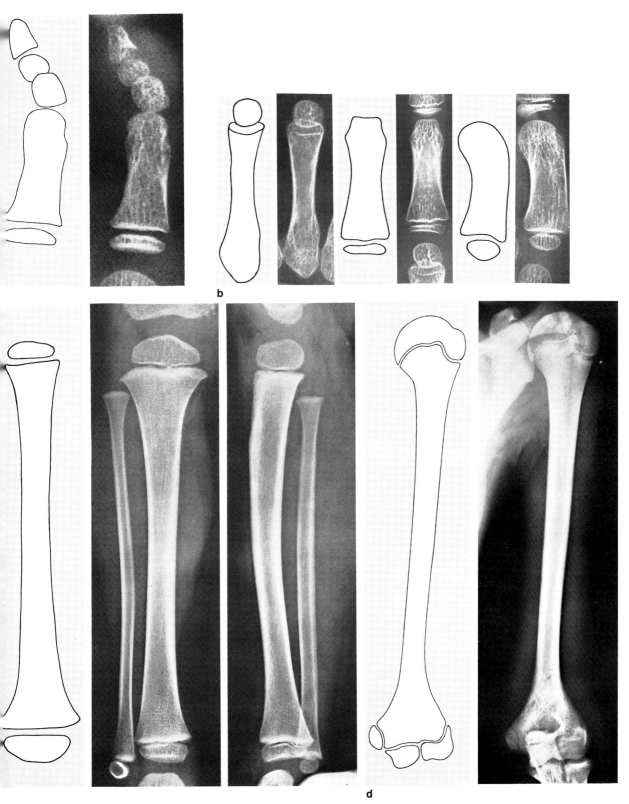

Abb. 89a–e Schematische Darstellung mit Beispielen von an-, mono- und polyepiphysärer Verknöcherung
a anepiphysär: Mittelphalanx der kleinen Zehe, 9j. ♂
b monoepiphysär: Metakarpale II, Phalanx und Daumengrundglied, 6j. ♀
c diepiphysär: Tibia, 6j, ♂
d tri- oder polyepiphysär: Humerus, 15j. ♂

80 Radiologie des gesunden Skelettes

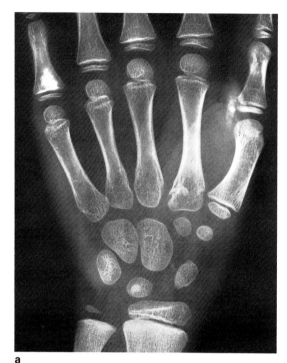

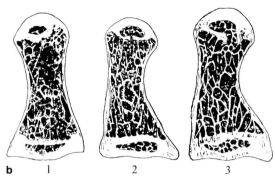

Abb. 90 a u. b
a Pseudoepiphyse an der Basis des Metakarpale II bei 6j. ♀
b Schemata von Pseudoepiphysen am Metatarsale I
1 = Längsschnitt durch das Metatarsale I bei einem 7j. ♂. Pseudoepiphyse im Köpfchen. Der Epiphysenkern ist von der Diaphyse vollständig isoliert. Normaler Epiphysenkern in der Basis. 2 = Metatarsale I bei einem 6j. ♂. Pseudoepiphyse im Köpfchen. Beginnende zentrale Synostose in Form eines Stieles. Normaler Epiphysenkern in der Basis. 3 = Metatarsale I bei 7j. ♀. Pseudoepiphyse im Köpfchen. Breite periphere Synostose zwischen Diaphyse und Metaphyse. Normaler Epiphysenkern in der Basis

schmelzung der multizentrischen Ossifikationsherde; nur selten bleibt eine Verbindung mit dem Hauptknochen aus (RIBBING 1937, SCHELLER 1965). Solche Wachstumszonen können im Erwachsenenalter als akzessorische Knochenkörper (Osteochondrosis dissecans?) oder Schaltknochen imponieren und haben z.T. Eigennamen erhalten (s. S. 115 ff.).
In einigen Skelettbezirken war *die Anzahl* der Knochenkerne lange Zeit umstritten. Im Bereich der proximalen Humerusepiphyse kommen zwei weitere echte Kerne mit sog. Ruheknorpel zwischen den Kernen vor – einer im Tuberculum majus, der andere im Tuberculum minus –, die sich auf einer axialen Aufnahme des Schultergelenkes zwischen dem 3. und 6. Lebensjahr darstellen lassen (Abb. **91**). Ein besonderer Epiphysenkern tritt im *Korakoid* des Schulterblattes auf, der phylogenetisch einem selbständigen Knochen entspricht (Ra-

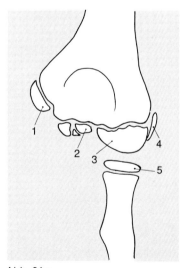
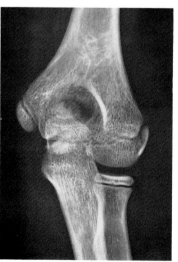
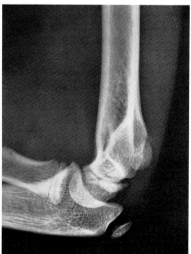

Abb. **91 a**
1. Epicondylus humeri medialis,
2. Trochlea humeri (multizentrisch)
3. Capitulum humeri,
4. Epicondylus humeri lateralis,
5. Caput radii

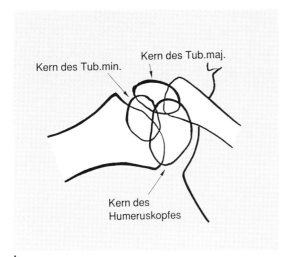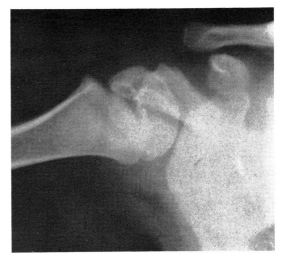

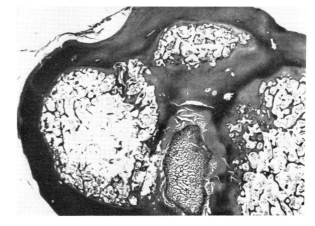

Abb. 91 a–c Beispiele der uni-, bi- und trinukleären Ossifikation, die unizentrisch oder multizentrisch in den Epiphysen oder Apophysen ablaufen kann
a Uninukleäre, unizentrische Ossifikation am Radiusköpfchen. Binukleäre Ossifikation im Bereich der distalen Humerusepiphyse. Der Kern des Capitulum humeri ossifiziert unizentrisch, der Kern der Trochlea multizentrisch
b Trinukleäre Ossifikation der proximalen Epiphyse des Humerus (1+2: axiale Aufnahme des Schultergelenkes mit Skizze). 3: Der anatomische Schnitt durch eine proximale Humerusepiphyse bei einem 4jährigen Kind zeigt neben dem Epiphysenkern den Knochenkern des Tuberculum minus (oben) und den Knochenkern des Tuberculum majus (unten Mitte). Zwischen den Knochenkernen des Humeruskopfes breite Knorpelschichten
c Uninukleäre, multizentrische (dinukleäre?) Ossifikation im Olekranon, 15jähriger Knabe (s. auch weitere Beispiele in den Abb. **105, 107** u. **109**)

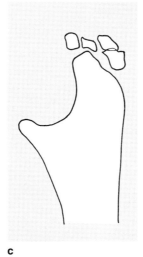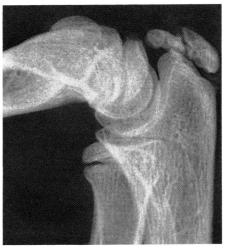

benschnabelbein der Sauropsiden). Im menschlichen Skelett entspricht er einer Epiphyse des Schulterblattes, tritt früh auf und verschmilzt spät mit dem Hauptknochen (Abb. **92**).
Als weitere Ossifikationsanomalie sind die *Pseudoepiphysen* oder *akzessorischen Epiphysen* im Bereich der Metakarpalia und Metatarsalia, gelegentlich auch der Phalangen zu nennen (BECKER 1930, ROCHLIN u. ZEITLER 1968, HENSSGE 1968).
Die *kurzen Röhrenknochen* besitzen normalerweise nur eine Epiphyse und zwar im Bereich des Metakarpale I und Metatarsale I am proximalen Ende. In den übrigen Knochen von Mittelhand und Mittelfuß sind die Epiphysen distal ausgebildet. Am

82 Radiologie des gesunden Skelettes

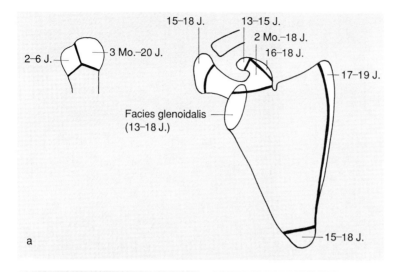

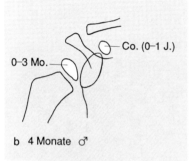

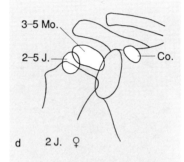

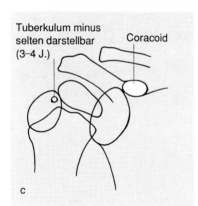

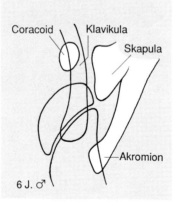

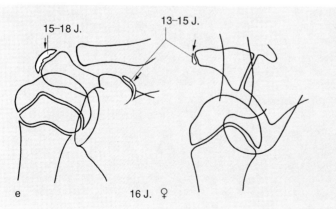

Abb. **92 a–e** Die charakteristischen Entwicklungsstadien während der Ossifikation der Knochen des Schultergürtels sind skizziert. Der Beginn der Ossifikation und der Zeitraum des Fugenschlusses von Epiphysen und Apophysen werden in Zahlen angegeben. Diese Zahlen sind Mittelwerte
a Übersicht mit eingezeichneten Wachstumsfugen
b Mit 3 Monaten ist der Kern des Humeruskopfes sichtbar, die Kerne des Tuberculum majus und minus fehlen. Co = Korakoidkern
c Mit 2 Jahren ist der Kern des Tuberculum majus sichtbar
d Im 3.–4. Jahr tritt ein Kern im Tuberculum minus auf. Großer Abstand des Korakoidkerns auf der axialen Aufnahme
e Spätapophysen am Akromion, am Körper und an der Spitze des Korakoids (16jähriges Mädchen). Die noch offene Epiphysenfuge zwischen Korakoid und Skapula ist nur auf der axialen Aufnahme sichtbar

Tabelle 3
Knöcherne Apophysenkerne der Röhrenknochen

an-apophysär	Ulna
	Metakarpalia
	Fibula
	Metatarsalia
	Phalangen
mono-apophysär	Tibia: Tuberositas
	Radius: Tuberositas
di-apophysär	Femur: Trochanter major und minor
tri-apophysär	Humerus: Tuberculum majus und minus, Epicondylus lateralis und medialis

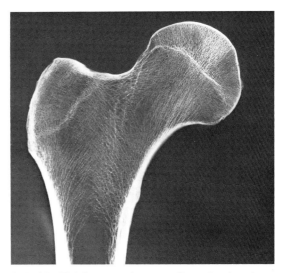

Abb. 93 Epiphysennarben am Femurkopf und am Trochanter major (Röntgenbild eines Mazerationspräparates, 30j. ♀)

häufigsten werden akzessorische Knochenkerne an den Metakarpalia I und II sowie am Metatarsale I gefunden. Diese akzessorischen Epiphysenkerne treten früh auf, wachsen relativ rasch und verschmelzen frühzeitig wieder mit der Diaphyse. Meist erscheint der Kern im 2.–3. Lebensjahr und verschmilzt bereits nach dem 7. Lebensjahr, so daß nur noch eine *schmale Furche zwischen Epiphyse und Diaphyse* nachweisbar bleibt. Die Synostose kann mit einem dünnen Knochenzapfen im zentralen Bereich oder einer breiten Knochenbrücke in der Peripherie beginnen.

Es sind *Variationen der Ossifikation* bekannt. Als *sekundäre Nebenkerne* treten unizentrische oder multizentrische Apophysenossifikationen vorwiegend im Bereich der Metaphysen auf. Bei der Verknöcherung der Epiphysen der Röhrenknochen sind bis zu drei Ossifikationszentren, bei der Apophysenossifikation auch vier verschiedene Kerne an einem Röhrenknochen nachweisbar (Tab. 3). Es ist ein enger Zusammenhang der Entstehung von *Apophysenkernen* mit der Funktion der Extremitätenknochen angenommen worden. So ist die *Verstärkung* eines Knochenvorsprunges im Bereich der Ansatzzonen von Bändern und Sehnen für die definitive Form dieses Knochens bedeutsam.

Das *Dickenwachstum* der Knochen erfolgt weitgehend durch *periostale Ossifikation*. Nach Abschluß der Wachstumsphase mit dem Epiphysenfugenschluß bleibt nicht selten eine „Epiphysennarbe" zurück, die als Verdichtungszone im Röntgenbild imponiert (Abb. 93). Im histologischmikroradiographischen Bild findet sich eine Restzone von verkalktem Knorpel. Die gelenkbildenden Flächen der Epiphyse werden gegen den Gelenkknorpel durch eine schmale Kalkknorpelzone und die unmittelbar angrenzende Spongiosagrenzlamelle abgetrennt. Diese Zone nimmt eine Sonderstellung ein, läßt sich röntgenologisch gut darstellen und bleibt bei generalisierten Erkrankungen des Skelettes, oft auch bei lokalen Veränderungen, auffallend lange erhalten.

Die Reihenfolge des Auftretens der Ossifikationszonen und der Verschmelzung von Knochenkernen mit dem Hauptknochen ist eine sehr wertvolle anatomische Grundlage für *die Beurteilung von Störungen des Wachstums und der Knochenbildung*. Die Skelettentwicklung im Bereich der Extremitäten und des Stammskelettes ist in den Abb. **83–86** schematisch dargestellt.

Obere Extremität und Schultergürtel

In jedem Skelettabschnitt sind *Besonderheiten* der Ossifikation für die klinisch-radiologische Diagnostik von Bedeutung. Die intrauterine *diaphysäre Ossifikation* erfolgt in proximodistaler Richtung, doch werden die Handwurzelknochen übersprungen. Zum Zeitpunkt der Geburt sind sie noch nicht verknöchert. Eine Ausnahme machen die Endphalangen, die bereits in der 9. Fetalwoche vor den Metakarpalia und den Mittel- und Grundphalangen verknöchern. In diesem Zusammenhang wird dem Fingernagel eine Bedeutung beigemessen, da sich zuerst unter dem Nagel halbmondförmige Knochenkappen an den Processus unguiculares bilden.

Die *epiphysäre Ossifikation* erfolgt nicht nach dem gleichen Schema in proximodistaler Reihenfolge. Die Entstehung der Ossifikationszentren kann Unterschiede aufweisen (v. KEISER 1968, VIEHWEGER 1968). Meist tritt *zuerst* der proximale Epiphysenkern am Humeruskopf auf. Es folgen der distale Epiphysenkern des Radius und dann in nicht immer gleicher Reihenfolge die übrigen Knochen-

84 Radiologie des gesunden Skelettes

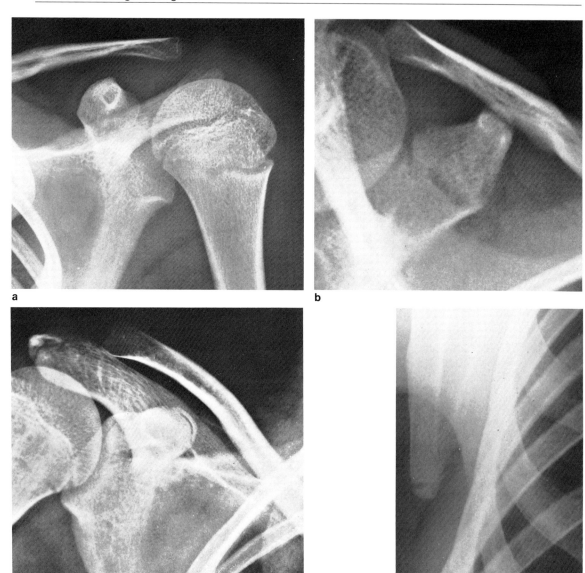

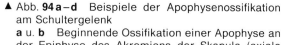

▲ Abb. **94a–d** Beispiele der Apophysenossifikation am Schultergelenk
a u. **b** Beginnende Ossifikation einer Apophyse an der Epiphyse des Akromions der Skapula (axiale Aufnahme) bei einem 11j. ♂
c Apophysen am Os coracoideum und am Akromion (16j. ♀)
d Apophyse am Angulus inferior der Skapula

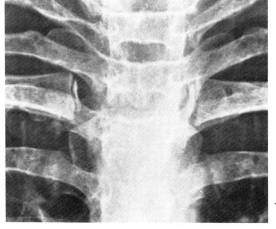

◀ Abb. **95** Ossifikationskern (Epiphysenkern?) am sternalen Ende der Klavikula (18j. ♀)

Knochenwachstum und Skelettreifung 85

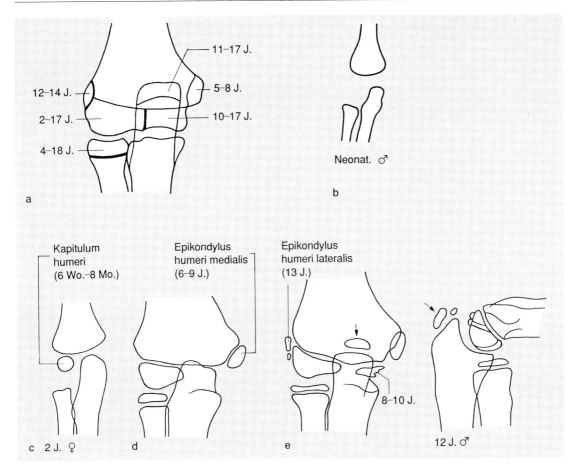

Abb. **96a–e** Skizzen, die einige wichtige Stadien der Ossifikation der Knochen des Ellenbogengelenkes mit verschiedenen Normvarianten zeigen
a Übersicht. Die Zeiten der Verknöcherung und des Fugenschlusses von Epiphysen und Apophysen sind angegeben

b–e Röntgenskizzen verschiedenen Alters. Der Kern der Trochlea ist meist zerklüftet, der des Olekranons und des Epicondylus radialis humeri oft mehrteilig angelegt. Der Pfeil weist auf die Olekranonapophyse hin

kerne, wie aus den Schemata und den Röntgenbildern der Abb. **92, 94–96** hervorgeht.

Die Knochen des *Schultergürtels*, das *Schlüsselbein* und die *Skapula*, ossifizieren bereits intrauterin, doch sind Akromion und Korakoid bei der Geburt noch knorpelig. Im 1. Lebensjahr tritt ein Knochenkern im Korakoid auf, der phylogenetisch als selbständiger Knochen anzusehen ist und mit dem Schulterblatt verschmilzt (VIEHWEGER 1968). Erst später, nach dem 10. Lebensjahr, entwickelt sich ein Epiphysenkern des Korakoids, dem ein Apophysenkern folgt (s. Abb. **92** u. Abb. **94**). Ferner treten ein multizentrischer Kern des Akromions und manchmal sekundäre Apophysenkerne am Gelenkpfannenrand, am Margo vertebralis und am Angulus inferior der Skapula (Os subscapulare) auf (s. Abb. **94**). Am Ende der Ossifikation zwischen dem 16. und 20. Lebensjahr entwickelt sich am sternalen Ende der Klavikula ein Epiphysenkern (Abb. **95**). Besondere Bedeutung für die Beurteilung des Ossifikationsstadiums hat die *Entwicklung des Handskelettes* erlangt (Abb. **97**). Die bisher erarbeiteten Schemata zur Handskelettossifikation zeigen geringe Abweichungen, die wahrscheinlich durch rassische Unterschiede bedingt sind. Im anglo-amerikanischen und europäischen Raum haben die auf umfangreichen Untersuchungen basierenden Ergebnisse von ÅKERLUND (1918), SIEGERT (1935), VOGT u. VICKERS (1938), GREULICH u. PYLE (1959), SCHMID u. MOLL (1960), GARN u. Mitarb. (1964), ROCHLIN u. ZEITLER (1968) und CAFFEY (1973) das größte Gewicht erlangt (Abb. **98**). Es sind auch Doppelbildungen der Kernanlagen beobachtet worden (Abb. **99**).

Der Processus unguicularis zeigt unterschiedliche Formen der Tuberositas. Beim Kind ist eine mehr konische Form (Abb. **100a** u. **b**) vorhanden; im Erwachsenenalter sind kugelförmige oder sehr unregelmäßige Formationen, Abb. **100c** u. **d**) erkennbar.

Text weiter S. 90

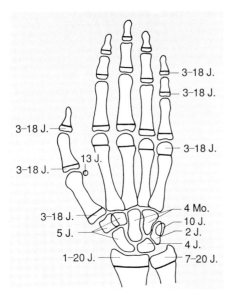
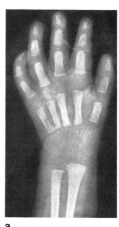
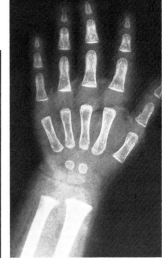
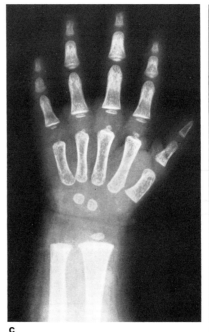
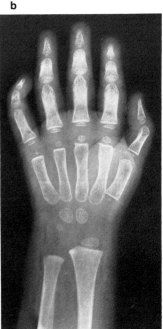

Abb. **97a–h** Übersichtsskizze zur Ossifikation des Handskelettes

a–h Stadien der Verknöcherung der Hand an Beispielen gesunder Kinder verschiedenen Alters
a Neugeboren
b 8 Monate
c 1 Jahr
d 2 Jahre
e 5 Jahre
f 6 Jahre
g 11½ Jahre
h Erwachsen (23 J.)

Knochenwachstum und Skelettreifung 87

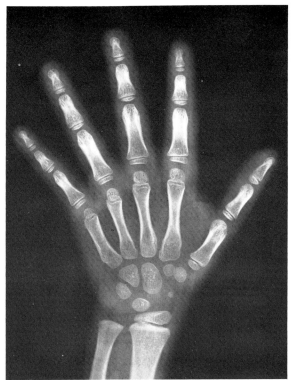
e

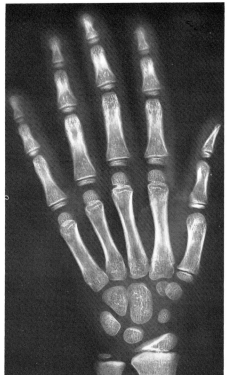
f

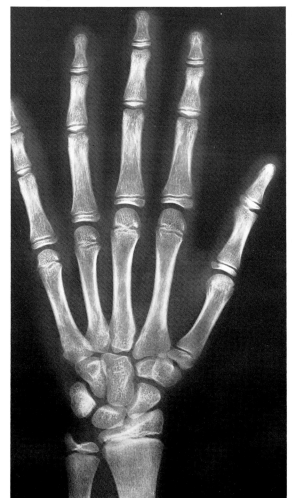
g

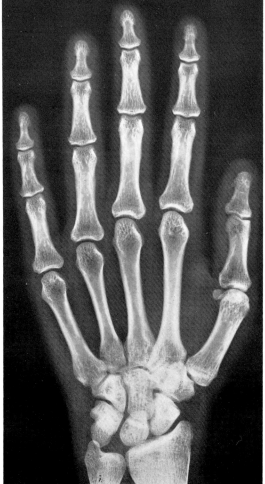
h

88 Radiologie des gesunden Skelettes

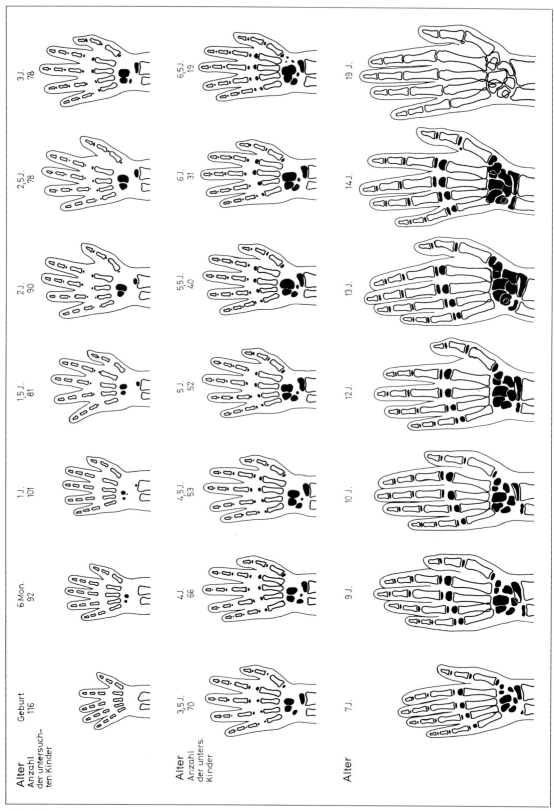

Abb. **98a**

Abb. **98a** u. **b** Auftreten der sekundären Ossifikationszentren an der Hand (nach *Vogt* u. *Vickers* 1938)
a Jungen, **b** Mädchen

Knochenwachstum und Skelettreifung 89

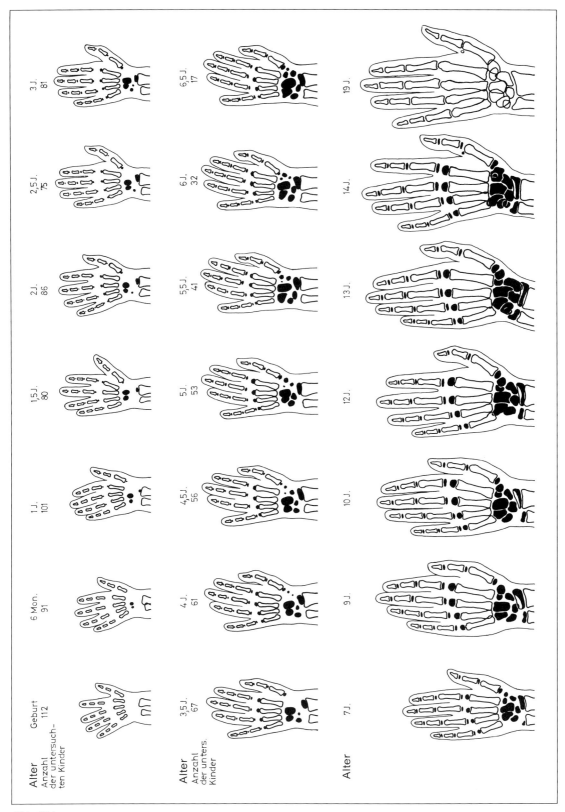

Abb. 98 b

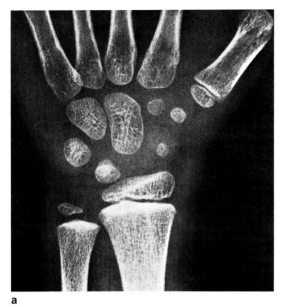
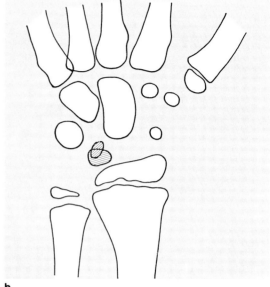

Abb. 99a u. b Röntgenbild (a) und Skizze (b) einer doppelten Anlage des Ossifikationskernes im Os lunatum (8j. ♂)

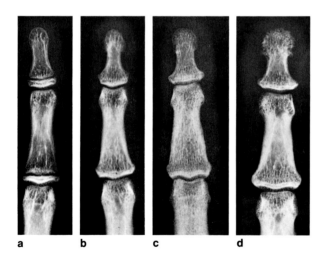

Abb. 100a–d Verschiedenartige Formen der normalen Tuberositas des Processus unguicularis

Untere Extremität und Becken

Im Beckenskelett verknöchert während der Embryonalphase das Os ileum, Os ischii und Os pubis, und es treten im Laufe des Wachstums weitere akzessorische Knochenkerne auf (KÖHLER, u. ZIMMER 1967, ZSEBÖK 1968, KAUFMANN 1964, 1973) (Abb. **101** u. **102**). Die Y-förmige Knorpelfuge der *Hüftpfanne* bleibt bestehen, und es entwickelt sich zwischen dem 13. und 17. Lebensjahr ein zusätzlicher Pfannenknochen, das Os acetabuli. Dieser phylogenetisch interessante Knochen kann aus mehreren Ossifikationszentren zusammengesetzt sein, stellt einen „Schaltknochen" dar und verschmilzt am Ende der Knochenbildung mit dem Hauptknochen (Abb. **103a**). Etwa im glei-

chen Lebensalter entwickelt sich an der Spina anterior inferior ein selbständiger Apophysenkern, der auch multizentrisch angelegt sein kann und der zwischen dem 18. und 21. Lebensjahr mit dem Beckenknochen verschmilzt (Abb. **103b**). Diese Apophysenkerne sind vielgestaltig und können insbesondere bei Überlastungen Störungen der Ossifikation aufweisen (DE CUVELAND u. HEUCK 1951, 1954). Besondere Aufmerksamkeit hat die Ossifikationszone zwischen Scham- und Sitzbein, die Synostosis ischiopubica, erweckt, da sich eigenartige Auftreibungen und Besonderheiten der Struktur am *Ende der Verknöcherung* röntgenologisch nachweisen lassen (Abb. **104**), die schwer gegen pathologische Prozesse abgegrenzt werden

Knochenwachstum und Skelettreifung 91

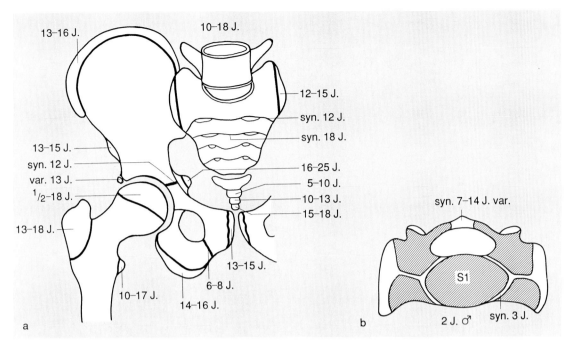

Abb. 101 a u. b Skizzen einiger charakteristischer Stadien der enchondralen Ossifikation von Becken, Kreuzbein und proximalem Femur
a Übersichtsskizze. Die Zahlen geben die Zeiten an, zu denen die Knochenkerne auftreten, der Fugenschluß erfolgt oder die Apophysenkerne mit dem Hauptknochen verschmelzen
b Skizze der Situation in Höhe des 1. Kreuzbeinwirbels (in kraniokaudaler Blickrichtung). Die Ossifikation des Wirbelbogens variiert stark und kann zwischen 7 und 14 Jahren erfolgen

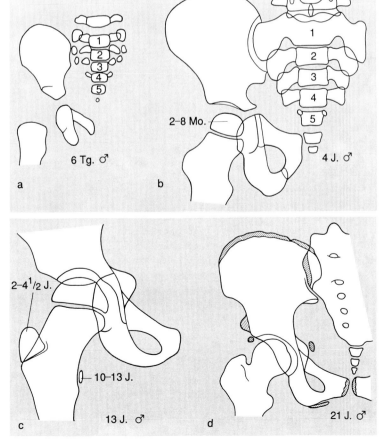

Abb. 102a–d Ossifikationsphasen des Beckenskelettes in Skizzen
a Bei der Geburt sind die Wirbelkörper des Kreuzbeines 1–5, die Wirbelbögen und die Kerne der Pars lateralis des Kreuzbeines noch getrennt
b Im 4. Lebensjahr sind die Sakralwirbel noch getrennt. Die Wirbelbögen und die Pars lateralis sind verschmolzen. Der Femurkopfkern tritt zwischen 2 und 8 Monaten auf. Die Y-Fuge der Hüftpfanne ist breit
c Mit 13 Jahren ist die Y-Fuge geschlossen. Es sind alle drei Kerne des proximalen Femurs angelegt
d Am Ende der Ossifikation treten die Apophysen des Darmbeines, des Scham- und Sitzbeines auf. Zuletzt entwickelt sich eine Apophyse an der Spina ossis ischii

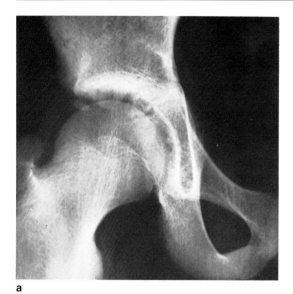

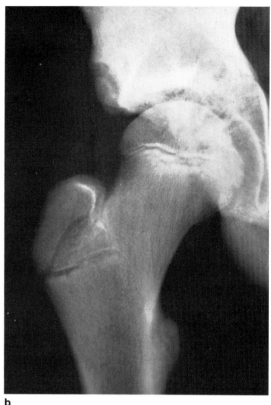

Abb. 103a u. b   Apophysenkerne am oberen Pfannenrand
a   Apophysenossifikation am Pfannenknochen (Os acetabuli im phylogenetischen Sinn)
b   Apophysenkern der Spina iliaca anterior inferior

können (JUNGE u. HEUCK 1953). Am Ende der Beckenossifikation entwickeln sich zwischen dem 14. und 17. Lebensjahr charakteristische schalenartige und saumförmige Apophysenkerne am Os ischii und im Bereich der Symphyse. Diese Apophysenkerne können auch multizentrisch ausgebildet sein und bei geringfügigen Ossifikationsstörungen eigenartige Formationen entwickeln (Abb. 105). Nicht selten ist ein Apophysenkern am Tuberculum ileum und am Tuberculum pubicum erkennbar. Es sind darüber hinaus einige Varianten der Ossifikation beschrieben worden (KÖHLER u. ZIMMER 1982).

Im proximalen Abschnitt des Femurs entwickelt sich neben dem Epiphysenkern des Kopfes ein Knochenkern im Trochanter major und später ein Apophysenkern im Trochanter minor (Abb. 106). Die Verknöcherung des Skelettes der unteren Extremität ist der Ossifikation der oberen Extremität etwas voraus (RUCKENSTEINER 1931, SCHMID u. HALDEN 1949, KÖHLER u. ZIMMER 1967, HENSSGE 1968, SWOBODA 1969). Die Ausbildung von Epiphysenkernen beginnt an der unteren Extremität im Bereich des Kniegelenkes, wofür auch funktionelle Faktoren verantwortlich sein sollen (Abb. 107–109). Im Bereich des Fußskelettes verknöchert der Processus unguicularis der Endglieder der Großzehen bereits in der 9. Embryonalwoche; es folgen die Diaphysen der Metatarsalia, die Endphalangen der II.–V. Zehe und die Grundphalangen in der 14. Woche. Zuletzt verknöchern die Mittelglieder der Zehen am Ende des 4. Embryonalmonats.

Zum *Zeitpunkt der Geburt* sind Knochenkerne im Talus, Kalkaneus und im Os cuboid angelegt (Abb. 110 u. 111). An den langen Röhrenknochen weisen die distale Epiphyse des Femur und die proximale Epiphyse der Tibia einen Knochenkern auf. Die Fußwurzelknochen sind zunächst knorpelig angelegt und entwickeln erst später einen Knochenkern (Abb. 113 u. 114). Eine von *zwei Kernen* ausgehende Ossifikation kann auch in den Fußwurzelknochen vorkommen (Abb. 115). Im Laufe der Verknöcherung entwickeln sich am Fußskelett (Abb. 110 u.111) mehrere apophysäre Knochenkerne, so am Malleolus tibiae und fibulae (Abb. 112) (WASCHULEWSKI 1941, DE CUVELAND u. HEUCK 1953, 1954), am Kalkaneus, auch am Processus trochlearis, an der Basis des Metatarsale V und manchmal am Sustentaculum talare (Abb. 116a u. b). Ein selbständiger Knochenkern wurde am Processus proximalis des Talus gefunden (Abb. 116c). Besondere Bedeutung für die Skelettentwicklung haben einige Sesambeine, wie die Patella, die Fabella, das Os peronaeum und die Sesambeine in den Beugesehnen der Zehen erlangt (s. Abb. 165).

Text weiter S. 103

Knochenwachstum und Skelettreifung 93

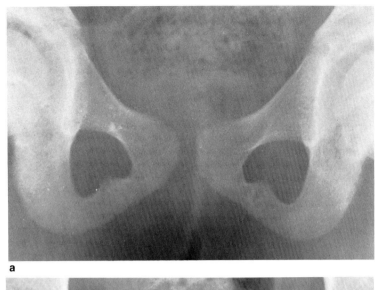

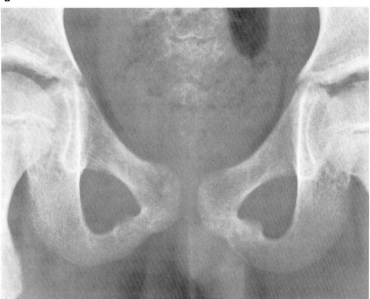

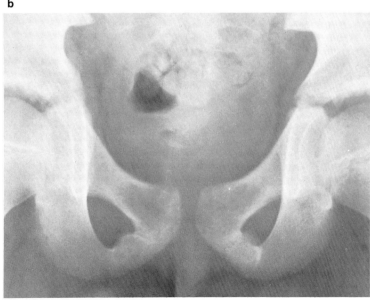

Abb. **104a–c** Ossifikationsformen der Synostosis ischiopubica bei Kindern: **a** 9j. ♀, **b** 10j. ♂ und **c** 12j. ♂

94 Radiologie des gesunden Skelettes

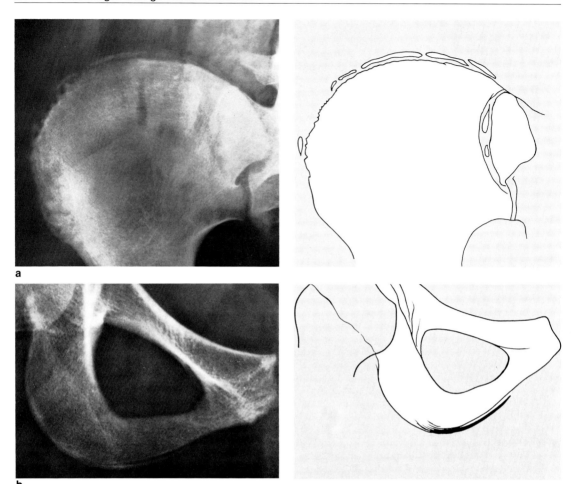

Abb. **105a** u. **b** Bandförmige Apophysen des Beckenskelettes (mit Skizze)
a Multizentrische Apophysenossifikation am Beckenkamm (17j. ♀)
b Partiell mit dem Hauptknochen verschmolzene Randapophyse am Sitzbein (18j. ♀)

Abb. **107a–d** Röntgenskizzen einiger charakteristischer Stadien der enchondralen Ossifikation der Knochen des Kniegelenkes
a Übersichtsskizze. Die Zahlen geben den Zeitpunkt des Einsetzens und des Endes der Verknöcherung an
b Der distale Femurepiphysenkern und der proximale Tibiaepiphysenkern treten bereits embryonal auf
c Im 4. Lebensjahr ist eine oft multizentrische Ossifikation der Patella erkennbar. Die Knochenkerne können persistieren. Eine Patella bipartita, tripartita usw. kommt vor
d Die Ossifikation der Tuberositas tibiae erfolgt uninukleär, häufig jedoch multizentrisch

Knochenwachstum und Skelettreifung

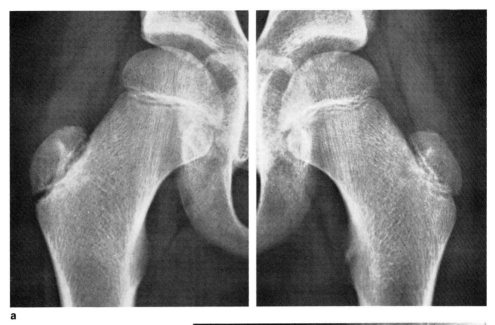

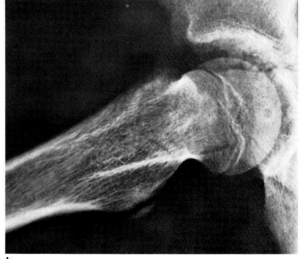

Abb. **106 a** u. **b** Epiphysen- und Apophysenossifikation am proximalen Femur
a Asymmetrische Entwicklung eines Apophysenkernes am Trochanter minor links, 10j. ♂
b Gut ausgebildete Apophyse des Trochanter minor (Projektion nach Lauenstein), 14j. ♂

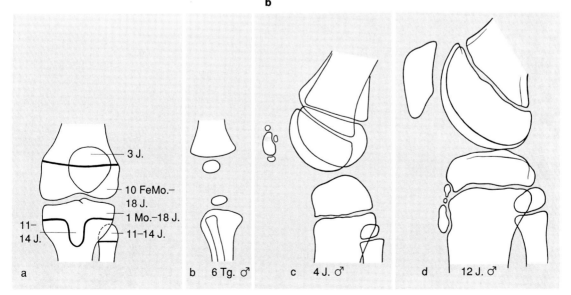

Radiologie des gesunden Skelettes

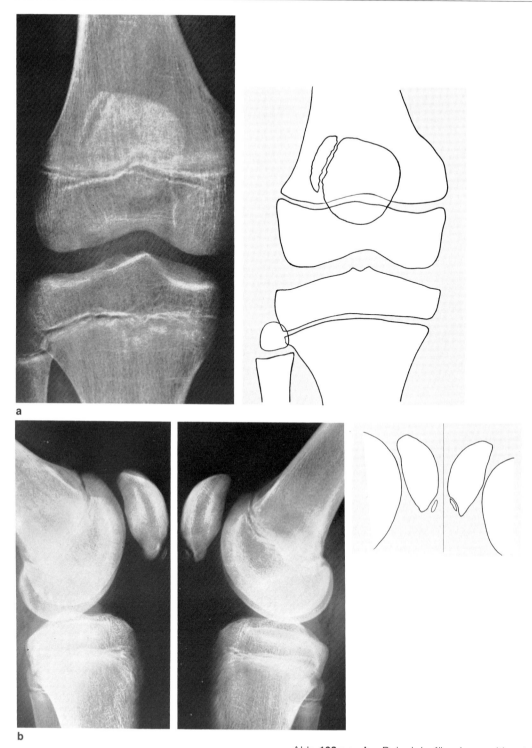

Abb. **108a** u. **b** Beispiele für eine multizentrische oder akzessorische Ossifikation der Patella (Röntgenbilder und Skizzen)
a 11j. ♂, **b** 14j. ♂. Die doppelseitige Ossifikation am unteren Patellapol (Apex patellae) hat Ähnlichkeit mit Apophysenossifikationen an anderen Skelettabschnitten

Knochenwachstum und Skelettreifung 97

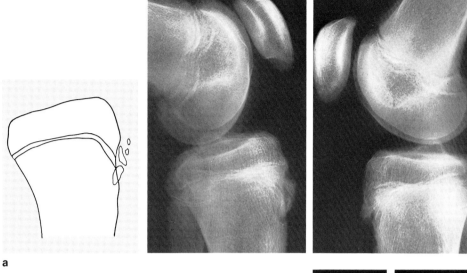

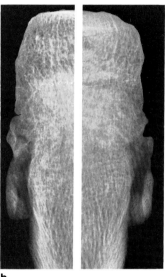

Abb. 109a u. b
a Asymmetrische unizentrische und multizentrische Ossifikation der Apophyse der Tuberositas tibiae. Röntgenbild mit Skizze (13j. ♀)
b Doppelseitige multizentrische Ossifikation der Tuberositas tibiae im Präparatröntgenbild (10j. ♀)

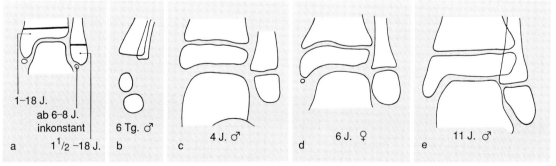

Abb. 110a–e Skizzen der Ossifikationsstadien der Knochen des Sprunggelenkes
a Übersicht des oberen Sprunggelenkes. Die Zahlen geben den Beginn und das Ende der Ossifikationsperiode an. Kleine Apophysenkerne im Bereich des Malleolus medialis und lateralis treten inkonstant etwa vom 6.–8. Lebensjahr auf und verschmelzen meist mit dem Hauptknochen (s. Abb. 112)
b–e Phasen der Ossifikation: der Malleolus tibiae bleibt länger knorpelig als der Malleolus fibulae und entwickelt häufiger eine Apophyse

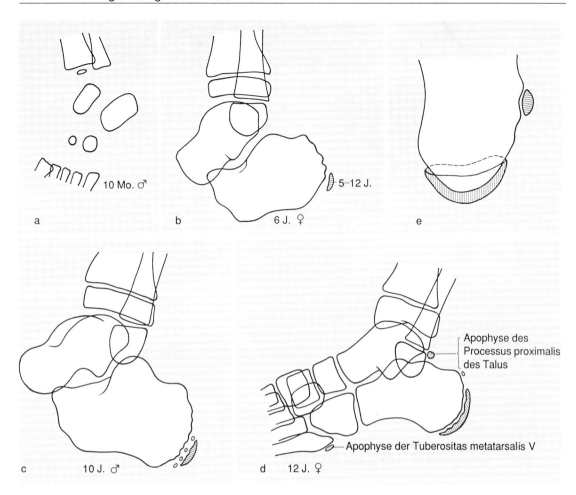

Abb. **111 a–e** Skizzen der Stadien der Ossifikation von Talus und Kalkaneus
a Ossifikation mit 10 Monaten
b mit 6 Jahren; die Apophyse des Tuber calcanei ossifiziert
c nicht selten multizentrisch. In späten Ossifikationsstadien ist der Apophysenkern sehr dicht, d. h. hoch mineralisiert
d Am Processus proximalis des Talus kann sich ein akzessorischer Knochenkern entwickeln (s. Abb. **116**). An der Außenseite der Tuberositas des Metatarsale V kann inkonstant eine Apophyse auftreten
e Röntgenskizze (axial) des Kalkaneus mit akzessorischer Epiphyse des Processus trochlearis (12j. ♂)

Knochenwachstum und Skelettreifung

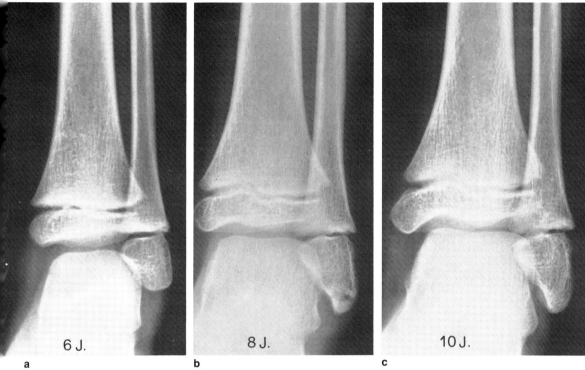

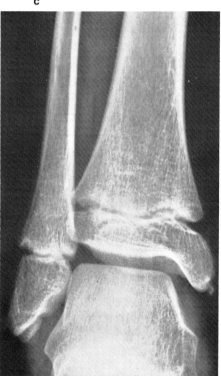

Abb. 112 a–d
a–c Verlaufsbeobachtung der Entstehung und Verschmelzung eines Apophysenkernes am Malleolus lateralis der Fibula
d Beginnende Ossifikation im Knorpel des Malleolus medialis der Tibia (10j. ♂). Im Bereich des Malleolus der Fibula erkennt man noch eben die Knorpelfuge der Apophyse

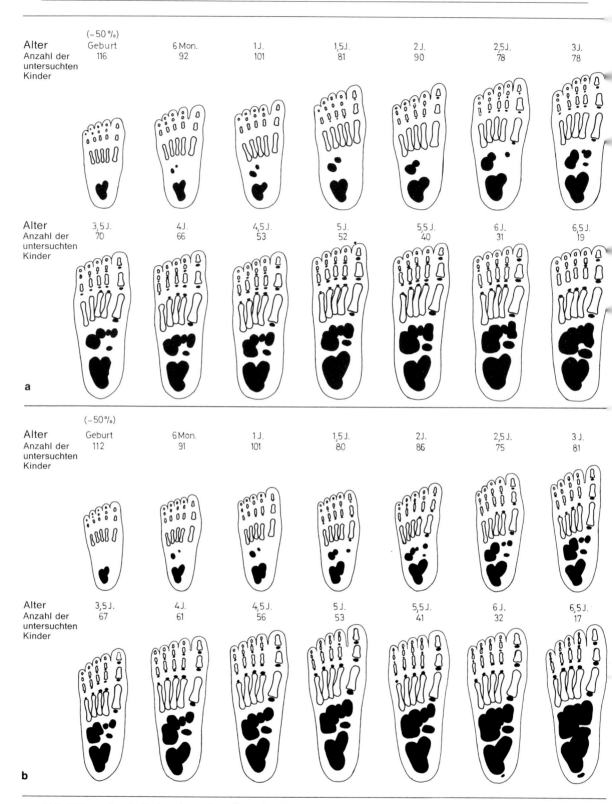

Abb. 113a u. b Auftreten der sekundären Ossifikationszonen am Fuß. a Knaben, b Mädchen (nach *Vogt* u. *Vickers* 1938)

Knochenwachstum und Skelettreifung 101

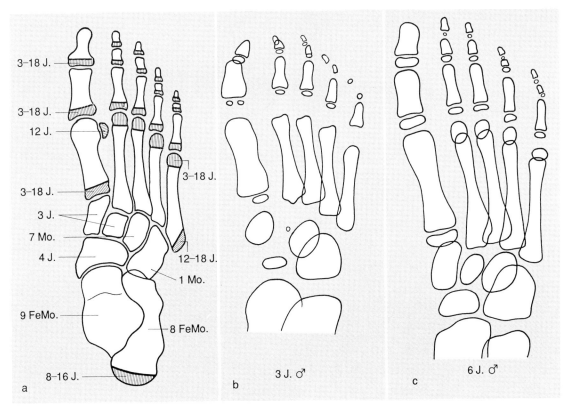

Abb. 114a–c
Röntgenskizzen der Ossifikation des Fußskelettes
a Übersichtsskizze. Der Beginn der Knochenbildung und der Abschluß der Ossifikation sind in Zahlen angegeben (FeMo = Fetalmonat)
b Verschiedenartige Anomalien der Ossifikation: verspätete Verknöcherung des 2. Keilbeines; die Kerne an Mittel- und Endphalanx der IV. und V. Zehe und der Grundphalanx der V. Zehe fehlen noch; der Kern der Grundphalanx der Großzehe ist zweigeteilt
c Normale, gleichmäßige Ossifikation aller Epiphysen der Zehen. Dieser Befund ist nicht regelmäßig zu beobachten

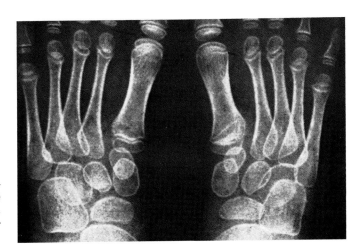

Abb. 115 Von zwei Ossifikationszentren des Os cuneiforme I ausgehende Knochenbildung an beiden Füßen (6j. ♂). Die übrigen Fußwurzelknochen ossifizieren normal

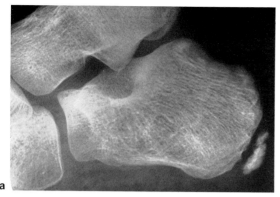
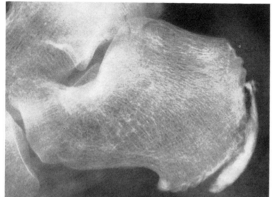
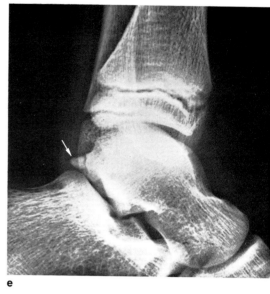
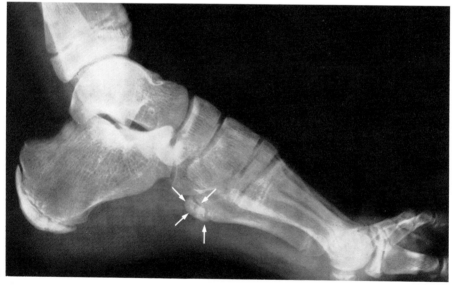
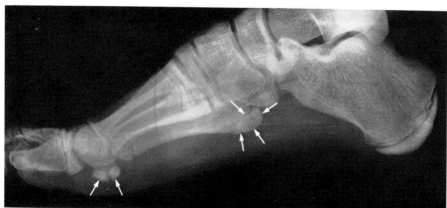

Abb. 116a–e
a u. b Ossifikationsstadien der Apophyse des Tuber calcanei
c u. d Apophyse an der Tuberositas des Metatarsale V. Doppelte Ossifikationsanlage im Sesambein der Beugesehne der Großzehe
e Akzessorischer Apophysenkern des Processus proximalis des Talus (→)

Wirbelsäule und Brustkorb

Im Bereich des Stammskelettes tritt die Verknöcherung der Wirbelsäule zuerst in den Wirbelbögen der Halswirbel und in den ersten beiden Brustwirbeln während der Embryonalphase ein (TÖNDURY 1958, 1974, SCHMORL u. JUNGHANNS 1968, STARCK 1975). Es folgen die Knochenkerne im Wirbelkörper des 11. und 12. Brustwirbels (s. Abb. 85). Die Verknöcherung der Wirbel schreitet dann kranialwärts etwas rascher fort als kaudalwärts, so daß die Knochenkerne der Brustwirbel mit den Ossifikationskernen der kaudalen Wirbelbögen auftreten. Die Verknöcherung des 3. Halswirbels tritt zusammen mit der Ossifikation der Bögen des 1. und 2. Sakralwirbels in der Embryonalphase auf.

Der *Atlas* entwickelt zwei Knochenkerne im Wirbelbogen; später tritt ventral ein weiterer Ossifikationskern auf, denn der knöcherne Ring des Atlas bildet bekanntlich keinen Wirbelkörper aus (Abb. 117). Dagegen entstehen im Epistropheus vier Knochenkerne, nämlich zwei Knochenkerne im Wirbelbogen, ein Kern im Körper des Epistropheus und ein Kern im Dens, der dem 1. Halswirbelkörper entspricht.

Aufschlußreich für das Verständnis von Verknöcherung und Wachstum der Wirbel sind die Studien von OGDEN (1984) am 1. und 2. Halswirbel, deren Beziehungen zum Dens des Epistropheus besonders Interesse verdienen. Verschiedene Formen des Os odontoideum und Ossiculum terminale wurden beschrieben.

Im *Os sacrum* entwickeln sich eigene Knochenkerne in der Pars lateralis (die phylogenetisch als Sakralrippen angesehen werden können) während des 6. und 7. Embryonalmonats. Ein *einheitliches Kreuzbein* ist etwa nach dem 25. Lebensjahr vorhanden (s. Abb. 85). Die Ossifikation des Steißbeines erfolgt unregelmäßig.

In der *späteren Ossifikationsphase* bis zur Pubertät treten weitere akzessorische Knochenkerne auf, die als Randleisten oder ringförmige Epiphysen kranial und kaudal am Wirbelkörper ausgebildet sind. Diese manchmal unregelmäßig konfigurierten Knochenkerne werden auch als *Randapophysen* bezeichnet und können nach einem Trauma

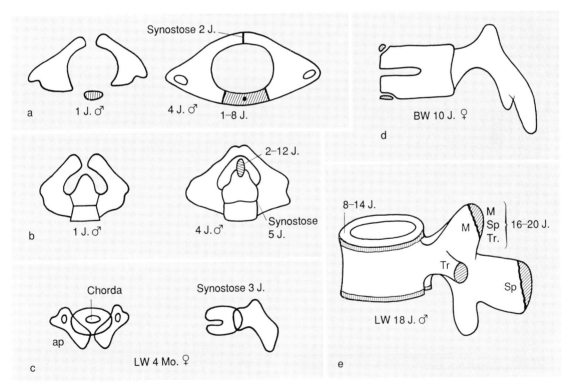

Abb. **117 a–e** Stadien der Ossifikation der Bauelemente der Wirbel in Röntgenskizzen
a Entwicklungsstadien des 1. Wirbels (Atlas)
b Entwicklungsstadien des 2. Wirbels (Epistropheus). Im Dens des Epistropheus besteht vom 2.–12. Lebensjahr ein eigener Knochenkern
c Ossifikationsstadium eines Lendenwirbels (4 Monate altes Mädchen). Der Venenkanal ist gut sichtbar
d Brustwirbel eines zehnjährigen Mädchens mit Venenkanal (Hahnsche Spalte) und Randapophysen
e Auftreten von Apophysenkernen im Lendenwirbel (18j. ♂). Die akzessorischen Knochenkerne der Randleiste, des Processus mamillaris (M), spinalis (Sp) und transversus (Tr) sind schraffiert

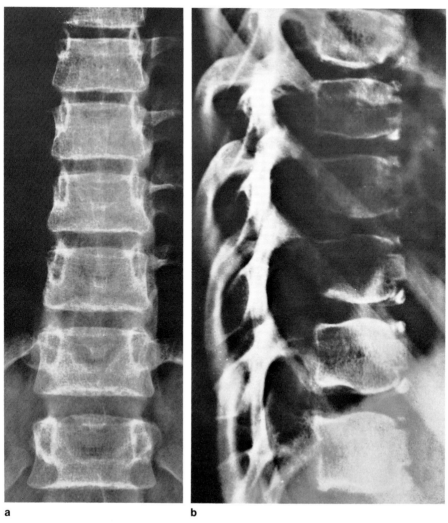

Abb. **118a** u. **b** Randapophysen der Wirbelkörper (12j. ♀). Die etwas ovale Form der ossifizierten zentralen Region der Wirbelkörper, die Abschrägung und ein eckiger „ausgekerbter Defekt" an den Wirbelkanten sind für dieses Entwicklungsstadium charakteristisch

bei dem Verdacht auf eine Knochenabsprengung an den Wirbelkanten zu differentialdiagnostischen Schwierigkeiten Anlaß geben (Abb. **118**). Am Atlas und an den Steißbeinwirbeln fehlen diese akzessorischen Knochenkerne. Dagegen bildet sich an der Spitze des Dens vom Epistropheus häufig ein akzessorischer Knochenkern aus, der als die Randleiste des 1. Halswirbelkörpers angesehen werden kann; ferner entwickelt sich eine Randleiste an der kaudalen Seite des Körpers vom Epistropheus.
Größe und *Form* der Wirbelkörper weisen individuelle Unterschiede auf (DIETHELM 1974). Die Brustwirbel sind nur wenig niedriger als die Lendenwirbel. Eine geringfügige Keilform ist *noch normal;* die Höhendifferenz zwischen ventraler und dorsaler Kontur beträgt bei gesunden Erwachsenen maximal etwa 1 mm. Variationen der Zahl der Wirbel und der Abschnittsgrenzen der Wirbelsäule kommen vor (DIETHELM 1974, ERDELYI 1974).
Im Bereich der *Quer-* und *Dornfortsätze,* meist auch an den *Gelenkfortsätzen,* kommen Apophysenkerne in der Ossifikationsphase der Pubertät zur Ausbildung, die unterschiedlich rasch mit dem Hauptknochen verschmelzen (HOEFFKEN u. WOLFERS 1974). Sie können persistieren (SCHMITT u. WISSER 1951) und dann als akzessorische Knochen auffallen (Abb. **119**). Vom 11. oder 12. Brustwirbel an kaudalwärts kommen am dorsalen Rand des Gelenkfortsatzes ein stumpfer Höcker – der Processus mamillaris – und an der Basis lateral und unterhalb von diesem als weiterer Höcker der Processus accessorius vor. Ist der Processus accessorius stark nach unten verlängert, so wird er als Processus styloideus des Wirbels bezeichnet.

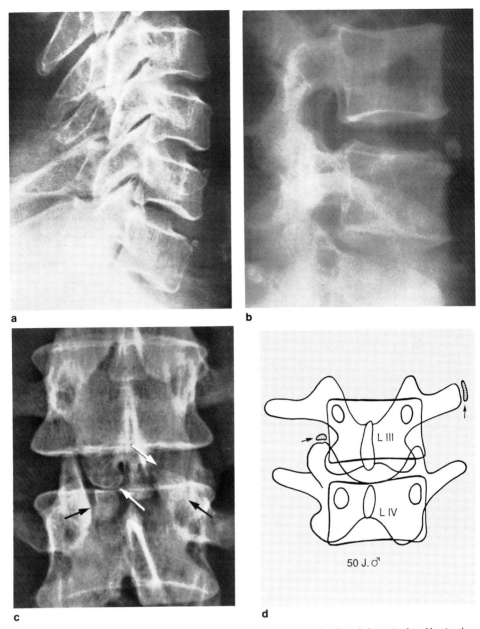

Abb. **119a–d** Persistierende Apophysen der Wirbel, **a** an der kranial-ventralen Kante des 5. und 6. Halswirbels; **b** an der kranial-ventralen Kante des 3. Lendenwirbels. Differentialdiagnostisch kommt eine sog. „Kantenabtrennung" in Frage; **c** an den unteren Gelenkfortsätzen des 3. Lendenwirbels; **d** Skizze persistierender Apophysen an einem Processus mamillaris rechts und einem Processus transversus links von Lendenwirbeln (50j. ♂)

Die *Rippen* ossifizieren in der Embryonalphase und besitzen am ventralen Abschnitt knorpelige Zonen, die im Laufe des Alterungsprozesses mehr oder weniger stark ausgeprägt – gleichmäßig oder fleckig und unterschiedlich – verkalken, jedoch nicht verknöchern können (FISCHER 1968). Im Bereich der Rippenköpfchen und an den Tubercula costarum entwickeln sich vom 10.–12. Lebensjahr an kleine Knochenkerne. An der XI. und XII. Rippe fehlen diese Apophysen oder Epiphysen (Abb. **120**). Es kommen zahlreiche Anomalien der Form und Struktur von Rippenanlagen vor (FISCHER 1968) (Abb. **121**).

Das *Brustbein* entwickelt sich aus den knorpeligen Abschnitten der ventralen Rippenpartien der ersten 5 oder 7 Rippen. Es bilden sich *zwei Sternalleisten* aus, die durch eine Verlängerung der Rippen miteinander verschmelzen. Dieser Prozeß schreitet

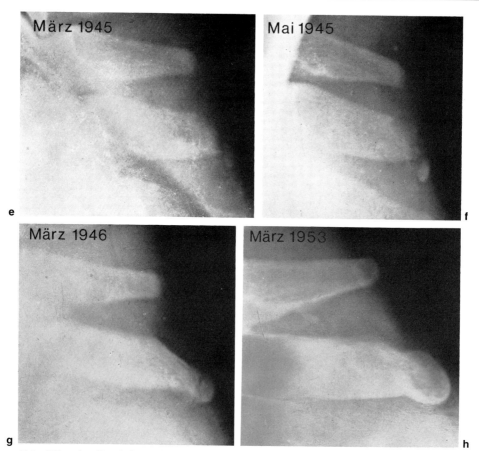

Abb. **119 e–h** Persistierende Apophyse am Dornfortsatz des 7. Halswirbels, die nach 8 Jahren (*Schmitt* u. *Wisser* 1951) mit dem Hauptknochen verschmolzen ist (24j. ♂)

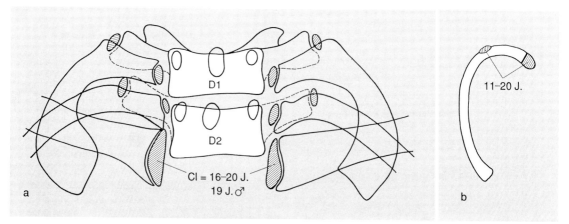

Abb. **120 a** u. **b** Schematisierte Röntgenskizze der Apophysen- und Epiphysenossifikation im Bereich der Rippen und Wirbelquerfortsätze
a Übersichtsskizze (19j. ♂) der oberen Thoraxapertur. Die Knochenkerne treten in der Pubertät auf und verschmelzen bis zum 20. Lebensjahr, bei Männern spätestens bis zum 25. Lebensjahr mit dem Hauptknochen. Die Querfortsatzapophysen des 1. Brustwirbels persistieren häufig. Cl = mediale Epiphysen der Klavikula
b Am Köpfchen der Rippen und am Tuberculum costae tritt je ein akzessorischer Knochenkern auf

Knochenwachstum und Skelettreifung

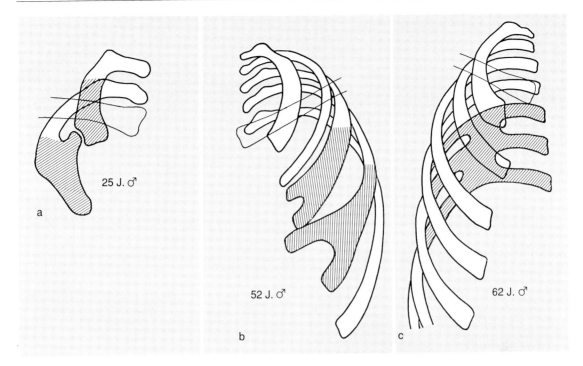

Abb. 121 a–d Rippenanomalien
a gelenkige Verbindung zwischen I. und II. Rippe
b Gabelrippen
c Rippensynostosen oder Brückenbildungen in der Skizze
d Röntgenbild einer Brückenbildung zwischen V. und VI. Rippe dorsal, paravertebral

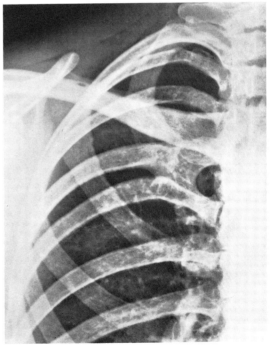

in kraniokaudaler Richtung fort, so daß zuerst die Region des Manubrium sterni und später die des Corpus sterni ausgebildet wird. Im 6. Embryonalmonat entwickelt sich das Manubrium sterni; es folgen die Knochenkerne des 2.–5. Segmentes, von denen die kaudalen paarig angelegt sein können. Im Laufe des Wachstums verschmelzen die paarigen Kerne miteinander noch bevor die Segmente synostosieren (Abb. **122**). Die Verschmelzung der Knochenkerne beginnt an den unteren Segmenten. Im 15. Lebensjahr sind meist drei Kerne des Corpus sterni vorhanden, die langsam verschmelzen, während das Manubrium sterni erst im höheren Lebensalter mit dem Corpus sterni synostosiert. Ein Kern im Processus ensiformis tritt meist erst im 6. Lebensjahr auf, um im späteren Alter mit dem Corpus sterni zu verschmelzen. Es sind verschiedene Variationen der Ossifikation beobachtet worden (KÖHLER u. ZIMMER 1967, FISCHER 1968). Überzählige Knochenkerne im Sternum kommen vor (Abb. **123**). Die *paarig* angelegten Kerne können ungleich groß sein, asymmetrisch nebeneinander liegen und lange Zeit getrennt bleiben, was auf eine Spaltung des Corpus sterni hindeutet. Echte *Spaltbildungen* sind als Normvarianten und/oder Fehlformen bekannt. Die Variationen von Form und Größe der Knochenkerne im Sternum sind mannigfaltig. Als *Episternalknochen* werden akzessorische Knöchelchen kranial vom Manubrium bezeichnet (Abb. **124**).

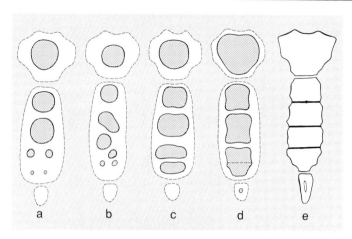

Abb. **122 a–e** Skizzen der Ossifikation des Sternums
a Neugeborenes mit paarig symmetrisch angelegten unteren Kernen
b Neugeborenes mit asymmetrischen Kernen
c Entwicklung mit 3 Jahren
d Entwicklung mit 13 Jahren, kleiner Kern im Processus ensiformis
e Synostosierung der Kerne des Sternums (16–25 Jahre)

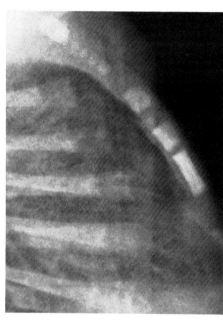

Abb. **123** Überzählige Knochenkerne im Sternum, seitliche Projektion (Neugeborenes)

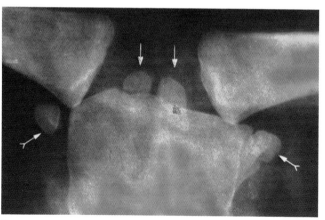

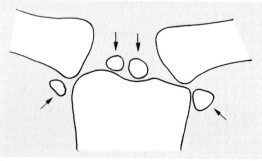

Abb. **124 a** Episternalknochen und parasternale Knochenbildung im Knorpel der I. Rippe beidseits (nach *Polgar* 1946, aus *A. Köhler, E. A. Zimmer:* Grenze des Normalen und Anfänge des Pathologischen im Röntgenbild des Skeletts, 12. Aufl. Thieme, Stuttgart 1982). **b** Skizze zu **a**

Schädelknochen

In der Embryonalphase der Ossifikation sind *bereits alle Schädelknochen* angelegt (THEILER 1963). Die Ossifikation beginnt im Unterkiefer; es folgen der Oberkiefer und dann die Knochen des Hirnschädels. Die Schädelbasis weist zwei Knorpelfugen auf, die Synchondrosis intersphenoidalis und die Synchondrosis sphenooccipitalis, in denen das Längenwachstum erfolgt. Auf seitlichen Röntgenaufnahmen des Schädels ist die Synchondrosis sphenooccipitalis sichtbar. Zwischen dem 14.–17. Lebensjahr kommt es zur Verknöcherung der Synchondrose, doch kann noch einige Zeit eine Kerbe am Klivus erkennbar bleiben. Die beiden Ossa frontalia sind in den ersten Lebensjahren durch die Sutura frontalis getrennt.

Zwischen den Knochenrändern der Schädelkapsel liegen die *Fontanellen*, die sich mit fortschreitender Ossifikation langsam schließen. Innerhalb der Fontanellen können einige Knochenkerne auftreten, die als *Fontanellenknochen* oder „Inkabeine" bekannt sind (Abb. **125**). Nach der Geburt sind *sechs Fontanellen* vorhanden. Im Schädeldach median sind die beiden größeren Fonticulus anterior

Abb. **125 a–c**
a Fontanellenknochen bei 4 Wochen altem Kind im Bereich des Fonticulus occipitalis
b Inkabein als Nebenbefund im Bereich der Okzipitalregion bei Erwachsenem
c Anatomisches Präparat eines Inkabeines (Sammlung Prof. Dr. *E. Uehlinger*, Pathol. Inst. Univ. Zürich)

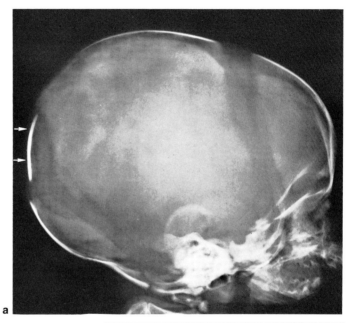

a

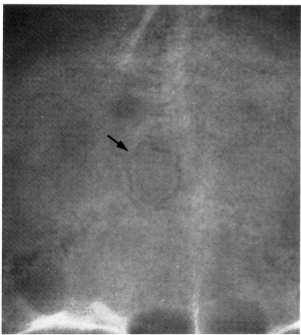

b

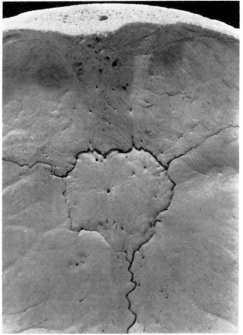

c

Radiologie des gesunden Skelettes

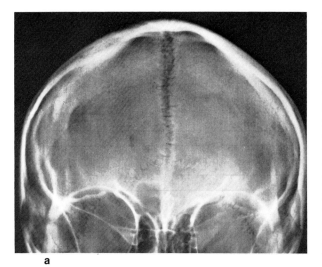

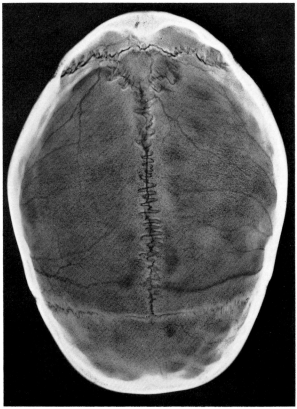

Abb. **126a** u. **b** **a** Die Röntgenbilder des Schädels einer 32j. ♀ und **b** eines Präparates der Schädelkalotte zeigen deutlich die zackige, sägezahnartige Naht der Lamina externa und die gradlinige, leicht wellige Sutura der Lamina interna. Inkabein im Bereich der Lambdanaht als Nebenbefund. Gefäßkanäle in der Diploespongiosa sind erkennbar

und posterior und über der Schädelbasis auf jeder Seite eine, die Fonticulus posterolateralis und anterolateralis, entwickelt. Die große Fontanelle schließt sich normalerweise im 3. Lebensjahr, während die kleine Fontanelle am Ende des 1. Lebensjahres verschwindet. Die Fontanella mastoidea schließt sich am Anfang des 2. Lebensjahres und die Fontanella sphenoidalis im 3. Lebensjahr. Im 2.–4. Lebensjahr erfolgt die knöcherne Vereinigung der Unterschuppe des Hinterhauptbeines mit den Partes laterales, später zwischen diesen und der Pars basalis. Am Ende des 4. Lebensjahres sind nur noch Nähte zwischen den Schädelknochen vorhanden, die sich von den Spalten durch eine unregelmäßige Begrenzung der aneinander gefügten Knochenplatten unterscheiden. Zunächst verläuft die Nahtlinie zackig, doch bilden sie bald ineinandergreifende zackige und zahnartige Strukturen im Bereich der Lamina externa aus (FRIEDMANN 1963). Dagegen zeigt die Lamina interna einen gradlinigen, leicht welligen Verlauf der Sutura, die im Röntgenbild von der Naht der Lamina externa als „strichförmige Aufhellung" differenziert werden kann (Abb. **126**). Die Schuppennaht des Os temporale ist im Röntgenbild nicht immer erkennbar.

Tabelle **4** Schädel

Nahtschluß:	Frontalnaht	1.–2. Jahr
	Sagittalnaht	30.–40. Jahr
	Koronarnaht	etwas später
	Lambdanaht	spät
Pneumatisation:	Mastoid	Ende 1. Jahr
	Ethmoid	2. Jahr
	Sphenoid	3. Jahr
	Stirnhöhle	3. Jahr
	Kieferhöhle	3. Jahr
Synostose der Sutura sphenooccipitalis 14.–15. Jahr		

Während die Naht der *Lamina interna verknöchert*, sind die Nähte der *Lamina externa bis ins hohe Alter nachweisbar* (Abb. **127**). Nicht selten findet sich jedoch nach dem 3. Dezennium eine partielle Verknöcherung (FRIEDMANN 1963). Diese tritt zuerst im Bereich der Sagittal- und Koronarnaht auf (Tab. **4**). Die Lambdanaht schließt sich zuletzt. Soweit bekannt ist, können die Nahtverknöcherungen an verschiedenen Zonen beginnen und einige Strecken offen lassen. Ein frühzeitiger Nahtschluß, die „prämature Synostose", hat Wachstumsstörungen des Schädelknochens und Schädigungen des Hirnwachstums zur Folge (MAYER, 1959, PSENNER 1973). Die Kenntnis des Verlaufs der Schädelnähte ist von besonderer differentialdiagnostischer Bedeutung bei Schädelverletzungen, um Verwechslungen mit Frakturen und Fissuren zu vermeiden (BERGERHOFF 1963, FRIEDMANN 1963). *Umschriebene* Verschmälerungen der Schädelkalotte durch Vertiefungen an ihrer Innenfläche kommen als Granula meningea (Pacchionische Granulationen) nach dem 10.–12. Lebensjahr *beiderseits* der Medianebene vor und können sichtbare Verkalkungen zeigen (Abb. **128**). Die arteriel-

Abb. **127** Mazerationspräparat des Schädelknochens eines 78jährigen Mannes aus der Mitte der Sagittalnaht. Die Lamina interna zeigt keine Nahtreste im Bereich des Sulcus sinus sagittalis, während die zackige Naht der Lamina externa noch offen ist

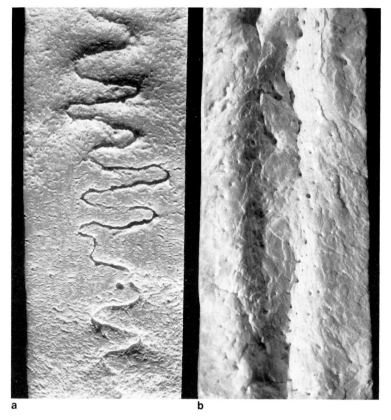

a　　　　　　　　　　b

len und venösen *Gefäßkanäle* in der Diploespongiosa und die Emissarien im Bereich des Hirnschädels verdienen als normale Varianten Beachtung (LINDBLOM 1936, LINDGREN 1954, SÜSSE 1963, LOEPP u. LORENZ 1971, PSENNER 1973). Die Knochenbildung in der Falx cerebri und eine Sellabrückenbildung sind selten (Abb. **128a** u. **b**). Weitere *physiologische intrakranielle Verkalkungen* kommen in der Dura vor und sind manchmal am Sinus sagittalis lokalisiert. Nicht selten treten sie als Verkalkungen oder Verknöcherungen der Ligg. clinopetrosa (petrosellare) am Dorsum sellae und hinter dem Klivus auf (Abb. **128c**). Dagegen kommen Verkalkungen am Ansatz des Tentorium cerebelli nicht häufig vor. Im Erwachsenenalter sind Verkalkungen des Corpus pineale in 25% (2. Dezennium) bis 70% (6. Dezennium) der Schädelaufnahmen nachweisbar (Abb. **128c**). Verkalkungen der Plexus choreoidei im Bereich der Seitenventrikel kommen wesentlich seltener (∼ 10%) meist bilateral symmetrisch (Abb. **128d**), kaum einseitig vor (BERGERHOFF 1963).
Die *Nasennebenhöhlen* sind nach der Geburt noch nicht voll ausgebildet (THEILER 1963, CAFFEY 1973). Der *Sinus maxillaris* entwickelt sich im 4. Embryonalmonat als laterale Vorwölbung der knorpeligen Nasenwand und kann beim Neugeborenen etwa *erbsengroß* sein. Die endgültige Größe ist erst nach der zweiten Dentition ausgebildet (Abb. **129**). Im *Keilbein* entwickelt sich nach dem 1. Lebensjahr der Sinus sphenoidalis und ist im 3. oder 4. Lebensjahr auch im Röntgenbild zu erkennen. Die *Stirnhöhlen* bilden sich vom 1. Lebensjahr an aus und sind etwa im 6. Lebensjahr erbsgroß. Ihre volle Größe ist mit dem 12. Lebensjahr, häufig erst zu Beginn des 3. Dezennium erreicht (Abb. **130**). Bemerkenswert ist die *große Variationsbreite der Nasennebenhöhlen*. Die *Siebbeinzellen* entwickeln sich ebenfalls nach der Geburt, und von der Paukenhöhle aus bilden sich die Cellulae mastoideae. Größe und Ausdehnung dieser pneumatisierten Bezirke sind sehr unterschiedlich. Das *Zungenbein* entsteht im 7. Embryonalmonat und ist später durch Verknöcherung des Corpus und der großen Hörner sichtbar. Die kleinen Hörner des Zungenbeines kommen nach der Geburt zur Ausbildung und vereinigen sich später mit dem Körper des Zungenbeines (Abb. **131**).
Der Zeitpunkt des Auftretens von Knochenkernen im Bereich des Schädelskelettes ist in der Abb. **86** zusammengestellt. Die Zusammenstellung gibt verständlicherweise Mittelwerte an, doch sind Variationen in der Größe, im Zeitpunkt des Auftretens und in der Zahl der Kerne als Normvarianten nicht ungewöhnlich. Gewisse Asymmetrien in der Knochenkernentwicklung und der Wachstumsgeschwindigkeit treten nicht selten auf. Über Normvarianten des Skelettes wird nachfolgend berichtet.

Text weiter S. 115

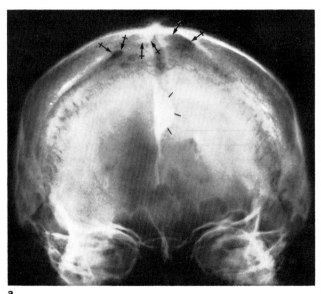
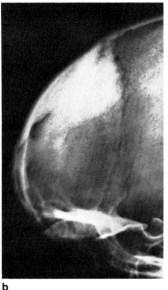
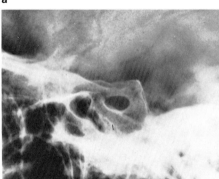

Abb. **128 a–f** Verkalkungen und Verknöcherungen im Bereich des Hirnschädels
a u. **b** Pacchionische Granulationen (↔) und ein Falxknochen (—)
c Brückenbildung der Sella
d Verknöcherungen der Ligg. clinopetrosa (petrosellare) am Dorsum sellae (→), Verkalkungen des Corpus pineale (↔) sowie des Plexus choreoideus (╫→)

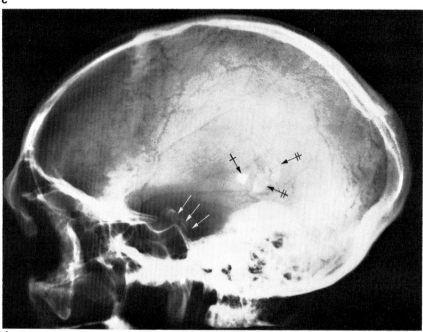

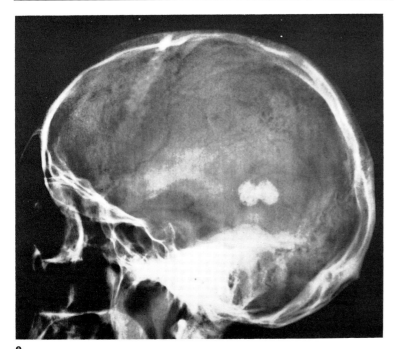

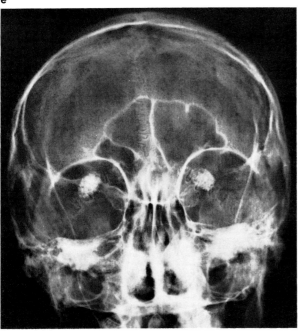

Abb. 128 e u. f Schollig strukturierte ungewöhnliche Verkalkungen des Plexus choroideus bei 30j. ♂

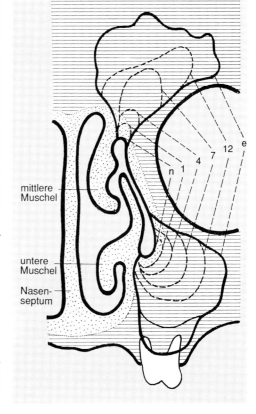

Abb. 129 Schema der Entwicklung der Nasennebenhöhlen. Die Linien zeigen die Ausdehnung der verschiedenen Nebenhöhlen beim Neugeborenen (n), im 1., 4., 7. und 12. Lebensjahr und beim Erwachsenen (e)

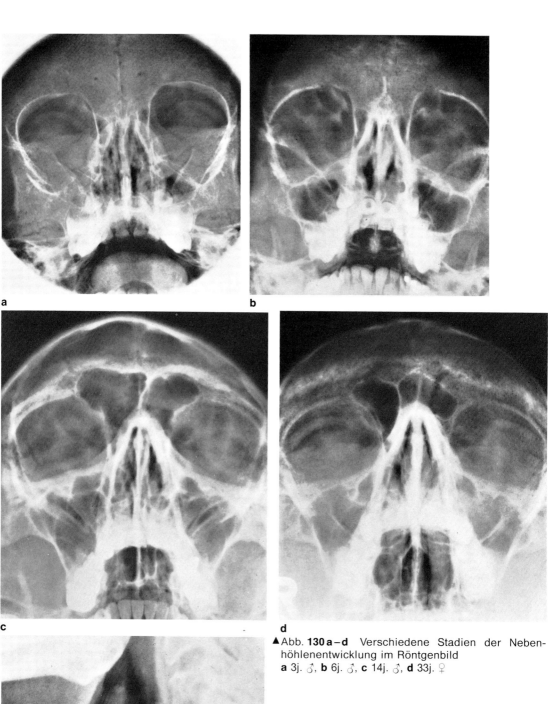

▲ Abb. **130 a–d** Verschiedene Stadien der Nebenhöhlenentwicklung im Röntgenbild
a 3j. ♂, **b** 6j. ♂, **c** 14j. ♂, **d** 33j. ♀

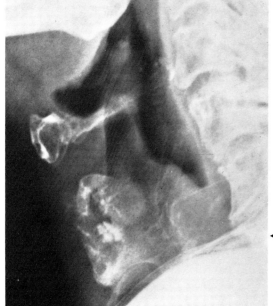

◀ Abb. **131** Zungenbein des Erwachsenen. Unterhalb des Zungenbeines kommt der Kehlkopfknorpel zur Darstellung. Die Halsweichteile, insbesondere die Epiglottis sind erkennbar

Normvarianten des Skelettes

Eine Vielzahl von Normvarianten des Skelettes ist bekanntgeworden, die für den Alltag der Röntgendiagnostik große praktische Bedeutung besitzen. Nachfolgend werden die häufigsten Befunde erläutert. Die seltenen Skelettvarietäten sind in umfangreichen Sammelbänden zusammengetragen worden (KÖHLER u. ZIMMER 1982, BIRKNER 1977, KEATS 1978, KEATS u. JOYCE 1984).
Als wichtigste Variationen der normalen Röntgenanatomie des Skelettes sind hervorzuheben:

1. die *persistierenden* Knochenkerne von Epiphysen und Apophysen,
2. die echten, *überzähligen* Knochen, die embryonal knorpelig angelegt werden und verknöchern können,
3. die überzähligen Knochenfortsätze,
4. die akzessorischen Sesambeine nach Art der normalerweise vorhandenen Sesambeine,
5. die *Verknöcherungen* von Sehnenansätzen und Sehnenbögen,
6. die echten *Schaltknochen,*
7. die Spaltbildungen oder *Verdoppelungen,*
8. die *Verschmelzungen* von Knochen als Bauelemente des Skelettes,
9. *Atypien* der Form und Größe,
10. *Strukturanomalien* der Spongiosa.

Die Variationen des Skelettes kommen *nicht selten gehäuft* vor und treten *symmetrisch* auf. Diese Regel ist für differentialdiagnostische Fragen von Bedeutung, da eine Unterscheidung akzessorischer Knöchelchen von abgebrochenen und pseudarthrotisch nicht angeheilten Knochenstücken nicht leicht ist. Zum Verständnis der Variationen ist die fundierte Kenntnis der normalen Ossifikation des Skelettes und der typischen Formen von Epiphysenkernen und Apophysenkernen erforderlich (s. S. 66 ff.). Die Häufigkeit von Skelettvarietäten ist unterschiedlich und wird mit etwa 1–10% angegeben. Wenn zahlreiche akzessorische Knochenkerne oder persistierende Epiphysen- und Apophysen beobachtet werden, so ist dies meist das Resultat einer innersekretorischen Störung und deren Einfluß auf die Verknöcherung des Skelettes (s. S. 29 ff.).

Normvarianten der oberen Extremität

Einige der im Erwachsenenalter vorkommenden *akzessorischen* Skelettelemente des *Schultergürtels* sind in Röntgenskizzen dargestellt (Abb. **132**). Nicht selten ist ein Os acromeale als persistierende Spätapophyse des Akromions zu finden (Abb. **133**). Im Bereich der Lig. coracoclaviculare kommen Verknöcherungen oder Verkalkungen vor. So kann sich zwischen dem Rabenschnabelfortsatz und dem Schlüsselbein ein Gelenk ausbilden, das als Korakoklavikulargelenk (Abb. **134**) bekanntgeworden ist (WERTHEIMER 1948, KÖHLER u. ZIMMER 1967, VIEHWEGER 1968). Es kommt relativ selten vor. Am kaudalen Rand der Klavikula kann gegenüber der 1. Rippe eine halbkreisförmige Vertiefung auftreten, die als *Bandgrube* (Fossa costoclavicularis) des Lig. costoclaviculare beschrieben worden ist.

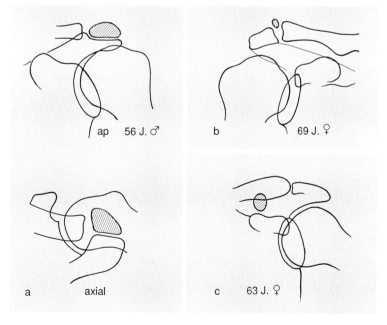

Abb. **132 a–c** Röntgenskizzen der akzessorischen Skelettelemente im Bereich des Schultergürtels
a Os acromiale (schraffiert)
b Kapselknochen am Akromioklavikulargelenk. Es kann sich bei einem solchen Bild auch um einen Diskus des Gelenkes handeln
c Großer Sesamknochen (schraffiert) im Lig. coracoclaviculare. Das Ligament kann auch partiell oder total verkalken

Radiologie des gesunden Skelettes

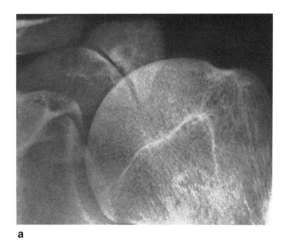
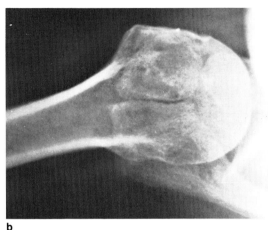

▲ Abb. 133a u. b a Os acromiale li. (41j. ♂), das b in *axialer Projektion* (rechtes Schultergelenk) deutlicher zur Darstellung kommt (52j. ♂)

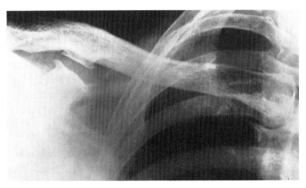

Abb. 134 Korakoklavikulargelenk (48j. ♀)

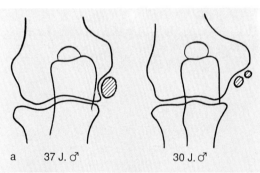

◄ Abb. 135a u. b Röntgenskizzen der akzessorischen Skelettelemente des *Ellbogengelenkes*
a Sesamoide unterhalb des Epicondylus ulnaris (durch enchondrale Ossifikation entstanden? Persistierender Kern oder Apophyse?)
b Foramen supratrochleare (F) mit Sesambein (S) in der Trizepssehne und Processus supracondylaris (P) des Humerus. In der seitlichen Skizze ist ein Olekranonsporn (O.S.) dargestellt

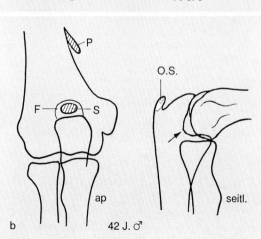

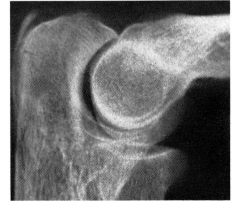

Abb. 136 Olekranonsporn (62j. ♂)

Normvarianten des Skelettes

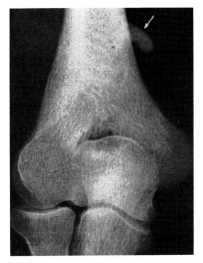

Abb. **137** Processus supracondylaris des Humerus (→) (48j. ♂)

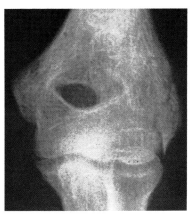

Abb. **138** Foramen supratrochleare (13j. ♀)

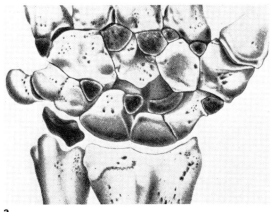

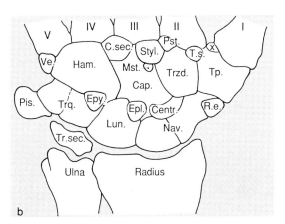

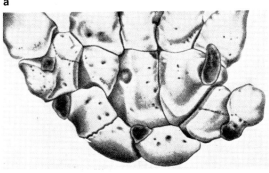

Abb. **139 a–d** Schematische Darstellung der akzessorischen Knochen der Hand und der Handwurzel (nach *Pfitzner* 1891, aus *A. Köhler, E. A. Zimmer:* Grenze des Normalen und Anfänge des Pathologischen im Röntgenbild des Skeletts, 12. Aufl. Thieme, Stuttgart 1982)

Tr. sec.	= Triquetrum secundarium	Trq.	= Triquetrum	Pst.	= Parastyloides
R. e.	= Radiale externum	Pis.	= Pisiforme	Mst.	= Metastyloides
Nav.	= Navikulare	P. s.	= Pisiforme secundarium	Cap.	= Kapitatum
Centr.	= Zentrale	Tp.	= Trapezium	C. sec.	= Capitatum secundarium
Lun.	= Lunatum	Ptp.	= Prätrapezium	Os Gr.	= Ossiculum Gruberi
Epl.	= Epilunatum	Trzd.	= Trapezoides	Ve.	= Os Vesalianum
Hpl.	= Hypolunatum	T. s.	= Trapezoides secundarium	Os ham.	= Os hamuli proprium
Epy.	= Epipyramis	Styl.	= Styloides	x	= Trapezium secundarium?

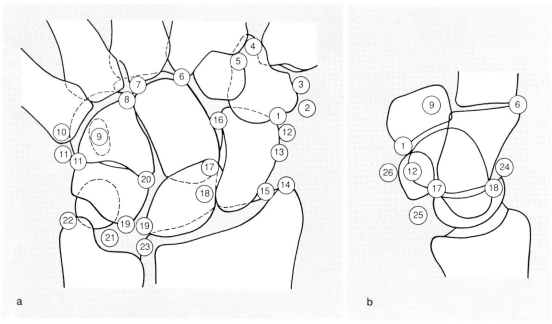

Abb. **140a** u. **b** Schematische Darstellung der akzessorischen Skelettelemente der Hand in 2 Ebenen (nach *Köhler* u. *Zimmer* 1982)

1 = Epitrapezium
2 = Verkalkung (Bursa bzw. Flexor carpi radialis)
3 = Paratrapezium (Prätrapezium?)
4 = Trapezium secundarium
5 = Trapezoides secundarium
6 = Os styloideum
7 = Ossiculum Gruberi
8 = Capitatum secundarium
9 = Os hamuli proprium
10 = Os Vesalianum
11 = Os ulnare externum (Verkalkungen in Bursa oder Sehne)
12 = Os radiale externum
13 = traumatisch bedingte Ausrisse
14 = persistierender Kern des Prozessus styloides radii
15 = Schaltknochen zwischen Navikulare und Radius (Paranavikulare)
16 = Os centrale carpi
17 = Hypolunatum
18 = Epilunatum
19 = akzessorische Knochen zwischen Lunatum und Triquetrum
20 = Epipyramis
21 = sog. „Triangulare"
22 = persistierender Kern am Prozessus styloides ulnae
23 = kleines Skelettelement am Radioulnargelenk
24 = Triquetrumausriß, kein akzesorischer Knochen
25 = Sehnen- bzw. Bursaverkalkung
26 = Verkalkungen am Pisiforme

Abb. **141** Schematische Darstellung möglicher Synostosen der Handwurzelknochen (nach *Köhler* u. *Zimmer* 1982)

Einige akzessorische Skelettelemente sind am *Ellenbogengelenk* zu finden (Abb. **135**). Als *Olekranonsporn* der Ulna wird eine Ossifikation im Bereich der Ansatzstelle der Sehne des M. triceps bezeichnet, die nicht mit einem persistierenden Apophysenkern des Olekranons verwechselt werden darf (Abb. **136**). Eine erbliche Variante und phylogenetische Reminiszenz ist der Processus supracondylicus humeri (v. KEISER 1968; Abb. **137**). Nicht selten ist ein Foramen supratrochleare (Abb. **138**).

Die Variationen des *Handskelettes* sind in den Abb. **139** u. **140** zusammengestellt. Die bisher bekannten *Synostosen* der Handwurzelknochen sind in der Abb. **141** skizziert. An den Mittelhandknochen kommen Pseudoepiphysen und Ossifikationsanomalien der Epiphysen vor. Die Fehlbildungen der Handwurzelknochen sind vielgestaltig. Eine Aplasie des Os naviculare ist selten (Abb. **142**). Im Os naviculare ist eine angeborene Spaltbildung (Naviculare bipartitum) beschrieben worden (GEYER 1962, KÖHLER u. ZIMMER 1967,

Normvarianten des Skelettes 119

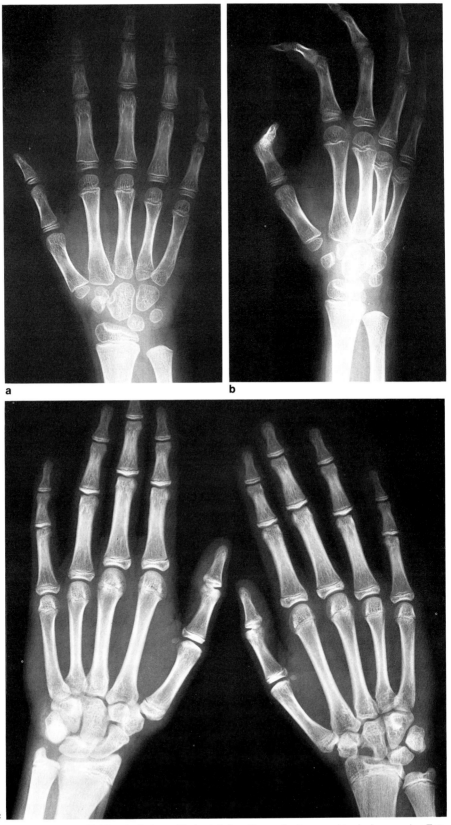

Abb. **142a–c** Fehlende Anlage (Aplasie) des Os naviculare rechts, bei normaler Entwicklung links (**a** u. **b** im Alter von 7 Jahren). Der Befund ist während des Wachstums 7 Jahre später erfaßt worden (**c**) (Beboachtung von *H. Poppe*, Göttingen)

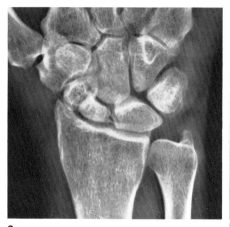
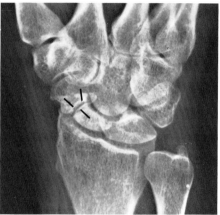

Abb. **143a** u. **b** Doppelbildung des Os naviculare (**b**), die auf Grund der Aufnahme (**a**) als pseudarthrotisch geheilte Fraktur angesehen wurde (40j. ♀)

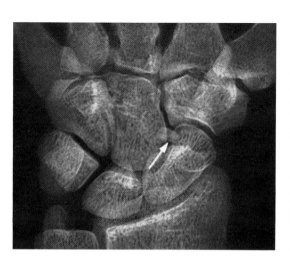

Abb. **144** Os centrale carpi (→) (47j. ♀)

ROCHLIN u. ZEITLER 1968), die keinen Krankheitswert besitzt und differentialdiagnostisch bei einer Navikularefraktur beachtet werden muß (Abb. **143**). Eine Doppelbildung wurde ferner am Lunatum, Triquetrum, Kapitatum, Hamatum und wesentlich seltener auch an anderen Handwurzelknochen beobachtet (s. ROCHLIN u. ZEITLER 1968). Eine seltene Varietät ist das *Os centrale* zwischen dem Os naviculare, dem Kapitatum und dem Multangulum minus gelegen, das auch zweigeteilt vorkommt (Abb. **144**). Dieses Knöchelchen entsteht im Embryonalalter und verschmilzt meist im knorpeligen Stadium mit dem Navikulare. Selten bleibt es selbständig. Das *Os triangulare* zwischen dem Triquetrum und dem Processus styloideus ulnae stellt im allgemeinen kein akzessorisches Knöchelchen dar, sondern entspricht dem frakturierten und pseudoarthrotisch gebliebenen Processus styloideus ulnae. Gelegentlich kommen jedoch auch an den Processus styloidei ulnae und radii *isolierte*

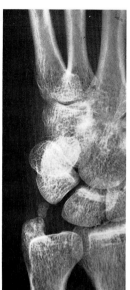
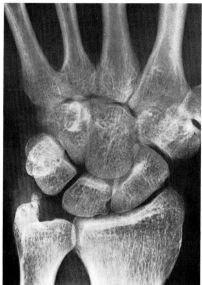

Abb. **145a** u. **b** Kleiner akzessorischer Knochen zwischen Triquetrum und Ulna (Os triangulare carpi?) oder persistierender Knochenkern am Processus styloideus ulnae (Os styloides?). Spongiosazyste im Processus styloideus ulnae

Abb. **146a** u. **b**
a Schema der Sesambeine der Hand (nach *Köhler* u. *Zimmer* 1982). Die bisher beobachteten Sesambeine am metakarpophalangealen Gelenk des Daumens sind stets vorhanden. Bei den häufiger anzutreffenden ist die *Prozentzahl des Auftretens* angegeben. Die weniger oft zu beobachtenden Sesambeine sind eingezeichnet. Die Sesambeine an den Endphalangen sind bisher nur je einmal beobachtet worden
b Röntgenaufnahme der rechten Hand mit Sesambeinen

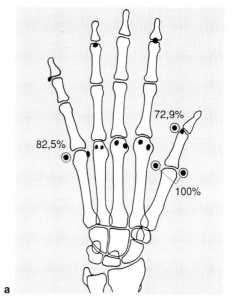

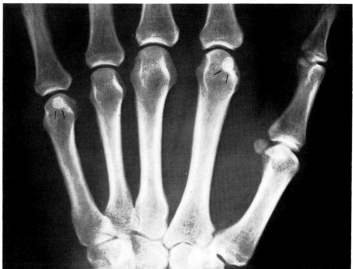

Knochenkerne vor. Diese Kerne können nach Abschluß der Ossifikation bestehenbleiben und müssen gegen Abrisse differentialdiagnostisch abgegrenzt werden. Eine *gleichmäßige Form*, eine *Randkortikalis* und die geordnete Spongiosastruktur dieser akzessorischen Skelettelemente sprechen für eine Anomalie und gegen den Folgezustand einer Knochenverletzung. Das Os triangulare carpi (Abb. **145**) kann nicht immer leicht gegen eine Knochenbildung im Discus articularis abgegrenzt werden.

Am Handskelett sind akzessorische oder geteilte *Sesambeine* (KÖHLER u. ZIMMER 1982, ROCHLIN u. ZEITLER 1968) unterschiedlicher Zahl und Größe nachweisbar (Abb. **146**). Einen großen Formenreichtum weist die *Tuberositas unguicularis* in den verschiedenen Lebensaltern auf (s. Abb. **100**).

Normvarianten der unteren Extremität mit Becken

Das *Beckenskelett* besitzt nicht selten akzessorische Knöchelchen, die persistierende Apophysenkerne oder Ossifikationen im Bereich der Verbindungen von Sehnen und Knochen darstellen (Abb. **147**). Am häufigsten sind die mit dem Hauptknochen nicht verschmolzenen Apophysen des Beckenkammes, der Spina iliaca anterior inferior und/oder des Os acetabuli (Os coxae quartum von ALBINUS 1737 entdeckt), des Tuber ischiadicum und des Os pubis an der Symphyse (Abb. **148**). Eine Normvariante stellen metaplastische Verknöcherungen von Bändern dar, wie des Lig. sacrotuberale, sacrospinale und ischiofemorale (Abb. **149**).

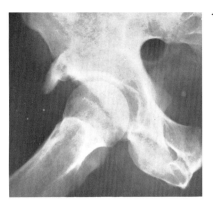

◄ Abb. **147** Metaplastische Verknöcherung im Bereich der Ansatzstelle des M. rectus femoris des Quadrizeps an der Spina iliaca anterior inferior (56j. ♂)

Abb. **148 a–c** Verschiedene Formen eines akzessorischen Skelettelementes am äußeren Pfannenrand
a u. **b** Os acetabuli, das sich in den Pfannenrand einfügt und aus mehreren Ossifikationszentren besteht. Es handelt sich wahrscheinlich um die persistierende Apophyse des Os coxae quartum (35j. ♂)
c Andersartige Form eines kleinen Os acetabuli am Pfannenrand rechts und einer Unregelmäßigkeit an der Spina iliaca anterior inferior. Zufallsbefund (55j. ♀)
▼

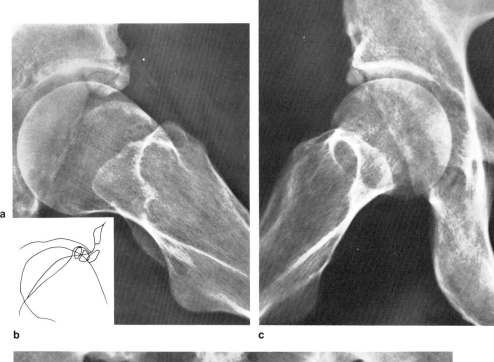

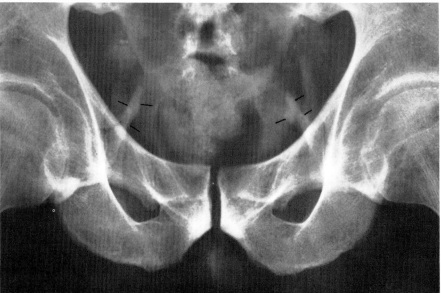

Abb. **149** Verkalkungen des Lig. sacrotuberale beidseits (66j. ♂)

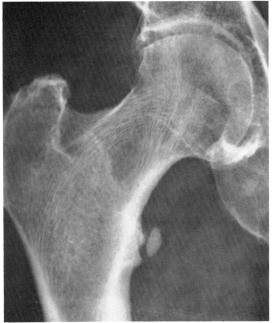
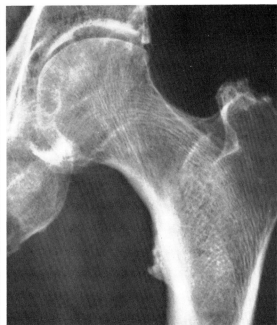

Abb. 150 a u. b Persistierende Apophyse des Trochanter minor rechts (akzessorisches Skelettelement) und Verknöcherungsstörung am Trochanter minor links. Nebenbefunde (70 j. ♀)

Am *Femur* sind partiell und vollständig persistierende Apophysenknochen des Trochanter minor, seltener am Trochanter major bekannt (Abb. 150). Eigenartige *Unregelmäßigkeiten der Kortikalis* in der Metaphysenregion verschiedener Knochen, die im Wachstumsalter erkennbar sind, haben KEATS u. JOYCE (1984) beschrieben. Eine sinnvolle Deutung dieser Normvarianten ist noch nicht gelungen, doch wird die Kenntnis des Befundes vor Fehlinterpretationen bewahren.
Im Bereich des *Kniegelenkes* sind die Fabella (kommt auch zweigeteilt vor!), eine Patella partita und ein meist doppelseitig angelegter „Spitzenkern" (persistierende Apophyse?) als Normvarianten bekannt (Abb. 151). Die Studien von OGDEN u. Mitarb. (1984) haben an den Knochen des *Kniegelenkes* Anomalien wie eine Patella partita analysiert und die Röntgenmorphologie verständlich werden lassen. Verknöcherungen in der Patellarsehne kommen am oberen und unteren Pol dieses Sesambeines und an der Ansatzstelle im Bereich der Tuberositas tibiae vor (Abb. 152).
Die *Unterschenkelknochen* entwickeln neben dem Apophysenkern in der Tuberositas tibiae, der multizentrisch angelegt sein und persistieren kann, einige inkonstante Apophysen im Fibulaköpfchen, im Malleolus internus und externus des Fußgelenkes (Abb. 153). Das gelegentliche Auftreten eines Os subtibiale und des Os subfibulare ist beobachtet worden (WASCHULEWSKI 1941, DE CUVELAND u. HEUCK 1952). Der Nachweis der Entstehung und Verschmelzung einer Apophyse mit dem Hauptknochen konnte am Malleolus fibulae und tibiae geführt werden (s. Abb. 112 a).
Am *Fußskelett* sind zahlreiche überzählige Knöchelchen zu finden (Abb. 154 u. 155). Es sind auch angeborene Synostosen der Fußwurzelknochen bekannt (Abb. 156). Der Processus posterior tali entwickelt sich aus einer selbständigen Apophyse, die meist mit dem Hauptknochen verschmilzt, jedoch in *etwa der Hälfte der Fälle* persistiert und als Os trigonum tarsi bekanntgeworden ist (Abb. 157). Das doppelseitige Auftreten und glatte Konturen des Knochens können als differentialdiagnostische Kriterien gegenüber dem Folgezustand nach einem Abbruch des Processus gewertet werden. Der Processus trochlearis calcanei entwickelt sich ebenfalls aus einem eigenen Knochenkern, der hypertrophieren und persistieren kann (s. Abb. 155).

Weniger häufig kommt der *Calcaneus secundarius* als erbsgroßer Knochenkern zwischen dem Kalkaneus und dem Navikulare vor (Abb. 158). Dagegen ist ein *Kalkaneussporn* im Bereich der Ansatzregion der Plantaraponeurose oder des Lig. plantare longum, manchmal auch der Achillessehne, nicht selten (Abb. 159). Diese Knochenappositionen können schmerzhaft sein, wenn sich eine Periostitis oder eine Entzündung der Schleimbeutel unter dem Sporn entwickelt.
Im Bereich der *Tuberositas ossis navicularis* kann in etwa 10% der Beobachtungen ein eigener Apophysenkern auftreten, der jedoch meist nicht persistiert, sondern mit dem Navikulare verschmilzt.

Text weiter S. 128

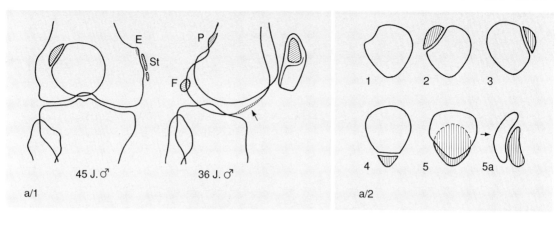

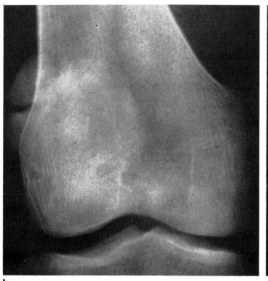

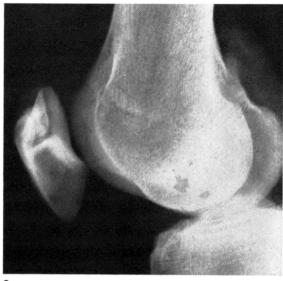

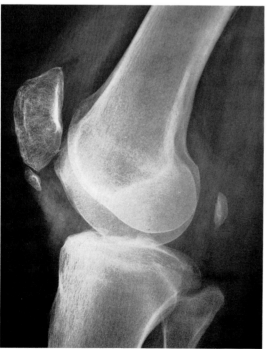

Abb. **151 a–d**
a/1 u. 2 Röntgenskizzen verschiedener Formen der *Patella bipartita* und einiger *akzessorischer Skelettelemente* des Kniegelenks
b u. **c** Patella bipartita des linken Kniegelenks (27j. ♂)
d Akzessorischer sog. Spitzenkern des unteren Patellapoles rechts (Patella bipartita? Persistierende Apophyse?) Diskrete Verknöcherungen in der Patellarsehne, Fabella (55j. ♀)

Normvarianten des Skelettes 125

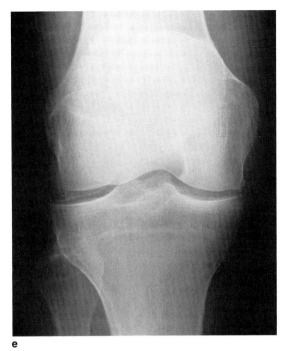
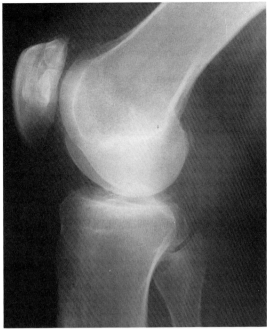

Abb. 151e u. f Patella tripartita (48j. ♂). Chondrocalcinose als Nebenbefund

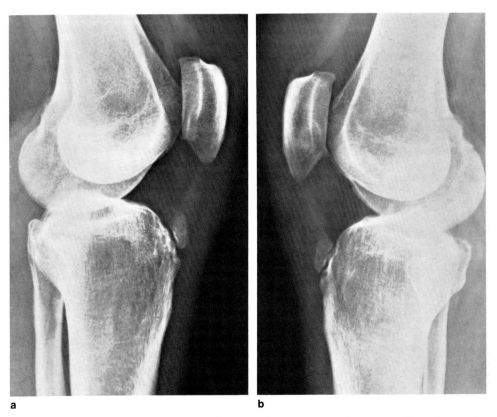

Abb. 152a u. b Isoliertes Knochenstück im Bereich der Ansatzregion der Patellarsehne an der Tibia beidseits. Dieser Befund kann als eine persistierende Apophyse der Tuberositas tibiae, möglicherweise auch als Restzustand einer Schlatterschen Erkrankung angesehen werden. Sehnen und Gelenkweichteile sind gut erkennbar (51j. ♀)

126 Radiologie des gesunden Skelettes

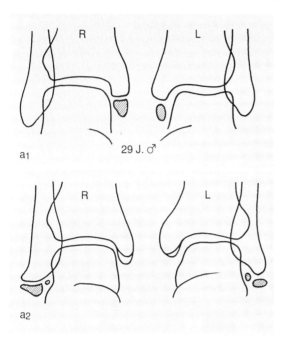

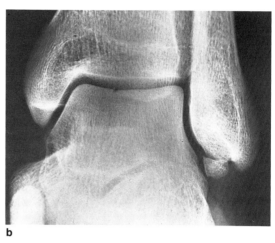

Abb. **153 a** u. **b** Röntgenskizzen akzessorischer Skelettelemente des Fußgelenkes: **a**/1 Os subtibiale bds., **a**/2 Os subfibulare bds. **b** Os subfibulare links als Nebenbefund (26j. ♂)

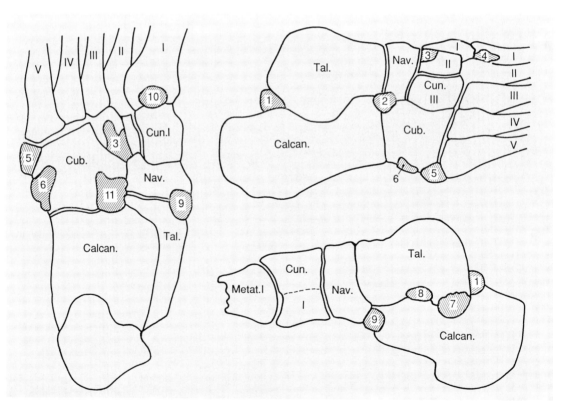

Abb. **154** Schema akzessorischer Fußknochen (*Pfitzner* 1891, aus *A. Köhler, E. A. Zimmer:* Grenze des Normalen und Anfänge des Pathologischen im Röntgenbild des Skeletts, 12. Aufl. Thieme, Stuttgart 1982)

1 = Trigonium (Os intermedium cruris)
2 = Calcaneus secundarius
3 = Interkuneiforme
4 = Intermetatarseum
5 = Os Vesalianum
6 = Os peronaeum
7 = Talus accessorius
8 = Sustentakulum
9 = Os tibiale externum
10 = Pars peronaea metatarsalis I
11 = Cuboideum secundarium

Normvarianten des Skelettes

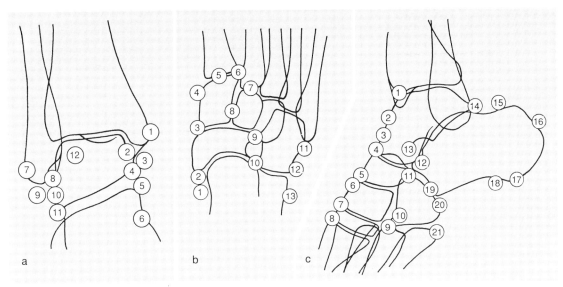

Abb. **155 a–c** Röntgenskizzen der akzessorischen Skelettelemente des Fußes (nach *Köhler* u. *Zimmer* 1982)

a Sprunggelenk

1 = Begleitschatten am Malleolus internus
2 = Schaltknochen (oder Sesambein) zwischen Malleolus internus und Talus
3 = Os subtibiale = Talus accessorius
4 = Talus accessorius = Os subtibiale
5 = Os sustentaculi
6 = Os tibiale externum = Os naviculare accessorium = Os naviculare secundarium = Prähallux
7 = Os retinaculi
8 = Schaltknochen (oder Sesambein) zwischen Malleolus externus und Talus
9 = Os subfibulare
10 = Talus secundarius
11 = Os trochleare calcanei
12 = Trigonum = Talus secundarius = Talus accessorius

b Mittelfuß dorsoplantar

1 = Talus accessorius = Os subtibiale
2 = Os tibiale externum = Os naviculare accessorium = Os naviculare secundarium = Prähallux
3 = Os cuneonaviculare mediale
4 = Sesamum tibiale anterios = Os paracuneiforme
5 = Os cuneometatarsale I plantare = Pars peronaea metatarsalis I
6 = Os intermetatarsale
7 = Os cuneometatarsale II dorsale
8 = Os intercuneiforme
9 = kein Akzessorium!
10 = Cuboideum secundarium
11 = Os Vesalianum
12 = Os peronaeum + Os calcaneocuboideum lateralis
13 = Os trochleare calcanei = Calcaneus accessorius

c Fuß seitlich

1 = Os talotibiale
2 = Os supratalare = Os supertalare = Astragulus secundarius
3 = kein Akzessorium! Ausriß
4 = Os supranaviculare = „processus trochléaire de l'astragale"
5 = Os infranaviculare = Os naviculocuneiforme I dorsale = Os paracuneiforme I
6 = Os intercuneiforme
7 = Os cuneometatarsale II dorsale = Os cuneometatarsale I dorsale fibulare
8 = Os intermetatarsale
9 = Os unci? = Processus uncinatus cuneiformis III mit Metatarsale IV koaleszierend?
10 = akzessorisches Skelettelement distal am Kuboid, abgewandertes Os unci?
11 = Cuboideum secundarium
12 = Calcaneus secundarius = „calcanéum surnuméraire"
13 = Os tibiale externum = Os naviculare accessorium = Os naviculare secundarium = Prähallux
14 = Trigonium = Talus secundarium = Prähallux
15 = Os accessorium supracalcaneum
16 = kein Akzessorium, hinterer Fersensporn
17 = Os subcalcis = Os tuberis calcanei
18 = kein Akzessorium, hinterer Fersensporn
19 = kein Akzessorium, Bursitis
20 = Os peronaeum
21 = Os Vesalianum

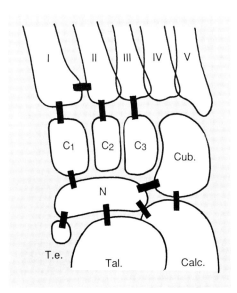

Abb. **156** Schematische Darstellung der möglichen *Synostosen* der Fußwurzelknochen (in Anlehnung an *Mestern* 1934, nach *Köhler* u. *Zimmer* 1982)

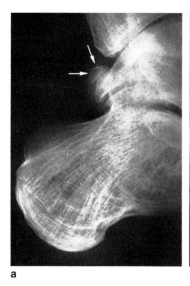
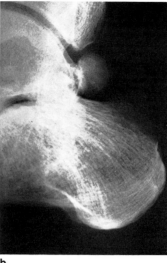

Abb. 157a u. b Os trigonum beidseits. Auf der rechten Seite ist ein weiteres akzessorisches Element zu erkennen (→) (Os talocalcaneare posterius? Zweigeteiltes Os trigonum?)

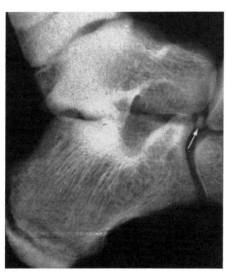

Abb. 158 Der seltene Calcaneus secundarius zwischen Kalkaneus und Navikulare stellt sich meist nur zufällig dar (13j. ♂)

Tritt dieser Prozeß nicht ein, so bleibt ein *Os tibiale externum bestehen* (Abb. 160). Diese Variation ist dominant erblich. Ein etwa erbsgroßer Knochenkern an der dorsal-proximalen Randpartie des Os naviculare wird als Os supranaviculare bezeichnet (Abb. 161).

Das *häufigste akzessorische Knöchelchen* im Bereich des Fußskelettes ist das *Os peronaeum*, das einzeln oder doppelt ausgebildet vorkommen kann (Abb. 162). Topographisch findet es sich im Bereich der Tuberositas des Würfelbeines in der Sehne des M. fibularis longus. Es stellt ein *Sesambein* dar, das bis zum 13. Lebensjahr knorpelig präformiert ist und erst später verknöchert. Manchmal findet sich ein *kleines Sesambein* am Ansatz des M. interosseus dorsalis I neben dem Processus pyramidalis des großen Keilbeines und wird als *Os intermetatarseum* bezeichnet (Abb. 163). Gegen dieses Gebilde ist der nicht seltene *Metatarssporn* differentialdiagnostisch abzugrenzen, der als eine Verknöcherung des akzes-

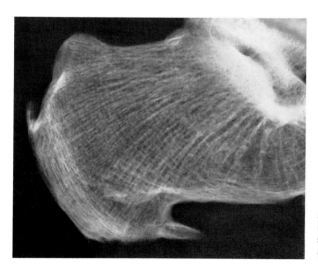

Abb. 159 Kalkaneussporn am Ansatz der Plantaraponeurose und Ossifikation der Ansatzregion der Achillessehne: seitliches Röntgenbild (58j. ♂)

Abb. **160 a–d** Verschiedene Formen des Os tibiale externum

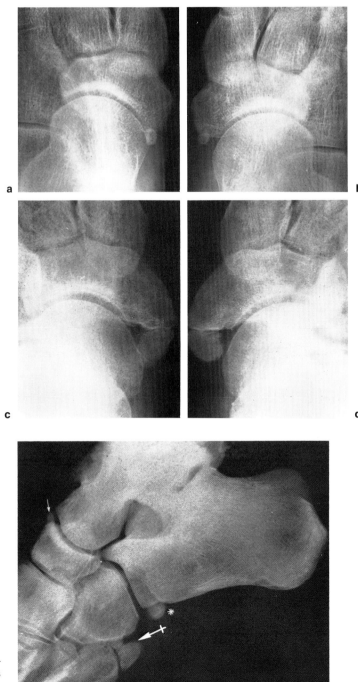

Abb. **161** Neben einem Os supranaviculare (→) sind ein zweigeteiltes Os Vesalianum (↔) und ein Os peronaeum (*) erkennbar (44j. ♂)

sorischen Sehnenbogens des M. interossis dorsalis I zu betrachten ist (Abb. **164**).
Das Os cuneiforme I weist gelegentlich zwei Kerne auf, von denen einer dorsal, der andere plantar lokalisiert ist (s. Abb. **115**). Wenn die Verschmelzung der Knochenkerne ausbleibt, so entwickeln sich ein Os cuneiforme I *dorsale* und ein Os cuneiforme I *plantare*.

Die Tuberositas des *Metatarsale V* entwickelt manchmal eine *Apophyse*, die an der lateroplantaren Seite auftritt. In etwa 14% kann sie vom 13.–14. Lebensjahr an nachgewiesen werden und verschmilzt in der Pubertät mit dem Hauptknochen (s. Abb. **116b**).
Ein seltener Knochen ist das *Os vesalianum*, nach dem Anatomen VESALIUS benannt. Dieser manch-

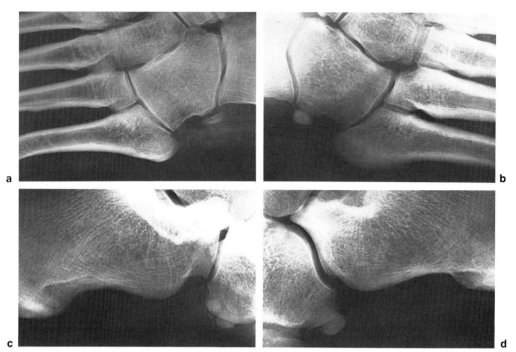

Abb. 162a–d Unterschiedliche Morphologie des Os peronaeum, das einseitig, jedoch meist doppelseitig entwickelt und mehrfach geteilt sein kann. Es handelt sich um ein Sesambein der Endsehne des M. peronaeus longus. Dieser Knochen darf nicht mit Aussprengungen verwechselt werden (!)

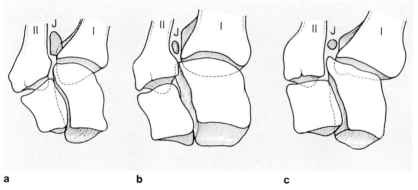

Abb. 163a–c Schematische Darstellung der Morphologie und Topographie des Os intermetatarseum (J). I = Metatarsale I, II = Metatarsale II

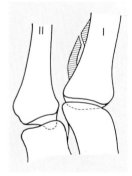

Abb. 164 Metatarsussporn, der einer Verknöcherung des akzessorischen Sehnenbogens des M. interosseus dorsalis I entspricht, I. und II. Metatarsus

mal *zweigeteilte* ovale Knochenkern befindet sich lateral vom Os cuboid und proximal vom Metatarsale V.

Hin und wieder treten an den Metatarsalia *Pseudoepiphysen* auf, seltener geteilte Epiphysenkerne. Besonders erwähnt seien die *akzessorischen Sesambeine,* die manchmal mit Kompaktainseln, Knochenabrissen oder andersartigen pathologischen Befunden verwechselt werden (Abb. **165**).

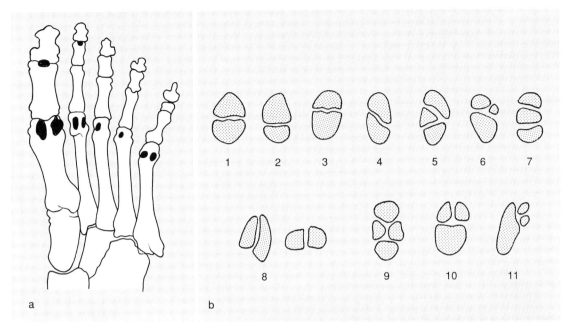

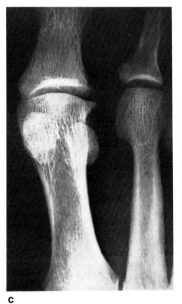
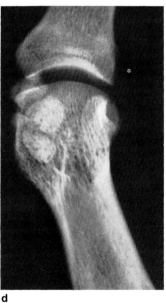

Abb. 165 a–d
Die Sesambeine des Fußes
a Schematische Darstellung (nach *Köhler* u. *Zimmer* 1982)
b Skizze geteilter Sesambeine der Großzehe, geordnet nach der Häufigkeit des Vorkommens (nach *Kewenter* 1936, aus A. *Köhler*, E. A. *Zimmer*: Grenzen des Normalen und Anfänge des Pathologischen im Röntgenbild des Skeletts, 12. Aufl. Thieme, Stuttgart 1982)
c Normale Sesambeine der Großzehenbeugesehne (44j. ♀)
d Das mediale Sesambein der Großzehe ist viergeteilt (43j. ♀) (Fall 9 nach *Kewenter*)

Varianten und Anomalien der Spongiosastruktur

Unter den *Strukturanomalien* der spongiösen Abschnitte der Knochen sind die *solitären Kompaktainseln* als Strukturverdichtungen am häufigsten nachweisbar. Die stecknadelkopf- bis linsengroßen, manchmal noch größeren Kompaktaherde sind nicht immer scharf konturiert, sondern in das Spongiosanetz eingefügt (Abb. **166**). Sie finden sich in allen spongiösen Knochen nicht nur in den Epiphysen von Röhrenknochen, sondern auch in den Metakarpal- und Metatarsalknochen sowie im Beckenskelett. Häufig kommen sie multipel vor.

Ein generalisiertes Auftreten und eine annähernd symmetrische Ausbildung dieser Strukturanomalie ist als erbliche Systemkrankung, die *Osteopoikilie* bekannt (s. Bd. VI/2). Die morphogenetischen Zusammenhänge lassen einen ähnlichen Mechanismus der Entstehung von Spongiosklerosen vermuten, der im einzelnen noch unbekannt ist.
Als weitere *Strukturverdichtung* des gesunden spongiösen Knochens sind *querverlaufende Wachstumslinien* oder plattenförmige Knochenbildungen im Bereich der *Metaphysen* bekanntgeworden. Sie kommen einzeln oder als gestaffelte, querverlaufende Verdichtungen vor (Abb. **167**). Es handelt sich um den Folgezustand einer Wachstumsstö-

132 Radiologie des gesunden Skelettes

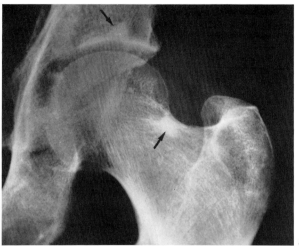

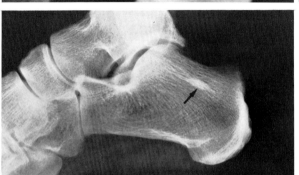

Abb. **166 a** u. **b** Kompaktainseln in verschiedenen spongiösen Knochenabschnitten: **a** im Hüftgelenksbereich und **b** im Kalkaneus

rung aus unterschiedlicher Ursache. Nach einer Wachstumshemmung tritt eine Phase raschen Wachstums auf. Mit fortschreitendem Längenwachstum wandert die Wachstumszone der Epiphysenfuge von diesem „Querbalken" weg. Kommt eine Wiederholung der Wachstumsstörung vor, so entsteht eine neue weitere „Wachstumslinie", und es sind sehr zahlreiche „Querbalken" gefunden worden, die immer *parallel zueinander* und zur Epiphysenfuge angeordnet sind. Bei ungestörtem Wachstum des Knochens und normaler Ossifikation von der Epiphysenfuge aus treten diese Strukturverdichtungen der Spongiosa nicht auf. Geringfügige Unterschiede der Wachstumsgeschwindigkeit im Laufe der Jahreszeiten vermögen derartige querverlaufende Spongiosaverdichtungen nicht hervorzurufen. Als Ursachen werden Vitaminmangelstörungen, hormonelle Störungen, Ossifikationsanomalien im Zusammenhang mit Infektionskrankheiten oder Schwermetallvergiftungen angegeben. Nicht selten entwickeln sich diese Strukturverdichtungen der Spongiosa infolge Ruhigstellung der Extremität nach einer Fraktur (Abb. **168**). Das Röntgenbild dokumentiert kompensatorische *Unterschiede der Wachstumsgeschwindigkeit im Bereich der Extremitäten,* wenn es infolge der Knochenverletzung zu

Verkürzungen des Knochens auf der einen Seite gekommen ist.
Bei einer Osteogenesis imperfecta sind zahlreiche „Querbalken" in allen Metaphysen verschiedener Knochen des Skelettes beobachtet worden. Die Entstehung dieser Wachstumslinien ist wahrscheinlich zeitlich begrenzt. Zusammenhänge der Transformation des Knochens haben GARN u. SCHWAGER (1967) an diesen Wachstumslinien studiert und gefunden, daß zwar im *Laufe des Alterungsprozesses ein Verlust an spongiösem Knochenmaterial eintritt,* jedoch die *einmal angelegten Strukturen beim gesunden Menschen nur geringfügige Veränderungen erfahren.* Lediglich in den subperiostalen Bezirken geht Knochengewebe im Laufe von Wachstum und Alterung durch Umbauvorgänge verloren oder erfährt eine Veränderung der Strukturen.
Derartige „Wachstumslinien" sind nicht nur an den großen und kleinen Röhrenknochen, sondern auch an spongiösen Knochen, wie den Metakarpalia, Metatarsalia, den Fußknochen und dem Os ileum, nachgewiesen worden. Selten sind diskrete bandförmige Verdichtungen in der Wirbelspongiosa, die parallel zu den Grund- und Deckplatten ausgebildet sind (Abb. **169**). Mit derartigen „Wachstumslinien" *schreibt der Knochen seine*

Normvarianten des Skelettes   133

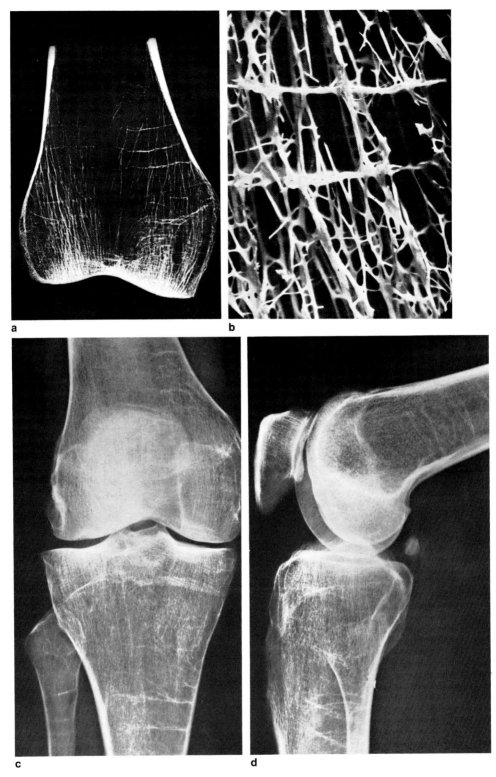

Abb. 167 a–d   Strukturverdichtungen der Spongiosa (Wachstumslinien)
a Präparatröntgenbild
b Anatomisches Mazerationspräparat der Spongiosa mit „Wachstumslinien" in der Metaphyse, angedeutet auch in der Epiphyse des distalen Femurs. Die Epiphysennarbe ist erkennbar. Die quer verlaufenden Wachstumslinien entsprechen einer Spongiosa lamellosa

c u. d Multiple horizontale Strukturverdichtungen in der Metaphysenspongiosa von Tibia und Femur („Wachstumslinien") unbekannter Ursache bei einem 50jährigen Mann. Zufallsbefund. Fabella als Nebenbefund

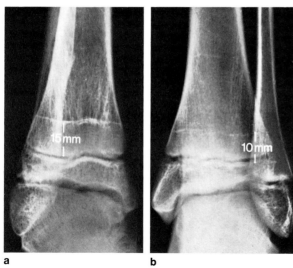

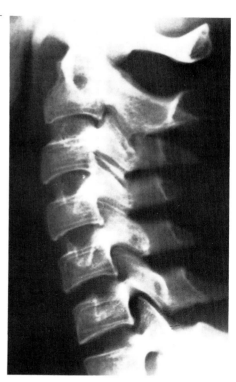

a **b**

Abb. 168a u. b Nach einer Unterschenkelfraktur rechts im Alter von 13 Jahren und vorübergehender Ruhigstellung sind Wachstumslinien in der distalen Metaphyse der Tibia beidseits aufgetreten. Die unterschiedliche Ausprägung der Wachstumslinien und deren Abstand zur Epiphysenfuge lassen das kompensatorische Längenwachstum auf der Seite der Fraktur erkennen (aus *F. Heuck:* Allgemeine Radiologie und Morphologie der Knochenkrankheiten. In *L. Diethelm* u. Mitarb.: Handbuch der medizinischen Radiologie, Bd. V/1. Springer, Berlin 1976)

Abb. 169 Diskrete bandförmige Verdichtungen in der Wirbelspongiosa parallel zu den Grund- und Deckplatten der Halswirbelkörper. Dieser Zufallsbefund war auch an den übrigen Wirbeln erkennbar, 33j. ♀ (aus *F. Heuck:* Allgemeine Radiologie und Morphologie der Knochenkrankheiten. In *L. Diethelm* u. Mitarb.: Handbuch der medizinischen Radiologie, Bd. V/1. Springer, Berlin 1987)

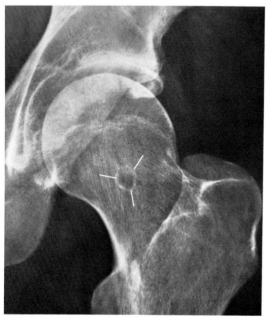

Abb. 170 Seltene Lokalisation einer Spongiosazyste im Femurhals mit deutlicher Randkortikalis (33j. ♂)

Entwicklungs- oder Krankengeschichte selbst, so daß deren Bewertung auf Röntgenbildern wichtige Informationen vermitteln kann.

Besondere Formen einer *Strukturauflockerung* der Spongiosa stellen *Pseudozysten* unterschiedlicher Größe dar, die als unbedeutender Nebenbefund vorkommen (Abb. 170). Die Aufhellung ist meist von einer *feinen Randsklerose* umgeben. Nach dem pathologisch-anatomischen Befund handelt es sich nicht um eine echte Zyste, sondern um *Markfibrosen* mit einem Knochenmantel, dessen Bälkchen in den spongiösen Knochen ausstrahlen und die als ein Narbenzustand angesehen werden können. Die Entstehung ist häufig unklar, doch treten nicht selten derartige Pseudozysten nach einem Trauma auf. Von COTTIER (1952) konnte nach Injektion von Eigenblut im Tierknochen regelmäßig eine solche zirkumskripte Markfibrose im Sinne der *Pseudozysten* erzeugt werden. Die Randsklerose stellt eine reaktive perifokale Ossifikation dar. Am häufigsten finden sich diese solitär oder multipel ausgebildeten, stecknadelkopf- bis hanfkorngroßen Pseudozysten im Kapitatum, Navikulare und Lunatum (ROCHLIN u. ZEITLER 1968). Seltener kommen sie auch in der Spongiosa von Epiphysen und Metaphysen der großen Röhrenknochen vor.

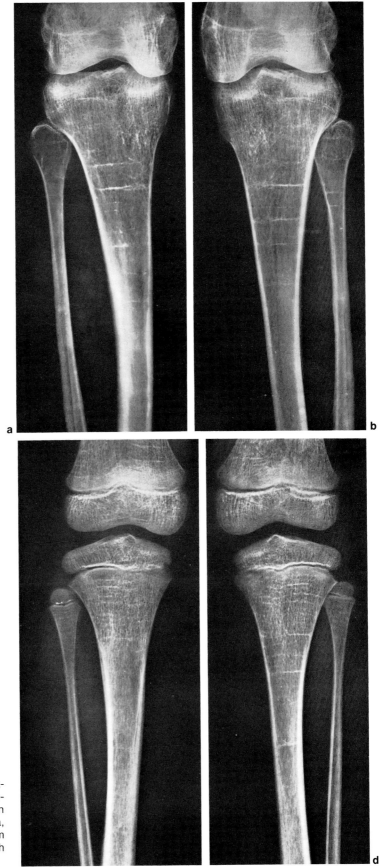

Abb. 171a–d Erblich bedingte Charakteristika von Form und Struktur der Knochen der unteren Extremität am Beispiel einer blanden Form der Osteogenesis imperfecta, die bei 38j. Mutter (**a** u. **b**) und ihrem 9j. Sohn (**c** u. **d**) annähernd gleich ausgebildet sind

Einfluß genetischer Faktoren auf die Knochenbildung

Nach bisher vorliegenden, noch lückenhaften Kenntnissen werden Form und Struktur der einzelnen Knochen des Skelettes während des normalen Wachstums durch peristatische und zahlreiche genetische Faktoren maßgeblich bestimmt (SCHINZ 1924, V. VERSCHUER 1959, MCKUSICK 1959, GREBE 1959, 1964, LENZ 1964, WIEDEMANN 1960, SPRANGER u. Mitarb. 1974) (Abb. **171**). *Durch Zwillingsuntersuchungen* konnte der Einfluß von Erbfaktoren auf die Wirbelknochen nachgewiesen werden. Aus der Forschung von Erbkrankheiten des Skelettes kann auf Normalgene, die bei der Knochenbildung wirksam werden, rückgeschlossen werden.

So ist die *Ossifikationsfolge* der Handwurzelknochen *genotypisch* determiniert (Abb. **172**). Die Unterschiede im Auftreten der Ossifikationskerne konnten durch Untersuchungen von Familien und Zwillingen in einige Typen geordnet werden. Die Untersuchungen von eineiigen und zweieiigen Zwillingen und Drillingen beweisen, daß Erbfaktoren auch auf die Form und Struktur der einzelnen Knochen sowie deren Wachstum und Reifung von Einfluß sind (Abb. **173**). Bei eineiigen Zwillingen konnte eine Konkordanz der Form und Struktur nachgewiesen werden, während bei zweieiigen Zwillingen oder bei Drillingen eine Diskordanz zu finden war (BUSCHKE 1934). Die Forschungen der Erbpathologie des Menschen und der Genetik erlauben, die Bedeutung der genetischen Faktoren für die Ossifikation folgendermaßen zu beschreiben:

1. Das *Knorpelwachstum* wird durch ein oder mehrere Gene reguliert.
   Störungen können zu Fehlentwicklungen oder Mißbildungen bei Mensch und Tier führen (z. B. Chondrodystrophie, Dyschondrogenese u. a.).
2. Das *periostale Dickenwachstum* wird durch Gene gesteuert.
3. Die *enchondrale Ossifikation* wird durch Gene reguliert.
4. *Wachstum* und *Skelettreifung* unterliegen einer Regulation durch Gene. Eine Verzögerung der Knochenkernbildung kann zum Zwergwuchs, ein Persistieren der Epiphysenfugen zum Riesenwuchs führen. Manchmal erfolgt die Genwirkung mittelbar über hormonelle Regulationen.
5. Eine *lokale Wirkung* von verschiedenen Genen wird angenommen.

Umstritten ist, inwieweit das Fehlen von Gliedmaßenanlagen, das Auftreten von Gelenkaplasien und Synostosen durch genetische oder an-

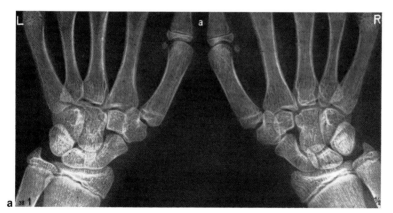

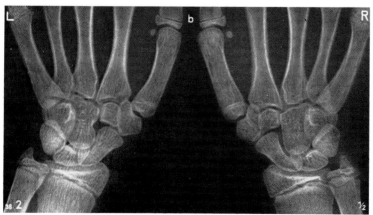

Abb. **172a** u. **b** Absolute Konkordanz der Form und Struktur des Handskelettes bei 13j. eineiigen Zwillingsmädchen. Die Sesambeine sind auch etwa gleich groß

dersartige Vorgänge während der Embryonalphase zustande kommen. Die Conterganforschung hat neue Erkenntnisse gebracht.

Zusammenfassend kann als gesichert angesehen werden, daß folgende Vorgänge der Skelettentwicklung genetisch bestimmt werden

1. *Form und Struktur des einzelnen Knochens als Skelettbaustein,*
2. *Reihenfolge und Geschwindigkeit der Ossifikation,*
3. *Normvarianten der Ossifikation,*
4. *Fehlformen oder Mißbildungen des Skelettes.*

Die Erblichkeit der Variationstendenz hat auch in der gerichtlich-medizinischen Praxis eine gewisse Bedeutung erlangt. Den Wert vergleichender Röntgenuntersuchungen der Wirbelsäule bei Vaterschaftsgutachten haben ILCHMANN-CHRIST u. DIETHELM (1953) untersucht. Dabei kamen sie, ebenso wie später FEHÉR u. FARKAS (1956) zu dem Ergebnis, daß im Falle einer vorhandenen Variation mit dieser Vergleichsmethode nur von einer Wahrscheinlichkeit gesprochen werden kann. Auf die Bedeutung von Erbfaktoren bei der Entwicklung der Wirbelsäule, insbesondere der Kreuz-Steißbein-Region, hat auch TÖNDURY (1958, 1974) hingewiesen.

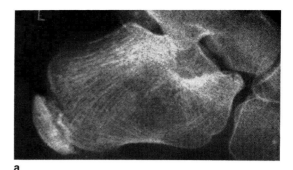

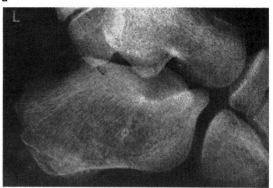

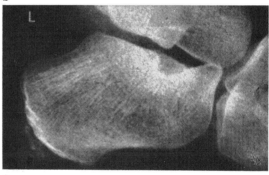

Abb. **173 a–c** Röntgenaufnahmen des Kalkaneus von zweieiigen Drillingsknaben. Die Ossifikation der Kalkaneusapophyse ist bei den *eineiigen* konkordant (**b** u. **c**) und bei dem dritten Knaben *diskordant* (**a**)

Normale Alterung des Knochens
Osteopenie oder „physiologische Osteoporose"

Nach Abschluß von Wachstum und Reifung jedes Knochens bleiben die einzelnen Bausteine des Skelettes in ihrer äußeren Form erhalten, wenn nicht krankhafte Vorgänge oder eine Gewalteinwirkung diesen Zustand verändern. Charakteristisch für die *Periode der Knochenbildung* ist die sehr rasche Transformation von Tela ossea und die geordnete Ausbildung der Strukturen von Spongiosa und Kompakta im Sinne der von statischen Momenten bestimmten Architektur eines Knochens.

Die *physiologische Altersosteoporose* beginnt bei gesunden Menschen bereits im 4. Lebensjahrzehnt. Bei der Transformation soll die Resorptionsrate des Knochens ansteigen, während die Knochenbildung normal bleibt. Als Ergebnis tritt eine Verminderung der Tela ossea innerhalb des konstant gebliebenen Volumens der einzelnen Knochen auf. Nach unseren heutigen Kenntnissen soll diese Unterbilanz bei der physiologischen Transformation des Knochengewebes entweder durch eine vermehrte Aktivität der Osteoklasten (Osteoklastenosteoporose) oder durch eine verminderte Leistung der Osteoblasten (Osteoblastenosteoporose) entstehen. Die Osteopenie oder Altersosteoporose wird ebenso wie die in ihrer Pathogenese noch umstrittene „präsenile" und „postmenopausische Osteoporose", ferner die hormonal bedingten Osteoporosen, die Inaktivitätsosteoporose, die Eiweiß- und Kalziummangelosteoporose *nach histologischen Kriterien* auch heute noch als eine

Osteoblastenosteoporose betrachtet (UEHLINGER 1958). Der Knochenschwund ist infolge verminderter Tätigkeit der Osteoblasten planvoll und strukturell abgestuft. Wenn die Transformation durch vermehrte Produktion von Parathormon jedoch gestört wird und beschleunigt abläuft, so liegt eine Osteoklastenosteoporose vor. Ein solcher Befund weist auf den *latenten* primären oder sekundären Hyperparathyreoidismus und seine verschiedenen Varianten hin.

Im *mikroskopischen Bereich* zeigen die Osteoblasten Zeichen der Inaktivität und Insuffizienz, sie sind vermindert. Demgegenüber erscheint die Aktivität der osteoklastischen Resorption nach dem 5. Lebensjahrzehnt leicht vermehrt. Diese Aktivitätsverschiebung der Knochenzellen soll jedoch weniger bedeutsam sein als die wirkliche Verminderung der Knochenbildung (SCHENK u. Mitarb. 1970, DELLING 1973). Im spongiösen Knochen des Beckenkamms konnte DELLING (1973) eine Abnahme des Knochengewebsvolumens zwischen dem 4. und 9. Lebensjahrzehnt von 21% auf 12% feststellen. Die „aktive Oberfläche" des Knochens nimmt in etwa gleichem Maße ab. Veränderungen der Mineralkonzentration in der Tela ossea konnten mikroradiographisch nicht gefunden werden (JOWSEY 1960, 1977, HEUCK 1967, 1969, SCHENK u. Mitarb. 1969). Eine Zunahme der Knochenresorption während des Alterungsprozesses wurde von JOWSEY u. Mitarb. (1964, 1971) beobachtet, die sich in einer Vermehrung der Howshipschen Lakunen und der Osteoklastentätigkeit zu erkennen gibt. Es wird dabei vorausgesetzt, daß die Lakunen eindeutig den Knochenabbau repräsentieren.

Im *makroskopischen Bereich* ist eine Rarefikation und Verschmälerung der Spongiosabälkchen und -lamellen erkennbar, die eine Osteopenie durch Strukturauflockerung oder Atrophie des Knochens hervorrufen. Etwas verzögert erfolgt eine Verschmälerung der Diaphysenkompakta vom Markraum her, der eine Strukturauflockerung oder Spongiosierung der Innenschichten des kompakten Knochens vorangehen kann (Abb. **174**).

Der knorpelige Anteil der Rippen (Hyalinknorpel) unterliegt besonderen *Altersveränderungen,* die infolge Demaskierung der Kollagenfibrillen zur Bildung von Asbestknorpel, zur Verkalkung oder Verknöcherung führen (FISCHER 1968). In der I. Rippe kann bereits nach dem 20. Lebensjahr eine umschriebene Ossifikation auftreten, und es ist auch rotes Knochenmark in verknöcherten knorpeligen Rippenabschnitten gefunden worden.

Infolge der *hohen Umbaurate* im spongiösen Knochen kann die Altersosteoporose oder Atrophie vor allem an der Spongiosa der Wirbelkörper frühzeitig nachgewiesen werden (Abb. **175**). Neben dem Knochenschwund kommt es zu einer *hypertrophen Atrophie* der verbliebenen und stärker belasteten Spongiosabälkchen und -lamellen. Die tragenden Bauelemente erfahren als Sicherungsstrukturen einen Knochenanbau. Im Röntgenbild resultiert eine *grobsträhnige Struktur der Wirbelspongiosa*. Bleibt diese kompensatorische Apposition von Knochengewebe aus, so kommt es zur *Zusammensinterung des spongiösen Knochens,* zu *Infraktionen* oder *Spontanfrakturen*. Die Wirbelkörper weisen eine keilförmige Verschmälerung nach ventral auf, und es entwickelt sich eine Kyphose im Brustabschnitt der Wirbelsäule (Abb. **176**).

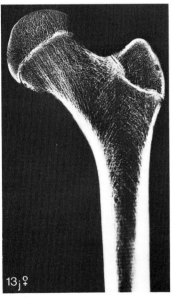
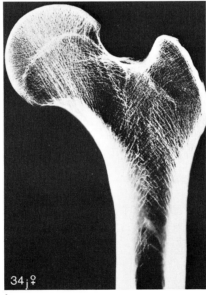
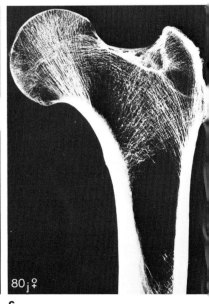

a b c

Abb. **174a–c** Darstellung der Strukturen von Spongiosa und Kompakta im proximalen Femurabschnitt in verschiedenen Lebensaltern. Das Resultat des physiologischen Knochenumbaus in der Kopfepiphyse und der Metaphyse, im Schenkelhals und in der Femurdiaphyse ist im Röntgenbild von Mazerationspräparaten besonders deutlich erkennbar

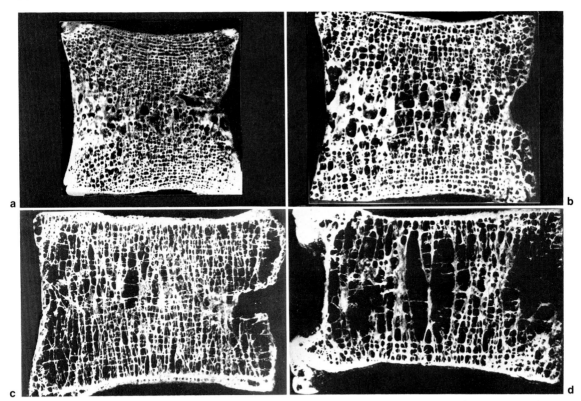

Abb. **175a–d** Die Altersosteoporose oder -atrophie kann am Beispiel der Wirbelspongiosa demonstriert werden. Die Schnittpräparate durch den mazerierten 3. Lendenwirbelkörper verschiedener Lebensalter lassen die zunehmende Rarefizierung der Bälkchen und Plättchen erkennen (aus *J. S. Arnold: Focal excessive endosteal resorption in aging and senile osteoporosis.* In *Barzel:* Osteoporosis. Grune & Stratton, New York 1970)

a 2. Lebensjahrzehnt
b 5. Lebensjahrzehnt
c 6. Lebensjahrzehnt
d 8. Lebensjahrzehnt mit fortschreitender Atrophie bei geringer Hypertrophie der Längsstrukturen

Beim weiblichen Geschlecht tritt eine Osteoporose nicht selten unmittelbar nach der Menopause so deutlich in Erscheinung, daß von einer pathologischen Form im Sinne der postmenopausischen oder präsenilen Osteoporose als Folge des Ausfalls der Wirkung der Geschlechtshormone gesprochen wird.

Als Ursache für diese stärkere „Entknochung" des Knochens (WEISS 1962) nach der Menopause werden komplexe hormonelle Störungen, insbesondere das Absinken des Östrogenspiegels im Serum, angeschuldigt. Es ist bekannt, daß nur etwa 25–30% der Frauen im Zusammenhang mit der Menopause eine Osteoporose entwickeln, so daß der Eintritt in die Menopause nicht *alleinige Ursache* dieser Systemerkrankung des Skelettes sein kann (KECK 1987). Die Folgen der Menopause für den Kalziumstoffwechsel sind nicht mehr unbekannt (vgl. Abb. **1**). Durch den *Abfall des Östrogenspiegels* kommt es zu einem relativen Überwiegen der Parathormonwirkung auf den Knochen, denn die Östrogene schützen die Tela ossea davor, daß eine durch Parathormon vermittelte Freisetzung von Kalzium und Magnesium erfolgt (KECK u. Mitarb. 1984, 1986). Wenn Kalzium nun vermehrt aus dem Knochen freigesetzt wird, so *hemmt* der erhöhte Serumkalziumspiegel die Sekretion von Parathormon durch die Nebenschilddrüsen. Dieser Abfall des Parathormons im Blut führt zu einer verminderten Produktion der wirksamen Komponente des Vitamin-D-Hormons (1,25-$[OH]_2$-D) in der Niere, die unter normalen Bedingungen nicht nur vom Östrogen, sondern auch durch Parathormon stimuliert wird. Eine weitere Folge des erniedrigten Hormon-D-Spiegels ist ein Absinken der aktiven Kalziumabsorption im Dünndarm, da die Produktion des kalziumbindenden Proteins in den Zellen der Dünndarmmukosa vermindert ist. Die daraus resultierende negative Kalziumbilanz wird sich auf den Mineralstoffwechsel der Tela ossea auswirken. Daneben werden *niedrige Kalzitoninspiegel* in der Menopause, *Störungen der Mikrozirkulation* und eine Verminderung des *arteriovenösen Druckgradienten in den intraossären Gefäßen* als weitere Faktoren bei dem Zustandekommen einer Osteoporose gewertet

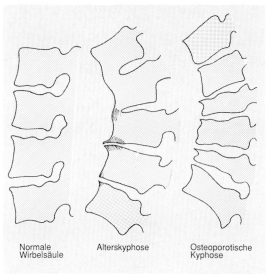

Abb. **176 a–d**
Altersveränderungen der Wirbelsäule
a Schematische Darstellung der Alterskyphose und der osteoporotischen Kyphose (nach *Uehlinger* 1958)
b Geringe senile Kyphose mit leichter Strukturauflockerung der Wirbelspongiosa, Eintrocknung der Bandscheiben und spondylotischen Randappositionen an einigen Wirbelrändern
c Röntgenbild des (**d**) Mazerationspräparates einer schweren osteoporotischen Alters-Kyphose mit Keil- und Fischwirbeln (Sammlung Prof. Dr. *E. Uehlinger*, Zürich)

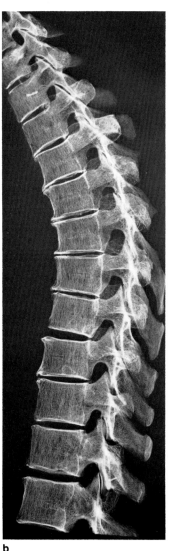

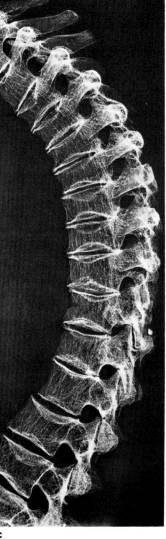

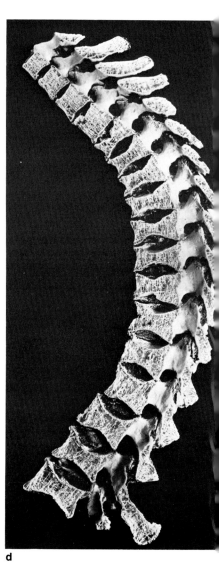

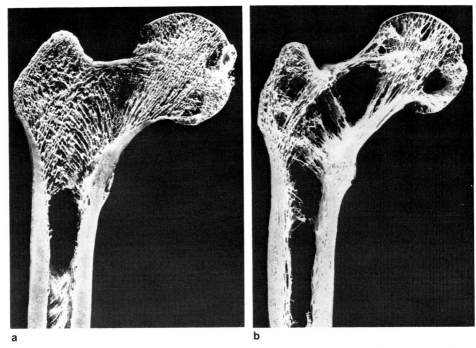

Abb. 177a u. b Altersbedingte Strukturauflockerungen im proximalen Femurabschnitt
a Mazerationspräparat eines 100jährigen Mannes mit relativ geringfügiger Altersatrophie
b Schwere osteoporotische Strukturauflockerung mit angedeutet hypertrophischer Atrophie der verbliebenen Spongiosa (98 ♀). Totaler Spongiosaausfall im mittleren und lateralen Schenkelhalsdrittel = Wardsches Dreieck, Aufblätterung der Diaphysenkompakta (aus *E. Uehlinger, P. Puls:* Langenbecks Arch. klin. Chir. 319 [1967] 362)

(BURKHARDT 1980, KROKOWSKI 1985, TIEGS u. Mitarb. 1985).
Vergleichsuntersuchungen an Skeletten annähernd 100jähriger *Männer* haben gezeigt, daß nicht selten nur eine *sehr geringe* osteoporotische Strukturauflockerung der Spongiosa des Stammskelettes vorliegt (UEHLINGER 1963). An den Extremitätenknochen konnte zwar eine Strukturauflockerung mit Substanzverlust an Tela ossea gefunden werden, so im Bereich der Schenkelhalsspongiosa, doch waren die Veränderungen wesentlich geringer als bei annähernd gleichaltrigen Frauen. Die Spongiosa im proximalen Femurabschnitt war bei den Frauen bis auf wenige Bälkchen und Lamellen geschwunden, und die Kompakta der Diaphysen zeigte eine deutliche Strukturauflockerung (Abb. **177**). Mit zunehmender Strukturauflockerung der Spongiosa durch Knochenschwund ist eine *Abnahme der statischen Belastbarkeit des Knochens* als Skelettbaustein verbunden. Neben den pathologischen Frakturen oder Zusammensinterungen der Wirbelkörper ist eine zunehmende *Frakturhäufigkeit von Femurhals, Humerus und Radius sowie der Rippen* im höheren Lebensalter bekannt. Die *Kompakta* von langen und kurzen Röhrenknochen wird *fortschreitend nur langsam abgebaut*. Diese Abnahme der Schichtdicke des kompakten Knochens der Diaphysen kann objektiviert werden (s. S. 157 ff.).
Im Bereich des *Schädelskelettes* ist die Strukturauflockerung der Diploespongiosa nur sehr diskret und schwer nachweisbar. Die Lamina externa und interna bleiben immer erhalten. Nur sehr selten und bei einer durch pathologische Faktoren verstärkten Osteoporose des Hirnschädels kann eine *starke Verschmälerung des Knochens* durch Schwund der Tabula externa im Bereich der *Ossa parietalia* beobachtet werden (Abb. **178**).
Regelmäßig findet sich ein *Knochenschwund im Bereich von Unter- und Oberkiefer* durch Abbau des Processus alveolaris (Abb. **179**). Das *Beckenskelett* zeigt einen Spongiosaschwund im Bereich der Beckenschaufeln bei grobmaschiger Transformation. Betont sei, daß die physiologische Altersosteoporose keinen krankhaften Befund darstellt, sondern vergleichbar ist mit der Altersinvolution und *Atrophie anderer Gewebe* des Körpers.
Die erheblichen Unterschiede des Schweregrades der Strukturauflockerungen von Spongiosa und Diaphysenkompakta oft mit Verschmälerung sind in ihrer Ursache unbekannt. Wahrscheinlich spielen Mischformen mit pathologischen Osteoporosen im höheren Lebensalter eine Rolle.

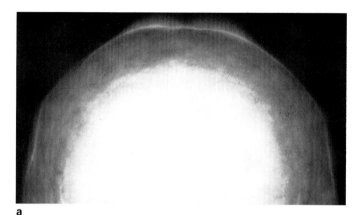
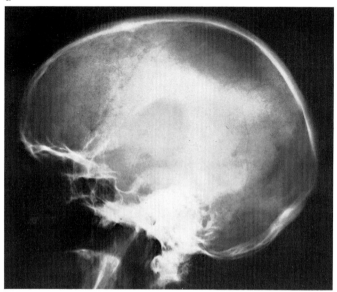
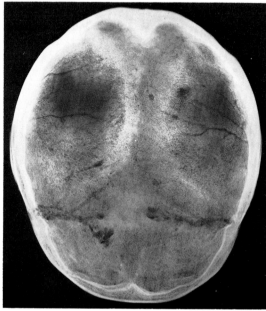

Abb. 178 a–c
a u. b Hochgradige Altersatrophie des Hirnschädels („grubige Atrophie"), die zu einer Verschmälerung der Knochenschichtdicke der Ossa parietalia geführt hat (aus *F. Heuck:* Allgemeine Radiologie und Morphologie der Knochenkrankheiten. In *L. Diethelm* u. Mitarb.: Handbuch der medizinischen Radiologie, Bd. V/1. Springer, Berlin 1976)
c Röntgenbild eines Präparates der Schädelkalotte mit einer ähnlich ausgeprägten symmetrischen Altersatrophie der Scheitelbeine (Sammlung: Prof. Dr. *E. Uehlinger,* Zürich)

Abb. **179a** u. **b**
a Normale Unterkieferstruktur (30j. ♀)
b Altersatrophie des Unterkiefers (73j. ♀) durch Abbau der Processus alveolares und Knochenschwund
(Panoramixaufnahmen)

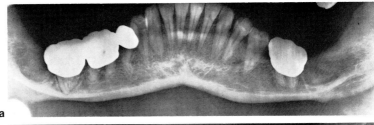
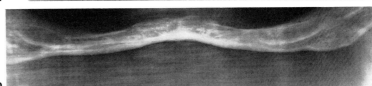

Literatur

Aaron, J.: Osteocyte types in the developing mouse calvarium. Calcif. Tiss. Res. 12 (1973) 259–279

Åkerlund, Å.: Entwicklungsreihen in Röntgenbildern von Hand, Fuß und Ellenbogen im Mädchen- und Knaben-Alter. Fortschr. Röntgenstr. Erg.-Bd. 33 (1918)

Ali, S. Y., S. W. Sajdera, H. C. Anderson: Isolation and characterization of calcifying matrix vesicles from epiphyseal cartilage. Proc. nat. Acad. Sci. 67 (1970) 1513

Anderson, H. C.: Calcium-accumulating vesicles in the intercellular matrix of bone. In: Hard Tissue Growth, Rapair and Remineralization. Ciba Found. Symp. 11 NS. Elsevier – North Holland – Excerpta Medica, Amsterdam 1973, S. 213

Armstrong, W. D.: Phosphorus metabolism in the skeleton. In McElroy, W. D., B. Glass: Phosphorus Metabolism II. Johns Hopkins Press, Baltimore 1952, S. 698–731

Arnold, J. S.: Focal excessive endosteal resorption in aging and senile osteoporosis. In Osteoporosis. Ed.: Barzel Grune & Stratton, Orlando 1970

Arnold, J. S.: Some early volumetric quantification of human trabecular and cortical bone recalled. In: Proceedings 1st Workshop on Bone Morphometry. University of Ottawa Press Ottawa/Canada 1973

Ascenzi, A.: Die Knochengewebestruktur untersucht mit dem Elektronenmikroskop. Sci. med. ital. 2 (1955) 701–730

Bargmann, W.: Histologie und Mirkoskopische Anatomie des Menschen, 7. Aufl. Thieme, Stuttgart 1977

Barzel, U. S.: Osteoporosis. Grune & Stratton, Orlando 1970

Bassett, C. A. L.: Biophysical principles affecting bone structure. In Bourne, G. H.: Biochemistry and Physiology of Bone, vol. III, 2nd ed. Academic Press, New York 1971

Bassett, C. A. L., R. O. Becker: Generation of electrical potentials by bone in response to mechanical stress. Science 137 (1962) 1063

Baud, C. A., E. Auil: Osteocyte differential count in normal human alveolar bone. Acta anat. 78 (1971) 321–327

Becker, J.: Phalangeale Pseudoepiphysen. Röntgenpraxis 2 (1930) 559–563

Becker, R. O., C. A. Bassett, Ch. H. Bachman: Bioelectric factors controlling bone structure. In Frost, H. M.: Bone Biodynamics. Churchill, London 1964

Bélanger, L. F.: Osteocytic osteolysis. Calcif. Tiss. Res. 4 (1969) 1–12

Bélanger, L. F.: Osteocytic resorption. In Bourne, G. H.: The Biochemistry and Physiology of Bone, Vol. III, 2nd ed. Academic Press, New York 1971

Bélanger, L. F., S. S. Jande, J. D. Cipera: Canalicular and Interstitial Changes in Osteocytic Osteolysis. Franklin C. McLean Conf., Portsmouth/N. H. 1970 (p. 486)

Bellman, S.: Microangiography. Acta radiol., Suppl. 102 (1953)

Beltran, J., A. M. Noto, L. J. Hermann, J. C. Mosure, J. M. Burk, A. J. Christoforidis: Joint effusions: MR imaging. Radiology 158 (1986) 133–137

Benninghoff, A.: Form und Bau der Gelenkknorpel in ihren Beziehungen zur Funktion, II. Z. Zellforsch. 2 (1925) 783

Bergerhoff, W.: Normale Röntgenanatomie des Schädels. In Diethelm, L., F. Heuck, O. Olsson, H. Vieten, A. Zuppinger: Handbuch d. med. Radiologie, Bd. VII/1. Springer, Berlin 1963

Bergmann, E.: Der Anteil der einzelnen Wachstumszonen am Längenwachstum der Knochen. Dtsch. Z. Chir. 213 (1929) 303–313

Beyer, D., W. Steinbrich, G. Krestin, J. Koebke, B. Kummer, J. Bunke: MR des Schultergelenkes mit Oberflächenspulen bei 1,5 Tesla. Anatomie und mögliche klinische Anwendung. Fortschr. Röntgenstr. 146 (1987) 294–299

Bierich, J. R.: Wachstumsstörungen im Kindesalter. Fortschr. Med. 90 (1972) 961–966, 1051–1055

Birkner, R.: Das typische Röntgenbild des Skeletts. Urban & Schwarzenberg, München 1977

Bonucci, E.: Fine structure of early cartilage calcification. Part I. J. Ultrastruct. Res. 20 (1967a) 20–33

Bonucci, E.: Fine structure of early cartilage calcification. Part II. J. Ultrastruct. Res. 20 (1967b) 33–50

Bonucci, E.: New knowledge on the origin, function and fate of osteoclasts. Clin. Orthop. 158 (1981) 252–269

Bourne, G. H.: The Biochemistry and Physiology of Bone, 2nd ed. Academic Press, New York (1972)

Bower, B. L., C. K. Keyser, L. A. Gilula: Rigid subtalar joint – an antomic spectrum. Pers. Mitteilung 1986

Boyde, A., M. H. Hobdell: Scanning electron microscopy of a lamellar bone. Z. Zellforsch. 93 (1969) 213–231

Brandenberger, E., H. R. Schinz: Über die Natur der Verkalkungen bei Mensch und Tier und das Verhalten der anorganischen Knochensubstanz im Falle der hauptsächlichen menschlichen Knochenkrankheiten. Helv. med. Acta, Suppl. 26 (1945) 1–63

Brookes, M.: The vascularization of long bones in the human fetus. J. Anat. (Lond.) 92 (1958) 261–267

Bullough, P. G.: Bone. In Owen, R., J. Goodfellow, P. G. Bullough: Scientific Foundations of Orthopedics and Traumatology. Saunders, Philadelphia 1980a (pp. 3–10)

Bullough, P. G.: Cartilage. In Owen, R., J. Goodfellow, P. G. Bullough: Scientific Foundations of Orthopedics and Traumatology. Saunders, Philadelphia 1980b (pp. 11–17)

Burkhardt, H., H. Petersen: Über den Umbau im Knochen. Z. Zellforsch. 7 (1928) 55–61

Burkhardt, R.: Farbatlas der klinischen Histopathologie von Knochenmark und Knochen. Springer, Berlin 1970

Burkhardt, R.: Wechselwirkung zwischen Knochenmark und Knochen. Verh. dtsch. Ges. Pathol 58 (1974) 205–218

Burkhardt, R.: Myelogene Osteopathien. In Schwiegk, H.: Handbuch der inneren Medizin, Bd. VI/1. Springer, Berlin 1980

Burkhardt, R., K. Demmler: Altersveränderungen von Knochenmark und Knochen. Z. Gerontol. 2 (1969) 263

Burkhardt, R., G. Kettner, B. Mallmann, W. Böhm, M. Schmidmeier: Mikrozirkulation und Hämatopoiese bei primärer Osteoporose und seniler Osteopenie. In Dietsch, P., E. Keck, H. P. Kruse, F. Kuhlencordt: Osteologia. (Aktuelle Ergebnisse der Osteologie, Bd. 1). de Gruyter, Berlin 1986

Buschke, F.: Röntgenologische Skelettstudien an menschlichen Zwillingen und Mehrlingen. Fortschr. Röntgenstr., Erg.-Bd. 46 (1934)

Caffey, J.: Pediatric X-Ray Diagnosis, vol. 1 and 2, 6th ed. Year Book Medical Publishers, Chicago 1973

Carlström, D.: X-ray cristallographic studies on apatites and calcified structures. Acta radiol. (Stockh.), Suppl. 121 (1955)

Carlström, D., J. B. Finean: X-ray diffraction studies on ultrastructure of bone. Biochim. biophys. Acta 13 (1954) 183–191

Cocchi, U.: Die Ossifikation des Skelettes beim Star und Mauersegler und deren Beziehung zur Frage des Unterschieds zwischen Nestflüchter und Nesthocker. Vierteljahresschr. Naturforsch. Ges. Zürich 89 (1944) 122

Cocchi, U.: Vergleichend-dynamische Studie zur Frage der Skelettreifung. Fortschr. Röntgenstr. 72 (1949) 32–47

Cottier, H.: Blutungen im Epiphysenbereich der langen Röhrenknochen und ihre Beziehung zur Entstehung isolierter Knochenzysten und brauner Tumoren. Schweiz. Z. allg. Pathol. 15 (1952) 46–79

Crock, H. V.: The Blood Supply of the Lower Limb Bones in Man. Livingstone, Edinburgh 1967

Culmann, K.: Die graphische Statik. Bd. 1, Zürich, 1. Aufl. 1866

de Cuveland, E., F. Heuck: Osteochondropathie der Spina iliaca anterior inferior unter Berücksichtigung der Ossifikationsvorgänge der Apophyse des lateralen Pfannenrandes. Fortschr. Röntgenstr. 75 (1951) 430–445

de Cuveland, E., F. Heuck: Osteochondropathie eines akzessorischen Knochenkernes am Malleolus tibiae (des sog. Os subtibiale). Fortschr. Röntgenstr. 79 (1953) 728–732

de Cuveland, E., F. Heuck: Ein weiterer Beitrag zur normalen und gestörten Ossifikation der Spina iliaca anterior inferior (Tuberculum ilicum). Fortschr. Röntgenstr. 80 (1954a) 622–627

de Cuveland, E., F. Heuck: Über akzessorische Knochenkerne an der unteren Fibulaepiphyse und Os subfibulare anterior and posterior. Z. Orthop. 85 (1954b) 421–429

Dallemagne, M. J.: Réflexions sur la biochimie de l'os. Schweiz. med. Wschr. 82 (1952) 845–848

Dean, D. D., A. Sellers, D. S. Howell, S. S. Kerwar, J. F. Woessner jr.: Ascorbic acid stimulates the resorption of canine articular cartilage induced by a factor derived from activated rabbit macrophages. Rheumatol. int. 5 (1985) 103–107

Delling, G.: Age-related bone changes. Curr. Top. Pathol. 58 (1973) 117–147

Delmas, P. D., B. Demiause, L. Malaval, M. C. Chapuy, P. J. Meunier: Osteocalcin (or bone gla-protein), a new biological marker for studying bone pathology. Presse méd. 15 (1986) 643–646

Diethelm, L.: Mißbildungen der Wirbelsäule. In Diethelm, L., F. Heuck, O. Olsson, H. Vieten, A. Zuppinger: Handbuch d. med. Radiologie, Bd. VI/1. Springer, Berlin 1974

Dihlmann, W.: CT analysis of the upper end of the femur: The asterisk sign and ischaemic bone necrosis of the femoral head. Skelet. Radiol. 8 (1982) 251–258

Dihlmann, W., M. Heller: Asterisk-Zeichen und adulte ischämische Femurkopfnekrose. Fortschr. Röntgenstr. 142 (1985) 430–435

Dingle, J. T.: The role of lysosomal enzymes in skeletal tissues. J. Bone Jt Surg. 558 (1973) 87–95

Donath, K., G. Delling: Elektronenmikroskopische Darstellung der periosteocytären Matrix durch Ultradünnschnitt-EDTA-Entkalkung. Virchows Arch. Abt. A 354 (1971) 305–311

Dulce, H.-J.: Biochemie des Knochens. In Diethelm, L., F. Heuck, O. Olsson, H. Vieten, A. Zuppinger: Handbuch d. med. Radiologie, Bd. IV/1. Springer, Berlin 1970

Durning, W. C.: Submicroscopic structure of frozendried epiphyseal plate and adjacent spongiosa of the rat. J. Ultrastruct. Res. 2 (1958) 245–260

Eastoe, J. E.: The organic matrix of bone. In Bourne, G. H.: The Biochemistry and Physiology of Bone. Academic Press, New York 1956

Ebner, V.: Über den feineren Bau der Knochensubstanz. Akad. Wiss. 3 (1875) 72

Edeiken, J., P. J. Hodes: Roentgen Diagnosis of Diseases of Bone, 3rd ed. Williams & Wilkins, Baltimore 1981

Engström, A.: Microradiography of normal bone. In Diethelm, L., F. Heuck, O. Olsson, H. Vieten, A. Zuppinger: Handbuch med. Radiologie, Bd. IV/1. Springer, Berlin 1970

Enlow, D. H.: Dynamics of skeletal growth and remodelling. In Owen, R., J. Goodfellow, P. G. Bullough: Scientific Foundation of Orthopedics and Traumatology. Saunders, Philadelphia 1980 (pp. 185–192)

Epker, B. N., H. M. Frost: Correlation of bone resorption and formation with the physical behavior of loaded bone. J. dent. Res. 44 (1965) 33–41

Erdelyi, M.: Die komplexen Entwicklungsanomalien der Wirbelsäule. In Diethelm, L., F. Heuck, O. Olsson, H. Vieten, A. Zuppinger: Handbuch d. med. Radiologie, Bd. VI/1. Springer, Berlin 1974

Fehér, M. J. Farkas: Szakétöi bizouyítás a szarmazásmegállapítási és a gyermektartási perekben. Közgasdasági és jogi. Müszaki Könyrkiado, Budapest 1956

Felix, R., B. Ramm: Das Röntgenbild einschließlich Computertomographie, Nuklearmedizin, Ultraschall, MRT, Thermographie, Digitale Radiographie, Strahlenbiologie, Strahlenschutz, Neue RöV, 3. Aufl. Thieme, Stuttgart 1988

Felsenberg, D., W. A. Kalender, D. Banzer, G. Schmilinsky, M. Heyse, E. Fischer, U. Schneider: Quantitative computertomographische Knochenmineralgehaltsbestimmung. Fortschr. Röntgenstr. 148 (1988) 431–436

Fischer, E.: Rippen- und Costo-Vertebralgelenke. In Diethelm, L., F. Heuck, O. Olsson, H. Vieten, A. Zuppinger: Handbuch med. Radiologie, Bd. IV/2. Springer, Berlin 1968 (S. 505–545)

Fischer, E.: Weichteildiagnostik an den peripheren Extremitäten mittels Weichstrahltechnik I. Indikationen und Bemerkungen zur Aufnahmetechnik. Radiologe 14 (1974a) 454–456

Fischer, E.: Die röntgenologische Weichteildiagnostik der rheumatischen Arthritis (Weichstrahlaufnahmen der Hand). In Frommhold, W., P. Gerhardt: Entzündliche und degenerative Erkrankungen der Gelenke und der Wirbelsäule. (Klin.-radiol. Seminar, Bd. 3). Thieme, Stuttgart 1974b

Fischer, E.: Die Weichteilveränderungen der Finger bei der rheumatischen Polyarthritis. Ergebnisse nach Weichstrahlaufnahmen in drei Ebenen. Radiologe 19 (1979) 119–137

Fischer, E.: Die Weichteilveränderungen am Handgelenk bei der chronischen Polyarthritis. Ergebnisse nach Weichstrahlaufnahmen in drei Ebenen. Radiologe 25 (1985) 562–572

Frercks, J.: Vergleichende chemisch-analytische Untersuchungen des spongiösen und kompakten Knochens aus fünf verschiedenen Skelettbezirken. Diss., Kiel 1968

Friedmann, G.: Die Schädelnähte und ihre Pathologie. In Diethelm, L., F. Heuck, O. Olsson, H. Vieten, A. Zuppinger: Handbuch d. med. Radiolglie, Bd. VII/1, Springer, Berlin 1963

Frik, W., U. Goering: Röntgenanatomie, 3. Aufl. Thieme, Stuttgart 1988

Frost, H. M.: The Laws of Bone Structure. Thomas, Springfield/Ill. 1964a

Frost, H. M.: Mathematical Elements of Lamellar Bone Remodelling. Thomas, Springfield/Ill. 1964b

Frost, H. M.: Relation between bone tissue and cell population dynamics, histology and tetracycline labelling. Clin. Orthop. 49 (1966) 65–75

Frost, H. M.: Skeletal physiology and bone remodelling: An overview. In Christ, M. R.: Fundamental and Clinical Bone Physiology. Lippincott, Philadelphia 1988 (pp. 208–241)

Gallimore jr., G. W., St. E. Harms: Knee injuries. High resolution MR imaging. Radiology 160 (1986) 457–461

Gallope, P. M., J. B. Lian, P. V. Hauschka: Carboxylated calcium-binding proteins and Vitamin K. New Engl. J. Med. 302 (1980) 1460–1466

Garn, St. M., P. Schwager: Age dynamics of persistent transverse lines in the tibia. Amer. J. phys. Anthropol. 27 (1967) 375–377

Garn, St. M., C. G. Rohmann, P. Nolan: The development nature of bone changes during aging. In Birren, J. E.: Relations of Development and Aging. Thomas, Springfield/Ill. 1964

Gerhardt, P., W. Frommhold: Atlas of Anatomic Correlations in CT and MRI. Thieme, Stuttgart 1988

Geyer, E.: Kritische Betrachtungen zur Differentialdiagnose Naviculare bipartitum – Naviculare Pseudarthrose. Mschr. Unfallheilk. 65 (1962) 149–160

Glimcher, M. J.: Specificity of the molecular structure of organic matrices in mineralization. Calcif. Biol. Systems 64 (1960) 421–487

Glimcher, M. J., S. M. Krane: The organization and structure of bone, and the mechanism of calcification. In Gould, B. S.: Biology of Collagen, Part B. Academic Press, London 1968

Glimcher, M. J., D. Travis: A basic architectual principle in the organization of mineralized tissues. In Milhaud, G. et al.: Les tissues calcifiés. Soc. d'Ed. d'Enseignmt. Sup., Paris 1968

Grebe, H.: Erblicher Zwergwuchs. Ergebn. inn. Med. Kinderheilk. 12 (1959) 343–427

Grebe, H.: Mißbildungen der Gliedmaßen. In Becker, P. E.: Humangenetik, Bd. II. Thieme, Stuttgart 1964

Greulich, W. W., S. I. Pyle: Radiographic Atlas of Skeletal Development of the Hand and Wrist, 2nd ed. Calif. University Press, Stanford 1959

Gundberg, C. M., R. S. Weinstein: Multiple immunoreactive forms of osteocalcin in uremic serum. J. clin. Invest. 77 (1986) 1762–1767

Guyer, B. H., E. M. Levinsohn, B. E. Fredrickson, G. L. Bailey, M. Formikell: Computed tomography of calcaneal fractures: Anatomy, pathology, dosimetry, and clinical relvance. Amer. J. Roentgenol. 145 (1985) 911–919

Haas, J. P., A. Reichelt: Die isolierte Knochenlymphangiomatose – eine familiäre Erkrankung? Fortschr. Röntgenstr. 105 (1966) 733–755

Harris, F.: Hormonal control of growth. In Owen, R., J. Goodfellow, P. G. Bullough: Scientific Foundations of Orthopedics and Traumatology. Saunders, Philadelphia 1980 (pp. 193–203)

Harris, H. A.: The vascular supply of bone with special reference to the epiphyseal cartilage. J. Anat. (Lond.) 64 (1929/30) 3–4

Harris, H. A.: Bone Growth in Health and Disease. Oxford University Press, London 1933

Hedge, G., H. Colley, R. Goodman: Clinical Endocrine Physiology. Saunders, Philadelphia 1987

Heger, L., K. Wulff: Computed tomography of the calcaneus normal anatomy. Amer. J. Roentgenol. 145 (1985) 123–129

Heller, M, M. Wenk, H.-H. Jend: Vergleichende Untersuchungen zur Darstellung artifizieller Knochenläsionen – konventionelle Tomographie und Computertomographie. Fortschr. Röntgenstr. 140 (1984) 631–638

Heller-Steinberg, M.: Ground substance, bone salts and cellular activity in bone formation and destruction. Amer. J. Anat. 89 (1951) 347–379

Henssge, J.: Fuß und Fußgelenke. In Diethelm, L., F. Heuck, O. Olsson, H. Vieten, A. Zuppinger: Handbuch d. med. Radiologie, Bd. IV/2. Springer, Berlin 1968

Hert, J.: Das Längenwachstum der Röhrenknochen beim Menschen. Das Aktivitätsverhältnis der Epiphysenknorpel. Anat. Anz. 106 (1959) 399–413

Heuck, A., M. Reiser, N. Rupp, K. Lehner, T. Kahn: Results of selective arterial digital substraction angiography in femoral head necrosis. In Kuhlencordt, F., P. Dietsch, E. Keck, H.-P. Kruse: Springer, Berlin 1987

Heuck, F.: Radiologische Aspekte der Osteoporose. Dtsch. med. Wschr. 92 (1967) 2272–2277

Heuck, F.: Mikroradiographische Untersuchungen der Mineralisation des gesunden und kranken Knochengewebes. Radiologe 9 (1969) 142–154

Heuck, F.: Die radiologische Erfassung des Mineralgehaltes des Knochens. In Diethelm, L., F. Heuck, O. Olsson, H. Vieten, A. Zuppinger: Handbuch d. med. Radiologie, BD. IV/1. Springer, Berlin 1970

Heuck, F.: Mikroradiographie. Verh. dtsch. Ges. Pathol. 58 (1974) 114–134

Heuck, F.: Allgemeine Radiologie und Morphologie der Knochenkrankheiten. In Diethelm, L., F. Heuck, O. Olsson, H. Vieten, A. Zuppinger: Handbuch d. med. Radiologie, Bd. V/1. Springer, Berlin 1976

Heuck, F., M. Schilling: Informationswert der Weichstrahl-Immersions-Radiographie (WIR) der Hand bei hormonalen und metabolischen Osteopathien. Radiologe 25 (1985) 573–581

Hoeffken, W., H. Wolfers: Spondylolisthesis and Pseudospondylolisthesis. In Diethelm, L., F. Heuck, O. Olsson, H. Vieten, A. Zuppinger: Handbuch d. med. Radiologie, Bd. VI/2. Springer, Berlin 1974

Höhling, H. J.: Collagen mineralization in bone, dentine, cementum and cartilage. Naturwissenschaften 56 (1969) 466

Höhling, H. J., H. Schöpfer, R. A. Höhling, T. A. Hall, R. Gieseking: The organic matrix of developing tibia and femur, and macromolecular deliberations; electronmicroscopical electronprobe x-ray microanalysis. Naturwissenschaften 57 (1970) 357

Höhling, H. J., R. Kreilos, G. Neubauer: Electron microscopy and electron microscopical measurements of collagen mineralization in hard tissue. Z. Zellforsch. 122 (1971) 36–52

Höhling, H. J., H. Steffens, F. Heuck: Untersuchungen zur Mineralisationsdichte im Hartgewebe mit Protein-Polysaccharid bzw. mit Kollagen als Hauptbestandteil der Matrix. Z. Zellforsch. 134 (1972) 283–296

Höhling, H. J., H. Steffens, B. A. Ashton, W. A. P. Nicholson: Molekularbiologie der Hartgewebsbildung. Verh. dtsch. Ges. Pathol. 58 (1974) 54–71

Hughes, H.: The factors determining the direction of the canal for the nutritiant artery in the long bones of mammals and limbs. Acta anat. (Basel) 15 (1952) 261–280

Iball, J.: The Mineralogy of Bone. In Diethelm, L., F. Heuck, O. Olsson, H. Vieten, A. Zuppinger: Handbuch d. med. Radiologie, Bd. IV/1. Springer, Berlin 1970

Ilchmann-Christ, A., L. Diethelm: Eine Studie über den sog. genetischen Wirbelsäulenvergleich. Z. menschl. Vererb.- u. Konstit.-L. 31 (1953) 431–462

Jaworski, Z. F. G.: Three dimensional view of the gross and microscopic structure of adult human bone. In: Proceedings 1st Workshop on Bone Morphometry. University of Ottawa Press, Ottawa/Canada 1973

Johnstone, H. W., Th. E. Keats, M. E. Lee: The anatomic basis for the superior acetabular roof notch: "Superior acetabular notch". Skelet. Radiol. 8 (1982) 25–27

Jowsey, J.: Age changes in human bone. Clin. Orthop. 17 (1960) 210–218

Jowsey, J.: Metabolic Diseases of Bone. Saunders, Philadelphia 1977

Jowsey, J., J. Gershon-Cohen: Clinical and experimental osteoporosis. In Blackwood, H. J. J.: Bone and Tooth. Pergamon Press, Oxford 1964

Jowsey, J., G. Gordan: Bone turnover and osteoporosis. In: The Biochemistry and Physiology of Bone, vol. III, 2nd ed. In Bourne, G. H.: Academic Press, New York 1971

Jowsey, J., P. J. Kelly, B. L. Riggs, A. L. Bianco, D. A. Scholz, J. Gershon-Cohen: Quantitative microradiographic studies of normal and osteoporotic bone. J. Bone Jt Surg. 47-A (1965) 785–806

Jung, T., M. Rodriguez, N. Augustiny, N. Friedrich, G. v. Schulthess: 1,5-T-MRI, Arthrographie und Arthroskopie in der Evaluation von Knieläsionen. Fortschr. Röntgenstr. 148 (1988) 390–393

Junge, H., F. Heuck: Die Osteochondropathia ischiopubica. Fortschr. Röntgenstr. 78 (1953) 656–668

Kaufmann, H. J.: Röntgenbefunde am kindlichen Becken bei angeborenen Skelettaffektionen und chromosomalen Aberrationen. Thieme, Stuttgart 1964

Kaufmann, H. J. ed.: Intrinsic Diseases of Bone. In: Progress in Pediatric Radiology, vol. IV. Karger, Basel 1973

Kaye, J. J., B. Ghelman, R. Schneider: Talocalcaneonavicular joint arthrography for sustenaculuar-talar tarsal coalitions. Radiology 115 (1975) 730–731

Kean, D. M., B. S. Worthington, B. J. Preston, et al.: Nuclear magnetic resonance imaging of the knee: Examples of normal anatomy and pathology. Brit. J. Radiol. 56 (1983) 355–364

Keats, Th. E.: Atlas radiologischer Normvarianten. Enke, Stuttgart 1978

Keats, T. E., J. M. Joyce: Metaphyseal cortical irregularities in children: A new perspective on a multifocal growth variant. Skelet. Radiol. 12 (1984) 112–118

Keck, E.: Änderungen der Knochendichte während Langzeittherapie bei Postmenopauseosteoporose. In Lauritzen, C.: Menopause – Hormonsubstitution heute. Perimed Fachbuch-Verlagsges., Erlangen 1987

Keck, E., H. L. Krüskremper: Pathogenese und Therapie der Osteoporose in der Menopause. Gynäkologe 19 (1986) 220

Keck, E., F. Stappen, T. B. West, G. Delling, H. L. Krüskremper: Influence of sexual hormones on in vitro electrolyte metabolism of trabecular bone from males and females. In Cohn, D. V., T. Fujita, J. T. Potts jr., R. V. Talmage: Endocrine Control of Bone and Calcium Metabolism. Excerpta Medica Foundation, Amsterdam 1984

v. Keiser, D.: Unterarm, Ellenbogen. In Diethelm, L., F. Heuck, O. Olsson, H. Vieten, A. Zuppinger: Handbuch d. med. Radiologie, Bd. IV/2. Springer, Berlin 1968

Kessler, M., E. Konrad, J. Lissner, K. Prechtel: Röntgenologische Knochenschattenmuster im Vergleich zu pathologisch-anatomischen Strukturen. Fortschr. Röntgenstr. 127 (1977) 315–321

Knese, K.-H.: Allgemeine Bemerkungen über Belastungsuntersuchungen des Knochens sowie spezielle Untersuchungen am Oberschenkel unter der Annahme einer Kran-Konstruktion. Anat. Anz. 101 (1955) 186–203

Knese, K. H.: Die periostale Osteogenese und Bildung der Knochenstruktur bis zum Säuglingsalter. Z. Zellforsch. 44 (1956) 585–643

Knese, K.-H.: Knochenstruktur als Verbundbau. Thieme, Stuttgart 1958

Knese, K.-H.: Zell- und Faserstruktur des Knochengewebes. Acta anat. (Basel) 53 (1963) 369–394

Knese, K.-H.: Struktur und Ultrastruktur des Knorpels. In Diethelm, L., F. Heuck, O. Olsson, H. Vieten, A. Zuppinger: Handbuch d. med. Radiologie, Bd. IV/1. Springer, Berlin 1970a

Knese, K.-H.: Struktur und Ultrastruktur des Knochengewebes. In Diethelm, L., F. Heuck, O. Olsson, H. Vieten, A. Zuppinger: Handbuch d. med. Radiologie, Bd. IV/1. Springer, Berlin 1970b

Knese, K.-H.: Mechanik und Festigkeit des Knochengewebes. In Diethelm, L., F. Heuck, O. Olsson, H. Vieten, A. Zuppinger: Handbuch d. med. Radiologie, Bd. IV/1. Springer, Berlin 1970c

Knese, K.-H., A.-M. Knoop: Elektronenmikroskopische Untersuchungen über die periostale Osteogenese. Z. Zellforsch. 48 (1958) 455–478

Köhler, A., E. A. Zimmer: Grenzen des Normalen und Anfänge des Pathologischen im Röntgenbild des Skelets, 12. Aufl. Thieme, Stuttgart 1982; 13. Aufl. in Vorbereitung

Kohoutek, V.: Zur lymphographischen Diagnose der multiplen Knochenlymphangiomatose. Fortschr. Röntgenstr. 118 (1973) 559–565

Kricun, M. E.: Red-yellow marrow conversion: Its effect on location of some solitary bone lesions. Skelet. Radiol. 14 (1985) 10–19

Krokowski, E.: Osteoporose: Oestrogene bringen nichts. Ärtzl. Prax. 37 (1985a) 1977–1979

Krokowski, E.: Die Entstehung der Osteoporose. Fortschr. Med. 103 (1985b) 493

Küntscher, G.: Die Spannungsverteilung am Schenkelhals. Langenbecks Arch. klin. Chir. 185 (1936) 308–321

Küpfer, M., H. R. Schinz: Beiträge zur Kenntnis der Skelettbildung bei domestizierten Säugetieren auf Grund röntgenologischer Untersuchungen. Denkschr. Schweiz. Naturforsch.-Ges. 59 (1923)

Lacroix, P.: Le mode de croissance du périoste. Arch. Biol. (Liège) 59 (1948) 379–390

Lane, J.: Collagen und Elastin. In Owen, R., J. Goodfellow, P. G. Bullough: Scientific Foundations of Orthopedics and Traumatology. Saunders, Philadelphia 1980

Lenz, W.: Anomalien des Wachstums und der Körperform. In Becker, P. E.: Humangenetik, Bd. II. Thieme, Stuttgart 1964

Lindblom, K.: A roentgenographic study of the vascular channels of the skull. Acta radiol., Suppl. 30 (1936)

Lindenfelser, R.: Rasterelektronenmikroskopie des Knochens. Verh. dtsch. Ges. Pathol. 58 (1974) 83–98

Lindgren, E.: Röntgenologie (einschließlich Kontrastmittelmethoden). In Olivercrona, H., W. Tönnis: Handbuch d. Neurochirurgie, Bd. II. Springer, Berlin 1954

Lindner, J.: Das Altern des Bindegewebes. In Altmann, H. W., F. Büchner, H. Cottier, E. Grundmann, G. Holle, E. Letterer, W. Masshoff, H. Meessen, F. Roulet, G. Seifert, G. Siebert: Handbuch d. allgem. Pathologie, BD. VI/4. Springer, Berlin 1972

Lindner, J.: Molekularbiologie und Molekularpathologie der organischen Knochenmatrix. Verh. dtsch. Ges. Pathol. 58 (1974) 3–54

Loepp, W., R. Lorenz: Röntgendiagnostik des Schädels, 2. Aufl. von R. Lorenz. Thieme, Stuttgart 1971

Luetken, P.: Investigation on the position of the nutrient foramina and the direction of the vessel canals in the shaft of the humerus and femur in man. Acta anat. 9 (1950) 57–68

McKusick, V. A.: Vererbbare Störungen des Bindegewebes. Thieme, Stuttgart 1959

McLean, F. C., M. R. Urist: Bone: An Introduction in the Physiology of Skeletal Tissue, 2nd ed. University of Chicago Press, Chicago 1961

Martinez, S., J. E. Herzenberg, J. S. Apple.: Computed tomography of hindfoot. Orthop. Clin. N. Amer. 16 (1985) 481–496

Mayer, E. G.: Diagnose und Differentialdiagnose in der Schädelröntgenologie. Springer, Wien 1959

Messer, H. H.: Bone cell membranes. Clin. Orthop. 166 (1982) 256–276

Mestern, J.: Erbliche Synostosen der Hand- und Fußwurzelknochen. Erbliches Os tibiale externum. Röntgenpraxis 6 (1934) 594

v. Meyer, H.: Die Architektur der Spongiosa. Reichert's u. Du Bois-Reymond's Arch. (1867) 615

v. Meyer, H.: Statik und Mechanik des menschlichen Knochengerüstes. Engelmann, Leipzig 1873

Milch, R. A., D. P. Rall, J. E. Tobie: Bone localization of the tetracyclines. J. nat. Cancer Inst. 19 (1957) 87–93

Miller, A., D. A. D. Parry: The structure and packing of microfibrils in collagen. J. molec. Biol. 75 (1973) 441

Möller, T. B.: Röntgennormalbefunde. Thieme, Stuttgart 1987

Mohr, W.: Gelenkkrankheiten: Diagnostik und Pathogenese makroskopischer und histologischer Strukturveränderungen. Thieme, Stuttgart 1984

Moseley, J. E., S. G. Starobin: Cystic angiomatosis of bone: manifestation of hamartomatous disease entity. Amer. J. Roentgenol. 91 (1964) 1114–1120

Müller, K.-H. G., R. Müller: Knochen Frühgeborener: Mikroradiographische Querschnittsanalyse. 12. Jahrestag. d. Ges. für Pädiat. Radiol. Wien 23.–25. 10. 1975

Müller, K.-H. G., R. Müller, L. Saackel: Results of microradiographic analysis of bones of premature infants, vol. V. 14. Int. Congr. Pediat., Buenos Aires 1974, Med. Panamericana, Buenos Aires 1974

Neuman, W. F., M. W. Neuman: The Chemical Dynamics of Bone Mineral. University of Chicago Press, Chicago 1958

Nixon, G. W.: Lymphangiomatosis of bone demonstrated by lymphography. Amer. J. Roentgenol. 110 (1970) 582

Ogden, J. A.: Proximal fibular growth deformities. Skelet. Radiol. 3 (1978) 223–229

Ogden, J. A.: Radiology of postnatal skeletal development. IX. Proximal tibia and fibula. Skelet. Radiol. 11 (1984a) 169–177

Ogden, J. A.: Radiology of postnatal skeletal development. X. Patella and tibial tuberosity. Skelet. Radiol. 11 (1984b) 246–257

Ogden, J. A.: Radiology of postnatal skeletal development. XI. The first cervical vertebra. Skelet. Radiol. 12 (1984c) 12–20

Ogden, J. A.: Radiology of postnatal skeletal development. XII. The second cervical vertebra. Skelet. Radiol. 12 (1984d) 169–177

Ogden, J. A., St. B. Phillips: Radiology of postnatal skeletal development. VII. The scapula. Skelet. Radiol. 9 (1983) 157–169

Ogden, J. A., G. J. Conlogue, P. Jensen: Radiology of postnatal skeletal development: The proximal humerus. Skelet. Radiol. 2 (1978) 153–160

Ogden, J. A., G. J. Conlogue, M. L. Bronson, P. S. Jensen: Radiology of postnatal skeletal development. II. Manubrium and sternum. Skelet. Radiol. 4 (1979a) 189–195

Ogden, J. A., G. J. Conlogue, M. L. Bronson: Radiology of postnatal skeletal development. III. The clavicle. Skelet. Radiol. 4 (1979b) 196–203

Ogden, J. A., J. K. Beall, G. J. Conlogue, T. R. Light: Radiology of postnatal skeletal development. IV. Distal radius and ulna. Skelet. Radiol. 6 (1981) 255–266

Osborne, D., E. Effmann: Disturbances of trabecular architecture in the upper end of the femur in childhood. Skelet. Radiol. 6 (1981) 165–173

Ozonoff, M. B., F. M. H. Ziter jr.: The upper femoral notch. Skelet. Radiol. 14 (1985) 198–199

Passariello, R., F. Trecco, F. De-Paulis et al.: Computed tomography of the knee joint: technique of study and normal anatomy. J. Comput assist. Tomogr. 7 (1983) 1035–1042

Patel, R. B., P. Barton, Z. Salimi, J. Molitor: Computed tomography demonstration of distal femoral (trachlear) articular groove: a normal variant. Skelet. Radiol. 10 (1983) 170–172

Pauwels, F.: Die Bedeutung der Bauprinzipien des Stütz- und Bewegungsapparates für die Beanspruchung der Röhrenknochen. Z. Anat. Entwickl.-Gesch. 114 (1949/50) 129–166

Pauwels, F.: Über die Verteilung der Spongiosadichte im coxalen Femurende und ihre Bedeutung für die Lehre vom funktionellen Bau des Knochens. Morphol. Jb. 95 (1955) 35–54

Pauwels, F.: Eine vereinfachte Methode zur Darstellung von Spannungstrajektorien, gleichzeitig ein Modellversuch für die Ausrichtung und Dichteverteilung der Spongiosa in den Gelenkenden der Röhrenknochen. Z. Anat. Entwickl.-Gesch. 119 (1955/56) 223–234

Pauwels, F.: Gesammelte Abhandlungen zur funktionellen Anatomie des Bewegungsapparates. Springer, Berlin 1965

Pesch, H. J., H. Wagner: Histomorphologische Befunde der Knochenregeneration unter Distraktion bei der diaphysären Verlängerungsosteotomie. Verh. dtsch. Ges. Pathol. 58 (1974) 305–308

Petersen, H.: Histologie und mikroskopische Anatomie. Bergmann, München 1935

Pfitzner, W.: Beiträge zur Kenntnis des menschlichen Extremitätenskeletts. Morph. Arb. (Jena) 1 (1891) 120

Pfitzner, W.: Sesambeine des menschlichen Körpers. Schwalbens morph. Arb. 4, 5, 6 (1892)

Pitt, M. J., M. R. Hausser: Vitamin D.: Biochemistry and clinical applications. Skelet. Radiol. 1 (1977) 191–208

Pliess, G.: Bewegungsapparat. In Doerr, W.: Organpathologie, Bd. III. Thieme, Stuttgart 1974a

Pliess, G.: Die Bedeutung der Embryogenese für die Tumorgenese der Knochen. Verh. dtsch. Ges. Pathol. 58 (1974b) 430–432

Pogrund, H., R. Bloom, P. Mogle: The normal width of the adult hip joint: The relationship to age, sex, and obesity. Skelet. Radiol. 10 (1983) 10–12

Pollack, S. R.: Bioelectrical properties of bone: Endogenous electrical signals. Orthop. Clin. N. Amer. 15 (1984) 3–14

Polster, J.: Die funktionellen Verteilungsräume der Knochendurchblutung und die Durchblutungswertigkeit von Femur und Tibia. Ergebn. Chir. Orthop. 51 (1968) 66–104

Polster, J.: Zur Hämodynamik des Knochens. (Bücherei des Orthopäden, Bd. 5). Enke, Stuttgart 1970

Pommer, G.: Über die Osteoporose, ihren Ursprung und ihre differentialdiagnostische Bedeutung. Dtsch. Arch. klin. Chir. 136 (1925) 1–35

Posner, A. S.: The nature of the inorganic phase of calcified tissues. In Sognnaes, R. F.: Calcification in Biological Systems. AAAS-Press, Washington 1960

Posner, A. S.: Significance of calcium phosphate cristallographic studies to orthopedics. Bull. Hosp. Jt Dis. 31 (1970) 14–26

Posner, A. S.: Bone mineral and the mineralization process. In Peck, W. A.: Bone and Mineral Research 5. Elsevier, Amsterdam 1987

Psenner, L.: Differentialdiagnose der Erkrankungen des Schädelskeletts. Thieme, Stuttgart 1973

Puls, P.: Morphologische Befunde beim Einbau von Schrauben in den Knochen nach operativer Frakturbehandlung. Langenbecks Arch. klin. Chir. 320 (1968) 34–49

Raisz, L. G., B. Kream: Regulation of bone formation (First of two parts). New Engl. J. Med. 309 (1983a) 29–35

Raisz, L. G., B. E. Kream: Regulation of bone formation. New Engl. J. Med. 309 (1983b) 83–89

Rasmussen, H., P. Bordier: The Physiological and Cellular Basis of Metabolic Bone Disease. Williams & Wilkins, Baltimore 1974/75

Rasmussen, H., P. Bordier: Bone Cells, Mineral Homeostasis and Skeletal Remodelling. Williams & Wilkins, Baltimore 1975

Rauschning, W.: Zur Frage des Kalksalzgehaltes der sogenannten „osteoiden Säume". Diss., Kiel 1963

v. Recklinghausen, F.: Untersuchungen über Rachitis und Osteomalazie. Fischer, Jena 1910

Reicher, M. A., St. Hartzmann, L. W. Bassett, B. Mandelbaum: MR imaging of the knee. Radiology 162 (1987) 547–551

Reilly, B. J., J. W. Davidson, H. Bain: Lymphangiectasis of the skeleton. Radiology 103 (1972) 385

Reiser, M., N. Rupp, P. M. Karpf, St. Feuerbach, P. Paar: Erfahrungen mit der CT-Arthrographie der Kreuzbänder des Kniegelenkes. Fortschr. Röntgenstr. 137 (1982) 372–379

Reiser, M., N. Rupp, R. Aigner, E. Hipp, Sommer, B.: Die Gelenke des Rückfußes im Computertomogramm. Fortschr. Röntgenstr. 140 (1984) 638–645

Reiser, M., N. Rupp, K. Pfänder, S. Schepp, P. Lukas: Die Darstellung von Kreuzbandläsionen durch die MR-Tomographie. Fortschr. Röntgenstr. 145 (1986) 193–198

Remagen, W.: Calciumkinetik und Knochenmorphologie. Thieme, Stuttgart 1970

Remagen, W., R. Caesar, F. Heuck: Elektronenmikroskopische und mikroradiographische Befunde am Knochen der mit Dihydrotachysterin behandelten Ratte. Virchows Arch. Abt. A 345, (1968) 245–254

Resnick, D.: Radiology of the talocalcaneal articulations: Anatomic considerations and arthrography. Radiology 111 (1974) 581–586

Resnick, D.: Osteoporosis: Radiographic-pathologic correlation. In Genant, H. K.: Osteoporosis Update 1987. University of California Printing Services, San Francisco/Ca. 1987 (pp. 31–39)

Resnick, D., G. Niwayama: Diagnosis of Bone and Joint Disorders. Saunders, Philadelphia, 1981

Reynolds, J. J.: Inhibition by calcitonin of bone resorption in vitro by vitamin A. Proc. Radiol. Soc. B 170 (1968) 61–69

Ribbing, S.: Studien über hereditäre multiple Epiphysenstörungen. Acta radiol. (Stockh.) Suppl. 34 (1937)

Robinson, R. A.: An electron-microscopic study of the cristalline inorganic component of bone and its relationship to the organic matrix. J. Bone Jt Surg. 39-A (1952) 389

Robinson, R. A., M. L. Watson: Collagen-crystal relationships in bone as seen in the electronmicroscope. Anat. Rec. 114 (1952) 383–392

Robinson, R. A., S. R. Elliott: Water content of bone. J. Bone Jt Surg. 39-A (1957) 167

Robinson, R. A., H. Sheldon: Crystal collagen relationships in healing rickets. In Sognnaes, R. F.: Calcification in Biological Systems. AAAS-Press, Washington 1960

Robison, R.: The Significance of Phosphoric Esters in Metabolism. New York University Press, New York 1923

Rochlin, D. G., E. Zeitler: Röntgendiagnostik der Hand und Handwurzel. In Diethelm, L., F. Heuck, O. Olsson, H. Vieten, A. Zuppinger: Handbuch d. med. Radiologie, Bd. IV/2. Springer, Berlin 1968

Rosemeyer, B.: Immobilisationsosteoporose (Bücherei des Orthopäden, Bd. 17). Enke, Stuttgart 1977

Roux, W.: Gesammelte Abhandlungen über Entwicklungsmechanik der Organismen, Bd. I u. II. Engelmann, Leipzig 1895

Roux, W.: Über die Dicke der statischen Elementarteile und der Maschenweite der Substantia spongiosa der Knochen. Z. orthop. Chir. 4 (1896) 284

Ruckensteiner, E.: Die normale Entwicklung des Knochensystems im Röntgenbild. Thieme, Leipzig 1931

Sartoris, D. I., M. L. Feingold, D. Resnick: Axial computed tomographic anatomy of the foot, part 1. J. Foot Surg. 24 (1985a) 392–412

Sartoris, D. J., M. André, Ch. Resnick, D. Resnick: Quantitative assessment of trabecular bone density in the proximal femur using CT. Radiology 157 (1985b) 245

Scheller, S.: Roentgenographic studies on the ossification of the distal femoral epiphysis. Acta radiol. (Stockh.), Suppl. 248 (1965)

Schenk, R., H. Willenegger: Fluoreszenzmikroskopische Untersuchungen zur Heilung von Schaftfrakturen nach stabiler Osteosynthese am Hund. Proc. 2. europ. Symp. Calcif. Tiss. 1964. Coll. Univ. Liège, Liège 1965

Schenk, R. K.: Ultrastruktur des Knochens. Verh. dtsch. Ges. Pathol. 58 (1974) 72–83

Schenk, R. K., W. A. Merz: Histologisch-morphologische Untersuchungen über Altersatrophie und senile Osteoporose in der Spongiosa des Beckenkammes. Dtsch. med. Wschr. 94 (1969) 206–208

Schenk, R. K., W. A. Merz, F. W. Reutter: Fluoride in osteoporosis. In Vischer, T. L.: Fluoride in Medicine. Huber, Bern 1970

Scherft, J. P.: The ultrastructure of the organic matrix of calcified cartilage of bone in embryonic mouse radii. J. Ultrastruct. Res. 23 (1968) 333

Schinz, H. R.: Vererbung und Knochenbau. Schweiz. med. Wschr. 54 (1924) 50

Schinz, H. R., W. E. Baensch, E. Friedl, E. Uehlinger: Lehrbuch der Röntgendiagnostoik, Bd. I u. II, 5. Aufl. Thieme, Stuttgart 1952

Schmid, F., L. Halden: Die postfetale Differenzierung und Größenentwicklung der Extremitätenknochenkerne. Fortschr. Röntgenstr. 71 (1949) 975

Schmid, F., H. Moll: Atlas der normalen und pathologischen Hand-Skelettentwicklung. Springer, Berlin 1960

Schmidt, H.: Verkalkungsstudien am entmineralisierten Zahn- und Knochengewebe. Nova Acta Leopoldina 32 (1967) 178

Schmidt, M. B.: Atrophie und Hypertrophie des Knochens einschließlich der Osteosklerose. In Henke, F., O. Lubarsch: Handbuch d. spez. pathol. Anatomie u. Histologie, Bd. IX/3. Springer, Berlin 1937 (S. 1–86)

Schmitt, H. G., P. Wisser: Die Schipperkrankheit bei Jugendlichen. Langenbecks Arch. klin. Chir 268 (1951) 333–340

Schmorl, G., H. Junghanns: Die gesunde und die kranke Wirbelsäule in Röntgenbild und Klinik, 5. Aufl. Thieme, Stuttgart 1968

Schwarz, W., G. Pahlke: Elektronenmikroskopische Untersuchungen an der Interzellularsubstanz des menschlichen Knochengewebes. Z. Zellforschung 38 (1953) 475

Seltzer, S. E., B. N. Weissman, E. M. Braustein, D. F. Adams, W. H. Thomas: Computed tomography of the hindfoot. J. Comput. assist. Tomogr. 8 (1984) 488–497

Seyberth, H. W., L. G. Raisz, J. A. Oates: Prostaglandins and hypercalcemic states. Ann. Rev. Med. 29 (1978) 23–29

Shephard, M. D., M. J. Peake, R. N. Walmsley: Quantitative method for determining serum alcaline phosphatase isoenzyme activity: II. Development and clinical application of method for measuring four serum alkalin phosphatase isoenzymes. J. clin. Pathol 39 (1986) 1031–1038

Siegert, F.: Atlas der normalen Ossifikation der menschlichen Hand. Fortschr. Röntgenstr., Erg.-Bd. 47 (1935)

Smith, R.: Calcium, phosphorus and magnesium metabolism. In Owen, R., J. Goodfellow, P. G. Bullough: Scientific Foundations of Orthopedics and Traumatology. Saunders, Philadelphia 1980

Smith, W. J.: The disposition of protein proteinpolysaccharide in the epiphyseal plate cartilage of the young rabbit. J. Cell Sci. 6 (1970) 843

Sognnaes, R. F.: Calcification in Biological Systems. Amer. Ass. Adv. Sci., Washington/D.C: 1960

Solomon, M. A., L. A. Gilula, L. M. Oloff, M. Oloff, T. Compton: CT scanning of the foot and ankle: 2. clinical applications and review of the literature. Amer. J. Roentgenol. 146 (1986) 1204–1214

Speckman, T. W., W. P. Norris: Bone crystallites as observed by use of the electron microscope. Science 126 (1957) 753

Spiegler, G., B. E. Keane: Hart- und Weichsubstanz im Knochen und die Absorption in beiden. Fortschr. Röntgenstr. 94 (1961) 662–666

Spranger, J. W., L. O. Langer, Wiedemann, H.-R.: Bone Dysplasias: An Atlas of Constitutional Disorders of Skeletal Development. Fischer, Stuttgart 1974

Starck, D.: Embryologie, 3. Auflg. Thieme, Stuttgart 1975

Steinbrich, W., D. Beyer, G. Friedmann, J. W. L. M. Ermers, G. Bueß, K. H. Schmidt: MR des Kniegelenkes: Darstellung der normalen Anatomie und pathologischer Befunde mit Oberflächenspulen. Fortschr. Röntgenstr. 143 (1985) 166–172

Steiner, G. M., J. Farman, J. P. Lawson: Lymphangiomatosis of bone. Radiology 93 (1969) 1093

Stiepian, J. J., J. K. Presl, P. Brouliik, Y. V. Paconsky: Serum osteocalcin levels and bone alkalin phosphatase isoenzyme after oophorectomy and in primary hyperparathyroidism. J. clin. Endocrinol. 64 (1987) 1079–1082

Süsse, H. J.: Nachweis und Bedeutung der Inkompressibilität und Volumenkonstanz im Knochenmarkraum (angiographische Untersuchungen). Fortschr. Röntgenstr. 84 (1956) 41–47

Süsse, H. J.: Die Gefäßstrukturen der Schädelknochen, ihre Anomalien und ihre Röntgenpathologie. In Diethelm, L., F. Heuck, O. Olsson, H. Vieten, A. Zuppinger: Handbuch d. med. Radiologie, Bd.VII/1. Springer, Berlin 1963

Sundaram, M., A. E. Brodeur, R. E. Burdge, P. F. Joyce, M. A. Riaz, E. R. Poling: The clinical value of direct magnification. Radiography in orthopedics. Skelet. Radiol. 3 (1978) 85–90

Swoboda, W.: Das Skelet des Kindes, 2. Aufl. Thieme, Stuttgart 1969

Takahashi, S. S., S. Sakuma: Magnification Radiography. Springer, Berlin 1975

Theiler, K.: Entwicklung und normale Röntgenanatomie des Schädels. In Diethelm, L., F. Heuck, O. Olsson, H. Vieten, A. Zuppinger: Handbuch d. med. Radiologie, Bd. VII/1. Springer, Berlin 1963

Theiler, K.: Phylogenetische Entwicklung des Achsenskeletts. In Diethelm, L., F. Heuck, O. Olsson, H. Vieten, A. Zuppinger: Handbuch d. med. Radiologie, Bd. VI/1. Springer, Berlin 1974

Thyberg, J.: Electron microscopic studies on the initial phases of calcification in Guinea pig epiphyseal cartilage. J. Ultrastruct. Res. 46 (1974) 206

Tiegs, R. D., J. J. Body, H. W. Wahner, J. Barta, B. L. Riggs, H. Heath: Calcitonin secretion in postmenopausal osteoporosis. New Engl. J. Med. 312 (1985) 1097

Tilling, G.: The vascular anatomy of long bones. Acta radiol., Suppl. 161 (1958)

Töndury, G.: Entwicklungsgeschichte und Fehlbildungen der Wirbelsäule. Hippokrates, Stuttgart 1958

Töndury, G.: Embryonale und postnatale Entwicklung der Wirbelsäule. In Diethelm, L., F. Heuck, O. Olsson, H. Vieten, A. Zuppinger: Handbuch d. med. Radiologie, Bd. VI/1. Springer, Berlin 1974

Trautz, O. R., B. N. Bachra, A. R. Conetta: Oriented precipitation of hydroxyapatite and other inorganic salts in fibrous matrix. J. dent. Res. 40 (1961) 702

Trueta, J.: The normal vascular anatomy of the human femoral head during growth. J. Bone Jt Surg 39-B (1957) 358–394

Trueta, J.: The dynamics of bone circulation. In Frost, H. M.: Bone Biodynamics. Churchill, London 1964

Trueta, J., M. H. M. Harrison: The normal vascular anatomy of the femoral head in adult man. J. Bone Jt Surg. 35-B (1953) 442

Uehlinger, E.: Zur Diagnose und Differentialdiagnose der Osteoporose. Schweiz. med. Jb. 39 (1958) 39–48

Uehlinger, E.: Die Osteoporose als Symptom und einige andere Skeletterkrankungen. Pathologische Anatomie der Osteoporose. In Rajewsky, B.: 9. Int. Congr. Radiology, München 1959. Thieme, Stuttgart 1961; Urban & Schwarzenberg, München 1960

Uehlinger, E., Das Skelett des 100-Jährigen. Mitteil. Naturforsch. Ges. 28 (1963) 1–12

Uehlinger, E.: Pathogenese und Struktur der Systemerkrankungen des Skelettes. Radiologe 13 (1973) 88–93

Uehlinger, E., P. Puls: Funktionelle Anpassung des Knochens auf physiologische und unphysiologische Belastung. Langenbecks Arch. klin. Chir. 319 (1967) 362–374

Vahlquist, B.: The longitudinal growth of the long tubular bones in man studied with the aid of lead lines. Acta chir. scand. 89 (1943) 291–308

Vaughan, J.: The Physiology of Bone. Clarendon Press, Oxford 1981

v. Verschuer, O.: Genetik des Menschen. Urban & Schwarzenberg, München 1959

Viehweger, G.: Schultergelenk – Schulterblatt. In Diethelm, L., F. Heuck, O. Olsson, H. Vieten, A. Zuppinger: Handbuch d. med. Radiol. Bd. IV/2. Springer, Berlin 1968.

Vogt, E. C., V. S. Vickers: Osseous growth and development. Radiology 31 (1938) 441–444

Vollrath, Th., Ch. Eberle, W. Grauer: Computertomographie intraartikulärer Kalkaneusfrakturen. Fortschr. Röntgenstr. 146 (1987) 400–403

Wagner, H.: Präsenile Osteoporose. Thieme, Stuttgart 1965

Wallgren, G.: Biophysical analysis of the formation and structure of human fetal bone: A microradiographic and X-ray crystallographic study. Acta paediat., Suppl. 113 (1957)

Ward, F. O.: Outlines of Human Osteology. Renshaw, London 1838

Waschulewski, H.: Os subtitibale I und II. Os subfibulare. Röntgenpraxis 13 (1941) 468–473

Weidenreich, F.: Das Knochengewebe. In Oksche, A., L. Vollrath: Handbuch d. mikrosk. Anatomie, Bd. II/2. Springer, Berlin 1930

Weigert, M.: Anregung der Knochenbildung durch elektrischen Strom. Springer, Berlin 1973

Weinmann, J. P., H. Sicher: Bone and Bones, 2nd ed. Mosby, St. Louis 1955

Weiss, K.: Über das Röntgenbild der Knochenatrophie. Radiol. Austr. 9 (1957) 227–245

Weiss, K.: Grundlagenforschung für die Knochenradiologie. Radiol. Austr. 13 (1962) 125–137

Wertheimer, L. G.: Coracoclavicular joint: surgical treatment of painful syndrome caused by anomalous joint. J. Bone Jt Surg. 30-A (1948) 570–578

Weston, P. D., A. J. Barrett, J. T. Dingle: Specific inhibition of cartilage breakdown. Nature (Lond.) 222 (1969) 285–286

Wiedemann, H. R.: Die großen Konstitutionskrankheiten des Skeletts. Fischer, Stuttgart 1960

Willert, H. G.: Immobilisationsosteoporose. Langenbecks Arch. klin. Chir. 315 (1966) 258–281

Winterberger, A. R.: Radiographic diagnosis of lymphangiomatosis of bone. Radiology 102 (1972) 321

Wolf, J. G., L. Psenner: Pathologisch-anatomische und klinisch-radiologische Studien über die sogenannten Wachstumslinien. Fortschr. Röntgenstr. 80 (1954) 141–153

Wolff, J.: Über die Bedeutung der Architektur der spongiösen Substanz. Zbl. med. Wiss. 54 (1869) 849–851

Wolff, J.: Über die innere Architektur der Knochen und ihre Bedeutung für die Frage vom Knochenwachstum. Virchows Arch. pathol. Anat. 50 (1870) 389–450

Wolff, J.: Über die Theorie des Knochenschwundes durch vermehrten Druck und der Knochenbildung durch Druckentlastung. Langenbecks Arch. klin. Chir. 42 (1892) 302–324

Wolff, J.: Das Gesetz der Transformation der Knochen. Hirschwald, Berlin 1892

Wolff, J.: Die Lehre von der funktionellen Knochengestalt. Virchows Arch. pathol. Anat. Physiol. 155 (1899) 256–315

Wolpers, C.: Elektronenmikroskopie der Plasmaderivate. Grenzgeb. Med. 2 (1949) 527–535

Wossner, J. F., D. S. Howell: The enzymatic degradation of connective tissue matrices. In Owen, R., J. Goodfellow, P. G. Bullough: Scientific Foundations of Orthopedics and Traumatology. Saunders, Philadelphia 1980

Wyss, Th.: Die Kraftfelder in festen Körpern. Viertelj. Naturf. Ges. Zürich 93 (1948) 151–186

Zsebök, Z.: Becken, Hüftgelenk und Oberschenkel. In Diethelm, L., F. Heuck, O. Olsson, H. Vieten, A. Zuppinger: Handbuch d. med. Radiologie, Bd. IV/2. Springer, Berlin 1968

Qualitative und quantitative radiologische Analyse des Knochens

Knochenstruktur und Knochenmineralgehalt

F. Heuck

Einleitung

Die Strahlenabsorption durch einen Knochen wird von der Mineralkonzentration im eigentlichen Knochengewebe (Tela ossea), dessen Volumenanteil und der Anordnung von Spongiosa, Kortikalis und Kompakta bestimmt. Strukturauflockerungen oder Verdichtungen in einem Knochen, umschriebene, pathologisch gesteigerte Abbauvorgänge oder ein verstärkter Anbau von Tela ossea, also eine *lokale* Destruktion oder Hyperostose des Knochens, können bei makroskopischer Ausdehnung ohne Schwierigkeiten im Röntgenbild erkannt und analysiert werden. Ein *gleichmäßiger, generalisierter Verlust von Knochengewebe* oder eine *Verminderung der Mineralkonzentration in der Tela ossea* fallen im Röntgenbild jedoch erst sehr spät auf. So ist die Frage, wann eine Knochenatrophie oder eine Entkalkung des Knochengewebes bereits auf einem Standardröntgenbild erkannt werden können, sehr oft erörtert worden.
Während BAASTRUP (1923), RIEDER (1936) und SUDECK (1938) die Ansicht vertraten, daß erst eine Atrophie von 10–13 Gew.-% im Röntgenbild auffalle, hat CORYN (1937) gefunden, daß bereits ein Kalkverlust von 10% im Röntgenbild in Erscheinung tritt. Von LACHMAN u. WHELAN (1935) wird festgestellt, daß die Annahme, eine Entkalkung von 10–15% könne noch erkannt werden, falsch sei. Diese Aussage basiert auf Tierversuchen. Unter günstigen Umständen ist ein Mineral- oder Substanzverlust des Knochens unter 20% eben noch sichtbar, doch wird meist erst eine Verminderung von 20–40% im Röntgenbild erkannt werden können. Es ist jedoch zu beachten, daß der Grad einer *eben noch nachweisbaren* Entkalkung in den einzelnen Knochen des Skelettes – aber auch in den verschiedenen Abschnitten ein und desselben Knochens – in *Abhängigkeit von der Makrostruktur sehr stark variieren* kann. Aufgrund von Phantomuntersuchungen konnte VIRTAMA (1960) feststellen, daß *Dichteänderungen von 3–4%* durch das Auge dann noch erfaßt werden können, wenn das stärker absorbierende Material *gleichmäßig* verteilt ist. Bei einer *ungleichmäßigen Verteilung* des stärker absorbierenden Stoffes – wie es im Knochen durch die Strukturen von Spongiosa und Kompakta der Fall ist – sind *erst Unterschiede von 13–14% eben erkennbar.* Die Versuche zeigen deutlich, daß die *Struktur des Knochens* eine Früherkennung von Substanzverlusten oder von Entkalkungen der Tela ossea im Röntgenbild erschwert.
Im Bereich der *Wirbelsäule* erlaubt das Röntgenbild bei anatomisch normaler Knochenstruktur Differenzen von 30% zu erfassen. BABAIANTZ (1947) weist darauf hin, daß eine 30%ige Entkalkung oder „Entknochung" eben noch erkennbar ist, während 50–70% Mineralverlust des Wirbelkörpers im Röntgenbild gut sichtbar sind. So ist die Beurteilung des Mineralgehaltes aus dem Röntgenbild einerseits von dem *subjektiven Eindruck* des Beobachters, zum anderen von physikalischen oder fotografischen Faktoren abhängig, die bei dem Zustandekommen eines Röntgenbildes beachtet werden müssen. Nur optimale Röntgenaufnahmen und *eine große Erfahrung des Untersuchers* werden Vermutungen über Veränderungen des Mineralgehaltes im Knochen erlauben. Die Bildanalyse einer Röntgenaufnahme von Knochen muß sich auf die Beurteilung von Struktur- und Konturveränderungen, Deformierungen, Umbauzonen oder pathologischen Frakturen, Destruktionen und Appositionen beschränken.
Die Möglichkeiten der visuellen Analyse des Röntgenbildes sind begrenzt, so daß die Entwicklung verschiedenartiger Verfahren der radiologischen Morphometrie und Densitometrie von Knochen oder Knochenarealen des Skelettes, die am lebenden Menschen durchgeführt werden können, sinnvoll erschien. Auf die Darlegung der historischen Entwicklung von Röntgen-Morphometrie, -Densitometrie und anderen ergänzenden Methoden in den zurückliegenden Jahrzehnten soll verzichtet werden (s. hierzu HEUCK 1970, 1976, NORDIN 1970, 1987). Unter der Vielzahl der bisher entwickelten Untersuchungs- und Meßverfahren haben nur wenige praktische Bedeutung erlangt.

Spezialmethoden zur Strukturbeurteilung des Knochens

Die ersten Versuche einer Objektivierung von Aussagen über den *Mineralgehalt des Knochens* basierten auf dem Vergleich von Schwärzungen zwischen

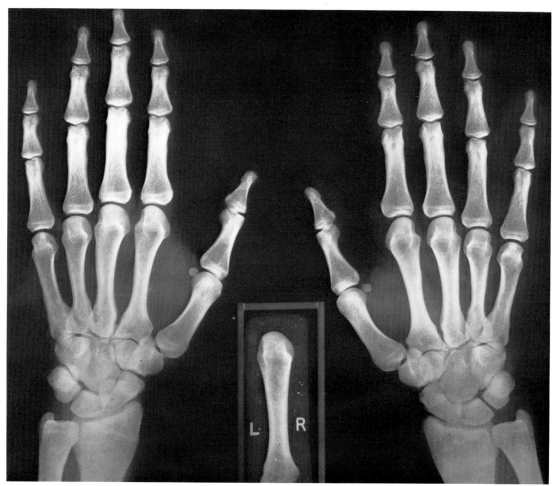

Abb. 1 Aufnahmeanordnung zum Vergleich der Dichte eines „Standardknochens" mit dem interessierenden Skelettabschnitt im Röntgenbild am Beispiel des Handskelettes (nach *Steven* 1947)

den interessierenden Knochenregionen einerseits und einem sog. „Standardknochen" (STEVEN 1947) andererseits (Abb. 1). Das menschliche Auge ist ein ausgezeichneter Detektor für Helligkeitsunterschiede. Die Methoden einer visuellen Photometrie haben allein nur begrenzten Wert erlangt. Ein bleibender Informationswert kommt den Strukturanalysen des Knochens *zur Beurteilung einer normalen oder gestörten Transformation* zu. Die Vorgänge der Resorption und Apposition von Tela ossea im „Organ Knochen" lassen sich durch röntgenmorphologische Verlaufskontrollen wesentlich besser verfolgen als dies mit der einmaligen Biopsie und histologisch-mikroradiographischen Untersuchung möglich ist. Das einmal entnommene Knochenstück steht für weitere Beobachtungen der Biodynamik nicht mehr zur Verfügung, und in der Entnahmezone werden sich zusätzliche Veränderungen als Reaktion auf das gesetzte Trauma entwickeln. Besonders gut geeignet für Langzeitbeobachtungen sind die kleinen Knochen der Hand und des Fußes sowie die Rippen, da umschriebene Zonen bei nur geringer Weichteilüberlagerung unter gut reproduzierbarer Aufnahmegeometrie scharf dargestellt werden können. Eine Rarefizierung von Spongiosa und Kompakta kann besonders gut mit Hilfe von Röntgenaufnahmen des Handskelettes in Weichstrahltechnik oder Weichstrahlimmersionstechnik objektiviert und kontrolliert werden (FISCHER 1974). Das hohe Auflösungsvermögen der gewonnenen Röntgenbilder erlaubt eine Weiterverarbeitung der im Bildträger gespeicherten Informationen und schließt noch nach Jahren die Möglichkeit eines Vergleiches ein.

Mikroradioskopie

Eine einfache, in der klinischen Radiologie brauchbare Methode zum Nachweis von Strukturveränderungen in der Diaphysenkompakta und von Umbauvorgängen in der Spongiosa haben MEEMA U. SCHATZ (1970) empfohlen. Bei diesem als „Mikroradioskopie" bezeichneten Verfahren werden Röntgenaufnahmen des Handskelettes un-

Spezialmethoden zur Strukturbeurteilung des Knochens

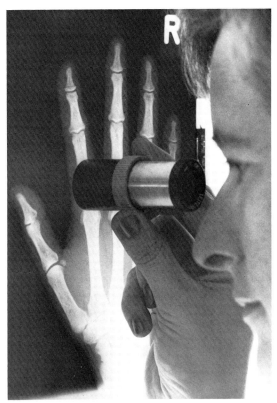

Abb. 2 „Mikroradioskopie" zur Detailanalyse von Strukturen des Knochens im Röntgenbild (nach *Meema* u. *Schatz* 1970)

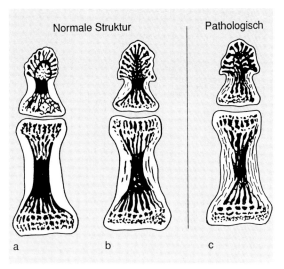

Abb. 4 Pathologische Strukturauflockerungen in den Phalangen bei hormonalen Osteopathien. Schema zur „Mikroradioskopie" (nach *Meema* 1973)

ter speziellen Aufnahmebedingungen (55–60 kV, 600 mAs, Spezialfilm für die Mammographie oder die Materialuntersuchung) angefertigt und mit Hilfe einer Lupenvergrößerung („Leitz" – Meßlupe 8× oder 6×) analysiert (Abb. 2). Einige Kriterien der Strukturveränderungen, wie Art und Lokalisation des Substanzverlustes von Knochengewebe, die geordnete oder regellose Strukturauflockerung und/oder Strukturverdichtung sind als differentialdiagnostische Hinweise auf eine zugrundeliegende Störung des Knochenstoffwechsels und der Umbauvorgänge des Skelettes zu werten (Abb. 3). Die *Involutionsosteoporose* ist durch eine endostale Strukturauflockerung und eine *Verschmälerung* der Diaphysenkompakta aller Knochen gekennzeichnet. Eine Thyreotoxikose z. B. kann mit einer intrakortikalen Resorption des Knochens einhergehen, die zu einer *Aufblätterung der Kompakta* bis zur Spongiosierung führen kann (Abb. 4). Der primäre oder sekundäre Hyperparathyreoidismus ist durch subperiostale Demineralisation der Tela ossea, Strukturauflockerungen und Verdichtungen der Spongiosa gekennzeichnet

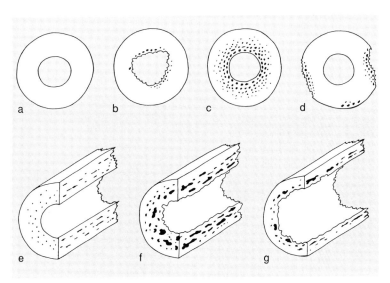

Abb. 3 a–g Verschiedenartige Strukturveränderungen der Diaphysenkompakta im Querschnitt (a–d) und im Längsschnitt (e–g)
a normale Kompakta
b endostale Resorption
c intrakortikale Resorption
d subperiostale Mineralisationsdefekte und Resorption
e normale Kompakta
f osteoporotische Strukturauflockerung
g Verschmälerung und Strukturauflockerung durch Abbau von Tela ossea in zentrifugaler Richtung (Involutionsosteoporose)
(nach *Meema* u. *Meema* 1969)

154 Qualitative und quantitative radiologische Analyse des Knochens

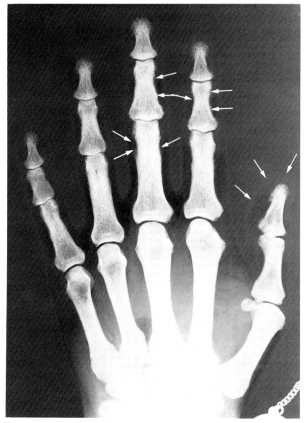

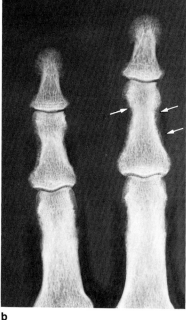

Abb. 5a u. b Die Röntgenmorphologie der renalen Osteopathie (sekundärer Hyperparathyreoidismus) gibt Informationen über den gesteigerten Umbau und ist durch subperiostale Mineralisationsdefekte der Tela ossea, Strukturauflockerungen der Diaphysenkompakta und Verdichtungen der Spongiosa gekennzeichnet
a Die Handaufnahme eines 43jährigen Mannes mit der Weichstrahlimmersionstechnik läßt die mangelhafte Mineralisation des subperiostalen Knochens (→) und den Umbau der Kompakta erkennen
b Im Ausschnittsbild der Mittelglieder des II. und III. Fingers wird dieser Befund noch deutlicher

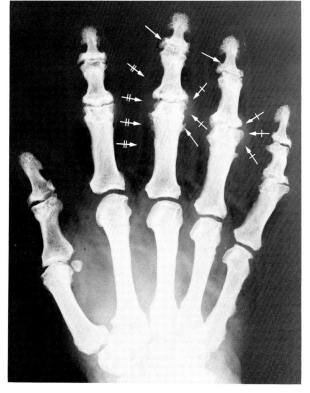

Abb. 6 Die Akromegalie ist durch periostale Appositionen, insbesondere an den gelenkbildenden Knochen (→), Verdickungen der Gelenkweichteile (↔) und der Haut (⇹) charakterisiert. Eine Handaufnahme mit der Weichstrahlimmersionstechnik zeigt diese Befunde bei einer 74jährigen Frau deutlich

(Abb. 5). Die Akromegalie kann neben einer diskreten intrakortikalen Resorption periostale Appositionen aufweisen (Abb. 6).

Direkte Vergrößerungsaufnahme

Eine röntgenmorphologische Strukturanalyse von Knochen kann durch *direkte Vergrößerung* im Röntgenbild mit Hilfe eines Feinfokus (0,3 mm ⌀ und kleiner) erleichtert werden (ZIMMER 1951, 1953, WERNER u. BADER 1954, BÜCHNER 1954, 1961, TAKAHASHI u. SAKUMA 1975, GENANT u. Mitarb. 1976, 1977). Besonders gute Resultate erzielt die Vergrößerungstechnik bei kleinen Knochen, die von einem dünnen Weichteilmantel umschlossen werden. Selbst an den großen Röhrenknochen und den Knochen des Stammskelettes kann die Röntgenvergrößerungstechnik noch eine brauchbare Bildqualität erbringen (Tab. 1). Die

Tabelle 1 Physikalische Faktoren, durch die die Bildqualität bei der Feinstrukturuntersuchung des Skelettes beeinflußt wird

1. Filme und Folien:
   Empfindlichkeit
   Kontrast = Schwärzungsumfang
   Schärfe = Auflösungsvermögen
   Körnigkeit
2. Geometrie:
   geometrische Unschärfe (Fokusgröße)
   Objektform und -gestalt
3. Charakteristik der Strahlung:
   Strahlenhärte (KV)
4. Art und Weise der Bildanalyse:
   Beleuchtungsstärke (Filmdichte)
   Bildgröße (optische Vergrößerung)
5. Gesichtspunkte der Routinepraxis:
   Strahlenbelastung (Strahlendosis)
   Nutzen für die Diagnostik

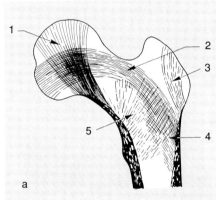

Abb. 7 a u. b
a Normale Architektur der Spongiosastrukturen und deren Übergänge in die Kompakta des proximalen Femurabschnittes
1 = Drucktrabekel, 2 = Zugspannungstrabekel
3 = Trochanter-major-Gruppe, 4 = sekundäre Zugtrabekel, 5 = sekundäre Drucktrabekel
b Gradeinteilung des progressiven Schwunds der Spongiosa
(nach *Singh* u. Mitarb. 1970/1972)

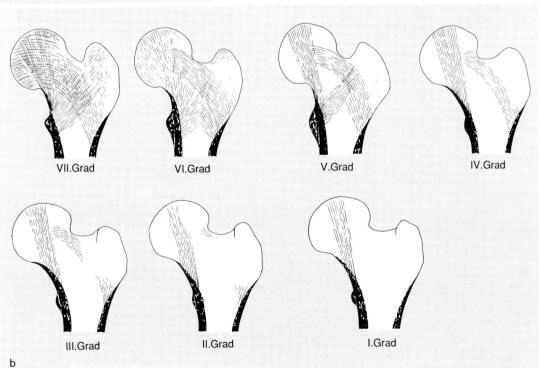

äußere Form, die Konturen und die Struktur von Kompakta und Spongiosa sind unter normal anatomischen Bedingungen so charakteristisch, daß mit der Vergrößerung ein Nachweis pathologischer Veränderungen des Skelettes bereits im Frühstadium gelingt. Diese Methode füllt eine Lücke im Grenzbereich zwischen dem konventionellen Röntgenbild, das die Form und die Makrostruktur der Knochen erfaßt, und der Mikroradiographie der Tela ossea aus.

Vergleichende Strukturanalyse

Die subjektive Beurteilung von Veränderungen der Spongiosastruktur im Knochen mit Hilfe des Röntgenbildes ist schwierig. Vergleichende Untersuchungen der Spongiosastruktur im Köpfchen von Metakarpal- und Metatarsalknochen bei Gesunden und bei Kranken mit einer chronischen Polyarthritis hat VIRTAMA (1961) durchgeführt und eine gute Übereinstimmung zwischen Struktur und Aschegehalt der Knochen finden können. Die Analyse der Spongiosaarchitektur eines Knochens gibt Informationen über den Verlust an Tela ossea oder den Mineralgehalt im Gesamtvolumen des durchstrahlten Bezirkes, von dem wiederum die „Schattendichte" abhängig ist. Eine Beurteilung der graduellen Strukturauflockerung im spongiösen Knochen haben SINGH u. Mitarb. (1970, 1972) versucht und die Architektur im proximalen Femurabschnitt in *sieben* verschiedene Strukturmuster eingeteilt (Abb. 7). Die gewählte Klassifikation der Trajektorien der Spongiosa – repräsentiert durch die Hauptkompressions- und Hauptzuglinien – wurde an Vergleichsuntersuchungen von 316 Normalpersonen und 102 Osteoporosepatienten erprobt. Als Kriterium für das Vorliegen einer Osteoporose wurden pathologische Frakturen im Bereich der Wirbelsäule angesehen. Es sind 51 Patienten mit Schenkelhalsfrakturen in die Untersuchung einbezogen worden (Tab. 2). Als Ergebnis wurde festgestellt, daß die *Strukturgrade 7–5* als normal zu bewerten sind, während die *Strukturgrade 4–1* eine Osteoporose mit Neigung zu pathologischen Frakturen repräsentieren. Bei solchen Patienten, die trotz einer Wirbelfraktur normale Strukturgrade 7–5 zeigten, handelte es sich um Frakturen, die nach einem schweren adäquaten Trauma aufgetreten waren. In der klinischen Praxis ist diese subjektive Beurteilung von Strukturveränderungen nur wenig eingesetzt worden.

Quantitative Analyse des Röntgenbildes

Die visuelle Beurteilung des Röntgenbildes eines Knochens umfaßt Formabweichungen und Strukturveränderungen, die *im makroskopischen Bereich* liegen. Eine Verschiebung der Relation Knochengewebe/Markgewebe wird zwangsläufig eine Abnahme oder Zunahme *der gesamten Mineralkonzentration* in der durchstrahlten Spongiosa zur Folge haben. Die Abbau- oder Anbauvorgänge der Kompakta werden sich in gleicher Weise in einer Zunahme oder Abnahme des gesamten Mineralgehaltes im Knochenquerschnitt (unter Einschluß des Knochenmarkes) ausdrücken. Alle Veränderungen im Anteil des Knochengewebes am Gesamtvolumen des „Organes Knochen" infolge krankhaft gesteigerter Transformationsvorgänge werden bei Störungen im Mineralhaushalt des Makroorganismus von einer stärkeren *Entkalkung* des bereits vorhandenen Knochengewebes oder einer *mangelhaften Verkalkung* der neu angebauten Tela ossea begleitet sein. Eine krankhafte Steigerung der Mineralisation der Tela ossea über das normale Maß hinaus ist selten zu finden. Die Lebensvorgänge im „Organ Knochen" werden sowohl die Mineralkonzentration in der Volumeneinheit eines spongiösen als auch eines kompakten Knochenbezirkes beeinflussen.

Die *quantitative Radiologie* des Skelettes verwendet unterschiedliche Methoden wie die *Morphometrie* und die *Densitometrie*. Zum leichteren Verständnis der Grenzen und Möglichkeiten einer Objektivierung der Aussagen über das Knochengewebe (Tela ossea) und den Mineralgehalt in einem Knochen durch radiologische Methoden sollen die im Prinzip verschiedenartigen Verfahren der Morphometrie und Densitometrie getrennt besprochen werden. Dagegen sollen alle ähnlichen Meßmethoden unter besonderer Berücksichtigung der Reproduzierbarkeit und Genauigkeit der Verfahren, der klinischen Einsatzmöglichkeiten und der mit der jeweiligen Methode bisher erarbeiteten Ergebnisse zusammengefaßt abgehandelt werden. Ausdrücklich betont sei jedoch, daß der Einsatz aller Verfah-

Tabelle 2 Strukturanalyse der Femurspongiosa (nach *Singh* u. Mitarb. 1970, 1972)

Spongiosa-bildindex	Anzahl der Normal-werte	Osteoporose der WS	Femur-hals-fraktur
Gesunde (Grade 5–7)			
Grad 7	159	–	–
Grad 6	70	–	–
Grad 5	54	5	5
Patienten mit Osteoporose (Grade 1–4)			
Grad 4	11	18	3
Grad 3	7	11	16
Grad 2	15	63	21
Grad 1	–	5	6

ren von Morphometrie und Densitometrie *ohne eine vorangegangene radiologische Bildanalyse* zur Beurteilung von Form, Größe, Konturen und Strukturen eines Knochens im Röntgenbild *nicht sinnvoll ist*.

Röntgenmorphometrie

Mit dem Ausbau der Biostatistik und der Datenverarbeitung ist die Untersuchung größerer Kollektive gesunder und kranker Menschen möglich geworden. Reihenuntersuchungen am Knochen haben ergeben, daß *Messungen der Kompaktaschichtdicke leichter und kostengünstiger zu erhalten sind als densitometrische Meßresultate an der Spongiosa*. Die *Veränderungen des spongiösen Knochens* gehen den am kompakten Knochen gefundenen Abbauvorgängen zwar *zeitlich voran*, doch konnte auch eine Parallelität der erhobenen Befunde festgestellt werden. Neben den als *Radiometrie* (BÜCHNER 1970) bekannten Meßverfahren wurde die *Röntgenmorphometrie* (zusammenfassende Übersicht bei HEUCK 1970) eingeführt. Es sind verschiedene Verfahren der Röntgenmorphometrie des Knochens entwickelt worden (MEEMA u. Mitarb. 1964, 1969, GARN 1968, 1970, VIRTAMA u. HELELÄ 1969, NORDIN 1973). Zur Beurteilung generalisierter und lokalisierter Störungen der Lebensvorgänge des Knochens haben folgende Meßstrecken und Meßwerte Bedeutung erlangt (Abb. **8**).

1. Einfache Kompakta- oder Kortikalisdicke
   $C1$ oder $C2$

2. *Kombinierte Kompaktadicke*
   $C1 + C2$ (oder $D - M$)
   Minimale Kompaktadicke (vgl. Abb. **24**) (MEEMA u. MEEMA 1963)

3. Kompaktaindex
   $$\frac{C1 + C2}{D}$$

4. Barnett-Nordin-Index
   $$\frac{C1 + C2}{D} \times 100$$

5. Exton-Smith-Index
   $$\frac{D^2 - M^2}{D \times L}$$

6. Fläche des Kompaktaquerschnitts (nach GARN 1970)
   $D^2 - M^2 \times 0{,}785$

7. Prozentuale Kompaktafläche nach GARN (1970)
   $$\frac{D^2 - M^2}{D^2} \times 100$$

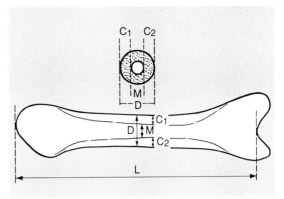

Abb. **8** Schematische Darstellung der verschiedenen Meßstrecken der Röntgenmorphometrie am Beispiel eines Metakarpalknochens

Neben dem Kompaktaindex (nach Multiplikation mit 100 auch „Barnett-Nordin-Index" genannt) als röntgenmorphometrischer Begriff für Messungen im Bereich der Extremitätenknochen („peripherer Index") wurde für das Stammskelett die *Röntgenmorphometrie der Wirbelkörper* empfohlen und zur Bestimmung eines „zentralen Index" (BARNETT U. NORDIN 1961) eingesetzt (Abb. **9**).

Die Meßwerte können *aus jedem Röntgenbild* unter Verwendung eines Maßstabes auch in einer Lupe oder mit Hilfe der Photodensitometrie gewonnen werden. Die Meßfehler bei photometrischer Dickenbestimmung sind größer als bei direkter Auswertung durch den Untersucher mit einem Stechzirkel. Dies dürfte durch die Physiologie des Sehens bedingt sein, da das *unbewaffnete Auge* für die Festlegung von Kanten oder Grenzen einen größeren Bereich heranzieht, währen die Photometrie mit einem engen Lichtspalt und schmaler Spur durch die Körnigkeit der Filmemulsion zu Fehlern führt. Auf die Problematik der Meßmethodik und der Meßgenauigkeit haben GARN u. Mitarb.

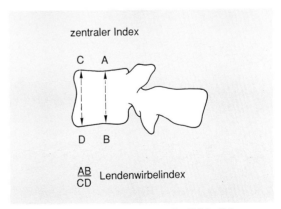

Abb. **9** Röntgenmorphometrie der Wirbelkörper zur Bestimmung eines „zentralen Index" (nach *Barnett* u. *Nordin* 1961, 1960)

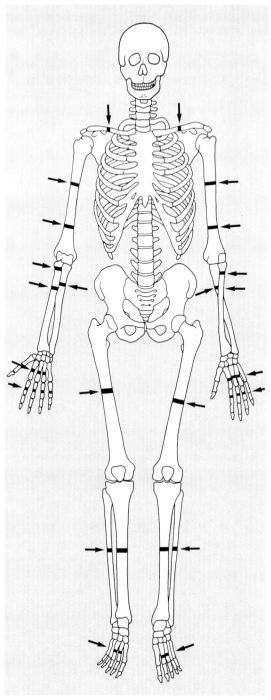

Abb. 10 Meßzonen, die zur Morphometrie der Diaphysenkompakta geeignet sind (nach *Virtama* u. *Helelä* 1969)

Tabelle 3 Morphometrische Meßergebnisse von Gesunden im 4. Dezennium

Meßort	Meßwerte (mm) Männer	Frauen	Autoren
kombinierte Kompaktadicke der oberen Extremität			
Metakarpale II	5,90	5,30	Garn u. Mitarb. (1964)
	6,20	5,50	Bugyi (1965)
	5,70	5,30	Virtama u. Helelä (1969)
	6,00	5,50	Garn (1970)
	5,16	5,11	Dequeker (1972)
	5,80	5,30	Meema u. Meema (1972)
Metakarpale III	5,70	5,10	Virtama u. Helelä (1969)
Metakarpale IV	4,60	4,10	Virtama u. Helelä (1969)
2. Phalanx	4,70	4,20	Virtama u. Helelä (1969)
3. Phalanx	4,90	4,40	Virtama u. Helelä (1969)
4. Phalanx	4,75	4,20	Virtama u. Helelä (1969)
Radius proximal	6,80	5,90	Meema u. Mitarb. (1964)
	6,25	5,90	Saville (1965)
	7,80	6,60	Virtama u. Helelä (1969)
Humerus proximal	10,10	8,20	Virtama u. Helelä (1969)
Humerus distal	13,40	9,50	Virtama u. Helelä (1969)
Klavikula	6,40	6,20	Virtama u. Helelä (1969)
kombinierte Kompaktadicke der unteren Extremität			
Femur	20,70	19,10	Virtama u. Helelä (1969)
Tibia	13,60	11,60	Virtama u. Helelä (1969)
Fibula	7,50	6,40	Virtama u. Helelä (1969)
Metatarsale II	5,50	5,30	Virtama u. Helelä (1969)
Metatarsale III	4,50	4,10	Virtama u. Helelä (1969)
einfache Kompaktadicke			
Klavikula	2,78	2,64	Anton (1969)
	2,75	2,85	Fischer u. Hausser (1970)
Rippen: IV u. V dorsal	1,40	1,40	Fischer u. Hausser (1970)

(1966), HINESS (1968), BREITLING u. HINESS (1971, 1973) sowie BUCHMANN (1971, 1973) hingewiesen. Die „*kombinierte Kompaktadicke*" ist nach Erfahrungen, die bisher an verschiedenen Knochen des Skelettes gesammelt werden konnten, gut geeignet, um den Knochenschwund im Laufe der Alterung und bei Systemerkrankungen des Skelettes zu erfassen (BLOOM 1980).

Normalwerte der Kompakta

In größeren Untersuchungsreihen an ethnisch verschiedenen Populationen sind *Normalwerte der Kompakta* an einigen Knochen des Skelettes erarbeitet worden. Vergleichende Studien über die biometrisch erfaßbaren Veränderungen an der subperiostalen und endostalen Oberfläche der Diaphysenkompakta verschiedener Knochen bei 15 036 Menschen aus 37 Nationen Nord- und Mittelamerikas hat GARN (1968) vorgelegt. Einen Katalog über die morphometrischen Untersuchungsergebnisse an 38 013 Knochen des menschlichen Skelettes aus einer Bevölkerung Südwestfinnlands haben VIRTAMA u. HELELÄ (1969) herausgegeben. Die zur Messung herangezogenen kurzen und langen Röhrenknochen mit den Meßzonen an den Diaphysen sind in der Abb. **10** dargestellt. Im Laufe von Wachstum und Alterung nachweisbare Veränderungen an der Diaphysenkompakta verschiedener Knochen sind in den Abb. **3–5** u. **17–21** und den Tab. **3** u. **4–7** zusammengefaßt. Die *Maximalwerte von kombinierter Kompaktadicke und/oder Kompaktaindex in einigen Röhrenknochen* beiderlei Geschlechts finden sich in der Tab. **3** mit Angabe des Lebensalters, in dem diese Werte gemessen worden sind.

Während des ganzen Lebens sind *Umbauvorgänge* des Knochens im Bereich der *Grenze zum Markraum* und diskret auch in der *subperiostalen Region* festzustellen. Beim männlichen Geschlecht tritt ein Verlust an Knochengewebe der Diaphysenkompakta von *etwa 3%* pro Dekade auf, während beim weiblichen Geschlecht ein Verlust von *8%* beobachtet worden ist (GARN u. Mitarb. 1965, 1966). Zusammenstellungen über Meßresultate verschiedener Arbeitsgruppen hat EPKER (1973) vorgelegt und den Alterungsprozeß des Skelettes beschrieben. Das Knochenvolumen und der äußere Durchmesser verschiedener Knochen (Knochenquerschnitt von Femur und Tibia, Humerus, Radius, Rippen, Metakarpale) nehmen im Laufe der Alterung *nicht ab,* sondern lassen im allgemeinen eine Zunahme erkennen (Abb. **12**). Die Kompakta oder Kortikalis der Knochen zeigt eine *mit dem Alter zunehmende Verminderung der Schichtdicke,* die bei *beiden Geschlechtern* verschieden ausgeprägt sein kann.

Die *spongiösen Knochen* verlieren von der Pubertät bis ins hohe Alter hinein *etwa 25–45% der Knochensubstanz.* Daraus resultiert eine *statische Insuffizienz* mit Zusammensinterung, pathologischen Frakturen und *vermehrter Knochenbrüchigkeit* bei einer Altersosteoporose. Die *morphometrischen Messungen* pathologischer Veränderungen der *rein spongiösen* Wirbelkörper berücksichtigen die *Keilform* eines nach ventral verschmälerten Wirbelkörpers und eine *bikonkave Form der Deckplatten,* die Ausdruck der Osteoporose sind. Die *Bikonkavität* wird gemessen als Verhältnis der Wirbelkörperhöhe in der Mitte zur vorderen Höhe dieses Wirbels (vgl. Abb. **9**). Das Bikonkavitätsverhältnis ist unabhängig vom Alter und ergab bei Kontrollen Werte zwischen 0,8 und 0,97 (BARNETT u. NORDIN 1960, RESCHEF u. Mitarb. 1971, DEQUEKER 1973, 1976). Der Grad der Bikonkavität eines Wirbels geht *nicht parallel mit der Dichte der Wirbelspongiosa* und deren Veränderungen bei der Osteoporose (VIRTAMA u. Mitarb. 1962). Dennoch ist es bemerkenswert, daß im Laufe der Alterung die Höhe der Wirbel abnimmt.

An folgenden Knochenabschnitten sind Messungen der Kompakta- oder Kortikalisschichtdicke durchgeführt worden:

Metakarpalknochen

Am *II. Metakarpalknochen* haben GARN u. Mitarb. (1964) Messungen vorgenommen. Es fanden sich Gesetzmäßigkeiten des Umbauprozesses im Laufe des Lebens (Abb. **11**), so daß folgende Phasen unterschieden werden konnten:

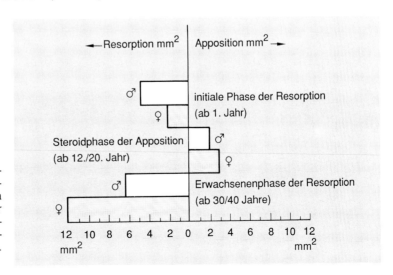

Abb. **11** Geschlechtsunterschiede des endostalen Knochenumbaues einer Diaphysenkompakta während des Wachstums, der Reifung und der Alterung. Ergebnisse der Messungen am Metakarpale II (nach *Garn* u. Mitarb. 1967)

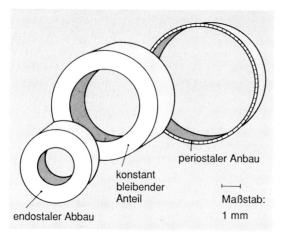

Abb. 12 Darstellung des Knochenumbaues im Metakarpale II während des Alterungsprozesses beim weiblichen Geschlecht vom 30.–80. Lebensjahr nach den morphometrischen Ergebnissen von *Garn* u. Mitarb. (1967). Während eines Zeitraumes von 5 Dezennien ist ein deutlicher Verlust in der endostalen Region bei geringem Zuwachs an der periostalen Zone festzustellen. An einigen Knochen soll die endostale Resorption durch eine periostale Apposition, insbesondere beim männlichen Geschlecht, annähernd ausgeglichen werden

Tabelle 4 Altersveränderungen der Kompaktadicke des Metakarpale II (nach *Garn* 1970)

Alter in Jahren	Männer		Frauen	
	Mittelwerte (mm)	Standardabweichung	Mittelwerte (mm)	Standardabweichung
1	1,47	0,30	1,49	0,31
2	1,86	0,39	1,81	0,37
4	2,48	0,37	2,34	0,35
6	2,98	0,45	2,78	0,43
8	3,42	0,47	3,22	0,41
10	3,88	0,50	3,54	0,48
12	4,31	0,62	4,16	0,55
14	4,90	0,70	4,87	0,56
16	5,29	0,52	5,08	0,61
18	5,72	0,68	5,16	0,70
22	5,80	0,61	5,31	0,75
30	5,87	0,63	5,36	0,77
40	5,76	0,71	5,46	0,74
50	5,71	0,69	5,23	0,74
60	5,28	0,58	4,56	0,58
70	5,02	0,67	3,99	0,63
80	4,89	0,56	3,30	0,51

1. die *initiale Phase* der endostalen Resorption,
2. die steroidgesteuerte *Reifungsphase* der endostalen Apposition,
3. die *Erwachsenenphase* der endostalen Resorption.

Während der *Alterung* äußern sich die Transformationsvorgänge an der *subperiostalen Fläche* des Knochens *in einer Richtung,* nämlich als eine *diskrete Apposition von Tela ossea* (Abb. **12**).
Demgegenüber ist die *endostale Oberfläche* der Röhrenknochen während des ganzen Lebens – *beim weiblichen Geschlecht deutlicher* als beim männlichen – einem ständigen Wandel in wechselnder Richtung unterworfen, so daß hier Resorption und Apposition festzustellen sind. Diese Gesetzmäßigkeiten der Transformation der Diaphysenkompakta von Röhrenknochen wurden im Arbeitskreis von GARN (1967, 1970) vornehmlich am *Metakarpale II* untersucht (Tab. **4**). Es konnten nur *geringe Abweichungen bei verschiedenen Rassen* gemessen werden. Die gewonnenen Resultate eines grundsätzlichen *Trendverhaltens* dürften auch für *jeden anderen Röhrenknochen des Organismus* von Mensch und Tier gültig sein.
Von BARNETT u. NORDIN (1961) wurde am Metakarpale II ein *„Handindex"* verwendet. Die Schichtdicke der radialen und ulnaren Kompakta

Tabelle 5 Ergebnisse morphometrischer Messungen des Metakarpale II (nach *Dequeker* 1973)

L (cm)	D (mm)	M (mm)	D−M (mm)	D−M/D%	D^2-M^2	D^2-M^2/D^2	$D^2-M^2/D \cdot L$
Frauen (Alter: 25–34 Jahre)							
6,10	7,0	2,20	4,80	68,57	44,16	90,12	0,1034
6,30	8,0	2,80	5,20	65,00	56,16	87,75	0,1114
6,55	9,0	3,45	5,55	61,66	69,10	85,30	0,1172
Männer (Alter: 25–34 Jahre)							
6,80	8,0	3,35	4,65	58,12	52,78	82,46	0,0970
7,00	9,0	3,85	5,15	57,22	66,18	81,70	0,1050
7,25	10,0	4,40	5,60	56,00	80,64	80,64	0,1112

L = Länge
D = äußerer Durchmesser
M = innerer Durchmesser
D−M = kombinierte Kompaktadicke
$\frac{D-M}{D}$ = % Kompaktadicke

D^2-M^2 = Kompaktafläche (Querschnitt)
$\frac{D^2-M^2}{D^2}$ = % Kompaktafläche/Fläche des Gesamtquerschnitts
$\frac{D^2-M^2}{D \cdot L}$ = Kompaktafläche (Querschnitt)/Knochenoberfläche

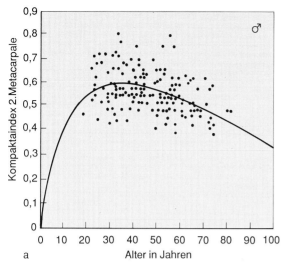

Abb. **13a–c** Meßergebnisse
a des Kompaktaindex vom Metakarpale II in den verschiedenen Dezennien bei gesunden Männern
b bei gesunden Frauen (nach *Helelä* u. *Virtama* 1968, 1970)
c Meßergebnisse der Kompaktafläche des Metakarpale II bei beiden Geschlechtern in den verschiedenen Dezennien (nach *Dequeker* 1973). Im Laufe des Alterungsprozesses sinken die Mittelwerte ab

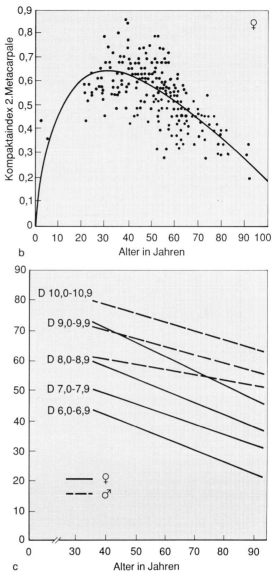

wird addiert, durch den Gesamtdurchmesser des Metakarpale dividiert und der erhaltene Wert mit 100 multipliziert (*Barnett-Nordin-Index*). Ein Indexwert von 44 zeigt bereits eine Osteoporose an.
Weitere Ergebnisse von Messungen des Kompaktaindex am Metakarpale II haben HELELÄ u. VIRTAMA (1968, 1970) und DEQUEKER (1973) mitgeteilt (Abb. 13, Tab. 5).
Die Resultate von SMITH u. Mitarb. (1969) zeigen die gleiche Tendenz einer Verminderung des Gewebevolumens oder Mineralgehaltes im Knochen des *Metakarpale III*. Beim weiblichen Geschlecht konnte zwischen dem 40. und 80. Lebensjahr ein Substanzverlust von etwa 40%, beim männlichen Geschlecht von annähernd 16% festgestellt werden.
HORSMAN u. NORDIN (1972/73) haben versucht, die bisher bekannten Meßwerte zu verbessern. Es sind standardisierte Aufnahmen beider Hände angefertigt und mit deren Hilfe der Gesamtdurchmesser, die Kompaktadicke und die Breite der Markhöhle der Metakarpalia II–IV bestimmt worden. Aus *jeweils sechs Meßwerten* wurde der *Mittelwert* errechnet. Die Methode ist besonders zuverlässig bei *Verlaufsmessungen*.

Phalangen

Ergebnisse morphometrischer Messungen am *Grundglied des III. Fingers* haben EXTON-SMITH u.

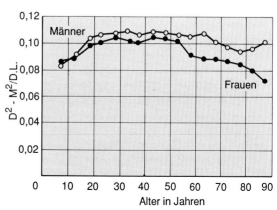

Abb. **14** Mittelwerte des Exton-Smith-Index vom Grundglied des III. Fingers. Alterskurve des männlichen und weiblichen Geschlechtes

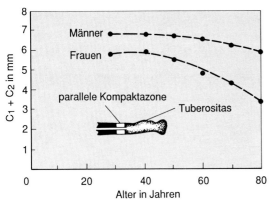

Abb. 15 Altersgang der kombinierten Kompaktadicke in der proximalen Radius-Diaphyse. Das weibliche Geschlecht zeigt eine deutlichere Abnahme der Knochenmasse (nach *Meema* u. Mitarb. 1963)

Mitarb. (1969) mitgeteilt, die mit einer von ihnen vorgeschlagenen Methode gewonnen worden sind (Abb. 14).

Radius

Meßresultate der *kombinierten Kompaktadicke* im Bereich der *proximalen Radiusdiaphyse* an Normalpersonen beiderlei Geschlechts haben MEEMA u. Mitarb. (1962, 1963, 1968, 1981) mitgeteilt (Abb. 15, Tab. 6). Um sowohl den *endostalen* als auch den *intrakompakten Abbau* im proximalen Radius feststellen zu können, entwickelten MEEMA

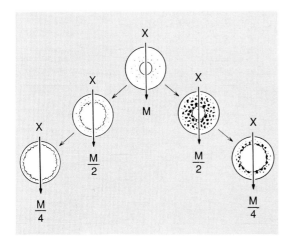

Abb. 16 Verschiedenartige Wege der Transformation des kompakten Knochens von Diaphysen, die zu einem gleichartigen Verlust an Knochenmasse und/ oder Kalksalzen in der Tela ossea führen. Der linke Verlauf wird vorwiegend durch endostalen Abbau, der rechte Verlauf vorwiegend durch intrakortikalen Aufbruch oder durch Demineralisation bestimmt. Der Pfeil zeigt das Resultat der Schwächung der Röntgenstrahlen (×) durch den vollen Mineralgehalt (M) oder die normale Knochenmasse, durch die Hälfte oder durch ein Viertel des Ausgangswertes an (nach *Meema* 1972, 1973)

Tabelle 6 Normalwerte morphometrischer Messungen der proximalen Radiusdiaphyse (nach *Meema* u. Mitarb. 1964)

Männer		Frauen	
Alter in Jahren	kombinierte Kompaktadicke (mm)	Alter in Jahren	kombinierte Kompaktadicke (mm)
19	7,8–7,9	19	6,0–7,0
19	7,0	20	6,0–6,5
21	6,9–7,0	21	6,0–6,3
22	7,4–7,8	21	6,0
28	8,6–9,0	25	5,5
31	7,2	25	6,0
33	6,4	26	5,3
38	7,0	30	5,3–6,0
39	7,0–7,4	30	6,3–6,7
40	6,0	31	5,2
40	8,5	31	6,3–6,7
40	5,6	32	5,8–6,1
40	8,0	38	5,8
43	7,0–7,2	39	5,5–6,0
47	6,3–7,0	41	6,0–6,2
49	7,0	42	5,5
54	8,0	43	5,0–5,8
60	7,0	44	5,0
		46	6,0–6,4
		62	6,2–6,8

u. Mitarb. (1964) eine *zusätzliche röntgendensitometrische Methode*. Neben der für die Morphometrie benötigten Aufnahme des Radius wurde der Arm im Wasserbad zusammen mit einem *Referenzsystem aus Kalium-Hydrogen-Phosphat* (K_2HPO_4) geröntgt und dann densitometrisch ausgewertet (vgl. Abb. 31). MEEMA u. MEEMA (1978) konnten mit dieser Methode feststellen, daß im Alter beim *männlichen* Geschlecht die *Komptaktadichte abnimmt*, während es beim *weiblichen* Geschlecht zu einer *Abnahme der Schichtdicke* der Diaphysenkompakta kommt. Die verschiedenartigen Möglichkeiten eines *Knochensubstanzverlustes* im Querschnitt der Diaphysenkompakta während des Alterungsprozesses oder unter pathologischen Bedingungen sind in der Abb. 16 dargestellt. Eine exakte radiologische Knochenanalyse sollte neben der Morphometrie auch die Densitometrie und eine Strukturanalyse (Mikroradioskopie) umfassen. SAVILLE (1965) hat mit der Methode von MEEMA den Altersgang bei Männern und Frauen im proximalen Radiusabschnitt bestimmt.

Humerus

Messungen an der Diaphyse des Humerus durch MEEMA u. MEEMA (1963) ergaben eine Verminderung der Schichtdicke bei beiden Geschlechtern, doch waren beim weiblichen Geschlecht ein früherer Beginn und eine stärkere Ausprägung festzustellen. Im Laufe des Alterungsprozesses nach dem

Abb. 17 Altersabhängige Veränderungen der kombinierten Kompaktadicke ($C_1 + C_2$) der Humerusdiaphyse bei gesunden Frauen. N = Normbereich (nach *Bloom* u. *Laws* 1970)

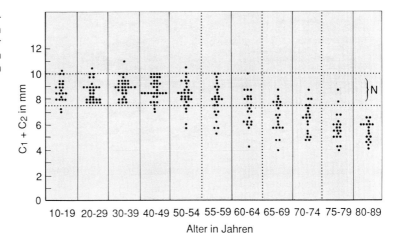

45. Lebensjahr war ein Verlust der Kompaktadicke des Humerus von 7% und des Radius von 8% zu finden. Beim weiblichen Geschlecht reagiert der Radius empfindlicher als der Humerus, so daß die Morphometrie *beider Knochen* einen höheren diagnostischen Wert besitzt. Von BLOOM u. LAWS (1970) sind morphometrische Messungen der Kompaktadicke an nicht ausgewählten Meßarealen vorgenommen worden (Abb. 17).

Femur

In der Mitte der Femurdiaphyse haben BARNETT u. NORDIN (1961) Messungen der Kompaktadicke durchgeführt. Mit der endostalen Resorption geht *gleichzeitig* eine geringe periostale Apposition einher. Eine Änderung des Kompaktaindex vom Femur nach dem 4. Dezennium haben HELELÄ u. VIRTAMA (1968, 1970) gefunden (Abb. 18).

Tibia

In der *Mitte der Tibiadiaphyse* haben BERNARD u. LAVAL-JEANTET (1960, 1962), später VIRTAMA u. HELELÄ (1969) morphometrische Untersuchungen vorgenommen. Es konnte ein *Altersabfall* der kombinierten Kompaktadicke gemessen werden. Bei Frauen betrug die Dicke der Kompakta im Alter von 45 Jahren 11,7 mm und fiel bis zum 80. Lebensjahr auf 8,0 mm ab; das bedeutet eine jährliche Abbaurate von 0,7%. Bei Männern lagen die Werte von 14,0 mm im 50. Lebensjahr bis 12,9 mm im höheren Alter. Daraus berechnet sich ein jährlicher Abbau von 0,3%.

Klavikula

In der *Mitte der Klavikula* sind im kranialen Anteil Kompaktamessungen von ANTON (1969) und FISCHER u. HAUSSER (1970) durchgeführt worden

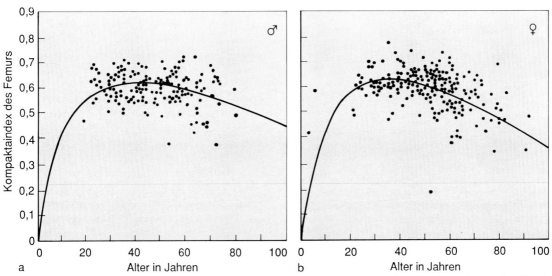

Abb. 18 a u. b Meßresultate des Kompaktaindex vom Femur a bei gesunden Männern und b bei gesunden Frauen in den einzelnen Dezennien (nach *Helelä* u. *Virtama* 1968, 1970)

164 Qualitative und quantitative radiologische Analyse des Knochens

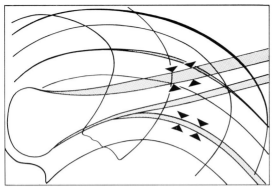

Abb. 19 Für die Morphometrie geeignete Meßzonen an der Klavikula und der IV. Rippe dorsal (nach *Fischer* u. *Hausser* 1970)

Tabelle 7 Kompaktadicke der Klavikula bestimmt aus 120 Thoraxaufnahmen (nach *Anton* 1969)

Anzahl der Fälle	Geschlecht	Altersgruppen	Mittelwerte (mm)	Standardabweichung
14	Frauen	20–39	2,78	0,56
19	Frauen	40–59	2,50	0,42
29	Frauen	60+	1,91	0,57
20	Männer	20–39	2,87	0,54
12	Männer	40–59	2,70	0,84
26	Männer	60+	2,44	0,48

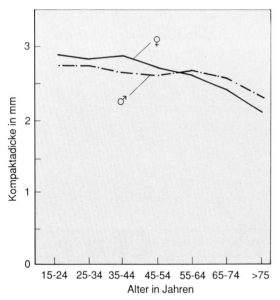

Abb. 20 Mittelwertkurven der Altersveränderungen der einfachen Kompaktadicke der Klavikula bei beiden Geschlechtern (nach *Fischer* u. *Hausser* 1970)

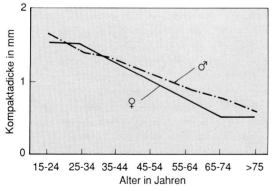

Abb. 21 Mittelwertkurven der einfachen Kompaktadicke der dorsalen kranialen Kompakta der IV. und V. Rippen beider Geschlechter im Laufe der Alterung (nach *Fischer* u. *Hausser* 1970)

(Tab. 7). Dort findet sich eine signifikante Beziehung der Verminderung der Schichtdicke der Kompakta zu weiteren Zeichen der Osteoporose in anderen Skelettabschnitten. Es sind *jeweils zwei Messungen* im Abstand von 1 cm erforderlich, um aus den Resultaten einen Mittelwert zu bestimmen (Abb. 19 u. 20). Ein meßbarer deutlicher Abbau ist vom 5. Dezennium an nachweisbar, und die Schichtdicke verringert sich von $2,84 \pm 0,45$ mm auf $2,21 \pm 0,58$ mm während der Alterung bei gesunden Menschen beiderlei Geschlechts annähernd gleichmäßig (FISCHER u. HAUSSER 1970). Bezogen auf den Ausgangswert, beträgt der Kompaktaschwund 22% bei beiden Geschlechtern. Messungen an der Schlüsselbeinkompakta haben auch KOCIAN u. BRODAN (1974) an einem größeren Kollektiv gesunder Frauen (220) und Männer (218) vorgenommen und im Vergleich zu den Meßwerten bei Patienten mit Stoffwechselstörungen deutliche Veränderungen gefunden.

Rippen

Messungen an der kranialen Kortikalis der IV. und V. Rippe in einer dorsalen Meßzone – etwa in Höhe der Skapularlinie – haben FISCHER u. HAUSSER (1970) durchgeführt (Abb. 21). Die Messungen können an normalen Thoraxaufnahmen vorgenommen werden, die bei einem Fokus-Film-Abstand von 2 m exponiert worden sind. Es erscheint sinnvoll, an zwei Meßstellen einer Rippe in ungefähr 1 cm Abstand zu messen und den Mittelwert zu bestimmen, um von den angrenzenden Strukturen unabhängig zu sein. Die Methode kann auch *in der Routinearbeit eingesetzt werden*. Bei gesunden Erwachsenen nimmt die Schichtdicke der Rippenkortikalis gleichmäßig vom 3. Dezennium an von 1,63 ($\pm 0,72$) mm auf 0,54 ($\pm 0,25$) mm ab; das sind 67%, auf den Ausgangswert bezogen. Es konnte eine eindeutige Abnahme der Schichtdicke im Laufe des Alterungsprozesses bei beiden Geschlechtern festgestellt werden.

Methoden der Densitometrie

Theoretisch-physikalische Grundlagen der Densitometrie*

Die Bestimmung des Anteiles der anorganischen Kalksalze am Gesamtvolumen eines Knochens ist mit verschiedenen Methoden möglich. Die größte Genauigkeit wird die *chemische Analyse* aufweisen, doch ist hierzu eine Zerstörung des Knochens erforderlich. Durch quantitative Analysen von Knochenproben aus verschiedenen Skelettpartien konnte nachgewiesen werden, daß die Zusammensetzung der einzelnen Knochen während des Alterungsprozesses Veränderungen erfährt (vgl. Abb. 24). Da sich bei knochengesunden Menschen die äußere Form und die Größe eines Knochens im Laufe des Lebens nur unbedeutend ändern, können die verschiedenen Gewebselemente zueinander in Beziehung gesetzt werden. Der globale Mineralgehalt im Knochen steigt bis zum 4. Dezennium an und fällt dann – beim weiblichen etwas stärker als beim männlichen Geschlecht – kontinuierlich ab. Hierdurch verringert sich das *spezifische Gewicht* eines Knochens im Laufe des Alterungsprozesses (DULCE 1970, HEUCK 1970, 1976). Am *lebenden Menschen* sind Rückschlüsse auf das Knochengewebsvolumen und den Mineralgehalt im einzelnen Skelettbaustein (halbquantitative oder quantitative Messungen der Kalksalzkonzentration eines Knochens oder eines Knochenabschnittes) *nur mit Hilfe physikalischer Methoden möglich*.

Die Elemente, aus denen sich der Gewebsverband Knochen zusammensetzt, absorbieren Röntgenstrahlen oder Gammastrahlen eines Isotops unterschiedlich. Die Größenordnung der Absorption (oder Schwächung) ist von der Ordnungszahl der Elemente, der Dicke und der Dichte der durchstrahlten Medien abhängig. Einen zusätzlichen Einfluß haben die Qualität der verwendeten Strahlung und die Makrostruktur des Knochens.

Bei einer quantitativen Bestimmung des Mineralgehaltes im Knochen in vivo bilden Strahlenquelle, Meßmethode und Auswertung eine Meßkette. Das schwächste Glied dieser Kette bestimmt die Verwendbarkeit. Das Angebot an Quellen verschiedener Strahlenqualität ist begrenzt. Dadurch werden erhöhte Anforderungen an die Meßmethode gestellt.

Densitometrie mit Röntgenstrahlung

Zur Messung des Knochenmineralgehalts aus dem Röntgenbild ist es erforderlich, daß die auf das Meßobjekt fallende Röntgenstrahlung an Intensität und effektiver Strahlenhärte über dem zu messenden Bereich innerhalb vorgegebener Toleranzen gleichbleibend ist. Aus der Art der Erzeugung von Röntgenstrahlen und deren Richtungsverteilung ergibt sich jedoch, daß es zu Abweichungen in dem zu messenden Bereich kommt.

Die aus der Kathode emittierten Elektronen werden durch die Hochspannung an der Röntgenröhre beschleunigt und treffen auf die Antikathode (Anode) auf. Hier tritt eine physikalische Wechselwirkung zwischen Elektronen und Anodenmaterial durch Anregung und Ionisation sowie Erzeugung von Bremsstrahlung ein.

Wegen der Streuung von Elektronen im Anodenmaterial und der Vorzugsrichtung der Elektronen hängt nicht nur die Bestrahlungsstärke (früher mit „Intensität" bezeichnet – IUPAP 1980), sondern auch die Strahlenhärte von der Austrittsrichtung der Röntgenstrahlen aus der Röhre ab (ANDREWS 1961, GRIMSEHL 1968, GLOCKER u. MACHERAUCH 1971). Bei ausreichend kleinem Austrittswinkel, den man durch einen entsprechenden Fokus-Objekt-Film-Abstand erreicht, sind die geometrischen Abweichungen von Intensität und Strahlenhärte sehr gering.

Die Bestrahlungsstärke E in Watt pro cm^2 der Bremsstrahlung bei massiver Anode und konstanter Röntgenscheitelspannung U_s steigt von der Grenzenergie eU_s der einzelnen Röntgenquanten mit abnehmender Energie an, um dann aber wegen zunehmender Absorption in der Anode und dem Strahlenfilter stark abzufallen. Ist die Spannung an der Röntgenröhre nicht konstant, so wird die spektrale Intensitätsverteilungskurve zusätzlich durch die Eigenart des Spannungsverlaufes bestimmt. Ist die Energie der durch die Spannung an der Röntgenröhre beschleunigten Elektronen gleich oder größer als die Energie der Elektronen in den einzelnen Schalen der Atome des Anodenmaterials, so werden deren Niveaus angeregt. Durch diese Anregung treten *monochromatische Linien* entsprechend den Energien in den angeregten Schalen auf. Diese Strahlung wird als charakteristische Strahlung, Eigenstrahlung oder *Fluoreszenzstrahlung* bezeichnet. Das Linienspektrum überlagert das kontinuierliche Bremsspektrum.

Eine *monochromatische Röntgenstrahlung* kann durch Ausfilterung der Eigenstrahlung gewonnen werden. Es muß ein Anodenmaterial verwendet werden, das die K-Eigenstrahlung im gewünschten Wellenlängenbereich hat. Diese Strahlung wird durch die Schicht eines Elementes gefiltert, dessen Absorptionskante etwas kurzwelliger ist als die intensivste Wellenlänge der Eigenstrahlung der Anode.

Ferner kann durch *Röntgenstrahlbeugung* am Kristallgitter Röntgenstrahlung *einer* Wellenlänge, also *monochromatische Strahlung,* gewonnen werden. Wenn die Intensität der gesamten Bremsstrahlung und Eigenstrahlung auch hoch ist, so ist die

---

* Prof. Dr. rer. nat. KURT VANSELOW, Kiel, danke ich für Beratung und Hilfe.

Intensität für einen eng ausgeblendeten Wellenlängenbereich ganz erheblich geringer.

Densitometrie mit γ-Strahlen von Isotopen

Die γ-Spektren radioaktiver Isotope sind Linienspektren. Neben der primären γ-Strahlung ist oft eine sekundäre kontinuierliche γ-Strahlung vorhanden, die durch die Bremsstrahlung von β-Strahlen hervorgerufen wird. Bei Gewinnung rein monochromatischer Strahlung müssen die übrigen γ-Linien durch geeignete Filter unterdrückt werden. Bei den für die radiologische Diagnostik notwendigen Strahlenhärten von 30–130 KeV (^{125}J, ^{210}Pb, ^{241}Am, ^{170}Tm, ^{57}Co, ^{153}Gd und andere) ist die Eigenabsorbtion sehr groß. So beträgt bei 5 Ci ^{170}Tm bei einer aktiven Fläche von 1 mm² die Dosisrate in 1 m Abstand 0,21 mR/Min. Eine vergleichbare Röntgenstrahlung von 60 kV und einem Röhrenstrom von 1 mA mit 1 mm Al-Gesamtfilterung erreicht in 1 m Abstand eine Dosisrate von 800 mR/Min. Die Expositionszeit der Isotopenstrahlung muß gegenüber der Röntgenstrahlung 4000mal länger sein, um vergleichbare Effekte zu erzielen. Die gebräuchlichen Strahlenquellen sind nicht ideal für quantitative Bestimmungen des Knochenmineralgehaltes geeignet, so daß immer ein Kompromiß erforderlich ist, der am zweckmäßigsten durch Eichung mit einem Referenzsystem abgesichert wird (VOGEL u. ANDERSON 1972, RASSOW u. Mitarb. 1974, VANSELOW U. PROPPE 1984).

Die *Bremsstrahlungsquellen von Isotopen* sind Röntgenquellen mit einem Energiebereich von 1–150 keV. Sie enthalten ein langlebiges radioaktives β-strahlendes Isotop. Dieses Isotop ist mit einem nichtradioaktiven Material umgeben, das die β-Strahlung in Bremsstrahlung und Fluoreszenzstrahlung umwandelt. Als Beispiel sei das Radioisotop Krypton 147 mit Kohlenstoff als Bremsmaterial aufgeführt. Die Halbwertzeit beträgt 10,6 Jahre; der brauchbare Energiebereich liegt bei 25–80 keV. Die Isotopen-Bremsstrahlungsquellen haben nur eine geringe Intensität; ihre Anschaffungskosten sind gering, und sie sind leicht transportabel.

Für quantitative Messungen des Mineralgehaltes im Knochen ist monochromatische Strahlung sehr gut geeignet. Daher ist immer wieder versucht worden, andere Strahlung als die Bremsstrahlung der Röntgenröhre zu verwenden. Die sehr *hohe Strahlenintensität der Röntgenbremsstrahlung ist jedoch ein Vorteil*, der offensichtlich von den Eigenschaften monochromatischer Quellen nicht aufgewogen werden kann.

Zerstörungsfreie radiologische Substanzanalyse

Die im „Organ Knochen" zusammengeschlossenen Gewebselemente können als *ein Gemisch* aufgefaßt werden, das sich aus je zwei unterschiedlich absorbierenden Elementgruppen zusammensetzt:

1. die organischen Stoffe (bestehend aus Wasserstoff, Kohlenstoff, Sauerstoff und Stickstoff),
2. die anorganischen Mineralien (Verbindungen aus Kalzium, Phosphor, Magnesium und Spurenelementen).

Für die Strahlenabsorption im Knochen sind – im Vergleich zu den Weichteilen – die schwereren Elemente wie Kalzium und Phosphor maßgebend. Die Zusammensetzung der Stoffe, insbesondere deren chemische Bindungen haben keinen Einfluß auf die Strahlenabsorption.

Das mit der Bestrahlungsstärke E_0 eintretende Parallelstrahlenbündel tritt nach Durchdringen der zu untersuchenden Schicht mit der Bestrahlungsstärke E aus. Die die Schwächung bewirkenden physikalischen Größen werden durch den linearen Schwächungskoeffizienten μ und die Schichtdicke d charakterisiert. Daraus ergibt sich die Schwächungsgleichung:

$$E = E_0 e^{-\mu d}$$

Unter Berücksichtigung der Dichte der zu untersuchenden Schicht ergeben sich als für die Schwächung verantwortliche Größen der Massenschwächungskoeffizient μ/ϱ und die Flächendichte $\omega = \varrho d$, somit für die Schwächungsgleichung:

$$E = E_0 e^{-(\mu/\varrho)\omega}$$

In dem für die Radiologie wichtigen Energiebereich wird die Röntgenstrahlung geschwächt durch elastische Streuung (Rayleigh-Streuung), photoelektrische Absorption, Comptonstreuung und bei Energien über 1,02 MeV in zunehmendem Maß durch Elektron-Positron-Paarbildung. Der Schwächungskoeffizient μ setzt sich dementsprechend additiv zusammen aus dem Rayleigh-Streukoeffizienten δ_R, dem Photoabsorptionskoeffizienten τ, dem Comptonstreukoeffizienten δ_C und dem Paarbildungskoeffizienten $\varkappa$:

$$\delta_R + \tau + \delta_C + \varkappa$$

Bei zunehmender Spannung, also kürzerer Wellenlänge, tritt der Photoeffekt gegenüber dem Comptoneffekt zurück, wodurch die Ordnungszahl der einzelnen Substanzen in der Mischung an Bedeutung verliert. Hierdurch wird die Absorptionsdifferenz und dadurch der Kontrast zwischen den Weichteilen einerseits und dem Knochengewebe andererseits gering.

Für Stoffgemische und chemische Verbindungen ergibt sich der resultierende Massenschwächungskoeffizient μ/ϱ aus den Massenschwächungskoeffizienten $(\mu/\varrho)_1$, $(\mu/\varrho)_2$ usw. der einzelnen Komponenten sowie deren Anteilen P_1, P_2 usw. an der Gesamtmasse nach der Beziehung:

$$\frac{\mu}{\varrho} = P_1 \frac{\mu_1}{\varrho_1} + P_2 \frac{\mu_2}{\varrho_2} + \ldots \quad \text{mit} \quad I = P_1 + P_2 + \ldots$$

Die oben entwickelten und dargestellten Beziehungen gelten exakt *nur für eine monochromatische Strahlung*, doch lassen sie sich auch anwenden, wenn die Untersuchung mit einer *polychromatischen Strahlung* durchgeführt wird, deren Strahlenhärte gleich der einer monochromatischen ist. Die Aufsummierung der Massenschwächungskoeffizienten der einzelnen Gewebskomponenten ergibt jeweils denjenigen für Knochen, für Muskeln oder Wasser. Ist die Dichte in g/cm³ bekannt, so können die linearen Schwächungskoeffizienten berechnet werden. Je weicher die Strahlung, um so mehr treten im Knochen der Anteil des Kalziums und in geringerem Maße der des Phosphors hervor. Da das Kalzium-Phosphor-Verhältnis im Knochen nur sehr geringfügige Abweichungen aufweist, kann aus den Schwächungskoeffizienten von Ca und P auf den Kalksalzgehalt geschlossen werden. Zur Messung der *Kalksalzkonzentration* ist die Kenntnis der Schwächungskoeffizienten μ_{org} und μ_{anorg} der organischen und anorganischen Stoffe, die Ermittlung der Eintrittsbestrahlungsstärke E_0 der Bestrahlungsminderung der Röntgenstrahlen durch die Weichteile E_w und durch die Weichteile und den Knochen E_{wk} sowie die Kenntnis des Durchmessers des untersuchten Knochens Δ und des Gesamtdurchmessers von Weichteilen und Knochen D notwendig und wichtig. Messungen ohne Berücksichtigung des Knochendurchmessers geben lediglich eine Information über die Gesamtmineralsubstanz, die eine Schwächung der verwendeten Strahlung verursacht hat. Über die *interessierende Konzentration* (M) an Kalksalzen im durchstrahlten Knochenareal sind ohne Berücksichtigung des Knochendurchmessers keine Aussagen möglich.

Für die Untersuchung eines in Weichteilen eingebetteten Knochens ergeben sich folgende Gleichungen:

$$E_w = E_0 \, e^{-\mu_{\text{org}} D}$$

$$E_{wk} = E_0 \, e^{-(\mu_{\text{anorg}} - \mu_{\text{org}}) \frac{M}{\varrho_{\text{org}}} \Delta - \mu_{\text{org}} D}$$

Daraus folgt:

$$\frac{E_w}{E_{wk}} = e^{+(\mu_{\text{anorg}} - \mu_{\text{org}}) \frac{M}{\varrho_{\text{org}}} \Delta}$$

bzw.: $\quad M = \dfrac{\ln E_w - \ln E_{wk}}{(\mu_{\text{anorg}} - \mu_{\text{org}})} \cdot \varrho_{\text{anorg}}$.

Die Meßergebnisse werden dann eine relativ große Genauigkeit aufweisen, wenn die Unterschiede der Schwächung einer Strahlung durch die organischen und anorganischen Fraktionen des Knochens möglichst groß sind. Eine solche Voraussetzung ist bei *niedrigen Spannungen einer polychromatischen Röntgenstrahlung* gegeben (bei 50–60 kV Anodenspannung). Bei ansteigender Anodenspannung zur Erzeugung einer Röntgenstrahlung werden diese Unterschiede schließlich sehr gering, so daß die Schwärzung auf dem Röntgenfilm von Knochen einerseits und Weichteilen andererseits fast gleich ist. Die photometrische Auswertung der Filme wird unter diesen Bedingungen eine hohe Fehlerquote aufweisen.

Bei Messungen der Mineralkonzentration im Knochen mit unterschiedlichen Methoden ist es erforderlich, sowohl innerhalb als auch außerhalb des „Knochenschattens" die Intensität zu ermitteln. Die Meßwerte der genannten Intensitäten können dann zu den hinter einem *Vergleichskörper* gemessenen in Beziehung gesetzt und somit Schwächungsgleichwerte angegeben oder *die Mineralkonzentration direkt berechnet werden*.

Meßzonen der Knochen

Für densitometrische Messungen sind solche Skelettbausteine besonders gut geeignet, in denen planparallele Kortikalisflächen einen *spongiösen Knochen* begrenzen und dadurch Messungen der Schichtdicke des durchstrahlten Knochenareals im Bereich der „Region of interest" (ROI) erleichtern. Diese Forderung erfüllt in erster Linie der *Kalkaneus*. Die gonadenferne Lage dieses Knochens vermeidet bei densitometrischen Messungen eine nennenswerte Strahlenbelastung. Als weitere Meßareale wurden die spongiösen Abschnitte der *distalen Radiusmetaphyse,* der *Schenkelhalsregion* und der *Lendenwirbelkörper* gewählt. Die statische Belastung eines Knochens sollte Beachtung finden. Ferner sind Mineralgehaltsbestimmungen in den *kompakten Knochen der Diaphysen* vorgenommen worden. Neben der *Diaphyse von Radius und Ulna* sind die *Fingerknochen*, das *Femur* und der *Humerus* für Bestimmungen des Kalksalzgehaltes herangezogen worden (Abb. **22**).

Die Knochenregionen, in denen vorwiegend Kompakta vorhanden ist oder den spongiösen Knochen eine relativ dicke Kortikalis umschließt, werden bei entsprechender Schichtdicke der Kompakta einen hohen Mineralgehalt in der Volumeneinheit aufweisen. Wenn eine Strukturauflockerung und/oder eine Verschmälerung der Diaphysenkompakta auftritt, wird sich dies in einer Verminderung der Mineralkonzentration im *gesamten Querschnitt* des Knochens ausdrücken. Ein kompakter Knochen reagiert bekanntlich weniger empfindlich auf Stoffwechselstörungen im Organismus als die

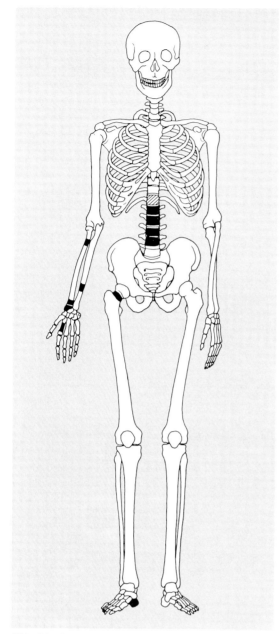

Abb. 22 Meßzonen des Skelettes, die für densitometrische Bestimmungen des Mineralgehaltes in Knochenarealen herangezogen worden sind

Spongiosa, so daß Veränderungen hier erst relativ spät erkannt werden können.

Einfluß der Struktur des Knochens

Für die Strahlenabsorption in Stoffmischungen ist nicht nur das Verhältnis der unterschiedlich absorbierenden Medien zueinander von Bedeutung, sondern auch die *Teilchengröße* der stärker absorbierenden Substanz sowie deren gleichmäßige oder ungleichmäßige Verteilung (HEUCK u. SCHMIDT 1960, HEUCK 1970). Im allgemeinen geht man davon aus, daß die Strahlenabsorption von den Flächenmaßen der absorbierenden Substanzen abhängt. Dies trifft nur für eine homogene Verteilung der Komponenten zu, nicht dagegen bei Konzentration einer oder mehrerer Komponenten zu Strukturen wie im spongiösen Knochen. Werden die Spongiosabälkchen zur einfacheren Berechnung als Würfel mit der Kantenlänge Δd, die Knochendicke mit d, die Gesamtdicke (Knochen und Gewebe) mit D, die Flächenmasse an Apatit bzw. Mineral mit $M_{A_1}^+$, die Apatit- bzw. Mineralkonzentration mit K, das spezifische Gewicht des Knochenminerals mit ϱ_A und die Indizes für den Schwächungskoeffizienten μ für Apatit mit A und für Wasser bzw Weichteilgewebe mit W angenommen, so ergibt sich für die Strahlenabsorption bei konstant gehaltener Gesamtdicke D und konstant gehaltener Flächenmasse M_A^+ des Knochenminerals die Gleichung:

$$E = E_0 \left[\frac{K}{\varrho_A} e^{-\mu_A \Delta d} + \left(1 - \frac{K}{\varrho_A}\right) e^{-\mu_w \Delta d} \right]^{\frac{M_A^+}{K \cdot \Delta d}}$$
$$\cdot e^{-\mu_w \left(D - \frac{M_A^+}{K}\right)}$$

Aus der Gleichung geht hervor, daß im spongiösen Knochen – entgegen der üblichen Annahme – die Strahlenabsorption bei konstant gehaltener Flächenmasse M_A^+ des Knochenmaterials von dessen Konzentration K in mg/cm³ (Hydroxylapatit-Volumenwert) abhängt. Hieraus ergibt sich die Notwendigkeit, ein Referenzsystem aus mehreren Treppen unterschiedlicher Mineralkonzentration zu verwenden. Wird bei gleichen Mengenverhältnissen statt des spongiösen Knochens eine homogene Kalksalzverteilung angenommen, so ergibt sich für die Strahlenschwächung folgende Gleichung:

$$E = E_0 e^{-\frac{M_A^+}{K}(\mu_A - \mu_w) - \mu_w D}$$

Diese Gleichung unterscheidet sich bei gleicher Menge der Komponenten ganz wesentlich von der ersten Gleichung und ist unabhängig von der Konzentration K des Knochenminerals.

Die in der klinischen Medizin bisher verwendeten Methoden von Messungen der Strahlenabsorption zur Bestimmung des Knochenmineralgehaltes haben die Besonderheiten der Struktur des Knochens unberücksichtigt gelassen. Die *Knochenspongiosa* mit ihrer Bälkchen- und Lamellenarchitektur kann nicht als *homogenes Medium* angesehen werden. Deutliche Schwärzungsunterschiede auf dem Röntgenfilm sind bei etwa gleichem Mineralgehalt in der Volumeneinheit Knochengewebe vorhanden, je nachdem, ob dieses aus grob- oder feinstrukturierten Spongiosabälkchen zusammengesetzt ist (HEUCK U. SCHMIDT 1960). Eine Berechnung des Einflusses der Knochenstruktur auf die Strahlenschwächung haben HEUCK u. VANSELOW (1980) vorgelegt.

Definition des Meßergebnisses

Eine präzise Begriffsbestimmung des densitometrischen Meßergebnisses ist erforderlich. Bisher konnte eine einheitliche und international anerkannte Bezeichnung nicht gefunden werden. In der Literatur wird vom „Mineralgehalt" eines Knochens oder der „Kalksalzkonzentration" gesprochen. Es sind weitere verschiedenartige Angaben von Meßwerten zu finden. Jede radiologische Messung der anorganischen Fraktion oder der Kalksalze *eines Knochens am Lebenden* sollte einen Meßwert anstreben, der sich auf den Gesamtknochen (die „Frischsubstanz" der chemischen Analyse) bezieht. Vergleiche der mit unterschiedlicher Methodik gewonnenen Werte der Mineralkonzentration eines Knochens oder Knochenbezirkes sind nur dann möglich, wenn *alle Werte* auf die *Frischsubstanz des Knochens* berechnet und *in mg/ml Knochenvolumen* angegeben werden. Als einheitliche Meßbasis für die Kalksalzkonzentration haben sich *Einheiten des im gesunden Knochen vorwiegend nachgewiesenen Hydroxylapatits durchgesetzt* (HEUCK 1970, 1976, NORDIN 1976). Folgende Bezeichnungen und Meßeinheiten erscheinen sinnvoll (nach RASSOW u. Mitarb. 1974):

1. Hydroxylapatit = HA-Äquivalent

Der Bezug auf eine für die Knochenminerale repräsentative Substanz ist für die zerstörungsfreie physikalische Knochenanalyse am lebenden Menschen grundsätzlich erforderlich.
Mit „Schwächungsmessungen" können nur Aussagen darüber gemacht werden, welche Menge an Referenzsubstanz bekannter Zusammensetzung den Kalksalzen des untersuchten Knochens innerhalb des durchstrahlten Volumens bezüglich der Schwächungseigenschaften äquivalent ist.

2. HA-Längenwert (mg/cm)

Der Hydroxylapatit-Längenwert wird durch Scanmethoden mit Röntgenstrahlen oder Gammastrahlen verschiedener Isotope bestimmt und gibt durch Integration über einen Knochenquerschnitt eine Aussage über die Knochenmineralmasse einer Scheibe des Knochens der axialen Länge von 1 cm, ausgedrückt in der äquivalenten Hydroxylapatitmasse pro cm axialer Länge.
Bei dieser Meßgröße werden die Absolutmessungen des Knochenquerschnittes, über den der Scan ausgeführt wurde, nicht berücksichtigt. Der Hydroxylapatit-Längenwert eignet sich deshalb ohne zusätzliche Bestimmung des Knochenquerschnittes weniger für die Festlegung von Normalbereichen. Er ist jedoch infolge guter Reproduzierbarkeit besonders für *Verlaufskontrollen* an Patienten eingesetzt worden.

3. HA-Flächenwert (mg/cm^2)

Der Hydroxylapatit-Flächenwert beschreibt die Schwächungseigenschaften der Kalksalze eines Knochens durch Angabe der äquivalenten Hydroxylapatitmasse, die pro Flächeneinheit (cm^2) vorhanden und von dem Strahlenbündel durchdrungen wurde.
Ähnlich wie der Hydroxylapatit-Längenwert ist auch der Hydroxylapatit-Flächenwert ohne zusätzliche Bestimmung der durchstrahlten Knochenschichtdicke *nur für Verlaufskontrollen* geeignet.

4. HA-Volumenwert (mg/cm^3)

Der Hydroxylapatit-Volumenwert („Apatitwert" nach HEUCK u. SCHMIDT 1954, 1960) gibt eine von den individuellen äußeren Knochenabmessungen unabhängige spezifische Größe an: die äquivalente Hydroxylapatitmasse pro Volumeneinheit (cm^3 oder ml) eines Knochens oder Knochenabschnittes.
Diese Größe ist für die Festlegung von Normalbereichen und den Vergleich der Meßwerte, die von verschiedenen Untersuchern mit unterschiedlichen Methoden gewonnen worden sind, besonders geeignet.
Wenn nicht nur *relative* Meßresultate für Verlaufskontrollen gewonnen werden sollen, so ist eine möglichst genaue *Dickenmessung* der durchstrahlten Schicht von Knochen und Weichteilen erforderlich. Die *präzise Bestimmung der Schichtdicke* des interessierenden Knochenbezirkes ist Voraussetzung für Messungen eines Volumenwertes des Knochenminerals mit Hilfe monochromatischer oder polychromatischer Strahlung und ist bei Methoden, die zwei Strahlenenergien verwenden, unerläßlich. Alle die Zahl der Meßgrößen vermindernden oder die Messung und Auswertung erleichternden Näherungen werden zu erheblichen *systematischen Fehlern* führen, die sehr oft bei guter Reproduzierbarkeit nicht erkannt werden und dann Fehlurteile hervorrufen (RASSOW u. Mitarb. 1974).
Bei Vergleichen von Meßresultaten *verschiedener Patientenkollektive,* insbesondere bei der Festlegung von „Normalbereichen" wird die Bestimmung von *Volumenwerten* sinnvoller sein, während die Längen- und Flächenwerte nur für Verlaufsuntersuchungen herangezogen werden sollten. Die Gewinnung von *brauchbaren Normalwerten* ist anzustreben, da alle diagnostischen Verbesserungen das Ziel haben, möglichst frühzeitig mit einer Therapie einzusetzen. Nach bisher vorliegenden Resultaten sind die *Abweichungen der Meßwerte des Knochenmineralgehaltes bei den verschiedensten Erkrankungen* selbst unter Berücksichtigung *der großen biologischen Streubreite der Normalwerte* so

deutlich, daß die densitometrische Bestimmung des Knochenmineralgehaltes eine *wichtige ergänzende Information* darstellt.

Meßfehler

Ein Meßfehler wird um so kleiner, je mehr besondere Eigenschaften des Meßobjektes, die einen Einfluß auf den Meßwert haben können, bei der Messung berücksichtigt werden. Der Betrag der Schwächung der durch das zu messende Objekt tretenden Strahlung ist abhängig von der Dicke des Objektes, von dem Schwächungskoeffizienten und von der Struktur des Objektes.

Mit den vielschichtigen Problemen der quantitativen radiologischen Messung des Mineralgehaltes in verschiedenen Knochen des Skelettes (Mineraläquivalentbestimmung) haben sich unter Berücksichtigung unterschiedlicher Methoden KRIESTER (1968), COLBERT u. Mitarb. (1969, 1970, 1973), GEBHARDT U. ZWICKER (1970), VANSELOW u. HEUCK (1970), FROHNMEYER (1970), GOLDSMITH u. Mitarb. (1971), GRIFFITHS u. Mitarb. (1973), RASSOW (1974) u.a. kritisch auseinandergesetzt. VANSELOW u. PROPPE (1984) haben bisher nicht erkannte und beschriebene Einflüsse bei der Röntgenbildentstehung quantitativ reproduzierbar beschrieben und die daraus resultierenden Fehler bei der quantitativen radiologischen Messung des Mineralgehaltes angegeben. Bereits von STEIN (1937) wurde – offenbar aus Unkenntnis der systematischen Fehler – bei der Bestimmung des Knochenmineralgehaltes mit einer Elfenbeintreppe als Referenzsystem ein Fehler von nur 0.1% angegeben (s. GERSHON-COHEN u. Mitarb. 1958). In einer Vergleichsstudie haben COLBERT u. Mitarb. (1970) verschiedenartige Methoden zur Bestimmung des Knochenmineralgehaltes – die direkte Absorptionsmessung mit ^{125}J (27,4 keV) nach CAMERON u. SORENSON (1963) und die Photodensitometrie von Röntgenbildern (Literaturzusammenstellung bei HEUCK 1970) – geprüft. Die Genauigkeit von Wiederholungsmessungen mit diesen Methoden war sehr groß (1–2% Variationskoeffizienten). Die Korrelationen lagen für die Absorptionsdensitometrie bei $r = 0,995$, für die Röntgen-Photo-Densitometrie (50 mAs) bei $r = 0,983$ und (70 mAs) bei $r = 0,979$. Weitere Resultate vergleichender Untersuchungen zur Beurteilung der Meßgenauigkeit und der Austauschbarkeit von Meßresultaten, die mit der Röntgen-Photo-Densitometrie und der Isotopen-Absorptions-Densitometrie gewonnen worden sind, haben MEEMA u. Mitarb. (1976) vorgelegt. In die Studie wurden sowohl die Kompakta der Radiusdiaphyse als auch die Spongiosa der distalen Radiusmetaphyse einbezogen. Die Ergebnisse zeigen eine gute Übereinstimmung, obgleich die Meßareale im Bereich des Radius, die Meßmethodik und die verwendeten Maßeinheiten unterschiedlich waren. Aus den Resultaten der vorgelegten Untersuchungen ist der Schluß berechtigt, daß die Röntgen-Photo-Densitometrie und die Isotopen-Absorptions-Densitometrie *hinsichtlich ihrer Meßgenauigkeit vergleichbar sind.*

Zum Vergleich der Meßfehler *verschiedener Versuchsreihen* sind die *Versuchsvoraussetzungen* zu berücksichtigen (DIN 1319). Bei Messungen unter *„Wiederholbedingungen"* bestimmt der Beobachter den Meßwert mit ein und demselben Meßgerät unter gleichen Arbeitsbedingungen. Hierbei sind *systematische Fehler nicht erkennbar.* Der Fehler bleibt bei dieser Art der Meßwerterstellung sehr klein.

Ein sehr viel größerer Fehler tritt bei Messungen unter *„Vergleichsbedingungen"* auf. Hierbei führen *verschiedene Beobachter Messungen* mit *verschiedenen Strahlenquellen und Meßgeräten* der gleichen Bauart durch. Auf diese Art werden *systematische Fehler,* verursacht durch die Eigenschaften der Beobachter und der Meßgeräte verschiedener Kliniken, als Fehler *erfaßt.*

Fehler, die dem Meßverfahren oder der Methode unabhängig von Beobachter und verwendetem Gerät anhaften, werden durch Messungen unter Vergleichsbedingungen nicht erfaßt. Um auch diese Fehler zu erkennen, bei denen es sich *ebenfalls um systematische Fehler handelt,* muß ein und derselbe Meßgegenstand nach *verschiedenen Verfahren und Methoden* gemessen werden. Es müssen nicht nur die verschiedenen radiologischen Verfahren, sondern auch die chemische Analyse als andersartige Meßmethode herangezogen werden. Bei genügend großer Anzahl von Messungen mit verschiedenen Verfahren an mehreren Kliniken lassen sich die Standardabweichungen an einer Klinik (Wiederholbedingungen), zwischen verschiedenen Kliniken (Vergleichsbedingungen) und zwischen mehreren Meßmethoden mit Hilfe der Varianzanalyse trennen. Bekannte systematische Fehler können, da sie einen bestimmten Betrag und ein bestimmtes Vorzeichen besitzen, bei Messungen unter Wiederholbedingungen durch Korrektur des Meßwertes ausgeschaltet werden.

Klinischer Einsatz und Ergebnisse der Densitometrie

Der frühzeitige und möglichst objektive Nachweis von Veränderungen des „globalen Mineralgehaltes" in einem umschriebenen spongiösen oder kompakten Knochenabschnitt ist Zielsetzung aller densitometrischen Methoden. Seit etwa 3 Jahrzehnten werden Verfahren der Röntgen- oder Isotopendensitometrie in der Diagnostik von Knochenerkrankungen eingesetzt, die auf dem Prinzip der Schwächung von Röntgen- oder Gammastrahlen in dem interessierenden Meßareal beruhen (Übersicht bei HEUCK u. VANSELOW 1980). Die Schwächung der Strahlung durch den Knochen kann entweder direkt gemessen oder über die Schwärzung der photographischen Schicht des Röntgenbildes photometrisch ermittelt werden. Zur weitgehenden Ausschaltung systematischer Meßfehler bei allen Methoden der Densitometrie sollte ein Vergleichskörper als Eichstandard eingesetzt werden. Als konstante *Fehlerquellen* für alle densitometrischen Meßverfahren sind bisher erkannt worden:

1. unregelmäßige Begrenzungen der Knochenkortikalis oder Kompakta in den Meßzonen,
2. Unterschiede in der Struktur und Architektur von Spongiosa und Kompakta, insbesondere im Bereich von Grenzarealen der Knochen,
3. wechselnde Zusammensetzung des Knochenmarkes aus blutbildendem Mark-, Fett- und Bindegewebe im „Organ Knochen",
4. die Meßzone überlagernde metaplastische Verknöcherungen im Bandapparat des Stützgerüstes, vor allem der Wirbelsäule (Spondylophyten) und Weichteilverkalkungen, die im Meßareal liegen.

Die genannten Fehlerquellen können nur durch sorgfältige Auswahl *geeigneter Meßareale* in den interessierenden Knochen beseitigt oder umgangen werden. Da die Spongiosa einen wesentlich dynamischeren Stoffaustausch und Umbau der Tela ossea bei Erkrankungen aufweist als die Kompakta der Diaphysen, wurden die Meßzonen in vorwiegend spongiösen Knochen, wie Kalkaneus oder Wirbelkörper, sowie in den spongiösen Anteilen der Röhrenknochen, wie den Epimetaphysen des Radius oder der Mitte des Femurhalses, bevorzugt. Hier ist eine frühzeitige Erkennung von Knochenveränderungen möglich. Etwas verspätet, jedoch regelmäßig ist auch die *Kompakta der Diaphysen* bei den verschiedenartigen Systemerkrankungen des Skelettes oder Osteopathien, also auch den primären und sekundären „Osteoporosen", mitbeteiligt. Es sei daran erinnert, daß jede zugrundeliegende Systemerkrankung des Skelettes entweder zu einer Verminderung oder einer Zunahme der Knochenmasse im Gesamtvolumen des Knochens führt oder daß eine Störung von Transformation *und* Mineralisation der vorhandenen Tela ossea wie bei der Osteomalazie auftreten kann. Aussagen über die *Qualität des Knochens* als Baustein des Stützgerüstes – also seine Festigkeit und statische Belastbarkeit – sind daher mit den radiologischen Verfahren der Densitometrie nur sehr begrenzt möglich. Es sollten aus einer Abnahme der „globalen Mineralkonzentration" in einem Knochenareal keine Aussagen über die Frakturhäufigkeit kritiklos abgeleitet werden. Eine unerläßliche *Voraussetzung zur Verständigung über Meßwerte des „globalen Mineralgehaltes"* in einem definierten Knochenareal ist es, daß eindeutig deklariert und unterschieden wird zwischen:

Tabelle 8 Mineralgehalt im Knochen. Normalwerte densitometrischer Messungen (HA-Volumenwerte) im 4. Dezennium beider Geschlechter

Meßbereich	Energie	Meßwerte (mg/ml)		Autoren
		Männer	Frauen	
Radiusmetaphyse, distal (Spongiosa)	Röntgen	340	320	Heuck u. Schmidt (1960)
	Röntgen	280	250	Krokowski u. Steiner (1961)
	Röntgen	290	265	Quintar (1962)
	^{241}Am	350	300	Alhava u. Karjalainen (1973)
Radiuskompakta, proximal	Röntgen	1170	1230	Meema u. Mitarb. (1964)
Ulna	Röntgen	330	375	Okuyama (1965)
Femurhals (Spongiosa)	Röntgen	350	330	Heuck u. Schmidt (1960)
Kalkaneus (Spongiosa)	Röntgen	270	240	Krokowski (1965)
	Röntgen	250	230	Heuck (1968)
	^{125}J	300	290	Banzer u. Mitarb. (1976)
HWS (Spongiosa)	Röntgen	325	310	Krokowski (1963)
BWS (Spongiosa)	Röntgen	300	275	Krokowski (1963)
LWS (Spongiosa)	Röntgen	310	315	Krokowski u. Haasner (1968)
	quantitative Röntgen-CT	180	160	Genant u. Mitarb. (1983, 1987)
	quantitative Röntgen-CT	120	130	Felsenberg u. Mitarb. (1988)
	quantitative Röntgen-CT	–	150	Montag u. Mitarb. (1988)

1. Längenwert oder Streckenwert (g/cm),
2. Flächenwert (g/cm²),
3. Volumenwert (g/cm³).

Die Aussagekraft des *Volumenwertes* ist für den Vergleich von Meßresultaten aus verschiedenen Arbeitsgruppen, also unabhängig von der Meßmethode, am größten – wie nachfolgend ausgeführt werden soll. Bei dem radiologisch-klinischen Einsatz von Messungen der Mineralkonzentration in spongiösen Knochenabschnitten hat sich weltweit der *Hydroxylapatit-Volumenwert* oder „Apatitwert" (nach HEUCK u. SCHMIDT 1960) durchsetzen können (Tab. **8**). Die für den Einsatz in Praxis und Klinik brauchbaren und erprobten Meßverfahren sollen zusammen mit einigen im Schrifttum vorgelegten Meßergebnissen erläutert werden. Wichtig sind praktikable Screening Methoden, die einen gefährdeten Personenkreis, insbesondere Frauen mit einem Osteoporoserisiko nach der Menopause, erfassen können. Ferner ist es erforderlich, den Effekt therapeutischer Maßnahmen am „Organ Knochen" objektivieren zu können.

Vergleichskörper und Referenzsysteme

Als *Vergleichskörper* sind Aluminium oder Aluminiumlegierungen, Kalziumverbindungen und knochenäquivalente chemische Verbindungen (Kaliumhydrogenphosphat, Zinkchlorid), Material aus tierischen Knochen, Elfenbein, Mischungen aus Hydroxylapatit oder Kalksalzen mit Kunststoffen verwendet worden. Die Form der Vergleichskörper zur Röntgen-Photo-Densitometrie und Isotopendensitometrie wurde meist als Keil oder Treppe gewählt. Für die quantitative Computertomographie (Im englischen Schrifttum ist dafür die Abkürzung QCT eingeführt) wurde ein anderer Aufbau des Referenzsystems erforderlich. Das Ergebnis des Vergleiches der Schwächung einer Röntgenstrahlung durch den Knochenbezirk einerseits und das Referenzsystem andererseits wird als „*Schwächungsgleichwert*" angegeben. Die Bestimmung eines „Schwächungsgleichwertes" z. B. auf *Aluminiumbasis* erlaubt eine *Umrechnung in den Kalziumgehalt* der untersuchten Knochenregion, doch besteht bei allen, der Zusammensetzung des Knochenminerals *nichtäquivalenten* Referenzsystemen eine Abhängigkeit von der Strahlenqualität.

Als *reproduzierbares, knochenähnliches Referenzsystem* ist eine Mischung aus Hydroxylapatit (dem im Knochen vorwiegend vorhandenen Kalziumphosphat) und einem Kunststoff eingeführt worden (HEUCK u. SCHMIDT 1954, 1959, 1960). In diesem Vergleichskörper werden die organischen Substanzen durch einen Kunststoff (verschiedene Zusammensetzungen sind möglich) repräsentiert (Abb. **23**). Schwächungsunterschiede durch *Zunahme des Fettmarks im Knochen* bei alten Men-

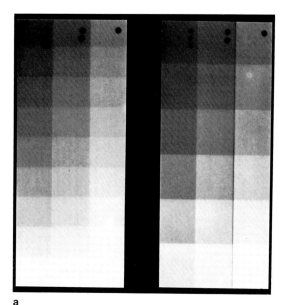

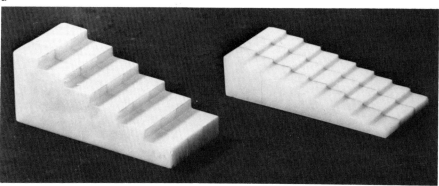

Abb. **23a u. b** Vergleichskörper aus Hydroxylapatit und Kunststoff, die aus jeweils drei Treppen unterschiedlicher Konzentration an Knochenmineral zusammengefügt sind (nach *Heuck* u. *Schmidt* 1954, 1960). Die verschiedenartigen Größen sind den zu untersuchenden Knochenregionen angepaßt
a Röntgenbild der Vergleichskörper
b Ansicht der Hydroxylapatittreppen

schen bleiben unberücksichtigt. Auf die Bedeutung des Fettgehaltes in spongiösen Knochen für photodensitometrische Messungen haben HEUCK (1970) sowie RASSOW u. Mitarb. (1974) hingewiesen und den Einfluß dieser Fehlerquelle auf das Meßresultat experimentell bewiesen (RASSOW u. Mitarb. 1976). Bei den ersten Versuchen zur Bestimmung des Knochenmineralgehaltes mit der quantitativen Röntgencomputertomographie wurde diese Fehlerquelle neu entdeckt und analysiert (als „Fettfehler" bezeichnet, s. S. 181).

Ein für die praktische Arbeit brauchbares, knochengleiches Referenzsystem zur quantitativen photodensitometrischen Bestimmung des Knochenmineralgehaltes ist nur dann *universell zur Untersuchung spongiöser und kompakter Knochenregionen geeignet,* wenn zwei, besser drei verschiedene Hydroxylapatitkonzentrationen vorliegen und die Schichtdicke der Treppenstufen oder eines Keiles der sehr unterschiedlichen Schichtdicke der interessierenden Knochenareale angepaßt ist.

Aus der großen Zahl der in der Literatur zu findenden Methoden haben nur wenige in der klinischen Medizin Anwendung gefunden und eine praktische Bedeutung erlangt (Zusammenstellung bei HEUCK 1970, 1978).

Vergleichende Schwärzungsmessungen an Röntgenfilmen (quantitative Photodensitometrie)

Es ist nur dem geübten Untersucher möglich, unmittelbar aus den Schwärzungswerten eines Filmes auf den Kalksalzgehalt des dargestellten Knochens zu schließen. Die Probleme der Schwärzungsmessung von Röntgenfilmen zur Bestimmung des Mineralgehaltes in einem Knochen oder einer Knochenzone, insbesondere der Einfluß der verwendeten Strahlenqualität und der Streustrahlung, der Entwicklung und Verarbeitung des Filmmaterials, der Bestimmung der Schichtdicke des Knochens bei Messungen der Kalksalzkonzentration in der Volumeneinheit u.a. sind an anderer Stelle ausführlich abgehandelt worden (HEUCK 1970). Auf die Darstellung der historischen Entwicklung photodensitometrischer Methoden soll daher an dieser Stelle verzichtet werden.

Eine quantitative Analyse von Stoffgemischen mit Hilfe der Photodensitometrie eines Röntgenbildes als Informationsträger ist nur dann sinnvoll, wenn *Vergleichskörper bekannter Zusammensetzung* zur Messung herangezogen werden. Ferner ist eine *Standardisierung des Streueffektes der den Knochen umgebenden Weichteile* erforderlich. Zur Erzielung vergleichbarer Meßresultate wurden entweder die den Knochen umgebenden Weichteilgewebe durch Kompression planparallel umgeformt, wobei der Vergleichskörper unmittelbar neben dem interessierenden Knochenareal plaziert werden muß, oder die zur Untersuchung herangezogene Extremität wurde mit dem Vergleichskörper in ein Wasserbad oder ein weichteiläquivalentes Medium eingelegt. Bei dieser Aufnahmeanordnung sind sowohl der zu untersuchende Knochen als auch der Vergleichskörper während der Exposition des Röntgenfilmes, der nachfolgenden Verarbeitung des Filmmaterials und der Photodensitometrie *immer denselben Störfaktoren* unterworfen. Ein bemerkenswerter Vorzug der röntgendensitometrischen Meßverfahren zur Ermittlung des Mineralgehaltes in einem Knochenareal wird in der Möglichkeit einer *sehr guten räumlichen Orientierung* über *Meßort* und *Knochenstruktur* im Meßfeld gesehen.

Die gleichzeitige Darstellung eines Vergleichskörpers oder Referenzsystems neben dem zu untersuchenden Knochen auf demselben Film schafft die Voraussetzungen, einen jederzeit reproduzierbaren Meßwert zu erhalten, wenn die Strahlenexposition Filmschwärzungswerte ergibt, die auf dem linearen Teil der Gradationskurve des Filmes liegen. Die photodensitometrisch ermittelte Filmschwärzung in den Bereichen des Vergleichskörpers wird zur Filmschwärzung in dem interessierenden Areal des Knochens in Beziehung gesetzt, um den Meßwert für das Knochenmineral ermitteln zu können. Bei diesem Vorgehen wird die Schwärzung nur als Indikator benutzt, um festzustellen, ob Schwärzungsgleichheit zwischen dem zu untersuchenden Bezirk und einer entsprechenden Schichtdicke des Referenzsystems besteht. Wenn die Schwärzungsunterschiede des Referenzsystems fein genug sind, so braucht nicht interpoliert zu werden, und das Meßverfahren ist unabhängig von der Gradationskurve des Filmes.

Vergleichende Densitometrie mit Standardknochen

Eine *densitometrische Filmanalyse* von seitlichen Röntgenaufnahmen der Lendenwirbelsäule haben SMITH u. NORDIN (1964) sowie NORDIN u. Mitarb. (1962/65) zur Bestimmung der „relativen Wirbeldichte" (Relative Vertebral Density = R.V.D.) bei Osteoporosen oder Osteopathien vorgenommen. Als Vergleichskörper dienten „Standardwirbel", die neben dem zu untersuchenden Patienten lokalisiert und auf dem Röntgenfilm mit dargestellt werden. Mit Hilfe eines Photodensitometers kann die Dichte im Bereich der Wirbelkörper und der Bandscheiben *einer Vergleichswirbelsäule* zu der Dichte der Wirbelknochen des Patienten in Beziehung gesetzt werden. Wenn die Strahlendichte des Wirbelkörpers größer ist als die der Bandscheibe, dann wird die R.V.D. positiv; liegt gleiche Dichte vor, dann ist die R.V.D. null, und ist die Dichte des Wirbelkörpers geringer als die der Bandscheibe, dann weist die R.V.D. negative Werte auf. Diese Methode kann nur dann zum Einsatz kommen, wenn die Wirbelsäule zur seitengleichen Aufnahme *exakt eingestellt* wird und keine *gröberen Randwülste* vorhanden sind, die den Bandscheibenraum überlagern. Voraussetzung für die Wirbelröntgendensitometrie ist daher eine

174 Qualitative und quantitative radiologische Analyse des Knochens

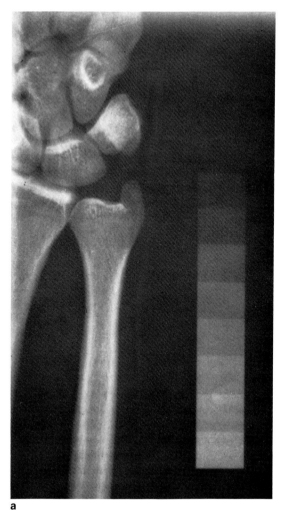

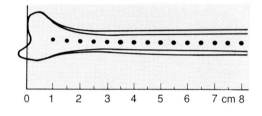

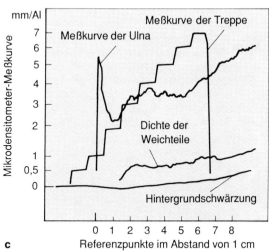

Abb. 24a–c Bestimmung der Mineralkonzentration in der distalen Ulna (nach *Doyle* 1961) mit Hilfe eines Aluminiumreferenzsystems
a Röntgenaufnahme der Ulna mit Aluminiumtreppe
b Meßpunkte an der distalen Ulna
c Auswertung des Röntgenbildes (schematische Darstellung)

Standardaufnahme der Lendenwirbelsäule in zwei Ebenen.
Das Ergebnis von Untersuchungen an 152 Frauen verschiedenen Alters zeigte einen deutlichen Abfall der R.V.D. mit zunehmendem Alter. Bei 100 Patienten mit einer Osteoporose fand sich eine niedrigere Dichte der Wirbelkörper. Kontrolluntersuchungen nach Behandlung mit Kalziumpräparaten konnten eine Dichtezunahme in der Wirbelspongiosa objektivieren (SMITH u. NORDIN 1964). Ein Computerprogramm zur Durchführung der Röntgendensitometrie der Wirbelsäule und zur Bestimmung der relativen Wirbeldichte nach NORDIN wurde von BOJTOR u. Mitarb. (1972) ausgearbeitet und der klinische Einsatz dieser Methode empfohlen.

Vergleichende Densitometrie mit Aluminiumreferenzsystemen

Die Bestimmung der Knochendichte als Ausdruck der Mineralkonzentration im durchstrahlten Areal mit Hilfe eines Referenzkeiles oder einer Treppe aus *Aluminium* oder *Aluminiumlegierungen* haben zuerst HODGE u. Mitarb. (1935), STEIN (1937) und SANDERS (1937) versucht. Vergleichende Untersuchungen an Normalkollektiven und Kranken haben ENGSTRÖM u. WELIN (1949) bei der *Polyarthritis*, MCFARLAND (1954), GERSHON-COHEN u. Mitarb. (1955), SCHRAER (1958, 1965) bei Kindern oder bei Erwachsenen zum Nachweis der *Altersosteoporose*, BALZ u. BIRKNER (1956), MAINLAND (1956), KEANE u. Mitarb. (1959), WAGNER u. SCHAAF (1961), bei *verschiedenen Osteopathien* durchgeführt. MORGAN u. Mitarb. (1962) haben nach der von SCHRAER (1958) dargelegten Methode der Röntgendensitometrie der Mittelphalanx des V. Fingers den Altersgang bei Erwachsenen ermittelt. Sie konnten bei Frauen eine Verminderung der Knochenmasse oder des Mineralgehaltes zwischen 50 und 65 Jahren feststellen, während bei Männern desselben Alters kein Abbau auftrat. Nach dem 65. Lebensjahr waren keinerlei Veränderungen bei beiden Geschlechtern nachzuweisen. Von DOYLE (1961), HODGKINSON u. Mitarb. (1963) und MACK (1965) wurden Messungen des Mineralgehaltes an vorwiegend kompakten Knochenabschnitten mit Aluminiumvergleichskörpern bei *Systemerkrankungen des Skelettes* und nach länger dauernder *Immobilisation* vorgenommen. Röntgendensitometrische Messungen des Knochen-

Abb. 25a u. b Röntgendensitometrische Bestimmung der Dichte des Metakarpale III mit einem Aluminiumstandard bei **a** gesunden Männern und **b** gesunden Frauen vom 1.–8. Dezennium. Die Standardabweichungen und die Mittelwerte sind in 5 Jahresgruppen eingetragen (nach *Smith* u. Mitarb. 1969)

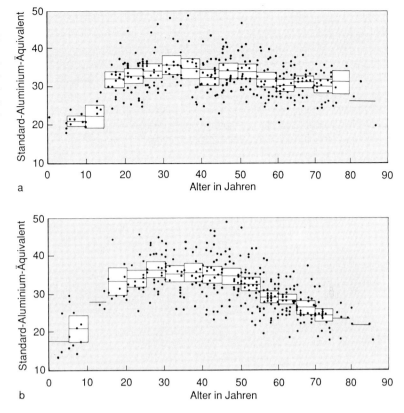

mineralgehaltes im *distalen Abschnitt der Ulna* (Abb. 24) bei Frauen im Alter von 15–80 Jahren hat DOYLE (1970) durchgeführt und einen Verlust an spongiöser Knochensubstanz von etwa 50% nach dem 40. Lebensjahr, an kompakten Knochen in der Diaphysenregion von etwa 16% gefunden. Untersuchungen mit einem standardisierten Aluminiumäquivalent (nach ANDERSON u. Mitarb. 1966) an 312 Männern und 317 Frauen haben SMITH u. Mitarb. (1969) durchgeführt und neben *Dichtemessungen am Metakarpale III* morphometrische Bestimmungen der Diaphysenkompakta vorgenommen (Abb. 25). Es fand sich bis zum 34. Lebensjahr beim weiblichen und bis zum 36. Lebensjahr beim männlichen Geschlecht ein *Anstieg der Werte bei beiden Geschlechtern*. Später war – insbesondere beim weiblichen Geschlecht *nach dem 50. Lebensjahr* – ein deutlicher *Abfall der Werte* festzustellen. Bemerkenswerte Unterschiede des Mineralgehaltes zwischen *verschiedenen Berufsgruppen* konnten nicht gefunden werden, obgleich einige Autoren mitteilen, daß die Knochen von Handarbeitern des männlichen Geschlechts einen etwas höheren Mineralgehalt aufweisen (KEANE u. Mitarb. 1959, NORDIN u. SMITH 1965). Eine Methode zur Photodensitometrie der Lendenwirbelsäule unter Verwendung eines Referenzsystems aus *Plexiglas und einer Aluminium-Treppe* haben BAYLINK u. Mitarb. (1964), VOSE u. Mitarb. (1964), HURXTHAL u. VOSE (1965, 1969) bei Verlaufsbeobachtungen des Mineralgehaltes in der Wirbelspongiosa eingesetzt. Die mit Hilfe eines Computerprogrammes verbesserte photodensitometrische Röntgenbildanalyse haben VOSE u. HURXTHAL (1969) sowie VOSE u. KEELE (1970) zum Studium des Einflusses einer länger dauernden Bettruhe mit anschließender Remobilisation und Belastung auf den Mineralgehalt der Spongiosa des *Kalkaneus* eingesetzt. Ferner sollte der Einfluß einer Behandlung mit Fluorpräparaten und anabolen Hormonen objektiviert werden. Messungen des Mineralgehaltes in einer distalen *spongiösen* und in einer *kompakten Knochenzone* in Schaftmitte von *Radius und Ulna* mit Hilfe eines Aluminiumstandards haben EKMAN u. Mitarb. (1970) an 456 Personen durchgeführt. Der Variationskoeffizient für den „prozentualen Knochenmineralgehalt" betrug bei Bewertung *beider Meßzonen der* Knochen sowie des linken und des rechten Unterarmes für den Radius ±1,5% und für die Ulna ±2,7% auch unter Berücksichtigung der Fehler, die durch eine unterschiedliche Aufnahmetechnik verschiedener Assistentinnen auftreten können. Mit zunehmendem Alter wurde eine Abnahme der Mineralkonzentration in Radius und Ulna, bevorzugt beim weiblichen Geschlecht, festgestellt. Es fand sich eine gute Übereinstimmung der Meßergebnisse mit denen anderer Arbeitsgruppen.

Eine *computergesteuerte* rechnerische Verbesserung der Densitometrie des Röntgenbildes der

Hand mit einer *Aluminiumreferenz* haben COLBERT u. BACHTELL (1973) empfohlen und durch mathematische Filterung der Störfaktoren eine Reduzierung der Abweichungen auf 3,5% erreichen können. Das System kann phototechnisch unzureichende Röntgenaufnahmen erkennen und ausschalten.

Vergleichende Densitometrie mit Knochen, oder knochenähnlichen Referenzsystemen

Unter den photodensitometrischen Methoden, die ein *knochenähnliches Referenzsystem* zugrunde legen, haben Messungen mit einem *Elfenbeinkeil* oder *Elfenbeinzylinder* durch den Arbeitskreis von MACK u. Mitarb. (1949, 1965, 1967) Beachtung gefunden. Dieses Verfahren wurde zur Kontrolle des Mineralgehaltes der Spongiosa des *Kalkaneus* bei Untersuchungen an den *Geminipiloten* eingesetzt. Der Mineralverlust der *Kalkaneusspongiosa* war nach 14 Tage dauerndem Raumflug relativ gering und schwankte zwischen 2,9 und 9,2% (VOSE 1974). RETHMEIER (1955) und SCHMID (1960) haben mit Vergleichskörpern aus Elfenbein Untersuchungen an *Knochen des Handskelettes* durchgeführt.

Mit einer *Kalziumsulfattreppe* hat PRIDIE (1967) den Mineralgehalt in der Mitte des *Metakarpale IV* bei 150 Knochengesunden und 85 Patienten nach einer Gastrektomie untersucht. Bei beiden Gruppen fand sich im Alter über 60 Jahre eine Zunahme der Dichte des kompakten Knochens.

Ein dem Knochen *weitgehend gleiches Referenzsystem* aus *Hydroxylapatit* und Methylmetacrylat haben HEUCK u. SCHMIDT (1954, 1959, 1960) zur photodensitometrischen Messung der Kalksalzkonzentration in spongiösen Zonen von *Kalkaneus, Femurhals und Radiusmetaphyse* verwendet. Die Vergleichskörper verschiedener Größe sind aus drei Treppen zusammengefügt, die jeweils unterschiedliche Konzentrationen an Hydroxylapatit im Kunststoff aufweisen (Abb. **23**). Der dem Knochenmineral äquivalente Hydroxylapatit liegt in diesem Vergleichskörper in kleinsten Teilchen vor (s. S. 172). Die Konzentration von Hydroxylapatit im Kunststoff wird bei Herstellung der Treppe durch chemische Analyse überprüft. Dieses *jeder-*

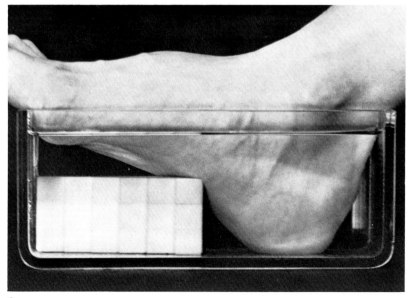

a

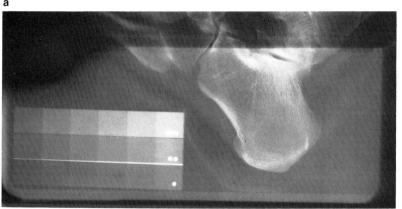

b

Abb. **26 a** u. **b**
a Aufnahmeanordnung der Hydroxylapatittreppe und des Fußes im Wasser- oder Alkoholbad
b Röntgenaufnahme von Kalkaneus und Referenzsystem zur Bestimmung der Mineralkonzentration (nach *Heuck* u. *Schmidt* 1960)

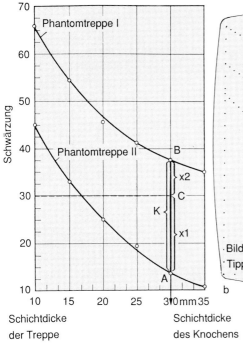
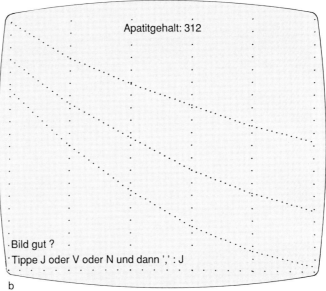

Abb. 27a u. b Schematische Darstellung zur Auswertung von Röntgenaufnahmen und Berechnung der Mineralkonzentration im interessierenden Knochenareal
a Rechnerische Auswertung (nach *Heuck* u. *Schmidt* 1960)
b Meßkurven und Apatitwert eines Kalkaneus im Monitor des Rechners (nach *Nagel* u. Mitarb. 1974)

zeit reproduzierbare Referenzsystem ist in seinen physikalischen Eigenschaften dem Knochen praktisch gleich, so daß sich alle Fehler der Photodensitometrie sowohl auf das Referenzsystem als auch auf den zu untersuchenden Knochen in gleicher Weise auswirken müssen (Abb. **26**). Die *Standardisierung der Weichteilüberlagerung* von Kalkaneus und Radius wird durch ein Bad von 70%igem Alkohol, bei Messungen an der Femurhalsspongiosa durch planparallele Kompression der Weichteile mit einem Tubus vorgenommen. Eine Verbesserung der Methodik konnte durch Standardisierung der Aufnahmeanordnung, der Strahlenqualität, der Filmentwicklung und mit Hilfe eines Computerprogrammes (Abb. **27**) erreicht werden (Epple u. Heuck 1972, Nagel u. Mitarb. 1974), das ungeeignete Aufnahmen erkennt und eliminiert. Ein Vorzug der Densitometrie eines Röntgenbildes ist die *bessere räumliche Orientierung über Meßort, strukturelle Veränderungen des Knochens und Fehlerquellen*, wie Weichteilüberlagerungen, Verkalkungen oder lokale Knochendefekte, die *sofort erkannt* und bei der Interpretation des Meßresultates berücksichtigt werden können!
Von Heuck u. Schmidt (1960) wurde an größeren Kollektiven Gesunder die globale Mineralkonzentration *in der Spongiosa* des *Kalkaneus*, des *Schenkelhalses* und, zusammen mit Quintar (1962), in der *Radiusmetaphyse* ermittelt (Abb. **28–30**). Meßergebnisse der Spongiosa des Kalkaneus bei 370 knochengesunden Säuglingen und Kindern hat Hansen (1962, 1964) vorgelegt. Im Wachstumsalter ist ein kontinuierlicher Anstieg des Mi-

neralgehaltes in der Volumeneinheit des spongiösen Knochens („Apatitwert" in mg/ml Knochen angegeben) festzustellen. Nach dem 3. Lebensjahrzehnt ist eine geringfügige, im 4. und 5. Jahrzehnt eine *deutliche Verminderung* der Mineralkonzentration um etwa 20% – unter Bevorzugung des weiblichen Geschlechtes – nachweisbar. Eine Verminderung der Mineralkonzentration im Kalkaneus bei Frauen um 20% und bei Männern um etwa 10% haben auch Dalén u. Jacobson (1973) beobachtet. Das Verfahren kann in der klinischen

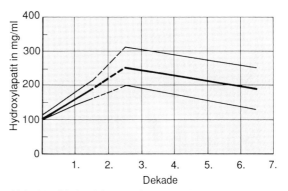

Abb. **28** Verlaufskurve des „Apatitwertes" in der Kalkaneusspongiosa (Hydroxylapatit-Volumenwert). Die Meßwerte in den ersten beiden Dezennien sind die Ergebnisse von *Hansen* (1962), die übrigen Meßwerte wurden nach *Heuck* u. *Schmidt* (1960) ermittelt

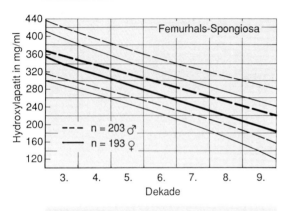

Abb. 29 Altersverlauf des Hydroxylapatit-Volumenwertes in der Spongiosa des Femurhalsgebietes bei beiden Geschlechtern. Die Streubreite des „Apatitwertes" nach *Heuck* u. *Schmidt* (1960) ist mit eingetragen

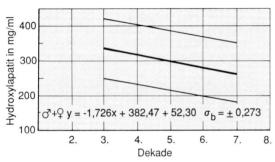

Abb. 30 Altersverlauf des Hydroxylapatit-Volumenwertes in der Spongiosa der Radiusmetaphyse bei beiden Geschlechtern. Ein signifikanter Unterschied des „Apatitwertes" bei beiden Geschlechtern konnte nicht nachgewiesen werden. Die Streubreite ist relativ groß

Routine zu Verlaufsbeobachtungen des „Apatitwertes" eingesetzt werden (HEUCK 1968, 1972, RITZ u. Mitarb. 1973).

Vergleichende Densitometrie mit Referenzsystemen aus knochenäquivalenten chemischen Verbindungen

Messungen der Mineralkonzentration der proximalen Diaphysenkompakta des *Radius* (etwa 1–2 cm distal der Tuberositas radii) mit einem Referenzsystem aus *Kaliumhydrogenphosphat* (K_2HPO_4) haben MEEMA u. Mitarb. (1964) durchgeführt. Zur Aufnahme werden Unterarm und Referenzsystem in ein *Wasserbad* eingelegt. Die Filmschwärzung kann im Bereich der interessierenden Zonen verglichen und die photodensitometrisch ermittelten Schwärzungskurven zueinander in Beziehung gesetzt werden (Abb. **31**). Ein Korrekturfaktor ist nicht erforderlich. Vergleichende Untersuchungen mit der Röntgendensitometrie, der Gammaabsorptionsmessung (^{125}J) und der Bestimmung des Aschegehaltes des Knochens (kompakter Knochen oder fettfreie Trockensubstanz) im Bereich der Meßzone des Radius ergaben keine deutlichen Abweichungen. Mit dieser Methode kann auch eine kombinierte morphometrische und photodensitometrische Analyse des Knochens durchgeführt werden (vgl. Abb. **15** u. **31**). Diese *kombinierte Methode* von MEEMA u. MEEMA (1968) gibt Informationen über die *Knochenmasse und die Mineralkonzentration* vom kompakten Knochen der Diaphysen, so daß stoffwechselbedingte *Entkalkungen der Tela ossea* als Vorstufe der Strukturauflockerung des Knochens infolge gestörter Transformation erfaßt werden können (vgl. Abb. **5** u. **16**).

Untersuchungen am *distalen Radius* mit einem treppenförmigen Referenzsystem aus Plexiglas, gefüllt mit einer 10%igen Kaliumhydrogenphosphat-Lösung, hat CHALMERS (1973) durchgeführt. Mit der Meßmethode konnte er eine Verminderung der Mineralkonzentration von 25% bei älteren Frauen (= 1% pro Jahr) und von 6% bei älteren Männern (= 0,25% pro Jahr) gegenüber der Norm feststellen.

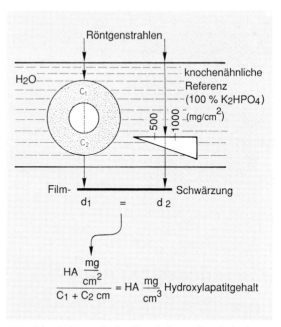

Abb. 31 Schematische Darstellung der Aufnahmeanordnung zur Messung des Mineralgehaltes (Hydroxylapatit-Volumenwert) in der Diaphysenkompakta (im proximalen Radius durchgeführt) mit Hilfe eines Referenzsystems aus einer knochenäquivalenten Verbindung (K_2HPO_4) (nach *Meema* u. *Meema* 1969)

Vergleichende photodensitometrische Messungen mit verschiedenen Strahlenqualitäten

Die Bestimmung des Mineralgehaltes in einem Knochen durch vergleichende photometrische Messungen unter Verwendung differenter Strahlenqualitäten bei Herstellung von zwei unterschiedlich exponierten Röntgenaufnahmen haben theoretisch OMNELL (1957) und praktisch KROKOWSKI u. Mitarb. (1959, 1964, 1973) versucht. Bei Anwendung verschiedener Strahlenqualitäten (Anodenspannung von 50 kV und 250 kV) ist allein die Ordnungszahl der durchstrahlten Stoffe für das Meßergebnis von Bedeutung, so daß ein Flächenwert (SPIEGLER 1959) auch ohne Kenntnis der Dicke des durchstrahlten Knochens bestimmt werden kann. Zur Messung der *Mineralkonzentration* in einem vorgegebenen Knochenvolumen ist die Kenntnis der Schichtdicke des durchstrahlten Knochens erforderlich. Das Prinzip der Methode einer vergleichenden photodensitometrischen Bildanalyse, bei Verwendung differenter Strahlenqualitäten von KROKOWSKI u. Mitarb. (1959, 1961, 1973) zur Bestimmung des Mineralgehaltes im Wirbelknochen, erforderte als Vergleichskörper zur Eliminierung der Weichteilabsorption ein mit Wasser gefülltes Plexiglasphantom. Es wurden Schwächungsgleichwerte ermittelt und die Meßresultate an der Wirbelsäule mitgeteilt (Abb. 32). Die Normalwerte des Hydroxylapatitgehaltes in den *Lendenwirbelkörpern* in Abhängigkeit von Lebensalter und Geschlecht konnten zum Nachweis der „präsenilen Osteoporose" und der „postmenopausischen Osteoporose" eingesetzt werden. Ein kausaler Zusammenhang zwischen Östrogenmangel in der Menopause und einer Osteoporose konnte nicht bewiesen werden. Die physiologische Altersregression ist bei Frauen deutlicher als bei Männern, doch war eine Stufen- oder Knickbildung in der Regressionskurve beim weiblichen Geschlecht nicht zu finden.
Die Methode ist auch zur Bestimmung des Mineralgehaltes in der *Kalkaneusspongiosa* und der *Radiusspongiosa* eingesetzt worden (OESER u. KROKOWSKI (1963). Der Unterschied zwischen der *physiologischen Abnahme* des Mineralgehaltes im spongiösen Knochen und einer schubweisen Verminderung bei pathologischen Formen der Osteoporose wurde von KROKOWSKI u. KROKOWSKI (1974) herausgearbeitet.

Densitometrie durch direkte Transmissionsmessung mit ionisierenden Strahlen unterschiedlicher Qualität

Die Schwierigkeiten und Probleme der photodensitometrischen Filmanalyse können umgangen werden, wenn *die Strahlenabsorption durch den Knochen direkt gemessen* und aus dem Meßergebnis der Mineralgehalt

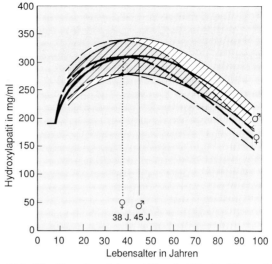

Abb. 32 Normbereich und Streubreite des Mineralgehaltes (Hydroxylapatit-Volumenwert) in der Spongiosa der Lendenwirbel in Abhängigkeit von Lebensalter und Geschlecht (nach *Krokowski* 1968)

im durchstrahlten Knochenareal errechnet werden kann. Die physikalischen Grundlagen dieser Meßverfahren sind zuerst von SPIERS (1946) erörtert worden. Zur *direkten Densitometrie* durch Messung der Strahlenschwächung können *monochromatische oder polychromatische Röntgenstrahlung* und die *Gammastrahlung verschiedener Isotope* verwendet werden.

Mit Hilfe *unterschiedlicher Strahlenqualitäten* von Röntgenstrahlen oder Gammastrahlen der Isotope konnte eine Verbesserung der Meßergebnisse erreicht werden. Die Methoden beruhen auf einer unterschiedlichen Schwächung der verwendeten Strahlung durch die zu untersuchende Region des Knochens, so daß über eine *direkte Absorptionsmessung und Diskriminierung* (Zwei-Energie-Methode) eine Bestimmung der Mineralkonzentration im Gesamtvolumen der interessierenden Knochenregion vorgenommen werden kann (KROKOWSKI 1964, MAZESS u. Mitarb. 1974, RASSOW 1976).

Die Verwendung von *zwei Strahlenenergien* hat folgende Vorteile:

1. unabhängige und genaue Berechenbarkeit sowohl des Hydroxylapatit-Volumenwertes als auch der Bindegewebskonzentration ohne fehlerträchtige Näherungen und Voraussetzungen,
2. eine wesentliche Verringerung des Einflusses des Knochendicken-Meßfehlers,
3. in erster Näherung den Wegfall des Einflusses des Weichteilmantels und dessen Dickenmeßfehlers.

Den Messungen der Strahlenschwächung sollte zum Abgleich der Meßwerte eine Eichung durch Referenzsysteme zugrunde liegen. Als *einheitliche Basis* für Messungen der Mineralkonzentration im Knochen wurde ein *Hydroxylapatit-Äquivalenzwert* angestrebt. Es ist sicher sinnvoll, Messungen mit verschiedenartigen Methoden der Densitometrie auf das im Knochen vorwiegend nachweisbare Kalziumphosphat, den Hydroxylapatit, zu beziehen und im internationalen Vergleich einen „Apatitvolumenwert" zugrunde zu legen (MEEMA u. Mitarb. 1964, Heuck 1970, 1976, RASSOW 1974).

Eine Weiterentwicklung der Methoden zur *direkten Messung der Strahlenschwächung* durch einen Knochen ist mit dem Einsatz von *zwei unterschiedlichen Strahlenqualitäten* versucht worden. Basierend auf der durch KROKOWSKI u. SCHLUNGBAUM (1959) entwickelten photodensitometrischen Methode zur Bestimmung des Mineralgehaltes in *Lendenwirbelkörpern* mit unterschiedlichen Strahlenqualitäten haben REISS u. Mitarb. (1973) und KILLIG (1975) ein Verfahren zur *direkten Messung der Schwächung* von Röntgenstrahlen unterschiedlicher Qualität (Zweispektrenmethode) angegeben. In Phantomversuchen wurde eine sehr gute Reproduzierbarkeit (Korrelationskoeffizient größer als 0,99) gefunden. Es sind jeweils zwei Messungen erforderlich, eine über dem Wirbelkörperknochen (in seitlicher Projektion) und eine zweite über den unmittelbar neben dem Knochen liegenden Weichteilen, um die Meßwerte zur Berechnung des *Hydroxylapatit-Flächenwertes* (mg/cm^2) mit Hilfe eines Computers zu erhalten. Bei Kenntnis der durchstrahlten *Schichtdicke* des Knochens können *Hydroxylapatit-Volumenwerte* errechnet werden.

DALÉN u. JACOBSEN (1974) führten Untersuchungen des Mineralgehaltes mit zwei unterschiedlichen Strahlenenergien (JACOBSON 1964) an sieben Meßpunkten des Skeletts bei 170 gesunden Menschen verschiedenen Alters und Geschlechtes durch. Nach den Meßergebnissen von DALÉN u. LAMKE (1974) an verschiedenen Knochen (3. Lendenwirbel, Femurhals und Femurschaft, Kalkaneus, Metakarpale II, Radius, Ulna, Humeruskopf) tritt *im Alter* ein *größerer Mineralverlust in spongiösen Knochen* als in der Kompakta auf. Beim weiblichen Geschlecht war *im hohen Lebensalter* der globale Mineralgehalt in denjenigen Abschnitten des Skelettes *besonders niedrig*, die häufig *Frakturen* erleiden, wie der distale Radius, der proximale Humerus und der Femurhals. Der Knochenmineralgehalt der Spongiosa zeigte in diesen Regionen eine gute Korrelation zu den röntgenmorphologischen Befunden einer Osteoporose.

Densitometrie mit Hilfe der Röntgencomputertomographie

Die hohe Dichteauflösung der Röntgencomputertomographie hat nicht nur die Darstellung der Weichteile ganz erheblich verbessert, sondern erlaubt auch eine recht genaue, zerstörungsfreie Substanzanalyse von Geweben im lebenden, intakten Organismus. Für die Skelettdiagnostik bedeutet dies eine der Voraussetzungen, um den Mineralgehalt ebenso wie den organischen Gewebsanteil oder den Fettgehalt im Knochenmark in ausgewählten Knochenbezirken bestimmen zu können. Die auf den Schwächungswert von Wasser bezogene Hounsfield-Skala ergibt für die verschiedenen Gewebe und Körperflüssigkeiten unterschiedliche, energieabhängige Werte, so daß bereits eine Bestimmung des mittleren Dichtewertes in HE (Hounsfield-Einheiten) innerhalb der Computertomographieschicht eines Knochenareals eine Quantifizierung des Mineralgehaltes im Gesamtvolumen erlaubte (REICH u. Mitarb. 1976, GENANT u. BOYD 1977, WEISSBERGER u. Mitarb. 1978, CANN u. GENANT 1980, 1983, BANZER u. Mitarb. 1979, REISER u. Mitarb. 1980).

Durch einen Vergleich der Strahlenschwächung in dem ausgewählten Knochenareal unbekannter Zusammensetzung mit der Strahlenschwächung in einem möglichst knochenäquivalenten Vergleichskörper (z. B. Hydroxylapatit in Kunststoff nach HEUCK u. SCHMIDT 1960, Kaliumhydrogenphosphat [K_2HPO_4] nach MEEMA u. Mitarb. 1964, Calciumchlorid nach BANZER u. Mitarb. 1979) während des Untersuchungsganges läßt sich der unbekannte Mineralgehalt als „Hydroxylapatit-Volumenwert" bestimmen und in mg/cm^3 angeben. Dabei wird die komplexe Zusammensetzung der Gewebskomponenten im „Organ Knochen" vereinfacht und die organische Grundsubstanz der Tela ossea, das Markgewebe und die bindegewebigen Strukturen als „Wasseräquivalent" gewertet und das in die Grundsubstanz eingelagerte Knochenmineral dem basischen Hydroxylapatit [$Ca_5(PO_4)_3-OH$] gleichgesetzt. Auf den im Laufe von Skelettwachstum und -reifung sowie während der Alterung veränderten Fettgewebsanteil im Markgewebe, also den Einfluß des die Strahlung geringer als Wasser schwächenden Fettes, wurde zunächst nicht geachtet, obgleich der Einfluß dieser Fehlerquelle auf das Meßresultat densitometrischer Knochenmineralbestimmungen bekannt war (HEUCK 1970, RASSOW u. Mitarb. 1974, 1976, HEUCK u. VANSELOW 1980).

In den ersten Mitteilungen über die quantitative Computertomographie wurde auf Fehlermöglichkeiten hingewiesen, die nicht nur die absolute Genauigkeit, sondern auch die Reproduzierbarkeit der Meßmethoden deutlich beeinflußt haben. Eingehende Studien der physikalisch-technischen Grundlagen einer quantitativen Computertomographie zur Bestimmung des Knochenmineralgehaltes haben CANN u. Mitarb. (1980, 1981, 1985), GENANT u. Mitarbeiter (1982, 1987), REISER u. Mitarb. (1984) und ZAMENHOF (1987) durchgeführt. Dabei sind sowohl die Einflüsse der zur Messung verwendeten Computertomographiegeräte als auch der Zusammensetzung des interessierenden Knochenareals auf Reproduzierbarkeit und Genauigkeit von Meßergebnissen analysiert worden. Als wichtigste Ursachen systematischer Fehler wurden Aufhärtungseffekte, ein Teilvolumeneffekt, Unterschiede der Schichtdicke sowie die bei jedem Patienten unbekannte und unterschiedliche Zusammensetzung der Gewebe im Untersuchungsbereich herausgefunden (WEISSBERGER u. Mitarb. 1978, IMAMURA u. FUJII 1981, KALENDER u. Mitarb. 1986, 1987, SCHMITT u. Mitarb. 1981, 1987). Ferner mußten die vom Gerätetyp hinzukommenden Fehler und die durch den Untersucher hervorgerufenen zufälligen Fehler erkannt und möglichst reduziert werden. Eine Voraussetzung für den Nachweis und die richtige Zuordnung von Meßfehlern ist es, für die Untersuchungen einen Bezugswert in Form eines Referenzsystems ermitteln zu können.

Bei den ersten Versuchen einer Dichtemessung der Spongiosa im Wirbelkörper mit der quantitativen Ein-Energie-CT wurden Unterschiede in der Zusammensetzung der Knochen vernachlässigt. Die nachgewiesenen Meßfehler konnten auf den vom Lebensalter abhängigen Anteil des Fettgewebes im Knochenmark der Spongiosa zurückgeführt werden (als „Fettfehler" künftig bezeichnet). Im Vergleich mit Aschewerten der zuvor untersuchten Knochenpräparate oder mit subtileren chemischen Analysen ergaben sich bei hohem Anteil des blutbildenden Knochenmarkes junger Menschen etwas höhere Mineralwerte der Spongiosa und bei einem größeren Fettanteil im Knochenmark osteoporotischer Patienten ein etwas zu niedriger Meßwert, so daß die Bestimmungen des „Fettfehlers" unterschiedlich hohe Prozentanteile (bis zu 30%!) im bisher vorliegenden Schrifttum ergeben haben. (LAVAL-JEANTET u. Mitarb. 1979, 1983, 1986, GENANT u. BOYD 1977, MAZESS 1983, ROHLOFF u. Mitarb. 1982, 1985, REINBOLD u. Mitarb. 1986, 1988, VETTER u. Mitarb. 1984, 1986, KALENDER u. Mitarb. 1987).

Zur Erzielung einer höheren Genauigkeit wurden Bestimmungen der globalen Mineralkonzentration (oder des Hydroxylapatit-Volumenwertes, aus dem sich auch der Kalziumgehalt berechnen läßt) mit einer quantitativen Zwei-Energie-CT (85 kV und 125 kV) angestrebt (GENANT 1987, KALENDER 1988). Anfangs mußten zwei zeitlich getrennte Messungen mit unterschiedlicher Röhrenspannung (Hochspannungswerte von 80–85 kV und 125–140 kV) durchgeführt werden. Dabei konnten durch geringfügige Bewegungen der Patienten Artefakte und Verfälschungen der Meßwerte auftreten. Von KALENDER u. Mitarb. (1987, 1988) wurde deshalb die quantitative Zwei-Spektren-CT am Somatom DR (Siemens AG, Erlangen) über das Prinzip der schnellen KV-Umschaltung entwickelt, so daß die Hochspannungswerte im Abstand von wenigen Millisekunden verändert und die Aufnahmewerte praktisch zeitgleich entwickelt werden können. Aus jedem gemessenen Schwächungswertepaar kann auf die Zusammensetzung des ausgewählten spongiösen oder kompakten Knochenareals rückgeschlossen werden. Die Resultate können als Volumenwerte in mg/ml (oder cm^3) angegeben werden, so daß eine alte wichtige Forderung zur Vergleichbarkeit des „Apatitwertes" und damit für den internationalen Austausch von Meßergebnissen erfüllt ist. (s. S. 169). Betont sei jedoch, daß die Nachteile der quantitativen Zwei-Energie-CT – wie eine schlechte Reproduzierbarkeit der Messung bei höherem Gesamtaufwand und eine höhere Strahlendosis – im Vergleich zur quantitativen Ein-Energie-CT noch nicht voll beherrscht sind. Die Untersuchungszeit mit diesem neuen Verfahren zur Bestimmung eines Hydroxylapatit-Volumenwertes konnte von 10–20 Min. auf etwa 1 Min. für einen Scan reduziert werden (KALENDER 1988).

Die Strahlenbelastung der Einenergiemethode beträgt etwa 100–300 mrem und ist für die quantitative Zwei-Energie-CT etwa doppelt so hoch (GENANT u. Mitarb. 1987). Bemühungen zur Reduzierung der Strahlenexposition sind unternommen worden. Bei 410 mAs für eine Mineralbestimmung in der Wirbelspongiosa wurde eine maximale Hautdosis von 27 mGy (2,7 rad) ermittelt.

In Vergleichsstudien mit verschiedenen Methoden der quantitativen Radiologie konnten REINBOLD u. Mitarb. (1986) schlüssig nachweisen, daß die quantitative Ein-Energie-CT zur Bestimmung des „globalen Mineralgehaltes" in der Wirbelspongiosa sehr gut geeignet ist und Veränderungen bei generalisierten Osteopathien unter Einschluß der postmenopausalen Osteoporose zuverlässig erfassen kann. Mit der fortlaufenden Weiterentwicklung der quantitativen CT-Methoden konnte eine deutliche Verbesserung der *Reproduzierbarkeit* des Meßresultates von 2–4% (GREVES u. WIMMER 1984, ROSENTHAL u. Mitarb. 1985, SCHULZ u. Mitarb. 1983, LAMPMANN u. Mitarb. 1984, CUMMINGS u. BLACK 1986) auf 0,8% (CANN u. Mitarb. 1986) erreicht werden. Eine Vereinfachung des Meßprogrammes durch automatische Festlegung der CT-Schnittebenen aus dem Topogramm, der Auswahl der ROI und der Kalibrierung mit geeigneten Referenzsystemen wird die *Genauigkeit* des Meßergebnisses verbessern können.

Mit der quantitativen Röntgencomputertomographie wird eine *Reproduzierbarkeit* von realistisch 1–3% und eine *Meßgenauigkeit* von 2–5% erreicht werden können (CANN 1987, CUMMINGS 1987, KALENDER 1988). Unter Berücksichtigung der hohen biologischen Streuung der globalen Mineralkonzentration in spongiösen Abschnitten verschiedener Knochen von etwa 20–30% werden alle Bemühungen um eine weitere Steigerung der Meßgenauigkeit keinen diagnostischen Nutzen bringen. Der klinische Einsatz des Meßverfahrens muß seine Brauchbarkeit beweisen, denn Langzeit-Kontrolluntersuchungen der Mineralkonzentration bei Behandlung von Osteopathien stehen noch aus.

Verfahren zur Meßkalibrierung

Die Ausschaltung von Meßfehlern, die aus der Abhängigkeit der Strahlenschwächung durch Materie verschiedener Zusammensetzung von der verwendeten Qualität (hohe und niedrige Röhrenspannung bei der Strahlenerzeugung) resultieren, wurde bereits für die Röntgen-Photo-Densitometrie sowie die Methoden der Isotopendensitometrie durch den Einsatz von „Referenzkörpern" gefordert (s. S. 172). Eine Korrektur der Ein-

Energie-CT bei Bestimmungen des Knochenmineralgehaltes lag nahe und wurde mit verschiedenen Substanzen angestrebt. Als erste haben BANZER u. Mitarb. (1979) unterschiedliche Konzentrationen von Kalziumchloridlösungen verwendet.

Cann-Genant-Methode

Im Arbeitskreis von CANN u. GENANT (1980) sind in Anlehnung an die Empfehlungen von MEEMA u. Mitarb. (1964) verschiedene Konzentrationen einer K_2HPO_4-Lösung zusammen mit Wasser und einem Fettkörper als Referenzsystem empfohlen worden (Abb. 33). Die Strahlenschwächung im Energiebereich von 50–200 KeV ist nahezu konstant und dem Hydroxylapatit ähnlich. Die CT-Dichte in Hounsfield-Einheiten nimmt bis zur Konzentration von 300 mg/ml der K_2HPO_4-Lösung fast linear mit der Konzentration zu. Die Meßwerte werden, bezogen auf die wäßrige K_2HPO_4-Lösung, in Mineraläquivalenten angegeben. Umfangreiche theoretische Untersuchungen und Phantommessungen zur Reproduzierbarkeit und Genauigkeit des Meßverfahrens sind durchgeführt worden.

Hydroxylapatit-Referenzsystem

In Fortsetzung und Weiterentwicklung der vergleichenden Röntgen-Photo-Densitometrie wurde für die quantitative Computertomographie im eigenen Arbeitskreis zusammen mit REISER ein Referenzphantom aus einem Kunststoff und dem basischen Kalziumhydroxylapatit $[Ca_5(PO_4)_3OH]$ entwickelt. Dabei stellte sich heraus, daß der von uns bisher verwendete Kunststoff (Methylmetakrylat) für das treppenförmige Apatitreferenzsystem Schwächungseigenschaften besaß, die nicht denen des Wassers entsprochen haben (s. S. 176). Von MARKUS (1956) wurde auf der Suche nach einem gewebsäquivalenten Material für Phantome zu Messungen in der Strahlentherapie ein Polyäthylen gefunden, dem zur Anpassung an den Schwächungskoeffizienten von Wasser im Energiebereich von 40–125 KeV etwas Magnesiumoxyd (3,2% MGO) und Kalziumcarbonat (5,5% $CaCO_3$) beigemischt wurden („festes Wasser"). Die so gewonnene Substanz verfügt über die erforderlichen Eigenschaften wie Homogenität, langdauernde Festigkeit und Stabilität der Zusammensetzung (keine Niederschläge oder Gasbildungen), gute Möglichkeiten einer Weiterverarbeitung des Materials zu vorgegebenen Körpern (Treppen, Zylinder und andere) und hat keine toxischen Eigenschaften. In dem ersten Referenzkörper für die quantitative CT wurden Hydroxylapatitkonzentrationen von 50–250 mg/ml zusammen mit H_2O und dem reinen Polyäthylenstoff („festes Wasser" als Kontrollsubstanz) verwendet (Abb. 34). Die gefrästen Zylinder wurden in eine Kunststoffhalterung eingefügt, so daß sie der Form der Gantry des Somatoms (Siemens, Erlangen) angepaßt werden konnten.

Eine Reduzierung von systematischen Fehlern der quantitativen Zwei-Energie-CT gelingt ebenfalls mit Hilfe von Referenzkörpern, so daß dann Abweichungen der Meßwerte von maximal 5% übrigbleiben (KALENDER u. Mitarb. 1987). Restliche Fehler durch Unterschiede in der Strahlenqualität (gewebespezifische Energieabhängigkeit!), technische Verschiedenheiten der Gerätesysteme und Ge-

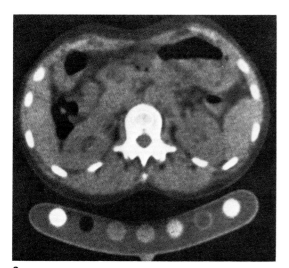

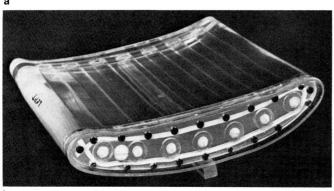

Abb. 33 a u. b
a Beispiel für die Cann-Genant-Methode zur Bestimmung des globalen Mineralgehaltes in der Spongiosa des 1. Lendenwirbelkörpers
b Das verwendete Referenzphantom enthält Lösungen von K_2HPO_4 in verschiedenen Konzentrationen (als Mineraläquivalent), dazu Weichteiläquivalente und fettgleiche Substanzen
(aus H. G. Genant, N. Chafetz, C. A. Helms: Computed Tomography of the Lumbar Spine. University of California, San Francisco 1982)

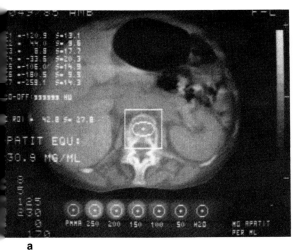

a

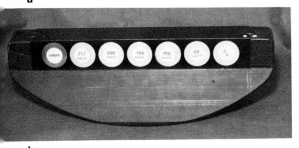

b

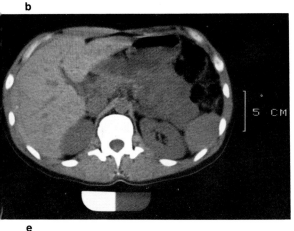

e

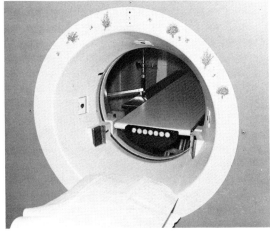

c

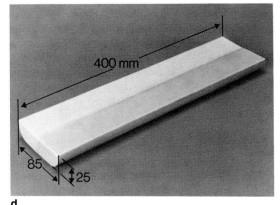

d

Abb. 34a–e
a Darstellung eines 8-mm-Schnittes durch den 2. Lendenwirbel zusammen mit dem eigenen Festkörper-Referenzsystem zur Bestimmung des globalen Mineralgehaltes in der Spongiosa, ausgedrückt als Apatitvolumenäquivalent mit der quantitativen Ein-Energie-CT (der ermittelte Wert betrug 230 mg/ml)
b Erster Prototyp des Referenzsystems zur CT mit verschiedenen Konzentrationen (50–250 mg/ml) des basischen Hydroxylapatits in Kunststoff (auf Polyäthylenbasis als „festes Wasser", s. Text)
c Anpassung des Referenzphantoms an die Gantryöffnung des Computertomographen
d Vereinfachtes Referenzphantom, bestehend aus nur einer Konzentration des basischen Hydroxylapatits (200 mg/ml) und dem wasseräquivalenten Polyäthylen (festes Wasser) (nach *Kalender* u. Mitarb. 1986/1987, *Faust* u. Mitarb. 1984/1988)
e Beispiel eines CT-Schnittes durch die Mitte eines Lendenwirbelkörpers mit diesem Festkörper-Referenzphantom

räteschwankungen lassen sich durch Standardisierungen vermindern (CANN u. GENANT 1980, KALENDER u. Mitarb. 1986, FAUST u. Mitarb. 1986, 1987). Die Verfügbarkeit und die erhöhte Qualität digitaler Übersichten (Topogramm- „Somatom 2 und DR", Siemens) konnten die Reproduzierbarkeit des Meßortes entscheidend verbessern (Abb. **35**). Eine weitere Verbesserung der Auswertung wurde durch automatische Festlegung des Meßareals im CT-Bild erreicht. Mit Hilfe von Referenzkörpern ist nicht nur eine Kalibrierung der Messung möglich, sondern es können auch die gerätebedingten Schwankungen und Einflüsse auf das Meßresultat korrigiert werden. Untersuchungen mit verschiedenartigen Computertomographiegeräten haben einen Variationskoeffizienten von 3–4% ergeben, so daß Messungen der globalen Mineralkonzentration in der Wirbelspongiosa in verschiedenen Ländern durchgeführt und die gewonnenen Meßresultate verglichen werden können.

Zur Auswahl des Meßortes

Mit Hilfe der Röntgencomputertomographie können ausgewählte, klar definierte und auch berechenbare Abschnitte reiner Spongiosa, der Kortikalis oder vollkommen kompakter Knochen analysiert werden. Die zur Mineralbestimmung geeigneten Wirbelzonen wurden im 12. Brustwirbelkörper und in den ersten vier Lendenwirbelkörpern gefunden, doch sind unterschiedliche Meßzonen (ROI = „region of interest") gewählt worden. Aus einem Wirbel des Stammskelettes kann ein umschriebenes Volumen der Spongiosa ohne Überlagerungen durch die Kortikalis und die Endplatten des Wirbelkörpers für die Messung der globalen Mineralkonzentration ausgewählt werden (Abb. 36). Zur automatischen Festlegung der ge-

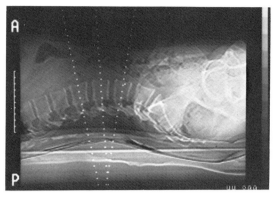

Abb. 35 Laterales Topogramm (oder Scanogram, Scoutview o. ä.) zur Bestimmung der Schicht in der Mitte eines Lendenwirbelkörpers für die quantitative CT des globalen Mineralgehaltes in der Spongiosa

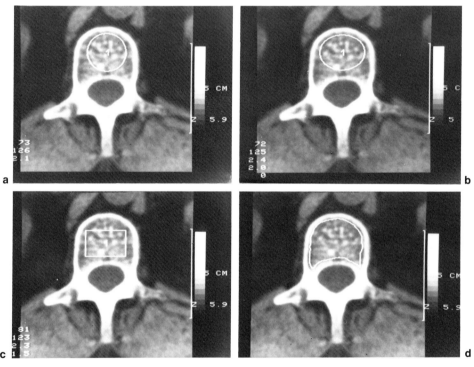

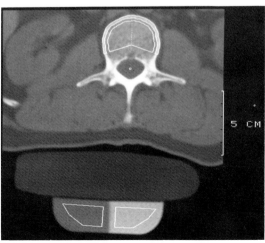

Abb. 36 a-e Die bisher zur Auswertung einer unterschiedlich dicken CT-Schicht verwendeten Knochenausschnitte der Wirbelkörperspongiosa (Region of interest = ROI) nach *Felsenberg* u. Mitarb. (1988)

a-d Verschiedenartige Geometrie der ROI, bei deren Ausfall jedoch immer die Randkortikalis der Wirbelkörper ausgespart bleibt

e Automatisch festgelegte ROI für den Wirbelkörper und das Referenzphantom im röntgencomputertomographischen Bild

wünschten Spongiosaschicht für die quantitative Bestimmung der Mineralkonzentration und zur Wiederauffindung des Meßareals bei Kontrollmessungen wurde von KALENDER (1988) ein Algorithmus entwickelt, der auf Konturfindungsprozessen beruht (Osteo-CT am Somatom DR). Die bisher getroffene Auswahl einer 8 mm dicken Schicht in der Mitte der Wirbelspongiosa erscheint aus anatomischen Gründen und im Hinblick auf die bekannten Fehler bei der Wahl der Untersuchungsschicht (FELSENBERG u. Mitarb. 1985, 1988, KALENDER u. Mitarb. 1987, 1988, LOUIS u. Mitarb. 1988) korrekturbedürftig.

Die Inhomogenität der Wirbelspongiosa kann groß sein, insbesondere dann, wenn Spondylophyten an den Wirbelkanten vorhanden sind. In deren unmittelbarer Nachbarschaft entwickeln sich Spongiosklerosen, die auch als Folge von Frakturen und Kallusformationen auftreten können. Ein besonderes methodisches Problem bei der quantitativen Computertomographie sind Skoliosen der Wirbelsäule, die in manchem Krankengut 20–25% der Patienten betreffen. So liegen eine besondere Unsicherheit und die Ursache von Fehlern in der Wahl des Meßortes im Wirbelkörper und dessen Größe, die von den einzelnen Arbeitsgruppen unterschiedlich beurteilt worden ist.

In den spongiösen Arealen aller Knochen ist die Anordnung der Bälkchen und Lamellen innerhalb der vorgegebenen Größe und Form – also die Architektur der tragenden Bauelemente – eines Knochens in erster Linie genetisch vorbestimmt und wird erst in zweiter Linie von den im Laufe des Lebens einwirkenden Druck- und/oder Zugkräften, also der Statik, beeinflußt. Eingehende Studien der Spongiosaarchitektur sind vor allem im proximalen Anteil des Femurs durchgeführt worden. Die Wirbelspongiosa und deren Besonderheiten haben ARNOLD u. Mitarb. (1968, 1983) untersucht, um den Einfluß des Alterungsprozesses auf Struktur und Architektur eines Wirbelkörpers festzustellen.

In der Mitte jedes Wirbels ist durch den Eintritt der V. basivertebralis – die in engem Zusammenhang mit dem Venenplexus der Wirbelsäule steht – eine Zone besonderer Spongiosastruktur vorhanden. Die Architektur der Bälkchen und Lamellen in diesem Areal der Spongiosa paßt sich an und weist in der Umgebung des Gefäßkanales eine aufgelockerte Struktur auf (Abb. 37). Bei einer durchschnittlichen Höhe der ersten drei Lendenwirbelkörper von etwa 30–36 mm beträgt die Schichtdicke dieser Zone besonderer Architektur annähernd 3–4 mm, macht also insgesamt etwa 10% der gesamten Wirbelhöhe aus. Die kranial und kaudal angrenzenden Abschnitte der Spongiosa sind bis hin zu den Grund- und Deckplattengrenzen der Wirbelkörper meist dichter und von besonderer Architektur, die nur bei Zusammensinterungen infolge osteoporotischer Rarefizierung der Spongiosa oder bei Frakturen durch Gewalteinwirkung eine Veränderung erfährt. In diesen an die Endplatten angrenzenden Abschnitten der Wirbelkörperspongiosa finden sich bei generalisierten Osteopathien, insbesondere bei dem sekundären Hyperparathyreoidismus oder der „renalen Osteopathie", bemerkenswerte Veränderungen als Folge einer gesteigerten Transformation der Tela ossea, die mit einer Apposition von Knochengewebe

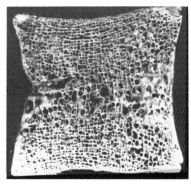

Abb. 37 Längsschnitt durch ein anatomisches Wirbelpräparat, der die Zone einer besonderen Spongiosastruktur in der Wirbelkörpermitte neben dem Eintrittskanal der V. basivertebralis deutlich erkennen läßt

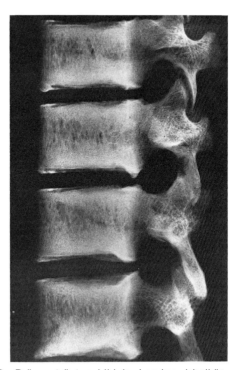

Abb. 38 Präparatröntgenbild der Lendenwirbelkörper bei einer renalen Osteopathie mit Spongiosklerosen, insbesondere in den Zonen der Endplatten der Wirbelkörper (sog. „Rugger-Jersey-Wirbel)

186 Qualitative und quantitative radiologische Analyse des Knochens

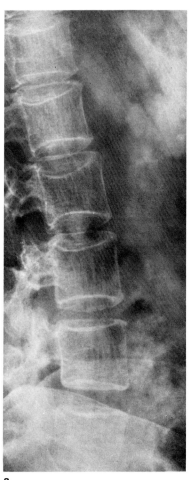

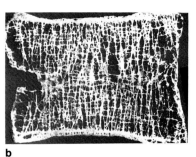

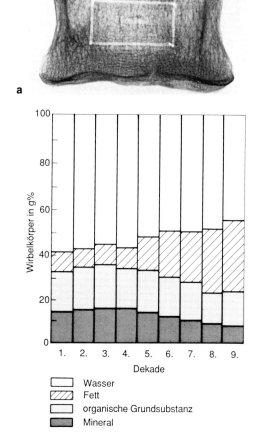

Abb. 39a u. b
a Eine rarefizierte, aufgelockerte Spongiosastruktur mit diskreter Hypertrophie der verbliebenen Bälkchen bei Osteoporose, die gleichmäßig die gesamten Wirbel verändert hat
b Im anatomischen Präparat eines osteoporotischen Wirbelkörpers wird die oft unregelmäßige Struktur der deutlich aufgelockerten Spongiosa erkennbar

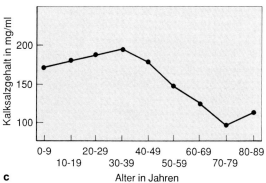

Abb. 40a–c Ergebnisse der chemischen Analyse der Spongiosa aus der Mitte des 3. Lendenwirbelkörpers (nach *Frercks* 1968)
a Präparatröntgenbild des Lendenwirbelkörpers mit Markierung der Entnahmestelle von Knochenfrischsubstanz
b Volumenwerte in g% von organischer Grundsubstanz, Fett, Knochenmineral und Wasser, bestimmt in der Knochenfrischsubstanz der entnommenen Wirbelkörperspongiosa und Darstellung der Mittelwerte in den einzelnen Dezennien
c Mineralkonzentration der Wirbelspongiosa aufgetragen in mg/ml und deren Verminderung mit dem Laufe des Alterungsprozesses

zur Spongiosklerose führt. Im Röntgenbild ist dieser Befund einer umschriebenen Spongiosklerose als „Rugger-jersey-Wirbel" bekanntgeworden (Abb. 38). Umgekehrt kann eine gesteigerte Transformation auch mit einer negativen Bilanz enden, wie bei der postmenopausalen Osteoporose (Abb. 39), so daß in den grund- und deckplattennahen Abschnitten der Spongiosa Zonen besonderer Empfindlichkeit für Störungen der normalen Lebensvorgänge des Knochens als „Organ" zu vermuten sind. Bei verschiedenartigen angeborenen oder erworbenen Osteopathien findet in diesen Bereichen ein stärkerer Umbau statt. Daraus ergibt sich die Forderung, diese Zonen der Spongiosa bei Messungen und Kontrollen einzubeziehen. Im eigenen Arbeitskreis wurde ein Meßareal gewählt, das sich aus drei überlappenden Schichten von 4 oder 8 mm zusammensetzt, deren Mittelwerte die repräsentative globale Mineralkonzentration oder den „Apatitwert" des Wirbelkörpers ergibt. Diese Werte liegen aus den erläuterten Gründen etwas höher als solche, die nur durch Messung einer einzigen Mittelschicht im Wirbel gewonnen worden sind. Sie entsprechen jedoch besser den durch chemische Analyse gewonnenen Volumenwerten des Hydroxylapatitgehaltes der Wirbelspongiosa, wie sie von FRERCKS (1968) gefunden worden sind (Abb. 40).

Vergleichende Untersuchungen, die Mineraldichte der Wirbelkörperspongiosa einmal nur mit einem Schnitt von 10 mm Schichtdicke durch die Mitte eines Wirbels und zum anderen mit zusätzlichen Schichten von 5 mm Dicke unter Aussparung der Endplatten des Wirbels zu bestimmen, haben FIROOZNIA u. Mitarb. (1984, 1985, 1986, 1987), durchgeführt. Dabei wurde das gesamte Meßareal immer 5 mm von den Grund- und Deckplatten der Wirbel entfernt ausgewählt. Das für die Auswertung zur Verfügung stehende Knochenvolumen konnte bei diesem Vorgehen von 2–4 cm³ auf 8–10 cm³ vergrößert werden. An 33 Patienten wurden die Werte, die mit der *Einschichtuntersuchung* gewonnen worden sind, mit denen verglichen, die sich nach der *Mehrschichtuntersuchung* gefunden haben. Die Werte der Mehrschichtuntersuchung lagen erwartungsgemäß um etwa 12% höher, da die Spongiosa in den jeweils weiter kranial oder kaudal gelegenen Abschnitten der Wirbel anatomisch dichter ist. Zur Bestimmung des *Frakturrisikos* eines Wirbelkörpers wird angeraten, eine Mehrschichtuntersuchung vorzuziehen, und das gilt ganz sicher auch für die Analyse von krankhaften Veränderungen der Wirbelspongiosa bei generalisierten Osteopathien.

Als eine weitere Bestätigung für die Überlegungen zu unserem Meßprogramm können ferner die Ergebnisse von FELSENBERG u. Mitarb. (1985, 1988) angesehen werden, die Messungen der vertikalen

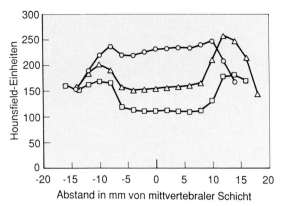

Abb. 41 Die vertikalen Dichteprofile (ausgedrückt in Hounsfield-Einheiten eines Computertomographen) durch jeweils den 1. Lendenwirbelkörper von drei Obduktionspräparaten Verstorbener (8 mm Schichtdicke und 2 mm Tischvorschub) spiegeln die Unterschiede der Spongiosastruktur und deren Dichte zwischen der Mitte des Wirbelkörpers und den endplattennahen Abschnitten wieder (nach *Felsenberg* u. Mitarb. 1988)

Dichteprofile an Wirbelpräparaten vorgenommen und deutliche Unterschiede gefunden haben (Abb. 41). Bei diesen erweiterten Meßprogrammen müssen zwar eine geringe Zunahme der Strahlenbelastung und ein größerer Zeitaufwand in Kauf genommen werden, doch geben die gefundenen „Apatitwerte" dann den globalen Knochen- und/oder Mineralgehalt eines Wirbels exakter wieder. Veränderungen dieses Meßwertes werden einen Knochengewebsumbau oder ein „Frakturrisiko" bei Osteoporose früher signalisieren können.

Ein besonderer Vorzug der quantitativen Computertomographie besteht darin, daß neben der *exakten topographischen Erfassung des Meßareals* auch eine orientierende *Beurteilung der Spongiosastruktur* des Wirbelkörpers möglich ist, so daß Zusammensinterungen durch Mikrofrakturen und reaktive Kallusbildungen erkannt werden können. In pathomorphologisch veränderten Wirbelkörpern sind Messungen des globalen Mineralgehaltes, insbesondere ein Vergleich der Meßresultate mit den Werten gesunder Probanden wenig sinnvoll. Es muß dann der nächste, höher- oder tiefergelegene Wirbel zu Messungen herangezogen werden.

Ergebnisse der Messungen

Am Stammskelett (Wirbelsäule)

Mit dem Meßprinzip der quantitativen Ein-Energie-CT oder der quantitativen Zwei-Energie-CT sind an normalen Probanden sowie bei Patienten mit verschiedenen Osteopathien Ergebnisse erarbeitet worden. Mit der quantitativen Zwei-Energie-CT ermittelte Meßresultate des Mineral-

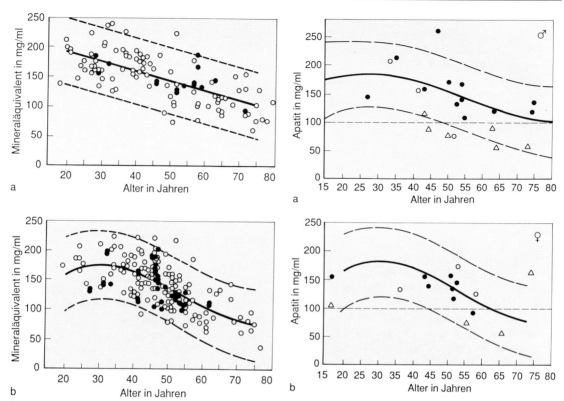

Abb. 42a u. b Ergebnisse von Messungen mit der Methode nach Cann-Genant. Normalwerte des globalen Mineralgehaltes der Wirbelspongiosa bei Männern (a) und Frauen (b) bestimmt mit der quantitativen Computertomographie (Methode Cann-Genant). Die Werte der Männer wurden als lineare Regressionslinie mit 95% Vertrauensintervall dargestellt, während die Werte der Frauen mit kubischer und Regressionskurve und 95% Vertrauensintervall gezeigt werden. Man beobachtet einen verstärkten Knochenverlust bei den Frauen nach der Menopause (nach *Genant* u. Mitarb. 1987)

Abb. 43a u. b Meßresultate von Patienten mit verschiedenartigen Systemerkrankungen des Skelettes, ermittelt mit dem Festkörper-Referenzsystem auf der Hydroxylapatitbasis und aufgetragen in die von *Genant* u. Mitarb. (1987) gewonnenen Normalkurven des globalen Mineralgehaltes in der Spongiosa des 2. Lendenwirbelkörpers. Meßresultate
a beim männlichen Geschlecht (21)
b beim weiblichen Geschlecht (15)
● renale Osteopathie
△ Osteomalazie
○ Osteoporose (z. T. nach Therapie)

gehaltes in der Wirbelspongiosa haben GENANT u. Mitarb. (1987) mitgeteilt. Bei 119 gesunden Männern und 201 gesunden Frauen im Alter von 18–80 Jahren konnte ein erstes Normalkollektiv zusammengestellt werden (Abb. 42). Aus diesem Kollektiv wurde ein Mittelwert in der Altersgruppe von 20–40 Jahren erarbeitet, der bei etwa 175 mg/ml lag. Im Laufe des Alterungsprozesses bis zum 70. Lebensjahr verloren die Männer 40% des Ausgangswertes, so daß der Mittelwert dann auf 110 mg/ml zurückfiel. Beim weiblichen Geschlecht fällt vom 40.–50. Lebensjahr an der Mittelwert zunächst rapide, dann langsamer in Stufen ab, um schließlich 50% des „Normalwertes" zu erreichen. Die Werte können unter 90 mg/ml absinken.

Messungen mit dem Festkörperreferenzsystem auf der Calciumhydroxylapatit-Basis im eigenen Arbeitskreis ergaben in der Mitte der Spongiosa des 2. Lendenwirbelkörpers einen Mineralgehalt von 120–140 mg/ml bei Gesunden, während z. B. bei einer schweren Osteoporose nur etwa die Hälfte dieses Wertes zwischen 60 und 80 mg/ml gemessen worden ist. Die bisher mit der quantitativen Ein-Energie-CT gemessenen Mineralkonzentrationen im 2. Lendenwirbelkörper bei Patienten mit verschiedenartigen Osteopathien liegen etwas außerhalb oder im unteren Bereich der Meßwerte, die aus der Arbeitsgruppe von CANN u. GENANT mitgeteilt worden sind (Abb. 43). Zu beachten ist eine sehr starke biologische Schwankungsbreite der Normwerte, wie sie später auch von anderen Arbeitsgruppen gefunden worden ist. Die biologische Streuung lag bei gesunden Männern zwischen dem 30. und 40. Lebensjahr zwischen 130 und 230 mg/ml und bei den Frauen gleichen Alters konnten Werte von 120–230 mg/ml gefunden werden. Nach der Menopause sowie im Laufe des Al-

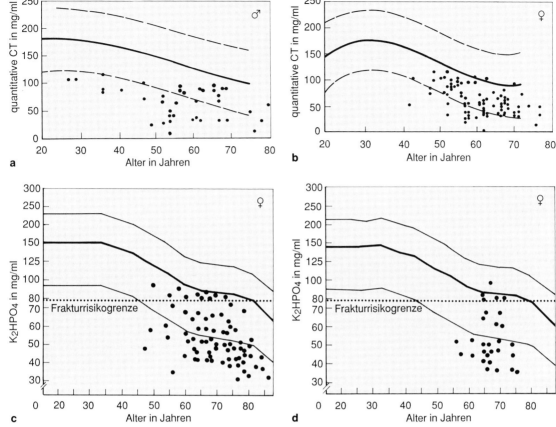

Abb. 44a–d Meßergebnisse aus verschiedenen Arbeitskreisen, die bei Patientinnen vor und nach der Menopause gewonnen worden sind
a Normalwerte des Mineralgehaltes der Wirbelspongiosa (Mittelwerte und 95% Vertrauensintervall). Die Punkte entsprechen Patienten mit *idiopathischer Osteoporose* und Wirbelfrakturen
b Normalwerte des Mineralgehaltes der Wirbelspongiosa (Mittelwerte und 95% Vertrauensintervall). Die Punkte entsprechen Patientinnen mit *Osteoporose und pathologischen Wirbelfrakturen* (**a** u. **b** nach: *Genant* u. Mitarb. 1983)
c Wirbelspongiosadichte von 76 Frauen mit Osteoporose und Wirbelfrakturen (•), verglichen mit den Normalwerten von 419 gesunden Frauen
d Wirbelspongiosadichte von 29 Frauen nach der Menopause mit atraumatischen Wirbel- und Femurhalsfrakturen (•), verglichen mit den Normalwerten von 419 gesunden Frauen
(**c** u. **d** nach: *Fiooroznia* 1987)

terungsprozesses ist ein deutlicher Abfall dieser Maximalwerte in der Wirbelspongiosa beobachtet worden (Abb. **44**). Aus den bisher erarbeiteten Meßresultaten ist versucht worden, einen jährlichen Verlust an Knochengewebssubstanz oder an Gesamtmineral auszurechnen, wobei sich Werte von etwa 1,2%/Jahr ergeben haben.

Weitere Meßresultate haben FELSENBERG u. Mitarb. (1988) vorgelegt. Es sind 113 knochengesunde Patienten (60 Frauen und 53 Männer) im Alter zwischen 20 und 85 Jahren untersucht worden, die eine zu erwartende biologische individuelle Streuung der gewonnenen Meßwerte und einen mit dem Alterungsprozeß auftretenden Knochengewebs- oder -mineralverlust erkennen lassen (Abb. **45**, Tab. **9**). Eine rechnerische Bestimmung der Jahresraten der Verminderung des globalen Mineralgehaltes ergibt, daß die „Entknochung" der Spon-

Tabelle 9 Referenzwerte der Spongiosadichte für SE CT (125 kV) und DE CT für 53 Männer und 60 Frauen in den einzelnen Altersdekaden (mg/ml hydroxylapatitäquivalente Dichte) (aus *D. Felsenberg* u. Mitarb: Fortschr. Röntgenstr. 148 [1988] 431)

Altersgruppe (Jahre)	Männer		Frauen	
	DE CT	SE CT	DE CT	SE CT
20–29	134 ± 28	173 ± 26	127 ± 33	165 ± 32
30–39	120 ± 30	148 ± 33	129 ± 17	163 ± 17
40–49	97 ± 22	123 ± 26	107 ± 26	137 ± 28
50–59	84 ± 20	104 ± 28	71 ± 23	94 ± 30
60–69	74 ± 20	88 ± 23	62 ± 24	78 ± 26
70–79	63 ± 33	79 ± 43	48 ± 24	60 ± 31
80–89	43 ± 18	44 ± 18	33 ± 10	47 ± 12

190 Qualitative und quantitative radiologische Analyse des Knochens

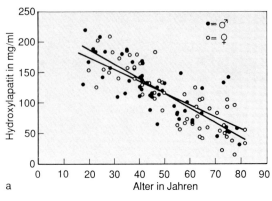
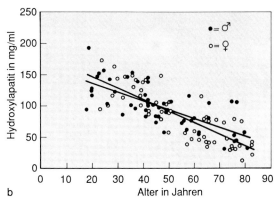

Abb. **45a** u. **b** Normalwerte der Spongiosadichte der Lendenwirbelkörper dargestellt in Hydroxylapatit-Volumenwerten der verschiedenen Altersdezennien

a mit quantitativer SE-CT bei 125 kvp
b mit quantitativer DE-CT bei 125 kvp und 85 kvp gewonnen
(nach *Felsenberg* u. Mitarb. 1988)

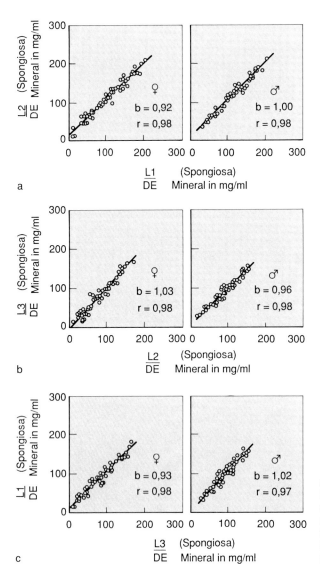

Abb. **46a–c** Gute Korrelation der globalen Mineralkonzentration in der Wirbelspongiosa vom 1.–3. Lendenwirbelkörper, bestimmt mit der quantitativen DE-CT und nach Geschlechtern getrennt dargestellt. Der 1. Lendenwirbelkörper weist den höchsten Mineralwert auf
(nach *Felsenberg* u. Mitarb. 1988)

Abb. 47 a u. b
a Normalwerte des globalen Mineralgehaltes der Spongiosa der Lendenwirbelkörper 2–4, gemessen mit der quantitativen SE-CT bei 120 kvp nach der Cann-Genant-Methode bei gesunden Frauen. Gegenüber den Meßwerten, die in San Francisco (*Genant*-Gruppe) gefunden worden sind, liegen die Mittelwerte von *Montag* u. Mitarb. um etwa 25 mg/ml niedriger
b Zusammenstellung der Meßwerte von 53 Frauen vor (o) und 41 Frauen nach (•) der Menopause, gemeinsam mit den Normwerten dargestellt (nach *Montag* u. Mitarb. 1988)

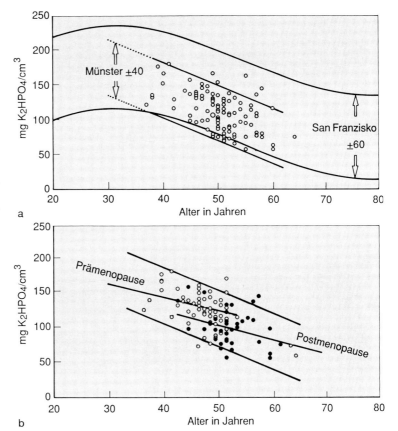

giosa der Wirbelkörper bei Frauen etwa doppelt so groß ist wie bei Männern, doch haben diese Überlegungen mehr theoretisches Interesse, da die Besonderheiten des Altersganges beim weiblichen Geschlecht *nach der Menopause* hinlänglich bekannt sind. Die Mineralbestimmungen in der Spongiosa des Wirbelkörpers durch FELSENBERG u. Mitarb. (1988) wurden in den ersten drei Lendenwirbeln vorgenommen. Der 1. Lendenwirbelkörper weist den höchsten Mineralgehalt auf, doch korrelieren die Dichtewerte aller Wirbelkörper mit $r = 0{,}98$ und $0{,}97$ sehr gut untereinander (Abb. 46). Die mit der quantitativen Ein- und Zwei-Energie-CT durch FELSENBERG u. Mitarb. (1988) gemessenen Werte bei Männern lassen eine biologische Varianz zwischen ± 24 bis ± 28 mg/ml und bei Frauen zwischen ± 21 bis ± 25 mg/ml erkennen. Im Vergleich mit den Normalwerten, die von der Arbeitsgruppe CANN u. GENANT in San Francisco gefunden worden sind (vgl. Abb. 42), liegen die Ergebnisse um etwa eine Standardabweichung niedriger. Auch die Resultate der Bestimmung des Mineralgehaltes in der Spongiosa der Wirbelkörper des 2.–4. Lendenwirbels durch MONTAG u. Mitarb. (1988) mit der Cann-Genant-Methode bei 152 Probanden im Alter von 35–65 Jahren lassen deutliche Abweichungen der Mittelwerte um 25 mg/ml von dem Vergleichskollektiv aus San

Francisco erkennen (Abb. 47). Diese Unterschiede der Meßresultate von Untersuchern aus den USA einerseits sowie Untersuchern aus Europa andererseits lassen sich möglicherweise mit methodischen Unterschieden erklären. Es sollten jedoch auch biologische Verschiedenheiten sowie Abweichungen in den Ernährungsgewohnheiten Beachtung finden. Weitere Meßergebnisse werden in der Zukunft zeigen, wo die gravierenden Unterschiede in den Meßresultaten liegen, um eine schlüssige Antwort finden zu können.
Erste Untersuchungen des Knochenmineralgehaltes in der Wirbelspongiosa von *Kindern* mit der Cann-Genant-Methode der quantitativen CT hat GILSANZ (1987) durchgeführt. Die Messungen wurden an gesunden Kindern vorgenommen, bei denen ohnehin ein Abdomen-CT wegen eines Traumas notwendig wurde. Bei Neugeborenen und Kleinkindern fand sich eine sehr hohe Mineraldichte von 300–450 mg/cm³ K_2HPO_4-Gleichwert, die durch das aktive blutbildende Mark und eine dichte Packung der Bälkchen und Lamellen der Spongiosa zu verstehen ist. In den *ersten 2 Lebensjahren* tritt eine Normalisierung ein, und dann bleiben die Werte bis zum Eintritt der *Pubertät* konstant, um noch während dieser Lebensphase eines stärkeren Wachstums deutlich anzusteigen (Abb. 48). Störungen der hormonalen Ent-

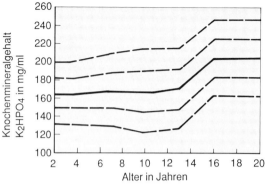

Abb. 48 Wirbelspongiosadichte bei Kindern zwischen 2 und 20 Jahren (nach *Gilsanz* 1987)

wicklung beeinflussen die normalen Umbauvorgänge und eine Zunahme des Knochengewebsvolumens im Wirbelkörper sehr. Es kommt zu einer Verminderung des spongiösen und kompakten Knochens in allen Skelettregionen, die auch als „Osteopenie" bekannt ist. Es finden sich *keine* Geschlechtsunterschiede, doch weisen die schwarzen Rassen einen höheren Knochengewebs- oder Mineralgehalt in der Volumeneinheit auf als weiße Rassen. Unmittelbar nach der Pubertät ist eine geringe Abnahme der Mineralkonzentration in der Wirbelkörperspongiosa festzustellen, die als passagere „idiopathische Osteoporose" auch größere klinische Bedeutung erlangen kann.

Am peripheren Skelett

Es sind Versuche unternommen worden, um an *peripheren Skelettregionen* sowohl in spongiösen als auch in kompakten Knochenzonen Messungen durchzuführen.

Spongiosa

Eine hervorragende Bedeutung für die Klinik besitzt im Zusammenhang mit der Altersosteoporose oder der postmenopausalen Osteoporose die Region des *Schenkelhalses,* in der sehr häufig Frakturen auftreten. Ferner ist der distale Abschnitt der *Radiusepimethaphyse* als Prädilektionszone für Frakturen in fortgeschrittenem Lebensalter bekannt.
Die Lage und die Geometrie des proximalen Femurabschnittes und die sehr inhomogene Struktur und die Dichte des Knochens im Femurhalsbereich sowie eine besondere Spongiosaarchitektur haben große Schwierigkeiten bei ersten Versuchen zur Bestimmung der Mineraldichte aufgezeigt (Reiser u. Genant 1984, Glüer u. Genant 1987, Kerr u. Mitarb. 1986, Sartoris u. Mitarb. 1985, 1986). Es ist versucht worden, aus *rekonstruierten Schichten* Meßwerte im Bereich der Schenkelhalsregion zu gewinnen. Eine größere Zahl von Meßergebnissen, aus denen eine statistisch gesicherte Mineralkonzentration abgeleitet werden konnte, liegt noch nicht vor.
Messungen mit der quantitativen CT im Bereich des *distalen Femurs* und der *proximalen Tibia* haben Laval-Jeantet u. Mitarb. (1983, 1985) ausgeführt. Sie fanden, unter Berücksichtigung einer Fettkorrektur, den höchsten globalen Mineralgehalt im Bereich der Epiphysenregion des Tibiakopfes mit etwa 100–150 mg/cm^3, doch waren große, interindividuelle Unterschiede und eine deutliche Abnahme der Mineralkonzentration mit dem Alter zu beobachten.

Mit der quantitativen *Ein-Energie-CT* haben Jensen u. Mitarb. (1980) den Mineralgehalt und die Knochenmasse *am Radius* bestimmt. Die gefundenen Werte ergaben eine gute Übereinstimmung mit histomorphometrischen Resultaten, die an Beckenkammbiopsien gewonnen worden sind, wenn generalisierte Osteopathien untersucht werden konnten.
Ein besser geeigneter Meßort wird jedoch in der Wirbelspongiosa gesehen, so daß die Bemühungen am peripheren Sekelett nur sekundäre Bedeutung haben. Untersuchungen an 24 *Radiuspräparaten* und an *Wirbelkörpern in vitro* mit der quantitativen CT haben Hangartner u. Overton (1982, 1983, 1985) durchgeführt, um *Unterschiede in der Spongiosadichte* beider Knochen zu finden. Der Radius wurde weit distal im Epiphysenabschnitt gemessen. Es fand sich eine *gute Korrelation* der Meßresultate in der Spongiosa von Radius und Wirbelkörper; der Mineralverlust war im Laufe des Alterns bei beiden Geschlechtern in der Wirbelspongiosa größer als in der Radiusspongiosa. Im Wirbelkörper waren keine deutlichen Unterschiede zwischen den Geschlechtern bezüglich des altersbedingten Knochengewebsverlustes erkennbar. Dagegen war der Knochengewebs- oder -mineralverlust in der Radiusspongiosa beim *weiblichen Geschlecht* deutlich größer als bei den Männern, so daß die Frakturhäufigkeit im Bereich des Radius bei Frauen verständlich wird.

Kompakta

Mit der CT ist versucht worden, auch den *kompakten Knochen* der Extremitäten zu messen. Von Sashin u. Mitarb. (1983) wurde durch *Filterung* der Röntgenstrahlung eine annähernd monoenergetische Strahlung hoher Energie erzeugt, mit der ein Abschnitt der Diaphyse des Radius bei 56 Frauen über einen Zeitraum von 3 Jahren mit einem Pfizer-Scanner untersucht worden ist. Daneben sind 13 Frauen mit einem GE-CT/T 8800 gemessen worden. Unter Verwendung eines Referenzphantoms war der Korrelationskoeffizient von beiden Meßmethoden 0,99, und die Standardabweichung lag unter 1% (0,6% und 0,4%). Mit dieser sehr genauen Meßmethode können klinische Untersuchungen durchgeführt werden.

Gegenwärtiger Stand der Entwicklung

Aus den bisherigen Erfahrungen kann geschlossen werden, daß die quantitative Zwei-Energie-CT gegenüber der quantitativen Ein-Energie-CT den Vorteil einer größeren Genauigkeit besitzt. Der globale Mineralgehalt in einem spongiösen Knochenareal kann weitgehend unabhängig von den Weichteilen, dem Knochenmark und insbesondere dem Fettanteil des Markgewebes bestimmt werden. Die quantitative Ein-Energie-CT hat gegenüber der quantitativen Zwei-Energie-CT den Vorzug einer besseren Reproduzierbarkeit und geringeren Strahlenbelastung, so daß diese Methode für Verlaufskontrollen empfohlen wird. Besteht der Verdacht einer stärkeren Veränderung des Mineralgehaltes im Laufe einer Erkrankung, so sollte der Befund mit der quantitativen Zwei-Energie-CT gesichert werden.

Eine Weiterentwicklung von Methoden der CT wird sich nicht nur mit den Fehlerquellen (Aufhärtungseffekte, sog. „Fettfehler", gerätebedingte Fehler, Kalibrierfehler, Einflüsse des Untersuchers u. a.) zu beschäftigen haben, sondern sollte auch die Frage nach einer noch sinnvollen Verbesserung der Meßgenauigkeit beantworten. Es ist erforderlich, die zur Verfügung stehenden Methoden in der praktischen klinischen Arbeit auch einzusetzen. Als vergleichbare Maßeinheit sollte der Hydroxylapatit-Volumenwert („Apatitwert") angestrebt werden. Unter Berücksichtigung der bekannten großen biologischen Schwankungsbreite von Normwerten des „globalen Mineralgehaltes" in Spongiosa und Kompakta scheint eine weitere Reduzierung des kaum zu unterschreitenden Meßfehlers von 2–3% für die Routinearbeit wenig hilfreich. Bei Systemerkrankungen des Stützgerüstes weichen die bisher erarbeiteten Meßresultate ganz deutlich von den Normwerten des gesunden Knochens ab. Für Kontrollmessungen bei Verlaufsbeobachtungen (nach therapeutischen Bemühungen) ist eine *gute Reproduzierbarkeit* der Meßmethode besonders wichtig, so daß den automatisierten Meßverfahren große Bedeutung zukommt.

Densitometrie durch Transmissionsmessung mit Isotopen (Photonenabsorptionsmessungen)

Die Isotopendensitometrie zur Bestimmung der Mineralkonzentration im Knochen unter Verwendung von Gamma-Strahlen eines oder mehrerer Isotope (^{125}J, ^{241}Am, ^{153}Gd mit zwei Peaks bei 44 und 100 KeV u. a.) hat sich in der klinischen Praxis bewähren können. Eine direkte Transmissionsmessung der Strahlenschwächung vermeidet die Fehlermöglichkeiten der Filmtechnik, wie sie bei der Röntgen-Photo-Densitometrie eliminiert werden müssen, doch bereitet die Auffindung des Meßortes und damit die Reproduzierbarkeit einer Messung andersartige Probleme (Übersicht bei BÖRNER u. Mitarb. 1972, HEUCK u. VANSELOW 1980, REINERS 1987). Die exakte Positionierung des Scanners ist eine unerläßliche Voraussetzung für die Vergleichbarkeit von Meßergebnissen am gleichen Meßort, wie sie für Verlaufsstudien zu fordern ist. Aus diesem Grunde verwenden die heute kommerziell angebotenen Meßgeräte zur Positionierung computergesteuerte Konturfindungsprogramme, die den Meßort automatisch aufsuchen können.

Der unterschiedliche *Fettgehalt des Knochenmarkes,* wie er im Laufe des Alterungsprozesses festgestellt werden konnte, bleibt nicht ohne Einfluß auf das Meßresultat. Ferner beeinflussen *Unregelmäßigkeiten der Begrenzung* des zur Messung herangezogenen Knochens sowie *Inhomogenitäten der Spongiosastruktur,* überlagernde Randappositionen (z. B. Spondylophyten an den Wirbelkörpern) und Weichteilverkalkungen (Aortenkalk) die Meßergebnisse vor allem im Bereich der Wirbelsäule deutlich. So können Untersuchungen bei älteren Patienten fragwürdige Ergebnisse liefern.

Aus den genannten Gründen wird von einigen Arbeitsgruppen *vor dem Einsatz der Photonenabsorptionsmessung eine Röntgenuntersuchung* des interessierenden Skelettabschnittes gefordert, um Unregelmäßigkeiten der Konturen und Strukturen des Knochens erkennen zu können.

Ein-Energie-Photonenabsorptionsmessung

Die Photonenabsorptionsmessung mit der Gammastrahlung einer ^{125}J-Quelle (Photonenenergie von 28,5 KeV) geht auf CAMERON u. SÖRENSEN (1963) zurück und hat sich in verschiedenen Arbeitskreisen bewährt.

In der Praxis werden neben ^{125}J die Isotope ^{241}Am, ^{153}Gd und ^{57}Co verwendet (CAMERON u. SORENSON 1968, MAZESS u. Mitarb. 1974, BEVAN 1974).

Im Bereich der Extremitätenknochen sind die Diaphysen von *Fingerknochen* (Abb. **49**), *Metakarpalia, Radius und Ulna, Humerus, Tibia und Fibula* sowie die *Metaphysenregionen von Tibia und Fibula* als geeignete Meßzonen ausgewählt worden (SORENSON u. Mitarb. 1968, BÖRNER u. Mitarb. 1969, STRANDJORD u. Mitarb. 1970, HORSMAN 1971, AITKEN u. Mitarb. 1973, NILSSON u. WESTLIN 1973, NORDIN 1976). Unter den rein spongiösen Knochen sind *Kalkaneus* und *Lendenwirbelkörper* zu Messungen herangezogen worden (CAMERON u. Mitarb. 1962, JENSEN u. Mitarb. 1972, BEVAN 1974, BANZER u. Mitarb. 1974, WASNICH u. Mitarb. 1985, 1986, 1987, VOGEL 1987).

Nachdem die Bedeutung der Makrostrukturen eines Knochens für Messungen des globalen Mineralgehaltes oder des Knochengewebsanteiles (Knochenmasse, Knochenvolumen) im interessierenden Knochenareal erkannt wurde, haben einige Arbeitsgruppen *das Verhältnis des spongiösen zum kompakten Anteil in Radius und Ulna* bestimmt (JOHNSTON u. Mitarb. 1968, SMITH u. Mitarb. 1968, 1975, NILSSON u. WESTLIN 1973, SCHLENKER 1976).

Die den Knochen *umgebenden Weichteile* wurden auch bei der Gammadensitometrie mit Isotopen durch ein *Wasserbad* oder ein weichteiläquivalentes Medium ausgeglichen (SCHUSTER u. Mitarb. 1969, 1971, 1976, BANZER u. Mitarb. 1974).

Bei den meisten Methoden ist der Detektor mit der Strahlenquelle und einem Impulshöhenanalysator fest verbunden, so daß der interessierende Knochenbezirk nach einem *Rasterverfahren gleichmäßig abgetastet* werden kann. Mit Hilfe eines Rechnerprogramms wird das Meßresultat direkt ermittelt und ausgedruckt (CAMERON u. Mitarb. 1968, BANZER u. Mitarb. 1976, SCHUSTER u. Mitarb. 1976, VOGEL u. WHITTLE 1976). Der Knochenmineralgehalt wird in Streckenwerten (g/cm) oder Flächenwerten (g/cm^2) des Hydroxylapatit und im Bereich der annähernd runden Knochen (Ulnadiaphyse) oder planparallel begrenzter Knochenmeßareale als Volumenwert (g/cm^3) angegeben oder umgerechnet (Abb. 50).

Zur Kontrolle der Formen und Strukturen des Knochens am Meßort und zur Bestimmung der Meßgeometrie ist die Anfertigung von *Röntgenaufnahmen in zwei Ebenen* erforderlich (STRÜTER u. RASSOW 1969, BANZER u. SCHNEIDER 1973). Bei einem solchen Vorgehen können nicht nur Fehlinterpretationen des Meßergebnisses vermieden, sondern auch *Volumenwerte* der globalen Mineralkonzentration im Meßareal *errechnet werden*. Dieser Wert ist klar definiert und kann als *Absolutwert* mit solchen Meßergebnissen verglichen werden, die mit Hilfe andersartiger Methoden (z. B. chemische Analyse, Röntgen-Photo-Densitometrie, quantitative Computertomographie u. a.) an den gleichen oder an anderen Knochenarealen gewonnen worden sind.

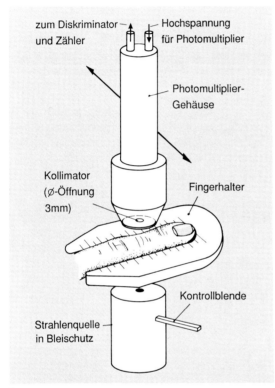

a

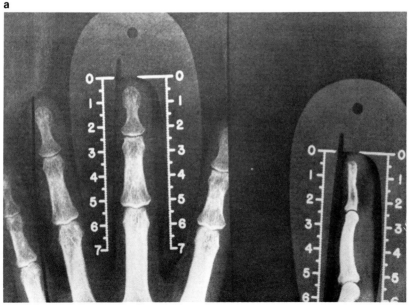

b

Abb. **49a** u. **b** Bestimmung des Knochenmineralgehaltes durch Transmissionsmessungen mit Gammastrahlen von Isotopen (direkte Densitometrie). Beispiel einer Ein-Isotopen-Methode mit ^{125}J
a Meßanordnung zur Untersuchung der Fingerknochen
b Spezialhalterung zur exakten Reproduzierbarkeit des Meßortes (nach *Strandjord* u. *Lanzl 1965*)

Abb. 50
Diagramm der einzelnen Schritte zur quantitativen Bestimmung des Knochenmineralgehaltes mit der Absorptionsdensitometrie bei Anwendung der Ein-Isotopen-Methode (nach *Schuster* u. *Schorn* 1976)

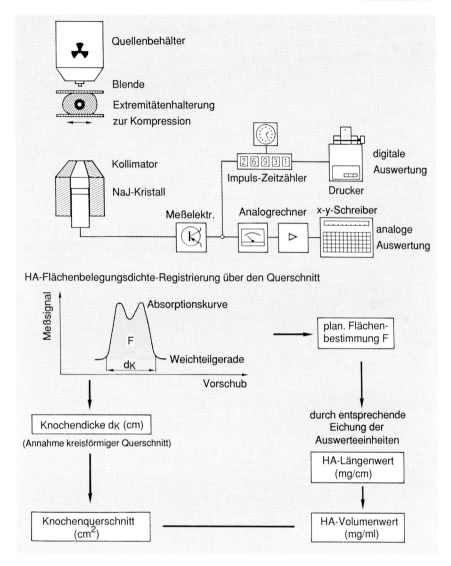

Untersuchungen über die *physikalischen Grundlagen, die Meßprobleme, die Reproduzierbarkeit und die Genauigkeit* der Ein-Isotopen-Absorptionsmessung haben CAMERON u. Mitarb. (1968), JUDY (1970, 1971, 1973), SORENSON u. MAZESS (1970), WOOTEN u. Mitarb. (1973), WATT u. LOGAN (1974) durchgeführt.

Die *Reproduzierbarkeit* der Isotopenmeßmethoden bei Einsatz am Patienten wird mit 2–5% angegeben. In der Radiusdiaphyse (etwa 6 cm distal vom Radiusköpfchen) fanden WOOTEN u. Mitarb. (1973) einen Fehlerbereich von 1,5–5,5% bei Messungen mit ^{125}J (27 keV) und von 2,5–8,5% bei Messungen mit ^{241}Am (60 keV), allein durch die Einstelltechnik bedingt. Von BREUEL u. Mitarb. (1975) werden Abweichungen von 7–35% bei Messungen des Mineralgehaltes in der Mittelphalanx des linken Zeigefingers mit dem ^{125}J-Profilscanner („Spongiograph") angegeben. Unter Verwendung einer besonders gefertigten Form für die Lagerung der Hand und einer zusätzlichen Röntgenkontrolle konnte BJÖRK (1965) durch Kontrollmessungen mit ^{125}J an der II. Phalanx bei 5 Frauen und 5 Männern nach 6 Monaten eine Reproduzierbarkeit von 2% erreichen. Bei Messungen des Metakarpale II hat HORSMAN (1971) – verursacht durch die Probleme bei der Festlegung desselben Meßortes – eine Reproduzierbarkeit von weniger als 6% erreicht. Die *Genauigkeit* der Messungen – ein Vergleich der Densitometrie mit den Ergebnissen der chemischen Analyse oder der Aschewerte am Präparat – weist Abweichungen von 8,4% (Mittelwert) nach OVERTON u. SILVERBERG (1976) oder einen Korrelationskoeffizienten von 0,96 auf (CAMERON 1969). Vergleichende Untersuchungen an menschlichen Ulnapräparaten ergaben nach ZIMMERMAN u. Mitarb. (1976) einen systematischen Fehler von 3–6%.

Der *Einfluß des Fettgewebsanteiles* im Knochen auf das Meßresultat ist groß und verursacht Ab-

Tabelle 10 Mineralgehalt im Knochen. Normale HA-*Streckenwerte* densitometrischer Messungen mit Isotopen im 4. Dezennium

Meßbereich	Energie	Meßwert (mg/cm)		Autoren
		Männer	Frauen	
Radius, distal (Weiße)	^{125}J	1329	946	Goldsmith u. Mitarb. (1973)
(Asiaten)	^{125}J	1267	938	Goldsmith u. Mitarb. (1973)
(Neger)	^{125}J	1450	1036	Goldsmith u. Mitarb. (1973)
	^{125}J	1317	955	Mazess u. Cameron (1973)
Humerusdiaphyse	^{125}J	2732	2117	Mazess u. Cameron (1973)
Ulna, distal	^{125}J	590	510	Mazess u. Cameron (1973)
Femur, distal	^{241}Am	5000	3800	Overton u. Mitarb. (1973)

weichungen von 1,2% (^{125}J mit 27,5 keV) oder 1,8% (^{241}Am mit 59,4 keV), die unabhängig von der Einstelltechnik konstant nachweisbar sind (SORENSON u. MAZESS 1970; WOOTEN u. Mitarb. 1973). Zur Beseitigung des Fehlers, der durch unterschiedliche Volumina an Fettgewebe im Meßbereich des Knochens bedingt ist, hat KARJALAINEN (1973) nach Vergleichen mit den Aschewerten einen *Korrekturfaktor* erarbeitet. Der Variationskoeffizient lag bei In-vitro-Studien unter 3%, bei Messungen in vivo unter 5% im Bereich der *kompakten Knochen* der Diaphyse und unter 7% im Bereich des *spongiösen Knochens* der Metaphyse. Mit den Ein-Isotopen-Methoden kann das Integral der registrierten Dichtekurven über einem Knochenquerschnitt als Maß für den Mineralgehalt in diesem Abschnitt angesehen und in mg/cm^2 angegeben werden. Wenn die Geometrie des Knochens im Meßareal bestimmt werden kann, so läßt sich der vergleichbare Volumenwert in mg/cm^3 (oder ml) berechnen. Einen größeren Meßbereich und eine Ein-Isotopen-Scan-Methode haben SCHNEIDER u. BANZER (1973), ULLMAN u. Mitarb. (1973) eingesetzt. Als „Eichstandard" für die Ein-Energie-Photonenabsorptionsmessung hat sich in einigen Arbeitsgruppen auch das Hydroxylapatit-Referenzsystem bewährt (BANZER u. Mitarb. 1973, 1974, VOGEL 1987, WASNICH 1987).

Neben den *physiologischen Veränderungen* der Mineralkonzentration von Spongiosa und Kompakta in verschiedenen Knochen des Skelettes während der Knochenreifung und des Alterungsprozesses interessiert der Zustand des Skelettes bei verschiedenartigen Systemerkrankungen, die als *Osteopathien* klinische Bedeutung erlangt haben.

Meßresultate

Die für die klinische Arbeit brauchbaren Ergebnisse von Messungen am *gesunden Skelett* sind in den Tab. 8, 10 u. 11 zusammengestellt. Es ist bemerkenswert, daß die *Verminderung der Mineralkonzentration im Laufe des physiologischen Alterungsprozesses* in einigen spongiösen und kompakten Knochenarealen auch durch die Meßresultate der Gammadensitometrie mit verschiedenen Isotopen bestätigt werden konnte. Nach Kenntnis der „Normalwerte" der Mineralkonzentration in einigen Knochenarealen lassen sich unter Berücksichtigung der großen biologischen Streubreite Meßresultate bei verschiedenen Erkrankungen beurteilen und in der klinischen Arbeit richtig werten. Die diagnostische Aussage über eine Veränderung des Mineralgehaltes ist beim *einzelnen Patienten* problematisch, da sich die Werte mit denen des Normalkollektivs überschneiden können. Dagegen sind *Kontrollen der Meßwerte* bei Verlaufsbeobachtungen über längere Zeiträume von großem Wert und bereits in der klinisch-radiologischen Routinearbeit verwendet worden. Die biologische Streubreite der Normalwerte aller Meßmethoden schränkt generell die Früherkennung von Osteopathien ein.

Tabelle 11 Mineralgehalt im Knochen. Normale HA-*Flächenwerte* von densitometrischen Messungen mit Isotopen im 4. Dezennium

Meßbereich	Energie	Meßwert (mg/cm^2)		Autoren
		Männer	Frauen	
Radius, distal	^{125}J	850	750	Boyd (1973)
	^{125}J	540	450	Dequeker (1973)
	^{125}J	830	740	Ringe u. Mitarb. (1977)
Ulna, distal	^{125}J	860	750	Ringe u. Mitarb. (1977)
Metakarpale II	^{125}J	630	570	Dequeker (1973)

Messungen des Knochenmineralgehaltes und der Knochendicke an *Radius, Ulna und Humerus* bei *Kindern* im Alter von 5–19 Jahren, bei Erwachsenen im Alter von 20–49 Jahren und im Alter über 50 Jahre haben MAZESS u. CAMERON (1973) durchgeführt. Bei beiden Geschlechtern ist im Wachstumsalter eine Zuwachsrate von 8% pro Jahr festzustellen. Diese Werte bleiben bei Männern bis zum 50. Lebensjahr konstant und fallen dann nur um 4% pro Jahrzehnt ab. Frauen lassen in den 40er Jahren ein Absinken erkennen und verlieren im Alter zwischen 45 und 75 Jahren etwa 10% pro Jahrzehnt und danach ungefähr 4% Knochensubstanz oder Mineral. An 8434 Personen haben GOLDSMITH u. Mitarb. (1973) den Mineralgehalt mit ^{125}J im *Radius* gemessen und die Ergebnisse mit den Röntgenbildern der Lendenwirbelsäule verglichen, um frühzeitig eine Osteoporose erkennen zu können. Das *Maximum des Mineralgehaltes im Radius* war bei allen untersuchten Menschen beiderlei Geschlechts *um das 35. Lebensjahr* festzustellen. Danach konnte bei Frauen vom 45. und bei Männern vom 65. Lebensjahr an eine *deutliche Verminderung* des Mineralgehaltes im Knochen gefunden werden. Etwa 33% der Frauen und 11% der Männer zeigten die Zeichen einer *leichten Osteoporose* im Bereich der Lendenwirbelkörper. Vergleichende Messungen der Mineralkonzentration mit ^{125}J im *Radius* und im *Metakarpale II* bei 19 Patienten mit pathologischen Wirbelfrakturen und 57 Gesunden haben DEQUEKER u. Mitarb. (1976) durchgeführt. Bei pathologischen Wirbelfrakturen war auch eine Verminderung des Mineralgehaltes im Radius und Metakarpale II festzustellen.

Die *beste Reproduzierbarkeit* der Meßwerte konnte im *distalen Abschnitt des Radius* gefunden werden. Über Zusammenhänge zwischen der Häufigkeit von Schenkelhalsfrakturen und einer Abnahme von Mineralgehalt sowie Knochengewebsvolumen in der Diaphysenkompakta von *Radius* und *Ulna* (gemessen mit ^{241}Am) haben ALHAVA u. KARJALAINEN (1973) berichtet. Ähnliche, mehr oder weniger deutlich abweichende Resultate an den gleichen oder anderen Extremitätenknochen wurden von verschiedenen Arbeitsgruppen gefunden (SCHUSTER u. Mitarb. 1969, GOLDSMITH u. Mitarb. 1973, KUHLENCORDT u. Mitarb. 1973, SMITH u. Mitarb. 1974).

Veränderungen des Mineralgehaltes in der *Spongiosa des Kalkaneus* während des *Wachstums* wurden von BANZER u. Mitarb. (1976) ermittelt. Sie haben festgestellt, daß die globale Kalksalzkonzentration im Kalkaneus ständig zunimmt. Das weibliche Geschlecht erreicht bereits mit dem 15. Lebensjahr eine relativ hohe Mineralkonzentration der Kalkaneusspongiosa, verglichen mit den Werten von Erwachsenen (Abb. 51). Die Resultate stimmen mit der von HANSEN u. v. PATEY (1961) gefundenen Mineralkonzentration in der Kalkaneusspongiosa im Kindesalter überein. SHAPIRO u. Mitarb. (1973) haben mit der Gammadensitometrie am mittleren und proximalen Radius bei *Schwarzen* festgestellt, daß diese im Gegensatz zu Weißen *mehr Knochenmasse* besitzen und der physiologische Abbau langsamer verläuft. Untersuchungen des Knochenmineralgehaltes der Diaphysen von Radius, Ulna und Humerus eines größeren Kollektivs *gesunder Eskimos* mit der ^{125}J-Absorp-

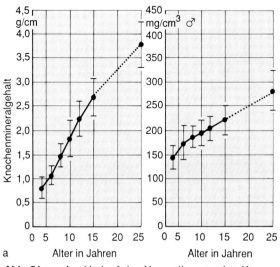

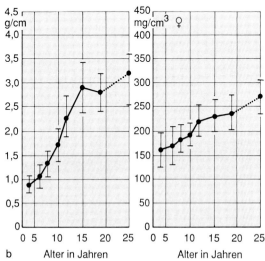

Abb. 51a u. b Verlauf der Normalkurven des Knochenmineralgehaltes in der Kalkaneusspongiosa im Laufe des Wachstums. Es sind der Hydroxylapatit-Streckenwert (g/cm) und Hydroxylapatit-Volumenwert (g/cm^3) ermittelt worden:
a bei Knaben **b** bei Mädchen
(nach *Banzer* u. Mitarb. 1976)

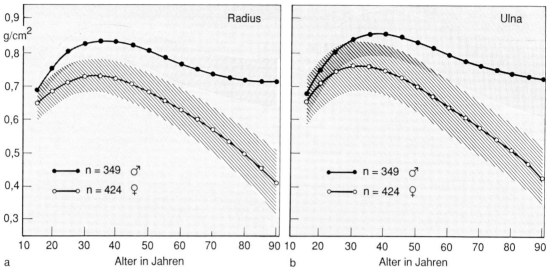

Abb. 52a u. b Alterskurven der Mineralkonzentration (Flächenwerte) von **a** Radius und **b** Ulna mit Streubreiten der Normalwerte bei gesunden Männern und Frauen (nach Ringe u. Mitarb. 1977)

tionsmessung haben MAZESS u. MATHER (1974) durchgeführt. Im Vergleich zu den bei der weißen Bevölkerung der Vereinigten Staaten gemessenen Werten zeigten Eskimokinder einen um *5–10% niedrigeren Mineralgehalt,* doch müssen ihre geringe Körpergröße und der *zierliche Knochenbau* berücksichtigt werden. Die Werte waren im Erwachsenenalter etwa gleich. Nach dem 40. Lebensjahr ergab sich bei beiden Geschlechtern erneut ein Defizit von 10–15% gegenüber weißen Amerikanern. Für diese Unterschiede wird die relativ eiweißreiche und kalziumarme Kost der Eskimos verantwortlich gemacht. Es ist jedoch anzunehmen, daß sowohl die Kompaktadicke als auch die Knochendichte genetisch vorbestimmt sind. Erbfaktoren der Skelettmasse und -größe müssen bei der Bestimmung des altersabhängigen Knochenabbaues mit berücksichtigt werden.

Vergleichende Untersuchungen des spongiösen und kompakten Anteils beider *Radiusknochen* von 40 Frauen *vor* und 83 Frauen *während und nach der Menopause* haben HEER u. Mitarb. (1973, 1976) mit der Ein-Isotopen-Methode (Norland-Cameron-Bone Mineral Analyser) durchgeführt. Gleichzeitig wurde die Schichtdicke des Radius bestimmt und die Lendenwirbelsäule röntgenologisch dargestellt. Die Beurteilung der Röntgenbilder der Wirbelsäule erfolgte durch verschiedene Untersucher nach drei Kriterien: 1. normales Bild (0), 2. verminderter Kontrast zwischen Wirbelkörper und Bandscheibe (1a), 3. grobe Strukturen mit verschmälerter Kortikalis (1b). In *beiden* Altersgruppen fanden sich osteoporoseverdächtige Patientinnen, so daß angenommen wird, daß der Knochensubstanzverlust keineswegs ein gleichmäßiger Prozeß ist. Einige Frauen reagieren empfindlicher, so

daß bereits *vor dem 40. Lebensjahr* und der Menopause ein Substanzverlust auftritt. Nach dem 50. Lebensjahr nimmt die Knochenmineralkonzentration rapide, aber nicht bei allen Frauen gleich deutlich ab.

Der Mineralgehalt des *distalen Radius* wurde von JOHNSTON u. Mitarb. (1968) bestimmt, und bei Frauen über 50 Jahre wurde ein Mineralverlust von 1% pro Jahr festgestellt, während bei Männern jenseits des 55. Lebensjahres die Abnahme nur 0,5% pro Jahr betrug. Mit der Photonenabsorptionsmessung unter Verwendung von ^{125}J (Methode von CAMERON u. SORENSON 1963) haben RINGE u. Mitarb. (1977) an einem größeren Kollektiv die physiologischen Änderungen des Mineralgehaltes im *kompakten Knochen der Diaphysen* von *Radius* und *Ulna* (Übergang vom mittleren zum distalen Drittel) in Abhängigkeit vom Lebensalter bei beiden Geschlechtern objektiviert (Abb. **52**). Der Kurvenverlauf von Radius und Ulna ist nach dem Altersgang bei Männern und Frauen etwa gleich. Dies zeigt, daß die *mineralisierte Knochensubstanz* im Bereich der gemessenen Querschnitte beider Knochen etwa gleich ist. Die Standardabweichungen sind für die Ulna größer als für den Radius, so daß die Diaphyse des *Radius für Kontrolluntersuchungen besser geeignet erscheint.* Die Knochenmasse und damit der Mineralgehalt sind bei Männern größer; bis zum 36. Lebensjahr nehmen die Werte in Radius und Ulna zu, um dann *langsam* abzufallen. Bei Frauen kommt es nach dem 32. Lebensjahr zunächst zu einem langsamen, ab dem 50. Lebensjahr zu einem stärkeren Absinken des Meßwertes.

Den kombinierten Einsatz verschiedenartiger röntgenmorphometrischer Methoden, röntgenologischer Strukturanalysen und der Absorptionsdensitometrie (kombinierte Kompaktdicke des proximalen Radius [MEEMA u. MEEMA] Bikonkavitätsindex der Wirbel [BARNETT u. NORDIN] Strukturbeurteilung der Lendenwirbelkörper [SAVILLE], Strukturindex des proximalen Femurs [SINGH], Absorptionskoeffizient und relative Kompaktadicke an der Mittelphalanx des Mittelfingers) haben HERMANUTZ u. Mitarb. (1977) zum Nachweis von Knochenveränderungen bei *doppelseitig ovariektomierten Frauen* erprobt. Eine hormonbehandelte Gruppe (n = 33) zeigte gegenüber einer Kontrollgruppe (n = 36) nur geringe pathologische Veränderungen und eine signifikant höhere Knochendichte. Dieser Befund kann als positiver Effekt der Östrogenmedikation gewertet werden.

Densitometrische Untersuchungen in der Mitte der *Diaphyse des Mittelgliedes vom Zeigefinger* mit Hilfe einer ^{109}Cd-Strahlenquelle haben TELLKAMP u. ROSENKRANZ (1978) durchgeführt und Resultate vorgelegt. Die Autoren haben mit Hilfe eines Nomogramms die Bestimmung vereinfacht und an 110 knochengesunden Probanden zwischen 11 und 70 Jahren Flächenwerte ermittelt. Es fand sich ein Maximum von etwa 0,35 g/cm^2 im 40. Lebensjahr bei Männern, das jedoch nicht signifikant höher lag als die Meßresultate, die bei Frauen gewonnen worden sind.

Es sind zahlreiche *Modifikationen* der Cameron-Sörenson-Methode mit dem Ziel entwickelt worden, vermehrt *Anteile der Spongiosa* zu messen (NILAS u. Mitarb. 1985, WAHNER u. DUNN 1984, WAHNER 1986). An einem großen Kollektiv von 1336 männlichen (im Alter von 2–85 Jahren) und 1567 weiblichen (im Alter von 3–90 Jahren) knochengesunden Probanden haben RUNGE u. Mitarb. (1980) Messungen mit der Cameron-Methode im distalen Radius vorgenommen. Die Meßresultate bei Systemerkrankungen des Skelettes ergaben keine deutlichen Abweichungen im Vergleich mit dem Normalkollektiv.

Messungen der Mineralkonzentration im Bereich des Radius an *gesunden Kindern* und solchen, die mit *Antikonvulsiva* behandelt worden sind, haben SIMON u. Mitarb. (1980) durchgeführt. Sie fanden eine Verminderung des Knochenmineralgehaltes um etwa 25%. Bei Kindern, die mit *Kortikoiden* behandelt worden sind, war ein Absinken der Mineralkonzentration um etwa 30% nachweisbar.

Eine Zusammenstellung von Meßresultaten gesunder Probanden sowie von Kranken mit verschiedenartigen Osteopathien hat RINGE (1982) vorgelegt. Die Photonenabsorptionsmessung mit ^{125}J ist nicht nur für den primären Nachweis einer Verminderung oder Erhöhung des globalen Mineralgehaltes in umschriebenen Skelettbereichen wertvoll, sondern ebenfalls gut geeignet, um den Mineralwert im Laufe einer Behandlung kontrollieren zu können. Zur Bestimmung des Knochenmineralgehaltes im Bereich des *Stammskelettes,* also der Wirbelsäule, haben ROSENKRANZ u. Mitarb. (1984) das Isotop ^{170}Tm eingesetzt. Meßresultate an der Brust- und Lendenwirbelsäule konnten vorgelegt werden. Es ergab sich, daß die Knochenflächendichte der Wirbelkörper vom 6. Brustwirbel an kaudalwärts bis zum 5. Lendenwirbel ansteigt. Durch Vergleichsuntersuchungen der Wirbelkörper und der Unterarmknochen Radius und Ulna wurde festgestellt, daß zwischen diesen Skelettregionen keine lineare Korrelation bezüglich des globalen Mineralgehaltes besteht. Bekanntlich sind *rein spongiöse Knochenareale,* auch in Abhängigkeit von der Schichtdicke der sie umgebenden Kortikalis, bei Systemerkrankungen des Skelettes einem stärkeren Mineralaustausch und einer höheren Transformationsrate der Tela ossea ausgesetzt. Dies hängt wahrscheinlich mit der Stoffwechseldynamik infolge einer wesentlich besseren Durchblutung der Spongiosa, verglichen mit den kompakten Knochen der Diaphysen, zusammen.

Gamma-Absorptionsdensitometrie mit mehreren Isotopen

Neben der Ein-Isotopen-Methode (CAMERON u. SÖRENSEN 1963) sind Meßverfahren entwickelt

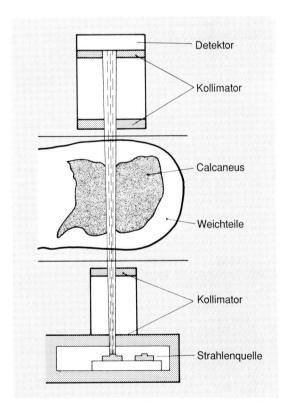

Abb. **53** Skizze der Meßanordnung zur Bestimmung des Mineralgehaltes im Kalkaneus mit einer Zwei-Isotopen-Methode (^{125}J und ^{241}Am)

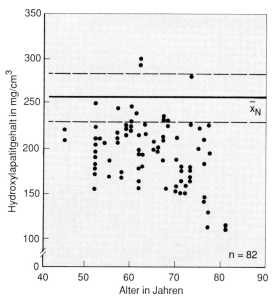

Abb. 54 Ergebnisse der Messungen des Mineralgehaltes in der Kalkaneusspongiosa bei arteriellen Durchblutungsstörungen im Bereich der unteren Extremität. Die Normalwerte und deren Schwankungsbreite vom 5.–8. Dezennium sind mit aufgetragen (nach *Hauschild* 1974)

worden, die *mehrere Isotope* verwenden, um die Meßgenauigkeit verbessern und den Einfluß der Weichteile eliminieren zu können. (Abb. 53).
Durch *vergleichende Untersuchungen* des Mineralgehaltes von *Radius und Metakarpale III* in Diaphysenmitte mit einer Zwei-Isotopen-Methode (^{125}J und ^{241}Am) und chemisch-analytisch gewonnenen Aschewerten fanden SHIMMINS u. Mitarb. (1972) eine gute Übereinstimmung und eine große Genauigkeit der Isotopendensitometrie. Eine kritische Studie über *Probleme der Eichung von Meßgeräten* zur Zwei-Isotopen-Densitometrie haben VAN DER VEEN u. NETELENBOSS (1974) vorgelegt und Abweichungen bis zu 5% festgestellt.
Messungen mit einer Zwei-Energie-Methode am *Kalkaneus gesunder Kinder* von 4–15 Jahren ergaben einen kontinuierlichen Anstieg des Mineralgehaltes bis zu einem Mittelwert von 198 mg/cm^3 (RASSOW u. STRUETER 1969).
Bei einer größeren Zahl von Patienten mit verschiedenartigen *Osteopathien* haben BANZER u. SCHNEIDER (1973) mit der Zwei-Isotopen-Methode den Mineralgehalt im Kalkaneus gemessen. Die Kontrolle der Meßgeometrie und des Meßortes erfolgte durch Röntgenaufnahmen in zwei Ebenen, die jeweils *gleichzeitig mit der Messung* angefertigt worden sind. Eine Verminderung des Mineralgehaltes im Kalkaneus bei *arterieller Verschlußkrankheit* der unteren Extremität konnte HAUSCHILD (1974) nachweisen (Abb. 54).
Mit einer Zwei-Isotopen-Methode (^{241}Am und ^{137}Cs) haben ROOS u. SKÖLDBORN (1974, 1975) Messungen des Mineralgehaltes der Spongiosa im *3. und 4. Lendenwirbelkörper* durchgeführt.

Zwei-Isotopen-Densitometrie (DPA = Dual-Photon-Absorptiometry)

ist weiterentwickelt worden, um Untersuchungen am Stammskelett – also der Wirbelsäule – sowie in der Schenkelhalsregion vornehmen zu können (MAZESS u. Mitarb. 1970, 1974, 1983, PRICE u. Mitarb. 1976, WAHNER u. Mitarb. 1982, 1983, 1984, 1985, LEBLANC u. Mitarb. 1986, SEMLER 1987). Mit Hilfe einer Photonenquelle mit Zwei-Energie-Peaks ^{153}Gd mit 44 keV und 100 keV) können störende Einflüsse der Weichteile und des Fettgewebes im Knochenmark auf das Meßresultat eliminiert werden. Die Reproduzierbarkeit und die Genauigkeit der DPA sind bei Messungen im Bereich des 2.–4. Lendenwirbels von verschiedenen Arbeitskreisen mit 1,4–7,9% angegeben worden (SCHAADT u. BOHR 1981, 1982, MAZESS u. Mitarb. 1981, 1982, 1985, GOTFREDSEN u. Mitarb. 1983). Die Strahlenschwächung wird entscheidend von der Größe, der Geometrie und evtl. vorhandenen spondylotischen Randappositionen im Bereich der Wirbelsäule bestimmt; sie repräsentiert also *nicht* die Dichte der Spongiosa eines Wirbelkörpers und kann daher nicht mit anderen Meßmethoden zur Bestimmung des globalen Mineralgehaltes in der Wirbelspongiosa verglichen werden. Darüber hinaus beeinflussen *Unregelmäßigkeiten* der Knochenbegrenzung, Inhomogenitäten des spongiösen Knochens sowie überlagernde Weichteilverkalkungen (z. B. Aortenkalk) das Meßergebnis mehr oder weniger störend. Die DPA kann daher bei älteren Patienten fragwürdige Ergebnisse liefern. So wird gefordert, daß *vor dem Einsatz* der Doppel-Photonen-Absorptiometrie eine *Röntgenuntersuchung* erfolgen muß, um die Unregelmäßigkeiten der Konturen und Strukturen der Knochen im Bereich der Wirbelsäule erkennen zu können. Ungeachtet der genannten Fehlermöglichkeiten ist der Abschnitt vom 2.–4. Lendenwirbelkörper als Meßareal am besten geeignet. Die Meßgenauigkeit und damit die Qualitätskontrolle der Doppel-Photonenabsorptionsmessungen sind eingehend von NORD (1987) und POWELL u. Mitarb. (1984, 1987) geprüft und erörtert worden.
Eine inkorrekte Definition der Meßresultate hat die Einführung von erprobten Methoden der quantitativen Radiologie in die klinische Praxis bisher sehr erschwert. Vorrangig sind Patienten mit schwerer Osteoporose, insbesondere Frauen nach der Menopause, untersucht worden. Es ist über die *Abnahme* des Knochenmineralgehaltes in der Wirbelsäule, aber auch in anderen Skeletregionen, die durch den *Alterungsprozeß* bedingt

sind, eine größere Zahl von Untersuchungsergebnissen vorgelegt worden. Bis etwa zum 35. Lebensjahr steigen die Meßgrößen leicht an, um dann beim *weiblichen Geschlecht* mit Eintritt der Menopause, also um das 45. Lebensjahr, deutlicher abzunehmen (Abb. **55**). Bei verschiedenen Systemerkrankungen des Skelettes konnten Messungen mit der Isotopendensitometrie hilfreich eingesetzt werden (Abb. **56**). Kontrolluntersuchungen mit Ein- und Zwei-Isotopen-Methoden nach therapeutischen Maßnahmen im Kindesalter haben CHESNEY u. Mitarb. (1987) vorgenommen. Dabei waren Abweichungen von den Ausgangswerten deutlich festzustellen.

Von den meisten Arbeitsgruppen konnten eine ausreichend *gute Reproduzierbarkeit* und die *Präzision* der Meßergebnisse erreicht werden. Die Ein-Energie-Photonenabsorptiometrie soll eine Reproduzierbarkeit von 1–5%, die Zwei-Energie-Photonenabsorptiometrie eine solche von 1–4% besitzen, so daß große Unterschiede zwischen den beiden Methoden nicht bestehen. Das Stammskelett und der Schenkelhals können jedoch allein mit der Zwei-Energie-Photonenabsorptionsmessung analysiert werden.

Die *Strahlenbelastung* ist sowohl bei der SPA als auch bei der DPA vernachlässigbar gering und für Untersuchungen am Radius mit 2–10 mrad (0,02–0,1 mGy), bei Untersuchungen an der Wirbelsäule mit 5–20 mrad (0,05–0,2 mGy) angegeben worden. Der apparative Aufwand, die Untersuchungsdauer und die für die Auswertung erforderliche Zeit liegen in erträglichen Grenzen.

Bestimmungen des Knochenmineralgehaltes mit *drei verschiedenen Isotopen* (^{57}Co, ^{241}Am, ^{125}J) haben STRUETER u. RASSOW (1969) empfohlen. Zur Berechnung des Mineralgehaltes wurde als Eichkörper das Referenzsystem von HEUCK u. SCHMIDT (1960) verwendet. Eine andersartige Methode mit drei unterschiedlichen Isotopen (^{153}Gd, 43 keV und 100 keV; ^{125}J, 28 keV; ^{241}Am, 60 keV) konnte bisher an Modellen und Knochenpräparaten erprobt werden (KAN u. Mitarb. 1973, HANSON 1973, MCDONALD u. ZEITZ 1973, SCHMELING 1973). Es wurden ferner die Isotope ^{57}Co, ^{109}Cd, ^{133}Xe zur Untersuchung von Knochen verschiedener Geometrie erprobt (DISSING 1974, MAZESS u. Mitarb. 1974). Ein klinischer Einsatz ist noch nicht erfolgt.

Die *Mehr-Isotopen-Densitometrie* zur Kontrolle des Knochenmineralgehaltes wurde auch in Kombination mit Methoden der Röntgenmorphometrie eingesetzt, um Stoffwechselstörungen des Skelettes und hormonale Osteopathien kontrollieren oder eine Verminderung der Mineralkonzentration im Knochen nach Funktionsstörungen des Bewegungsapparates (Lähmungen, Versteifungen) messen zu können (MUELLER 1976, RISCH u. Mitarb.

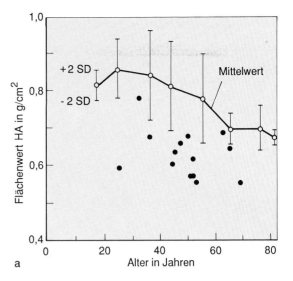

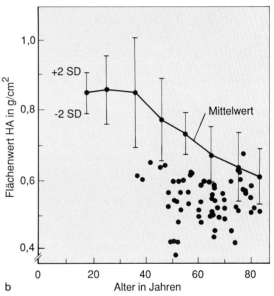

Abb. 55a u. b Meßergebnisse, die mit der Zwei-Energie-Photonen-Absorptionsmessung gewonnen worden sind
a Ergebnisse der Dual-Photonen-Absorptiometrie mit ^{153}Gd (44 und 100 KeV) im Meßbereich L2/L3, angegeben in g/cm² (Flächenwert des globalen Mineralgehaltes im gesamten Wirbelknochen) bei 93 gesunden Männern und 14 Patienten mit Osteoporose (●) verschiedener Pathogenese, dargestellt in den Dezennien des Lebens
b Ergebnisse der Dual-Photonen-Absorptiometrie mit ^{153}Gd (44 und 100 KeV) im Meßbereich L2/L3, angegeben in g/cm² (Flächenwert des globalen Knochenmineralgehaltes) bei 186 gesunden Frauen und 63 Frauen mit Osteoporose (●), dargestellt in den Dezennien des Lebens (nach *Semmler* 1987)

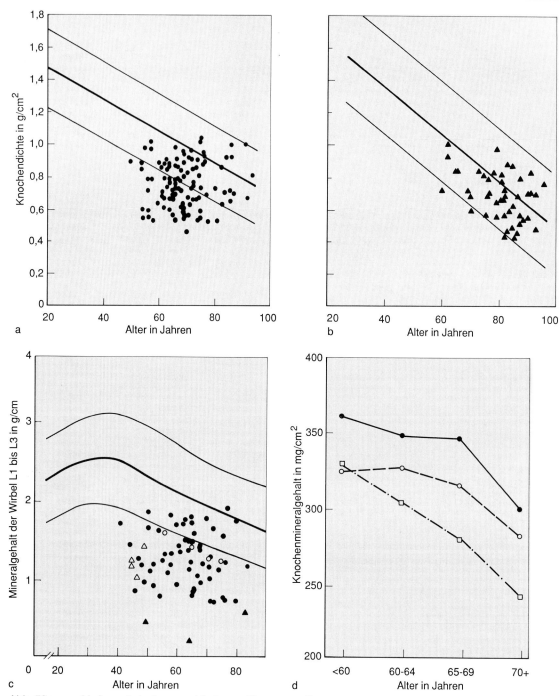

Abb. 56a–g Meßresultate in verschiedenen Knochenarealen mit Hilfe der Photonenabsorptiometrie bei Frauen nach der Menopause (behandelte und unbehandelte Kollektive) sowie bei Osteopathien
a u. b Altersabhängiger Knochenmineralgehalt in **a** Wirbeln und **b** Femurhals mit Streuung, gemessen bei gesunden Frauen. Punkte (links) und Dreiecke (rechts) entsprechen Meßwerten von Patientinnen mit Wirbel- und/oder Femurhalsfrakturen. Es handelt sich um Flächenwerte (**a u. b** nach *Riggs* u. *Melton* 1986)

c Zusammenstellung von Meßresultaten der Strekkenwerte (g/cm) des gesamten Mineralgehaltes in den Wirbeln L1–L3 bei gesunden Frauen, gewonnen mit der DPA (^{153}Gd) und Patientinnen mit verschiedenartigen Osteopathien. ● Osteoporose, △ Osteomalazie, ▲ Poromalazie, ○ HPTH (nach *Semmler* 1987)
d Altersabhängige Mittelwerte des Knochenmineralgehaltes im *Kalkaneus* in Beziehung zur Östrogenmedikation

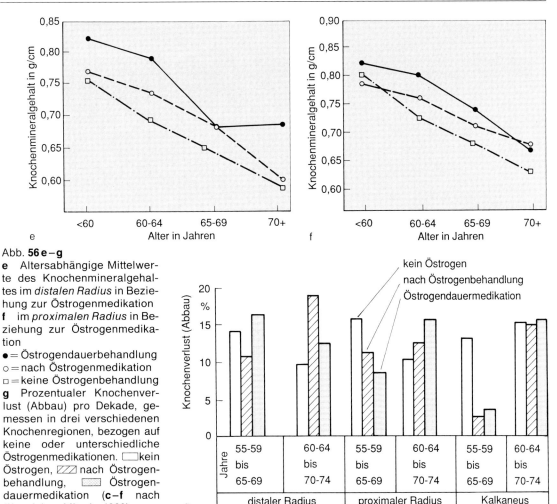

Abb. 56 e–g
e Altersabhängige Mittelwerte des Knochenmineralgehaltes im *distalen Radius* in Beziehung zur Östrogenmedikation
f im *proximalen Radius* in Beziehung zur Östrogenmedikation
● = Östrogendauerbehandlung
○ = nach Östrogenmedikation
□ = keine Östrogenbehandlung
g Prozentualer Knochenverlust (Abbau) pro Dekade, gemessen in drei verschiedenen Knochenregionen, bezogen auf keine oder unterschiedliche Östrogenmedikationen. □ kein Östrogen, ▨ nach Östrogenbehandlung, ▦ Östrogendauermedikation (**c–f** nach *Wasnich* u. Mitarb. 1983)

1976, CHRISTIANSEN u. RODBRO 1976, GENANT u. Mitarb. 1976, BANZER u. Mitarb. 1976).

Quantitative Computertomographie mit Isotopenstrahlenquellen (quantitative Gammastrahlen-CT)

Die bekannten Schwierigkeiten bei der exakten Lokalisation des Meßortes sowie der Versuch getrennte Bestimmungen der Dichte von Spongiosa und Kompakta in einem Knochen vornehmen zu können, führten zur Entwicklung von Photonenabsorptionsmessungen nach dem Prinzip der Computertomographie.

Im Arbeitskreis von BÖRNER (1969, 1970, 1972) wurde über ein empfindliches, radiologisches Meßverfahren zur getrennten Bestimmung der Mineraldichte von Spongiosa und Kompakta im Fingerknochen berichtet. Dabei wurde die Schwächung der Gammastrahlen von ^{125}J (27,4 KeV-Strahlung) entlang eines *Fingerquerschnittes* registriert. Mit einer ähnlichen Methode haben REINERS u. Mitarb. (1973) neben der Schichtdicke der Kompakta Asymmetrien der Fingerknochen und Unterschiede in der Knochendichte von Kompakta und Spongiosa bestimmt. Die Empfindlichkeit der Methode konnte an Patienten mit einer Osteoporose sowie nach Therapieversuchen geprüft werden.

Eine Methode zur quantitativen Bestimmung des globalen Mineralgehaltes in spongiösen und kompakten Anteilen der *Unterarmknochen* mit einer gebündelten Gammastrahlung des ^{125}J haben RUEGSEGGER u. Mitarb. (1974, 1976, 1981, 1983, 1984) und ELSASSER (1977) angegeben. Die Gammastrahlung begrenzt den Einsatz der Methode auf Messungen an kleineren Knochen der Extremitäten. Erste Meßresultate an Modellen und mazerierten Knochen ergaben eine Genauigkeit von ±2%, so daß Untersuchungen an Patienten vorgenommen werden konnten (Abb. **57**). Die Arbeitsgruppe von RUEGSEGGER hat mit dem Translations-Rotations-Scanner auch am *Unterschenkel* Messungen durchgeführt (DAMBACHER u. RUEGSEGGER 1985, DAMBACHER u. Mitarb. 1986, EXNER u. Mitarb. 1976, 1979, RUEGSEGGER u. Mitarb. 1984).

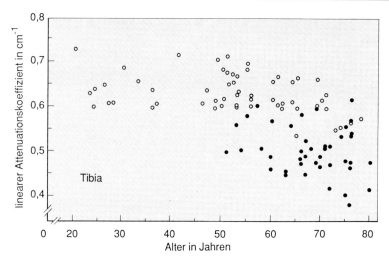

Abb. 57 Ergebnisse von Bestimmungen der Knochendichte mit der quantitativen Isotopen-CT im Bereich der Spongiosa der proximalen Tibia, angegeben als volumenäquivalenter linearer Schwächungskoeffizient. Die Normalpersonen (o) lassen ebenso wie die Patienten mit Osteoporose (•) eine gewisse Streuung der gefundenen Werte erkennen (nach *Rüegsegger* u. Mitarb. 1984)

Im Arbeitskreis von BÖRNER ist ein hochauflösender Transversal-Rotations-Scanner in Entwicklung, der eine ^{125}J-Photonenquelle zur computergesteuerten Knochendichtemessung verwendet. Die Zuordnung von Dichteparametern zu *Volumenelementen* wird ermöglicht. Durch die elektronische Konturerfassung werden eine hohe Reproduzierbarkeit und Genauigkeit erreicht. Es sind die von der Knochenmineralisation abhängigen Absorptionsprofile der Knochen des distalen Unterarmes (Radius und Ulna) gemessen worden. Zunächst erfolgte in zwei Schritten eine anatomische Rekonstruktion der Struktur im Bereich der Meßareale, um danach die Schwächungskoeffizienten der Kompakta und Spongiosa als Maß für die Mineralisation der Knochenareale heranzuziehen. Dabei lag die relative Abweichung vom Sollwert – in Abhängigkeit von der Dichte des Knochens im Meßareal – zwischen +1,3 und −1,0%, so daß dieses Verfahren zur getrennten Bestimmung der Dichte von Kompakta und Spongiosa am distalen Radius gut geeignet erscheint (REINERS 1987). Fehlmessungen waren meist auf *Bewegungsartefakte* während der Messung zurückzuführen. Als Zeitaufwand für Messung und Auswertung der Meßresultate werden etwa 12 Min. angegeben.

Schlußbemerkungen

Im gesunden Organismus bleiben Größe, äußere Gestalt und Grundzüge der Architektur eines Knochens bis in das Greisenalter weitgehend unverändert. Dagegen erfahren die Strukturen 2. und 3. Ordnung, wie Bälkchen, Lamellen und Röhrensysteme der Spongiosa, die Osteone und Schaltlamellen der Kompakta infolge ständig ablaufender Umbauprozesse etwa vom 5. Dezennium an eine altersphysiologisch bedingte Strukturauflockerung durch Abnahme des Knochengewebsvolumens im Gesamtknochen. Dieser Verlust an Tela ossea wird zwangsläufig eine Verminderung der Mineralkonzentration im Gesamtvolumen des Knochens zur Folge haben. Zu einem Verlust an Knochengewebe kommt es selbst dann, wenn die *Konzentration der Kalksalze in der Tela ossea* unverändert bleibt oder im Laufe des Alterungsprozesses sogar etwas zunimmt. Parallel zur Strukturauflockerung des spongiösen Knochens mit Reduktion der Tela ossea zugunsten des Markgewebes, insbesondere des Fettmarkes, entwickelt sich in der Kompakta der Diaphysen durch endostalen Abbau langsam eine Verschmälerung der Knochenschichtdicke, aus der eine Erweiterung des Markraumes resultiert. Dieser Abbau von Spongiosa und Kompakta findet *in jedem Knochen des Skelettes statt;* er setzt beim weiblichen Geschlecht etwas früher ein als beim männlichen und hat eine Osteopenie (*physiologische Osteoporose oder Altersosteoporose*) zur Folge, die keine Krankheit ist.

Die im Laufe des Alterungsprozesses auftretende Rarefizierung der Spongiosa läuft in den einzelnen Knochen als den Bausteinen des Stützgerüstes unterschiedlich ab. Eine nach Art und Größe verschiedene mechanische und statische Belastung läßt in jedem Knochen die für diesen typischen Spongiosastrukturen und eine „Altersarchitektur" der Bälkchen und Lamellen entstehen (PAUWELS 1954, KNESE 1958, KUMMER 1962, UEHLINGER 1973, 1974, PESCH u. Mitarb. 1975, 1977). Es kann in jedem Knochen während der Alterung ein modifizierter Abbau der Knochengewebssubstanz festgestellt werden, der sich in den spongiösen Abschnitten anders entwickelt als dies in der Kortikalis und Kompakta durch gerichteten zentrifugalen Gewebsschwund geschieht.

Die bisher vorgenommenen quantitativen Bestimmungen von Knochenmasse oder globaler Mineralkonzentration haben übereinstimmend ergeben, daß:

1. beide Geschlechter mit zunehmendem Alter Knochensubstanz verlieren,
2. bei allen ethnischen Gruppen Männer eine größere Knochenmasse haben als Frauen,
3. Frauen früher und rascher Knochensubstanz verlieren als Männer und in späterem Alter wesentlich weniger Knochenmasse haben.

Die bisher mit morphometrischen Methoden erarbeiteten *Normalwerte und die densitometrisch ermittelten Werte der Mineralkonzentration* in verschiedenen spongiösen und kompakten Knochenarealen sowie deren Abnahme mit dem Alterungsprozeß folgen alle etwa dem Verlauf einer Parabel. Sie ergeben die *Vergleichsbasis,* um bei generalisierten *Störungen von Transformation oder Mineralisation* des Knochens Verlaufskontrollen durchführen zu können. Ein solcher parabelähnlicher Kurvenverlauf als Ausdruck der Alterung ist nicht auf die Mineralkonzentration im Knochen beschränkt. Auch andere, durch physiologisches Altern bedingte Veränderungen, wie z.B. der Hirndurchblutung oder der Organgewichte, zeigen diesen Verlauf. Standardabweichungen und biologische Streubreite sind relativ groß, so daß deren Berücksichtigung bei der klinischen Wertung von Meßresultaten der Mineralkonzentration bei Systemerkrankungen des Skelettes unerläßlich ist.

Bei Systemerkrankungen des Skelettes (Osteopathien) kommt es zu Störungen der normalen Transformation des Hartgewebes im Organ Knochen. Diese Veränderungen lassen sich zunächst nur im histologischen und mikroradiographischen Bereich erkennen. Eine Volumenabnahme durch Strukturauflockerung (Porose) oder eine Volumenzunahme mit Strukturverdichtung (Sklerose) des spongiösen Knochengewebes und eine Verschmälerung oder Verdickung des Diaphysenkompakta – also eine Verschiebung der Relation Knochengewebe zu Markgewebe – wird eine Abnahme bzw. Zunahme der „globalen Mineralkonzentration" in den untersuchten Knochenarealen ergeben müssen. Eine quantitative Analyse der Abbau- und Anbauvorgänge erfordert *neben* einer Bestimmung der globalen Mineralkonzentration in einem Knochen oder Knochenabschnitt auch morphometrische Messungen von Kompakta und Kortikalis an verschiedenen Abschnitten des Skelettes und die Beurteilung von Strukturveränderungen. Die Densitometrie und die Morphometrie sind wichtige ergänzende Verfahren, um möglichst lückenlose Informationen über gestörte Lebensvorgänge im Organ Knochen zu erhalten (Tab. 12). Zur radiologischen Analyse des *Mineraldepots Tela ossea* im „Organ Knochen" können heute in der Klinik und Praxis folgende Methoden eingesetzt werden.

1. die visuelle Röntgenbildanalyse,
   auch mit dem lupenbewaffneten Auge (Mikroradioskopie);
2. die Morphometrie,
   zur Bestimmung der *Schichtdicke* des Knochengewebes von Kompakta und Kortikalis;
3. die indirekte oder direkte Densitometrie mit Röntgenstrahlen oder Isotopen,
   zur Messung der *globalen Mineralkonzentration* im Knochen oder einem Knochenareal;

Tabelle 12 Verschiedene Meßmethoden und ihre Wertigkeit für die Klinik (nach *Wahner* u. Mitarb.)

Methoden	Art der Messungen	Wert für die Klinik
radiologische Morphometrie	Kompaktadicke	5–10% Variation – keine Berücksichtigung von intrakortikaler Resorption oder endostaler Erosion
radiologische Bildanalyse	visuelle Beurteilung	28–40% Abweichung!
radiologische Photodensitometrie	Vergleich mit Referenztreppe	5–10% Abweichung (Variationskoeffizient)
Isotopenabsorptiometrie	Monoenergie (^{125}J)	3–5% Variation – Messungen nur an der oberen Extremität möglich
Isotopenabsorptiometrie	Doppel-Energie ($^{125}J + 241\,AM - {}^{153}Gd\ 44KeV + 100\,KeV$)	2–5% Variation – Messungen vorwiegend der WS-Spongiosa
quantitative Computertomographie	Monoenergie – quantitative CT (80 KVP, 120 KVP) Doppelenergie – quantitative CT (80 + 140 KVP, 85 + 125 KVP)	2–5% Variation – Messungen der Spongiosa (WS + Femurhals) 0,8% Variation
Compton-Streuung	γ-Strahlen verschiedener Isotope	2–5% Variation – Messungen der Spongiosa

4. die quantitative Computertomographie (mit Röntgen- oder Gammastrahlen), zur Bestimmung eines Volumenwertes der globalen Mineralkonzentration in einem spongiösen oder kompakten Knochenareal.

Eine *Kombination* von Morphometrie der Diaphysenkompakta mit einer Densitometrie *desselben Meßareals* vermag neben einer Bestimmung der Knochenmasse auch den Mineralisationsgrad der Tela ossea selbst oder eine Strukturauflockerung des kompakten Knochens (Spongiosierung) zu erfassen. Insbesondere dort, wo Spongiosa und Kompakta ineinander übergehen, liegen interessante Bereiche für die Kombination von visueller Röntgenbildanalyse und Densitometrie. Bei einigen Systemerkrankungen kann die Spongiosierung der Diaphysenkompakta bis zur Transformation des gesamten Diaphysenknochens in einen spongiösen Knochen beobachtet werden. Über die pathogenetische Dynamik dieser Vorgänge wissen wir noch wenig.

Literatur

Aitken, J. M., J. B. Anderson, P. W. Horton: Seasonal variations in bone mineral content after the menopause. Nature (Lond.) 241 (1973) 59–60

Alhava, E. M., P. Karjalainen: The mineral content and mineral density of bone of the forearms in healthy persons measured by Am-241 gamma ray attenuation method. Ann. clin. Res. 5 (1973 a) 238–243

Alhava, E. M., P. Karjalainen: Mineral content and density of the forearm bones measured by Am-241 Gamma ray attenuation method in 80 patients with osteoporotic hip fractures. Ann. Clin. Res. 5 (1973 b) 244–247

Anderson, J. B., J. Shimmins, D. A. Smith: A new technique for the measurement of metacarpal density. Brit. J. Radiol. 39 (1966) 443–450

Andrews, H. L.: Radiation Physics. Prentice-Hall, New Jersey 1961

Anton, H. C.: Width of clavicular cortex in osteoporosis. Brit. med. J. (1969/I) 409–411

Arnold, J. S.: External and trabecular morphologic changes in lumbar vertebrae in aging. In Whedon, G. D., J. R. Cameron: Progress in Methods of Bone Mineral Measurement. U.S. Depth. Health, Education, Welfare, Washington/D.C. 1968

Arnold, J. S.: Amount and quality of trabecular bone in osteoporotic vertebral fractures. Clin. Endocrinol. Metab. 2 (1983) 221–238

Baastrup, C. I.: "The acute bone atrophy" and its roentgen picture. Acta radiol. 2 (1923) 364

Babaiantz, C. I.: Les ostéoporoses. Radiol. clin. 16 (1947) 291–322

Balz, G.: Röntgenologisches Verfahren zur quantitativen Beurteilung des Mineralgehaltes an der Grundphalanx des Daumens. Fortschr. Röntgenstr. 113 (1976) 581–589

Balz, G., R. Birkner: Die Bestimmung des Aluminiumschwächungsgleichwertes von Knochengewebe am Lebenden. Strahlentherapie 99 (1956) 221–227

Banzer, D. H., U. Schneider: A computerized method of determination of bone mineral content by a transmission scanner. Clinical use. In Mazess, R. B.: Int. Conf. Bone Mineral Measurement, Chicago 1973. (DHEW Publ. No. 75–683). U.S. Dept. Health, Education, Welfare, Washington/D.C. 1975 (pp. 206–213)

Banzer, D. H., U. Schneider, K. P. Hauser, H. Knoop: Radiologischer Nachweis der renalen Osteopathie unter Dauerdialyse. Dtsch. med. Wschr. 99 (1974) 48–51

Banzer, D. H., T. Klemm, U. Schneider: Der Mineralgehalt des wachsenden Knochens. Dtsch. med. Wschr. 101 (1976 a) 1794–1797

Banzer, D. H., U. Schneider, W. D. Risch, H. Botsch: Roentgen signs of vertebral demineralization and mineral content of peripheral cancellous bone. 3rd Int. Conf. Bone Mineral Measurement, New Orleans 1976. Amer. J. Roentgenol. 126 (1976 b) 1306–1308

Banzer, D. H., U. Schneider, O.-H. Wegener: Photon absortiometry and CT scanning in determination of bone mineral content. In Gerhardt, P., G. von Kaick: Total Body Computerized Tomography. Thieme, Stuttgart 1979 a

Banzer, D. H., U. Schneider, O. H. Wegener, H. Oeser, O. Pleul: Quantitative Mineralsalzbestimmung im Wirbelkörper mittels Computertomographie. Fortschr. Röntgenstr. 130 (1979 b) 77–80

Barnett, E., B. E. C. Nordin: The radiological diagnosis of osteoporosis: A new approach. Clin. Radiol. (Lond.) 11 (1960) 166–174

Barnett, E., B. E. C. Nordin: Radiological assessment of bone density. Brit. J. Radiol. 34 (1961) 683–692

Baylink, D. J., G. P. Vose, W. E. Dotter, L. M. Murythal: Two new methods for the study of osteoporosis and other metabolic bone diseases. Lahey Clin. Bull. 13 (1964) 217–227

Bernard, J., M. Laval-Jeantet: L'épaisseur relative de la corticale du tibia, application à l'évaluation des ostéoporoses et des ostéoscleroses. Presse méd. 68 (1960) 889–892; 70 (1962) 889–890

Bevan, J. A.: Bone mineral measurements in the clinical situation. Proc. Symp. Bone Mineral Determin. 1 (1974) 89

Björk, L.: Radiographic determination of the bone mineral content in osteoporosis. Acta radiol. (Stockh.) 3 (1965) 218–224

Bloom, R. A.: A comparative estimation of the combined cortical thickness of various bone sites. Skelet. Radiol. 5 (1980) 167–170

Bloom, R. A., J. W. Laws: Humeral cortical thickness as an index of osteoporosis in women: Brit. J. Radiol. 43 (1970) 522–527

Bojtor, I., A. Illés, F. Horváth, I. Holló: Computer evaluation to the x-ray densitometric method for the diagnosis of calcipenic osteopathy. Fortschr. Röntgenstr. 117 (1972) 720–724

Borcke, P., F. Heuck: Rasteräquidensiten zur Ermittlung des Mineralgehaltes im Knochen. In Heuck, F.: Deutscher Röntgenkongreß 1972, 53. Tagung. Thieme, Stuttgart 1973

Borcke, E., F. Heuck: Das „quantitative Röntgenbild" des Knochens. Röntgen 22 (1975) 3–9

Börner, W., S. Grehn, E. Moll, E. Rauh: Messung der Dichte der Knochensubstanz am Finger mit einem 125J-Profilscanner. In: Radioisotope in Pharmakokinetik und klinischer Biochemie. Nucl.-Med., Stuttgart, Suppl. 8 (1968) 391

Börner, W., S. Grehn, E. Moll, E. Rauh: Messung der Absorption des Fingerknochens mit einem 125J-Profilscanner. Quantitative Methode zur Erkennung der Osteoporose. Fortschr. Röntgenstr. 110 (1969) 378–387

Börner, W., E. Moll, E. Rauh, G. Heieis: Ein empfindliches Meßverfahren zur radiologischen Bestimmung der Mineralsalzdichte in Spongiosa und Kompakta des Fingerknochens. Z. Orthop. 108 (1970 a) 503–507

Börner, W., E. Moll, E. Rau, C. Reiners: A sensitive method for separate calculations of mineral contens in cancellous and compact bone. In: USAEC Report. Bone Mineral Measurement Conf., Chicago 1970. Chicago 1970 b

Börner, W., S. Grehn, E. Moll, E. Rauh, S. Seybold: Altersphysiologie und pathologische Veränderungen der Dichte und Dicke des Fingerknochens. Radiologische Messung mit einem 125J-Profilscanner an 223 Frauen. Fortschr. Röntgenstr. 116 (1972) 552–558

Boyd, R. M.: Bone mineral content in vivo – photon absorptiometry. In: Proceedings 1st Workshop on Bone Morphometry 1973. University of Ottawa Press, Ottawa/Canada 1976

Boyd, R. M., E. C. Cameron, H. W. McIntosh, V. R. Walker: Measurement of bone mineral content in vivo using photon absorptiometry. Canad. med. Ass. J. 111 (1974) 1201–1205

Breitling, G., R. Hineß: Probleme der Dickenmessung. In Heuck, F.: Densitometrie in der Radiologie. Thieme, Stuttgart 1973

Breuel, H. T., R.-D. Hesch, H. V. Henning, D. Emrich: Osteoporose-Diagnostik durch Messung der 125J-Absorption am Finger. Radiologe 15 (1975) 251–255

Buchmann, F.: Vermeßbarkeit des Röntgenbildes. In Heuck, F.: Densitometrie in der Radiologie Thieme, Stuttgart 1973

Büchner, H.: Direkte Röntgenvergrößerung und normale Aufnahme. Vergleichende Untersuchungen zur klinischen Abgrenzung. 1. u. 2. Teil. Fortschr. Röntgenstr. 80 (1954) 71–87; 502–514

Büchner, H.: Die Indikation zur direkten Röntgenvergrößerung bei Knochenaufnahmen. Radiologe 1 (1961) 222–229

Büchner, H.: Radiometrie. Springer, Berlin 1970

Bugyi, B.: Über Altersabhängigkeit des kortikalen Index des 2. Metakarpalknochens. Anat. Anz. 116 (1965) 378–383

Cameron, J. R.: Summary of data on the bone mineral of the radius in normals. In: Determination of Body Composition Progress Report. University of Wisconsin Press, Madison 1969

Cameron, J. R., J. A. Sorenson: Measurement of bone mineral in vivo: an improved method. Science 142 (1963) 230–232

Cameron, J. R., J. A. Sorenson: Bone mineral measurement by improved photon absorption technique. In Whedon, G. D., W. F. Neumann, D. W. Jenkins (Eds.): Progress in Development of Methods on Bone Densitometry. NASA SP-64, Sci. Techn. Inf. Div., Washington/D.C. 1965/66

Cameron, J. R., J. A. Sorenson: Measurement of bone mineral by a direct photon absorption method. Principles and instrumentation. In Whedon, G. D., J. R. Cameron: Progress in Methods of Bone Mineral Measurement. U.S. Dept. Health, Education, Welfare, Washington/D.C. 1968

Cameron, J. R., R. Grant, R. MacGregor: An improved technique for the measurement of bone mineral content in vivo. Radiology 78 (1962) 117

Cameron, J. R., R. B. Mazess, J. A. Sorenson: Precision and accuracy of bone mineral determination by direct photon absorptiometry. Invest. Radiol. 3 (1966) 141–150

Cann, C. E.: Low-dose CT scanning for quantitative spinal mineral analysis. Radiology 140 (1981) 813–815

Cann, C. E.: Quantitative CT applications: Comparison of current CT scanners. Radiology 157 (1985) 142

Cann, C. E., H. K. Genant: Precise measurement of vertebral mineral content using computed tomography. J. Comput. assist. Tomogr. 4 (1980) 493–500

Cann, C. E., H. K. Genant: Cross-sectional studies of vertebral mineral using quantitative computed tomography. In: 2nd Int. Workshop on Bone and Soft Tissue Densitometry using CT. Zuoz 1981

Cann, C. E., H. K. Genant: Single versus dual energy CT for vertebral mineral quantification. J. Comput. assist. Tomogr. 7 (1983) 551–552

Cann, C. E., B. Ettinger, H. K. Genant: Normal subjects versus osteoporotics: No evidence using dual energy for disproportionate increase in vertebral marrow fat. J. Comput. assist. Tomogr. 9 (1985a) 616–617

Cann, C. E., H. K. Genant, F. O. Kolb, B. Ettinger: Quantitative computed tomography for prediction of vertebral fracture risk. Bone 6 (1985b) 1–7

Chalmers, J.: Distribution of osteoporotic changes in the aging skeleton. In: Clin. Endocrinol. Metabol. Nordin, B. E. C., Editor. Saunders, London 1973

Chesney, R. W., R. B. Mazess, Ph. Rose: Single-photon absorptiometry and dualphoton absorptiometry in children. In Genant, H. K.: Osteoporosis Update 1987. University of California Printing Services, San Francisco 1987 (pp. 241–246)

Christiansen, C., P. Rodbro: Bone mineral content in anticonvulsant osteomalacia. 3rd Int. Conf. Bone Mineral Measurement, New Orleans 1976. Amer. J. Roentgenol. 126 (1976) 1302–1303

Colbert, C., R. S. Bachtell: Progress in radiographic photodensitometry. In Mazess, R. B.: Int. Conf. Bone Mineral Measurement, Chicago 1973. (DHEW Publ. No. 75-683) U.S. Dept. Health, Education, Welfare, Washington/D.C. 1975 (pp. 169–176)

Colbert, C., C. Garrett: Photodensitometry of bone roentgenograms with an on-line computer. Clin. Orthop. 65 (1969) 39–45

Colbert, C., R. B. Mazess, P. B. Schmidt: Bone mineral determination in vitro by radiographic photodensitometry and direct photon absorptiometry. Invest. Radiol. 5 (1970) 336–340

Coryn, G.: Introduction à l'étude des affections endocrinniennes du squelette. Presse méd. 90 (1937) 611

Cummings, St. R.: Use of bone density measurements. In Genant, H. K.: Osteoporosis Update 1987. University of California Printing Services, San Francisco 1987 (pp. 115–121)

Cummings, St. R., D. Black: Should perimenopausal women be screened for osteoporosis? Ann. intern. Med. 104 (1986) 817

Dalén, N.: Bone mineral assay – choice of measuring sites. In Mazess, R. B.: Int. Conf. Bone Mineral Measurement, Chicago 1973 (DHEW Publ. No. 75-683) U.S. Dept. Health, Education, Welfare, Washington/D.C. 1975 (p. 60)

Dalén, N., F. Edsmyr: Bone mineral content of the femoral neck after irradiation. Acta Radiol. 13 (1974) 97–101

Dalén, N., B. Jacobsen: Bone mineral assay – choice of measuring sites. In Thesis, M. D.: Bone Mineral Assay: Measuring Sites: Clinical Applications. Dept. Med. Engin. Karolinska Inst., Stockholm 1973

Dalén, N., B. Lamke: Grading of osteoporosis by skeletal roentgenology and bone scanning. Acta Radiol. 13 (1974)

Dambacher, M., P. Rüegsegger: Nichtinvasive Untersuchungsmethoden bei Osteoporosen. Ther. Umsch. 42 (1985) 339–350

Dambacher, M. A., J. Ittner, P. Rüegsegger: Osteoporose – Pathogenese, Prophylaxe, Therapie. Internist 27 (1986) 206–213

Dequeker, J.: Quantitative radiology of cortical bone at the second metacarpal. Influence of skeletal size – bone loss in different populations. In: Proceedings 1st Workshop on Bone Morphometry 1973. University of Ottawa Press, Ottawa/Canada 1976

Dequeker, J., Y. S. Roh: Evaluation of the accuracy of the photonabsorptiometric method by progressive calcification. In Dequeker, Johnston: Non-invasive Bone Measurements: Methodological Problems. IRL Press, Oxford 1982

Dequeker, J., Y. S. Roh, K. Gautama: Evaluation of the femoral trabecular pattern grading system, its value in spinal osteoporosis and femoral neck fracture. In: Proceedings 1st Workshop on Bone Morphometry 1973. University of Ottawa Press, Ottawa/Canada 1976

Doyle, F. H.: Ulnar mineral concentration in metabolic bone diseases. Brit. J. Radiol. 34 (1961) 698–712

Doyle, F. H.: Age-related bone changes in women. (A quantitative x-ray study of the distal third of the ulna in normal subjects). In Whedon, G. D., J. R. Cameron: Progress in Methods of Bone Mineral Measurement. U.S. Dept. Health, Education, Welfare, Washington/D.C. 1968/70

Doyle, F. H.: Involutional osteoporosis. Clin. Endocrinol. Metabol. 1 (1972) 143–167

Doyle, F. H., J. M. Pennock: Simple measurements and indices of bone mass. In: Proceedings. 1st Workshop on Bone Morphometry 1973. University, Ottawa Press, Ottawa/Canada 1976

Dulce, H.-J.: Biochemie des Knochens. In Diethelm, L., F. Heuck, O. Olsson, H. Vieten, A. Zuppinger: Handbuch der medizinischen Radiologie, Bd. IV/1. Springer, Berlin 1970

Ekman, B., K. G. Ljungquist, U. Stein: Roentgenologic-photometric method for bone mineral determinations. Acta radiol. 10 (1970) 305–325

Elsässer, U.: Quantifizierung der Spongiosadichte an Röhrenknochen mittels Computertomographie. Diss., Zürich 1977

Elsässer, U., P. Rüegsegger: Bone densitometry with the aid of computerized transaxial tomography. 3rd Int. Conf. Bone Mineral Measurement, New Orleans 1976. Amer. J. Roentgenol. 126 (1976) 1275–1277

Engström, A., S. Welin: A method for the quantitative roentgenological determination of the amount of calcium salts in bone tissue. Acta radiol. 31 (1949) 483–502

Epker, B. N.: The mode of bone loss at the organ level with aging: A review. In: Proceedings 1st Workshop on Bone Morphometry 1973. University of Ottawa Press, Ottawa/Canada 1976

Epple, E., F. Heuck: Vereinfachte und verbesserte Bestimmung des Knochen-Mineral-Gehaltes aus dem Röntgenbild mit Hilfe digitaler Datenverarbeitung. In: Wiss. Kongreß „Medizin-Technik" Stuttgart 1972

Exner, G. U., H. P. Gnehm, A. Prader, U.Elsässer, P. Ruegsegger, M. Anliker: Bone densitometry with the aid of computer assisted tomography (CAT). Pediat. Res. 10 (1976) 892

Exner, G. U., A. Prader, U. Elsässer, P. Rüegsegger, M. Anliker: Bone densitometry using computed tomography. I. Selective determination of trabecular bone density and other bone mineral parameters. Normal values in children and adults. Brit. J. Radiol. 52 (1979a) 14–23

Exner, G. U., A. Prader, U. Elsässer, M. Anliker: Bone densitometry using computed tomography. II. Increased trabecular bone density in children with chronic renal failure. Brit. J. Radiol. 52 (1979b) 24–28

Exton-Smith, A. N., P. H. Millard, P. R. Payne, E. F. Wheeler: Method for measuring quantity of bone. Lancet 1969 II, 1153–1157

Faust, U., F. Heuck: Ein Referenzmaterial für die quantitative Computertomographie auf Polyäthylenbasis. Biomed. Techn. 31 (1986) 175–177

Faust, U., F. Heuck, W. A. Kalender: Progress in quantitative radiology of the skeleton. In Heuck, F., M. W. Donner: Radiology Today, vol. IV. Springer, Berlin 1986/87

Felsenberg, D.: Quantitative Knochenmineralgehaltsbestimmung mit der Zwei-Spektren-Methode. Radiologe 28 (1988) 166–172

Felsenberg, D., S. Kimmel, B. Hamm, H. Gutschmidt, T. Roner, W. Meyer-Sabellek: Bone density in patients with malabsorption syndroms or long-term cortisone therapy: Multilocular and quantitative measurements of mineral salt contents of the skeletal system. Radiology 157 (1985) 143

Felsenberg, D., W. A. Kalender, D. Banzer, G. Schmilinsky, M. Heyse, E. Fischer, U. Schneider: Quantitative computertomographische Knochenmineralgehaltsbestimmung. Fortschr. Röntgenstr. 148 (1988) 431–436

Firooznia, H., C. Golimbu, M. Rafii, M. S. Schwartz, E. R. Alterman: Quantitative computed tomography assessment of spinal trabecular bone. I. Age-realted regression in normal men and women. J. Comput. assist. Tomogr. 8 (1984a) 91–97

Firooznia, H., C. Golimbu, M. Rafii, M. S. Schwartz, E. R. Alterman: Quantitative computed tomography assessment of spinal trabecular bone. II. In osteoporotic women with and without vertebral fractures. J. Comput. assist. Tomogr. 8 (1984b) 99–103

Firooznia, H., M. Rafii, C. Golimbu, M. S. Schwartz: CT measurement of trabecular mineral content of the spine in osteoporotic women with hip fracture. Radiology 157 (1985) 245

Firooznia, H., M. Rafii, C. Golimbu, M. S. Schwartz, P. Ort: Trabecular mineral content of the spine in women with hip fracture: CT measurement. Radiology 159 (1986a) 737–740

Firooznia, H., C. Golimbu, M. Rafii, M. S. Schwartz: Rate of spinal trabecular bone loss in normal perimenopausal women: CT measurement. Radiology 161 (1986b) 735–738

Firooznia, H., C. Golimbu, M. Rafii, M. S. Schwartz: QCT assessment of bone density and its relationship to fracture occurrence and fracture incidence. In Genant, H. K.: Osteoporosis Update 1987. University of California Printing Services, San Francisco 1987 (pp. 103–113)

Fischer, E.: Weichteildiagnostik an den peripheren Extremitäten mittels Weichstrahltechnik. Radiologe 14 (1974) 457

Fischer, E., D. Hausser: Kompaktadicke von Rippen und Schlüsselbein – Einfluß demineralisierender Erkrankungen. Med. Klin. 65 (1970) 1212

Frercks, J.: Vergleichende chemisch-analytische Untersuchungen des spongiösen und kompakten Knochens aus fünf verschiedenen Skelettbezirken. Diss., Kiel 1968

Frohnmeyer, G.: Über die Genauigkeit densitometrischer Verfahren. In Glauner, R.: Deutscher Röntgenkongreß 1969, 50. Tagung. Thieme, Stuttgart 1970 (S. 27)

Garn, St. M., C. G. Rohmann, B. Wagner, G. H. Darila: Dynamics of change at the endosteal surface of tubular bones. In Whedon, G. D., J. R. Cameron: Progress in Methods of Bone Mineral Measurement. U.S. Dept. Health, Education, Welfare, Washington/D.C. 1969

Garn, St. M.: The Earlier Gain and the Later Loss of Cortical Bone. Thomas, Springfield/Ill. 1970

Garn, St. M., E. N. Pao, M. E. Rihl: Compact bone in Chinese and Japanese. Science 143 (1964) 1439–1440

Garn, St. M., E. Feutz, C. Colbert, B. Wagner: Comparison of cortical thickness and radiographic microdensitometry in the measurement of bone loss. In Whedon, G. D., W. F. Neumann, D. W. Jenkins: Progress in Development of Methods on Bone Densitometry. NASA SP-64, Sci. Techn. Inf. Div., Washington/D.C. 1965/66 (pp. 65–75)

Garn, St. M., C. G. Rohman, B. Wagner: Bone loss as a general phenomenon in man. Fed. Proc. 26 (1967) 1729

Gebhardt, M., H. Zwicker: Zur röntgenologischen Mineraläquivalenzbestimmung des Knochens. 1. Die korrekte Anwendung der „röntgenologischen Substanzanalyse mittels differenter Strahlenqualität". Fortschr. Röntgenstr. 112 (1970) 798–805

Genant, H. K.: Quantitative computed tomography for assessing metabolic bone diseases. In Lissner, J., J. L. Doppman: CT '82, Int. CT-Symposium. Schnetztor, Konstanz 1982 (S. 131–143)

Genant, H. K.: Quantitative computed tomography for assesment of metabolic bone diseases. In Heuck, F. H. W., M. W. Donner: Radiology Today, vol. II. Springer, Berlin 1983

Genant, H. K.: Spine Update 1987 – Perspectives for Radiologists, Orthopaedists, and Neurosurgeons. University of California Printing Services, San Francisco 1987

Genant, H. K., D. Boyd: Quantitative bone mineral analysis using dual computerized tomography. Invest. Radiol. 12 (1977) 545–551

Genant, H. K., K. Doi: High-resolution radiographic techniques for the detection and study of skeletal neoplasms. In Diethelm, L., F. Heuck, O. Olsson, H. Vieten, A. Zuppinger: Handbuch der medizinischen Radiologie, Bd. V/6. Springer, Berlin 1977

Genant, H. K., C. A. Helms: Computed tomography of the appendicular musculoskeletal system. In Moss, A. A., G. Gamsu, H. K. Genant: Computed Tomography of the Body. Saunders, Philadelphia 1983 (pp. 475–533)

Genant, H. K., K. Doi, J. C. Mall: Optical versus radiographic magnification for fine-detail skeletal radiography. Invest. Radiol. 10 (1975) 160–172

Genant, H. K., J. C. Mall, L. H. Lanzl, J. Van der Horst, J. B. Wagonfeld: Quantitative bone mineral analyses in patients with inflammatory bowel disease: 3rd Int. Conf. Bone Mineral Measurement, New Orleans 1976. Amer. J. Roentgenol. 126 (1976a) 1303–1304

Genant, H. K., K. Doi, J. C. Mall: Comparison of non-screen techniques (Medical versus industrial film) for fine-detail skeletal radiography. Invest. Radiol. 11 (1976b) 486–500

Genant, H. K., C. E. Cann, N. I. Chafetz, C. A. Helms: Advances in computed tomography of the musculoskeletal system. Radiol. Clin. N. Amer. 19 (1981a) 645–674

Genant, H. K., C. E. Cann, B. Ettinger, G. S. Gordan: Determination of bone mineral loss in the axial and appendicular skeleton of oophorectomized women. In: 2nd Int. Workshop on Bone and Soft Tissue Densitometry using CT., Zuoz 1981b

Genant, H. K., C. E. Cann, D. D. Faul: Quantitative computed tomography for assessing vertebral bone mineral. In Dequeker, Johnston: Non-invasive Bone Measurements: Methodological Problems. IRL Press, Oxford 1982a

Genant, H. K., C. E. Cann, B. Ettinger, G. S. Gordon: Quantitative computed tomography of vertebral spongiosa: a sensitive method for detecting early bone loss after oophorectomy. Ann. intern. Med. 97 (1982b) 699–705

Genant, H. K., C. E. Cann, R. S. Pozzi-Mucelli, A. S. Kanter: Vertebral mineral determination by quantitative CT – Clinical feasibility and normative data. J. Comput. assist. Tomogr. 7 (1983b) 554

Genant, H. K., C. E. Cann, D. P. Boyd, F. O. Kolb, B. Ettinger, G. S. Gordan: Quantitative computed tomography for vertebral mineral determination. In: Proceedings of Henry-Ford-Hospital. Symposium on Clinical Disorders of Bone and Mineral Metabolism, 1983. Excerpta Medica Foundation, Amsterdam 1984, S. 40–47

Genant, H. K., C. E. Cann, B. Ettinger, G. S. Gordan, F. O. Kolb, U. Reiser, C. D. Arnaud: Quantitative computed tomography for spinal mineral assessment: Current status. J. Comput. assist. Tomogr. 9 (1985) 602–604

Genant, H. K., J. E. Block, P. Steiger, C.-Ch. Glüer: Quantitative computed tomography in the assessment of osteoporosis. In Genant, H. K.: Osteoporosis Update 1987. University of California Printing Services, San Francisco 1987 (pp. 49–71)

Gershon-Cohen, J., H. Schraer, N. Blumberg: Bone density measurements of osteoporosis in the aged. Radiology 65 (1955) 416–419

Gershon-Cohen, J., N. H. Cherry, M. Boehnke: Bone density studies with a Gamma gage. Radiat. Res. 8 (1958) 509–515

Gilsanz, V.: Quantitative computed tomography in children. In Genant, H. K.: Osteoporosis Update 1987. University of California Printing Services, San Francisco 1987 (pp. 181–185)

Glocker, R., E. Macherauch: Röntgen- und Kernphysik für Mediziner und Biophysiker, 2. Aufl. (verk. Stud.-Ausg.) Thieme, Stuttgart 1971

Glüer, C.-Ch., H. K. Genant: Quantitative computed tomography of the hip. In Genant, H. K.: Osteoporosis Update 1987. University of California Printing Services, San Francisco 1987 (pp. 187–195)

Goldsmith, N. F., J. O. Johnston, H. Ury, G. Vose, C. Colbert: Bone-mineral estimation in normal and osteoporotic women: a comparability trial of four methods and seven bone sites. J. Bone Jt Surg. 53-A (1971) 83–100

Goldsmith, N. F., J. O. Johnston, G. Picetti, C. Garcia: Bone mineral in the radius and vertebral osteoporosis in an insured population. A correlative study using J125 photon absorption and miniature roentgenography. J. Bone Jt Surg. 55-A (1973) 1276–1293

Gotfredsen, A., J. Borg, C. Christiansen: In vivo estimation of total body bone mineral by dual photon absorptiometry – Precision and accuracy. J. Comput. assist. Tomogr. 7 (1983a) 550–551

Gotfredsen, A., O. Als, L. Tjellesen, L. Nilas, J. Borg, C. Christiansen: Clinical applicability of in vivo estimation of total body mineral by dual photon absorptiometry: Measurements on normal and osteopenic patients. J. Comput. assist. Tomogr. 7 (1983b) 558–559

Griffiths, H. J., R. E. Zimmerman: An overview of clinical applications of photon absorptiometry. 3rd Int. Conf. Bone Mineral Measurement, New Orleans 1976. Amer. J. Roentgenol. 126 (1976) 1301–1302

Griffiths, H. J., R. E. Zimmerman, G. Bailey, R. Snider: The use of photon absortiometry in the diagnosis of renal osteodystrophy. Radiology 109 (1973) 277–281

Grimsehl, E.: Struktur der Materie. In Schallreuter, W.: Lehrbuch der Physik, Bd. IV. Herausgeb.: Teubner, Leipzig 1968

Györgyi, G., L. Bozóky: Der lineare Schwächungskoeffizient als ein Maßstab des Mineralgehaltes der Knochen. Fortschr. Röntgenstr. 94 (1961) 667–672

Hangartner, T. N., T. R. Overton: Quantitative measurement of bone density using gamma-ray computed tomograms. J. Comput. assist. Tomogr. 6 (1982) 1156–1162

Hangartner, T. N., T. R. Overton: Recent developments in peripheral CT measurements. J. Comput. assist. Tomogr. 7 (1983) 553

Hangartner, T. N., T. R. Overton: Variable resolution fan-beam CT scanner for peripheral bone evaluation. J. Comput. assist. Tomogr. 9 (1985) 612–613

Hansen, H. G.: Zur Anwendung anabol wirkender Steroide bei Kindern. Mschr. Kinderheilk. 110 (1962) 236–240

Hansen, H. G.: Zur Wirkung anaboler Steroide auf das Skelettsystem mit besonderer Berücksichtigung der Mineralisation. In: Kolloquium „Wirkung und Anwendung anaboler Steroide", Schering AG Berlin 1963. Medicus Verlag, Berlin 1964, S. 277–281

Hansen, H. G., R. v. Patey: Persönliche Mitteilung 1961

Hanson, J.: Analysis of 153Gd and of 125I/241Am sources. In Mazess, R. B.: Int. Conf. Bone Mineral Measurement, Chicago 1973, (DHEW Publ. No. 75-683). U.S. Dept. Health, Education, Welfare, Washington/D.C. 1975

Hauschild, O.: Untersuchungen zum Knochenmineralgehalt bei arteriellen Durchblutungsstörungen. Diss., Berlin 1974

Hausser, D.: Die Kompaktadicke der Rippe und des Schlüsselbeins als Index für den Mineralgehalt des Skelets (röntgenologische Untersuchungen am Lebenden). Diss., Tübingen 1967

Heer, K. R., A. Rösli, Th. Lauffenburger, J. Guncaga, M. A. Dambacher, H. G. Haas: Bone mineral loss in the premenopause. In Mazess, R. B.: Int. Conf. Bone Mineral Measurement, Chicago 1973. (DHEW Publ. No. 75-683). U.S. Dept. Health, Education, Welfare, Washington/D.C. 1975 (pp. 214–221)

Heer, K. R., K. Alexandrow, Th. Lauffenburger, H. G. Haas: Changes of bone mineral in healthy menopausal and premenopausal women: Two year preliminary results of a longitudinal study. 3rd Int. Conf. Bone Mineral Measurement, New Orleans 1976. Amer. J. Roentgenol. 126 (1976) 1298

Helelä, T., P. Virtama: Bone density of the ulna. Invest. Radiol. 3 (1968) 103–107

Helelä, T., P. Virtama: Cortical thickness of long bones in different age groups. In Jelliffe, A. M., B. Strickland: Symposium Ossium, London 1968. Livingstone, Edinburgh 1970 (pp. 238–240)

Hermanutz, K. D., K. J. Beck, Th. Franken: Radiologischer Nachweis von Knochenveränderungen bei beidseitig ovariektomierten Frauen mit und ohne Östrogenprophylaxe. Fortschr. Röntgenstr. 126 (1977) 546–550

Heuck, F.: Der röntgenologische Nachweis generalisierter Osteopathien. Internist 3 (1962) 252–267

Heuck, F.: Die Messung des Kalksalzgehaltes im Knochen bei Osteopathien. Med. Klin. 60 (1965) 954–959

Heuck, F.: Der Knochen bei gastrointestinalen Erkrankungen. In Bartelheimer, H., H. Heisig: Aktuelle Gastroenterologie. Thieme, Stuttgart 1968 a

Heuck, F.: Quantitative measurements of bone mineral content by densitometric methods. In Whedon, G. D., J. R. Cameron: Progress in Methods of Bone Mineral Measurement. U.S. Dept. Health, Education, Welfare, Washington/D.C. 1968 b

Heuck, F.: Die radiologische Erfassung des Mineralgehaltes des Knochens. In Diethelm, L., F. Heuck, O. Olsson, H. Vieten, A. Zuppinger: Handbuch der medizinischen Radiologie, Bd. IV/1. Springer, Berlin 1970

Heuck, F.: Die Röntgenologie der generalisierten Osteopathien. Z. Rheumaforsch. 31 (1972) 324–344

Heuck, F.: Allgemeine Radiologie und Morphologie der Knochenkrankheiten. In Diethelm, L., F. Heuck, O. Olsson, H. Vieten, A. Zuppinger: Handbuch der medizinischen Radiologie, Bd. V/1. Springer, Berlin 1976 (S. 3–303)

Heuck, F., E. Schmidt: Röntgenologische und chemisch-analytische Untersuchungen des pathologisch veränderten Knochens. Fortschr. Röntgenstr. 81 (1954) 27

Heuck, F., E. Schmidt: Konzentration und Verteilung der Kalksalze in der Knochenmatrix bei Osteopathien. Verh. dtsch. orthop. Ges. 48 (1960 a) 201–209

Heuck, F., E. Schmidt: Die quantitative Bestimmung des Mineralgehaltes der Knochen aus dem Röntgenbild. Fortschr. Röntgenstr. 93 (1960 b) 523–554

Heuck, F., E. Schmidt: Die praktische Anwendung einer Methode zur quantitativen Bestimmung des Kalksalzgehaltes gesunder und kranker Knochen. Fortschr. Röntgenstr. 93 (1960 c) 761–783

Heuck, F., E. Schmidt: Die Bestimmung des Kalkgehaltes in der Volumeneinheit Knochengewebe. In Rajewsky, B.: IX. International Congress of Radiology, München 1959, vol. I. Thieme, Stuttgart; Urban & Schwarzenberg, München 1961 (S. 254–258)

Heuck, F., K. Vanselow: Röntgenologie, Densitometrie, Neutronen- und Protonenaktivierungsanalyse und Ultraschalluntersuchungen. In Schwiegk, H.: Handbuch der inneren Medizin, Bd. VI/1A. Springer, Berlin 1980

Heuck, F., U. Faust, H. K. Genant, U. Reiser: Die Röntgen-Computer-Tomometrie der Wirbelspongiosa. In Dietsch, P., E. Keck, H. P. Kruse, F. Kuhlencordt: Aktuelle Ergebnisse der Osteologie. (Osteologia, Bd. 1). de Gruyter, Berlin 1986

Heuck, F. H. W.: Die Meßverfahren zur weiterführenden radiologischen Analyse des Knochens. Radiologe 26 (1986) 280–289

Heuck, F. H. W.: Radiological detection of osteoporosis. In Kuhlencordt, F., P. Dietsch, E. Keck, H. P. Kruse: Generalized Bone Diseases. Springer, Berlin 1987

Heuck, F. H. W.: Radiologische Diagnostik generalisierter Osteopathien. (Morphologische und quantitative Radiologie). Internist. Welt 5 (1988) 138–153

Hiness, R.: Untersuchungen zur Mineralgehaltsbestimmung von Knochen. Diss., Tübingen 1968

Hodge, H. C., W. F. Bale, S. L. Warren, G. van Huysen: Factors influencing the quantitative measurement of the roentgen-ray absorption of tooth slabs. IV. Absorption coefficient factors. Amer. J. Roentgenol. 34 (1935) 817–838

Hodgkinson, H. M., A. N. Exton-Smith, M. F. Crowley: Diagnosis and assessment of osteoporosis. Postgrad. med. J. (Lond.) 39 (1963) 433–437

Horsman, A.: Measurements of the geometric and densitometric properties of the human skeleton in vivo and in vitro. Ph. D. Thesis, Leeds 1971

Horsman, A., B. E. C. Nordin: The quantitative assessment of sequential changes in cortical bone geometry. In: Proc. 9th Europ. Symp. Calc. Tiss. Egermann, Wien 1972/73

Hurxthal, L. M., G. P. Vose: The relationship of dietary calcium intake to radiographic bone density in normal and osteoporotic persons. Calcif. Tiss. Res. 4 (1969) 245–256

IUPAP (International Union of Pure and Applied Physics): Symbole, Einheiten und Nomenklatur in der Physik. Dokument U.I.P. 20 (1978), dtsch. Ausg. Physik, Weinheim 1980

Jacobson, B.: X-ray spectrophotometry in vivo. Amer. J. Roentgenol. 91 (1964) 202–210

Jensen, H., C. Christiansen, I. F. Lindbjerg, P. Munck: The mineral content in bone. Measured by means of 27,5 keV radiation from J125. Acta radiol. Suppl. 313 (1972) 214–220

Jensen, P. S., St. C. Orphanoudakis, E. N. Rauschkolb, R. Baron, R. Lang, H. Rasmussen: Assessment of bone mass in the radius by computed tomography. Amer. J. Roentgenol. 134 (1980) 285–292

Jensen, P. S., S. C. Orphanoukadis, H. Holman, E. N. Rauschkolb: Bone mass determination in the radius by computed tomography: Clinical results of 400 studies. In: 2nd Int. Workshop on Bone and Soft Tissue Densitometry using CT. Zuoz 1981

Johnston, C. C., J. A. Norton: Single energy photon absorptiometry: How to express the measurement. In Dequeker, Johnston: Non-invasive Bone Measurements: Methodological Problems. IRL Press, Oxford 1982

Johnston, C. C., D. M. Smith, P. Yu, W. P. Deiss: In vivo measurement of bone mass in the radius. Metabolism 17 (1968) 1140–1153

Judy, P. F.: Theoretical accuracy and precision in the photon attenuation measurement of bone mineral. In Cameron, J. R.: Proceedings of Bone Measurement Conference, Springfield 1970. U.S. Dept. Commerce and Atomic Energy Comm., Washington/D.C. 1970

Judy, P. F.: A dichromatic attenuation technique for the in vivo determination of bone mineral content. Ph. D. Thesis, Wisconsin 1971

Judy, P. F.: Physical aspects of 125J bone absorptiometry. In Mazess, R. B.: Int. Conf. on Bone Mineral Measurement, Chicago 1973, (DHEW Publ. No. 75-683). U.S. Dept. Health, Education, Welfare, Washington/D.C. 1975

Kalender, W. A.: Neue Entwicklungen in der Knochendichtemessung mit quantitativer Computertomographie (QCT). Radiologe 28 (1988) 173–178

Kalender, W. A., C. Suess: A new calibration phantom for quantitative computed tomography. Med. Phys. 14 (1987) 863–866

Kalender, W. A., C. Suess, E. Klotz: Performance characteristics for a clinical dual-energy CT scanner. Radiology 153 (1984) 120

Kalender, W. A., C. Suess, E. Klotz: An integral approach to vertebral bone mineral analysis by x-ray CT. Radiology 157 (1985a) 142

Kalender, W. A., C. Suess, E. Klotz: Improved calibration phantom techniques for quantitative CT. Radiology 157 (1985b) 339

Kalender, W. A., E. Klotz, C. Suess: Quantitative assessment of different body tissues by dual-energy CT. Radiology 161 (1986a) 244

Kalender, W. A., W. H. Perman, I. R. Vetter, E. Klotz: Evaluation of a prototype dual-energy CT apparatus. I. Phantom studies. Med. Phys. 13 (1986b) 334–339

Kalender, W. A., W. Bautz, D. Felsenberg, C. Süß, E. Klotz: Materialselektive Bildgebung und Dichtemessung mit der Zwei-Spektren-Methode. I. Grundlagen und Methodik. Digit. Bilddiagn. 7 (1987a) 66–72

Kalender, W. A., D. Felsenberg, C. Süß: Materialselektive Bildgebung und Dichtemessung mit der Zwei-Spektren-Methode. III. Knochenmineralbestimmung mit der CT an der Wirbelsäule. Digit. Bilddiagn. 7 (1987b) 170–176

Kalender, W. A., E. Klotz, C. Suess: An integral approach to vertebral bone mineral analysis by x-ray computed tomography. Radiology 164 (1987c) 419–423

Kalender, W. A., H. Brestowsky, D. Felsenberg: Automated determination of the midvertebral slice for CT bone mineral measurements. Radiology 165 (1987d) 298

Kalender, W. A., C. Suess, U. Faust: Polyethylene-based water- and bone-equivalent materials for calibration phantoms in quantitative computed tomography. Biomed. Techn. 33 (1988) 73–76

Kan, W. C., C. R. Wilson, R. M. Witt, R. B. Mazess: Direct readout of bone mineral content with dichromatic absorptiometry. In Mazess, R. B.: Int. Conf. on Bone Mineral Measurement, Chicago 1973. (DHEW Publ. No. 75-683). U.S. Dept. Health, Education, Welfare, Washington/D.C. 1975

Karjalainen, P.: A method for determination of the mineral content and mineral density in the distal radius using gamma ray attenuation. Ann. clin. Res. 5 (1973) 231–237

Keane, B. E., G. Spiegler, R. Davis: Quantitative evaluation of bone mineral by a radiographic method. Brit. J. Radiol. 32 (1959) 162–167

Kerr, R., D. Resnick, D. J. Sartoris et al.: Computerized tomography of proximal femoral trabecular patterns. J. orthop. Res. 4 (1986) 45–56

Killig, K.: Die Bestimmung des Mineralgehaltes mit einer Zweispektren-Methode. Röntgenpraxis (Stuttg.) 28 (1975) 54–60

Knese, K.-H.: Knochenstruktur als Verbundbau. Thieme, Stuttgart 1958

Kocián, J., V. Brodan: Knochendemineralisation. Eine einfache Methode zu ihrer Beurteilung in der Praxis. Z. präklin. klin. Geriat. 12 (1974) 284–287

Kriester, A.: Möglichkeiten und Grenzen objektiver radiologischer Verfahren zur Bestimmung des Knochenmineralgehaltes durch vergleichende Absorptionsmessungen. Fortschr. Röntgenstr. 109 (1968) 174–184

Krokowski, E.: Quantitative Verlaufsbeobachtung der Kalziumveränderung im Knochen mittels röntgenologischer Substanzanalyse. Fortschr. Röntgenstr. 100 (1964) 359–366

Krokowski, E.: Die röntgenologische Substanzanalyse des Knochens – Prinzip und praktische Durchführung. Fortschr. Röntgenstr. 108 (1968) 394–400

Krokowski, E.: Möglichkeiten einer radiologischen Bestimmung der Mineralkonzentration im Knochen. Radiologe 13 (1973) 97–101

Krokowski, E.: Quantitative analysis of calcium in the spine using X-rays of different energy qualities. Proc. Symp. Bone Mineral Determin. 1 (1974a)

Krokowski, E.: Die postmenopausische Osteoporose – ein Zeitabschnitt im normalen Knochenumbau. Med. Klin. 69 (1974b) 2100–2105

Krokowski, E.: Die Osteoporose aus radiologischer Sicht: Entwicklung einer neuen Theorie. Radiologe 16 (1976) 54–62

Krokowski, E., G. Krokowski: Verlaufsbeurteilung der Osteoporose. Ärztl. Praxis 26 (1974) 2745

Krokowski, E., W. Schlungbaum: Die Objektivierung der Diagnose „Osteoporose". Fortschr. Röntgenstr. 91 (1959) 740

Krokowski, E., D. Steiner: Röntgenologische Bestimmung des Kalziumgehalts im menschlichen Skelett. Med. Klin. 56 (1961) 2073–2076

Kuhlencordt, F.: Clinical aspects of osteoporosis. In Kuhlencordt, F., P. Dietsch, E. Keck, H. P. Kruse: Springer, Berlin 1987

Kuhlencordt, F., J. D. Ringe, H. P. Kruse, A. v. Roth: Bone mineral determination of radius, ulna and finger bones by 125 Jodine photon absorptiometry on healthy persons. In Mazess, R. B.: Int. Conf. on Bone Mineral Measurement, Chicago 1973. (DHEW Publ. No. 75-683). U.S. Dept. Health, Education, Welfare, Washington/D.C. 1975

Kummer, B.: Funktioneller Bau und funktionelle Anpassung des Knochens. Anat. Anz. 111 (1962) 261–293

Lachman, E., M. Whelan: The roentgen diagnosis of osteoporosis and its limitations. Radiology 25 (1935) 165

Lampmann, L. E. H., J. H. J. Ruijs, O. L. V. Panhuijzen, F. Zonneveld: Bone mineral content determination in the vertebral body by means of computed tomography. In: 2nd

Int. Workshop on Bone and Soft Tissue Densitometry using CT., Zuoz 1981

Lampmann, L. E. H., S. A. Duursma, J. H. J. Ruys: CT Densitometry in Osteoporosis – The impaction management of the patient. Nijhoff, The Hague 1984

Laval-Jeantet, A. M.: Age related changes of vertebral marrow fat and influence on CT densitometry. In: Int. Workshop on Densitometry using CT. Banff, Alberta 1982

Laval-Jeantet, A. M., C. E. Cann, H. K. Genant: Methods and problems in quantifying bone mineral of appendicular skeleton using commercial CT scanning. J. Comput. assist. Tomogr. 7 (1983a) 552–553

Laval-Jeantet, A. M., B. Roger, C. E. Cann: Age related changes of vertebral marrow fatt and influence of CT densitometry. J. Comput. assist. Tomogr. 7 (1983b) 562–563

Laval-Jeantet, A. M., B. Roger, M. C. de Vernejoul, M. Laval-Jeantet: Testing of a dual-energy postprocessing method of QCT densitometry. J. Comput. assist. Tomogr. 9 (1985) 616–617

Laval-Jeantet, A. M., B. Roger, B. Bouysee, C. Bergot, R. B. Mazess: Influence of vertebral fat content on quantitative CT density. Radiology 159 (1986) 463–466

Laval-Jeantet, M., A. M. Laval-Jeantet, J. L. Lamarque, B. Demoulin: Evaluation de la minéralisation osseuse vertébrale par tomographie computérisée. J. Radiol. 60 (1979) 87–93

LeBlanc, A., H. Evans, V. Schneider, S. Jhingran: Precision of dual-photon absorptiometry measurements. J. nucl. Med. (Chic.) 27 (1986) 314–315

McDonald, J. M., L. Zeitz: Dual energy absorptiometry technique for bone mineral content measurement. In Mazess, R. B.: Int. Conf. on Bone Mineral Measurement, Chicago 1973, (DHEW Publ. No. 75-683). U.S. Dept. Health, Education, Welfare, Washington/D.C. 1975

McFarland, W.: Evaluation of bone density from roentgenograms. Science 119 (1954) 810–811

Mack, P. B.: Radiographic bone densitometry. In Whedon, G. D., W. F. Neumann, D. W. Jenkins (Eds.): Progress in Development of Methods in Bone Densitometry. NASA Sp-64, Sci. Techn. Inf. Div., Washington/D.C. 1965/66

Mack, P. B., W. N. Brown, H. D. Trapp: The quantitative evaluation of bone density. Amer. J. Roentgenol. 61 (1949) 808–825

Mack, P. B., P. A. La Chance, G. P. Vose, F. B. Vogt: Bone demineralization of foot and hand of Gemini-Titan IV, V, and VII astronauts during orbital flight. Amer. J. Roentgenol. 100 (1967) 503–511

Mainland, D.: Measurement of bone density. Ann. rheum. Dis. 15 (1956) 115–118

Manzke, E., F. Heuck: Möglichkeiten und Ergebnisse der Morphometrie des Knochens. Röntgen-Bl. 23 (1970) 586–592

Markus, B.: Über den Begriff der Gewebeäquivalenz und einige „wasserähnliche" Phantomsubstanzen für Quanten von 10 KeV bis 100 MeV sowie schnelle Elektronen. Strahlentherapie 101 (1956) 111–131

Mazess, R. B., W. W. Peppler, M. Gibbons: Total body composition by dual photon (153-Gd) absorptiometry. Amer. J. clin. Nutr. 40 (1964) 834–839

Mazess, R. B.: Photon absorptiometry. In Cohn, St. H.: Noninvasive Measurement of Bone Mass. CRC Press, Boca Raton 1981

Mazess, R. B.: On aging bone loss: Clin. Orthop. 165 (1982) 239–252

Mazess, R. B.: Errors in measuring trabecular bone by computed tomography due to marrow and bone composition. Calcif. Tiss. int. 35 (1983a) 148–152

Mazess, R. B.: Noninvasive methods for quantitating trabecular bone. In Avioli, L. V.: The Osteoporotic Syndrome: Detection, Prevention, and Treatment. Grune & Stratton, Orlando 1983b

Mazess, R. B., H. S. Barden: Single- and Dual-Photon absorptiometry for bone measurement in osteoporosis. In Genant, H. K.: Osteoporosis Update 1987. Univ. of California Printing Services, San Francisco 1987 (pp. 73–80)

Mazess, R. B., J. R. Cameron: Bone mineral content in normal U.S. whites. In Mazess, R. B.: Int. Conf. on Bone Mineral Measurement, Chicago 1973. (DHEW Publ. No. 75-683). U.S. Dept. Health, Education, Welfare, Washington/D.C. 1975 (pp. 228–237)

Mazess, R. B., W. Mather: Bone mineral content of North Alaskan Eskimos. Amer. J. clin. Nutr. 27 (1974) 916–925

Mazess, R. B., J. Vetter: The influence of marrow on measurement of trabecular bone using computed tomography. Bone 6 (1985) 349–351

Mazess, R. B., M. Ort, P. Judy et al. Absorptiometric bone mineral determination using 153-Gd. In Cameron, J. R.: Proceedings of Bone Measurements Conference, Springfield 1970. U.S. Dept. Commerce and Atomic Energy Comm., Washington/D.C. 1970

Mazess, R. B., C. R. Wilson, J. Hanson, W. Kan, M. Madsen, N. Pelc, R. Witt: Progress in dual photon absorptiometry of bone. Proc. Symp. Bone Mineral Determin. 2 (1974) 40–52

Meema, H. E.: The occurence of cortical bone atrophy in old age and osteoporosis. J. Canad. Ass. Radiol. 13 (1962) 27–32

Meema, H. E.: Cortical bone atrophy and osteoporosis as a manifestation of aging. Amer. J. Roentgenol. 89 (1963) 1287–1295

Meema, H. E.: The combined use of morphometric and microradioscopic methods in the diagnosis of metabolic bone diseases. Radiologe 13 (1973) 111–116

Meema, H. E.: Non-invasive estimation of bone loss by simple methods. Mod. Med. Can. 36 (1981) 1207–1210

Meema, H. E., S. Meema: Measurable roentgenologic changes in some peripheral bones in senile osteoporosis. J. Amer. Geriat. Soc. (Baltimore) 11 (1963) 1170–1182

Meema, H. E., S. Meema: The interrelationships between cortical bone thickness, mineral mass and mineral density in human radius. In Whedon, G. D., J. R. Cameron: Progress in Methods of Bone Mineral Measurement. U.S. Dept. Health, Education, Welfare, Washington/D.C. 1968

Meema, H. E., S. Meema: Cortical bone mineral density versus cortical thickness in the diagnosis of osteoporosis: A roentgenologic-densitometric study. J. Amer. Geriat. Soc. (Baltimore) 17 (1969) 120–141

Meema, H. E., S. Meema: Compact bone mineral density of the normal human radius. Oncol. Radiat. Phys. Biol. 17 (1978) 342–352

Meema, H. E., D. L. Schatz: Simple radiologic demonstration of cortical bone loss in thyrotoxicosis Radiology 97 (1970) 9

Meema, H. E., C. K. Harris, R. E. Porrett: A method for determination of bone-salt content of cortical bone. Radiology (N.Y.) 82 (1964) 986–997

Meema, H. E., D. R. Taves, D. G. Oreopoulos: Comparisons between X-ray photodensitometric and Gamma-ray absorptiometric findings of bone mineral measurements, and the evidence of their convertibility. Invest. Radiol. 11 (1976a) 550–555

Meema, H. E., D. R. Taves, D.G. Oreopoulos: Concurrent X-ray photodensitometric and Gamma-ray absorptiometric measurements of bone mineral in the radius in patients. 3rd Int. Conf. Bone Mineral Measurement, New Orleans 1976. Amer. J. Roentgenol. 126 (1976 b) 1269

Meissner, J.: Über die radiologischen Verfahren zur Bestimmung des Mineralgehaltes im Knochen. Radiologe 9 (1969) 129

Montag, M., P. E. Peters: Quantitative computertomographische Dichtebestimmung in der LWS-Spongiosa. Röntgenstrahlen 58 (1987) 14–17

Montag, M., M. Dören, H. M. Meyer-Galander, Th. Montag, P. E. Peters: Computertomographisch bestimmter Mineral-Gehalt in der LWS-Spongiosa. Normwerte für gesunde perimenopausale Frauen und Vergleich dieser Werte mit der mechanischen Wirbelsäulenbelastung. Radiologe 28 (1988) 161–165

Morgan, A. F., H. L. Gilum, E.D. Gifford, E. B. Wilcox: Bone density of an ageing population. Amer. J. clin. Nutr. 10 (1962) 337–346

Mueller, M. N., J. M. Jurist: Skeletal status in rheumatoid arthritis. Arth. and Rheum. 16 (1973) 66–70

Nagel, M., F. Heuck, E. Epple, D. Decker: Bestimmung des Knochenmineralgehaltes aus dem Röntgenbild mit Hilfe der digitalen Datenverarbeitung. Fortschr. Röntgenstr. 121 (1974) 604–612

Nauclér, L. O. W., B. E. Nilsson, N. E. Westlin: An apparatus for Gamma absorptiometry of bone – Technical data. Lund, 1974

Nilas, L., I. Berg, A. Gotfredsen, C. Christiansen: Comparison of single- and dual-photon-absorptiometry in postmenopausal bone mineral loss. J. nucl. Med. (Chic.) 26 (1985) 1257

Nilsson, B. E., N. E. Westlin: Bone mass and Colle's fracture. In Mazess, R. B.: Int. Conf. on Bone Mineral Measurement, Chicago 1973. (DHEW Publ. No. 75-683) U.S. Dept. Health, Education, Welfare, Washington/D.C. 1975 (pp. 362–368)

Nord, R. H.: Technical considerations in DPA. In Genant, H. K.: Osteoporosis Update 1987. University of California Printing Services, San Francisco 1987 (pp. 203–212)

Nordin, B. E. C.: Bone patterns in aging and osteoporosis. In Whedon, G. D., J. R. Cameron: Progress in Methods of Bone Measurement. U.S. Dept. Health, Education, Welfare, Washington/D.C. 1968

Nordin, B. E. C.: Metabolic Bone and Stone Disease. Churchill-Livingstone, Edinburgh 1973

Nordin, B. E. C.: The definition and diagnosis of osteoporosis. Calcif. Tiss. int. 40 (1987) 57

Nordin, B. E. C., D. A. Smith: Diagnostic Procedures in Disorders of Calcium Metabolism. Churchill, London 1965

Nordin, B. E. C., E. Barnett, J. MacGregor, J. Nisbet: Lumbar spine densitometry. Brit. med. J. 1962/I, 1793–1796

Nordin, B. E. C., E. Barnett, D. A. Smith, J. Anderson: Measurement of cortical bone volume and lumbar spine density. In Whedon, G. D., W. F. Neumann, D. W. Jenkins (Eds.): Progress in Development of Methods on Bone Densitometry. NASA Sp-64, Sci. Techn. Inf. Div., Washington/D.C. 1965/66

Oeser, H., E. Krokowski: Röntgenstrahlen zur visuellen Knochenbiopsie zwecks Bestimmung des Mineralgehaltes. Dtsch. med. Wschr. 86 (1961) 2431–2434

Oeser, H., E. Krokowski: Quantitative analysis of inorganic substances in the body. A method using X-rays of different qualities. Brit. J. Radiol. 36 (1963) 274–279

Okuyama, T.: A study of quantitative analysis on the mineral contents of bone by x-rays. Igaku Hoshasen Gakkai Zasshi Nippon 25 (1965) 775–790

Omnell, K. Å.: Quantitative roentgenologic studies on changes in mineral content of bone in vivo. Acta radiol., Suppl. 148 (1957)

Overton, T. R., D. S. Silverberg: Bone demineralization in renal failure. A longitudinal study of the distal femur using photon absorptiometry. 3rd Int. Conf. Bone Mineral Measurement, New Orleans 1976. Amer. J. Roentgenol. 126 (1976) 1289–1291

Overton, T. R., D. S. Silverberg, W. M. Rigal, L. Friedenberg: University of Alberta bone mineral analysis system – Performance and clinical application. In Mazess, R. B.: Int. Conf. on Bone Mineral Measurement, Chicago 1973, (DHEW Publ. No. 75-683). U.S. Dept. Health, Education, Welfare, Washington/D.C. 1975

Overton, T. R., D. J. Macey, T. N. Hangartner, J. J. Battista: Accuracy and precision in X-ray CT and γ-ray CT measurement of bone density: Identification and evaluation of some sources of error in quantitative studies. J. Comput. assist. Tomogr. 9 (1985) 606–607

Pauwels, F.: Über die Verteilung von Spongiosadichte im coxalen Femurende und ihre Bedeutung für die Lehre vom funktionellen Bau des Knochens. Gegenbaurs morphol. Jb. 95 (1954) 35–54

Pauwels, F.: Über die Verteilung der Spongiosadichte im coxalen Femurende und ihre Bedeutung für die Lehre vom funktionellen Bau des Knochens. Morphol. Jb. 95 (1955) 35–54

Pauwels, F.: Eine neue Theorie über den Einfluß mechanischer Reize auf die Differenzierung der Stützgewebe. Z. Anat. Entwickl.-Gesch. 121 (1960) 478–515

Pauwels, F.: Gesammelte Abhandlungen zur funktionellen Anatomie des Bewegungsapparates. Springer, Berlin 1965

Pesch, H.-J., G. Brandt, M. Kahle, H. Prestele, W. Schuster, B. Schorn, R. Luther: Vergleichende klinische und pathologisch-anatomische Untersuchungen zur quantitativen Erfassung des Spongiosaabbaues in Lendenwirbelkörpern und im Schenkelhals mit zunehmendem Lebensalter. Verh. dtsch. Ges. Pathol. 59 (1975) 322

Pesch, H.-J., F. Henschke, H. Seibold: Einfluß von Mechanik und Alter auf den Spongiosaumbau in Lendenwirbelkörpern und im Schenkelhals. Virchows Arch. Abt. A 377 (1977) 27–42

Pesch, H.-J. M. Kahle, H. Prestele, B. Schorn, W. Schuster: Hydroxylapatitgehalt von Lendenwirbelkörpern und Schenkelhals. Fortschr. Röntgenstr. 130 (1979) 491–496

Powell, M. R., F. O. Kolb, H. K. Genant, C. E. Cann, B. G. Stebler: Comparison of dual photon absorptiometry and quantitative computed tomography of the lumbar spine in the same subjects. In: Proceedings of Henry-Ford-Hospital. Symposium on Clinical Disorders of Bone and Mineral Metabolism, 1983. Excerpta Medica Foundation, Amsterdam 1984

Powell, M. R., D. Bringedahl, C. Bringedahl, R. Dowd: Quality control of dual-photon absorptiometry. In: Genant, H. K.: Osteoporosis Update 1987. University of California Printing Services, San Francisco 1987 (pp. 213–217)

Pridie, R. B.: The diagnosis of senile osteoporosis using a new bone density index. Brit. J. Radiol. 40 (1967) 251–255

Quintar, H.: Quantitative Bestimmung des Kalksalzgehaltes am Radius. Diss., Kiel 1962

Rassow, J.: Systematic errors in determinations of bone mineral content in vivo. Proc. Symp. Bone Mineral Determin. 2 (1974a) 132

Rassow, J.: Systematische Fehler bei der radiologischen Mineralgehaltsbestimmung im Knochen. Fortschr. Röntgenstr. 121 (1974b) 77–86

Rassow, J.: A two-energy densitometry method for measuring bone mineral concentrations and bone densities in vivo and in vitro. 3rd Int. Conf. Bone Mineral Measurement, New Orleans 1976. Amer. J. Roentgenol. 126 (1976) 1268

Rassow, J., H.-D. Strüter: Über ein Verfahren zur quantitativen Bestimmung des Mineralgehaltes der Knochen mit radioaktiven Isotopen. II. Mitteilung: Zweiisotopenmethode. Fortschr. Röntgenstr. 111 (1969) 155–163

Rassow, J., W. Börner, H. H. Eipper, M. Gebhardt, F. Heuck, G. Hüdepohl, E. Moll, H. Zwicker: Radiologische Mineralgehaltsbestimmung im Knochen in vivo. Bericht über eine Arbeitstagung der Deutschen Röntgengesellschaft am 24.11.1972 in Erlangen. Fortschr. Röntgenstr. 121 (1974) 90

Rassow, J., H. J. Bachmann, I. Klaskala: Messung der Knochenmineralkonzentration („Hydroxylapatit-Volumenwert") und der Knochendichte mit einer Zweienergie-Densitometriemethode in vitro und in vivo. Fortschr. Röntgenstr. 125 (1976) 317–324

Reich, N. E., F. E. Seidelmann, R. R. Tubbs, W. J. MacIntyre, T. F. Meaney, R. J. Alfidi, R. G. Pepe: Determination of bone mineral content using CT scanning. Amer. J. Roentgenol. 127 (1976) 593–594

Reinbold, W. D., H. K. Genant, U. J. Reiser, S. T. Harris, B. Ettinger: Bone mineral content in early-postmenopausal and postmenopausal osteoporotic women: Comparison of measurement methods. Radiology 160 (1986) 469–478

Reinbold, W. D., H. K. Genant, E. Dinkel: Vergleichende Knochendichtemessungen bei gesunden Frauen und Frauen mit Osteoporose. Radiologe 28 (1988) 153–160

Reiners, Chr.: Quantitative Knochendichte-Bestimmung: Einzel- und Doppel-Photonen-Absorptiometrie sowie quantitative Computertomographie mit hochauflösenden Spezialscannern. Nuklearmediziner 10 (1987) 165–178

Reiners, Chr., E. Moll, W. Börner, S. Grehn: Computer-Darstellung des Fingerquerschnitts bei der Knochendichtemessung mit einem 125J-Profilscanner. Fortschr. Röntgenstr. 118 (1973) 68–76

Reiser, U., F. Heuck, L. Lichtenau: Untersuchungen der Mineraltopographie am menschlichen Wirbelkörper mit der Röntgen-Computer-Tomographie. Radiologie 20 (1980) 554–557

Reiser, U. J., H. K. Genant, C. E. Cann, M. L. Richardson, C. Davis: Vertebral mineral determination by quantitative CT: Accuracy of single and dual-energy measurements. Radiology 153 (1984) 120

Reiser, U. J., U. Faust, H. K. Genant: New water and bone equivalent solid phantom materials used for calibration in quantitative computed tomography. In 5th Int. Workshop on Bone and Soft Tissue Densitometry using CT. Bretton Woods, New Hampshire/USA 1985

Reiser, U. J., F. Heuck, U. Faust, H. K. Genant: Quantitative Computertomographie zur Bestimmung des Mineralgehaltes in Lendenwirbeln mit Hilfe eines Festkörper-Referenzsystems. Biomed. Techn. 30 (1985a) 187–188

Reiser, U. J., B. K. Rutt, C. A. Davis, H. K. Genant: Factors influencing the accuracy of QCT and DPA: Theoretical considerations and experimental results. Radiology 157 (1985b) 143

Reiss, K. H., K. Killig, W. Schuster: Dual photon x-ray beam applications. In Mazess, R. B.: Int. Conf. on Bone Mineral Measurement, Chicago 1973. (DHEW Publ. No. 75-683). U.S. Dept. Health, Education, Welfare, Washington/D.C. 1975

Reschef, A., A. Schwartz, Y. Ben-Menachem, J. Menczel, K. Guggenheim: Radiological osteoporosis: correlation with dietary and biochemical findings. J. Amer. Geriat. Soc. (Baltimore) 19 (1971) 391–402

Rethmeier, B. J.: Densitometrie. De bepaling van het calciumgehalte der benderen. J. belge Radiol. 38 (1955) 487–500

Rieder, W.: Die akute Knochenatrophie. Dtsch. Z. Chir. 248 (1936) 270–331

Ringe, J. D.: Precision and clinical application of peripheral single photon absorptiometry. In Dequeker, Johnston: Noninvasive Bone Measurements: Methodological Problems. IRL Press, Oxford 1982a

Ringe, J. D.: Die klinische Bedeutung der direkten Messung des Knochenmineralgehaltes: 125J-Photonenabsorptionsmessung an 1252 Fällen. Urban & Schwarzenberg, Wien 1982b

Ringe, J. D., R. Buurman: Der Wert der visuellen Beurteilung des Kalksalzgehaltes an Skelettröntgenaufnahmen (Vergleichende röntgenologisch-densitometrische Untersuchung). Fortschr. Röntgenstr. 128 (1978) 546–550

Ringe, J.D., H. W. Wahner: Früherkennung der Osteoporose. Heutiger Stand der nicht-invasiven Meßmethoden des Knochenmineralgehaltes. Dtsch. med. Wschr. 111 (1986) 954–958

Ringe, J. D., W. Rehpenning, F. Kuhlencordt: Physiologische Änderung des Mineralgehalts von Radius und Ulna in Abhängigkeit von Lebensalter und Geschlecht. Fortschr. Röntgenstr. 126 (1977) 376–380

Risch, W. D., D. H. Banzer, L. Moltz, U. Schneider, R. Rudloff: Bone mineral content in patients with gonadal dysfunction. 3rd Int. Conf. Bone Mineral Measurement, New Orleans 1976. Amer. J. Roentgenol. 126 (1976) 1302

Ritz, E., H. M. Kuhn, B. Krempien, F. Heuck, W. Kerle, C. Aschermann: Röntgenologische Zeichen gestörten Calciumstoffwechsels bei Dialysepatienten. II. Beziehung der Röntgensymptome zu möglichen pathogenetischen Faktoren. Fortschr. Röntgenstr. 119 (1973) 194–202

Rohloff, R.: Comparison of bone mineralization by photonabsorptiometry, computed tomography and chemical analysis. In: 2nd Int. Workshop on Bone and Soft Tissue Densitometry using CT., Zuoz 1981

Rohloff, R., H. Hitzler, W. Arndt, K. W. Frey, J. Lissner: Influence of fat content of bone marrow on bone mineral measurements by CT and photon-absorptiometry in trabecular bone. J. Comput. assist. Tomogr. 6 (1982) 212–213

Rohloff, R., H. Hitzler, W. Arndt, K. W. Frey, J. Lissner: Experimentelle Untersuchungen zur Genauigkeit der Mineralgehaltsbestimmung spongiöser Knochen mit Hilfe der quantitativen CT (Einenergiemessung). Fortschr. Röntgenstr. 143 (1985a) 692–697

Rohloff, R., W. Arndt, H. Hitzler, K. W. Frey: Experimental studies on accuracy and precision of CT mineral determination in human trabecular cadaver bones. J. Comput. assist. Tomogr. 9 (1985b) 604–605

Roos, B. O.: Dual photon absorptiometry in lumbar vertebrae. II. Precision and reproducibility. Acta radiol. 14 (1975) 291–303

Roos, B. O., H. Skjöldborn: Dual photon absorptiometry in lumbar vertebrae. Acta radiol. 13 (1974a) 269

Roos, B. O., H. Skjöldborn: Dual photon absorptiometry in lumbar vertebrae: Precision and reproducibility. Proc. Symp. Bone Mineral Determin. 2 (1974b)

Roos, B. O., B. Rosengren, H. Skjöldborn: Determination of bone mineral content in lumbar vertebrae by a double gammaray technique. In Cameron, J. R.: Proceedings of Bone Measurement Conference, Springfield 1970. U.S. Dept. Commerce and Atomic Energy Comm., Washington/D.C. 1970

Roos, B. O., T. Hansson, H. Skjöldborn: Dual photon absorptiometry in lumbar vertebrae. Evaluation of a baseline error. Acta radiol. Oncol. (1980) 111–114

Rosenkranz, G., H. Tellkamp, K. Köhler, H.-G. Schulz, B. Bauer: Radiologische Untersuchungen zur Korrelation des Mineralgehaltes zwischen peripherem und Stammskelett. Fortschr. Röntgenstr. 141 (1984) 341–344

Rosenthal, D. I., G. A. Gregg, D. M. Slovik, R. M. Neer: A comparison of quantitative computed tomography to four techniques of upper extremity bone mass measurement. In Genant, H. K.: Osteoporosis Update 1987. University of California Printing Services, San Francisco 1987 (pp. 87–93)

Rüegsegger, P.: Knochendichtemessungen mit dem Computertomographen. Fortschr. Röntgenstr. 129 (1978) 66–69

Rüegsegger, P.: Development of quantitative CT methods for bone and soft tissue evaluations. J. Comput. assist. Tomogr. 7 (1983) 548–549

Rüegsegger, P., M. A. Dambacher: Longitudinal CT-examinations of treated and untreated cases of postmenopausal osteoporosis. In: 2nd Int. Workshop on Bone and Soft Tissue Densitometry using CT. Zuoz 1981

Rüegsegger, P., T. Hinderling: Bone mineral distribution in the immediate vicinity of implants. 3rd Int. Conf. Bone Mineral Measurement, New Orleans 1976. Amer. J. Roentgenol. 126 (1976) 1272

Rüegsegger, P., P. Niederer, M. Anliker: A method for the determination of the compacta area and the mean absorption density of human bones. In Mazess, R. B.: Int. Conf. on Bone Mineral Measurement, Chicago 1973. (DHEW Publ. No. 75-683). U.S. Dept. Health, Education, Welfare, Washington/D.C. 1975

Rüegsegger, P., P. Niederer, M. Anliker: An extension of classical bone mineral measurements. Ann. biomed. Eng. 2 (1974) 194–205

Rüegsegger, P., U. Elsässer, M. Anliker, H. Gnehm, H. Kind, A. Prader: Quantification of bone mineralization using computed tomography. Radiology 121 (1976) 93–98

Rüegsegger, P., M. Anliker, M. Dambacher: Quantification of trabecular bone with low dose computed tomography. J. Comput. assist. Tomogr. 5 (1981) 384–390

Rüegsegger, P., M. A. Dambacher, E. Rüegsegger, J. A. Fischer, M. Anliker: Bone Loss in premenopausal and postmenopausal women. J. Bone J. Surg. 66-A (1984) 1015–1023

Runge, H., F. Fengler, I. Franke, W. Koall: Ermittlung des peripheren Knochenmineralgehaltes bei Normalpersonen und Patienten mit verschiedenen Knochenerkrankungen, bestimmt mit Hilfe der Photonenabsorptionstechnik am Radius. Radiologe 20 (1980) 505–514

Sanders, A. P.: A study of the diatory habits and nutritional status of 100 Pennsylvania families. Diss., Pennsylvania State College 1937

Sartoris, D. J., F. G. Sommer, J. Kosek, A. Gies, D. Carter: Dual-energy projection radiography in the evaluation of femoral neck strength, density and mineralization. Invest. Radiol. 20 (1985a) 476–485

Sartoris, D. J., M. Andre, Ch. Resnik, D. Resnick: Quantitative assessment of trabecular bone density in the proximal femur using CT. Radiology 157 (1985b) 245

Sartoris, D. J., F. G. Sommer, R. Marcus, P. Madvig: Bone mineral density in the femoral neck: Quantitative assessment using dual-energy projection radiography. Amer. J. Roentgenol. 144 (1985c) 605–611

Sartoris, D. J., G. Sommer, A. Gies, J. Kosek: Dual-energy projection radiography of the femoral neck. J. Comput. assist. Tomogr. 9 (1985d), 620

Sartoris, D. J., M. André, Ch. Resnik, D. Resnick: Trabecular bone density in the proximal femur: Quantitative CT assessment. Radiology 160 (1986) 707–712

Sashin, D., E. J. Sternglass, R. B. Sandler, B. S. Slasky, D. L. Herbert, R. E. LaPorte, J. Cauley, A. E. Pollitt: The development and evaluation of a CT technique for measurement of the density of cortical bones in the appendicular skeleton. J. Comput. assist. Tomogr. 7 (1983) 552

Saville, P. D.: Changes in bone mass with age and alcoholism. J. Bone Jt Surg. 47-A (1965) 492–499

Saville, P. D.: Observations on 80 women with osteoporotic spine fractures. In Barzel, U.S.: Osteoporosis. Grune & Stratton, Orlando 1970

Saville, P. D.: Osteoporosis: An overview. In Frame, B., A. M. Parfitt, H. Duncan (Eds.): Clinical Aspects of Metabolic Bone Disease. Excerpta Medica Foundation, Amsterdam 1973, S. 293–299

Schaadt, O., H. Bohr: Photon absorptiometry with 153-Gd and 125-J in cortical and trabecular bones – A non invasive in vivo measurement of the skeletal status and rate of bone loss. Calcif. Tiss. int. 33 (1981) 182

Schaadt, O., H. Bohr: Bone mineral by dual-photon absorptiometry Accuracy – precision – Sites of measurement. In Dequeker, Johnston: Non-invasive Bone Measurements: Methodological Problems. IRL Press, Oxford 1982

Schlenker, R. A.: Percentages of cortical and trabecular bone mineral mass in the radius and ulna. 3rd Int. Conf. Bone Mineral Measurement, New Orleans 1976. Amer. J. Roentgenol. 126 (1976) 1309–1312

Schmeling, P.: Bone mineral measurements using a dichromatic attenuation technique with simultaneous operation in two energy channels. In Mazess, R. B.: Int. Conf. on Bone Mineral Measurement, Chicago 1973. (DHEW Publ. No. 75-683). U.S. Dept. Health, Education, Welfare, Washington/D.C. 1975

Schmid, J.: Photometrische Bestimmung der Knochendichte. Z. Rheumaforsch. 19 (1960) 186–197

Schmitt, W. G. H., K. H. Hübener: Quantitative CT of various tissues. In: II. Int. Workshop on Bone and Soft Tissue Densitometry using CT., Zuoz 1981 (p. 208)

Schmitt, W. G. H., M. O. Mahmalat, H. K. Beyer: Die Meßgenauigkeit der computertomographischen Densitometrie in der Nachbarschaft des Beckenskeletts. Fortschr. Röntgenstr. 146 (1987) 34–38

Schneider, U., D. Banzer: A computerized method of determination of bone mineral content by a transmission scanner. Description of the system. In Mazess, R. B.: Int. Conf. on Bone Mineral Measurement, Chicago 1973. (DHEW Publ. No. 75-683). U.S. Dept. Health, Education, Welfare, Washington/D.C. 1975 (pp. 142–150)

Schraer, H.: Variation in the roentgenographic density of the os calcis and phalanx with sex and age. J. Pediat. 52 (1958) 416–423

Schraer, H.: Quantitative radiography of the skeleton in living systems. In Whedon, G. D., W. F. Neumann, D. W. Jenkins (Eds.): Progress in Development of Methods on Bone Densitometry. NASA Sp-64, Sci. Techn. Inf. Div. Washington/D.C. 1965/66

Schulz, E., J. Ferguson, S. Farley, M. Ghazal, J. Wergedal, D. J. Baylink, J. L. Pettis: Bone density in the spine by CT and in the radius by photon absorption in osteoporosis. J. Comput. assist. Tomogr. 7 (1983) 555–556

Schuster, W.: Über Methoden und Ergebnisse quantitativer Mineralsalzbestimmungen am kindlichen Skelett. Arch. Kinderheilk. 180 (1970) 256–281

Schuster, W.: Die objektive Erfassung des Mineralgehaltes im kindlichen Skelett. Radiologe 11 (1971) 280–285

Schuster, W., B. Schorn: Der Mineralhaushalt des wachsenden Knochens und seine Störungen – Radiologische Untersuchungsmethoden. Radiologe 16 (1976) 361–369

Schuster, W., K. H. Reiss, K. Kramer: Quantitative Mineralsalzmessung am kindlichen Skelett. Dtsch. med. Wschr. 94 (1969) 1983–1987

Semler, I.: Clinical aspects of measurements of dual photon absorption in healthy persons and patients suffering from bone mass reduction. In Kuhlencordt, F., P. Dietsch, E. Keck, H. P. Kruse: Generalized Bone Diseases. Springer, Berlin 1987

Shapiro, J. R., W. T. Moore, H. Jorgensen, C. Epps, J. Reid, G. D. Whedon: A preliminary evaluation of diagnosis and therapy in osteoporosis. In Mazess, R. B.: Int. Conf. on Bone Mineral Measurement, Chicago 1973, (DHEW Publ. No. 75-683). U.S. Dept. Health, Education, Welfare, Washington/D.C. 1975

Shimmins, J., D. A. Smith, M. Aitken, J. B. Anderson, F. C. Gillespie: The accuracy and reproducibility of bone mineral measurements "in vivo". Methods using dealed isotope sources. Clin. Radiol. (Lond.) 23 (1972) 47–51

Singh, M., A. R. Nagrath, P. S. Maini: Changes in trabecular pattern of the upper end of the femur as an index of osteoporosis. J. Bone Jt Surg. 52-A (1970) 457–467

Singh, M., B. L. Riggs, J. W. Beabout, J. Jowsey: Femoral trabecular-pattern index for evaluation of spinal osteoporosis. Ann. intern. Med. 77 (1972) 63–67

Smith, C. B., P. W. Horton, J. M. Aitken, D. A. Smith: The estimation of bone mineral content at selected skeletal sites by γ-ray absorption. Brit. J. Radiol. 47 (1974) 314–318

Smith, D. A., B. E. C. Nordin: The effect of calcium supplements on spinal density in osteoporosis. In: Proc. 1st Europ. Bone Tooth Symp., Oxford 1963. Pergamon Press, Oxford 1964 (pp. 411–418)

Smith, D. A., J. B. Anderson, J. Shimmins, C. F. Spiers, E. Barnett: Changes in metacarpal mineral content and density in normal male and female subjects with age. Clin. Radiol. (Lond.) 20 (1969) 23–31

Smith, D. M., C. C. Johnston, P. Yu: Bone mass in the radius, a reflection of the axial skeleton. In Cameron, J. R.: Proceedings of Bone Mineral Measurement Conference, Springfield 1970. U.S. Dept. Commerce and Atomic Energy Comm., Washington/D.C. 1970 (pp. 398–404)

Smith, D. M., M. R. A. Khairi, C. C. Johnston jr., J. Norton: The slowing of the rate of mineral loss with age. 3rd Int. Conf. Bone Mineral Measurement, New Orleans 1976. Amer. J. Roentgenol. 126 (1976) 1298–1299

Sorenson, J. A., R. B. Mazess: Effects of fat on bone mineral measurements. In Cameron, J. R.: Proceedings of Bone Measurement Conference, Springfield 1970. U.S. Dept. Commerce and Atomic Energy Comm., Washington/D.C. 1970

Sorenson, J. A., R. B. Mazess, E. L. Smith, J. L. Clark, J. R. Cameron: Bone mineral content and bone diameter versus age in the radius and humerus of normal subjects. In: Determination of Body Composition in Vivo, Progress Report. University of Wisconsin Press, Madison/Wi. 1968

Spiegler, G.: Quantitative Bedeutung des Röntgenschattens. Z. angew. Physik 11 (1959) 65–68

Spiers, F. W.: Effective atomic number and energy absorption in tissues. Brit. J. Radiol. 19 (1946) 52–63

Stein, I.: The evaluation of bone density in the roentgenogram by the use of ivory wedges. Amer. J. Roentgenol. 37 (1937) 678–682

Steven, G. D.: "Standard Bone". A description of radiographic technique. Ann. rheum. Dis. 6 (1947) 184–185

Strandjord, N. M., L. H. Lanzl: Iodine-125 bone densitometry. In Whedon, G. D., W. F. Neumann, D. W. Jenkins (Eds.): Progress in Development of Methods on Bone Densitometry. NASA Sp-64, Sci. Techn. Inf. Div., Washington/D.C. 1965/66

Strandjord, N. M., M. Forland, L. H. Lanzl, A. Cox.: Bone densitometry: clinical applications. In Whedon, G. D., J. R. Cameron: Progress in Methods in Bone Mineral Measurement, U.S. Dept. Health, Education, Welfare, Washington/D.C. 1968

Strüter, H. D., J. Rassow: Über ein Verfahren zur quantitativen Bestimmung des Mineralgehaltes der Knochen mit radioaktiven Isotopen. I. Mitteilung. Fortschr. Röntgenstr. 110 (1969) 499–506

Sudeck, P.: Kollaterale Entzündungszustände „sog. akute Knochenatrophie" und Dystrophie der Gliedmaßen in der Unfallheilkunde. Springer, Berlin 1938

Takahashi, S. S., S. Sakuma: Magnification Radiography. Springer, Berlin 1975

Tellkamp, H., G. Rosenkranz: Knochenmineralgehaltsbestimmung mit 109Cd. Erste praktische Ergebnisse. Radiol. diagn. 19 (1978) 742

Uehlinger, E.: Zur Diagnose und Differentialdiagnose der Osteoporose. Schweiz. med. Jb. 35 (1958) 48

Uehlinger, E.: Pathologische Anatomie der Osteoporose. In Rajewski, B.: IXth International Congress of Radiology, München 1959, vol. I. Thieme, Stuttgart; Urban & Schwarzenberg, München 1961 (S. 225–230)

Uehlinger, E.: Das Skelett des 100-Jährigen. Mitt. Naturforsch. Ges. 28 (1963/67). 1–12

Uehlinger, E.: Pathogenese und Struktur der Systemerkrankungen des Skeletts. Radiologe 13 (1973) 88–93

Uehlinger, E., P. Puls: Funktionelle Anpassung des Knochens auf physiologische und unphysiologische Belastung. Langenbecks Arch. klin. Chir. 319 (1967) 362–374

Ullman, J., S. Brown, A. Silverstein, J. M. Vogel: Bone mineral computation with a rectilinear scanner. In Mazess, R. B.: Int. Conf. of Bone Mineral Measurement, Chicago 1973. (DHEW Publ. No. 75-683). U.S. Dept. Health, Education, Welfare, Washington/D.C. 1975

Vanselow, K., F. Heuck: Kritische Überlegungen zur radiologischen Bestimmung des Knochenmineralgehaltes. Fortschr. Röntgenstr. 112 (1970) 344–353

Vanselow, K., D. Proppe: Grundlagen der quantitativen Röntgen-Bildauswertung. Springer, Berlin 1984

van der Veen, E., J. C. Netelenboss: Standardisation problems in the double isotope method. Proc. Symp. Bone Mineral Determin. 2 (1974)

Vetter, J. R., W. A. Kalender, W. H. Perman, R. B. Mazess, J. Holden: Measurement of vertebral bone density using dual-energy CT with material selective reconstruction. Radiology 153 (1984) 120

Vetter, J. R., W. H. Perman, W. A. Kalender, R. B. Mazess, J. Holden: Evaluation of a prototype dual-energy computed tomographic apparatus. II. Determination of vertebral bone mineral content. Med. Phys. 13 (1986) 340–343

Virtama, P.: Uneven distribution of bone minerals and covering effect of non-mineralized tissue as reasons for impaired detectability of bone density from roentgenograms. Ann. Med. intern. Fenn. 49 (1960) 57–65

Virtama, P.: Geographic differences in the thickness of cortical bone. Skelet. Radiol. 1 (1976) 29–31

Virtama, P., T. Helelä: Radiographic measurements of Cortical Bone. Acta radiol., Suppl. 293 (1969) 1–268

Virtama, P., H. Mähönen: Thickness of the cortical layer as an estimate of mineral content of human finger bones. Brit. J. Radiol. 33 (1960) 60–62

Virtama, P., G. Gästrin, A. Telkkä: Biconcavity of the vertebrae as an estimate of their bone density. Clin. Radiol. (Lond.) 13 (1962) 128–131

Vogel, J. M.: Bone mineral changes in the Apollo astronauts. In Mazess, R. B.: Int. Conf. on Bone Mineral Measurement, Chicago 1973. (DHEW Publ. No. 75-683). U.S. Dept. Health, Education, Welfare, Washington/D.C. 1975 (p. 352)

Vogel, J. M.: Bone mineral measurement: Skylab experiment M-078. Acta astronaut. 2 (1975) 129–139

Vogel, J. M.: Application principles and technical considerations in SPA. In Genant, H. K.: Osteoporosis Update 1987. University of California Printing Services, San Francisco 1987 (pp. 219–231)

Vogel, J. M., J. T. Anderson: Rectilinear transmission scanning of irregular bones for quantification of mineral content. J. nucl. Med. (Chic.) 13 (1972) 13–18

Vogel, J. M., M. W. Whittle: Bone mineral changes: The second manned Skylab mission. Aviat. Space environm. Med. 47 (1976a) 396–400

Vogel, J. M., M. W. Whittle: Bone mineral content changes in the Skylab astronauts. 3rd Int. Conf. Bone Mineral Measurement, New Orleans 1976. Amer. J. Roentgenol. 126 (1976b) 1296–1297

Vose, G. P.: X-ray transmission factor in estimating bone density. Radiology 71 (1958) 96–101

Vose, G. P.: Bone mineral measurement: A question of the reliability of in vitro studies. Invest. Radiol. 6 (1971) 225–226

Vose, G. P.: Review of roentgenographic bone demineralization studies of the Gemini space flights. Amer. J. Roentgenol. 121 (1974) 1–4

Vose, G. P., L. M. Hurxthal: X-ray density changes in the human heel during bed rest. Amer. J. Roentgenol. 106 (1969) 486–490

Vose, G. P., S. A. Hoerster, J. Benoit: Accuracy of vertebral mineral measurements by radiographic densitometry. Austin State Hosp. Med. Lib. Bull. 4 (1964a) 3–5

Vose, G. P., S. A. Hoerster, P. B. Mack: New technic for the radiographic assessment of vertebral density. Amer. J. med. Electron. 3 (1964b) 181–188

Wagner, A., J. Schaaf: Vergleichende Untersuchungen mit und ohne photometrisches Meßverfahren über den Grad osteorotischer Veränderungen im Röntgenbild. Dtsch. Arch. klin. Med. 207 (1961) 364–385

Wahner, H. W.: Bone mineral measurement: A new clinical tool. J. nucl. Med. 25 (1984) 383–384

Wahner, H. W.: Lunbar spine bone mineral: Consideration in diagnosing osteoporosis. In Schmidt, H. A. E., P. J. Ell, K. E. Britton: Nuklearmedizin in Forschung und Praxis. (Nuklearmedizin, Suppl. 22) Schattauer, Stuttgart 1986

Wahner, H. W., W. L. Dunn, B. L. Riggs: Age related bone loss in predominantly cortical and trabecular bone sites measured by photon absorptiometry. J. Comput. assist. Tomogr. 6 (1982) 209–210

Wahner, H. W., W. L. Dunn, K. P. Offord, B. L. Riggs: Dual photon absorptiometry: Clinical considerations. In Frame, B., J.T. Potts jr.: Clinical Disorders of Bone and Mineral Metabolism. Excerpta Medica Foundation, Amsterdam 1983a

Wahner, H. W., W. L. Dunn, B. L. Riggs: Noninvasive bone mineral measurements. Semin. nucl. Med. 8 (1983b) 282–289

Wahner, H. W., W. L. Dunn, B. L. Riggs: Assessment of bone mineral – Part 1. J. nucl. Med. 25 (1984a) 1134–1141

Wahner, H. W., W. L. Dunn, B. L. Riggs: Assessment of bone mineral – Part 2. J. nucl. Med. 25 (1984b) 1241–1253

Wahner, H. W., W. L. Dunn, R. B. Mazess, M. Towsley, M. B. Lindsay, B. S. Markhand, D. Dempster: Dual photon Gd-153 absorptiometry of bone. Radiology 156 (1985) 203–206

Wasnich, R. D.: Fracture prediction with bone mass measurements. In Genant, H. K.: Osteoporosis Update 1987. University of California Printing Services, San Francisco 1987 (pp. 95–101)

Wasnich, R. D., J. M. Vogel: Osteoporosis among Hawaii Japanese: A review of the major findings of the Kuakini osteoporosis study. Hawaii med. J. 44 (1985) 309–312

Wasnich, R. D., P. D. Ross, L. K. Heilbrun, J. M. Vogel: Prediction of postmenopausal fracture risk with use of bone mineral measurements. Amer. J. Obstet. Gynecol. 153 (1985) 745

Wasnich, R. D., P. D. Ross, L. K. Heilbrun, J. M. Vogel: Selection of the optimal skeletal site for fracture risk predicition. Clin. Orthop. 216 (1987) 262–269

Watt, D. E.: Optimum photon energies for the measurement of bone mineral and fat fractions. Brit. J. Radiol. 48 (1975) 265–274

Watt, D. E., R. Logan: Photon beam energy and size effects in the measurement of linear bone mineral mass. Proc. Symp. Bone Mineral Determin. 2 (1974) 148

Weissberger, M. A., R. G. Zamenhof, S. Aronow, R. M. Neer: Computed tomography scanning for the measurement of bone mineral in the human spine. J. Comput. assist. Tomogr. 2 (1978) 253–262

Werner, K., W. Bader: Über die röntgenologische Erfassung kleiner Knochendefekte durch direkte Röntgenvergrößerung und Vergrößerungstomographie mit Feinstfokusröhren. Fortschr. Röntgenstr. 80 (1954) 87–101

Westlin, N.: An apparatus for Gamma absorptiometry of bone – Normative data. Lund 1974

Wooten, W.W., P. F. Judy, Greenfield, M. A.: Analysis of the effects of adipose tissue on the absorptiometric measurement of bone mineral mass. Invest. Radiol. 8 (1973) 84–89

Zamenhof, R. G. A.: Optimization of spinal bone density measurement using computerized tomography. In Genant, H.-K.: Osteoporosis Update 1987. University of California Printing Services, San Francisco 1987 (pp. 145–169)

Zimmer, E. A.: Methodische Bemerkungen und Leitsätze zur direkten Röntgen-Vergrößerung. Fortschr. Röntgenstr. 75 (1951) 292–302

Zimmer, E. A.: Die praktische Anwendung und die Ergebnisse der radiologischen Vergrößerungstechnik. Fortschr. Röntgenstr. 78 (1953) 164–169

Zimmerman, R. E., R. C. Lanza, T. Tanaka, G. G. Bolon, H. J. Griffiths, P. F. Judy: A new detector for absorptiometric measurement. Amer. J. Roentgenol. 126 (1976) 1272

Zwicker, H., M. Gebhardt: Zur röntgenologischen Mineraläquivalenzbestimmung des Knochens. 2. Röntgenologische Knochenuntersuchung mit unterschiedlich harten monochromatischen Röntgenstrahlen. Fortschr. Röntgenstr. 113 (1970) 576–581

Zwicker, H., M. Gebhardt: Systematische Fehler bei der Bestimmung des Knochenmineraläquivalents durch Absorptionsmessung monochromatischer Strahlen. Fortschr. Röntgenstr. 121 (1974) 87–89

Allgemeine Röntgensymptomatik des pathologischen Skelettes

W. Bessler

Die auf S. 3ff. detailliert behandelte Röntgensymptomatik des normalen Skelettes bildet die Voraussetzung zum Verständnis der Röntgensymptome pathologischer Veränderungen am Knochensystem. Eine genauere Darstellung röntgenologischer Symptome einzelner Skeletterkrankungen bleibt den speziellen Kapiteln vorbehalten.

In der Beurteilung von Skeletterkrankungen ermöglicht die Röntgenuntersuchung das Auffinden und die Bewertung von Veränderungen, die erstens den strukturellen Aufbau des Knochens und zweitens die Form der einzelnen Skeletteile betreffen. Eingeschränkt werden die diagnostischen Möglichkeiten der Röntgenuntersuchung durch den Umstand, daß im Röntgenbild nur makroskopisch erkennbare Strukturen zur Darstellung kommen. Vorgänge, die sich primär auf mikroskopischer Ebene an den Knochenzellen abspielen, führen erst später zu röntgenologisch erkennbaren Veränderungen des strukturellen Aufbaues und der Transparenz des Knochens. Sie werden erst sichtbar, wenn sie *Skelettstrukturen erster Ordnung* in Mitleidenschaft ziehen, d. h. wenn Veränderungen an Spongiosa, Kompakta oder Kortikalis vorliegen, oder wenn die Form des Knochens gegenüber der Norm alteriert erscheint.

Im weiteren muß berücksichtigt werden, daß das Knochengewebe eine beschränkte Reaktionsfähigkeit aufweist. Sie erschöpft sich in einer Vermehrung oder Verminderung der An- oder Abbauprozesse, oder es erfolgt eine Untermineralisation der Tela ossea. Verschiedene pathologische Einwirkungen können vor allem in ihren Frühstadien analoge Röntgensymptome hervorrufen, denen noch keine krankheitsspezifische Bedeutung zukommt. Typische morphologische und makroskopisch sichtbare Strukturveränderungen, die eine Diagnosestellung ermöglichen, liegen meistens erst in fortgeschrittenen Stadien einer Knochenerkrankung vor.

Diese Überlegungen stimmen mit der Erfahrung überein, daß bei der röntgenologischen Fahndung nach einem pathologischen Knochenprozeß minimale Veränderungen am Skelett oder an einzelnen Knochen beachtet werden müssen und daß in ihrer Interpretation häufig eine breit gestreute Differentialdiagnose gestellt werden muß.

– Voraussetzung zum Verständnis der im Röntgenbild dargestellten *Makrostruktur* des Knochens ist die Kenntnis der normalen und pathologischen Vorgänge, die sich im Bereich der *Mikrostruktur* abspielen.

Die S. 218–242 enthalten Skelettsystemerkrankungen. Histologische Schnittbilder und Mikroradiographien werden mit Röntgenbildern von Skelettpräparaten oder von Patienten mit typischen Erkrankungssymptomen verglichen.

Die S. 243–276 sind den elementaren Veränderungen der Makrostruktur des Knochens bei den verschiedenen Skeletterkrankungen gewidmet. Vor allem bei Vorliegen größerer Läsionen oder von Entwicklungsstörungen treten diese in der Regel kombiniert mit elementaren Veränderungen der Makrogestalt des Skelettes in Erscheinung.

Ab S. 276 werden die Prinzipien der Beurteilung von Skelettaffektionen mit röntgendiagnostischen Untersuchungsmethoden zusammenfassend dargestellt.

Elementare Veränderungen der Mikrostruktur

Der morphologische Aufbau des Knochengewebes wird durch die Tätigkeit der Knochenzellen bestimmt, welche die Neubildung und die Resorption des ossären Gewebes besorgen und auch die Mineralisation und die organischen Stoffwechselvorgänge des Knochens entscheidend beeinflussen. Gesteuert werden die zellulären Funktionen durch Hormone, Vitamine und Ionen; sie stehen dadurch in Verbindung mit dem Metabolismus des gesamten Organismus und sind ausschlaggebend für die Regelung des Mineralsalzhaushaltes des Körpers.

Veränderungen an den Knochenzellen

Der Knochen ist in einem dauernden Umbau begriffen, der von der Tätigkeit der Knochenzellen direkt abhängt. Gewebliche Bilanzveränderungen werden durch eine abnorme Zahl und Aktivität der *Osteoblasten* und *Osteoklasten* hervorgerufen, während eine gestörte Kalziumhomöostase auf eine Änderung der *Osteozyten*funktionen schließen läßt.

ALBRIGHT (1948) ist der Meinung, daß die Osteoblasten als für die Knochenneubildung und die Osteoklasten als für die Knochenresorption verantwortlichen Zellen wahllos über die metabolisch aktive Knochenoberfläche verteilt sind, daß ihre Aktivität von Hormonen gesteuert wird und daß sie voneinander unabhängige Einheiten des Skelettmetabolismus darstellen. Nach dieser Theorie entwickeln sich Osteoblasten innerhalb von neu gebildetem Knochen zu Osteozyten und verschmelzen schließlich in ihrem Endstadium zu Osteoklasten, die nach Erfüllung ihrer Funktion wie andere mehrkernige Riesenzellen untergehen. Diese Vorstellung beruht auf dem Dualismus, daß Knochenneubildung und Resorption getrennt voneinander ablaufen und sich höchstens indirekt beeinflussen können.

Eine Reihe von Beobachtungen wird durch diese Theorie nicht geklärt. So sind beispielsweise beim Morbus Paget Knochenneubildung und Knochenresorption gleichzeitig stark erhöht. Bei experimentellem und bei sekundärem Hyperparathyreoidismus infolge renaler Osteopathie ist häufig ein Nettoanstieg der Knochenmasse zu registrieren, obwohl Parathormon die Knochenresorption fördert und die Knochenneubildung behindert. Ferner läßt sich experimentell verabreichtes tritiummarkiertes Thymidin zuerst in Osteoklasten und erst später in Osteoblasten nachweisen.

FROST (1964) vertritt die Ansicht, daß beim endostalen Knochenumbau zuerst eine Aktivierung von Mesenchymzellen erfolgt mit anschließender Knochenresorption durch die Tochterzellen und daß erst später an Stellen mit vorangehender Knochenresorption neuer Knochen gebildet wird. Die verschiedenen Differenzierungs- und Modulationsvorgänge werden durch Hormone und Ionen bestimmt. Pathologische Einflüsse können auf unterschiedlicher Zellentwicklungsebene einwirken.

Basierend auf dieser Theorie nehmen RASMUSSEN u. BORDIER (1973) eine Sequenz von Zellumwandlungen an, die von der Mesenchymzelle über sog. Osteoprogenitorzellen bzw. Präosteoklasten zur Bildung von Osteoklasten führt mit anschließender Weiterentwicklung dieser Zellen zu Präosteoblasten, Osteoblasten und Osteozyten. Die Größe des Osteoklastenpools wird bestimmt durch das Ausmaß der Aktivierung der Mesenchymzellen und durch die Umwandlungsrate der Osteoklasten in Osteoblasten. Der Osteoblastenpool hängt ab von dem Nachschub der aus den Osteoklasten gebildeten Osteoblasten und von der Zeit, während der Osteoblasten aktiv neue Knochenmatrix synthetisieren.

RASMUSSEN u. BORDIER (1973) unterscheiden zwischen einer *Knochenumbaueinheit* („bone remodelling unit") und einer *Knochenstoffwechseleinheit* („bone metabolic unit"). Nach Abschluß der Knochenneubildung entwickelt sich aus dem Osteoblasten ein Osteozyt. Die frühere Knochenumbaueinheit steht nun für Stoffwechselvorgänge zur Verfügung. Unter dem Einfluß von Hormonen und Ionen wird sie zur Stoffwechseleinheit, deren Osteozyt eine zyklische Transformation vom osteoklastischen zum osteoblastischen Osteozyten durchlaufen kann. Die Knochenstoffwechseleinheiten sind verantwortlich für die Aufrechterhaltung der Kalziumhomöostase, wobei die Umwandlungsvorgänge und der Aktivitätsgrad der Knochenzelle zur Hauptsache durch Parathormon, Kalzitonin sowie durch Vitamin D und seine Metabolite gesteuert wird.

Unter normalen Bedingungen sind Knochenresorption und Apposition gleich stark, und die Knochengewebebilanz ist ausgeglichen. Pathologische Verhältnisse liegen vor, wenn entweder die An- oder die Abbauvorgänge überwiegen (Abb. **1**).

Eine Erhöhung des *Osteoklastenpools* führt zu einer Steigerung der *Knochenresorption* und eine Erhöhung des *Osteoblastenpools* zu einer vermehrten *Knochenformation*. Analog ist bei verkleinerter Osteoklastenzahl eine herabgesetzte Knochenresorption und bei verkleinerter Osteoblastenzahl eine reduzierte Knochenformation zu beobachten. Bei den verschiedenen Skeletterkrankungen liegen meistens kombinierte Störungen vor mit gleichsinniger oder entgegengesetzter Veränderung der Knochenneubildung und des Knochenabbaues.

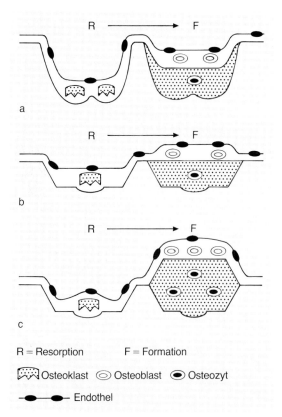

R = Resorption   F = Formation

▨ Osteoklast   ⊚ Osteoblast   ● Osteozyt

━●━●━ Endothel

Abb. **1a–c** Mögliche Folgen des Knochenumbaus
a Überwiegen der Knochenresorption
b Knochenresorption und -formation ausgeglichen
c Überwiegen der Knochenformation

Vermehrung von Knochenan- und -abbau

Eine gleichzeitige intensive Erhöhung der Knochenan- und abbauvorgänge kennzeichnet die *Ostitis deformans Paget*.
Im *histologischen* Schnitt (Abb. **2** u. **3**) wird das Bild beherrscht von Zeichen osteoklastischer Resorption durch mehrkernige Osteoklasten und osteoblastischer Regeneration. Es besteht eine aus-

Abb. 2 Ostitis deformans Paget, aktive Form. Stark beschleunigter Knochenumbau, tiefe Howshipsche Lakunen mit mehrkernigen Osteoklasten im Wechsel mit Ketten von Osteoblasten mit Ausscheidung von Osteoid. Verstärkte Kapillarisierung des Knochenmarkes (Vergr. 250:1). 50jähriger Mann.
(Die abgebildeten histologischen Schnitte und Knochenpräparate stammen aus der Sammlung Prof. *E. Uehlinger*, Zürich)

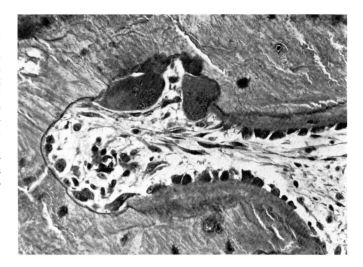

Abb. 3 Ostitis deformans Paget. Schnitt durch Humerusschaft. Charakteristischer beschleunigter Knochenumbau mit ausgeprägten Mosaikstrukturen. Die Knochenbälkchen sind aus zahlreichen kleinen und kleinsten Osteonenfragmenten zusammengesetzt und durch wellige Kittlinien miteinander verbunden (Vergr. 63:1). 61jähriger Mann

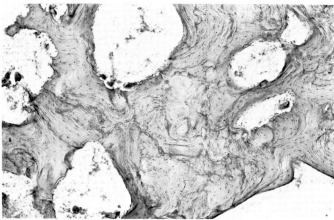

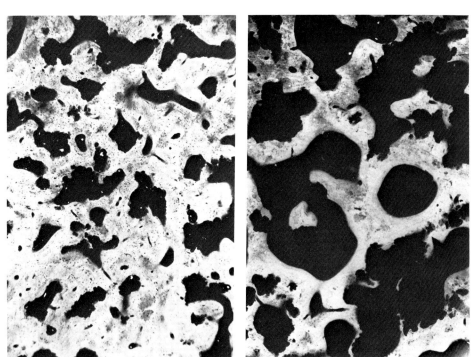

Abb. 4a u. b Mikroradiogramme einer Ostitis deformans Paget. Ungeordnete Struktur der Spongiosa. Osteone mit unterschiedlichem Mineralisationsgrad (graue Stellen untermineralisiert). Das Bild spricht für einen beschleunigten Umbau des Knochens (Vergr. links 50:1, rechts 100:1). (aus *F. Heuck*, in *L. Diethelm* u. Mitarb.: Handbuch der medizinischen Radiologie, Bd. V/1. Springer, Berlin 1976)

220 Allgemeine Röntgensymptomatik des pathologischen Skelettes

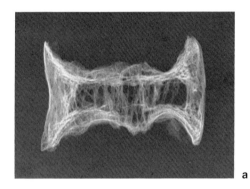

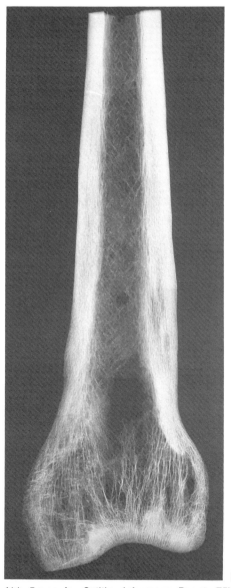

Abb. 5a u. b Ostitis deformans Paget. 75jähriger Mann. Röntgenbilder von mazerierten Präparaten eines krankheitsbefallenen Lendenwirbels und einer distalen Femurhälfte. Grobsträhnige Rarefikation der Spongiosastruktur des Wirbels und der Femurkondylen. Wirbelzusammensinterung mit Einbuchtung der Wirbelkörper-Abschlußplatten. Verbreiterung und Aufblätterung der Femurkompakta

gesprochene Heterogenität der Knochenzellen mit Auftreten von Osteoklasten von stark unterschiedlicher Größe, die sehr zahlreiche Kerne enthalten. Die kollagenen Fasern und der in der Folge gebildete lamelläre Knochen weisen einen ungeordneten Aufbau auf mit einem Faserverlauf in allen Richtungen, ähnlich wie während der osteogenetischen Frühphase einer Kallusbildung nach Fraktur. Die neugeformten Knochentrabekel sind schwerer als bei normalem Knochen und weniger widerstandsfähig gegenüber mechanischen Einwirkungen. Das Knochenmark ist vollständig ersetzt durch zellreiches fibrovaskuläres Fasermark. Infolge Ausweitung der Haversschen Kanäle der Kompakta tritt eine Spongiosierung des Knochens auf. Nach Abschluß der aktiven Erkrankungsphase finden sich unregelmäßig angeordnete Knochenblöcke, getrennt durch Zementlinien, die wabenförmig zusammenhängen. Das resultierende mosaikförmige Strukturbild ist charakteristisch für den Morbus Paget in seiner terminalen Phase.

Mikroradiodiagramme der Ostitis deformans Paget (Abb. 4) demonstrieren eine ungeordnete Spongiosastruktur. Es finden sich zahlreiche Umbauplätze. Die Mineralkonzentration in der Tela ossea ist ausgesprochen ungleichmäßig. Neben osteozytären Veränderung sind in den Randzonen osteoklastäre Befunde nachweisbar. Das Bild ist typisch für einen stark beschleunigten Knochenumbau.

Die Röntgenbilder von mazerierten Präparaten eines Wirbels und der distalen Hälfte eines Femurs (Abb. 5), die von einem Morbus Paget befallen sind, widerspiegeln auf makroskopischer Ebene die histologischen und mikroradiographischen Beobachtungen. Die Auflockerung der Spongiosastruktur mit Schwund von Knochenbälkchen und die Aufblätterungserscheinungen an Kortikalis und Kompakta sind die Folgen osteolytischer Vorgänge. Die fleckigen Sklerosefelder und die Verdickung der noch vorhandenen Spongiosatrajektorien deuten auf eine reparative Knochenneubildung, an der sich auch das Periost beteiligt. Die krankheitsbefallenen Knochenteile sind entsprechend verdickt, u. U. auch verlängert und verkrümmt. Der in der Abb. 5a dargestellte Paget-Wirbel ist infolge seines Ungenügens gegenüber statischer Belastung zusammengesintert. Die Kompakta des in der Abb. 5b dargestellten Femurs ist verbreitert, wechselnd stark spongiosiert und z. T. aufgeblättert.

Beim Morbus Paget ergibt der Vergleich der mikroskopischen Untersuchungsresultate mit der makroskopischen Erscheinungsform eine vollständige Übereinstimmung. Die bereits im histologischen Schnitt erkennbare ungeordnete Architektonik des Knochenaufbaus, hervorgerufen durch einen beschleunigten Knochenumbau, ist auch das Leitsymptom des Röntgenbefundes.

Vermehrter Knochenabbau mit reaktiver Vermehrung des Anbaues

Zahlreiche Skelettsystemerkrankungen äußern sich in einer Vermehrung der Knochenresorption. In den meisten Fällen erfolgt diese unter verstärkter Parathormoneinwirkung. Hauptaufgabe dieses Nebenschilddrüsenhormons ist die Stabilisierung der Serumkalziumkonzentration. Am Knochen fördert das Parathormon die Tätigkeit der Osteoklasten und der osteoklastischen Osteozyten und erzeugt eine Steigerung des Knochenabbaues. Das zweite Endorgan des Parathormons ist die Niere, an der die tubuläre Phosphatausscheidung und die Kalziumrückresorption gefördert werden. Folgen der Parathormoneinwirkung sind eine Erhöhung des Serumkalziumspiegels und ein Abfall des anorganischen Phosphatspiegels im Serum.

Eine vermehrte Sekretion von Parathormon liegt dem *primären Hyperparathyreoidismus* zugrunde, hervorgerufen durch ein Adenom oder durch eine Hyperplasie eines oder mehrerer Epithelkörperchen.

Alle Erkrankungen, die ein Absinken des Serumkalziums hervorrufen, bewirken eine Stimulation der Parathyreoidea. Zur Aufrechterhaltung der Kalziumhomöostase wird vermehrt Parathormon produziert, das durch den Abbau von Knochen Kalziumreserven mobilisiert und dadurch der Hypokalzämie entgegenwirkt.

Ein solcher *sekundärer Hyperparathyreoidismus* ist vor allem bei glomerulären Nierenerkrankungen oder angeborenen tubulären Nierendefekten zu beobachten, ferner auch bei Erkrankungen des Magen-Darm-Traktes oder nach Magenresektion. Eine über längere Zeit einwirkende Reizung der Nebenschilddrüse kann zu einer Hyperplasie einzelner oder aller Epithelkörperchen führen, die schließlich mit einer autonomen Überfunktion einhergeht. Das im Übermaß gebildete Parathormon erzeugt wie beim primären Hyperparathyreoidismus eine Hyperkalzämie. Aus dem sekundären hat sich in diesen Fällen ein sog. *tertiärer Hyperparathyreoidismus* entwickelt (KUHLENCORDT u. LOZANO-TONKIN 1964).

Bei *renaler* und bei *intestinaler Osteopathie* ist der sekundäre Hyperparathyreoidismus häufig gekoppelt mit einer Vitamin-D-Stoffwechsel- oder Resorptionsstörung, die sich durch gleichzeitig vorliegende osteomalazische Knochenveränderungen äußert (VON BABO u. HEUCK 1974). Dem gegenüber verursacht ein Abfall der Kalziumkonzentration im Serum bei einer Rachitis oder Osteomalazie einen regulativen Hyperparathyreoidismus, der zu einer Fibroosteoklasie führt (BARTOS u. HENNEMANN 1965).

Primäre Malignome außerhalb des Skelettes, vor allem Bronchuskarzinome, können parathormonähnliche Hormone oder Vitamin-D-artige Substanzen produzieren, die an den Knochenzellen dieselben Einwirkungen erzeugen, wie sie beim primären Hyperparathyreoidismus auftreten. Klinisch manifestiert sich ein solcher *paraneo-plastischer Hyperparathyreoidismus* durch eine Hyperkalzämie, die bei proliferierenden Tumorherden im Skelett auch durch die Auflösung ausgedehnter Knochenpartien hervorgerufen werden kann.

Infolge langdauernder Überproduktion geringer Parathormonmengen bei primärem Hyperparathyreoidismus oder bei mäßig starkem sekundärem Hyperparathyreoidismus entsteht ein reaktiver Anstieg des Osteoblastenpools, welcher die primär negative Skelettbilanz weitgehend egalisiert. Ein voller Ausgleich der An- und Abbauvorgänge am Knochen tritt bei zusätzlicher Verabreichung von anorganischem Phosphor auf. Der Anstieg des P-Spiegels erzeugt ein Absinken des Plasmakalziums. Die Aktivität der Osteoblasten wird erhöht bei gleichzeitig verstärktem Osteoblastennachschub. Mit dieser Theorie läßt sich auch erklären, warum bei Patienten mit renaler Osteopathie, die

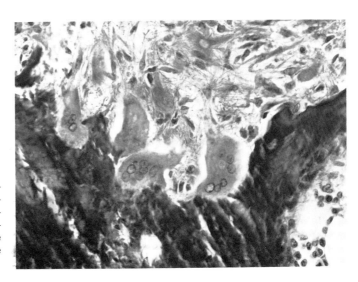

Abb. 6 Primärer Hyperparathyreoidismus mit Osteodystrophia fibrosa generalisata Recklinghausen. Schnitt aus einem Wirbel: dissezierende Fibroosteoklasie durch zahlreiche, mehrkernige Osteoklasten (Vergr. 250:1). 61jährige Frau

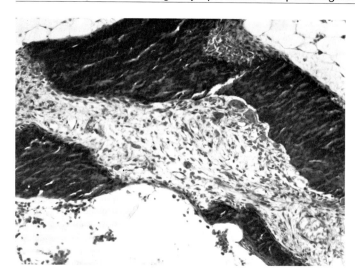

Abb. 7 Primärer Hyperparathyreoidismus mit Osteodystrophia fibrosa generalisata Recklinghausen. Schnitt aus einem Wirbel: ausgeprägte dissezierende Fibroosteoklasie durch ein- und mehrkernige Osteoklasten. Charakteristische Tunnelierung der Knochenbälkchen. Keine osteoiden Säume (Vergr. 100:1). 61jährige Frau

an einem sekundären Hyperparathyreoidismus leiden, ein Nettoanstieg der trabekulären Knochenmasse erfolgen kann. In diesen Fällen wird bei hoher Knochenumbaurate eine positive Skelettbilanz aufrechterhalten. Das *mikroskopische Bild des primären Hyperparathyreoidismus* (Abb. 6 u. 7) ist charakterisiert durch die Präsenz zahlreicher ein- und mehrkerniger Osteoklasten, die vorwiegend in Howshipschen Lakunen an der Knochenoberfläche oder in tunnelförmigen Kanälen innerhalb der Knochenbälkchen lokalisiert sind. Ferner ist eine fibrozelluläre Invasion der Markräume zu beobachten, wobei das myeloide oder adipöse Knochenmark durch proliferierende Fibroblasten und Knochenzellen ersetzt wird. Aus beiden nebeneinander verlaufenden Vorgängen resultiert das Bild der dissezierenden Fibroosteoklasie. Im weiteren finden sich beim primären Hyperparathyreoidismus auch Zeichen einer Knochenregeneration. Die osteoblastische Restaktivität führt zur Neubildung unterbrochener Knocheninseln oder Trabekel eines grobfaserigen Knochens, umgeben von einem Saum polarer Osteoblasten. Gelegentlich ist auch eine Apposition von neuem auf altem Knochen zu erkennen.

Die Röhrenknochenkompakta zeigt eine Spongiosierung, hervorgerufen durch kleinere und größere Resorptionshöhlen, welche die ganze Kompaktadicke durchsetzen. Subperiostal liegende Resorptionshöhlen durchbrechen die Kompaktaoberfläche und bilden Mikro- und bei fortschreitender Resorption auch Makrousuren (Abb. 8).

Bei Spätfällen von Hyperparathyreoidismus können auch zystische Knochenläsionen auftreten; sie entsprechen pathologisch-anatomisch resorptiven Riesenzellgranulomen, die wegen ihrer Farbe als braune Tumoren bezeichnet werden.

In *Mikroradiogrammen* (Abb. 9) kommt die Wirkung des Parathormons auf die zellulär gesteuerte Transformation des Knochens ebenfalls zur Darstellung. Neben einer periosteozytären Deminera-

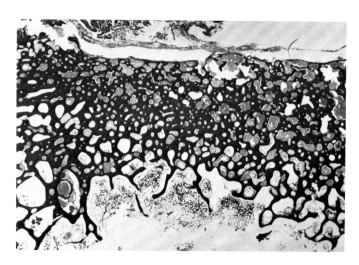

Abb. 8 Primärer Hyperparathyreoidismus. 71jährige Frau. Histologisches Schnittbild der Femurkompakta (Vergr. 7,2mal): Kompakta durchsetzt von zahlreichen Resorptionshöhlen, peripher und zentral größer und dichter gepackt als in den mittleren Schichten. Durchbruch von Resorptionshöhlen durch die Kompaktaoberfläche mit Bildung subperiostaler Usuren

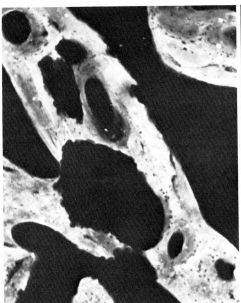 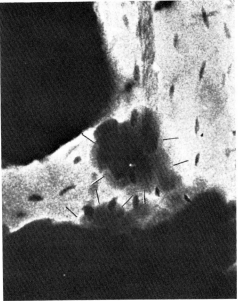

Abb. 9a u. b   Mikroradiogramme eines primären Hyperparathyreoidismus. Verminderte Mineralisation zahlreicher Osteone (graue Stellen). Osteozytäre Osteolyse (durch Markierungsstriche begrenzt). Osteoklastärer Abbau der Knochenbälkchenrandzonen mit vermehrten Howshipschen Lakunen. Vergr. links 80:1, rechts 250:1 (aus *Heuck, F., H. von Babo:* Radiologe 14 [1974] 208)

lisation der Tela ossea finden sich alle Stadien der osteozytären Osteolyse und der osteoklastären Resorption.

Röntgenologisch sind für den *primären Hyperparathyreoidismus* typisch: ein unregelmäßiges, feinfaseriges Spongiosastrukturbild, eine komplette Spongiosierung der Kompakta und subperiostale Mikro- und Makrousuren, so wie dies auf dem Röntgenbild eines mazerierten Femurpräparates von Abb. 10 zu erkennen ist.

In Frühfällen von primärem Hyperparathyreoidismus beschränken sich charakteristische Strukturveränderungen häufig auf einzelne Knochen, wie Handskelett und Schädelkalotte.

In fortgeschrittenen Fällen kann das Gesamtskelett befallen sein. Infolge des Überwiegens resorptiver Vorgänge tritt eine Osteoporose auf. Die Trabekel sind unscharf begrenzt und ungleichmäßig angeordnet. Die Kompaktaschichten der Röhrenknochen sind entweder verdünnt, aufgeblättert oder vollständig resorbiert. Charakteristisch für die Erkrankung sind ausgedehnte subperiostale Resorptionsherde. Zystische Knochenläsionen, bedingt durch braune Tumoren, treten als große, exzentrisch gelegene, expandierende Knochende-

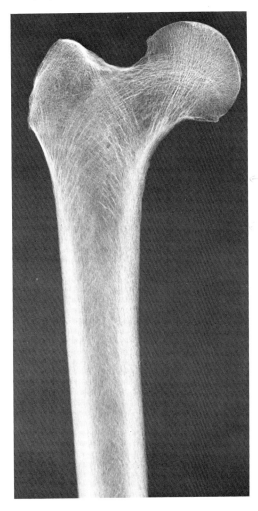

Abb. 10   Primärer Hyperparathyreoidismus. 71jährige Frau. Röntgenbild eines mazerierten Präparates der proximalen Femurhälfte. Dichte, faserige Strukturierung der Spongiosa. Verbreiterung und Spongiosierung der Kompakta, Oberflächen betont, mit flachen Usuren subperiostal

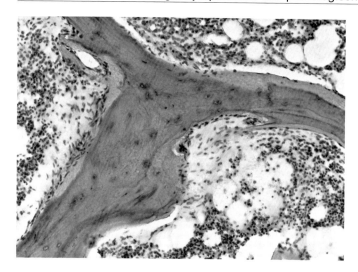

Abb. 11 Sekundärer Hyperparathyreoidismus bei familiären Schrumpfnieren. Breitflächige Arrosionen der Knochenbälkchen durch ein- und mehrkernige Osteoklasten, besonders in den Winkelstellungen. Breite osteoide Säume (grau) (Vergr. 100:1). 27jährige Frau

struktionsherde in Erscheinung. Das Vollbild solcher Skelettveränderungen wird auch als Morbus Recklinghausen bezeichnet. Die Folgen einer abnormen Steigerung der Parathormensekretion sind von Fall zu Fall unterschiedlich. Beim Hyperparathyreoidismus sind in weniger als der Hälfte der Krankheitsfälle röntgenologisch Veränderungen am Skelett festzustellen; sie fehlen, wenn der reaktiv erhöhte Knochenanbau den resorptionsbedingten Verlust an Knochen auszugleichen vermag.

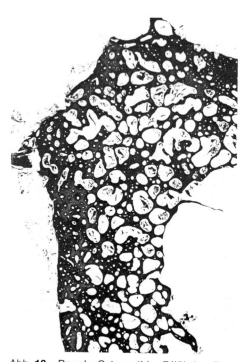

Abb. 12 Renale Osteopathie. 74jährige Frau. Histologisches Schnittbild durch die Kompakta (Vergr. 3,5mal). Resorptionshöhlen verschiedener Größe, die ganze Kompaktaschicht wechselnd dicht durchsetzend. Tiefe, oberflächliche Arrosionsbuchten

Beim *sekundären Hyperparathyreoidismus* sind die histologischen und die röntgenologischen Symptome identisch mit denjenigen des primären Hyperparathyreoidismus.
Eine Sonderform einer generalisierten Skeletterkrankung bildet die *nephrogene Osteopathie*, diese ist *histologisch* gekennzeichnet durch das kombinierte Vorhandensein eines sekundären Hyperparathyreoidismus und osteomalazischer Knochenveränderungen. Einerseits findet sich das Bild einer disseziierenden Fibroosteoklasie; andererseits sind die Knochenbälkchen überzogen von osteoiden Säumen (Abb. 11). Die Kompakta ist spongiosiert, wobei ihre einzelnen Anteile herdförmig, unregelmäßig stark befallen werden. Die Resorptionshöhlen sind wechselnd groß und zahlreich; sie durchbrechen die Kompaktaoberfläche und bilden frühzeitig breite, makroskopisch erkennbare subperiostale Usuren (Abb. 12). *Röntgenologisch* treten bei der renalen Osteopathie frühzeitig eine unregelmäßige Strukturauflockerung, oberflächliche Arrosionen und u.U. Zystenbildungen im Knocheninnern auf. Als Zeichen einer gleichzeitig bestehenden Osteomalazie läßt sich häufig eine durch das eingelagerte Osteoid bedingte verwaschene Strukturzeichnung feststellen (Abb. 13a). Ferner können auch Loosersche Umbauzonen vorkommen. Bei Patienten mit renaler Osteopathie kann die reaktive Erhöhung der Knochenanbaukomponente u.U. überwiegen, so daß im Röntgenbild sklerotische Strukturveränderungen vor allem an den Fingerphalangen und Wirbeln zu beobachten sind. Die Wirbelsäule zeigt in diesen Fällen eine charakteristische wirbel-körperabschlußplattennahe, quer gelagerte sklerotische Streifung, ein Bild das als „rugger jersey spine" bezeichnet wird (Abb. 13b). An den Röhrenknochen finden sich ähnliche Veränderungen wie beim primären Hyperparathyreoidismus. Die Aufblätterung und die Spongiosierung der Kompakta und

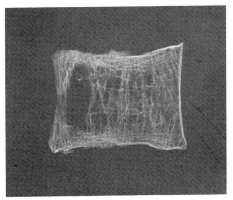
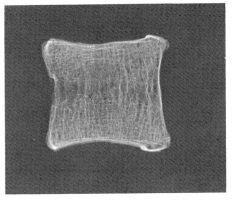

Abb. 13a u. b   Renale Osteopathie. Röntgenbilder von Wirbelkörperpräparaten einer 74jährigen und einer 68jährigen Frau
a Feinfaserige, unregelmäßig verlaufende Spongiosatrabekel mit wechselnd aufgelockerter Anordnung. Größere Zystenbildungen im hinteren Wirbelkörperabschnitt. Spongiosierung der hinteren Abschnitte der Wirbelkörper-Abschlußplatten und der hinteren Kantenkortikalis
b Wirbel einer „rugger jersey spine" mit feinwabiger Strukturverdichtung der wirbelkörperplattennahen Abschnitte und bandförmiger Strukturauflockerung im Wirbelkörperzentrum

die subperiostalen Resorptionszonen sind jedoch unregelmäßig verteilt und herdförmig akzentuiert. Es sind dies Befunde, die für die renale Osteopathie besonders charakteristisch sind (Abb. 14).
Obwohl die Röntgensymptomatologie bei den verschiedenen Formen des Hyperparathyreoidismus unzuverlässig ist und zur Diagnose der Erkrankung erst im fortgeschrittenem Krankheitsstadium herbeigezogen werden kann, ist bei erkennbaren Skelettveränderungen eine plausible Übereinstimmung zwischen makroskopischen und mikroskopischen Veränderungen festzustellen, die auch Rückschlüsse auf die vorliegenden pathologischen Mechanismen des Knochenstoffwechsels erlauben.

Ein verstärkter Knochenabbau bei gleichzeitiger Steigerung des Knochenanbaues liegt auch bei der *Hyperthyreose* mit Beteiligung des Skelettes vor, das allerdings nur in einem geringen Prozentsatz der Patienten befallen ist. Klinisch ist in diesen Fällen ein Anstieg der Aktivität der alkalischen Phosphatase im Serum festzustellen.
Der erhöhte Knochenumsatz beruht wahrscheinlich auf einer direkten Wirkung des Schilddrüsenhormons auf den Knochen. Untersuchungen der 47-Kalziumkinetik ergeben bei der Hyperthyreose eine verminderte Kalziumresorption über den Darm, eine Vergrößerung des Kalziumverteilungsraumes bei Normokalzämie sowie einen erheblichen Verlust endogenen Kalziums mit den Fäzes und schließlich eine gesteigerte Akkretion im Skelett (MONTZ u. Mitarb. 1973). Histologisch finden sich Knochenresorptionsherde mit Osteoklasten entlang den endostalen Oberflächen der Trabekel und den Haversschen Kanälen in Kombination mit Knochenregenerationserscheinungen. Die Struktur des Osteoids zeigt eindeutige Zeichen eines gesteigerten Knochenumbaues. Im Röntgenbild imponiert eine generalisierte Osteopenie, u. U. stärkeren Grades, gelegentlich kombiniert mit periostalen Auflagerungen vor allem an den Fingerphalangen.

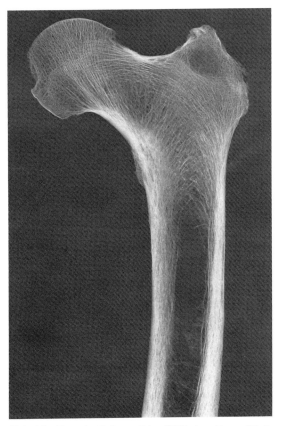

Abb. 14   Renale Osteopathie. 74jährige Frau. Röntgenbild eines Femurpräparates proximale Hälfte. Feinfaserige, unregelmäßig aufgelockerte Spongiosastruktur. Verbreiterung und Aufblätterung der spongiosierten Kompakta mit langgezogenen, oberflächlichen Resorptionszonen

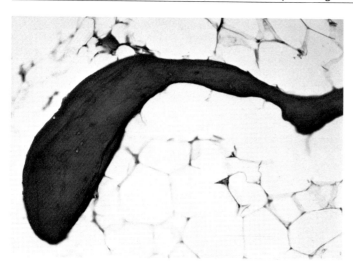

Abb. 15 Osteoporose bei iatrogenem Hyperkortizismus. Beckenkamm: isoliertes Knochenbälkchen mit breitflächigen Erosionen. In den Markräumen Fettmark (Vergr. 160:1). 47jähriger Mann

Vermehrter Knochenabbau, verminderter Anbau

Ein *Morbus Cushing* infolge Nebennierenadenom oder Hyperplasie oder medikamentös verabreichter *Kortikosteroide* erzeugt in geringer Dosierung einen ähnlichen Effekt wie ein sekundärer Hyperparathyreoidismus. Der Osteoklastenpool ist erhöht; gleichzeitig erfolgt jedoch eine Verminderung der Zahl und Aktivität der Osteoblasten mit konsekutiver Reduktion der Kollagensynthese bzw. Matrixbildung des Knochens (RASMUSSEN u. BORDIER 1973). Das Resultat der Kombination einer gesteigerten Knochenresorption mit einer Reduktion des Knochenanbaues ist die Entwicklung einer extremen Osteoporose.

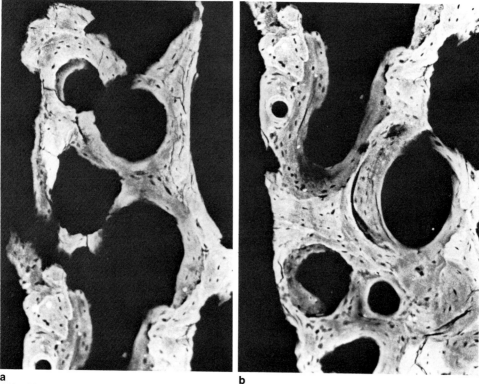

a b

Abb. 16a u. b Mikroradiogramme der Rippenspongiosa bei Morbus Cushing nach Beseitigung der hormonellen Störung. Neben der krankheitsbedingten Auflockerung der Spongiosastruktur erkennt man neu angebauten Knochen. Mineralisationsdefekte im alten und im neuen Knochen (graue Felder). Ausschnitte verschiedener benachbarter Regionen (Vergr. 120:1). (aus *F. Heuck*, in *L. Diethelm* u. Mitarb.: Handbuch der medizinischen Radiologie, Bd. V/1. Springer, Berlin 1976)

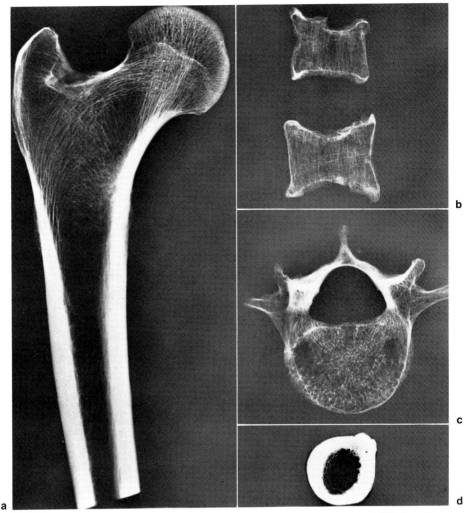

Abb. 17a–d Stammosteoporose bei iatrogenem Hyperkortizismus. 60jährige Frau. Röntgenbilder der Präparate von Lendenwirbeln, Femur und Femurschaft quer. Verfeinerte, aufgelockerte, vorwiegend vertikal ausgerichtete Spongiosabälkchenstruktur der Wirbel mit Einwölbung der Wirbelkörper-Abschlußplatten. Normale Strukturierung von Spongiosa und Kompakta am Femur

Im *histologischen* Bild (Abb. 15) imponieren vor allem die Folgeerscheinungen einer intensiven osteoklastären Resorption im Stammskelett. Die Knochenoberfläche ist durch Howshipsche Lakunen mottenfraßähnlich verändert, wobei die einzelnen Lakunen größtenteils leer sind und keine Osteoklasten mehr aufweisen. Aktive Osteoblasten fehlen fast ganz.

Auch das *Mikroradiogramm* läßt eine Verschmälerung der Knochenbälkchen mit Fehlen von Osteoidsäumen erkennen. Nach Beseitigung der hormonellen Störung erfolgt ein Neuanbau von Knochen entlang der Oberfläche der verdünnten Spongiosabälkchen (Abb. 16).

Das *Röntgenbild* zeigt beim Morbus Cushing und bei der Kortikosteroidosteoporose eine vermehrte Transparenz der einzelnen Skeletteile, wobei primär vor allem das Stammskelett, d. h. Wirbelsäule, Becken und Schädel, betroffen werden. Das Spongiosagefüge ist aufgelockert und die Kortikalis verdünnt. Im Gegensatz zu diesen Befunden scheinen die Kompaktaschichten der langen Röhrenknochen normal breit und nicht spongiosiert (Abb. 17).

Bei Kindern mit Morbus Cushing sind Knochenwachstum und Reifung verzögert. Die Wachstumszonen im Bereich der Epiphysen sind ausgesprochen schmal. Nach erfolgreicher Therapie normalisieren sich Wachstum und Reifung. Die Osteoporose wird durch Bildung neuen Knochens neben altem Knochen ausgeglichen, doch bleibt die ursprüngliche Strukturauflockerung besonders im Bereich der Wirbel oft erhalten und auch noch im Erwachsenenalter nachweisbar.

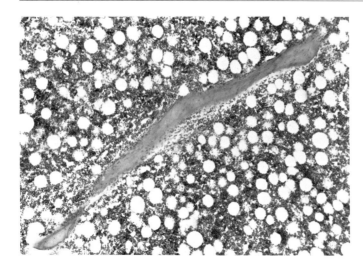

Abb. **18** Senile Osteoporose des Wirbels: isoliertes überschlankes Knochenbälkchen mit glatten Konturen und lamellärer Struktur (Vergr. 63:1). 65jährige Frau

Ein vermehrter Knochenabbau in Assoziation mit einem Darniederliegen des Knochenanbaues führt zu einer stark negativen Skelettbilanz, die im Röntgenbild in fortgeschrittenen Krankheitsfällen als ausgeprägte Osteoporose in Erscheinung tritt.

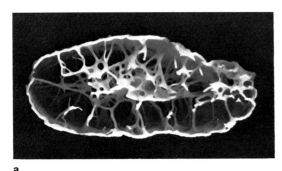

a

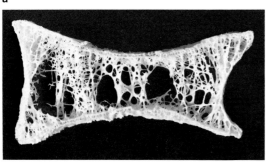

b

Abb. **19a** u. **b** Senile Osteoporose. 91jährige Frau
a Querschnitt durch eine Rippe. Starke Reduktion der Knochenbälkchen
b Wirbelsagittalschnitt. Grobwabig aufgelockerte Spongiosa. Einwölbung der Wirbelkörper-Abschlußplatten und der vorderen Kantenkortikalis (Fischwirbelkonfiguration)

Osteoporose (normaler oder verminderter Knochenanbau, kombiniert mit vermehrtem Abbau)

Auch heute noch umstritten sind die Ursachen und pathogenetischen Mechanismen, die zur senilen und präsenilen Osteoporose führen. ALBRIGHT, der die Osteoporose als: „Zu wenig Knochen, aber der vorhandene ist normal" definierte, nimmt ursächlich das Vorliegen einer primären Osteoblastenschwäche an mit ungenügender Matrixbildung. Andere Autoren (JOWSEY 1960, HEANY u. WHEDON 1958) halten eine erhöhte Resorptionsrate als entscheidend für die Entwicklung einer Osteoporose. Nicht bestätigt hat sich die Annahme, daß der Verlust an Knochen durch eine marginal erhöhte Parathyreoideaaktivität bedingt sein könnte. Radioimmunoassayuntersuchungen von RIGGS u. Mitarb. (1973) ergeben keine Erhöhung des Parathormonspiegels im Serum osteoporotischer Patienten. RASMUSSEN u. BORDIER (1973) beobachten bei der Osteoporose eine Vermehrung der Knochenresorptionsoberfläche bei normaler oder sogar verminderter Osteoklastenzahl und eine Verminderung der Knochenoberfläche mit aktiver Knochenneubildung. Nach Ansicht dieser Autoren, die davon ausgehen, daß Osteoklasten sich in Osteoblasten weiterentwickeln, wird die Osteoporose hervorgerufen durch ein Versagen der Osteoblastenaktivität infolge Entkoppelung der normalen Progression von der Osteoklastenresorption zur Osteoblastenformation von Knochen.

Zu unterscheiden sind Osteoporoseformen mit erhöhtem und solche mit normalem oder erniedrigtem Knochenumbau („high" und „low turnover"). Die *senile Osteoporose* ist in der Regel gekennzeichnet durch einen niedrigen Knochenumbau, wobei in einzelnen Phasen der Erkrankung, insbesondere bei Immobilisation, auch eine

Erhöhung des Knochenumbaues vorübergehend eintreten kann.

Das *histologische Präparat* eines osteoporotischen Knochens (Abb. 18) und die Lupenvergrößerung des Querschnittes einer osteoporotischen Rippe und einer Wirbelkörperscheibe (Abb. 19) ergeben als wesentliches Merkmal eine Reduktion der verkalkten Knochenmasse pro Volumeneinheit Knochen. Die Trabekel des spongiösen Knochens sind abnorm dünn; z.T. sind sie verschwunden mit entsprechender Verbreiterung der intertrabekulären Zwischenräume. Die Zahl der Osteoblasten und der Osteoklasten scheint entweder normal oder nur leicht reduziert. Kortikalis und Kompakta sind verdünnt und spongiosiert, wobei die Knochenoberfläche in der Regel intakt erhalten bleibt und keine Usuren aufweist (Abb. 20).

Die *Mikroradiogramme* von Abb. 21 zeigen das Beispiel einer Osteoporose mit erhöhtem Knochenumbau. Es finden sich spärliche, unregelmäßig begrenzte Spongiosabälkchen mit zahlreichen Umbauplätzen als Ausdruck einer erhöhten Knochentransformation. Die Randzonen der normal kalkhaltigen Knochenmatrix zeigen eine partiell erhöhte Kalksalzkonzentration. Auch innerhalb der Knochenbälkchen sind Unterschiede in der Mineralkonzentration nachweisbar. Die Osteozytenlakunen sind unterschiedlich groß und meist erweitert (periosteozytäre Osteolyse).

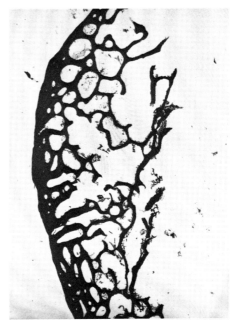

Abb. **20** Senile Osteoporose. 84jährige Frau. Histologisches Schnittbild durch die Femurkompakta (Vergr. 7,3mal). Zentrifugale Spongiosierung der Kompakta mit zentral großen und peripher kleinen Resorptionshöhlen, welche die Kompaktaoberfläche nirgends durchbrechen

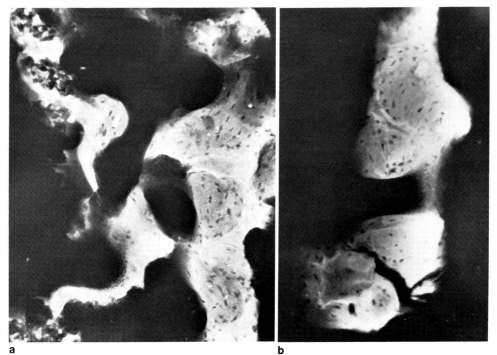

a b
Abb. **21a** u. **b** Mikroradiogramme einer Osteoporose mit erhöhtem Knochenumbau. Spärliche, unregelmäßig begrenzte Spongiosabälkchen mit zahlreichen Umbauplätzen (Howshipsche Lakunen). Unterschiedliche Mineralkonzentration der Knochenmatrix (helle Stellen über-, graue Stellen untermineralisiert). Beckenkammbiopsie (Vergr. 250:1). (aus *F. Heuck,* in *L. Diethelm* u. Mitarb.: Handbuch der medizinischen Radiologie, Bd. V/1. Springer, Berlin 1976)

In den Frühstadien einer Osteoporose versagt das *Röntgenbild*. Da nach Untersuchungen von BABAIANTZ (1947) erst Kalziumverluste von 30% und mehr erkennbar sind, sind Osteoporosen erst in fortgeschrittenen Stadien röntgenologisch diagnostizierbar. Am frühesten zu erkennen ist eine Rarefikation der Spongiosa, die einen grobmaschigen Aspekt aufweist. Zwischen den verdünnten Trabekeln sind die Zwischenräume vergrößert. An den Wirbeln erfolgt primär vor allem ein Schwund der horizontal verlaufenden Spongiosatrajektorien, wodurch eine vertikale Streifung der Strukturzeichnung in Erscheinung tritt, kombiniert mit einer Verdünnung der Boden- und Deckplatten.

Als Folge der mit der Knochenrarefikation verbundenen statischen Insuffizienz treten Wirbelkörperplatten-Infraktionen auf, die zur Fischwirbel- oder Keilwirbeldeformation führen. Die Verdünnung der Kompaktaschicht der langen Röhrenknochen erzeugt eine vermehrte Knochenbrüchigkeit, die sich vor allem an den Rippen, Schambeinästen, Femurhälsen und am distalen Radiusende manifestiert.

Bei der Osteoporose ist das Röntgenbild eine direkte Vergrößerung des histologischen Schnittes, zumindest solange noch Knochenstrukturen im Röntgenbild erkennbar sind. Bei sehr fortgeschrittenen Krankheitsfällen kann im Röntgenbild die Spongiosastrukturzeichnung vollständig verschwinden, während bei der mikroskopischen Untersuchung immer noch stark verschmälerte Trabekel erkannt werden können. Die im Röntgenbild in Erscheinung tretende vermehrte Transparenz des Knochens läßt oft fälschlicherweise eine qualitative Veränderung des noch vorhandenen Knochens vermuten, die durch den mikroradiographischen Befund widerlegt wird. Daß innerhalb osteoporotischer Knochenbälkchen gewisse Unterschiede in der Mineralkonzentration vorliegen, beweist das mikroradiographische Bild.

Eine Osteoporose verläuft immer in Schüben. Zwischen aktiven Abbauphasen finden sich Ruheperioden mit reparativer Vermehrung des Knochenanbaues. Abgebaute Knochentrabekel können nicht mehr nachgebildet werden. Infolge von Knochenapposition werden jedoch die noch vorhandenen Spongiosatrajektorien verdickt. Es entsteht dadurch das Bild der *hypertrophen Knochenatrophie* (Abb. 22 b).

Im Ablauf einer Osteoporose wird die Kompakta von statisch nicht belasteten Röhrenknochen frühzeitig verdünnt. An statisch belasteten Röhrenknochen erfolgt als Reaktion auf den von endostal her fortschreitenden Knochenabbau eine periostale Knochenapposition, wobei der peripher neugebildete Knochen in der Folge ebenfalls spongiosiert wird. Das Volumen eines osteoporotischen Knochens wird durch diese Kombination von Ab- und Anbauvorgängen makroskopisch nachweisbar vergrößert (Abb. 23).

Vermehrter Knochenanbau mit reaktiver Vermehrung des Abbaues

Eine vermehrte Produktion von Wachstumshormonen durch ein eosinophiles Adenom der Hypophyse stimuliert bei noch offenen Epiphysenplatten das Knochenlängenwachstum mit Erzeugung eines *Gigantismus*. Nach Verknöcherung der Epiphysenplatten fehlt das eigentliche Endorgan des Wachstumshormons. Die chondrale Stimulation wird von den persistierenden Gelenkknorpeln und den Rippenknorpeln übernommen, die exzessive wuchern und enchondral verknöchern. Es entsteht dadurch das Bild der *Akromegalie* (Abb. 24). Morphometrische Untersuchungen akromegalen Knochens ergeben, daß die Volumendichte im obe-

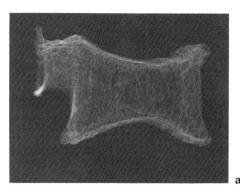

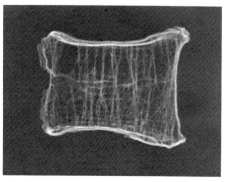

Abb. 22a u. b Altersosteoporose. Röntgenbilder von Lendenwirbelpräparaten einer 66jährigen Frau und eines 90jährigen Mannes
a Feine, verdünnte, vorwiegend vertikal ausgerichtete Spongiosabälkchen mit wechselnder Vergrößerung der intertrabekulären Abstände. Einwölbung der Wirbelkörper-Abschlußplatten mit Fischwirbelbildung. Spongiosierung der Wirbelkörper-Bodenplatte und der vorderen Kantenkortikalis
b Hypertrophe Atrophie der Wirbelkörperspongiosa. Verdickung der vertikal ausgerichteten, stark rarefizierten Spongiosatrajektorien. Starke Vergrößerung der intertrabekulären Abstände. Scharfe Zeichnung der verdünnten Wirbelkörper-Abschlußplatten und der vorderen Kantenkortikalis

Abb. 23 a u. b Senile Osteoporose. 84jährige Frau. Röntgenbilder der Präparate einer proximalen Humerus- und Femurhälfte. Hochgradige Rarefikation der verdünnten, spinnwebförmig zusammenhängenden Spongiosatrabekel im Bereich der Humerustuberkula und der Femurtrochanterregion. Dichtere Spongiosastrukturzeichnung in den belasteten Partien des Humerus und des Femurkopfes. Starke Verdünnung und zentrale Aufblätterung der Humerusschaftkompakta. Spongiosierung der breiten Femurschaftkompakta nach periostaler Knochenapposition. Deutliche Volumenvergrößerung des Femurschaftes

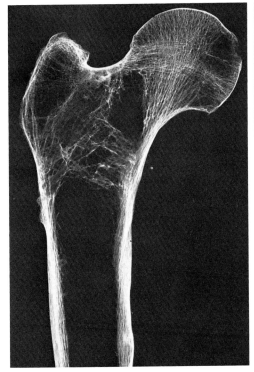
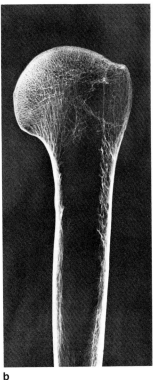

a   b

ren Normbereich liegt. Die spezifische Oberfläche ist jedoch reduziert. Die Spongiosabälkchen sind dementsprechend plump und breit strukturiert (DELLING 1975). Neben einer Stimulation der Knochenneubildung ist in nahezu allen Krankheitsfällen die Resorption über die Norm gesteigert. Nach Entfernung eines Hypophysenadenoms und Normalisierung der Wachstumshormonproduktion ist der Knochenanbau in der Regel reduziert. Die Knochenresorption bleibt dagegen unverändert erhöht. Diese Beobachtung läßt den Schluß zu, daß es nach erfolgreicher Therapie der Akromegalie zur Entwicklung einer Osteoporose kommen kann.

Röntgenbilder zeigen bei der Akromegalie die Folgen an den beim Erwachsenen unter Hormoneinfluß noch wachstumsfähigen Skelettanteilen. Neben der durch das Hypophysenadenom bedingten Ausweitung der Sella finden sich ein Prognatismus infolge Verlängerung der Mandibula, eine Verdickung der Schädelkalotte und der Rippen, abnorm große Nasennebenhöhlen, große Enthesopathien an Bänderansätzen und eine Vergrößerung der Wirbelkörper-Längsdurchmesser. Die Wucherung der Gelenkknorpel verursacht eine Verbreiterung der Gelenkspalten und sekundäre arthrotische Veränderungen (Abb. 25).

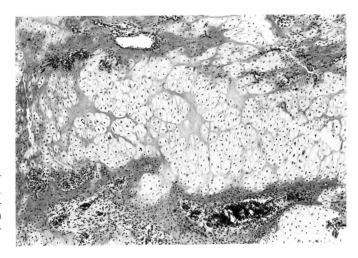

Abb. 24 Akromegalie. Schnitt aus der Knorpel-Knochen-Grenze einer Rippe. Wiederaufnahme der Knorpelproliferation mit Bildung von zungenförmigen Auswüchsen in die anliegende Spongiosa (Vergr. 63 : 1)

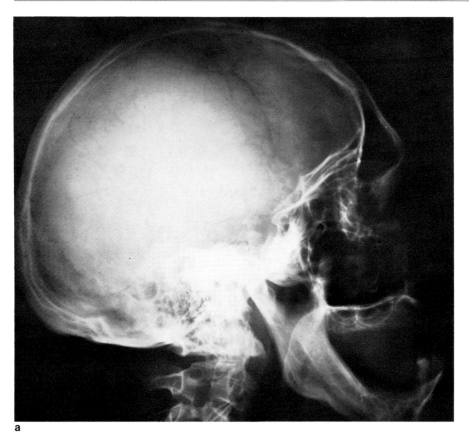

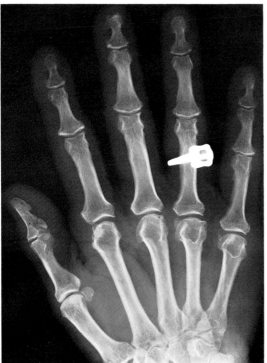

Abb. 25a u. b Akromegalie. Röntgenaufnahmen des Schädels und der Hand einer 54jährigen Frau
a Verlängerung des Unterkiefers. Prominenz des Supraorbitalwulstes. Große Stirnhöhlen. Stark ausgeweitete Sella mit Schattenkonturierung des Dorsum infolge eosinophilem Hypophysenadenom
b Verbreiterung der Fingergelenksspalten infolge Knorpelwucherung. Sekundäre Polyarthrose. Vergrößerte Processus unguiculares

Verminderung des Knochenan- und -abbaues

Eine starke Verminderung der Knochenneubildung und Resorption mit hochgradiger Reduktion der Osteoklasten- und Osteoblastenzahl ist beim *Hypoparathyreoidismus* zu beobachten. Der Knochenumbau ist bei dieser Affektion fast stillgelegt. Radiologisch sind die Befunde am Skelett variabel, unspezifisch und nicht diagnostisch. In ungefähr der Hälfte der Fälle ist die Knochenstruktur verändert, entweder im Sinne einer Hyperostosis, seltener einer Osteoporose. Typisch für die Erkrankung sind die auf der Schädelaufnahme erkennbaren Kalkablagerungen in den Stammganglien (vgl. Monographie A. FANCONI 1969).

Bei der *Hypothyreose* findet sich ebenfalls eine extreme Reduktion des Knochenumsatzes. Die Osteoblasten- und Osteoklastenzahlen sind auf ein Minimum herabgesetzt. Diese Veränderungen sprechen für einen niedrigen Knochenumsatz, der die Entwicklung einer „low turnover"-Osteoporose begünstigt (DELLING 1975).

Störung der Knochenmineralisation

Die Osteoblasten bilden Osteoid, bestehend aus Kollagenfasern, eingebettet in eine Grundsubstanz aus Mukopolysacchariden. Die Kollagenfasern enthalten die für sie spezifische Aminosäure Hydroxyprolin und bilden das Grundgerüst, an denen die Hydroxyapatitkristalle angelagert sind (HAAS 1966). Vom marknahen neu gebildeten Osteoid bis zum mineralisierten Knochen läßt sich ein Ansteigen der Kalziumkonzentration feststellen. Unter Verwendung des intrazellulären Kalziumreservoirs in den Mitochondrien der Osteoblasten erfolgt an der Mineralisationsfront die Bildung des Hydroxyapatites. Neben der Kollagensynthese dienen die Osteoblasten somit auch der Mineralisation von neu gebildetem Osteoid (primäre Mineralisation). Das sog. inaktive Osteoid ist demgegenüber von flachen inaktiven Mesenchymzellen umgeben; die Mineralisation verläuft hier unabhängig von der Zellaktivität und wird als sekundäre Mineralisation bezeichnet (vgl. DELLING 1975).

In bezug auf die Löslichkeit des Kalziumphosphats ist das Plasma untersättigt, doch sinkt die Schwellenkonzentration, bei der sich Kristalle bilden, wenn Kristallisationszentren, z. B. Kollagen, vorhanden sind. Eine wesentliche Funktion kommt bei der Mineralisation der alkalischen Phosphatase zu, die ebenfalls von den Osteoblasten gebildet wird.

Bedeutung der alkalischen Phosphatase für die Mineralisation

Nach der Theorie von FLEISCH (1961) bildet das Kollagen in der Knochenmatrix Kristallisationszentren (Nukleationsförderung). Diese werden durch die im Gewebe ubiquitär vorhandenen Pyrophosphate gehemmt (Nukleationshemmung). Alkalische Phosphatase vermag nun, diese Kristallisationsinhibitoren abzubauen, wodurch das Ausfällen und das Wachstum von Hydroxyapatitkristallen möglich werden (Abb. **26**).

Im jugendlichen Alter ist die alkalische Phosphataseaktivität im Serum entsprechend der durch das Skelettwachstum gesteigerten Osteoblastentätigkeit erheblich erhöht. Verstärkt ist diese auch bei Vorliegen eines gesteigerten Knochenumbaues z. B. bei Morbus Paget, bei primärem oder sekundärem Tumorbefall des Skelettes, bei primärem oder sekundärem Hyperparathyreoidismus, bei Rachitis und Osteomalazie, ferner auch bei der selten auftretenden hereditären Hyperphosphatasie (FANCONI u. Mitarb. 1964).

Eine Verminderung der alkalischen Phosphataseaktivität ist festzustellen bei angeborener Hypophosphatasie, Achondroplasie, Hypothyreose und Skorbut.

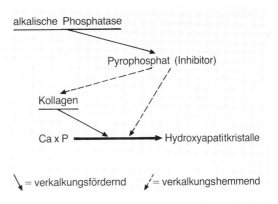

Abb. 26 Mechanismus der Verkalkung (nach *Fleisch*)

Die Auswirkungen einer verminderten Aktivität der alkalischen Phosphatase am Skelett lassen sich am besten bei einer *Hypophosphatasie* erkennen. Diese ist gekennzeichnet durch das Fehlen aktiver Osteoblasten mit entsprechender Verminderung oder vollständigem Ausfall der Produktion von alkalischer Phosphatase. Konsekutiv tritt eine Störung der Mineralisation der Knochenmatrix auf.

Im *histologischen Schnitt* (Abb. 27) stehen Störungen der Mineralisation des Osteoids an Stellen mit enchondraler Ossifikation im Vordergrund. Der Epiphysenknorpel zeigt eine schmale Säulenzone,

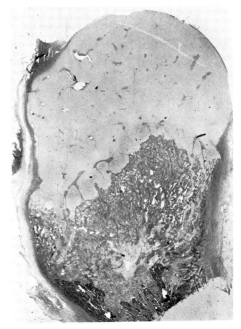

Abb. **27** Hypophosphatasie. Epi- und Metaphysenregion des Humerus. Mineralisationsstörung des Osteoids. Anstelle der regulären primären metaphysären Spongiosa finden sich Knorpelrestfragmente, umgeben von breiten Osteoidmänteln (Vergr. 63:1). 4 Tage alter Knabe (gleicher Fall wie Abb. **28**)

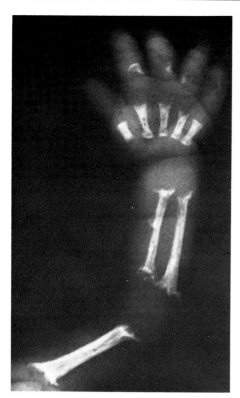

Abb. 28 Hypophosphatasie. Röntgenbild der oberen Extremität eines 4 Tage alten Knaben. Erheblicher Rückstand der Ossifikation. Starke Vermehrung von nicht mineralisiertem Osteoid. Becherung und Ausfransung der Metaphysenabschlußplatten. Vergrößerung der Knochenabstände im Bereich der Gelenke (gleicher Patient wie Abb. 27)

umgeben von Blasenknorpel mit zungenförmigen Ausläufern gegen die primäre Ossifikationszone. Durch den Blasenknorpel wird die Knorpelgrundsubstanz bis auf wenige Reste völlig aufgelöst. Gelegentlich gelangen Knorpelfragmente bis in die primäre Spongiosa. Anstelle der regulären metaphysären Spongiosa sind die Knorpelrestfragmente in breite Mäntel aus Osteoid eingekleidet. In der Diaphyse stellt das Osteoid den Hauptteil der Knochenmasse dar. Im Schaftkern findet sich noch der sehr plumpe, kaum abgebaute periostale Faserknochen, der sich scharf vom Osteoid absetzt.

Die Abb. 28 zeigt das *Röntgenbild* der oberen Extremität eines 4 Tage alten Knaben mit Hypophosphatasie. Die Verlängerung der Epiphysen im Vergleich zu den Diaphysen ist bedingt durch das vermehrt vorhandene, nichtmineralisierte Osteoid. Der Abstand zwischen den mineralisierten Anteilen der Röhrenknochen der einzelnen Gliedmaßenabschnitte ist entsprechend verlängert. Die Becherung und die starke Ausfransung der Metaphysenabschlußplatten vor allem an Radius und Ulna werden hervorgerufen durch zungenförmige Ausläufer des nicht ossifizierten Epiphysenfugengewebes in die Metaphysen. Die ossifizierten Anteile der Röhrenknochen weisen eine verdichtete Strukturzeichnung auf mit unscharfer Trennung zwischen Kortikalis und Spongiosa. Der Rückstand des Verknöcherungsstadiums des Skelettes ist an den Fingerphalangen besonders deutlich festzustellen. Am Daumen sind diese überhaupt nicht ossifiziert, am II.–IV. Finger findet sich je ein kleiner unregelmäßig konturierter Knochenkern auf Höhe der Grundphalanx. Der exostosenförmige Knochenauswuchs an der lateralen Kontur des Radiusschaftes entspricht bei der histologischen Untersuchung einer ossifizierten Zone im Innern eines enorm verdickten osteoiden Saumes, der den verknöcherten Radiusschaftanteil mantelförmig umgibt (BESSLER u. FANCONI 1972).

Histologisch und röntgenologisch übereinstimmend figuriert als Hauptbefund bei der Hypophosphatasie eine schwere Störung der Skelettmineralisation. Die verkalkten Partien der einzelnen Skelettabschnitte sind verkürzt, unregelmäßig geformt und von erhöhter Schattendichte. Ausgedehnte Knochenpartien bestehen aus Osteoid, das nicht mineralisiert und im Röntgenbild dementsprechend nicht in Erscheinung tritt.

Steuerung der Mineralisation durch Vitamin D

Die Hauptaufgabe des Vitamins D besteht darin, dem Knochengewebe Kalzium und Phosphate zuzuführen, um die Verkalkung neu gebildeten Osteoids zu ermöglichen. Zweite Hauptaufgabe ist die Förderung der Verkalkung von jungem Knochen sowie die Kalziummobilisierung aus altem Knochen (A. FANCONI u. G. FANCONI 1972). Hauptangriffspunkt des Vitamins D ist die Darmschleimhaut, wo es die intestinale Kalziumresorption fördert. Wahrscheinlich wirkt es auch indirekt auf die renalen Tubuli im Sinne einer Förderung der tubulären Phosphorrückresorption. Das dem Körper zugeführte Vitamin D_3 (Cholecalciferol) wird durch Hydroxylierung in Leber und Nieren in biologisch aktive Derivate umgewandelt und zeigt eine hormonähnliche Wirkung auf den Skelettmetabolismus.

Die Leber hydroxyliert das Vitamin D_3 zu $25\text{-OH-}D_3$. In der Niere erfolgt eine erneute Hydroxylierung zu $1,25\text{-(OH)}_2\text{-}D_3$. Diese Syntheseschritte werden durch endogene Faktoren, wie Serumkalzium und Parathormon, beeinflußt. Ein niedriger Kalziumspiegel führt zu einer vermehrten, eine kalziumreiche Kost zu einer verminderten Bildung von $1,25\text{-(OH)}_2\text{-}D_3$. Durch das Parathormon wird der Spiegel dieses Metaboliten im Sinne eines negativen Feedbackmechanismus kontrolliert. Da Parathormon den Vitamin-D-Katabolismus stimuliert, erfolgt eine Verminderung der Vitamin-D-Reserven des Körpers. Entsprechend wird auch beim sekundären Hyperparathyreoidismus häufig als Zusatzsymptom eine durch Vitamin-D-Mangel hervorgerufene Osteomalazie beobachtet.

Die mitotische Teilung der Mesenchymzellen zur Bildung von Knochenzellen wird durch Vitamin D beschleunigt. Gleichzeitig wird auch die Osteoklasten- und Osteoblastentätigkeit aktiviert ohne Vergrößerung der betreffenden Zellpools. 1,25-$(OH)_2$-D_3 und andere Vitamin-D-Metabolite fördern die knochenresorbierenden Eigenschaften der Osteozyten entweder direkt oder über Parathyreoideastimulation. Es wird dadurch Kalzium und Phosphor aus dem bestehenden verkalkten Knochen für die Mineralisation des Osteoids mobilisiert (RASMUSSEN u. Mitarb. 1974).

Bei *Vitamin-D-Mangel* liegt die intestinale Kalziumresorption darnieder. Die Tätigkeit der Osteoblasten und Osteozyten ist herabgesetzt und der Kalziumgehalt der Mitochondrien des Zytosols und der extrazellulären Flüssigkeit vermindert. Reaktiv erfolgt eine Erhöhung der Parathormonsekretion.

Früher wurde die Ansicht vertreten, daß das Fehlen einer Mineralisation des Osteoids sekundär auf eine Verminderung des Kalziumphosphorionenproduktes im Serum erfolgt. Nach Verabreichung von Vitamin D ist jedoch bereits bei noch gleichbleibendem oder sogar abfallendem Ca/P-Produkt eine Osteoidmineralisation festzustellen. Diese Beobachtung spricht dafür, daß 1,25-$(OH)_2$-D_3 und andere Vitamin-D-Metabolite eine direkte Wirkung auf die Osteoidosteozyten, welche die Knochenmineralablagerung kontrollieren, ausüben (RASMUSSEN u. Mitarb. 1974).

Bei Vorliegen eines *Malabsorptionssyndroms* infolge Sprue, Pankreatitis, Mesenterialtumoren oder nach umfangreicher Magenresektion werden Kalzium, Vitamin D und Aminosäuren vermindert resorbiert. Die Osteoblastentätigkeit ist herabgesetzt und die Matrixbildung gestört. Durch das Absinken des Kalziumspiegels wird ein sekundärer Hyperparathyreoidismus induziert. *Lebererkrankungen* oder iatrogene Leberschädigungen, z. B. durch eine antikonvulsive medikamentöse Therapie, können eine Störung des Vitamin-D-Stoffwechsels zur Folge haben. Es lassen sich gehäuft osteomalazische Knochenveränderungen feststellen. Das Vitamin D_3 wird in der Leber vermehrt hydroxyliert zu 25-OH-D_3 und über die Galle ausgeschieden. Es steht für die Hydroxylierung der Niere zum metabolisch besonders aktiven 1,25-$(OH)_2$-D_3 nicht mehr zur Verfügung. Die intestinale Kalziumresorption wird dementsprechend vermindert; es entwickelt sich ein sekundärer Hyperparathyreoidismus mit Aktivierung der Osteoklasten und Osteoblasten.

Die *renale Osteopathie* ist gekennzeichnet durch eine Kopplung von sekundärem Hyperparathyreoidismus und Vitamin-D-Stoffwechselstörung. Histologisch lassen sich eine vermehrte osteoklastäre Resorption mit Endostfibrose und eine Osteomalazie des Skelettes feststellen, wobei beide Komponenten allein oder in Kombination beobachtet werden können.

Von der Vitamin-D-Mangelrachitis zu unterscheiden sind die rachitisartigen Osteopathien mit *Vitamin-D-Resistenz*. Dazu gehören das Tobi-Debré-Franconi-Syndrom, die familiäre hypophosphatämische Rachitis (Phosphatdiabetes) und die Pseudomangelrachitis.

Bei *Vitamin-D-Überdosierung* entsteht eine Hyperkalzämie infolge übermäßiger intestinaler Kalziumaufnahme und durch vermehrte Kalziummobilisation aus dem Skelett.

Ein Mangel an Vitamin D erzeugt beim Jugendlichen mit noch wachsendem Skelett eine *Rachitis*, beim Erwachsenen mit abgeschlossenem Skelettwachstum eine *Osteomalazie*.

Die Abb. 29 u. 30 zeigen das *histologische Schnittbild* einer *Osteomalazie*. Die Knochentrabekel sind umgeben von breiten Osteoidsäumen, in deren Nachbarschaft sich zahlreiche polare Osteoblasten finden. Eine lakunäre Resorption durch Osteoklasten läßt sich an Knochenpartien feststellen, die nicht von Osteoid bedeckt sind. Wahrscheinlich handelt es sich hierbei um die Folgen einer sekundären Parathyreoideastimulation.

Bei der *Rachitis* des Jugendlichen findet sich mikroskopisch (Abb. 31) eine Störung der enchondralen Ossifikation im Bereich der Epiphysenfugen. Diese lassen sich folgendermaßen zusammenfassen:

1. fehlende Kalkablagerung in der präparatorischen Verkalkungszone des Knorpels,
2. unregelmäßige Durchdringung des Knorpels durch Blutgefäße,

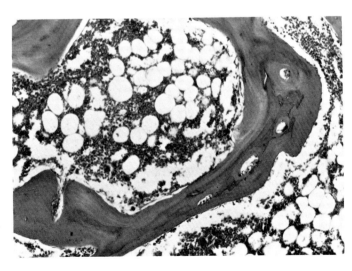

Abb. 29 Schwere Osteomalazie: Wirbel: Einkleidung der Knochenbälkchen besonders in den Konkavitäten in breite osteoide Säume (blaßgrau) (Vergr. 100:1). 58jährige Frau

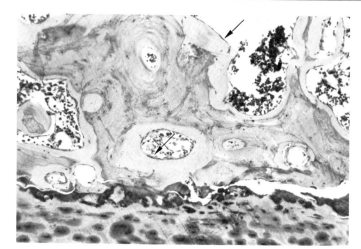

Abb. 30 Schwere allgemeine Osteomalazie. Schnitt aus einem Wirbelkörper. Anlagerung von breiten osteoiden Säumen an das bestehende untermineralisierte Spongiosagerüst (Pfeile) (Vergr. 100:1). 59jährige Frau

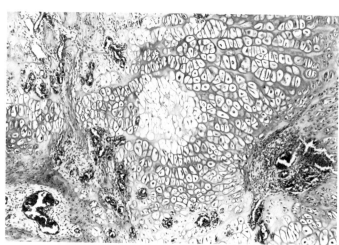

Abb. 31 Schwere Rachitis. Schnitt aus der Knochen-Knorpel-Grenzzone einer Rippe. Umfassende zungenförmige Proliferationen des Säulenknorpels im Wechsel mit Knorpelunterbrüchen durch gefäßreiches Bindegewebe (Vergr. 63:1). 7 Monate alter Knabe

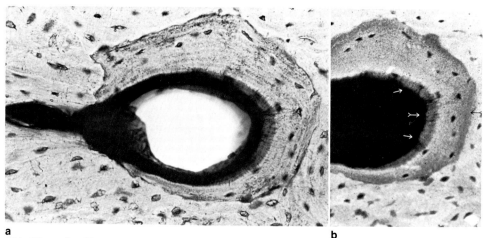

a
b
Abb. 32a u. b Knochendünnschliff einer Osteomalazie
a Gefärbtes Präparat,
b Mikroradiogramm. Unterschiede in der Mineralkonzentration im Bereich des osteoiden Saumes (↓) und des Osteons (↓) (Vergr. 200:1). (aus *F. Heuck,* in *L. Diethelm* u. Mitarb.: Handbuch der medizinischen Radiologie, Bd. V/1. Springer, Berlin 1976)

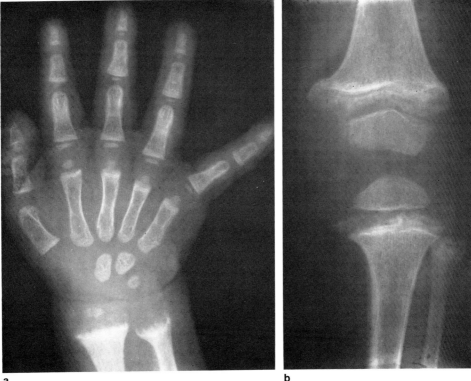

Abb. **33a** u. **b** Vitamin-D-Mangelrachitis. Röntgenbilder von Hand und Knie eines 1¹/₂jährigen Mädchens. Verbreiterung der Epiphysenknorpelplatten mit fehlender oder unregelmäßiger pinselhaarförmiger Kalkablagerung in den präparatorischen Verkalkungszonen. Stachelförmige Ausziehung der Randzonen der Metaphysenabschlußplatten

3. Verdickung der Knorpelplatte als Zeichen einer unbehinderten Chondrozytenproliferation,
4. erhebliche Vermehrung der nicht verkalkten Osteoidproduktion durch Osteoblasten in der Metaphysenregion,
5. geringe osteoklastäre Resorption an Stellen, wo normalerweise primäre Spongiosa vorliegt.

Infolge dieser Störungen zeigt die zelluläre Metaphysenzone eine größere Ausdehnung gegen die Markhöhle. Die Metaphyse ist lateralwärts verbreitert durch proliferierendes periostales und perichondrales Gewebe. Das Knorpelgewebe ist überall unscharf gegen osteoide Massen abgesetzt. Der Säulenknorpel zeigt infolge fehlender Verkalkung eine verzögerte Auflösung. Die Osteoblasten sind im endostalen und periostalen Gewebe zahlreich. Vermindert scheint die Zahl der Osteoklasten, die lediglich in der Umgebung verkalkter Knochenstrukturen in der Nähe der Periostränder vorkommen.

Das histologische Bild spricht dafür, daß bei der Rachitis primär eine mangelhafte Verkalkung des Knorpels und der Knochenmatrix vorliegt. *Mikroradiographisch* lassen sich bei der Osteomalazie und bei der Rachitis (Abb. **32**) starke Unterschiede in der Mineralkonzentration im Bereich der osteoiden Säume und des Osteons nachweisen. *Röntgenologisch* läßt sich bei der Rachitis (Abb. **33**) eine Verbreiterung des Abstandes zwischen Metaphyse und Epiphysenzentrum feststellen. Die Metaphysenabschlußplatten sind konkav eingewölbt und zeigen in den Randzonen rechtwinklig abgehende Spornbildungen. Die Trabekelzeichnung der Spongiosa ist vergröbert. Häufig ist die Kompakta durch Ablagerung von wenig verkalktem Osteoid durch das Periost verbreitert. Die Ossifikationszentren der Epiphysen treten verspätet auf und sind unscharf begrenzt.

Eine Osteomalazie kann häufig ohne röntgenologische Evidenz vorliegen. In typischen Fällen findet sich eine allgemeine Demineralisation und eine verwaschene Spongiosastrukturzeichnung (Abb. **34a**). Die Kompakta der Röhrenknochen ist verdünnt und oft unscharf gegen die Spongiosa des Markraumes abgesetzt. Typisch für die Erkrankung ist das Auftreten von Umbauzonen, oft bilateral und symmetrisch, vor allem am Femurhals, an den Schambeinästen und an den Rippen (Abb. **34b**).

Mineralisationsstörungen des Knochens, die bei Mangel von Vitamin D oder bei Störungen des Vitamin-D-Stoffwechsels auftreten, können rönt-

Allgemeine Röntgensymptomatik des pathologischen Skelettes

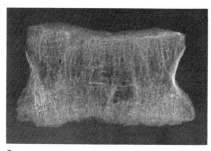

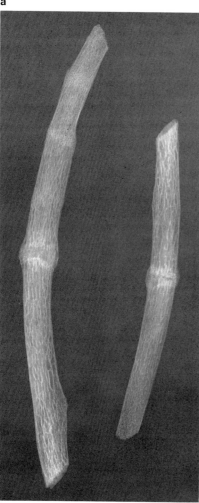

Abb. 34 a u. b Osteomalazie
a Röntgenbild eines Lendenwirbelpräparates einer 77jährigen Frau. Amorphes Flechtwerk unscharf begrenzter Trabekel mit Auflockerung im Wirbelkörperzentrum. Die Wirbelkörper-Abschluß-platten sind in die peripher verdichtete Spongiosastruktur miteinbezogen
b Röntgenbild von Rippenpräparaten einer 56jährigen Frau mit multiplen Looserschen Umbauzonen. Grobwabige Auflockerung der unscharf begrenzten Spongiosatrajektorien

genologisch am wachsenden Skelett frühzeitig, am erwachsenen Skelett jedoch erst in fortgeschrittenen Fällen oder bei Auftreten von sekundären Formveränderungen des Knochens erkannt werden. Negativ oder fraglich ist der Röntgenbefund bei frühem oder noch wenig ausgeprägtem Krankheitsbild. Das histologische Schnittbild, z. B. einer Beckenkammbiopsie, ergibt in diesen Fällen bereits einen typischen Befund, gekennzeichnet durch übermäßig vorhandenes kalkarmes Osteoid. Auch mikroradiographisch sind schon in den Frühstadien einer Osteomalazie Mineralisationsstörungen deutlich nachweisbar.

Vergleich zwischen Mikro- und Makrostrukturveränderungen bei Osteoporose, Osteomalazie und Fibroosteoklasie

Zusammenfassend läßt sich aussagen, daß bei Skelettsystemerkrankungen röntgenologisch erkennbare Strukturveränderungen durch den histologischen Befund geklärt werden. Der architektonische Aufbau des Knochengewebes ist im mikroskopischen und im makroskopischen Bereich identisch.
Die Abb. 35–37 zeigen beispielsweise Röntgenaufnahmen von Knochenpräparaten und histologische Schnittbilder der drei wichtigsten Skelettsystemerkrankungen: Osteoporose, Osteomalazie und Fibroosteoklasie infolge Hyperparathyreoidismus.
Die *Osteoporose* (Abb. 35) ist gekennzeichnet durch eine Rarefikation und Verdünnung der Knochenbälkchen, die sich scharf gegen die intertrabekulären Zwischenräume, resp. gegen das Fettmark abheben. Die glatt begrenzten Kompakta- und Kortikalisschichten sind verschmälert. Strukturdetails lassen sich deutlich erkennen.
Bei der *Osteomalazie* (Abb. 36) ist die Spongiosazeichnung verwaschen. Die zahlenmäßig nur wenig reduzierten Knochenbälkchen sind infolge Anlagerung von nichtmineralisiertem Osteoid unscharf konturiert. Es treten Mineralisationsdefekte in Kortikalis und Kompakta auf, die unregelmäßig gegen die Markhöhle abgegrenzt erscheinen. Strukturdetails verschwinden im Röntgenbild.
Die *Fibroosteoklasie* (Abb. 37) des Knochens führt zu einer Tunnelierung der Spongiosabälkchen. Die Kompakta- und Kortikalisschichten sind aufgeblättert und gegen die Markspongiosa ausgefranst. Röntgenologisch ist das Spongiosagefüge der Wirbelkörper in der Umgebung der unscharf begrenzten Boden- und Deckplatten verdichtet. Die angedeutet erkennbare Dreischichtung entspricht dem Bild der sog. „rugger jersey spine".

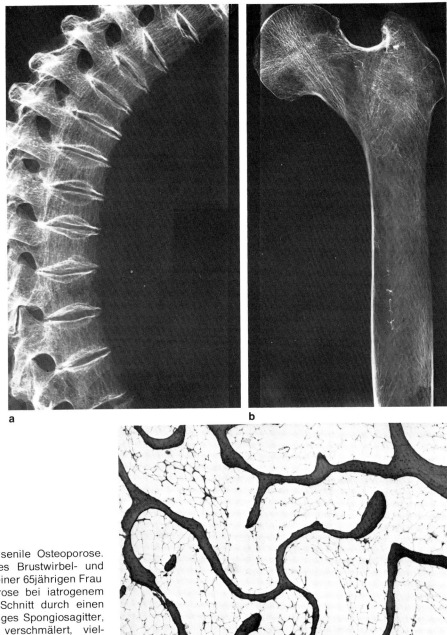

Abb. **35 a–c**
a u. **b** Schwere senile Osteoporose. Röntgenbilder eines Brustwirbel- und Femurpräparates einer 65jährigen Frau
c Stammosteoporose bei iatrogenem Morbus Cushing. Schnitt durch einen Wirbel: weitmaschiges Spongiosagitter, Knochenbälkchen verschmälert, vielfach breitflächig arrodiert. In den Markräumen Fettmark (Vergr. 40:1). 47jähriger Mann

240 Allgemeine Röntgensymptomatik des pathologischen Skelettes

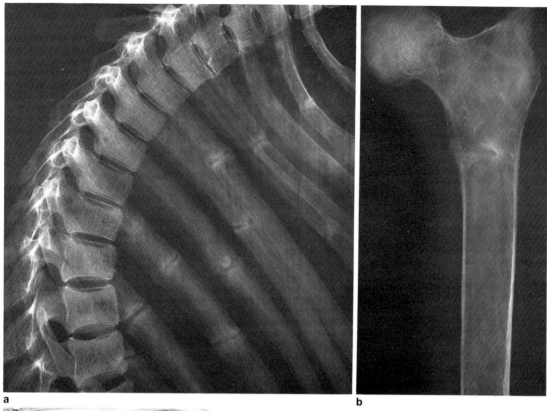

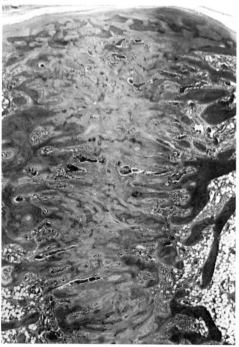

Abb. 36a–c
a u. b Fortgeschrittene Osteomalazie. Röntgenbilder eines Brustwirbel- und eines Femurpräparates einer 58jährigen Frau. In den Rippen zahlreiche Umbauzonen
c Umbauzone in einer Rippe bei schwerer allgemeiner Osteomalazie. Unterbrechung des Spongiosagerüstes durch eine Einschaltung von Faserknorpel (Vergr. 20:1). 61jährige Frau

Elementare Veränderungen der Mikrostruktur 241

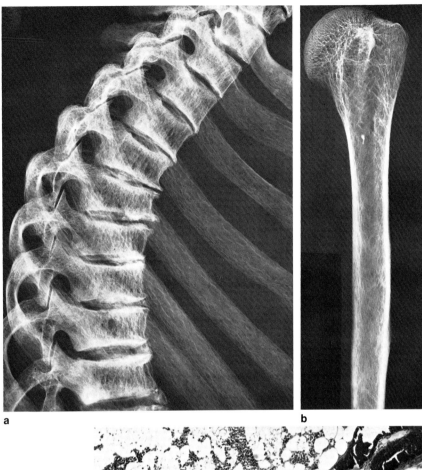

Abb. 37 a–c
a u. b Primärer Hyperparathyreoidismus. Röntgenbilder eines Brustwirbel- und Humeruspräparates einer 75jährigen Frau
c Primärer Hyperparathyreoidismus mit Osteodystrophia fibrosa generalisata Recklinghausen. Schnitt aus einem Wirbel: charakteristische dissezierende Fibroosteoklasie durch ein- und mehrkernige Osteoklasten (Vergr. 65:1). 61jährige Frau

Eine Folge des veränderten Knochenaufbaues ist bei den drei Erkrankungen ein statisches Ungenügen gegenüber Belastung. Bei der Osteoporose treten Frakturen bzw. breitflächige Infraktionen auf; bei der Osteomalazie finden sich Knochenverbiegungen und schleichende Frakturen mit Faserknorpeleinlagerungen (Loosersche Umbauzonen). Auch bei fortgeschrittener Fibroosteoklasie bleibt der Knochen relativ stabil. Gelegentlich kommt es zur Keildeformation von Wirbelkörpern, kombiniert mit unregelmäßigen kleineren Einbrüchen in den Boden- und Deckplatten.

Einen Überblick über die röntgenologischen Hauptmerkmale von Osteoporose, Osteomalazie und Fibroosteoklasie gibt die Tab. 1.

Erschwert wird die röntgenologische Diagnosestellung der drei Skelettsystemaffektionen durch den Umstand, daß sehr häufig Kombinationsformen auftreten von wechselndem Ausmaß und Gewichtung der einzelnen Teilerkrankungen.

Im weiteren besteht zwischen dem Auftreten mikroskopischer und makroskopisch erkennbarer Strukturveränderungen oft eine erhebliche zeitliche Verschiebung. Histologische und mikroradiographische Befunde ergeben schon frühzeitig typische Befunde, die meistens schon eine Krankheitsdiagnose ermöglichen, während charakteristische Röntgenbefunde in Frühfällen noch fehlen und erst in fortgeschrittenen Krankheitsstadien in Erscheinung treten.

Besteht Verdacht auf eine Skeletterkrankung, ist deshalb auch bei noch negativem Röntgenbefund eine Knochenbiopsie stets indiziert (Beckenkamm, Rippe).

Tabelle 1 Röntgenologische Hauptmerkmale von Osteoporose, Osteomalazie und Fibroosteoklasie

	Osteoporose	Osteomalazie	Fibroosteoklasie
Spongiosastruktur	verdünnt, rarefiziert infolge Resorption	verwaschen infolge Osteoidablagerung	unregelmäßig grobsträhnig infolge Tunnelisierung
Kortikalis und Kompakta	verschmälert glatt begrenzt	verschmälert unscharf begrenzt	aufgeblättert ausgefranst
Strukturdetails	scharf gezeichnet	unscharf	vergröbert
statisches Ungenügen	Frakturen Fischwirbel	Umbauzonen Verbiegungen	kleine Einbrüche selten Frakturen

Elementäre Veränderungen der Makrostruktur

Als elementäre Änderungen der Makrostruktur des Knochens können im Röntgenbild unterschieden werden:

1. Osteosklerose (Knochenhypertrophie)
2. Osteoporose (Knochenatrophie)
3. Osteomalazie
4. Osteodystrophie
5. Osteolyse
6. Osteonekrose

Diese auf die Beurteilung von Makrostrukturen ausgerichtete Einteilung ist nicht auf die Abgrenzung einzelner Krankheitsgruppen ausgerichtet. Bei den meisten Knochenerkrankungen treten vielmehr elementäre Veränderungen der Makrostruktur in unterschiedlichen Kombinationen auf, die in den verschiedenen Krankheitsstadien häufig wechseln. Sie geben auch nur beschränkt Hinweise auf die differenzierten und z. T. noch wenig bekannten Vorgänge, die am Skelett im zellulären und metabolischen Bereich ablaufen.

Osteosklerose (Knochenhypertrophie)

Bei der Osteosklerose findet sich eine Vermehrung der kalkhaltigen Knochenanteile; entweder liegt eine Verstärkung des Knochenanbaues oder eine Verminderung des Abbaues vor, woraus in beiden Fällen eine positive Skelettbilanz resultiert. Im Röntgenbild scheint die Knochenstruktur verdichtet im Sinne einer Hyperostose. Je nachdem welche Knochenstrukturen betroffen sind, spricht man von Spongiosasklerose oder Endostose. Bei Knochenneubildungen an der Knochenoberfläche liegen entweder Periostosen oder Exostosen vor.

Spongiosasklerose

Bei der Spongiosasklerose ist das Spongiosagerüst aus verbreiterten, dich nebeneinander gelagerten Knochenbälkchen zusammengesetzt, oft kombiniert mit einer Verdickung der Kortikalis resp. Kompakta.

Auch bei *generalisierten Formen* sind in der Regel nicht alle Knochen und Knochenteile gleichmäßig betroffen. Bevorzugt befallen sind meistens Wirbelsäule und Becken. Eine Spongiosasklerosierung tritt auf bei Fluorose, als Sonderform einer nephrogenen Osteopathie, bei Osteomyelosklerose, myeloischer Metaplasie und bei diffuser osteoplastischer Metastasierung.

Eine solche kann einen diffusen homogenen (Abb. **38**) oder einer fleckigen multiplen herdförmigen Aspekt (Abb. **39**) aufweisen.

Zu den *umschriebenen Formen* einer Spongiosasklerose gehört der Elfenbeinwirbel (Abb. **40**), der meistens durch osteoplastische Metastasen, durch ein malignes Lymphom oder durch einen Morbus Paget hervorgerufen wird.

Umschriebene Wirbelkörpersklerosen werden von DIHLMANN (1981) als hemisphärische Spondylosklerose bezeichnet; sie können durch bakterielle Entzündungen, ankylosierende Spondylitis, Osteoidosteome oder Metastasen verursacht sein.

Bei Frauen mit durchgemachten Geburten findet sich relativ häufig eine Ostitis condensans ilii mit Sklerosierung eines dreieckigen Bezirkes der Darmbeinschaufeln, beginnend im unteren Abschnitt der paraartikulären Iliosakralgelenkregion (Abb. **41**).

Eine Sklerosierung der Schambeinkörper (Abb. **42**) wird als Ostitis pubis bezeichnet. Diese kann sowohl die Folge einer unterschwelligen

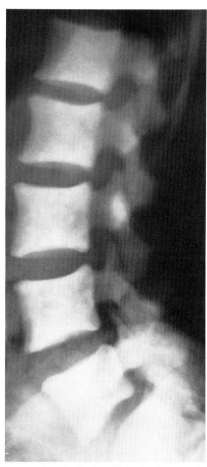

Abb. **38** Diffuse osteoplastische Metastasierung eines Harnblasenkarzinoms. Homogene Spongiosasklerose der Lendenwirbelkörper und Fortsätze. 70jährige Frau

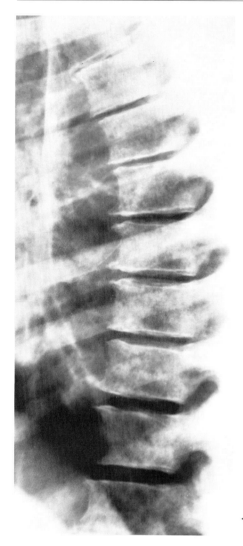

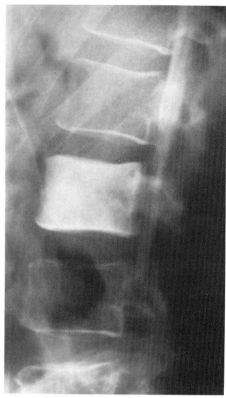

Abb. **40** 48jähriger Mann mit Elfenbeinwirbel. Konfluierende osteoplastische Metastasen eines Bronchuskarzinoms im 2. Lendenwirbelkörper. Myelographisch nachweisbare leichte Einengung des Spinalkanales durch einwachsendes Tumorgewebe

◀ Abb. **39** 75jährige Frau mit chronischer myeloischer Leukämie. Fleckige Sklerosierung der Brustwirbelkörper

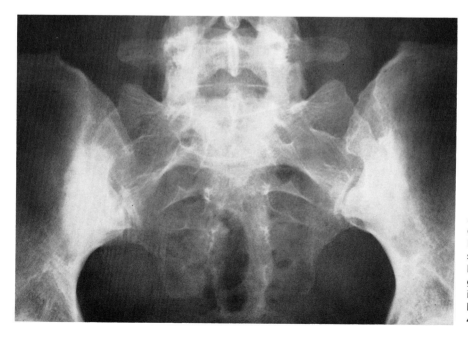

Abb. **41** Ostitis condensans ilii. Dreieckige Sklerosierung der Darmbeinschaufeln, angrenzend an die iliosakralen Gelenkflächen. 45jährige Frau

Abb. 42 Sklerosierung der Schambeine und Auflösung der Symphysengelenkflächen infolge Ostitis pubis. 44jährige Frau

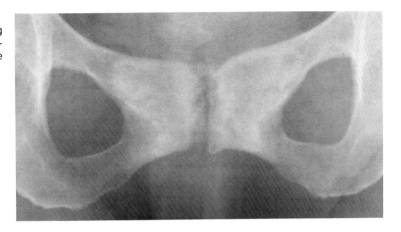

chronischen Entzündung wie auch einer lang andauernden Streßwirkung sein.
Sklerosierungen der medialen Klavikulaenden, der vorderen Enden der oberen Rippen und des Sternums werden als sternokostoklavikuläre Hyperostose bezeichnet (GERSTER u. Mitarb. 1985). Sie stehen in Zusammenhang mit chronisch-entzündlichen Prozessen und möglicherweise auch mit immunologischen Störungen. Unter Umständen sind sie assoziiert mit einer palmoplantaren Pustulosis.
In den Röhrenknochen kann eine Sklerosierung der Spongiosastrukturen, in der Regel kombiniert mit periostaler Knochenneubildung, durch eine chronische Osteomyelitis (Abb. 43), eine syphilitische Ostitis oder durch spezielle Formen einer Ostitistuberkulose bedingt sein.

Endostosen

Bei den Endostosen wird kompaktes Knochengewebe im Knocheninneren gebildet. Entlang der Tabula interna des Stirnbeines können breitflächige, flachhöckerige endostale Knochenauflagerungen das Bild einer Hyperostosis frontalis interna hervorrufen (Abb. 44). Solitär stehende Kompaktainseln sind in spongiosareichen Abschnitten sämtlicher Skeletteile häufig zu beobachten. Bei multiplem Auftreten in der Umgebung von Gelenken liegt eine Osteopoikilie vor (Abb. 45). Nehmen solche Kompaktaherde ein größeres Ausmaß an, spricht man von Osteomen, die vor allem in der Stirnhöhlengegend beobachtet werden. Osteoplastische Knochenmetastasen können ebenfalls Kompaktadichte aufweisen. Typisch sind Endostosen bei der Pyknodysostosis und bei der Marmorknochenkrankheit, bei der neu gebildeter kompakter Knochen zur Einengung des Markraumes führt mit konsekutiver Ausbildung einer Anämie. Bei dieser Krankheit finden sich transversale oder longitudinale Verdichtungsbänder in den Metaphysen der Röhrenknochen oder in den Wirbelkörpern (Abb. 46). Bei diffusem Skelettbefall entwickelt sich eine zusammenhängende Sklerosierung aller Knochenmarkräume mit Bildung des für die Osteopetrose typischen Bildes eines „bone within a bone" (Abb. 47).
Wahrscheinlich verwandt mit der Osteopetrose ist die Osteopathia striata, die charakterisiert ist durch eine dichte, längs verlaufende Streifung des

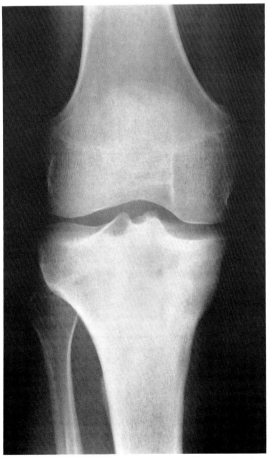

Abb. 43 Ausgedehnte Sklerosierung der proximalen Tibiameta- und epiphyse infolge chronischer Osteomyelitis. 34jähriger Mann

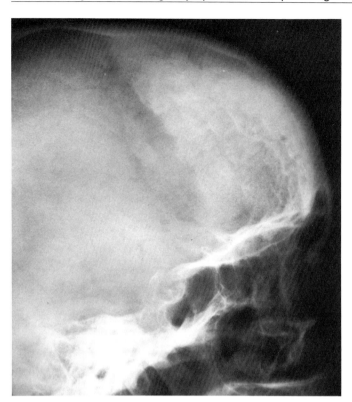

Abb. 44 66jährige Frau mit Hyperostosis frontalis interna

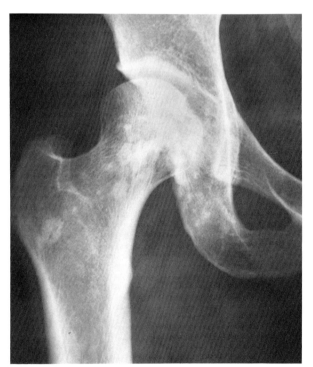

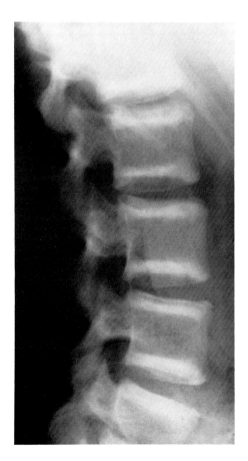

Abb. 45 Osteopoikilie mit zahlreichen Kompaktaherden in der Spongiosa gelenknaher Knochenbezirke des rechten Hüftgelenks. 27jähriger Mann

Abb. 46 Osteopetrose (Marmorknochenkrankheit). Diffuse ▶ Endostose der Lendenwirbelkörper und Fortsätze. 17jähriger Jüngling

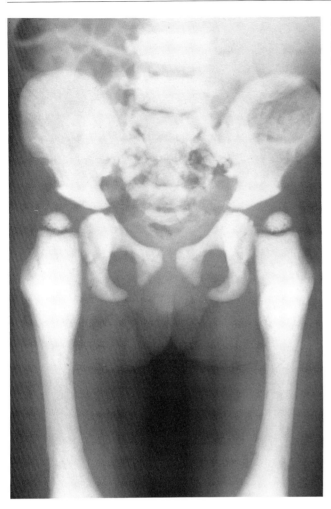

Abb. 47 4jähriges Mädchen mit Osteopetrose. Typisches Bild einer „bone within a bone appearance" in den langen Röhrenknochen und im Becken

Skelettes, vor allem im Bereich der Metaphysen (SCHNYDER 1980). WHYTE u. Mitarb. (1981) fassen solche sklerotischen Skelettveränderungen zusammen unter dem Begriff „mixed sclerosing bone dystrophy".

Auch bei der lokalisierten und bei der diffusen Form einer Mastozytose werden neben osteolytischen Herden häufig endostotische Knochenauflagerungen, vor allem am Schädel, in den langen Röhrenknochen oder am Becken, beobachtet.

Periostosen

Periostosen entstehen infolge periostaler Knochenauflagerungen, welche zu einer Verdickung der Kompakta nach außen führen.

Generalisierte und u. U. systematisierte Periostosen kommen vor bei infantilen kortikalen Hyperostosen, bei generalisierter kortikaler Hyperostose (VAN BUCHEM), bei erblicher generalisierter Hyperostose mit Pachydermie (UEHLINGER), bei der Spätform der Heredosyphilis (Abb. **48**), bei Vitamin-A-Intoxikation und bei der Osteoarthropathia hypertrophicans toxica Pierre Marie-Strümpell (Abb. **49**).

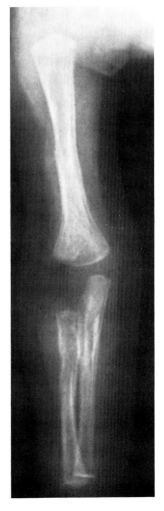

Abb. **48** Lues congenita. Ossifizierende Periostitis der langen Röhrenknochen. 5 Monate altes Mädchen

248 Allgemeine Röntgensymptomatik des pathologischen Skelettes

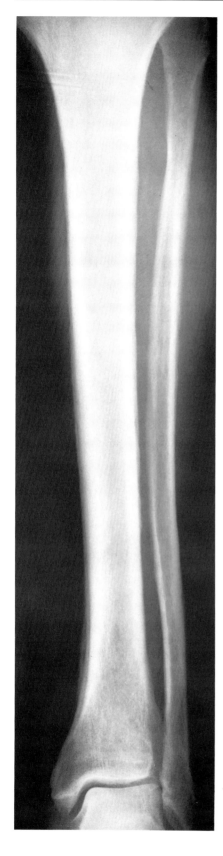

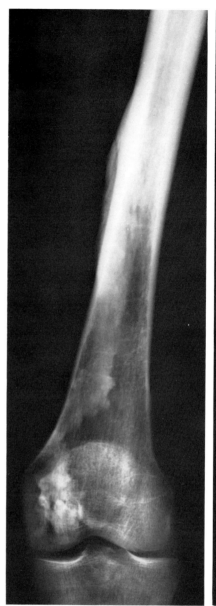

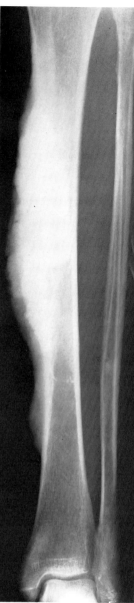

Abb. 50a u. b Melorheostosis Léri. Ausgedehnte wachstropfenartige Periostosen entlang den medialen Konturen von Femur und Tibia. Polyostotische monomelische Erkrankungsform. 51jähriger Mann. (Aufnahmen Dr. W. Güntert/ Dr. N. Eugenidis, Kantonsspital Aarau)

◄ Abb. 49 Osteoarthropathia hypertrophicans toxica bei 63jährigem Mann mit Bronchuskarzinom. Ausgedehnte, zusammenhängende periostale Knochenneubildung entlang den Tibia- und Fibulaschäften

Abb. 51 Rechte Unterschenkelaufnahme, Bildausschnitt. Massive unregelmäßige periostale Knochenneubildung infolge chronischer Periostitis bei Ulcus cruris. 61jähriger Mann

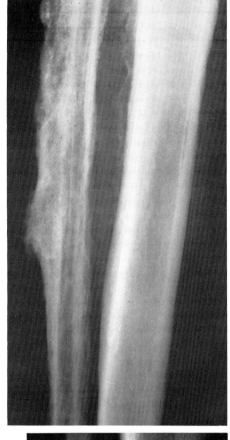

Ausgedehnte wachstropfenartige Periostosen, u. U. kombiniert mit Endostosen, sind charakteristisch für die Melorheostosis Léri (Abb. **50**), wobei von dieser Krankheit mindestens zwei benachbarte, häufig auch mehrere Knochen in der Regel von nur einer Extremität befallen werden.

Zu den *umschriebenen, reaktiven Periostosen* gehört die Periostitis ossificans entzündlichen oder traumatischen Ursprungs (Abb. **51**) oder Periostverdickungen, die als Reaktion auf subperiostale Blutungen (Abb. **52**) auftreten.

Erhebliche Periostabhebungen infolge ausgedehnter subperiostaler Blutungen sind vor allem bei Vitamin-C-Mangelzuständen, der sog. Möller-Barlowschen Krankheit, zu beobachten, ferner auch gelegentlich bei der Neurofibromatose, bei der eine abnorme Verschieblichkeit des Periostes über dem Knochen vorliegt und die nach traumatischer Einwirkung zu subperiostalen Hämatombil-

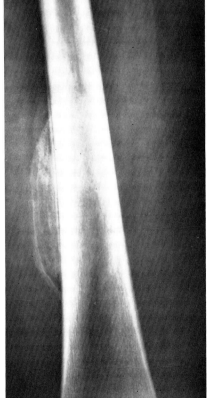

◄ Abb. **52**
Ossifizierender subperiostaler Bluterguß am Femur. 13jähriger Knabe. (Aufnahme Prof. *H. Jesserer,* Wien)

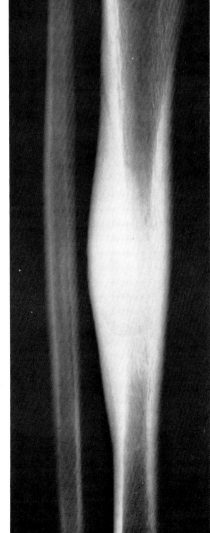

Abb. **53** ►
Kortikalisosteoid des Tibiaschaftes. Der Osteoidnidus ist von periostalem Knochen überdeckt. 15jähriger Knabe

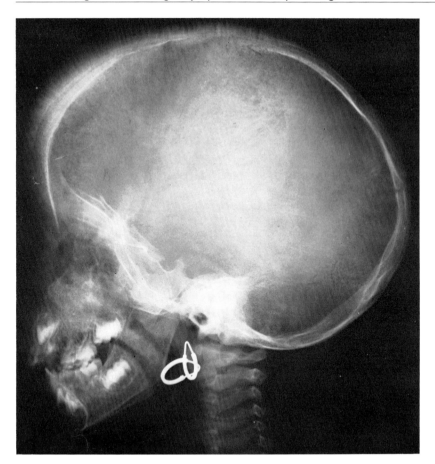

Abb. **54** Bürstensaumschädel infolge Thalassaemia major. 2jähriger Knabe

dungen von erheblichem Ausmaß Anlaß geben kann.
Ein Kortikalisosteoid ist ebenfalls als Periostreaktion auf einen Nidus aus osteoidem Gewebe zu bewerten (Abb. **53**). Die Bürstensaumbildungen am Schädel bei Blutkrankheiten, wie Cooley- oder Sichelzellanämie, entsprechen einer Periostwucherung zur Vermehrung der Markräume (Abb. **54**).
Bei im Knocheninnern entstehenden und nach außen durchbrechenden Tumoren ist das Periost regelmäßig mitbetroffen. Das Ausmaß der Periostreaktion läßt hierbei Rückschlüsse zu auf die Proliferationsintensität des vorliegenden Tumorgewebes. Zwiebelschalenförmige periostale Knochenanlagerungen, wie sie beim Ewing-Sarkom und Retikulosarkom auftreten, sind das Zeichen eines eher langsamen Tumorwachstums, während rasch wachsendes Malignomgewebe das Periost durchbricht. Eine Knochenneubildung erfolgt in diesen Fällen in Dreiecksform an den Abhebungsstellen des Periostes, wobei das Bild des sog. Codmanschen Dreieckes entsteht. Gleichartige periostale Knochenneubildungen können in außergewöhnlichen Fällen auch bei benignen Knochenaffektionen, z. B. bei aneurysmatischen Knochenzysten, subperiostalen Hämatomen, heilenden Frakturen oder bei einer Osteomyelitis beobachtet werden.
Bei exzessiver Tumorproliferation wird das Periost rasch durchwachsen. Es reagiert mit der Bildung von senkrecht zur Oberfläche abstehenden Knochennadeln, den sog. Spikula.

Der 10jährige Knabe, dessen Oberschenkelaufnahme in der Abb. **55** dargestellt ist, leidet an einem Ewing-Sarkom. An den proximalen 2/3 des rechten Femurschaftes finden sich typische zwiebelschalenförmige periostale Knochenanlagerungen, stellenweise liegen angedeutet feine Spikulabildungen vor.
Die Abb. **56** läßt im distalen Femurschaftdrittel eines 13jährigen Knaben ein osteogenes Sarkom erkennen mit kräftigen Spikula. In den Randzonen der Tumordurchbruchstelle durch die mediale Femurkortikalis ist kranial und kaudal je ein Codmansches Dreieck ausgebildet.

Eine periostale Knochenneubildung ist röntgenologisch häufig das früheste und einzig erkennbare Symptom eines Osteosarkoms. Durch Knochenquerschnitts- und Weichteiluntersuchungen, d. h. mit Computer- oder Kernspintomographie, muß in solchen Fällen abgeklärt werden, ob das Sarkom in bezug auf seine Lokalisation auf das Knocheninnere, auf das Periost oder auf die paraossären Weichteile beschränkt ist. Für die Prognosestellung und für die Wahl der einzuschlagenden

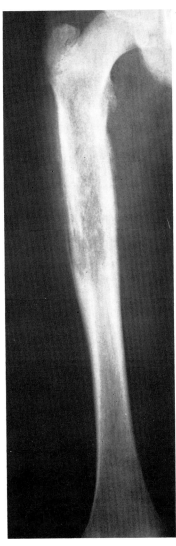

◀ Abb. 55 Ewing-Sarkom. Zwiebelschalenförmige Periostablagerungen um die tumorbefallene proximale Femurschafthälfte. 10jähriger Knabe

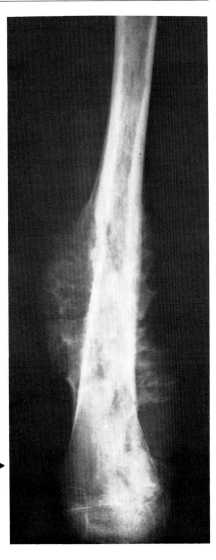

Abb. 56 Osteogenes Sarkom. Spikulabildungen und Codmansche Dreiecke an den Periostabhebungsstellen der tumorbefallenen distalen Femurschafthälfte. 13jähriger Knabe ▶

Therapie ist diese Unterscheidung von Bedeutung. Das paraossäre Sarkom zeigt, abgesehen von seiner selten vorkommenden malignen Variante, dem sog. Oberflächensarkom, einen relativ gutartigen Verlauf. Es hat eine deutlich bessere Prognose als das periostale Sarkom. Am bösartigsten verläuft das am häufigsten vorkommende medulläre Osteosarkom. Es zeigt eine schwer abgrenzbare Ausdehnung in der Markhöhle des befallenen Knochens und setzt frühzeitig Metastasen (SONNELAND u. Mitarb. 1984).

Das *osteogene Sarkom* des linken Femurs einer 16jährigen Patientin, deren Röntgenbilder und Computertomogramme in der Abb. 57 wiedergegeben sind, ist sowohl extraossär wie auch intramedullär lokalisiert und hat damit eine ernste Prognose.

Das *periostale Osteosarkom* liegt der Knochenoberfläche breit auf mit frühzeitiger Infiltration des kompakten Knochens (Abb. 58). Ist dieser durchbrochen und die Markhöhle mitbefallen, sind Verlauf und Prognose dieselben wie beim primären medullären Osteosarkom.

Das *paraossäre Osteosarkom* wächst pilzförmig in die Weichteile vor und ist nur mit einem schmalen, zentralen Knochensockel mit dem Wirtsknochen verbunden; zentral ist es regelmäßig dichter strukturiert als in seiner Peripherie (Abb. 59). Es unterscheidet sich dadurch von der einen ähnlichen Aspekt aufweisenden Myositis ossificans, die peripher dichter strukturiert erscheint als zentral und die gegen den Knochenkortex durch eine schmale Aufhellungslinie („radiolucent line") begrenzt wird.

Exostosen

Exostosen können am Skelett solitär oder multipel vorkommen; im letzteren Fall spricht man von hereditärer multipler Exostosis, einer Affektion, die zu den Dysplasien gerechnet wird und in der Regel auch mit Wachstumsstörungen des betroffenen Skeletteiles einhergeht. Relativ häufig sind solitäre Exostosen; sie sind meistens in den Metaphysen oder den metaphysennahen Diaphysenpartien langer Röhrenknochen lokalisiert. Sie entstehen

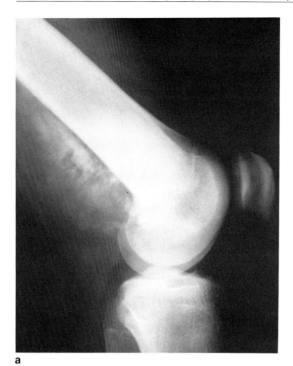
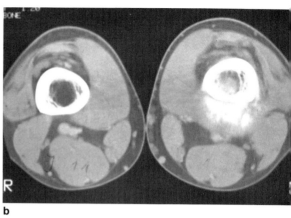

Abb. 57a u. b   16jähriger Knabe mit osteogenem Sarkom des distalen Femurendes. Tumorbedingte Sklerosierung der distalen Femurmetaphyse, Mitbeteiligung der Femurkondylen mit breitem Durchbruch in die dorsalen Weichteile. Die Ausdehnung des Sarkoms im Knochen und in die Weichteile ist auf den Computertomogrammen (b) wesentlich deutlicher erkennbar als auf der seitlichen Kniegelenkaufnahme (a)

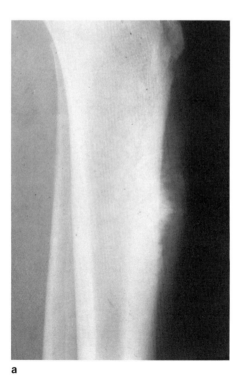
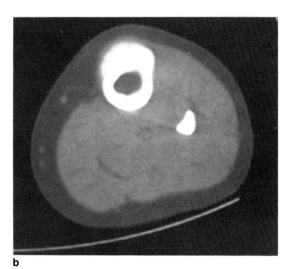
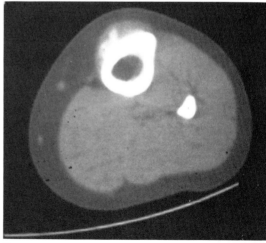

Abb. 58a–c   13jähriger Knabe mit periostalem Sarkom des proximalen Tibiaschaftdrittels. Das Sarkom erzeugt eine massierte, massive periostale Spikulabildung; es läßt sich auf der seitlichen Tibiaaufnahme (a) gegen das Knocheninnere nicht abgrenzen. Die Computertomogramme (b u. c) lassen eine umschriebene Verdickung der Tibiakompakta erkennen. Der Knochenmarkraum ist tumorfrei

Elementäre Veränderungen der Makrostruktur 253

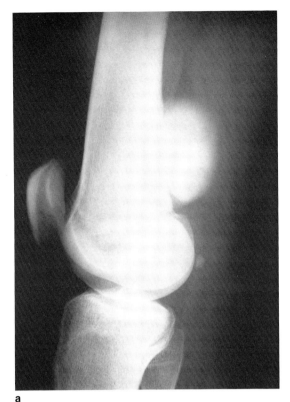
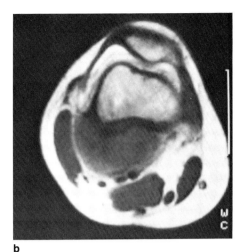
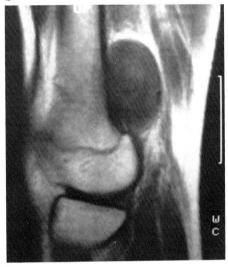

Abb. 59a–c 15jähriges Mädchen mit paraossärem Sarkom der distalen Femurmetaphyse. Die seitliche Knieaufnahme (a) zeigt eine pilzförmig in die Weichteile prominierende knochendichte Verschattung, welche der dorsalen Femurkompakta ohne Trennlinie breit aufliegt; sie ist zentral dichter strukturiert als in der Peripherie. Auf den Kernspintomogrammen (b u. c) scheint die Femurkompakta (schwarze Zone) reaktionslos und nirgends durchwachsen. Oberflächliche, umschriebene ödematöse Reaktion des tumorfreien Knochenmarkgewebes (dunkelgraue Zone) unterhalb der Tumoransatzstelle

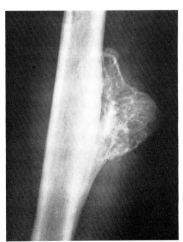
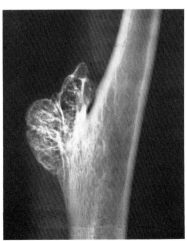

Abb. 60a u. b
Kartilaginäre Exostose am Humerus. 11jähriger Knabe

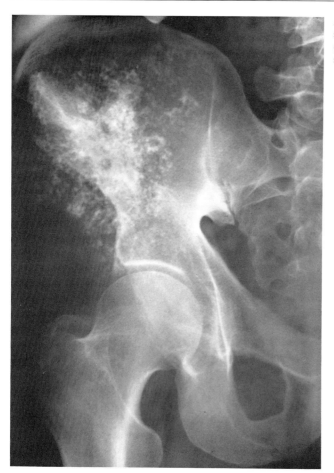

Abb. **61** Großes epiexostotisches Chondrosarkom mit unregelmäßigen Kalkeinlagerungen, ausgehend von der rechten Darmbeinschaufel eines 40jährigen Mannes

wahrscheinlich aus Knorpelinseln, die ursprünglich vom Epiphysenknorpel abstammen, und werden im Verlauf des Wachstums zuerst in der Epiphysenfuge peripherwärts unter das Periost verlagert und wandern dann mit zunehmendem Längenwachstum des Knochens in die Metaphyse und benachbarte Diaphyse. Während des Skelettwachstums wird auch die Exostose entsprechend größer. Nach Abschluß der Skelettreifung erlischt die Proliferationstendenz der die Exostose bedeckenden Knorpelkappe. Es bleibt eine „ausgebrannte" Exostose zurück, die sich nicht mehr verändert. In ca. 5% der Fälle zeigt der Exostosenknorpel eines Jugendlichen oder Erwachsenen eine überschießende Wucherungstendenz. Es bildet sich ein epiexostotisches Chondrom, das in die Weichteile vorwächst und aus dem sich ein Chondrosarkom entwickeln kann.

Röntgenologisch manifestiert sich eine Exostose als ossärer Auswuchs über die Knochenoberfläche von wechselnder Größe, Konfiguration und Prominenz in die Weichteile. Die Kompakta fehlt an der Auflagestelle der Exostose. Die benachbarten Spongiosatrajektorien ziehen in die Exostose, die aus unregelmäßig wabig strukturiertem und z.T. sklerosiertem spongiösem Knochen aufgebaut ist. Die Exostosenkuppe ist regelmäßig diaphysenwärts gerichtet (Abb. **60**).

Verkalkungen in der Umgebung einer Exostose sind beweisend für das Vorliegen eines epiexostotischen Chondroms. Im gewucherten Knorpelgewebe haben sich Nekroseherde gebildet, die verkalken. Eine feststellbare Veränderung der Zahl und Lage der Kalkschatten spricht für eine weiter anhaltende Knorpelproliferation und damit für das Vorliegen eines Chondrosarkoms (Abb. **61**).

Osteoporose

Als Osteoporose wird ein Verlust an Knochengewebe bei erhaltener Qualität und Struktur des Restgewebes bezeichnet. Je nachdem, ob eine Verminderung des Knochenanbaues oder eine Vermehrung des Knochenabbaues eine Unterbilanz an Knochengewebe bewirkt, liegt eine Osteoblasten- oder Osteoklastenosteoporose vor (UEHLINGER).

Der Verlust an Knochengewebe führt zu einer Verminderung der statischen Belastbarkeit des Skelet-

tes, während die Stoffwechselfunktion, vor allem die Kalziumspeicherfunktion, durch die Osteoporose nicht beeinträchtigt wird.
Im Röntgenbild imponiert die Osteoporose vor allem als Strukturatrophie. Sie wird erkennbar, sobald Strukturen erster Ordnung makroskopisch feststellbar verändert werden. Es kommt zur Verdünnung und zu evtl. Schwund der Spongiosabälkchen mit entsprechender Rarefikation der Trabekelzüge. Die Haupttrajektorien, die sog. Zug- und Druckbündel, bleiben erhalten, während die Nebentrajektorien verschwinden. Es entsteht dadurch das Bild des „Waldes ohne Unterholz" (JESSERER). Gleichzeitig wird die Kortikalis vom Markraum her verdünnt; sie zeigt Aufblätterungserscheinungen und Zeichen einer Spongiosierung.

Für die Frühdiagnose einer Osteoporose ist die Röntgenuntersuchung nicht geeignet. Kalziumverluste des Knochengewebes werden erst erkennbar, wenn sie einen Wert von 30% überschreiten (BABAIANTZ 1947). Metrisch ermittelte Kortikalisbreiten verschiedener Röhrenknochen (BARNETT u. NORDIN 1960, MEEMA u. MEEMA 1963) und der Klavikula (ANTON 1969) oder eine visuelle Beurteilung der Rarefikation der Strukturzeichnung von Wirbeln oder der proximalen Femurenden (SAVILLE 1967, SINGH u. Mitarb. 1972) ergeben hingegen brauchbare Hinweise für die Diagnose einer Osteoporose. Erhaltene Resultate stimmen weitgehend überein mit Knochenmineralgehaltmessungen des distalen Radiusendes durch Photonenabsorptionsmethoden (CAMERON u. SORENSEN 1963). In den frühen Stadien einer demineralisierenden Skeletterkrankung kommt den bisher erwähnten Untersuchungsmethoden nur eine beschränkte Aussagekraft zu.

Genauere Kalziumgehaltsbestimmungen des Skelettes sind mit der Doppelphotonenabsorptiometrie möglich (RIGGS u. Mitarb. 1981). Es wird hierbei eine Gadolinium-153-Quelle verwendet, die zwei Photonenstrahlungen mit Energien von 44 und 100 KeV emittiert. Die Verwendung einer dichromatischen Strahlung mit unterschiedlicher Energie ermöglicht eine Differenzierung zwischen Knochen und Weichteilen. Die Methode kann entsprechend auch für die Kalziumgehaltsbestimmung des axialen Skelettes mit Erfolg verwendet werden. Aussichtsreich ist vor allem der Einsatz der Computertomographie, die relativ genaue quantitative Angaben über den Kalziumgehalt der Wirbelsäule liefert. Bei Verwendung von zwei Strahlenenergien von 80 und 140 kV kann der Störeffekt der Weichteilüberlagerung kalkulatorisch ausgeschaltet werden. Mit der sog. „dual energy"-Technik ist es möglich, den Kalziumgehalt der Wirbelkortikalis und -spongiosa getrennt mit einer Genauigkeit von 1–2% zu bestimmen (GENANT 1983).

Infolge des Ungenügens gegenüber statischer und mechanischer Beanspruchung können am osteoporotischen Skelett Frakturen oder Infraktionen auftreten, die meistens an typischen Skelettstellen vorkommen. Fischwirbel sind die Folge von Wirbeldeckplatten-Impressionen. Häufig sind Frakturen von Schenkelhals, distalem Radiusende

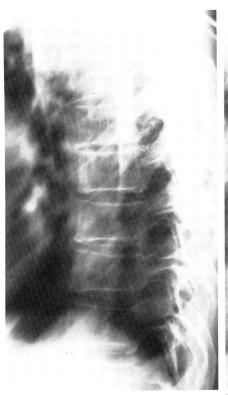 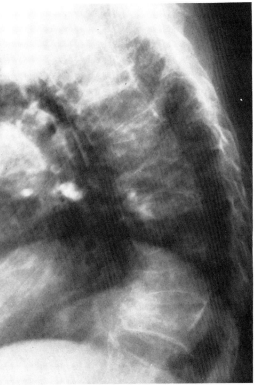

a **b**
Abb. 62a u. b Seitliche Burstwirbelaufnahmen einer Frau, links 60-, rechts 82jährig. Entwicklung einer hochgradigen Altersosteoporose mit Fischwirbeln und thorakaler Hyperkyphose

Allgemeine Röntgensymptomatik des pathologischen Skelettes

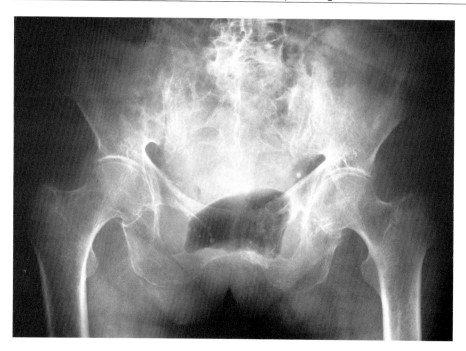

Abb. 63
81jährige Frau
mit Osteoporose
Grad III des
Beckens

und subkapital am Humerus. Sie treten oft nach relativ geringen traumatischen Einwirkungen auf und sind dementsprechend als Insuffizienz-Frakturen zu bewerten. Zu unterscheiden ist die generalisierte Osteoporose idiopathischer oder metabolischer Natur von der umschriebenen Osteoporose, die meist reaktiv auf eine primär extraossäre Erkrankung in einzelnen Skelettpartien auftritt.

Generalisierte Osteoporose

Bei alternden Individuen ist ein fortschreitender Verlust an Knochensubstanz physiologisch. Bei Frauen beginnt dieser in der 5. oder 6., beim Mann in der 6. oder 7. Lebensdekade. Bei einem im Vergleich zum Alter abnorm niedrigen Gehalt an Knochensubstanz pro Volumeneinheit Knochen spricht man vom Vorliegen einer Osteoporose. Von klinischer Bedeutung ist dieser Zustand, wenn ohne Traumaeinwirkung osteoporosebedingte Frakturen oder Skelettverformungen auftreten.

Die seitlichen BWS-Aufnahmen der Abb. **62** stammen von derselben Patientin, links 60jährig, rechts 83jährig. Während die Brustwirbelkörper links eine normale Strukturzeichnung aufweisen, sind sie 22 Jahre später hochgradig entkalkt und größtenteils zusammengesintert unter Bildung einer thorakalen Hyperkyphose.

Eine Detailanalyse der Symptome einer Knochenatrophie ermöglicht die in der Abb. **63** dargestellte Beckenaufnahme einer 81jährigen Frau mit seniler Osteoporose. Es besteht eine Spongiosararefikation, erkennbar an einer Verminderung der Zahl der Spongiosatrajektorien mit Verbreiterung der intertrabekulären Zwischenräume. In den proximalen Femurenden sind die statisch wichtigen primären Drucklinien noch vorhanden; die primären Zuglinien sind teilweise und die sekundären Druck- und Zuglinien der Trochanterregion vollständig verschwunden. An den Sehnenansatzstellen der Eminentia iliopectinea scheint die Kortikalis beidseits noch relativ kräftig; in den übrigen Beckenabschnitten ist sie deutlich verschmälert. Die äußere Femurschaftkompakta erweist sich als deutlich dünner als die statisch stärker belastete innere Kompakta. Infolge endostaler Knochenresorption und periostaler Knochenapposition an den Kompaktaschichten entsteht eine Verbreiterung der Markhöhlenräume.

Als Gegenstück zur senilen Osteoporose kommt beim Jugendlichen die idiopathische juvenile Osteoporose vor, die vor der Pubertät auftritt und nach einigen Jahren in der Regel vollständig abheilt. Die wichtigste kongenitale Osteoporose ist die Osteogenesis imperfecta. Es handelt sich um eine Erbkrankheit des Bindegewebes, die neben dem Skelett auch Ligamente, Haut, Skleren und Dentin befällt. Röntgenologisch finden sich die Zeichen einer Sklelettatrophie und meistens auch Deformationen infolge zahlreicher durchgemachter Frakturen. Endokrine Störungen können eine Osteoporose verursachen. Eine solche tritt ein bei Hypogonadismus, nach Ovarektomie in der Prämenopause und nach präpubertaler Kastration. Sowohl bei einer Überfunktion als auch bei einer Unterfunktion der Schilddrüse entsteht eine Osteoporose. Bei der Hyperthyreose läßt sich im Röntgenbild eine dem Schweregrad der Erkrankung entsprechende Osteoporose feststellen, die das ganze Skelett befällt und zu einer vermehrten

Elementäre Veränderungen der Makrostruktur

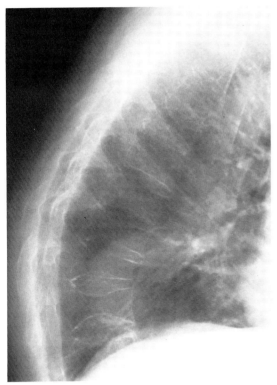

Abb. 64 57jährige Frau mit Morbus Basedow und hyperthyreosebedingter Osteoporose Grad III. Hyperkyphose der BWS bei Keil- und Fischwirbeldeformation der Brustwirbelkörper

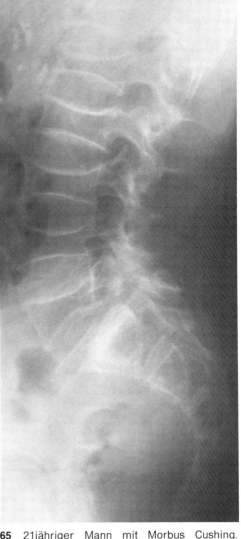

Abb. 65 21jähriger Mann mit Morbus Cushing. Osteoporose Grad III der Lendenwirbelsäule mit ausgeprägter Fischwirbeldeformation der Lendenwirbelkörper. Sklerosierung der eingebuchteten Wirbelkörper-Abschlußplatten (Mikrotrümmerzonen). Starke Ballonierung der Bandscheiben

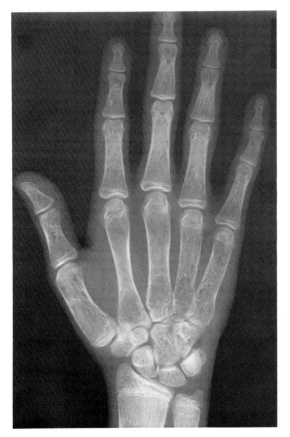

Abb. 66 Handröntgenbild einer 23jährigen Frau mit Thalassaemia major. Die krankheitsbedingte Knochenmarkhyperplasie führt zu einem vollständigen Schwund der Spongiosastrukturen und zu einer Auftreibung der kurzen Röhrenknochen mit Verdünnung der Kortikalisschichten, die stellenweise auch lochförmige Defekte aufweisen

Allgemeine Röntgensymptomatik des pathologischen Skelettes

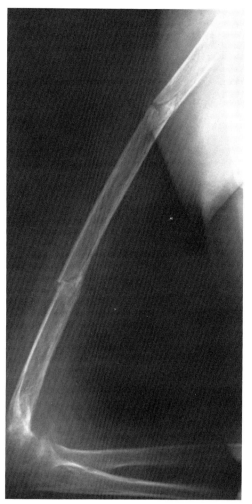

Abb. 67 66jährige Frau mit Status nach Poliomyelitis. Starke Verdünnung des osteoporotischen doppelt frakturierten Humerus

schnitte das führende Symptom der Krankheit. Ein vollständiger Schwund der Spongiosa und eine Kortikalisverdünnung kann auch die Folge einer Knochenmarkhyperplasie sein bei Vorliegen einer Blutkrankheit wie z. B. der Thalassämie (Abb. 66).

Umschriebene Formen der Osteoporose

Umschriebene Osteoporosen einzelner Skeletteile zeigen im Röntgenbild oft ein fleckiges Verteilungsmuster mit Befall vor allem der spongiosareichen Knochenabschnitte und der Umgebung von Gelenken mit subchondraler Lokalisation.
Als Ursache einer umschriebenen Osteoporose eines Knochens oder Knochenabschnittes kommen in Frage die sog. Inaktivitätsatrophie bei Immobilisation einzelner Körperteile im Gipsverband („cast syndrome") oder Lähmungen einzelner Glieder, z. B. nach Poliomyelitis (Abb. 67). Entzündliche Weichteilprozesse können ebenfalls eine Osteoporose der benachbarten Skelettabschnitte hervorrufen; wahrscheinlich steht diese in Zusammenhang mit einer Begleithyperämie. Ungeklärt bleibt die Ursache des Sudeck-Syndroms, das meist im Anschluß an traumatische Läsionen der Extremitäten auftritt und das in seiner Vollform neben einer akut entstehenden Dekalzification der befallenen Skeletteile auch eine Weichteilsymptomatik beinhaltet, im Sinne einer Schwellung und Überwärmung, kombiniert mit intensiven Schmerzen (Abb. 68).

Ausheilungsformen der Osteoporose

Nach Schüben einer aktiven Osteoporose kann die Erkrankung zum Stillstand kommen. Es stellt sich eine Regenerationsphase ein mit Überwiegen des Knochenanbaues. Die feineren, vollständig resorbierten Trabekelzüge können sich nicht regenerieren, während die erhalten gebliebenen Spongiosatrajektorien durch vermehrte Knochenbildung verdickt erscheinen (Abb. 69).
Nach durchgemachtem Sudeckschem Syndrom oder Inaktivitätsatrophie nach früherer Fraktur oder Operation kann das Bild einer hypertrophen Atrophie vor allem in der Umgebung von Gelenken auch bei jugendlichen Individuen über lange Zeit erhalten bleiben.

Frakturanfälligkeit führt (Abb. 64). Charakteristisch für den Morbus Cushing und die Steroidosteoporose ist die Entwicklung einer Stammosteoporose, bei der das axiale Skelett bevorzugt befallen wird (Abb. 65). Die Röhrenknochen der Gliedmaßen weisen demgegenüber eine weitgehend normale Spongiosastruktur und kräftige Kompaktaschichtdicken auf.
Osteoporotische Zustände treten auf bei Unter- oder falscher Ernährung mit Karenz von Eiweiß, Kalzium, Kupfer, Vitamin C oder D, ferner auch bei vollständiger Immobilisation infolge Tetraplegie oder zerebralspastischer Lähmung. Bei Astronauten ist die auftretende Osteoporose wahrscheinlich Ausdruck einer statischen Totalentlastung infolge Schwerelosigkeit.
Eine diffuse Begleitosteoporose kann einen sekundären Tumorbefall des Skelettes maskieren, bei der Myelomatose ist sie häufig über längere Zeitab-

Osteomalazie

Normalerweise besteht im Knochen ein Gleichgewicht zwischen Osteoidformation und Mineralisation. Eine Osteomalazie tritt auf entweder infolge exzessiver Osteoidformation oder bei ungenügender Mineralsalzablagerung in der Knochenmatrix. Im Gegensatz zur Osteoporose liegt somit bei der Osteomalazie eine qualitative Änderung des

Elementäre Veränderungen der Makrostruktur 259

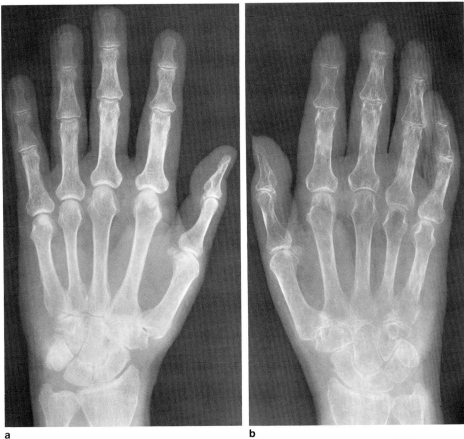

a b
Abb. 68a u. b Röntgenaufnahmen beider Hände eines 69jährigen Mannes mit Osteoporose des rechten Handskelettes im Rahmen eines Sudeck-Syndroms 1 Jahr nach Armplexusparese

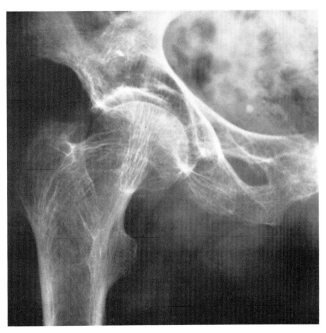

Abb. 69 Hüftröntgenbild einer 86jährigen Frau mit ausgeprägter hypertrophischer Atrophie der dargestellten Skeletteile

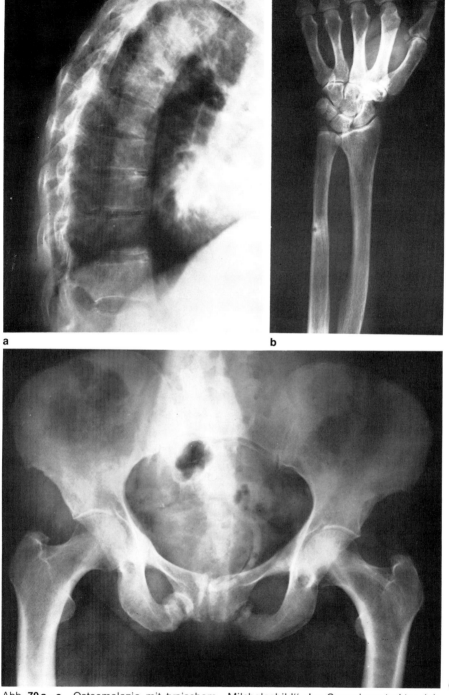

Abb. 70a–c Osteomalazie mit typischem „Milchglasbild" der Spongiosastruktur (a).
b Umbauzone am Ulnaschaft. c Milkman-Syndrom des vorderen Beckenringes. 65jährige Frau

Knochengewebes vor im Sinne einer Untermineralisation.
Ätiologisch beruhen die Osteomalazie des Erwachsenen und die Rachitis des Jugendlichen auf einem Mangel an Vitamin D oder auf einer Störung der Synthese seiner metabolisch aktiven Metabolite. Die bei Vitamin-D-Mangel reduzierte Kalziumabsorption aus dem Darm mit konsekutivem Absinken des Kalziumspiegels im Serum führt zur Epithelkörperchenhyperplasie mit sekundärer Fibroosteoklasie im Skelett.
Während ein Vitamin-D-Mangel am jugendlichen Skelett in den Knochenwachstumszonen zu röntgenologisch deutlichen und frühzeitig auftreten-

den rachitischen Veränderungen führt, ist eine Osteomalazie am erwachsenen Skelett häufig schwer oder in frühen Stadien überhaupt nicht zu erkennen. In typischen Fällen entwickelt sich sukzessive eine diffuse Strukturaufhellung des Skelettes. Diese ist ausgesprochen uniform und führt zu einem Verlust der Darstellung der trabekulären Details. Das für die Osteomalazie als charakteristisch bezeichnete Milchglasbild der Knochenstruktur tritt allerdings nur selten eindeutig in Erscheinung. Die Boden- und Deckplatten der Wirbelkörper sind verdünnt. Die Kompaktschichten sind vor allem an den Röhrenknochen der statisch nicht belasteten oberen Extremitäten aufgeblättert und gegen die Markspongiosa unscharf abgesetzt (Abb. **70 b**).

Eine eindeutige Diagnosestellung der Osteomalazie ist in der Regel möglich, wenn Formveränderungen des Knochens im Sinne von Verbiegungen oder Kontinuitätsunterbrüchen in Form von Umbauzonen auftreten.

Bei Vorliegen multipler, symmetrisch angeordneter Umbauzonen spricht man von einem Milkman-Syndrom, das für die Osteomalazie besonders charakteristisch ist. Für das Auffinden solcher Umbauzonen, die dem Nachweis auf Röntgenübersichtsaufnahmen häufig entgehen, hat sich die Skelettszintigraphie besonders bewährt.

Der bei der Rachitis und Osteomalazie sekundär auftretende Hyperparathyreoidismus kann auch röntgenologisch in Erscheinung treten. Mischformen von osteomalazie- und hyperparathyreoidismusbedingten Skelettveränderungen entwickeln sich vor allem bei Vorliegen eines *Malabsorptionssyndroms* oder bei *renaler Osteopathie*.

Aquirierte Osteomalazien können auch assoziiert mit gewissen Knochen- oder Weichteiltumoren auftreten. Beschrieben wurden Hämangiome, Riesenzelltumoren oder Granulome des Knochens, kavernöse oder sklerosierende Hämangiome der Weichteile und maligne Neurinome, die mit einer Hypophosphatämie und Osteomalazie einhergehen, welche sich nach Tumorexzision wieder vollständig zurückbilden (PRADER u. Mitarb. 1959, CASTLEMAN u. MCNEELY 1965, SALASSA u. Mitarb. 1970, RENTON u. SHAW 1976).

EVANS u. AZZOPARDI (1972) halten diese Tumoren für eine pathologische Einheit, wahrscheinlich im Sinne von Varianten eines Hämangioperizytoms. Für diese These fehlt der anatomische Beleg. Offenbar wird von diesen Geschwülsten eine humorale Substanz ausgeschieden, die entweder direkt auf den Knochen, auf den Darm oder auf die Phosphatrückresorption der Nierentubuli wirkt. Regelmäßig findet sich eine Erhöhung der renalen Phosphatclearance mit entsprechender Hypophosphatämie, die wahrscheinlich für die zu beobachtende Ossifikationsstörung verantwortlich ist.

Osteodystrophie

Im Gegensatz zur Knochenatrophie oder Hypertrophie, bei denen der Knochenan- oder -abbau verändert ist, ist die Osteodystrophie gekennzeichnet durch eine Strukturstörung. Die Spongiosatrajektorien sind nicht mehr nach statischen Gesichtspunkten ausgerichtet; sie zeigen einen ungeordneten, unregelmäßigen Verlauf; z.T. sind sie verschwunden, z.T. scheinen sie verdickt, Osteolysezonen wechselnd mit sklerotischen Feldern.

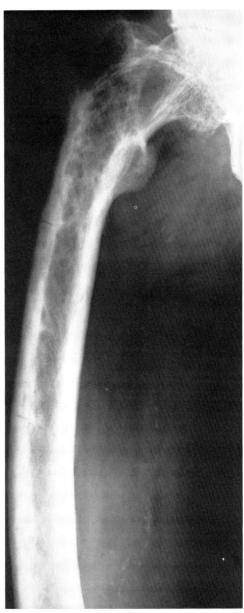

Abb. **71** 82jähriger Mann mit Morbus Paget des rechten Femurs

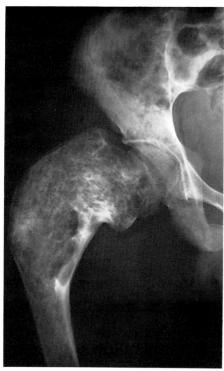

Abb. **72** Fibröse Dysplasie der rechten Beckenschaufel, des rechten Sakrumflügels und des hirtenstabförmig verkrümmten rechten Femurendes. 12jähriger Knabe

Das charakteristische Bild einer Knochendystrophie zeigen Skeletteile, die von einer *Ostitis deformans Paget* befallen sind. Bei dieser Krankheit findet sich regelmäßig auch eine Mitbeteiligung der Kompakta und Kortikalisschichten, die verdickt und aufgeblättert erscheinen und häufig von quer verlaufenden Mikrofrakturen durchsetzt sind. Der Morbus Paget ist primär eine destruktive Knochenläsion; anschließend setzen Reparaturvorgänge ein mit exzessiver Ablagerung von neuem Knochen. Während der ersten aktiven oder destruktiven Phase findet sich das Bild der Osteoporosis circumscripta (WEISS 1960), die vor allem am Schädel beobachtet wird. Es folgt zweitens die kombiniert destruktive reparative Phase und schließlich drittens die ruhende oder sklerotische Phase, wobei sich die einzelnen Stadien meistens gegenseitig überlagern. Als Folge der Strukturveränderungen treten Knochenausbuchtungen resp. Verdickungen und bei Befall der langen Röhrenknochen auch ausgeprägte Knochenverbiegungen auf.

Die Oberschenkelaufnahme eines 82jährigen Mannes (Abb. **71**) läßt einen Morbus Paget des Femurs erkennen; dieser ist varusförmig verkrümmt. Eine stark vergrößerte Strukturzeichnung ist vor allem im proximalen Knochenabschnitt zu erkennen. Die rarefizierten Knochenbälkchen sind z. T. stark verdickt; interponiert sind größere und kleinere fleckige Zonen ohne Spongiosastruktur. Die Kompaktaschichten sind verbreitert und stellenweise schichtförmig aufgeblättert. Obwohl der Femur im Vergleich zu normalen Verhältnissen vermehrt Knochen-

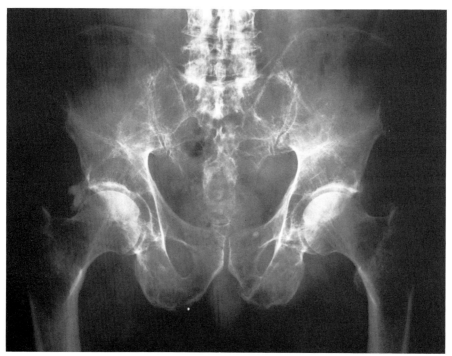

Abb. **73** Beckenaufnahme eines 60jährigen Mannes mit Skelettmyelomatose. Weichteilverkalkung lateral vom rechten Hüftgelenk bei Hyperkalzämie

substanz aufweist, sind in der Kompakta der konvexen Krümmungsseite multiple, die Markspongiosa nicht mitbetreffende Frakturen zu erkennen.

Die *fibröse Dysplasie* ist u. U. schwierig gegen die Ostitis fibrosa Paget abzugrenzen. Anatomisch ist diese Affektion gekennzeichnet durch einen Ersatz der Spongiosa durch fibröses Gewebe mit metaplastischer Knochenbildung. Neben Osteolyseherden finden sich bei der fibrösen Dysplasie, die häufig polyostotisch vorkommt, unregelmäßig verlaufende und sklerotisch verdickte Trabekelzüge, die das Bild einer grobsträhnigen Sklerosierung hervorrufen. Knochenauftreibungen und Verbiegungen sind häufig noch ausgesprochener als beim Morbus Paget. Die dystrophischen Strukturveränderungen können wie beim Morbus Paget monostotisch oder polyostotisch auftreten mit ähnlicher Verteilung im Skelett. Differentialdiagnostisch ist von Bedeutung, daß die fibröse Dysplasie bei Jugendlichen, der Morbus Paget bei älteren Patienten gefunden wird.

Der 12jährige Knabe, dessen Hüftaufnahme in der Abb. 72 dargestellt ist, leidet an einer fibrösen Dysplasie mit Befall der rechten Beckenschaufel und des rechten proximalen Femurendes. Das letztere ist in für die Krankheit charakteristischer Weise aufgetrieben und verkrümmt und zeigt eine grobwabige Strukturverdichtung.

Auch eine diffuse neoplastische Durchsetzung des Knochenmarkes kann dystrophische Strukturveränderungen hervorrufen; dies ist vor allem der Fall bei Vorliegen einer diffusen Myelomatose.

In der Abb. 73 ist die Beckenaufnahme eines 60jährigen Mannes mit Skelettmyelomatose dargestellt. Die Spongiosastrukturen sind infolge der Proliferation von Plasmazellen im Knochenmark hochgradig aufgelockert; in herdförmigen Bezirken fehlen sie vollständig. Die noch erhaltenen Spongiosatrajektorien verlaufen ungeordnet durch die Beckenknochen.

Fast alle metabolischen Knochenaffektionen sind zumindest in einzelnen Stadien mit osteodystrophischen Strukturveränderungen vergesellschaftet. Es gilt dies insbesondere für den primären und sekundären Hyperparathyreoidismus, für die Rachitis mit sekundärem Hyperparathyreoidismus, für den Hypoparathyreoidismus, für die renale Osteodystrophie und für die hereditäre Hyperphosphatasie.

Die Hüftaufnahme in der Abb. 74 stammt von einer 72jährigen Frau mit renaler Osteopathie bei chronischer Niereninsuffizienz. Es liegt eine Mischform einer Osteomalazie mit einer Fibroosteoklasie vor. Die Knochenbälkchen sind nicht mehr scharf gezeichnet, sondern aufgefasert und unregelmäßig begrenzt. Gleichzeitig besteht eine gewisse Knochenrarefikation. Die Kompaktaschichten des Femurs sind infolge Spongiosierung aufgeblättert. An ihren endostalen Flächen finden

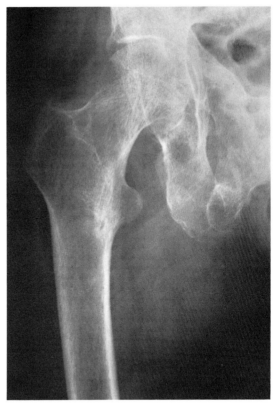

Abb. 74 72jährige Frau mit renaler Osteopathie infolge chronischer Niereninsuffizienz. Neben den Zeichen einer Knochendystrophie mit herdförmig aggressivem Knochenumbau finden sich auch Umbauzonen im rechten vorderen Beckenring

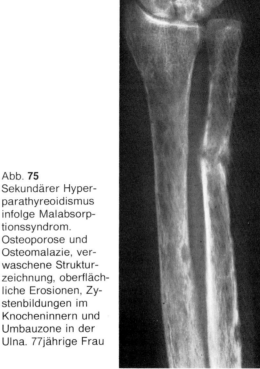

Abb. 75
Sekundärer Hyperparathyreoidismus infolge Malabsorptionssyndrom. Osteoporose und Osteomalazie, verwaschene Strukturzeichnung, oberflächliche Erosionen, Zystenbildungen im Knocheninnern und Umbauzone in der Ulna. 77jährige Frau

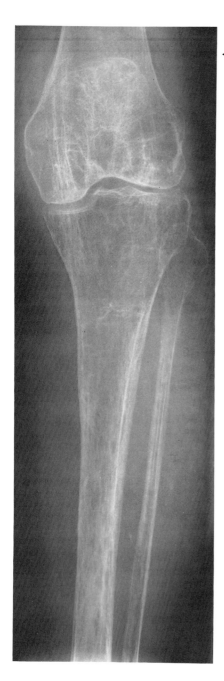

◄ Abb. 76 65jährige Frau mit Morbus Basedow. Die überstürzt erhöhten Knochenumbauvorgänge führen in diesem Fall nicht nur zu einer Osteoporose, sondern zu einer Knochendystrophie, dargestellt an der Röntgenaufnahme des linken Knies und Unterschenkels

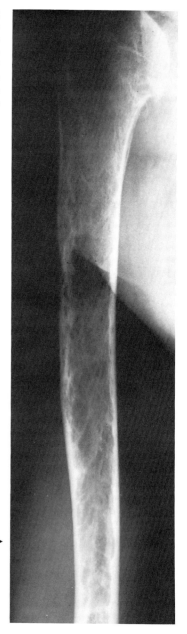

Abb. 77 Immobilisationsosteoporose mit dystrophischem Strukturbild des rechten Humerus 1 Jahr nach Schulterluxation. Klinisch liegt das Bild eines Sudeck-Syndroms vor ►

sich Usuren. Flache hypodense Areale sind auch entlang den Kompaktaoberflächen zu erkennen.
Auch die Vorderarmaufnahme (Abb. 75) einer 77jährigen Frau mit einem Malabsorptionssyndrom zeigen das Vorliegen eines sekundären Hyperparathyreoidismus, in diesem Fall kombiniert mit Osteoporose und Osteomalazie. Die Spongiosastrukturzeichnung ist verwaschen. Es finden sich zystenförmige Strukturdefekte und multiple Erosionen an der Knochenoberfläche.
Besonders aggressive Osteoporosen mit starkem Überwiegen des Knochenabbaues erzeugen nicht nur osteoporotische, sondern eigentliche dystrophische Knochenstrukturveränderungen. Es kann dies auftreten bei ausgeprägtem Morbus Basedow (Abb. 76), beim Sudeckschen Syndrom, bei der diabetischen Osteopathie und als Folge einer Immobilisierung (Abb. 77). In der Regel sind diese Erscheinungsformen kombiniert mit einer ausgesprochenen Knochenhyperämie, durch welche der Knochenabbau gefördert wird. Der fleckige Charakter der Strukturveränderungen kann in solchen Fällen eine Skelettmetastasierung vortäuschen (JOYCE u. KEATS 1986).

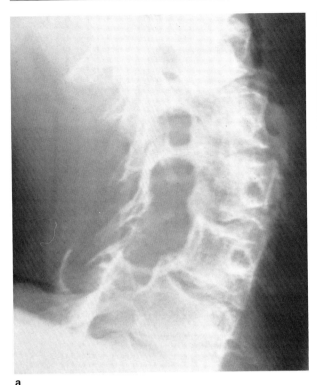
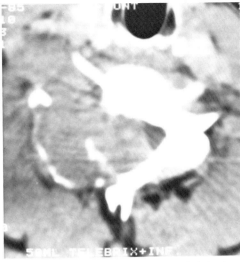

Abb. **78a** u. **b** 32jähriger Mann mit jahrelangem Zervikobrachialsyndrom rechts, hervorgerufen durch ein Sanduhrneurinom C5/C6/C7. Die Schrägaufnahme der HWS (**a**) zeigt einen Schwund des Wirbelbogens von C6 und eine durch Druck bedingte Verdünnung der Wirbelbogen von C5 und C7. Das Neurinom selbst ist auf dem Computertomogramm, angefertigt auf Höhe von C6, deutlich abgrenzbar (**b**)

Osteolyse

Eine lokale vollständige Auflösung der Knochenstruktur wird als Osteolyse bezeichnet. Sie kann sowohl Kompakta, Kortikalis, als auch Spongiosa betreffen. Je nach Lokalisation im Knochen trägt der Osteolyseherd eine unterschiedliche Bezeichnung. Handelt es sich um einen makroskopisch sichtbaren, oberflächlichen Defekt der Außenkontur des Knochens, spricht man von einer Knochenusur oder Arrosion, bei mehr zentraler Lage und relativ scharf gezeichneten Konturen von einer Knochenzyste oder Kaverne.

Knochenusuren

Usuren an der Knochenoberfläche können durch Druckwirkung extraossärer raumfordernder Prozesse entstehen. Computertomogramme können zur Abklärung solcher Läsionen Entscheidendes beitragen.
Die in der Abb. 78 dargestellte tiefe Usurierung und die Destruktion der rechten Wirbelbögen des 5. und 6. Halswirbels werden durch ein Sanduhrneurinom verursacht. Bei der Akroosteolyse infolge von Sklerodermie erfolgt die tiefe Usurierung der Fingerendphalangen wahrscheinlich infolge des Druckes der gespannten Haut und infolge von Durchblutungsstörungen (Abb. 79).
Usuren in Gelenkrandzonen oder seltener auch an Sehnenansätzen außerhalb der Gelenke sind typische Röntgensymptome einer primär chronischen Polyarthritis oder einer Arthritis bei Psoriasis, Morbus Reiter und Morbus Bechterew.
Bei der Gicht erzeugen Uratkristallablagerungen in den Weichteilen sog. Tophi, ebenfalls Knochenusuren, die meistens in Gelenkrandzonen ausgebildet sind. Gelenkrandusuren sind ferner auch typische Symptome einer eitrigen oder tuberkulösen Arthritis, bei der letzteren häufig kombi-

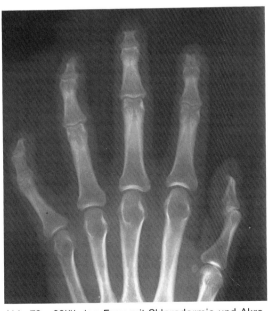

Abb. **79** 30jährige Frau mit Sklerodermie und Akroosteolyse

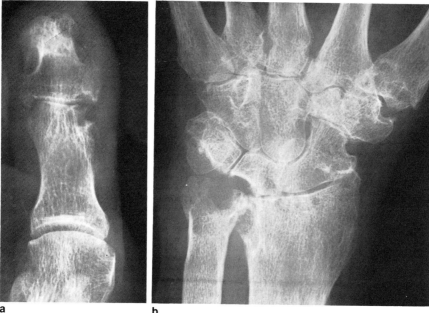

Abb. 80a u. b   Artikuläre und paraartikuläre Usuren. **a** Arthritis urica des Großzehenendgelenks. 61jähriger Mann. **b** Primär-chronische Polyarthritis der Handwurzel. 61jährige Frau

niert mit gelenknahen ossären Zystenbildungen (Abb. **80**). Primär subperiostal lokalisierte entzündliche oder tumoröse Krankheitsherde lösen den benachbarten Knochen auf und erzeugen dadurch Usuren an der Knochenoberfläche. Die in der Abb. **81** erkennbaren oberflächlichen Defekte der Femurschaftkompakta entsprechen Metastasen eines Angiosarkoms.

Im weiteren können primär intraossäre Läsionen bei Größenzunahme die Knochenoberfläche nach außen durchbrechen und dadurch als tiefe Usuren in Erscheinung treten, so wie dies in der Abb. **82**

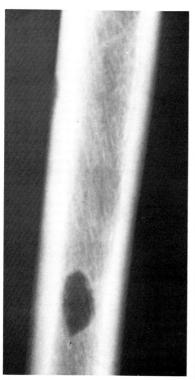
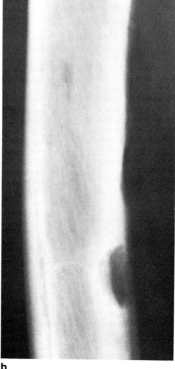

Abb. **81a** u. **b**   41jähriger Mann mit primärem Angiosarkom. Subperiostale Metastasen erzeugen in der rechten Femurschaftmitte proximal eine flache oberflächliche und distal eine größere tieferreichende Usur der Femurschaftkompakta

bei einem malignen fibrosierenden Histiocytom der proximalen Tibiametaphyse der Fall ist.

Bei metabolischen Skeletterkrankungen, die mit einem gesteigerten Knochenabbau einhergehen, wird Knochengewebe nicht nur an den Spongiosabälkchen, sondern auch an den endostalen und periostalen Oberflächen kompakter Knochenschichten resorbiert. Es entstehen flache Usuren oder Dekalzifikationsherde, die das Frühzeichen eines primären oder sekundären Hyperparathyreoidismus bilden können. Solche Befunde müssen u. U. mit Lupenvergrößerung gezielt gesucht werden. Sie treten vor allem entlang dem äußeren Rand der Kompakta der Fingerphalangen und Metakarpalien mit Bevorzugung der radialen Seite auf. Subperiostale Resorptionsherde können im weiteren Verlauf der Krankheit auch an den langen Röhrenknochen mit Prädilektion für die meta-epiphysären Übergangsregionen beobachtet werden (vgl. Abb. 75). Auch der bei dieser Krankheitsgruppe in frühen Stadien auftretende Schwund der Lamina dura der Zahnfächer kann als oberflächliche Knochenusur betrachtet werden.

Strukturdefekte

Bei Vorliegen eines Strukturdefektes, einer sog. osteolytischen Läsion, ist das Knochengewebe an umschriebener Stelle aufgelöst und ersetzt durch Flüssigkeit, Detritus, nichtossäres Bindegewebe oder durch Zellverbände tumoröser, nichttumoröser oder granulomatöser Natur. Im Röntgenbild kann die Osteolyse als ausgestanzter Aufhellungsherd in Erscheinung treten. In anderen Fällen ist der befallene Knochen infolge Proliferation des pathologischen Gewebes aufgetrieben, einseitig vorgewölbt oder oberflächlich durchbrochen. Der Strukturdefekt ist entweder scharf oder unscharf begrenzt und weist eine runde, ovale oder unregelmäßige Form auf. Die Reaktion des benachbarten Knochengewebes hängt ab von der Art der vorliegenden Läsion; entweder fehlt sie vollständig, oder es liegt eine reaktive Osteoporose oder Osteosklerose vor; ggf. findet sich auch periostaler neugebildeter Knochen. Innerhalb des osteolytischen Herdes können Verkalkungen oder Verknöcherungen auftreten, oder es sind Knochenlamellen oder Leisten ausgebildet, welche eine echte oder scheinbare Kammerung des Knochendefektes erkennen lassen.

Die Ätiologien, welche zu einer Osteolyse führen, sind sehr zahlreich und äußerst unterschiedlich. Sie umfassen entzündliche, degenerative, posttraumatische, granulomatöse, parasitäre, tumoröse sowie tumorähnliche Affektionen, oder es liegen hereditäre, metabolische oder nutritive Störungen vor. Zur Stellung einer Diagnose und Differentialdiagnose müssen alle erkennbaren röntgenologischen,

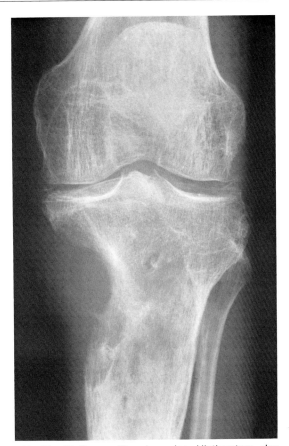

Abb. 82 Malignes fibrosierendes Histiozytom der proximalen Tibiameta- und -epiphyse mit tiefer Usurierung des Knochens auf der medialen Seite. 61jähriger Mann

morphologischen Kriterien berücksichtigt werden. Zu beachten ist der genaue Sitz des Osteoloseherdes im befallenen Knochen. Er kann zentral, exzentrisch oder peripher lokalisiert sein. An den Röhrenknochen ist zu unterscheiden, ob die Epi-, die Meta- oder die Diaphyse betroffen sind. Charakteristisch für einzelne osteolysebildende Erkrankungen ist auch ihre Lokalisation im Skelett. Bevorzugt befallen werden Regionen mit starker Durchblutung und hoher metabolischer Aktivität. Es sind dies Skelettstellen, welche während der Skelettreifung ein besonders intensives Wachstum aufweisen. Dementsprechend zeigen Skeletterkrankungen an den unteren Gliedmaßen eine häufige Lokalisation in der Umgebung des Kniegelenks und an den oberen Gliedmaßen, an den proximalen Enden der Oberarmknochen und an den distalen Enden der Vorderarmknochen („près du genou, loin du coude"). Richtunggebend für eine Diagnose ist auch die Abklärung, ob solitäre oder multiple Osteoloseherde vorliegen.

Eine Darstellung der Differentialdiagnose aller im Skelett vorkommender Osteolysen würden den Rahmen dieses Kapitels erheblich überschreiten.

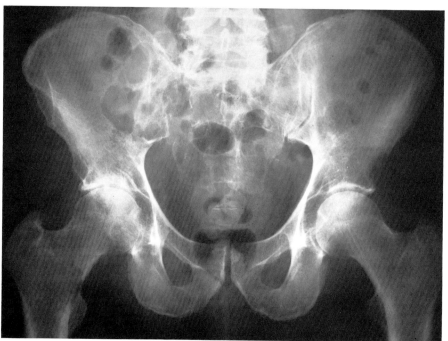

Abb. 83 68jähriger Mann mit multiplen osteolytischen Hypernephrommetastasen. Diese bilden ausgedehnte, ausgestanzte Defekte in beiden Darmbeinschaufeln, im rechten Sakrumflügel und in der Intertrochanterregion des rechten Femurs

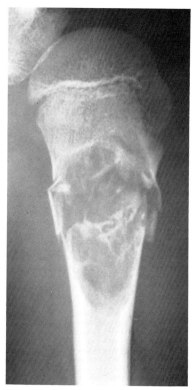

Abb. 84 Mehrkammerige Knochenzyste im Humerus mit pathologischer Fraktur. 10jähriger Knabe

Es sollen lediglich einzelne typische Krankheitsfälle demonstriert werden.

Umschriebene Spongiosadefekte kommen vor bei arthritischen und synovialen Läsionen (Gicht, Hämophilie, Arthrose, villonodöse Synovitis), bei intraossären Ganglien, Epidermoidzysten und angiomatösen Läsionen, ferner bei Tuberkulose, Sarkoidose, Osteomyelitis und Pilzerkrankungen (Kokzidiomykose, Blastomykose). Auch multiple Myelom- oder maligne Lymphomherde sowie Metastasen eines Hypernephroms oder Schilddrüsenkarzinoms können als ausgestanzte Strukturdefekte in Erscheinung treten.

Als Beispiel für umschriebene osteolytische Läsionen sind in der Abb. 83 zahlreiche Hypernephrommetastasen im Becken- und Oberschenkelskelett dargestellt.

Zysten und *zystoide Läsionen*, welche zu einer Auftreibung oder Vorwölbung des Knochens führen, finden sich bei der juvenilen Knochenzyste, beim nichtossifizierenden Fibrom, Enchondrom, Chordom, Chondromyxoidfibrom, Chondro- und Osteoblastom, Lipom, desmoplastischen Fibrom und beim Riesenzelltumor, bei der fibrösen Dysplasie, der aneurysmatischen Knochenzyste, bei braunen Tumoren infolge Hyperparathyreoidismus, bei der Echinokokkuszyste, beim Morbus Gaucher und bei der Histiozytosis X.

In der Abb. 84 ist eine juvenile Knochenzyste der proximalen Humerusmetaphyse mit pathologischer Fraktur dargestellt. Die Zyste zeigt einen zentralen Sitz und

Elementäre Veränderungen der Makrostruktur 269

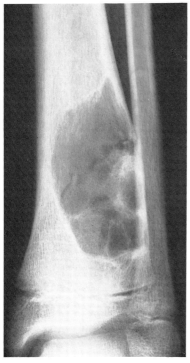

Abb. 85 Nicht ossifizierendes Fibrom im distalen Tibiaende mit pathologischer Fraktur. 14jähriger Knabe

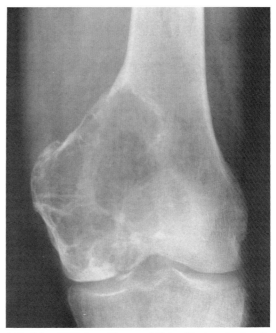

Abb. 87 45jähriger Mann mit Osteoklastom in der distalen Femurmeta-epiphyse, exzentrisch medial lokalisiert. Verdünnung und Vorbuchtung der Kortikalis. Partielle Kammerung des vorwiegend unscharf gegen die Umgebung abgegrenzten Osteolyseherdes. Vertikal verlaufende pathologische Fraktur des medialen Femurkondylus

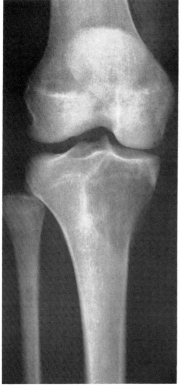

Abb. 86 Aneurysmatische Knochenzyste in der proximalen Tibiaepi- und -metaphyse. 14jähriges Mädchen

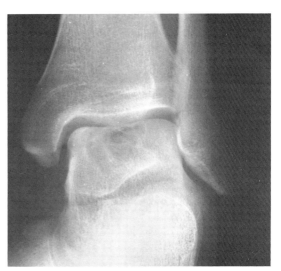

Abb. 88 Chondroblastom in der Talusrolle eines 29jährigen Mannes. Gegen die Umgebung vorwiegend scharf abgegrenzter, bis an die Gelenkfläche reichender, partiell gekammerter Osteolyseherd mit kleinem Gelenkflächeneinbruch

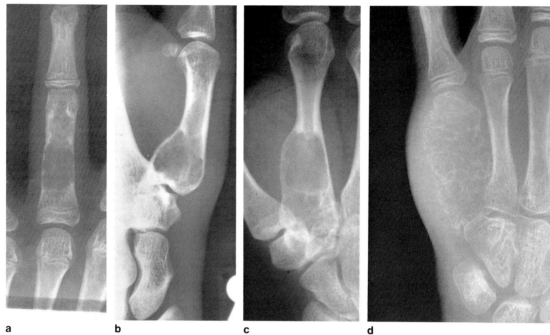

a   b   c   d

Abb. 89 a–d Osteolyseherde in kurzen Röhrenknochen der Hand
a Enchondrom des Schaftes der Ringfinger-Grundphalanx mit leichter Auftreibung des Knochens und Verdünnung der Kortikalis. 16jähriges Mädchen
b Osteoklastom an der Basis des Metakarpale I mit Auftreibung des Knochens, mit unscharfer Begrenzung gegen die Umgebung und bis an die Gelenkfläche reichend. 19jähriger Mann
c Hämangioperizytom der Basis des Metakarpale II mit starker Auftreibung des Knochens. Der gekammerte Osteolyseherd ist scharf gegen die Umgebung abgegrenzt und reicht bis zur Gelenkfläche. 13jähriges Mädchen
d Chondromyxoidfibrom des Metakarpale V. Der ganze Knochen ist hochgradig aufgetrieben. Die Kortikalis ist weitgehend aufgelöst. Ihre wabenförmigen Reste überziehen die Tumoroberfläche. Die distale Epiphyse ist noch teilweise erhalten. 14jähriger Knabe

hat den Knochen leicht aufgetrieben. Ein nichtossifizierendes Fibrom weist im Röhrenknochen einen exzentrischen Sitz auf mit stärkerer Vorwölbung der verdünnten Kompakta, so wie dies in der Abb. 85 zu erkennen ist. Eine aneurysmatische Knochenzyste kann die benachbarte Kompakta sehr stark vorwölben und hochgradig verdünnen. Bei einem 14jährigen Mädchen ist ein entsprechender Befund in der proximalen Tibiaepi- und -metaphyse in der Abb. 86 dargestellt. Eine große Ähnlichkeit mit aneurysmatischen Knochenzysten weisen Riesenzelltumoren, sog. Osteoklastome, auf. Sie sind stellenweise gegen die Umgebung unscharf begrenzt und häufig mehrfach gekammert (Abb. 87). Im Vergleich zu den aneurysmatischen Knochenzysten treten sie in der Regel bei etwas älteren Individuen auf und gehören, da sie eine Tendenz zur malignen Entartung aufweisen, zu den semimalignen Tumoren. Chondroblastome sind in den Epiphysen der Röhrenknochen exzentrisch lokalisiert und kommen auch in Wirbeln, in flachen Knochen sowie in Kalkaneus und Talus vor (Abb. 88).

In der Abb. 89 sind in kurzen Röhrenknochen der Hände von vier verschiedenen Patienten osteolytische Läsionen ausgebildet. Es handelt sich um ein Enchondrom der Ringfingergrundphalanx (Abb. 89a), um ein Osteoklastom des Metakarpale I (Abb. 89b), um ein Hämangioperizytom des Metakarpale II (Abb. 89c) und um ein Chondromyxoidfibrom des Metakarpale V (Abb. 89d).

Osteolytische Malignome, welche den befallenen Knochen verformen, sind das rein osteolytisch-osteogene Sarkom, das Chondro-, Fibro- und Angiosarkom, das Plasmozytom, das Adamantinom sowie Metastasen von Bronchus-, Nieren- oder Schilddrüsenkarzinomen. Bei besonders intensivem Wachstum solcher Herde erfolgt ein frühzeitiger Durchbruch des proliferierenden Gewebes durch die Knochenoberfläche und eine Ausdehnung in die benachbarten Weichteile (Abb. 90).

Eine ausgedehnte *sklerotische Knochenreaktion* ist in der Umgebung des zystoiden Defektes in der proximalen Tibiaepi- und -metaphyse in der Abb. 91 zu erkennen. Es liegt das typische Bild eines osteomyelitischen Brodie-Abszesses vor. Ein ähnlicher Befund kommt in der Abb. 92 an der Basis der linken Beckenschaufel zur Darstellung; in diesem Fall handelt es sich um einen malignen Lymphomherd.

Sklerotische und hypertrophe ossäre Reaktionen finden sich regelmäßig bei degenerativen Gelenkprozessen. Bei osteolytischen Metastasen deutet ein sklerotischer Randsaum auf eine lokale Inakti-

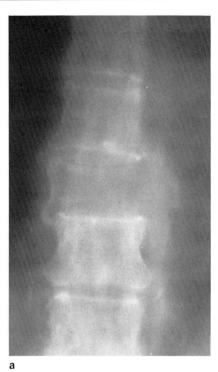

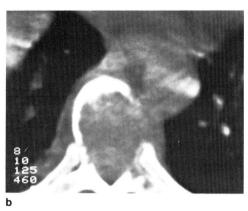

Abb. 90a u. b Osteolytische Auflösung des 6. Brustwirbelkörpers durch ein Plasmozytom. Tumordurchbruch in die linken paravertebralen Weichteile und in den Spinalkanal mit Verdrängung und Kompression des nicht mehr abgrenzbaren Rückenmarkes. 50jährige Frau

vität des Tumorgewebewachstums, einen Befund, der sich vor allem nach erfolgreicher Bestrahlungsbehandlung oder Systemtherapie beobachten läßt (Abb. 93).

Strukturen im Innern eines Osteolyseherdes können für eine Diagnosestellung richtunggebend sein. Es ist dies vor allem bei Vorliegen von Verkalkungen der Fall. Sie entwickeln sich in nekrotischen Abschnitten von entzündlichem oder tumo-

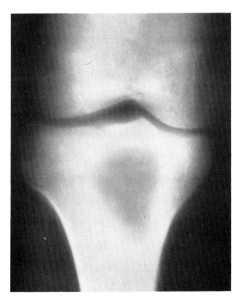

Abb. 91 Brodie-Abszeß in der proximalen Tibiameta- und -epiphyse. Knietomogramm eines 20jährigen Mannes

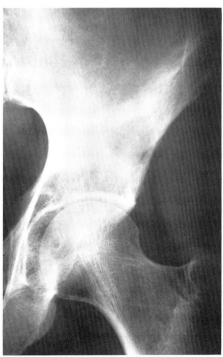

Abb. 92 Osteolyseherd an der Basis der linken Beckenschaufel lateral infolge Morbus Hodgkins. Scharfe Begrenzung des Knochendefektes mit tiefreichender Sklerosierung der umgebenden Spongiosa. 59jähriger Mann

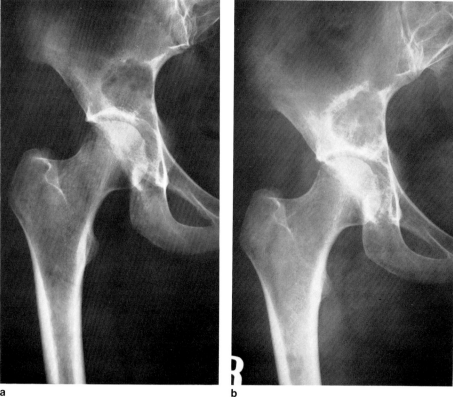

a b
Abb. **93a u. b** Osteolytische Mammakarzinommetastase. 40jährige Frau. **a** Vor Radiotherapie, **b** Inaktivierung der Metastase 1 Jahr nach Radiotherapie. Scharfe Begrenzung des ossären Tumorherdes durch sklerotischen Randsaum in inaktivem Zustand. Unscharfe, nicht sklerosierte Begrenzung in aktivem Stadium

rösem Gewebe. Bei Chondromen sind sie fast regelmäßig zu beobachten.

Ausgedehnte Knochendestruktionen

Ausgedehnte Knochendestruktionen von über 5 cm Durchmesser kommen nicht nur bei malignen, sondern auch bei benignen Skelettaffektionen vor; bekannt sind solche Befunde bei aneurysmatischen und juvenilen Knochenzysten, bei der fibrösen Dysplasie, der Histiozytosis X, bei Osteomyelitis, Enchondromen, Riesenzelltumoren, Plasmozytomen sowie bei primären Sarkomen, wie Osteosarkom, Chondrosarkom, Fibrosarkom, Ewing-Sarkom, Angiosarkom und Retikulumzellsarkom.

Die Abb. **94** zeigt das Röntgenbild des Fußes einer 30jährigen Diabetikerin mit ausgedehnter osteomyelitischer Destruktion der Karpalien und der Basen der Metakarpalia II–V.
Als Beispiel einer tumorbedingten Knochendestruktion ist in der Abb. **95** ein proliferierendes verkalktes Riesenenchondrom zu erkennen, das die Trochanter- und proximale Schaftregion des rechten Femurs vollständig aufgelöst hat.

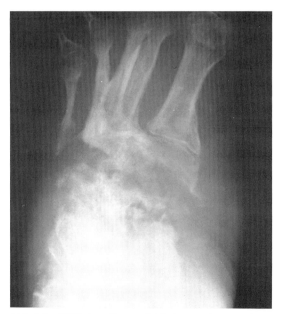

Abb. **94** 30jährige Frau mit Diabetes. Ausgedehnte osteomyelitische Destruktion der Fußwurzelknochen und der Basen der lateralen Metatarsalia

Abb. **95** 50jährige Frau mit Riesenenchondrom des proximalen Femurendes. Multiple Kalkablagerungen in der kindskopfgroßen Tumormasse. Vollständige Destruktion des Femurhalses, der Trochanterregion und der proximalen Schaftabschnitte. Vom Femurkopf ist ein schalenförmiger Rest erhalten. Varusstellung des proximalen Femurendes mit Hochstand des Femurschaftstumpfes

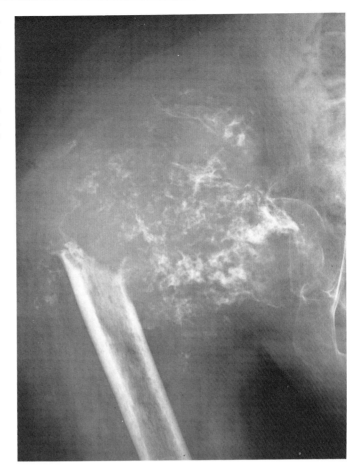

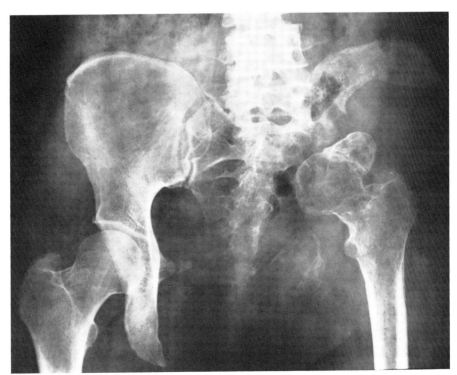

Abb. **96** Ausgedehnte Osteolyse „disappearing bone disease", des linken Hemipelvis. 40jährige Frau. (Aufnahme Prof. *H. Jesserer,* Wien)

274 Allgemeine Röntgensymptomatik des pathologischen Skelettes

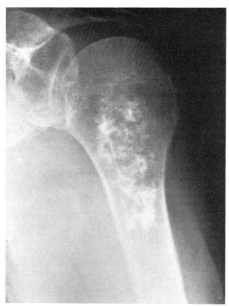

Abb. **97** 58jährige Frau mit verkalkendem Knocheninfarkt in der proximalen Humerusmetaphyse

Spezielle Krankheitsbilder stellen *essentielle Osteolysen* dar (WEISS 1960). Es handelt sich hierbei um langsam progressive knochenresorptive Prozesse, die vor allem die Karpalien, Tarsalien, Metakarpalien, Metatarsalien, Schlüsselbeine und die Skelettteile des Ellenbogens betreffen. Die Ätiologie dieser Erkrankung ist unbekannt. Histologische Untersuchungen ergeben in diesen Fällen eine Hyperplasie der glatten Muskelzellen der Arteriolen, welche das Vorliegen einer vaskulären Anomalie vermuten lassen.

Massive Osteolysen, auch als „disappearing bone disease", Phantomknochen oder Gorhamsche Krankheit bezeichnet, entwickeln sich infolge einer hämangiolymphomatösen Knocheninfiltration. Alle Skelettteile können Sitz der Erkrankung sein. Bei Befall des Beckens entwickeln sich besonders große Osteolyseherde (Abb. **96**). Die Gorhamsche Krankheit kann spontan zum Stillstand kommen; in anderen Fällen nimmt sie einen fatalen Verlauf. Bei Wirbelsäulenbefall kann eine Rückenmarkskompression auftreten. Thorakale Krankheitsmanifestationen führen häufig zu serosanguinösen oder chylösen Pleuraergüssen.

Osteonekrose

Durch vaskulären Verschluß bedingte Knochennekrosen zeigen im Röntgenbild anfänglich keine Strukturveränderungen. Sie sind in ihrer Ausdehnung erst zu erkennen, wenn eine Begleitosteoporose des umgebenden Knochens auftritt, an der das anämische Knochenareal nicht teilnehmen kann. Es entsteht dadurch das Bild der relativen Sklerosierung. Liegt eine Knochenischämie mit nicht vollständiger Unterbrechung der Blutzufuhr vor, entwickelt sich im Rahmen der sog. pränekrotischen Anbauphase und einer später einsetzenden metaplastischen Endostose eine echte Sklerose (LINDENFELSER u. Mitarb. 1974).

Bei Vorliegen eines Knocheninfarktes, der am häufigsten in den Metaphysen der langen Röhrenknochen auftritt, erfolgen Kalkablagerungen in den nekrotischen Knochenzonen, welche die ursprüngliche Spongiosastrukturzeichnung vollständig ersetzen (Abb. **97**). Differentialdiagnostisch sind solche Befunde gegen ruhende verkalkte Enchondrome abzugrenzen.

Aseptische Nekrosen kommen an zahlreichen Skelettstellen vor. Es liegt ihnen meistens eine traumatische Genese zugrunde, wobei man annimmt, daß es sich häufig um die Folgen chronisch einwirkender Mikrotraumen handelt. Es ist dies der Fall bei der Lunatummalazie, dem sog. Morbus Kienböck (Abb. **98**), der bei Erwachsenen auftritt, bei der Nekrose des Köpfchens des Metatarsale II, dem sog. Freiberg-Syndrom (Abb. **99**), das sich im Verlauf des Skelettwachstums entwickelt und bei der Avulsionstendinitis der Tuberositas tibiae, dem sog. Morbus Osgood Schlatter (Abb. **100**), der sich im Anschluß an eine Traumaeinwirkung auf die noch nicht fusionierte Tuberositasapophyse des Jugendlichen ausbildet. Auch die Osteochondrosis dissecans der verschiedenen Gelenke basiert wahrscheinlich auf durch Mikrotraumen bedingten nekrotischen Knochenveränderungen.

Ischämische Fragmente bei Stückfrakturen können den Verheilungsverlauf einer Fraktur nachteilig beeinflussen. In einem Osteomyelitisherd vorhandene Sequester unterhalten die lokal vorliegende Entzündung und eiterige Fistelung.

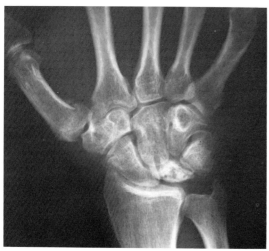

Abb. **98** Lunatummalazie. 25jähriger Mann. Größenschwund, Sklerosierung und krümelige Auflösung des Os lunatum

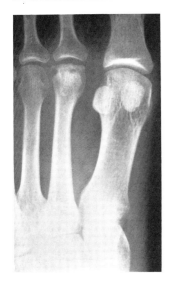

Abb. 99
21jähriger Mann mit Freiberger-Syndrom. Nekrosebedingte Abplattung und krümelige Strukturalteration der Epiphysenkuppe des Metatarsale II

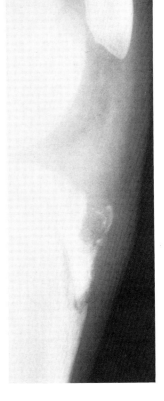

Abb. 100
16jähriger Jüngling mit Avulsionstendinitis der Tuberositas tibiae (Morbus Osgood-Schlatter). Amorphe Sklerosierung der Tuberositasapophyse mit schalenförmigem, oberflächlichem Knochenausriß im Bereich der Insertionsstelle des Lig. patellae

Von besonderer Bedeutung sind die idiopathischen und die posttraumatischen Femurkopfnekrosen, die auch nach Cortisoninjektion, bei verschiedenen Blutkrankheiten sowie bei konstitutionellen und bei metabolischen Affektionen auftreten. Meistens wird nur ein Teil des Femurkopfes von der Nekrose betroffen, wobei die gewichtsbelasteten Anteile bevorzugt befallen werden. Sie zeigen eine

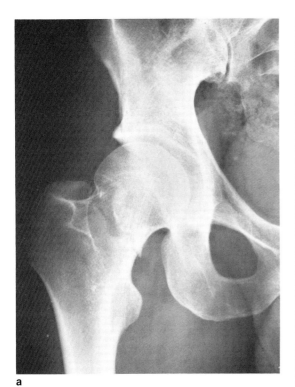

a

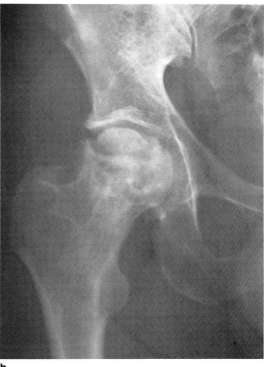

b

Abb. 101 a u. b   38jähriger Mann mit transzervikaler Schenkelhalsfraktur (a). 15 Monate später ist die Schenkelhalsfraktur verheilt. Osteochondrosis dissecans des Femurkopfes infolge Femurkopfnekrose. Größeres elliptoides Dissekat mit dichter sklerosierter Strukturzeichnung. Pseudoarthrosenspaltbildung zum angrenzenden sklerosierten und stellenweise zystoid aufgelösten Femurkopfrest und angrenzenden Halsbereich (b) frühzeitige Zusammensinterung ihrer Strukturen, erkennbar an einer Verdichtung und amorphen Zeichnung der Spongiosa und einer Abflachung der Femurkopfkontur. Im Gefolge von Restitutionsvorgängen erfolgt ein Einwachsen von Blutgefäßen in die devitalisierte Knochenzone, die sich im Rahmen einer „creeping substitution" (Phemister) reossifizieren kann. Der neugebildete Knochen zeigt hierbei eine ausgesprochen grobsträhnige Strukturzeichnung und wird auch als „woven bone" bezeichnet (COLEMAN 1974). Bei statischer Belastung der geschädigten Knochenanteile brechen die Verheilungsvorgänge frühzeitig ab. Es kommt zu sekundären Knocheninfraktionen und zur Demarkation des nekrotischen Knochens durch einen osteolytischen Hof um ein dissekatähnliches Knochenfragment (Abb. **101**).

Auch am Femurkopf kann es zu einer Verheilung einer Osteonekrose kommen. Der krümelige Knochendetritus wird über die eingewachsenen Blutgefäße abtransportiert, zurück bleiben umschriebene kleinere oder größere Zystenbildungen.

Prinzipien der Beurteilung von Skeletterkrankungen

Abklärungskriterien

1. Ausgangspunkt aller diagnostischen Überlegungen bildet die Feststellung der krankheitsbefallenen Skelettabschnitte. An anatomischen Lokalisationen sind zu unterscheiden:

    monostotischer Sitz
    diostotischer Sitz
    polyostotischer Sitz
    monomelische Lokalisation
    Generalisation
    Systembefall

Bei diostotischem Sitz der Erkrankung kann es sich um zwei auseinanderliegende Skelettabschnitte handeln, wobei homologe Knochen erkrankt sein können, oder es können aneinanderstoßende und durch ein Gelenk getrennte Knochen befallen sein. Dasselbe gilt für die polyostotische Verteilung. Bei Generalisation kann das ganze Skelett erkrankt sein; manchmal bleiben einzelne Knochen jedoch ausgespart. Unter systemhafter Verteilung versteht man das Vorliegen von zahlreichen Herden mit Bevorzugung einzelner Skelettabschnitte, z. B. Epiphysen, Metaphysen.

2. Auf die anatomische Lokalisierung einer Erkrankung im Skelett folgt die Beurteilung von Form, Länge und Breite des erkrankten Knochens.

3. Für die Begutachtung der Strukturzeichnung müssen die Transparenz des Knochens, die Schärfe der Konturen und die Anordnung der Spongiosatrajektorien sowie die Dicke, Dichte und Feinstruktur der Kompakta beurteilt werden.

4. Einzelne ossäre Krankheitsherde müssen röntgenologisch nach folgendem Schema analysiert werden:

a) Lokalisation in bezug auf den Längsdurchmesser: diaphysär, metaphysär, epiphysär und paraartikulär,

b) Lokalisation in bezug auf den Querschnitt: extraossär, paraossär, periostal, subperiostal, kortikal, zentral (medullär oder in der Spongiosa),

c) Größe,

d) Form: rundlich, längsoval, unregelmäßig, lappig, grobgezackt usw.,

e) Konturierung: glatt, wellig, unscharf, gefranst, verwaschen, nicht abgegrenzt,

f) Periostreaktionen: Zwiebelschalen-, Spikula-, Spornbildungen usw.,

g) Form- und Strukturveränderungen des Knochens durch An- und Abbauvorgänge: knotige, spindelige, diffuse Verdickung durch Auflagerung und durch Auftreibung, Sklerosierung, Porosierung, hypertrophische Atrophie, Osteolyse, Osteoplasie, Kalkablagerungen usw.,

h) Weichteilveränderungen in der Nachbarschaft,

i) Sekundäre Deformierungen durch Belastung, Frakturen, Infraktionen usw.

5. Feststellung einer Verzögerung oder Beschleunigung im Auftreten und Wachstum der enchondralen, epiphysären und apophysären Ossifikationszentren und der Altersrelation der Synostosierung oder Persistenz der Epiphysenfugen.

Die aufgezählten Elementarprozesse kombinieren sich in fortgeschrittenem Stadium eines einzelnen Krankheitsfalles in chrakteristischer Weise. In ihrer Interpretation müssen die normale Variationsbreite sowie das Alter und das Geschlecht des untersuchten Individuums mitberücksichtigt werden.

Für eine systematische Analyse von Skelettveränderungen bilden röntgendiagnostische Untersuchungen die Methode der Wahl. Sie liefern sehr häufig die entscheidenden Hinweise für die Art der vorliegenden Pathologie oder zeigen zumindest die exakte Lokalisation einer Struktur- und Formveränderung und ermöglichen dadurch die Vornahme weiterer gezielter Untersuchungen.

Untersuchungsmethoden

Zur röntgenologischen Exploration eines Skelettteiles gehört die Anfertigung von *zwei Röntgenaufnahmen* in zueinander senkrechten Richtungen. Unentbehrlich ist oft eine Kontrollaufnahme der symmetrischen Körperseite. Unentbehrliche Voraussetzung für eine Beurteilung der Knochenstrukturen ist eine optimale Aufnahmetechnik mit feiner Strukturauflösung.

Bei Vorliegen eines nur geringgradigen oder unklaren pathologischen Befundes sollten zusätzlich Spezialuntersuchungen eingestzt werden.

Die *konventionelle Tomographie* ermöglicht eine überlagerungsfreie Darstellung einzelner Knochenschichten in der Frontal- und Sagittalebene und bei Schräglagerung des Patienten auch in Schrägebenen entlang der Achse der untersuchten Skeletteile.

Eine Darstellung der Blutversorgung des Knochens kann mit Hilfe einer *Angiographie* oder einer Angioszintigraphie im Rahmen einer Dreiphasen-Skelettszintigraphie erfolgen.

Mit der Einführung der *Computertomographie* in den siebziger Jahren ist es auch möglich geworden, transversale Schnitte durch einzelne Skeletteile zu legen und Weichteilstrukturen in- und außerhalb vom Knochen zu beurteilen. Die Indikation zur Durchführung einer Computertomographie ist somit bei allen Knochenaffektionen gegeben, bei denen axiale Schnittbilder zusätzliche Informationen über die Art und Ausdehnung der vorliegenden Läsion liefern können und bei denen eine Infiltration von Weichteilmassen von außen in den Knochen oder vom Innern des Knochens nach außen vorkommen können. Dichtemessungen der Weichteilkomponenten einer Knochenläsion in Hounsfield-Einheiten können zu einer Diagnosestellung beitragen. Bei Verwendung der „dual energy"-Technik ist es ferner möglich, den Kalkgehalt des Knochens an eng umschriebenen Stellen quantitativ zu bestimmen.

Eine Analyse von Knochentumoren mit Hilfe der Computertomographie führen BROWN u. Mitarb. 1986 durch. Sie beschreiben drei Arten von Knochenkompakta- resp. Kortikalisveränderungen, welche bei Vorliegen eines primären Knochentumors gefunden werden können. Bei Typ I wird die Kompaktaschicht über der raumfordernden Knochenläsion expandiert; sie zeigt fokale Mineralisationsdefekte; peripher wird neu gebildeter periostaler Knochen angelagert. Typ II ist gekennzeichnet durch eine Unterbrechung der Kompakta; der Tumor dehnt sich durch den knopflochartigen Defekt in die umgebenden Weichteile aus. Es findet sich eine gegenüber dem Knochen exzentrisch lokalisierte Tumorweichteilkomponente. Als Typ III wird ein Durchwachsen der Kompakta von innen nach außen in die umgebenden Weichteile bezeichnet („permeative pattern"), wobei der Weichteilanteil des Tumors symmetrisch um den Knochen gelagert ist und die Kompakta intakt erscheint. Von 23 Riesenzelltumoren zeigen 20 den Typ I, 3 den Typ II. Unter 15 Chondrosarkomen weisen 2 Typ I, 5 Typ II und 6 Typ III auf. Bei 22 osteogenen Sarkomen liegt einmal Typ I, einmal Typ II und 20mal Typ III vor. Unter 12 Rundzellensarkomen finden sich Lymphome und Ewing-Sarkome; einmal liegt ein Typ I und 11mal ein Typ III vor. Eine Analyse der kortikalen Transgressionsart eines Tumors ist mit Hilfe der Computertomographie möglich; sie kann für die Diagnosestellung einer tumorösen Läsion wegweisend sein. Ihr Resultat bestimmt auch das Vorgehen und die Möglichkeiten einer chirurgischen Behandlung.

Mit der *Kernspintomographie* kann die Knochenhartsubstanz nicht untersucht werden. Sie ist jedoch besonders geeignet für die Darstellung von Weichteilen, wie Muskulatur, Sehnen, Ligamente, Bandscheiben und Blutgefäße, sowie von Tumorgewebe und Knochenmark (MOON u. Mitarb. 1983). Diese Untersuchungsmethode erlaubt nicht nur die Anfertigung von axialen Schnitten, es können mit ihr auch tomographische Schnittbilder in jeder beliebigen Körperebene vorgenommen werden. Zur Beurteilung der verschiedenen Gewebekomponenten ist es notwendig, T1- und T2-gewichtete Bilder anzufertigen und gemeinsam auszuwerten. Die Verwendung zusätzlicher Oberflächenspulen hat sich für die Untersuchung der Extremitäten vor allem der Knie- und oberen Sprunggelenke bewährt (BELTRAN u. Mitarb. 1986). Dank der Möglichkeit, zwischen hämatopoetischem und lipomatösem Knochenmark zu unterscheiden, kommt der Kernspinresonanz-Tomographie in der Frühdiagnose von Knochenischämien eine besondere Bedeutung zu (MITCHELL u. Mitarb. 1986, REINUS u. Mitarb. 1986). Für die Erkennung von Diskushernien und andere, den Spinalkanal einengenden Prozesse weist die Kernspinresonanz-Tomographie den entscheidenden Vorteil auf, daß sagittale Schnittbilder durch die Wirbelsäule und den Spinalkanal nicht wie bei der Computertomographie aus axialen Schnitten rekonstruiert werden müssen, sondern mit vorzüglicher Bildqualität direkt aufgenommen werden können.

BOHNDORF u. Mitarb. (1986) vergleichen die Eignung konventioneller Röntgenbilder, der Computertomographie und der Kernspinresonanz-Tomographie zur Evaluation von primären Knochentumoren und tumorähnlichen Knochenläsionen. Sie kommen zu dem Schluß, daß die Kernspinresonanz-Tomographie eine sehr empfindliche Methode zur Erkennung von Knochenläsionen ist, daß mit ihr intramedulläre und extraossäre Tumoranteile besser abgegrenzt werden können als mit Röntgenbildern oder Computertomogrammen und daß sie für ein chirurgisches Staging eines Knochentumors entscheidende Vorteile aufweist. Ihre Spezifität ist jedoch gering. Eine Differenzierung der Gewebskomponenten, d. h. eine Unterscheidung zwischen Hämatom, Fettnekrose und Zystenbildung, ist in der Regel nicht möglich. Zur Feststellung der biologischen Aktivität und für die Differentialdiagnose erweisen sich Röntgen- und CT-Untersuchungen als überlegen. Hauptvorteile der Kernspinresonanz-Tomographie sind die multiplanare Darstellungsmöglichkeit der befallenen Region und die hohe Kontrastauflösung des Verfahrens.

Generell läßt sich aussagen, daß zur Feststellung der intramedullären und der extraossären Ausdehnung eines Knochenprozesses konventionelle Röntgenuntersuchungen und auch Arteriographien oft ungenügende Resultate ergeben, die durch eine CT-Untersuchung und evtl. auch durch eine Kernspintomographie ergänzt werden müssen.

Alle bisher erwähnten Untersuchungsmethoden sind auf die Abklärung einzelner Skelettstellen oder Skeletteile ausgerichtet. Bei Verdacht auf einen generalisierten Befall oder auf multiple über das ganze Skelett verteilte Läsionen ist eine Untersuchung des Gesamtskelettes unerläßlich. Die einzige hierfür zur Verfügung stehende Untersuchungsmethode ist die *Ganzkörper-Skelettszintigraphie*. Bei dieser Untersuchung werden Skelettstellen mit verändertem Knochenumbau mit hoher Sensitivität erfaßt und szintigraphisch abgebildet. Eine gegenüber der Norm veränderte Tracerablagerung ist jedoch von geringer spezifischer Bedeutung; sie kann durch sehr unterschiedliche Knochenaffektionen hervorgerufen werden. Ein positiver Szintigraphiebefund muß deshalb in der Regel gezielt röntgendiagnostisch untersucht werden. Skelettpartien mit normaler Tracerablagerung sind mit hoher Wahrscheinlichkeit nicht erkrankt und bedürfen auch keiner weiteren Abklärung.

Zusätzlich kann die Skelettszintigraphie zur diagnostischen Abklärung auch einer bekannten Skelettläsion häufig Entscheidendes beitragen. Es betrifft dies im besonderen die Beurteilung der Aktivität eines Krankheitsherdes, sein Ansprechen auf eine durchgeführte Therapie und das Feststellen von Rezidiven. In der Interpretation eines Szintigraphiebefundes muß jedoch berücksichtigt werden, daß nicht die Erkrankung selbst, sondern stets nur die Reaktion des umgebenden Knochens dargestellt wird.

Untersuchungsfolge

Aus Effizienz-, Kosten- und Zeitgründen muß der Einsatz der zur Verfügung stehenden diagnostischen Abklärungsmethoden in zweckmäßiger Reihenfolge ausgewählt und durchgeführt werden. Diese richtet sich nach den klinischen Voraussetzungen. Welche Untersuchungsmethode als erste eingesetzt werden soll, hängt davon ab, ob lokale skelettbezogene Symptome vorliegen, oder ob lediglich der Verdacht oder die Möglichkeit besteht, daß das Skelett oder einzelne Skeletteile erkrankt sind.

Lokale Skelettsymptome können sich als Schmerz, Druckdolenz, Schwellung oder Verformung äußern. In solchen Fällen sollte stets zuerst eine Röntgenuntersuchung der betreffenden Skelettstelle durchgeführt werden. Häufig ermöglicht diese bereits eine Diagnosestellung, die ggf. durch eine lokale Biopsie bestätigt werden muß. Ist der Röntgenbefund unklar, müssen Spezialuntersuchungen, wie konventionelle Tomographie, Computertomographie, Kernspinresonanz-Tomographie und evtl. auch eine Skelettszintigraphie, eingesetzt werden. Bei speziellen Fragestellungen, wie Ausdehnung der Läsion oder Weichteilbefall, haben sich die Computertomographie und die Kernspinresonanz-Tomographie als nützlich erwiesen. Die Aktivität einer Läsion steht häufig in Beziehung zur Reaktion des umliegenden Knochens, die mit einer Skelettszintigraphie bestimmt werden kann. Ein negativer Röntgenbefund sollte bei Vorliegen erheblicher klinischer Symptome durch eine Skelettszintigraphie abgeklärt werden, welche bei positivem Ausfall die Vornahme einer gezielten Biopsie ermöglicht.

Auch ohne Vorliegen lokaler Skelettsymptome können klinische Erhebungen die Indikation zu einer Skelettabklärung ergeben. Dies ist der Fall, wenn aufgrund veränderter Laboratoriumswerte von Blut, Serum oder Urin der Verdacht auf das Vorliegen einer generalisierten Skeletterkrankung vorliegt. Bei zahlreichen extraossären Erkrankungen kann das Skelett mitbeteiligt sein. Die Erkennung von Skelettmetastasen ist wichtig für die Stadieneinteilung (Staging) extraossärer Malignome. Verschiedene Bindegewebeerkrankungen, wie Kollagenosen, Fibromatosen, Hämangiomatosen, Speicherkrankheiten etc. können das Skelett mitbefallen. Neurologische Erkrankungen (Lähmungen, Tabes, Syryngomyelie etc.) führen ebenfalls zu Veränderungen am Skelett. Unter den dermatologischen Erkrankungen sind vor allem die Urticaria pigmentosa, die palmoplantare Pustulosis, Hämangiome, Psoriasis, Lipoidgranulome, Basalzellennävi etc. oft mit Skelettveränderungen vergesellschaftet.

Bei allen diesen Erkrankungen ist eine Skelettabklärung auch ohne lokale skelettbezogene Symptomatologie erforderlich. Die früher vorgenommene explorative Röntgenuntersuchung ausgedehnter Skeletteile sollte heute vor allem auch aus Strahlenschutzgründen zurückgestellt und statt dessen eine Ganzkörper-Skelettszintigraphie durchgeführt werden. Mit dieser Untersuchungsmethode kann das Gesamtskelett in einem Untersuchungsgang abgebildet werden. Stellen mit einer abnormen Tracerablagerung sind verdächtig und müssen weiter röntgendiagnostisch untersucht werden. Eine aufgrund des Szintigraphiebefundes gezielt durchgeführte Biopsie kann auch röntgenologisch okkulte Läsionen aufdecken. Ein negativer Szintigraphiebefund macht das Vorliegen einer Skeletterkrankung unwahrscheinlich.

Überlegungen über die Untersuchungsfolge zur Abklärung einer Skeletterkrankung

Klinik:
lokale Skelettsymptome
Schmerz, Schwellung, Verformung

Untersuchungsfolge:
zuerst Röntgenuntersuchung
a) positiver Befund mit Diagnosestellung, evtl. Bestätigung durch Biopsie
b) unklarer Befund → Tomographie, CT, MRI, evtl. Skelettszintigraphie, spezielle Fragestellungen:
Ausdehnung Weichteilbefall → CT, MRI
Ausdehnung Aktivität → Skelettszintigraphie
c) negativer Befund → evtl. Skelettszintigraphie → Biopsie

Klinik:
keine lokalen Skelettsymptome
a) Verdacht auf generalisierte Skeletterkrankung (veränderte Laboratoriumswerte von Blut, Serum und Urin)
b) Verdacht auf Skelettmitbeteiligung bei extraossären Erkrankungen
extraossäres Malignom (Staging)
Bindegewebeerkrankung (Kollagenosen, Fibromatosen, Hämangiomatosen, Speicherkrankheiten etc.)
neurologische Erkrankungen (Lähmungen, Tabes, Syryngomyelie etc.)
dermatologische Erkrankungen (Uricaria pigmentosa, palmoplantare Pustulose, Hämangiome, Psoriasis, Lipoidgranulome, Basalzellennävi etc.)

Untersuchungsfolge:
zuerst Skelettszintigraphie
a) positiver Befund → röntgenologische Untersuchungen, evtl. Biopsie
b) negativer Befund → Skeletterkrankung unwahrscheinlich

Abschließend läßt sich aussagen, daß die heute zur Verfügung stehenden röntgendiagnostischen Untersuchungsmethoden bei gezielter Anwendung und kombinierter Auswertung in weitaus den meisten Fällen eine Diagnosestellung ermöglichen. Zusätzlich geben sie wichtige Hinweise für das zu wählende therapeutische Vorgehen und für die Beurteilung von Behandlungsresultaten.

Literatur

Adler, C. P.: Knochenkrankheiten. Thieme, Stuttgart 1983
Albright, F.: Osteoporosis. Ann. intern. Med. 27 (1947) 861
Albright, F., E. Blomberg, P. Smith: Post-menopausal osteoporosis. Trans. Ass. Amer. Phys. 55 (1940) 298
Albright, F., E. C. Reifenstein: The Parathyroid Glands and Metabolic Bone Disease. Williams & Wilkins, Baltimore 1948
Anton, H. C.: Width of clavicular cortex in osteoporosis. Brit. med. J. 1969/I, 409
Babaiantz, L.: Les ostéoporoses. Radiol. Clin. (Basel) 16 (1947) 291
v. Babo, H., F. Heuck: Hormonal bedingte Knochenveränderungen bei renaler Osteopathie. Untersuchungen über die Makro- und Mikrostruktur des Knochens. Radiologe 14 (1974) 225
Barnett, E., B. E. C. Nordin: The radiological diagnosis of osteoporosis. Clin. Radiol. 11 (1960) 166
Bartos, H. R., P. H. Henneman: Parathyroid hyperplasia in osteomalacia. J. clin. Endocr. 25 (1965) 1522
Beltran, J., A. M. Noto, J. C. Mosure, O. M. Shamam, K. L. Weiss, W. A. Zuelzer: Ankle: surface coil MR imaging at 1.5 T. Radiology 161 (1986) 203
Bessler, W.: Die malignen Potenzen der Skelettchondrome. Schweiz. med. Wschr. 96 (1966) 461
Bessler, W.: Der rheumatische Formenkreis aus der Sicht der allgemeinen und Fachpraxis. Diagnostische Hilfen durch den Radiologen. Aerztl. Fortb. 16 (1966) 324
Bessler, W.: Radiologische Diagnostik neoplastischer Knochenerkrankungen. Fortbildungsk. Rheumatol. Bd. 3, Karger, Basel 1974 (S. 101)
Bessler, W.: Szintigraphie bei Knochentumoren. In W. Frommhold, P. Gerhardt: Knochentumoren. Thieme, Stuttgart 1980 (S. 68)
Bessler, W.: Knochenstrukturanalyse bei Femurkopfnekrose. In W. Bessler, W. A. Fuchs, J. Locher, J. Paunier: Neue Aspekte radiologischer Diagnostik und Therapie. Huber, Bern 1983 (S. 40)
Bessler, W.: Rarefizierende Osteopathien. Röntgenologische Strukturanalyse. edition medizin, Weinheim 1984
Bessler, W.: Indikationen zur Skelettszintigraphie. In U. Feine, W. Müller-Schauenburg: Nuklearmedizinische Knochendiagnostik. Wachholz, Nürnberg 1985 (S. 3)
Bessler, W.: Rarefizierende Osteopathien der Wirbelsäure. In W. Frommhold, W. Dihlmann, H.-St. Stender, P. Thurn: Schinz, Radiologische Diagnostik in Klinik und Praxis, Bd. V/2. Thieme, Stuttgart 1986 (S. 125)
Bessler, W., B. Egloff: Entdifferenzierte Chondrosarkome. Arch. orthop. traum. Surg. 94 (1979) 99
Bessler, W., A. Fanconi: Die Röntgensymptome der Hypophosphatasie. Fortschr. Röntgenstr. 117 (1972) 58
Bessler, W., M. E. Müller: Autoradiographische Untersuchungen bei Femurkopfnekrose. Arch. orthop. Unfall-Chir. 53 (1961) 320
Binswanger, U., E. Uehlinger: Zur Regulation des Serumkalziumspiegels bei chronischer Pyelonephritis. Arch. klin. Med. 213 (1966) 48
Bohndorf, K., M. Reiser, B. Lochner, W. Féaux de Lacroix, W. Steinbruch: Magnetic resonance imaging of primary tumours and tumour-like lesions of bone. Skelet. Radiol. 15 (1986) 511
Brown, K. T., S. V. Kattapuram, D. I. Rosenthal: Computed tomography analysis of bone tumors: patterns of cortical destruction and soft tissue extension. Skelet. Radiol. 15 (1986) 448
Burkhardt, R.: Farbatlas der klinischen Histopathologie von Knochenmark und Knochen. Springer, Berlin 1970
Cameron, R. J., J. A. Sorenson: Measurement of bone mineral in vivo: an improved method. Science 142 (1963) 230
Castleman, B., B. U. McNeely: Case records of the Massachusetts General Hospital. New Engl. J. Med. 273 (1965) 494
Coleman, S. S.: Aseptic necrosis of bone due to trauma. Orthop. Clin. N. Amer. 5 (1974) 819
Collins, D. H.: Pathology of Bone. Butterworths, London 1966

Delling, G.: Endokrine Osteopathien. Morphologie, Histomorphometrie und Differentialdiagnose. In W. Büngeler, M. Eder, L. Lennert, G. Peters, W. Sandritter, G. Seifert: Veröffentlichungen aus der Pathologie, Heft 98. Fischer, Stuttgart 1975

Dihlmann, W.: Hemispherical spondylosclerosis – A polyetiologic syndrome. Skelet. Radiol. 7 (1981) 99

Doury, P., Y. Dirheimer, S. Pattin: Algodytrophy. Springer, Berlin 1981

Edeiken, J., P. J. Hodes: Roentgen Diagnosis of Diseases of Bone, 2. Aufl. Williams & Wilkins, Baltimore 1973

Evans, D. J., J. G. Azzopardi: Distinctive tumours of bone and soft tissue causing acquired vitamin-D-resistant osteomalacia. Lancet 1972/I, 353

Fanconi, A.: Hypoparathyreoidismus im Kindesalter. In L. Heilmeyer, A. F. Müller, P. Prader, R. Schoen: Ergebnisse der inneren Medizin und Kinderheilkunde, Bd. 28. Springer, Berlin 1969

Fanconi, A., G. Fanconi: Pathologie des Calcium- und Phosphatstoffwechsels und der Parathyreoidea. In G. Fanconi, A. Wallgren: Lehrbuch der Pädiatrie, 9. Aufl. Schwabe, Basel 1972 (S. 204)

Fanconi, G., G. Moreira, E. Uehlinger, A. Giedion: Osteochalasia desmalis familiaris. Hyperostosis corticalis deformans juvenilis, chronic idiopathic hyperphosphatasia, osteoectasia and macrocranium. Helv. paediat. Acta 19 (1974) 279

Fleisch, H.: Neue Gesichtspunkte der Kalkablagerung. Schweiz. med. Wschr. 91 (1961) 858

Fourman, P., P. Royer, M. J. Lewell, D. B. Morgan: Calcium Metabolism and the Bone, 2. Aufl. Blackwell. Oxford 1968

Freyschmidt, J.: Knochenerkrankungen im Erwachsenenalter. Springer, Berlin 1980

Frost, H. M.: Mathematical Elements of Lamellar Bone Remodelling. Thomas, Springfield/Ill. 1964

Genant, H. K.: Spinal osteoporosis: advanced assessment using quantitative computed tomography. In H. K. Genant: Spine Update. Radiology research and education foundation, San Francisco 1983 (p. 331)

Gerster, J. G., R. Lagier, L. Nicod: Case report 311 (sternocostoclavicular hyperostosis). Skelet. Radiol. 14 (1985) 53

Gorham, L. W., A. P. Stout: Massive osteolysis (acute spontaneous absorption of bone, phantom bone, disappearing bone) its relation to hemangiomatosis. J. Bone Jt. Surg. 37-A (1955) 985

Gould, D. M.: Generalized decreased bone density. Amer. J. med. Sci. 223 (1952) 569

Haas, H. G.: Knochenstoffwechsel und Parathyreoidea-Erkrankungen. Ihre Erforschung mittels Calciuminfusionen. Thieme, Stuttgart 1966

Heany, R. P., G. D. Whedon: Radiocalcium studies of bone formation rate in human metabolic bone disease. J. clin. Endocr. 18 (1958) 1246

Heuck, F.: Der röntgenologische Nachweis generalisierter Osteopathien. Internist 31 (1962) 252

Heuck, F.: Allgemeine Morphologie und Biodynamik des Knochens im Röntgenbild. Fortschr. Röntgenstr. 112 (1970) 354

Heuck, F.: Die Röntgenologie der generalisierten Osteopathien. Z. Rheumaforsch. 31 (1972) 324

Heuck, F.: Skelet. Allgemeiner und spezieller Teil. In R. Haubrich: Klinische Röntgendiagnostik innerer Krankheiten, Bd. III. Springer, Berlin 1972

Heuck, F.: Allgemeine Radiologie und Morphologie der Knochenkrankheiten. In L. Diethelm, F. Heuck, O. Olsson, K. Ranninger, F. Strnad, H. Vieten, A. Zuppinger: Handbuch der medizinischen Radiologie, Bd. V/1. Springer, Berlin 1976

Heuck, F., H. v. Babo: Röntgenbefunde bei primärem Hyperparathyreoidismus. Radiologe 14 (1974) 206

Jesserer, H.: Osteoporose. Wesen, Erkennung, Beurteilung und Behandlung. Blaschker, Berlin 1963

Jesserer, H.: Kortisonschäden am Skelett. Wien. klin. Wschr. 78 (1966) 745

Jesserer, H.: Knochenkrankheiten. Urban & Schwarzenberg, München 1971

Jowsey, J.: Age changes in human bone. Clin. orthop. 17 (1960) 210

Joyce, J. M., T. E. Keats: Disuse osteoporosis: mimic of neoplastic disease. Skelet. Radiol. 15 (1986) 129

Kay, H. W., H. B. Day, H.-L. Henkel, L. M. Kruger, D. W. Lamb, E. Marquardt, R. Mitchell, A. B. Swanson, H.-G. Willert: The proposed international terminology of the classification of congenital limb deficiencies. Develop. Med. Child Neurol. 17, Suppl. 34 (1975)

Krane, S. M., C. L. Brownell, J. B. Stanbury, H. Corrigan: Effect of thyroid disease on calcium metabolism in man. J. clin. Invest. 35 (1956) 874

Kuhlencordt, F., C. Lozano-Tonkin: Die Klinik des Hyperparathyreoidismus. Internist 5 (1964) 197

Kuhlencordt, F., J. Kracht: Chronischer Hyperparathyreoidismus mit C-Zellenhyperplasie der Schilddrüse. Überlegungen zur Einteilung des Hyperparathyreoidismus. Dtsch. med. Wschr. 93 (1968) 2411

Lindenfelser, R., M. Arcq, H. H. Dahm, P. Haubert: Rasterelektronenmikroskopische Untersuchungen idiopathischer Hüftkopfnekrosen. Z. Orthop. 112 (1974) 695

Little, K.: Bone Behaviour. Academic Press, London 1973

Looser, E.: Über pathogenetische Formen von Infraktionen und Callusbildung bei Rachitis und Osteomalazie und anderen Knochenerkrankungen. Zbl. Chir. 47 (1920) 1470

Meema, H., S. Meema: Measurable roentgenologic changes in some peripheral bones in senile osteoporosis. J. Amer. Geriat. Soc. 11 (1963) 1170

Milch, R. A., G. W. Changus: Response of bone tumour invasion. Cancer (Philad.) 9 (1956) 340

Milkman, L. A.: Multiple spontaneous idiopathic symmetrical fractures. Amer. J. Roentgenol. 32 (1934) 622

Mitchell, D. G., V. M. Rao, M. Dalinka, C. E. Spritzer, L. Axel, W. Gefter, M. Kricun, M. E. Steinberg, H. Y. Kressel: Hematopoetic and fatty bone marrow distribution in the normal and ischemic hip: new observations with 1.5 T MR imaging. Radiology 161 (1986) 199

Montz, R., R. Hehrmann, G. Delling, F. Kuhlencordt, H. Nowakowski, C. Schneider: 47 Calciumkinetics in endocrine osteopathies. Acta Endocr. Suppl. 177 (1973) 113

Moon, K. L., H. K. Genant, C. A. Helms, N. I. Chafetz, L. E. Crooks, S. Kaufman: Musculoskeletal applications of nuclear magnetic resonance. Radiology 147 (1983) 161

Murray, R. D., H. G. Jacobson: The Radiology of Skeletal Disorders. Exercises in Diagnosis. Churchill Livingstone, Edinburgh 1971

Nordin, B. E. C.: The pathogenesis of osteoporosis. Lancet 1961/I, 1011

Nordin, B. E. C., M. M. Young, L. Bulusu, A. Norman: Osteoporosis reexamined. In U. S. Barzel: Osteoporosis. Grune & Stratton, New York 1970 (S. 47)

Paterson, C. R.: Metabolic Disorders of Bone. Blackwell, Oxford 1974

Pentecost, R. L., R. A. Murray, H. H. Brindley: Fatigue, insufficiency, and pathologic fractures. J. Amer. med. Ass. 187 (1964) 1001

Phemister, D. B.: Changes in bones and joints resulting from interruption of circulation. 1. General considerations and changes resulting from injuries. Arch. Surg. 41 (1940) 436. 2. Non-traumatic lesions in adults with bone infraction; Arthritis deformans. Arch. Surg. 41 (1940) 1455

Prader, A., R. Illig, E. Uehlinger, G. Stalder: Rachitis infolge Knochentumors. Helv. paediat. Acta 14 (1959) 554

Rampini, S. H.: Klinik der Mukopolysaccharidosen. Enke, Stuttgart 1976

Rasmussen, H., P. Bordier: The cellular basis of metabolic bone disease. New Engl. J. Med. 289 (1975) 25

Rasmussen, H., P. Bordier, K. Kurokawa, N. Nagata, E. Ogata: Hormonal control of skeletal and mineral homeostasis. Amer. J. med. 56 (1974) 751

Reinus, W. R., W. F. Conway, W. G. Totty, L. A. Gilula, W. A. Murphy, B. A. Siegel, P. M. Weeks, V. L. Young, P. R. Manske: Carpal avascular necrosis: MR imaging. Radiology 160 (1986) 689

Renton, P., D. G. Shaw: Hypophosphatemic osteomalacia secondary to vascular tumors of bone and soft tissue. Skelet. Radiol. 1 (1976) 21

Resnick, D., G. Nirayama: Diagnosis of Bone and Joint Disorders. Saunders, Philadelphia 1981

Riggs, B. L., C. D. Arnaud, J. Jowsey, R. S. Goldsmith, P. J. Kelly: Parathyroid function in primary osteoporosis. J. clin. Invest. 52 (1973) 181

Riggs, B. L., H. W. Walmer, W. L. Dunn, R. B. Mazzess, K. P. Offord, L. T. Meton: Differential changes in bone mineral density of the appendicular and axial skeleton with aging: relationship to spinal osteoporosis. J. clin. Invest. 67 (1981) 328

Salassa, R. M., J. Jowsey, C. D. Arnaud: Hypophospatemic osteomalacia associated with „nonendocrine" tumors. New Engl. J. Med. 283 (1970) 165

Saville, P. D.: A quantitative approach to simple radiographic diagnosis of osteoporosis. Arthr. Rheumat. 10 (1967) 416

Schenk, R. K.: Zur histologischen Verarbeitung von unentkalkten Knochen. Acta anat. (Basel) 60 (1965) 3

Schnyder, P. A.: Osseous changes of osteopathia striata associated with cranial sclerosis. Skelet. Radiol. 5 (1980) 19

Schulz, A., E. Sommer, G. Delling: The antagonists effect of parathyroid hormone (PTH) and estrogens on bone remodelling in ovarectomized rats. Acta endocr. Suppl. 173 (1973) 166

Singh, M., B. L. Riggs, J. W. Beabout, J. Jowsey: Femoral trabecular-pattern index for evaluation of spinal osteoporosis. Ann. intern. Med. 77 (1972) 63

Sonneland, P. R. L., K. K. Unni: Case report 258 (High-grade „surface" osteosarcoma arising from the femoral shaft). Skeletal Radiol. 11 (1984) 77

Spranger, J. W., L. O. Langer, H.-R. Wiedemann: Bone Dysplasias. An Atlas of Constitutional Disorders of Skeletal Development. Fischer, Stuttgart 1974

Swoboda, W.: Das Skelett des Kindes. Entwicklung, Fehlbildung und Erkrankung. Fortschr. Röntgenstr. Ergänzungsbd. 78, 2. Aufl. (1969)

Uehlinger, E.: Allgemeine Röntgensymptomatik des pathologischen Skelettes. In H. R. Schinz, W. E. Baensch, E. Friedl, E. Uehlinger: Lehrbuch der Röntgendiagnostik. 5. Aufl., Bd. I. Thieme, Stuttgart 1952 (S. 190)

Uehlinger, E.: Renale Osteodystrophia fibrosa und renale Osteomalazie. Schweiz. Z. Path. Bakt. 16 (1953) 997

Uehlinger, E.: Thyreogene Osteodystrophie bei inkretorisch aktivem metastasierendem kleinfollikulärem Schilddrüsenadenom. Schweiz. med. Wschr. 87 (1957) 683

Uehlinger, E.: Zur Diagnose und Differentialdiagnose der Osteoporose. Schweiz. med. Jahrbuch. Schwabe, Basel 1958 (S. 39)

Uehlinger, E.: Der chronisch-traumatische Skelettschaden. Verh. Dtsch. Ges. Path. 43 (1959) 27

Uehlinger, E.: Die Kinetik des Calciumstoffwechsels. Verh. dtsch. Ges. Path. 47 (1963) 69

Uehlinger, E.: Hyperkalzämie-Syndrome. Münch. med. Wschr. 106 (1964) 692

Uehlinger, E.: Der Knochenschmerz. Mkurse ärztl. Fortb. 14 (1964) 517

Uehlinger, E.: Kortikoide und Kalziumstoffwechsel (Calciummetabolism). Med. Mitt. Melsungen Bd. 40, H. 107 (1966) 197

Uehlinger, E.: Der Knochen bei gastrointestinalen Erkrankungen. Pathologische Anatomie. Verh. dtsch. Ges. Verdau.- u. Stoffwechselkr. 24. Tagung Thieme, Leipzig 1968 (S. 149)

Uehlinger, E.: Pathogenese und Struktur der Systemerkrankungen des Skelettes. Radiologe 13 (1973) 88

Uehlinger, E.: Allgemeine Pathologie der Osteoporose und ihrer reparativen Möglichkeiten. Therapiewoche 23 (1973) 3949

Uehlinger, E.: Pathologische Anatomie und Pathogenese der Osteoporose. Therapiewoche 24 (1974) 3457

Uehlinger, E.: Morphologische Veränderungen bei kindlichen System-Skeletterkrankungen. Orthopäde 3 (1974) 79

Uehlinger, E.: Die pathologische Anatomie der Gicht. In H. Schwiegk: Handbuch der inneren Medizin, Bd. VII/3, 5. Aufl. Springer, Berlin 1976 (S. 213)

Uehlinger, E., K. Wurm: Skelettsarkoidose. Literaturübersicht und Fallbericht. Fortschr. Röntgenstr. 125 (1976) 111

Wahner, H. W., B. L. Riggs, J. W. Beabout: Diagnosis of osteoporosis: usefulness of photon absorptiometry of the radius. J. Nucl. Med. 18 (1977) 432

Weiss, K.: Osteophthise – Osteolyse. Radiol. aust. 11 (1960) 1

Whyte, M. P., W. A. Murphy, M. D. Fallon, T. J. Hahn: Mixed-sclerosing bone distrophy. Skelet. Radiol. 6 (1981) 95

Morphologie der erkrankten Synovialmembran

W. Mohr

Das die Gelenkhöhlen, Sehnenscheiden und Bursen auskleidende synoviale Gewebe zeigt in den verschiedenen Lokalisationen einen weitgehend gleichartigen Aufbau, auch wenn es in areoläre, fibröse und adipöse Anteile unterteilt werden kann (WYSOCKI u. BRINCKHOUS 1972). Eine meist ein bis drei Zellen breite, nicht geschlossene Lage aus Synoviozyten (Deckzellen) bildet die unmittelbare Grenze zwischen Gelenkkapselgewebe und Gelenkhöhle. Die Zellen werden aufgrund ihrer elektronenmikroskopischen Struktur in M-Typ-Synoviozyten (makrophagenähnliche Zellen) und F-Typ-Synoviozyten (fibroblastenähnliche Zellen) unterschieden (BARLAND u. Mitarb. 1962). Übergangsformen zwischen beiden Typen sollen nicht vorkommen (GRAABAEK 1982, 1984).

35–70% der Synoviozyten zeigen eine positive Reaktion mit Antikörpern, die gegen Monozyten bzw. Makrophagen gerichtet sind (BURMESTER u. Mitarb. 1983). Es darf daraus abgeleitet werden, daß die M-Zellen der Synovialzellschicht den Zellen des mononukleären Phagozytensystems entstammen. Ihre physiologische Aufgabe dürfte in der Phagozytose von anfallendem Gewebedetritus bestehen. Die F-Zellen sind wahrscheinlich für die Hyaluronsäureproduktion verantwortlich (LINCK u. PORTE 1978, MYERS u. CHRISTINE 1983). Den Synoviozyten folgt ein meist recht gefäßreiches, lockeres Bindegewebe mit unterschiedlich ausgeprägten Anteilen an derbem fibrösem Gewebe oder adipösen Gewebezonen. Die Blutgefäße in den synovialen Zotten sind nach GEILER (1977) den Kapillaren des Nierenglomerulums vergleichbar.

Da die Synovialmembran nur eine geringe Variationsbreite ihres Reaktionsmusters bei verschiedenen Krankheiten aufweist (SHERMAN 1951), können unterschiedliche Stimuli zu weitgehend gleichartigen strukturellen Veränderungen führen. In nahezu allen Fällen sind diese Veränderungen die Folge einer Reaktion des „Gefäßbindegewebes" – Faktoren des Ortes bzw. des Organismus und krankheitsauslösende Ursachen können aber in einzelnen Fällen dennoch einen strukturprägenden Einfluß ausüben, so daß sich mehr oder weniger charakteristische Veränderungen einstellen können.

Ursachen, die zu krankhaften Reaktionen der Synovialmembran führen, können in bisher *ätiologisch ungeklärte Krankheiten, Krankheiten durch gelenkfremde Ursachen*, seien sie *körpereigen* oder *körperfremd*, und *Krankheiten durch gelenkeigene Ursachen* unterteilt werden.

Krankheiten unbekannter Ätiologie

Zu diesen Krankheiten gehört in erster Linie der *chronische entzündliche Gelenkrheumatismus* mit seinen „Spielarten" wie *rheumatoide Arthritis, juvenile chronische Arthritis, Arthritis psoriatica, Spondylitis ankylosans und Reiter-Syndrom*. Die strukturellen Veränderungen, die diesen Krankheiten an der Synovialmembran zugrunde liegen, sind weitgehend einheitlich, so daß durch die Morphologie keine Differenzierung der verschiedenen Krankheitseinheiten möglich ist (MOHR 1984).

Makroskopisch findet sich bei der *rheumatoiden Arthritis* häufig eine Synovialmembran, die von flachen oder zottigen Fibrinablagerungen bedeckt ist. Eine stärker ausgeprägte villöse Hyperplasie, insbesondere in den Zonen des Kapselansatzes, ist meist vorhanden (Abb. 1). Das lichtmikroskopische Erscheinungsbild ist geprägt durch eine unterschiedlich dichte zelluläre entzündliche Infiltration. Im allgemeinen herrschen Lymphozyten und Plasmazellen vor; Keimzentren können in den Lymphfollikeln ausgebildet sein (Abb. 2). In den Plasmazellen läßt sich immunhistologisch der Rheumafaktor nachweisen (YOUINOU u. Mitarb. 1984). Mastzellen sind oft vermehrt vorhanden (CRISP u. Mitarb. 1984). Floride Phasen des Entzündungsprozesses werden begleitet von synovialen Infiltraten aus neutrophilen Granulozyten. Diese Zellen, die durch die Synovialzellschicht in die Gelenkhöhle abwandern, stellen dann die Hauptpopulation der Zellen in der Ergußflüssigkeit dar. Da neutrophile Granulozyten aus der Synovialflüssigkeit in vitro zytotoxisch auf Synoviozyten wirken (OHARA u. Mitarb. 1985), ist es denkbar, daß sie auch in vivo zu Schädigungen des synovialen Gewebes führen.

Der entzündliche Stimulus ist anzuschuldigen für eine gesteigerte Proliferation von synovialen Zellen. Die charakteristische Verbreiterung der Synovialzellschicht (Abb. 3) tritt als Folge dieser Zellproliferation auf – allerdings sei auch erwähnt, daß eine Infiltration mit Zellen des mononukleären Phagozytensystems zur Verbreiterung der Synovialzellschicht beiträgt (BURMESTER u. Mitarb. 1983). Gesteigerte Zellproliferation, entzündliche zelluläre Infiltrate und vermehrte Bildung von Interzellularsubstanz, wie argyrophile Fasern in floriden Phasen der Entzündung (SCOTT u. Mitarb. 1984), stellen die Ursachen für die villöse Hyperplasie des synovialen Gewebes dar.

Unterschiedliche Formen von Nekrosen können den Entzündungsprozeß begleiten. Neben Gefäßwandnekrosen sind in einzelnen Gelenken charakteristische Rheumagranulome anzutreffen (Abb. 4). Diese Granulome, die auch als Hemigranulome auftreten können, sind allerdings relativ selten zu finden und werden bevorzugt im synovialen Gewebe der Sehnenscheiden, Handgelenke, Vorfußgelenke und Bursenwandungen gesehen (MOHR 1984).

Entzündlicher Erguß und proliferierendes synoviales Gewebe stellen die Ursache für die nachfolgende Zerstörung der Diarthrosen dar. Neutrophile Granulozyten der Ergußflüssigkeit können wohl direkt den Knorpel angreifen. Lichtmikroskopische und elektronenmikroskopische Untersuchungen belegten, daß im Faserknorpel der Menisken, korreliert mit der Aktivität des Entzündungsprozesses im synovialen Gewebe, gehäuft neutrophile Granulozyten anzutreffen sind (MOHR u. Mitarb. 1984). Unter Umgehung von Inhibitoren können dann Enzyme dieser Zellen direkt die Matrix des Knorpels zerstören – ein vergleichbarer Prozeß spielt sich wohl auch am hyalinen Knorpel der Diarthrosen ab. Proliferierendes synoviales Gewebe kann weiterhin als Pannusgewebe auf den Knorpel übergreifen. Oberflächenpannus und subchondraler Pannus dringen in die Knorpelmatrix ein und führen damit zum Schwund des Knorpels – das Endresultat dieses Entzündungsprozesses besteht aus einem kompletten Verlust des hyalinen Knorpels und Knochenerosionen.

In unterschiedlicher Häufigkeit manifestieren sich auch systemische Krankheiten unbekannter Ätiologie, wie *Lupus erythematodes disseminatus, progressive Sklerodermie, Polymyositis bzw. Dermatomyositis und Polyarteriitis (Panarteriitis nodosa) an den Gelenken*. Der synoviale Entzündungsprozeß ist zwar bei diesen Krankheiten oft geringer ausgeprägt als der, der bei der rheumatoiden Arthritis auftritt, dennoch lassen sich im allgemeinen keine wesentlichen Unterschiede zwischen den verschiedenen Krankheiten nachweisen (MOHR 1984). Eine Ausnahme macht die *Polyarteriitis*, die in einzelnen Fällen auch mit nekrotisierten Vaskulitiden im synovialen Gewebe einhergehen kann (COSTE u. Mitarb. 1968). Akute Phasen der *Sarkoidose* hinterlassen ebenfalls kein spezifisches Substrat am synovialen Gewebe – die chronische Sarkoidose dagegen ist gekennzeichnet durch eine epitheloidzellig granulomatöse Synovitis (SOKOLOFF u. BUNIM 1959, PITT u. Mitarb. 1983).

Tumoren und *tumorähnliche Veränderungen* können sich als Prozesse ungeklärter Ätiologie in den Gelenken entwickeln. Von den benignen Tumoren sind *Lipome* (RICHTER u. MOHR 1985) und *Hämangiome* zu nennen; maligne Tumoren, wie *synoviales Sarkom* und *Klarzellsarkom,* nehmen wohl selten ihren Ausgang von der Gelenkinnenhaut selbst. Synoviale Sarkome, als monophasische oder biphasische Varianten, können aber in knotiger Form auf das Stratum synoviale übergreifen. Nur selten sind Metastasen maligner Tumoren in der Synovialmembran anzutreffen – ihr histologisches Erscheinungsbild ist mehr oder weniger vergleichbar dem des Primärtumors (MOHR 1984). Die *pigmentierte villonoduläre Synovitis* und die *synoviale Chondromatose* sind den tumorähnlichen Veränderungen zuzuordnen. Bei der *pigmentierten villonodulären Synovitis* können beim artikulären Befall sessile Knoten oder eine ausgeprägte villöse Hyperplasie angetroffen werden. Knoten und hyperplastische Zotten enthalten ein Stroma aus spindelförmigen fibroblastenähnlichen Zellen, Schaumzellen, siderinspeichernden Makrophagen und mehrkernigen Riesenzellen (Abb. 5). Die *synoviale Chondromatose* beruht auf einer Proliferation von Knorpelzellen im synovialen Gewebe. Im neu entstandenen Knorpel können sich später

---

Abb. 1 Synovialmembran bei rheumatoider Arthritis. Zottiges Fibrin liegt der synovialen Oberfläche auf

Abb. 2 Synovialmembran bei rheumatoider Arthritis: Lymphfollikel mit Keimzentren in synovialen Zotten. Färbung: HE, Vergrößerung: 85

Abb. 3 Synovialmembran bei rheumatoider Arthritis: Verbreiterung der Synovialzellschicht und gering ausgeprägte lymphozytäre Infiltration des Stratum synoviale. Färbung: HE, Vergrößerung: 220

Abb. 4 Rheumagranulom aus zentraler Nekrose (N) und angrenzender Zellpalisade (rheumatoide Arthritis). Färbung: HE, Vergrößerung: 220

Abb. 5 Pigmentierte villonoduläre Synovitis: Infiltration der Synovialmembran mit siderinspeichernden Makrophagen und mehrkernigen Riesenzellen. Färbung: Berliner-Blau-Reaktion, Vergrößerung: 220

Abb. 6 Uratkristalle im synovialen Gewebe (Gicht). Färbung: HE, polarisiertes Licht, Vergrößerung: 220

Abb. 7 Synovialmembran bei Gicht(arthritis): zentrale Nekrosezone (N), umgeben von einem Wall aus mononukleären Zellen und einzelnen mehrkernigen Riesenzellen. Färbung: HE, Vergrößerung: 220

Abb. 8 Synovialmembran bei Kalziumpyrophosphat-Arthropathie: Beet aus schwach positiv doppelbrechenden, plumpen Kalziumpyrophosphatkristallen. Färbung: HE, polarisiertes Licht, Vergrößerung: 220

Krankheiten unbekannter Ätiologie 285

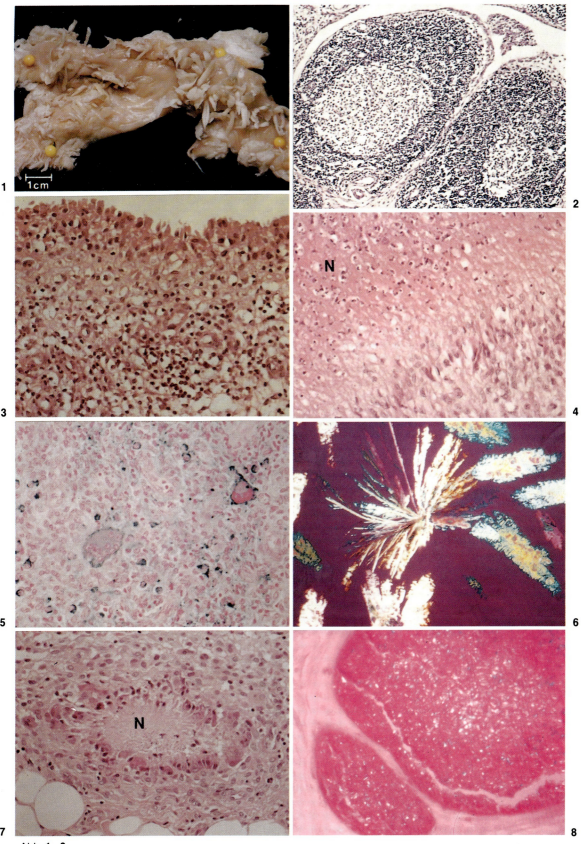

Abb. 1–8
◀ Legenden

durch eine enchondrale Ossifikation Knochenherde ausbilden. Auch wenn die Zellkerne der Chondrozyten der Chondromatose stärkere Polymorphien aufweisen, ist dies kein Beweis für eine maligne Entartung oder ein sich entwickelndes Chondrosarkom (VILLACIN u. Mitarb. 1979).

Krankheiten durch gelenkfremde Ursachen

Körpereigene und *körperfremde* Ursachen können als krankheitsauslösende Momente voneinander abgegrenzt werden.

Körpereigene Ursachen

Die *Uratgicht* geht mit charakteristischen nadelartigen, negativ doppelbrechenden Natriumuratablagerungen in der Synovialmembran einher (Abb. **6**). Diese Kristalle induzieren eine Fremdkörperreaktion, so daß in Zonen umschriebener Gewebenekrosen Kristalle vorliegen, die von dichten Säumen aus mononukleären Rundzellen und Riesenzellen vom Fremdkörpertyp umgeben werden. Bei der konventionellen Formalinfixierung gehen die Kristalle jedoch meist in stärkerem Ausmaß in Lösung, so daß dann nur die zentrale Nekrose und die umgebende Fremdkörperreaktion zurückbleiben (Abb. **7**). Nichtwäßrige Fixierungsmittel sind aus diesem Grunde zur Erhaltung der Kristalle empfohlen. Fibrinexsudate auf der synovialen Oberfläche kennzeichnen die floride Phase dieser Uratsynovitis.

Die Kalziumpyrophosphatablagerungen bei der *Kalziumpyrophosphat-Arthropathie* (*Chondrokalzinose, Pseudogicht*) können im wesentlichen in zwei verschiedenen Formen im synovialen Gewebe angetroffen werden (MOHR 1984). In vielen Fällen sind die kristallinen Ablagerungen auf fibrosierte Zotten beschränkt. Herde aus polarisationsoptisch positiv doppelbrechenden plumpen Kristallen durchsetzen das Zottenstroma (Abb. **8**). Gehäuft findet sich allerdings, ähnlich wie bei der Uratgicht, auch eine zelluläre Reaktion auf diese kristallinen Ablagerungen. Säume aus mononukleären Rundzellen und wiederum Fremdkörperriesenzellen umgeben die Kristallherde. Diese strukturellen Veränderungen stellen dann das histologische Korrelat des klinischen Pseudogichtanfalles dar. Die pathogenetische Bedeutung dieser Kristallablagerungen ist keineswegs sicher abgeklärt. So ist die Frage immer noch nicht eindeutig beantwortet, ob die Kalziumpyrosphosphatablagerungen sekundär in einem geschädigten Knorpel entstehen oder ob sie Ursache für die fortschreitende Knorpelzerstörung sind. Im allgemeinen herrscht heute die Meinung vor, daß eine Schädigung der Chondrozyten zur Freisetzung der Nukleosid-Triphosphat-Pyrophosphohydrolase führt (HOWELL u. Mitarb. 1984, CASWELL u. RUSSELL 1984), durch die dann extrazelluläres Nukleosid-Triphosphat (extrazelluläres ATP) in anorganisches Pyrophosphat umgewandelt wird. Daraus resultierende Störungen der Elastizität des Knorpels können dann ein Teilfaktor für die Pathogenese der Knorpeldestruktion sein.

Siderinpigmentablagerungen im synovialen Gewebe können Ausdruck intraartikulärer Blutungen sein. Mächtig ausgeprägte Siderinpigmentablagerungen begleiten die Arthropathie bei der *Hämophilie* (Abb. **9**). Synoviozyten und Zellen des Stratum synoviale sind von dichten Siderinpigmentgranula ausgefüllt. Da Siderinpigment nicht nur in den phagozytierenden Zellen, sondern auch in den F-Zellen der Synovialmembran und in Fibroblasten vorkommt, wird angenommen, daß Ferritin, das den phagozytierenden Zellen beim Abbau der Erythrozyten entstammt, von den nicht phagozytierenden fibroblastären Zellen aufgenommen wird (OKADA u. Mitarb. 1984). Ausgeprägte synoviale Siderinpigmentablagerungen können sich röntgenologisch als Weichteilverdichtung darstellen – FREUND (1925) fand, daß die veraschte Synovialmembran zu 71,6% aus Eisen bestehen kann. Siderinpigmentablagerungen treten in der Synovialmembran auch bei der idiopathischen Hämochromatose auf (SCHUMACHER 1964).

Fettstoffwechselstörungen manifestieren sich insbesondere am Sehnen- und Sehnengleitgewebe – Xanthome aus lipidspeichernden Schaumzellen und Cholesterinkristalle begleiten die *Hypercholesterinämie* (*Hyperlipoproteinämie Typ II*). Cholesterinkristalle in der Synovialflüssigkeit können Gewebenekrosen in der Synovialmembran, wie z.B. Rheumagranulomen, entstammen (TACCARI u. TEODORI 1984).

Primäre und sekundäre *Amyloidosen,* insbesondere die Altersamyloidose, gehen mit kongophilen Ablagerungen im Gelenkkapselgewebe und Sehnengleitgewebe einher (MOHR 1984).

Körperfremde Ursachen

Das Spektrum der Ursachen erstreckt sich über *lebende Erreger, nicht belebte Ursachen* bis hin zu Manifestationen von *Therapiefolgen*.

Krankhafte Veränderungen als Folge lebender Erreger sind insbesondere auf Bakterien zurückzuführen. Diese *bakteriellen Arthritiden* können ein uncharakteristisches oder charakteristisches Erscheinungsbild an der Synovialmembran hinterlassen. Häufige Erreger von bakteriellen Arthritiden, wie Staphylokokken oder Streptokokken, induzieren eine eitrige Arthritis. Dichte Infiltrate aus neutrophilen Granulozyten durchsetzen das synoviale Gewebe (Abb. **10**); Einschmelzungsherde können in der Synovialmembran auftreten. Späte Stadien der bakteriellen Arthritiden sind gekennzeichnet durch eine Umwandlung des synovialen Gewebes in Granulationsgewebe und durch das Auftreten von umschriebenen lymphoplasmazellulären Infiltraten. Besonderes Interesse hat in den letzten Jahren die wohl weltweit vorkommende (STEERE 1985) *Lyme-Arthritis* (*Lyme-Krankheit*) erfahren, die auf eine Infektion mit der „Lyme-Spirochäte" zurückzuführen ist – die begleitende exsudative lymphoplasmazelluläre Synovitis ist nicht charakteristisch für die Erkrankung. Es können aber in der Synovialmembran die erregenden Spirochäten histologisch nachgewiesen werden (JOHNSTON u. Mitarb. 1985). Trotzdem wird die Arthritis bei der Lyme-Krankheit von der Mehrzahl der Autoren zu den reaktiven Arthritiden gerechnet.

Ein charakteristisches morphologisches Bild hinterläßt die *Tuberkulose* im synovialen Gewebe. Epitheloidzellgranulome mit oder ohne Verkäsung kennzeichnen die Infektion der Gelenke mit den Mykobakterien (Abb. **11**). Dieses morphologische Erscheinungsbild ist allerdings nicht nur auf die Infektion mit Mycobacterium tuberculosis beschränkt – andere Mykobakterien können ein gleichartiges Bild hinterlassen. Dies gilt auch für die Infektion mit Pilzen – insbesondere führt ein Gelenkbefall mit Sporotrix schenkii (BAYER u. Mitarb. 1979), Blastomyces (LIGGETT u. SILBERMAN 1970), Coccidioides immitis (AIDEM 1968) und auch mit Saccharomyces cerevisiae (FELD u. Mitarb. 1982) gleichfalls zur granulomatösen Synovitis.

Nur wenige morphologische Beobachtungen liegen über die Manifestation von *Viruskrankheiten* an der Synovialmembran vor. In den meisten Fällen wird eine gering ausgeprägte lymphoplasmazelluläre Infiltration beschrieben – ein charakteristisches histologisches Bild existiert somit nicht (MOHR 1984).

Parasitäre Erkrankungen sind selten – Toxoplasmen wurden in Sehnenscheiden beschrieben (VASS u. Mitarb. 1972); Echinokokken können in der Gelenkinnenhaut vorgefunden werden (Abb. **12**) (MOHR u. Mitarb. 1985).

Nur selten sind *Fremdkörper* als Ursache von Arthritiden anzuschuldigen. Mit dem Eindringen von Seeigelstacheln oder Pflanzendornen kann an der Gelenkinnenhaut eine charakteristische Fremdkörperreaktion auf das Fremdmaterial beobachtet werden (MOHR 1984).

Therapeutische Eingriffe an den Gelenken können ein weites Spektrum morphologischer Veränderungen hinterlassen. Intraartikuläre Injektionen von Therapeutika, die als Trägersubstanzen *Polyvinylpyrrolidon* (z. B. Depot-Impletol) enthalten, führen zu einer granulomatösen Reaktion um „blasige" basophile Einschlüsse (LINTNER u. Mitarb. 1984). *Kortikosteroide* können Ursache für synoviale Nekrosen sein. Folgen chemischer und aktinischer Synovektomien zeigen sich in der Ablagerung der angewandten Substanzen im synovialen Gewebe. *Osmiumsäure* ist in den Zellen des Granulationsgewebes nachweisbar; *Radiogold* kann in den Synoviozyten und Zellen des Stratum synoviale vorgefunden werden (MOHR 1984). *Fettsäuren* (z. B. Varicocid) führen zum Auftreten von mononukleären und polynukleären Lipophagen (MOHR 1984). Von wesentlicher Bedeutung sind heute die strukturellen Veränderungen, die auf operative Eingriffe zum *Gelenkersatz* zurückzuführen sind. Abriebmaterial, das dem Kunststoff entstammt (Abb. **13**), kann eine mächtig ausgeprägte villöse Hyperplasie des synovialen Gewebes mit ausgedehnten Nekrosen induzieren. Abriebpartikel von Metallen, wie Osmium und Chrom, führen zur „schwarzen" Synovialmembran – intrazytoplasmatische Granula der Metalle lassen sich licht- und elektronenmikroskopisch nachweisen (MOHR 1984). Knochenzement ist Ursache für eine Fremdkörperreaktion, wobei das Zementmaterial, das nach der histologischen Aufarbeitung meist lediglich nur noch in Form von residualen Bariumsulfatgranula vorliegt, von mehrkernigen Riesenzellen umgeben wird. Silikonpartikel können bei Frakturen der Silikonprothesen auftreten und ebenfalls eine Synovitis induzieren – mit dem Abtransport dieser Partikel in Lymphknoten muß gerechnet werden (HARVEY u. LEAHY 1984).

Krankheiten durch gelenkeigene Ursachen

Zu dieser Krankheitsgruppe gehören Veränderungen, denen initiale Schädigungen am Knorpel oder Knochen zugrunde liegen.

Die *Arthrosis deformans* geht in vielen Fällen mit einer Synovitis einher (dann: aktivierte Arthrose). Proteoglykane des Knorpels und kleinste Knorpelfragmente sind wohl als Ursache der Entzündung anzuschuldigen – im Tierexperiment ist es möglich, durch die intraartikuläre Injektion von Knorpelpartikeln eine Synovitis auszulösen (EVANS u. Mitarb. 1984). Bei einer schweren Zerstörung der Diarthrose können große Knorpel- und Knochenfragmente (Abb. **14**) in der Synovialmembran, der häufig oberflächlich Fibrin aufliegt, angetroffen werden. Eine solche Detritussynovitis ist auch evtl. das histologische Substrat der „erosiven Arthrose". In der Synovialmembran werden die Partikel des hyalinen Knorpels von mononukleären Zellen abgebaut; mehrkernige Riesenzellen, oft nach Art von Osteoklasten, lysieren kalkhaltigen Knorpel und Knochen. Makroskopisch führt dieser Entzündungsprozeß nach längerer Zeit häu-

288 Morphologie der erkrankten Synovialmembran

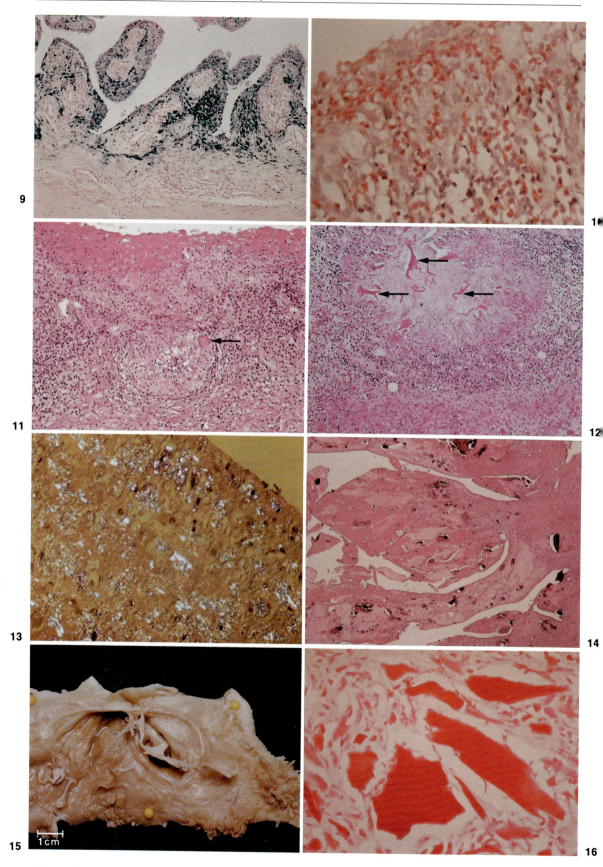

Abb. 9–16   Legenden ▶

fig zu einer stärkeren synovialen Vernarbung (Abb. 15). Da Hydroxylapatitkristalle häufig die Residuen des Abbaus von verkalktem Knorpel und Knochen sind, muß man sich fragen, ob es eine primäre Hydroxylapatitsynovitis (DIEPPE u. Mitarb. 1976) wirklich gibt. GERSTER u. LAGIER (1985) sind der Ansicht, daß Apatitkristalle auf Knochensequester der Diarthrosen zurückzuführen sind. In besonderem Ausmaß wird die neuropathische Arthropathie von einer solchen Detritussynovitis begleitet.

Ischämische Knochennekrosen, wie z. B. die idiopathische Hüftkopfnekrose, führen zu einer gleichartigen knorpel- und knocheninduzierten Synovitis. Der nach der Knochennekrose sich einstellende Frakturspalt bedingt die Ablösung des Knorpels und des Knochens der subchondralen Kortikalis – Gewebepartikel gelangen über die Synovialflüssigkeit in die Synovialmembran und lösen eine Fremdkörperreaktion aus.

Ein gleichartiger krankhafter Prozeß liegt auch der Synovitis zugrunde, die die *Ochronose* begleitet. Die herabgesetzte Elastizität des Knorpels (EBERLE u. Mitarb. 1984) ist Ursache dafür, daß es schon frühzeitig bei der Ochronose zu einer sekundären Arthrose kommen kann. In der grau bis schwarz gefärbten Synovialmembran liegen dann die ochronotischen Knorpelpartikel vor. Im Gegensatz zur Arthrosis deformans zeichnen sich diese Partikel jedoch durch eine hohe Affinität für den Farbstoff Safranin 0 aus (Abb. 16).

Bedeutung der morphologischen Diagnostik

Fragen wir zum Abschluß, welche Bedeutung die morphologische Untersuchung des synovialen Gewebes für die Diagnostik von Gelenkkrankheiten hat. Sicher sind die Aussagefähigkeiten der Morphologie in vielen Fällen limitiert; dennoch sollte bedacht werden, daß bei einer Reihe von Krankheiten charakteristische Veränderungen vorliegen, die eine Diagnose absichern können oder auch vor Fehlinterpretationen bewahren. So sei insbesondere daran gedacht, daß nicht selten die Gelenktuberkulose erst durch die feingewebliche Untersuchung diagnostiziert wird. Sicher ist die morphologische Untersuchung nicht die Domäne der Diagnostik von Gelenkkrankheiten – sie kann aber einen Mosaikstein im „Konzert" der diagnostischen Möglichkeiten darstellen und kann darüber hinaus unsere Erkenntnisse über die Pathogenese von Gelenkkrankheiten erweitern.

Abb. 9 Synovialmembran bei Hämophilie: dichte Siderinpigmentablagerungen in den Synoviozyten und subsynovialen Zellen. Färbung: Berliner-Blau-Reaktion, Vergrößerung: 85

Abb. 10 Synovialmembran bei bakterieller Arthritis: dichte granulozytäre Durchsetzung des synovialen Gewebes und Anreicherung neutrophiler Granulozyten direkt unter der Synovialzellschicht. Färbung: Naphthol-AS-D-chloracetat-Esterase, Hämalaun, Vergrößerung: 220

Abb. 11 Synovialmembran bei Gelenktuberkulose: Der synovialen Oberfläche liegt Fibrin auf, im Stratum synoviale umschriebenes Epitheloidzellgranulom mit mehrkerniger Riesenzelle (Pfeil). Färbung: HE, Vergrößerung: 85

Abb. 12 Synovialmembran bei Echinokokkenarthritis: Fragmente von Echinokokkusmembranen (Pfeile), umgeben von einer granulomatösen Reaktion. Färbung: PAS-Reaktion, Vergrößerung: 85

Abb. 13 Synovialmembran bei Prothesenabrieb: reichlich Partikel aus doppelbrechendem Kunststoffmaterial in Zellen des Stratum synoviale. Färbung: HE, polarisiertes Licht, Vergrößerung: 220

Abb. 14 Detritussynovitis bei Arthrosis deformans: reichlich Knorpel- und Kochenpartikel in Fibrinzotten der Synovialmembran. Färbung: HE, Vergrößerung: 14

Abb. 15 Synovialmembran mit umschriebener Vernarbung und leichter zottiger Hyperplasie bei Gonarthrose

Abb. 16 Synovialmembran bei ochronotischer Arthropathie: reichlich Knorpelpartikel mit ausgeprägter Safraninophilie im synovialen Gewebe. Färbung: Safranin 0, Vergrößerung: 220

Literatur

Aidem, H. P.: Intra-articular amphotericin B in the treatment of coccidioidal synovitis of the knee. J. Bone Jt Surg. 50A (1968) 1663–1668

Barland, P., A. B. Novikoff, D. Hamerman: Electron microscopy of the human synovial membrane. J. Cell Biol. 14 (1962) 207–220

Bayer, A. S., V. J. Scott, L. B. Guze: Fungal arthritis. III. Sporotrichal arthritis. Semin. Arthr. Rheum. 9 (1979) 66–74

Burmester, G. R., P. Locher, B. Koch, R. J. Winchester, A. Dimitriu-Bona, J. R. Kalden, W. Mohr: The tissue architecture of synovial membranes in inflammatory and noninflammatory joint diseases. I. The localization of the major synovial cell populations as detected by monoclonal reagents directed towards Ia and monocyte-macrophage antigens. Rheumtol. int. 3 (1983) 173–181

Caswell, A. M., R. G. G. Russell: Identification of the ectoenzyme, nucleoside triphosphate pyrophosphohydrolase, in normal human articular chondrocytes in monolayer culture. Ann. rheum. Dis. 43 (1984) 107 (Abstr.)

Coste, F., F. Delbarre, C. Guiraudon, L. Saporta, D. Bontoux: La synoviale du lupus erythemateux, de la periartérite nodeuse et de la sclerodermie. Rev. Rhum. 35 (1968) 416–422

Crisp, A. J., C. M. Chapman, S. E. Kirkham, A. L. Schiller, S. M. Krane: Articular mastocytosis in rheumatoid arthritis. Arthr. and Rheum. 27 (1984) 845–851

Dieppe, P. A., E. C. Huskisson, P. Crocker, D. A. Willoughby: Apatite deposition disease – a new arthropathy. Lancet 1976/I, 266–269

Eberle, P., W. Mohr, L. Claes: Biomechanische Untersuchungen zur Pathogenese der ochronotischen Arthropathie. Z. Rheumatol. 43 (1984) 249–252

Evans, C. H., R. A. Mazocchi, D. D. Nelson, H. E. Rubash: Experimental arthritis induced by intraarticular injection of allogenic cartilagenous particles into rabbit knees. Arthr. and Rheum. 27 (1984) 200–207

Feld, R., V. L. Fornasier, C. Bombardier, D. E. Hastings: Septic arthritis due to saccharomyces species in a patient with chronic rheumatoid arthritis. J. Rheumatol. 9 (1982) 637–640

Freund, E.: Die Gelenkerkrankung der Bluter. Virchows Arch. path. Anat. 256 (1925) 158–188

Geiler, G.: Die Pathologie der Systeme und Systemgrenzen am Beispiel der Gelenkerkrankungen. Nova Acta Leopoldina 47 (1977) 249–273

Gerster, J. C., R. Lagier: Acute synovitis with intra-articular apatite deposits in an osteoarthritic metacarpophalangeal joint. Ann. rheum. Dis. 44 (1985) 207–210

Graabaek, P. M.: Ultrastructural evidence for two distinct types of synoviocytes in rat synovial membrane. J. Ultrastruct. Res. 78 (1982) 321–339

Graabaek, P. M.: Characteristics of the two types of synoviocytes in rat synovial membrane. An ultrastructural study. Lab. Invest. 50 (1984) 690–702

Harvey, T., M. Leahy: Silicone lymphadenopathy: a complication of silicone elastomer finger joint prosthesis. J. Rheumatol. 11 (1984) 104–105

Howell, D. S., J. Martel-Pelletier, J.-P. Pelletier, S. Morales, O. Muniz: NTP pyrophosphohydrolase in human chondrocalcinotic and osteoarthritic cartilage. II. Further studies on histologic and subcellular distribution. Arthr. and Rheum. 27 (1984) 193–199

Johnston, Y. E., P. H. Duray, A. C. Steere, M. Kashgarian, J. Buzza, S. E. Malawista, P. W. Askenase: Lyme arthritis. Spirochetes found in synovial microangiopathic lesions. Amer. J. Path. 118 (1985) 26–34

Liggett, A. S., Z. Silberman: Blastomycosis of the knee joint. J. Bone Jt. Surg. 52A (1970) 1445–1449

Linck, G., A. Porte: B-Cells of the synovial membrane. II. Differentiation during development of the synovial cavity in the mouse. Cell Tiss. Res. 195 (1978) 251–265

Lintner, F., P. Bösch, G. Brand, E. Fellinger: Histologische Untersuchungen des Gelenkkapselgewebes zur Verträglichkeit intraartikulär applizierter Polyvinylpyrrolidon-haltiger Medikamente. Pathologe 5 (1984) 43–46

Mohr, W.: Gelenkkrankheiten. Thieme, Stuttgart 1984

Mohr, W., B. Pelster, D. Wessinghage: Polymorphonuclear granulocytes in rheumatic tissue destruction. VI. The occurrence of PMNs in menisci of patients with rheumatoid arthritis. Rheumatol. int. 5 (1984) 39–44

Mohr, W., B. Heymer, W. Mutschler, D. Swilenov: Gelenkechinokokkose. Akt. Rheumatol. 10 (1985) 102–104

Myers, S. L., T. A. Christine: Hyaluronate synthesis by synovial villi in organ culture. Arthr. and Rheum. 26 (1983) 764–770

Ohara, M., S. Igari, R. Kasukawa, J. Matsumoto: Cytotoxic activities of polymorphonuclear leukocytes (PMN) and lymphocytes of patients with rheumatoid arthritis (RA) on synovial cultured cells. XVIth int. Congr. Rheumatol., Sydney 19.–25. 5. 1985, Abstr. No. P 467

Okada, Y., I. Nakanishi, C. Munehiro, S. Umeda, H. Ichizen, S. Masuda: The presence of siderosomes in synovioblasts (B cells) of chronic spontaneous hemarthrosis. Arch. Path. Lab. Med. 108 (1984) 968–972

Pitt, P., E. B. D. Hamilton, E. H. Innes, K. D. Morley, B. E. Monk, G. R. V. Hughes: Sarcoid dactylitis. Ann. rheum. Dis. 42 (1983) 634–639

Richter, R., W. Mohr: Gelenklipom. Akt. Rheumatol. 10 (1985) 8–10

Schumacher, H. R.: Hemochromatosis and arthritis. Arthr. and Rheum. 7 (1964) 41–50

Scott, D. L., M. Salmon, K. W. Walton: Reticulin and its related structural connective tissue proteins in the rheumatoid synovium. Histopathology 8 (1984) 469–479

Sherman, M. S.: The non-specifity of synovial reactions. Bull. Hosp. Jt. Dis. 12 (1951) 110–125

Sokoloff, L., J. J. Bunim: Clinical and pathological studies of joint involvement in sarcoidosis. New Engl. J. Med. 23 (1959) 841–847

Steere, A. C.: Lyme disease: clinical and epidemiologic features. XVIth int. Congr. Rheumatol., Sydney 19.–25. 5. 1985, Abstr. No. R 137

Taccari, E., S. Teodori: Rheumatoid chyliform bursitis: pathogenetic role of rheumatoid nodules. Arthr. and Rheum. 27 (1984) 221–226

Villacin, A. B., L. N. Brigham, P. G. Bullough: Primary and secondary synovial chondrometaplasia. Hum. Path. 10 (1979) 439–451

Vass, M., L. Kullmann, R. Csoka, E. Magyar: Polytenosynovitis caused by toxoplasma gondii. J. Bone Jt. Surg. 59B (1977) 229–232

Wysocki, G. P., K. M. Brinkhous: Scanning electron microscopy of synovial membranes. Arch. Path. 93 (1972) 172–177

Youinou, P. Y., J. W. Morrow, A. W. F. Lettin, P. M. Lydyard, I. M. Roitt: Specifity of plasma cells in the rheumatoid synovium. I. Immunoglobulin class of antiglobulin-producing cells. Scand. J. Immunol. 20 (1984) 307–315

Arthrographie

W. Wirth und I. Mihicic
mit Beiträgen von P.-L. Westesson sowie
R. Graf u. P. Schuler

Einleitung

Die Arthrographie, die Füllung der Gelenkräume mit positiven und negativen Kontrastmitteln, liefert Informationen über die nichtknöchernen Gelenkanteile. Sie ermöglicht die Darstellung der knorpeligen Gelenküberzüge, der Zwischenscheiben, der Gelenkkammer mit ihrer synovialen Auskleidung und teilweise auch der dem Gelenk benachbarten extraartikulären Gewebestrukturen.
WERNDORFF u. ROBINSON haben 1905 als erste über die Methode der Arthrographie mittels Insufflation von Sauerstoff ins Kniegelenk berichtet. Eine gewisse Bedeutung erlangte sie aber erst seit 1930, als weitere Veröffentlichungen folgten (BIRCHER 1931, OBERHOLZER 1933). Die Darstellung der Gelenke erfolgt heute mit trijodierten wasserlöslichen Kontrastmitteln, wobei die anionischen vorzuziehen sind (KAPLAN u. Mitarb. 1985). Der Zusatz von Adrenalin ist empfehlenswert, insbesondere bei *Arthrotomographie*, um die Resorption des Kontrastmittels und damit die Verschlechterung der Bildqualität hinauszuzögern. Beim sog. positiven Kontrastverfahren wird ausschließlich trijodiertes Kontrastmittel verwendet (*Monokontrast*), beim negativen Kontrastverfahren lediglich Luft injiziert (*Monokontrast*). Bei der *Doppelkontrastmethode* erfolgt die gleichzeitige Injektion von flüssigem Kontrastmittel und Luft. Die Verwendung von Raumluft wird komplikationslos ertragen.
Für eine korrekte Diagnose sind neben der Art des Vorgehens besonders die Beherrschung der Technik und der Besitz von genügend Erfahrung entscheidend. Die Doppelkontrastmethode bewährt sich vor allem zur Abklärung von Meniskusläsionen am Kniegelenk und Rotatorenläsionen am Schultergelenk. Die spezielle Beurteilung der Kreuzbänder des Kniegelenks und des Zustandes der Rotatorenmanschette erfordert die gleichzeitige Anwendung der Tomographie (Arthrotomographie). Die Untersuchung der Gelenke mit Luft und sehr wenig Kontrastmittel oder evtl. mit Luft allein (Pneumoarthrographie) sollte vor allem bei Verdacht auf das Vorliegen einer Osteochondrosis dissecans, von gelenknahen Verknöcherungen oder Verkalkungen und freier Gelenkkörper Anwendung finden, wobei die Tomographie auch bei diesen Fragestellungen häufig eingesetzt werden muß. Eine Luftarthrographie kann ohne Kontrastverlust mit Doppelkontrastaufnahmen komplettiert werden. Bei kleinen Gelenken mit entsprechend kleinem Gelenkraum eignet sich am besten flüssiges Kontrastmittel allein; die Fragestellung betrifft meist Kapsel-Band-Läsionen.
Im Prinzip können alle Gelenke arthrographisch untersucht werden. Bedeutung erlangt hat die Arthrographie des Knie-, Schulter-, Hüft-, oberen Sprung-, Ellenbogen-, Hand- und Kiefergelenks. Einzelne Publikationen sind erschienen über die Arthrographie des hinteren unteren Sprunggelenks (Sinus-tarsi-Syndrom, TAILLARD u. Mitarb. 1981), des Daumengrundgelenks (ulnare Seitenbandläsion beim „gamekeeper's thumb" oder „Skidaumen", FLEISCHER 1965, RESNIK u. DANZIG 1976, ENGEL u. Mitarb. 1979, ARNDT 1981), der Interphalangealgelenke (HAAGE 1973, ROSENTHAL u. Mitarb. 1980, ARNDT 1981), des Akromioklavikulargelenks (GRASSBERGER u. SEYSS 1956, WIRTH 1974) und der Intervertebralgelenke (GHELMAN u. DOHERTY 1978, RAYMOND u. DUMAS 1983, DORY 1983, GILES 1984).

Neue Untersuchungsmethoden

Arthroskopie

Seit den 70er Jahren wird die Arthroskopie des *Kniegelenks* routinemäßig angewandt (WATANABE u. Mitarb. 1970, EIKELAAR 1975, JACKSON u. DANDY 1976, HENCHE 1978, GLINZ 1979, BLAUTH u. DONNER 1979). In den letzten Jahren wurde sie zu einem diagnostischen *und* therapeutischen Verfahren weiterentwickelt. Die Arthroskopie des Kniegelenks ist in echte Konkurrenz zur Arthrographie getreten. Zweifelsohne ergibt die Arthroskopie bei Erkrankung des Femoropatellargelenks, des Gelenkknorpels allgemein und der Synovialmembran bessere und vor allem auch frühzeitigere Resultate und gestattet bei Bedarf eine Biopsie. Auch das vordere Kreuzband ist arthroskopisch zuverlässiger beurteilbar, während beim hinteren Kreuzband trotz Arthroskopie immer noch eine diagnostische Lücke besteht. Die Arthroskopie des *Schultergelenks* findet zunehmend Eingang in die Diagnostik und wird sich sicher in den nächsten Jahren als fester Bestandteil etablieren (JOHNSON 1980, LOMBARDO 1983). Über die Arthroskopie des *oberen Sprunggelenks, des Ellenbo-*

gengelenks und des *Handgelenks* wurde ebenfalls schon berichtet (PLANK u. Mitarb. 1979).

Die Arthroskopie ist ein größerer, aufwendigerer und für den Patienten unangenehmerer Eingriff als die Arthrographie. Es wird weitgehend von der Qualität der arthrographischen Untersuchung und von der Erfahrung des Untersuchers abhängen, ob die Arthrographie weiterhin die Basisuntersuchung für Meniskusläsionen und Rotatorenrisse bleiben wird. Den Patienten ist dort am besten gedient, wo beide Methoden nicht in Konkurrenz, sondern in sinnvoller Ergänzung gehandhabt werden. Weiteres zur Arthroskopie des Kniegelenks s. S. 313.

Computertomographie (CT)

Die computertomographische Untersuchung von Gelenken *mit gleicher Fragestellung wie bei der Arthrographie* hat vor allem beim Knie- und Schultergelenk Bedeutung erlangt.

Kniegelenk

MARTINEZ u. Mitarb. (1983) halten die CT ohne Kontrastmittel für sehr geeignet zur Abklärung einer Patelladysplasie und Patelasubluxation. LINGG u. HERING (1983), ferner RIBOLDI (1983) setzen die CT nach Durchführung einer Doppelkontrastarthrographie ein, während REISER u. Mitarb. (1982) aufgrund von Präparatuntersuchungen mit positivem Kontrastmittel die besten Ergebnisse erzielten. Alle bestätigen, daß das Stadium I der *Chondromalacia patellae* nachweisbar sei.
SEEMANN u. Mitarb. (1983) diagnostizieren eine Synovitis villonodularis an der unregelmäßigen Verdickung und an der wegen des hohen Eisengehaltes sehr hyperdensen Synovialmembran. Entscheidendes hat die CT für die Diagnostik der *Kreuzbandläsionen* gebracht. Bereits 1978 und 1979 berichteten PAVLOV u. Mitarb. über erste Ergebnisse. 1981 und 1982 untersuchten REISER u. Mitarb. systematisch die Kreuzbänder nach vorausgegangener Luftinsufflation. Sie errechneten eine Spezifität von 91,3% und eine Sensivität von 94,2%. Wegen der guten Reproduzierbarkeit wird der Wert der Kontrollmöglichkeit nach Kreuzbandchirurgie hervorgehoben. Weiteres s. Kniegelenk S. 318.
PASSARIELLO u. Mitarb. (1983) sind der Meinung, daß alle wichtigen Binnenstrukturen des Kniegelenks auch ohne Kontrastmittel darstellbar sind. Sie errechneten 1985 eine Genauigkeit von 89,2% für den medialen und 96,1% für den lateralen *Meniskus*. Multiplanare Rekonstruktionen sind jedoch meist notwendig.
GHELMANN untersuchte 1985 27 Patienten unmittelbar nach Doppelkontrastarthrographie. Er betont die bessere Detailerkennung am lädierten Meniskus und den Vorteil, daß die Menisken im CT in gleicher Sicht abgebildet werden wie bei der Arthroskopie oder Arthrotomie.

Schultergelenk

SHUMANN u. Mitarb. sowie KINNARD u. Mitarb. berichteten 1983 über erste Ergebnisse, vor allem jedoch DEUTSCH u. Mitarb. 1984. Die computertomographischen Untersuchungen wurden stets nach Füllung des Gelenks mit Doppelkontrast durchgeführt. DEUTSCH u. Mitarb. verglichen die konventionelle Arthrotomographie (hypozykloidale Verwischung) mit der CT-Arthrographie aufgrund operativer und arthroskopischer Überprüfung. Untersucht wurden Patienten mit Schulterinstabilität und pathologischen Veränderungen an der langen Bizepssehne. Ihre Ergebnisse lassen den Schluß zu, daß die CT-Arthrographie zumindest bei gewissen Fragestellungen der konventionellen Arthrotomographie überlegen ist. Nach HABERMEYER u. Mitarb. (1984) ist die CT (ohne Kontrastfüllung) zur Diagnostik von Sehnenläsionen nicht geeignet.

Diverse Gelenke

Vorläufige Mitteilungen sind erschienen über das *obere Sprunggelenk* (DIHLMANN 1982), das *distale Radioulnargelenk* (SCHEFFLER u. Mitarb. 1984) und das *Hüftgelenk* (DIHLMANN u. NEBEL 1983). Beim *Kiefergelenk* hat die CT bereits ihren festen Platz (vgl. Abb. **113**) (KATZBERG u. Mitarb. 1981, HELMS u. Mitarb. 1982, 1984, THOMPSON u. Mitarb. 1984, SARTORIS u. Mitarb. 1984, HÜLS u. Mitarb. 1984, 1985). Die CT dürfte jedoch in absehbarer Zeit von der Kernspintomographie abgelöst werden.

Die Computertomographie hat ihre Möglichkeiten zweifellos noch nicht ausgeschöpft. Sie vermag beim Kniegelenk sowohl die Schwachstellen der konventionellen Arthrographie (Femoropatellargelenk, Kreuzbänder) als auch der Arthroskopie (hinteres Kreuzband) abzudecken. Kosten und Zeitaufwand sind vertretbar. Ein CT-Gerät steht aber auch heute noch nicht überall zur Verfügung. Der Fachradiologe wird somit die konventionelle Arthrographie weiterhin als Basisuntersuchung durchführen und den Patienten bei speziellen Fragestellungen an den geeigneten Ort mit entsprechender Erfahrung überweisen.

Kernspintomographie (KST), Magnetresonanz-Tomographie (MRT)

Noch längst nicht ausgeschöpfte Möglichkeiten bietet die KST. Die bessere Auflösung im Bereich der Weichteile im Vergleich zur Computertomographie prädestiniert die KST zur Abklärung von

Binnenstrukturen der Gelenke wie z. B. der Kreuzbänder des Kniegelenks (KEAN u. Mitarb. 1983, TURNER u. Mitarb. 1985, STEINBRICH u. Mitarb. 1985) und des Diskus des Kiefergelenks (vgl. Abb. **114**) (HELMS u. Mitarb. 1984, ROBERTS u. Mitarb. 1985, REULING u. KÜHNERT 1985, HARMS u. Mitarb. 1985, KATZBERG u. Mitarb. 1986). Noch in viel größerem Ausmaß als bei der Computertomographie fallen jedoch z. Z. Verfügbarkeit, Kosten und Erfahrung noch negativ ins Gewicht.

Ultraschall (Arthrosonographie)

Die begrenzte Tiefendurchdringungsfähigkeit der Ultraschallwellen und ihre Reflexion am Knochen schränken die Anwendung der Ultraschalldiagnostik bei den Gelenken ein. Die Bestätigung oder der Ausschluß einer *Baker-Zyste* ist mittels Ultraschall auf einfache Art möglich (s. Kniegelenk S. 323). CRASS u. Mitarb. (1984, 1985) berichten über die Anwendung des Ultraschalls bei *Rotatorenläsionen* am Schultergelenk. Sie heben gegenüber der Arthrographie den Vorteil hervor, daß auch partielle Einrisse von der Bursa subacromialis her und Risse im Innern der Sehnenplatte gesehen werden können. MACK u. Mitarb. (1985) wenden die Ultraschalluntersuchung bereits als Primäruntersuchung bei Verdacht auf eine Rotatorenläsion an. Die Arthrographie erfolgt nur noch bei normalem Ultraschall und klinisch erheblichem Rißverdacht, da partielle Risse z. Z. noch nicht zuverlässig diagnostizierbar sind. Ein umfassender Einsatz des Ultraschalls in der Gelenkdiagnostik ist zu erwarten. Die Sonographie der *Säuglingshüfte* zur Überprüfung der Gelenkkonfiguration kann hingegen bereits heute als etabliert gelten (s. Beitrag von R. GRAF u. P. SCHULER S. 357).

Komplikationen bei der Arthrographie, Gegenindikationen, Strahlenbelastung

Eine *Infektion* des Gelenks bedeutet die einzige schwerwiegende Komplikation bei der Arthrographie. Strenge Asepsis ist bei Punktion, Füllung und evtl. Rückpunktion unerläßlich. Im eigenen Krankengut ereignete sich bei 4000 Arthrographien eine Staphylokokkengonarthritis bei schlecht eingestelltem Diabetiker mit vorbestandenem Hydrops.

THIJN (1979) beschrieb zwei *Allergien* bei ebenfalls 4000 Patienten, wobei diese bei Punktion ohne Lokalanästhesie auf das Kontrastmittel zurückzuführen sind. In unserem Krankengut traten 3 Allergien (Urtikaria) auf; eine anschließende Testung zur Ermittlung des Allergens, Kontrastmittel oder Lokalanästhetikum, fand nicht statt. Eine bekannte Kontrastmittelüberempfindlichkeit mahnt zur Vorsicht; Antihistaminika, Kortikosteroide und Sauerstoff sollten bei jeder Röntgenuntersuchung mit Kontrastmitteln in Griffnähe liegen.

Eine Überempfindlichkeitsreaktion der Haut auf das angewandte Desinfektionsmittel kommt gelegentlich vor; sie ist mit kortikosteroidhaltigen Gelen oder Cremes rasch behebbar.

Eine vorübergehende *Ergußbildung* erfolgt in 3–5% als Folge einer abakteriellen chemischen Synovialitis. Bei vorbestehendem Erguß ist die überschießende Auffüllung wahrscheinlicher als bei einem trockenen Gelenk. Anionisches Kontrastmittel vermindert die Reizung der Synovialmembran, ebenso die Ruhigstellung des Gelenks durch straffe Bandagierung während 2 Tagen.

Paraartikuläre Injektion oder Austritt von Kontrastmittel bei Läsionen des Kapsel-Band-Apparates führen selten zu ernsthaften Beschwerden. Ein ausgeprägtes Weichteilemphysem kann kurzfristig zu Schmerzen Anlaß geben. Wenn ein paraartikuläres Depot von Kontrastmittel und/oder Luft nicht zu störenden Überlagerungen führt, kann nochmals injiziert und die Arthrographie zu Ende geführt werden.

Eine *Sammelstatistik* von NEWBERG u. Mitarb. (1985) führt bei 126 000 Arthrographien u. a. folgende Komplikationsraten an: Todesfälle 0, septische Arthritis 3, vagale Reaktion 83, Urtikaria 61, Luftembolie 1, starke lokale Schmerzen 5, chemische Synovialitis 150.

Eine klare *Gegenindikation* zur Arthrographie bilden Infekte im Punktionsgebiet eines sterilen Gelenks. Polyarthritisch oder tuberkulös erkrankte Gelenke sind keine Kontraindikation zur Arthrographie, wenn diese zur Therapieplanung Nutzen verspricht.

Bei Verdacht auf *Infektarthritis* ist die Aspiration von Gelenkflüssigkeit zur bakteriologischen Untersuchung entscheidend. Der Arthrographie kommt besonders bei der Totalprothese des Hüftgelenks zusätzliche Bedeutung zu, indem eine Lockerung mit oder ohne Infekt erkannt werden kann. Eine ins Gewicht fallende *Strahlenexposition* des Patienten (LARSSON 1958) und des Untersuchers kann bei richtiger Untersuchungstechnik vermieden werden. Der Untersucher soll Strahlenschutzschürze und -handschuhe und je nach Apparatur auch eine Bleiglasbrille tragen.

Lymphgefäßdarstellung bei der Arthrographie

Die Füllung von Lymphgefäßen während der Arthrographie ist ein bekanntes Phänomen (HAAGE 1970), wurde jedoch nie beim normalen Arthrogramm beobachtet. Bei rheumatoider Arthritis und Gicht füllen sich Lymphgefäße in etwa 30% der Fälle (HARRISON u. Mitarb. 1971, WEISSMANN 1981), bei Hüftprothesen mit Entzündungszeichen in etwa 17% (COREN u. Mitarb. 1975). Aber auch bei traumatisierten Gelenken wird das Phänomen beschrieben (LÜNING u. ROMANIUCK 1968, MÜLLER u. Mitarb. 1979, PALMER u. Mitarb. 1983). Die Darstellung von Lymphgefäßen kann als unspezifischer Hinweis auf eine synoviale Entzündung interpretiert werden und wird durch eine gesteigerte Membranpermeabilität erklärt. Bei Fehlen der Synovialmembran (Hüftprothesen) oder bei frischen Traumen käme als Ursache auch eine direkte Verbindung zwischen Gelenkraum und Lymphstrombahn in Betracht.

Aufbau und Umfang des Beitrages „Arthrographie"

Je nach anatomischem Bau und Funktion sind bei den einzelnen Gelenken Pathologie und dementsprechend die diagnostische Fragestellung an die Arthrographie verschieden. Alle Gelenke weisen jedoch auch Gemeinsamkeiten auf.

Im ersten Teil wird auf die Besonderheiten der einzelnen Gelenke eingegangen, im zweiten Teil auf Erkrankungen, die den Gelenken gemeinsam sind, insbesondere auf die Osteochondrosis dissecans, die Chondromatosis articularis (neoplastische Synovialchondromatose) und Veränderungen bei rheumatoider Arthritis.

Zweck und Umfang dieses Lehrbuches machen es notwendig, vor allem Basiswissen zu vermitteln, d.h. bei der Arthrographie vor allem eine exakte Punktions- und Füllungstechnik, Aufnahmetechnik, normales Arthrogramm und Indikationen. Die Pathologie bleibt auf eine Auswahl typischer Bilder beschränkt; für den speziell Interessierten wird auf zitierte Publikationen und Monographien verwiesen.

Kniegelenk

Funktionelle Anatomie

Das Kniegelenk ist das komplizierteste Gelenk des menschlichen Körpers. Die artikulierenden Knochen sind das distale Femur- und das proximale Tibiaende. Eine Reihe wichtiger Strukturen sorgt für das Zustandekommen eines tragfähigen und statisch zuverlässigen Gelenks, welches neben Beugung und Streckung auch leichte Drehbewegungen und eine geringe Abduktion bzw. Adduktion zuläßt. Die Gelenkflächen des *Femurs* besitzen einen tibialen und einen patellaren Anteil (Abb. 1). Der patellare Anteil entspricht einer asymmetrischen, sich nach distal vertiefenden Grube, in welcher die *Patella* gleitet. Die patellare Gelenkfläche ist dem Femur angepaßt, d.h. durch einen längsverlaufenden Kamm in eine breitere laterale und schmalere mediale Facette unterteilt. Der Patellaknorpel zeigt mit 4–5 mm eine auffallende Dicke. Die als großes Sesambein funktionierende Patella ist mit ihrer Vorderfläche in die Quadrizepssehne eingebaut und verhindert deren Abgleiten (Abb. 1).

Die leicht konkaven *Tibiagelenkflächen* dienen als Konsole für die sich abstützenden walzenförmigen Femurkondylen. Die Dicke der Knorpelüberzüge variiert beim Erwachsenen zwischen 3 und 4 mm. Das Tibiaplateau wird durch die nicht überknorpelte Area intercondylaris

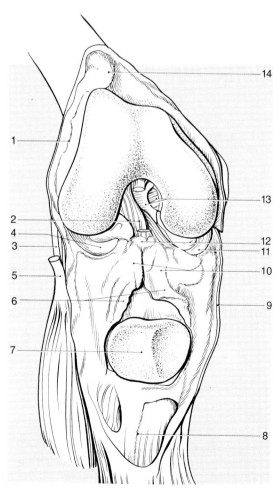

Abb. 1 Kniegelenk. Patella mit Kapselapparat nach unten geklappt. Aufsicht auf Menisken, Ligg. cruciata, Corpus adiposum infrapatellare (nach *Töndury*).

1 = Ansatzlinie der Capsula articularis
2 = Lig. cruciatum anterius
3 = Lig. collaterale fibulare
4 = Meniscus lateralis
5 = Tendo m. bicipitis
6 = Plicae alares
7 = Patella
8 = Tendo m. quadricipitis
9 = Capsula articularis
10 = Corpus adiposum infrapatellare
11 = Meniscus medialis
12 = Plica synovialis infrapatellaris
13 = Lig. cruciatum posterius mit Lamina synovialis
14 = Bursa suprapatellaris

zweigeteilt. In ihr erheben sich die mediale und die laterale Eminenz, zu denen sich gelegentlich ein dritter Sporn ventral (Tuberculum tertium) und seltener ein vierter Sporn dorsal (Tuberculum quartum) gesellen.
Die innen von einer Synovialmembran ausgekleidete *Gelenkkapsel* ist besonders im vorderen Anteil weit und läßt genügend Spielraum für Flexion und Extension. Sie haftet am Femur an den Rändern der überknorpelten Gelenkflächen (die Epikondylen liegen außerhalb) sowie an der Kniescheibe und an der Tibia distal der Gelenkränder (Abb. **1**). Zur straffen Führung des Gelenks wird die Kapsel durch Bänder verstärkt: Als wichtigstes mit der Kapsel verwobenes Band erstreckt sich das *Lig. collaterale tibiale* (mediales Seitenband) vom Epicondylus medialis femoris dreieckig zum medialen Tibiakopf. Tiefe Faserzüge sind mit dem medialen Meniskus verwachsen (Abb. **2**). Das *Lig. collaterale fibulare* (laterales Seitenband), durch Fettgewebe und der Sehne des M. popliteus von der Kapsel getrennt, verläuft vom Epicondylus femoris lateralis zum Fibulaköpfchen (Abb. **1**). Die Straffung der hinteren Kapsel zur Verhinderung einer Überstreckung wird durch den M. semimembranosus, die Ligg. popliteum obliquum und popliteum arcuatum übernommen. Die kreuzweise verlaufenden *Ligg. cruciata* (Kreuzbänder) dienen der axialen Stabilisierung des Gelenks. Sie liegen von Synovialis überzogen extraartikulär in der Area intercondylaris. Das *Lig. cruciatum anterius* (vorderes Kreuzband) entspringt an der Innenseite des Condylus femoris lateralis, zieht schräg nach unten innen und ist vorn in der Area intercondylaris zwischen den Ansatzstellen der Menisken verankert. Faserzüge sind mit dem Vorderhorn des medialen Meniskus verbunden (Abb. **1** u. **2**). Das *Lig. cruciatum posterius* (hinteres Kreuzband) entspringt an der Innenseite des Condylus femoris medialis, zieht schräg nach unten außen und inseriert dorsal am Tibiaplateaurand, hinter den Ansatzstellen der Menisken. Ein Faserzug verbindet sich als Lig. meniscofemorale posterius mit der Basis des lateralen Meniskushinterhornes (Abb. **1** u. **2**). Die *Menisken* sind verschiebliche Polster, die den Druck des Oberschenkels auf größere Flächen der Tibia verteilen und die Elastizität des Gelenks erhöhen (TÖNDURY 1981). Der laterale Meniskus ist aufgrund seiner Verankerung wesentlich beweglicher als der mediale.

Die beiden Menisken unterteilen das Kniegelenk unvollständig in einen oberen, meniskofemoralen und unteren, meniskotibialen Raum. Sie zeigen im Querschnitt eine Keilform mit breiter Basis an der Kapsel, mit der sie verwachsen sind. Ferner besitzen sie je eine knöcherne Verankerung vorn und hinten in der Area intercondylaris, vorn zudem durch das Lig. transversum genus miteinander verbunden (Abb. **1** u. **2**). Bei der *Arthrographie* werden die Menisken „salamiartig" tangential zur Längsachse abgebildet und erscheinen im Arthrogramm als Keil. Der Form der knorpeligen Gelenkflächen angepaßt, sind sie auf der femoralen Seite konkav, auf der tibialen Seite mehr oder weniger plan begrenzt. Der sichelförmige *Meniscus medialis* ist länger, d. h. besitzt einen größeren Krümmungsradius als der laterale, und umfaßt mit seiner Verankerung dessen Ansatzstellen (Abb. **2**). Die Breite variiert zwischen 9 mm im Vorderhorn und 14 mm im Hinterhorn (SCHÄFER 1982). Durch die starke Verankerung an der Gelenkkapsel und dadurch auch am medialen Seitenband besteht nur eine beschränkte Verschieblichkeit und damit eine erhöhte Verletzungsgefahr. Der fast kreisförmige *Meniscus lateralis* weist mit einer Breite von 10–12 mm nur geringe

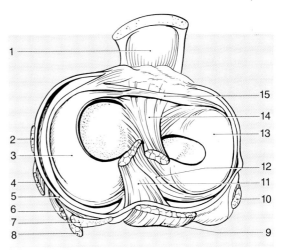

Abb. 2 Kniegelenk. Aufsicht auf Menisken und Ligg. cruciata (nach *Töndury*).

1 = Lig. Patellae propr. mit Bursa infrapatellaris profunda
2 = Lig. collaterale tibiale
3 = Meniscus medialis
4 = Tendo m. sartorii
5 = Capsula articularis
6 = Tendo m. gracilis
7 = Tendo m. semimembr.
8 = Tendo m. semitendin.
9 = M. popliteus
10 = Tendo m. bicipitis
11 = Lig. cruciatum posterius
12 = Lig. meniscofemorale posterius
13 = Meniscus lateralis
14 = Lig. cruciatum anterius
15 = Lig. transversum genus

Schwankungen auf, zeigt jedoch viel häufiger Formvariationen. Bei unvollständiger Rückbildung der embryonal als Scheibe angelegten Menisken persistieren partielle oder sogar totale, vermehrt verletzliche Scheibenmenisken. Die Verankerung zur Gelenkkapsel ist locker und dorsal hinter dem Seitenband durch die Popliteussehne unterbrochen. Diese verläuft in der Außenwand einer trichterförmigen Ausstülpung des Gelenkraumes, der Popliteussehnenscheide. Dünne Bindegewebebrücken verbinden den oberen und unteren Basisrand des Meniskus mit der Kapsel und bilden das Dach bzw. den Boden der Sehnenscheide (vgl. Abb. **10**).
Eine *Vaskularisation* der Menisken besteht nur im kapselnahen Drittel; von dieser Zone können Regenerate nach Meniskektomie ihren Ausgang nehmen. Die zentralen Meniskusanteile, aus reinem Knorpel aufgebaut, gehen fließend in die faserknorpelige vaskularisierte Zone und diese in die parameniskale Zone aus Bindegewebe über. Die den Gelenkraum innen überziehende *Synovialmembran* hebt sich partienweise von der fibrösen Kapsel ab; dazwischen liegen der vordere (Hoffasche) und der hintere *Fettkörper*. Die Synovialmembran bildet vier Falten, welche im *Arthrogramm* häufig zur Darstellung kommen:

1. Infrapatellare Synovialfalte vor dem vorderen Kreuzband (vgl. Abb. **8**).

2. Suprapatellare, quer verlaufende Falte am oberen Patellapol. Sie fehlt, kann teilweise ausgebildet oder selten den Recessus suprapatellaris als vollständiges Septum vom Gelenkraum abtrennen (das embryonal vollständig

vorhandene Septum wird mangelhaft zurückgebildet) (vgl. Abb. 12).

3. Seitlich der Patella – besonders distal – auftretende Falten, die als Plicae alares in den Gelenkraum vorspringen. Die mediale ist meist größer als die laterale; beide sind arthrographisch am besten in der axialen Patellaaufnahme erkennbar (vgl. Abb. **42**).

4. Hintere, sagittal verlaufende Synovialfalte (vgl. Abb. **11, 12**). Die Synovialmembran haftet an den Ansatzstellen der Menisken; diese sind frei. Die Kreuzbänder werden ventral und seitlich von ihr überzogen. Hinter den Kreuzbändern schlägt die Synovialmembran auf die hintere Kapsel um und unterteilt damit den hinteren Gelenkraum sagittal in einen medialen und lateralen Teil (hintere Synovialfalte). Dazwischen liegt extraartikulär der hintere Fettkörper.

Ob man synoviale Taschen in Gelenknähe als *Bursa* oder *Rezessus* bezeichnen will, hängt von der Betrachtungsweise ab: Unter Rezessus versteht man im allgemeinen konstant vorkommende Ausstülpungen des Gelenkraumes, unter Bursa ein Gleitlager gegenüber Muskeln. Der *Recessus superior oder suprapatellaris* ist somit auch eine Bursa (vgl. Abb. **1, 12**). Unter dem Semimembranosusmuskel und dem medialen Kopf des Gastroknemiusmuskels liegen Bursen, welche untereinander kommunizieren und in etwa 50% der Fälle eine sagittal schlitzförmige Verbindung zum Gelenk aufweisen. Diese Verbindung, im oberen Teil des medialen hinteren Kapselraumes gelegen (vgl. Abb. **11**), dürfte erst im Laufe des Lebens zustande kommen, da sie bei Kindern bis zu 10 Jahren nicht gefunden wurde (LINDGREN u. WILLEN 1976, LINDGREN 1977, 1978). Die beiden Bursen werden allgemein unter dem Namen Bursa semimembranoso-gastrocnemica zusammengefaßt; sie können im *Arthrogramm* das mediale Hinterhorn überlagern (vgl. Abb. 29). Eine Verbindung zur Bursa des lateralen Gastroknemiuskopfes besteht selten. Hingegen füllt sich häufig eine kleine Bursa musculi poplitei (Bursa poplitea) über die Sehnenscheide des M. popliteus und zusätzlich das Tibiofibulargelenk (vgl. Abb. **13**). BAKER beschrieb 1877 Zysten in der Kniekehle als Herniation der Synovialmembran durch einen Kapseldefekt. Bereits 1840 berichtete jedoch ADAMS über eine Schwellung in der Kniekehle und interpretierte diese als erweiterte, mit dem Gelenk kommunizierende Bursa semimembranoso-gastrocnemica. Von einer „Baker-Zyste" kann dann gesprochen werden, wenn sie eine übermäßige Größe erreicht oder klinische Symptome verursacht. Im allgemeinen handelt es sich um eine vergrößerte Bursa semimembranoso-gastrocnemica (FREIBERGER u. Mitarb. 1966, GREPL 1973). Baker-Zysten sind meist Folge eines pathologischen Prozesses im Kniegelenk (THIJN 1979).

Punktions- und Füllungstechnik

Der Patient liegt in Rückenlage auf einem Rasteraufnahmetisch mit Übertischröhre, Bein neutral, Knie durch Keil etwa 45° angewinkelt. Durch Wegdrücken der Patella nach lateral bei entspanntem Quadrizepsmuskel wird die Punktionsstelle palpiert und auf der Haut markiert; sie liegt lateral im oberen Patelladrittel etwa 1 cm dorsal vom Patellahinterrand. Nach Rasur des Punktionsgebietes mit einer Wegwerfklinge folgt – bereits mit sterilen Handschuhen und Tupferhalter – die Entfettung der Haut mit Benzin und anschließend die dreimalige Desinfektion. Ein steriles Tuch deckt den unterlegten Keil, ein steriles Schlitztuch die Punktionsstelle. Zur Anästhesie von Haut bis Kapsel mit einer dünnen Nadel (0,7 × 30 mm) verwenden wir 2–3 ml einer 2%igen Lösung. Besonders bei schmerzhafter Streckhemmung, welche die Darstellung der Hinterhörner erschwert, sollte auch intraartikulär anästhesiert werden. Die Punktion erfolgt mit einer dickeren Nadel (1,2 × 4 mm). Diese wird bei nach lateral verschobener Patella in leicht dorsoventraler Richtung eingeführt, bis die Nadelspitze den retropatellaren Gelenkknorpel berührt. Das Zurückziehen der Nadel um etwa 1 mm bringt diese in die definitive Position. Abtropfen von Gelenkflüssigkeit oder die widerstandslose Injektion und Reaspiration von Luft bestätigen die intraartikuläre Lage. Der mediale Gelenkraum sollte sich bei Luftinjektion blähen. Vorbestehende Gelenkergüsse müssen vollständig abpunktiert werden, da sie die Qualität der Arthrographie durch Verdünnung des flüssigen Kontrastmittels verschlechtern. Das Bein wird zu diesem Zweck außenrotiert, wobei sich der Patient mitdreht. Die Nadelspitze kommt dadurch an den tiefsten Punkt des Gelenks zu liegen. Durch Druck auf den Recessus suprapatellaris und die hintere Gelenkkapsel können auch große Ergüsse rasch und vollständig entleert werden (Abb. **3**). Die Füllung des Gelenks mit Kontrastmittel kann über einen kurzen Verbindungsschlauch erfolgen; dieser erleichtert das Aufsetzen und Abnehmen der Spritzen, ohne die Nadel zu verschieben. Beim Aufsetzen der Spritzen direkt auf die Nadel soll diese mit der einen Hand unter Abstützung des Handrückens gegen das laterale Knie fixiert werden. Es folgt nun die Injektion von 2 × 20 ml Luft, wobei bei raschem Arbeiten die gleiche Spritze verwendet werden kann, ohne daß zuviel Luft entweicht. In einer bereitliegenden zweiten

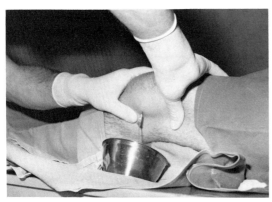

Abb. **3** Durch Außenrotation des Beines und Kompression der Gelenkräume können Ergüsse vollständig entfernt werden

20-ml-Spritze sind je nach Gelenkgröße 3–5 ml flüssiges Kontrastmittel, vermischt mit 1 ml Adrenalin (0,5 mg) und Luft aufgezogen (s. auch Einleitung S. 291). Bei leicht schräg gehaltener Spritze (Stempel nach unten) liegt die Luft vor dem Kontrastmittel. Kann die Luft widerstandslos injiziert und reaspiriert werden, folgt die definitive Injektion des flüssigen Kontrastmittels und hinterher nochmals Luft, bis der Patient eine leichte Spannung verspürt. Nach Entfernung der Nadel und reibenden Bewegungen über der Punktionsstelle mit einem sterilen Tupfer zur Verklebung des Stichkanals wird dieser mit einem sterilen Pflaster abgedeckt. Die bei der Meniskusdiagnostik gelegentlich empfohlene Bandagierung des Rezessus suprapatellaris (THIJN 1979) zur besseren Kontrastmittelbenetzung der Menisken halten wir nicht für notwendig. Zur Verteilung des Kontrastmittels sitzt der Patient seitwärts zum Tisch mit hängendem Bein, das vom Untersucher allseits bewegt wird. Wir lassen den Patienten auch einige Schritte umhergehen in der Meinung, daß Kontrastmittel in evtl. Meniskusrisse hineingepreßt wird (Belastungsarthrogramm). Vor dem Zurücksteigen auf den Untersuchungstisch schüttelt der Patient das nun entlastete Knie, womit genügend Kontrastmittel zwischen die Gelenkflächen gelangt. Nach Beendigung der Aufnahmen sollte das Kontrastmittel – wiederum unter sterilen Kautelen – abpunktiert werden. Ruhe am Tag der Untersuchung und eine Kniebandage tagsüber für 3 Tage verhindern das Auftreten von Reizergüssen weitgehend. „Glucksende" Geräusche bei Bewegungen des Gelenks verschwinden nach 2 bis 3 Tagen.

Gefahren der Technik, Gegenindikationen

Siehe Einleitung S. 293

Veränderungen der Menisken

Aufnahmetechnik

Obwohl die Arthrographie an einzelnen Zentren ohne Durchleuchtung, mit horizontalem Strahlengang geübt wird (ANDRÉN u. WEHLIN 1960, FREIBERGER u. Mitarb. 1966), hat sich die Anfertigung von Zielaufnahmen mit BV-TV-Kette nach Doppelkontrastfüllung weitgehend durchgesetzt (s. auch Einleitung, S. 291). Optimale Voraussetzung für eine maximale Bildschärfe wäre die Verwendung einer Feinstfokusröhre (0,2–0,3 mm^2). Die Arthrographie findet jedoch meist an einem Universalarbeitsplatz statt, bei welchem Feinstfokusröhren ungeeignet sind.
Mit folgender technischer Ausrüstung (Abb. 4) werden qualitativ sehr gute Meniskusaufnahmen erzielt: Übertischröhre mit BV-TV, 0,6 mm^2 Fokus. Röhrenabstand 110 cm, Tubus von 45 cm Länge, Rasterkassette mit einer Kombination von

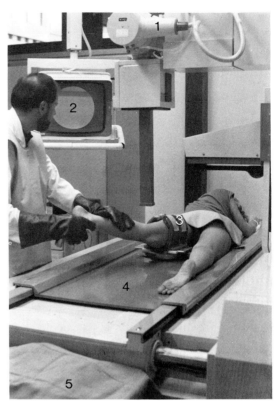

Abb. 4 Zur Arthrographie geeigneter Universalarbeitsplatz
1 = schwenkbare Obertischröhre mit linearer Tomographie, 2 = Fernsehapparatur, 3 = Oberschenkelhalterung, 4 = Kipptisch, 5 = Instrumententisch

hochauflösendem Film und feinstzeichnender Folie (z. B. XUD und Trimax 2, 55–60 kV, keine Automatik).
Bei Kassettengröße 24 × 30 kann der Tubusausschnitt so gewählt werden, daß 9 Aufnahmen im Format 4 × 7 cm Platz finden. Zur Beurteilung von diskreten Veränderungen empfiehlt sich die Lupenbetrachtung. Liegt der Meniskus mit seiner Längsachse tangential im Strahlengang, erscheint er im Durchleuchtungsbild als Keil. Scharf abgebildet wird jener Teil des Meniskus, welcher vom Zentralstrahl orthograd getroffen wird. Wesentlich ist nun, daß der Meniskus durch stufenweises Drehen des Patienten *in allen Abschnitten* zur Abbildung kommt. Die orthograde Projektion gelingt nur mit Hilfe der Durchleuchtung. Erscheint der meniskotibiale Raum im Durchleuchtungsbild als heller (lufthaltiger) Streifen, ist die Einstellung korrekt. Gelegentlich führt erst eine leichte Schrägeinstrahlung durch Kippung der Röhre zum Ziel.
Der Patient wird vom Untersucher, das Bein fest im Griff, von der einen Seite über den Bauch zur anderen gedreht. Durch vorausgegangene Instruktion drehen sich Oberkörper und Kopf des Patien-

298 Arthrographie

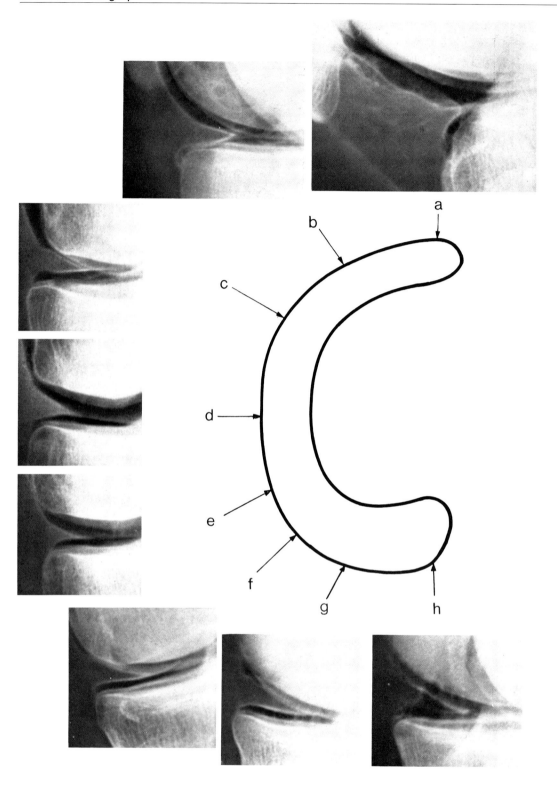

Abb. 5a–h Übersicht über ein normales Arthrogramm des medialen und lateralen Meniskus. Vom medialen Meniskus (links) sind 8 Aufnahmen (a–h) in Richtung vom Vorderhorn zum Hinterhorn dargestellt.

Kniegelenk 299

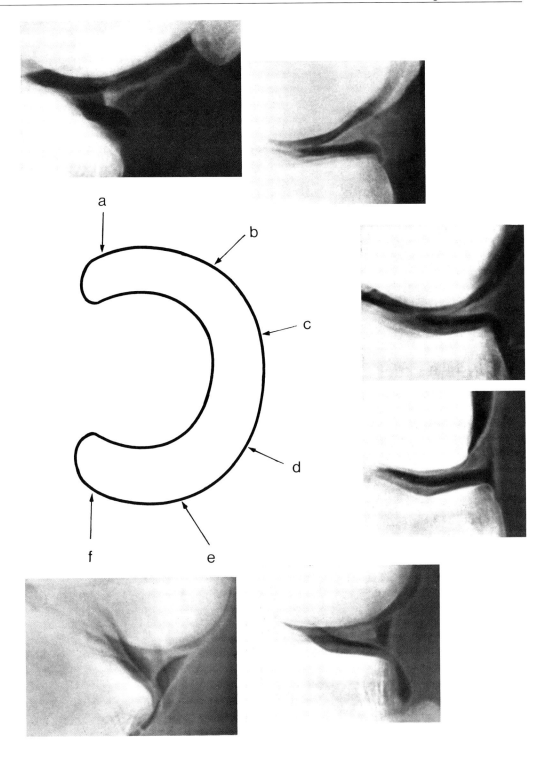

Vom lateralen Meniskus (rechts) sind 6 Aufnahmen (**a–f**) abgebildet. In der Mitte: Aufsicht auf eine Skizze der beiden Menisken. Die Pfeile bezeichnen diejenigen Partien des Meniskus welchen das daneben stehende Arthrogramm entspricht.
(aus *A. Rüttimann*: Fortschr. Röntgenstr. 87, 736) [1957]

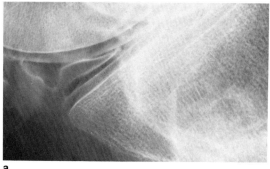

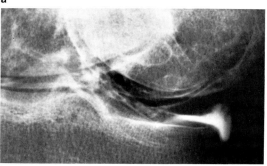

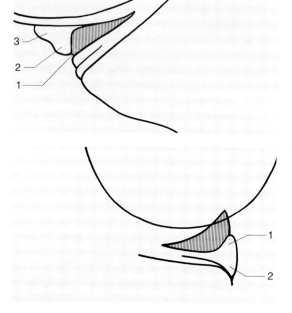

Abb. 6 a u. b
a Normales mediales Hinterhorn. Schmale Meniskusbasis, bedingt durch einen tiefen oberen Rezessus. 1 = Meniskusbasis, 2 = oberer Rezessus, 3 = oberer Kapselraum, beide mit Luft gefüllt
b Normales laterales Vorderhorn. Kräftiger unterer Rezessus, mit flüssigem Kontrastmittel gefüllt. 1 = unterer Rezessus, 2 = unterer Kapselraum

ten mit. Eine fixierende Halterung am Oberschenkel erleichtert den Drehvorgang und verhindert, daß sich der abzubildende Meniskus zu weit vom Zentralstrahl entfernt (Abb. 4). Die Aufnahme wird auf Kommando oder mit Fußschalter ausgelöst. Die Darstellung der Menisken erfolgt getrennt; es sollte mit dem klinisch Suspekten begonnen werden.
Das Vorderhorn des *medialen Meniskus* läßt sich am besten unter Rotationsbewegungen bei leichter Kniebeugung einstellen. Beim Hinterhorn sind die vollständige Streckung und die Erweiterung des medialen Gelenkraumes durch Abduktion entscheidend. Am schwierigsten ist gelegentlich die Darstellung der mittleren Zone. Aus leichter Beugung, Streckung, Abduktion und Rotation muß dann die orthograde Einstellung ermittelt werden, wobei ein Überdrehen des Unterschenkels gegenüber dem Oberschenkel zu störenden Überlagerungen führt (HALL 1976). Ferner besteht bei Einstellungsschwierigkeiten die Tendenz, einen größeren Meniskusabschnitt zu überspringen und den gleichen mehrfach abzubilden. Die lückenlose Darstellung des medialen Meniskus erfordert 8–10 Aufnahmen, bei unklaren Befunden sogar

mehr. Bei 8–10 Aufnahmen und gleichmäßigen Drehschritten ergeben sich Abstände von etwa 5 mm.
Die Einstellung des *lateralen Meniskus* erfolgt in gleicher Weise, wobei der Gelenkraum in der mittleren Zone und im Hinterhorn mittels Adduktion verbreitert und die tibiale Meniskusseite vom tibialen Gelenkknorpel abgehoben wird. 6 Aufnahmen genügen zur Dokumentation; bei Rißverdacht erhöht sich die Zahl.
Zum Abschluß der Untersuchung folgen Übersichtsaufnahmen a.-p. und seitlich zur Beurteilung der Gelenkräume, der Bursen und ggf. vorhandener Zysten.
Aufnahmetechnik bei der *Kreuzband- und Patelladiagnostik* s. S. 316 u. 318.

Normale Menisken, Gelenkräume und Bursen

Aufgrund der anatomischen Verhältnisse und der angewandten Technik stellen sich die Menisken als homogene, linienförmig begrenzte Keilschatten dar, die Spitze gegen das Gelenkinnere gerichtet (s. funktionelle Anatomie S. 295). Die mit einem dünnen flüssigen Kontrastmittelfilm überzogenen femoralen und tibialen Flächen heben sich bei der orthograden Projektion und Ab- bzw. Adduktion scharf vom schmalen luftgefüllten meniskofemoralen bzw. meniskotibialen Raum ab (Abb. 5). Die femorale Kontur – sich der Kondylenform anpassend – ist leicht konkav, die tibiale plan, die Keilspitze spitz und nie abgerundet (Abb. 5). Bei überdehnbaren Seitenbändern mit entsprechender Verbreitung des meniskofemoralen oder/und meniskotibialen Raumes erscheint der normale Meniskus schmaler und kürzer. Die Basis des Meniskuskeiles läuft meist ohne sichtbare Begrenzung in den Kapselschatten über. Gelegentlich auftretende Grenzkonturen sind flau und gut von einem Riß unterscheidbar (Abb. 5d). Am Übergang zur Kapsel findet man häufig Rezessus, bogenförmig begrenzte Einbuchtungen, welche die Meniskusbasis unterschiedlich verschmälern. Sie kommen – sowohl auf der femoralen wie auf der tibialen Seite – in allen Abschnitten vor, am häufigsten jedoch im medialen Hinterhorn und lateralen Vorderhorn (Abb. 6). Die Meniskusbasis wird bei beidseitig vorhandenen Rezessus äußerst dünn und dadurch verletzlich; im Durchleuchtungsbild läßt sich eine vermehrte Beweglichkeit nachweisen. Spitzwinklige Rezessus entsprechen häufig kleinen Einrissen, besonders bei unscharfen Konturen als Ausdruck einer Kontrastmittelimbibition (vgl. Abb. 15).

Bei der korrekten Untersuchung des Meniskus aus seitlicher Position über den Bauch zur anderen Seite überlagern sich in Seitenlage die Vorderhörner der Menisken. Das weiter vorn inserierende mediale Vorderhorn liegt dementsprechend vor dem lateralen (Abb. 7). In seitlicher oder fast seitlicher Position kommt es ferner zur Überprojektion des infrapatellaren Hoffaschen Fettkörpers und der Plica synovialis infrapatellaris mit den Vorderhörnern der Menisken. Der innere Rand des Fettkörpers zeigt sich meist als bogenförmig über den Meniskus hinweglaufende Kontur (Abb. 8). Eine hypertrophe Hoffa-Zotte kann jedoch ein nach vorn luxiertes Meniskusfragment vortäuschen und irritiert vor allem, wenn sie durch Einklemmung intermittierende Blockaden verursacht (vgl. Abb. 22). Der in allen Abschnitten intakt befundene Meniskus führt auf die richtige Spur. Die infrapatellare Plika ist als wenig schattengebendes, vorwiegend vertikal verlaufendes Band in verschiedenen Variationen erkennbar (Abb. 8). Gelegentlich besteht eine zweite, mehr horizontal ziehende Falte unterhalb der üblichen.

Der *mediale Meniskus* hat in der Aufsicht eine kommaähnliche Form (vgl. Abb. 2). Das dem breiten Teil entsprechende Hinterhorn weist somit im Arthrogramm die größte Ausdehnung auf; mittlere Zone und Vorderhorn sind bedeutend kürzer (vgl. Abb. 5). Das Hinterhorn wird häufig durch eine mitgefüllte Bursa semimembranosogastrocnemica überlagert (s. auch funktionelle Anatomie S. 296). Bei sparsamer Verwendung von flüssigem Kontrastmittel lassen sich die über den Meniskus hinweglaufenden Bursakonturen gut von einem Riß unterscheiden (Abb. 9 u. 29). Bei Aufnahmen des Vorderhornes erscheint häufig eine von vorn unten nach hinten oben verlaufende

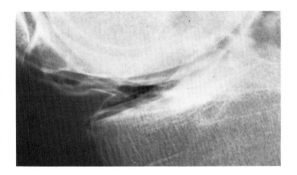

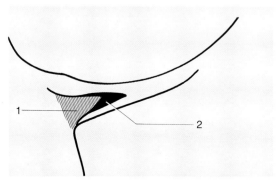

Abb. 7 Mediales und laterales Vorderhorn überlagern sich in Seitenlage. 1 = mediales Vorderhorn, 2 = Spitze des lateralen Vorderhornes

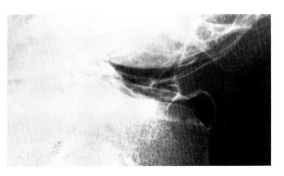

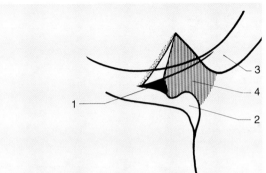

Abb. 8 Überlagerungen des lateralen Vorderhornes in fast seitlicher Position. 1 = Spitze des lateralen Vorderhornes, 2 = unterer Kapselraum, 3 = Unterpol der Patella, 4 = Hoffascher Fettkörper. Plica synovialis infrapatellaris punktiert

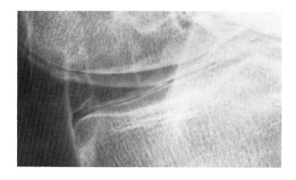

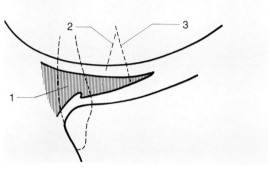

Abb. 9 Normales mediales Hinterhorn von einer gekammerten und teilweise nur schwach gefüllten Bursa semimembranosogastrocnemica überlagert. 1 = gut gefüllter Bursateil, 2 u. 3 = Wand weiterer Bursateile

popliteus, einer trichterförmigen Ausstülpung des Gelenkraumes. Dünne, gelegentlich fehlende Bindegewebebrücken (vgl. Abb. 13) verbinden den oberen und unteren Basisrand des Meniskus mit der Kapsel und bilden das Dach bzw. den Boden der Sehnenscheide, welche eine hochovale, schlitzförmige Gestalt aufweist (Abb. 10) (PAVLOV u. GOLDMAN 1980). Die Popliteussehne ist nicht immer identifizierbar. Sie stellt sich häufig als bogenförmige Einbuchtung der lateralen Sehnenscheidenwand, als von unten nach oben schräg verlaufendes Band oder selten als ovaler Schatten frei in der Scheide dar. Ein häufig sichtbares, nach medial leicht ansteigendes Band entspricht dem Ende des lateralen Hinterhornes (Abb. 10) (WICKSTROM u. Mitarb. 1975).

Synovialfalten (Plicae synoviales) bilden Septen im *Gelenkraum* oder unterteilen ihn (s. funktionelle Anatomie S. 295). Die infrapatellare und die hintere Falte kommen am besten im seitlichen Übersichtsbild bei leichter Beugung zur Darstellung (Abb. **8, 11 u. 12**). Die suprapatellare Falte ist unterschiedlich ausgebildet, fehlt oft oder trennt seltenerweise den Recessus suprapatellaris vollständig ab (Abb. **12 b**). Beschreibung der Plicae alares S. 296 u. 322.

Kontur; sie entspricht der vorderen Begrenzung des vorderen Kreuzbandes (vgl. Abb. 11). Ein tibialer Kreuzbandausriß kann zu differenzialdiagnostischen Schwierigkeiten gegenüber einer Läsion des medialen Vorderhornes Anlaß geben, wobei eine nicht seltene kombinierte Läsion die Diagnostik noch erschwert.

Der *laterale Meniskus* hat in der Aufsicht eine unvollständig geschlossene ringähnliche Form mit wenig Breitenänderung in den drei Abschnitten (vgl. Abb. **2**). Das Vorderhorn ist spitz ausgezogen und reicht weiter ins Gelenk als das mediale (vgl. Abb. **5**); der infrapatellare Fettkörper überlagert meist nur die Basis (vgl. Abb. **8**). Die mittlere Zone weist im Vergleich zur Breite eine hohe Basis auf, welche jedoch im Gegensatz zum hier typischen Ganglion keine ausgebuchteten Konturen besitzt (vgl. Abb. **5**). Die femorale Kontur der mittleren Zone läßt sich manchmal nur schwer vom Condylus femoris abheben (vgl. Abb. **5** lat. **d**).

Rezessus finden sich lateral meist an der Unterseite. Selten vertiefen sie sich nach hinten und gehen kontinuierlich in die Popliteussehnenscheide über.

Das Hinterhorn ist dorsal vom Seitenband durch die Popliteussehne von der Kapsel getrennt. Die Sehne verläuft in der Außenwand des Hiatus

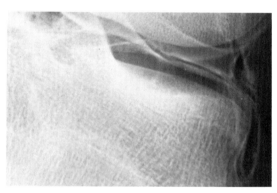

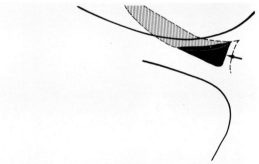

Abb. **10** Normales laterales Hinterhorn. Schlitzförmiger Hiatus popliteus (→) mit Einbuchtung der Außenwand durch die Sehne. Das Ende des lateralen Hinterhornes ist als bandartige Verschattung sichtbar, welche leicht schräg gegen das Gelenkinnere ansteigt. Orthograd getroffenes Hinterhorn schwarz, Meniskusband gestrichelt

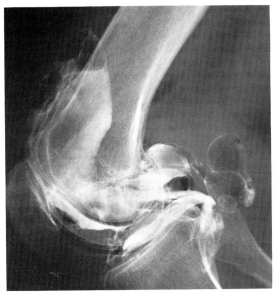 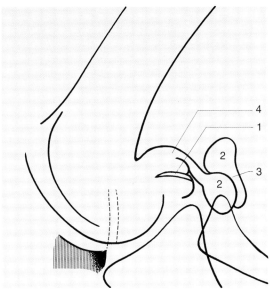

Abb. 11 Seitliche Übersichtsaufnahme in mittlerer Beugung, Doppelkontrast. Mediales Vorderhorn schwarz, Hoffascher Fettkörper gestrichelt, Konturen des vorderen Kreuzbandes punktiert, 1 = hintere Synovialfalte, 2 = gekammerte Bursa semimembranosogastrognemica, 3 = Verbindungen der beiden Bursae, 4 = gemeinsame Verbindung zum hinteren medialen Kapselraum

Durch die Menisken entsteht ferner eine unvollständige Unterteilung des Gelenks in einen unteren und einen oberen Kapselraum (vgl. Abb. **6, 8** u. **10**). Die zentralen Anteile des Gelenkraumes im Bereich der Fossa und Area intercondylaris sind aufgrund der anatomischen Verhältnisse strukturenreich und arthrographisch schwieriger beurteilbar. Mehrere *Bursen* kommunizieren konstant oder inkonstant mit dem Gelenkraum (s. funktionelle Anatomie S. 296): Die große *Bursa suprapatellaris* (Recessus suprapatellaris) bildet die Fortsetzung des retropatellaren Gelenkraumes und erstreckt sich 6 bis 8 cm über den oberen Patellapol (Abb. **12b**). Die *Bursa semimembranosogastrocnemica* zeigt sich im Seitenbild meist als gemeinsamer, gelegentlich gekammerter Raum. Dieser liegt im a.-p. Bild medial und kann bei den Zielaufnahmen das Hinterhorn des medialen Me-

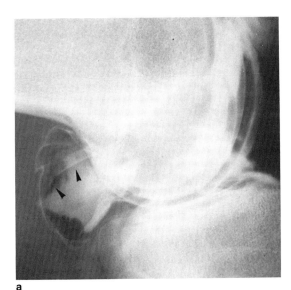 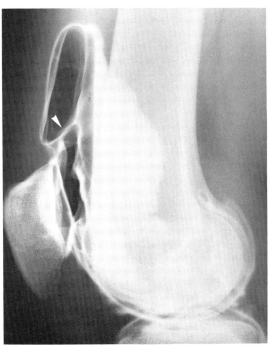

a
Abb. **12a** u. **b**
a Atypisch verlaufende hintere Plica synovialis (▶)
b Unvollständiges Septum im Rezessus suprapatellaris (▶)

b

304 Arthrographie

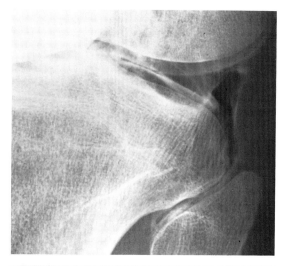

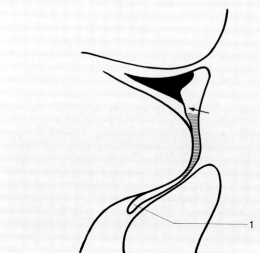

Abb. 13 Normales laterales Hinterhorn (schwarz). Boden des Hiatus popliteus (→) ohne Bindegewebebrücke. Bursa poplitea und unterer Kapselraum gestrichelt. 1 = Tibiofibulargelenk

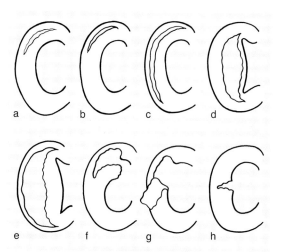

niskus überlagern (vgl. Abb. 9). Die Verbindung der Bursa gastrocnemica zum Gelenk liegt im oberen medialen Teil des hinteren Kapselraumes und ist im Seitenbild häufig sichtbar (vgl. Abb. 11). Die tiefer gelegene Verbindung zur Bursa semimembranosa tangiert gelegentlich die Basis des medialen Hinterhornes. Die kleine *Bursa poplitea* besitzt fakultativ über den Hiatus popliteus eine Verbindung zum Gelenkraum, wobei sich meist auch das Tibiofibulargelenk mitfüllt (Abb. 13).

Meniskusläsion

Die Menisken wirken als Puffer zwischen Femur und Tibia. Zusammen mit dem dünnen Überzug von Synoviaflüssigkeit vermindern sie die Reibung zwischen den belasteten Gelenkflächen (s. auch funktionelle Anatomie S. 295). Überbelastung in Sport und Beruf, lokalisierte Überbelastung bei kongenitaler oder erworbener Gelenkfehlstellung geben zu vorzeitiger Degeneration und gehäufter Läsion Anlaß. Am meisten leiden die Menisken unter forcierten Kombinationsbewegungen mit Rotation-Flexion-Extension (Skifahrer, Fußballer). Aus Gründen der Verankerung ist die tibiale Meniskusfläche größeren Spannungen ausgesetzt als die femorale; Einrisse an der tibialen Fläche sind dementsprechend häufigere Ereignisse. Der mediale Meniskus vermag wegen seiner festen Verankerung mit der Kapsel und mit der Tibia am vorderen und hinteren Ansatz wenig auszuweichen und reißt deshalb viel häufiger als der wesentlich verschieblichere laterale Meniskus (Verhältnis etwa 2:1). *Mediale Risse* beginnen am häufigsten im *Hinterhorn*, besonders an der tibialen Fläche und werden nach vorn seltener. *Laterale Risse* hingegen entstehen vorwiegend im *Vorderhorn*.

Aufgrund des *Aufsichtbildes* des Meniskus lassen sich pathologisch-anatomisch folgende *Rißformen* unterscheiden: Einrisse, partielle oder totale längs verlaufende Durchrisse, Querrisse, Mischformen, Ausrisse und Totalabrisse (Desinsertion, Kapselabriß, Abb. 14).
Voraussetzung zur arthrographischen Darstellung des Risses ist die Füllung desselben mit Kontrastmittel.
Im arthrographischen *Querschnittsbild* erscheint der Meniskus als Keil. Je nach Richtung, welche die Risse im Meniskuskörper nehmen, kann man zwischen vertikalen, schrägen, horizontalen Rissen und Mischformen unterscheiden. Ferner unterscheiden wir, medial und lateral, entsprechend der Lokalisation, Risse im Vorderhorn, in der mittleren Zone und im Hinterhorn. Meistens erstrecken sich die Risse jedoch über mehr als eine Zone.

Abb. 14 a – h
Schema der häufigsten Meniskusverletzungen
a Einriß. **b** u. **c** Längsrisse. **d** u. **e** Totale Längsrisse vom Korbhenkeltyp. **f** Kombination von Längs- und Querriß. **g** Einseitiger Abriß mit Luxation des Fragmentes, **h** Querriß

Der Chirurg hat den Meniskus intra operationem in Aufsicht vor sich; der Radiologe sieht im Arthrogramm seinen Querschnitt. Durch Analyse sämtlicher Querschnittsbilder läßt sich der Rißtyp im Aufsichtsbild rekonstruieren. Die abschließende Beurteilung eines Arthrogrammes sollte neben der Diagnose „Meniskusläsion" genaue Angaben über Ausdehnung des Risses und evtl. Verlagerungen von Meniskusteilen (Korbhenkel) enthalten. Kleine Risse bedürfen im Hinblick auf eine partielle Resektion oder Meniskusnaht einer besonders exakten Beschreibung. Insbesondere sind lokalisierte Risse im Hinterhorn (Abb. 15a u. c) genau als solche zu bezeichnen, da der Chirurg beim Anlegen eines kleinen Hautschnittes das Hinterhorn nicht übersehen kann und sich auf die arthrographische Diagnose verlassen muß. Der oft ausgedehntere operative Befund hat – abgesehen vom manchmal großen zeitlichen Intervall zwischen Arthrographie und Operation – seine Ursache im Umstand, daß der Chirurg aneinanderklebende Risse mit dem Meniskushäckchen auseinanderreißt. Es entstehen dadurch häufig im Arthrogramm nicht vorgelegene „Korbhenkel".

Aus didaktischen Gründen erscheint im Kapitel „Meniskusläsion" der mediale Meniskus immer rechts, der laterale links im Bild. Wo nicht speziell erwähnt, sind die arthrographisch erhobenen Befunde bestätigt, zum größeren Teil operativ, zum geringeren arthroskopisch.

Einrisse

Sie entsprechen Vorstadien von kompletten Rupturen und werden am häufigsten an der Meniskusunterfläche angetroffen, besonders im medialen Hinterhorn. Im Arthrogramm sind sie als schräg, gelegentlich horizontal verlaufende, den Meniskus nur unvollständig durchziehende Risse erkennbar (Abb. 15a–c u. 32). Von einem Rezessus ausgehende Einrisse können diagnostische Schwierigkeiten bereiten. Spitzwinklige Rezessus mit unscharfen Konturen als Ausdruck der Kontrastmittelimbibition sprechen für einen zusätzlichen Riß (Abb. 15c).

Längsrisse

Die am häufigsten vorkommenden Längsrisse sind arthrographisch auch am besten darstellbar, da sie röntgenorthograd getroffen werden. Je nach Länge der Läsion findet man im arthrographischen Querschnitt vertikal oder schräg verlaufende Durchrisse in einem, dem folgenden oder allen drei Meniskusabschnitten (Abb. 16–19). Liegt der Riß am Übergang zur Kapsel (*Kapselabriß*, Desinsertion), zeigt sich im Arthrogramm ein Vertikalriß an der Meniskusbasis über eine bestimmte Länge (Abb. 17). Ist der zentrale Teil des längs gerissenen

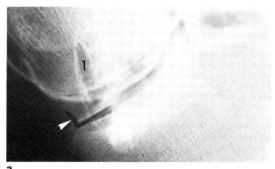

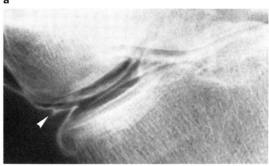

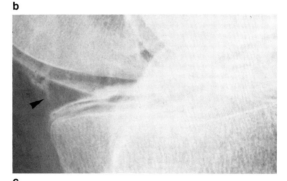

Abb. 15a–c
a Schräger Einriß an der Unterfläche des medialen Hinterhornes, basisnah (▶). 1 = Die Meniskusbasis überlagernde Bursa semimembranosogastrocnemica
b Kurzer schräger Einriß an der femoralen Fläche des medialen Vorderhornes (▶)
c Eingerissener femoraler Rezessus im medialen Hinterhorn (▶)

Meniskus gegen das Gelenkinnere verlagert, spricht man von einem *Korbhenkelriß*, der etwa 16% aller Risse ausmacht (VAN DER BERG u. CREVECOEUR 1955). Der Übergang vom „Korb zum Henkel" kann gelegentlich als defekter „diskoider" Meniskus erkannt werden; das entscheidende Kriterium ist jedoch die Erkennung des verkürzten und meist pathologisch begrenzten peripheren Meniskusrestes, welcher zusätzlich Einrisse aufweisen kann (Abb. 17d u. 20–22). Bei frischer Läsion sind gelegentlich glatt berandete Stümpfe vorhanden, die ähnlich aussehen wie ein partiell hypoplastischer Meniskus oder ein Status

(Text weiter S. 308)

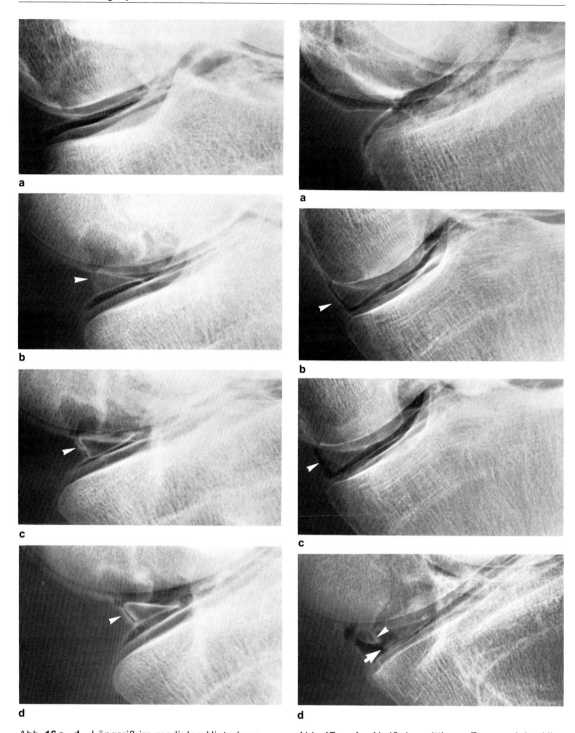

Abb. **16a–d** Längsriß im medialen Hinterhorn
a Mittlere Zone intakt
b Die Läsion beginnt am Übergang zum Hinterhorn mit einem Einriß von der femoralen Fläche her (▻)
c u. **d** Durchriß des ganzen Hinterhornes (▻). Die gerissenen Teile liegen aneinander

Abb. **17a–d** Abriß der mittleren Zone und des Hinterhornes des medialen Meniskus an der Kapsel (Kapselausriß, Desinsertion)
a Mediales Vorderhorn intakt
b Kapselabriß in der mittleren Zone ohne wesentliche Diastase (▻)
c Am Übergang zum Hinterhorn ist der abgerissene Meniskus um 4–5 mm nach innen verlagert (▻)
d Stärkere Verlagerung des abgerissenen Meniskus in das Gelenkinnere (→). An der femoralen Seite besteht ein zusätzlicher Riß (▻)

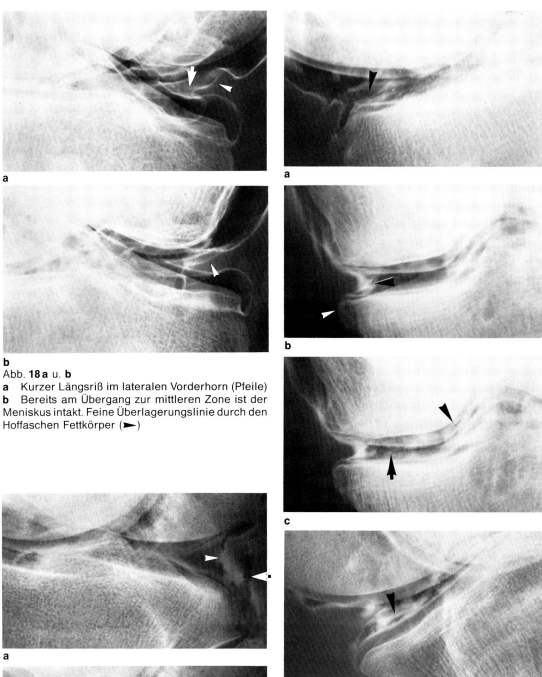

Abb. 18 a u. b
a Kurzer Längsriß im lateralen Vorderhorn (Pfeile)
b Bereits am Übergang zur mittleren Zone ist der Meniskus intakt. Feine Überlagerungslinie durch den Hoffaschen Fettkörper (▶)

Abb. 19 a u. b Längsriß im lateralen Hinterhorn (▶), beginnend in der mittleren Zone. Der Riß liegt zentral vom Hiatus popliteus (→)

Abb. 20 a–d
Medialer Längsriß vom Korbhenkeltyp
a Im Vorderhorn ist der „Henkel" (▶) noch im Kontakt mit dem Meniskusstumpf
b Der kurze periphere Meniskusrest ist rund, stumpf und mit Kontrastmittel durchsetzt (→). Raubersches Zeichen (▶)
c Der „Henkel" ist im Gelenkinneren vermutbar (▶). Starker Knorpelschwund an der femoralen, vor allem jedoch an der tibialen Gelenkfläche (→)
d Medialer Längsriß vom Korbhenkeltyp im Hinterhorn. Der „Henkel" (▶) ist mit dem peripheren Meniskusstumpf noch in Kontakt

308 Arthrographie

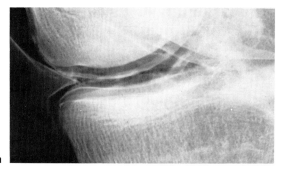

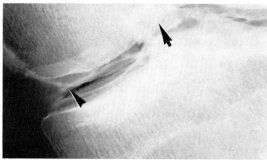

Abb. 21 a u. b Medialer Längsriß vom Korbhenkeltyp in der mittleren Zone und im Hinterhorn
a Vorderhorn intakt
b Meniskusstumpf (➤) kurz, rund und ausgefranst. „Henkel" ins Gelenkinnere verlagert (➜); intraoperativ war der Henkel am Hinterhorn ausgerissen

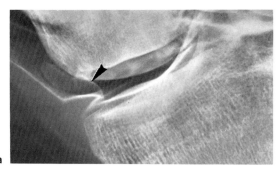

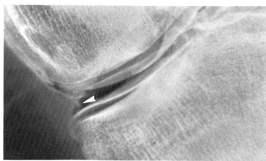

Abb. 22 a u. b Medialer Längsriß vom Korbhenkeltyp von der mittleren Zone bis zum Hinterhorn
a Vorderhorn intakt. Oberhalb des Vorderhornes (➤) liegt ein Fragment, welches zur mittleren Zone gehört
b Kurzer, unregelmäßig begrenzter Meniskusstumpf in der mittleren Zone (➤). Der „Henkel" ist in dieser Aufnahme nicht sichtbar

nach partieller Meniskektomie (vgl. Abb. 29 c). Der ins Gelenkinnere verlagerte Meniskusteil kann in 70–80% der Fälle identifiziert werden, oft am besten in einer Tunnelaufnahme (ILLI 1979). Bei einseitig abgerissenem und umgeschlagenem Henkel erscheint dieser als Fragment neben dem peripheren Meniskusrest oder auch neben einem intakten Meniskusteil (Abb. 22). Die Unterscheidung gegenüber einem vollständig abgerissenen freien Fragment ist schwierig. Differentialdiagnostische Schwierigkeiten gegenüber einer Hoffa-Zotte können dann auftreten, wenn das Fragment sehr peripher in den ventralen Gelenkraum zu liegen kommt (Abb. 22 a).

Querrisse

Sie treten häufiger im lateralen Meniskus auf. Reine Querrisse können dem arthrographischen Nachweis entgehen, weil sie einerseits ungünstig zum Strahlengang verlaufen und andererseits nur einen kleinen Abschnitt des Meniskus verändern. Einem Querriß schließt sich jedoch häufig ein kurzer Längsriß an, was die Erkennung erleichtern kann. Im Arthrogramm weist der innere Teil des Meniskus in einem umschriebenen Bereich unscharfe Konturen, Inhomogenität der Kontrastdichte oder gelegentlich eine kurze horizontale Spalte auf (Fischmaulriß nach SMILLIE 1975, THIJN 1979) (Abb. 23). Sind solche Veränderungen sichtbar bei sonst normalem Befund, sollte der Patient kurz umhergehen (Belastungsarthrogramm) und eine weitere Zielserie des suspekten Abschnittes angeschlossen werden.

Kombinierte Risse

Im allgemeinen handelt es sich um eine Kombination von Längs- und Querrissen, z. T. mit verlagerten oder umgeschlagenen Meniskusteilen, partiellen Kapselabrissen und tangentialen Einrissen. Im Arthrogramm zeigen sich alle möglichen Kombinationen von vertikal, schräg und horizontal verlaufenden Rissen, welche sich von Abschnitt zu Abschnitt ändern können (Abb. 24). Als Extrem liegen eine völlige Zerfetzung und die Auflösung des Meniskus vor (Abb. 30 d).

Alter der Meniskusläsion

Die Bestimmung des Alters ist im Arthrogramm bis zu einem gewissen Grad möglich. Während der Defekt am Stumpf anfänglich dem Negativ des ausgerissenen Fragmentes entspricht und scharfe Ränder besitzt (vgl. Abb. 16, 17 b, 24, 33), werden die Rißflächen mit der Zeit abgerundet bis abgeplattet, und es treten degenerative Veränderungen an den Fragmenten hinzu (vgl. Abb. 20 u. 21). Als zusätzliche, indirekte Zeichen findet man bei älteren Verletzungen (einige Monate bis Jahre) einen

Kniegelenk 309

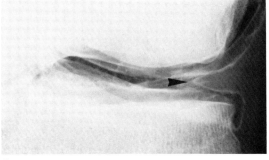

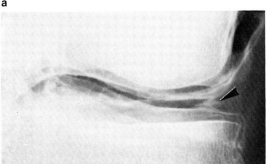

Abb. 23a u. b Lateraler Querriß am Übergang des Vorderhornes zur mittleren Zone
a Abgerundete, mit Kontrastmittel durchsetzte Meniskusspitze (▶)
b Kurze horizontale Spalte in der abgerundeten Meniskusspitze (▶)

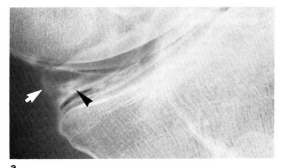

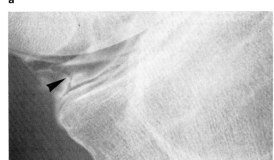

Abb. 24a u. b Kombinierter Riß medial
a Kombination von Schräg- und Vertikalriß (▶) mit zusätzlicher Teilablösung an der Kapsel (→)
b Weiter hinten geht die Läsion in einen Längsriß über (▶)

umschriebenen Knorpelschwund im Bereich der Läsion (vgl. Abb. 20) und bereits auf den Übersichtsaufnahmen vor der Arthrographie eine arthrotische Osteophytenbildung (vgl. Abb. 20), das sog. Raubersche Zeichen (1944). Unter dem Rauberschen Zeichen (Raubersche Konsole) versteht man zarte Knochenproliferationen (Höckerbildungen) am medialen oder lateralen Tibiakopfrand. Diagnostische Bedeutung hinsichtlich des Vorliegens eines mehrere Monate bestehenden Meniskusrisses hat dieses Zeichen allerdings nur, wenn sich gleichzeitig keine Röntgenzeichen der Gonarthrose darstellen.

Nicht so selten besteht eine Meniskusläsion sowohl medial als auch lateral. Die Verletzung kann gleichzeitig oder zeitlich nacheinander eingetreten sein. Die Beschwerden täuschen dabei manchmal nur einseitige Meniskusläsionen vor. Gleicherart kann eine früher eingetretene einseitige Meniskusläsion später durch ein neues Trauma oder lediglich durch die weitere Beanspruchung des Gelenks an Ausdehnung zunehmen. Die zunehmende Degeneration und die weitere Zerstörung eines einmal lädierten Meniskus sind die Regel (vgl. Abb. 29 u. 30).

Die Meniskusläsion im Rahmen einer Gelenkfraktur ist kein außergewöhnliches Ereignis (ANDERSON u. Mitarb. 1976).

Entwicklungsstörung des Meniskus

Im Embryonalstadium ist der femorale und tibiale Gelenkraum durch ein horizontales Septum getrennt, aus dessen peripheren Partien später die Menisken entstehen, während sich die zentralen Partien zurückbilden. Vom Ausmaß dieser Rückbildung hängt die Gestalt des definitiven Meniskus ab. Nach SMILLIE (1948) lassen sich im wesentlichen drei Typen unterscheiden:
– diskoider oder scheibenförmiger Meniskus (am häufigsten),
– anulärer oder ringförmiger Meniskus,
– Mikromeniskus.

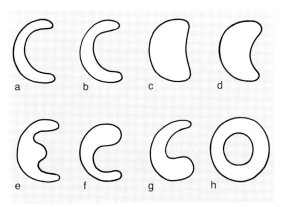

Abb. 25 Verschiedene Formen von Meniskusfehlbildungen (nach Ficat)

310　Arthrographie

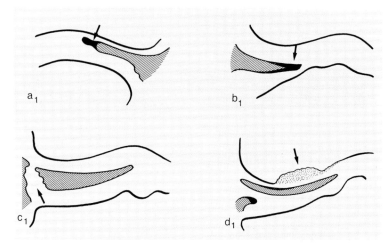

Abb. **26a–d** **a–c** Doppelkontrastarthrogramm bei lateralen Scheibenmenisken
a u. **b** Scheibenmeniskus bei drei- bzw. sechsjährigem Patienten mit Läsion an der Spitze (→)
c Kompletter Scheibenmeniskus bei 40jähriger Patientin, an der Basis abgerissen (→)
d Luftarthrogramm. Kompletter Scheibenmeniskus medial, ziemlich basisnah gerissen. Zweitbefund: Osteochondritis dissecans (→) im Condylus medialis. 11jährige Patientin

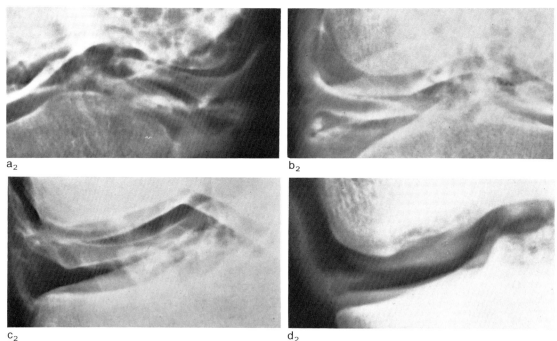

Die ersten beiden Typen entsprechen einer mangelhaften Rückbildung, der dritte Typ einer überschießenden. Es gibt Zwischenformen (dysplastische Menisken, Abb. 25).

Die Meniskusanomalien kommen meistens lateral vor, häufiger beim weiblichen Geschlecht. Sie neigen zu frühzeitiger, besonders horizontaler Rißbildung. Meniskussymptome bei Kindern sind immer suspekt auf eine Meniskusanomalie als Mitursache (SCHULITZ u. GELDHÄUSER 1973).
Im *Arthrogramm* zeigt der Scheibenmeniskus (Abb. 26) anstelle des keilförmigen Querschnittsbildes einen bandförmigen Schatten, der die ganze Gelenkhälfte einnimmt. Der ringförmige Meniskus gleicht einem Korbhenkelriß, wobei jedoch die äußere Partie einem normalen Meniskusbild entspricht, falls nicht bereits eine Verletzung vorliegt. Beim Mikromeniskus ist vor allem das Vorder- und/oder Hinterhorn auffallend klein, ähnlich einem Status nach Meniskektomie. Die Erkennung eines dysplastischen Meniskus im Arthrogramm bereitet nach SULMONI u. LANGLOTZ (1984) keine Schwierigkeiten im Gegensatz zur Erkennung einer zusätzlichen Läsion (Abb. 26).

Degenerative Veränderungen des Meniskus

Verschiedene Ursachen führen zur Meniskusdegeneration; unabhängig von der Ursache können in der Folge Rißbildungen auftreten:
– spezielle Teilerscheinungen am Kniegelenk bei Arthrose,
– primäre Meniskopathie bei chronischer Überbeanspruchung der Menisken (z.B. kniende berufliche Tätigkeit, abnorme Belastung bei Fehlstellung),

Abb. 27a–d Degenerative Veränderungen
a u. b Aufnahmen des gleichen Patienten
a Normaler Meniskus in der mittleren Zone
b Leicht unscharfe und verbreiterte Konturen im Hinterhorn als Zeichen einer beginnenden Degeneration
c u. d Ausgefranste Konturen, Abplattung und Verformung. Bauchige Auftreibung an der Basis (c)

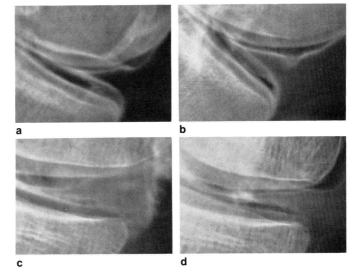

– Kalkeinlagerung in die Menisken (Degenerationsfolge, Chondrokalzinose, Hyperkalzämie verschiedenster Ursache),
– zystische Degeneration = Meniskusganglion,
– Degeneration als Folge einer traumatischen Rißbildung (sekundäre Degeneration).

Im *Arthrogramm* weisen folgende Zeichen auf eine Meniskusdegeneration hin:
– unscharfe und verbreiterte Konturen des Meniskuskeiles, bedingt durch oberflächliches Eindringen von Kontrastmittel. Bei Degeneration tieferer Schichten des Meniskus erscheint die Kontur ausgefranst, häufiger an der Meniskusunterfläche (Abb. 27);
– ausgefranste und mit Kontrastmittel durchsetzte Meniskusspitze. Eine kurze Spalte im freien Rand deutet bereits auf eine beginnende Rißbildung hin (Fischmaulriß);
– Abplattung und Verformung des Meniskus (Abb. 27). Bei abgeplattetem Meniskus wird der meniskotibiale bzw. meniskofemorale Gelenkraum breiter.

Als Sonderform gegenüber der vorwiegend diffusen Degeneration befällt die *zystische Degeneration* (Meniskusganglion) vorwiegend die mittlere Zone und das Vorderhorn des lateralen Meniskus. Die Meniskusganglien geben in über 50% der Fälle zu Rißbildungen Anlaß. Die Meniskusbasis unterliegt einer schleimig-gallertigen, multizystischen Umwandlung. Der Prozeß greift häufig auf die Gelenkkapsel über und kann diese auch durchwachsen. Je nach Ausdehnung des Befundes nach außen kann das Ganglion im Gelenkspalt getastet werden. Betroffen sind vorwiegend Männer zwischen 20 und 30 Jahren.

Im *Arthrogramm* findet man meist eine auffallend hohe Basis des Meniskuskeiles, welche vermehrt nach außen vorsteht und bauchig aufgetrieben ist. Stehen die zystischen Veränderungen durch eine Rißbildung (häufig horizontal) mit dem Gelenkraum in Verbindung, werden sie mit Kontrastmittel gefüllt und sichtbar (Abb. 28, SCHÄFER 1982).

Sog. kortikalisierte Erosionen (Druckerosionen) unterhalb des Tibiakopfrandes, wiederum häufiger lateral,

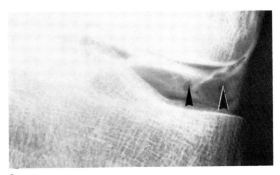

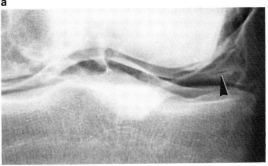

Abb. 28a u. b Laterale Meniskusganglien
a Mittlere Zone. Zystische Degenerationsherde mit Luft gefüllt (►) als Ausdruck einer Meniskusläsion (in dieser Projektion nicht sichtbar). Mäßige Verbreiterung der Meniskusbasis. Scheibenmeniskus
b Mittlere Zone. Stark verbreiterte und nach außen abstehende Meniskusbasis. Horizontalriß (►)

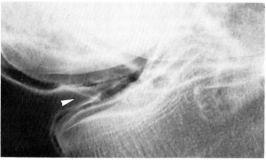
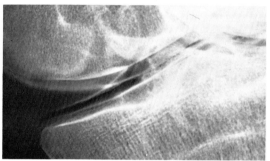
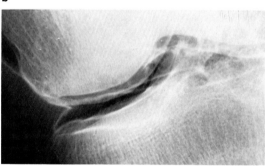
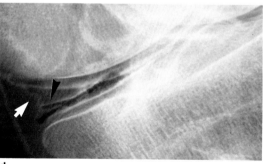

Abb. 29a–d Läsion des medialen Restmeniskus
a Vorderhorn mit Längsriß (▶), welcher bis in die mittlere Zone reicht
b Intaktes Hinterhorn. Resektion des Vorderhornes und der mittleren Zone 1983. 1986 erneut Meniskussymptome
c Scharf begrenzte Resektionsfläche im Übergange Vorderhorn – mittlere Zone am neugeformten Meniskusrest
d Schräger Einriß an der tibialen Fläche des belassenen Hinterhornes (▶). Überlagernde Bursa semimembranosogastrocnemica (→)

können durch Kapselganglien verursacht werden. Die Ganglien sind durchweg palpabel, wegen ihrer extraartikulären Lokalisation im Arthrogramm jedoch nicht darstellbar. Histopathologisch handelt es sich wahrscheinlich um zystische Fibromyxome.

Status nach Meniskektomie

Die Frage ist heute offener denn je, ob die totale oder die partielle Meniskektomie langfristig gesehen bessere Resultate bringt. Die zunehmend häufiger angewandte Meniskusnaht bei Einrissen oder kleinen Durchrissen zeigt den Wandel in der Ansicht, daß die Erhaltung des Meniskus zum Schutz des Knorpels solange wie möglich versucht werden sollte. Andererseits ist die Gefahr, daß der belassene Restmeniskus oder die Meniskusnaht später wieder einreißt, bekanntlich groß (Abb. **29**).

Die Diskussion um das Meniskusregenerat ist dagegen weitgehend abgeschlossen. Echte Meniskusregenerate entstehen unter bestimmten Bedingungen (RADIN u. BRYAN 1970). Sie sind jedoch aus Bindegewebe und nicht aus Faserknorpel aufgebaut (Pseudoregenerate) und somit bei einer Restmeniskektomie histologisch unterscheidbar, jedoch nicht arthrographisch. Der belassene Meniskusrest nimmt durch die Druckkraft im Gelenk schon kurze Zeit nach der Operation wiederum eine meniskusähnliche Form an. Der Keil ist jedoch kleiner, kürzer und sitzt der Kapsel breitbasig auf (Abb. **29 u. 30**). Der neugeformte Meniskusrest entspricht in seiner Größe umgekehrt proportional dem Ausmaß der Resektion, sofern kein („echtes") Regenerat hinzukommt.

Im *Arthrogramm* zeigt der „normale" Meniskusrest im allgemeinen scharfe Konturen, jedoch eine abgerundete Innenkante (Abb. **30**). Meistens gibt ein „Postmeniskektomiesyndrom" Anlaß zur erneuten Arthrographie. Nicht resezierte Meniskusanteile, seltener auch Meniskusregenerate, unterliegen aufgrund der abnormen Belastung bald degenerativen Veränderungen und erneuten Rißbildungen. Das Arthrogramm zeigt dann wiederum die verschiedensten Formen der Meniskusverletzung, wobei als Unterschied zu den Patienten ohne Resektion weniger Meniskussubstanz vorhanden ist (Abb. **30**) (FISCHEDICK 1973). Nicht jedes „Postmeniskektomiesyndrom" ist jedoch meniskusbedingt. Andere Ursachen, insbesondere zusätzliche Binnenverletzungen (Seitenbänder, Kreuzbänder) und vor allem der Knorpelschwund im Rahmen einer Arthrose (Abb. **30d**) (RAU u. KAUFFMANN 1978), kommen als Ursache oder Teilursache der Beschwerden in Frage (DANDY u. JACKSON 1975, ZÜLLIG u. Mitarb. 1978). Die Resektion erneut lädierter Restmenisken bzw. Regenerate macht den Patienten nach ZÜLLIG u. Mitarb. (1978) nur dann beschwerdefrei, wenn Begleiterkrankungen – vor allem Instabilität und Arthrose – fehlen.

Quellen diagnostischer Irrtümer

Gründe, die zu einer Fehlbeurteilung Anlaß geben können, wurden in den vorausgegangen Abschnitten im jeweiligen Zusammenhang besprochen. Sie seien hier nochmals stichwortartig zusammengefaßt:

1. Fehler in der Untersuchungstechnik:
 – paraartikuläre Injektion,
 – mangelhafte Entleerung von Ergüssen;

2. Fehler in der Aufnahmetechnik:
 – nicht orthograde Projektion,
 – Überspringen eines Meniskusabschnittes und statt dessen mehrfache Abbildung des gleichen Abschnittes,
 – nicht frei projizierte femorale Kontur des lateralen Meniskus,
 – störende Übereinanderprojektionen der Hinterhörner und Vorderhörner durch Überdrehen in Seitenlage,
 – irreführende Meniskuskonturen bei zu starker Rotation des Unterschenkels gegenüber dem Oberschenkel;

3. Fehler in der Interpretation des Arthrogrammes:
 – schmaler und kürzer erscheinender normaler Meniskuskeil bei verstärkt aufklappbarem Gelenk,
 – Vortäuschung einer Meniskusläsion durch eine Hoffa-Zotte,
 – Vortäuschung einer medialen Vorderhornläsion bei Ausriß des vorderen Kreuzbandes am tibialen Ansatz,
 – Schwierigkeit in der Unterscheidung eines spitzen Rezessus von einem Rezessuseinriß,
 – Meniskusüberlagerung durch Bursakonturen und -eingänge,
 – Unterscheidung von Grenzkonturen zwischen Meniskusbasis und Kapsel, besonders im medialen Hinterhorn, gegenüber einem Riß,
 – Verwechslung anatomischer Varianten des Hiatus popliteus mit einem Riß, besonders bei fehlenden Bindegewebebrücken.

Arthroskopie

Auf den Wert der Arthroskopie bei der Abklärung von Knorpelschäden, insbesondere im Femoropa-

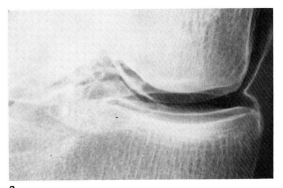

a

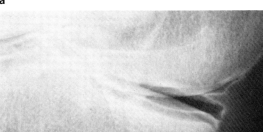

b

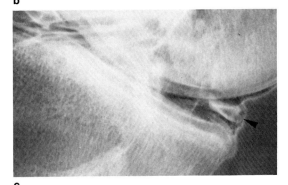

c

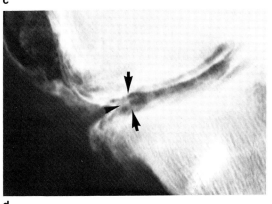

d

Abb. 30 a–d Status nach medialer Meniskusläsion und Resektion 1982 (**a–c**)
a Scharf konturierte Resektionsfläche mit abgerundeter Spitze am Übergang Vorderhorn–mittlere Zone
b Intakter Restmeniskus (Regenerat oder lediglich Neuformierung des resezierten Meniskus?) am Übergang mittlere Zone – Hinterhorn
c Restmeniskus im Hinterhorn an der Basis abgerissen (►)
d Status nach medialer Meniskusresektion vor 19 Jahren. „Postmeniskektomiesyndrom". Restmeniskus in der mittleren Zone im Bereich der Spitze zerfetzt (►). Schwere Arthrose mit massivem Knorpelschwund (→)

tellargelenk, und der Kreuzbänder wird in den entsprechenden Abschnitten eingegangen.
In der Meniskusdiagnostik stehen sich z.Z. zwei Gruppen gegenüber: die Anhänger der primären Arthroskopie, vorwiegend Orthopäden, und diejenigen einer primären Arthrographie, vorwiegend Radiologen. Die Diskussionen berücksichtigen häufig die Interessen des Patienten nicht genug und würden weitgehend verstummen, wenn beide Untersuchungsmethoden vom selben Arzt durchgeführt würden. Dem Patienten ist dort am besten gedient, wo beide Methoden nicht in Konkurrenz, sondern in sinnvoller Ergänzung gehandhabt werden.
Die Arthroskopie erfordert einen wesentlich größeren Aufwand als die Arthrographie. Es handelt sich um einen kleinen operativen Eingriff im Operationssaal, unter strengsten aseptischen Bedingungen, in Lokalanästhesie oder Vollnarkose. Es erscheint somit folgerichtig, daß die für den Patienten angenehmere, weniger aufwendigere und auch billigere Arthrographie als Primäruntersuchung eingesetzt wird und die Arthroskopie „Problemfällen", beispielsweise bei Diskrepanzen zwischen klinischem und radiologischem Befund, bei akuten Schmerzzuständen mit Hämarthros oder Blockaden, unklaren Beschwerden bei Status nach Meniskektomie und therapeutischen Eingriffen, vorbehalten bleibt. Unnötige Probearthrotomien können mit diesem Abklärungsmodus weitgehend vermieden werden (RICKLIN u. Mitarb. 1980).
Unabdingbare Voraussetzung ist jedoch die einwandfreie Durchführung und Interpretation des Arthrogrammes, wodurch sich eine Treffsicherheit in der Diagnostik der Meniskusläsionen von 90–100% ergibt (LINDBLOM 1948, FREIBERGER u. Mitarb. 1966, THIJN 1979).
Mit der Arthroskopie werden vor allem basisnahe mediale Hinterhornrisse oder -einrisse übersehen, welche mit dem Meniskushäckchen nicht erfaßbar sind (vgl. Abb. **15** u. **32**). Das gleiche trifft bei medialer parapatellärer Schnittführung sogar für die Arthrotomie zu (HALL 1978, LANGLOTZ u. DREXEL 1980). Im Vergleich werden der Arthrographie dann falsch-positive Befunde angelastet.

Eine Zusammenstellung von THIJN (1979) ergab bei medialen Meniskusläsionen in 92% eine korrekte arthrographische Diagnose gegenüber lediglich 81% bei der Arthroskopie. Demgegenüber war bei lateralen Meniskusläsionen die Arthroskopie mit 98% der Arthrographie mit 90% überlegen.

Seitenband- und Kapselverletzungen

Seitenbänder, Gelenkkapsel und Menisken bilden eine funktionelle Einheit. Bei einem traumatisierten Kniegelenk werden häufig kombinierte Verletzungen der Seiten- und Kreuzbänder, der Kapsel und der Menisken angetroffen. Sie lassen sich namentlich bei Frühfällen klinisch nur schwierig auseinanderhalten.
Seitenbandverletzungen entstehen meist auf indirektem Wege, ähnlich den Meniskusverletzungen, wobei eine forcierte Rotationsbewegung (Torsionstrauma) oder eine forcierte Ab- bzw. Adduktion das entscheidende ursächliche Moment darstellen. Das mediale Seitenband ist viel häufiger betroffen als das laterale, weil es wegen der physiologisch leichten Valgusstellung unter stärkerer Spannung steht und die Torsionstraumen nach außen bzw. Abduktionstraumen häufiger vorkommen als Innentorsions- und Adduktionsverletzungen (Abb. **31**). Klinische Symptome sind je nach Schweregrad des Traumas Druckempfindlichkeit entlang des Seitenbandes, medial besonders über dem Femurkondylus, Schmerzen bei Aufklappung, d. h. Erweiterung des betreffenden Gelenkspaltes, ferner Schwellung, lokales Hämatom und Gelenkerguß. Bei medialer Seitenbandzerrung liegt immer auch eine Mitverletzung der Gelenkkapsel vor. Alte ungenügend behandelte Bandschäden führen zur Instabilität des Gelenks.

Im *Nativbild* sind frische Seitenbandverletzungen gelegentlich anhand kleiner Kortikalisausrisse an den Femurepikondylen oder auch am Fibulaköpfchen zu erkennen.
Frische und alte, klinisch vermutete Verletzungen werden mit *gehaltenen Aufnahmen* in Ab- oder Adduktion verifiziert und dokumentiert.
Ein sicheres Zeichen der alten (medialen) Seitenbandläsion ist der sog. Stieda-Pellegrini-Schatten (STIEDA 1908), eine Weichteilossifikation über den Femurkondylen. Sie ist meist unregelmäßig oder sichelförmig geformt und läßt sich radiologisch frühestens 3 Wochen, meist aber erst Monate nach dem Unfall nachweisen.
Die Seitenbandläsion ist primär keine Indikation

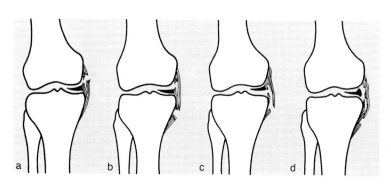

Abb. **31** Verschiedene Formen von Seitenbandrissen medial (nach *Smillie*)

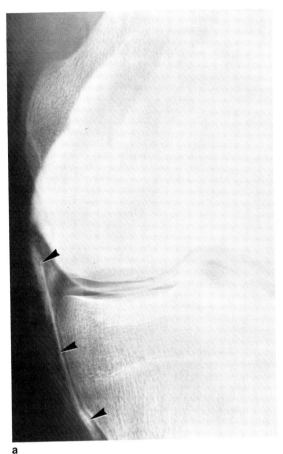

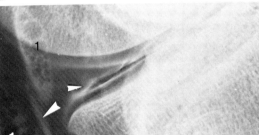

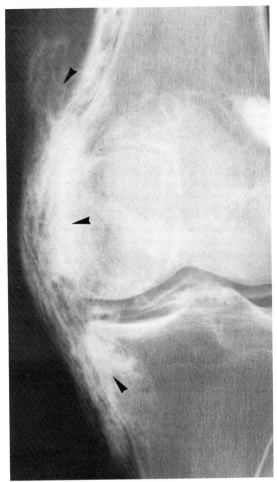

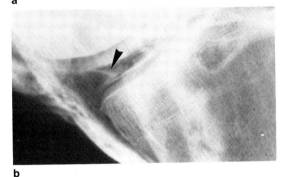

Abb. 32a u. b Mediale Seitenbandläsion mit gleichzeitiger Meniskusläsion
a Vertikal verlaufender paraartikulärer unscharf begrenzter Kontrastmittelstreifen im medialen Seitenband und Kapsel (▶)
b Tibialer Einriß im medialen Hinterhorn (▶). Kontrastmittel im Seitenband (▶). 1 = Gekammerte Bursa semimembranosogastrocnemica mit Luftblasen

Abb. 33a u. b Kombinierte Binnenverletzung medial (Seitenbandkapsel, Meniskus, vorderes Kreuzband)
a Diffuser Kontrastmittelaustritt bei Ruptur aller Kapselschichten (▶)
b Längsriß vom Korbhenkeltyp. Rißfläche im Hinterhorn scharf (▶). „Henkel" nicht sichtbar

zur Arthrographie. Seitenbandrisse sind jedoch besonders auf der medialen Seite häufig mit vorderer Kreuzband- und Meniskusläsion kombiniert.

Das *Arthrogramm* klärt diese kombinierten Binnenverletzungen in bezug auf den Meniskus und gibt oft zusätzliche oder bestätigende Auskunft über Seitenband und Kreuzband.

Typische Zeichen einer Band- und Kapselläsion im Arthrogramm sind:

1. Kontrastmittelstreifen in Seitenband und Kapsel. Sie verlaufen paraartikulär, meist in kraniokaudaler Richtung. Die Konturen sind unregelmäßig (Abb. **32**). Ein diffuser Kontrastmittelaustritt kommt nur bei Ruptur aller Kapselschichten vor. Die Klinik ist dann offensichtlich, die Arthrographie nicht nötig (Abb. **33**).

2. Erweiterung der meniskofemoralen, meniskotibialen oder beider Gelenkspalten, je nachdem ob der Riß supra- oder inframeniskal oder beidseitig liegt (vgl. Abb. **31**).

Bei medialen Rissen im hinteren Kapselanteil kann die Bursa semimembranosogastrocnemica mitbeteiligt sein.

Meniskusverletzung auf der einen und Bandzerrung auf der anderen Seite kommen vor. Sie sind aber oft durch verschiedene Traumen bedingt.

Bei der arthrographischen Diagnose der relativ selten vorkommenden lateralen Seitenbandläsion ist daran zu denken, daß die paraartikuläre Injektion von Kontrastmittel eine Bandläsion vortäuschen kann.

Kreuzbandverletzungen

Die Kreuzbänder liegen intrakapsulär, jedoch extrasynovial. Sie dienen der axialen Verankerung des Gelenks (s. funktionelle Anatomie S. 295). Die Ruptur der Kreuzbänder hat eine abnorme Beweglichkeit der Tibia gegenüber dem Femur zur Folge – als sog. vordere oder hintere Schublade nachweisbar. Das vordere Kreuzband reißt isoliert, häufiger jedoch in Kombination mit einer medialen Seitenband- oder/und medialer Meniskusläsion, letztere oft als Längsriß. Bei isolierter vorderer Kreuzbandläsion kann das Schubladenphänomen negativ sein, weil Bänder und Kapsel genügend Halt bieten. Vor allem bei jungen Patienten reißt gelegentlich die Eminentia intercondylica medialis aus; das vordere Kreuzband selbst bleibt intakt. Die wesentlich seltenere hintere Kreuzbandruptur kommt fast nur in Kombination mit Band-Kapsel- und Meniskusläsionen vor. Die Schweregrade der Kreuzbandverletzungen umfassen Überdehnung, partielle und totale Rupturen entweder an den Insertionsstellen oder im Mittelteil.

Arthrographie

Aufnahmetechnik

Die Kreuzbänder kommen am besten in seitlichen Aufnahmen bei 60–90° Flexion zur Darstellung. Unter Durchleuchtung werden leichte Beuge- und Rotationsbewegungen ausgeführt und die Position ermittelt, bei welcher sich die Kreuzbänder am besten abzeichnen. Anschließend folgt eine gleiche Aufnahme in gehaltener Position. Ist die Information ungenügend, sollte seitlich tomographiert werden, was mit linearer Technik meist am gleichen Untersuchungsgerät möglich ist.

Normale Kreuzbänder

Das *vordere Kreuzband*, arthrographisch etwa 6 mm dick, verläuft von vorn unten nach hinten oben in einem Winkel von etwa 45° zum Tibiaplateau (s. funktionelle Anatomie S. 295). Die vordere Kontur, etwa 1 cm hinter der vorderen Tibiakante ansetzend, ist meist durchgehend sichtbar; dahinter erstreckt sich das Kreuzband als bandförmige Aufhellung. Die hintere Kontur fehlt häufig im mittleren Teil auf Höhe der Kreuzung mit dem hinteren Kreuzband (Abb. **34**). Eine Verwechslungsmöglichkeit bietet die infrapatellare Synovialfalte. Sie liegt jedoch ventraler, ist schmaler und nicht geradlinig begrenzt (vgl. Abb. **8**).

Das *hintere Kreuzband*, arthrographisch etwa 6–8 mm dick, verläuft von hinten unten nach vorn oben in einem Winkel von 55–60° zum Tibiaplateau. Beide Konturen sind meist nicht durchgehend sichtbar. Die hintere Begrenzung zeichnet sich ziemlich regelmäßig von der femoralen Insertion bis zur Überschneidung mit den Femurgelenkflächen ab. Die vordere Kontur ist vor allem im mittleren Drittel übersehbar (Abb. **34**). Der tibiale Ansatz des hinteren Kreuzbandes kommt undeutlicher zur Darstellung als derjenige des vorderen.

Pathologische Kreuzbänder

Bei totaler Ruptur des *vorderen Kreuzbandes* verschwinden die vordere Kontur und das helle Band dahinter. Läßt sich die femorale oder tibiale Insertion auch im Tomogramm nicht darstellen, besteht Verdacht auf einen Ausriß (Abb. **35**). Partielle Risse verursachen durch Fasersplitterung und Blutungen eine vordere wellige Kontur. Bei älterer Läsion fehlt entweder das Kreuzband, oder es ist unregelmäßig schmal. Das konstanteste Zeichen einer Ruptur des *hinteren Kreuzbandes* zeigt sich im Verschwinden der hinteren Kontur. Eine Aufnahme in hinterer Schublade ergibt häufig die wichtigste Information, weil die Verschiebung mit 2–3 cm offensichtlich ist (Vergleich mit der Gegenseite wichtig).

Die arthrographische Treffsicherheit liegt insgesamt bei 50–75% (KASPER 1977, THIJN 1979). Bei konsequenter Anwendung der Tomographie läßt sich die Treffsicherheit auf 86% steigern (STADLIN 1981).

Kniegelenk 317

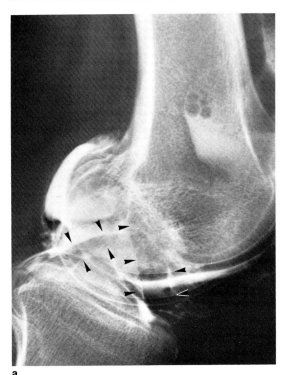

a
Abb. 34a u. b   Normale Kreuzbänder (▸)
a Übersicht, leicht gebeugt und innenrotiert

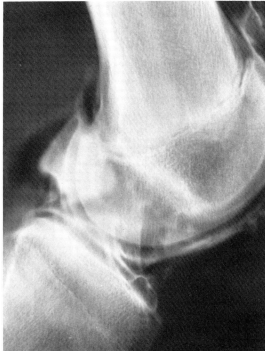

b
b Seitlicher Tomogrammschnitt mit linearer Verwischung

Die Bestätigung oder der Ausschluß einer gleichzeitigen Meniskusläsion mit einer Treffsicherheit von über 90% wertet die Indikation zur Arthrographie auf.

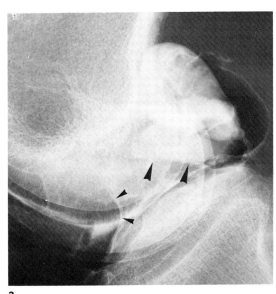

a
Abb. 35a u. b   Vordere Kreuzbandläsion
a Seitliche Übersicht. Hinteres Kreuzband gestreckt (▸). Vorderes Kreuzband scheinbar im unteren Teil sichtbar, durchhängend (▸)

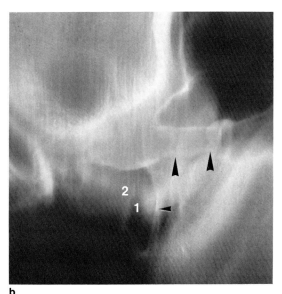

b
b Seitlicher Tomogrammschnitt. Hinteres Kreuzband gut abgrenzbar (▸). Vorderer Kreuzbandrest als dünner Streifen erkennbar (▸), ventral davon Luft im vorderen Rezessus (1) und Synovialfalte (2)

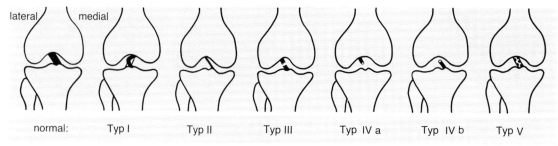

Abb. 36 Klassifikation der Läsionen des vorderen Kreuzbandes im Computertomogramm (nach *Reiser* u. Mitarb.)

CT-Arthrographie

Das Kniegelenk wird vorgängig mit 40–50 ml Luft gefüllt, bei frischem Trauma mit schmerzhafter Bewegungseinschränkung außerdem anästhesiert. Evtl. Ergüsse müssen abpunktiert werden. Spezielle Untersuchungspositionen sind notwendig, um die Kreuzbänder in ihrer Längsachse in die computertomographische Querschnittsebene zu bringen (Detailangaben s. REISER u. Mitarb. 1981, 1982). Abb. 36 zeigt im Schema das normale vordere Kreuzband und die Klassifikation der vorderen Kreuzbandverletzungen in fünf Typen nach REISER u. Mitarb. In Abb. 37 sind das normale vordere Kreuzband und einzelne Verletzungstypen im CT-Bild dargestellt.

Wegen der guten Reproduzierbarkeit eignet sich die CT-Arthrographie am besten zur Überprüfung der Resultate nach Kreuzbandchirurgie (Abb. 38). Bei Verletzung des *hinteren Kreuzbandes* ergeben sich ähnliche Veränderungen wie beim vorderen. Entsprechend der viel selteneren Läsion des hinteren Kreuzbandes (etwa 1:10) sind die Erfahrungen geringer (Abb. 39). Diagnostische Probleme können sich beim frischen Trauma ergeben, bei welchem einerseits die Untersuchung wegen starker Schmerzen gelegentlich nicht möglich ist oder andererseits die Abgrenzung des Kreuzbandes durch Blutkoagula und Ödem erschwert sein kann. Mit einer Spezifität von über 91% und einer Sensitivität von über 94% steht mit der CT-Arthrographie eine sehr treffsichere Methode zur Verfügung. Die hintere Kreuzbandläsion ist z. Z. mit der CT-Arthrographie am einfachsten und sichersten erfaßbar. Da ein CT-Gerät jedoch nicht überall zur Verfügung steht, behält die konventionelle Arthrographie vorläufig ihren Indikationsbereich.

Arthroskopie

Im Vergleich zur konventionellen und zur CT-Arthrographie ist die Arthroskopie ein invasiverer und für den Patienten unangenehmerer Eingriff. Bei vorderem Zugang kann wohl das vordere Kreuzband eingesehen werden, nicht jedoch das hintere, außer das vordere ist defekt. Eine Diskrepanz zwischen klinischem und radiologischem Befund tritt aber auch bei guter klinischer Untersuchung und einwandfrei durchgeführter Arthrographie immer wieder auf. Die Arthroskopie vermag in vielen Fällen zu klären und unnötige Probearthrotomien zu vermeiden helfen (KIESER u. RÜTTIMANN 1976).

Die Wahl der Methode wird schließlich durch die örtlichen Gegebenheiten mitbeeinflußt: Bei mangelhaft durchgeführter konventioneller Arthrographie und fehlendem CT-Gerät erhält die Arthroskopie automatisch einen höheren Stellenwert und umgekehrt.

Chondropathia patellae

Der Patellaknorpel besitzt wie die übrigen Gelenkknorpel keine Durchblutung. Die Ernährung erfolgt über die Synoviaflüssigkeit, welche in den Knorpel diffundiert. Die Elastizität wird vom Flüssigkeitsgehalt bestimmt; dieser nimmt bei Erkrankungen des Knorpels ab (s. auch funktionelle Anatomie S. 294). Bei der *Knorpeldegeneration* entstehen vorerst kleine oberflächliche Fissuren durch Risse in den Knorpelfasern. Diese vertiefen sich durch Verlust von Mukopolysacchariden und Flüssigkeit. Schließlich bricht der Knorpel auf und schwindet; die subchondrale Knochenschicht liegt frei. Degenerierte Knorpelfragmente können sich ablösen (histopathologische Einteilung FRÜND 1926, INSALL u. Mitarb. 1976). Aufgrund natürlicher Abnutzungserscheinungen leiden alte Menschen häufig an einer Chondropathie mit unterschiedlicher Beschwerdeintensität. Trauma und Überbeanspruchung in Sport und Beruf können jedoch bereits in jugendlichem Alter zur Erkrankung führen. Prädisponierend wirken Patelladysplasien (WIBERG 1941, BAUMGARTL 1964), die Fehlstellung der Patella (Lateralisation, Subluxation, Hochstand) und die Dysplasie der Femurkondylen (BANDI 1982). Wieweit einer Plica mediopatellaris (PATEL 1978) pathogenetische Bedeutung bei der Chondropathie zukommt, muß offen gelassen werden (vgl. Abb. 42).

Arthrographie

Nativaufnahmen des Kniegelenks und eine axiale Patellaaufnahme bei 30° Beugung zusammen mit der Gegenseite (FICAT 1970, 1977) erlauben die allgemeine Beurteilung des femorotibialen und femoropatellaren Gelenks. In der axialen Projektion ist auf die Breite des radiologischen Gelenkspaltes,

Kniegelenk 319

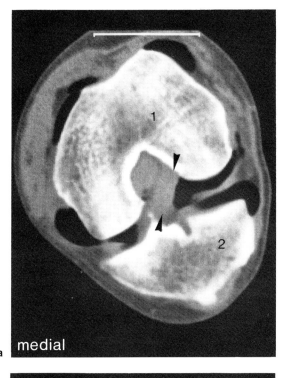
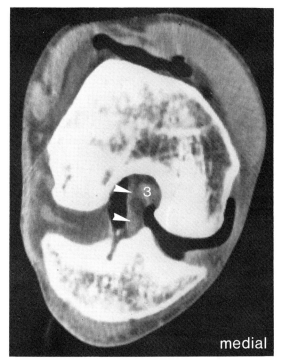
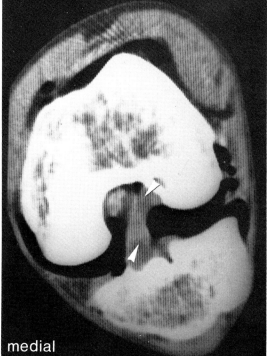
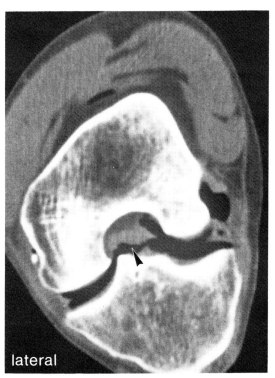

Abb. 37 a–d
a Normales vorderes Kreuzband (➤). Im femoralen Bandabschnitt ist dieses nur durch einen diskreten Aufhellungssaum vom femoralen Ursprung des hinteren Kreuzbandes getrennt. 1 = Femur, 2 = Tibia
b Ruptur des vorderen Kreuzbandes Typ I. Insbesondere im tibialen Bandabschnitt ist noch ein stummelförmiger Bandrest erkennbar. Der Bandrest ist medialisiert und an das hintere Kreuzband angelegt (➤). 3 = hinteres Kreuzband

c Läsion des vorderen Kreuzbandes Typ V. Das Band ist in seiner Kontinuität erhalten. Es sind jedoch ausgeprägte Dichteinhomogenitäten nachweisbar (➤)
d Ruptur des vorderen Kreuzbandes Typ III. Vollständige Kontinuitätsunterbrechung desselben (➤). Aufnahmen nach Luftfüllung des Gelenkes (Aufnahmen: Prof. Dr. *M. Reiser*, Münster)

320　Arthrographie

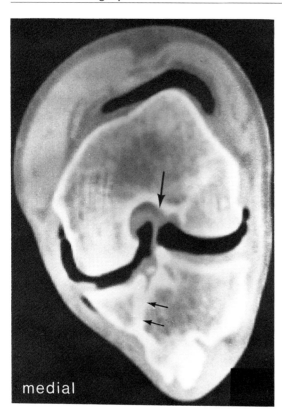

Abb. 38 Status nach vorderer Kreuzbandplastik durch freies Patellasehnentransplantat. Bohrkanal im Tibiakopf (→). Verlauf des Transplantates (→). Das Transplantat ist hochgradig verschmälert und klinisch insuffizient
(Aufnahme: Prof. Dr. M. Reiser, Münster)

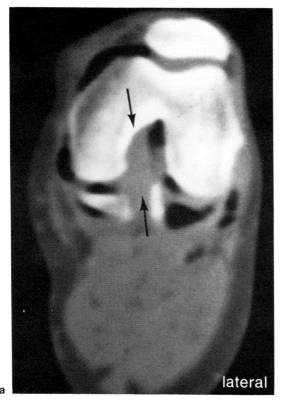 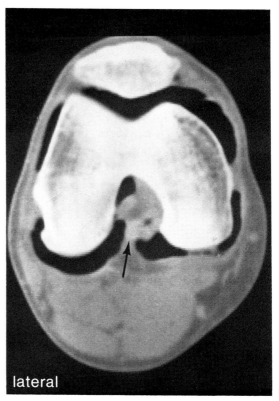

a

Abb. 39a u. b　Hinteres Kreuzband im Computertomogramm
a Normales hinteres Kreuzband mit normalen Dichtewerten (→)

b Läsion des hinteren Kreuzbandes mit hochgradiger Verschmälerung des tibialen Bandabschnittes (→) und irregulärer Konturierung im femoralen Bandabschnitt
(Aufnahmen: Prof. Dr. M. Reiser, Münster)

auf Form und Lage der Patella, auf Randosteophyten und subchondrale Sklerose zu achten, ebenso auf eine flache laterale, kleine mediale Trochlea und auf eine Abflachung des Patellagleitlagers. Das Seitenbild in etwa 45° Beugung orientiert zusätzlich über einen evtl. Patellahochstand (INSALL u. SALVATI 1971, MÜHLEMANN 1978). Eine Frühdiagnose der Chondropathia patellae ist jedoch aufgrund von Nativaufnahmen nicht möglich.

Zur Beurteilung des Knorpels gibt die *Arthrographie* bessere Resultate. Geeignet sind axiale Projektionen in 30, 60 und 90° Beugung mit flüssigem Kontrastmittel (VILLIGER u. WEIBEL 1978), ferner Seitenaufnahmen in Extension mit Tomographie und Doppelkontrast. Eine orthograde, überlagerungsfreie Projektion erfordert jedoch bei den axialen Aufnahmen große Erfahrung. Unebenheiten des Knorpels, Risse und Knorpelschwund können erkannt werden, aber auch arthrographisch selten im Frühstadium (Abb. **40** u. **41**) (THIJN 1979, KAUFMANN u. LANGLOTZ 1984).

CT-Arthrographie

Sie ermöglicht eine Frühdiagnose der Chondropathia patellae und sollte, sofern verfügbar, als weniger invasive Alternative zur Arthroskopie eingesetzt werden (s. auch Einleitung S. 292). Die Untersuchung erfolgt im allgemeinen in 30° Flexion nach Füllung des Gelenks mit flüssigem Kontrastmittel (REISER u. Mitarb. 1982). Die Computertomographie – mit oder ohne Kontrastmittel – ist aber auch bei 0–30° Flexion und unter Quadrizepskontraktion durchführbar, wodurch eine Subluxationstendenz der Patella am frühzeitigsten erfaßt werden kann. Abb. **42** demonstriert das Normalbild und die drei Stadien der Knorpeldegeneration nach FRÜND (1926). Die durch Operation kontrollierten Fälle zeigen nach REISER u. Mitarb. eine weitgehende Übereinstimmung, wobei jedoch Ausmaß und Schweregrad der Veränderungen computertomographisch eher unterschätzt werden.

Arthroskopie

Das Femoropatellargelenk ist mittels der Arthroskopie gut einsehbar und die Diagnose einer Chondropathie zuverlässig objektivierbar (KIESER u. RÜTTIMANN 1976). Von einem geübten Untersucher kann die Arthroskopie als Referenzstandard gegenüber anderen Methoden verwendet werden. So muß in etwa 30% der Fälle mit einer falschnegativen arthrographischen Diagnose gerechnet werden, meist bei leichten bis mittelschweren Veränderungen (THIJN 1979). Größere Vergleichszahlen zwischen Arthroskopie und CT-Arthrographie liegen noch nicht vor.

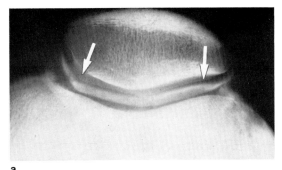

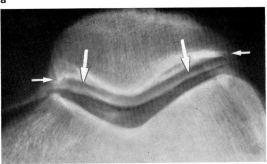

Abb. **40a** u. **b** Axiale Patellaaufnahmen (Monokontrast).
a Normalbefund. Patellaknorpel breit und scharf begrenzt (→)
b Verschmälerter, unregelmäßig begrenzter und an der Oberfläche mit Kontrastmittel imbibierter Patellaknorpel bei Chondropathia patellae (→). Kleine Randosteophyten beidseits (→)

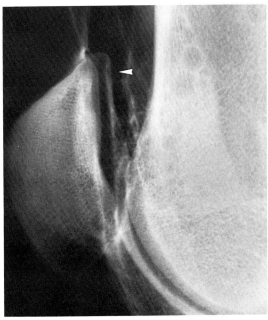

Abb. **41** Patella seitlich in Extension (Doppelkontrast). Der Patellaknorpel zeigt eine leicht unregelmäßig konturierte Oberfläche (►)

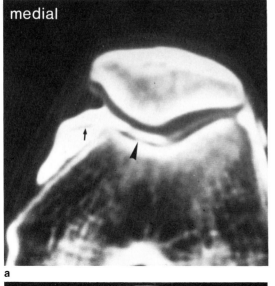
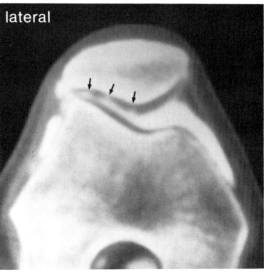
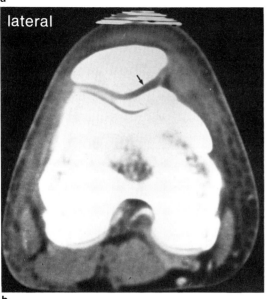
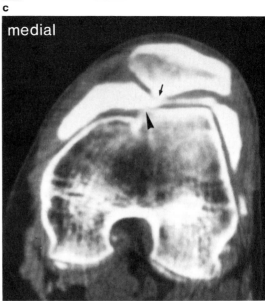

Abb. 42a–d Axiale Computertomographie des Femoropatellargelenks nach Füllung des Gelenks mit flüssigem Kontrastmittel

a Gelenkknorpel von normaler Dicke und Dichteverteilung. Leichte Lateralkippung der Patella. Plica synovialis mediopatellaris (→), welche möglicherweise Ursache für die Knorpelverdünnung im Bereich der medialen Trochlea femoris ist (►)

b Chondromalazia patellae Stadium I. Deutliche Hypodensitäten des Gelenkknorpels im Bereich der medialen Patellafacette als Ausdruck des Knorpelödems (→)

c Chondromalazia patellae Stadium II. Oberflächliche Defekte des Gelenkknorpels an der lateralen Patellafacette. Eintritt von Kontrastmittel in diese Defekte (→). Laterialkippung der Patella sowie arthrotische Zacke an der lateralen Gelenkfläche der Patella

d Chrondromalazia patellae Stadium III. Vollständiger Knorpelschwund im Bereich der Crista patellae (→). Als mögliche Ursache der Knorpelschädigung ist eine Outerbridge-Zacke am Femur nachweisbar (►) (*Outerbridge* 1964)
(Aufnahmen: Prof. Dr. *M. Reiser*, Münster)

Abb. 43 Unspezifische Synovitis bei Gonarthrose und medialer sowie lateraler Meniskusläsion. Traubenförmig angeordnetes Kontrastmittel im Rezessus suprapatellaris als Ausdruck einer hyperplastischen Synovitis. Große Baker-Zyste mit den gleichen Veränderungen (→)

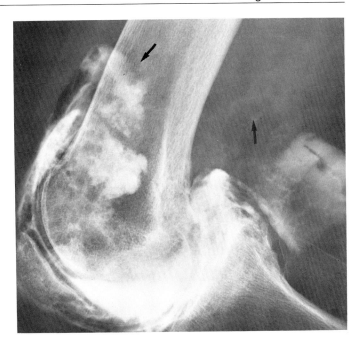

Synovialitiden, Poplitea- und Unterschenkelzysten

Synovialitiden treten im Rahmen verschiedenster Gelenkerkrankungen auf (degenerativ, rheumatisch, bakteriell, posttraumatisch). Bevor jedoch eine posttraumatische Synovialitis „sui generis" postuliert wird, sollten Grundursachen wie z.B. eine Arthrose oder Meniskus-, Seitenband- und Kreuzbandläsionen ausgeschlossen werden.
Die Synovialitis ist am besten *arthroskopisch* beurteilbar. Bei hypertrophen Formen findet man *arthrographisch* unregelmäßige, girlandenförmige Konturen der Kapsel, ferner durch die zottige Synovialmembran bedingte Kontrastmittelaussparungen im Gelenkraum (Abb. 43).
Ganz allgemein führen Gelenkerkrankungen mit synovialer Beteiligung zu Ergüssen wechselnden Ausmaßes, besonders ausgeprägt in aktiven Stadien der rheumatoiden Arthritis (s. S. 383). Bei chronischem Hydrops weiten sich vor allem die mit dem Gelenk kommunizierenden Bursen aus, weil sie keine straffe Kapsel besitzen (Abb. 43).

Klinisch manifeste Symptome werden fast immer durch eine vergrößerte Bursa semimembranosogastrocnemica hervorgerufen (DOPPMAN 1965, GREPL 1973), selten durch die vergrößerte Bursa poplitea, welche als knolliges Gebilde dorsolateral tastbar und im Arthrogramm als Impression des dorsolateralen Kapselraumes sichtbar sein kann (RICKLIN u. Mitarb. 1980, s. auch funktionelle Anatomie S. 296). Unabhängig vom Ursprungsort spricht man je nach Ausdehnungsrichtung von Poplitea- oder Unterschenkelzysten (Synonyme: Baker-Zyste, Synovialzyste, Abb. 43 u. 44).

Bei Schwellungen in der Kniekehle oder am Übergang zum Unterschenkel läßt sich die zystische Natur derselben am einfachsten mit *Ultraschall* feststellen (HERMANN u. Mitarb. 1981). Die Größe der Zyste ist meßbar, die Verbindung zum Gelenk häufig zu finden (vgl. Abb. 44). Auf eine mögliche Verwechslung mit einem Varixknoten muß geachtet werden.
Das *Arthrogramm* vermag Gelenkraum- und Zystentopographie genau festzulegen. Eine hypertrophe Synovialitis der Zystenwand zeigt sich in gleicher Art wie im Gelenkraum selbst (vgl. Abb. 43). Gelegentlich sind klinisch palpable und im Ultraschall verifizierte Zysten durch die Arthrographie nicht darstellbar, sei es wegen eines Septums im Zystenhals oder wegen einer eigenständigen Bursitis ohne Verbindung zum Gelenk. Mit ultraschallgezielter Direktpunktion kann die Zyste auf einfache Weise mit Kontrastmittel gefüllt und sichtbar gemacht werden.
Sowohl bei chronischer Synovialitis als auch bei chronischer Bursitis sollte nach Grundursachen gefahndet werden. Nach THIJN (1979) liegt bei über 75% der Patienten mit vergrößerter (distaler als das Tibiaplateau reichender) Bursa semimembranosogastrocnemica eine intraartikuläre Erkrankung vor, welche voraussichtlich zur Bursitis Anlaß gab.

Hoffasche Krankheit

Die Hoffasche Krankheit wird als traumatische oder entzündliche Veränderung bzw. Vergrößerung des infrapatellaren Fettkörpers interpretiert. Funktionseinschränkung und Erguß im Kniege-

324 Arthrographie

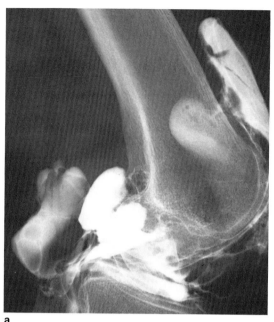
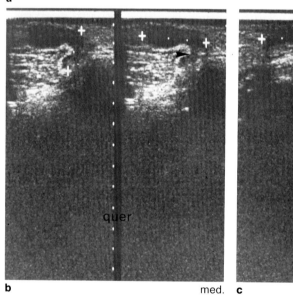
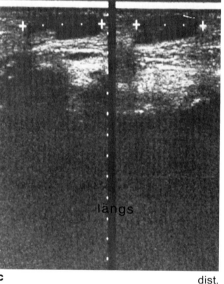

Abb. **44a–c** Popliteazyste bei medialer Meniskusläsion
a Seitliches Arthrogramm mit scharf begrenzter Zyste
b u. c Ultraschall. Die gemessene Größe der Zyste stimmt mit der Arthrogaphie überein. Verbindung zum Gelenk sichtbar (▶)

lenk können zu erheblichen klinischen Symptomen führen. Die Krankheit dürfte als selbständiges Leiden selten, hingegen meist als Teilerkrankung beim traumatisierten Kniegelenk auftreten. Blutungen im Fettkörper führen gelegentlich zu Verkalkungen.
Im *Arthrogramm* findet man oft den vorderen Gelenkrezessus einbuchtende und die Meniskusvorderhörner überlagernde Hoffa-Zotten als klinisch belanglosen Befund (vgl. Abb. **8** u. **11**). Die intermittierende Einklemmung einer hypertrophen Fettkörperzotte kommt vor und versursacht die klinische Symptomatik einer Meniskusläsion im medialen Vorderhorn. Im Arthrogramm kann die Differentialdiagnose gelegentlich schwierig sein.

Weitere Indikationen

Siehe „Gemeinsame Erkrankungen der Gelenke" S. 380.

Schultergelenk

Funktionelle Anatomie

Das Schultergelenk wird von der flachen Pfanne der Skapula und dem im Vergleich großen Humeruskopf gebildet. Es ist das beweglichste Gelenk des Menschen und besitzt dementsprechend eine weite Kapsel, welche genügend Spielraum läßt. Die Kapsel inseriert am äußeren Rand des Labrum glenoidale und im Bereich des Collum anatomicum humeri. Die Tubercula majus und minus liegen außerhalb des Gelenkraumes. Die Gelenkflächen sind von hyalinem Knorpel überzogen. Der flache knöcherne Pfannenrand ist durch einen fibrokartilaginären Ring (Labrum) erhöht (Abb. **45**).

Die Stabilisierung des an sich instabilen Gelenks wird durch Muskeln, Sehnen und Bänder gewährleistet, welche einen ziemlich geschlossenen Mantel um die Gelenkkapsel bilden. Der M. subscapularis bedeckt das Gelenk von vorn, der M. supraspinatus von oben, die Mm. infraspinatus und teres minor von hinten und der lange Kopf des M. triceps von unten (Abb. **46**). Die Sehnen der skapulohumeralen Muskeln bilden auf der humeralen Seite eine zusammenhängende Platte (Rotatorenmanschette), welche die Gelenkkapsel kappenartig umhüllt. Die Sehne des M. subscapularis inseriert am Tuberculum minus (Innenrotation), die Sehnen der Mm. supraspinatus, infraspinatus und teres minor am Tuberculum majus (Elevation und Außenrotation). Das Lig. coracohumerale und die drei Teile des Lig. glenohumerale bilden weitere Verstärkungszüge.

Die Sehne des langen Bizepskopfes entspringt intraartikulär am oberen Pfannenrand und durchquert das Gelenk über dem Humeruskopf in Richtung Sulcus intertubercularis (Abb. **45**). Sie wird im Sulkus durch das Lig. transversum geschient.

Der Gelenkraum ist innen von einer Synovialmembran ausgekleidet und besitzt neben dem Recessus axillaris regelmäßig zwei Nebenkammern:

1. Der Recessus subscapularis befindet sich als Gleitlager der Sehne des M. subscapularis hinter derselben, unterhalb des Processus coracoideus. Die Verbindung zum Gelenk liegt oben, ventral von der langen Bizepssehne.

2. Die Vagina synovialis intertubercularis umhüllt die Sehne des Caput longum m. bicipitis, begleitet sie verschieden weit durch den Sulcus intertubercularis und ist am Ende mit der Sehne verwachsen.

Die Fascia subdeltoidea umhüllt den gesamten periartikulären Muskelsehnenkomplex (Abb. **45**). Als Gleitlager unter dieser Faszie und über der Rotatorenmanschette findet man regelmäßig die sehr dünne Bursa subacromialis-subdeltoidea. Sie kommuniziert gelegentlich mit der Bursa subcoracoidea. Eine Verbindung zum Schultergelenk besteht jedoch nicht.

Aus den Schwachstellen im Aufbau des Schultergelenks sind die häufigsten pathologischen Veränderungen vorprogrammiert:

1. Ungesicherte Lücken in der Kapsel prädisponieren zu traumatischen Kapselrissen und zur Luxation des Humeruskopfes besonders im Bereich des Recessus axillaris.

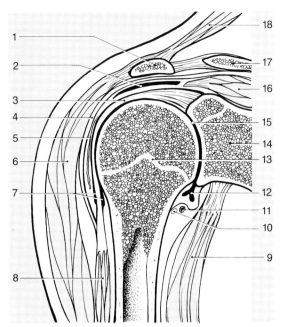

Abb. **45** Längsschnitt durch das Schultergelenk in Hängelage des Armes (nach *Töndury*)

1 = Akromion
2 = Bursa subacromialis
3 = Sehne des langen Bizepskopfes
4 = Fascia subdeltoidea
5 = Spalte des Nebengelenks
6 = M. deltoideus
7 = Vagina synovialis intertubercularis
8 = Caput longum m. bicipitis
9 = Caput longum m. tricipitis
10 = N. axillaris
11 = A. circumflexa humeri posterior
12 = Recessus axillaris
13 = Epiphysenfuge
14 = Skapula
15 = Gelenkspalte
16 = M. supraspinatus
17 = Spina scapulae
18 = M. trapezius

Abb. **46** Aktive und passive Schutzvorrichtungen der Articulatio humeri (nach *Lanz* u. *Wachsmuth*)

1–4 = schwache Kapselstelle
5 = M. supraspinatus
6 = Tendo capitis longi m. bicipitis
7 = M. infraspinatus
8 = M. teres minor
9 = Caput longum m. tricipitis
10 = Fornix humeri (Akromion, Lig. coracoacromiale und Processus coracoideus)
11 = M. deltoideus
12 = Lig. coracohumerale
13 = Capsula articularis
14 = M. subscapularis

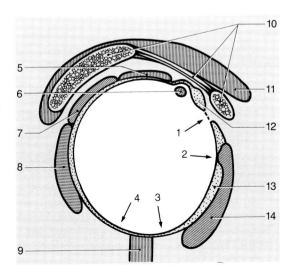

2. Die extensiven Bewegungen im Schultergelenk erzeugen zwischen Humeruskopf und Akromion eine derartige Reibung, daß besonders die Sehne des M. supraspinatus trotz dazwischenliegender Bursa subacromialis frühzeitig geschädigt werden kann.

3. Die Gleitbewegungen des Humeruskopfes und eine degenerative Aufrauhung des humeralen Gelenkknorpels gefährden die lange Bizepssehne.

Punktions- und Füllungstechnik

Der Patient liegt in Rückenlage auf einem Röntgentisch mit Obertischröhre, den Arm leicht abduziert und außenrotiert. Unter Durchleuchtung wird der Übergang vom unteren zum mittleren Pfannendrittel auf der Haut markiert. Nach Desinfektion der Haut und Anästhesie der Weichteile bis auf die Kapsel erfolgt die Punktion mit einer Lumbalnadel (0,6 × 90 mm) unter Durchleuchtung. Sitzt die Nadelspitze korrekt im Gelenkspalt, verschiebt sie sich beim Abbiegen des Nadelansatzes nicht mehr. Abtropfende Gelenkflüssigkeit wird allenfalls zur biochemischen und bakteriologischen Untersuchung aufbewahrt. Ein Verbindungsschlauch ermöglicht nun den weiteren Füllungsvorgang ohne Strahlenexposition der Finger. Die Anästhesie des Gelenkraumes mit 2 ml einer 2prozentigen Lösung, welche widerstandslos injizierbar sein muß, dient zugleich als letzter Test für die korrekte Nadellage.

Bei Monokontrasttechnik werden unter Durchleuchtung 10 bis 15 ml Kontrastmittel injiziert; die Menge richtet sich nach dem Injektionswiderstand. Meist füllt sich zuerst der Recessus axillaris. Bei der Doppelkontrasttechnik erfolgt die Injektion von 3–4 ml Kontrastmittel und 10–15 ml Luft. Der Zusatz von Adrenalin (1 ml à 0,5 mg) ist wichtig wegen der häufig notwendigen Tomographie.

Nach Entfernung der Nadel wird das Gelenk ausgiebig bewegt; die Ruhigstellung des Gelenks für 24 Std. nach Ende der Untersuchung ist angezeigt, nicht jedoch bei der therapeutischen Arthrographie (s. S. 338).

Gefahren der Technik, Gegenindikationen

Es besteht manchmal eine Kollapsneigung besonders bei jungen Patienten bei im Sitzen durchgeführter Tomographie. Der Patient sollte angegurtet sein. Im übrigen s. „Einleitung" S. 293.

Aufnahmetechnik

(bei Doppelkontrast Weichteiltechnik mit ca. 65 kV)

Nativaufnahmen in Innen- und Außenrotation (Zentralstrahl 25° kaudal geneigt) und Elevation (Zentralstrahl 15° kranial geneigt, sog. Schwedenstatus, LINDBLOM 1939) sollten vorhanden sein, um einerseits Tuberkulafrakturen auszuschließen und andererseits allenfalls vorhandenen Kalk im subakromialen Raum nicht zu übersehen. Eine erste Zielaufnahmeserie in den drei erwähnten Positionen erfolgt bereits am liegenden Patienten bei noch liegender Nadel (Neigung des Zentralstrahls beachten zur überlagerungsfreien Darstellung der Rotatorenmanschette!). Nach Entfernung der Nadel und ausgiebiger Bewegung des Gelenks folgen die gleichen Aufnahmen im Sitzen, allenfalls komplettiert mit einer axillären Projektion und einer Sulcus-bicipitalis-Aufnahme (GOLDMANN u. Mitarb. 1982). Mit der Monokontrasttechnik sind bei normaler Exposition alle Gelenkanteile übersehbar (Abb. **47**). Mit Doppelkontrast muß zur Beurteilung des Gelenkknorpels überexponiert, zur Beurteilung der Unterseite der Rotatorenmanschette und der langen Bizepssehne unterexponiert werden (Abb. **48**). Bei Verdacht auf Rotatorenläsion und negativem Arthrogramm sollte nochmals ausgiebig bewegt und die Aufnahmeserie wiederholt werden; gelegentlich zeigen sich kleine Risse erst jetzt. Besteht der Verdacht auf inkomplette Risse oder füllt sich die Bursa subacromialissubdeltoidea als Zeichen einer kompletten Rotatorenläsion, erfolgt zur genaueren Beurteilung der Sehnenmanschette die Tomographie im Sitzen (Schnitte in 3–4 mm Abstand vom hinteren Kapselrand bis zur Bizepssehne vorn, spiralige oder hypozykloidale Verwischung). Stellt sich die Frage nach einer Bankart-Läsion (BANKART 1938), wird zur Beurteilung des Pfannenrandes (Labrum glenoidale) liegend tomographiert (Schnitte in 3 mm Abstand vom Zentrum der Pfanne nach vorn bis zum Verschwinden des Labrums).

Normales Arthrogramm

Der Gelenkspalt zwischen Pfanne und Kopf erscheint als dünnes, scharf konturiertes von den Knorpeln begrenztes Kontrastmittelband (Abb. **47** u. **49**). Die Recessus axillaris und subscapularis sind bei Innenrotation durch eine Einkerbung partiell voneinander getrennt. Der Recessus subscapularis ist in dieser Position schlaff und überlagert den oberen Teil der Pfanne und des Pfannenhalses (Abb. **47a**). Ein Kontrastmittelaustritt aus der Bursa subscapularis (schwacher Kapselbereich) und der Tunica vaginalis m. bicipitis in Aufnahmen nach Bewegung hat kaum pathologische Bedeutung, wird jedoch gehäuft bei Synovialitiden beobachtet (vgl. Abb. **61**). Das Kontrastmittel umgibt den Humeruskopf bis ungefähr zum Collum anatomicum; die Tuberkula, außerhalb des Gelenkraumes gelegen, sind frei von Kontrastmittel, je nach Position jedoch von diesem überlagert. Die Unterseite der Rotatorenmanschette ist in sitzender Position von einem Kontrastmittelfilm überzogen und hebt sich scharf gegen den luftgefüllten

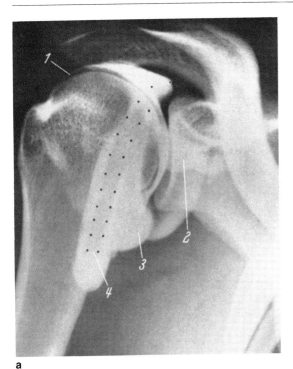
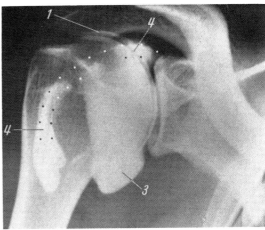
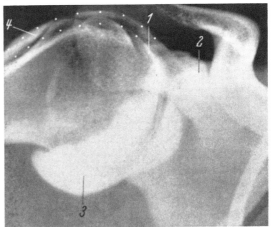

Abb. 47a–c Normales Schulterarthrogramm sitzend mit Monokontrast
a Innenoperation, b Außenoperation, c Elevation
1 = scharfe Begrenzung des oberen Kapselraumes; darüber liegt die Sehnenmanschette
2 = Bursa subscapularis
3 = Rezessus axillaris
4 = Tendo capitis longi m. bicipitis

oberen Gelenkraum ab (Abb. 48 u. 49). In diesem verläuft die lange Bizepssehne, welche mit ihrem Ursprung am oberen Pfannenrand am besten im Tomogramm (sitzender Patient, Außenrotation) zu erkennen ist (Abb. 49). In Elevation (Arm 90° abduziert und außenrotiert) läßt sich die kontrastmittelgefüllte Tunica vaginalis der langen Bizepssehne durch den Sulcus intertubercularis zum Oberarm verfolgen. Die Sehne zeichnet sich als bandförmige, glatt begrenzte Aussparung ab (Abb. 47 u. 49). Die Beurteilung des vorderen unteren Labrum glenoidale bereitet in Übersichtsaufnahmen Schwierigkeiten; am ehesten ist die axilläre Projektion liegend geeignet. Im liegend durchgeführten Tomogramm hingegen ist der Pfannenrand klar zu erkennen (Abb. 49d).

Indikationen, pathologisches Arthrogramm

Veränderungen der Rotatorensehnenmanschette

Die Sehnen der kurzen Rotatoren erfahren als stark beanspruchtes Gewebe häufig eine frühzeitige Degeneration. Durch die exponierte Lage zwischen Akromion und Humeruskopf ist besonders der laterale Teil der Sehne des M. supraspinatus betroffen. Eine einmal etablierte Rotatorenschädigung führt zum dauernd abnormen Kontakt zwischen Humeruskopf und korakoakromialem Dach, besonders bei Abduktion. Es entsteht ein Circulus vitiosus, in welchem auch weitere dazwischenliegende Strukturen wie die lange Bizepssehne und die Bursa subacromialis mitgeschädigt werden. Schmerz, Bewegungseinschränkung und Kraftverminderung sind die Folge (Supraspinatussyndrom nach CODMAN 1934, WELFING 1969, Impingementsyndrom nach ARMSTRONG 1949, NEER 1972, CONE u. Mitarb. 1984). Mit fortschreitender Abnützung der Sehnen geraten diese in eine ossäre Mühle zwischen Humeruskopf und Akromionunterseite, welche nach längerem Bestehen bereits in Leeraufnahmen zum Ausdruck kommt: Humerushochstand, Verflachung des Tuberculum majus, zystischer und/oder sklerosierender Knochenumbau und schließlich Schliffflächen am Humerus und an der gegenüberliegenden Unterseite des Akromions. Bei diesem Endzustand bleibt von der Sehnenplatte meist nicht mehr viel übrig.

Eine Rotatorenläsion entsteht am häufigsten bei vorgeschädigter Sehnenplatte und zusätzlichem Trauma, meist bei männlichen Patienten in mittlerem Alter. Bei älteren Patienten geht die zunehmende Degeneration schließlich ohne Trauma in

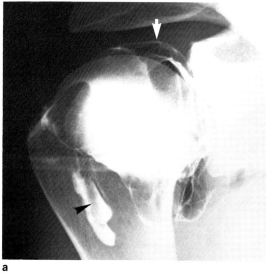

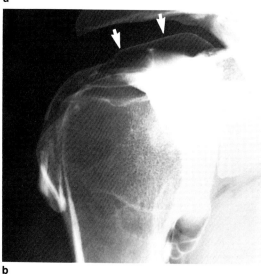

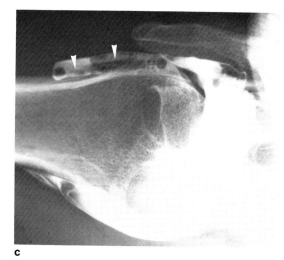

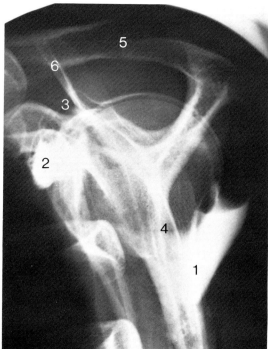

Abb. 48 a–d
a–c Normales Schulterathrogramm im Sitzen, Doppelkontrast. Unterexponierte Aufnahmen zur Darstellung des Kapselraumes und der langen Bizepssehne **a** Innenrotation **b** Außenrotation **c** Elevation. Dach des Kapselraumes bzw. Boden der Sehnenplatte von einem dünnen Kontrastfilm überzogen (→). Lange Bizepssehne als bandförmige Aussparung in der Tunica vaginalis dargestellt (►). Die Lage der langen Bizepssehnen kann bei starker Außenrotation (**b**) eine Bursafüllung vortäuschen
d Tangentiale Aufnahmen im Sitzen, Doppelkontrast. 1 = Rezessus axillaris, 2 = Rezessus subscapularis, 3 = oberer Kapselraum, 4 = Corpus scapulae, 5 = AC-Gelenk, 6 = Spina scapulae

eine Diskontinuität über. Am seltensten treten – besonders bei jungen Patienten – adäquat traumatische Rupturen auf, z. B. bei vorderer Schulterluxation oder Tuberkulumfrakturen. Das Ausmaß einer Läsion variiert von Faserrissen in der Supraspinatussehne bis zu Durchrissen in sämtlichen Anteilen der Sehnenplatte.

Mit Hilfe der *Arthrographie* gelingt es, Sehnenläsionen darzustellen bzw. auszuschließen (LINDBLOM 1939).

Degenerationen sind bei Kontrastmittelfüllung des Gelenks lediglich an der dem Gelenk zugewandten Unterseite der Sehnen sichtbar. Sie äußern sich in einer unregelmäßigen Begrenzung, evtl. mit klei-

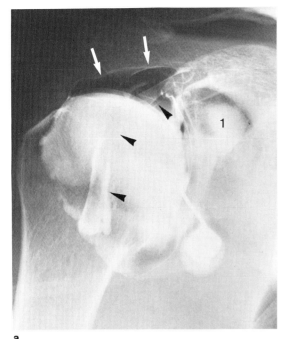
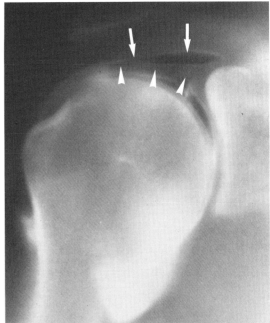
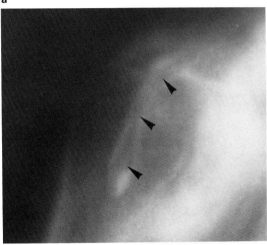
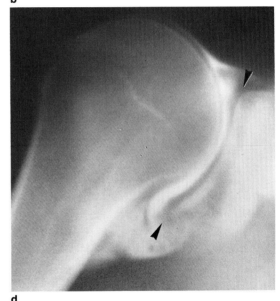

Abb. **49a–d** Normalbefund, Doppelkontrast
a–c Übersichtsaufnahme in Innenrotation und Tomogramme, sitzend

a Lange Bizepssehne in ihrem ganzen Verlauf gut beurteilbar (►). Dach des oberen Kapselraumes bzw. Boden der Sehnenplatte scharf konturiert (→). 1 = Rezessus subscapularis

b Tomogramm, scharf konturiertes Dach des Kapselraumes (→). Suprahumeraler Teil der langen Bizepssehne im oberen Kapselraum mit ihrem Ansatz am oberen Pfannenrand gut beurteilbar (►)

c Tomogramm, ventraler Schnitt. Lange Bizepssehne vom Sulcus intertubercularis bis zum Ende der Tunica vaginalis als bandförmige Aussparung abgrenzbar (►)

d Tomogramm im Liegen. Gelenkknorpel sowie das obere und untere Labrum glenoidale sind dargestellt (►)

nen Nischenbildungen (Abb. **50**, WIRTH 1974). *Inkomplette Rupturen*, ausgehend von der Unterseite, zeigen im Arthrogramm durch die Auffüllung des Risses mit Kontrastmittel eine tiefere Nischen- oder Spaltbildung (Abb. **51**).

Der Durchfluß von Kontrastmittel vom Gelenkraum zur Bursa subacromialis-subdeltoidea ist ein eindeutiges Zeichen einer *kompletten Loch- oder Rißbildung*. Die Menge des Kontrastmittels in der Bursa kann jedoch nicht in direkte Beziehung zum Ausmaß der Läsion gesetzt werden. Der unterschiedliche Füllungsdruck während und das Ausmaß der Verteilungsbewegungen nach der Kon-

330 Arthrographie

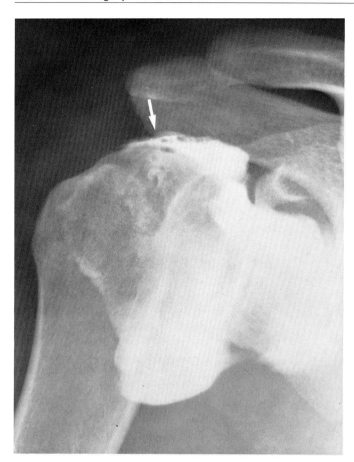

Abb. 50 Unregelmäßige Begrenzung am Dach des Kapselraumes bzw. am Boden der Sehnenplatte als Ausdruck degenerativer Veränderungen derselben (→)

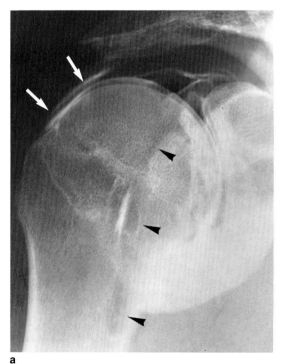

a

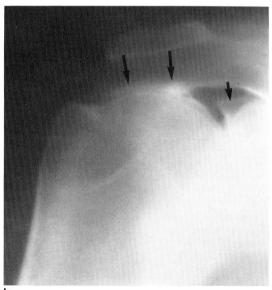

b

Abb. 51a u. b Doppelkontrastarthrogramm
a Übersichtsaufnahme in Innenrotation nach Bewegung. Riß in der Supraspinatussehne (→). Lange Bizepssehne (►)
b Tomogramm nach nochmaliger Bewegung. Lediglich Einriß, kein Durchriß (→). Sehnenplatte normal breit. Labrum glenoidale (→)

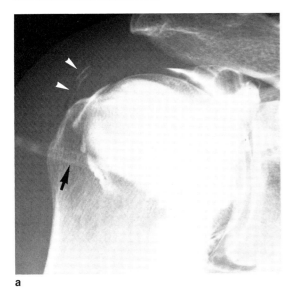
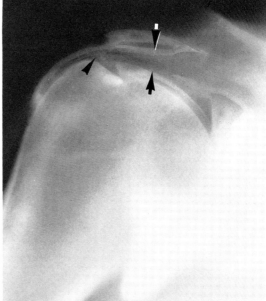
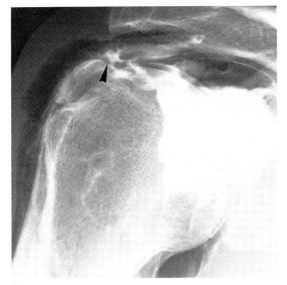
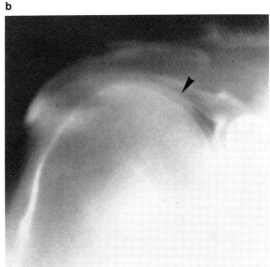

Abb. 52a–d Kompletter Rotatorenriß, Doppelkontrast
a Aufnahme am Ende der Füllung vor Bewegung. Neutrale Position. Minimale Luft- und Kontrastmittelstreifen gegen die Bursa (▶). Verbindungsschlauch der noch liegenden Punktionsnadel (→)
b Aufnahme in Außenrotation nach Bewegung. Ausgedehnte Füllung der Bursa subacromialis-subdeltoidea mit Luft und Kontrastmittel. Rißstelle sichtbar (▶), Rißgröße und Zustand der Sehne nicht beurteilbar
c Tomogramm in Außenrotation. Dünner Riß im Supraspinatus (▶). Sehnenplatte nur leicht verschmälert (→)
d Tomogramm in Außenrotation. Suprahumeraler Teil der langen Bizepssehne intakt (▶)

trastmittelfüllung schaffen unterschiedliche Bedingungen. Die Bursa ist allerdings im allgemeinen um so größer, je ausgedehnter und älter der Riß ist. Zur Beurteilung der Operabilität ist die Kenntnis der Rißgröße und des Zustandes der gerissenen Sehne von entscheidender Bedeutung. Die Kombination der Doppelkontrastarthrographie mit der Tomographie ergibt ein gutes Bild der Veränderungen (KILCOYNE u. MATSEN 1983). Kriterien sind Ausdehnung des Risses in ventrodorsaler und mediolateraler Richtung, die Dicke der verbliebenen Sehne und das Ausmaß degenerativer Veränderungen in der gerissenen Sehne (Abb. **52–58**). Diese füllt im Normalfall fast den ganzen subakromialen Raum aus. Erstrecken sich Risse über den Supraspinatusbereich hinaus, können sie im a.-p. Tomo-

332 Arthrographie

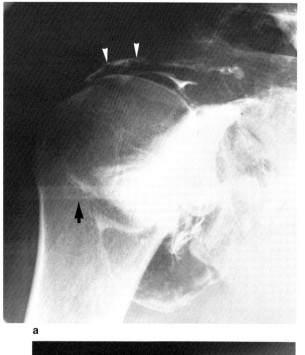
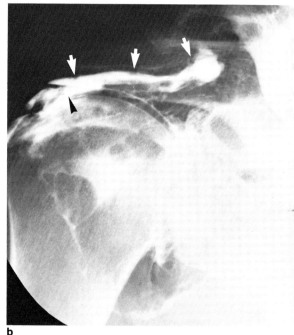
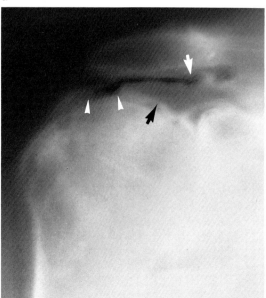

Abb. 53 a–d
Kompletter Rotatorenriß, Doppelkontrast
a Aufnahme am Ende der Füllung vor Bewegung, neutrale Position. Dünner Kontrastmittelstreifen in der Bursa subacromialis (▻). Verbindungsschlauch der noch liegenden Punktionsnadel (→)
b Aufnahme in Außenrotation nach Bewegung. Ausgedehnte Füllung der Bursa subacromialis-subdeltoidea mit Luft und Kontrastmittel (→). Rißstelle sichtbar (▻), Rißgröße und Zustand der Sehne nicht beurteilbar
c Tomogramm in Außenrotation; ca. 7 mm breiter Riß im Supraspinatus (▻), Sehnenplatte mäßig verschmälert mit degenerativen Veränderungen an der Unter- und Oberseite (→)
d Tomogramm in Außenrotation. Suprahumeraler Teil der langen Bizepssehne intakt (▻)

Abb. **54 a u. b** Kompletter Rotatorenriß, Doppelkontrast

a Aufnahme nach Bewegung, Außenrotation. Füllung einer deutlich erweiterten Bursa acromialis-subdeltoidea mit Luft und Kontrastmittel. Rißstelle sichtbar (►), Rißgröße und Zustand der Sehne nicht beurteilbar

b Tomogramm sitzend, Außenrotation. Riß ca. 1 cm breit (►). Degenerative Veränderungen an der Sehnenplatte im Rißbereich. Zusätzlicher Einriß im medialen Teil der Supraspinatussehne von der Oberseite her (→). 1 = Kontrastmittel fließt bis an die untere Begrenzung des AC-Gelenks, füllt dieses jedoch nicht

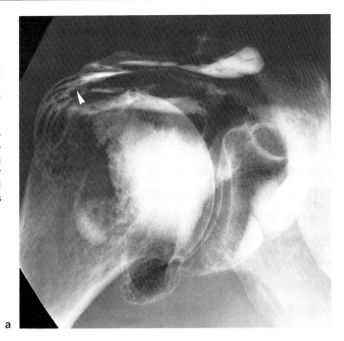

gramm weniger gut erfaßt werden. Eine axilläre Tomographie ist aus technischen Gründen nicht durchführbar.

Bei *breiten* oder *alten Rupturen* mit geschrumpften Sehnenanteilen entsteht im Arthrogramm eine gemeinsame mit Kontrastmittel gefüllte Höhle zwischen Gelenkraum und Bursa. Gelegentlich sind Verkalkungen in den gerissenen Sehnenanteilen vorhanden (Abb. **56**). Die Mitfüllung des Akromioklavikulargelenks als Ausdruck einer Ruptur im schwachen unteren Kapselanteil wird gelegentlich bei alten Rotatorenläsionen beobachtet (Abb. **57**).

Verkalkungen im subakromialen Raum liegen fast immer in der Sehnenplatte (meistens in der Supraspinatussehne), gelegentlich in der langen Bizepssehne, in der Bursa subacromialis oder in der Kapsel. Sie sind meist als Zusatzbefund im Rahmen eines Supraspinatussyndroms oder Impingementsyndroms zu interpretieren (klinisches Bild der akuten oder chronischen Periarthritis humeroscapularis calcificans). Im Arthrogramm findet man sowohl intakte als auch gerissene Rotatorensehnen (Abb. **58**).

Einrisse im Inneren der Sehnenmanschette oder von der kranialen Begrenzung her sind bei der Arthrographie des Schultergelenks nicht nachweisbar. Zur Diagnose kranialer inkompletter Risse kann die *Bursographie* mit Tomographie eingesetzt werden, d.h. die direkte Füllung der Bursa subacromialis-subdeltoidea unter Durchleuchtungskontrolle (RESNIK 1981, CONE u. Mitarb. 1984).

Aufgrund neuer Mitteilungen (MACK u. Mitarb. 1985, s. auch Einleitung S. 293) scheint es möglich, solche Risse mit Ultraschall nachzuweisen.

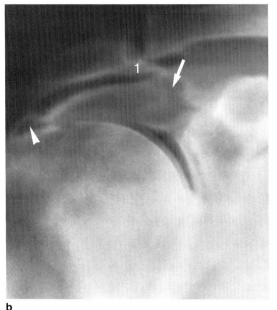

Folgende *Fehlermöglichkeiten* müssen bei der Diagnose einer Rotatorenläsion beachtet werden:

1. Bei mangelnder Bewegung des Gelenks und/oder zu geringer Kontrastmittelmenge können kleine Risse dem Nachweis entgehen. Es sollte unter Durchleuchtung injiziert werden, bis ein deutlicher Injektionswiderstand auftritt.

2. Die kontrastmittelgefüllte Sehnenscheide der langen Bizepssehne liegt bei starker Außenrotation leicht lateral vom Tuberculum majus und darf nicht mit einer gefüllten Bursa verwechselt werden. Die entsprechende Aufnahme in Innenrotation ist jedoch negativ.

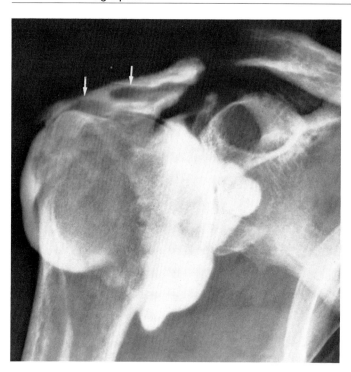

Abb. **55** Kompletter Rotatorenriß, Monokontrast. Ausfnahme in Außenrotation. Breite Ruptur mit starker Füllung der erweiterten Bursa subacromialis-subdeltoidea. Die Ruptur hat in einer stark degenerierten, verdünnten Sehnenplatte stattgefunden (→)

3. Bei erweiterter Bursa subacromialis oder subcoracoidea kann die Injektion versehentlich direkt in die Bursa erfolgen. Es fehlt bei intakter Rotatorensehnenmanschette die Darstellung des Gelenkraumes. Füllt sich sekundär (Durchleuchtung!) auch das Schultergelenkkavum, liegt ein kompletter Rotatorenriß vor.

4. Verkalkungen in der Supraspinatussehne können einen Kontrastmittelaustritt in die Rotatoren vortäuschen. Der Vergleich mit den Nativaufnahmen schützt vor einer Verwechslung.

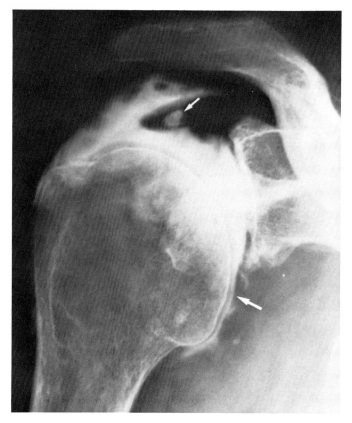

Abb. **56** Kompletter Rotatorenriß, Monokontrast. Aufnahme in Außenrotation. Der distale Teil der Supraspinatusportion der Sehnenplatte ist nicht mehr vorhanden. Breite Verbindung zur Bursa subacromialis-subdeltoidea welche Aussparungen im Sinne einer hyperplastischen Synovitis zeigt. Verkalkung im muskelnahen Teil der Sehne (→). Kapselschrumpfung: kleiner, unregelmäßig begrenzter Gelenkraum, keine Rezessus mehr vorhanden (→)

Abb. 57 Kompletter Rotatorenriß, Monokontrast. Spezialaufnahme. Mitfüllung des Akromioklavikulargelenks (▶)
(Aufnahme: Dres. H. Ackermann u. R. Miotti, Luzern)

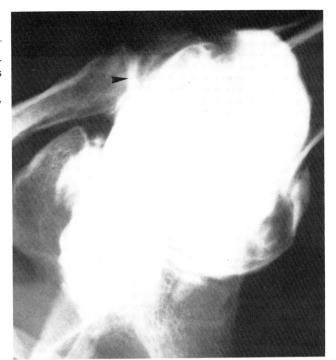

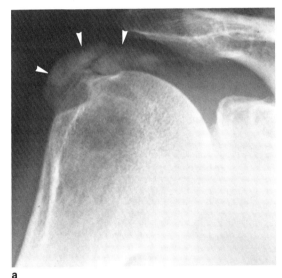

a

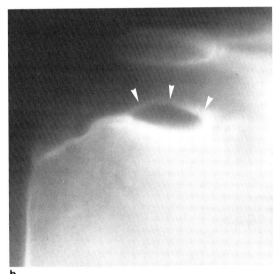

b

Abb. 58 a–c Doppelkontrastarthrogramm
a Leeraufnahme mit massiven Verkalkungen um das Tuberculum majus (▶)
b Tomogramm sitzend. Boden der Sehnenplatte scharf begrenzt (▶). Keine Füllung der Bursa subacromialis
c Tomogramm sitzend. Schnitt weiter ventral als in b. Darstellung einer Bursa (1), welche lagemäßig einem Teil der Bursa subdeltoidea entsprechen dürfte. Ein kleiner Riß ist im Bereich der Verkalkungen sichtbar (▶).
2 = lange Bizepssehne

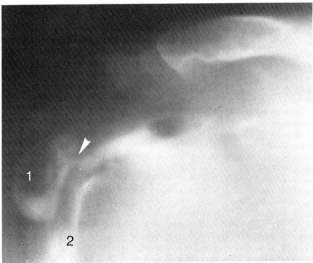

c

336 Arthrographie

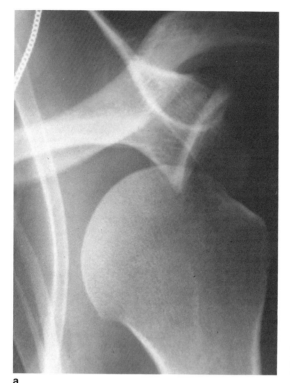
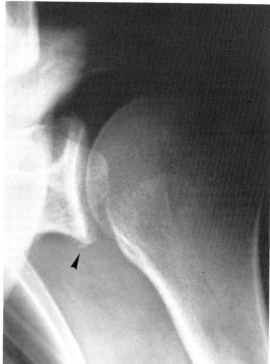

Abb. 59 a u. b Leeraufnahmen
a Habituelle Schulterluxation nach vorn unten.
b Kleine Bankart-Läsion am unteren Pfannenrand (▶)

Veränderungen bei vorderer Schulterluxation

Gelenkkapsel, Subskapularissehne, der vordere Teil des Lig. glenohumerale und das Labrum glenoidale stabilisieren die Schulter nach vorn. Bei der Luxation nach vorn werden diese Strukturen in Mitleidenschaft gezogen; mangelnde Heilung führt neben prädisponierenden Faktoren zur habituellen Luxation.

Nativaufnahmen in Innenrotation lassen eine Abscherfraktur am posterolateralen Abhang des Humeruskopfes (HILL u. SACHS 1940, sog. Hill-Sachs-Defekt) erkennen (vgl. Abb. **60**), gelegentlich auch eine ossäre Absprengung am unteren vorderen Pfannenrand (BANKART 1938) (Bankart-Läsion, Abb. **59**). Kapsel- und Ligamentrupturen zeigen sich im *Arthrogramm* am Ausfließen von Kontrastmittel aus dem Gelenkraum. Bei der Operationsabklärung einer *habituellen Schulterluxation* lassen sich arthrographisch die Gelenkkapsel, der Gelenkraum, der Zustand des Labrum glenoidale und die Rotatorenmanschette beurteilen:

1. Die Gelenkkapsel ist vorn unten meist ausgebuchtet, so daß eine zusätzliche Ausstülpung zwischen den Recessus subscapularis und axillaris entsteht oder die normale Einkerbung vollständig aufgehoben ist (Abb. **60**).

2. Im Gelenkraum findet man gelegentlich Füllungsdefekte, durch abgesprengte Knorpel-Knochen-Fragmente verursacht.

3. Das Labrum glenoidale ist defekt oder abgeflacht und unregelmäßig begrenzt (Abb. **60**, vgl. Normalbild Abb. **49**).

4. Rotatorenmanschette s. S. 327ff.

Bei der seltenen *hinteren Luxation* stößt der ventromediale Teil des Humeruskopfes auf den hinteren Pfannenrand; Frakturen sind entsprechend lokalisiert. Die Subskapularissehne wird auf dem vorderen Pfannenrand überdehnt und kann reißen.

Veränderungen der langen Bizepssehne

Degenerative Veränderungen der langen Bizepssehne, teilweise begleitet von einer Subluxation nach vorn, treten gehäuft als Begleiterscheinung von Rotatorenerkrankungen auf, Rupturen meist als Folge einer Degeneration und eines zusätzlichen Traumas. Die isolierte Degeneration der langen Bizepssehne ist seltener, noch seltener die echt traumatische Ruptur oder Luxation (s. auch Impingementsyndrom S. 327).

Das *Nativbild* gibt keine charakteristischen Informationen. Gelegentlich weisen Verkalkungen lateral vom Humeruskopf oder -hals bei Außenrotation auf eine Sehnenverkalkung hin.

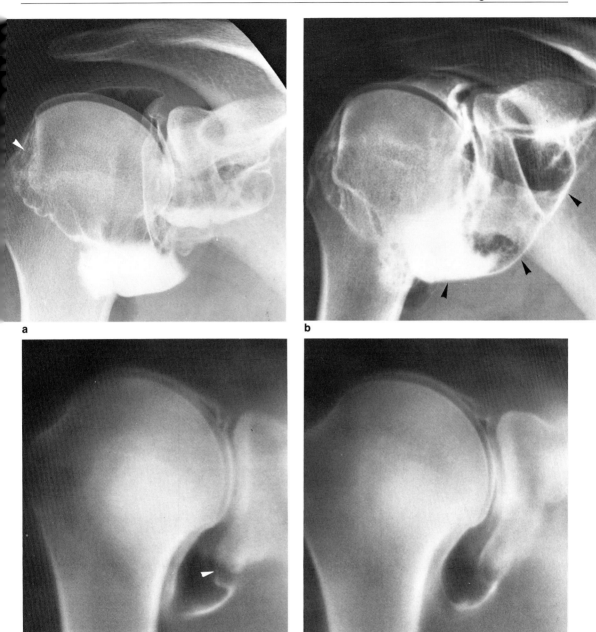

Abb. **60a–d** Abklärung bei habitueller Schulterluxation. Schulterarthrogramm, Doppelkontrast
a Übersichtsaufnahme in Innenrotation, sitzend. Rotatorenmanschette intakt. Hill-Sachs-Defekt (▻)
b Übersichtsaufnahme in Innenrotation, liegend. Großer gemeinsamer Gelenkraum zwischen Rezessus subscapularis und Rezessus axillaris (▻)
c u. **d** Tommogramme im Liegen. Defektes, abgeflachtes und unregelmäßig begrenztes unteres Labrum glenoidale (▻)

Im *Doppelkontrastarthrogramm* (sitzend, Außenrotation) ist nicht nur ein Riß (vgl. Abb. **62**), sondern auch die degenerative Verschmälerung des suprahumeralen Teils der Sehne gut zu erkennen (Abb. **61**, vgl. Normalbild Abb. **49b**). Ein weiteres direktes arthrographisches Rupturzeichen ist das Fehlen der Sehne in einem Teil der Sehnenscheide, bedingt durch Retraktion des muskelnahen Anteiles, meist begleitet von Kontrastmittelaustritt aus der Tunica vaginalis (Abb. **62**). Indirekte, weniger zuverlässige Zeichen sind torquierte und/oder dilatierte Sehnenscheiden. Eine fehlende Füllung der Bizepssehnenscheide und ebenso der Austritt von Kontrastmittel am Ende der Sehnenscheide haben keinen diagnostischen Wert. Beide Phänomene kommen sowohl im Normalfall (technische Ursa-

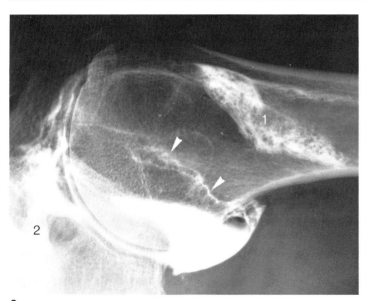

Abb. 61a u. b Doppelkontrastarthrogramm, sitzend
a Aufnahme in Elevation. Kontrastmittelaustritt aus der Tunica vaginalis m. bicipititis (1) und aus der Bursa subscapularis (2). Partielle Kapselschrumpfung mit verkleinertem Gelenkraum und girlandenförmigem Kapselrand (▶)
b Tomogramm sitzend, Außenrotation. Rotatorenmanschette intakt. Degenerativ veränderte, verschmälerte Bizepssehne im suprahumeralen Teil (▶)

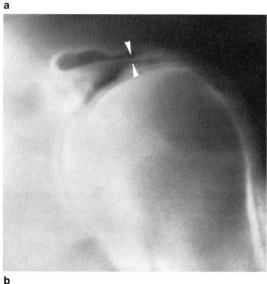

chen) als auch bei Erkrankungen der Sehne und der Synovialmembran verschiedenster Ursache vor (Tendinitis mit Verklebungen, Kapselschrumpfung, vgl. Abb. **61**). Die *vordere Luxation* der Bizepssehne im Rahmen degenerativer Veränderungen und bei zugleich flachem Sulcus intertubercularis tritt manchmal nur bei Außenrotation des abduzierten Armes auf. Im *Arthrogramm* ist die Diagnose aufgrund des Verlaufes außerhalb des Sulkus deshalb am sichersten in einer Aufnahme mit Elevation und Außenrotation (Schwedenstatus 3) zu stellen (Abb. **63**). Selten entsteht bei Schulterluxation oder bei Abrißfrakturen mit Verlagerung der Tuberkularegion eine *hintere Luxation* der langen Bizepssehne (CSERHATI u. Mitarb. 1972).

Kapselschrumpfung, therapeutische Arthrographie

Der Kapselschrumpfung (Capsulitis adhaesiva) liegt pathologisch-anatomisch eine Retraktion und fibrotische Verdickung zugrunde. Die Pathogenese ist unklar. Kapselschrumpfungen treten bei direktem Trauma, Verletzung der oberen Extremitäten mit Immobilisation des Schultergelenks, ferner auch bei Hemiplegie auf. Gelegentlich läßt sich überhaupt keine Ursache ermitteln. Klinisch bestehen die Symptome der schmerzhaften Schultersteife, wobei die aktive und die passive Beweglichkeit eingeschränkt sind.

Nativaufnahmen zeigen je nach Krankheitsdauer eine im Vergleich zur Gegenseite ausgeprägtere Osteoporose. Im *Arthrogramm* ist der Kapselrand vorerst gerifelt bei noch normal großem Gelenkraum (vgl. Abb. **55**). Entsprechend der Schrumpfung und Gelenkraumverkleinerung lassen sich ohne großen Injektionsdruck höchstens 5–10 ml Kontrastmittel injizieren. Der Füllungsraum ist allseitig verkleinert, wobei insbesondere die Rezessus betroffen sind. Ein Rotatorenriß, oft Anlaß zur Kapselschrumpfung, wird gleichzeitig erkannt (vgl. Abb. **56** u. **61**).

Die Behandlung solch einer „frozen shoulder" mittels radikaler Mobilisation unter Anästhesie führt aufgrund von arthrographischen Untersuchungen vor und nach der Mobilisation immer zu einer Ruptur der geschrumpften Kapsel. Die Ruptur hat keinen negaiven Einfluß auf das Behandlungsresultat. ANDRÉN u. LUNDBERG (1965) empfehlen deshalb, *die diagnostische Arthrographie bei Patienten mit Kapselschrumpfung mit einer therapeutischen zu verbinden*. Es eignen sich vor allem Patienten mit leichter bis mittelschwerer Schrumpfung, weniger solche mit totaler Steife. Bei geringem Erfolg kann die Behandlung wiederholt werden.

Abb. **62**
Monokontrastarthrogramm. Aufnahme in Elevation. Ruptur der langen Bizepssehne: Fehlen der Sehne in der Sehnenscheide bei normaler Lage derselben im Sulcus bicipitalis (→). Kontrastmittelaustritt aus der Sehnenscheide nach distal (→). Rezessus subscapularis (R)

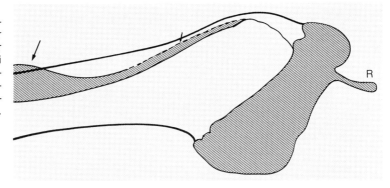

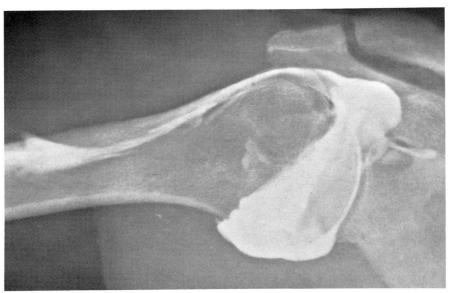

Akromioklavikulargelenk

Die Mitbeteiligung des Akromioklavikulargelenks bei traumatischen und degenerativen Erkrankungen des Schultergürtels ist häufig. Der Wert der Arthrographie des Akromioklavikulargelenks ist z. Z. nicht erwiesen.

Weitere Indikationen

Siehe „Gemeinsame Erkrankungen der Gelenke" S. 380.

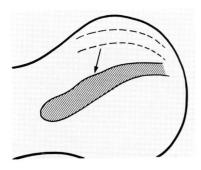

Abb. **63** Monokontrastarthrogramm Aufnahme in Elevation und Außenrotation. Vordere Luxation der langen Bizepssehne: Die Sehne verläuft außerhalb des Sulcus intertubercularis (→)

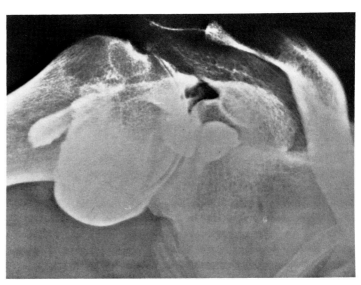

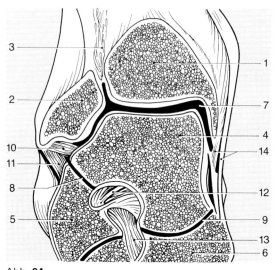

Abb. 64
Frontalschnitt durch die linken Sprunggelenke

1 = Tibia
2 = Fibula
3 = Lig. tibiofibulare
4 = Talus
5 = Kalkaneus
6 = Navikulare
7 = Articulatio talocruralis
8 = Articulatio talocalcanearis
9 = Articulatio talocalcaneonavicularis
10 = Lig. talofibulare posterius
11 = Lig. fibulocalcaneare
12 = Lig. talocalcaneare interosseum
13 = Lig. bipartitum
14 = Lig. deltoideum

Sprunggelenk

Funktionelle Anatomie

Das obere Sprunggelenk setzt sich aus Tibia, Fibula und Talus als artikulierende Knochen zusammen und dient vor allem der Dorsal- und Plantarflexion. Vorn und hinten besitzt die Gelenkkapsel einen Rezessus, der für die Bewegungen Spielraum läßt. Tibia und Fibula (Malleolengabel) werden durch das Lig. tibiofibulare anterius (vordere Syndesmose) und das Lig. tibiofibulare poste-

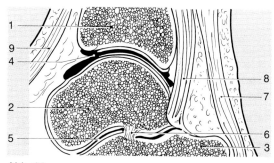

Abb. 65
Sagittalschnitt durch die rechten Sprunggelenke

1 = Tibia
2 = Talus
3 = Kalkaneus
4 = Articulatio talocruralis
5 = Articulatio talocalcaneonavikularis
6 = Lig. talocalcaneare interossseum
7 = Tendo Achillis
8 = Tendo m. flex. halluc. long.
9 = Tendo m. tibialis ant.

rius (hintere Syndesmose) zusammengehalten, ebenso durch den distalen Teil der Membrana interossea. Zwischen Tibia medial und Fibula lateral und den Syndesmosen vorn und hinten erstreckt sich ein kleiner Rezessus 1–2 cm von der Gelenkfläche nach proximal (Abb. **64** u. **65**).

Das obere Sprunggelenk ist von einer Kapsel umhüllt, diese mit Ligamenten verstärkt und von medialen und lateralen Muskelsehnen geschient (MU HUO TENG u. Mitarb. 1984). Die Außenflächen der Knöchel liegen außerhalb der Gelenkkapsel.

Laterale Ligamente (Abb. 66)

Lig. fibulotalare anterius: Inseriert ventrolateral nahe der Spitze des Malleolus lateralis und am Talushals. Es ist eng mit der Kapsel verwoben.

Lig. fibulotalare posterius: Zieht von der Hinterfläche des Malleolus lateralis fast horizontal zum Talus. Es besteht ebenfalls eine enge Verbindung mit der Kapsel.

Lig. fibulocalcaneare: Inseriert an der Vorderfläche des Malleolus lateralis und zieht leicht schräg nach unten hinten zur Seitenfläche des Kalkaneus. Dieses Ligament ist von der Gelenkkapsel getrennt, steht jedoch in enger Beziehung zur gemeinsamen Sehnenscheide der Mm. fibularis longus und brevis, welche zwischen Kapsel und Ligament verläuft. Bei Ruptur des Lig. fibulocalcaneare wird auch die Sehnenscheide eingerissen.

Mediale Ligamente (Abb. 67)

Lig. deltoideum: Dreieckiges Band mit einer tieferen und oberflächlicheren Schicht. Es inseriert am Malleolus medialis und zieht schräg nach vorn unten zum Os navicu-

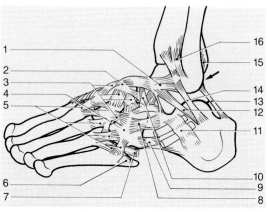

Abb. 66 Fußbänder von lateral (nach *Töndury*)
1 = Lig. fibulotalare anterius
2 = Os naviculare
3 = Ligg. tarsi dorsalia
4 = Os cuboideum
5 = Ligg. metatarsea dorsalia
6 = Tendo m. peronaei brevis
7 = Tendo m. peronaei longi
8 = Lig. calcaneocuboideum dorsale
9 = Lig. plantare longum
10 = Lig. talocalcaneum interosseum
11 = Retinaculum mm. peronaeorum inferius
12 = Lig. talocalcaneum laterale
13 = Lig. talocalcaneum posterius
14 = Lig. fibulocalcaneare
15 = Lig. tibiofibulare posterius
16 = Lig. tibiofibulare anterius
→ = Lig. fibulotalare posterius (nicht sichtbar)

lare, nach unten zum Kalkaneus und nach hinten unten zum Talus. Auch dieses Ligament ist in den tieferen Schichten eng mit der Kapsel verwoben.

Medial und lateral verlaufende gelenkschienende Muskelsehnen

– *Medial:* Sehnen der Mm. flexor hallucis longus, flexor digitorum longus, tibialis posterior.
– *Lateral:* Sehnen der Mm. fibularis longus und brevis (peronaeus longus und brevis).

Die Innenseite der Gelenkkapsel ist von einer Synovialmembran ausgekleidet.

Bei Sprunggelenkverletzungen handelt es sich meistens um ein Supinationstrauma mit Zerrung oder Ruptur der lateralen Kapselanteile und der lateralen Ligamente, seltener um ein Pronationstrauma mit Zerrung oder Ruptur der medialen Kapselanteile und des Lig. deltoideum.

Das untere Sprunggelenk besteht aus der hinteren Articulatio talocalcanearis und aus der vorderen Articulatio talocalcaneonavicularis.

Beim Supinationstrauma können auch die Ligamente des unteren hinteren Sprunggelenks, d. h. die Ligg. bipartitum und talocalcaneare interosseum, rupturieren (Sinustarsi-Syndrom, Abb. **64** u. **66**).

Punktions- und Füllungstechnik

Der Patient liegt in Rückenlage auf einem Rasteraufnahmetisch mit Obertischröhre. Die Punktion erfolgt von ventromedial zwischen Malleolus internus und der Sehne des M. tibialis anterior. Diese läßt sich bei Dorsalflexion des Fußes gut tasten. Nach Desinfektion der Haut und lokaler Anästhesie wird eine 3 cm lange, 0,7 mm dicke Nadel unter Durchleuchtung eingeführt, in leicht kranialer Richtung, um den etwas überhängenden vorderen Tibiarand zu umgehen. Ein kurzer Verbindungsschlauch schützt den Arzt vor Strahlenexposition und ermöglicht ein bequemes Arbeiten mit der Injektionsspritze, ohne die korrekt platzierte Nadel zu verschieben. Bei guter intraartikulärer Position der Nadelspitze läßt sich 1 ml Anästhesielösung widerstandslos injizieren. Ein möglicher Gelenkerguß wird abpunktiert. Bei frisch Traumatisierten erfolgt nun nach Gelenkanästhesie mit weiterem 1 ml unter Durchleuchtung die Injektion von 6–8 ml Kontrastmittel. Die Nadel wird entfernt und das Gelenk anschließend kräftig bewegt, um das Kontrastmittel zu verteilen und durch allenfalls vorhandene Risse hindurchzudrücken.

Indikationen für die Monokontrastuntersuchung sind Kapsel-Band-Läsionen und Kapselschrumpfung. Bei Verwendung von ausschließlich Luft oder Doppelkontrast werden 8–12 ml Luft bzw. 2 ml Kontrastmittel und 10 ml Luft verwendet. Indikationen für Doppelkontrast oder Luft allein sind Knorpelbeurteilung, osteochondrale Frakturen, Osteochondrosis dissecans, neoplastische Synovialchondromatose, Lokalisation gelenknaher Verknöcherungen oder Verkalkungen.

Die Rückpunktion ist nach erfolgter Röntgen-

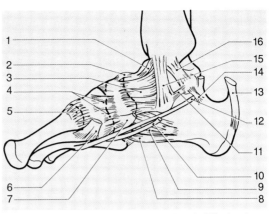

Abb. 67 Fußbänder von medial (nach *Töndury*)

1 = Lig. deltoideum (Pars tibiotalaris anterior)
2 = Lig. talonaviculare
3 = Lig. deltoideum (Pars tibionavicularis)
4 = Ligg. tarsi dorsalia
5 = Lig. tarsometatarseum dorsale
6 = Tendo m. tibialis anterioris
7 = Tendo m. tibialis posterioris
8 = Lig. plantare longum
9 = Lig. calcaneocuboideum plantare
10 = Tendo m. flexoris digit. longi
11 = Lig. talocalcaneum mediale
12 = Tendo m. flexoris hallucis longi
13 = Tendo calcaneus (Achillis)
14 = Lig. talocalcaneum
15 = Lig. deltoideum (Pars tibiocalcaneare)
16 = Lig. deltoideum (Pars tibiotalaris posterior)

untersuchung nicht notwendig. Die Nachsorge hängt von der Verletzungsart ab; bei nicht frisch traumatisierten Patienten soll das Gelenk für 24 Std. ruhiggestellt werden.

Die Punktion des oberen Sprunggelenks kann auch von ventrolateral vorgenommen werden. Die Einstichstelle liegt zwischen dem Malleolus lateralis und der Sehne des M. extensor digitorum longus. Das Gelenk ist ferner auch beim Einstich direkt hinter dem Malleolus externus in Richtung der Fußachse gut zu erreichen. Der analoge Zugang hinter dem Malleolus medialis sollte wegen der Gefahr der Verletzung der hinteren Tibialgefäße vermieden werden.

Gefahren der Technik, Gegenindikationen

Siehe „Einleitung" S. 293.

Aufnahmetechnik

Nativaufnahmen in a.-p., seitlicher und evtl. beidseits schräger Richtung sollten vorhanden sein. Bei Frischverletzten genügt im allgemeinen eine a.-p. und seitliche Aufnahme, ferner eine a.-p. Aufnahme mit forcierter Supination oder Pronation, je nach Verletzungstyp. Bei der Abklärung von gelenknahen Verknöcherungen bzw. Verkalkungen oder Gelenkkörpern sind Schrägaufnahmen wichtig. Die Osteochondrosis dissecans erfordert eine zusätzliche Tomographie, zumindest im a.-p. Strahlengang.

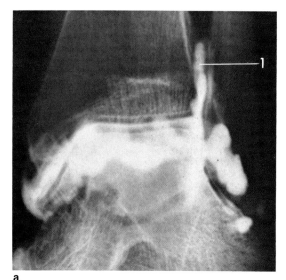
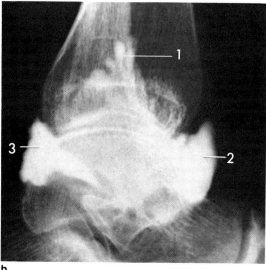

a
Abb. 68a u. b Normales Arthrogramm des oberen Sprunggelenks in a.–p. und lateraler Projektion. Gelenkspalt als scharf begrenzter dünner, heller

b
Strich sichtbar, angrenzend die Knorpelüberzüge. 1 = tibiofibularer Gelenkraum, 2 u. 3 = ventraler und dorsaler Rezessus

Normales Arthrogramm

Der Gelenkspalt zwischen Talus und Tibia bzw. Fibula ist je nach angewandter Technik als dünner Strich sichtbar, von dem sich die Knorpelüberzüge abheben (Abb. 68). Der Gelenkraum besitzt regelmäßig drei Rezessus: den vorderen, hinteren und den tibiofibularen. Der vordere Rezessus zeigt sich im Seitenbild meist als glatt bis wellig begrenzte Ausstülpung, welche sich vom Talushals bis über die Tibiavorderkante erstreckt (Abb. 68). Gelegentlich sind fingerartige Taschen zwischen den Extensorensehnen vorhanden (vgl. Abb. 73). Auch der hintere Rezessus ist glatt bis wellig konturiert (Abb. 68), wobei häufiger tiefere Ausstülpungen vorkommen (Abb. 69). Bei Plantarflexion streckt sich der vordere Rezessus und wird kleiner, bei Dorsalflexion der hintere. Der tibiofibulare Rezessus erstreckt sich vom Gelenkspalt zwischen der vorderen und hinteren Syndesmose 1–2 cm nach proximal. Er besteht aus 1–3 strichartigen Kam-

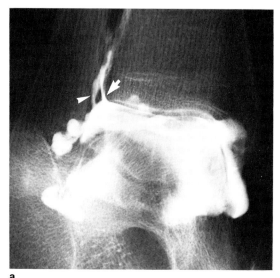
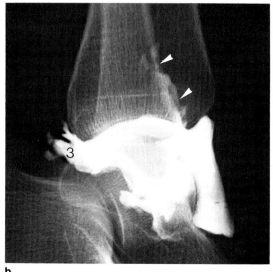

a
Abb. 69a u. b Supinationstrauma mit Verdacht auf Läsion der vorderen Syndesmose. Kleiner Kontrastmittelaustritt aus der Kapsel direkt medial vom Rezessus tibiofibularis (a), im Seitenbild von diesem

b
überdeckt (b). Kontrastmittelaustritt (→), Rezessus tibiofibularis (►). OP: kleiner Kapselriß und Lockerung der vorderen Syndesmose. 3 = Fingerförmiger hinterer Rezessus

mern, welche sich im a.-p.-Bild meist überlagern. Im Seitenbild liegen die Kammern gefächert nebeneinander (Abb. **68**).
Weitere kleine inkonstante Ausstülpungen kommen unterhalb der Malleolenspitzen vor (Abb. **68**). Eine Verbindung zu medialen Sehnenscheiden (M. flexor hallucis longus und M. flexor digitorum longus) besteht normalerweise in 15–20% der Fälle (vgl. Abb. **70**) (BROSTRÖM u. Mitarb. 1965). Ferner findet man in etwa 10% der Fälle eine Verbindung zum hinteren unteren, extrem selten eine solche zum vorderen unteren Sprunggelenk (HAAGE 1967, 1973). Die Füllung der Scheide des M. tibialis anterior kann punktionsbedingt sein. Sie ist an der Kontrastmittelaussparung durch die Sehne erkennbar und dadurch im Seitenbild von einer vorderen Kapselverletzung abgrenzbar. Der Austritt von Kontrastmittel durch die Punktionsstelle kann im Seitenbild an seiner subkutanen Ausbreitung erkannt werden.

Indikationen, pathologisches Arthrogramm

Kapsel- und Bandläsionen bei frischem Trauma

Es herrscht heute weitgehende Übereinstimmung darüber, daß die Füllung lateraler Sehnenscheiden (Mm. fibularis longus und brevis) pathologisch sei und mit einer Läsion des Lig. fibulocalcaneare gleichgesetzt werden kann (BROSTRÖM u. Mitarb. 1965, HAAGE 1973, SPIEGEL u. STAPLES 1975, VAN MOPPES u. VAN DEN HOOGENBAND 1980). Das Lig. fibulocalcaneare kann aber einerseits auch rupturieren, ohne daß sich die fibularen Sehnenscheiden füllen; andererseits kann eine traumatisch zustande gekommene Verbindung persistieren und beweist somit nicht eine frische traumatische Ruptur (Anamnese, Klinik!) (vgl. Abb. **77**).
Die *Arthrographie* bei frischen Kapsel-Band-Läsionen sollte innerhalb der ersten 72 Std. erfolgen, da später durch Verklebung der Rißstelle falsch-negative Ergebnisse möglich sind.
Der Austritt von Kontrastmittel aus dem Gelenkraum bedeutet eine Ruptur des Kapsel-Band-Apparates. Dementsprechend findet man im Arthrogramm paraartikulär verteiltes, wolkig angeordnetes Kontrastmittel mit unscharfer Begrenzung. Aus der Lokalisation des ausgeflossenen Kontrastmittels läßt sich die Rupturstelle ermitteln. Die Menge des ausgeflossenen Kontrastmittels kann allerdings nicht in direkte Beziehung zum Ausmaß der Läsion gesetzt werden. Die Zeit zwischen Unfall und Arthrographie, der Füllungsdruck während und das Ausmaß der Verteilungsbewegungen nach der Arthrographie schaffen unterschiedliche Bedingungen. Der Füllungsdruck vermindert sich z. B. auch dann, wenn sich zusätzliche extraartikuläre Kompartimente wie die medialen Sehnenscheiden und/oder das untere hintere Sprunggelenk mit Kontrastmittel füllen (OLSON 1981).

Beim **Supinationstrauma** reißen die lateralen Bänder von vorn nach hinten, d. h., weitaus am häufigsten findet man eine Ruptur des Lig. fibulotalare anterius, oft kombiniert mit einer Ruptur des Lig. fibulocalcaneare oder/und der vorderen Syndesmose. Eine isolierte Ruptur des Lig. fibulocalcaneare ohne gleichzeitige Fraktur des Malleolus lateralis kommt praktisch nicht vor. Bei der seltenen Ruptur des Lig. fibulotalare posterius sind meist alle übrigen Bänder mitgerissen; es besteht eine so offensichtliche Instabilität des Gelenkes, daß die Patienten ohne Arthrographie operiert werden (OLSON 1981).

Im *Arthrogramm* findet man für isolierte Risse oder Rißkombinationen folgende typische Zeichen:

– Gelenkkapselruptur ohne Bandbeteiligung: wenig Kontrastmittelaustritt ventrolateral der Tibia oder in der Nähe der vorderen Syndesmose (Abb. **69**).
– Ruptur des Lig. fibulotalare anterius: Kontrastmittelaustritt im Bereich der Malleolenspitze, lateral und ventral aufsteigend. Im Seitenbild liegt das Kontrastmittel zum größeren Teil vor der Tibia (im Gegensatz zur Läsion der vorderen Syndesmose) (Abb. **70**).
– Kombinierte Ruptur der Ligg. fibulotalare anterius und fibulocalcaneare: arthrographisches Bild wie bei Ruptur des Lig. fibulotalare anterius und zusätzlich Füllung der fibularen Sehnenscheiden (Abb. **71**). Fällt die Füllung der fibularen Sehnenscheiden aus und findet man einen massiven Kontrastmittelaustritt im Bereich des Lig. fibulotalare anterius und dorsal von ihm, kann indirekt auf eine zusätzliche Ruptur des Lig. fibulocalcaneare geschlossen werden (Abb. **72**).
– Ruptur der vorderen Syndesmose: Kontrastmitteldepot zwischen Tibia und Fibula ventral und oberhalb des Recessus tibiofibularis. Im Seitenbild projiziert sich das ausgetretene Kontrastmittel auf den vorderen Teil der Tibia, im Gegensatz zur Ruptur des Lig. fibulotalare anterius (Abb. **73**).
– Kombinierte Ruptur des Lig. fibulotalare anterius und der vorderen Syndesmose: Kombinationsbild der isolierten Rupturen. Im a.-p.-Bild zeigt sich Kontrastmittel zwischen der distalen Tibia und Fibula; im Seitenbild projiziert sich sowohl Kontrastmittel auf den vorderen Teil der Tibia als auch ventral von ihr. Bei Kontrastmittelaustritt um die Fibulaspitze ohne ventrolaterales Hochfließen liegt lediglich eine Teilruptur des Lig. fibulotalare anterius vor (Abb. **74**).
– Eine isolierte Ruptur der hinteren Syndesmose kommt praktisch nicht vor; bei Ruptur der vorderen und hinteren Syndesmose projiziert sich das

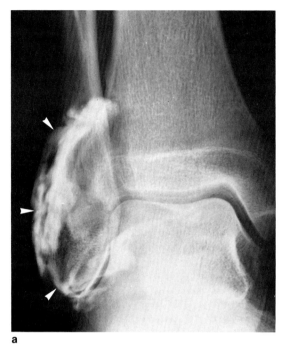
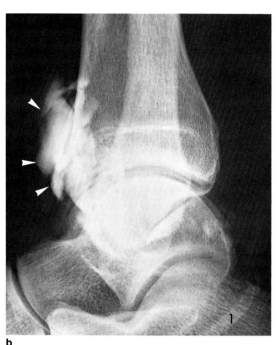

Abb. 70 a u. b Supinationstrauma. Der Kontrastmittelaustritt (▶) ist sowohl im a.–p. Bild wie im Seitenbild typisch für eine Ruptur des Lig. fibulotalare anterius. 1 = nichtpathologische Füllung einer medialen Sehnenscheide

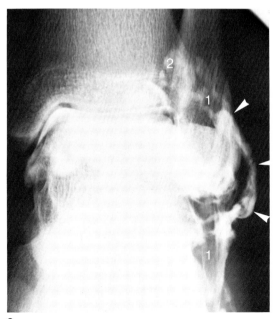
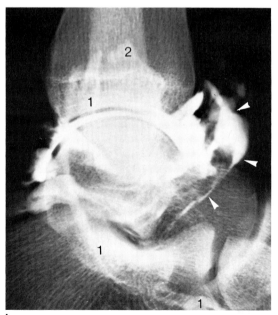

Abb. 71 a u. b Supinationstrauma. Kontrastmittelaustritt typisch für eine Ruptur des Lig. fibulotalare anterius (▶), zusätzlich jedoch Füllung lateraler Sehnenscheiden als Ausdruck einer gleichzeitigen Ruptur des Lig. fibulocalcaneare. 1 = laterale Sehnenscheiden, 2 = Rezessus tibiofibularis

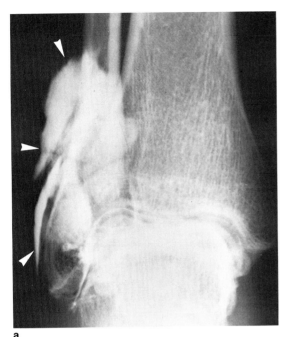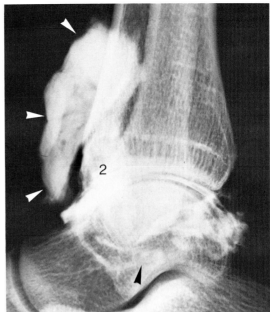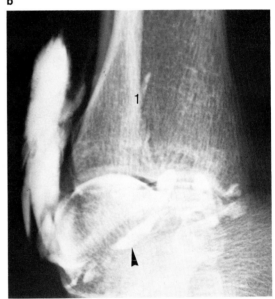

Abb. **72a–c** Supinationstrauma. Typischer Kontrastmittelaustritt bei Ruptur des Lig. fibulotalare anterius (▶), zusätzlich aber auch Kontrastmittelaustritt nach unten hinten (▶ schwarz), Ausdruck einer gleichzeitigen Ruptur des Lig. fibulocalcaneare. Keine laterale Sehnenscheidenfüllung. Vordere Syndesmose intakt. 1 = Rezessus tibiofibularis. OP: zusätzlich vordere Kapselruptur (2)

Abb. **73a** u. **b** Supinationstrauma. Kontrastmittelaustritt ventral zwischen Tibia und Fibula (▶), im Seitenbild (**b**) von der Fibulavorderkante ausgehend (▶). Kein Kontrastmittelaustritt im Bereich des Malleolus lateralis. OP: Syndesmose an der Fibula ausgerissen, Bänder intakt. 1 = fingerförmiger vorderer Rezessus, 2 = Rezessus tibiofibularis

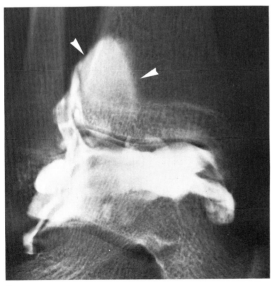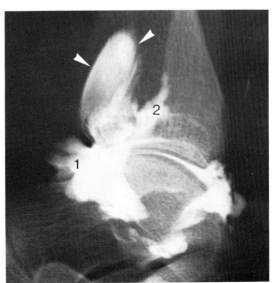

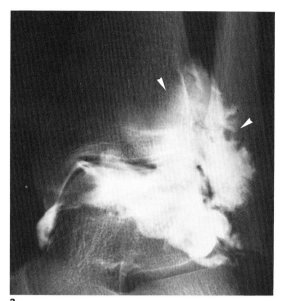
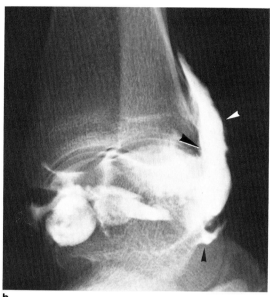

Abb. 74a u. b Supinationstrauma. Kontrastmittelaustritt im Bereich der vorderen Syndesmose (▶), wobei in Aufnahme **b** das Kontrastmittel wegen leicht schräger Projektion scheinbar vor der Tibia liegt. Lediglich geringer Kontrastmittelaustritt an der Fibulaspitze (▶). OP: Ruptur der Syndesmose, Teilruptur des Lig. fibulotalare anterius

ausgetretene Kontrastmittel im Seitenbild sowohl auf den vorderen als auch hinteren Aspekt der Tibia.
In etwa 95% der Fälle liegt bei der Kapsel-Band-Läsion ein Supinationstrauma mit lateraler Schädigung und lediglich in etwa 5% ein **Pronationstrauma** mit medialer Bandverletzung vor. Meist besteht eine kombinierte Ruptur des Lig. deltoideum und der vorderen Syndesmose. Isolierte Läsionen des Lig. deltoideum kommen jedoch vor.

Im Arthrogramm findet man folgende typische Befunde:
– Ruptur des Lig. deltoideum: Kontrastmittelaustritt um die Spitze des Malleolus medialis, im Seitenbild nach vorn oben. Bei einer Teilruptur fehlt das Hochfließen (Abb. **75**). Bei zusätzlicher Ruptur der Syndesmose kommen die oben beschriebenen Zeichen hinzu.

Obgleich die Arthrographie bei frischen Kapsel-Band-Läsionen nach vielen Untersuchern exaktere Ergebnisse

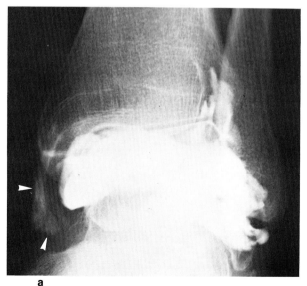
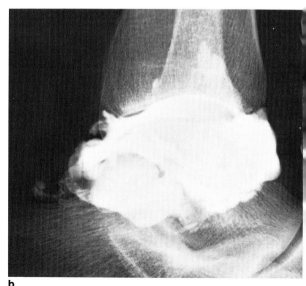

Abb. 75a u. b Pronationstrauma. Kontrastmittelaustritt um die Spitze des Malleous medialis (▶), ohne Ausbreitung nach oben. OP: partielle Ruptur des Lig. deltoides

gibt als die gehaltenen Aufnahmen (PERCY u. Mitarb. 1969, HAAGE 1973, TAUSCH 1978, OLSON 1981, ARNDT 1981) und eine vielerorts geübte Vollnarkose überflüssig macht, hat sie sich nicht voll durchgesetzt. Zwei Gründe sind maßgebend: die Chirurgen „hängen" an den gehaltenen Aufnahmen und wünschen nur dann ein Arthrogramm, wenn der klinische Verdacht auf eine isolierte Syndesmosenläsion besteht, welcher nur arthrographisch bestätigt oder ausgeschlossen werden kann. Wenn ferner der vom Nutzen der Arthrographie überzeugte Radiologe seinen chirurgischen Partner ebenfalls überzeugt hat, muß er auch bereit sein, dem Notfalldienst zur Verfügung zu stehen. Kapsel-Band-Läsionen des oberen Sprunggelenks sind bekanntlich vorwiegend Sportverletzungen und häufen sich am Wochenende.

Posttraumatische Restbeschwerden und/oder Bewegungseinschränkungen

Osteochondrale Abscherfrakturen am lateralen Talus anläßlich eines Supinationstraumas sind gelegentlich Ursache von Gelenkkörpern (Abb. 76). Als Ursache von *periartikulären Verknöcherungen und Verkalkungen* kommen ferner verkalkte periartikuläre Hämatome, degenerative (dystrophische) Verkalkungen aber auch unfallfremde Erkrankungen wie z. B. die neoplastische Synovialchondromatose (Osteochondromatosis artikularis) in Betracht (s. auch S. 381).
Da meist keine Röntgenaufnahmen vor dem Trauma vorliegen, bleibt unbekannt, ob die periartikulären Verdichtungen präexistent oder durch den Unfall entstanden sind. Die *Arthrographie* ist in der Lage, periartikuläre Verdichtungen in bezug auf Gelenkraum und Gelenkkapsel zu lokalisieren und die Entscheidung zu erleichtern, ob der radiologische Befund für die Beschwerden verantwortlich ist oder nicht.
Eine *Bandlaxität* nach mehrfachem Knöcheltrauma wird durch gehaltene Aufnahmen objektiviert. Gelegentlich persistieren *Kapsel-Sehnenscheiden-Risse* und geben ohne Arthrographie zu unerklärlichen posttraumatischen Restbeschwerden Anlaß (Abb. 77).
Bei posttraumatischer Bewegungseinschränkung muß auch eine *Kapselschrumpfung* in Betracht gezogen werden. Sie ist arthrographisch am vorzeitigen Füllungswiderstand und am Fehlen der normalen Rezessus leicht erkennbar (GOLDMANN u. Mitarb. 1976).

Weitere Indikationen

Siehe „Gemeinsame Erkrankungen der Gelenke" S. 380.

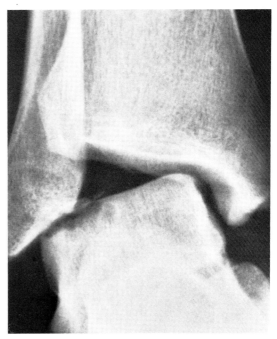

Abb. 76 Supinationstrauma mit lateraler Bandläsion und Abscherung eines flachen Fragments aus der lateralen Taluskante. Gehaltene Aufnahme

Hüftgelenk des Erwachsenen

Funktionelle Anatomie

Die Hüfte wird als Kugelgelenk von der halbkugeligen Pfanne (Azetabulum, bestehend aus Ossa ischium, ilium und pubis) und dem Hüftkopf (Caput femoris) gebildet und ist allseits von einem kräftigen Muskelmantel eingehüllt. Die Pfanne besitzt an ihrem ventromedialen Abhang eine tiefe Kerbe, die Incisura acetabuli, durch welche Gefäße und Bindegewebe verlaufen. Die Kerbe wird vom Lig. transversum acetabuli überbrückt. Das am Azetabularrand fixierte faserknorpelige Labrum acetabulare erhöht die Pfanne und trägt zur besseren Führung des Kopfes bei. In der Belastungszone der Pfanne besteht ein Knorpelüberzug, im Zentrum hingegen ein als Stoßdämpfer wirkendes, von Synovialis überzogenes Fettpolster. Der kugelige Femurkopf ist von einer dicken Knorpelschicht überzogen. Diese fehlt in der Fovea capitis. Dort inseriert das gefäßführende, vom Pfannengrund ausgehende Lig. capitis femoris (Lig. teres). Das Ligament ist im *Arthrogramm* nicht sichtbar. Die Gelenkkapsel, innen von einer Synovialmembran überzogen, entspringt am knöchernen Rand der Pfanne und am Lig. transversum; das Labrum liegt frei intraartikulär und stellt sich deshalb im *Arthrogramm* dar. Die Kapsel verengt sich trichterförmig zum Schenkelhals hin und inseriert hier an der Linea intertrochanterica. Die Synovialmembran schlägt jedoch früher auf den Schenkelhals um, so daß im *Arthrogramm* der Gelenkraum am Übergang mittleres–distales Schenkelhalsdrittel endet. Die Kapsel wird durch die Ligg. iliofemorale, pubofemorale und ischiofemorale verstärkt. Die Zona orbicularis ist als ringförmiges Bindegewebeband in die Kapsel verflochten und umfaßt den Schenkelhals an seiner dünnsten Stelle. Im *Arthrogramm* zeigt sie sich als bandförmige Kontrastmittelaussparung (vgl. Abb. 79 u. 83).

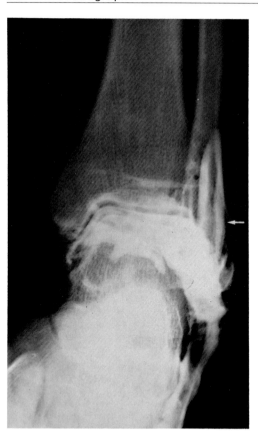

Abb. **77 a–c** Status nach mehrfachem Supinationstrauma. Restbeschwerden, beim Gehen bis in die Wade: Status nach Ruptur des lateralen Band-Kapsel-Apparates mit Füllung der Sehnenscheiden der Mm. fibulares (→) als Ausdruck einer früher stattgehabten Ruptur des Lig. fibulocalaneare. Die Sehnenscheidenfüllung persistiert, ebenso eine pathologische Verbindung zwischen Sehnenscheide und Subkutis: 20 Min. nach Injektion und nach Bewegung ist das Kontrastmittel subkutan bis in die Wadenregion ausgeflossen

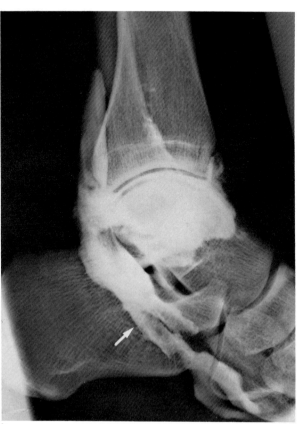

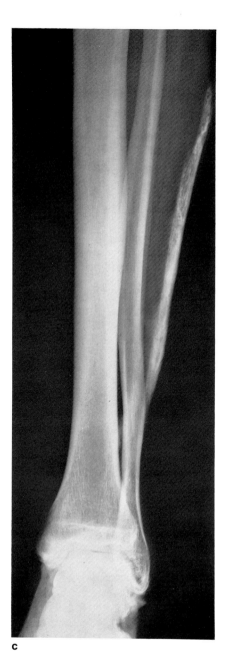

Punktions- und Füllungstechnik

Der Patient liegt in Rückenlage auf einem Rasteraufnahmetisch mit Obertischröhre, Fuß neutral, Knie durch flachen Keil leicht angewinkelt. Beim *nicht operierten Patienten* wird ein Punkt 2 cm lateral der Arterie und 2 cm unterhalb des Leistenbandes auf der Haut markiert. Nach Entfettung und Desinfektion der Haut erfolgt unter sterilen Kautelen die Anästhesie von Haut und Subkutis und unter Durchleuchtung die tiefere Anästhesie bis auf den Schenkelhals. Zur Punktion eignet sich eine Lumbalnadel (0,6 × 90 mm); sie wird unter Durchleuchtung steil von unten lateral nach oben medial an den medialen Abhang des Schenkelhalses herangeführt, am Übergang zum Femurkopf. Bei Berührung der Nadelspitze mit dem Knochen kann diese durch leichtes Drehen und geringes Zurückziehen der Nadel von diesem Kontakt befreit werden. Allenfalls vorhandene Gelenkflüssigkeit wird zur bakteriellen und chemischen Untersuchung aufbewahrt. Über einen kurzen Verbindungsschlauch erfolgt die Injektion von 1–2 ml 1%iger Anästhesielösung, die sich widerstandslos injizieren lassen muß, anschließend unter Durchleuchtung die Injektion von 10–15 (20) ml Kontrastmittel. Es füllt sich vorerst der Gelenkraum proximal, dann distal der Zona orbicularis, am Schluß der Gelenkspalt (ARNDT 1981). Nach Entfernung der Nadel und aktiver oder passiver Bewegung folgen die Aufnahmen. Der Patient soll nach der Arthrographie 24 Std. ruhen.

Bei Patienten mit *prothetisch versorgten Hüftgelenken* eignet sich mit einigen Abweichungen das gleiche Vorgehen. Anvisiert wird der mediale, ventrale oder laterale Übergang vom Prothesenkopf zum Prothesenhals, vorzugsweise der mediale. Ventral verdeckt das Metall die Nadelspitze (mit Schräglage des Patienten korrigierbar, GELMAN 1976); lateral können paraossäre Verknöcherungen den Weg versperren. Ein weiterer Zugang bei kleiner straffer Pseudokapsel liegt in der Direktpunktion des Gelenkspaltes zwischen künstlicher Pfanne und Kopf von ventral (von lateral unten nach medial oben). Die Einstichstelle sollte jedoch immer lateral der Gefäße und unterhalb des Leistenbandes erfolgen. Eine Metallmarkierung der Haut über dem anvisierten Gelenkeintritt und die vergleichende Palpation der Arterie bzw. des Lig. inguinale schützen vor falscher Wahl der Punktionsstelle (GELMANN 1976). Eine dickere Lumbalnadel (0,7 × 90 mm) eignet sich besser, weil sie im operierten derben Gewebe weniger nachgibt (HENDRIX u. ANDERSON 1981). Ist die Benützung der Subtraktionstechnik vorgesehen, muß das Bein nach korrekter Nadellage mit Gurten immobilisiert werden. Die Aspiration von Gelenkflüssigkeit ist bei schmerzhafter Totalprothese zur Bestätigung oder zum Ausschluß einer Infektion äußerst wichtig. Kann keine Flüssigkeit aspiriert werden, erfolgt unter Durchleuchtung die Injektion von wenigen Millimetern Kontrastmittel. Liegt die Nadel korrekt, so wird sterile physiologische Kochsalzlösung nachgespritzt und das Gemisch zur bakteriellen Untersuchung reaspiriert (ARNDT 1981). Das Fassungsvermögen des Neogelenks variiert außerordentlich, etwa von 5 bis über 30 ml Kontrastmittel. Nach Entfernung der Nadel darf das Bein bei Anwendung der Subtraktionstechnik erst nach durchgeführter Subtraktionsaufnahme bewegt werden.

Gefahren der Technik, Gegenindikationen

Siehe Einleitung S. 293.

Aufnahmetechnik

Beim *nicht operierten Patienten* sollten vor der Arthrographie Aufnahmen in a.-p. und axialer Projektion vorliegen, evtl. Vergleichsaufnahmen der Gegenseite. Nach der Füllung folgen gleiche Aufnahmen und je nach Fragestellung zusätzliche in Innen- und Außenrotation und bei Zug am Bein. Bei Verdacht auf eine Osteochondrosis dissecans oder neoplastischer Synovialchondromatose (Osteochondromatosis artikularis) kann eine Tomographie aufschlußreich sein.

Bei Patienten mit *prothetisch versorgten Hüftgelenken* sind Voraufnahmen äußerst wichtig. Ein Vergleich mit postoperativen Röntgenbildern in gleicher Exposition und Stellung läßt häufig bereits entscheidende Aussagen zu (ARNDT 1981):

– Dislokation: Der Drahtring bei der in Europa meist verwendeten Charnley-Müller-Prothese liegt symmetrisch um den Kopf. Er ist wegen der Anteversion der Pfanne leicht „offen", wobei im a.-p. Bild die Unterscheidung gegenüber einer unerwünschten Retroversion nicht möglich ist.
– Lockerung und Dislokation: Der Ausfluß von Zement ins Becken ist meist ohne klinischen Belang. Frakturen im Zement hingegen bedeuten immer eine Lockerung. Die Verkürzung des Prothesenschaftes weist auf einen vorderen oder hinteren Durchbruch des Schaftendes hin; er ist nur in der axialen Projektion sichtbar.
– Lockerung und/oder Infektion sind oft nur durch die bakteriologische Untersuchung der Gelenkflüssigkeit trennbar. In vergleichbaren Nativaufnahmen besteht bei beiden Komplikationen eine zunehmende Verbreiterung der „hellen" Linie zwischen Knochen und Zement („Halo"). Eine dünne Linie kann normalerweise vorliegen, wahrscheinlich als Folge einer Knochennekrose, welche durch die Hitzeentwicklung während der Zementverfestigung entsteht, und durch die Retraktion des Zements beim Erstarren.

350 Arthrographie

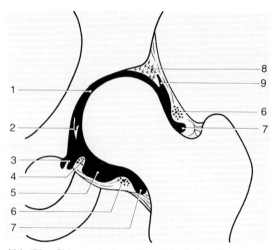

Abb. **78** Schematischer Frontalschnitt durch das Hüftgelenk mit Darstellung des Kapselraumes und seiner Rezessus

1 = Rezessus capitis
2 = Lig. teres
3 = Rezessus acetabuli
4 = Impressio lig. transversi
5 = Rezessus articularis inferior
6 = Impressio zonae orbicularis
7 = Rezessus colli
8 = Labrum articulare (Limbus),
9 = Rezessus articularis superior

Einsickern von Kontrastmittel zwischen Zement und Knochen, bei zementfreien Prothesen zwischen Knochen und Metall bedeutet im *Arthrogramm* eine Lockerung mit oder ohne Infektion.
Der Dichteunterschied zwischen dünnen Kontrastmittelstreifen und Zement ist jedoch gering und das Kontrastmittel deshalb schwer zu erkennen. Die Subtraktionstechnik verdeutlicht den Befund. Nach korrekt plazierter Nadel wird das Bein immobilisiert, die Röhre zentriert und nicht mehr verschoben. Es folgt die a.-p. Nativaufnahme, anschließend unter Durchleuchtung die Kontrastmittelinjektion über einen Verbindungsschlauch bis zur Füllung des Gelenkraumes (Injektionswiderstand beachten!). Darauf wird die a.-p. Aufnahme wiederholt. Nach Entfernung der Nadel kann das Gelenk bewegt werden, und es folgen weitere a.-p. Aufnahmen mit und ohne Zug am Bein, ferner eine axiale Projektion.

Normales Arthrogramm

Beim *nicht operierten Patienten* läßt sich der kontrastmittelgefüllte Gelenkraum (Abb. **78** u. **79**) in folgende Teile gliedern: Der Gelenkspalt zwischen Pfanne und Kopf (Recessus capitis) wird durch ein dünnes Kontrastmittelband ausgefüllt, welches die Knorpeloberfläche begrenzt. Beim Kind (vgl. Abb. **83**) bedeckt eine dicke Knorpelkappe den Femurkopfkern; die knöcherne Pfanne weist ebenfalls einen noch breiten Knorpelbelag auf. Beim Erwachsenen (Abb. **79**) ist der Knorpelbelag über dem ganzen Femurkopf gleichmäßig dick; die knorpellose Fovea capitis und das Lig. capitis femoris sind nicht sichtbar. Der im oberen Pfannenanteil vorhandene Knorpel ist dicker als am Femur. Die sackartigen Ausstülpungen an der medialen Seite entsprechen den Recessus acetabuli und infraarticularis, diejenige an der lateralen Seite

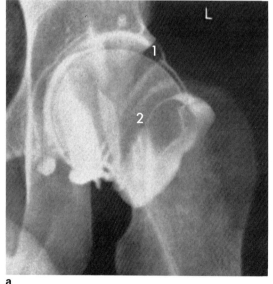

a

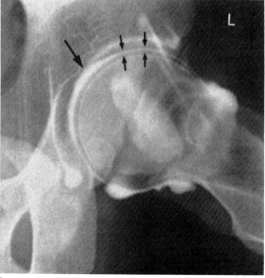

b

Abb. **79a** u. **b** Normales Hüftarthrogramm beim Erwachsenen. **a** a.-p. Aufnahme in Normalstellung sowie **b** in Abduktions-, Flexions- und Außenrotationsstellung. Der zwischen den Gelenkflächen liegende Kontrastmittelstreifen zeigt eine scharfe Begrenzung zum Knorpel des Femurkopfes (→) und zum Knorpel in der Belastungszone der Pfanne (→). Weniger scharfe Begrenzung im zentralen Pfannenteil wo kein Knorpel vorliegt (→). 1 = Labrum articulare, 2 = Zona orbicularis

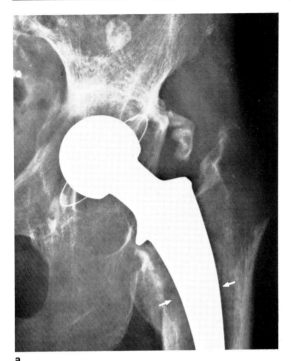
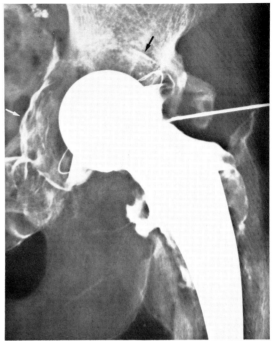
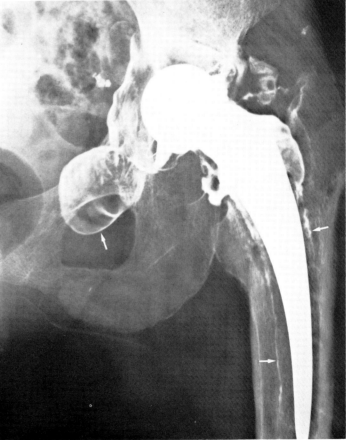

Abb. 80 a–c Prothesenlockerung bei blander Infektion
a Leeraufnahme. Auffallend breiter heller Saum um den Prothesenschaft (→). Keine frühere postoperative Vergleichsaufnahme vorhanden
b Im Arthrogramm Kontrastmittelsaum zwischen Pfannenzement und Beckenknochen (→)
c Im Arthrogramm Kontrastmittelsaum zwischen Schaftzement und Knochen (→). Medial des neu formierten Gelenkraumes Höhlenbildung (→) (präformierte infizierte Bursa oder Abszeßhöhle). Bakteriologie: Staphylococcus aureus

dem Recessus supraarticularis. Am Schenkelhals unterteilt die Zone orbicularis als bandförmige Aufhellung den Gelenkraum in zwei Abschnitte. Die distalen Ausstülpungen entsprechen den Recessus colli (Abb. **78, 79** u. **83**).

Bei Patienten mit *prothetisch versorgtem Hüftgelenk* bildet sich in einigen Monaten nach der Operation eine meist dicke Pseudo- oder Neokapsel. Diese läßt lediglich Raum frei zwischen künstlicher Pfanne und Kopf. Am Übergang zum Hals endet der Gelenkraum. Rezessus sind keine mehr vorhanden; gelegentlich besteht eine Verbindung zur Bursa trochanterica. Jegliches Eindringen von Kontrastmittel zwischen Knochen und Zement bedeutet Lockerung.

Indikationen, pathologisches Arthrogramm

Beim *nicht operierten Hüftgelenk* ergeben sich wenig Indikationen zur Arthrographie. Die Aspiration von Flüssigkeit zur bakteriellen Untersuchung bei Verdacht auf Koxitis sollte mit einer Arthrographie kombiniert werden, weil diese über die Herkunft des Aspirates, den Zustand des Knorpels und des Gelenkraumes Auskunft gibt (adhäsive Kapsulitis). Der schmerzhaft eingeschränkten Beweglichkeit des Hüftgelenks liegt neben der häufigen Arthrose selten eine *Osteochondrosis dissecans* (BILLENKAMP u. BONGARTZ 1983), eine *neoplastische Synovialchondromatose* (MURPHY u. Mitarb. 1977) oder eine *Synovialitis villosa pigmentosa* zugrunde. Die beiden letzteren Erkrankungen zeigen im Arthrogramm sehr ähnliche Kontrastmittelaussparungen im Gelenkraum. Zur Differenzierung dient die Nativaufnahme, in welcher bei der neoplastischen Synovialchondromatose meist verkalkte Gelenkkörper sichtbar sind (s. auch „Gemeinsame Erkrankungen der Gelenke" S. 380).

Eine neue Indikation zur Hüftgelenkarthrographie hat sich aus der *prothetischen Hüftchirurgie* erge-

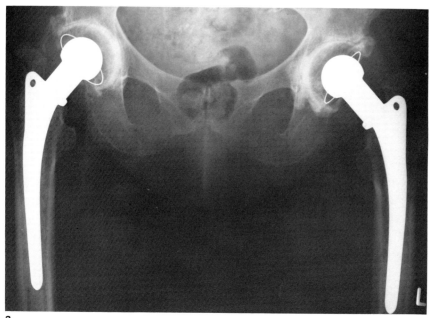
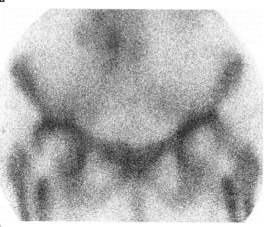
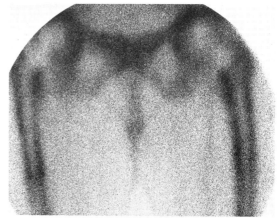

Abb. **81 a–c** Status nach Totalprothese beidseits vor 2 bzw. 1 1/2 Jahren. Beschwerdefreiheit
a Leeraufnahme, unverändert gegenüber einem Bild vor 1 Jahr
b u. **c** Knochenscan mit 99m Tc–MDP. Totalprothese beidseits als Speicherausfall abgebildet. Regelmäßig angeordnete, leicht verstärkte Speicherung des Knochens um die Totalprothese herum. Normalbefund

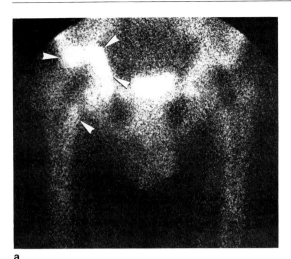
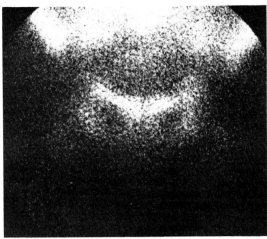

a
Abb. 82a u. b Totalprothese beidseits bei 36jährigem Mann. Seit mehreren Monaten Schmerzen im rechten Hüftgelenk
a Im Szintigramm mit 20mCi 99m Tc−DPD verstärkte Anreicherung im Pfannendach (▶), diskret auch im proximalen Prothesenschaft medial (▶)

b
b Im Leukozytenszintigramm keine Anreicherung. Als Ursache der Prothesenlockerung kann ein Infekt mit größter Wahrscheinlichkeit ausgeschlossen werden
Aufnahmen: Prof. R. Fridrich, Basel

ben (BULLOCK 1965, WIRTH 1974, GELMANN 1976, HENDRIX u. ANDERSON 1981). Anhaltende Schmerzen nach Totalprothesenoperation weisen im allgemeinen auf eine *Lockerung* des einen oder beider Teile der Prothese oder auf eine blande (sog. tiefe) *Infektion* hin. Die Arthrographie hat zweierlei Funktion: Ausschluß oder Bestätigung einer Prothesenlockerung, Spülen eines „trockenen" Gelenks mit Kontrastmittel und physiologischer Kochsalzlösung und Reaspiration zur Ermöglichung einer bakteriologischen Untersuchung (s. Punktions- und Füllungstechnik S. 349). Eine stabile Prothese verhindert das Eindringen von Kontrastmittel zwischen Knochen und Zement, bei zementfreien Prothesen zwischen Knochen und Metall. Bei aseptischer Prothesenlockerung als auch bei einer Infektion mit konsekutiver Lockerung findet man im Arthrogramm Kontrastmittel zwischen Zement und Knochen oder zwischen Zement und Metall (Abb. 80 u. 82). Der pathologische Kontrastmittelstreifen kann dünn und im Arthrogramm kaum erkennbar sein. Die Subtraktionstechnik erleichtert die Identifikation von interponiertem Kontrastmittel (s. Aufnahmetechnik S. 349). Mit dem neu formierten Gelenkraum kommunizierende Abszeßhöhlen oder pathologische Bursen können dargestellt werden (Abb. 80) (STEINBACH u. Mitarb. 1985). Der Aussagewert der Arthrographie zur Diagnose einer Prothesenlockerung wird allerdings von einigen Autoren angezweifelt (MURRAY u. Mitarb. 1975, HENDRIX u. Mitarb. 1983).

Die diagnostische Nuklearmedizin leistet einen wichtigen Beitrag bei der Abklärung einer schmerzhaften Hüfte nach Kopf- oder Totalprothese. Verwendet werden heute fast ausschließlich ^{99m}Tc-Phosphat-Komplexe, gelegentlich zusätzlich mit Gallium 67 oder Indium 111 markierte Leucozyten zur Diagnose einer Infektion (GRIFFITHS u. Mitarb. 1984), neuerdings auch ^{99m}Tc-markierte Mikrokolloide. Wie bei jedem operativen Eingriff am Knochen zeigt ein postoperatives ^{99m}Tc-Szintigramm auch nach Kopf- oder Totalprothese eine Anreicherung um die Prothese. Diese nimmt im Laufe der Monate nach der Operation sukzessive ab und normalisiert sich in 8−12 Monaten (Abb. 81, CAMPEAU u. Mitarb. 1976, GELMAN u. Mitarb. 1978). Umschriebene Anreicherungen nach dieser Zeit sind pathologisch. Wegen der hohen Sensivität, jedoch geringen Spezifität des Szintigrammes muß dieses exakt mit dem Röntgenbild verglichen werden, um z.B. anreichernde paraossäre Verknöcherungen als solche identifizieren zu können. Ein Vergleich mit der Gegenseite ist höchstens bei doppelseitiger Prothese hilfreich. Technische Voraussetzungen sind ein gutes Auflösungsvermögen der Gammakamera und eine weitgehend entleerte, zudem noch mit Blei abgeschirmte Harnblase. Umschriebene Anreicherungen im Pfannen- und/oder Schaftbereich sprechen für eine Lockerung, eine diffuse Anreicherung eher für eine Infektion (Abb. 82). Die Interpretation von Anreicherungen im Schaftbereich ist einfacher als im Pfannenbereich (GELMAN u. Mitarb. 1978, HENDRIX u. ANDERSON 1981). Die Aspiration von Gelenkflüssigkeit zur bakteriologischen Untersuchung bleibt aber nach wie vor die entscheidende Maßnahme zum Ausschluß oder zur Bestätigung einer Infektion.

Hüftgelenk des Säuglings und des Kleinkindes

Funktionelle Anatomie

Zur Zeit der Geburt besteht der größere Teil des Beckens noch aus Knorpel. Das knöcherne Azetabulum ist durch den Y-förmigen Knorpel dreigeteilt, der aber bereits alle Teile der späteren knöchernen Pfanne umfaßt. Auch Femurkopf, -hals und Trochanter major sind z.Z. der Geburt knorpelig, so daß in der Röntgennativaufnahme das Hüftgelenk „fehlt". Im Laufe der Entwicklung tritt zentral im Femurkopf der Knochenkern auf; das knöcherne Azetabulum vergrößert sich auf Kosten des Knorpels.

Punktions- und Füllungstechnik

Die Punktion und die Füllung erfolgen in allgemeiner Anästhesie auf einem Rasteraufnahmetisch mit Obertischröhre. Zur Punktion eignet sich eine dünne Lumbalnadel mit Mandrin. Nach Entfettung und Desinfektion der Haut erfolgt die Punktion unter sterilen Kautelen bei leicht außenrotiertem und abduziertem Bein. Die Einstichstelle liegt etwa 1 cm unterhalb des Leistenbandes und 1 cm lateral der A. femoralis. Die Nadel wird unter Durchleuchtung gegen den proximalen medialen Femurhals vorgeschoben und beim Kontakt mit dem Knorpel gedreht, wodurch sie frei im Gelenkraum zu liegen kommt. Widerstandsloses Injizieren von 1 ml physiologischer Kochsalzlösung bestätigt die gute Nadellage; bei Abnahme der Spritze vom Verbindungsschlauch tropft die injizierte Flüssigkeit zurück. Die Kontrastmittelmenge beträgt bei Neugeborenen etwa 2 ml, bei 2jährigen 3–4 ml, bei 10jährigen 5–6 ml.

Nach der Injektion unter Durchleuchtung läßt man überschüssiges Kontrastmittel abtropfen, entfernt die Nadel und verteilt das Kontrastmittel mit passiven Bewegungen. Zug am Bein erleichtert die Füllung des Gelenkspaltes. Die Exposition der

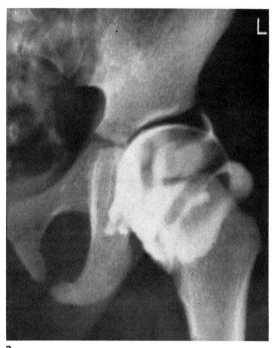

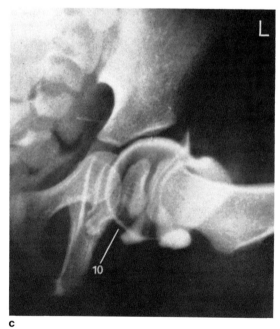

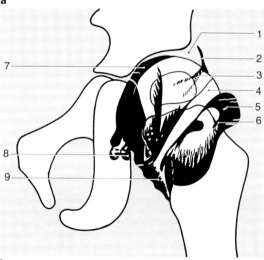

Abb. **83 a–c** Normales Hüftarthrogramm bei einem 11/12 Jahre altem Mädchen
a a.–p. Aufnahme in Normalstellung
b Schema zu **a**
  1 = Labium articulare
  2 = Rezessus supraarticularis
  3 = vordere und hintere Kontur des Labium articulare
  4 = Zona orbicularis
  5 u. 6 = Recessus colli
  7 = Recessus capitis
  8 = Recessus acetabuli
  9 = Recessus infraartikularis

c Aufnahme in Abduktion-, Flexions- und Außenrotationsstellung

Abb. 84 Hohe Hüftgelenkluxation bei 13 Monate altem Mädchen. Sehr enger Kapselschlauch (→), unvollständige Darstellung des Rezessus supraarticularis (→). Versuch der geschlossenen Reposition, welche mißlang. Von der Arthrographie her hätte die Indikation zur primär offenen Reposition gestellt werden müssen
(Aufnahme: Dr. *L. Kaufmann*, Orthopädische Klinik Balgrist, Zürich)

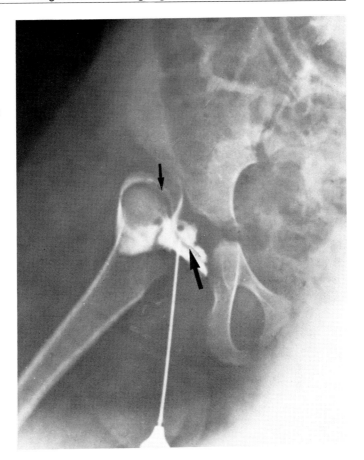

Aufnahmen sollte unmittelbar angeschlossen werden. Bei bereits im Nativbild sichtbarer Hüftluxation verschiebt sich die Punktionsstelle entsprechend weiter nach lateral und oben. In diesem Fall kann aber auch unter Durchleuchtung direkt in die leere Gelenkpfanne eingestochen werden (Abb. 84). Die Nachsorge wird durch die allgemeine Anästhesie und das angeschlossene therapeutische Prozedere bestimmt (LÖNNERHOLM 1980).

Gefahren der Technik, Gegenindikationen

Siehe Einleitung S. 293.

Aufnahmetechnik

Unmittelbar nach Entfernung der Nadel folgen Aufnahmen in a.-p- Projektion (neutral, Innen- und Außenrotation, Adduktion und Abduktion), ferner eine axiale Projektion. Die Diffusion des Kontrastmittels erfolgt bei Kindern sehr rasch und damit auch die Verschlechterung der Bildqualität.

Normales Arthrogramm

Die Konfiguration des Gelenkraumes ist die gleiche wie beim normalen Arthrogramm des Kindes und Erwachsenen beschrieben wurde (s. funktionelle Anatomie, oben). In bezug auf die kongenitale Hüftdysplasie oder -luxation sind folgende Einzelheiten genau zu beachten: Der knorpelige Hüftgelenkkopf wird zu etwa 2/3 von der knorpeligen Pfanne umfaßt. Von besonderer Wichtigkeit ist die Beurteilung der Pfannenlippe (Labrum acetabulare, Limbus s. ZUJOVIC 1984), welche arthrographisch durch die Ansammlung von Kontrastmittel zwischen Labrum und Femurkopf einerseits und Labrum und Recessus supraarticularis andererseits dargestellt wird (Abb. 83) (SEVERIN 1939).

Indikationen, pathologisches Arthrogramm

Hüftdysplasie und *-luxation* stellen die wichtigsten Indikationen zur Arthrographie dar (LENEUF u. BERTRAND 1937). Früher wurden alle Kinder mit Hüftluxation in Narkose arthrographiert, und anschließend wurde die geschlossene Reposition in Narkose vorgenommen. Wegen der häufigen Kopfumbaustörung nach geschlossener Reposition ist diese Methode verlassen worden. Die funktionelle Behandlung der Hüftluxation (gewaltlose, allmähliche Reposition durch Extension in Streck- und Beugestellung und anschließende Abduktionsbewegung mit Retention im Gipsverband oder im orthopädischen Apparat) hat die geschlos-

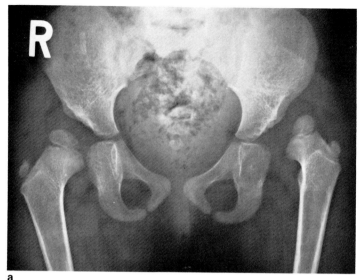

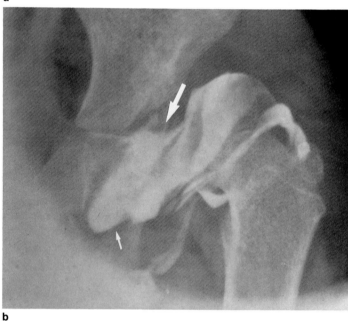

Abb. 85 a u. b
a Hüftluxation links, Dysplasie rechts bei 3jährigem Mädchen
b Die Arthrographie ergibt zwar einen eingeschlagenen Limbus (→), aber einen relativ weiten Kapselschlauch (—→). Das Gelenk konnte geschlossen reponiert wer-
(Aufnahmen: Dr. *L. Kaufmann*, Orthopädische Klinik Balgrist, Zürich)

sene Reposition und die routinemäßige Arthrographie verdrängt. Es gibt aber immer wieder Fälle, die sich konservativ nicht reponieren lassen. Bei ihnen ist die Indikation zur Arthrographie gegeben, um über die Weichteile des Gelenks und evtl. Repositionshindernisse Aufschluß zu erhalten. Aus der Arthrographie ergeben sich genauere Details über das Aussehen des Femurkopfes, die Weite der Kapsel, die Ausdehnung des Recessus supraarticularis, über das Labrum acetabulare (Abb. **84** u. **85**) sowie die Größe und Breite des Lig. capitis femoris.

Die *Indikation zur Arthrographie* bei der Hüftluxation sollte dort gestellt werden, wo klinische Untersuchung und Nativaufnahme allein die Entscheidung zu einer konservativen oder primär operativen Behandlung nicht erlauben. Die Indikation zur primär operativen Behandlung (offene Reposition mit ventralem Zugang) ist gegeben, wenn die Arthrographie einen engen Kapselschlauch ergibt, der Recessus supraarticularis nicht regelrecht zur Darstellung kommt, das gummiartig verformbare Labrum acetabulare eingeschlagen ist und ein sehr breites, hypertrophes Lig. capitis femoris vorliegt. In einzelnen Zentren, besonders in Amerika, wird ohne Arthrographie lediglich aufgrund der Klinik und der Leeraufnahmen die geschlossene Reposition versucht und bei Mißlingen die offene angeschlossen. Viele Autoren verfechten heute die primäre offene Reposition bei Kindern, welche älter sind als 12 Monate.

Weitere Indikationen sind heute kaum mehr anerkannt. Nach Ablauf eines Perthes-Syndroms erlaubt die Beurteilung der Kopf-Pfannen-Inkongruenz die Prognosestellung (GERSHUMI u. Mitarb. 1980, GALLAGHER u. Mitarb. 1983). Hingegen ist die *frühzeitige Hüftgelenkpunktion* bei Verdacht auf *bakterielle Koxitis* essentiell. Die rasche gezielte antibiotische Therapie entscheidet über das Schicksal des kindlichen Hüftgelenks. Ein Arthrogramm ist nicht notwendig.

Ultraschalluntersuchung von Säuglingshüftgelenken

R. Graf und P. Schuler

Das Hüftsonogramm entspricht einem Schnittbild in der Frontalebene durch das Hüftgelenk. Neben den bereits verknöcherten Anteilen der gelenkbildenden Strukturen können alle anderen nichtossären Strukturen mit dieser nichtinvasiven bildgebenden Methode zur Darstellung gebracht und mit in die Beurteilung einbezogen werden. Dabei kommt dem knorpelig präformierten Pfannendach eine besondere Bedeutung zu. Dieses besteht histologisch, wie der Femurkopf und der Trochanter major, aus einem reflexarmen hyalinen Knorpel, der nach distalkaudal durch das aus reflexreichem, kollagenfaserigem Knorpel bestehendem Labrum acetabulare begrenzt wird (Abb. 86).

Obwohl das Hüftsonogramm einer a.-p. Röntgenaufnahme ähnlich ist, bestehen bei der Interpretation der Hüftsonogramme prinzipielle Unterschiede zur Interpretation des Röntgenbildes. Die Einteilung der Hüftsonogramme basiert auf der Entwicklung des knöchernen Pfannenkerns und

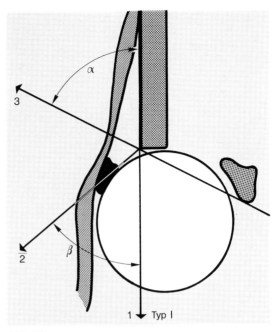

Abb. **87**
Schematische Darstellung einer rechten Hüfte Typ I
1 = Grundlinie
2 = Ausstellungslinie
3 = Pfannendachlinie, α = Knochenwinkel
β = Knorpelausstellwinkel
(nach R. Graf)

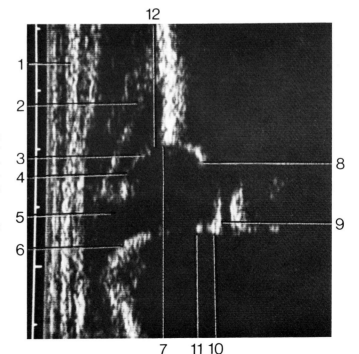

Abb. **86** Hüftsonogramm rechts. 1 Tag alter Säugling. Eckiger knöcherner Pfannenerker, gute knöcherne Hüftkopfüberdachung. Übergreifendes, echoarmes knorpeliges Pfannendach, noch keine Kopfkernentwicklung, Typ I.

1 = Tractus iliotibialis
2 = Septum zwischen M. gluteus minimus und medius
3 = Labrum acetabulare
4 = Gelenkkapsel
5 = Trochanter major
6 = Knorpelknochengrenze
7 = knöcherner Pfannenerker
8 = Unterrand des Os ilium
9 = Os ischii
10 = Fettbindegewebe der Fossa acetabulli
11 = Lig. capitis femoris
12 = hyalinknorpeliges Pfannendach

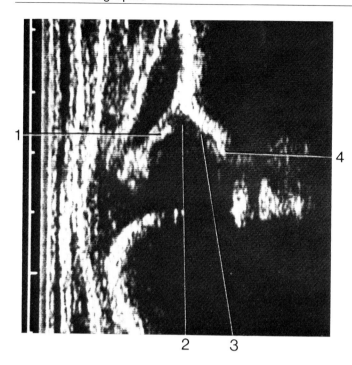

Abb. **88** Hüftsonogramm rechts. 3 Tage alter Säugling. Stark abgerundeter knöcherner Pfannenerker mit mangelhafter knöcherner Hüftkopfüberdachung. Verbreitertes, echoarmes, nicht abgedrängtes knorpeliges Pfannendach. Noch keine Kopfkernentwicklung, Typ II

1 = Labrum acetabulare
2 = hyalinknorpeliges Pfannendach
3 = abgerundeter knöcherner Pfannenerker
4 = Unterrand des Os ilium

der Ausformung des knöchernen Pfannendaches sowie der Form und der Struktur des knorpeligen Pfannendaches. Ergänzt wird die Untersuchung durch die Ermittlung der Winkelparameter, die mit dem Knochenwinkel Alpha und dem Knorpelausstellwinkel Beta ein Maß für die knöcherne und knorpelige Hüftpfanne darstellen (Abb. **87**, GRAF 1985).

Der *Hüfttyp I* entspricht dem gesunden Hüftgelenk mit einem eckigen, knöchernen Pfannenerker und guter Ausformung des knöchernen Pfannendaches. Ergänzend zieht das knorpelige Pfannendach dreieckig, spitz zulaufend nach distal und umfaßt den Femurkopf über die Hälfte hinweg (Abb. **86**).

Beim *Hüfttyp II* ist der knöcherne Erker abgerundet, die knöcherne Femurkopfüberdachung mangelhaft. Diese Ossifikationsstörung im Erkerbereich wird durch ein verbreitertes knorpeliges Pfannendach kompensiert, das ohne Abdrängung

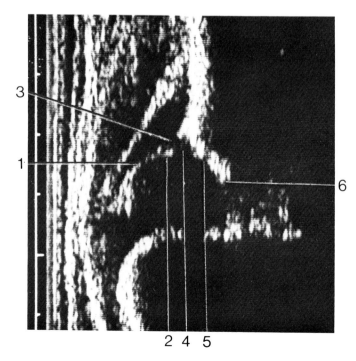

Abb. **89** Hüftonogramm rechts. 2 Tage alter Säugling. Abgeflachter knöcherner Pfannenerker mit schlechter Hüftkopfüberdachung verbreitertes, nach oben abgedrängtes knorpeliges Pfannendach, Typ III

1 = Gelenkkapsel
2 = Labrum acetabulare
3 = Perichondriumloch
4 = knorpeliges Pfannendach
5 = abgeflachter knöcherner Pfannenerker
6 = Unterrand des Os ilium

noch den Hüftkopf übergreift (Abb. 88). Werden die Hüftgelenke der Säuglinge unmittelbar perinatal sonographiert, so wird der Hüfttyp II relativ häufig vorgefunden (SCHULER u. Mitarb. 1984). In Abhängigkeit vom Ausmaß der Abrundung des knöchernen Pfannenerkers und der Form des knorpeligen Pfannendaches können jedoch altersentsprechend physiologisch entwickelte Hüftgelenke von kontroll- und therapiebedürftigen Gelenken differenziert werden (GRAF 1985).

Der *Hüfttyp III* zeichnet sich dadurch aus, daß bei zunehmender Dysplasie der Dislokationsvorgang beginnt und der Hüftkopf nicht mehr zentriert in der knöchernen und knorpeligen Hüftpfanne gehalten werden kann. Neben einem abgeflachten knöchernen Pfannenerker mit schlechter knöcherner Formsicherung findet sich eine Aufbiegung des Labrum acetabulare und der angrenzenden knorpeligen Pfannenteile (Abb. 89 u. 90).

Beim *Hüfttyp IV* hat der Femurkopf das Azetabulum vollständig verlassen. Der Femurkopf hat den deformierten Pfannendachknorpel zwischen sich und Os ilium eingequetscht und in mediokaudaler Richtung in die Urpfanne hineingedrückt. Kranial des Femurkopfes ist daher der Pfannendachknorpel nicht mehr sichtbar; der Femurkopf liegt in den Weichteilen (Abb. **91,** GRAF u. Mitarb. 1985).

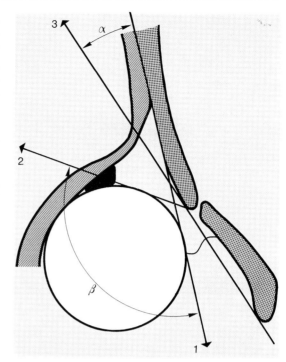

Abb. **90** Schematische Darstellung der rechten Hüfte, Typ III (ohne histologische Gefügestörung; der hyaline Pfannendachknorpel ist echoarm)

1 = Grundlinie
2 = Ausstellungslinie
3 = Pfannendachlinie, α = Knochenwinkel
β = Knorpelausstellwinkel
(nach R. Graf)

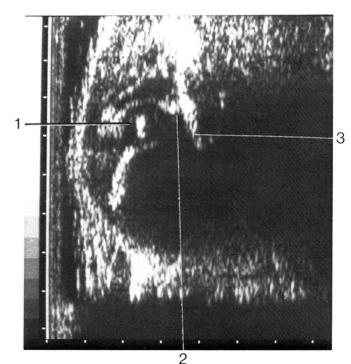

Abb. **91** Hüftsonogramm links. 7 Monate alter Säugling. Der Hüftkopf hat den Pfannendachknorpel zwischen sich und dem Os ilium eingequetscht. Die Urpfanne ist nicht mehr einsehbar, Typ IV

1 = Hüftkopf
2 = verdrängter Pfannendachknorpel
3 = Os ilium

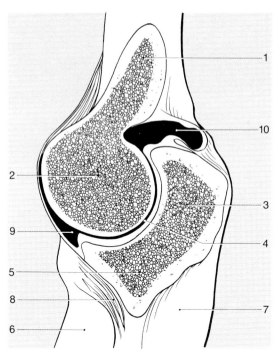

Abb. 92
Sagittalschnitt durch das Ellenbogengelenk

1 = Humerus
2 = Trochlea humeri
3 = Olekranon
4 = Incisura semilunaris ulnae
5 = Processus coronoideus
6 = Radius
7 = Ulna
8 = Lig. anulare radii
9 = vorderer Gelenkraum
10 = hinterer Gelenkraum

Ellenbogengelenk

Funktionelle Anatomie

Das Ellenbogengelenk setzt sich aus Humerus, Ulna und Radius zusammen und dient vor allem der Flexion, Extension, Pronation und Supination. Das Gelenk besteht aus einem humeroulnaren, humeroradialen und radioulnaren Teil. Innerhalb der Gelenkkapsel finden wir ventral die Fossa coronoidea auf der ulnaren und die Fossa radialis auf der radialen Seite, dorsal die Fossa olecrani. Diese sind durch eine dünne Knochenschicht oder evtl. nur durch fibröses Gewebe (Foramen supratrochleare) getrennt. Der Processus coronoideus liegt in Beugestellung in der Fossa coronoidea, das Olekranon in Streckstellung in der Fossa olecrani. Die Incisura semilunaris an der Vorderseite der Ulna besitzt in der Mitte einen Kamm, welche den ulnaren ventralen Gelenkraum in einem medialen und lateralen Teil längs unterteilt. Im Zentrum der Incisura semilunaris besteht meist ein kleines Areal ohne Knorpel (Abb. 92).

Die Gelenkkapsel inseriert ventral (volar, Beugeseite) am proximalen Rand der Fossa coronoidea, zieht über den Processus coronoideus und das Radiusköpfchen hinweg und ist distal des Processus coronoideus an der Ulna und radial am Lig. anulare radii verankert. Auf der dorsalen Seite (Streckseite) zieht die Kapsel vom proximalen Teil der Fossa olecrani zur Ulna und zum Lig. anulare radii. Das Olekranon selbst liegt außerhalb des Gelenkraumes. Die Gelenkkapsel wird durch Ligamente verstärkt; sie sind teilweise in diese eingewoben:

– Lig. collaterale ulnare: dreieckiges Band, welches proximal am Olekranon und am Epicondylus ulnaris inseriert, distal am Processus coronoideus der Ulna.
– Lig. collaterale radiale: ebenfalls dreieckig, vom Epicondylus radialis zum Lig. anulare ziehend.
– Lig. anulare radii: verläuft um das Radiusköpfchen herum und inseriert vorn und hinten an der Ulna. Es hält Radius und Ulna zusammen.

Die Innenseite der Gelenkkapsel wird von einer Synovialmembran ausgekleidet. Sie haftet an den Knorpelrändern der gelenkbildenden Knochen. Der Gelenkraum besitzt regelmäßig vier Rezessus (in abnehmender Größe):

– vorderer Rezessus (Recessus coronoideus),
– hinterer Rezessus (Recessus olecrani),
– Recessus anularis distal vom Lig. anulare um den Radiushals,
– Recessus radioulnaris (Recessus sacciformis) als distale Ausstülpung des Recessus anularis zwischen Radius und Ulna (Abb. 92 u. 93).

Punktions- und Füllungstechnik

Der Patient liegt in Bauchlage auf einem Rasteraufnahmetisch mit Obertischröhre. Der Ellenboden befindet sich in Pronations- und leichter Flexionsstellung. Als Zugang hat sich die Lücke zwischen Ulna, Radiusköpfchen und Capitulum humeri bewährt. Der Einstich erfolgt zwischen Olekranon und Epicondylus radialis, welche sich beide gut tasten lassen. Nach Desinfektion der Haut und lokaler Anästhesie wird eine 3 cm lange, 0,7 mm dicke Nadel in leicht distaler Richtung eingeführt. Je nach Weichteildicke wird die Gelenkkammer nach Überwinden des Kapselwiderstandes in 1–1,5 cm Tiefe erreicht. Ein kurzer Verbindungsschlauch schützt den Untersucher vor einer Strahlenexposition und ermöglicht ein bequemes Arbeiten mit der Injektionsspritze, ohne die korrekt plazierte Nadel zu verschieben (DEL BUONO 1961).

Bei Unsicherheit über die Lage der Nadel kann unter Durchleuchtung etwas Luft injiziert werden, wobei an der Ausdehnung des vorderen Kapselraumes die intraartikuläre Lage sofort ersichtlich wird. Ein evtl. vorhandener Gelenkerguß wird abpunktiert. Bei frisch Traumatisierten erfolgt nun nach Gelenkanästhesie mit 1 ml Anästhesielösung unter Durchleuchtung die Injektion von 4–6 ml Kontrastmittel, je nach pathologischem Befund bis 10 ml (traumatische Kapsel-Band-Läsionen) oder mehr, wenn eine Zyste vorliegt.

Indikation für die *Monokontrastarthrographie* sind traumatische Zerrung oder Ruptur der Kapsel und Ligamente, Kapselschrumpfung, synoviale Zysten. Bei Anwendung der *Doppelkontrastmethode* erfolgt die Injektion von 1–2 ml Kontrastmittel und 8–12 ml Luft, bei ausschließlicher Luftfüllung 8–12 ml. Es kann unter Durchleuchtung so viel Luft injiziert werden, bis die Rezessus gut gedehnt sind und der Patient ein Spannungsgefühl verspürt. Indikationen für die Doppelkontrastme-

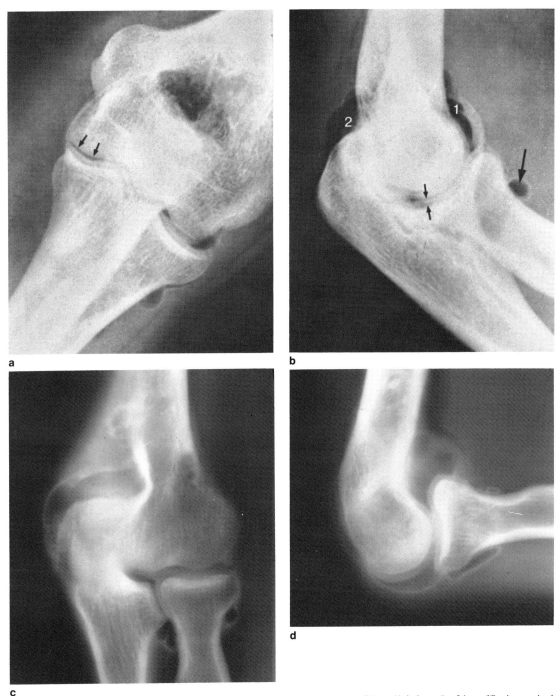

Abb. 93 a–d Normales Doppelkontrastarthrogramm des Ellenbogengelenks
a u. **b** a.-p. und laterale Projektion
b u. **c** Tomogrammschnitt in a.-p. und lateraler Projektion. Vorderer (1) und hinterer Gelenkraum (2) im Seitenbild gut übersehbar, ebenso der Rezessus anularis (→). Die Gelenkknorpel heben sich vom linienförmig angeordneten Kontrastmittel ab (→). Im Tomogramm (spiralige Verwischung) ist die Fossa olecrani am besten in a.-p. Projektion mit forcierter Pronation übersehbar, der vordere Rezessus seitlich in Beugestellung

thode oder für alleinige Luftinsufflation sind Knorpelbeurteilung, Osteochondrosis dissecans, neoplastische Synovialchondromatose, Lokalisation gelenknaher Verkalkungen oder Verknöcherungen.
Nach Entfernung der Nadel wird die Injektionsstelle manuell komprimiert und das Gelenk ausgiebig passiv bewegt.
Die Punktion des Ellenbogengelenks kann auch von dorsal vorgenommen werden. Sie ist geeigneter bei Status nach Radiuskopfresektion (HUDSON 1981).

362 Arthrographie

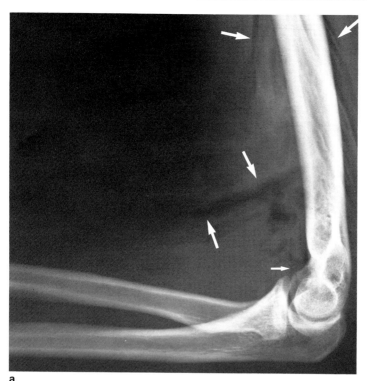
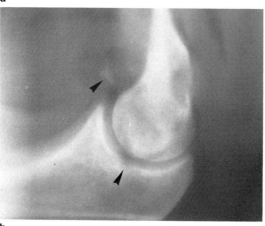
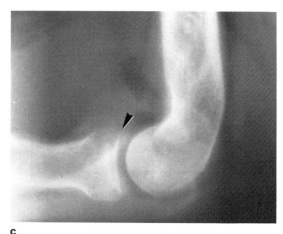

Abb. **94a–c** Status nach Ellenbogenluxation vor 3 Tagen. In der seitlichen Leeraufnahme kleines Knöchelchen ventral vom Gelenk. Luftfüllung und Tomographie
a Seitliche Übersichtsaufnahme nach Luftfüllung. Die Luft entweicht vorwiegend ventral aus dem Gelenkraum (➤) und verteilt sich zwischen Muskeln und Sehnen (➤)
b u. **c** Seitliches Tomogramm. Kleines Knochenfragment ventral im ulnaren Teil des Gelenks (➤) (**b**). Das Fragment stammt aus dem ventralen Radiusköpfen (➤) (**c**). Nicht pathologische Kerbe in der Inzisura semilunaris (➤) (**b**)

Gefahren der Technik, Gegenindikationen

Es besteht besonders bei jungen Patienten oft eine Kollapsneigung, namentlich bei im Sitzen durchgeführter Punktion. Im übrigen s. „Einleitung" S. 293.

Aufnahmetechnik

Nativaufnahmen in a.-p., seitlicher und je nach Fragestellung beidseitiger schräger Richtung sollten vorhanden sein. Bei Frischverletzten genügen im allgemeinen eine a.-p. und eine seitliche Aufnahme, letztere in Beuge- *und* Streckstellung. Die Abklärung von nicht traumatischen oder nicht frisch traumatischen Läsionen erfordert oft die *Tomographie*, die am besten seitlich in 90° Flexion und a.-p. in forcierter Pronation durchgeführt wird zur überlagerungsfreien Darstellung der radialen und ulnaren Gelenkanteile (ETO u. Mitarb. 1975). Je nach zeitlichem Aufwand muß das Gelenk trotz Verwendung von Adrenalin nochmals gefüllt werden.

Bei im Nativbild sichtbaren Verdichtungen kann eine Durchleuchtung mit Bewegung des Gelenks vor der Kontrastmittelfüllung bereits Informationen geben über die Beweglichkeit der Verdichtungen und die optimale Position der Aufnahmen nach Füllung des Gelenks.

Normales Arthrogramm

Die Gelenkspalten zwischen den drei Gelenkanteilen heben sich je nach angewandter Technik als dünner Strich von den Knorpelüberzügen ab. Die Synovialmembran ist bei Anwendung der Doppelkontrastmethode von einer dünnen Kontrastmittelschicht überzogen (Abb. 93). Die Recessus anularis und sacciformis sind in a.-p. und seitlicher Projektion übersehbar, der vordere und der hintere Rezessus in seitlicher Projektion (Abb. 93b). In Streckstellung ist der hintere Rezessus erschlafft, der vordere gestrafft, in Beugestellung umgekehrt.

Der hintere Rezessus (Recessus olecrani) ist jedoch auch in Streckstellung nie vollständig übersehbar, da er durch die Humeruskondylen im ventralen Teil überlagert wird. Die Untersuchung der Fossa olecrani erfordert deshalb meist eine Tomographie.

Ein kleines Areal mit fehlendem Knorpelüberzug im Zentrum der Incisura semilunaris verursacht im Arthrogramm eine nicht-pathologische Kerbe (Abb. 94).

Analog zum Schultergelenk haben PAVLOV u. Mitarb. (1979) auch das Ellenbogengelenk nach Doppelkontrastfüllung mittels Aufnahmen in horizontalem Strahlengang untersucht. Durch Ausnutzung der Schwerkraft werden die verschiedenen Gelenkanteile wechselweise mit Luft oder positivem Kontrastmittel dargestellt. Freie Gelenkkörper können aufgrund ihrer Lageveränderungen identifiziert werden. Die Indikation zur aufwendigeren Tomographie reduziert sich ihrer Meinung nach.

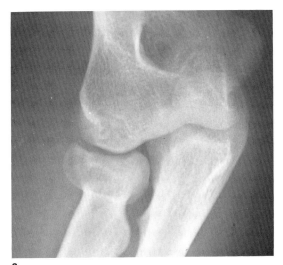
a

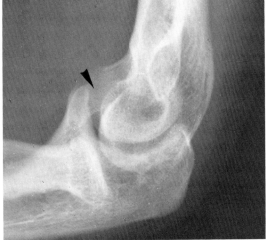
b

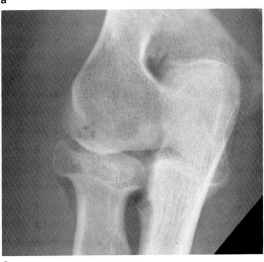
c

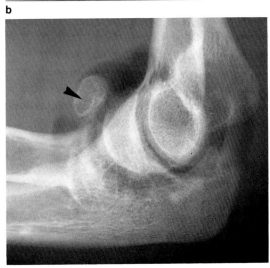
d

Abb. 95a–d Status nach Radiusköpfchenfraktur vor 1 Jahr, vom Hausarzt übersehen. Nach vorübergehender Ruhigstellung beschwerdefrei, jetzt Schwellung und Blockaden

a u. b. Leeraufnahmen, seitliche Aufnahme leicht verdreht. Deformiertes Radiusköpfchen, unklare Verknöcherung ventral im Seitenbild (➤)

c u. d. Luftarthrogramm. Aus dem Radiusköpfchen stammendes Fragment im ventralen Rezessus (➤)

Indikationen, pathologisches Arthrogramm

Frisches Trauma

Bei *Kapsel- und Bandläsionen* hat die Arthrographie keine entscheidende Bedeutung erlangt, da im Gegensatz zum Sprunggelenk meist keine chirurgische Intervention erfolgt. Kapsel-Band-Läsionen sind bei Frakturen häufig, bei Luxationen obligat. Das Ausmaß solcher Läsionen kann durch die *Arthrographie* mit positivem Kontrastmittel analog zum Sprunggelenk oder mit Luft gut nachgewiesen werden. Je nach Rißgröße findet man einen lokalen oder diffusen Kontrastmittelaustritt in die Weichteile und in das periartikuläre Hämatom (ARVIDSSON u. JOHANSSON 1955, HAAGE 1973, WEISMANN u. REIMATE 1982). Die Arthrographie sollte allerdings wie beim Sprunggelenk innerhalb der ersten 72 Std. erfolgen, da später durch Verklebung der Rißstelle falsch-negative Ergebnisse möglich sind.

Die Indikation zur Arthrographie (mit Tomographie) ergibt sich jedoch aus anderen Gründen, und zwar meist zur Bestimmung des Ursprungs und zur Lokalisation von kleinen Fragmenten (Abb. **94**).

Posttraumatische Restbeschwerden und/oder Funktionsstörungen

Primär übersehene *osteochondrale Frakturen* sind Ursachen anhaltender Restbeschwerden. Übersichtsaufnahmen in vier Projektionen und insbesondere die Tomographie machen den Befund sichtbar. Die *Arthrographie* hat jedoch den Vorteil, daß sie die Lage des Gelenkkörpers im Gelenkraum und den Zustand der Gelenkkapsel erfaßt. Handelt es sich aufgrund der Arthrographie um einen Gelenkkörper, ist die Wahrscheinlichkeit groß, daß er für eine vorhandene Bewegungseinschränkung verantwortlich ist (Abb. **95**).

Auch die Lage *gelenknaher Verknöcherungen* oder *Verkalkungen* (Fragmente, periartikuläre Hämatome, dystrophische Verkalkungen) kann mittels *Arthrographie* in bezug auf den Gelenkraum abgeklärt werden. Extraartikulär gelegene kleine Verknöcherungen oder Verkalkungen sind selten Ursache von Gelenkbeschwerden (Abb. **96**).

Posttraumatische Beschwerden sind jedoch nicht immer unfallbedingt. Vorbestehende Leiden wie z. B. eine *neoplastische Synovialchondromatose* können durch den Unfall manifest werden (versicherungsmedizinischer Aspekt) (Abb. **97**).

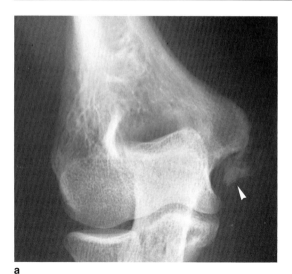

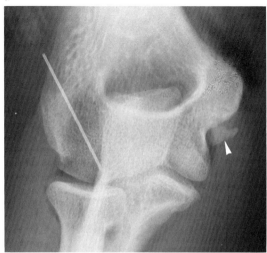

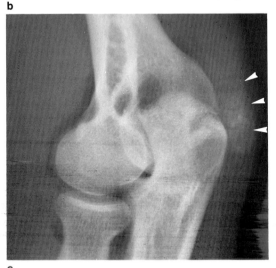

Abb. **96 a – c** Vor 3 Jahren Schlag gegen rechten Ellenbogen. Ohne neues Trauma Schwellung und Schmerz im Olekranonbereich
a Leeraufnahme a.-p. Knöchelchen am unteren Abhang des Epicondylus ulnaris (▶), wahrscheinlich aus diesem ausgebrochen

b u. **c** Luftarthrogramm. Das Knochenfragment liegt extraartikulär (▶) (**b**). In der etwas unterexponierten Schrägaufnahme (**c**) zeigen Verkalkungen über dem Olekranon (▶), daß eine neu aufgeflammte posttraumatische Bursitis olecrani Anlaß zu den erneuten Beschwerden gegeben hat

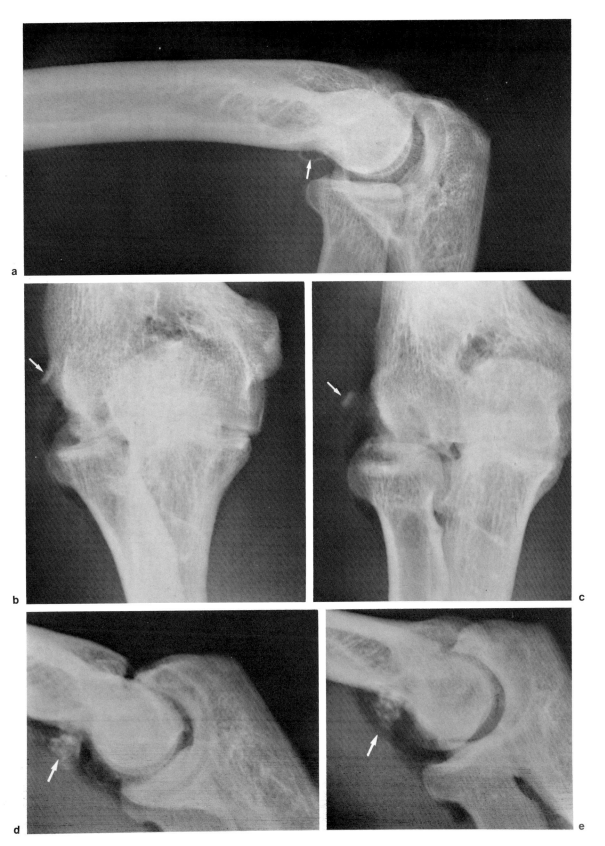

Abb. **97 a–e** Status nach Trauma am linken Ellenbogengelenk, andauernde Bewegungseinschränkung. Leeraufnahme seitlich; a.-p. und seitliche Aufnahmen nach Luftfüllung. Die beiden Verkalkungen sind aufgrund des Arthrogrammes differenzierbar in sehr wahrscheinlich unfallbedingte Kapselverkalkung oder parakapsuläres verkalktes Hämatom (→) (**b, c**) und in nicht unfallbedingtes Chondrom im vorderen Gelenkrezessus (→) (**d, e**)

366 Arthrographie

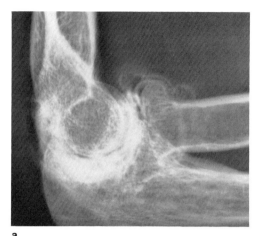

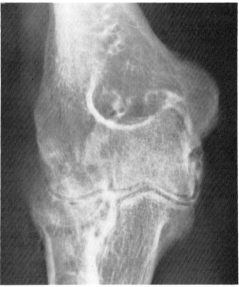

Abb. 98 a u. b Sturz auf rechten Arm vor 8 Wochen, Radiusköpfchenfraktur nicht erkannt. Doppelkontrastarthrogramm. Kapselschrumpfung. Es lassen sich lediglich 0,5 ml flüssiges Kontrastmittel und 4 ml Luft injizieren. Gelenkraum und besonders Gelenkrezessus stark verkleinert

Eine schmerzhafte posttraumatische Bewegungseinschränkung wird gelegentlich durch eine *Kapselschrumpfung* verursacht. *Arthrographische Kriterien* sind vorzeitiger Füllungswiderstand und Fehlen der normalen Rezessus (Abb. **98**).

Weitere Indikationen

Siehe „Gemeinsame Erkrankungen der Gelenke" S. 380.

Handgelenk

Funktionelle Anatomie

Die Handgelenke setzen sich aus Radius, Ulna, Handwurzel- und Metakarpalknochen zusammen. Nach funktionellen Gesichtspunkten (TÖNDURY 1981) sind sie aus folgenden Teilen aufgebaut (Abb. **99**):

1. Die Handgelenke im engeren Sinne: Proximales Handgelenk (Articulatio radiocarpea) und distales Handgelenk (Articulatio mediocarpea oder intercarpea) ermöglichen die freie Beweglichkeit der Hand gegen den Vorderarm. Das proximale Handgelenk ist ein Eibechergelenk, dessen Becher vom Radius und Discus articularis und dessen Ei von den proximalen Handwurzelknochen (ohne Os pisiforme) gebildet werden. Der fibrokartilaginäre Diskus ist zwischen radialem Abhang des Processus styloideus ulnae und ulnarem Vorsprung der Radiusgelenkfläche ausgespannt. Er trennt das distale Radioulnargelenk vom proximalen Handgelenk. Der Diskus gleicht einer dreieckigen bikonkaven Scheibe. Die Ansatzbereiche sind 4–5 mm dick; im radialen Teil besteht jedoch eine Zone von nur 1 mm Dicke. Im Arthrogramm mit dorsovolarem Strahlengang entsteht somit das Bild eines ulnar größeren und radial kleineren spitzwinkligen Dreiecks, welche sich in den Spitzen vereinigen (Abb. **99**). Besteht eine Spalte im dünnsten Teil, stellen sich die Spitzen getrennt dar (Abb. **99** u. **102**) (KESSLER u. SILBERMANN 1961). Der Diskus entfaltet bei axialen Stößen eine abfedernde Wirkung zwischen den inkongruenten Gelenkflächen und hält Radius und Ulna bei Drehbewegungen zusammen (MARTINEK 1977). Die proximalen Handwurzelknochen sind durch die Ligg. intercarpea interossea fest miteinander verbunden.

Die Gelenkkapsel inseriert an den Knorpelrändern der gelenkbildenden Knochen und wird radial und ulnar durch ein Seitenband verstärkt. Das ulnare Band zieht vom Processus styloideus ulnae zum Triquetrum und trennt das Erbsenbeingelenk vom proximalen Handgelenk ab. Die Gelenkkapsel ist innen von einer Synovialmembran ausgekleidet. Das distale Handgelenk (Articulatio mediocarpea) entspricht mit seinen quer und längs verlaufenden Gelenkspalten einem verzahnten Gelenk; es bildet mit dem proximalen Handgelenk eine funktionelle Einheit.

2. Das distale Radioulnargelenk (Articulatio radioulnaris distalis) funktioniert als Drehgelenk. Entsprechend dem großen Rotationsumfang von fast 180° sind Gelenkkapsel uund Gelenkraum weit; letzterer dehnt sich als Recessus sacciformis zwischen Ulna und Radius nach proximal aus (Abb. **99** u. **102**). Distal inseriert die Gelenkkapsel volar und dorsal am Discus articularis und bildet somit einen abgetrennten Gelenkraum zum proximalen Handgelenk.

3. Das Erbsenbeingelenk (Articulatio triquetropisiformis) zwischen volarer Fläche des Os triquetrum und dorsaler Fläche des Os pisiforme ist funktionell eigenständig und dient u.a. als Gleitgelenk gegenüber der Sehne des volaren M. flexor carpi ulnaris (HAAGE 1966).

4. Die Karpometakarpalgelenke II–V (Articulationes carpometacarpea) bilden einen Block ohne Eigenbeweglichkeit. Sie erhöhen jedoch die Elastizität der Hand. Die Gelenkräume kommunizieren und enden distal in den Intermetakarpalräumen (Abb. **99** u. **100**).

5. Das Karpometakarpalgelenk I ist als eigenständiges Sattelgelenk von den übrigen Gelenken durch eine starke Kapsel vollständig getrennt (Abb. **99**).

Abb. 99 Flachschnitt durch die Handgelenke (nach *Töndury*)

1 = Articulatio carpometacarpea I
2 = Os trapezoideum
3 = Os capitatum
4 = Os scaphoideum
5 = Radius
6 = Articulatio radiocarpea
7 = Articulatio radioulnaris distalis mit Rezessus sacciformis
8 = Discus articularis
9 = Os lunatum
10 = Ligg. metacarpea interossea
11 = Articulatio carpometacarpea
12 = Os hamatum
13 = Os triquetrum
14 = Os pisiforme
15 = Articulatio mediocarpea

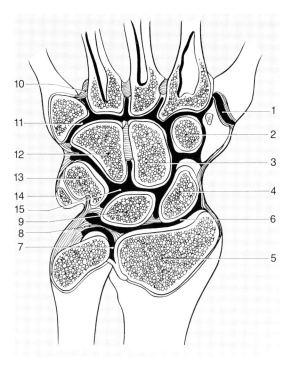

Normale und pathologische Verbindungen zwischen den Gelenken

Die Arthrographie wird besonders zur Abklärung von anhaltenden Beschwerden und/oder Funktionsstörungen nach einem Trauma eingesetzt. Gäbe es normalerweise keine Verbindungen zu benachbarten Gelenken, entspräche z. B. die Füllung des distalen Radioulnargelenks logischerweise einer Läsion des Discus articularis oder die Füllung des distalen Handgelenks einer Läsion im Bereich der Ligg. intercarpea interossea. Normale Verbindungen existieren. Einigkeit herrscht jedoch nur

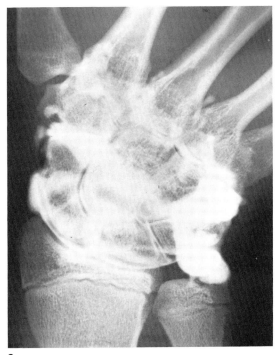

a
Abb. 100a u. b Handgelenkarthrographie. Punktion des Radiokarpalgelenks zwischen Radius und Os naviculare
a Füllung sämtlicher Handwurzelgelenke außer dem Karpometakarpalgelenk I. Junger Patient, kein Trauma, keine Arthritis

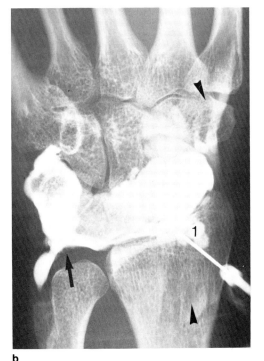

b
b Punktionsbedingte Füllung dorsoradialer Sehnenscheiden (▻). Status nach Trauma und Resektion des Prozessus styloides ulnae. Atypische Form des Diskus articularis (→), jedoch keine Füllung des distalen Radioulnargelenks. 1 = Radiovolarer Rezessus

über die Kommunikation zum Erbsenbeingelenk (in 73 bis 75%, HAAGE 1966, 1973, WINTER 1976) und darüber, daß keine Verbindung zum Karpometakarpalgelenk I besteht. Anatomische Angaben widersprechen sich. Mehrheitlich werden aufgrund von Arthrogrammen Diskusperforationen bis zu 40% beschrieben. Es besteht eine eindeutige Zunahme mit fortschreitendem Alter, auch bei der Füllung des distalen Handgelenks. Bei vorhandenen Spalten im Discus articularis fand HAAGE (1966) häufig eine Symmetrie rechts und links, ebenfalls WINTER (1976), der zudem keine Bevorzugung der Arbeitshand feststellte. MIKIC hingegen untersuchte 1978 Feten und fand keine Perforation. Man kann somit davon ausgehen, daß eine Perforation im jugendlichen Alter kaum vorkommt und – wenn nach einem Trauma eine solche gefunden wird – diese einer Läsion gleichzusetzen ist. Mit dem Alter treten offenbar ohne Trauma aufgrund degenerativer Veränderungen zunehmend Perforationen im dünnen radialen Teil des Diskus auf. Ihre Abgrenzung gegenüber traumatischen Rissen kann schwierig sein (Rißtyp I nach MARTINEK 1977). Gleiche Verhältnisse auf der nicht traumatisierten Gegenseite sprechen für eine vorbestandene Verbindung. Diskusrisse treten zudem häufig bei Synovialitiden verschiedener Genese auf, insbesondere bei der rheumatoiden Arthritis.

Mit dem Diskus vergleichbare Verhältnisse liegen auch bei einer Verbindung zum distalen Handgelenk (Articulatio mediocarpea) vor.

Füllt sich aus irgendeinem Grund das distale Handgelenk, dehnt sich die Füllung meistens auf die Karpometakarpalgelenke II–V aus. Verbindungen kommen normalerweise zwischen diesen Gelenken vor (Abb. **100a**) (HAAGE 1966, DALINKA u. Mitarb. 1983). Eine Verbindung zu dorsalen und volaren Sehnenscheiden existiert gelegentlich als Variante; die Füllung dorsaler Scheiden kann aber auch punktionsbedingt sein (Abb. **100b u. 102a**).

Punktions- und Füllungstechnik

Die Punktion erfolgt von dorsal her am liegenden Patienten. Die Hand liegt leicht flektiert auf einem strahlendurchlässigen Keil. Durch aktives Überstrecken des Zeigefingers springt die Sehne des M. extensor indicis proprius vor und ist leicht zu tasten. Nach Desinfektion und lokaler Anästhesie wird unter Durchleuchtung eine 0,7 mm dicke und 3 cm lange Nadel senkrecht eingeführt, unmittelbar radial von der Sehne auf Höhe des Gelenkspaltes. Die Nadel befindet sich bei diesem Vorgehen zwischen Radius und Os scaphoideum. Widerstandsloses Injizieren von 0,5 ml Anästhesielösung bestätigt den intraartikulären Sitz der Nadel. Diese wird mit einem bereits kontrastmittelgefüllten Verbindungsschlauch versehen. Die anschließende Injektion von 1,5–2,5 mm Kontrastmittel sollte unter Durchleuchtung stattfinden, um ggf. vorhandene traumatische Ligamentrisse in der Anfangsphase der Füllung lokalisieren zu können (PALMER u. Mitarb. 1981). Ferner kann dabei die Kontrastmittelmenge der Größe des sich füllenden Gelenkraumes angepaßt werden. Nach Entfernung der Nadel wird das Kontrastmittel mittels passiver Bewegungen verteilt. Eine Abpunktion nach Beendigung der Aufnahmen ist nicht erforderlich; das Gelenk soll für 24 Std. bandagiert werden.

Zur Erkennung von Ligamentrissen zwischen Os scaphoideum und Os lunatum bzw. Os triquetrum empfehlen TIRMANN u. Mitarb. (1985) eine primäre Arthrographie des distalen Handgelenks. Nach oben beschriebenem Vorgehen wird die Nadel bei ulnarer Deviation in die Lücke zwischen Os capitatum und Skaphoid, nahe am distalen Ende desselben eingestochen. 3 ml Kontrastmittel genügen im allgemeinen. Die Beobachtung des Füllungsvorganges mittels Durchleuchtung ist wichtig (vgl. Abb. **103**). Gelegentlich entsteht nach Nadelentfernung und Bewegung ein kleines Extravasat durch den Stichkanal. Es kann im Seitenbild an seiner subkutanen Lage ohne Sehnenaussparung erkannt werden (Abb. **101**).

Gefahren der Technik, Gegenindikationen

Es besteht eine gewisse Kollapsneigung besonders bei jungen Patienten bei im Sitzen durchgeführter Punktion. Im übrigen siehe „Einleitung" S. 293.

Aufnahmetechnik

Je nach Fragestellung (Risse im Discus articularis oder Ligamentrisse) werden bereits in der Füllungsphase mit liegender Nadel Aufnahmen angefertigt. Nach Entfernung der Nadel folgen zusätzliche Aufnahmen in a.-p., radioulnarer (neutral und in Dorsalflexion) und in Skaphoidposition. Wird der Discus articularis in der a.-p. Aufnahme im ulnaren Teil vom Erbsenbeingelenkraum überlagert, kann er durch eine a.-p. Aufnahme mit radialer Deviation frei projiziert werden. Die konventionelle Tomographie ohne Kontrastmittel sollte noch vor der Arthrographie eingesetzt werden, falls eine umschriebene Druckdolenz eines Handwurzelknochens besteht.

Normales Arthrogramm

Der Gelenkraum zwischen Radius, Discus articularis und den proximalen Handwurzelknochen erscheint als dünnes, scharf konturiertes Kontrastmittelband. Vom Discus articularis ist nur die distale Kontur dargestellt. Gelegentlich findet man jedoch an der distalen Kontur des Diskus im dünnen radialen Teil eine Kerbe (Abb. **101a**), welche

Handgelenk 369

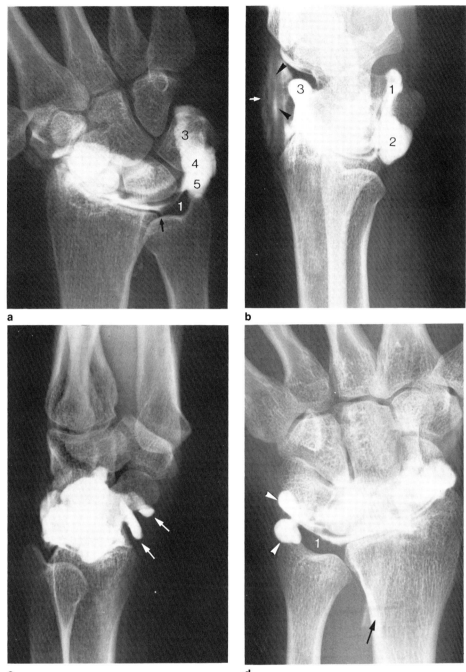

Abb. 101 a–d Handgelenkarthrographie. Normalbefunde
a Dorsovolare Aufnahme in radialer Deviation. 1 = Discus articularis. Kerbe im dünnen radialen Teil (→), 3 = Erbsenbeingelenk, 4 = Rezessus des Erbsenbeingelenks, 5 = Rezessus prästyloideus.
b Seitliche Aufnahme, leicht überdreht. 1 = Erbsenbeingelenk, 2 = Rezessus des Erbsenbeingelenks, 3 = dorsaler Rezessus. Kontrastmittelgefüllte dorsale Sehnenscheide (▶). Subkutanes kleines Extravasat durch den Stichkanal (→)
c Fast seitliche Aufnahme. Radiovolare Rezessus (→)
d Dorsovolare Aufnahme. 1 = Discus articularis. Y-förmiger Rezessus prästyloideus (▶). Punktionsbedingte dorsale Sehnenscheidenfüllung (→). Keine Füllung des Erbsenbeingelenks

370 Arthrographie

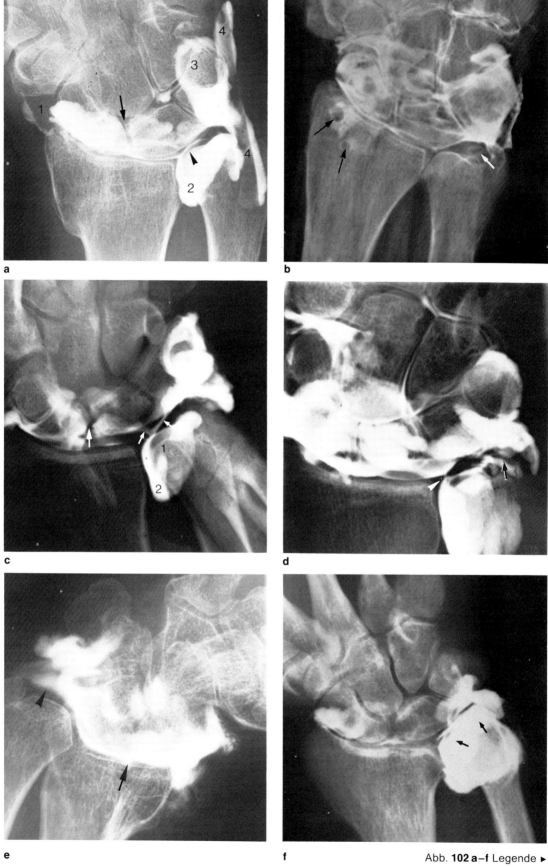

Abb. 102 a–f Legende ▶

den Ort einer inkompletten oder kompletten Perforation anzeigt. Bei starkem Füllungsdruck gelingt es wahrscheinlich immer, eine durchgehende Perforation darzustellen (Abb. **102d**).
Bei der häufigen Mitfüllung des Erbsenbeingelenks ist dieses am besten in einer überkippten seitlichen Aufnahme übersehbar. Proximal vom Gelenk liegt der Recessus pisiformis (Abb. **101b**); das Gelenk selbst zwischen Os pisiforme und Os triquetrum erscheint im a.-p. Bild meist als ringförmiges Kontrastmittelband (Abb. **102a**).
Der Gelenkraum weist mehrere konstante und inkonstante Rezessus auf. Konstant findet man den ovalen Recessus prästyloideus (Abb. **101a**), welcher bei einer zusätzlichen Taschenbildung zwischen ulnarem Seitenband und Os triquetrum eine Y-Form annimmt (Abb. **101d**). Bei Füllung des Erbsenbeingelenks kann dessen Rezessus im a.-p. Bild den distalen Teil des Recessus prästyloideus überlagern (Abb. **101a**). Konstant, jedoch sehr formvariabel sind die radiovolaren Ausstülpungen (Abb. **101c**), inkonstant radiodorsale (Abb. **101b**). Die radiovolaren erstrecken sich oft weit nach proximal und überlagern im a.-p. Bild das distale Radiusende (Abb. **100b** u. **102b**).
Bei Füllung des Radioulnargelenks stellt sich dieses im a.-p. Bild als rechtwinklige Spalte dar. Der quer verlaufende, etwa 1 mm breite Gelenkspalt liegt zwischen proximaler Diskusfläche und dem Knorpel des Ulnaköpfchens, der längs verlaufende Teil zwischen Radius und Ulna. Der Rezessus sacciformis umfaßt das Ulnaköpfchen mantelförmig (Abb. **102a, c** u. **d**).

Indikationen, pathologisches Arthrogramm

Akutes Trauma, posttraumatische Restbeschwerden und/oder Funktionsstörungen

Läsionen des Discus articularis sind bei Radiusfrakturen loco classico besonders mit Abriß des Prozessus styloideus ulnae häufig, aber auch Kapselverletzungen im distalen Radioulnargelenk (ROSENTHAL 1943). Heilen die Frakturen nach exakter Reposition und Fixation aus, verheilen offenbar auch Diskusrisse wieder; es resultiert meist eine gute Funktion ohne Beschwerden. Auch bei Diskusläsionen nach Sturz auf die überstreckte Hand ohne Fraktur (Distorsion) besteht nach entsprechender Ruhigstellung meistens wieder Beschwerdefreiheit. Die primäre Versorgung einer Handgelenkverletzung erfolgt somit ohne Arthrographie.

Die *Indikation zur Arthrographie* ergibt sich aus posttraumatischen Restbeschwerden; neben der Arthrose ist eine Diskusverletzung die häufigste Ursache.

MARTINEK (1977) fand bei 694 Patienten mit Frakturen am distalen Ende des Unterarmes in 4% Diskusrisse, die für die Restbeschwerden verantwortlich waren. Die meisten dieser Patienten wurden nach einer Diskektomie beschwerdefrei.
In Anlehnung an MARTINEK (1977) und BERGER u. Mitarb. (1983) unterscheiden wir drei Rißtypen:

Typ I: in der Längsachse der Handwurzel verlaufende Spaltbildung im Diskus. Liegt sie im radialen Teil und präsentiert sie sich im a.-p. Bild als schmale Kontrastmittelstraße, ist eine Abgrenzung gegenüber einer vorbestandenen Perforation unmöglich (Abb. **102d**). Ein gleichartiger Befund auf der Gegenseite spricht gegen eine traumatische Ursache. Eine breite Verbindung im radialen Teil oder schmale Kommunikation im mittleren oder ulnaren Teil weisen auf eine Traumafolge hin (Abb. **102a** u. **c**). Selten findet man isolierte, par-

---

Abb. **102a–f** Handgelenkarthrographie, pathologische Befunde
a Status nach Radiusfraktur mit Ulnavorschub. Restbeschwerden. Breite Lücke im radialen Teil des Diskus (▶). Leichte Diastase zwischen Os scaphoideum und Os lunatum mit Durchtritt von Kontrastmittel in die Interkarpalspalten (→). 1 = Kapselriß radial, 2 = Rezessus sacciformis, 3 = Erbsenbeingelenk, 4 = nicht punktionsbedingte Füllung einer dorsoulnaren Sehnenscheide
b Status nach schwerer Distorsion des Handgelenks. Restbeschwerden. Kontrastmittelstreifen im ulnaren Teil des Diskus (→), keine Füllung des distalen Radioulnargelenks. Radiovolare Rezessus mit kleinen Luftblasen (→)
c Status nach schwerer Distorsion des Handgelenks. Restbeschwerden. Breite radiale Spalte, schräg verlaufender radioulnarer Riß (▶). Riß des Lig. interosseum zwischen Os lunatum und Os scaphoideum mit Diastase und Kontrastmittelfüllung

(→). 1 = distales Radioulnargelenk, 2 = Rezessus sacciformis
d Status nach schwerer Handgelenkdistorsion. Restbeschwerden. Zusätzliche Füllung des Erbsenbeingelenks und der Interkarpalspalten. Dünne Perforation im radialen Teil des Diskus (▶) mit Füllung des distalen Radioulnargelenks. Von diesem aus Darstellung ulnarer Risse (→) im Diskus
e Status nach distaler intraartikulär verlaufender Radiusfraktur. Konsolidation mit Verkürzung des Radius und Ulnavorschub. Der Discus articularis (▶) ist über dem vorgeschobenen Ulnaköpfchen ausgespannt und abgeplattet, jedoch nicht gerissen. Arthrose im Radiokarpalgelenk (→)
f Status nach Sturz auf ausgestreckte Hand. Leichte Plusvariante der Ulna. Diskus vollständig zerstört, teilweise auch noch vom stark gefüllten Radioulnargelenk (→) überdeckt

(Aufnahmen **c** u. **d**: Dr. *P. Winter*, Uster)

372 Arthrographie

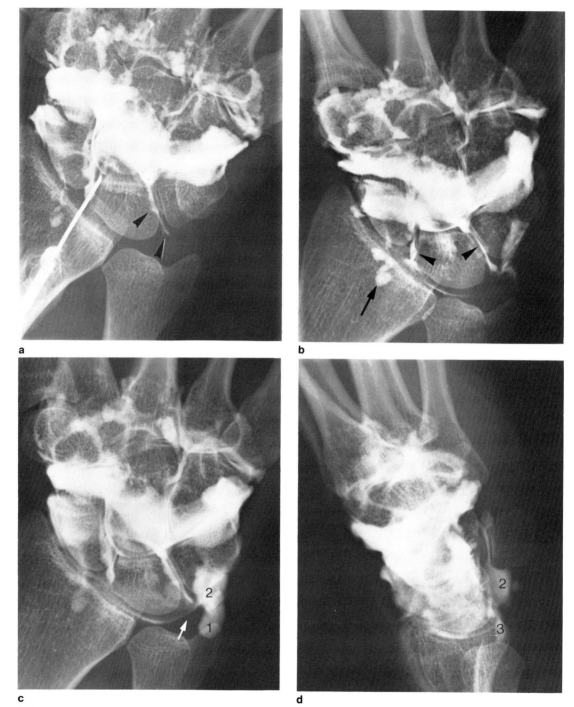

Abb. **103 a–d** Handgelenkarthrographie mit primärer Kontrastmittelfüllung der Articulatio mediocarpea. Status nach Sturz auf überstreckte Hand, 24jährige Patientin
a u. b Vorerst Füllung der Articulatio mediocarpea und der Karpometakarpalgelenke II–V. Später Übertritt von Kontrastmittel durch die Interkarpalspalten zwischen Os scaphoideum und Os lunatum bzw. Os triquetrum (►) in das Radiokarpalgelenk. Radiovolarer Rezessus (→)
c u. d In der späteren Füllungsphase und nach Bewegung sind alle Handgelenke gefüllt. Discus articularis intakt (→), keine Füllung des distalen Radioulnargelenks. 1 = Rezessus prästyloideus, 2 = Rezessus pisiformis, radiovolarer Rezessus im Seitenbild (3)

tielle Einrisse auf der distalen Seite, wobei sich das Radioulnargelenk nicht füllt (Abb. **102b**).

Typ II: Risse in radioulnarer Richtung und Kombinationen, z. B. Spalte im radialen Teil mit partiellen Einrissen auf der proximalen Seite des Diskus vor dem Ulnaköpfchen (Abb. **102c, d**).

Typ III: völlige Zerstörung des Diskus, wobei Aussparungen im Kontrastmittel auf Fragmente hinweisen (Abb. **102f**), typischer Befund bei in Fehlstellung verheilter Radiusfraktur mit Verkürzung bzw. Ulnavorschub (MARTINEK 1977).

Gleichartige Rißtypen finden sich aber auch bei nichttraumatischen Erkrankungen, Typ I besonders bei Diskusdegeneration, die Typen II und III bei der rheumatoiden Arthritis (vgl. Abb. **128**) und der Arthropathia urica.

Läsionen von Kapsel und Ligamenten treten häufig als gemeinsame Folge einer Fraktur oder Distorsion auf. Der Beitrag der Arthrographie beschränkt sich wiederum auf solche Patienten, welche posttraumatische Restbeschwerden angeben. Kapselverletzungen zeigen sich im Arthrogramm als Kontrastmittelaustritt in die Weichteile (Abb. **102a**). Risse in den Ligg. intercarpea interossea können eine schmerzhafte Instabilität der Handwurzelknochen zur Folge haben, besonders des Skaphoids bei Ligamentruptur zwischen diesem und dem Lunatum bzw. den Trapezia. Indirekte Hinweise liefert die Nativaufnahme bei Vorliegen einer Diastase zwischen den Karpalia. Bei der Arthrographie gibt die Beobachtung des Füllungsvorganges zur Lokalisation des Kontrastmitteldurchtrittes in die Articulationes mediocarpea entscheidende Hinweise (Abb. **102a, c u. 103**). Gleicherart wie beim Discus articularis erschweren degenerativ entstandene Ligamentlücken die Interpretation.

Unregelmäßig gefüllte und allenfalls verbreiterte Interkarpalspalten sprechen für eine traumatische Ligamentruptur. Die primäre Kontrastmittelfüllung der Articulationes mediocarpea scheint bei Verdacht auf Ligamentrisse in der proximalen Karpalreihe bessere Resultate zu liefern (Abb. **103**).

Eine posttraumatische *Kapselschrumpfung* tritt gelegentlich bereits nach therapeutischer Ruhigstellung des Gelenks auf, häufiger jedoch später bei unterlassener Bewegungstherapie. Ursächlich werden Kapselrisse mit adhäsiv-fibrosierenden Veränderungen der Synovialmembran angenommen. Klinisch besteht eine massive Bewegungseinschränkung des Gelenks. Arthrographische Kriterien sind vorzeitiger Füllungswiderstand und Fehlen der normalen Rezessus (Abb. **104**).

Eine im Leerbild und im Tomogramm diagnostizierte *Skaphoidpseudarthrose* kann mittels Ar-

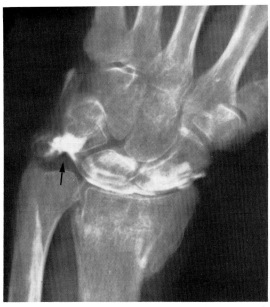

Abb. **104** Handgelenkarthrographie. Status nach Radiusfraktur l.c. mit intraartikulärem Verlauf. Bewegungseinschränkung durch Schrumpfung der Kapsel mit Einengung des Kapselraumes. Discus articularis intakt (→)

thrographie in eine Fraktur mit fibrösem Kallus oder Nearthrose differenziert werden. Bei letzterer füllt sich die Spalte zwischen den Fragmenten mit Kontrastmittel. Eine Arthrotomographie ist zu empfehlen.

Chronisches Trauma

Die chronische Überbeanspruchung des Handgelenks bei Sportlern, insbesondere jedoch beim Arbeiten mit Preßluftgeräten, führt zu Bildung von Zysten in den Handwurzelknochen, Verdickung der Synovialmembran, Diskus- und Ligamentrissen und zur Lunatummalazie. Im Arthrogramm kann die Beteiligung der Weichteile nachgewiesen werden; die Volumenabnahme des Lunatums hat eine Verbreiterung der Gelenkspalte zwischen Lunatum und Radius zur Folge (HAAGE 1973). Beim Auftreten von Gelenkkörpern im Rahmen einer Lunatummalazie läßt sich arthrographisch kaum entscheiden, ob es sich um Knorpelknochenelemente des Lunatums, um Akzessorien oder allenfalls um eine neoplastische Synovialchondromatose handelt (s. auch „Gemeinsame Erkrankungen der Gelenke" S. 380). Hingegen läßt sich arthrographisch immer wieder feststellen, daß ein Teil dieser „Gelenkkörper" extraartikulär liegt und wahrscheinlich posttraumatischen oder degenerativen Verkalkungen der periartikulären Weichteile inklusive Sehnen entsprechen.

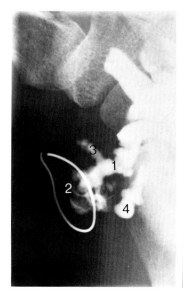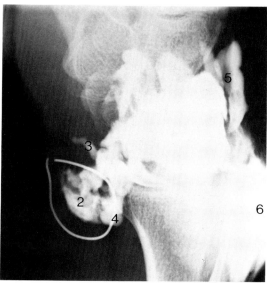

Abb. **105a** u. **b** Handgelenkarthrographie. Radiovolares Ganglion, ausgehend vom Radiocarpalgelenk. Drahtmarkierung entspricht einer tastbaren Schwellung. Das Ganglion konnte erst bei starkem Injektionsdruck dargestellt werden. Als Folge davon retrograde Füllung einer dorso-radialen Sehnenscheide und Austritt von Kontrastmittel durch den Stichkanal in die Subcutis (**b**)
1 = Verbindungsgang, 2 = Ganglion, 3 = Satellitenganglion, 4 = radio-volarer Rezessus, 5 = Sehne und Sehnenscheide, 6 = Kontrastmittel in der Subcutis

Ganglion, Ganglionrezidiv

Ganglien werden als synoviale Ausstülpung interpretiert, vielleicht als Folge eines erhöhten intraartikulären Druckes und synovialer Hypertrophie. Ausgangspunkt ist meistens das Radiokarpalgelenk, aber auch das Interkarpalgelenk (Articulationes mediocarpea). Die Verbindung zum Gelenk findet über einen dünnen, oft gewundenen Gang statt. Im Arthrogramm lassen sich dieser Gang und das Ganglion selbst bei Injektion ins Gelenk in etwa 2/3 der Fälle darstellen (ANDREN u. EIKEN 1971) (Abb. **105**). Bei Injektion ins Ganglion hingegen erfolgt im allgemeinen aufgrund eines Ventilmechanismus keine Gelenkfüllung. Bei palpablem Ganglion wird das Kontrastmittel vorzugsweise in seiner Nähe unter Durchleuchtung injiziert; eine satte Füllung ist notwendig, um den Widerstand im Verbindungsgang zu überwinden. Die Arthrographie erweist sich vor allem bei einem Ganglionrezidiv als hilfreich: Der nicht entfernte Verbindungsgang oder ein nicht erkanntes Satellitenganglion, welche neben mangelhafter Exzision als Ursache des Rezidivs in Frage kommen, sind arthrographisch darstellbar.

Weitere Indikationen

Siehe „Gemeinsame Erkrankungen der Gelenke" S. 380.

Kiefergelenk

P.-L. Westesson

Einleitung

Die Arthrographie des Kiefergelenks wurde erstmals von ZIMMER (1941) erwähnt. NORGAARD (1947) beschrieb als erster eine standardisierte Technik und illustrierte den diagnostischen Wert der Kiefergelenkarthrographie. Diese fand allerdings erst viel später Verbreitung, da sie als technisch zu schwierig galt, für den Patienten schmerzhaft war und die diagnostische Aussagekraft für die Behandlung des Patienten von begrenztem Wert erschien. Ende der 70er Jahre wurde das Interesse an der arthrographischen Kiefergelenkuntersuchung neu geweckt; sie wird nunmehr in vielen Zentren häufig angewendet. Der veränderten Einstellung der Kiefergelenkarthrographie gegenüber liegen zumindest drei Faktoren zugrunde:

1. Die Durchleuchtungskontrolle, welche auch zur Funktionsanalyse des Kiefergelenks beiträgt, hat die Punktion des Gelenkraumes erheblich vereinfacht (WILKES 1978).

2. Die Möglichkeit zum Nachweis der anterioren Verlagerung des Discus articularis als häufige Ursache von Kiefergelenkschmerzen und Funktionsstörungen (WILKES 1978, FARRAR u. MCCARTY 1979, KATZBERG u. Mitarb. 1980, ERIKSSON u. WESTESSON 1983).

3. Die Einführung von neuen konservativen (DOLWICK u. RIGGS 1983, MANZIONE u. Mitarb. 1984, LUNDH u. Mitarb. 1985) und chirurgischen Behandlungsmethoden (MCCARTY u. FARRAR 1979), welche eine genaue Kennt-

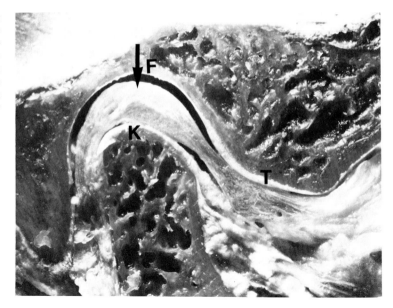

Abb. 106 Sagittalschnitt durch den zentralen Teil eines Humankiefergelenkpräperates. Das posteriore Band des Diskus (→) befindet sich in seiner normalen superioren Lage. F = Fossa mandibularis, T = Tuberculum articulare, K = Caput mandibulae

nis der inneren Morphologie und Funktion des Kiefergelenks voraussetzen.

Die verbesserte Bildqualität und die vereinfachte Interpretation, welche durch die Kombination von *Arthrographie* und *Tomographie* erreicht wurde, trugen sicherlich auch zur umfassenderen Anwendung der Kiefergelenkarthrographie bei. In den 80er Jahren wurde die Technik durch Entwicklung der *Doppelkontrastarthrographie* weiterhin verfeinert (WESTESSON 1982, 1983, MOFFET u. WESTESSON 1984).

Funktionelle Anatomie

Die knöchernen Gelenkanteile bestehen aus dem Caput mandibulae, aus der Fossa mandibularis und aus dem Tuberculum articulare des Os temporale (Abb. 106). Der Discus articularis ist aus dichtem fibrösem Bindegewebe aufgebaut und unterteilt das Kiefergelenk in einen kranialen und einen kaudalen Gelenkraum, welche normalerweise nicht kommunizieren. Das Kiefergelenk besitzt keinen eigentlichen Gelenkknorpel; die Gelenkflächen sind mit einer dünnen fibrösen Bindegewebeschicht bedeckt (0,1–0,5 mm). Diese Bindegewebeschicht kann aufgrund der Belastung und Funktion verknorpeln. Die Gelenkkapsel ist kranial an der Gelenkoberfläche des temporalen Gelenkanteils befestigt, zieht trichterförmig nach unten und inseriert zirkulär am Collum mandibulae. Das Kiefergelenk liegt 1–1,5 cm unter der Haut. Der Umfang beträgt in der Horizontalebene 2 × 2 cm. Bei Okklusion liegt das Caput mandibulae etwa 1 cm vor dem Tragus.

Punktions- und Füllungstechnik

Bei der Arthrographie des Kiefergelenks erfolgt die Kontrastmittelinjektion entweder in beide Gelenkkammern (NORGAARD 1947) oder nur in die untere (Abb. 107, FARRAR u. MCCARTY 1979). Der diagnostische Wert liegt vor allem in der Beurteilung von Lage, Funktion und auch Form des Discus articularis. Die Arthrographie der *unteren Gelenkkammer* zeigt die Lage des Diskus. Mittels Durchleuchtung kann man dessen Funktion studieren. Aufgrund der technischen Einfachheit und des geringen Aufwandes an spezieller Röntgenausrüstung hat die Methode der alleinigen Kontrastfüllung des unteren Gelenkraumes breiten Anklang gefunden. Die definitive Beurteilung der Diskusform erfordert jedoch eine *Kontrastfüllung beider Gelenkräume*. Da sich jedoch obere Gelenkkammer und Diskus mit der unteren Gelenkkammer und dem Caput mandibulae bei der transkranialen Projektion überlagern, muß die Arthrographie beider Gelenkräume meistens mit der *Tomo-*

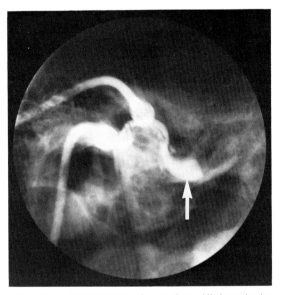

Abb. 107 Arthrogramm des rechten Kiefergelenks mit Kontrastmittelfüllung des unteren Gelenkraumes. Der große vorwärtsgerichtete Rezessus dieser Kammer (→) gilt als Indiz für die anteriore Diskusverlagerung

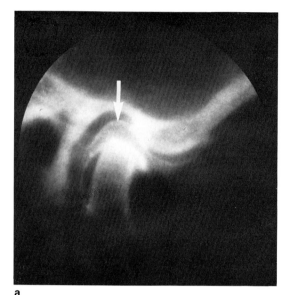

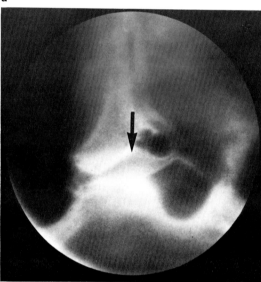

Abb. 108 a u. b Doppelkontrastarthrogramm eines normalen rechten Kiefergelenks in habitueller Ruhelage (**a**) und bei maximaler Mundöffnung (**b**). Der Diskus ist bikonkav und liegt in der habituellen Ruhelage mit seinem posterioren Band (→) superior vom Kiefergelenkköpfchen

graphie gekoppelt werden. Durch die Tomographie können Lage und Form des Diskus in den verschiedenen mediolateralen Schichten des Gelenks dargestellt werden. Mit hypozykloidaler oder spiraliger Verwischung erreicht man die beste Bildqualität. 4 bis 5 Schichtuntersuchungen in Abständen von 3 mm erlauben die optimale Darstellung des mediolateralen Anteils des Kiefergelenks. Die Anwendung einer Simultankassette ist zeitsparend und ermöglicht Aufnahmen bei noch optimalem Kontrast. Durch die *Doppelkontrastarthrotomographie*, d. h. durch Injektion von Kontrastmittel und Luft in beide Gelenkkammern unter Zuhilfenahme der Tomographie (WESTESSON 1982, 1983, 1984), erreicht man die beste Abgrenzung der inneren Gelenkstrukturen (Abb. **108**). Als Lokalanästhetikum benutzen wir etwa 1 ml einer 3%igen Lösung. Die Punktion des Kiefergelenks erfolgt mit einer Nadel (0,5 × 30 mm) oder mit einer Infusionskanüle mit Teflonkatheter (Angiocath 0,8 × 25 mm oder 1,1 × 32 mm). Die Anwendung eines Katheters ist technisch etwas schwieriger; man hat jedoch während der Untersuchung die Möglichkeit zur Kontrastmitteldosierung. Die Punktion des unteren Gelenkraumes erfolgt im hinteren Rezessus. Als Referenzpunkt dient die hintere obere Fläche des Caput mandibulae. Der obere Gelenkraum wird im Bereich des posterioren Abhanges des Tuberculum articulare punktiert. Diese Referenzpunkte werden unter Durchleuchtung aufgesucht, und die Nadel oder Infusionskanüle wird nach medial entlang der Gelenkfläche in den Gelenkraum eingeführt. Als Kontrastmittel sind die anionischen vorzuziehen (KAPLAN u. Mitarb. 1985) mit etwa 200 mg Jod/ml. Unter Durchleuchtungskontrolle erfolgt die Injektion von 0,2–0,5 ml in den unteren und 0,4–1,0 ml in den oberen Gelenkraum. Große individuelle Variationen hinsichtlich des Gelenkraumvolumens kommen vor. Die Kontrastmittelmenge für den einzelnen Patienten wird aufgrund des Durchleuchtungsbefundes bestimmt. Die Injektion sollte zuerst in den unteren Gelenkraum vorgenommen werden. Mittels Durchleuchtung kann die Gelenkfunktion unter Bewegungen beurteilt und ein evtl. Übertritt von Kontrastmittel in den oberen Gelenkraum erkannt werden. Bei der Doppelkontrastarthrographie wird die gleiche Menge Kontrastmittel mit etwa 300 mg Jod/ml in beide Gelenkräume wie oben beschrieben injiziert. Nach Öffnen und Schließen des Mundes und 3–5 Min. Wartezeit erfolgt die Rückaspiration und anschließend die Luftinjektion simultan in beide Gelenkkammern, bis federnder Widerstand verspürt wird. Die Anwendung von Kathetern erleichtert das beschriebene Vorgehen.

Die Aufnahmen werden in Okklusion, bei maximaler Mundöffnung und vor und nach Auftreten von *Gelenkknacken* vorgenommen.

Gefahren der Technik

1 oder mehrere Tage anhaltende leichte lokale Schmerzen sind üblich; sie werden symptomatisch behandelt. Ein Hämatom tritt in weniger als 1‰ aller Fälle auf. Eine definitive Läsion des N. facialis wurde nie beschrieben, hingegen eine vorübergehende Fazialisparese bei extensiver Lokalanästhesie unterhalb und vor dem Caput mandibulae. Eine Kiefergelenkinfektion als schwerwiegende

Komplikation wurde nie mitgeteilt, hingegen 1 Fall mit abgebrochener Katheterspitze (WILKES 1978).

Gegenindikation

1. Infektion im präaurikulären Gebiet;
2. Allergie gegen Röntgenkontrastmittel ist eine relative Kontraindikation. Bei leichten Fällen kann die Untersuchung nach Prämedikation von Antihistaminika und Kortikosteroiden durchgeführt werden.

Aufnahmetechnik

Ein C-Bogen mit Röntgenröhre und Bildverstärker eignet sich am besten zur Arthrographie des Kiefergelenks. Aus strahlenhygienischen Gründen sollten die Röntgenröhre unten und der Bildverstärker oberhalb des Patientenkopfes angebracht sein. Mit dem Patienten in Rückenlage wird der Kopf um 75° gedreht, so daß das zu untersuchende Gelenk nach oben gerichtet ist. Der C-Bogen wird vorerst senkrecht eingestellt, zentriert und der Bildverstärker dann 5–15° nach kaudal gedreht. Damit erhält man eine schräge laterale transkranielle Projektion des Kiefergelenks. Die optimale Einstellung erfolgt unter Durchleuchtungskontrolle. Aufgrund der geringen Größe des Kiefergelenks ist es von Vorteil, wenn am Bildverstärker eine Vergrößerungsmöglichkeit besteht. Um die Gelenkfunktion und eine evtl. vorhandene Diskusperforation beurteilen zu können, ist die Registrierung des Durchleuchtungsbildes auf einem Videoband empfehlenswert.

Normales Arthrogramm

Normalerweise liegt die hintere Verdickung des Diskus (posteriores Band) oberhalb vom Caput mandibulae (Abb. **108**). Die Dicke des bikonkaven Diskus verhält sich posterior, zentral und anterior wie 3:1:2. Bei der Öffnungsbewegung gleitet das Caput in der unteren Gelenkkammer nach vorn, während sich der Diskus im Verhältnis zum Kiefergelenkköpfchen nach hinten verschiebt. Im oberen Gelenkraum findet die Verschiebung als anteriores und kaudales Gleiten des Diskus entlang dem Tuberculum articulare statt. Die Abb. **108b** zeigt ein Arthrogramm bei maximaler Öffnung.

Indikationen, pathologisches Arthrogramm

1. Patienten, die nach adäquater konservativer Behandlung weiterhin Schmerzen und Funktionsstörungen aufweisen,
2. Patienten mit ungeklärten Beschwerden in der Kopf- und Halsregion, welche eine Abklärung erfordern,

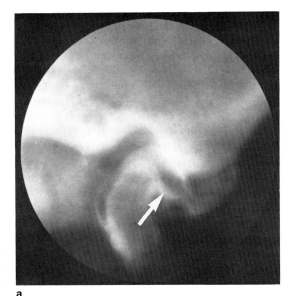

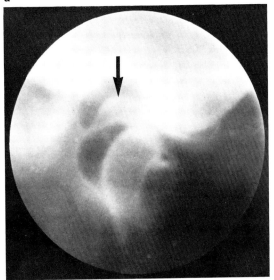

Abb. **109 a** u. **b** Doppelkontrastarthrogramm des rechten Kiefergelenks mit anteriorer Diskusverlagerung mit Reduktion. Vor dem Knacken in der Öffnungsbewegung (**a**) liegt das posteriore Band des Diskus (→) anterior vor dem Kaput. Nach dem Knacken hat der Diskus wieder die normale Lage im Verhältnis zum Kaput (**b**)

3. Patienten mit reziprokem Kiefergelenkknacken, bei welchen eine konservative Therapie durch Veränderung der Okklusionslage angezeigt ist in der Absicht, die Lage des Diskus im Verhältnis zum Kaput zu normalisieren.

Als häufigsten pathologischen Befund bei der Arthrographie des Kiefergelenks findet man die *anteriore Verlagerung des Diskus* (Abb. **109–111**) (KATZBERG u. Mitarb. 1980, Westesson 1983, 1984).

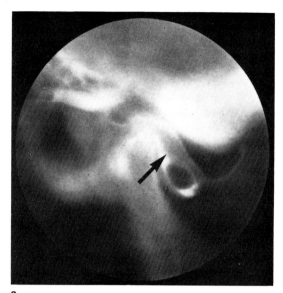
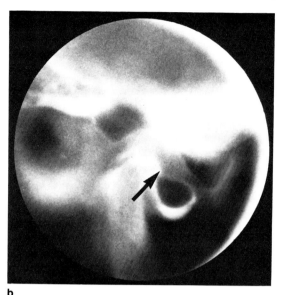

a
b
Abb. 110a u. b Doppelkontrastarthrogramm des rechten Kiefergelenks mit anteriorer Diskusverlagerung ohne Reduktion. Das posteriore Band des Diskus (→) liegt anterior vor dem Kaput in sowohl habitueller Ruhelage wie auch bei maximaler Öffnung (**b**). Die Formveränderung des Diskus zeigt sich in einer Verdickung des posterioren Bandes

In dieser Situation ist das posteriore Band des Diskus nach vorn vor den höchsten Punkt des Caput mandibulae verlagert.

Man unterscheidet zwei Formen der anterioren Diskusverlagerung:
1. Rückverlagerung des Diskus in die normale Position beim Öffnen,
2. keine Rückverlagerung beim Öffnen.

Die *anteriore Diskusverlagerung mit Rückverlagerung* (Reduktion) ist klinisch durch das Auftreten von reziprokem Kiefergelenkknacken gekennzeichnet, d. h. durch Knacken bei der Öffnungs- und Schließbewegung. Im Arthrogramm ist die anteriore Diskusverlagerung bei geschlossenem Mund erkennbar, wobei das posteriore Band vor dem höchsten Punkt des Caput mandibulae liegt (Abb. **109**). Sofern das Kontrastmittel lediglich in den unteren Gelenkraum injiziert wurde, ist die Diskusverlagerung aufgrund eines vergrößerten anterioren Rezessus erkennbar (vgl. Abb. **107**). Beim Öffnen des Mundes springt der Diskus abrupt in seine normale anatomische Position zwischen Caput mandibulae und Tuberculum articulare zurück. Das Knacken entsteht dadurch, daß das Caput mandibulae nach ruckartiger Verlagerung unter das posteriore Band des Diskus an die temporale Gelenkfläche anstößt (ISBERG-HOLM u. WESTESSON 1982). Ungefähr 60% aller Patienten mit anteriorer Diskusverlagerung und Reduktion zeigen eine lediglich partielle anteriore Verlagerung des Diskus, d. h., der laterale Anteil ist nach vorn verschoben, während die zentralen und medialen Anteile eine normale Position aufweisen (ERIKSSON u. WESTESSON 1983, WESTESSON 1983).

Die klinische Symptomatik der Patienten mit *anteriorer Diskusverlagerung ohne Reduktion* besteht im akuten Stadium aus Kiefergelenkschmerzen und behindertem Öffnen des Mundes mit Deviation zur betroffenen Seite bei maximaler Mundöffnung. Der anterioren Diskusverlagerung ohne Reduktion geht im allgemeinen ein Stadium mit reziprokem Kieferknacken und Diskusverlagerung mit Reduktion voraus. Im Arthrogramm liegt das

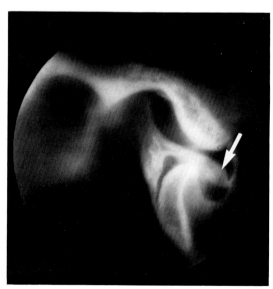

Abb. **111** Doppelkontrastarthrogramm des rechten Kiefergelenks mit anteriorer Diskusverlagerung. Der Diskus ist bikonvex (→) deformiert

posteriore Band bei geschlossenem Mund vor der Kuppe des Caput mandibulae (Abb. **110a**). Bei Mundöffnung verschiebt sich der Diskus ebenfalls vor das Caput, d.h., die Reduktion bleibt aus (Abb. **110b**). Beim chronischen Stadium der Lageveränderung ohne Reduktion fehlen die typischen klinischen Symptome häufig. Öffnungsvermögen und Gelenkbewegungen können normal sein. Die Arthrographie hat in dieser Situation besonderen Wert.

Im Gegensatz zur Diskusverlagerung mit Reduktion zeigen über 90% der Fälle ohne Reduktion eine komplette Verlagerung, d.h. sowohl der lateralen, zentralen als auch medialen Anteile.
Eine Formveränderung des Diskus zeigt sich in etwa 1/3 der Fälle mit Diskusverlagerung mit Reduktion und in mehr als 90% der Fälle mit Verlagerung ohne Reduktion (ERIKSSON u. WESTESSON 1983, WESTESSON 1984). Die Formveränderung tritt zuerst im hinteren lateralen Diskusteil als Verdickung des posterioren Bandes auf. Gleichzeitig erfolgt eine Verdünnung des anterioren Anteils (WESTESSON u. Mitarb. 1985). Im fortgeschrittenen Stadium der Diskusverlagerung ohne Reduktion kann der Diskus bis zur Bikonvexität deformieren (Abb. **111**). Die Form- und Lageveränderung des Diskus hat klinisches Interesse für die chirurgische Therapie. Eine Diskusrepositionsoperation zur Wiederherstellung normaler anatomischer Verhältnisse ist bei Fällen mit fortgeschrittener Diskusdeformation nicht mehr möglich.
Die *Perforation des Diskus* oder des posterioren Befestigungsbandes wird bei der Durchleuchtung durch Kontrastmittelübertritt von der unteren in die obere Gelenkkammer diagnostiziert. Mit der Doppelkontrastmethode kann die Perforationsstelle häufiger dargestellt werden (Abb. **112**). Die Diskusperforation kommt vor allem bei der Verlagerung ohne Reduktion vor und wird bei ungefähr 25% der Patienten beobachtet (ERIKSSON u. WESTESSON 1983). Die Perforationen treten meistens im posterioren Aufhängeapparat des Diskus und seltener im Diskus selbst auf.

Weitere diagnostische Methoden zum Studium der Weichteile des Kiefergelenks

Die Arthrographie als invasive Methode fordert vom Untersucher Geschick. Mehrere Verfasser berichten in den letzten Jahren über die Anwendung der Computertomographie zur Darstellung eines anterior verlagerten Diskus. Sowohl rekonstruierte Axialschnitte (Abb. **113**) (HELMS u. Mitarb. 1982) als auch die direkte sagitale Technik (MANZIONE u. Mitarb. 1984) werden benutzt. Die Computertomographie liefert jedoch mit der heutigen Technik nicht die gleichen detaillierten Informationen wie die Arthrographie. Ferner fehlt der

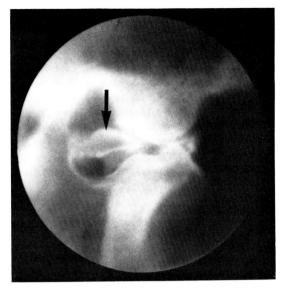

Abb. **112** Doppelkontrastarthrogramm des rechten Kiefergelenks mit Perforation des Diskus. Das Arthrogramm zeigt, daß das posteriore Diskusband (→) bei maximaler Mundöffnung posterior-superior vom Kaput liegt

Computertomographie die Möglichkeit zu dynamischen Studien und zur Diagnose der Perforation. Auch steht ein CT-Gerät nicht überall zur Verfügung.
ONISHI hat 1980 über die Arthroskopie des Kiefergelenks berichtet. Die Technik ist entsprechend den zwei kleinen Gelenkanteilen komplizierter als die Arthrographie. Arthroskopisch sind aber doch Abnormitäten an den Gelenkoberflächen und auch Adhäsionen sichtbar.
Noch längst nicht ausgeschöpfte Möglichkeiten bietet die Kernspintomographie (KST, Magnetresonanz-Tomographie) zur Diagnostik der

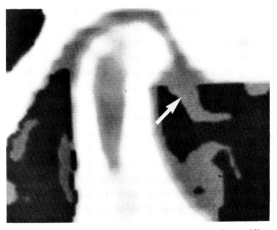

Abb. **113** Computertomogramm des rechten Kiefergelenks mit anteriorer Diskusverlagerung (aus C. A. Fjellström, O. Olofsson: J. max.-fac. Surg. 13 [1985] 24)

Arthrographie

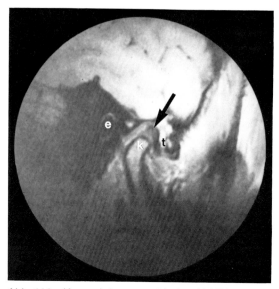

Abb. 114 Kernspintomographische Abbildung des rechten Kiefergelenks mit normaler Diskuslage. Der Pfeil weist auf das posteriore Band. k = Kaput, t = Tuberculum articulare, e = knöcherner Anteil des Gehörganges
(Aufnahme: *Dr. R. W. Katzberg*, University of Rochester)

Weichteile des Kiefergelenks (ROBERTS u. Mitarb. 1985, KATZBERG u. Mitarb. 1986). Die Auflösung im Bereich der Weichteile ist besser als im Computerbild (Abb. 114). Die KST dürfte die Untersuchung der Zukunft sein.

Gemeinsame Erkrankungen der Gelenke

Osteochondrosis dissecans (Osteochondritis dissecans)

Die Osteochondrosis dissecans befällt am häufigsten das Knie-, das Ellenbogen- und das obere Sprunggelenk (Femurcondylus medialis, Capitulum humeri, Talus), kommt jedoch viel seltener auch an anderen Gelenken vor (Abb. 115). Es sind vorwiegend Jugendliche und junge Männer betroffen. In 10–20% besteht eine Doppelseitigkeit, wobei aber auch verschiedene Gelenke gleichzeitig betroffen werden, z. B. Knie- und Ellenbogengelenk. Familiäres Vorkommen wird beschrieben. Bei älteren Leuten führt gelegentlich ein epiphysärer Knocheninfarkt zu gleichartigen Veränderungen im Röntgenbild, besonders am Knie (Abb. 117a u. b). Die Patienten klagen über Gelenkschmerzen bei Belastung, bei abgelöster „Maus" über Bewegungseinschränkungen und Blockierungen.

Die Diagnose der Osteochondrosis dissecans kann in den meisten Fällen aufgrund von Nativaufnahmen gestellt oder mindestens vermutet werden; die Veränderungen sind aber häufig gering und leicht zu übersehen (Abb. 115 u. 116). Bei auch nur diskreten Strukturunregelmäßigkeiten an den für diese Krankheit typischen Gelenkpartien ist eine *Tomographie nach Luftfüllung* angezeigt. Zur Abgrenzung und Größenbestimmung eines Mausbettes und zur Beurteilung des Knorpels über dem im Mausbett liegenden Dissekat ist die Tomographie mit Luftfüllung gut geeignet (Abb. 116). Die Lokalisation einer außerhalb des Bettes gelegenen „Maus" gelingt mit Luft und wenig positivem Kontrastmittel manchmal besser; die Doppelkon-

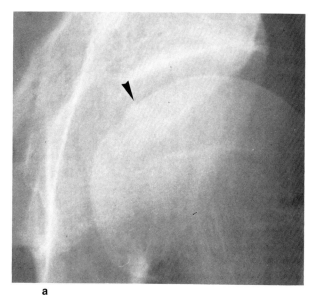

a

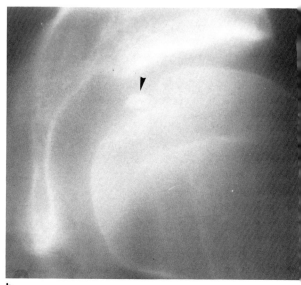

b

Abb. 115a u. b 31jähriger Patient, Schmerzen im linken Hüftgelenk bei Bewegung
a Übersichtsaufnahme a.-p. Kleines Gebilde im Gelenkspalt vermutbar (▶)
b Tomogramm. Osteochondritisherd neben der Fovea centralis (▶)

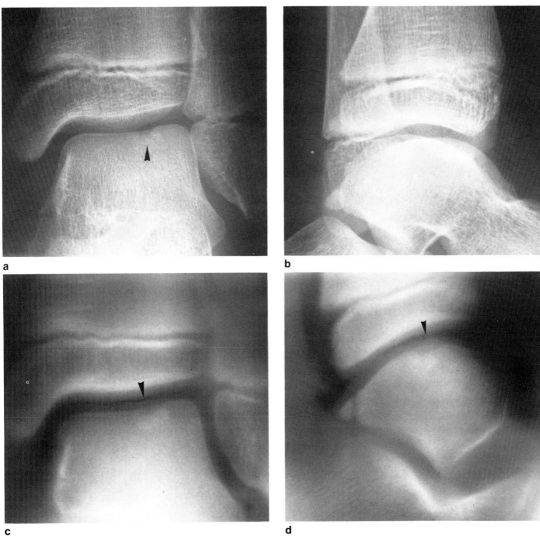

Abb. 116a–d
11jähriger Knabe. Schmerzen beim Tennisspiel
a u. **b** Leeraufnahmen a.-p. und seitlich. Osteochondritisherd im a.-p. Bild vermutbar (▶)

c u. **d** Tomogramm nach Luftfüllung a.-p. und seitlich. Knorpel über dem Osteochondritisherd vollständig intakt (▶)

trastuntersuchung kann unmittelbar an eine Luftfüllung angeschlossen werden. Im *Arthrogramm* findet man als frühestes Stadium einen Osteochondrosisherd mit intaktem Knorpel (Abb. **116**), danach Kontrastmittel in den Spalten des frakturierten Knorpels und später gelegentlich Kontrastmittel um das demarkierte Dissekat, bei Dislokation der Maus ein leeres Mausbett bzw. einen freien Gelenkkörper (Abb. **117** u. **118**). Bei jugendlichen Patienten verläuft die Suche nach der „Maus" oft negativ, weil diese zerbröckelt und resorbiert worden ist (WIRTH 1974). Die *Arthrographie* vermag die sog. okkulte Form der Osteochondrosis (oder eine traumatische Knorpelabscherung) abbilden; Leeraufnahmen und Tomographie ohne Kontrast sind negativ (Abb. **119**).

Bei der traumatisch verursachten Knorpel-Knochen-Aussprengung fehlt der für die Osteochondrosis dissecans typische Sklerosesaum um das Mausbett. Die Aussprengung liegt häufig nicht an der für die Osteochondrosis typischen Stelle (vgl. Abb. **76**).

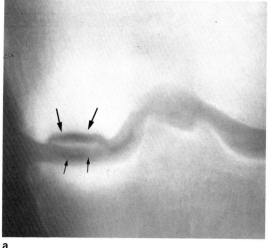
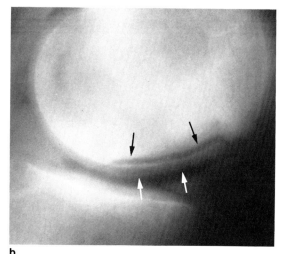

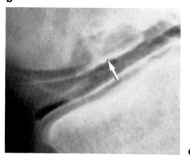

Abb. 117a–d Beispiele von epiphysärem Knocheninfarkt und Osteochondritis dissecans am medialen Femurcondylus
a u. b 75jährige Patientin mit Knieschmerzen medial ohne Trauma. Epiphysärer Knocheninfarkt von großer Ausdehnung. Tomogramm ap und seitlich nach Luftfüllug. Das Dissekat ist vollständig demarkiert und von Luft umgeben (→). Knorpel über dem Dissekat entsprechend dem Alter verschmälert, jedoch intakt (→)

c Osteochondritis dissecans, 18jähriger Mann. Tomogramm nach Luftfüllung. Die zerbröckelte Maus liegt teilweise noch im Bett, teilweise außerhalb. Knorpel defekt (→)
d Osteochondritis dissecans, 15jähriger Knabe. Doppelkontrastarthrogramm. Das Mausbett ist leer, wegen Granulationsgewebe jedoch nicht mit Kontrastmittel gefüllt. Knorpelbelag im Bereiche des Mausbettes fehlt, Knorpeldefekt mit Kontrastmittel gefüllt (→). Die Maus konnte intraoperativ nicht mehr gefunden werden.

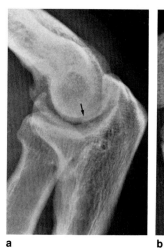
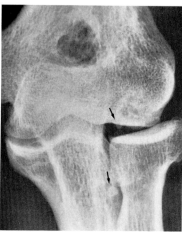
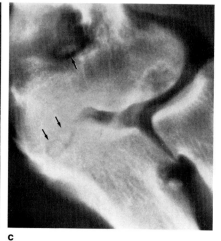

Abb. 118a–c Osteochondritis dissecans des rechten Ellenbogengelenks
a Arthrotische Veränderungen in der seitlichen Übersichtsaufnahme mit Verdacht auf kleine freie Gelenkkörper in der Inzisura semilunaris (→)
b In der a.-p. Übersichtsaufnahme Osteochondritisherd am Condylus humeri radialis sichtbar, ferner Verdacht auf kleine freie Gelenkkörper (→)
c Im Tomogramm mit Luftfüllung sind weitere Teile der verbröckelten Maus im ulnaren Gelenkanteil und in der Fossa olecrani sichtbar (→)

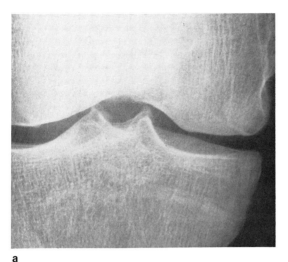

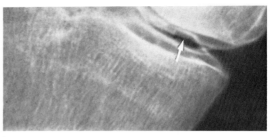

Abb. 119a u. b
a Leeraufnahme des Kniegelenks bei einer 45jährigen Patientin mit uncharakteristischen Kniebeschwerden medial. Deutliche arthrotische Veränderungen
b Doppelkontrastarthrogramm. Isolierter Knorpeldefekt am Femurkondylus medialis (→). Meniskus intakt. Ätiologie: degenerativer Knorpeldefekt, sog. okkulte Form der Osteochondritis (?)

Tumoren

Gelenktumoren, zu denen auch Sehnenscheiden- und Schleimbeuteltumoren gerechnet werden, sind selten. Sie nehmen ihren Ausgang meistens von der Synovialmembran, selten vom Fettgewebe (Lipome), Knorpel- und Bindegewebe (Chondrome, Fibrome, Angiome). Sehr selten tritt ein malignes Synovialom auf.

Die *Chondromatosis articularis* (neoplastische Synovialchondromatose) nimmt als gutartige, im Gelenk meist multipel auftretende Geschwulst ihren Ausgang von der Synovialmembran und kommt daher auch extraartikulär in Sehnenscheiden und Schleimbeuteln vor. Am häufigsten befallen sind Knie- und Ellenbogengelenk bei jüngeren Erwachsenen, meistens Männer, seltener auch die übrigen Gelenke (McIvor u. King 1962, Anderson u. Katzberg 1984). Die primär reinen Chondrome verkalken mit der Zeit oder bilden sogar im Zentrum Knochengewebe (Osteochondrome), wodurch sie in Leeraufnahmen sichtbar werden.

Die Aktivität der Chondrome, d.h. die Wahrscheinlichkeit einer zunehmenden Verknöcherung und Größenzunahme, kann mittels *Szintigraphie* gut beurteilt werden (Abb. **120**). Meistens bleiben die Chondrome an der Synovialmembran adhärent; gelegentlich lösen sie sich ab und bilden freie Gelenkkörper, welche neben schmerzhafter Bewegungseinschränkung zur Gelenkblockierung führen können. Eine vorzeitige Arthrose ist die Regel, sofern die Chondrome in der Belastungszone liegen.

Der *Arthrographie* fällt die Aufgabe zu, die intraartikuläre Lage der Synovialchondrome zu beweisen, diese von Osteophyten abzugrenzen und damit die Diagnose zu bestätigen (Abb. **121** u. **122**). Wenn auch seltener, gibt es aber immer wieder Patienten, bei denen neben den verkalkten Chondromen auch unverkalkte vorliegen oder die klinische Symptomatik lediglich durch ein unverkalktes Chondrom hervorgerufen wird.

Im letzteren Fall ist das Nativbild unauffällig; nur die Arthrographie führt zur richtigen Diagnose (Abb. **123**) (Wirth 1970, Murphy u. Mitarb. 1977). Nach unseren Erfahrungen bewährt sich die Doppelkontrasttechnik am besten. Bei negativem Befund der Nativaufnahme und klinischen Zeichen eines möglichen Gelenkkörpers lohnt sich jedoch in jedem Fall eine alleinige Luftfüllung und bei fraglichen Befunden eine Kombination mit der Tomographie.

Bei den weiteren, bereits erwähnten *Gelenktumoren* vermag die Arthrographie im allgemeinen keinen entscheidenen Beitrag zu leisten. Am Kniegelenk ist der Nachweis intakter Menisken von Nutzen. Ferner kann die Ausdehnung eines Tumors mittels *Arthrographie* genauer festgelegt werden (Abb. **124**), selten ein kleiner Tumor überhaupt erst dargestellt werden (Rüttimann u. Kieser 1974, Bramson u. Staple 1975).

Primär maligne und metastatische *Tumoren in der Umgebung von Gelenken* können bei fortschreitendem Wachstum das benachbarte Gelenk infiltrieren. Die Beurteilung der Gelenkkapsel durch die *Arthrographie* kann bei der Operationsplanung von Nutzen sein (De Smet u. Mitarb. 1985).

Synovialitis villosa pigmentosa (villonoduläre Synovialitis)

Es handelt sich um eine schleichend wachsende benigne Geschwulst der Synovialis, häufig lokalisiert in Fingersehnenscheiden, meist in diffuser Form im Kniegelenk. Unregelmäßig geformte Zotten entstehen und verursachen Erosionen an den Kapselhaftstellen und am benachbarten Knochen (Burton u. Mitarb. 1964).

Am Kniegelenk können die Tumormassen in der seitlichen *Leeraufnahme* gelegentlich als Verdichtung des supra- und infrapatellaren Raumes gesehen werden; die Patella ist dann nach ventral abgedrängt. Durch die *Arthrographie* läßt sich die Ausdehnung im Gelenk und in seinen Rezessus gut darstellen; besonders gilt dies für das Kniegelenk (Abb. **125**) (Ricklin u. Mitarb. 1964).

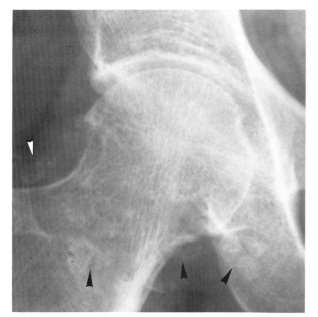
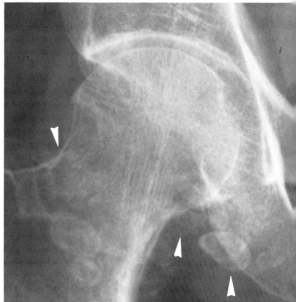
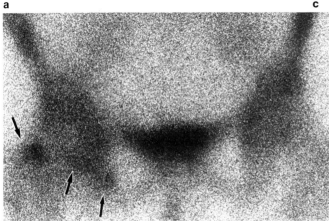

Abb. 120 a–c 62jährige Patientin mit Hüftschmerzen rechts bei Bewegung
a 1980 multiple zum Teil verknöcherte Osteochondrome im Gelenkraum (▻)
b Das 1980 angefertigte Szintigramm mit Tc-99m-MDP zeigt eine Aktivitätsanreicherung medial vom Schenkelhals, ferner an dessen medialem und lateralem Abhang (→)
c 1982 Kontrolle: Progression des Befundes im Bereiche der Aktivitätsanreicherung (▻). Keine Zunahme der Arthrose

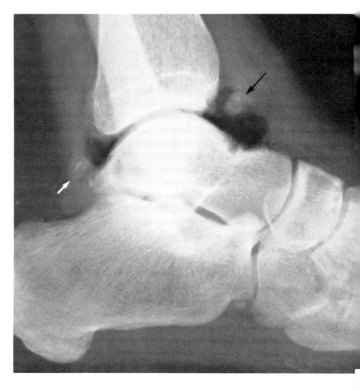

Abb. 121 Seitliche Übersichtsaufnahme nach Luftfüllung des oberen Sprunggelenks links. Erbsgroßes, diskret verkalktes Chondrom im vorderen Gelenkrezessus (→). Ein ähnliches Gebilde liegt dorsal außerhalb des hinteren Gelenkrezessus (→). Sehnenscheidenosteochondrom (?)

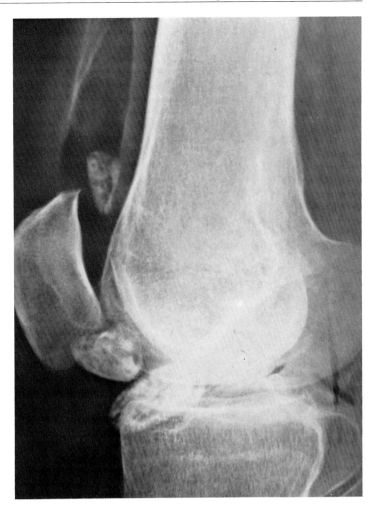

Abb. **122** Osteochondromatosis articularis des rechten Kniegelenks. Drei große Chondrome im ventralen Rezessus bzw. im Rezessus suprapatellaris. Doppelkontrast mit wenig flüssigem Kontrastmittel

Rheumatoide Arthritis

Die Krankheit beginnt mit einer durch Ödem und zelluläre Infiltrate bedingten zottenartigen Verdickung der Synovialmembran, welche sich zu einem resorptiven Granulationsgewebe, dem Pannus, entwickelt. Dieser überzieht und destruiert den Gelenkknorpel und später auch den angrenzenden Knochen. Durch Ergußbildung weiten sich Kapsel und vor allem die Gelenkrezessus aus; später folgen durch Fibrosierung eine Kapselschrumpfung und fibröse Ankylosen.

Entsprechend den gleichartigen pathologischen Veränderungen sind auch die *arthrographischen Merkmale* an den verschiedenen Gelenken ähnlich, jedoch nicht spezifisch für die rheumatoide Arthritis (HARRISON u. Mitarb. 1971, TAYLOR u. ANSELL 1972, DE SMET u. Mitarb. 1975, WEISSMAN 1981, REINHOLD u. Mitarb. 1983):

– unregelmäßig runzelig begrenzter Gelenkraum mit Füllungsdefekten (Pannus, Abb. **127** u. **128**);
– erweiterte Rezessus und häufige Füllung vergrößerter benachbarter Bursen mit ebenfalls irregulären Konturen und Füllungsdefekten (Abb. **127**). Gleiche Veränderungen finden sich aber auch bei hyperplastischen Synovialitiden anderer Genese wie Gicht (PEAVY u. FRANCO 1974), bakterielle Arthritis, posttraumatischer Synovialitis, Psoriasisarthritis, Reiter-Syndrom, Sjörgren-Syndrom (vgl. Abb. **43, 56**) (WEISSMAN 1981);
– Knorpeldestruktion;
– Kapselschrumpfung (vgl. Abb. **98, 104**);
– Darstellung von Lymphgefäßen (Abb. **127** u. **128**, s. Einleitung S. 293).

Die Veränderungen der Synovialmembran, der Disken, Ligamente, benachbarter Sehnen und Bursen sind im Arthrogramm früher nachweisbar als die Knochenerosionen im Leerbild.

Arthrographische Besonderheiten an den einzelnen Gelenken ergeben sich aus ihem Aufbau und den benachbarten Strukturen. Beim *Kniegelenk* greift die Entzündung auch auf die Menisken über und zerstört sie.

Mittels Arthrographie ist die Ausdehnung der Gelenkräume und akzessorischer Bursen (Arthrozelen, Zysten) genau feststellbar (BARBARIC u. JUNG 1972), ebenso eine evtl. Zystenruptur, welche z. B. am Unterschenkel (sog. Baker-Zyste) durch ihre klinische Symptomatik eine akute tiefe Venen-

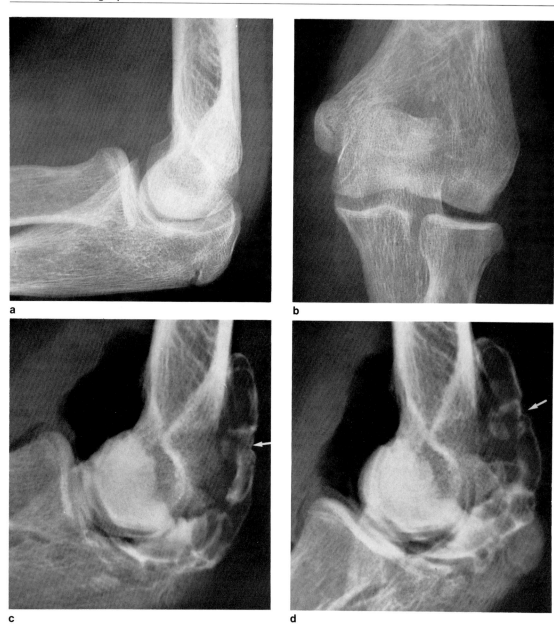

Abb. 123 a–d Solitäres, nicht verkalktes Chondrom im hinteren Gelenkrezessus des rechten Ellenbogengelenks
a u. b Leeraufnahmen negativ
c u. d Doppelkontrastarthrogramm. Gut erbsgroßes, an der Synovialis adhärentes Chondrom im hinteren Gelenkrezessus (→)

thrombose vortäuschen kann (Abb. 126) (GEBEL u. Mitarb. 1978). Beim *Schultergelenk* tritt gelegentlich eine Schwellung ventrolateral vom Humeruskopf auf, bedingt durch die vergrößerte Bursa subdeltoidea oder ventral durch die ausgeweitete Tunica vaginalis der langen Bizepssehne (vgl. Abb. 127). Da bei über 20% der Patienten mit rheumatoider Arthritis auch eine totale Ruptur der Sehnenmanschette vorliegt (ENNEVARA 1967), kann die Bursa subacromialis-subdeltoidea oft vom Gelenk her dargestellt werden. Die Zeichen der hyperplastischen Synovialitis sind auch in den Bursen vorhanden (vgl. Abb. 56). Beim *Handgelenk* findet man eine häufige Füllung des distalen Radioulnargelenks, der Articulationes mediocarpea und carpometacarpea, bedingt durch Zerstörung des Discus articularis bzw. der Ligg. interossea (Abb. 128). Der Befall von Sehnenscheiden, vorwiegend der Extensoren, hat eine pathologische Füllung derselben vom Gelenk aus zur Folge. Zystische Erweiterungen der Gelenkkapsel vor allem im radiovolaren Gebiet und um das Ulnaköpfchen

Gemeinsame Erkrankungen der Gelenke 387

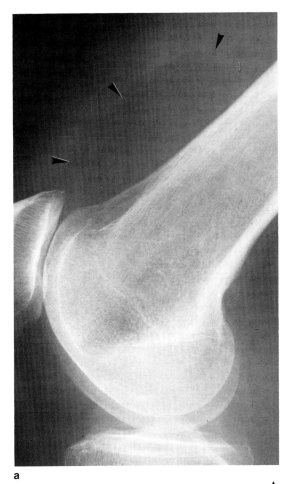

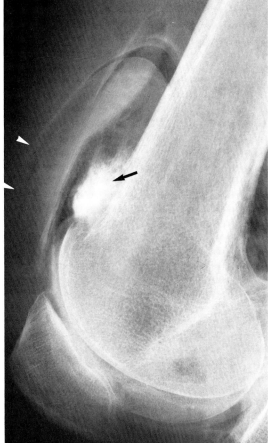

Abb. 124a u. b 63jähriger Mann mit eher weicher starker Schwellung oberhalb der Patella
a Leeraufnahme. Hochovale Zone mit vemehrter Strahlendurchlässigkeit oberhalb der Patella (▶)
b Doppelkontrastarthrogramm. Der Rezessus suprapatellaris ist praktisch vollständig durch ein Lipom ausgefüllt, welches die vordere Rezessuswand nach vorn vorbuchtet (▶). Extravasat (→)

können ihren Ursprung auch in Sehnenscheiden haben (IVESON u. Mitarb. 1975). In gleicher Art kommen zystische Veränderungen auch am *Ellenbogen- und Sprunggelenk* vor, bei letzterem gelegentlich ebenfalls mit Ausgang von den Sehnenscheiden.

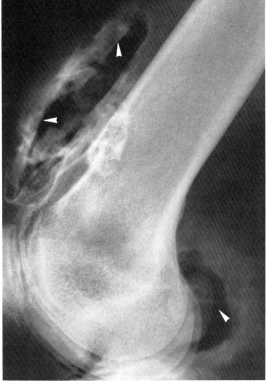

Abb. 125 45jähriger Mann. Doppelkontrastarthrogramm, seitliche Übersichtsaufnahme des Kniegelenks. Synovitis villosa pigmentosa des linken Kniegelenks. Mit Kontrastmittel beschlagene Zotten im Rezessus suprapatellaris und im hinteren Gelenkrezessus (▶)

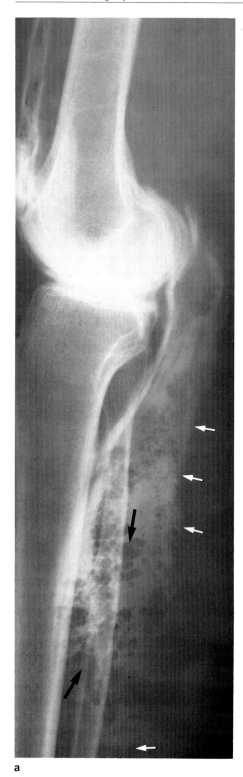
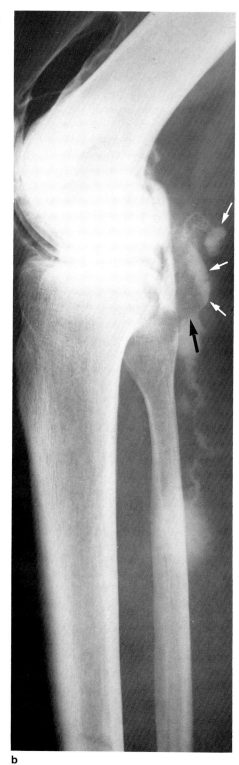

Abb. **126a** u. **b**
a 45jährige Patientin mit leichter Form einer chronischen Polyarthritis. Doppelkontrastarthrogramm, seitliche Übersichtsaufnahme. Kleine Gelenkräume. Große Unterschenkelzyste. Aussparungen in der Zyste und unregelmäßige Konturierung durch hyperplastische Synovitis (➡), Luftblasen (➡)
b 60jähriger Patient mit Gonarthrose. Plötzlicher Wadenschmerz. Doppelkontrastaufnahme, seitliche Übersicht. Rupturierte Popliteazyste. Zyste (➡), Rupturstelle (➡)

Abb. 127 40jährige Patientin, chronische Polyarthritis. Monokontrastarthrogramm rechte Schulter. Unregelmäßig begrenzter, girlandenförmiger Kapselansatz (→). Sackartige Erweiterung des distalen Endes der Tunica vaginalis der langen Bizepssehne mit rundlichen Aussparungen durch die hyperplastische Synovitis (→). 1 = Lymphgefäße

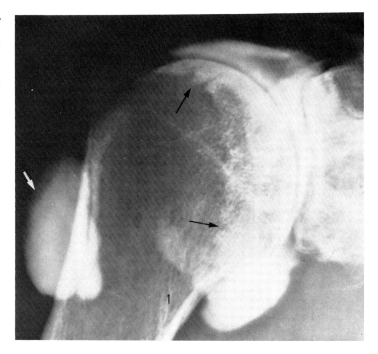

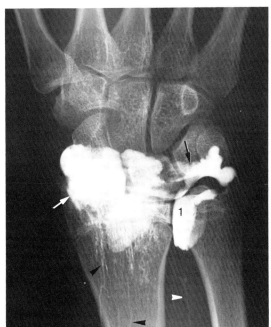

Abb. 128 15jährige Patientin mit juveniler cP. Leeraufnahmen unauffällig. Arthrographie des Radiokarpalgelenks. Unregelmäßig begrenzter Kapselansatz (→), Lymphgefäßfüllung (→). Füllung des distalen Radioulnargelenks (1) über eine radiale Spalte im Diskus articularis (aufgrund des Alters der Patientin wahrscheinlich pathologisch)

Literatur

Adams, R.: Chronic rheumatic arthritis of the knee joint. Dublin J. med. Sci. 17 (1840) 520

Ala-Ketola, L., J. Puranen, E. Koivisto, M. Puuperä: Arthrography in the diagnosis of ligament injuries and classification of ankle injuries. Radiology 125 (1977) 63–68

Anderson, Q. N., R. W. Katzberg: Loose bodies of the temporomandibular joint: arthrographic diagnosis. Skelet. Radiol. 11 (1984) 42–46

Anderson, P. W., J. D. Harley, P. U. Maslin: Arthrographic evaluation of problems with united tibial plateau fractures. Radiology 119 (1976) 75–78

Andrén, L., O. Eiken: Arthrographic studies of wrist ganglions. J. Bone Jt Surg. 53 A (1971) 299–302

Andrén, L., B. J. Lundberg: Treatment of rigid shoulders by joint distension during arthrography. Acta orthop. Scand. 36 (1965) 45–53

Andrén, L., S. von Rosen: The diagnosis of dislocation of the hip in newborns and the primary results of immediate treatment. Acta radiol. 49 (1958) 89

Andrén, L., L. Wehlin: Double-contrast arthrography of knee with horizontal roentgen-ray beam. Acta orthop. scand. 29 (1960) 307

Armstrong, J. R.: Excision of the acromion in treatment of the supraspinatus syndrome. J. Bone Jt Surg. 31 B (1949) 436–442

Arndt, R. D., J. W. Horns, R. H. Gold, D. D. Blaschke: Clinical Arthrography. Williams & Wilkins, Baltimore 1981

Arner, O., K. Ekengren, B. Hulting, A. Lindholm: Arthrography of the talocrural joint. Anatomy, roentgenography and clinical aspects. Acta chir. scand. 113 (1957) 253–257

Arvidsson, H., O. Johansson: Arthrography of the elbowjoint. Acta radiol. 43 (1955) 445–452

Baker, W. M.: Formation of synovial cysts in legs in connection with disease of knee joint. St Bart. Hosp. Rep. 13 (1877) 245

Bandi, W.: Die retropatellaren Kniegelenkschäden. Aktuelle Probleme in Chirurgie und Orthopädie. Huber, Bern 1980

Bankart, S. S.: Pathology and treatment of recurrent dislocation of the shoulder joint. Brit. J. Surg. 26 (1938) 23–29

Barbaric, Z. L., L. W. Young: Synovial cysts in juvenile rheumatoid arthritis. Amer. J. Roentgenol. 116 (1972) 655–660

Baumgartl, F.: Das Kniegelenk. Springer, Berlin 1964

Becher, R., H. Haage, E. May: Diagnostik von Veränderungen des Bandkapselapparates am Sprunggelenk. Chir. Prax. 14 (1970) 199–206

van de Berg, F., M. Crevecoeur: La Méniscographie en série du genou (après 1000 examens). J. Radiol. Électrol. 36 (1953) 389

Berger, R. A., W. F. Blair, G. Y. El-Khoury: Arthrotomographie of the wrist. Clin. Orthop. 172 (1983) 257–264

Billenkamp, G., G. Bongartz: Die Osteochondrosis dissecans der Hüftgelenkpfanne. Fortschr. Röntgenstr. 143 (1983) 359–360

Bircher, B.: Pneumoradiographie des Knies und der anderen Gelenke. Schweiz. med. Wschr. 61 (1931) 1210–1211

Bircher, E., J. Oberholzer: Die Kniegelenkkapsel im Pneumoradiographiebild. Acta radiol. 15 (1934) 452–466

Blauth, W., K. Donner: Arthroskopie des Kniegelenkes. Symp., Kiel 1978. Thieme, Stuttgart 1979

Bramson, R. T., T. W. Staple: Double contrast knee arthrography in children. Amer. J. Roentgenol. 123 (1975) 839–844

Broström, L., S. Q. Liljedahl, N. Lindvall: Sprained ankles. II. Arthrographic diagnosis of recent ligament ruptures. Acta chir. scand. 129 (1965) 485

Bullock, J.: Arthrography of the adult hip joint. J. Bone St Surg. 47 (1965) 853

del Buono, M. S.: Die Doppelkontrastarthrographie des Ellbogens. Schweiz. med. Wschr. 91 (1961) 1466–1478

Burton, I. R., L. P. Bilodeau, P. Johanson: Arthrography and Arteriography in pigmented villonodular synovitis of the knee. Amer. J. Roentgenol. 92 (1964) 1320–1327

Campeau, R. J., M. F. Hall, A. Miale: Detection of total hip arthroplasty complications with Tc-99m pyrophosphate. J. nucl. Med. 17 (1976) 526

Candardjis, G., F. Saegesser: L'arthrographie du genou par la méthode du double contraste. Radiol. clin. (Basel) 22 (1953) 522–528

Codman, E. A.: The Shoulder. Miller, New York 1934

Cone, R. O., D. Resnick, L. Danzig: Shoulder impingement syndrome: radiographic evaluation I. Radiology 150 (1984) 29–33

Coren, C. S.: Lymphatic visualisation during hip arthrography. Radiology 115 (1975) 621–623

Crass, J. R., E. V. Craig, C. Bretzke, S. B. Feinberg: Ultrasonography of the rotator cuff. Radio Graph. 5 (1985) 941–953

Crass, J. R., E. V. Craig, R. C. Thompson, S. B. Feinberg: Ultrasonography of the rotator cuff: surgical correlation. J. clin. Ultrasound 12 (1984) 487–497

Cserhati, M. D., H. R. Schmied, M. Becker: Dorsale Luxation der langen Bizepssehne bei einer traumatischen Schulterluxation. Z. Orthop. 110 (1972) 258–261

Dalinka, M. K., M. L. Turner, A. L. Osterman, P. Batra: Wrist arthrography. Radiol. Clin. N. Amer. 19 (1981) 217–226

Dandy, D. J., R. W. Jackson: The Diagnosis of problems after meniscectomy. J. Bone Jt Surg. 57 B (1975) 349–352

De Smet, A. A., E. Levine, J. R. Neff: Tumor involvement of peripheral joints other than the knee. Radiology 156 (1985) 597–601

De Smet, A. A., Y. M. Ting, J. J. Weiss: Shoulder arthrography in rheumatoid arthritis. Radiology 116 (1975) 601–605

Deutsch, A. L., D. Resnik, J. H. Mink, J. L. Berman, R. O. Cone, C. S. Resnik, L. Danzig, J. Guerra: Computed and conventional arthrotomography of the glenohumeral joint: normal anatomy and clinical experience. Radiology 153 (1984) 603–609

Dihlmann, W.: Computertomographie des Talocruralgelenkes. Chirurg 53 (1982) 123–126

Dihlmann, W., G. Nebel: Computed tomography of the hip joint capsule. J. Comput. assist. Tomogr. 7 (1983) 278–285

Dolwick, M. F., R. R. Riggs: Diagnosis and treatment of internal derangements of the temporomandibular joint. Dent. Clin. N. Amer. 27 (1983) 561–572

Doppmann, J. L.: Baker's cyst and the normal gastrocnemiosemimembranosus bursa. Radiology 94 (1965) 646–652

Dory, M. A.: Arthrography of the cervical facet joints. Radiology 148 (1983) 379–382

Duncan, A. M.: Arthrography in rupture of the suprapatellar bursa with pseudocyst formation. Amer. J. Roentgenol. 121 (1974) 89–93

Eckel, H., J. Linder, M. V. Petzold, K. Meyne, J. Dörges: Vergleich von Arthrographie und Arthroskopie. Röntgen-Bl. 34 (1981) 43–50

Eichler, J., W. Schwetlick: Röntgenkinematographische Untersuchungen mit dem Bildverstärker. Arch. orthop. Unfall-Chir. 62 (1967) 256–262

Eichner, H., B. Maurer: Arthrographische Differentialdiagnose des schmerzhaften Schultergelenkes. Fortschr. Röntgenstr. 143 (1985) 412–418

Eikelaar, H. R.: Arthroscopy of the knee. Thesis, Groningen 1975

Engel, J., A. Ganel, R. Ditzian, H. Militeanu: Arthrography as a method of diagnosing tear of the ulnar collateral ligament of the metacarpophalangeal joint of the thumb ("gamekeeper's thumb"). J. Trauma 19 (1979) 106–109

Ennevaara, K.: Painful shoulder joint in rheumatoid arthritis: clinical and radiologic study of 200 cases, with special reference to arthrography of glenohumeral joint. Acta rheum. scand., Suppl. 11 (1967) 41–116

Eriksson, L., P.-L. Westesson: Clinical and radiological study of patients with anterior disc displacement of the temporomandibular joint. Swed. Dent. J. 7 (1983) 55–64

Eto, R. T., P. W. Anderson, J. D. Harley: Elbow arthrography with the application of tomography. Radiology 115 (1975) 283–288

Farrar, W. B., W. L. McCarty jr.: Inferior joint space arthrography and characteristics of condylar paths in internal derangements of the TMJ. J. prosth. Dent. 41 (1979) 548–555

Ficat, P.: Pathologie fémoro-patellaire bzw. Disorders of the patellofemoral joint. Masson, Paris 1970, 1977

Fischedick, O.: Kontrastdarstellung des Kniegelenkes nach Meniscektomie. Fortschr. Röntgenstr. 99 (1963) 685

Fischedick, O.: Veränderungen des hinteren Anteils der Kniegelenkkapsel im Arthrogramm. Chirurg 40 (1969) 408–411

Fischedick, O.: Arthrographie des Kniegelenkes. In Diethelm, L. u. Mitarb.: Handbuch der medizinischen Radiologie, Bd. V/2. Springer, Berlin 1973

Fischedick, O., H. Haage: Kontrastdarstellung des Schultergelenkes. In Diethelm, L. u. Mitarb.: Handbuch der medizinischen Radiologie, Bd. V/2. Springer, Berlin 1973

Fjellström, C. A., O. Olofsson: Computed tomography of the temporomandibular joint. A report of preliminary tests. J. max.-fac. Surg. 13 (1985) 24–27

Fleischer, H.: Die Arthrographie des Daumengrundgelenkes. Röntgen-Bl. 18 (1965) 64–66

Freiberger, R.-H., J. J. Kaye: Arthrography. Appleton-Century-Crofts, New York 1979

Freiberger, R. H., P. J. Killoran, G. Cardona: Arthrography of the knee by double contrast method. Amer. J. Roentgenol. 97 (1966) 736–747

Fründ, H.: Traumatische Chondropathie der Patella, ein selbständiges Krankenbild. Zbl. Chir. 53 (1926) 707–710

Gallagher, J. M., D. S. Weimer, A. J. Cook: When is arthrography indicated in Legg-Calvé-Perthes disease? J. Bone Jt Surg. 65 A (1983) 900–905

Gebel, M., M. Porr, J. Freise, A. Wittenborg: Fehldiagnose Phlebothrombose. Dtsch. med. Wschr. 103 (1978) 1110

Gelmann, M. I.: Arthrography in total hip prosthesis complications. Amer. J. Roentgenol. 125 (1976) 743–750

Gelmann, M. I., R. E. Coleman, P. M. Stevens, B. W. Davey: Radiography, radionuclide imaging and arthrography in the evaluation of total hip and knee replacement: Radiology 128 (1978) 677–682

Gershuni, D.H., A. Axer, D. Hendel: Arthrography as an aid do diagnosis, prognosis and therapy in Legg-Calvé-Perthes disease. Acta orthop. scand. 51 (1980) 505–510

Ghelman, B.: Meniscal tears of the knee: evaluation by highresolution CT combined with arthrography. Radiology 157 (1985) 23–27

Ghelman, B., J. H. Doherty: Demonstration of spondylolysis by arthrography of the apophyseal joint. Amer. J. Roentgenol. 130 (1978) 986–987

Ghelman, B., A. B. Goldmann: The doublecontrast shoulder arthrogram: evaluation of rotator cuff tears. Radiology 124 (1977) 251–254

Giles, L. G.: Lumbar apophyseal joint arthrography. J. manipulat. physiol. 7 (1984) 21–24

Gilula, L. A., L. Oloff, R. Caputi, J. M. Destouet, A. Jacobs, M. A. Solomon: Ankle tenography: a key to unexplained symptomatology. Radiology 151 (1984) 581–587

Glinz, W.: Diagnostische Arthroskopie und arthroskopische Operationen am Kniegelenk. Huber, Bern 1979

Goldmann, A. B., B. Ghelman: The doublecontrast shoulder arthrogram. A review of 158 studies. Radiology 127 (1978) 655–663

Goldman, A. B., D. M. Dines, R. F. Warren: Shoulder Arthrography: Technique, Diagnosis and Clinical Correlation. Little, Brown, Boston 1982

Goldman, A. B., M. C. Katz, R. H. Freiberger: Posttraumatic adhesive capsulitis of the ankle. Amer. J. Roentgenol. 127 (1976) 585–588

Graf, R.: Sonographie der Säuglingshüfte. Ein Kompendium. Enke, Stuttgart 1985

Graf, R., P. Schuler: Die Säuglingshüfte im Ultraschallbild. Ein Atlas. VCH-Verlagsges., Weinheim 1985

Grassberger, A., R. Seyss: Arthrographie des Acromio-Claviculargelenkes. Mschr. Unfallheilk. 59 (1956) 81–83

Greenway, G. D., L. A. Danzig, D. Resnick, P. Hashishi: The painful shoulder. Med. Radiogr. Photogr. 58 (1982) 2

Grepl, J.: Beitrag zur positiven Arthrographie bei pathologischen Veränderungen der Bursae popliteae. Fortschr. Röntgenstr. 119 (1973) 84–90

Griffiths, H. J., J. E. Lovelock, C. McCollister-Evarts, D. Geyer: The radiology of total hip replacement. Skelet. Radiol. 12 (1984) 1–11

Haage, H.: Die Arthrographie des Handgelenkes, I. Mitteilung. Das normale Gelenk und seine Variationen. Radiologe 6 (1966) 50–57

Haage, H.: Die Arthrographie des Sprunggelenkes. Radiologe 7 (1967) 137–142

Haage, H.: Lymphgefäßfüllung bei der Arthrographie mit positiven Kontrastmitteln. Fortschr. Röntgenstr. 112 (1970) 485–498

Haage, H.: Arthrographie des Handgelenkes. In Diethelm, L. u. Mitarb.: Handbuch der medizinischen Radiologie, Bd. V/2. Springer, Berlin 1973 (S. 353–398)

Haage, H.: Arthrographie des Sprunggelenkes. In Diethelm, L. u. Mitarb.: Handbuch der medizinischen Radiologie, Bd. V/2. Springer, Berlin 1973 (S. 543–571)

Haage, H.: Arthrographie der kleinen Hand- und Fingergelenke. In Diethelm, L. u. Mitarb.: Handbuch der medizinischen Radiologie, Bd. V/2, Springer, Berlin 1973 (S. 399–404)

Haage, H., H. Cornelius: Die Arthrographie des Handgelenkes, II. Mitt.: Der path. Discus articularis. Radiologe 6 (1966) 58–63

Haage, H., O. Fischedick: Arthrographie des Ellbogengelenkes. In Diethelm, L. u. Mitarb.: Handbuch der medizinischen Radiologie, Bd. V/2. Springer, Berlin 1973 (S. 331–351)

Habermeyer, P., R. Mayer, U. Brunner, G. Sachs: Vergleichende Diagnostik der Rotatorenverletzung durch Arthrographie, Computertomographie und Sonographie. Z. Unfallchir. Versicherungsmed. Berufskr. 77 (1984) 121–129

Hall, F. M.: Pitfalls in knee arthrography. Radiology 118 (1976) 55–62

Hall, F.: Further pitfalls in knee arthrography. J. Canad. ass. Radiol. 29 (1978) 179–184

Hansson, C. J.: Arthrographic studies on the ankle joint. Acta radiol. (Stockh.) 22 (1941) 281–287

Harms, S. E., R. M. Wilk, L. M. Wolford, D. G. Chiles, S. B. Milam: The temporomandibular joint: Magnetic Resonance Imaging using surface coils. Radiology 157 (1985) 133–136

Harrison, M. O., R. H. Freiberger, C. S. Ranawat: Arthrography of the rheumatoid wrist joint. Amer. J. Roentgenol. 112 (1971) 480–484

Helms, C. A., R. B. Morrish, L. T. Kircos, R. W. Katzberg, M. F. Dolwick: Computed tomography of the meniscus of the temporomandibular joint: Preliminary observations. Radiology 145 (1982) 719–722

Helms, C. A., M. L. Richardson, K. L. Moon, W. H. Ware: Nuclear magnetic resonance imaging of the temporomandibular joint: preliminary observations. J. craniomandibul. Vol. 2, No. 3, 1984

Helms, C. A., M. L. Richardson, J. B. Vogler, W. K. Hoddick: Computed tomography for diagnosing temporomandibular joint disk displacement. J. caraniomandibul. Pract. 3 (1984) 23–26

Henche, H. R.: Die Arthroskopie des Kniegelenkes. Springer, Berlin 1978

Hendrix, R. W., T. McAnderson: Arthrographic and radiologic evaluation of prosthetic joints. Radiol. Clin. N Amer. 19 (1981) 349–364

Hepp, W. R.: Radiologie des Femoro-Patellargelenkes. Bücherei des Orthopäden, Bd. XXXVII. Enke, Stuttgart 1983

Hermann, G., H.-C. Yeh, C. Lehr, B. L. Berson: Diagnosis of popliteal cyst: double-contrast arthrography and sonography. Amer. J. Roentgenol. 137 (1981) 369–372

Hill, H. A., M. D. Sachs: Grooved defekt of humeral head. Radiology 35 (1940) 690–700

Hudson, T. M.: Ellbow arthrography. Radiol. Clin. N. Amer. 19 (1981) 227–241

Hüls, A., E. Walter, W. Schulte: Die Sekundärschnittrekonstruktion bei der computertomographischen Darstellung des Kiefergelenkes. Dtsch. zahnärztl. Z. 39 (1984) 710–717

Hüls, A., E. Walter, C. Süss: Anwendungsbereiche der computertomographischen Gelenkdiagnostik. Dtsch. zahnärztl. Z. 39 (1984) 933–938

Hüls, A., E. Walter, W. Schulte, W. B. Freesmeyer: Computertomographische Stadieneinteilung des dysfunktionellen Gelenkkopfumbaus. Dtsch. zahnärztl. Z. 40 (1985) 37–51

Illi, M.: Die Diagnose der Korbhenkelläsion in der Doppelkontrastarthrographie des Kniegelenkes. Inaug.-Diss., Zürich 1979

Insall, J., E. Salvati: Patella position in the normal knee joint. Radiology 101 (1971) 101–104

Insall, J., K. A. Falvo, D. W. Wiser: Chondromalacia Patellae. J. Bone Jt Surg. 58 A (1976) 1

Isberg-Holm, A. M., P.-L. Westesson: Movement of disc and condyle in temporomandibular joints with and without clicking. A high-speed cinematographic and dissection study on autopsy specimens. Acta odont. scand. 40 (1982) 167–179

Iveson, J. M. I., A. G. S. Hill, T. Wright: An arthrographic study of the rheumatoid wrist. Ann. rheum. Dis. 34 (1975) 388–394

Jackson, R. W., D. J. Dandy: Arthroscopy of the Knee. Grune & Stratton, New York 1976

Jacobsen, H. H.: On the normal arthrogramm of the mandibular joint. Acta radiol (Stockh.) 27 (1946) 93

Jaffa, H. L., L. Liechtenstein, C. J. Sutro: Pigmented villonodular synovitis, bursitis and tenosynovitis: discussion of synovial and bursal equivalents of tenosynovial lesion commonly denoted as xanthoma, xanthogranuloma, giant cell tumor or myeloplaxoma of tendon sheath, with some consideration of this tendon sheath lesion itself. Arch. Path. 1941, 731–765

Johnson, L. L.: Arthroscopy of the shoulder. Orthop. Clin. N. Amer. 11 (1980) 197–204

Kamprad. F., V. Hasert: Die Tomographie der Kreuzbänder im Doppelkontrast-Arthrogramm des Kniegelenkes. Fortschr. Röntgenstr. 112 (1970) 499–504

Kaplan, P. A., H. Tu, D. Lydiatt, P. Sieder, S. Williams: Temporomandibular joint arthrography of normal subjects: Prevalence of pain with ionic versus nonionic contrast argents. Radiology 156 (1985) 825–826

Kaspar, K.: Die Diagnose der Kreuzbandläsion in der Doppelkontrastarthrographie des Kniegelenkes. Inaug.-Diss., Zürich 1977

Katzberg, R. W., M. F. Dolwick, C. A. Helms, T. Hopens, D. J. Bales, G. C. Coggs: Arthrotomography of the temporomandibular joint. Amer. J. Roentgenol. 134 (1980) 995–1003

Katzberg, R. W., M. F. Dolwick, D. A. Keith, C. A. Helms, W. C. Guralnick: New observations with routine and CT-assisted arthrography in suspected internal derangement of the temporomadibular joint. Oral Surg. 51 (1981) 563–574

Katzberg, R. W., R. W. Bessette, R. H. Talents, D. B. Plewes, J. V. Manzione, F. Schenck, T. H. Foster, H. R. Hart: Magnetic resonance surface coil images of the normal and abnormal temporomandibular joint. Radiology 158 (1986) 183–189

Kaufmann, J., M. Langlotz: Ist die idiopathische Chondropathia patellae mit radiologischen Methoden diagnostizierbar. Fortschr. Röntgenstr. 141 (1984) 422–426

Kean, D. M., B. S. Worthington, B. J. Preston et al.: NMR imaging of the knee: examples of normal anatomy and pathology. Brit. J. Radiol. 56 (1983) 355–364

Kenin, A., J. Levine: A Technique for arthrography of the hip. Amer. J. Roentgenol. 68 (1952) 107

Kessler, I., Z. Silberman: An experimental study of the radiocarpal joint by arthrography. Surg. Cynec. Obstet. 112 (1961) 33

Kieser, C., A. Rüttimann: Die Arthroskopie des Kniegelenks. Schweiz. med. Wschr. 106 (1976) 1631–1637

Kilcoyne, R. F., F. A. Matsen: Rotator cuff tear measurement by arthrotomography. Amer. J. Roentgenol. 140 (1983) 315–318

Kinnard, P., D. Gordon, R. Y. Levesque, D. Bergeron: Computerized arthrotomography in recurring shoulder dislocations and subluxations. Canad. J. Surg. 27 (1984) 487–488

Langlotz, M., M. Dexel: Wie zuverlässig ist die intraoperative Untersuchung des medialen Meniskushinterhornes? Diskrepanz zwischen Arthrographie und Arthrotomie. Z. Orthop. 118 (1980) 868–873

Larsson, L.E.: Radiation doses to the gonads of patients in swedish roentgen diagostics. Acta radiol. (Stockh.), Suppl. 157, 1958

Leneuf, J., P. Bertrand: L'arthrographie dans la luxation congénitale de la hanche. Presse méd. 45 (1937) 137–440

Lindblom, K.: Arthrography and roentgenography in ruptures of the tendons of the shoulder joint. Acta radiol. (Stockh.) 20 (1939) 548

Lindblom, K.: Arthrography of the knee joint. Acta radiol. (Stockh.), Suppl. 7, 1948

Lindgren, P. G.: Gastrocnemio-semimembranosus bursa and its relation to the knee joint. Post mortem radiography. Acta radiol. Diagn. 18/6, 1977

Lindgren, P. G.: Gastrocnemio-semimembranosus bursa and its relation to the knee joint. Pressure measurements in joint and bursa. Acta radiol. Diagn. 19/2, 1978

Lindgren, P. G.: Gastrocnemio-semimembranosus bursa and its relation to the knee joint. Clinical considerations. Acta radiol. Diagn. 19/4, 1978

Lindgren, P. G., R. Willén: Gastrocnemio-semimembranosus bursa and its relation to the knee joint. Anatomy and histology. Acta radiol. Diagn. 18 (1977) 4

Lingg, G., L. Hering: Computertomographie der Chondropathia patellae. Experimentelle und klinische Ergebnisse. Fortschr. Röntgenstr. 139 (1983) 663–668

Lombardo, S. J.: Arthroscopy of the shoulder. Clin. Sports Med. 2 (1983) 309–318

Lönnerholm, T.: Arthrography of the hip in children. Acta radiol. Diagn. 21 (1980) 279–292

Lundh, H., P.-L. Westesson, S. Kopp, B. Tillström: Anterior repositioning splint in the treatment of temporomandibular joints with reciprocal clicking: Comparison with a flat occlusal splint and an untreated control group. Oral Surg. 60 (1985) 131–136

Lüning, M., P. A. Romanink: Spontane Lymphgefäßdarstellung nach Arthrographie des oberen Sprunggelenkes. Fortschr. Röntgenstr. 108 (1968) 400–401

McCarty jr., W. L., W. B. Farrar: Surgery for internal derangements of the temporomandibular joint. J. prosth. Dent. 42 (1979) 191–196

McIvor, R. R., D. King: Osteochondromatosis of the hip joint. J. Bone Jt Surg. 44 A (1962) 87–97

Mack, L. A., F. A. Matsen, R. F. Kilcoyne, P. K. Davies, M. E. Sickler: US evaluation of the rotator cuff. Radiology 157 (1985) 205–209

Manzione, J. V., R. W. Katzberg, G. L. Brodsky, S. E. Selter, H. Z. Mellins: Internal derangements of the temporomandibular joint: diagnosis by direct sagittal tomography. Radiology 150 (1984) 111–115

Manzione, J. V., R. H. Tallents, R. W. Katzberg, C. Oster, T. L. Miller: Arthrographically guided splint therapy for recapturing the temporomandibular joint meniscus. Oral Surg. 57 (1984) 235–240

Martinek, H.: Zur Traumatologie des Discus articularis des Handgelenkes. Arch. orthop. Unfall-Chir. 87 (1977) 285–308

Martinez, S., M. Korobkin, F. B. Fondren, J. L. Goldner: A device for computed tomography of the patellofemoral joint. Amer. J. Roentgenol. 140 (1983) 400–401

Martinez, S., M. Korobkin, F. B. Fondren, L. W. Hedlund, J. L. Goldner: Computed tomography of the normal patello femoral joint. Invest. Radiol. 18 (1983) 249–253

Mikic, Z. D.: Age changes in the triangular fibrocartilage of the wrist joint. J. Anat. 126 (1978) 367–384

Moffet, B. C., P.-L. Westesson: Diagnosis of internal derangements of the temporomandibular joint. Double-contrast arthrography and clinical correlation. Continuing dental education, vol. I. University of Washington Seattle, Washington 1984

Van Moppes, F. J., C. R. van Hoogenband: Die Bedeutung der Peronäussehnenscheide in der Fußgelenkarthrographie. Fortschr. Röntgenstr. 132 (1980) 573–575

Mühlemann, P.: Die radiologische Diagnose des Kniescheibenhochstandes. Inaug.-Diss., Zürich 1978

Mu Huo Teng, M., J. M. Destouet, L. A. Gilula, D. Resnick, J. L. Hembree, L. M. Oloff: Ankle tenography: a key to unexplained symptomatology. Radiology 151 (1984) 575–580

Müller, R. P., P. E. Peters, B. Walther: Spontane Darstellung von Lymphgefäßen bei Doppelkontrastarthrographie des Kniegelenkes. Fortschr. Röntgenstr. 131 (1979) 221

Murphy, W. A., M. J. Siegel, L. A. Gilula: Arthrography in the diagnosis of unexplained chronic hip pain with regional osteopenia. Amer. J. Roentgenol. 129 (1977) 283–287

Murray, W. R., J. J. Rodrigo: Arthrography for the assessment of pain after total hip replacement. J. Bone Jt Surg. 57 A (1975) ö1060–1065

Neer, C. S.: Anterior acromioplasty for the chronic impingement syndrome in the shoulder. J. Bone Jt Surg. 54 A (1972) 41–50

Neviaser, J. S.: Arthrography of shoulder joint. Study of findings in adhesive capsulitis of shoulder. J. Bone Jt Surg. 44 A (1962) 1321–1330

Newberg, A. H., C. S. Munn, A. H. Robbins: Complications of arthrography. Radiology 155 (1985) 605–606

Norgaard, F.: Temporomandibular Arthrography. Munksgaard, Kopenhagen 1947

Oberholzer, J.: Die Pneumoarthrographie. Beitr. klin. Chir. 158 (1933) 112

Oberholzer, J.: Röntgendiagnostik der Gelenke mittels Doppelkontrastmethode. Thieme, Leipzig 1938

Olson R. W.: Arthrography of the ankle: its use in the evaluation of ankle sprains. Radiology 92 (1969) 1439–1446

Olson, R. W.: Ankle Arthrography. Radiol. Clin. N. Amer. 19 (1981) 255–268

Onishi, M.: Clinical application of arthroscopy in the temporomandibular joint diseases. Bull. Tokyo med. dent. Univ. 27 (1980) 141–150

Outerbridge, R. E.: Further studies on the etiology of chondromalacia patellae. J. Bone Jt Surg. 46 B (1964) 179–190

Pagnamenta, M., C. Kieser: Die Resultate der arthroskopischen Untersuchung unklarer Kniegelenkergüsse. Schweiz. med. Wschr. 112 (1982) 1369–1375

Palmer, A. K., F. W. Werner: The triangular fibrocartilage complex of the wrist – Anatomy and Function. J. Hand Surg. 6 (1981) 153–162

Palmer, A. K., E. M. Levinsohn, G. R. Kuzma: Arthrography of the wrist. J. Hand Surg. 8 (1983) 15–23

Passariello, R., F. Trecco, F. De Paulis, G. Bonanni, C. Masciocchi, B. B. Zobel: Computed tomography of the knee joint: technique of study and normal anatomy. J. Comput. assist. 7 (1983) 1035–1042

Passariello, R., F. Trecco, F. De Paulis, R. De Amicis, G. Bonanni, C. Masciocchi: Computed tomography of the knee joint: clinical results. J. Comput. assist. Tomogr. 7 (1983) 1043–1049

Passariello, R., F. Trecco, F. De Paulis, C. Masciocchi, G. Bonanni, B. B. Zobel: Meniscal lesions of the knee joint: CT diagnosis. Radiology 157 (1985) 29–34

Patel, D.: Arthroscopy of the plicae, synovial folds and their significance. Amer. J. Sports Med. 6 (1978) 217

Pavlov, H., A. B. Goldman: The popliteus bursa: an indicator of subtle pathology. Amer. J. Roentgenol. 134 (1980) 313–321

Pavlov, H., B. Ghelman, R. F. Warren: Double contrast arthrography of the elbow. Radiology 130 (1979) 87–95

Pavlov, H., J. C. Hirschy, J. S. Torg: Computed tomography of the cruciate ligaments. Radiology 132 (1979) 389–393

Pavlov, H., R. H. Freiberger, M. F. Deck, J. L. Marshall, J. K. Morrissey: Computerassisted tomography of the knee. Invest. Radiol. 13 (1978) 57–62

Peavy, P. W., D. J. Franco: Gout: presentation as a popliteal cyst. Radiology 111 (1974) 103–104

Percy, E. C., R. O. Hill, J. E. Callaghan: The "sprained" ankle. J. Trauma 9 (1969) 972

Philippon, J.: Etude des malformations congénitales méniscales par arthropneumographie. J. Radiol. Électrol. 40 (1959) 167

Plank, E., C. Burri, H. P. Zeitler: Technik der Arthroskopie des oberen Sprunggelenkes, des Ellbogengelenkes und des Handgelenkes. In Blauth, W., K. Donner: Arthroskopie des Kniegelenkes. Thieme, Stuttgart 1979

Pohl, H. J.: Arthrographische Untersuchungen am Schultergelenk. Arch. orthop. Unfall-Chir. 56 (1963) 71–84

Radin, E. L., R. S. Bryan: The effect of weight-bearing on regrowth of the medial meniscus after meniscectomy. J. Trauma 10 (1970) 169–175

Ranawat, C. S., R. H. Freiberger, L. R. Jordan, L. R. Straub: Arthrography in the rheumatoid wrist joint. J. Bone Jt Surg. 51 A (1969) 1269–1281

Rau, W. S., G. Kauffmann: Röntgendiagnostik des Knorpelschadens am Kniegelenk. Radiologe 18 (1978) 451–458

Rauber, A.: Ein wenig bekanntes Röntgensymptom bei alten Meniskusaffektionen. Z. Unfallmed. Berufskr. 37 (1944) 168

Raymond, J., J. M. Dumas: Anomalous ossicle of the articular process: arthrography and facet block. Amer. J. Roentgenol. 141 (1983) 1233–1234

Reinhardt, K.: Poplieacysten und popliteogene Unterschenkelcysten (Baker-Cysten). Radiologe 12 (1972) 77–86

Reinhold, W. D., H.-J. Hehne, W. S. Rau: Schulterarthrographie bei rheumatoider Arthritis. Fortschr. Röntgenstr. 138 (1983) 600–603

Reiser, M., P. M. Karpf, P. Bernett: Diagnosis of chondromalacia patellae using CT-arthrography. Europ. J. Radiol 2 (1982) 181–186

Reiser, M., N. Rupp, P. M. Karpf, S. Feuerbach, H. Anacker: Evaluation of the cruciate ligaments by CT. Europ. J. Radiol 1 (1981) 9–15

Reiser, M., N. Rupp, P. M. Karpf, S. Feuerbach, O. Paar: Erfahrungen mit der CT-Arthrographie der Kreuzbänder des Kniegelenkes. Fortschr. Röntgenstr. 137 (1982) 372–379

Resnick, D.: Shoulder arthrography. Radiol. Clin. N. Amer. 19 (1981) 243–253

Resnick, D., L. A. Danzig: Arthrographic evaluation of injuries of the first metacarpophalangeal joint: gamekeeper's thumb. Amer. J. Roentgenol. 126 (1976) 1046–1052

Reuling, N., A. Kühnert: Zur Indikation und Bedeutung der Computertomographie und Kernspintomographie bei funktionellen Erkrankungen des stomatognathen Systems. Schweiz. Mschr. Zahnmed. 95 (1985) 507–513

Riboldi, A.: Associazione di artrografia e tomografia computerizzata nello studio della articolazione femoro-rotulea. Radiol. med. 70 (1984) 16–19

Ricklin, P., A. Rüttimann, M. S. del Buono: Die Meniskusläsion. Thieme, Stuttgart 1964; 2. Aufl. 1980

Roberts, D., J. Schenck, P. Joseph, H. Hart, J. Pettigrew, H. L. Kundel, W. Edelstein, B. Haber: Temporomandibular joint: magnetic resonance imaging. Radiology 155 (1985) 829–830

Rosenthal, A.: Die Verletzung des Discus artikularis bei der typischen Radiusfraktur. Arch. klin. Chir. 262 (1943) 390–403

Rosenthal, D., W. T. Murray, R. J. Smith: Finger arthrography. Radiology 137 (1980) 647–651

Rösli, A.: Die Arthrographie, ein Beitrag zur Handgelenkdiagnostik. Schweiz. med. Wschr. 93 (1963) 892–894

Rüttimann, A.: Die Doppelkontrastarthrographie des Kniegelenkes. Fortschr. Röntgenstr. 87 (1957) 736–756

Rüttimann, A., M. S. del Buono: Was leistet die Doppelkontrastarthrographie in der Kniegelenkdiagnostik. Chir. Prax. 3 (1959) 107–120

Rüttimann, A., C. Kieser: Die Bedeutung der Arthrographie nach Traumen des Kniegelenkes. Orthopäde 3 (1974) 166–177

Sartoris, D. J., C. Neumann, R. W. Riley: Temporomandibular joint: true sagittal computed tomography with meniscus visualisation. Radiology 150 (1984) 250–254

Schäfer, H.: Das Meniskusganglion. Fortschr. Röntgenstr. 136 (1982) 505–514

Scheffler, R., D. Armstrong, L. Hutton: Computed tomographic diagnosis of distal radio-ulnar joint disruption. J. Canad. Ass. Radiol. 35 (1984) 212–213

Schnauder, A.: Die Meniskusdegeneration und ihre Bedeutung im Doppelkontrastarthrogramm. Fortschr. Röntgenstr. 96 (1962) 120–128

Schuler, P., K. Rossak: Sonographische Verlaufskontrolle von Hüftreifungsstörungen. Z. Orthop. 122 (1984) 136

Schultzis, K. P., H. Geldhäuser: Der Aufbrauchschaden am Kniegelenk nach Entfernung dysplastischer Menisken. Z. Orthop. 3 (1973) 127–134

Schwetlick, W.: Die kindliche Luxationshüfte (Diagnose und Therapie). Arthrographische röntgenkinematographische Untersuchungen, 2. Aufl. Enke, Stuttgart 1976

Seemann, W.-R., H.-U. Ernst, B. Wimmer: Computertomographische Befunde bei der pigmentierten villonodulären Synovitis. Fortschr. Röntgenstr. 139 (1983) 669–672

Severin, E.: Arthrography in congenital dislocation of the hip. J. Bone Jt Surg. 21 (1939) 304

Shumann, W. P., R. F. Kilkoyne, F. A. Matsen, J. V. Rogers, L. A. Mack: Double-contrast computed tomography of the glenoid labrum. Amer. J. Roentgenol. 141 (1983) 581–584

Smillie, J. S.: The congenital discoid meniscus. J. Bone Jt Surg. 30 (1948) 671

Smillie, J. S.: Injuries of the Knee Joint, 2nd ed., Livingstone, Edinburgh 1951

Smillie, J. S.: Injuries of the Knee, 4th ed., Livingstone, Edinburgh 1975
Spiegel, P. K., S. H. Staples: Arthrography of the ankle joint: problems in diagnosis of acute lateral ligament injuries. Radiology 114 (1975) 587–590
Stadlin, M.: Zur Kreuzbandtomographie im Doppelkontrastarthrogramm. Inaug.-Diss., Zürich 1981
Staple, T. W.: Arthrography: Principles and Techniques. Saunders Monographs in Clinical Radiology. Saunders, Philadelphia 1975
Steinbach, L. S., R. Schneider, A. B. Goldmann, E. Kazam, C. S. Ranawat, B. Ghelman: Bursae and abscess cavities communicating with the hip. Diagnosis using arthrography and CT. Radiology 156 (1985) 303–307
Steinbrich, W., D. Beyer, G. Friedmann, J. W. L. M. Ermers, G. Buess, K. H. Schmidt: MR des Kniegelenkes. Fortschr. Röntgenstr. 143 (1985) 166–172
Stieda, A.: Verkalkungen nach Seitenbandverletzung des Knielenkes. Arch. klin. Chir. 85 (1908) 815
Sulmoni, M., M. Langlotz: Zur klinischen und arthrographischen Diagnostik des lateralen Scheibenmeniskus. Helv. chir. Acta 51 (1984) 819–826
Taillard, W., J.-M. Meyer, J. Garcia, Y. Blanc: The sinus tarsi syndrome. Int. Orthop. (SICOT) 5 (1981) 117–130
Tausch, W.: Die Diagnostik der Band- und Kapselverletzungen des oberen Sprunggelenkes. Beitr. Orthop. Traumatol. 25/1, 1978
Taylor, A. R., B. M. Ansell: Arthrography of the knee before and after synovectomy for rheumatoid arthritis. J. Bone Jt Surg. 54 (1972) 110–115
Thijn, C. J. P.: Arthrography of the Knee Joint. Springer, Berlin 1979
Thompson, J. R., E. Christiansen, A. N. Hasso, D. B. Hinshaw: Temporomandibular joints. High resolution computed tomographic evaluation. Radiology 150 (1984) 105–110
Tirmann, R. M., C. L. Nelson, W. S. Tirmann: Arthrography of the Shoulder Joint. State of the Art. CRC Critical Reviews in Diagnostic Imaging. CRC Press, Boca Raton/Florida 1981
Tirmann, R. M., E. R. Weber, L. L. Snyder, T. W. Koonee: Midcarpal wrist arthrography for detection of tears of the scapholunate and lunatriquetral ligaments. Amer. J. Roentgenol. 144 (1985) 107–108
Töndury, G.: Angewandte und topographische Anatomie, 3. Aufl., Thieme, Stuttgart 1965; 5. Aufl. 1981
Tönnis, D.: Die angeborene Hüftdysplasie und Hüftluxation im Kindes- und Erwachsenenalter. Springer, Berlin 1984
Turner, D. A., C. C. Prodromos, J. P. Petasnick, J. W. Clark: Acute injury of the ligaments of the knee: magnetic resonance evaluation. Radiology 154 (1985) 717–722
Uehlinger, E.: Diffuse pigmentierte villonoduläre Synovitis des rechten Hüftgelenkes mit Skelettbeteiligung. Arch. orthop. Unfall-Chir. 89 (1977) 319–331
Villiger, K. J., K. Weibel: Positive Kontrastarthrographie in der Diagnostik der Patellachondropathie. Röntgenpraxis 31 (1978) 151
Watanabe, M., S. Takeda, H. Ikeuchi: Atlas of Arthroscopy. Springer, Berlin 1970
Weber, J., S. Kecskes: Arthrographie bei Periarthritis humeroscapularis. Fortschr. Röntgenstr. 124 (1976) 573–580
Weismann, J., A. Reimate: Die Kontrastarthrographie in der Diagnostik der Weichteilverletzungen des Ellbogengelenkes. Fortsch. Röntgenstr. 136 (1982) 313–320

Weiss, J. W.: Arthrographie des Hüftgelenkes. In Diethelm, L. u. Mitarb.: Handbuch der medizinischen Radiologie, Bd. V/2. Springer, Berlin 1973 (S. 405–454)
Weissman, B. N.: Arthrography in arthritis. Radiol. Clin. N. Amer. 19 (1981) 379–392
Welfling, J.: Der Schulterschmerz. Die Schultersteife. Folia rheumatol. 19 a–d (1969)
Werndorff, K. R., H. Robinson: Verh. dtsch. Ges. orthop. Chir., IV. Kongr. 1905
Westesson, P.-L.: Double-contrast arthrography and internal derangement of the temporomandibular joint. Swed. Dent. J., Suppl. 13, 1982
Westesson, P.-L.: Double-contrast arthrotomography of the temporomandibular joint: Introduction of an arthrographic technique for visualization of the disc and articular surface. J. oral max.-fac. Surg. 41 (1983) 163–172
Westesson, P.-L.: Arthrography of the temporomandibular joint. J. prosth. Dent. 5 (1984) 535–543
Westesson, P.-L., S. L. Bronstein, J. L. Liedberg: Internal derangement of the temporomandibular joint: morphologic description with correlation to function. Oral Surg. 59 (1985) 323–331
Wiberg, G.: Roentgenographie and anatomic studies of the femoropatellar joint. Acta orthop. scand. 12 (1941) 319–410
Wickstrom, K. T., R. M. Spitzner, H. E. Olsson: Roentgen anatomy of the posterior horn of the lateral meniskus. Radiology 116 (1975) 617
Wieser, C., U. Steiger, W. Zinn: Zystische Pseudotumoren der Kniekehle im Kniearthrogramm. Radiol. clin. (Basel) 36 (1967) 233–236
Wilkes, C.: Arthrography of the temporomandibular joint in patients with the TMJ pain-dysfunction syndrome. Minn. Med. 61 (1978) 645–652
Willems, D., M. Verhelst, J. van Odijk, J. Mulier, A. Baert: Diagnostical value of arthrography in painful total hip replacements. J. belge Radiol. 56 (1973) 213–222
Winter, P. M.: Untersuchungen am Discus articularis ulnae mit Hilfe der Arthrographie des Handgelenkes. Handchirurgie 8 (1976) 135–144
Wirth, W.: Arthrographie. In Schinz, H. R. u. Mitarb.: Lehrbuch der Röntgendiagnostik, 6. Aufl., Bd. I., Thieme, Stuttgart 1965
Wirth, W.: Die Ellbogenarthrographie. Verh. dtsch. Ges. Orthop. Traumatol. 56, 1971
Wirth, W.: Die Arthrographie. In Frommhold, W., P. Gerhardt: Klinisch-radiologisches Seminar, Bd. III., Thieme, Stuttgart 1974 (S. 38–47)
Wirth, W.: Arthrographie. In Schinz, H. R. u. Mitarb.: Lehrbuch der Röntgendiagnostik, 6. Aufl., Bd. II/1., Thieme, Stuttgart 1979
Wolfe, R. D.: Knee Arthrography: A Practical Approach. Saunders, Philadelphia 1984
Wolff, A.: Arthrografi av ankelled. Nord. Med. 8 (1940) 2449
Zimmer, E. A.: Die Röntgenologie des Kiefergelenkes. Schweiz. Mschr. Zahnheilk. 51 (1941) 12–24
Zippel, H.: Meniskusverletzungen und Meniskusschäden. VEB Barth, Leipzig 1973
Zujovic, J.: Intérêt de l'arthrographie dans la maladie luxante de la hanche au cours de la première année de la vie. Rev. Chir. Orthop. 70 (1984) 283–296
Züllig, R., C. Kieser, D. Gross, A. Rüttimann: Resultate nach Restmeniscektomie. Z. Unfallmed. Berufskr. 71 (1978) 222–237

Skelettszintigraphie

W. Bessler

Zur Auffindung und Abklärung von Skeletterkrankungen vermögen nuklearmedizinische Untersuchungen Entscheidendes beizutragen. Besonders wichtig ist die Skelettszintigraphie. Diese ist als Routineuntersuchung allgemein eingeführt und bildet einen unentbehrlichen Bestandteil der radiologischen Skelettdiagnostik. Bei der Skelettszintigraphie wird dem Patienten eine osteotrope radioaktive Substanz verabreicht, deren Ablagerung im Skelett abhängig ist von der Durchblutung und der Stoffwechsellage des Knochens. Die Radioaktivitätsverteilung im Skelett kann mit Hilfe von Szintigrammen bildlich dargestellt und diagnostisch ausgewertet werden. Abweichungen gegenüber der Norm lassen auf das Vorliegen einer Skeletterkrankung schließen.

Im Gegensatz zur Röntgenuntersuchung, die Aufschluß gibt über morphologische Veränderungen des Knochens, orientiert die Knochenszintigraphie über funktionelle Vorgänge am Skelettsystem, die auch quantitativ ausgewertet werden können.

Osteotrope Radiopharmazeutika

Die Mehrzahl der Elemente des periodischen Systems kann im Knochen abgelagert werden. Voraussetzung für ihre Verwendbarkeit zur Skelettszintigraphie ist, daß sie in radioaktiver Form ohne größeren Aufwand hergestellt werden können und daß sie folgende Eigenschaften aufweisen:

1. möglichst selektive Fixation am Knochen,
2. rasche Blut- und Weichteilclearance,
3. Emission einer äußerlich am Patienten meßbaren Gammastrahlung,
4. hohe Dosierungsmöglichkeit zur Erreichung einer hohen Impulsratenausbeute z. Z. der Untersuchung,
5. vertretbare Strahlenbelastung des Patienten.

Früher verwendete Nuklide

Die Hauptelemente, aus denen der Knochen aufgebaut ist, Calcium und Phosphor, lassen sich für die Szintigraphie nicht verwenden. Das *Calcium 45* und das *Phosphor 32* sind reine Betastrahler und kommen nur für metabolische Skelettuntersuchungen mit In-vitro-Messungen in Frage. Das *Calcium 47* emittiert zwar bei seinem Zerfall in das ebenfalls radioaktive Tochternuklid *Scandium 47* Gammastrahlen, die jedoch wegen ihrer hohen Energie mit den im Handel befindlichen Szintigraphiegeräten nicht gemessen werden können.

Ähnlich in den Knochen eingelagert wie das Calcium wird das Strontium. Sein radioaktives Isotop, *Strontium 85*, mit dem von FLEMING (1961) das erste Skelettszintigramm angefertigt wurde, war in den sechziger Jahren das für szintigraphische Skelettuntersuchungen am meisten verwendete Radiopharmazeutikum. Mit ihm wurden die grundlegenden Erkenntnisse dieser Untersuchungsmethode erarbeitet (BESSLER 1969). Ein entscheidender Nachteil des ^{85}Sr ist jedoch seine lange Halbwertszeit von 65 Tagen, welche zu einer hohen Strahlenbelastung des Patienten führt. Das ^{85}Sr kann infolgedessen nur in einer niedrigen Dosierung von 50 bis maximal 300 µCi verabreicht werden. Die Radioaktivitätsbelegung des Skeletts ist entsprechend gering mit niedriger Flächenimpulsdichte und damit ungünstiger statistischer Auswertbarkeit.

Das ebenfalls Gammastrahlen emittierende ^{87m}Sr hat eine kurze Halbwertszeit von 2,8 Std. und kann höher dosiert werden. Wegen der rasch abklingenden Radioaktivität müssen jedoch Szintigramme bereits wenige Stunden nach Tracerverabreichung angefertigt werden. In diesem Zeitraum ist das Strontium erst ungenügend in den Knochen eingebaut und noch vor allem in den Körperflüssigkeiten und Weichteilen lokalisiert.

Bei Verwendung von *Fluor 18*, das Positronen emittiert, kann die Annihilationsstrahlung gemessen werden. Dank seiner Halbwertszeit von 110 Min. ist eine Dosierung von mehreren mCi ohne Gefahr einer übermäßigen Strahlenbelastung des Patienten möglich. Das ^{18}F besitzt auch eine hohe Affinität zum Knochen und eine rasche Blut- und Gewebeclearance und wäre damit als Tracersubstanz für die Skelettszintigraphie sehr geeignet. Da das ^{18}F jedoch nur in einem Zyklotron hergestellt werden kann, ergeben sich Lieferungs- und Transportprobleme, die seine praktische Verwendbarkeit stark einschränken. Auch seltene Erden wie das Samarium 153, der Erbium 171 und das Dysprosium 157 werden für die szintigraphische Knochendarstellung verwendet. Diese zeigen jedoch keine Vorteile gegenüber dem Fluor 18.

^{99m}Tc-Phosphatkomplexe

Gegenwärtig werden aus Tracersubstanzen für die Skelettszintigraphie fast ausschließlich ^{99m}Tc-Phosphatkomplexe verwendet. Für die Ablagerung am Knochen ist bei diesen Verbindungen der Phosphatkomplex verantwortlich. Das ^{99m}Tc bleibt an diesen gebunden und emittiert die äußerlich am Patienten meßbare Gammastrahlung.

Die Publikation von SUBRAMANIAM u. MCAFEE (1971) über die Verwendung von zinnreduziertem ^{99m}Tc-Tripolyphosphat bedeutete einen eigentlichen Durchbruch für die Verwendung von ^{99m}Tc-markierten osteotropen Radiopharmaka und ermöglichte die Einführung der Skelettszintigraphie als Routineuntersuchung auf breitester Basis. Dieselben Autoren entwickelten später (SUBRAMANIAM u. Mitarb. 1975) weitere an ^{99m}Tc gebundene Phosphatkomplexe, wie das Pyrophosphat, ein langkettiges Polyphosphat, das HEDP (Hydroxyethandiphosphonat) und das MDP (Me-

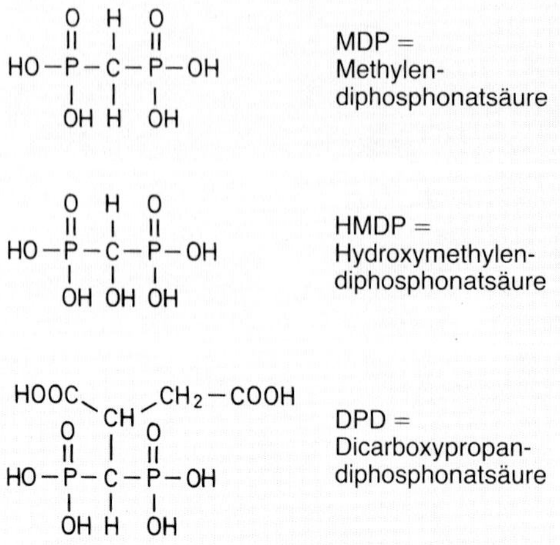

$$HO-\overset{O}{\underset{OH}{\overset{\|}{P}}}-\overset{H}{\underset{H}{\overset{|}{C}}}-\overset{O}{\underset{OH}{\overset{\|}{P}}}-OH$$

MDP = Methylendiphosphonatsäure

$$HO-\overset{O}{\underset{OH}{\overset{\|}{P}}}-\overset{H}{\underset{OH}{\overset{|}{C}}}-\overset{O}{\underset{OH}{\overset{\|}{P}}}-OH$$

HMDP = Hydroxymethylendiphosphonatsäure

$$HO-\overset{O}{\underset{OH}{\overset{\|}{P}}}-\overset{HOOC\diagdown CH\diagup CH_2-COOH}{\underset{H}{\overset{|}{C}}}-\overset{O}{\underset{OH}{\overset{\|}{P}}}-OH$$

DPD = Dicarboxypropandiphosphonatsäure

Abb. 1 Chemische Struktur der am häufigsten gebrauchten knochensuchenden Agenzien in Säureform. Bei neutralem pH sind 2 oder 3 Wasserstoffionen durch Natriumionen ersetzt und bilden Salze, die nach vorgenommener Markierung mit ^{99m}Tc, den Patienten für die Skelettszintigraphie verabreicht werden

thylendiphosphonat). Diese Substanzen zeigen eine zunehmende Verbesserung der Knochenablagerung im Vergleich zur Weichteilablagerung sowie eine schnellere Blutclearance und Ausscheidung über den Urin. Zudem werden Phosphonate durch alkalische Phosphatase nicht abgebaut und zeigen in vivo eine hohe Stabilität.

In der Abb. 1 sind die chemischen Formeln der heute für die Skelettszintigraphie am meisten verwendeten Phosphatkomplexe wiedergegeben. Es sind dies das MDP (Methylendiphosphonat), das HMDP (Hydroxymethylendiphosphonat) und das DPD (Dicarboxypropandiphosphonat). Die 24-Stunden-Retention liegt für diese Substanzen zwischen 30 und 40%, wobei das DPD nach BÜLL u. Mitarb. (1982) besser abschneidet als das MDP bei gleichzeitig besserer Blutclearance. BERQVIST u. Mitarb. (1984) finden, daß das Aufnahmeverhältnis des normalen Knochens gegenüber den Weichteilen für DPD und HDP höher ist als für MDP. Die Ablagerung in pathologischem Knochen im Vergleich zu normalem Knochen ist jedoch für das MDP am höchsten. Die beobachteten Unterschiede zwischen den drei Substanzen sind geringfügig und ohne praktische Bedeutung; sie können für die Skelettszintigraphie als qualitativ vergleichbar bewertet werden.

Die Herstellung der ^{99m}Tc-Phosphorverbindungen erfolgt im Radioisotopenlaboratorium. Das Technetium 99m wird aus dem in jedem Radioisotopenlabor vorhandenen Molybdängenerator als Natriumpertechnetat (NaTcO$_4$) eluiert. Da das ^{99m}Tc in seinem höchsten Oxydationszustand vorliegt, muß es, um ein Chelat mit einem Phosphorkomplex zu bilden, zuerst reduziert werden. Es werden hierfür Zinnionen, Sn(II) verwendet, welche eine Reduktion des Tc(VII) zu Tc(IV) verursachen. Die „instant kits" für knochendarstellende Agentien, die alle Zinnchlorid enthalten, sollten nach Möglichkeit an frisch eluiertes Pertechnetat gebunden und innerhalb von 2 Std. nach der Präparation verwendet werden.

Nuklide für Ergänzungsuntersuchungen

Gallium-67-Citrat wird im Knochen ebenfalls abgelagert. 13% im Knochen selbst, 5,4% im Knochenmark. Für die szintigraphische Darstellung des Skelettes ist diese Konzentration ungenügend. ^{67}Ga hat jedoch die Eigenschaft, sich in Tumoren und Entzündungsherden anzureichern. Bei Verwendung dieses Nuklids besteht somit die Möglichkeit, den pathologischen Prozeß selbst darzustellen und nicht nur die durch ihn hervorgerufene ossäre Reaktion. Galliumionen verhalten sich ähnlich wie Eisenionen; sie werden wie diese an Transferrin, Lactoferrin und Siderophoren gebunden (HOFFER 1980). Man kann annehmen, daß das ^{67}Ga-Transferrin mit einem spezifischen Transferrinrezeptor der Zellmembrane reagiert, wobei der ganze Komplex anschließend von der Tumorzelle aufgenommen wird. In Entzündungsherden konzentriert sich ^{67}Ga in den Leukozyten. Die lactoferrinreichen sekundären Granula stellen hierbei wahrscheinlich den intrazellulären Bindungsort für das Gallium-67-Transferrin dar (ROSENTHALL u. LISBONA 1984).

Akute Entzündungsherde im Skelett lassen sich szintigraphisch auch nach intravenöser Verabreichung von *Indium-111-markierten Leukozyten* darstellen, die sich in Herden mit eitriger Einschmelzung, jedoch nicht in entzündlichem Granulationsgewebe anreichern (HALL u. Mitarb. 1983).

Knochenaufnahme von ^{99m}Tc-markierten Phosphatkomplexen

Extraossäre Faktoren

Entscheidend für die Knochenaufnahme einer intravenös injizierten osteotropen Tracersubstanz sind die Durchblutungsverhältnisse. Eine Verminderung der Blutzufuhr vermindert die Tracerablagerung in einem normal vaskularisierten Knochen, eine erhöhte Blutzufuhr verstärkt sie. SAGAR u. Mitarb. (1979) konnten an Tierversuchen feststellen, daß eine vierfache Erhöhung der Durchblutung die Knochenaufnahme des ^{99m}Tc MDP in den ersten 75 Min. nach Injektion um 33% steigert. Kompetitiv zur Tracerablagerung im Knochen steht die Ablagerung in den Weichteilen, die bei Vorliegen von pathologischen Weichteilprozessen erhöht sein kann.

Ferner wird auch durch die Ausscheidung über die Nieren Tracersubstanz der Ablagerung im Knochen entzogen. Je nach Nierenfunktion, Hydratationszustand des Körpers und Körperaktivität kann die Nierenausscheidung in der 1. Std. nach Tracerapplikation stark schwanken; sie liegt zwischen 10 und 30%. Ab 5 Std. nach Injektion finden sich in der Regel konstante Werte; es sind dann ca. 50% der verabreichten ^{99m}Tc-Verbindungen über die Nieren ausgeschieden; ca. 7% werden an Plasmaproteine gebunden.

Ablagerung am Knochen

Für die Aufnahme der ^{99m}Tc-markierten Phosphorkomplexe im Knochen werden verschiedene Mechanismen beschrieben.

So wurde angenommen, daß Phosphataseenzyme für die Traceraufnahme durch den Knochen verantwortlich sind. Nach einer anderen Theorie wird die Knochenaufnahme der osteotropen Radiopharmaka durch eine Bindung an neugebildetes Kollagen bewirkt und steht in Zusammenhang mit dem Kollagenmetabolismus.

CHRISTENSEN u. KROGSGAARD (1981) nahmen nach Verabreichung von ^{99m}Tc-MDP mikroradiographische Untersuchungen an Epiphysenfugen von Ratten vor. Sie stellten dabei fest, daß die Traceraufnahme vor allem in den verkalkten Knorpelsäulen am Ende der Kapillarschlingen und im Bereich der Resorptionsflächen der Howshipschen Lakunen stattfindet. Die Verteilung des ^{99m}Tc-MDP wird nach diesen Untersuchungen weder durch Neuproduktion von Kollagen noch durch die Anwesenheit von Zellen mit erhöhter alkalischer Phosphataseaktivität bestimmt.

Im allgemeinen herrscht die Annahme vor, daß ^{99m}Tc-markierte Phosphatkomplexe durch einen Ionenaustausch an kristallines Hydroxyapatit gebunden werden. Ein Vorgang, der als Chemieabsorption bezeichnet wird. Das Ausmaß des Ionenaustausches hängt nach dieser Vorstellung von der Ausdehnung der Kristalloberfläche ab. Frischer, neugebildeter Knochen, der aus kleineren Kristallen zusammengesetzt ist, die zusammen eine große Oberfläche aufweisen, speichert mehr Radioaktivität als älterer Knochen mit größeren Kristallen.

Nach einer anderen Vorstellung spricht die rasche Aufnahme der ^{99m}Tc-Knochenagentien dafür, daß diese nicht in bestehendes Hydroxyapatit eingelagert werden, sondern daß wahrscheinlich ein Ionenaustauschprozeß abläuft, der gleichzeitig mit der Präzipitation von Calciumphosphat im Knochengeewebe vor sich geht (SCHÜMICHEN 1983).

Nicht auszuschließen ist, daß bei gewissen Stoffwechselerkrankungen, wie z. B. Rachitis und Osteomalazie, ^{99m}Tc-Phosphatkomplexe nicht nur an das Knochenmineral, sondern zusätzlich auch an das Kollagen gebunden werden. Es würde dies erklären, warum bei diesen Affektionen eine verstärkte Tracerablagerung im Skelett festzustellen ist. Bei anderen Affektionen, wie z. B. Frakturen oder Neoplasmen, scheint die Mineralkomponente des Knochens dominierender, respektive ausschließlicher Bindungssitz zu sein (ROSENTHALL u. LISBONA 1984).

Tracerkinetik

Die Blutclearance von ^{99m}Tc-Phosphatverbindungen kann in drei Komponenten eingeteilt werden: Etwa 79% der injizierten Dosis verschwinden aus dem Blutstrom mit einer biologischen Halbwertszeit von 3,5 Min., während denen die Tracersubstanz in den extravaskulären Räumen verteilt wird. 14% zeigen eine Halbwertszeit von 27 Min., bestimmt durch die Knochenaufnahme und die renale Clearance. 7% werden mit einer Halbwertszeit von 144 Min. an Plasmaproteine gebunden (CASTRONOVO u. Mitarb. 1977).

MAKLER u. CHARKES (1980) verwenden zur Darstellung der ^{99m}Tc-MDP-Kinetik ein Modell mit fünf Compartments (Abb. 2). Nach Verabreichung der Tracersubstanz in das Compartment Blut steht dieses im Austausch mit den Compartments extrazelluläre Flüssigkeit außerhalb vom Knochen, extrazellulärer Flüssigkeit innerhalb vom Knochen und tubulärem Urin. Vom Compartment ossäre extrazelluläre Flüssigkeit gelangt die Tracersubstanz über Austauschvorgänge in den Knochen. Über die Nierentubuli erfolgt die Ausscheidung.

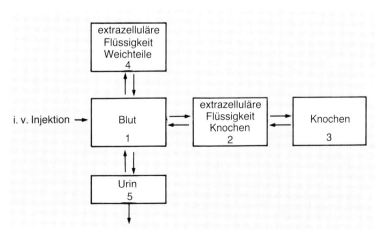

Abb. 2 5-Compartmentmodell für die Aufnahme von knochendarstellenden Agenzien (nach *Makler* u. *Charkes*)

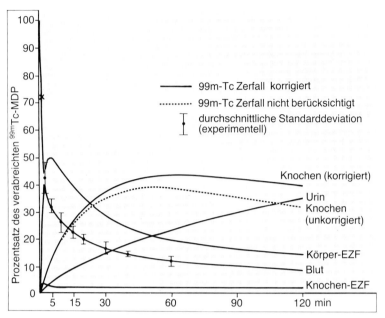

Abb. 3 Prozentsatz der verabreichten Dosis in den verschiedenen Compartments, 0–120 Min. nach i.v.-Injektion von ^{99m}Tc-MDP. EZF = extrazelluläre Flüssigkeit (nach *Makler* u. *Charkes*)

Die Kurve von Abb. 3 zeigt den Prozentsatz der verabreichten Dosis in jedem Compartment des Modells als eine Funktion der Zeit nach ^{99m}-MDP-Applikation. Im Blut erfolgt der Abfall der Tracerkonzentration sehr rasch. Nach 2 Min. enthält es nur noch 40% des ursprünglichen Wertes. Anschließend tritt ein verlangsamter Abfall ein bis zu ca. 10% 2 Std. nach Tracerapplikation. Die Urinausscheidung steigt annähernd linear an und erreicht nach 2 Std. ca. 35%. In der extrazellulären Körperflüssigkeit nimmt die Konzentration rasch zu; sie erreicht nach 5 Min. ca. 50% der verabreichten Dosis und fällt anschließend langsam ab; 2 Std. nach Tracerapplikation beträgt sie noch ca. 15%. Im Knochen wird die maximale Tracerkonzentration ca. 50 Min. nach Injektion erreicht, die nachher nur langsam abfällt. In diesem Zeitpunkt befindet sich noch relativ viel Radioaktivität im Blut und in der extrazellulären Körperflüssigkeit. Die höchste Differenz zwischen dem Ausmaß der Knochen- und der Weichteilradioaktivität wird erst mehrere Stunden später erreicht. Kontrastreiche Szintigramme sind dementsprechend erst 4–6 Std. nach Tracerapplikation zu erwarten. Aus der Kurve läßt sich auch erkennen, in welchen Zeiträumen die Radioaktivitätsverteilung im Blutstrom und in den Weichteilen szintigraphisch am besten abgebildet werden kann.

Technik der Skelettszintigraphie

Bei der ^{99m}*Tc-Phosphatkomplex-Szintigraphie* werden dem Patienten 15–20 mCi (555–740 MBq) ^{99m}Tc-MDP, -HDP oder -DPD intravenös verabreicht. Sofern nur eine statische Darstellung des Skelettsystemes angestrebt wird, genügt die Anfertigung von Szintigrammen 4–6 Std. später. Entweder wird eine Ganzkörperszintigraphie durchgeführt, oder es werden einzelne Skelettregionen szintigraphisch abgebildet.
Infolge der verwendeten Kollimation und infolge des Dosisabfalles mit zunehmendem Abstand werden nur die gammakameranahen Skeletteile dargestellt. Es müssen deshalb Aufnahmen in Rückenlage, mit der Kamera ventral über dem Patienten, und Aufnahmen in Bauchlage, mit der Kamera dorsal über dem Patienten, angefertigt werden. Je nach der darzustellenden Region müssen u. U. auch noch Szintigraphien in Schräg- und Spezialprojektionen durchgeführt werden.

Sofern die apparativen Möglichkeiten für die Durchführung einer computerassistierten Emissionstomographie vorhanden sind, kann zur Erfassung der Radioaktivitätsverteilung innerhalb eines größeren Knochenvolumens auch noch eine tomographische Untersuchung angeschlossen werden. Dieses Verfahren wird als SPECT (Single Photon Emission Computed Tomography) bezeichnet.

Speziell bei Vorliegen einer entzündlichen oder tumorösen Affektion oder bei möglicher Knochenischämie mit aseptischer Nekrose sollte eine sog. *3-Phasen-Szintigraphie* vorgenommen werden. Diese hat zum Ziel, neben der Skelettdarstellung mit „Spätbildern" (4–6 Std. nach Tracerinjektion) auch die Blutzufuhr zum Knochen und den Blutpool der Weichteile und des Knochens szintigraphisch darzustellen.

Bei der Radionuklidangiographie werden unmittelbar nach der Tracerapplikation während 1–2 Min. in 5–10 Sekundenabständen Szintigramme der interessierenden Körperregionen angefertigt. Diese zeigen die mit dem Blut in den großen Gefäßen zirkulierende Radioaktivität. In dieser Phase läßt sich die Intaktheit der arteriellen Blutversorgung beurteilen und das Vorliegen einer evtl. arteriellen oder venösen Hyperämie feststellen.

Die Szintigramme, angefertigt 5 Min. nach Tracerapplikation, zeigen den Blutpool, während sich die Radioaktivität in den Kapillaren und in der extrazellulären Flüssigkeit der Weichteile und des Knochens befindet (vgl. Kurve Abb. 3).

Bei der *Gallium-67-Szintigraphie* werden 2–5 mCi (72–185 MBq) ^{67}Ga-Citrat intravenös injiziert und 1–2 Tage später die Szintigramme angefertigt. Für die Darstellung akut einschmelzender entzündlicher Prozesse werden als Tracersubstanz mit ^{111}*In-markierte Granulozyten* gebraucht. Die Herstellung solcher Präparate ist relativ aufwendig. Konzentrierte autologe oder heterologe Granulozyten werden mit 0,5–0,6 mCi (18,5–22,2 MBq) ^{111}InCl$_3$ radioaktiv markiert und intravenös injiziert. Szintigramme sollten 2–4 und ca. 24 Std. später angefertigt werden.

Strahlenbelastung durch ^{99m}Tc-Phosphatkomplexe

Bei Verwendung von ^{99m}Tc-Phosphatverbindungen zur Skelettszintigraphie verursacht die Gammastrahlung mit ^{99m}Tc eine Strahlenbelastung des Patienten. Die Halbwertszeit des ^{99m}Tc beträgt 6 Std., die Energie der Gammastrahlung 0,14 MeV. Die auf die einzelnen Organe einwirkende Dosis hängt ab von der biologischen Verteilung und von der Ausscheidung des Nuklids.

In der Tab. 1 ist die Strahlenbelastung der einzelnen Körperorgane wiedergegeben. Angeführt werden die von SUBRAMANIAM u. Mitarb. (1975) berechneten Werte des MDP zur Skelettszintigraphie.

Das Skelett erhält pro verabreichtem mCi eine Dosis von ca. 0,038 rad. Diese Dosis bezieht sich auf einen durchschnittlichen Erwachsenen. Bei Kindern ist die Dosis wegen der höheren und länger dauernden Anreicherung der Tracersubstanz im wachsenden Skelett höher und variiert mit dem Alter. Das rote Knochenmark, der Gesamtkörper und die Weichteile werden relativ wenig exponiert. Höher liegt hingegen die Strahlenbelastung der Niere mit 0,031 rad pro mCi und vor allem der Harnblasenwand mit 0,44 rad pro mCi. Die in der Harnblase lokalisierte Radioaktivität verursacht auch eine Mitbestrahlung der Ovarien und in etwas geringerem Grade der Testes.

Vergleichsweise erzeugt ^{67}Ga-Citrat mit einer Halbwertszeit von 78 Std. eine deutlich höhere Strahlenbelastung des Skeletts, des roten Knochenmarkes, des Ganzkörpers, der Nieren, der Leber und der Genitalorgane. Infolge seiner Ausscheidung über den Darm wird das Kolon am stärksten belastet und stellt das kritische Organ dar.

^{111}In-Komplexe belasten das Mark mit 3,6 rad pro mCi und die Leber mit 4,5 rad pro mCi (FEINE u. ZUM WINKEL 1980).

Instrumentation

Die Gammakamera ist bei der Skelettszintigraphie das am besten geeignete Gerät zur Messung, zur Registrierung und zur bildlichen Wiedergabe der Radioaktivitätsverteilung im Körper. Sie besteht aus einem runden, 1/2" (12,5 mm) dicken Kristall, der bei Großfeldkameras einen Mindestdurchmesser von 40 cm aufweist. Bei Anfertigung eines Szintigrammes mit stehendem Detektor bestimmt die Größe des Kristalles die Größe der Körperregion, die abgebildet werden kann.

Zur Darstellung des Gesamtskeletts müssen entweder einzelne Körperregionen getrennt untersucht werden, oder die Kamera wird zur Anfertigung eines Ganzkörperszintigramms als Scanner eingesetzt, wobei sie während der Untersuchung die gesamte Körperlänge abtastet. Die Abbildung der einzelnen Körperregionen ist in der Regel im Maßstab 1:5 verkleinert; bei Ganzkörperszintigraphien ist die Verkleinerung entsprechend stärker. Ein Nachteil der Ganzkörperszintigraphie besteht darin, daß Bereiche mit größerem Abstand vom Detektor, wie z. B. die Lendenwirbelsäule, nicht mit der bestmöglichen Ortsauflösung abgebildet werden.

Um ein scharfes Bild zu erreichen, werden dem Natriumjodidkristall Kollimatoren aus Blei vorgeschaltet. Da die Gammastrahlung des ^{99m}Tc eine Energie von nur 0,14 MeV aufweist, genügt für die Skelettszintigraphie mit ^{99m}Tc-Phosphatkomplexen ein Niederenergiekollimator, geeignet für Energiebereiche von 140–200 KeV. Für die Untersuchung spezieller Skelettstellen, wie z. B. der Hüftregion, kann ein sog. Pinhole-Kollimator verwendet werden, der das Objekt mit besonders hohem Auflösungsvermögen vergrößert darstellt.

Die auf dem Kristall auftretenden Photonen erzeugen Lichtsignale, die durch Photomultiplier verstärkt als Impulse registriert werden. Mit zunehmender Impulsratendichte wird die Bildauflösung verbessert. Bei Verwendung einer Großformatkamera sind zur Erreichung eines hochauflösenden Bildes 500 000–1 Million Impulse notwendig. Mit Hilfe von Rechnern können die Photomultipliersignale auch quantitativ registriert und ausgewertet werden.

Eine untergrundfreie Darstellung der Radioaktivitätsverteilung in einzelnen Schichten des Patientenkörpers ist

Tabelle 1   Strahlenbelastung durch Szintigraphie mit ^{99m}Tc-MDP und ^{67}Ga-Citrat

	Dosis in rad pro mCi Tracersubstanz	
	^{99m}Tc-MDP	^{67}Ga-Citrat
Skelett	0,038	0,44
rotes Mark	0,025	0,58
Ganzkörper	0,007	0,27
Weichteile	0,009	–
Nieren	0,031	0,41
Harnblasenwand	0,44	–
Leber	0,008	0,46
Kolon	–	0,9
Ovarien	0,17	0,28
Testes	0,012	0,24

mit der transaxialen Emissionscomputertomoszintigraphie möglich. Bei dieser wird die aus dem Körper emittierte Gammastrahlung mit Hilfe von Computern gemessen. Die Radioaktivitätsverteilung in Körperquerschnitten wird in derselben Weise abgebildet wie bei der röntgenologischen Computertomographie, bei der die Schwächung von Röntgenstrahlen in Transmission gemessen wird.

Details über die notwendige Instrumentation bei der Skelettszintigraphie finden sich im Lehrbuch von FEINE u. ZUM WINKEL 1980 über „Nuklearmedizin – Szintigraphische Diagnostik".

Normales Skelettszintigramm

Bei Verwendung von ^{99m}Tc-Phosphatkomplexen zur Skelettszintigraphie wird bei einer Dosierung von über 10 mCi (37 MBq) das ganze Skelett szintigraphisch dargestellt. Einzelne metabolisch besonders aktive Skelettpartien zeigen im Vergleich zu den übrigen eine verstärkte Radioaktivitätsanreicherung. Da auch am erwachsenen Skelett der Knochen in einem dauernden Umbau begriffen ist, werden osteotrope Substanzen hauptsächlich in Regionen, in denen periostaler oder endostaler neuer Knochen gebildet wird, abgelagert. Im schon fertig aufgebauten Knochen ist die Aufnahme schwächer. Da die Spongiosa einen 8mal höheren Stoffwechsel aufweist als die Kompakta, treten spongiosareiche Skelettpartien stärker in Erscheinung als Knochenpartien, die vor allem kompakten Knochen enthalten.

Bei der Skelettszintigraphie werden nur die kameranahen Skelettpartien deutlich radioaktiv angefärbt abgebildet. Die kamerafernen Skeletteile sind nicht dargestellt oder nur schwach erkennbar (FLANAGAN u. MAISEY 1985). In der Abb. 4 sind die Szintigramme der verschiedenen Körperpartien eines Patienten ohne Skeletterkrankung dargestellt. Als Qualitätskontrolle für eine Skelettszintigraphie werden eine Bildauflösung mit sichtbaren Rippen und einzelnen Wirbeln resp. Wirbelteilen sowie eine detailreiche Darstellung der Schultergelenke gefordert. Im Bereich der Wirbelsäule müssen mindestens 4–5 lumbale und 1–2

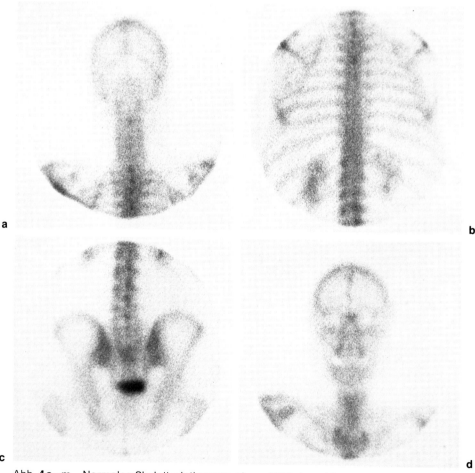

Abb. 4 a–m Normales Skelettszintigramm eines 48jährigen Mannes
a–c In Bauchlage von dorsal her angefertigte Szintigramme
d–m In Rückenlage von ventral her angefertigte Szintigramme

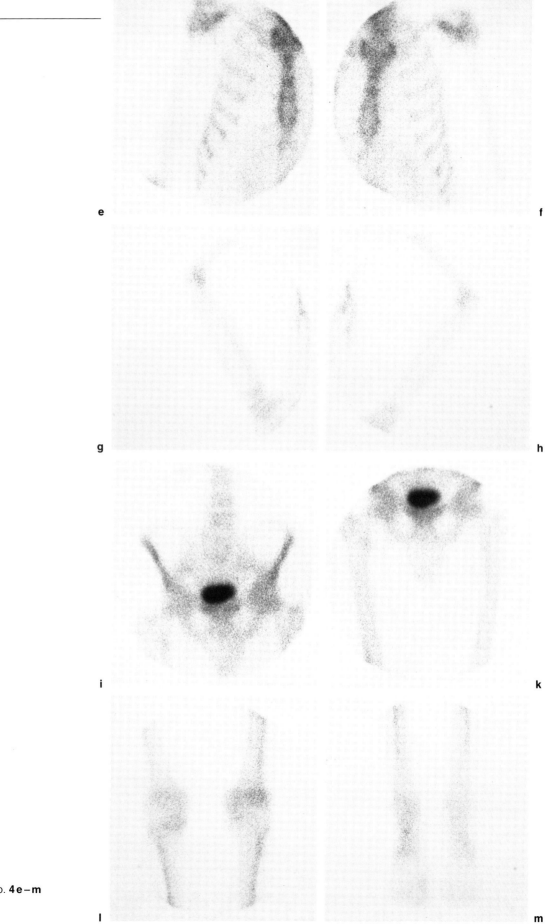
Abb. 4e–m

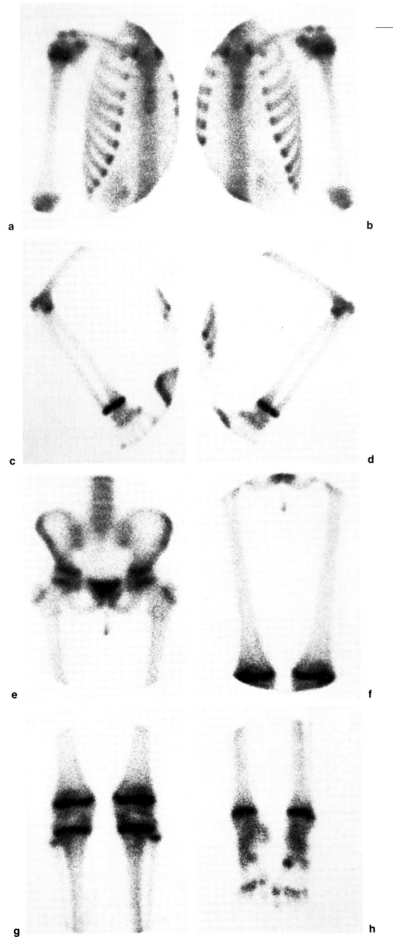

Abb. 5a–h Normale Szintigramme eines 12jährigen Mädchens, in Rückenlage von ventral her angefertigt

Abb. 6a–b Beckenröntgenbild und Szintigramm eines 72jährigen Mannes mit vorwiegend osteoplastischen Prostatakarzinommetastasen. Radioaktivitätsaussparung im osteolytisch destruierten linken Schambein. Nebenbefund: Harnblasenkonkremente

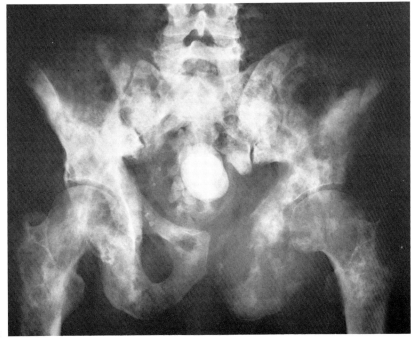

a

thorakale Intervertebralräume erkennbar sein (ADAMS u. SHIRLEY 1983).

Im ^{99m}Tc-Phosphatszintigramm des Jugendlichen findet sich im Bereich der Epiphysenfugen eine verstärkte Radioaktivitätsablagerung (Abb. 5). In Perioden mit starkem Wachstum ist die Radioaktivitätsanreicherung stärker als in Perioden mit langsamem Wachstum. Nach Abschluß des Körperwachstums kommt es zu einer Fusion der Epi- und Apophysenfugen und zu einem Verschwinden der vorher erkennbaren bandförmigen Radioaktivitätsanreicherungen.

Bei szintigraphischen Untersuchungen mit ^{99m}Tc-Phosphorverbindungen findet sich regelmäßig auch eine intensive Radioaktivitätsbelegung der Nieren und der Harnblase sowie u. U. auch der Ureteren. Es lassen sich hierbei Störungen in der Funktion einer oder beider Nieren oder eine Behinderung des Passage der oberen ableitenden Harnwege erkennen (PARK u. Mitarb. 1973). Zur Beurteilung der Beckenregion ist die Radioaktivitätsablagerung in der Harnblase häufig störend. Sie sollte deshalb unmittelbar vor der Beckenszintigraphie vollständig entleert werden. Evtl. empfiehlt sich eine Dauerdrainage durch einen eingelegten Katheter.

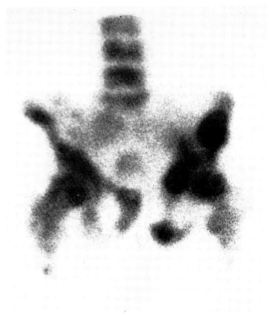

b

Metastasenszintigraphie

Die wichtigste und die häufigste Indikation für die Skelettszintigraphie ist die Abklärung einer vermuteten oder bekannten Skelettmetastasierung.

Szintigraphiebefunde

Eine besonders intensive Radioaktivitätsablagerung läßt sich in aktiven osteoplastischen Metastasen oder bei gemischt osteolytisch-osteoplastischen Metastasen feststellen (Abb. 6). Es

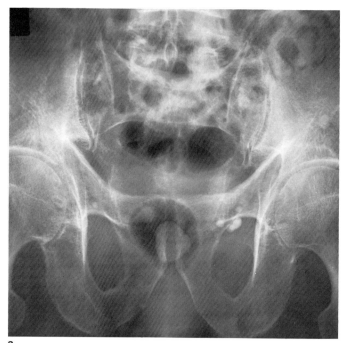
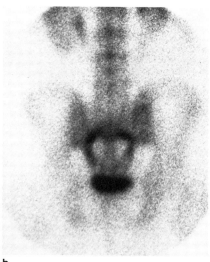

Abb. 7a u. b Röntgenbild und Szintigramm einer osteolytischen Sakrummetastase bei einem 67jährigen Mann mit Bronchuskarzinom

wird hierbei nicht das Tumorgewebe selbst, sondern vielmehr die Reaktion des umliegenden Knochens dargestellt, dessen Umbaurate reaktiv erhöht ist. Eine starke Radioaktivitätsanreicherung im Bereich von Metastasen spricht für das Vorliegen einer intensiven, eine niedrige oder fehlende Radioaktivitätsablagerung für eine geringe oder fehlende ossäre Reaktion. Auch röntgenologisch rein osteolytische Metastasen verursachen in den ossären Randpartien eine Erhöhung des Knochenumbaues und werden dadurch szintigraphisch darstellbar. Bei Befall von dünnen Skeletteilen, z. B. der Schädelkalotte oder der Beckenschaufeln, oder bei größerer Ausdehnung solcher Läsionen läßt sich innerhalb der Radioaktivitätsanreicherung eine zentrale Aussparung erkennen, die den Skelettbezirken entspricht, die durch den Tumor vollständig zerstört sind. Man spricht in diesen Fällen vom Vorliegen eines sog. „Doughnut sign" (Abb. 7). Kleine, im Knochengewebe lokalisierte Tumorzellverbände, die im Röntgenbild noch nicht in Erscheinung treten, können bereits eine intensive osteogenetische Reaktion auslösen und werden dadurch szintigraphisch darstellbar. Die Skelettszintigraphie ist deshalb zur Früherfassung einer Metastasierung besonders geeignet (BESSLER 1983). Metastasen sind im Szintigramm häufig mehrere Monate bis Jahre früher zu erkennen als auf dem Röntgenbild (Abb. 8).
Bei Metastasen ohne ossäre Reaktion des angrenzenden Knochens findet sich szintigraphisch keine Radioaktivitätsanreicherung. Das Szintigramm ist entsprechend negativ, was bei Myelomherden relativ häufig vorkommt. Bei Metastasen epithelialer Tumoren sind negative Skelettszintigramme nur selten zu beobachten.
Lokale Radioaktivitätsanreicherungen, die durch degenerative Prozesse, durch Frakturen, durch einen Morbus Paget oder durch Entzündungsherde verursacht werden, können das Vorliegen von Metastasen vortäuschen. Durch die Anfertigung von Röntgenbildern der entsprechenden Körperstellen kann die Ursache eines solchen nicht metastasenbedingten Szintigraphiebefundes meistens abgeklärt und eine falsche Metastasendiagnose verhindert werden. Bei Unterbrechung der Blutzufuhr zu einer bestimmten Skelettstelle infolge Infiltration oder Kompression der Gefäße durch Tumorgewebe fehlt die hier normalerweise vorkommende Radioaktivitätsablagerung. Es liegt der Befund einer sog. „cold lesion" vor, die ebenfalls eine Metastasendiagnose ermöglicht.
Charakteristisch für einen Metastasenbefall ist das Vorliegen multipler radioaktiver Herde mit unregelmäßiger Verteilung im Skelett, wobei die Wirbelsäule und die Rippen bevorzugte Lokalisationen darstellen (Abb. 9). Seltener liegen solitäre Herde vor, die trotz positivem Szintigraphiebefund u. U. nicht eindeutig als Metastasen zu erkennen sind. Mit Hilfe einer Röntgenuntersuchung müssen nicht neoplastische Ursachen für die Tracerablagerung ausgeschlossen werden.
Ein diffuser Metastasenbefall des Gesamtskeletts kann zu einer insgesamt vermehrten Radioaktivitätsbelegung sämtlicher Skeletteile führen. Es liegt ein sog. „super bone scan" vor. Mit Hilfe von Impulsratenmessungen vor allem über der Wirbelsäule läßt sich ein solcher Befund verifizieren

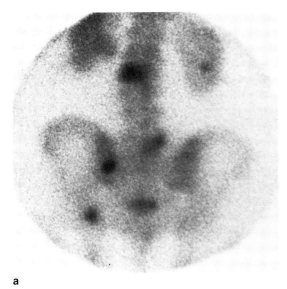

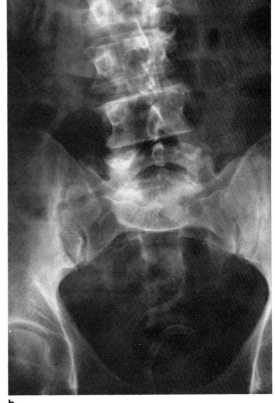

Abb. 8a u. b Szintigramm und Röntgenbild der Lumbosakralregion eines 69jährigen Mannes mit Postatakarzinom. Szintigraphisch manifeste und röntgenologisch okkulte Metastasen im 2. und 5. Lendenwirbelkörper, im rechten Sakrumflügel und Azetabulum

(Abb. 10). Gleichzeitig ist in solchen Fällen die Radioaktivitätsausscheidung über die Nieren wegen der Umverteilung der Tracersubstanz vermindert, was zu einem vollständigen Fehlen der szintigraphischen Darstellung der Nieren und der oberen ableitenden Harnwege führen kann.

Ein „super bone scan" wird besonders häufig durch Prostatakarzinomzellen im Knochenmark verursacht, die entweder direkt oder über ihre Stoffwechselprodukte eine intensive Osteoblastenstimulation mit entsprechend verstärkter Tracerablagerung bewirken.

Durch Systemtherapie oder Radiotherapie inaktivierte Metastasenherde zeigen u.U. vorübergehend eine verstärkte Radioaktivitätsanreicherung. Man spricht in diesen Fällen von einer sog. „flare response", die durch reparative Reossifikationsvorgänge osteolytischer Defekte hervorgerufen wird (POLLEN u. Mitarb. 1984a). Es sind dies Vorgänge, die sich über eine Zeitperiode von 3 Monaten und länger erstrecken können. Die Abnahme oder das Verschwinden einer früher vorhandenen Radioaktivitätsanreicherung in der Umgebung einer behandelten Metastase kann stets als Behandlungserfolg bewertet werden (Abb. 11). Bei erneutem Aufflackern der Metastasenaktivität wird das Szintigramm wieder positiv.

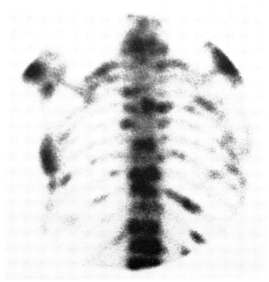

Abb. 9 72jähriger Mann mit Prostatakarzinom. Szintigraphisches Metastasenverteilungsmuster im Thoraxskelett

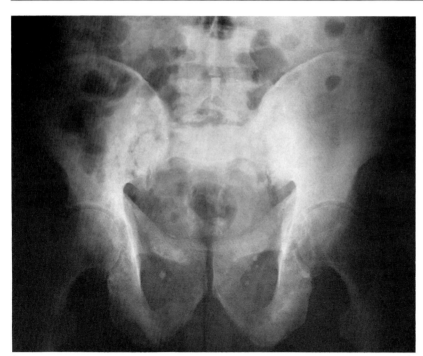

Abb. 10a–c
Beckenröntgenbild und Szintigramm eines 68-jährigen Mannes mit Prostatakarzinom. „Super bone scan" infolge diffuser osteoplastischer Metastasierung. Gleichmäßig verstärkte Radioaktivitätsbelegung des gesamten Skelettes mit stark erhöhten Impulsraten. Fehlende Darstellung der Nieren und der Harnwege

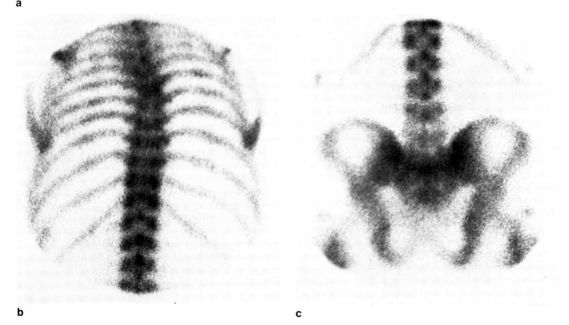

Tabelle 2 Vergleich der Resultate von ^{99m}Tc Phosphat-Szintigraphie (Sz) und Röntgenuntersuchung (Rö) zur Metastasenabklärung des Skelettes

Autoren	Patienten-zahl	Sz = Rö (%)	Sz + Rö − (%)	Sz − Rö + (%)
Desaulnier u. Mitarb. 1973	100	90	9	1
Pistenma u. Mitarb. 1975	188	68	30	2
Belliveau u. *Spencer* 1975	107	61	36	3
Zwas u. *Lubin* 1976	505	71	26	3
Bessler u. *Schaub* 1977	183	73	23	4*
Gilday u. Mitarb. 1977	159	81	19	0

* z.T. behandelte Patienten

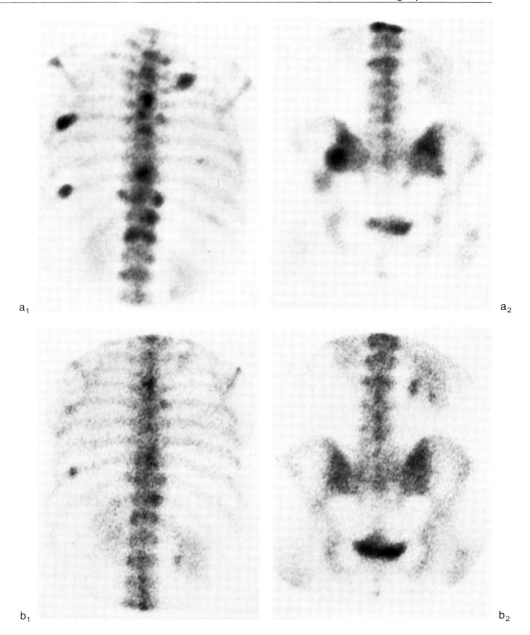

Abb. 11a u. b Skelettszintigramme der Wirbelsäule und des Beckens einer 56jährigen Frau mit Mammakarzinommetastasen
a_1 u. a_2 vor Hormontherapie b_1 u. b_2 4 1/2 Monate nach Hormontherapie

Resultate

Die von verschiedenen Autoren erhaltenen Resultate mit der szinigraphischen und röntgenologischen Abklärung von Skelettmetastasen sind in der Tab. 2 zusammengestellt. Eine Übereinstimmung zwischen Szintigraphie und Röntgenuntersuchung findet sich in 60–90% der Fälle. In 9–36% der untersuchten Patienten waren Skelettmetastasen bei negativem Röntgenbefund nur szintigraphisch erkennbar. Bei 1–4% der Patienten waren die Szintigramme negativ und der Röntgenbefund positiv.

An einem eigenen Untersuchungsgut (BESSLER u. SCHAUB 1977) ließ sich bei der Metastasenabklärung des Skeletts für die Röntgenuntersuchung eine Sensitivität von 71% und eine Spezifität von 98% und für die Skelettszintigraphie eine Sensitivität von 90% und eine Spezifität von 85% feststellen.

Wegen der geringeren Spezifität des Skelettszintigrammes sollte ein relevanter Szintigraphiebefund regelmäßig auch noch röntgenologisch abgeklärt werden. Eine herdförmige Radioaktivitätsanreicherung kann auch durch nichtmetastatische Skelettprozesse hervorgerufen werden. Umgekehrt hilft die Szintigraphie in vielen Fällen röntgenologisch fragliche oder unklare Befunde differentialdiagnostisch weiter abzuklären.

Beim Prostatakarzinom finden sich bereits z. Z. der Karzinomdiagnose in 20–33% der Patienten Skelettmetastasen (BUCK u. Mitarb. 1975, O'DONOGHUE u. Mitarb. 1978, MERRICK u. Mitarb. 1981). Nach SINTERMANN u. LANGHAMMER (1979) können 36% der Prostatakarzinompatienten Knochenmetastasen haben ohne positives Röntgenbild. Gegenüber der Röntgenuntersuchung erhöht die Skelettszintigraphie den Prozentsatz der Patienten, die Prostatakarzinommetastasen haben, um 16–50% (LANGHAMMER u. Mitarb. 1978). Auch die Progression oder Regression von Metastasen unter Therapie ist szintigraphisch wesentlich besser erkennbar als mit der Röntgenuntersuchung (POLLEN 1984b).

Beim Mammakarzinom ist die Wahrscheinlichkeit für das Vorliegen von Skelettmetastasen stadiumabhängig (BESSLER 1977). Nach MCNEIL (1978) beträgt die Häufigkeit szintigraphisch nachweisbarer Skelettmetastasen in den Stadien I und II 3%, resp. 7%, im Stadium III 25%. Andere Autoren berichten über vergleichbare Werte.

Bei primären Lungenkarzinomen haben nach HOOPER (1978) ca. 36% der Patienten positive Skelettszintigramme; ca. 22% dieser Patienten sind asymptomatisch.

Auch primäre Karzinome der Nieren, der Harnblase und der Schilddrüse, Hodgkin- und Nicht-Hodgkin-Lymphome, Neuroblastome, Ewing-Sarkome und osteogene Sarkome metastasieren relativ häufig in das Skelett, solche Neoplasmen werden deshalb auch als osteophile Malignome bezeichnet.

Auch bei Vorliegen sog. osteophober Primärtumoren kann sich der Einsatz des Skelettszintigraphie lohnen. Sie scheinen häufiger ossäre Ableger zu zeigen als bisher angenommen. Nach VIDER u. Mitarb. (1977) haben beispielsweise Patienten mit kolorektalen Karzinomen aufgrund klinischer und röntgenologischer Erhebungen nur in 5% Skelettmetastasen; aufgrund szintigraphischer Untersuchungen ist das Skelett indessen in 33–61% der Fälle metastasenbefallen. Auch die Häufigkeit von Knochenmetastasen beim Pankreaskarzinom ist bei szintigraphischen Untersuchungen wesentlich größer als bei alleiniger Röntgenuntersuchung (HATFIELD u. Mitarb. 1976, JOFFE 1978).

Sonderfälle bilden das Plasmazytom, das multiple Myelom und die Myelomatose. Plasmazytom- und Myelomherde bilden rein osteolytische Läsionen, welche auch bei histologischer Untersuchung keine Knochenneubildung in benachbartem Knochen hervorrufen. Die Skelettszintigraphie zeigt entsprechend eine Sensitivität, die niedriger liegt als die Sensitivität der Röntgenuntersuchung. Nach WAXMANN u. Mitarb. (1981) beträgt die Sensitivität der Röntgenuntersuchung in bezug auf die Patientenzahlen 94% und in bezug auf die Einzellokalisationen 82%. Das Knochenszintigramm ist bei 78% der Patienten und in 46% der Einzellokalisationen positiv. An einem eigenen Untersuchungsgut läßt sich feststellen, daß Plasmazytom- und Myelomherde nur einen positiven Befund ergeben, wenn Knochenkonturen unterbrochen oder aufgetrieben sind und eine periostale Reaktion auftritt oder wenn pathologische Mikro- oder Makrofrakturen auftreten (BESSLER 1972).

Indikationsstellung und Durchführung der Skelettszintigraphie

Da alle Malignome zu einer Skelettmetastasierung führen können, kann grundsätzlich bei jedem malignen Tumor die Indikation zur Durchführung einer Skelettszintigraphie gestellt werden. Aus praktischen Gründen müssen Indikationen jedoch eingeschränkt und gezielt vorgenommen werden (BESSLER 1980).

Bei osteophilen Malignomen sollte die Skelettszintigraphie zur Vornahme eines Staging frühzeitig durchgeführt werden. Es gilt dies im besonderen für das Prostatakarzinom. Beim Mammakarzinom kann in Frühstadien auf eine routinemäßig durchgeführte Szintigraphie verzichtet werden; indiziert ist sie bei einer Tumorgröße von mehr als 3 cm und beim Befall von mehr als vier axillären Lymphknoten (SIGNORI 1980).

Bei Bronchuskarzinomen sollten Skelettszintigramme regelmäßig präoperativ vorgenommen werden. Bei szintigraphischem Nachweis von Skelettmetastasen kann auf eine evtl. geplante Operation verzichtet werden.

Auch klinische Situationen können die Indikation für eine Skelettszintigraphie ergeben. Generell sollte eine solche durchgeführt werden, wenn bei Malignompatienten Knochenschmerzen vorliegen, die alkalische Phosphataseaktivität erhöht ist, eine Hyperkalzämie besteht oder wenn über den Urin vermehrt Hydroxyprolin ausgeschieden wird.

Für den Nachweis von Skelettmetastasen genügen in der Regel Spätszintigramme, angefertigt 4–6 Std. nach Injektion der Tracersubstanz. Radionuklidangiogramme und Weichteilpooluntersuchungen haben nur eine Bedeutung, wenn differentialdiagnostisch gegenüber einem Metastasenbefall auch eine Osteomyelitis in Betracht gezogen werden muß.

Regelmäßig sollten Impulsratenmessungen über der Wirbelsäule vorgenommen werden, um damit eine evtl. generell erhöhte Traceraufnahme des Skeletts, wie sie beim „super bone scan" vorkommt, entdecken zu können.

ISRAEL u. Mitarb. (1985) schlagen vor, bei Verdacht auf Knochenmetastasen neben der szintigraphischen Untersuchung 2-4 Std. nach Tracerinjektion auch noch eine Szintigraphie 24 Std. später durchzuführen. Bei Vorliegen von Metastasen nimmt die Traceraufnahme in diesem Zeitabschnitt noch weiter zu, was bei degenerativen Knochenerkrankungen nicht der Fall ist.

Primäre Knochentumoren

Bei primären Geschwülsten im Knochen hängt der Szintigraphiebefund ab vom Grad der Durchblutung der Läsion, von der osteogenetischen Reaktion des umliegenden Knochens und vom evtl. Vorhandensein von Verknöcherungen und Verkalkungen im Tumorvolumen. Analog zur röntgenologischen finden sich auch bei der szintigraphischen Untersuchung stärkere Unterschiede in der Erscheinungsform der verschiedenen Tumorarten und der einzelnen individuellen Tumoren. Für die Skelettszintigraphie trifft dies noch in erhöhtem Maße zu.

Bei Vorliegen einer primären tumorösen Skelettläsion ist die Skelettszintigraphie aufschlußreich: 1. für die Festellung, ob ein ruhender oder ein aktiver Prozeß vorliegt, 2. für die Bestimmung ihres Durchblutungsgrades, 3. für die Abgrenzung gegenüber der Umgebung und 4. sofern ein Malignom vorliegt, für die Auffindung evtl. Skelettmetastasen.

Generell trifft zu, daß Malignome bei der Skelettszintigraphie in der Regel eine stärkere Radioaktivitätsanreicherung aufweisen als benigne. Die Anwendbarkeit dieser Regel ist jedoch stark eingeschränkt, da benigne Geschwülste im Szintigramm u.U. sehr stark und Malignome nur wenig ausgeprägt in Erscheinung treten können. Die Intensität der Radioaktivitätsanreicherung an der Tumorstelle und ihre Verteilung lassen somit keine sicheren Rückschlüsse auf die Dignität eines Tumors zu (BESSLER 1980).

Für die Beurteilung eines Knochentumors ist ein sorgfältiger Vergleich zwischen Szintigramm und Röntgenbild unerläßlich. In speziellen Fällen sind zur Diagnosestellung zusätzliche Untersuchungen wie eine Tumorszintigraphie mit Gallium-67, eine Emissions- oder Transmissionscomputertomographie und ggf. eine Kernspinresonanztomographie notwendig.

Knochenmalignome

Osteogene Sarkome kommen auf Skelettszintigrammen in der Regel als Herde mit stark erhöhter Radioaktivitätsablagerung zur Darstellung (Abb. **12**). Szintigraphisch erfaßt werden einerseits die regelmäßig vorliegende Tumorhyperämie, die Knochenneubildungsvorgänge und die Verkalkungen im Tumorinneren, andererseits auch die reaktive endostale und periostale Knochenneubildung der Umgebung. Nach Untersuchungen von CHEW u. HUDSON (1982) zeigt die Radioaktivitätsablagerung in über der Hälfte der Fälle eine größere Ausdehnung als der Tumor selbst.

Rein osteolytische osteogene Sarkome können auf Skelettszintigrammen auch photopenische Läsionen mit einem radioaktiv verstärkt in Erscheinung tretenden Randsaum hervorrufen.

Metastasen in Weichteilen, Organen und anderen Skeletteilen können szintigraphisch ebenfalls frühzeitig entdeckt werden (Abb. 12). Es gilt dies auch für intramedulläre Tumorableger im befallenen Knochen, die auch als „skip lesions" bezeichnet werden und auch mit der Transmissionscomputertomographie erfaßt werden können.

Fernmetastasen liegen in den Anfangsstadien von Osteosarkomen in 2-10% der Fälle vor (THAYER u. ROGERS 1979, CHEW u. HUDSON 1982). Mit Hilfe szintigraphischer Abklärung läßt sich nachweisen, daß im Gegensatz zu früheren Ansichten bei osteogenen Sarkomen Skelettmetastasen häufig früher auftreten als Lungenmetastasen. Nach MCKILLOP u. Mitarb. (1981) ist dies in 16% der Patienten der Fall. Kontrollszintigramme zur Metastasenabklärung sind bei metastasenfreien osteogenen Sarkomen in 4-6montigen Abständen notwendig. Die Gefahr einer metastatischen Streuung nimmt zwischen 5 und 29 Monaten nach der Diagnosestellung mit einer Rate von 1% pro Monat zu (MCNEIL u. HANLEY 1980). Später ist eine frisch auftretende Metastasierung seltener. Da in Lungen- und Weichteilmetastasen von osteogenen Sarkomen häufig neuer Knochen gebildet wird, kommen auch diese auf Skelettszintigrammen u.U. früher zur Darstellung als auf Röntgenbildern.

Chondrosarkome enthalten Knorpelgewebe, das den umgebenden Knochen infiltriert und eine Tendenz zur Verkalkung aufweist. Auf Skelettszintigrammen findet sich entsprechend eine intensive Radioaktivitätsanreicherung von diffusem oder auch fleckigem Charakter.

Ewing-Sarkome sind regelmäßig von einer starken osteogenetischen Reaktion des durchwachsenen Knochens begleitet. Bei Befall der langen Röhrenknochen äußert sich diese in der für den Tumor charakteristischen zwiebelschalenförmigen periostalen Knochenneubildung. Auf Szintigrammen zeigen sie eine intensive Radioaktivitätsanreicherung von regelmäßiger Verteilung (Abb. 13). Im Gegensatz zum osteogenen Sarkom lassen sich Weichteil- oder Lungenmetastasen eines Ewing-Sarkoms szintigraphisch nicht erfassen.

Bei *Fibrosarkomen* und *malignen Histiozytomen* hängt der Szintigraphiebefund ausschließlich von der Knochenreaktion der Umgebung ab. Diese Neoplasmen zeigen je nach ihrer Ausdehnung häufig innerhalb einer Radioaktivitätsanreicherung ein photopenisches Zentrum mit verminderter Radioaktivitätsablagerung. Auch bei weiteren, selte-

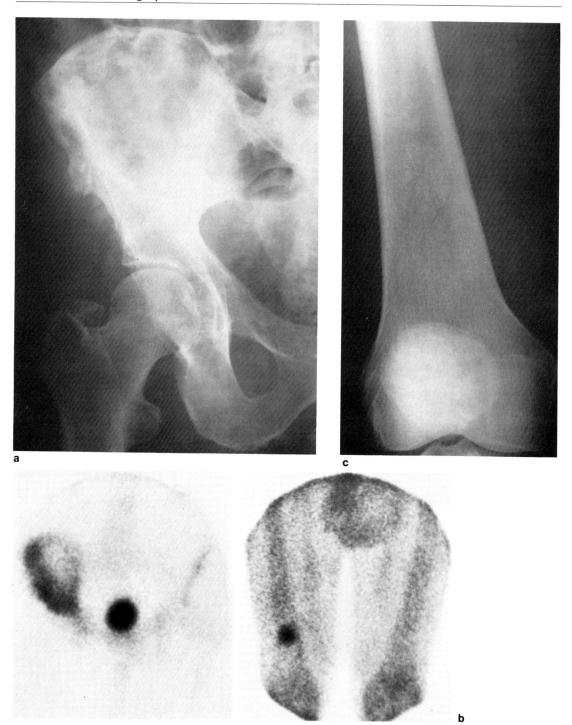

Abb. 12a–c 78jähriger Mann mit chondroblastischem osteogenem Sarkom der rechten Beckenschaufel
a Röntgenbild der rechten Beckenhälfte
b Becken- und Oberschenkelszintigramme. Radioaktivitätsanreicherung vor allem an Stellen mit neoplastischer Knochenneoformation im Bereich der rechten Beckenschaufel. Solitäre Metastase im distalen Schaftdrittel des rechten Femurs
c Röntgenbild des rechten distalen Femurabschnittes mit knapp erkennbarer Metastase

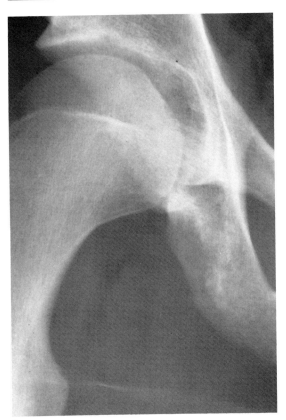

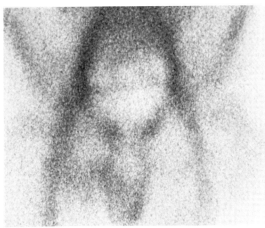

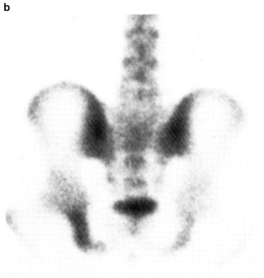

Abb. 13a–c 16jähriger Mann mit Ewing-Sarkom des rechten Sitzbeines
a Röntgenbild des rechten Sitzbeines
b Beckenszintigramm 5 Min. nach Tracerapplikation. Radioaktivitätsanreicherung im Blutpool der Weichteile und des Knochens der rechten Sitzbeingegend
c Spätszintigramm mit vermehrter Radioaktivitätsablagerung im tumorbefallenen rechten Sitzbein

neren Skelettmalignomen wird der Szintigraphiebefund durch den Tumoraufbau und die Tumoreigenschaften bestimmt. Synovialome beispielsweise verkalken häufig und sind entsprechend stark radioaktiv belegt. Bei einem malignen entarteten Morbus Paget kann ein sich entwickelndes Osteosarkom oder Fibrosarkom durch die Tracerspeicherung des vom Morbus Paget betroffenen Skelettanteils u. U. überdeckt und dadurch nicht erkannt werden.

Benigne Knochentumoren

Osteoidosteome ergeben bei der Skelettszintigraphie charakteristische Befunde. Während der Phase der Nuklidangiographie tritt die Hyperämie des für den Tumor charakteristischen Nidus, bestehend aus osteoidem Gewebe, in Erscheinung. Auf Spätbildern erkennt man die intensive Traceranreicherung im Bereich der sklerotischen Reaktion des umliegenden Knochens (Abb. 14).

Für das Osteoidosteom besonders charakteristisch ist das sog. „double density sign", bewirkt durch die Radioaktivitätsbelegung einerseits des Nidus und andererseits der umgebenden osteogenetischen Reaktion. Vor allem bei Osteoidosteomen in der Wirbelsäule, im intrakapsulären Anteil der Hüfte und in den kleinen Knochen der Hände und Füße läßt sich ein Osteoidosteom häufig bei Röntgenroutineuntersuchungen nicht nachweisen und nur auf dem Szintigramm erkennen. Die Sensitivität des Szintigrammes beträgt bei diesem Tumor nahezu 100%.

Benigne *Osteoblastome* zeigen einen ähnlichen histologischen Aufbau wie Osteoidosteome, sind jedoch größer und zeigen eine nur leichte sklerotische Randreaktion. Sie sind meistens in der Wirbelsäule lokalisiert und können maligne entarten. Eine Hyperkonzentration der Tracersubstanz läßt sich in Osteoblastomen sowohl während der Blutpoolphase wie auch in den Spätphasen erkennen (MARTIN u. Mitarb. 1976).

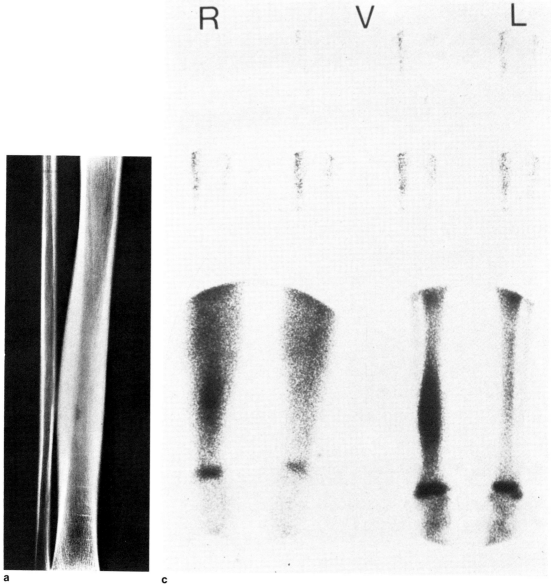

Abb. 14a–d 10jähriger Knabe mit Osteoidosteom der rechten Tibia
a Röntgenbild
b Radionuklidangiogramm mit vermehrter Tracerzufuhr zum Nidus
c Blutpoolszintigramm mit vermehrter Radioaktivitätsablagerung in den Weichteilen des rechten Unterschenkels
d Spätszintigramm. Radioaktivitätsanreicherung im befallenen Abschnitt der rechten Tibia

Osteome und Kompaktainseln sind klinisch asymptomatisch und zeigen nur während ihrer Bildungsphase eine leichte Radioaktivitätsanreicherung. Sie lassen sich dadurch von aktiven, regelmäßig stark Radioaktivität speichernden osteoblastischen Metastasen unterscheiden (HALL u. Mitarb. 1980).

Nichtossifizierende Fibrome und fibröse Kortikalisdefekte weisen auf Skelettszintigrammen ebenfalls eine nur geringe Radioaktivitätsbelegung auf, die umschrieben verstärkt wird bei Auftreten pathologischer Frakturen. Die Stellung der Diagnose ist in der Regel aufgrund des Röntgenbildes einwandfrei möglich.

Die vor allem in den Epiphysen der langen Röhrenknochen lokalisierten, aber auch im übrigen Skelett vorkommenden benignen *Chondroblastome* zeichnen sich szintigraphisch durch eine Hyperkonzentration der Radioaktivität aus.

Kartilaginäre Exostosen bestehen aus einem Knochensockel und einer Knorpelkappe, die während der Wachstumsphase zunehmend verknöchert und

Primäre Knochentumoren

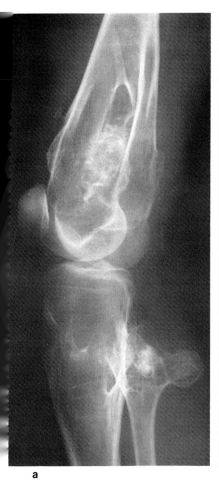
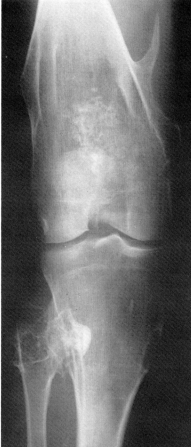
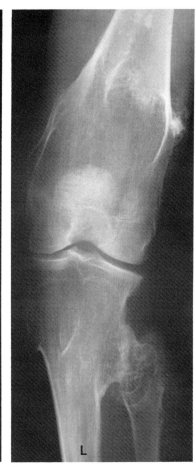

a b c

Abb. 15a–d 65jähriger Mann mit multipler kartilaginärer Exostosis
a–c Röntgenbilder des rechten Kniegelenks seitlich und beider Kniegelenke a. p. Neben den Exostosen findet sich ein verkalktes Enchondrom in der rechten distalen Femurmetaphyse
d Skelettszintigramm beider Kniegelenke von ventral. Nur geringe Radioaktivitätsbelegung der Exostosen, intensive Radioaktivitätsanreicherung im Enchondrom

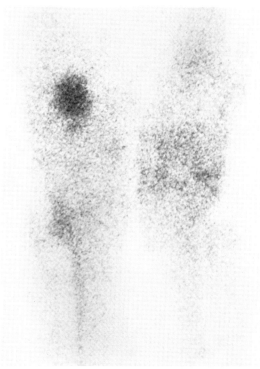

dementsprechend Radioaktivität speichert. Ein positiver Szintigraphiebefund nach Abschluß des Skelettwachstums spricht für eine Knorpelproliferation und damit für die Entwicklung eines epiexostotischen Chondromes oder evtl. einer sekundären sarkomatösen Entartung (Abb. 15 u. 16). Ein entsprechender Szintigraphiebefund gibt unter Berücksichtigung auch des röntgenologischen und des klinischen Befundes die Indikation zu einer radikalen Exostosenexstirpation. Die Anwesenheit von ausgedehnten Verkalkungen im knorpeligen Exostosenanteil kann auch bei ausschließlichem Vorliegen von benignem Knorpelgewebe zu einem stark positiven Szintigraphiebefund führen und

d

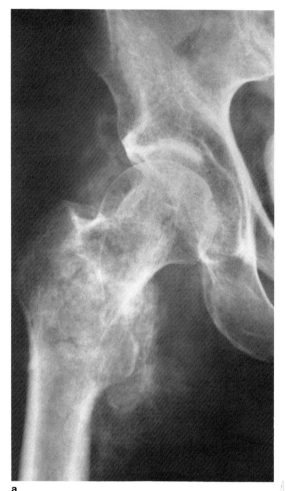

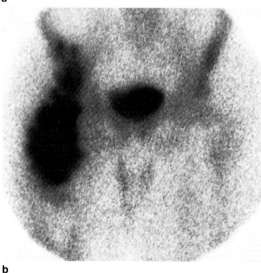

Abb. **16a** u. **b** 51jähriger Mann mit stark verkalkter kartilaginärer Exostose am rechten proximalen Femurende
a Röntgenbild der rechten Hüfte
b Beckenszintigramm mit sehr starker Radioaktivitätsanreicherung im verkalkten Knorpelanteil der Exostose

zur falschen Diagnose eines epiexostotischen Chondrosarkoms führen (Abb. **16**).

Enchondrome mit zentralem oder peripherem Sitz im Knochen sind insbesondere bei Vorliegen von Knorpelverkalkungen und bei expansivem Wachstum im Szintigramm radioaktiv angefärbt, wobei sich bei Eintreten einer malignen Entartung eine zunehmende Radioaktivitätsbelegung einstellt (Abb. **15**). Ruhende Chondrome entsprechen inaktiven Knorpelinseln innerhalb vom Knochen und können dem szintigraphischen Nachweis entgehen.

Riesenzelltumoren, sog. Osteoklastome, sind stark hyperämisch und weisen ein expansives Wachstum auf. Entsprechend finden sich positive Befunde beim Radionuklidangiogramm und bei der Blutpoolphasenszintigraphie. Auf Spätszintigrammen manifestieren sie sich als Radioaktivitätsanreicherung (Abb. **17**).

Aneurysmatische und juvenile *Knochenzysten* sind, wie auch aus Angiogrammen hervorgeht, wenig vaskularisiert; sie zeigen nur bei Auftreten einer pathologischen Fraktur oder bei stärkerer Vorwölbung der Knochenkonturen auf Spätbildern eine stärkere Traceranreicherung (Abb. **18**).

Eosinophile Granulome gehören zusammen mit der Hand-Schüller-Christian-Erkrankung und der Abt-Letterer-Siwe-Krankheit zu den Histiozytosen X. Unifokale eosinophile Granulome äußern sich im Szintigramm als heißer oder als kalter Knoten mit verstärkter Randaufnahme (Abb. **19**). Bei Vorliegen von multifokalen eosinophilen Granulomen wird die Hälfte der Läsionen mit dem Skelettszintigramm nicht entdeckt. Röntgenuntersuchungen sind in diesen Fällen zuverlässiger als die Skelettszintigraphie (WESTRA u. Mitarb. 1983).

Kortikalisdesmoide, bezeichnet auch als Kortikalisirregularitäten, kommen vor allem an der dorsalen Kontur der distalen Femurmetaphyse vor. Andere Lokalisationen sind Humerus, Tibia, Fibula, Radius und die kleinen Knochen der Hände und Füße. Sie sind keine eigentlichen Tumoren, können solche jedoch vortäuschen, sie zeigen eine normale oder nur minimal erhöhte Traceraufnahme und lassen sich dadurch szintigraphisch insbesondere von ossären Sarkomen unterscheiden.

Vorgehen bei der Untersuchung

Bei Vorliegen von benignen und bei malignen Knochentumoren wird in der Regel primär ein Röntgenbild der klinisch symptomatischen Skelettpartie angefertigt. Die Durchführung einer Skelettszintigraphie ist nur notwendig bei röntgenologisch unklarem Befund oder im Falle des Vorliegen eines Malignomes zur Metastasenabklärung.

Primäre Knochentumoren

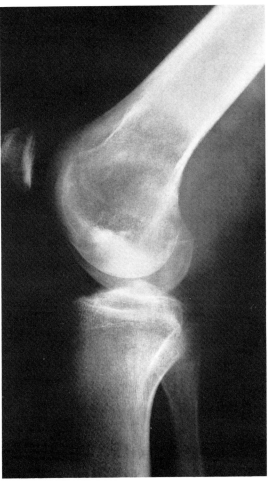
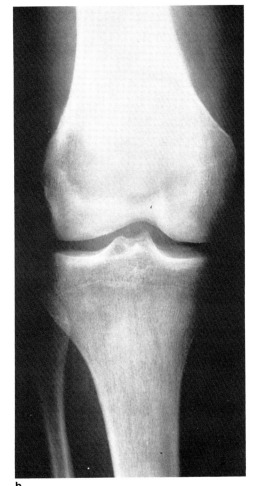
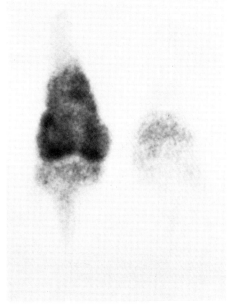

Abb. 17a–c   20jähriger Mann mit Osteoklastom in der rechten distalen Femurmetaphyse und -epiphyse
a u. b   Röntgenbilder des rechten Knies, seitlich und a. p.
c   Szintigramme beider Kniegelenke von ventral. Radioaktivitätsanreicherung vor allem im Tumorrandgebiet. Reaktive leichte Erhöhung der Radioaktivitätsbelegung der Tibiakondylen

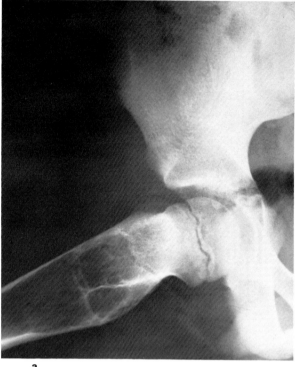

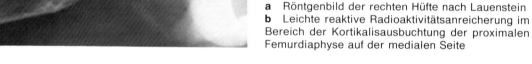

Abb. 18a u. b 10jähriger Knabe mit juveniler Knochenzyste im rechten Femur subtrochantär
a Röntgenbild der rechten Hüfte nach Lauenstein
b Leichte reaktive Radioaktivitätsanreicherung im Bereich der Kortikalisausbuchtung der proximalen Femurdiaphyse auf der medialen Seite

Die Skelettszintigraphie kann auch wegweisend zur Vornahme einer Skelettbiopsie sein, wobei szintigraphisch Radioaktivität speichernde Läsionen dringender abgeklärt werden müssen als nicht speichernde Läsionen.

Die Vornahme von Skelettszintigrammen kann auch zur Überwachung eines Therapieerfolges bei Radiotherapie oder Chemotherapie indiziert sein. Nach u. U. vorübergehender Verstärkung der Radioaktivitätsablagerung deutet ein abklingender Szintigraphiebefund auf das Vorliegen eines Therapieerfolges.

Nach Amputationen kann eine radioaktive Anfärbung des Amputationsstumpfes auf das Vorliegen eines Tumorrezidivs hinweisen, sofern das Vorliegen einer Osteomyelitis oder eines Kronenkallus ausgeschlossen werden kann.

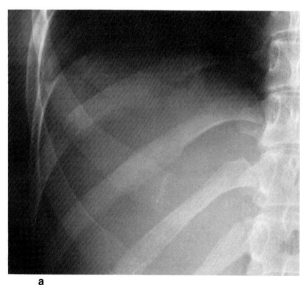

Abb. 19a u. b 37jährige Frau mit eosinophilem Granulom der 9. rechten Rippe
a Röntgenbild der rechten unteren Rippen

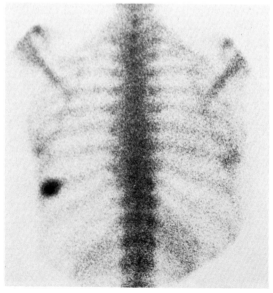

b Skelettszintigramm mit starker Radioaktivitätsanreicherung im Osteolyseherd

Je nach der Fragestellung sind bei der Skelettszintigraphie bei primären Knochentumoren neben Spätbildern auch eine Radionuklidangiographie und eine Blutpooluntersuchung indiziert. Die Abklärung der Durchblutungsverhältnisse des Tumors kann für die Diagnosestellung und evtl. auch für das spätere therapeutische Vorgehen von besonderer Wichtigkeit sein. Es ist dies im besonderen der Fall, wenn primäre Knochenmalignome vorliegen oder bei Verdacht auf eine maligne Entartung eines primär benignen Knochentumors. In allen diesen Fällen sollte eine Dreiphasenskelettszintigraphie durchgeführt werden.

Untersuchungen mit der *Gallium-67-Szintigraphie* ergeben, daß sich diese Tracersubstanz bevorzugt in malignem Tumorgewebe ablagert, bei nur geringer Abhängigkeit von der regionalen Hyperämie und der reaktiven Osteogenese. Vor allem bei knochendestruierenden sarkomatösen Läsionen wird oft mehr Gallium 67 als ^{99m}Tc-Phosphat gespeichert. Für die Unterscheidung benigner von malignen Knochentumoren sind die erhaltenen Resultate jedoch unzulänglich. Für Routineuntersuchungen zeigt die Gallium-67-Szintigraphie keine entscheidenden Vorteile gegenüber der ^{99m}Tc-Phosphatkomplex-Szintigraphie (SEPANDARI u. Mitarb. 1985).

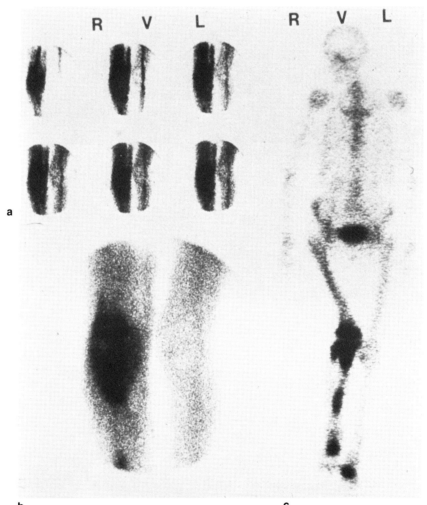

b   **c**
Abb. **20 a–c** 30jähriger Mann mit akuter Gonitis und Osteomyelitis des rechten Kniegelenks. Dreiphasenszintigraphie
a u. b Stark erhöhte Radioaktivitätszufuhr und Speicherung in den Weichteilen und Knochen des rechten Knies in der 1. und 2. Phase
c Spätszintigramm. Ausgeprägte Radioaktvitätsanreicherung in den das rechte Kniegelenk bildenden Skeletteilen. Reaktiv vermehrte Traceraufnahme im ganzen rechten Femur und in der rechten Tibia

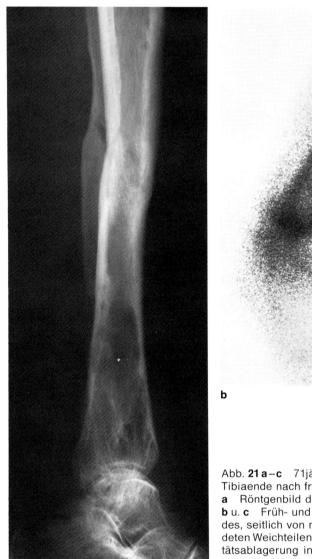
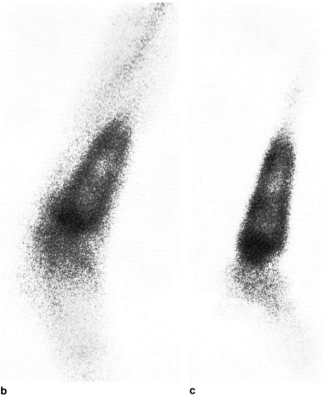

Abb. 21 a-c 71 jähriger Mann mit Osteomyelitis im linken distalen Tibiaende nach früherer verheilter Fraktur
a Röntgenbild des linken distalen Tibiaendes seitlich
b u. c Früh- und Spätszintigramme des linken distalen Tibiaendes, seitlich von medial. Vermehrte Tracerzufahr zu den entzündeten Weichteilen und Knochenpartien. Stark erhöhte Radioaktivitätsablagerung in den Randzonen des Osteomyelitisherdes mit zentraler Minderbelegung

Osteomyelitis

Entzündungsherde im Knochen führen zu einer fokalen Hyperämie mit vermehrter Blutzufuhr. Gleichzeitig ist die Knochenumbaurate im entzündeten Knochenabschnitt erhöht. Alle drei Phasen der Skelettszintigraphie ergeben positive Befunde, die je nachdem, ob eine akute hämatogene Osteomyelitis oder eine chronische Osteomyelitis vorliegt, wechselnd stark ausgeprägt sind.

Akute Osteomyelitis

Von akuten hämatogenen Osteomyelitiden werden vor allem Kinder betroffen. Eine Frühdiagnose ist wichtig, da eine frühzeitig einsetzende antibiotische Behandlung die Chancen für eine komplette Verheilung erhöht.

Die akute hämatogene Osteomyelitis beginnt mit der Ansiedlung von Mikroorganismen im Knochenmark; meistens handelt es sich um Staphylokokken, die von einem entfernten Entzündungsherd aus hämatogen gestreut werden. Normale Radiophosphat-Skelettszintigramme können bei akuter Osteomyelitis vorkommen, wenn die Untersuchungen in den ersten 48 Std. nach Beginn der Erkrankung angefertigt wurden. Später durchgeführte Szintigraphien ergeben meistens, wie aus den Abb. 20 u. 21 hervorgeht, eine Traceranreicherung im entzündeten Knochen (WENGER u. Mitarb. 1979). Gelegentlich sind bei einer akuten Osteomyelitis photonendefiziente Defekte festzustellen. Man nimmt an, daß das Auftreten solcher kalter Läsionen durch eine lokale Knochenischämie infolge von Gefäßspasmen und Thrombosen

Abb. 22a u. b 22jähriger Mann mit chronischer Osteomyelitis des rechten mittleren Tibiaschaftdrittels
a Röntgenbild der rechten Tibiamitte a. p.
b Szintigramm des rechten Unterschenkel von ventral. Radioaktivitätsanreicherung im ganzen sklerosierten Knochenbezirk

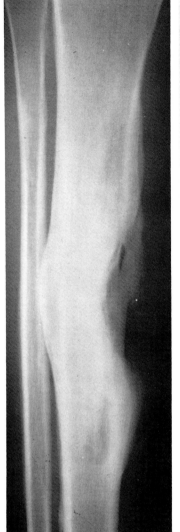
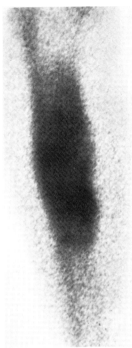

hervorgerufen wird. Ferner kann auch eine Erhöhung des intramedullären Druckes zu einer Behinderung der Tracerzufuhr über das Blut führen.
Für die Diagnose einer akuten Osteomyelitis hat sich die Dreiphasenszintigraphie mit ^{99m}Tc-Phosphatkomplexen besonders bewährt. HOWIE u. Mitarb. (1983) untersuchten 280 pädiatrische Patienten, die mit der klinischen Diagnose einer Osteomyelitis zur Skelettszintigraphie überwiesen wurden. Sie konnten mit Hilfe der kombinierten Blutpool- und Spätbilduntersuchung 55 von 62 Herden mit bewiesener Osteomyelitis korrekt identifizieren. Es entspricht dies einer Sensitivität von 89%, einer Spezifität von 94% und einer Treffsicherheit von 92%. Drei subperiostal lokalisierte Osteomyelitisherde imponierten als kalte Läsionen und wurden richtig diagnostiziert. 19 Osteomyelitisherde wurden innerhalb von 3 Tagen nach Beginn der klinischen Symptome untersucht. Die Szintigraphie ergab in 17 dieser Fälle, das Röntgenbild nur in 1 Fall einen positiven Befund.
Bei alleiniger Auswertung der statischen Spätszintigramme konnten MAURER u. Mitarb. (1981) später bewiesene Osteomyelitisherde mit einer Sensitivität von 69% feststellen. Bei Auswertung aller drei Phasen ließ sich diese auf 91% erhöhen.

Chronische Osteomyelitis

Eine chronische Osteomyelitis ist im Röntgenbild gekennzeichnet durch eine sklerotische Reaktion des Knochens im Entzündungsbereich. Statische Spätszintigramme sind entsprechend regelmäßig positiv (Abb. 22 u. 23). Frühszintigramme lassen gleichzeitig das Vorliegen einer Hyperämie erkennen.
Ein Brodie-Abszeß, der röntgenologisch als Osteolyseherd, umgeben von einem Sklerosierungssaum imponiert, ergibt szintigraphisch eine

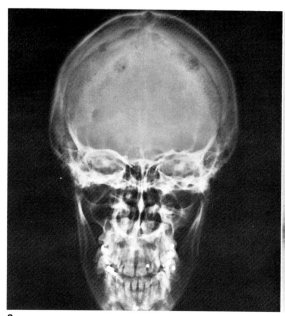
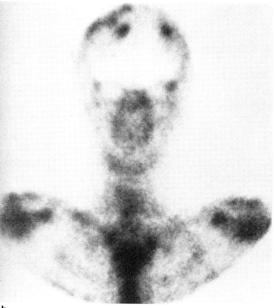

a
Abb. 23 a u. b
35jährige Frau mit Lues II und Schädelgummen
a Röntgenbild des Schädels a. p.

b Schädelszintigramm von ventral. Radioaktivitätsanreicherung im Bereich der granulomatösen Entzündungsherde

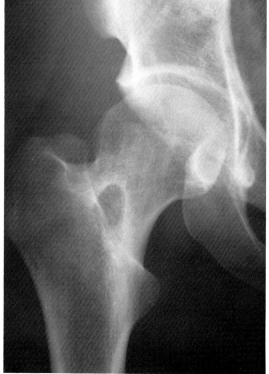
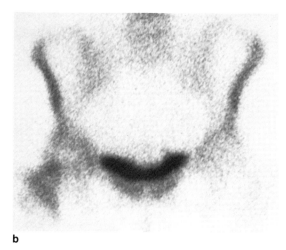

Abb. 24 a u. b 27jährige Frau mit Brody-Abszeß im rechten Schenkelhals
a Röntgenbild der rechten Hüfte a. p.
b Verstärkte Radioaktivitätsspeicherung in der Umgebung des Abszesses sowie in geringerem Maße im ganzen rechten proximalen Femurende

herdförmige Radioaktivitätsanreicherung, kombiniert mit einem zentralen photonendefizienten Bezirk (Abb. **24**).

Zur Differentialdiagnose zwischen Osteomyelitis, Morbus Paget und primärem Knochentumor können szintigraphische Durchblutungsuntersuchungen herbeigezogen werden. Eine Osteomyelitis manifestiert sich durch eine verstärkte Durchblutung im Bereich des Entzündungsherdes, wobei die Blutpoolphase am stärksten erhöht erscheint. Knochentumoren zeigen eine lokale Erhöhung der Blutzufuhr, die am besten in der arteriellen Phase zur Darstellung kommt. Ein früher Morbus Paget weist eine geringe lokale Erhöhung der Durchblutung auf und ein fortgeschrittener Morbus Paget eine Verstärkung der Blutzufuhr, ähnlich wie dies bei Knochentumoren zu beobachten ist.

Zellulitis

Klinisch kann eine Zellulitis häufig nicht von einer akuten hämatogenen Osteomyelitis unterschieden werden. Da der Knochen von der Entzündung nicht mitbetroffen wird, zeigen statische Spätbilder keine Radioaktivitätsanreicherung im Skelett. Infolge der Weichteilhyperämie weisen jedoch die Radionuklidangiographie und die Blutpoolszintigraphie eine vermehrte Tracerzufuhr resp. Ablagerung auf. Für die Unterscheidung zwischen Osteomyelitis und Zellulitis vermag die Dreiphasenszintigraphie somit einen entscheidenden differentialdiagnostischen Beitrag zu liefern. Beim Diabetikerfuß beispielsweise kann röntgenologisch das Vorliegen einer Knochenentzündung neben einer Weichteilentzündung nur mit einer Sensitivität von 62% und einer Spezifität von 69% festgestellt werden. Die Dreiphasenskelettszintigraphie besitzt demgegenüber für die Osteomyelitisdiagnose eine Sensitivität von 83% und eine Spezifität von 75% (PARK u. Mitarb. 1982).

Gallium-67-Citrat-Szintigraphie bei Osteomyelitis

^{67}Ga-Citrat zeigt eine Ablagerung in gewissen Bakterien, in Siderophoren sezerniert durch Bakterien, in Granulozyten und in Gewebelactoferrin. Als Tracersubstanz ist es speziell geeignet für die szintigraphische Abklärung einer frühen akuten hämatogenen Osteomyelitis. Es wird dies sowohl durch experimentelle wie auch durch klinische Erfahrungen bestätigt. Eine ^{67}Ga-Szintigraphie kann speziell, wenn sie in Kombination mit einer ^{99m}Tc-Phosphatszintigraphie durchgeführt wird, die Sensitivität, die Spezifität und die Treffsicherheit für die Diagnose einer akuten Osteomyelitis erheblich erhöhen.

Für die Beurteilung des Effektes einer antibiotischen Osteomyelitistherapie ist die ^{67}Ga-Szintigraphie besonders geeignet. Mit Rückgang der Entzündung nimmt die Traceranreicherung ab, während sie bei der ^{99m}Tc-Phosphatszintigraphie infolge der einsetzenden Reossifikationsprozesse noch weiter erhöht bleibt.

Nachteile des Gallium 67 sind die höhere Strahlenbelastung des Patienten, die Notwendigkeit, 24 Std. nach Tracerapplikation zu warten, bis die Skelettszintigraphie durchgeführt werden kann, und die Tracerausscheidung in den Darm, welche infolge Radioaktivitätsüberlagerung eine szintigraphische Aufklärung des Beckens und der LWS häufig verunmöglicht.

Szintigraphie mit Indium-111-markierten Leukozyten

Nach i.v. Injektion von mit ^{111}In-Oxin markierten Leukozyten erfolgt normalerweise eine Tracerablagerung in Leber, Milz und Knochenmark. Bei Vorliegen einer akuten hämatogenen Osteomyelitis läßt sich eine Traceranreicherung im Krankheitsherd feststellen. Nach HALL u. Mitarb. (1983) zeigen radioaktiv markierte Leukozyten eine aktive Migration in Abszesse. Eine Radioaktivitätsanreicherung spricht somit für das Vorliegen einer eitrigen Einschmelzung.

Knochentrauma und Operation

Frakturen

Knochensuchende Tracersubstanzen werden in heilenden Frakturen angereichert, wobei die Radioaktivitätsablagerung das Ausmaß der reparativen Knochenprozesse widerspiegelt (BESSLER, SCHAUB 1986 b).

Die früheste Identifikation einer Fraktur mit Hilfe der Skelettszintigraphie erfolgte 7 Std. nach dem Trauma (ROSENTHALL u. Mitarb. 1978). MATIN (1979) stellte fest, daß der Szintigraphiebefund in 80% der Fälle innerhalb von 24 Std. und in 95% der Fälle innerhalb von 3 Tagen nach der Fraktur positiv wird. Die szintigraphische Erkennung der Fraktur erfolgt bei osteoporotischen Patienten, die über 65 Jahre alt sind, später als bei jungen Patienten.

Nach Frakturen lassen sich drei Phasen unterscheiden: Während der akuten Phase, die 3–4 Wochen nach dem Unfall dauert, findet sich eine diffuse Radioaktivitätsanreicherung in der Frakturregion (Abb. **25**). In der subakuten Phase 8–12 Wochen nach dem Unfall ist eine umschriebene lineare Radioaktivitätsanreicherung festzustellen. In der 3., der sog. Heilphase, nimmt die erhöhte Radioaktivitätsbelegung sukzessive ab bis zur vollständigen Normalisierung nach Abschluß der Verheilung (Abb. **26**). Das Minimum an Zeit bis zur Erreichung eines normalen Szintigraphiebefundes nach einer Fraktur wurde 5 Monate nach einer Rippenfraktur beobachtet. Nach 2 Jahren sind 90% und nach 3 Jahren 97% aller Frakturen szin-

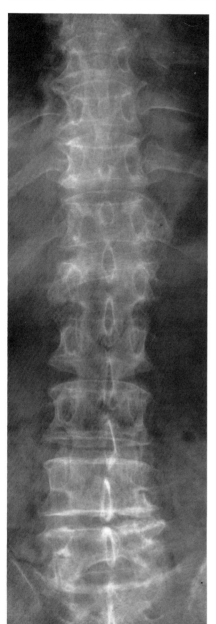
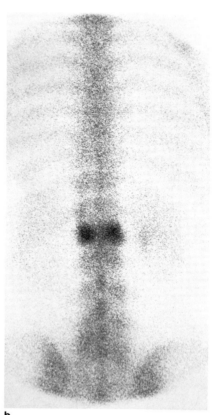

Abb. 25 a u. b 72jährigen Frau mit 2 Wochen alter Fraktur des 1. Lendenwirbelkörpers
a Röntgenbild der unteren BWS und der LWS a. p.
b Schmetterlingsförmige Radioaktivitätsanreicherung im frakturierten 1. Lendenwirbelkörper

tigraphisch wieder normal (MATIN 1979). Nach offener Frakturreposition oder nach Einlegen von Osteosynthesematerial erreicht die Radioaktivitätsbelegung der Frakturregion außergewöhnlich hohe Werte mit verlangsamter Tendenz zur Normalisierung.

Auch bei verzögerter und fehlender Verheilung oder bei Pseudarthrosenbildung findet sich eine abnorm hohe Radioaktivitätsbelegung der Fraktur, die auch später als 12 Wochen nach dem Trauma noch nicht abfällt (Abb. 27). Bei klaffendem Frakturspalt mit Weichteilinterposition oder bei breitem Pseudarthrosenspalt infolge synoviaausgekleideter Hohlraumbildung läßt sich zwischen den stark speichernden Fragmentenden häufig ein photopenischer Defekt feststellen.

Als weitere Frakturkomplikation kann es zu einer Infektion der Frakturstelle kommen (BESSLER, SCHAUB 1986b). Auch diese führt zu einer Behinderung der Verheilung. Szintigraphisch findet sich eine verstärkte Radioaktivitätsbelegung nicht nur der Frakturstelle selbst, sondern auch der benachbarten Knochenabschnitte (Abb. 28).

Im weiteren kann das Vorliegen ischämischer Knochenfragmente den Verheilungsvorgang einer Fraktur beeinträchtigen. Es handelt sich hierbei um Knochenstücke, deren Blutversorgung durch die Fraktur unterbrochen wurde; sie erhalten keine Tracersubstanz zugeführt und kommen im Szinti-

Abb. 26 a–c 61jährige Frau mit multiplen alten Wirbelfrakturen und einer frischen Wirbelkörperfraktur von Th 6
a u. b Röntgenbilder der BWS a. p. und seitlich
c Wirbelsäulenszintigramm mit starker Radioaktivitätsanreicherung im Bereich des frisch frakturierten 6. Brustwirbelkörpers. Nur geringe radioaktive Belegung der alten, verheilten Frakturen von Th 5, Th 11 und Th 12 sowie von L1 und L2

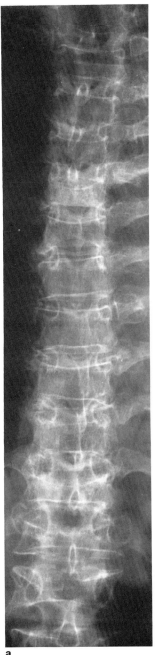

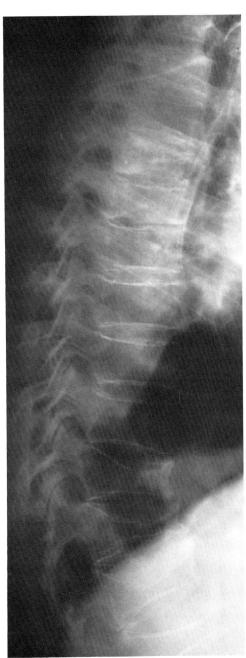

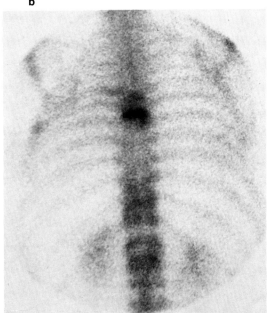

gramm als Radioaktivitätsaussparungen zur Darstellung.

Radiologisch oft schwer nachzuweisen sind Frakturen im zervikothorakalen Übergang der Wirbelsäule, im Sakrum sowie in den Hand- und Fußwurzelknochen. Mit Hilfe der Skelettszintigraphie können sie erkannt und lokalisiert werden (BESSLER, SCHAUB 1986 b). Sakrumfissuren, die meistens horizontal verlaufen, kommen auf Szintigrammen als linienförmige Radioaktivitätsablagerungen zur Darstellung, die zusammen mit der reaktiv vermehrten Radioaktivitätsbelegung der Iliosakralgelenkgegend eine charakteristische H-Form aufweisen (Abb. 29).

Multiple Frakturen oder subperiostale Blutungen bei polyblessierten Patienten oder bei mißhandel-

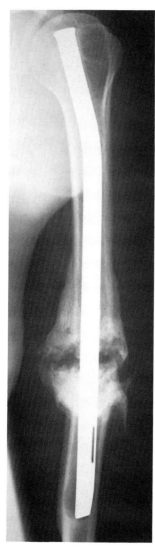
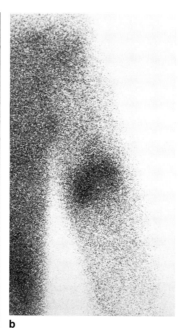
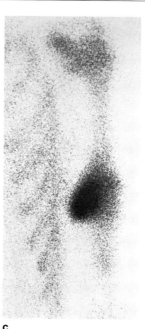

Abb. 27a–c 31jährige Frau mit Pseudoarthrose des linken Humerus 9 Monate nach Fraktur und Nagelung
a Röntgenbild des linken Oberarmes a. p.
b u. c Vermehrte Tracerablagerung in den Weichteilen der Pseudoarthrosezone auf dem Frühszintigramm. Stärkere ossäre Radioaktivitätsspeicherung vor allem im überschüssigen Kallusgewebe der Pseudoarthrose auf dem Spätszintigramm

ten Kindern lassen sich mit Hilfe der Szintigraphie alle einzeln nachweisen. Falsch negative Szintigramme kommen gelegentlich bei Schädelfrakturen von Kindern vor (SFAKIANAKIS u. Mitarb. 1979).

Zur Abklärung von Frakturen genügen in der Regel statische Spätaufnahmen, angefertigt 4–6 Std. nach Injektion von 20 mCi ^{99m}Tc-MDP. Ein Dreiphasenstudium sollte durchgeführt werden bei Frage nach Frakturkomplikationen, wie verspätete Heilung und Pseudarthrosenbildung, frakturbedingten Nekrosen oder Osteomyelitiden. Bei Kindsmißhandlungen mit Schädeltrauma empfehlen GILDAY u. Mitarb. (1980) alle drei Phasen der Skelettszintigraphie zu untersuchen. Mit Hilfe der initialen Durchblutungsbilder kann ein evtl. vorliegendes subdurales Hämatom nachgewiesen werden.

Bei Verdacht auf Vorliegen einer Frakturinfektion empfiehlt sich die zusätzliche Durchführung eines Gallium-67-Citrat-Szintigrammes, wobei das ^{67}Ga allerdings nicht nur in Entzündungsherden, sondern auch im überschießenden Granulationsgewebe hypertroper Pseudarthrosen gespeichert werden kann (HADJIPAVLOU u. Mitarb. 1983).

Streßfrakturen und Sportschäden

Streßfrakturen sind eher die Folge kräftiger Muskelkontraktionen als direkte Traumafolgen. Sie erzeugen Schmerzen, die in Ruhe abklingen. Bei fortgesetzter Aktivität nehmen die Schmerzen zu und führen schließlich zu einer kompletten Fraktur. Typische Lokalisationen sind proximale Tibia, Schenkelhals, Kalkaneus, Metatarsalia, Schambeinäste und Rippen. Frühestes Röntgenzeichen ist eine Kompakta- resp. Kortikalisfissur mit umschriebener Periostreaktion. Bei fortgesetzter Belastung werden auch die Spongiosa und die gegenüberliegende Kompakta vom Knochenumbau mit

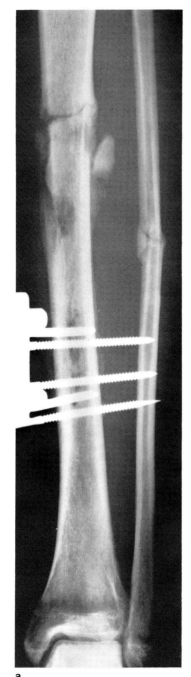
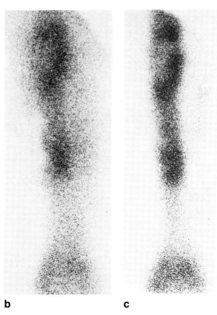

Abb. 28a–c 22jährige Frau mit verheilender Unterschenkelfraktur und Tibiaosteomyelitis
a Röntgenbild des linken Unterschenkels a. p. mit osteomyelitischen Resorptionshöhlen unterhalb der Fraktur und im Bereich der Insertionsstellen der Schrauben des Fixateur externe
b u. c Früh- und Spätszintigramm des linken Unterschenkels mit vermehrter Radioaktivitätsablagerung in den entzündeten Weichteilen und Knochenpartien

betroffen. Es findet sich das Bild eines sklerotischen Bandes, welches den Knochen quer durchzieht. Streßfrakturen treten häufig auch bilateral und symmetrisch auf (MATIN 1983).
Die Durchblutung von Streßfrakturen ist verstärkt; sie erzeugen einen erhöhten Knochenumbau und werden dadurch im Skelettszintigramm sichtbar. Noch bevor röntgenologische und klinische Symptome auftreten, kommt die überlastete Skelettstelle im Szintigramm als unscharf begrenzte leichte Radioaktivitätsanreicherung an umschriebener Stelle der Knochenperipherie zur Darstellung. Bei weiterem Fortschreiten der Läsion nimmt der Szintigraphiebefund zu, wobei die Ausdehnung der Radioaktivitätsablagerung stets größer ist als die im Röntgenbild erkennbare Strukturveränderung. Schließlich läßt sich auf dem statischen Spätszintigramm eine fokale, fusiforme Radioaktivitätsanreicherung feststellen (BESSLER, SCHAUB 1986b). Die Resultate der Blutpoolphasenuntersuchung deuten auf das Vorliegen einer lokalen Hyperämie hin (Abb. 30).

426 Skelettszintigraphie

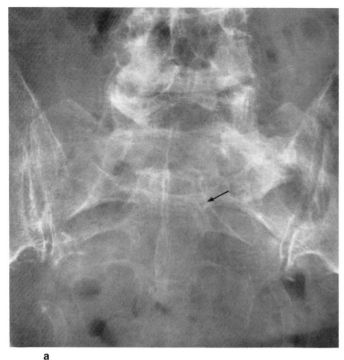

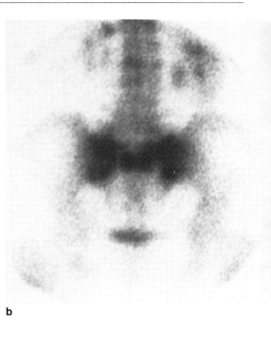

Abb. 29a u. b 69jährige Frau mit Sakrumfissur
a Röntgenbild des Sakrums a. p. mit knapp erkennbarer Querfissur auf Höhe von S2
b H-förmige Radioaktivitätsanreicherung im Sakrum, bedingt durch die querverlaufende Fissur und die reaktiv vermehrte Radioaktivitäsbelegung der Iliosakralgelenkgegend

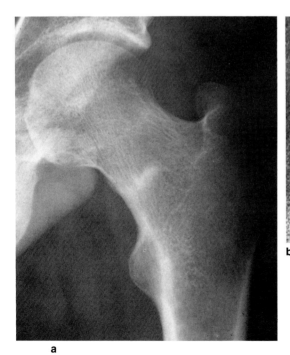

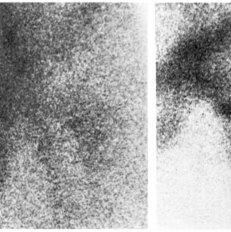

Abb. 30a−c 22jähriger Mann mit Streßfraktur im linken Schenkelhals
a Röntgenbild der linken Hüfte a. p.
b Frühszintigramm mit vermehrter Tracerablagerung in den Weichteilen der Frakturumgebung
c Umschrieben verstärkte Radioaktivitätsanreicherung der Streßfraktur selbst. Mäßige, reaktiv erhöhte Radioaktivitätsbelegung des ganzen proximalen Femurendes und der Hüftgelenkregion

Abb. 31 a–d 63jährige Frau mit „Shin Splint Läsion" der linken Tibia
a u. b Röntgenbilder der distalen Tibiahälfte a. p. und seitlich mit periostaler Knochenbildung im Bereich der Insertionsstelle des M. digitorum longus
c u. d Verstärkte Radioaktivitätsablagerung in den Weichteilen der Muskelansatzstelle auf dem Frühszintigramm und stark erhöhte Knochenspeicherung auf dem Spätszintigramm

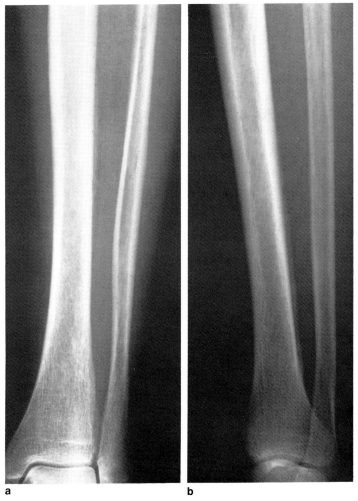

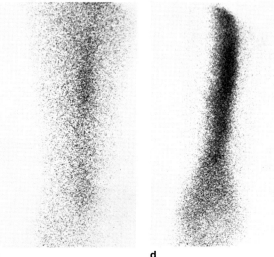

Die Skelettszintigraphie ist eine sehr empfindliche Methode zur Entdeckung solcher Ermüdungsfrakturen (BESSLER 1978). Nach PRATHER u. Mitarb. (1977) liegt die Sensitivität bei 100%, bei einer Spezifität von 76%. Falsch positive Befunde können durch entzündliche oder tumoröse ossäre Prozesse oder durch Knochenkontusion hervorgerufen werden. Die Sensitivität der Röntgenuntersuchung beträgt nur 29% mit einer falsch negativen Rate von 71%.

Der Begriff „shin splints" wird für Unterschenkelschmerzen, welche von der Tuberositas tibiae bis zur Knöchelregion ausstrahlen, gebraucht. Es handelt sich hierbei um eine muskulotendinöse Irritation oder eine periostale Entzündung, die bei Sportlern auftritt (LIEBERMAN u. HEMINGWAY 1980). Traumatisiert werden die Ansätze des M. soleus oder des M. flexor digitorum longus. Bei negativem Röntgenbild erkennt man im Skelettszintigramm eine linienförmige Radioaktivitätsablagerung, die spiralförmig entlang der posteromedialen Seite der Tibia verläuft, an der sich bei länger andauernder sportlicher Überlastung später auch eine Periostreaktion ausbilden kann (Abb. 31). Nach Reduktion der sportlichen Tätigkeit bilden sich die radiologischen und die klinischen Symptome wieder vollständig zurück (BESSLER, SCHAUB 1986 b). Radionuklidangio-

gramme und szintigraphische Blutpooluntersuchungen sind bei der Shin-splint-Läsion oft negativ (RUPANI u. Mitarb. 1985).
Als Sportschäden sind auch rein muskuläre Läsionen ohne Knochenbeteiligung beobachtet worden. MATIN u. Mitarb. (1982) stellen bei Langläufern einen erhöhten Serumkreatinkinasespiegel infolge Rhabdomyolyse fest, wobei der geschädigte Muskel in den Früh- und Spätphasen der Skelettszintigraphie vermehrt Radioaktivität speichert.

Knochenoperationen

Osteotomien verhalten sich im Skelettszintigramm wie Frakturen. Eingelegtes Osteosynthesematerial wird nicht reaktionslos ertragen; es führt zu einem erhöhten Knochenumbau und damit szintigraphisch zu einer ausgedehnten Radioaktivitätsablagerung, die erst nach der Metallentfernung wieder abklingt. Bei Lockerung des Osteosynthesematerials oder beim Hinzutreten einer Infektion nimmt die Radioaktivitätsbelegung der gesamten Operationszone in den Frühphasen und in der Spätphase weiter zu.
Eine besondere Bedeutung hat die Skelettszintigraphie für die Beurteilung von Komplikationen, die nach Einlegen von *Gelenkprothesen* auftreten können. Es betrifft dies im besonderen die Hüftgelenkprothesen (BESSLER u. SCHAUB 1979). 9 Monate nach der Prothesenoperation sollte keine vermehrte Radioaktivitätsablagerung mehr in der Umgebung der Prothese vorliegen. Frühzeichen einer Prothesenlockerung sind Radioaktivitätsdepots in den Belastungszonen. An der Hüftpfanne ist dies die Gegend des Pfannendaches (Abb. 32), am Femur die Eintrittsstelle der Prothese in die Trochanterregion und die Umgebung der Spitze des Prothesenstachels. Bei fortschreitender Lockerung zeigt schließlich das ganze Prothesenbett eine vermehrte Traceraufnahme.
Eine zusätzlich eintretende Infektion führt zu einer erheblichen Verstärkung der Radioaktivitätsablagerung des umliegenden Knochens, wobei die szintigraphische Angiographie und die Blutpoolphase das Vorliegen einer Hyperämie anzeigen. Auch mit der Dreiphasenszintigraphie kann es schwierig sein, zwischen einer nicht infizierten und einer infizierten Prothesenlockerung zu unterscheiden. In diesen Fällen hat sich, wie aus dem Beispiel der Abb. 33 hervorgeht, die zusätzliche Durchführung einer ^{67}Ga-Citrat-Szintigraphie bewährt. Für das Vorliegen einer Infektion spricht, wenn die ^{67}Ga-Aktivität höher ist als die ^{99m}Tc-Phosphataktivität (ROSENTHALL u. Mitarb. 1979). Eitrige Osteomalitiden, entstanden nach Prothesenimplantation, lassen sich mit der ^{111}In-Leukozyten-Szintigraphie besonders gut nachweisen (Abb. 34).

Heterotope Verkalkungen nach operationsbedingten Blutungen können in der Umgebung von Gelenkprothesen auftreten und klinisch Beschwerden verursachen. Sie nehmen vermehrt ^{99m}Tc-Phosphatkomplexe auf und ergeben dadurch einen positiven Szintigraphiebefund. Durch Szintigramme in speziellen Projektionen ist die paraartikuläre Lokalisation dieser radioaktiven Depots in der Regel eindeutig festzustellen.

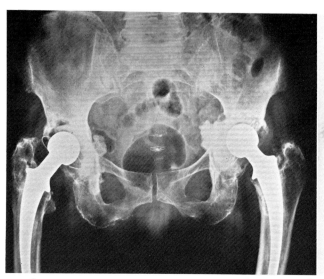
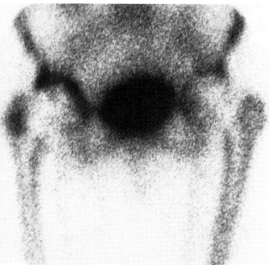

a
Abb. **32 a** u. **b** 81jährige Frau mit Status nach Einlegen von Hüftgelenktotalprothesen beidseits und Lockerung der Prothesenpfanne rechts
a Röntgenbild des Beckens a. p. mit rechts auffallend flacher Pfanneneingangsebene

b
b Szintigramm stark erhöhte Radioaktivitätsablagerung im Bereich der gelockerten rechten Hüftprothesenpfanne

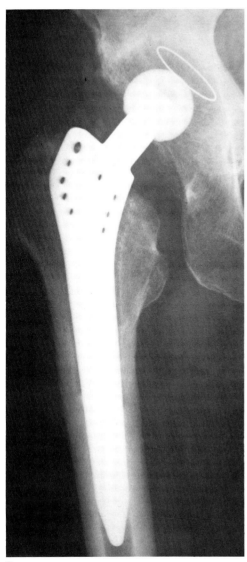

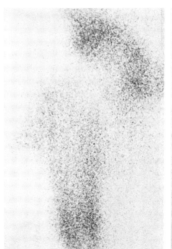 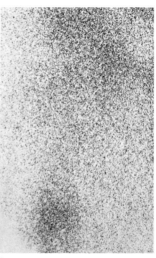

b   **c**

Abb. 33 a–c 62jähriger Mann mit Hüftgelenktotalprothese rechts und beginnender Osteomyelitis in der Umgebung des distalen Abschnittes der Femurschaftprothese
a Röntgenbild der rechten Hüfte a. p.
b ^{99m}Tc-MDP-Szintigramm mit vermehrter Radioaktivitätsablagerung in der Umgebung der Prothesenstachelspitze
c Die vermehrte Radioaktivitätsablagerung an derselben Stelle bei der ^{67}Ga-Citratszintigraphie beweist das Vorliegen einer beginnenden Osteomyelitis

Abb. 34 a u. b 76jährige Frau mit Hüftgelenktotalprothese rechts und Osteomyelitis im Bereich des Femurprothesenanteiles
a Szintigraphie mit ^{99m}Tc-DPD. Die Radioaktivitätsanreicherung im proximalen Drittel des ganzen rechten Femurs spricht für das Vorliegen einer Lockerung des femoralen Prothesenanteiles
b Die verstärkte Ansammlung von mit ^{111}In markierten Leukozyten in der Umgebung der Femurschaftprothese beweist das zusätzliche Vorliegen einer Protheseninfektion mit eitriger Knocheneinschmelzung
(Szintigramme: Prof. *Fridrich*, Basel) ▼

a

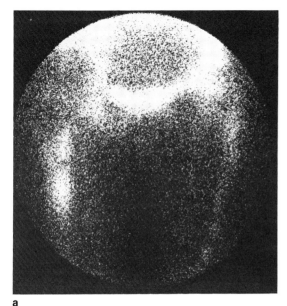 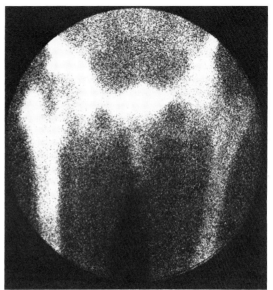

a   **b**

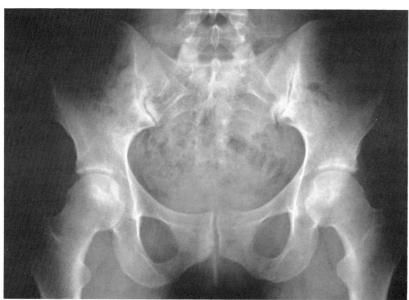

Abb. 35a u. b
34jährige Frau mit beidseitiger Femurkopfnekrose
a Das Beckenröntgenbild zeigt umschriebene sklerotische Zonen in beiden Femurköpfen
b Beckenszintigramm: Photonendefiziente Bezirke in den kranialen Abschnitten beider Femurköpfe mit verstärkter Radioaktivitätsbelegung der Umgebung infolge gesteigerten Knochenumbaus

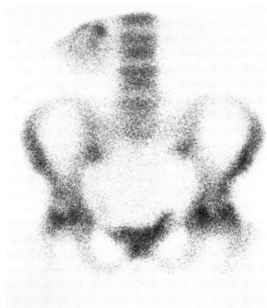

Aseptische Osteonekrosen

Osteonekrosen entwickeln sich in gelenkbildenden Knochen. Sie kommen vor bei Frakturen, Dislokationen, Osteotomien, Epiphysengleiten, Sichelzellanämie, Kollagenkrankheiten, Gicht, Caissonkrankheit, Cushing-Syndrom, exogener Steroidzufuhr, Gaucher-Syndrom, Radiotherapie, Elektrounfall und Kälteeinwirkung. Daneben gibt es idiopathische Osteonekrosen zahlreicher Skelettteile, wie Femurkopf, distale Femurkondylen, medialer Tibiakondylus, Os lunatum, Capitulum humeri, Patella etc.

Ursache einer Osteonekrose ist stets eine Unterbrechung der Blutzufuhr zu einem bestimmten Knochenareal. Es kann dies einzelne oder mehrere größere zuführende Gefäße oder die Mikrovaskulatur des Knochens selbst betreffen. Die Gefäße werden entweder durch eine traumatische Einwirkung zerrissen, oder die Lumina werden durch embolische Fettpartikel, Zellkonglomerate oder Gichtkristalle verschlossen. Ferner kann es infolge einer intraartikulären oder intramedullären Druckerhöhung zu einer Gefäßkompression kommen.

Vom gesunden Knochen aus erfolgt eine Revaskularisation des ischämischen Bezirkes. Durch einsprießende Gefäße wird der tote Knochen abgebaut und durch neugebildeten Knochen ersetzt („creeping substitution"). Bei ungestörtem Ablauf dieses Vorganges kann der ischämische Knochen wieder voll ersetzt werden. Erfolgt die Revaskularisation jedoch überschießend und ungeordnet, können die Reossifikationsprozesse nicht Schritt halten, und es kommt zur Ausbildung kleinerer und größerer Resorptionszysten, welche die statische Belastbarkeit des Knochens schwächen. Unter Belastung treten Infraktionen auf mit erneuter Behinderung der Durchblutung, konsekutiver Knochenischämie und Knochenresorption. Das Resultat einer solchen Entwicklung ist eine dauernde Knochendeformation mit entsprechender Störung der Funktion des benachbarten Gelenks.

Im weiteren kann die Skelettszintigraphie auch zu Vitalitätsbestimmungen von Knochenspänen verwendet werden, wobei sich die Einbauvorgänge eines transplantierten Knochenspanes wesentlich genauer und zeitgerechter verfolgen lassen als mit der Röntgenuntersuchung (DZEBOLO u. Mitarb. 1982).

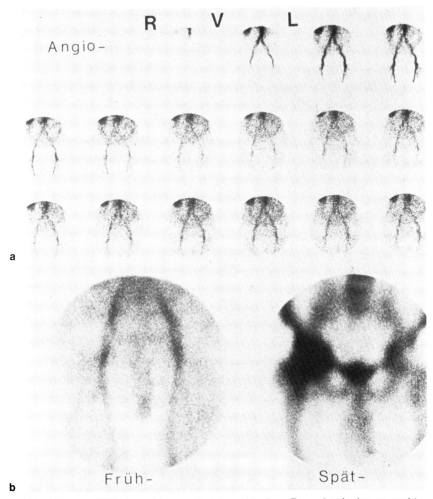

Abb. 36a–c 40jähriger Mann mit idiopathischer Femurkopfnekrose rechts. Dreiphasenszintigraphie
a Radionuklidangiographie mit verminderter Tracerzufuhr zum rechten Femurkopf
b Photonendefizienter Bezirk in der rechten Hüftgegend in der Blutpoolphase
c Erhebliche Radioaktivitätsanreicherung im rechten Femurkopf- und -halsbereich bei der Skelettspätszintigraphie

Der Ablauf der pathogenetischen Vorgänge einer Osteonekrose führt zu charakteristischen Szintigraphiebefunden. In Frühphasen ist bei genügend großer Ausdehnung der Knochenischämie ein entsprechender photopenischer Defekt zu erkennen. Vaskularisationsvorgänge und die einsetzende Knochenneubildung erzeugen eine hyperaktive Randzone (Abb. 35). In Spätstadien zeigt das gesamte Gebiet der Knochennekrose eine vermehrte Radioaktivitätsbelegung, die erst nach Abklingen der Knochenumbauvorgänge wieder verschwindet.

Nach Schenkelhalsfrakturen bildet die Radioaktivitätsablagerung im benachbarten Femurkopf ein Kriterium für die Beurteilung seiner Durchblutung. Ist diese geringer als auf der nicht verletzten Gegenseite, besteht die Gefahr des Auftretens einer Femurkopfnekrose auch nach Frakturverheilung (BESSLER, SCHAUB 1986a).

Als Ursache der Femurkopfnekrose des Kindes, der sog. Legg-Perthes-Krankheit, werden multiple Infarkte der Femurkopfepiphyse angenommen. Vor allem bei Verwendung des Pinhole-Kollimators oder mit Hilfe der computerisierten Emissionstomographie lassen sich im Anfangsstadium photopenische Defekte im Femurkopf erkennen. In späteren Stadien findet sich eine vermehrte Radioaktivitätsbelegung des gesamten nekrotischen Femurkopfes.

Idiopathische Femurkopfnekrosen befallen vor allem die statisch am stärksten belasteten oberen Femurkopfpartien (BESSLER u. SCHAUB 1983). In charakteristischen Fällen kommt im Szintigramm das sog. Eierbecherphänomen zur Darstellung mit kranialer Aktivitätsaussparung und breitem hyperaktivem Randsaum (Abb. **35**). Häufig fehlt jedoch ein photopenischer Defekt vollständig. Der Femurkopf speichert insgesamt vermehrt Radioaktivität, seine kranialen Abschnitte stärker als seine kaudalen. Der Szintigraphiebefund der Femurkopfnekrose ist charakteristisch; die Diagnose kann auch bei negativem Röntgenbild gestellt werden (Abb. **36**).

Die an den übrigen Skelettstellen vorkommenden idiopathischen Knochennekrosen imponieren meistens bereits bei der ersten szintigraphischen Untersuchung als Herde mit verstärkter Radioaktivitätsanreicherung; die Erkennung von Ablagerungsaussparungen bleibt auf Einzelfälle beschränkt (MCCAULEY u. KAHN 1977).

Strahlenschäden am Knochen führen zu einer Veränderung der Mikrovaskulatur, die partiell oder vollständig verschlossen wird (KING u. Mitarb. 1979). Als Früheffekt findet sich nach einer Dosis von über 30 Gy, verabreicht in 3 Wochen, eine Verminderung der Radiophosphataufnahme im bestrahlten Knochenareal. Irreversible Osteonekrosen entwickeln sich in der Regel nach 60 Gy, diese äußern sich im Röntgenbild als sklerotische Strukturvergröberung; szintigraphisch findet sich entweder als Folge von erhöhten Knochenumbauvorgängen über Jahre eine verstärkte Radioaktivitätsbelegung des bestrahlten Knochens, oder er bleibt für dauernd vollständig ischämisch und damit radioaktiv ausgespart.

Zur Abklärung von Osteonekrosen sollte routinemäßig die Dreiphasenskelettszintigraphie eingesetzt werden. Auf den Frühbildern läßt sich je nach dem Nekrosestadium eine verminderte oder verstärkte Knochendurchblutung erkennen.

Verschiedentlich wurde auch die Knochenmarksszintigraphie mit ^{99m}Tc-Schwefelkolloid für das Auffinden und die Abklärung einer Knochennekrose eingesetzt. Da beim Erwachsenen die nekroseanfälligen peripheren Abschnitte der Röhrenknochen häufig kein funktionierendes Mark mehr besitzen, ist die Einsatzmöglichkeit dieser Methode eingeschränkt (WEBBER u. WAGNER 1973).

Gelenkerkrankungen

Eine Gelenkerkrankung kann die Synovialmembran allein befallen oder auch auf den gelenkbildenden Knochen übergreifen. Die Skelettszintigraphie kann zwischen diesen zwei Erkrankungsformen unterscheiden. Sie vermag klinische und röntgenologische Erhebungen entscheidend zu ergänzen und bietet in gewissen Situationen die einzige Untersuchungsmöglichkeit zur Diagnosestellung einer Gelenkerkrankung.

Für die szintigraphische Gelenkabklärung werden heute praktisch ausschließlich ^{99m}Tc-Phosphatkomplexe verwendet, die bei Untersuchung der Frühphasen eine Abklärung der synovialen Durchblutungsverhältnisse ermöglichen und in den Spätphasen über den metabolischen Zustand der gelenknahen Skeletteile orientieren.

Septische Arthritis

Gelenkinfektionen können in den Frühphasen synoviale Entzündungen hervorrufen, noch ohne Knochenmitbeteiligung. Es liegt eine reine Weichteilinfektion vor. Bei der Dreiphasenszintigraphie werden entsprechend die Radionuklidangiographie und die Blutpoolphase eine Traceranreicherung im befallenen Gelenk ergeben, während die statischen Spätbilder noch negativ ausfallen.

Je nach der Aggressivität des Entzündungsprozesses werden die ossären Gelenkflächen wechselnd stark mitbetroffen. Es entwickeln sich progressiv fortschreitende Usuren des Gelenkknorpels, die die Knochen-Knorpel-Grenze überschreiten und reaktive Umbauerscheinungen in den gelenkbildenden Skeletteilen hervorrufen (BESSLER, SCHAUB 1986a). Die entstehenden Knochendefekte werden mit entzündlichem Granulationsgewebe angefüllt, oder es bilden sich kleine oder größere Einschmelzungsherde. Szintigraphische Resultate sind in diesen fortgeschrittenen Fällen identisch mit denjenigen einer Osteomyelitis. Statische Spätaufnahmen ergeben bei der Skelettszintigraphie in nahezu 10% eine Traceranreicherung in den gelenknahen Knochenabschnitten (Abb. **37**).

Bei der *Spondylodiszitis* wird in den der entzündeten Bandscheibe benachbarten Wirbeln vermehrt Radioaktivität abgelagert. Auch bei noch negativer Röntgensymptomatologie läßt sich ein solcher Szintigraphiebefund bereits feststellen (Abb. **38**). Nach WENGER u. Mitarb. (1979) kann eine Spondylodiszitis mit der Skelettszintigraphie 3–11 Tage früher als mit der Röntgenuntersuchung diagnostiziert werden.

Für die diagnostische Erkennung einer septischen Arthritis erweist sich die ^{67}Ga-*Citrat-Szintigraphie* als noch empfindlicher und vor allem spezifischer als die ^{99m}Tc-Phosphatszintigraphie. Bei unklaren Fällen kann sie als Zweituntersuchung eingesetzt werden, wobei die Resultate beider Untersuchungen kombiniert ausgewertet werden können. Ein Überwiegen der Radioaktivitätsablagerung bei der Radiogalliumszintigraphie ist für das Vorliegen einer Gelenkinfektion charakteristisch.

Nichtinfektiöse Synovitis

Synoviaentzündungen finden sich u. a. bei chronischer Polyarthritis, Psoriasis, Reiter-Syndrom, Gicht, Kollagenkrankheiten, paraneoplastischem Syndrom, degenerativen Gelenkerkrankungen etc. In den Frühstadien einer Synovitis liegt eine reine Weichteilentzündung vor. In der Blutpoolphase

Gelenkerkrankungen 433

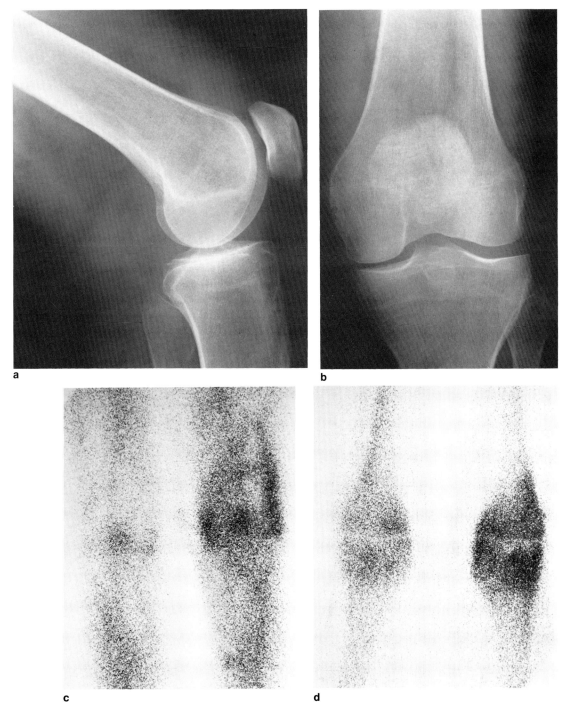

Abb. 37 a–d 61jährige Frau mit Gonitis links
a u. b Röntgenbilder des linken Knies seitlich und a. p. Ergußbildung im vorderen oberen Kniegelenkrezessus
c Frühszintigramm mit vermehrter Radioaktivitätsbelegung der Gelenkkapsel resp. Synovialmembran
d Radioaktivitätsanreicherung im Bereich der gelenkbildenden Skeletteile bei der Spätszintigraphie

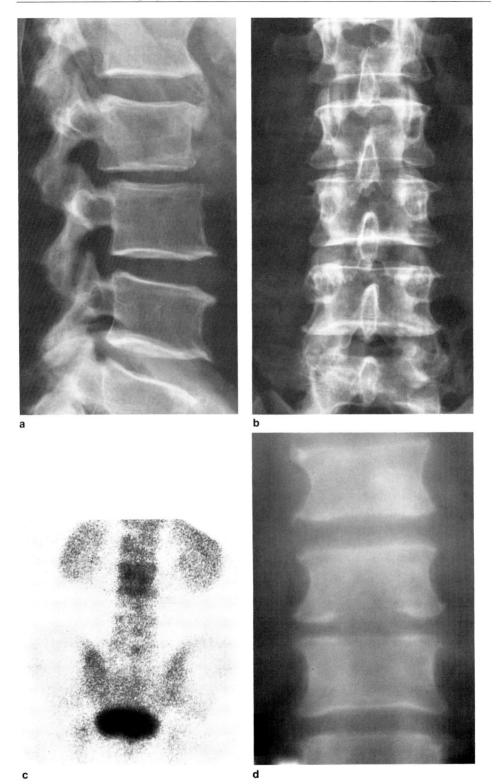

Abb. 38 a–d 64jähriger Mann mit Spondylitis L 2 / L 3
a u. b Röntgenbilder der Lendenwirbel seitlich und a. p. Verschmälerung des 2. lumbalen Intervertebralraumes
c Für Spondylitis charakteristischer Szintigraphiebefund mit vermehrter Radioaktivitätsablagerung im 2. und 3. Lendenwirbelkörper
d Tomographischer Nachweis von Abszeßhöhlen im kaudalen Abschnitt des 2. und im kranialen Abschnitt des 3. Lendenwirbelkörpers

der Skelettszintigraphie kann dementsprechend eine Radioaktivitätsanreicherung im Bereich des Gelenkraumes festgestellt werden. Diese kann fehlen, wenn ein Gelenkerguß vorliegt und die Blutzufuhr infolge Erhöhung des intraartikulären Druckes gedrosselt wird.

Bei fortgeschrittenen Stadien einer Synovitis zeigen die gelenkbildenden Knochen häufig eine reaktive Erhöhung des Knochenumbaues und treten auf statischen Spätszintigrammen radioaktiv angefärbt in Erscheinung.

Eine chronische Polyarthritis läßt sich im Synovialstadium mit Hilfe der Skelettszintigraphie auch bei noch negativem Röntgenbild diagnostizieren. Charakteristisch ist für diese Erkrankung der Befall vor allem der proximalen Finger- und Zehengelenke sowie der Hand- und Fußgelenke (Abb. 39). Da Schulter-, Ellenbogen- und Kniegelenke bereits unter normalen Bedingungen eine gewisse Radioaktivitätsspeicherung aufweisen, die häufig asymmetrisch verteilt sein kann, ist die diagnostische Aussagekraft der Skelettszintigraphie für die peripheren kleinen Gelenke besser als für die großen Körpergelenke.

Bei der Abklärung der juvenilen Arthritis ist die Frühdiagnose einer Synovitis wegen der physiolo-

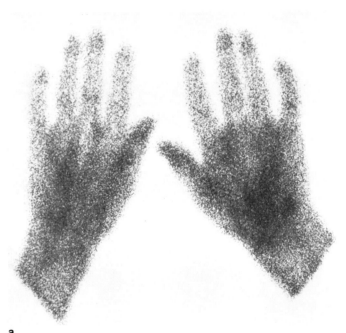

Abb. **39a** u. **b** 57jähriger Mann mit Polyarthritis beider Hände
a ^{99m}Tc-MDP Frühszintigramm mit verstärkter Durchblutung der Handwurzel und Fingergrundgelenkgegend beidseits, rechts mehr als links
b Verstärkte Tracerablagerung in den arthritisch veränderten Gelenken bei der Spätszintigraphie

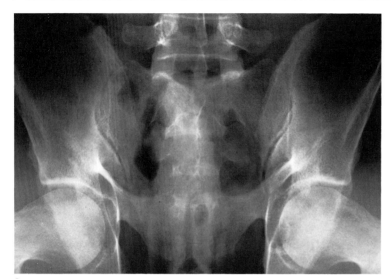

Abb. **40 a–d** 41jähriger Mann mit Iliosakralgelenkarthritis links **a** Röntgenologisch finden sich keine sicheren Arthritiszeichen im Bereich der Iliosakralgelenke **b** u. **c** Bei der Früh- und vor allem bei der Spätszintigraphie verstärkte Radioaktivitätsablagerung in der Gegend des linken Iliosakralgelenks

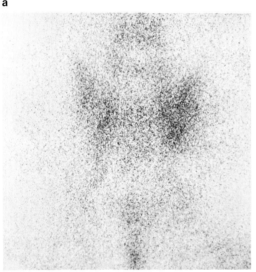

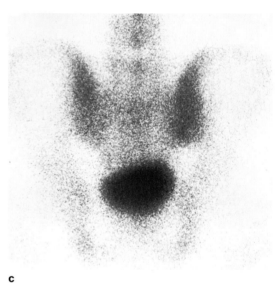

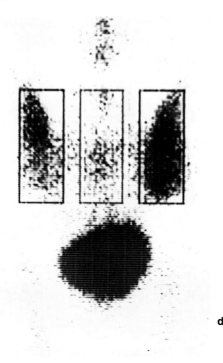

◄ Abb. **40 d** Quantitative Auswertung mit Vergleich der Radioaktivitätsablagerung in den Iliosakralgelenken und der Sakrummitte. Der auf einen Wert von 1,44 erhöhte Quotient links spricht für das Vorliegen einer linksseitigen Arthritis; rechts beträgt der Wert 1,15 und liegt im Bereich der Norm

Abb. **41a u. b** 45jähriger Mann mit Polyarthrose der Fingerendgelenke
a Das Frühszintigramm spricht für eine Begleitentzündung
b Ossäre Radioaktivitätsablagerung in den degenerativ veränderten Gelenken

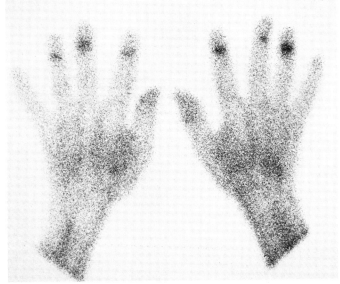

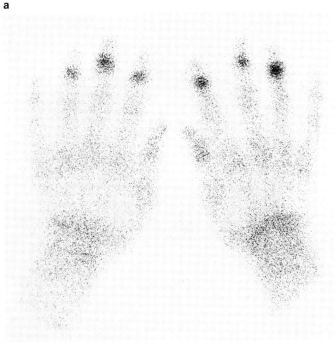

gischen Radioaktivitätsablagerung in den Wachstumsfugen erschwert.

Sakroiliitis

Die Iliosakralgelenke sind in bezug auf arthritische Frühveränderungen röntgenologisch schwierig zu beurteilen. Bei der szintigraphischen Evaluation stört die bereits normalerweise in diesen Gelenken vorliegende Traceranreicherung. Zur Feststellung einer abnorm hohen oder asymmetrischen Radioaktivitätsspeicherung kann die Höhe der Impulsraten über den Iliosakralgelenken und über der Sakrummitte gegeneinander verglichen werden.

Normalerweise beträgt der Quotient der Impulsraten über einem Iliosakralgelenk und über der Sakrummitte 1,3. Höhere Werte sprechen für das Vorliegen einer Sakroiliitis (Abb. **40**). Als Grundkrankheit kommen sowohl eine chronische Polyarthritis wie auch eine ankylosierende Spondylitis oder ein Reiter-Syndrom in Frage. Ferner muß differentialdiagnostisch auch an das Vorliegen einer Arthrose gedacht werden. Der Quotient kann diagnostisch nur verwertet werden, wenn die für die Vergleichsmessung verwendeten mittleren Sakrumabschnitte keinen erhöhten Knochenumbau aufweisen.

Arthrose – Spondylose

Degenerative Gelenkveränderungen sind charakterisiert durch einen Knorpelverlust und durch hypertrophe Veränderungen an den gelenkbildenden Knochen. Die Synovia und die Gelenkkapsel können entzündliche Begleitreaktionen aufweisen. Die Blutkompartimentbilder der Skelettszintigraphie sind meistens negativ oder nur leicht positiv. Da der Knochenumbau in den osteophytären Knochenauswüchsen erhöht ist, findet sich an den entsprechenden Stellen eine erhöhte Tracerablagerung (Abb. **41**). Die Diagnose einer Arthrose oder Spondylose erfolgt in der Regel aufgrund einer Röntgenuntersuchung. Eine Skelettszintigraphie ist u. U. indiziert bei Verdacht auf das gleichzeitige Vorliegen einer Arthritis. Bei der szintigraphischen Metastasenabklärung können durch degenerative Prozesse verursachte herdförmige Radioaktivitätsanreicherungen Metastasen vortäuschen. Der differentialdiagnostische Entscheid muß bei solchen Fällen röntgenologisch gefällt werden.

Skelettsystemerkrankungen

Bei Skelettsystemerkrankungen ist der Knochenmetabolismus entweder im gesamten Skelett oder in einzelnen Skelettteilen gestört. Da die Ablagerungsvorgänge osteotroper Radiopharmazeutika durch den Knochenstoffwechsel entscheidend beeinflußt werden, äußern sich auch Skelettsystemerkrankungen durch abnormale Szintigraphiebefunde.

Hormonelle Skeletterkrankungen

Die Knochenumbauvorgänge werden durch Hormone gesteuert, welche die Aktivität der Osteoblasten und Osteoklasten direkt beeinflussen und die Calciumaufnahme über den Darm und die Calcium- und Phosphatausscheidung über die Nieren regulieren. Das in klinischer Hinsicht wichtigste Hormon ist das über die Nebenschilddrüsen ausgeschiedene Parathormon, das vor allem die Osteoklasten-, in geringerem Maße auch die Osteoblastenaktivität fördert und gleichzeitig die tubuläre Phosphatausscheidung und die Calciumrückresorption der Niere anhebt. Ein *primärer Hyperparathyreoidismus* beruht auf einer vermehrten Sekretion des Paranthormons und wird hervorgerufen durch ein Karzinom, ein Adenom oder durch eine Hyperplasie eines oder mehrerer Epithelkörperchen. Alle Erkrankungen, die ein Absinken des Serumcalciums hervorrufen, bewirken eine Stimulation der Parathyreoidea mit Entwicklung eines *sekundären Hyperparathyreoidismus*.
Auch das Vitamin D kann als Hormon bezeichnet werden. Das dem Körper zugeführte oder in der Haut gebildete Vitamin D_3 wird erst durch Hydroxylierung in der Leber und in den Nieren in biologisch aktive Derivate umgewandelt. Die Hauptaufgabe des Vitamins D besteht in der Steuerung der Knochenmineralisation, indem es dem Knochengewebe Calcium und Phosphate zuführt, die Verkalkung von neugebildetem Knochen fördert und Calcium aus altem Knochen mobilisiert. An den Nierentubuli bewirkt es eine Förderung der Phosphorrückresorption. Bei Fehlen der aktiven Vitamin-D-Metabolite entwickeln sich bei Kindern eine *Rachitis* und bei Erwachsenen eine *Osteomalazie*.

Die drei Erkrankungen primärer und sekundärer Hyperparathyreoidismus und Osteomalazie erzeugen bei der Skelettszintigraphie mit ^{99m}Tc-Phosphatkomplexen vergleichbare Befunde, gekennzeichnet durch eine:

1. erhöhte Traceraufnahme im axialen Skelett,
2. erhöhte Traceraufnahme in den Röhrenknochen,
3. zusätzlich verstärkte Speicherung in den periartikulären Regionen,
4. geringe oder fehlende Darstellung der Nieren,
5. verstärkte Radioaktivitätsablagerung in der Schädelkalotte und der Mandibula.

Es liegt somit das Bild eines „super bone scan" vor, analog wie bei einer diffusen Skelettmetastasierung (Abb. **42**).

Die 24-Stunden-Retention von ^{99m}Tc-Phosphatkomplexen, die mit einem Ganzkörperzähler gemessen werden kann, ist bei allen drei Erkrankungen erhöht (SCHÜMICHEN 1983).

Beim Hyperparathyreoidismus auftretende Weichteilverkalkungen speichern ebenfalls Tracersubstanzen und werden dadurch im Szintigramm sichtbar (Chondrokalzinose, Lungenverkalkungen). Braune Tumoren, die beim primären und beim sekundären Hyperparathyreoidismus vorkommen, zeigen in ihrer Peripherie eine Traceranreicherung und imponieren im Szintigramm als Radioaktivitätsanreicherungen (Abb. **43**).

Die für Osteomalazie typischen Looserschen Umbauzonen sind im Szintigramm als bandförmige Radioaktivitätsanreicherungen zu erkennen. Sie treten meist multipel und häufig auch symmetrisch auf (Abb. **44**). Meistens sind sie in den Rippen, in der Skapula, an der medialen Seite des Schenkelhalses und in den Schambeinästen lokalisiert.

Außer dem Vitamin-D-Mangel können auch chronische Niereninsuffizienz, renale tubuläre Störungen und Lebererkrankungen zur Osteomalazie führen. Seltener sind tumorbedingte phosphaturische Osteomalazien bei Vorliegen von Hämangiomen, Hämangioperizytomen, malignen Riesenzelltumoren oder einer Neurofibromatose. Das mit einer Osteomalazie verbundene Absinken des Calciumspiegels bewirkt eine Stimulation der Neben-

Abb. **42 a–c** 37jähriger Mann mit primärem Hyperparathyreoidismus
a u. **b** Die Skelettszintigramme der verschiedenen Körperregionen zeigen eine stark vermehrte Radioaktivitätsbelegung des gesamten Skelettes. Verstärkte Radioaktivitätsablagerung auch in den Lungen, in den Nieren und im Magenfundus infolge Parenchymverkalkungen
c 3,5 × 2,3 cm großes Nebenschilddrüsenadenom rechts (CT-Untersuchung)

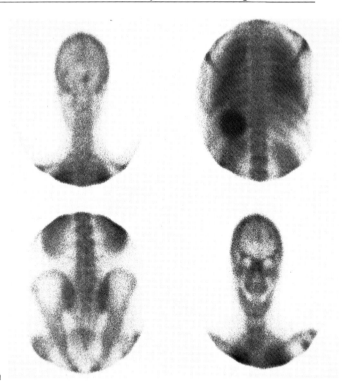

a

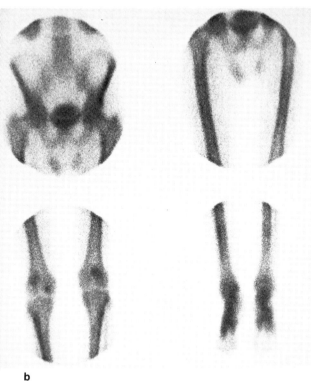

b

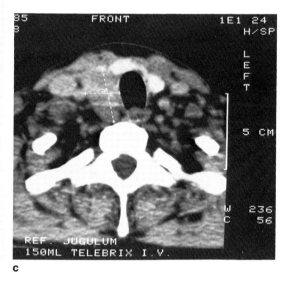

c

schilddrüse und damit fast in allen Fällen das Auftreten eines sekundären Hyperparathyreoidismus.
Häufigste Ursache eines sekundären Hyperparathyreoidismus sind tubuläre oder glomeruläre Nierenerkrankungen oder eine intestinale Malabsorption. Neben den durch den Hyperparathyreoidismus bedingten Knochenveränderungen treten bei diesen Ätiologien auch osteomalazische Veränderungen mit wechselnder Häufigkeit und Intensität auf. Im besonderen findet sich beim renalen sekundären Hyperparathyreoidismus, der sog. renalen Osteodystrophie, histologisch regelmäßig eine Kombination von Osteomalazie und Ostitis fibrosa.

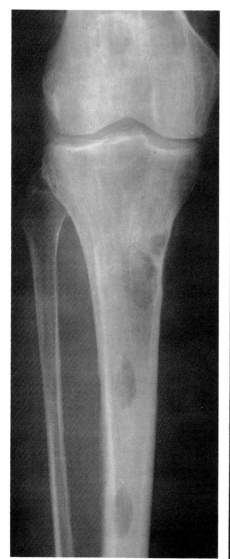
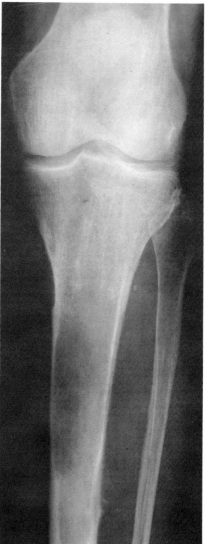
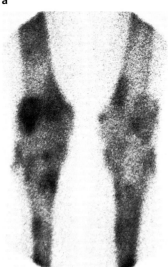

Abb. **43 a–c** 65jähriger Mann mit primären Hyperparathyreoidismus
a u. **b** Röntgenbilder beider Unterschenkel a. p. Multiple braune Tumoren in beiden Tibiae
c Bei der Skelettszintigraphie starke Radioaktivitätsanreicherung im Bereich der braunen Tumoren sowie insgesamt verstärkte Tracerablagerungen im ganzen Skelett

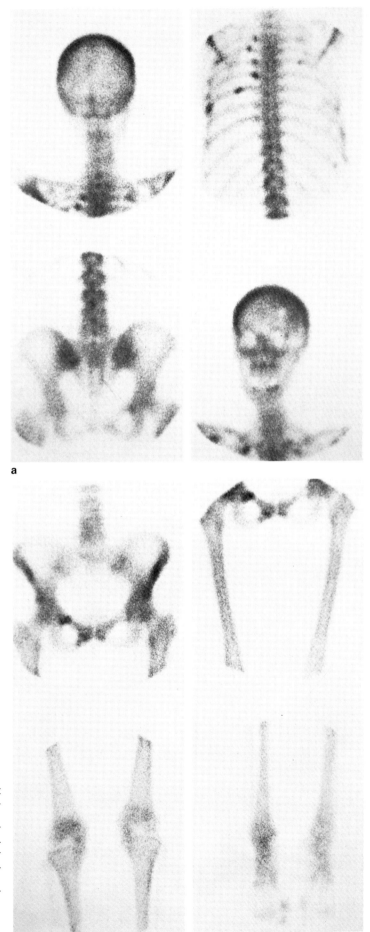

Abb. **44a** u. **b** 71jährige Frau mit Osteomalazie und multiplen Looserschen Umbauzonen.
„Super bone scan" mit verstärkter Radioaktivitätsbelegung des Skelettes, erkennbar vor allem in der Schädelkalotte. Fehlende Tracerausscheidung über die Nieren. Starke radioaktive Anfärbung der Looserschen Umbauzonen

Aufgrund der szintigraphischen Befunde ist es nicht möglich, zwischen einem Hyperparathyreoidismus und einer Osteomalazie zu unterscheiden. SCHÜMICHEN (1983) gibt an, daß eine ausgesprochen periartikuläre Vermehrung der ^{99m}Tc-Akkumulation für Osteomalazie typischer ist als für Hyperparathyreoidismus; sie kann jedoch auch bei einer renalen Osteodystrophie mit dominierender Osteomalazie beobachtet werden. Die Röntgenuntersuchung erweist sich als relativ unempfindlich und unspezifisch für die Erkennung von Frühformen eines Hyperparathyreoidismus oder einer Osteomalazie. Die Skelettszintigraphie mit ^{99m}Tc-Phosphatkomplexen zeigt im Vergleich zur Röntgenuntersuchung eine deutlich höhere Sensibilität. Beim primären Hyperparathyreoidismus liegt diese für die Szintigraphie bei 50%, für die Röntgenuntersuchung bei 21%, bei der Osteomalazie für die Szintigraphie bei 100%, für die Röntgenuntersuchung bei 60%, bei der renalen Osteodystrophie für die Szintigraphie bei 100% und für die Röntgenuntersuchung bei 58% (FOGELMAN u. CARR 1980).

Die *Akromegalie* wird durch eine vermehrte Produktion des Wachstumshormons durch die azidophilen Zellen des Hypophysenvorderlappens verursacht. Das Wachstumshormon stimuliert die periostale Knochenneubildung, vor allem am Schädel und in den kleinen Hand- und Fußknochen. Die Radiophosphatbilder, die ebenfalls empfindlicher sind als die Röntgenbilder, zeigen bei der Akromegalie die Befunde einer metabolischen Knochenerkrankung mit vermehrter Tracerablagerung im Skelett und geringer Nierendarstellung.

Osteoporose

Eine Osteoporose, die gekennzeichnet ist durch einen Verlust an Knochenmasse im Verhältnis zum Knochenvolumen, kann durch sehr unterschiedliche Ätiologien verursacht werden. Zu unterscheiden ist zwischen einer Low-turnover-Osteoporose, bei der die Knochenumbauprozesse verlangsamt sind, und einer High-turnover-Osteoporose mit verstärkter Knochenresorption und geringerer Knochenformation. Bei beiden Formen ist die Skelettbilanz während den aktiven Osteoporosephasen negativ.

Die *senile Osteoporose* gehört zur Low-turnover-Gruppe. Das Skelettszintigramm ist meistens normal. Infolge einer relativ geringen Traceraufnahme durch den osteoporotischen Knochen tritt das Skelett oft wenig deutlich in Erscheinung. Es handelt sich hierbei um das Endstadium einer Osteoporose mit stark reduzierter oder fehlender osteoblatischer Aktivität. Auch bei der senilen Osteoporose gibt es aktive Phasen mit verstärkter Tracerablagerung im Skelett. Umschriebene Radioaktivitätsanreicherungen finden sich bei osteoporotischen Wirbelfrakturen, deren ungefähres Alter szintigraphisch ermittelt werden kann (vgl. Abb. **26**). Differentialdiagnostisch ist es mit dem Skelettszintigramm oft nicht möglich zu unterscheiden, ob eine Wirbelfraktur durch eine Metastase oder durch die Osteoporose allein verursacht wurde.

Beim *Cushing-Syndrom* oder nach *Steroidmedikation* ist die Knochenresorption vermehrt und die Osteoblastenaktivität vermindert. Als Resultat entwickelt sich eine besonders stark ausgeprägte Osteoporose, die sich szintigraphisch in einer niedrigen Radioaktivitätsbelegung des Skelettes äußert.

Bei der *Thyreotoxikose* und bei der *Inaktivitätsatrophie* des Gesamtskelettes ist der Knochenumbau beschleunigt mit entsprechender Vermehrung der Traceraufnahme durch das Skelett (KUKAR u. SY 1981).

Sudeck-Atrophie
(„reflex sympathetic dystrophy syndrome")

Bei der Sudeck-Atrophie liegt eine regionale High-turnover-Osteoporose vor, die nur einzelne Skelettpartien befällt. Der klinische Symptomkomplex besteht aus Schmerz, Schwellung, vasomotorischer Instabilität und Hautdystrophie. Das Syndrom tritt vor allem nach traumatischen Frakturen und nach Immobilisation von Extremitäten durch einen Gipsverband auf. Ferner kommen idiopathische Formen ohne erkennbare Ursache vor. Bekannt ist vor allem das sog. Schulter-Hand-Syndrom. Pathogenetisch scheint eine neurovaskuläre Störung vorzuliegen.

Röntgenologisch findet sich eine fleckige Osteoporose der betroffenen Skeletteile, die vor allem in Gelenknähe verstärkt in Erscheinung tritt.

Auf Szintigrammen lassen sich in der Regel eine generell erhöhte Perfusion und Diffusion und eine vermehrte periartikuläre Radiophosphataufnahme der veränderten Skeletteile feststellen (Abb. **45**). Der szintigraphische Befund spricht für das Vorliegen einer aktiven Störung der lokalen Durchblutung, die potentiell reversibel ist. Unter Steroidtherapie normalisiert sich der Szintigraphiebefund wesentlich früher als der röntgenologische Befund.

Die *regionale wandernde Osteoporose* („regional migratory osteoporosis") gehört zu demselben Symptomenkomplex. Klinisch liegt eine akute periartikuläre schmerzhafte Weichteilschwellung vor, die vor allem die unteren Extremitäten betrifft. Im Röntgenbild läßt sich eine ausgeprägte periartikuläre Osteoporose feststellen, die in charakteristischer Weise nur einen einzelnen gelenkbildenden Knochen befällt. Der Gelenkspalt bleibt normal erhalten. Das Auftreten der Erkrankung ist gewöhnlich spontan; sie befällt im übrigen ge-

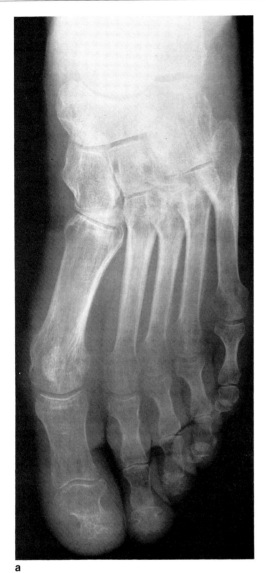
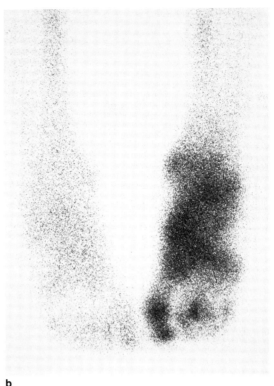

Abb. 45a u. b 51jähriger Mann mit Sudeck-Syndrom des linken Fußes
a Röntgenologisch Entkalkung des linken Fußskelettes
b Stark erhöhte Radioaktivitätsspeicherung im dystrophischen linken Fußskelett

sunde Erwachsene mittleren Alters, Männer häufiger als Frauen. Ein einzelner Schub einer solchen regionalen Osteoporose dauert in der Regel weniger als 1 Jahr und bildet sich ohne spezifische Therapie wieder zurück. Am häufigsten sind die Hüftgelenke neben den Knie-, Knöchel- und Fußgelenken befallen. Bilaterale Erscheinungsformen kommen vor. Im weiteren Verlauf kann die Osteoporose in der unteren Extremität von einem gelenkbildenden Knochen zum anderen wandern. Der Intervall zwischen den einzelnen Schüben kann wenige Monate bis Jahre betragen. Das Auftreten eines Rezidivs in einem bereits einmal befallenen Knochenabschnitt ist ungewöhnlich. Im europäischen Schrifttum wird dieses Krankheitssyndrom auch als *Algodystrophie* bezeichnet (DOURY u. Mitarb. 1981). Radiophosphatszintigramme zeigen in den Frühphasen die verstärkte Durchblutung und in den Spätphasen den erhöhten Knochenumbau der befallenen Knochenpartie (Abb. **46**). Die Radioaktivitätsanreicherung beschränkt sich hierbei strikt auf einen einzelnen Knochenabschnitt, am Hüftgelenk beispielsweise auf den Femurkopf und am oberen Sprunggelenk meistens auf das distale Tibiaende. Der zweite gelenkbildende Knochen ist nicht mitbeteiligt. Mit Rückbildung der periartikulären Erkrankung erfolgt eine Normalisierung des Szintigraphiebefundes (BESSLER, SCHAUB 1986a).

Diverse allgemeine Skeletterkrankungen

Bei einer *Osteopetrose* liegt eine generalisierte Osteosklerose vor, offenbar bedingt durch eine osteoklastische Dysfunktion. Bei dieser Krankheit findet sich eine Traceranreicherung in den Metaphysen der langen und kurzen Röhrenknochen sowie im Schädel bei normaler Traceraufnahme durch das axiale Skelett (PARK u. LAMBERTUS 1977).

444 Skelettszintigraphie

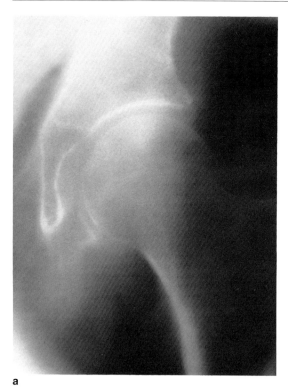

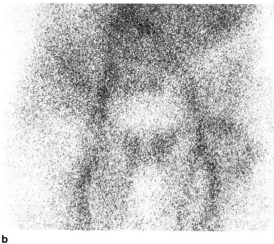

b

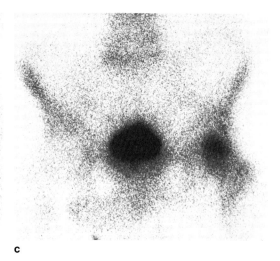

c

Abb. 46a–c 71jähriger Mann mit Algodystrophie der linken Hüfte
a Tomogramm der linken Hüfte. Leichte diffuse Osteoporose des Femurkopfes
b Frühszintigramm der Beckenregion mit Radioaktivitätsablagerung in den Weichteilen der linken Hüfte
c Spätszintigramm mit erheblich verstärkter Radioaktivitätsbelegung des linken Femurkopfes vor allem kraniolateral. Keine Mitbeteiligung der Hüftpfanne

Allgemein erhöht ist die Traceraufnahme des Skeletts bei der *Mastozytose* (SY 1976). Fokale Anomalien mit szintigraphisch erhöhter Traceraufnahme finden sich bei der *Engelmannschen Krankheit* und bei der *Melorheostose*. Bei der *Osteopoikilose* und der *Osteopathia striata* ist das Skelettszintigramm normal.

Eine *hypertrophe pulmonale Osteoarthropathie* entwickelt sich bei Malignomen der Lunge oder des Mediastinums und kommt auch bei Lebererkrankungen vor. Die im Röntgenbild oft nur geringgradigen periostalen Knochenneubildungsschichten entlang den Röhrenknochen treten auf Skelettszintigrammen sehr deutlich in Erscheinung; sie erzeugen das sog. „double stripe sign" entlang den Röhrenknochen, das für die Affektion charakteristisch ist (TERRY u. Mitarb. 1975). Szintigraphische Befunde bei einer hypertrophen pulmonalen Osteoarthropathie sind in der Abb. **47** wiedergegeben.

Eine *fibröse Dysplasie* kann monoostotisch oder polyostotisch auftreten, wobei vor allem Femur, Schädel, Kiefer, Rippen und Becken befallen werden. Die in der Markhöhle lokalisierten fibrösen Herde sind durchsetzt von unreifem spongiösem Knochen, der Radioaktivität speichert. Wie aus der Abb. **48** hervorgeht, sind fibröse Dysplasieherde auf Skelettszintigrammen deutlich zu erkennen. Szintigraphisch lassen sie sich oft besser abgrenzen als auf dem Röntgenbild (HIGASHI u. Mitarb. 1980).

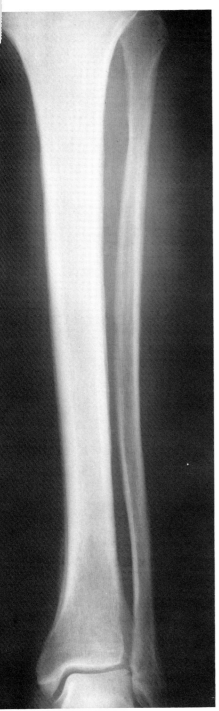
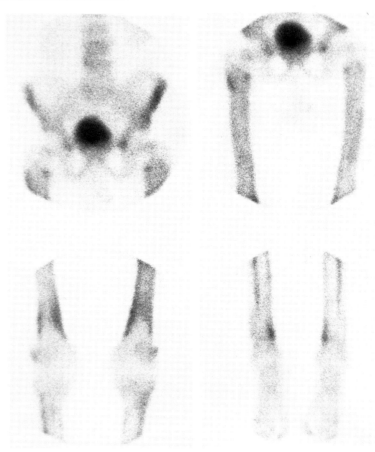

Abb. 47 a u. b 63jähriger Mann mit pulmonaler hypertropher Osteoarthropathie infolge Bronchuskarzinoms
a Röntgenbild des linken Unterschenkels a. p. mit periostalen Knochenauflagerungen entlang der Oberfläche der Unterschenkelknochen
b Szintigramme des Beckens, der Ober- und der Unterschenkel. Streifige radioaktive Depots entlang den Schäften der Ober- und Unterschenkelknochen beidseits („double stripe sign")

Nach neuesten Erhebungen soll das *Paget-Syndrom* durch einen Virus erzeugt werden, der in den in ihrer Zahl stark vermehrten Osteoklasten kleine Einschlüsse bildet.

Die Pathophysiologie des Paget-Syndroms ist charakterisiert durch eine intensive osteoklastische Resorption von normalem Knochen, durch die Neubildung von primitivem Knochen, durch eine stark vermehrte Vaskularisation und durch eine medulläre Bindegewebereaktion.

Der Calciumumsatz kann das 20fache der Norm betragen. Infolge Resorption der Knochenmatrix ist die Hydroxyprolinausscheidung verstärkt. Die Erhöhung der alkalischen Phosphatasewerte im Serum reflektiert die verstärkte Osteoblastenaktivität.

Von der Krankheit können alle Knochen des Skelettes befallen werden; bevorzugte Lokalisationen sind Becken, Femur, Tibia, Wirbelsäule und Schädel.

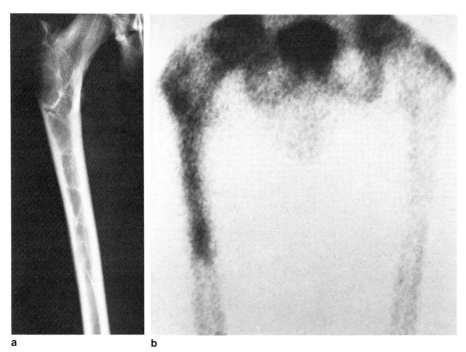

a b

Abb. **48 a u. b**
17jähriger Mann mit fibröser Dysplasie der rechten proximalen Femurschafthälfte
a Röntgenbild des rechten Femurs a. p.
b Szintigraphie beider Oberschenkel. Verstärkte Radioaktivitätsbelegung der fibrösen Dysplasieherde

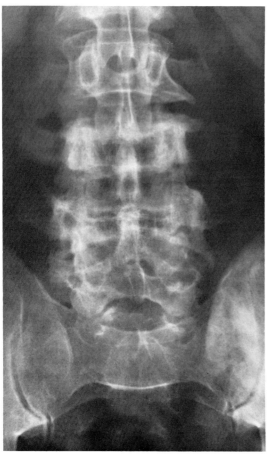

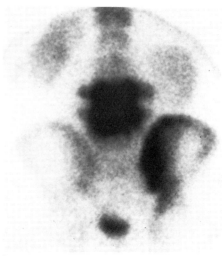

b

Abb. **49 a u. b**
72jähriger Mann mit Paget-Syndrom
a Röntgenbild der LWS und des Sakrums a. p. Paget-Syndrom von L 3, L 4 und links iliosakral
b Szintigraphie der LWS und des Beckens. Starke Radioaktivitätsanreicherung in den vom Paget-Syndrom befallenen Skelettpartien

a

Bei der Dreiphasenskelettszintigraphie ergeben die Radionuklidangiographiephase und die Blutpoolphase eine verstärkte Blutzufuhr und Durchblutung der befallenen Knochenpartien. Auf den Spätaufnahmen zeigen diese eine hochgradig verstärkte Tracerakkumulation. Je nachdem, ob neben den sklerotischen auch ausgedehnte lytische Veränderungen vorliegen, ist die Radioaktivitätsablagerung mehr oder weniger regelmäßig verteilt mit Akzentuation der Grenzzone, in welcher die Krankheit fortschreitet (Abb. 49).

Da das Paget-Syndrom das involvierte Knochenareal bis in die Peripherie voll erfaßt, treten die anatomischen Knochenkonturen auf den Szintigrammen deutlich in Erscheinung, ein Befund, der z. B. bei Vorliegen von Skelettmetastasen nie beobachtet werden kann.

Zwischen röntgenologischen und szintigraphischen Befunden eines Paget-Syndroms finden sich oft Differenzen. Szintigraphisch lassen sich vor allem aktive Krankheitsherde erfassen. Das Röntgenbild wird später positiv und läßt auch noch alte, nicht mehr aktive Paget-Herde erkennen. An einem Untersuchungsgut von 373 Paget-Lokalisationen an 107 Patienten fand sich in 82% eine Übereinstimmung zwischen Szintigraphie und Röntgenbild; 16% hatten positive Szintigramme und negative Röntgenbilder, 2% negative Szintigramme und positive Röntgenbilder (VELLENGA u. Mitarb. 1985).

Zur Behandlung eines Paget-Syndroms werden Calcitonin, Mitromycin und Diphosphonate eingesetzt. Vor allem bei Berücksichtigung der Perfusionsphase gibt die Radionukliduntersuchung einen empfindlichen Parameter für die Beurteilung des Behandlungserfolges. Mit Hilfe von Skelettszintigrammen ist eine Besserung der Krankheit früher zu beurteilen als mit Röntgenuntersuchungen oder mit serologischen Untersuchungen.

Weichteilspeicherung

Der Ablagerungsmechanismus des ^{99m}Tc-Phosphatkomplexes in veränderten Weichteilstellen ist unklar. Möglicherweise spielen Gewebshormone oder Rezeptoren für alkalische und saure Phosphatase eine Rolle; möglich ist auch eine Bindung des Technetiumchelates an denaturiertes Protein und an andere organische Makromoleküle.

Radioaktive Ablagerungen in Bindegeweben und Organen sind zu erkennen bei ischämischen und entzündlichen Veränderungen (Myokardinfarkt, Myokarditis, Amyloidose, Lebermetastasen, Rhabdomyosarkome, Gefäßgeschwülste, Milzinfarkte, tiefer Venenthrombose, Mastitiden, Rhabdomyolyse nach körperlichen Anstrengungen etc.).

Auch *Kalkablagerungen* in den Weichteilen speichern bei der Skelettszintigraphie Radioaktivität.

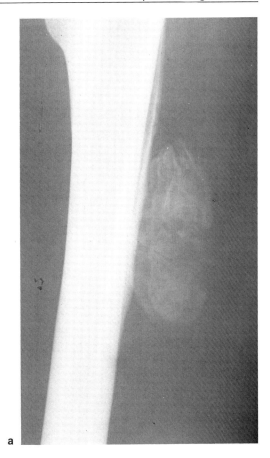

a

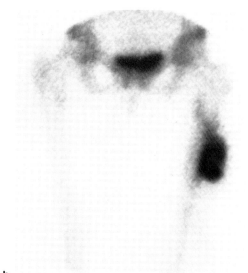

b

Abb. 50a u. b 15jährige Frau mit Myositis ossificans am linken Oberschenkel
a Ausschnitt eines Röntgenbildes des linken Oberschenkels a. p. 6,5 cm große, ovale Weichteilverkalkung, dem proximalen Femurschaftdrittel lateral anliegend mit umschriebener Periostreaktion
b Szintigraphie beider Oberschenkel. Stark erhöhte Traceraufnahme im verkalkten Muskelbezirk und im Bereich der ossären Periostreaktion

Es läßt sich dies u. a. auch bei Calcinosis universalis und bei Kalkdepots infolge Stoffwechselerkrankungen mit Hyperkalzämie beobachten. Amorphe Calciumdepots, wie sie z. B. bei der Urämie auftreten, zeigen im allgemeinen eine geringere Traceranreicherung als kristalline Kalkablagerungen.
Bei Thalassaemia major, Hämochromatose und Erythroleukämie sind wahrscheinlich *Eisenablagerungen* verantwortlich für eine lokale Akkumulation von Radiotechnetiumphosphaten (MAZZOLA u. Mitarb. 1976).
Ektopische *Verknöcherungen* kommen bei der Myositis ossificans vor, die am häufigsten nach Muskelverletzungen auftritt, aber auch durch genetische Faktoren oder durch eine ossäre Metaplasie nach neurologischer Erkrankung verursacht sein kann. Bei traumatischer Genese wird die nach der Muskelverletzung auftretende Hämatombildung durch Granulationsgewebe organisiert, gefolgt von Chondrogenese und lamellärer Knochenformation. Da während der Osteoneogenese die Traceraufnahme am höchsten ist, kommen Muskelverknöcherungen szintigraphisch wesentlich früher und deutlicher zur Darstellung als röntgenologisch (Abb. **50**). Nach Abschluß der Verknöcherungsvorgänge wird der Szintigraphiebefund negativ. Eine evtl. notwendige chirurgische Resektion der Muskelverknöcherung sollte erst nach Abschluß der Knochenreifung vorgenommen werden (BRILL 1981).

Indikationen zur Skelettszintigraphie

Grundsätzlich kann jede Skeletterkrankung die Indikation zu einer Skelettszintigraphie ergeben. Szintigraphieberichte in der Literatur erfassen die gesamte Skelettpathologie. Um die Untersuchung gezielt und sinnvoll einsetzen zu können, ist es jedoch notwendig ihre Indikationsstellung einzuschränken; sie sollte nur dann angewandt werden, wenn sie diagnostisch entscheidende Resultate ergibt und andere kompliziertere, kostspieligere oder invasivere Untersuchungen ersetzen kann.
Hauptindikationsgebiete für die Skelettszintigraphie sind die Metastasensuche am Skelett, das Auffinden und die Abklärung entzündlicher Knochen- und Gelenkaffektionen und der Nachweis ischämischer Knochenprozesse.
Relative Indikationen bestehen, wenn bei gewissen Erkrankungen spezielle Situationen vorliegen, zu deren Abklärung eine Skelettszintigraphie Wesentliches beizutragen vermag. Es kann dies der Fall sein bei traumatischen und postoperativen Skelettveränderungen, degenerativen Gelenkveränderungen, primären Skelettumoren, tumorähnlichen Affektionen, metabolischen Erkrankungen des Skelettes, Wachstumsstörungen, Weichteilverkalkungen und u. U. auch bei Vorliegen von unbestimmten skelettbezogenen klinischen Symptomen.
Die folgende Aufstellung gibt eine Übersicht über die verschiedenen *klinisch gegebenen Indikationen* zur Skelettszintigraphie.

Klinische und radiologische Indikationen zur Skelettszintigraphie

1. Frage nach einer Skeletterkrankung
extraossäre Malignome
Metastasensuche, Tumorstaging, Knocheninfiltration
Schmerzen
a) unbestimmte Knochen- oder Gelenkschmerzen
szintigraphische Lokalisation der Skeletterkrankung,
Feststellen von Sekundärreaktionen am Skelett:
pulmonale hypertrophe Osteoarthropathie, Inaktivitätsatrophie, Sudeck-Syndrom;
b) umschriebene Knochen- oder Gelenkerkrankungen mit negativem Röntgenbild
okkulte Metastasen, Osteomyelitisherde, Arthritis, Synovitis, Frakturen, Fissuren, Umbauzonen, Sportschäden (Shin-splint-Läsion, Streßzonen), Algodystrophie;
Fieber
Zellulitis, Arthritis, Osteomyelitis, Spondylitis, Tumorfieber (Ewing-Sarkom);
veränderte Laboratoriumswerte
Calcium-, Phosphor- oder Phosphatasespiegel,
Eiweißfraktion des Serums (pathologische Immunoelektrophorese, Autoimmunantikörper),
Blutbild (Anämien, Leukämie),
Urinzusammensetzung (Vermehrung von Hydroxyprolin, Ketosteroide, Homozystin).

2. Abklärung einer bekannten Skeletterkrankung
Unklarer Röntgenbefund
Differentialdiagnose,
Dignitätsbestimmung,
Aktivitätsbestimmung;
Ausdehnung einer Skelettläsion
Knochenmarkinfiltration, Skip Läsionen,
Tumorverkalkungen,
„extended lesion" beim Knochensarkom;
Weitere Skelettherde
a) nach Trauma: weitere Frakturen (Polyblessé, „battered child"),
b) bei Metastasierung: klinisch okkulte Metastasen,
c) bei Skelettsystemerkrankungen: Umbauzonen, Frakturen, Skelettbefall bei Paget-Syndrom, fibröser Dysplasie, Osteopetrose, multipler kartilaginärer Exostosis, Chondromatose etc.;
Umbauvorgänge im Gesamtskelett
„super bone scan" bei diffuser Metastasierung, bei Osteomalazie, bei Hyperparathyreoidismus;

Therapieerfolg
Radiotherapie oder Systemtherapie bei primären und sekundären Neoplasmen,
Antibiotikatherapie bei entzündlichen Knochen- und Gelenkaffektionen,
Fluortherapie bei Osteoporose,
Calcitonintherapie bei Paget-Syndrom, bei Algodystrophie,
Vitamin-D-Therapie bei Osteomalazie,
Parathyreoidektomie bei Hyperparathyreoidismus.
Zu unterscheiden ist, ob das Vorliegen einer Skeletterkrankung bereits bekannt ist oder ob nur ein diesbezüglicher Verdacht vorliegt.

Klinischer Verdacht auf das Vorliegen einer Skeletterkrankung

Eine Skelettszintigraphie ist indiziert bei Vorliegen eines bekannten *extraossären Tumors,* der in das Skelett metastasieren könnte. Auf die Bedeutung der Unterscheidung zwischen osteophilen und osteophoben Primärtumoren wurde bereits hingewiesen. Bei den ersteren ist die Durchführung einer Skelettszintigraphie häufig gegeben, auch wenn keine metastasenverdächtigen klinischen Symptome vorliegen.
Bei in bezug auf ihre Lokalisation *unbestimmten Knochen- oder Gelenkbeschwerden* hat die Skelettszintigraphie vor der Röntgenuntersuchung Vorrang. Erst bei einem positiven Szintigraphiebefund hat eine weitere röntgenologische Abklärung der betreffenden Skelettstelle zu erfolgen.
Bei *umschriebenen Knochen- oder Gelenkschmerzen* wird zuerst eine Röntgenuntersuchung der entsprechenden Skelettstelle vorgenommen. Vermag diese einen vorliegenden Krankheitsprozeß zu klären, erübrigt sich in der Regel eine Szintigraphie. Mit Hilfe der Skelettszintigraphie lassen sich jedoch vor allem frühe Knochen- und Gelenkerkrankungen besser lokalisieren als mit dem Röntgenbild. Ferner können auch Sekundärreaktionen, wie z. B. eine pulmonale hypertrophe Osteopathie, eine Inaktivitätsatrophie und eine Knochendystrophie beim Sudeck-Syndrom deutlich erkannt werden. Entsprechende Skelettveränderungen treten szintigraphisch regelmäßig in Erscheinung; sie müssen aufgrund des Szintigraphiebefundes als reaktive Skelettveränderungen erkannt und dürfen nicht mit primären Erkrankungsherden verwechselt werden.
Bei negativem Röntgenbild und persistierenden Beschwerden sollte eine szintigraphische Untersuchung angeschlossen werden, um evtl. okkulte Skelettläsionen zu entdecken und weiter abzuklären. Es ist dies im besonderen der Fall bei frischen Metastasen und Osteomyelitisherden, bei frühen Arthritiden resp. Synovitiden, bei versteckten Frakturen, Fissuren und Umbauzonen, ferner auch bei Knochenstreß- und Sportschäden. Bei der Algodystrophie tritt die im Röntgenbild erkennbare Osteoporose immer mehrere Wochen später auf als die klinischen Symptome. Szintigraphisch läßt sich die Läsion jedoch frühzeitig erkennen und diagnostizieren.

Unklare Fieberzustände können durch eine Zellulitis oder Arthritis hervorgerufen werden, die in der Blutpoolphase der Skelettszintigraphie erkennbar sind. Bei Kleinkindern lassen sich mit der Skelettszintigraphie auch bei Fehlen von lokalen Symptomen Entzündungsherde im Knochen bereits nachweisen. Fieberzustände können auch als paraneoplastisches Syndrom bei tumorösen Skeletterkrankungen auftreten; bekannt ist dies vor allem beim Ewing-Sarkom, das u. U. erst mit Hilfe der Skelettszintigraphie lokalisiert werden kann.

Veränderte Laboratoriumswerte von Serum, Blut oder Urin eines Patienten geben Hinweise auf das Vorliegen einer Skelettaffektion, die mit Hilfe der Skelettszintigraphie sichergestellt werden kann. Es trifft dies vor allem zu bei Skelettsystemerkrankungen, wie z. B. beim Hyperparathyreoidismus, bei der Osteomalazie, oder beim Paget-Syndrom. Diese Erkrankungen ergeben charakteristische Szintigraphiebefunde, die eine Diagnosestellung ermöglichen.

Klinisch bekannte Skeletterkrankungen

Auch wenn das Vorliegen einer Skeletterkrankung feststeht, muß die Skelettszintigraphie als Abklärungsuntersuchung häufig herbeigezogen werden. Ein *unklarer Röntgenbefund* kann in solchen Fällen eine Indikation zur Skelettszintigraphie ergeben. Für die Einengung einer Differentialdiagnose, zur Dignitätsbestimmung einer fraglichen benignen oder malignen Knochenerkrankung oder zur Aktivitätsbestimmung einer röntgenologisch festgestellten Skelettläsion vermag eine szintigraphische Skelettuntersuchung oft Wesentliches beizutragen.
Die *Ausdehnung einer Skelettläsion* wird im Röntgenbild häufig zu gering angenommen. Im Szintigramm ist sie fast immer wesentlich größer, wobei u. U. auch sog. „skip lesions", d. h. separate Ableger im Markkanal des befallenen Knochens, gefunden werden können. Tumorverkalkungen führen zu einer besonders intensiven Traceablagerung. Beim osteogenen Sarkom ist häufig eine osteoporosebedingte „extended lesion" festzustellen, bei der die Ausdehnung der erhöhten Radioaktivitätsablagerung größer ist als die effektive Tumorausdehnung.
Bei der Skelettszintigraphie wird das *Gesamtskelett* dargestellt. Neben bereits bekannten, röntgenologisch festgehaltenen Skelettherden neoplastischer, entzündlicher, traumatischer oder dege-

nerativer Natur lassen sich im Szintigramm *weitere, bisher unbekannte Krankheitsherde* erkennen. Dasselbe ist auch bei speziellen Skeletterkrankungen möglich, wie z. B. beim Paget-Syndrom, bei der fibrösen Dysplasie, bei multipler kartilaginärer Exostosis oder bei der Chondromatose.
Erhöhte Umbauvorgänge im Gesamtskelett treten bei diffuser Skelettmetastasierung, bei Osteomalazie und beim Hyperparathyreoidismus auf. Sie führen zum szintigraphischen Bild eines „super bone scan", bei dem das Ausmaß der erhöhten, diffusen Radioaktivitätsablagerung mit Hilfe von Impulsratenmessungen semiquantitativ bestimmt werden kann.
Von großem informatorischem Wert ist die Skelettszintigraphie für die Beurteilung eines *Therapieerfolges* bei Systemtherapien, primären und sekundären Neoplasien, nach radioonkologischen Behandlungen, nach Antibiotikatherapien entzündlicher Knochen- und Gelenkaffektionen oder auch nach Behandlungen von Skelettsystemerkrankungen wie Osteoporose mit Fluortherapie, Paget-Syndrom mit Calcitonintherapie, Hyperparathyreoidismus mit Parathyreoidektomie, Osteomalazie mit Vitamin-D-Therapie etc. Ein guter Therapieerfolg äußert sich szintigraphisch in einer Normalisierung des Befundes, wobei vorübergehend infolge von Reossifikationsvorgängen auch eine Verstärkung der Radioaktivitätsbelegung des Skeletts oder von Skeletteilen („flare phenomenon") beobachtet werden kann.

Schlußfolgerung

Die Skelettszintigraphie ergibt als einzige Untersuchungsmethode die Möglichkeit, den Knochenstoffwechsel bildlich darzustellen. Mit ihrer Hilfe können sowohl einzelne Skelettpartien wie auch das Gesamtskelett in einem Untersuchungsgang abgebildet werden. Der Szintigraphiebefund gibt Aufschluß über die Knochenumbauvorgänge, die reaktiv durch pathologische Skelettprozesse hervorgerufen werden. Dieses Grundprinzip hat für die Abklärung aller Skeletterkrankungen Gültigkeit. Die Skelettszintigraphie umfaßt in ihrer Indikationsstellung somit die gesamte Skelettpathologie.
Die Skelettszintigraphie hat heute ihren festen Sitz in der diagnostischen Abklärung von Skeletterkrankungen. Auch die neuesten Entwicklungen auf dem Gebiet der Radiodiagnostik, wie Computertomographie oder Kernspinresonanzuntersuchung, können die Skelettszintigraphie nicht ersetzen. An allen nuklearmedizinischen Zentren gehört sie zu den wichtigsten und am frequentesten durchgeführten Routineuntersuchungen.

Literatur

Adams, F. G., A. W. Shirley: Factors influencing bone scan quality. Eur. J. nucl. Med. 8 (1983) 436
Belliveau, R. E., R. P. Spencer: Incidence and sites of bone lesions detected by ^{99m}Tc-polyphosphate scans in patients with tumors. Cancer 39 (1975) 359
Bergqvist, L., J. Brismar, E. Cederquist, L. Darte, Y. Naversten, J. Palmer: Clinical comparison of bone scintigraphy with ^{99m}Tc-DPD, ^{99m}Tc-HDP and ^{99m}Tc-MDP. Acta radiol. Diag. 25 (1984) 217
Bessler, W.: Skelettszintigraphie mit Radiostrontium. In Glauner, R., A. Rüttimann, P. Thurn, M. Viamonte, E. Vogler: Ergebnisse der medizinischen Radiologie, Bd. II. Thieme, Stuttgart 1969 (S. 1)
Bessler, W.: Die Radiostrontiumszintigraphie beim Plasmocytom. Fortschr. Röntgenstr. 116 (1972) 64
Bessler, W.: Bone scanning in breast cancer staging. In Montague, A. C. W., G. L. Stonesifer, E. F. Lewison, W. T. Bessler, R. S. Handley, P. Siegenthaler: Progress in Clinical and Biological Research, vol. XII. Liss, New York 1977 (p. 303)
Bessler, W.: Streßfrakturen. Röntgenologisch-szintigraphische Abklärung. Arch. orthop. traum. Surg. 91 (1978) 243
Bessler, W.: Szintigraphie bei Knochentumoren. In Frommhold, W., P. Gerhardt: Klinisch-radiologisches Seminar, Bd. X: Knochentumoren. Thieme, Stuttgart 1980 (S. 68)
Bessler, W.: Bone scanning for the early detection of metastases. In Heuck, F. H. W., M. W. Donner: Radiology Today, vol. II. Springer, Berlin 1983 (p. 185)
Bessler, W., W. Schaub: Radioisotopenuntersuchung bei Knochen- und Gelenkerkrankungen. Röntgen-Bl. 30 (1977) 571

Bessler, W., W. Schaub: Röntgenologische und szintigraphische Beurteilung von Hüftgelenktotalprothesen. Fortschr. Röntgenstr. 130 (1979) 546
Bessler, W., W. Schaub: Szintigraphische Befunde bei Femurkopfischämie und -nekrose. In Bessler, W., W. A. Fuchs, J. Locher, J. Paunier: Neue Aspekte radiologischer Diagnostik und Therapie. Jahrbuch der Schweiz. Ges. f. Radiol. und Nuklearmed. 1982. Huber, Bern 1983 (S. 213)
Bessler, W., W. Schaub: Nuclear bone scan in hip diseases. In Heuck, F. H. W., M. W. Donner: Radiology Today, vol. IV. Springer Berlin 1986 a (p. 109)
Bessler, W., W. Schaub: The role of the bone scan in trauma. In Heuck, F. H. W., M. W. Donner: Radiology Today, vol. IV. Springer Berlin 1986 b (p. 157)
Brill, D. R.: Radionuclide imaging of nonneoplatic soft tissue disorders. Semin. nucl. Med. 11 (1981) 227
Buck, A. C., G. D. Chisholm, M. V. Merrick, J. P. Lavender: Serial fluorine – 18 scans in the follow-up of carcinoma of the prostate. Brit. J. Urol. 47 (1975) 287
Buell, U., E. Kleinhans, E. Zorn-Bopp, W. Reuschel, W. Muenzing, E. A. Moser, M. Seiderer: A comparison of bone imaging with Tc-99m DPD and Tc-99m MDP: concise communication. J. nucl. Med. 23 (1982) 214
Castronovo, F. P., M. J. Guiberteau, G. Berg, K. A. McKusick, R. J. Callahan, M. S. Potsaid: Pharmacokinetics of technetium-99m diphosphonate. J. nucl. Med. 18 (1977) 809
Chew, F. S., T. M. Hudson: Radionuclide bone scanning of osteosarcoma: falsely extended uptake patterns. Amer. J. Roentgenol. 139 (1982) 49

Christensen, S. B., O. W. Krogsgaard: Localization of Tc-99m MDP in epiphyseal growth plates of rats. J. nucl. Med. 22 (1981) 237

Desaulniers, M., Y. Lacourcière, R. Lisbona, L. Rosenthall: A detailed comparison of bone scanning with ^{99m}Tc-polyphosphate and radiographic skeletal surveys for neoplasm. J. Canad. Ass. Radiol. 24 (1973) 340

Doury, P., Y. Dirheimer, S. Pattin: Algodystrophy. Diagnosis and Therapy of a Frequent Disease of the Locomotor Apparatus. Springer, Berlin 1981

Dzebolo, N. N., H. M. Dick, F. Feldman, P. O. Alderson: Serial bone scanning in patients with extremity bone grafts. J. nucl. Med. 23 (1982) 150

Feine, U., W. Müller-Schauenburg: Nuklearmedizinische Knochendiagnostik. Neuere bildgebende Verfahren. Wachholz, Nürnberg 1985

Feine, U., K. zum Winkel: Nuklearmedizin, Szintigraphische Diagnostik, 2. Aufl. Thieme, Stuttgart 1980

Flanagan, J. J., M. N. Maisey: Normal Skeletal Scintigraphy. Wolfe, London 1985

Fleming, W. H., J. D. MacIlraith, E. R. King: Photo-scanning of bone lesions utilizing strontium 85. Radiology 77 (1961) 635

Fogelman, I., D. Carr: A comparison of bone scanning and radiology in the evaluation of patients with metabolic bone disease. Clin. Radiol. 31 (1980) 321

Gilday, D. L., J. M. Ash, M. D. Green: Child abuse – its complete evaluation by one radiopharmaceutical. J. nucl. Med. 21 (1980) 10 (Abstr.)

Gilday, D. L., J. M. Ash, B. J. Reilly: Radionuclide skeletal survey for pediatric neoplasm. Radiology 123 (1977) 399

Hadjipavlou, A., R. Lisbona, L. Rosenthall: Difficulty of diagnosing infected hypertrophic pseudoarthrosis by radionuclide imaging. Clin. nucl. Med. 8 (1983) 45

Hall, F. M., R. P. Goldberg, J. A. K. Davies, M. H. Fainsinger: Scintigraphic assessment of bone islands. Radiology 135 (1980) 737

Hall, F. M., M. E. Conybeare, A. J. Coakley, P. J. Mountford, C. P. Wells: ^{111}In-labelled leucocyte and ^{99m}Tc-methylene diphosphonate bone scanning in pelvic osteomyelitis. Europ. J. nucl. Med. 8 (1983) 393

Hatfield, D. R., F. H. DeLand, Y. Maruyama: Skeletal metastases in pancreatic carcinoma: study by isotopic bone scanning. Oncology 33 (1976) 44

Higashi, T., M. Iguchi, A. Shimura: Computed tomography and bone scintigraphy in polyostotic fibrous dysplasia. Oral Surg. 50 (1980) 580

Hoffer, P.: Gallium mechanisms. J. nucl. Med. 21 (1980) 282

Hooper, R. G., C. R. Beechler, M. C. Johnson: Radioisotope scanning in the initial staging of bronchogenic carcinoma. Amer. Rev. resp. Dis. 118 (1978) 279

Howie, D. W., J. P. Savage, T. G. Wilson, D. Paterson: The technetium phosphate bone scan in the diagnosis of osteomyelitis in childhood. J. Bone Jt Surg. 65 (1983) 431

Israel, O., D. Front, A. Frenkel, U. Kleinhaus: 24-hour/4-hour ratio of technetium-99m methylene diphosphonate uptake in patients with bone metastases and degenerative bone changes. J. nucl. Med. 26 (1985) 237

Joffe, N., D. A. Antonioli: Osteoblastic bone metastases secondary to adenocarcinoma of the pancreas. Clin. Radiol. 29 (1978) 41

King, M. A., G. W. Casarett, D. A. Weber: A study of irradiated bone: histopathologic and physiologic changes. J. nucl. Med. 20 (1979) 1142

Kukar, N., W. M. Sy: Selected endocrine disorders. In Sy, W. M.: Gamma Images in Benign and Metabolic Bone Diseases, vol. II. CRC Press, Boca Raton/Florida 1981 (p. 1)

Langhammer, H. R., R. Sintermann, G. Hör, H. W. Pabst: Serial bone scintigraphy for assessing the effectiveness of treatment of osseous metastases from prostatic cancer. Nucl.-Med. 17 (1978) 87

Lieberman, C. M., D. L. Hemingway: Scintigraphy of shin splints. Clin. nucl. Med. 5 (1980) 31

McCauley, R. G. K., P. C. Kahn: Osteochondritis of the tarsal navicular: radioisotope appearances. Radiology 123 (1977) 705

McKillop, J. H., E. Etcubanas, M. L. Goris: The indications for and limitations of bone scintigraphy in osteogenic sarcoma: a review of 55 patients. Cancer 48 (1981) 1133

McNeil, B. J.: Rationale for the use of bone scans in selected metastatic and primary bone tumors. Semin. nucl. Med. 8 (1978)336

McNeil, B. J., J. Hanley: Analysis of serial radionuclide bone images in osteosarcoma and breast carcinoma. Radiology 135 (1980) 171

Makler, P. T., N. D. Charkes: Studies of skeletal tracer kinetics IV. Optimum time delay for Tc-99m(Sn) methylene diphosphonate bone imaging. J. nucl. Med. 21 (1980) 641

Martin, N. L., D. F. Preston, R. G. Robinson: Osteoblastomas of the axial skeleton shown by skeletal scanning: case report. J. nucl. Med. 17 (1976) 187

Matin, P.: The appearance of bone scans following fractures, including immediate and long term studies. J. nucl. Med. 20 (1979) 1227

Matin, P.: Bone scintigraphy in the diagnosis and management of traumatic injury. Semin. nucl. Med. 13 (1983) 104

Matin, P., G. Lang, G. Simon, R. Carretta: Scintigraphic evaluation of muscle injury following extreme exercise. J. nucl. Med. 23 (1982) P 49 (Abstr.)

Maurer, A. H., D. C. P. Chen, E. E. Camargo, D. F. Wong, H. N. Wagner, P. O. Alderson: Utilita of three-phase skeletal scintigraphy in suspected osteomyelitis: concise communication. J. nucl. Med. 22 (1981) 941

Mazzola, A. L., M. H. Barker, R. E. Belliveau: Accumulation of ^{99m}Tc-diphosphonate at sites of intramuscular iron therapy. J. nucl. Med. Technol. 4 (1976) 197

Merrick, M. V., A. R. Stone, G. D. Chisholm: Prostatic cancer. Nuclear medicine. Recent Res. Cancer Res. 78 (1981) 108

O'Donoghue, E. P., A. R. Constable, T. Sherwood, J. J. Stevenson, G. D. Chisholm: Bone scanning and plasma phosphatases in carcinoma of the prostate. Brit. J. Urol. 50 (1978) 172

Park, C. H., L. M. Glassman, N. L. Thompson, J. S. Mata: Reliability of renal imaging obtained incidentially in ^{99m}Tc-polyphosphate bone scanning. J. nucl. Med. 14 (1973) 534

Park, H. M., J. Lambertus: Skeletal and reticuloendothelial imaging in osteopetrosis. J. nucl. Med. 18 (1977) 1091

Park, H. M., L. J. Wheat, A. R. Siddiqui, R. W. Burt, J. A. Robb, R. C. Ransburg, C. B. Kernek: Scintigraphic evaluation of diabetic osteomyelitis: concise communication. J. nucl. Med. 23 (1982) 569

Pistenma, D. A., R. J. McDougall, J. P. Kriss: Screening for bone metastases. Are only scans necessary? J. Amer. med. Ass. 231 (1975) 46

Pollen, J. J., R. H. Reznek, L. B. Talner: Lysis of osteoblastic lesions in prostatic cancer: a sign of progression. Amer. J. Roentgenol. 142 (1984b) 1175

Pollen, J. J., K. F. Witztum, W. L. Ashburn: The flare phenomenon on radionuclide bone scan in metastatic prostatic cancer. Amer. J. Roentgenol. 142 (1984a) 773

Prather, J. L., M. L. Nusynowitz, H. A. Snowdy, A. D. Hughes, W. H. McCartney, R. J. Bagg: Scintigraphic findings in stress fractures. J. Bone Jt Surg. 59 (1977) 869

Rosenthall, L., R. Lisbona: Skeletal Imaging. Appleton-Century-Crofts, New York 1984

Rosenthall, L., R. O. Hill, S. Chuang: Observation on the use of Tc-99m-phosphate imaging in peripheral bone trauma. Radiology 119 (1978) 637

Rosenthall, L., R. Lisbona, M. Hernandez, A. Hadjipavlou: ^{99m}Tc-PP and ^{67}Ga imaging following insertion of orthopedic devices. Radiology 133 (1979) 717

Rupani, H. D., L. E. Holder, D. A. Espinola, S. I. Engin: Three-phase radionuclide bone imaging in sports medicine. Radiology 156 (1985) 187

Sagar, V. V., J. M. Piccone, N. D. Charkes: Studies of skeletal tracer kinetics. III. Tc-99m(Sn) methylenediphosphonate uptake in canine tibia as a function of blood flow. J. nucl. Med. 20 (1979) 1257

Schümichen, C.: Effects of renal failure and metabolic diseases upon bone scanning in children. Ann. Radiol. 26 (1983) 498

Sepandary, S., W. B. Martin, J. Ryan, M. Simon, P. Kirchner: Bone and gallium scintigraphy in primary malignant and benign bone tumors of the extremities. J. nucl. Med. 26 (1985) P 76 (Abstr.)

Sfakianakis, G. N., G. M. Haase, U. N. Ortiz, T. S. Morse: The value of bone scanning in early recognition of deliberate child abuse. J. nucl. Med. 20 (1979) 675 (Abstr.)

Signori, E. E.: The value of baseline bone and liver scans in the initial staging of primary breast cancer following mastectomy. Proc. Amer. Ass. Cancer Res. 21 (1980) 321 (Meet. Abstr.)

Sintermann, R., H. Langhammer: The clinical significance of bone scintigraphy in the diagnosis of metastasis in patients with carcinoma of the prostate gland. Med. Welt 30 (1979) 929

Subramanian, G., J. G. McAfee: A new complex of ^{99m}Tc for skeletal imaging. Radiology 98 (1971) 192

Subramanian, G., J. G. McAfee, R. J. Blair, F. A. Kallfelz, F. D. Thomas: Technetium-99m-methylene diphosphonate – a superior agent for skeletal imaging: comparison with other technetium complexes. J. nucl. Med. 16 (1975) 744

Sy, W. M., M. V. Bonventre, A. Camera: Bone scan in mastocytosis: case report. J. nucl. Med. 17 (1976) 699

Terry, D. W., A. T. Isitman, R. A. Holmes: Radionuclide bone images in hypertrophic pulmonary osteoarthropathy. Amer. J. Roentgenol. 124 (1975) 571

Thayer, C., L. F. Rogers: Unicentric osteosarcoma of bone with subsequent skeletal metastases. Skelet. Radiol. 4 (1979) 148

Vellenga, C. J. L. R., E. K. J. Pauwels, O. L. M. Bijvoet: Bone scintigraphy and radiology in untreated Paget's disease. J. nucl. Med. 26 (1985) P 83 (Abstr.)

Vider, M., Y. Maruyama, R. Narvaez: Significance of the vertebral venous (Batson's) plexus in metastatic spread in colorectal carcinoma. Cancer 40 (1977) 67

Waxman, A. D., J. K. Siemsen, A. M. Levine, D. Holdorf, R. Suzuki, F. R. Singer, J. Bateman: Radiographic and radionuclide imaging in multiple myeloma: the role of gallium scintigraphy: concise communication. J. nucl. Med. 22 (1981) 232

Webber, M., J. Wagner: Demonstration of vascularity of the femoral head using technetium-99m. J. Bone Jt Surg. 55 (1973) 1315

Wenger, D. R., W. P. Bobechks, D. L. Gilday: The spectrum of intervertebral disc-space infection in children. J. Bone Jt Surg. 60 (1979) 100

Westra, J., H. van Woerden, A. Postma, J. D. Elema, D. A. Piers: Radionuclide bone scintigraphy in patients with histiocytosis X. Europ. J. nucl. Med. 8 (1983) 303

Zwas, S. T., E. Lubin: Preroentgenological and preclinical radioisotope detection of bone metastases. In: Radionuclide Bone Scans in the Diagnosis and Staging of Cancer. 3rd Int. Symp. on Detect. and Prevent. of Cancer, 1976. U.S. Department of Health and Human Services, July 1981 (p. 47) (Abstr.)

Spezieller Teil

Skelettumoren

Primäre Knochengeschwülste und geschwulstähnliche Läsionen des Skeletts

J. Freyschmidt und J. D. Mulder

Einführung

Primäre Knochengeschwülste und ein großer Teil geschwulstähnlicher Läsionen sind seltene Erkrankungen. Von allen malignen Geschwülsten nehmen maligne Knochentumoren nur maximal 1% ein.
In der Bundesrepublik Deutschland beträgt der jährliche Zugang z. B. des Osteosarkoms, der häufigsten primär malignen Knochengeschwulst, nur 1–2 auf 1 Million Einwohner. Die Seltenheit eines Krankheitsbildes wirft einerseits diagnostische und therapeutische Probleme auf. Andererseits weckt sie die Neugier und das Interesse einzelner damit befaßter Ärzte. So kann mit Befriedigung festgestellt werden, daß in den beiden letzten Jahrzehnten die Problematik primärer Knochengeschwülste stärker in das Bewußtsein von Pathologen, Klinikern, Onkologen und Radiologen gerückt ist und zur Gründung und Aktivierung von Arbeitskreisen geführt hat, die durch ihre Tätigkeit große Aufmerksamkeit erfahren. Diese steuern dazu bei, eine den Bedürfnissen der Klinik, Pathologie und Symptomatologie des Röntgenbildes gleichermaßen Rechnung tragende Klassifikation weiterzuentwickeln.

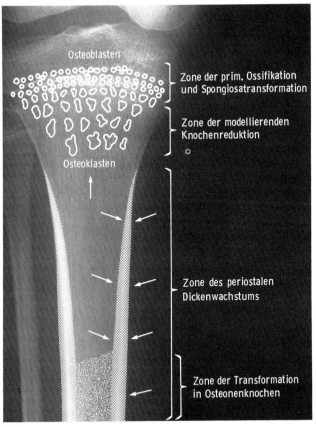
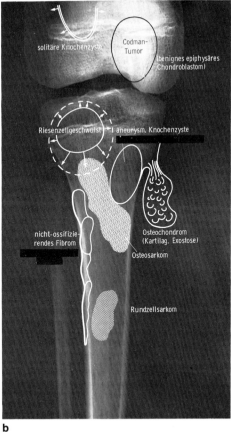

Abb. **1a** u. **b**

a Topische Gewebsdifferenzierung des wachsenden Knochens als Verständnisgrundlage für die Bevorzugung von Prädilektionsorten von Geschwülsten

b Prädilektionsorte für einige benigne, potentiell maligne und maligne Kochentumoren bzw. „Tumor-like lesions"

Tabelle 1 Klassifikation wichtiger benigner und maligner Knochen-Primärtumoren und „Tumor-like lesions" (nach *Ackerman* u. *Spjut*)

Originäre Matrix	Gutartige Tumoren	Potentiell maligne Tumoren	Bösartige Tumoren	Geschwulstähnliche Läsionen („Tumor-like lesions")
1. Knorpel	Chondroblastom Chondromyxoidfibrom Osteochondrom multiple kartilaginäre Exostosen Enchondrom Knochenchondromatose		primäre und sekundäre Chondrosarkome Mesenchymales Chondrosarkom	
2. Knochen	Osteom Osteoblastom „Bone islands"		Osteosarkom juxtakortikales Osteosarkom	Kallus Myositis ossificans extraossales Pseudoosteoblastom monostische fibröse Dysplasie Osteoidosteom
3. Knochenmark (hämatopoetische Elemente)			Plasmozytom Ewing-Sarkom Retikulumzellsarkom	
Fettzellen	Lipom		Liposarkom	
4. fibröses Gewebe	desmoplastisches Fibrom periostales Desmoid		Fibrosarkom	fibröser Kortikalisdefekt nichtossifizierendes Fibrom Fibromyxom
5. ungewisse Herkunft		Riesenzelltumor Grad I–II	Riesenzelltumor Grad III–IV	solitäre Knochenzyste Adamantinom
6. Blutgefäße	Hämangiom		Angiosarkom (Hämangioendotheliom) Hämangioperizytom	aneurysmatische Knochenzyste
7. Notochord			Chordom	

Im europäischen Raum haben sich auf diesem Gebiet der Göttinger Chirurg H. HELLNER, die Radiologen H. POPPE (Göttingen) und R. VON RONNEN (Leyden, Holland) und der Pathologe E. UEHLINGER sehr verdient gemacht. Durch ihre tägliche Arbeit konnten sie beweisen, daß die vielschichtigen diagnostischen und therapeutischen Probleme bei Knochengeschwülsten nur durch eine sehr enge interdisziplinäre Zusammenarbeit zu lösen sind und nicht nur ein hohes Spezialwissen, sondern auch eine große persönliche Erfahrung erfordern.

Der Leser dieses Kapitels möge es akzeptieren, daß es nach den Erfahrungen der Autoren vielfach zweckmäßig ist, bei der Entdeckung einer auf einen primären Knochentumor verdächtigen Läsion den Rat eines mit solchen Problemen häufiger befaßten Zentrums oder einer Arbeitsgruppe von Radiologen, Chirurgen und Pathologen einzuholen.

Entstehung und Klassifikation von primären Knochengeschwülsten

Die Ätiologie der primären Knochengeschwülste ist unbekannt. Die statistische Beobachtung lehrt, daß ein Großteil der Geschwülste im Wachstumsalter gerade dort entsteht, wo auf dem Boden der enchondralen Ossifikation das stärkste Längenwachstum stattfindet und wo sich an den Röhrenknochen die stärksten Ummodellierungsvorgänge abspielen. Damit sind insbesondere die kniegelenksbegrenzenden Epi- und Metaphysen von Femur und Tibia sowie der proximale Humerus angesprochen.

Eine diese Beobachtung einbeziehende Theorie der Entstehungs- und Gestaltungsbedingungen von primären Knochengeschwülsten stammt von JOHNSON (1953), und ist in Abb. 1 bildlich dargestellt.

Eine den klinischen, radiologischen und histologischen Belangen gleichermaßen gerecht werdende

Klassifikation der Knochengeschwülste und tumorähnlichen Läsionen (Tumor-like lesions) ist bisher noch nicht gefunden worden. In den Tab. **1** und **2** sind Klassifikationen dargestellt, die heute vielerorts benutzt werden. Beide Klassifikationen sind pathomorphologisch orientiert und bei beiden, insbesondere der WHO-Klassifikation, spielt das Vorhandensein bzw. die Bildung von interzellulärer Substanz eine wichtige Rolle. So werden z. B. osteoid- bzw. knochenbildende Tumoren von knorpel- oder bindegewebebildenden Tumoren unterschieden. Die Problematik dieser auf der Tumormatrix basierenden Klassifikationen wird deutlich, wenn man berücksichtigt, daß Tumoren vielfach z. B. sowohl Knorpel als auch Knochen bilden und daß die Matrixverteilung im Tumor ganz erhebliche Unterschiede aufweisen kann. So gibt es Osteosarkome, die intraossär überwiegend Osteoid, d. h. Knochenmatrix, extraossär aber überwiegend Bindegewebe oder chondroides Gewebe bilden. Aus diesem Grunde sollten Probebiopsien grundsätzlich sowohl den extra- wie den intraossären Anteil berücksichtigen. Wie noch später ausgeführt wird, kann der Radiologe auf

Tabelle 2 Histologische Klassifikation der Knochentumoren (nach WHO modifiziert)

Benigne	Maligne
I. knochenbildende Tumoren	
1. Osteom	1. Osteosarkom
2. Osteoidosteom/Osteoblastom	2. parossales Osteosarkom
II. Knorpelbildende Tumoren	
1. Chondrom [a]	1. Chondrosarkom
2. Osteochondrom	2. juxtakortikales Chondrosarkom
3. Chondroblastom	3. mesenchymales Chondrosarkom
4. Chondromyxoidfibrom	
III. Riesenzelltumor [a]	
IV. myelogene Tumoren	
	1. Ewing-Sarkom
	2. Retikulosarkom des Knochens
	3. Lymphosarkom des Knochens
	4. Plasmozytom
V. vaskuläre Tumoren	
1. Hämangiom	1. Angiosarkom
2. Lymphangiom	
3. Glomustumor	
unklar	
1. Hämangioendotheliom	
2. Hämangioperizytom	
VI. andere Weichteiltumoren	
1. desmoplastisches Fibrom [a]	1. Fibrosarkom
2. Lipom	2. Liposarkom
	3. malignes Mesenchymom
	4. undifferenziertes Sarkom
VII. andere Tumoren	
1. Neurinom	1. Adamantinom der Röhrenknochen
2. Neurofibrom	2. Chordom
VIII. unklassifizierbare Tumoren	
IX. Tumor-like lesions	
1. juvenile Knochenzyste	
2. aneurysmatische Knochenzyste	
3. intraossäres Ganglion	
4. fibröser Kortikalisdefekt/nichtossifizierendes Fibrom	
5. eosinophiles Granulom	
6. fibröse Dysplasie	
7. Myositis ossificans	
8. „brauner Tumor" bei Hyperparathyreoidismus	

[a] Semimaligne (potentiell maligne) Tumoren; bezüglich der Chondrome zählen wir nur das Schaftenchondrom der langen Röhrenknochen zu den semimalignen Tumoren

Grund bestimmter Matrixverkalkungsmuster den Chirurgen und Pathologen auf diese Möglichkeiten hinweisen.

Außer der grundsätzlichen Einteilung in gut- und bösartige Geschwülste sind in den Klassifikationen noch geschwulstähnliche Läsionen (Tumorlike lesions) aufgeführt. Dabei handelt es sich um keine echten Tumoren, sondern um Prozesse, die bezüglich der klinischen Symptomatik, des Wachstums und der röntgenmorphologischen Veränderungen einem echten Geschwulstprozeß ähneln.

In beiden Klassifikationen wird der Begriff „potentiell-maligne Tumoren" oder – was nahezu gleichbedeutend ist – „semimaligne Tumoren" benutzt. Dabei handelt es sich um Geschwülste, die in der überwiegenden Zahl der Fälle lokal rezidivieren und selten, gelegentlich erst nach einem vielfachen Rezidiv, metastasieren. Diese lokal aggressiv wachsenden Geschwülste bedürfen in der Regel einer Therapie, die hinsichtlich ihrer Aggressivität zwischen den benignen und malignen Geschwülsten steht: Sie müssen en bloc reseziert werden!

Aufgaben des Radiologen bei der Diagnostik von Knochentumoren

Während der Histologe und der Zytologe ihre Diagnostik auf der Gewebs- bzw. Zellebene betreiben, bewegt sich die radiologische Diagnostik auf der Ebene pathologisch-anatomischer Veränderungen, d. h., der Radiologe stellt mit seinen Methoden die *makroskopischen* pathologisch-anatomischen Veränderungen dar. Mit Hilfe seiner vielfältigen technischen Möglichkeiten kann der Radiologe heute dem Pathologen nicht nur die Lokalisation und Ausdehnung eines Geschwulstprozesses präzise angeben, sondern er kann auch Angaben über die Gewebszusammensetzung einer Läsion machen, z. B. ob sie überwiegend solide oder eher zystisch oder gemischtförmig aufgebaut ist, welchen Vaskularisationsgrad sie hat usw. Durch das Studium der Röntgenmorphologie kann der Radiologe ziemlich präzise sagen, ob es sich bei einer bestimmten Läsion um einen langsam wachsenden oder um einen schnell fortschreitenden aggressiven Prozeß handelt und bei Vorhandensein einer Matrixverkalkung Angaben über deren Natur (z. B. Osteoid, Knorpel) machen. Unter Berücksichtigung biologischer Daten, wie Alter und Geschlecht des Patienten, lassen sich die radiologischen Informationen zu einer Entitätszuordnung verarbeiten, die bei entsprechender Sachkenntnis und insbesondere beim Vorliegen einer typischen Konstellation in einer großen Zahl der Fälle zutreffend ist (s. auch Tab. 8). Wenn die histologische Diagnose dann von der Röntgendiagnose abweicht, so muß in einer gemeinsamen Diskussion überlegt werden, worin die Ursache der Diskrepanz gelegen ist.

Notfalls muß man sich zu einer zweiten Biopsie entschließen, wenn man z. B. unterstellt, daß der Pathologe nichtrepräsentatives Material (falsche Biopsiestelle, zu kleine Biopsie usw.) bekommen hat.

Einige Knochentumoren, wie z. B. der Riesenzelltumor und das Chondrom, erlauben auf der Basis des histologischen Bildes nicht immer eine eindeutige Dignitätszuordnung. Beim Riesenzelltumor kann aber der Radiologe mit Hilfe der Angiographie durchaus Hinweise auf die Graduierung, vielmehr aber auf das Stadium (s. unten) geben; beim Chondrom bzw. Chondrosarkom Grad I vermag er auf Grund des Sitzes, der Größe und der Wachstumsgeschwindigkeit der Läsion eine relativ zuverlässige Einschätzung der Zugehörigkeit vorzunehmen, allerdings nur nach Abschluß des Knochenwachstums.

Aus dem Gesagten geht die Notwendigkeit zu einer sehr engen interdisziplinären Zusammenarbeit zwischen Radiologen und Pathologen auf dem Gebiet der Knochentumordiagnostik hervor. Stets sollte die endgültige Diagnose eines Knochentumors nur unter Berücksichtigung und Würdigung aller Befunde, d. h. der klinischen, radiologischen und histologischen, erfolgen, um eine Fehleinschätzung mit der tragischen Konsequenz z. B. einer Amputation bei den zumeist jüngeren Patienten zu vermeiden. Der Radiologe sollte über seine Beurteilungskriterien hinausgehend Kenntnis von den möglichen Fallgruben histologischer Fehleinschätzungen haben: So sollte er wissen, daß es durch Überlagerungen von Sekundärveränderungen – wie z. B. dem Kallus einer pathologischen Fraktur oder dem Epiphänomen der aneurysmatischen Knochenzyste – ohne Berücksichtigung des makroskopischen Befundes zu Fehlbeurteilungen kommen kann. Er muß wissen, daß sich histologisch identische Strukturen in verschiedenen Tumoren finden lassen, was besonders auf mehrkernige Riesenzellen zutrifft. Bei einer zu kleinen Biopsie kann dadurch die Gefahr entstehen, daß auf Grund ihres gehäuften örtlichen Auftretens eine falsche Klassifizierung des Tumors vorgenommen wird. Auch entzündliche und metabolische Knochenerkrankungen geben gelegentlich zur histologischen Fehlbeurteilung Anlaß: So kann z. B. eine chronische Osteomyelitis mit einem eosinophilen Granulom, sogar mit einem Ewing-Sarkom, die primär-sklerosierende Osteomyelitis mit dem Osteoidosteom verwechselt werden. Braune Tumoren auf der Basis eines primären oder sekundären Hyperparathyreoidismus vermögen – bei isolierter histologischer Betrachtung – ein ähnliches Bild wie ein Riesenzelltumor oder ein Chondroblastom zu bieten.

Aber auch der Histologe muß über die möglichen Fallgruben des Röntgenbildes informiert sein: Die

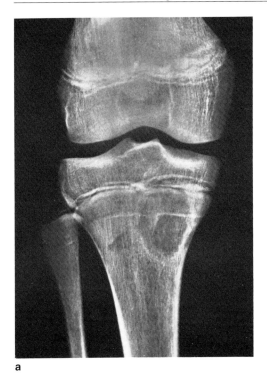

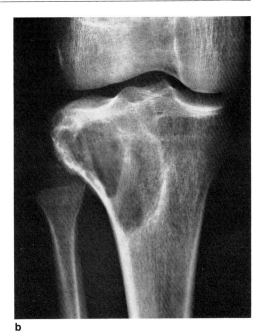

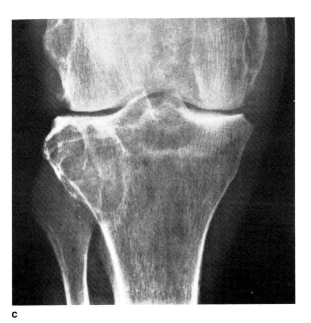

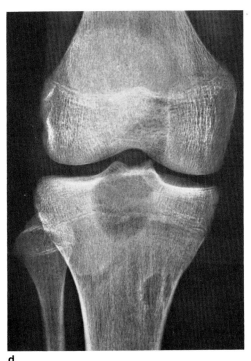

Abb. 2a–d Zur relativen Uniformität oder Isomorphie von tumorösen Knochenläsionen im Röntgenbild
a Metastase eines Osteosarkoms (♂, 11 J.)
b Riesenzelltumor (♂, 31 J.)
c Große Begleitzyste bei rheumatoider Arthritis (♀, 42 J.)
d Chondroblastom (♂, 16 J.)

relative Isomorphie zahlreicher Knochenläsionen einerseits (Abb. 2) und die Polymorphie einzelner Läsionen andererseits können Anlaß zu radiologischen Fehleinschätzungen geben.

Da primäre Knochentumoren selten sind, wird der einzelne, nicht speziell mit der Materie befaßte Untersucher auch in Jahren nur relativ wenige Patienten zu sehen bekommen und daher keine genügende Erfahrung sammeln können. Daher kann es, wie schon erwähnt, notwendig werden, daß der Rat eines mit Knochentumoren befaßten Zentrums eingeholt wird. Das entbindet aber den Radiologen nicht davon, bestimmte Läsionen, wie z. B. den fibrösen metaphysären Defekt, das Enostom, das Knochenganglion, das Osteochondrom und Geröllzysten, vom Klinischen und Röntgenologischen her sicher anzusprechen und damit eine Probebiopsie zu vermeiden.

Zusammenfassend betrachtet, bestehen die wesentlichen Aufgaben des Röntgenuntersuchers bei primären Knochengeschwülsten in Folgendem:
1. in der präbioptischen Phase Versuch einer weitgehenden Artzuordnung des Prozesses,
2. Aufzeigen der für eine Biopsie interessanten Region,
3. Beurteilung intraoperativer Biopsielokalisationsaufnahmen,
4. postoperative Beobachtung eines Prozesses, insbesondere, wenn er von seiner Natur her zu Rezidiven neigt,
5. Verlaufsbeobachtung eines Geschwulstprozesses unter Chemo- oder Strahlentherapie (s. S. 513).

Untersuchungstechnik bei der Diagnostik von Knochentumoren (s. auch Tab. 4)

Konventionelle Röntgenuntersuchungen

Obwohl moderne röntgendiagnostische Untersuchungsverfahren wie die Angiographie, Computertomographie, Radioisotopendiagnostik und neuerdings auch die Kernspintomographie das diagnostische Arsenal in den letzten 20 Jahren erheblich bereichert und ihre Bedeutung an zahlreichen Einzelbeispielen bewiesen haben, darf nicht vergessen werden, *daß der konventionellen Nativaufnahme eines Knochens der größte Rang beim Verdacht auf das Vorliegen eines Geschwulstprozesses zukommt.* Die Qualität der Nativaufnahme muß daher höchsten Anforderungen entsprechen. Auf Grund der praktischen Erfahrung seien einige besondere Bemerkungen hinzugefügt: Richtig exponierte, scharfe (Folie!) Aufnahmen ermöglichen eine korrekte Beurteilung der intraossären (intramedullären) Prozesse, während weniger stark exponierte Aufnahmen meist einen guten Eindruck der periostalen und paraossalen Ausbreitung einer Geschwulst zu geben vermögen. Es versteht sich von selbst, daß eine Knochenläsion jeweils in ihrer ganzen Ausdehnung und mit ihrer Umgebung im Röntgenbild dargestellt sein muß. Vergleichsaufnahmen zur kontralateralen Seite, u. U. auch Röntgenaufnahmen in verschiedenen Projektionsrichtungen, können vor Fehldeutungen einer Läsion bewahren. Insbesondere bei Kindern und Jugendlichen sollte berücksichtigt werden, daß die Schmerzprojektion in der Regel nach distal zu erfolgt. Das heißt, das z. B. die von einem Geschwulstprozeß in Femurdiaphysenmitte ausgehende Schmerzsymptomatik von dem betreffenden jungen Patienten in das Kniegelenk projiziert wird. Gelegentlich kann bei einer solchen Konstellation auch das Kniegelenk mit einem sympathischen Erguß klinisch dominieren. Aus diesem Grunde sollten bei Darstellung eines symptomatischen Gelenkes im Kindes- und Jugendalter die angrenzenden Skelettabschnitte, nach Möglichkeit das andere Gelenkende eingeschlossen, miterfaßt werden.

Gezielte Aufnahmen unter Durchleuchtung vermögen häufig aufwendige Untersuchungen, wie z. B. die konventionelle Tomographie oder die Computertomographie, zu ersetzen. Das gilt insbesondere für randständige oder an den Knochenrand reichende Läsionen der ventromedialen, -lateralen und dorsomedialen, -lateralen Zirkumferenzen eines Röhrenknochens, die durch die Standardprojektionen in zwei Ebenen in der Regel nicht ausreichend beurteilbar abgebildet werden bzw. sich in das „Knocheninnere" projizieren. Insbesondere hilft die gezielte Aufnahmetechnik bei Prozessen, die sich in der Kompakta abspielen oder vom Periost ausgehen (z. B. periostales Desmoid, periostales Chondrom, nichtossifizierendes Fibrom, kortikale fibröse Dysplasie, kortikales Osteoidosteom usw.). Der Nidus eines Osteoidosteoms kann u. U. bei konventioneller Tomographie maskiert bleiben, während er sich bei einer gut gezielten Aufnahme mit einer der umgebenden Sklerose angepaßten Röhrenaufnahmespannung mühelos zur Darstellung bringen läßt.

Die konventionelle Tomographie dürfte ihre besondere Rolle im Aufdecken von Läsionen in solchen Knochenabschnitten haben, bei denen der Spongiosaanteil überwiegt, z. B. im Wirbelkörper, im Bereich der distalen Dia-, Meta-, Epiphyse des Femurs bzw. der proximalen Tibiaepi- und -metaphyse. Übersichtsaufnahmen vermögen bei solchen Lokalisationen das Ausmaß destruktiver Veränderungen in Knochenabschnitten mit reicher Spongiosaanlage weniger gut sichtbar zu machen als die Tomogramme. Nur die Schichtuntersuchung vermag zentrale (kleinere) Herde mit intakter umgebender Spongiosa gegenüber dem Übersichtsbild zur Darstellung zu bringen. Auch feinere endotumorale Kalzifikationen, die für die Interpretation des Röntgenbefundes von großer Bedeutung sein können, sind mit der Tomographie in der Regel besser darzustellen und zu beurteilen. Einschränkend muß allerdings zur konventionellen Tomographie angemerkt werden, daß sie heute auf dem Gebiet der Knochengeschwulstdiagnostik nur noch dort eine Bedeutung hat, wo aktuell ein computertomographisches Untersuchungsgerät mit der Möglichkeit der hochauflösenden Untersuchungstechnik nicht zur Verfügung steht.

Computertomographie (CT)

Durch die sehr hohe Dichteauflösung und die Möglichkeit der transversalen Schnittführung stellt die Computertomographie heute eine optimale Möglichkeit dar, einen Geschwulstprozeß im Hinblick auf seine Gewebszusammensetzung (z. B. eher flüssig oder solide; konventionell nicht erfaßbare Matrixkalzifikationen) und seine räumliche Ausdehnung in- und außerhalb des Knochens röntgenologisch abzubilden. Vor allem die überlagerungsfreie Darstellung ohne Verwischungseffekte wie bei der konventionellen Tomographie ermöglicht es, auch in das „Tumorinnere hineinzusehen". Durch ein unterschiedliches „Enhancement" nach intravenöser Kontrastmittelgabe (dynamische CT) kann das differentialdiagnostische Spektrum eingeengt werden (z. B. einkammerige Knochenzyste: kein Enhancement, aneurysmatische Knochenzyste: eindeutiges Enhancement). Die hochauflösende Computertomographie erlaubt die Darstellung feinster Spongiosa- und Kompaktadestruktionen oder Knochenneubildungen, insbesondere im Bereich der Wirbelsäule und des Beckens sowie der spongiosareichen Metaphysen von Femur, Tibia und Humerus. Eigene Untersuchungen beweisen, daß feinste Spongiolysen mit Durchmessern von etwa 2 mm und feinste Kompaktadestruktionen von 1–2 mm Ausdehnung mit der hochauflösenden CT mit 1 oder 2 mm Schichtdicke präzise dargestellt werden können, während sie bei der konventionellen Tomographie unentdeckt bleiben. Auch Markrauminfiltrationen sind mit der hochauflösenden CT gut zu erfassen, während sie dem konventionellen Röntgenbild entgehen. Überschätzt werden sollte die CT jedoch nicht im Hinblick auf die Beurteilung knöcherner Strukturveränderungen der langen Röhrenknochen, insbesondere bei sehr dicker und dichter Kompakta. Nach Untersuchungen von COFFRE u. Mitarb. (1985) sind beim Osteosarkom Kompaktabeteiligungen und reaktive Periostveränderungen besser auf dem konventionellen Röntgenbild beurteilbar, da deren Darstellbarkeit in der CT durch die limitierte Schichtdicke eingeschränkt ist.

Im Rahmen der Verlaufsbeobachtung eines Geschwulstprozesses, vor allem unter Therapie, ist die Computertomographie eine gute Methode, die exakt vergleichbare Projektionen und Schnitte garantiert und eine Tumorzu- oder -abnahme metrisch erfassen läßt. (Über die Vorteile der konventionellen Röntgenaufnahmen bei der Beurteilung des Ansprechens von Osteosarkomen auf Chemotherapie wird auf S. 513 berichtet.)

Nicht sehr präzise ist die Anwendung der CT im Bereich der Knochenenden, insbesondere am Kniegelenk, wo die technisch vorgegebene axiale Schnittführung eine exakte Abgrenzung des Tumors zur Gelenkfläche, bedingt durch Partialvolumeneffekte, nicht zuläßt. Bei dieser Frage, die sich vor allem bei epiphysär wachsenden Geschwulstprozessen ergibt, ist die konventionelle Tomographie (Arthrotomographie) mit überwiegender Verwischung in der Längsachse des Röhrenknochens oder die Arthrographie eindeutig überlegen. Für das chirurgische Vorgehen ist die Feststellung, ob ein Geschwulstprozeß in das benachbarte Gelenk eingebrochen ist oder nicht, von großer Bedeutung.

Wenn viele Jahre vor der Ära der Kernspintomographie die gute Erfassung des paraossalen Geschwulstanteiles als wesentlicher Vorzug der Computertomographie angesehen wurde, so muß das heute z. T. revidiert werden; denn die Erfahrung zeigt, daß zur Muskulatur isodense paraossale Geschwulstanteile ohne nennenswertes Kontrastmittelenhancement bei Patienten ohne ausreichendes interstitielles Fettgewebe kaum zur Darstellung kommen. Auch in unmittelbarer Nachbarschaft eines Knochens mit dicker Kompakta ist die Beurteilung der Weichgewebsstrukturen problematisch, da hier die Bildqualität durch Artefakte beeinträchtigt wird (HUDSON u. Mitarb. 1985). Das leitet über zu den in dieser Hinsicht eindeutig erkennbaren Vorteilen der Kernspintomographie.

Kernspintomographie (KST)

Die Kernspintomographie ist den röntgendiagnostischen Verfahren in der Untersuchung von Weichgewebsveränderungen deutlich überlegen. Mit ihr ist eine sehr kontrastreiche Darstellung von Muskeln, Sehnen, Fettgewebe, Gefäßen, Kapsel- und Bandanteilen und des Knorpels möglich. Auch der Knochenmarksraum ist sehr gut beurteilbar, während Kompakta und spongiöser Knochen keine Signalintensitäten hergeben und nur indirekt erkennbar sind. Darüber hinaus ermöglicht diese Methode die Wahl beliebiger Schnittebenen, so daß topographische Lagebeziehungen optimal dargestellt werden können. Untersuchungen von z. B. HUDSON u. Mitarb. (1985), ZIMMER u. Mitarb. (1985) sowie eigene Studien mit HOLLAND (1988) bestätigen die Überlegenheit der KST gegenüber allen anderen bildgebenden Verfahren, insbesondere im Staging von Knochengeschwülsten, da sie sowohl die paraossalen Tumorgrenzen sowie die intraossäre – sich im Markraum abspielende – Tumorausbreitung präzise darzustellen vermag. Daher muß die KST heute als die Methode der Wahl beim Staging von Knochengeschwülsten angesehen werden.

Einen besonderen Wert hat die KST bei der Darstellung von knorpelbildenden Geschwülsten, denn der knorpelige Anteil bildet sich, sofern er genügend Protonen besitzt, mit sehr brillanten

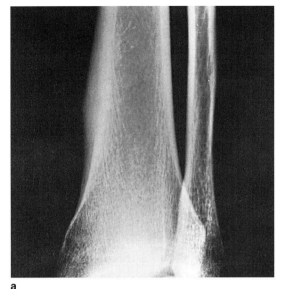
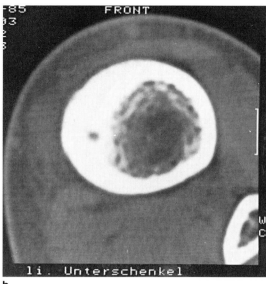
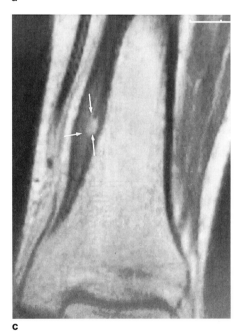
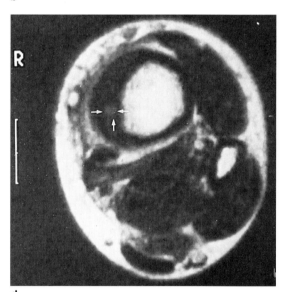

Abb. 3a–d Osteoidosteom im kernspintomographischen Bild (c u. d). Sowohl Nidus (Pfeile) wie Umgebungsklerose kommen in ihrer anatomischen Ausdehnung genau zu Darstellung. b zu d vergleichender CT-Schnitt

Signalintensitäten im T2-Bild ab; diese Beobachtung ist z. B. von praktischer Bedeutung zur Erfassung der Breite einer Knorpelkappe von Osteochondromen, die mit der CT kaum meßbar ist.
Wie eigene Untersuchungen ergaben, lassen sich innerhalb von Veränderungen, die mit starker Knochenproduktion einhergehen, die ursächlich dafür in Frage kommenden Weichteilprozesse, wie z. B der Nidus eines Osteoid-Osteomes, darstellen (s. Abb. 3).
Durch die hervorragende Abbildung des Knochenmarkes, insbesondere in T1-gewichteten Bildern, ermöglicht die KST erstmalig die Darstellung primär myelogener Tumoren, wie z. B. Plasmozytom, Lymphom oder Ewing-Sarkom, bevor sie zu Destruktionen der Kompakta oder Spongiosa führen. Auch der Nachweis einer Knochenmarksmetastasierung und die Differentialdiagnose zwischen osteoporotischen Sinterungsfrakturen und tumorbedingten Wirbelkörperfrakturen scheint damit möglich. Darüber hinaus bietet sich die Kernspintomographie auch für die Verlaufskontrolle von Tumoren unter Therapie an. Durch die Spektroskopie ist möglicherweise das Ansprechen des Tumors auf Chemotherapie oder Radiatio sowie ein erneutes Tumorwachstum anhand von Veränderungen des Stoffwechsels frühzeitig und nicht invasiv erkennbar.

Angiographie

Die Angiographie hatte zu der Zeit, als die Computertomographie als Untersuchungsmethode noch nicht zur Verfügung stand, insbesondere beim Nachweis der paraossalen Geschwulstausbreitung, große Bedeutung. Bezüglich der Aussagemöglichkeiten der Angiographie bei der Dignitätsbeurteilung eines Knochenprozesses gehen die Ansichten in der Literatur sehr weit auseinander. Während MUCCHI (1966) und YAGHMAI (1971 bis 1977) generell Möglichkeiten sehen, mit Hilfe der Angiographie ziemlich zuverlässige Aussagen über Dignität und auch die Art eines Knochentumors zu machen, äußern sich LECHNER (1978), HALPERN u. FREIBERGER (1970), HONKOMP u. SCHOMACHER (1973) sowie POPPE (1969) in dieser Hinsicht eher kritisch.

Wenn man berücksichtigt, daß die histologische Diagnostik von Knochengeschwülsten, insbesondere bei polymorph aufgebauten Läsionen, z.T. erhebliche Schwierigkeiten bereiten kann, so erscheint es gerechtfertigt, daß man auch heute noch die Angiographie zur Diagnostik von Knochengeschwülsten unter diesem Gesichtswinkel anwenden sollte. Im schwierigen Einzelfall (insbesondere bei nicht eindeutigem Biopsieergebnis) ist sie durchaus geeignet, gemeinsam mit den anderen Beurteilungskriterien im Sinne eines einzelnen Bausteines zur synoptischen Betrachtung und Beurteilung eines Geschwulstprozesses sinnvoll beizutragen.

Voraussetzung für die korrekte angiographische Darstellung eines Knochengeschwulstprozesses ist ein genügendes Kontrastmittelangebot, d. h., es muß relativ selektiv oder auch superselektiv mit einer genügenden Kontrastmittelmenge (z. B. bei einem Tumor im distalen Femur mindestens 40 ml eines für die Angiographie heute üblichen Kontrastmittels) vorgegangen werden.

In die Beurteilung eines Knochentumorangiogrammes müssen nach FREYSCHMIDT (1980) folgende Kriterien eingehen:

1. *Zahl der arteriellen und venösen Gefäße bzw. Gefäßneubildungen* (Vaskularisationsgrad).

In der Tab. 3 ist ein Einteilungsversuch von Knochengeschwülsten in gefäßreiche und gefäßarme Prozesse dargestellt. In dieser Tabelle sind z. B. Fibrosarkome und Chondroblastome sowohl unter gefäßreichen als auch gefäßarmen Prozessen eingereiht; dies erleuchtet die Problematik des diagnostischen Stellenwertes des Vaskularisationsgrades. Wahrscheinlich ist der Vaskularisationsgrad Ausdruck der individuellen Wachstumsgeschwindigkeit eines Tumors und nicht für eine bestimmte Tumorart spezifisch.

2. *Kaliber, Form und Verlauf der dargestellten Gefäße.*

Kaliberschwankungen und Gefäßschlängelungen (Korkenziehergefäße) sind Ausdruck des Elastizitätsverlustes neugebildeter Gefäße und geben keine Auskunft über die Dignität des Prozesses. Gefäßabbrüche sind in der Regel Folge eines direkten (tumorbedingten) oder indirekten (durch Thromben bedingten) Gefäßverschlusses. Gefäßdislokationen sind durch die tumorbedingte Raumforderung verursacht.

3. *Art der Tumoranfärbung, Nachweis von Gefäßseen.*

Ist in einem Tumor das Kapillarnetz reichlich ausgebildet und erweitert, dann kommt es im Endstromgebiet zu einer Strömungsverlangsamung, wodurch sich extra- und intraossärer Tumoranteil

Tabelle 3 Einteilung der Knochentumoren in gefäßreiche und gefäßarme Knochenprozesse (nach *Lechner*)

Maligne	Benigne	Tumorsimulierend
gefäßreiche Knochenprozesse		
Osteosarkom	Riesenzelltumor	aneurysmatische Knochenzyste
Ewing-Sarkom	Osteoidosteom	Myositis ossificans
Fibrosarkom	Osteoblastom	fibröse Dysplasie
Retikulosarkom	Chondroblastom	
Chondrosarkom	Chondromyxoidfibrom	
maligner Riesenzelltumor		
parossales Osteosarkom		
solitäres Plasmozytom		
Metastasen		
gefäßarme Knochenprozesse		
parossales Osteosarkom	Chondrom	juvenile Knochenzyste
Fibrosarkom	Chondromyxoidfibrom	fibröser Kortikalisdefekt
Chondrosarkom	Chondroblastom	nichtossifizierendes Knochenfibrom
Metastasen	Fibrom	kartilaginäre Exostose
Status nach Bestrahlung		fibröse Dysplasie
Status nach zytostatischer Therapie		aneurysmatische Knochenzyste

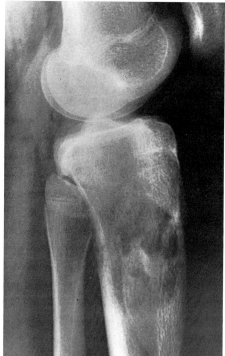
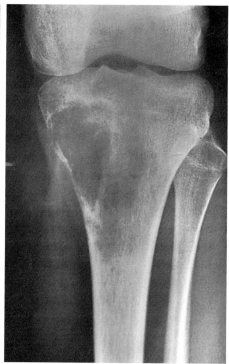
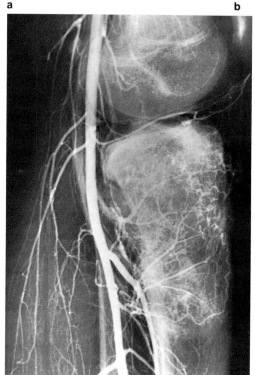

Abb. 4 a–c Hypervaskularisiertes fibroblastisches Osteosarkom in der proximalen Tibia (♀, 15 J.). Korkenziehergefäße, besonders ventral, Tumoranfärbung, Gefäßseen, frühe Venenanfärbung. Ummauerung von kleinen Gefäßen oberhalb des Abganges der A. peronaea. Auf anderen Bildern der Serie, die insgesamt ein „anarchisches Gefäßbild" bot, waren auch Tumoreinbrüche in Venen mit entsprechenden Kontrastmittelaussparungen erkennbar. 4 Wochen später fanden sich in der Thoraxaufnahme bereits Lungenmetastasen (!)

deutlich und bis in die venöse Phase hineinreichend anfärben. Fleckige Muster oder gröbere nicht angefärbte Zonen sind Ausdruck von mehr oder weniger umschriebenen Tumornekrosen oder Hämatomen. Lakunenartige Ektasien von Tumorgefäßen, insbesondere -venen, sind wahrscheinlich für die röntgenologische Darstellung von „Gefäßseen" verantwortlich.

4. *Nachweis von AV-Shunts und früher Venenanfärbung.*
Ist der Gefäßquerschnitt im Tumor durch Infiltration, mangelhaft angelegtes Kapillarnetz oder durch Verdrängung eingeengt oder wird das Gefäßnetz bei hochvaskularisierten Geschwülsten „überlastet", dann stellen sich röntgenologisch AV-Shunts mit früher Füllung der abführenden Venen dar.

5. *Nachweis eines Tumoreinbruches in Gefäße.*
Röntgenologisch finden sich Konturunregelmäßigkeiten oder mehr oder weniger gröbere Gefäßaussparungen, insbesondere in Venen. Dieses

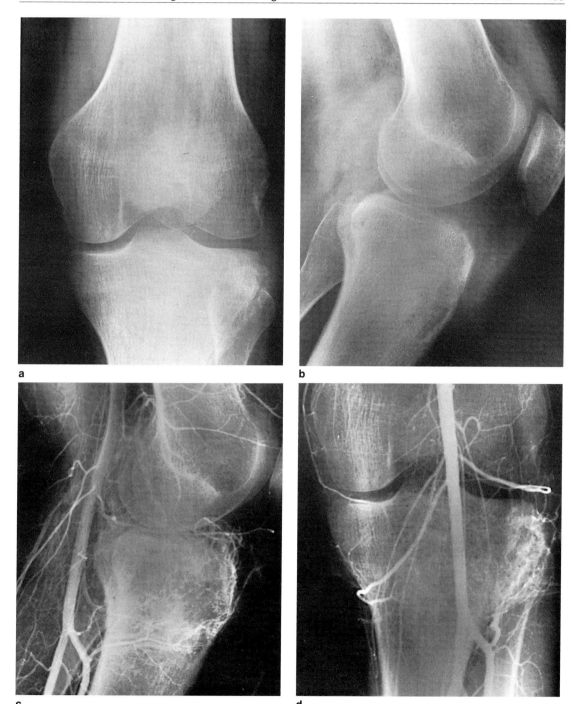

Abb. 5a–f Chondrosarkom im lateralen Tibiakopf (♂, 23 J.). In den ersten Angiogrammen (c u. d), die zum Zeitpunkt der Aufnahmen a u. b angefertigt wurden, „anarchisches Gefäßbild", das sehr suspekt auf einem malignen, rasch gewachsenen und aus dem Knochen ausgebrochenen Tumor war. Die histologische Diagnose „Chondromyxoidfibrom" aus einem Biopsat aus den zentralen Tumoranteilen wurde von den Radiologen wegen des suspekten Gefäßbildes angezweifelt. Eine erneute Biopsie aus den Tumorbezirken, in denen das Gefäßbild am suspektesten war, ergab schließlich die Diagnose: Chondrosarkom, Grad II. Der Patient, der eine vorgeschlagene Amputation ablehnte, kam etwa 4 Monate später erneut zur Röntgenuntersuchung. Es zeigte sich eine massive Größenzunahme der destruktiven Veränderungen mit progredientem parossalem Tumorausbruch, amorphen Matrixkalzifikationen und einer grotesken „Verwilderung" des Gefäßbildes. Der Verlauf allein bestätigte schon die Diagnose eines höhergradig malignen Chondrosarkoms

Abb. 5e u. f ▶

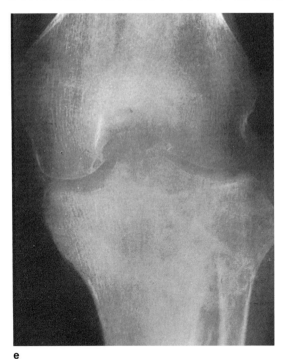
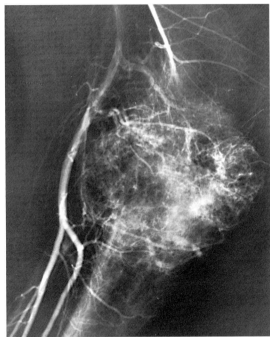

e f

Abb. 5e u. f

Röntgenzeichen weist auf eine potentielle Lungenmetastasierung insbesondere bei Osteosarkomen hin.

6. *Nachweis eines Geschwulstausbruches in das angrenzende Weichgewebe.*
Aus dem Knochen ausgebrochene Geschwulstprozesse färben sich häufiger und intensiver als rein intraossäre, weniger expansive Läsionen an. Der Grund dafür liegt wahrscheinlich in der Beobachtung, daß extraossäre Geschwulstprozesse ihre Gefäßversorgung auch von den umgebenden Gewebsstrukturen erhalten können, während intraossäre Prozesse allein auf die nutritiven Knochengefäße angewiesen sind.

Augenblicklich ergeben sich für die Angiographie im Rahmen der Knochentumordiagnostik folgende unbedingte Vorteile und Indikationen:

1. Nachweis von atypischen Gefäßregionen zur Biopsielokalisation, insbesondere nach nicht eindeutiger, zum Gesamtbild passender Histologie des Biopsates (Abb. **5**).

2. Bei hypervaskularisierten Tumoren mit einem „anarchischen malignen Gefäßbild" Unterstützung zur Dignitätsbestimmung (Abb. **4** u. **5**). Zu einem solchen Gefäßbild gehören Korkenziehergefäße, Gefäßabbrüche, Gefäßeinbrüche, die in einer Läsion, z. B. in einem Chondrosarkom Grad III, nur regional ausgeprägt sein können. Darstellung der topographischen Beziehung großer Gefäße zum Tumor mit evtl. Nachweis einer Tumorinvasion insbesondere vor chirurgischen Eingriffen.

3. Hilfe für Prognose, Therapieplanung und Verlaufsbeobachtung maligner Tumoren, insbesondere des Osteosarkoms. Im Rahmen der modernen chemotherapeutischen präoperativen Behandlungsverfahren des Osteosarkoms hat die Angiographie wieder einen großen Stellenwert bekommen (Genaueres s. unter Osteosarkom, S. 515).

4. Zur Differentialdiagnose des Osteoidosteoms insbesondere gegenüber chronischen Osteomyeliten durch Darstellung des Nidus.

Knochenszintigraphie

Die Skelettszintigraphie kann bei der Diagnostik solitärer Knochenläsionen wegen ihrer Unspezifität im allgemeinen keinen wesentlichen Beitrag leisten; sie sollte nur in Einzelfällen – wie unten erwähnt – eingesetzt werden.

Voraussetzung für die szintigraphische Darstellung eines pathologischen Knochenprozesses sind die Affinität des Tracers zum ortsständigen Gewebe und zu seiner Umgebung sowie die Durchblutung der interessierenden Region.

Die meisten Geschwülste, die zum Zeitpunkt ihrer Entdeckung bereits eine Interaktion mit dem benachbarten Knochen und Periost eingegangen sind, rufen im Technetiumszintigramm eine vermehrte Aktivitätsanreicherung hervor. Läsionen, die noch keine Interaktionen eingegangen sind und auch keine traceraffine Grundsubstanz bilden, stellen sich hingegen nicht oder höchstens als nur schwer identifizierbare „kalte Läsion" dar.

Die Durchblutung einer Geschwulstläsion des Knochens kann mit der Sequenzszintigraphie ziemlich exakt gemessen werden (z. B. Gammakameraaufnahmen in 3-Sek.-Abständen und später in 1- oder 2-Min.-Abständen nach Injektion von 20 mCi ^{99m}Tc-MDP). Insbesondere bei der Differentialdiagnose zwischen Osteoidosteom und Osteomyelitis ist diese Methode von besonderem Wert, da der Nidus in der Regel eine wesentlich höhere Aktivitätsanreicherung als die umgebende Sklerose in der Frühphase des Sequenzszintigrammes erkennen läßt.

Durch Einsatz von ^{67}Ga als Tracer läßt sich verhältnismäßig zuverlässig eine Differenzierung zwischen einem entzündlichen Knochenprozeß und dem Ewing-Sarkom treffen, da Gallium eine größere Affinität zu entzündlichem Gewebe besitzt als Technetium. Findet sich in einer Läsion also eine höhere Aktivitätsanreicherung im ^{67}Ga- als im Technetiumszintigramm, dann weist das eher auf einen entzündlichen Knochenprozeß hin.

Mit der ^{99m}Tc-MDP-Knochenszintigraphie lassen sich gute Aussagen über die Aktivität eines Knochenprozesses treffen. So kann diese Methode durchaus dazu beitragen, z. B. bei einem nicht ganz typischen fibrösen metaphysären Defekt die Differentialdiagnose gegenüber einem periostalen Desmoid zu erleichtern; denn in der Regel reichern fibröse metaphysäre Defekte den Tracer nicht an. Auch in der Differentialdiagnose zwischen einem Knocheninfarkt und einem Enchondrom kann die Technetiumszintigraphie von Nutzen sein; denn insbesondere ältere Infarkte reichern selten an, während aktive Chondrome auf Grund ihrer Interaktion mit dem umgebenden Knochen immer eine mehr oder weniger ausgeprägte Aktivitätsanreicherung erkennen lassen. In diesem Zusammenhang sei darauf hingewiesen, daß das Ausmaß einer Aktivitätsanreicherung nicht in jedem Fall für die eine oder andere Tumorentität spezifisch ist, wie vielfach irrtümlicherweise angenommen wird. Selbstverständlich reichern knochenbildende Tumoren wie das Osteoblastom, das Osteoidosteom und das Osteosarkom in der Regel massiv den Tracer an, gleiche Bilder lassen sich aber durchaus auch bei benignen Läsionen wie z. B. der fibrösen Dysplasie in ihrer aktiven Phase bekommen, nämlich dann, wenn sie metaplastisch mineralisieren.

Ein wesentlicher Vorteil der Skelettszintigraphie ist in ihrer hohen Sensitivität zu sehen, wenn es darum geht, weitere Läsionen im Skelett, auch Skip lesions in ein und demselben Knochen, zu erkennen oder auszuschließen. Nicht zuletzt läßt sich somit bei älteren Menschen mit einem konventionell-radiographisch vorerst solitären Geschwulstprozeß die Differentialdiagnose gegenüber den in diesem Alter häufiger vorkommenden Knochenmetastasen erleichtern. Schon Wochen vor einer röntgenologischen Manifestation insbesondere in den Schäften der Röhrenknochen kann die Szintigraphie einen dort anlaufenden Zweit- oder Mehrfachprozeß aufspüren.

Zum Schluß sei in dieser kurzen Übersicht noch auf die Möglichkeiten der *Knochenmarksszintigraphie* hingewiesen. Die Methode beruht auf der Beobachtung, daß mit Technetium markierte, aus Humanserum gewonnene Mikrokolloide von den Zellen des retikuloendothelialen Systems im Knochenmark phagozytiert werden. Ist das Knochenmark durch nichtphagozytierende Tumorzellformationen verdrängt, so kommt es im Gammakamerabild zu einer im Vergleich zur Umgebung verminderten oder fehlenden Aktivitätsanreicherung. Im Rahmen der Knochengeschwulstdiagnostik kommt der Methode insbesondere bei rasch verlaufenden, das Knochenmark besiedelnden und keine Interaktionen mit dem umgebenden Knochen eingehenden Geschwulstprozessen, wie z. B. dem Ewing-Sarkom, praktische Bedeutung zu, und zwar sowohl bei der Festlegung der intraossären Geschwulstausbreitung als auch bei der Suche nach Metastasen solcher oder anderer kleinzelliger Tumoren.

Röntgensymptomatik von Knochengeschwülsten

Die Basisdiagnostik von Knochengeschwülsten, insbesondere am Gliedmaßenskelett, vollzieht sich in der Regel am einfachen konventionellen Röntgenbild in zwei Ebenen, das zuverlässige Auskunft gibt über die Lokalisation des Prozesses (ein oder mehrere Knochen), über das betroffene Segment (Epi-, Meta- oder Diaphyse), die Wachstumscharakteristik bzw. -geschwindigkeit (Tab. 4–6) und über das Vorhandensein oder Fehlen einer kalzifizierten Tumormatrix.

Computertomographie, Angiographie, Szintigraphie und Kernspintomographie leisten einen wesentlichen Beitrag, um Informationen über Gewebszusammensetzung, lokale Knochenstoffwechselaktivität und Ausdehnung des Prozesses zu bekommen und sind für die Planung des Managements (Biopsielokalisation, chirurgische Therapie) von unschätzbarem Wert. *Selten hingegen ändern sie die schon anhand des konventionellen Röntgenbildes gestellte Diagnose.*

Daher soll im folgenden auf die Symptomatik von Knochengeschwülsten im konventionellen Röntgenbild eingegangen werden.

Das ortsständige Knochengewebe hat im Prinzip nur zwei Möglichkeiten, auf einen pathologischen Prozeß im Knochen zu reagieren:

468 Skelettumoren

Tabelle 4 Präbioptischer diagnostischer Algorithmus* bei Verdacht auf einen Knochentumor oder eine tumorähnliche Läsion

*Röntgenaufnahme in zwei Ebenen
evtl. gezielte Aufnahme*

diagnostisch klar
z. B. Osteochondrom am Gliedmaßenskelett, fibröser metaphysärer Defekt, Gelenkganglion, Osteoidosteom, fibröse Dysplasie, Knocheninfarkt
↓
keine weitere Diagnostik
therapeutische Biopsie nur beim Osteoidosteom

diagnostisch unklar** oder bei dringendem Hinweis auf einen malignen Prozeß
(z. B. Osteosarkom, Chondrosarkom usw.)
↓
Thorax in zwei Ebenen zum Ausschluß von Lungenmetastasen
↓
Skelettszintigramm zum Ausschluß weiterer Läsionen oder einer Skip lesion; zur Beurteilung der Tumordurchblutung und Aktivitätsanreicherung
↓
CT: zur Beurteilung der Geschwulstausdehnung intra- und parossal, zur Konsistenzbestimmung (flüssig/solide), zum Ausschluß einer Skip lesion z. B. in dem befallenen Röhrenknochen, zur Festlegung der Biopsiestelle (zur konventionellen Tomographie s. S. 460)
↓
evtl. *Angiographie:* zur Beurteilung der Gefäßmorphologie und des Vaskularisationsgrades, zur Festlegung der Biopsiestelle usw.
↓
evtl. KST zur Beurteilung der para- und intraossalen Geschwulstausbreitung
↓
Festlegung der vorläufigen klinisch-radiologischen Diagnose
↓
Biopsie, danach Besprechung und Abstimmung der klinisch-radiologischen mit der histologischen Diagnose

* Dieser Begriff leitet sich von al-Hwa-rizmi (Muhammed Ibn Musan), einem arabischen Mathematiker aus dem 19. Jahrhundert ab und steht für das Rechnen bzw. Vorgehen in genau festgelegten Schritten.
** Geht der Verdacht mehr in Richtung eines benignen Prozesses, so sollte die Biopsie sogleich durchgeführt werden; CT, evtl. Angiographie usw. können später im Rahmen des Stagings erfolgen.

1. durch Aktivierung der knochenzerstörenden Zellen (Osteoklasten) und
2. durch Aktivierung der knochenbildenden Zellen (Osteoblasten).

Dennoch entsteht durch konstitutionelle, hormonelle und metabolische Faktoren, durch den Einfluß der Lokalisation einer Geschwulst im Skelett, durch die Wachstumsgeschwindigkeit des Tumors und damit dessen Wachstumsmuster – ob überwiegend infiltrativ (häufig kleinzellig) oder expansiv – im Röntgenbild eine erhebliche Variation.
Da diese Faktoren nicht nur von Tumorart zu Tumorart, sondern auch beim einzelnen Geschwulstträger von Fall zu Fall in ihrer Ausprägung und wechselnden Beeinflussung sich wandeln, gibt es nur wenige für eine Geschwulstart *charakteristische* Röntgenbilder. Vergegenwärtigt man sich die Vielschichtigkeit der wechselnden, sich z. T. gegenseitig beeinflussenden Faktoren, so wundert es nicht, daß *eine* röntgenologische Symptomatik durchaus von *verschiedenen* Tumorarten in gleicher Weise verursacht werden kann (Abb. **2**). Dennoch gelingt dem Erfahrenen in einer großen Zahl der Fälle eine Artzuordnung, vor allem, wenn er neben röntgenologischen auch lokalisatorische und biologische Daten bei seiner Befundinterpretation berücksichtigt (s. auch Tab. **8**).
In der Wachstumsgeschwindigkeit spiegelt sich sehr wesentlich das biologische Verhalten – nicht die Histologie! – eines Geschwulstprozesses wider. Das bedeutet aber keineswegs, daß ein schnell und aggressiv wachsender, den Knochen rasch zerstörender Prozeß maligne, oder daß umgekehrt ein langsam wachsender, z. B. von einem soliden Sklerosesaum umgebener Prozeß benigne sein muß.

Tabelle 5 Algorithmus der Wachstumsgeschwindigkeit von Knochentumoren (nach *Lodwick*)

Röntgenmuster	IA	IB	IC	II	III
Destruktionstyp	immer geographisch	immer geographisch	immer geographisch	immer geographisch kombiniert mit mottenfraßartigen und/oder permeativen Destruktionen	mottenfraßartig und/oder permeativ ohne geographische Komponente
Begrenzung	(drei Möglichkeiten), aber immer scharf: 1. regulär oder 2. lobuliert oder 3. multizentrisch	(vier Möglichkeiten): 1. regulär oder 2. lobuliert oder 3. multizentrisch oder 4. höckrig-riffartig/unscharf	(vier Möglichkeiten): 1. regulär oder 2. lobuliert oder 3. multizentrisch oder 4. riffartig/unscharf, nicht mit mottenfraßartiger oder permeativer Destruktion zu verwechseln		
Kompaktapenetration	nicht oder partiell	nicht oder partiell	immer vollständige Penetration	definitionsgemäß total	definitionsgemäß total
Sklerosesaum	immer	möglich	möglich	möglich, aber ungewöhnlich	möglich, aber ungewöhnlich
schalenartige Ausbeulung (Pseudokompakta)	möglich, aber nur 1 cm oder weniger	mehr als 1 cm und/oder kein Sklerosesaum	möglich	möglich, aber ungewöhnlich	möglich, aber ungewöhnlich

In diesem 1980 von *Lodwick* modifizierten Schema sind die Trennlinien zwischen den einzelnen Graduierungen durch die in der Abb. 8 dargestellten Kriterien zu ziehen.

Tabelle 6 Zur Wachstumsgeschwindigkeit von Knochengeschwülsten, wie sie sich im einzelnen Röntgenbild widerspiegelt

Wachstumsgeschwindigkeit	Destruktionstyp (Grad I)	Periostale Reaktionen
langsam	geographisch IA–IC	solide
intermediär	geographische, kombiniert mit mottenfraßartiger und/oder permeativer Destruktion (Grad II)	schalenförmig (höckrig, seifenblasenartig, lobuliert, zart)
schnell	mottenfraßartig und/oder permeative Destruktion (Grad III)	lamellär, zwiebelschalenartig, unterbrochen, spikulaartig oder fehlend

Extrem schnell wachsende Geschwulstprozesse (in der Regel kleinzellige!) können der röntgenologischen Darstellung entgehen, d.h., die Tumorzellen durchwachsen oder infiltrieren einen Knochen schneller als seine osteoklastäre Reaktionsmöglichkeit. Das kommt vor allem bei älteren Menschen mit schon osteoporotischem Knochen vor, in dem ohnehin feine Osteolysen aus Gründen des Kontrastes oft gar nicht zur Darstellung kommen. Hier bietet die Kernspintomographie gute diagnostische Möglichkeiten, insbesondere in den Röhrenknochenschäften, wo sich bei Marksinfiltrationen in der Regel eine mehr oder weniger markante Signalreduktion nachweisen läßt.

470 Skelettumoren

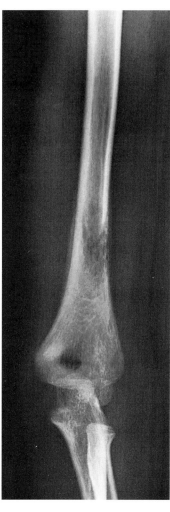

Abb. 6 Mottenfraßartige Destruktion im distalen Humerusschaft (♂, 6 J.), eosinophiles Granulom

Am besten wird das am Beispiel eines eosinophilen Granuloms (Abb. 6) und eines malignen fibrösen Histiozytoms (Abb. 7) verdeutlicht.

Radiographische Destruktionsmuster

In dem Bemühen, aus dem *röntgenologischen Muster einer Läsion auf die Wachstumsgeschwindigkeit zu schließen,* hat LODWICK 1964 und 1965 (spätere Modifikation 1980, vgl. auch Tab. 5) ein System entworfen, das für die Praxis von großem Wert ist und u. a. auch die Grundlage für eine computerunterstützte Knochentumordiagnostik bildet.

Unter Einbeziehung weiterer Beurteilungskriterien, wie die verschiedenartigen Periostreaktionen, die Art der Tumormatrixverkalkung, Lokalisation, Alter des Patienten, klinische Symptomatik (Fieber, Schmerz usw.), läßt sich das diagnostische Spektrum einer beobachteten Läsion in hohem Maße einengen.

Das Lodwick-System (vgl. Tab. 5 u. 6) teilt je nach Röntgenmuster die Wachstumsgeschwindigkeit bzw. die biologische Aktivität eines Geschwulstprozesses in drei Hauptgrade ein, wobei der Destruktionstyp (geographisch/mottenfraßartig oder permeativ) und die Tumorbegrenzung entscheidende Kriterien sind.

Die Lodwick-Graduierung der Wachstumsgeschwindigkeit von Knochengeschwülsten beruht auf folgenden Beobachtungen:

1. Das Basismuster einer Knochenzerstörung, nämlich geographisch oder mottenfraßähnlich/permeativ ist grundsätzlich verschieden und spiegelt in keiner Weise nur verschiedene Entwicklungsstadien eines gemeinsamen Prinzips der Destruktion wider, obwohl Kombinationen vorkommen (z. B. Typ II der modifizierten Graduierung).

2. Ruhende oder extrem langsam wachsende Läsionen sind gut begrenzt, bleiben auf den Knochen beschränkt und greifen nicht auf das angrenzende Weichgewebe über.

3. Nimmt die Wachstumsgeschwindigkeit zu, so wird die Randbegrenzung unscharf, und die Destruktion der Kompakta nimmt zu, bis schließlich die Barriere zwischen der Geschwulst und dem Weichgewebe durchbrochen ist.

4. Der eine Läsion umgebende gesunde Knochen antwortet bei langsamem Wachstum gewöhnlich mit einer reaktiven Knochenneubildung. Im spongiösen Knochen drückt sich diese in einer umge-

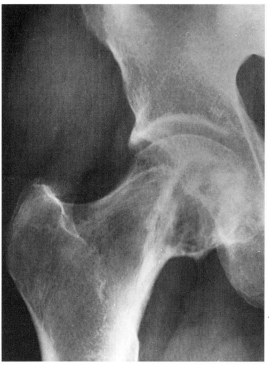

◄ Abb. 7 Geographische Destruktion im Femurkopf, partiell von einem Sklerosesaum umgeben (♀, 39 J.): malignes fibröses Histiozytom. Die Patientin verstarb 2 Jahre später an Lungenmetastasen

benden Sklerose, im kompakten durch eine wellige Innenkonturierung (Scalloping) und/oder durch die Bildung periostalen Knochens aus.

5. Nimmt die Wachstumsgeschwindigkeit einer Läsion zu, so verschwindet die Umgebungssklerose allmählich.

6. Fünf verschiedene Begrenzungsmuster können mit einer geographischen Läsion kombiniert sein. Drei sind immer scharf und unterscheiden sich lediglich in ihrem Konturverlauf, der *regulär, lobuliert* und *multizentrisch* sein kann. Das vierte Begrenzungsmuster ist unscharf oder höckrig, nicht mit Mottenfraß zu verwechseln. Das fünfte Begrenzungsmuster ist mottenfraßartig.

Diese deskriptiven Zeichen sind von diagnostischer Bedeutung, da sie makroskopisch die Zone zwischen der Läsion und dem gesunden umgebenden Knochen anzeigen und in begrenztem Maße die Wachstumsrate der Läsion wiedergeben.

In einer 1980 erschienenen Veröffentlichung hat LODWICK sein ursprüngliches Schema über die röntgenologische Bestimmung der Wachstumsrate fokaler Knochenläsionen an einem Krankengut von 223 Fällen mit und ohne computerunterstützte Bildanalyse überprüft und die in den Tab. **5** und **6** bereits eingearbeiteten Verbesserungsvorschläge gemacht, die eine schärfere Abgrenzung der früheren Kategorien IC von II (früher durch die Breite von mehr oder weniger als 1 cm der mottenfraßartigen Randbegrenzung einer geographischen Läsion definiert) ermöglichen; denn die Wachstumsgeschwindigkeit und damit das biologische Verhalten zwischen dem Hauptgrad I auf der einen Seite und den Graden II und III auf der anderen Seite ist offensichtlich grundverschieden (Abb. **8**): Bis auf wenige Ausnahmen lassen sich benigne Tumoren und tumorähnliche Läsionen sicher in die Kategorie I einordnen (z. B. nichtossifizierendes Knochenfibrom, Riesenzelltumor, einkammerige Knochenzyste, Osteoidosteom, eosinophiles Granulom, Chondroblastom, Enchondrom), während maligne Läsionen, wie z. B. das Ewing-Sarkom, das Retikulosarkom, ausschließlich zur Kategorie III, weniger häufig II passen (s. auch Abb. **13**). Chondrosarkome und Fibrosarkome zeigten fast gleich häufig Muster der Gruppe I (vor allem IC) oder II und III, Osteosarkome bis auf 4 Ausnahmen (zwei IB, zwei IC) von 49 Fällen Muster der Kategorien II (16) und III (29). Aus den Untersuchungen von LODWICK (1980) geht hervor, daß sich aus dem Wachstumsmuster bzw. der Wachstumsgeschwindigkeit durchaus Rückschlüsse auf die mögliche Dignität und Art einer Läsion ziehen lassen, selbstverständlich immer nur unter Einbeziehung aller anderen Daten, wie Lokalisation, Alter des Patienten, klinische Symptomatik (z. B. Schmerz) und einer evtl. Tumormatrixverkalkung (s. unten).

Im Idealfall einer sehr exakten Bildinterpretation, die sich streng an die Definitionen der den einzelnen Graduierungen zugrundeliegenden Röntgenmuster hält, lassen sich für die Grade II und III, die per definitionem aggressiven (hier malignen)

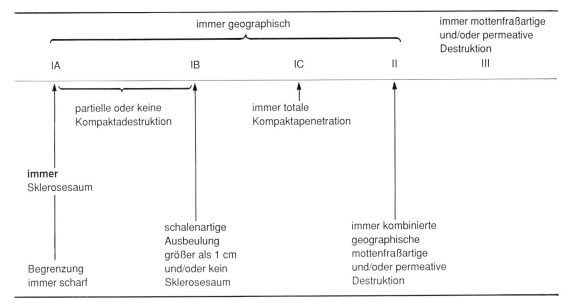

Abb. 8 Entscheidende Kriterien für die präzise Zuordnung einer Läsion in die eine oder andere Kategorie (Grad) (nach *Lodwick*)

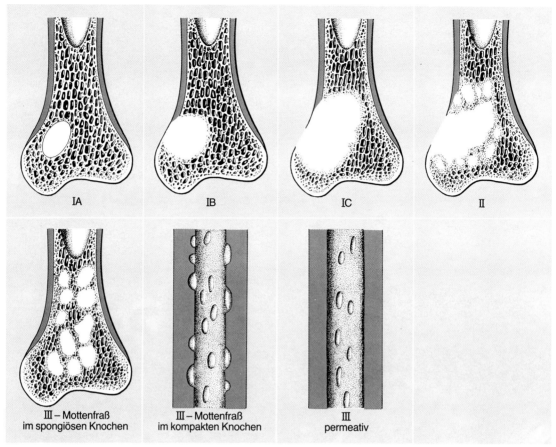

Abb. 9 Destruktionsmuster im spongiösen und kompakten Knochen in Anlehnung an *Lodwick* (1980) und *Madewell* u. Mitarb. (1981). Übergänge von IA in B oder C, oder von I in II, sind bei zunehmender Agressivität des Prozesses möglich. Die vielfältigen Variationen der Randbegrenzung (vgl. Tab. 5) und der in der Regel begleitenden reaktiven Periostveränderungen sowie mögliche Matrixverkalkungen sind hier nicht dargestellt

Prozessen entsprechen, nahezu 100%ige Trefferquoten hinsichtlich der Dignität erzielen (Ausnahmen Myelom und paraossales Osteosarkom). Von 117 Läsionen des Grades I wurden 85 unter den oben erwähnten Idealbedingungen als benigne angesehen, nur 3 von 45 Läsionen des Grades Ia waren maligne (ein paraossales Osteosarkom, ein Fibrosarkom, ein Chondrosarkom, Läsionen, die gelegentlich auch histologisch von ihren benignen Gegenstücken kaum zu unterscheiden sind).

Auf der Basis des noch nicht modifizierten Gradings fanden LODWICK u. Mitarb. (1980) auch enge Korrelationen zwischen der Graduierung und der Fünfjahresüberlebensrate. Am Beispiel von 182 Osteosarkomen konnten sie vor allem zwischen den Kategorien I einerseits und II und III andererseits (alte Definitionen, wobei die neue Kategorie II früher teilweise zu IC gerechnet wurde) einen starken Knick in der Fünfjahresüberlebenskurve feststellen.

Erläuterungen zum Lodwick-Schema

Das geographische (landkartenartige) Destruktionsmuster (Abb. 2 u. 9) beschreibt eine zusammenhängende, mehr oder weniger in sich geschlossene Osteolyse, basierend auf einem mehr expansiven, langsamen Tumorwachstum, das für eine vollständige Knochendestruktion während der Tumorvergrößerung Zeit läßt. Der Übergang der Osteolyse zum gesunden Knochen ist im Röntgenbild erkennbar, wenn auch in relativ weiten Variationen (IA–C, II). Bei sehr langsamem Wachstum ist der Tumor oder die tumorartige Läsion von einer reaktiven Knochenneubildung (Sklerosesaum) auf seiten des umgebenden gesunden Knochens begrenzt, die als mechanische Anpassung der verstärkt belasteten knöchernen Umgebung der Läsion aufzufassen ist. Geographische Läsionen werden überwiegend im spongiösen Knochen beobachtet; konventionell-radiologisch ist dort eine Läsion erst dann erkennbar, wenn mindestens 30% der Knochentrabekel abgebaut sind; sonst verbirgt sie sich in der Überlagerung von seiten der angrenzenden gesunden Spongiosa. Bei den langsam auf die Kompakta zuwachsenden Tumoren des Grades I kommt es zu einem enossalen Kompaktaabbau, der durch eine *periostale Knochenneubildung* beantwortet wird. Überwiegt der Abbau über den Anbau, dann ist die neue periostale Knochenschale dünn; überwiegt die periostale Knochenneubildung, ist

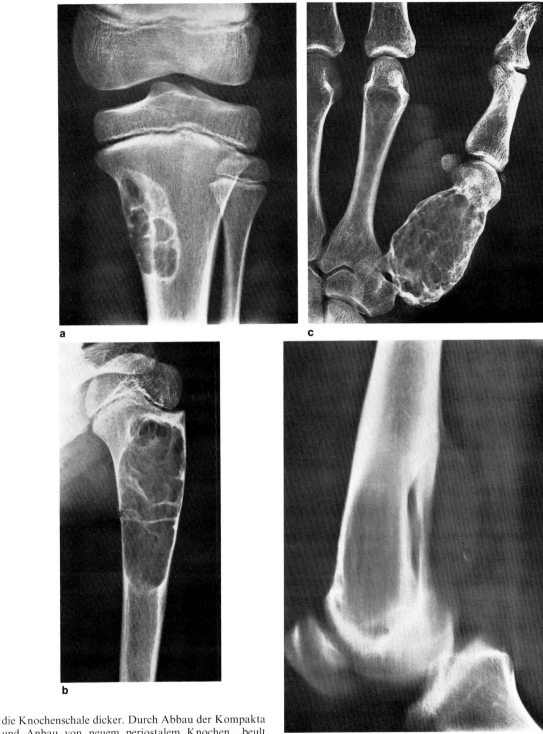

die Knochenschale dicker. Durch Abbau der Kompakta und Anbau von neuem periostalem Knochen „beult sich" die Kompakta im betroffenen Abschnitt aus: *schalenartige Kompaktaausbeulung* (Abb. **10a–c**). Dieser Ausdruck ist an sich falsch, denn ein starres Gebilde wie kompakter Knochen kann sich nicht ausbeulen. Die schalenartige Ausbeulung einer äußeren Knochenkontur setzt den Abbau der ortsständigen Kompakta voraus, der – wie beschrieben – durch eine periostale Knochenneubildung (Periostmanschette) – teleologisch im Sinne einer mechanischen Adaptation aufzufassen – beantwortet wird. Die Breite der schalenartigen Kompaktaausbeu-

Abb. **10a–d** Läsionen der Kategorie (Grad) I nach *Lodwick*. **a** Nichtossifizierendes Knochenfibrom (I A), **b** juvenile einklammerige Knochenzyste (I A–B), **c** Enchondrom (I B), **d** aneurysmatische Knochenzyste (I C)

lung (<1 cm IA, >1 cm IB) entspricht der Senkrechten zwischen der angenommenen ursprünglichen Kompakta und der „neuen" Kompakta, d. h. der periostalen Knochenschale.

Unter *Kompaktapenetration* ist eine mehr oder weniger umschriebene Zerstörung der äußeren Tumorbegrenzung zu verstehen, die sich entweder auf die anatomische Kompakta oder auf die äußere periostale Knochenschale (nach vorherigem Abbau der Kompakta) bezieht. Eine vollständige Penetration der Kompakta ist immer durch das Röntgenmuster permeativ/mottenfraßartig repräsentiert, und zwar in jeder Kombination, z. B. auch am Rande einer geographishen Läsion (IC). Andererseits kann man annehmen, daß die Kompakta vollständig penetriert ist, wenn im Profil ihre ganze Breite oder die der ausgebeulten Schale zerstört ist, erkennbar an einer Diskontinuität oder durch den direkten Nachweis einer angrenzenden Weichgewebsmasse (Abb. **10d**). Eine partielle Penetration zeigt sich als Erosion oder lokale Verdrängung der Kompakta oder der sie stellvertretenden Periostmanschette.

In die *Kategorie IA* lassen sich Prozesse einordnen, die ohne klinische Symptomatik, wie z. B. Schmerz, extrem langsam wachsen, wozu überwiegend einkammerige Knochenzysten, Enchondrome, fibröse metaphysäre Defekte, auch Chondromyxoidfibrome, Chondroblastome, manche Formen des eosinophilen Granuloms, der Brodie-Abszeß und die fibröse Dysplasie gehören.

In die *Kategorie IB* (Abb. **2d** und **10c**), die bei scharfer Begrenzung ohne Sklerosesaum auch als punched-out lesion (ausgestanzte Läsion, Abb. **2d**) bezeichnet wird, lassen sich überwiegend Läsionen einordnen, die auch in der Kategorie IA vorkommen, allerdings mit dem Unterschied, daß sie eine größere Wachstumsrate aufweisen. Hinzu kommt der Riesenzelltumor. In der Regel entspricht die röntgenologische Grenze zwischen Tumor und umgebendem Knochen auch der anatomischen Tumorgrenze, da bei dem Wachstumsgrad IB kein infiltratives, sondern ein verdrängendes Wachstum vorliegt. Läsionen der Grade IA und B sind bei diaphysärer Lage nur dann röntgenologisch als Tumor direkt anzusprechen, wenn neben der Arrodierung der Kompaktainnenfläche oder dem Zeichen der ausgebeulten Knochenschale Tumormatrixverkalkungen vorliegen. Anderenfalls sind sie „unsichtbar", fehlt doch in diesem Segment eines Röhrenknochens die Spongiosa, die die Randbegrenzung bilden kann.

Die *Kategorie IC* (Abb. **10d**), die sich gegenüber IA und B durch eine vollständige Penetration von Kompakta und/oder Periostmanschette an irgendeiner Stelle der Läsion auszeichnet und damit ein lokal invasives Wachstum signalisiert, wird besonders bei Riesenzelltumoren, manchen Osteosarkomen, Fibrosarkomen, Chondrosarkomen, aktiven Enchondromen und auch bei Chondromyxoidfibromen beobachtet. Bei der *Kategorie II* liegt eine Kombination von geographischer Osteolyse mit einer mottenfraßartigen Randbegrenzung vor (Abb. **11**).

Mottenfraßartige Destruktionsmuster (Abb. **12** u. **14a**) bestehen aus zahlreichen verstreuten, unterschiedlich großen Osteolysen, die sich eher multizentrisch als vom Rande einer größeren zentralen Läsion entwickeln und später zusammenfließen können. Betroffen sind kompakter oder spongiöser Knochen allein oder kombiniert. Zwischen den Defekten kann normaler spongiöser Kno-

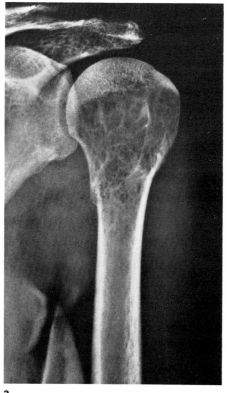
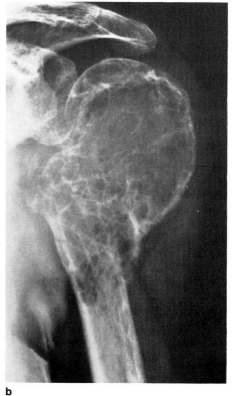

a b

Abb. **11a u. b** Verlaufsbeobachtung einer Läsion der Kategorie II (Lodwick Grad II) bei einem extrem aggressiven Riesenzelltumor über 8 Monate (♂, 28 J.)

chen bestehen bleiben, ein Befund, der sich aus dem regional infiltrativen Prozeß erklärt. Gelegentlich können sich die Trabekel in diesen Spongiosainseln durch reparative oder tumorbedingte (osteoidale) Knochenneubildung verdicken und damit röntgenologisch dichter erscheinen. Im frühen Stadium ist die mottenfraßartige Läsion häufig schwer zu erkennen, insbesondere beim osteoporotischen Knochen. Im kompakten Knochen entwickeln sich mottenfraßartige Destruktionen gewöhnlich von der enossalen Oberfläche her und dringen nach außen vor. Das mottenfraßartige Destruktionsmuster wird überwiegend bei malignen Prozessen (z. B. Ewing-Sarkom und Retikulosarkom, Fibrosarkom, Osteosarkom), aber auch bei der hämatogenen Osteomyelitis (Abb. 14a) und beim eosinophilen Granulom (Abb. 6) gefunden.

Permeative Destruktionsmuster treten fast ausschließlich im kompakten Knochen auf und imponieren als multiple, isomorphe winzige ovale oder streifige Aufhellungen. Pathologisch-anatomisch steckt hinter dieser Röntgenphänomenologie ein von innen, d. h. von der Gefäßseite her, ausgehender osteoklastärer Abbau der Haversschen Systeme oder Osteone, ähnlich wie beim physiologischen Knochenumbau. Das permeative Destruktionsmuster kommt bei verschiedenen Knochenerkrankungen vor: bei Malignomen, bei entzündlichen oder metabolischen (z. B. primärer Hyperparathyreoidismus) Veränderungen und bei mechanischer Beeinträchtigung des Kno-

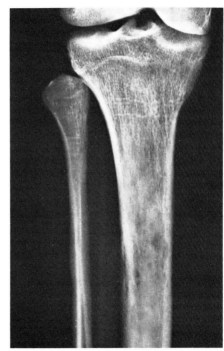

Abb. 12
Läsion der Kategorie III (Grad III n. Lodwick) Osteosarkom (♂, 38 J.)

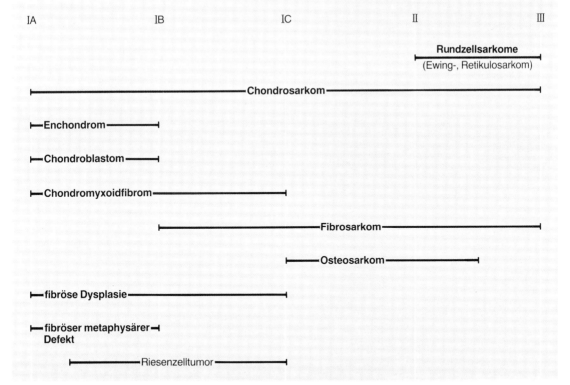

Abb. 13 Osteolysemuster einiger Knochentumoren. Die Aggressivität der dargestellten Läsionen und damit die Wahrscheinlichkeit einer Malignität nimmt von links nach rechts zu. Im Bereich der Kategorie I (A–C) sind überwiegend benigne Läsionen und Tumor-like lesions angesiedelt, während sich rechts in den Kategorien II und III überwiegend maligne Entitäten finden. Chondro- und Fibrosarkome kommen in nahezu allen Kategorien, wenn auch überwiegend in II und III, vor. Beim Fibrosarkom ist zu beachten, daß es gelegentlich auf dem Boden einer benignen Läsion, z. B. in einer chronischen Osteomyelitis oder in einem Knocheninfarkt, entsteht; daher wird der deutlich nach links reichende Arm vielleicht verständlich

476 Skelettumoren

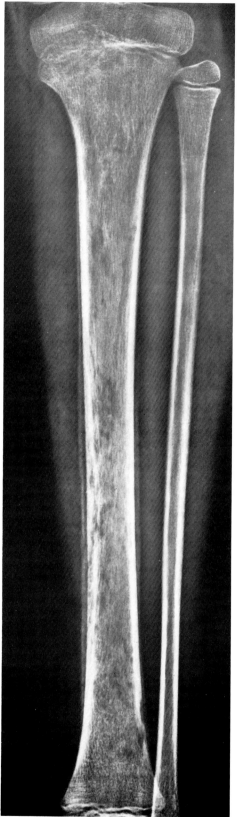

Abb. **14a–e** Verschiedene Formen der reaktiven Periostverknöcherungen
a Einfache Knochenschale bei Osteomyelitis (♀, 8 J.). Mottenfraßartiges und permeatives Destruktionsmuster (Grad III) im gesamten Tibiaschaft

chens, z. B. der Streßfraktur. Das Muster ist also nicht allein für neoplastische Knochenprozesse spezifisch. Bei Malignomen signalisiert es aber in jedem Falle ein infiltratives Tumorwachstum (z. B. Rundzellensarkome wie das Ewing- und Retikulosarkom).

Reaktive Periostveränderungen

Von großer Bedeutung für die Beurteilung von Röntgenbildern eines Knochentumors ist das Kriterium „Periostreaktion". Jedes intakte Periost reagiert bei Annäherung eines wachsenden Tumors mit Knochenbildung, die durch verschiedene Formen gekennzeichnet ist:
– die einfache Knochenschale (Abb. **14a**),
– die mehrfache Knochenschale (onionskin phenomenon oder zwiebelschalenartige Periostreaktionen, Abb. **14b**),
– Spikula (Abb. **14c**),
– das Codman-Dreieck (Abb. **17b**).

Aus diesen Grundformen lassen sich oft komplizierte periostale Knochenneubildungen bei fortgeschrittenen Tumoren ohne weiteres erklären. Sowohl die einfache als auch die mehrfache Knochenschale (lamelläre Periostose) können glatt oder unterbrochen, regelmäßig oder unregelmäßig, scharf oder unscharf begrenzt sein. Sowohl unterbrochene als auch unscharf begrenzte Knochenschalen beinhalten meist ein schnelles oder infiltratives Wachstum des Tumors bzw. verdeutlichen eine starke toxische Einwirkung des verursachenden Prozesses (z. B. bei akuter Osteomyelitis). In jedem Falle stellen sie ein Warnzeichen für das mögliche Vorliegen eines bösartigen Geschwulstprozesses dar. Sie sind allerdings nur im Kontext mit dem Grundmuster der Kompakta- oder Spongiosadestruktion zu beurteilen.

Scharf begrenzte, nicht unterbrochene Knochenschalen deuten im allgemeinen auf einen gutartigen Prozeß hin (Abb. **15a**). Aber schon geringe Unschärfen sollten den Beurteiler mißtrauisch machen (Abb. **15b**).

Der Entstehungsmechanismus von *Spikula* (Abb. **14c** u. **16**) läßt sich in folgender Weise erklären: Ein infiltrativ und schnell wachsender Tumor hebt das Periost von der Kompakta ab. Kleine, ursprünglich fast parallel zur Kompakta verlaufende Gefäße werden zwischen Periost und Knochen abgehoben bzw. ausgespannt und kommen fast senkrecht zur Kompakta zu stehen. Osteoblasten zwischen diesen Gefäßen bilden Knochensubstanz. Die in dieser Weise geformten Bälkchen kommen im Röntgenbild als Spikula zur Darstellung. Meistens sind sie feingefiedert, z. T. als besonderes Charakteristikum bei Osteosarkomen auch relativ grob (Abb. **16b**), wobei es sich allerdings nicht nur um reine Periostreaktionen, sondern auch um spießartige Tumorosteoidverknöcherungen handeln kann.

Primäre Knochengeschwülste und geschwulstähnliche Läsionen des Skeletts

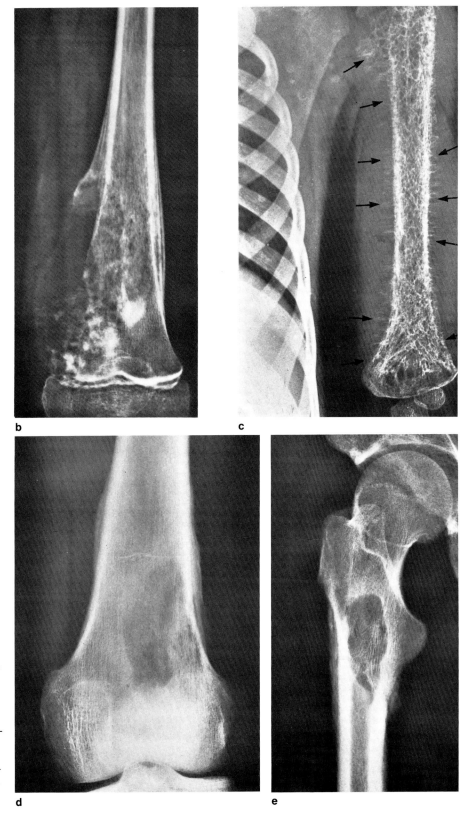

Abb. 14b–e
b Zwiebelschalenartiges Muster lateral und Codman-Dreieck medial proximal mit mottenfraßartiger und permeativer Kompakta- und Spongiosadestruktion. Osteosarkom (♀, 7 J.)
c Exzessive Spikulabildung mit mottenfraßartiger Destruktion des gesamten Humerusschaftes und der Metaphyse. Ewing-Sarkom (♀, 3 J.)
d Solide (mediale) und angedeutet mehrschichtige (laterale) Knochenschale beim Fibrosarkom (♂, 17 J.). Destruktionsgrad II nach Lodwick
e Ähnliche Schalenbildung wie in d bei einer Osteomyelitis (♂, 21 J.). Die morphologischen Ähnlichkeiten der Läsionen in d und e signalisieren eine intermediäre Wachstumsgeschwindigkeit bzw. Aggressivität

478 Skelettumoren

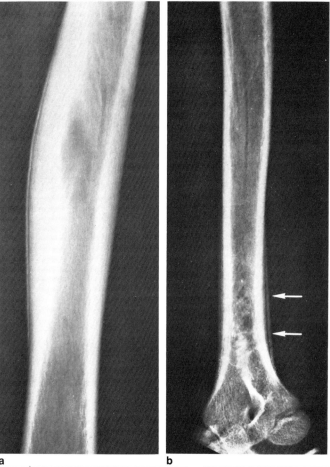

Abb. 15a u. b Beispiele für lamelläre Periostreaktionen mit scharfer (a) und unscharfer (b) Konturierung. a Eosinophiles Granulom am Femur, b Ewing-Sarkom

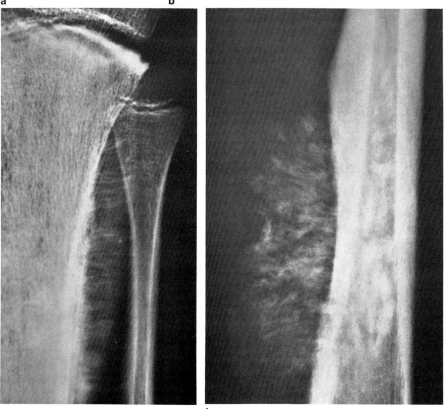

Abb. 16a u. b Beispiel für a sog. *feine* Spikulaentwicklung (♂, 11 J.) b sog. *grobe* (gefiederte) Spikulaentwicklung bei Osteosarkomen (♂, 20 J.)

Abb. **17a** u. **b**
a „Reaktives Dreieck" bei einer aneurysmatischen Knochenzyste (♀, 9 J.)
b Codman-Dreieck bei einem Osteosarkom (♀, 16 J.)

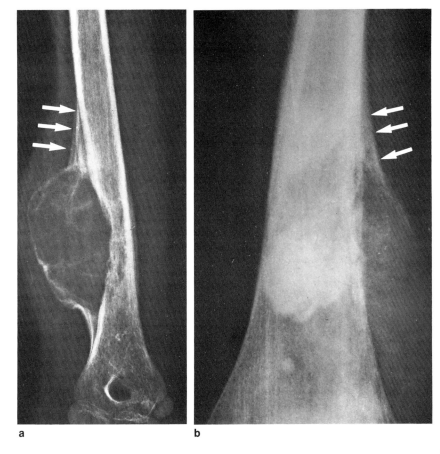

a   b

Die Röntgensymptomatologie des Codman-Dreiecks sollte nicht mit dem reaktiven oder keilförmigen soliden Dreieck verwechselt werden. Reaktive solide Dreiecke finden sich häufig in Kombination mit expansiv wachsenden Tumoren, besonders in jenen Fällen, in denen diese bereits Anstoß zur Bildung von Knochenschalen gegeben haben. Bei Ausbreitung eines Tumors in Richtung der Kompakta wird diese appositionelle Knochenschale arrodiert und durchbrochen. Am Rande des Defektes bildet das abgehobene Periost neuen soliden Knochen. Diese Knochenapposition ist im Querschnitt dreieckig und scharf begrenzt (Abb. 17a). Der Unterschied zum Codman-Dreieck wird aus der Entstehungsweise ebenfalls deutlich: Ein *infiltrativ* wachsender Tumor verursacht ebenso wie ein expansiv wachsender Geschwulstprozeß bei der Ausbreitung in Richtung der Kompakta einen Defekt. Infolge des infiltrativen Wachstums werden die angrenzenden Partien der Kompakta durch Ausläufer durchsetzt, ohne daß im Röntgenbild wegen der Kleinheit dieser Ausläufer eine mehr oder weniger beschädigte Kompakta zur Darstellung kommen muß. Erst die Periostabhebung durch die Ausläufer führt – genau wie bei expansiv wachsenden Tumoren – zu einer im Querschnitt dreieckigen Apposition, die in diesem Fall aber nicht am Rande des Defektes lokalisiert ist, sondern in einiger Distanz davon. Im Gegensatz zum soliden reaktiven Dreieck ist das Codmansche Dreieck offen, d. h., die offene Seite der triangelförmigen Periostverknöcherung ist dem extrakortikalen subperiostal wachsenden Tumor zugewandt. Man kann sie auch als schichtförmige, nichtsolide Periostverknöcherung zwischen der Schulter eines Tumors und der Kompakta verstehen.

Jeder Nachweis von Spikula oder von Codman-Dreiecken deutet insbesondere in deren Kombination mit hoher Wahrscheinlichkeit auf das Vorliegen eines bösartigen Geschwulstprozesses hin. Allerdings muß herausgestellt werden, daß man das Codman-Dreieck, außer bei malignen Knochentumoren, auch hin und wieder bei einer Osteomyelitis oder bei subperiostalen Hämatomen nachweisen kann.

Tumormatrixossifikationen (Abb. 18)

Außer Verdichtungen durch Knochensubstanz, gebildet vom Knochengewebe (Endost) oder vom Periost, kommen im Tumorareal auch Verdichtungen vor, die auf dem Boden einer Mineralisation von Tumormatrix entstehen. Die wesentlichen, häufig zu charakteristischen Verkalkungsmustern führenden Tumormatrices sind Osteoid und Knorpel. Diese Matrices werden von mesenchymalen

480 Skelettumoren

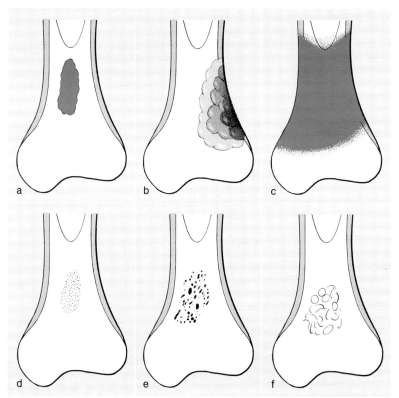

Abb. **18f–f** Matrixossifikationsmuster schematisch dargestellt (nach *Sweet* u. Mitarb.). Die oberen drei Muster entstehen durch Tumorosteoidmineralisation. Ihr Spektrum reicht von solide (z.B. Osteoidosteom, Osteoblastom) bis zur elfenbeinartigen (osteoblastisches, sklerosierendes Osteosarkom) Dichtezunahme. **a** solide, **b** wolkig, **c** elfenbeinartig. Die unteren drei Muster werden bei Tumorknorpelmineralisation beobachtet; stippchenförmige und flockige Muster finden sich allerdings auch bei dystrophischen Verkalkungen (neben fleckigen und soliden Mustern). **d** stippchenförmig, **e** flockig, **f** Ringe und Bögen

Tumorzellen, d.h. den Osteoblasten, in Form von Osteoid bzw. von Chondroblasten als Knorpelgrundsubstanz gebildet. Während das Tumorosteoid beim Osteoblastom, Osteoidosteom und Osteosarkom entweder solide, wolkig oder elfenbeinartig mineralisieren kann (Abb. **37** u. **38**), entsteht bei der Mineralisation des Tumorknorpels (z.B. beim Enchondrom oder Chondrosarkom) ein vielfältigeres Bild (Abb. **88, 95** u. **108**): Den physiologischen Ablauf der provisorischen (präparatorischen) Kalzifikation und der nachfolgenden enchondralen Ossifikation des Wachstumsknorpels imitierend, kommen infolge einer beim Tumor stets ungleichmäßigen Tumorknorpelreifung und infolge der unterschiedlichen Größe der neoplastisch proliferierten Knorpelläppchen unregelmäßige Verkalkungsfiguren zustande. Dabei imitieren die stippchenförmigen und flockigen Muster die provisorische Verkalkung und die ring- und bogenförmigen Muster die enchondrale Ossifikation. Die letztgenannten im Röntgenbild erkennbaren Verkalkungsmuster werden ergänzt durch unregelmäßige, z.T. auch sternförmig anmutende Figuren, die Summationsphänomenen entsprechen. Außer den erwähnten Matrixverknöcherungen gibt es noch *metaplastische Verknöcherungen,* die durch Entfaltung der osteoblastischen Potenz von Fibroblasten in bindegewebigen Läsionen entstehen. Dabei kann ein Faser- oder Geflechtknochen gebildet werden. Diese Phänomene sind z.B. bei der fibrösen Dysplasie zu beobachten. Dabei ist das Ausmaß der radiologischen Dichtezunahme abhängig von der Menge des gebildeten Faser- oder Geflechtknochens und vom Ausmaß der Mineralisation. Es reicht vom milchglasartigen Charakter (frühe Form der fibrösen Dysplasie) über fleckig-wolkige Dichtezunahmen bis zu solide erscheinenden knöchernen Strukturen (Spätform der fibrösen Dysplasie, ossifizierendes Fibrom, insbesondere im Kraniofazialbereich).

Als letztes sei noch auf die Möglichkeit einer *dystrophischen Ossifikation* von nekrotischem Fettgewebe hingewiesen, die bei ossifizierenden Lipomen und bei ischämischen Knocheninfarkten mit Nekrose des Fettmarkes gefunden werden. Dabei entstehen ebenfalls stippchenförmige oder flockige Muster neben fleckigen und soliden Verschattungsfiguren (Abb. **90**).

Das Fehlen von Matrixverknöcherungsmustern schließt in keiner Weise einen matrixproduzierenden Tumor, z.B. ein Osteosarkom oder ein Chondrosarkom, aus. Vielfach sind die Matrixossifikationen so dezent, daß sie im Summationsbild durch Überlagerung von endostalen oder periostalen Verknöcherungsvorgängen nicht identifiziert werden können. Gelegentlich hilft hier die Computertomographie mit hochauflösender Technik diagnostisch weiter. Das gilt ganz besonders für osteoid-produzierende Tumoren mit beginnender Matrixmineralisation, deren Matrixdichtewerte um +100 bis +150 Hounsfield-Einheiten liegen. Wie schon mehrfach erwähnt, verfügen manche Knochentumoren nicht selten über verschiedene Matrices in unterschiedlicher Quantität. Wenn sie verknöchern, so sollte stets versucht werden, aus dem Röntgenbild eine Matrixzuordnung zu treffen. Das ist für die Biopsielokalisation von besonderer Wichtigkeit.

Lokalisation von Knochengeschwülsten

Bei der Lokalisation von Knochengeschwülsten muß unterschieden werden zwischen *Lokalisationen im Skelett*, also eingeteilt nach verschiedenen Knochen, und *Lokalisationen im separaten Knochen*, d. h. in verschiedenen Knochenanteilen.
Im Sammelgut des „Netherlands-Comitee of Bone Tumors (NCBT)" von über 2700 primär-malignen Knochentumoren waren mehr als 65% in Femur, Tibia und Humerus lokalisiert. 675 benigne Knochentumoren des NCBT-Registers und etwa 600 Tumor-like lesions ließen mit 50% eine Bevorzugung derselben Knochen erkennen. Einen ausgesprochenen Vorzugssitz hat das Osteosarkom: Fast 90% sind an den langen Röhrenknochen, 55% davon um die kniegelenknahen Metaphysen der unteren Extremität lokalisiert. Der fibröse metaphysäre Defekt (fibröser Kortikalisdefekt, später nichtossifizierendes Knochenfibrom) tritt vorzugsweise im Femur und in der Tibia auf. Das solitäre eosinophile Granulom bevorzugt ebenfalls deutlich das Femur, das Osteoblastom vorwiegend den Wirbel und die Ossa tarsalia. Bevorzugte Lokalisationen für eine aneurysmatische Knochenzyste sind die Wirbelsäule und die Röhrenknochen. Os sacrum und Schädelbasis spiegeln die Vorzugslokalisationen des Chordoms wider. Chondrome bevorzugen die Finger- und Zehenphalangen. Im Becken, im Femur und in den Rippen liegen die Hauptlokalisationen des Ewing-Sarkomes. Für Riesenzelltumoren und das Chondroblastom gilt im Prinzip, daß diese Geschwulsttypen vorzugsweise die knorpeligen Epiphysenfugen befallen. Osteosarkome, Osteochondrome, aneurysmatische und solitäre Knochenzysten des Jugendlichen sind vor allem in der Metaphyse lokalisiert.

Biologische Patientendaten

Neben den beschriebenen röntgenmorphologischen und lokalisatorischen Daten spielen die biologischen Daten des Tumorträgers, insbesondere das Alter, weniger bedeutsam das Geschlecht, eine Rolle bei der differentialdiagnostischen Einordnung einer beobachteten Geschwulst. Verschiedene Tumorarten bevorzugen bestimmte Alters-

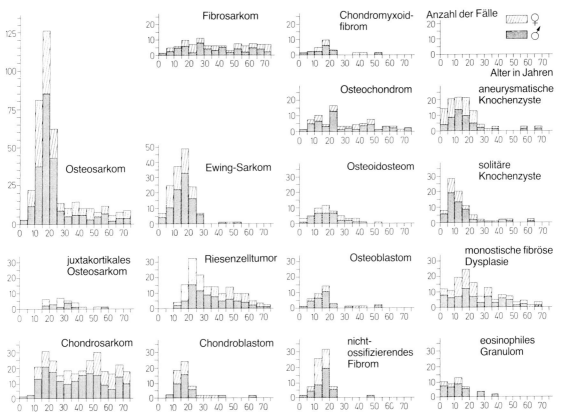

Abb. 19 Altersprädilektion einiger Knochentumoren und Tumor-like lesions

Tabelle 7 Häufigkeitsverteilung von 8903 primär malignen und 7253 benignen bzw. potentiell malignen Tumoren und geschwulstmäßigen (tumor-like-) Läsionen. Angaben nach:
- Radiological Atlas of Bone Tumours. Mouton, Den Haag 1973
- *Dahlin:* Bone Tumours. Thomas, Springfield/Ill. 1978
- *Dominok* u. *Knoch:* Knochengeschwülste und geschwulstähnliche Knochenerkrankungen. Fischer, Jena 1971
- Knochengeschwulstregister Göttingen
(Stand: März 1976)

	Anzahl	Verteilung %
maligne Tumoren		
Osteosarkom	3953	44,4
juxtakortikales Sarkom	170	1,9
Chondrosarkom	1341	15,1
Fibrosarkom	494	5,5
Ewing-Sarkom	1466	16,5
Retikulumzellsarkom	532	6,0
Angiosarkom	112	1,3
Chordom	694	7,8
Riesenzellgeschwulst Grad III	141	1,6
gesamt	8903	100
benigne Tumoren und tumor-like Läsionen		
Riesenzellgeschwulst Grad I + II	1720	23,7
Chondroblastom	232	3,2
Chondromyxoidfibrom	217	3,0
solitäres Enchondrom	734	10,1
solitäres Osteochondrom	2011	27,7
solitäre Knochenzyste	639	8,8
Osteoblastom	178	2,5
nichtossifizierendes Fibrom	430	5,9
Angiom	610	8,4
aneurysmatische Knochenzyste	482	6,6
gesamt	7253	100

gruppen; andere Geschwulstspezies dagegen zeigen eine ungefähr gleiche Frequenz bis ins hohe Alter (Abb. 19). Im einzelnen ist hervorzuheben:
- Das Osteosarkom zeigt einen Gipfel zwischen dem 10. und 25. Lebensjahr.
- Das Ewing-Sarkom findet sich fast ausschließlich bei Patienten unter 30 Jahren.
- Chondrosarkome, Fibrosarkome und maligne ossäre Histiozytome zeigen keine Altersprädilektion.
- Der Riesenzelltumor zeigt eine Altersbevorzugung nach dem 15. Lebensjahr (nach Epiphysenschluß).
- Die aneurysmatische Knochenzyste ist häufig vor Abschluß der 2. Lebensdekade anzutreffen.
- Das eosinophile Granulom, der fibröse metaphysäre Defekt, das Chondroblastom, das Osteoblastom, das Chondromyxoidfibrom und die solitäre Knochenzyste werden nur selten bei Trägern jenseits des 20. Lebensjahres angetroffen.

Jenseits des 40. Lebensjahres sind primäre Knochengeschwülste eine Ausnahme. Nach der 5. Lebensdekade sind vor allem Metastasen von Organtumoren im Skelett zu erwarten.

Häufigkeit von Knochengeschwülsten

In der Tab. 7 ist die Häufigkeitsverteilung von benignen und malignen Knochentumoren in einer Sammelstatistik von insgesamt 16 156 Entitäten einschließlich einiger Tumor-like lesions dargestellt. Die Relativzahlen bei den benignen Tumoren und Tumor-like lesions sind allerdings mit Zurückhaltung zu bewerten. Wenn z.B. das nichtossifizierende Knochenfibrom mit nur 5,9% partizipiert, dann heißt das keineswegs, daß diese Läsion entsprechend so vergleichsweise selten vorkommt, z.B. verglichen mit dem Riesenzelltumor (23,7%). In die Statistik sind nur biopsierte, d.h. histologisch gesicherte Tumoren aufgenommen. Mit Sicherheit ist das nichtossifizierende Fibrom neben dem Osteochondrom und dem Enchondrom (am Handskelett) die am häufigsten vorkommende Knochenläsion.

Zur Biopsie kommen in der Regel nur diejenigen Fälle, welche klinische und radiologische Differenzierungsschwierigkeiten bereitet haben. Ein großer Teil der nichtossifizierenden Knochenfibrome und Enchondrome verläuft klinisch stumm und wird nur durch Zufall röntgenologisch anläßlich einer aus anderen Gründen (z.B. Trauma) indizierten Untersuchung entdeckt. Eigene Untersuchungen (FREYSCHMIDT u. Mitarb. 1981) weisen auf eine Prävalenz des nichtossifizierenden Knochenfibroms in der sonst gesunden Altersklasse der 5–15jährigen von 1–2% hin, weshalb wir u.a. auch der Ansicht sind, daß es sich bei dieser Läsion um irgendeine Form einer Wachstumsstörung und nicht um einen Tumor handelt.

Obwohl sich in der Gruppe der malignen Geschwülste sicherlich auch nicht ganz der Realität entsprechende Verteilungen ergeben, z.B. bedingt durch Einbeziehung des Konsiliarmaterials in den einzelnen Registern, so kann doch angenommen werden, daß das Osteosarkom die häufigste primäre Knochengeschwulst ist, gefolgt von den vergleichsweise in weniger als der Hälfte vorkommenden Ewing- und Fibrosarkomen.

Klinische Symptomatik

Der klinischen Symptomatik und der Anamnese kommen für die Differentialdiagnose von Knochentumoren im allgemeinen eine weit geringere Bedeutung als bei anderen Krankheiten zu. Fieber und Beschleunigung der Blutkörperchensenkungsgeschwindigkeit werden bei Knochentumoren, jedenfalls bei malignen, häufiger beobachtet. Besonders bei der Differenzierung zwischen einem Ewing-Sarkom und einer Osteomyelitis kann dies beim Fehlen einer eindeutigen röntgenologischen Symptomatik Anlaß für Schwierigkeiten bzw. zur Fehldiagnose sein. Blutchemische Untersuchungen und Urinbefunde können wichtige Differenzierungsmerkmale im Rahmen der Differentialdiagnostik einer röntgenologischen Solitärläsion abgeben. Dabei sei auch an den braunen Tumor beim primären Hyperparathyreoidismus gegenüber der Abgrenzung zum Riesenzelltumor gedacht.

Schmerzen bieten im allgemeinen wenig diagnostische Anhaltspunkte. Knochentumoren verursachen sehr häufig nicht einen lokalen Knochenschmerz, sondern einen u. U. auch fernab von der eigentlichen Läsion projizierten Gelenkschmerz (Kniegelenk!). Das zu wissen, ist besonders bei Kindern wichtig; denn daraus leitet sich die Notwendigkeit zur Röntgenuntersuchung eines Extremitätenknochens einschließlich seiner Gelenkenden ab. Nur für das Osteoid-Osteom gilt die Erfahrung, daß die von ihm verursachten lokalen Schmerzen nachts stärker werden und gut auf Salizylatderivate reagieren.

Eine lange Anamnesedauer ist eher bei benignen als bei malignen Prozessen nachzuweisen (Ausnahme: hämatogene Osteomyelitis – kurze Anamnesedauer!). In diesem Zusammenhang sei hervorgehoben, daß Frakturen nach einem banalen bzw. inadäquaten Unfallereignis nicht selten Folge einer Schwächung der Knochenstabilität durch einen Geschwulstprozeß sind. Man sollte sich daran halten, bei jeder Fraktur den Bruchspalt und dessen Umgebung sorgfältig zu analysieren, um die Zeichen einer pathologischen Fraktur nicht zu übersehen. Die Abb. **20** zeigt eine Femurfraktur bei einem 13jährigen Jungen, entstanden nach einem banalen Unfall. Die ventrolateral mottenfraßartig zerstörte Kompakta, das reaktive proximal gelegene Dreieck und ossifizierte Periostfetzen deuten auf einen präexistenten pathologischen Prozeß hin. Die Biopsie ergab ein Ewing-Sarkom. Als letztes sei hier noch auf eine Eigentümlichkeit verwiesen, die einem immer wieder bei der Anamneseerhebung eines Geschwulstträgers begegnet: Die aufgetretene Schmerzsymptomatik wird kausal auf irgendein Trauma, z. B. anläßlich eines Fußballspiels, im Rahmen von Turnübungen in der Schule oder auch bei einem Autounfall, zurückgeführt und nicht selten einige Wochen vor der Erstkonsultation zurückdatiert. Kalkuliert man die Röntgensymptomatik mit evtl. stärkeren reaktiven Veränderungen (z. B. ausgebeulte Knochenschale) und Erfahrungswerte von der Tumorverdopplungszeit her in die Überlegung ein, so

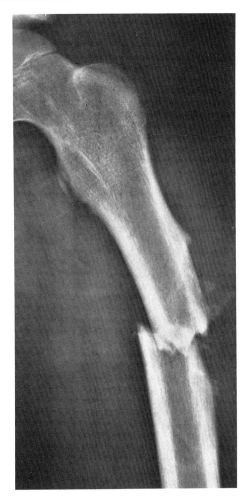

Abb. **20** Differentialdiagnostisch schwierig ansprechbares Röntgenbild mit einer pathologischen Fraktur bei einem Ewing-Sarkom

weiß man, daß in solchen Fällen die Läsion sicherlich schon einige Zeit vor dem angegebenen Unfallereignis bestanden hat. Das Symptomatischwerden hat in diesen Fällen in der Regel tatsächlich seine Ursache im angegebenen Trauma, wenn nämlich z. B. eine klinisch stumme Periostinvolvierung dadurch über die Schmerzschwelle gehoben wird. Vielfach wird der erstbehandelnde und diagnostizierende Arzt von dieser Traumaanamnese in die Irre geführt, wodurch sich die gerade im Göttinger Geschwulstregister katamnestisch errechneten enormen Diagnoseverzögerungen erklären.

Staging (Stadieneinteilung) von Skelettumoren

Es besteht grundsätzlich das Bedürfnis nach einem Stagingsystem für Tumoren des Skeletts und der Weichteile, so wie es für viele Geschwülste anderer Art bereits bekannt ist.

Tabelle 8 Synopse einiger klinisch-radiologischer Merkmale bei Knochentumoren und geschwulstähnlichen Läsionen. (Das Chondrom wurde wegen seiner komplexen Röntgensymptomatik nicht in die Tabelle aufgenommen)

Tumor	Vorzugsalter	Vorzugssitz	Röntgenbild (konventionelle Deskription)	Wahrscheinlicher Destruktionsgrad nach Lodwick
Riesenzelltumor	90% jenseits des 20. Lebensjahres, selten vor dem 15. Lebensjahr	Epiphysen der langen Röhrenknochen, ca. 50% in der Kniegelenksregion	runde oder ovale, oft exzentrische Aufhellung in der Epiphyse; Aufblähung und pseudomultilokuläre Aspekte; wenige oder keine Randsklerosen; periostale Reaktion nur in Form einfacher Knochenschalen. Aggressive Formen oft mit unscharfer Begrenzung und prononcierter Kortikalisdestruktion; röntgenologische Differenzierungsmöglichkeiten sehr eingeschränkt!	IA–IC
aneurysmatische Knochenzyste	90% unter 25 Jahre	Metaphyse der langen Röhrenknochen, insbesondere der unteren Extremität, des weiteren die Wirbelsäule	meistens scharf begrenzte Aufhellung; häufig kommen grobe Trabekel vor; der Tumor verursacht oft starke Aufblähung; schnelles Wachstum verursacht unscharfe Begrenzung und simuliert einen malignen Aspekt	IB
solitäre Knochenzyste	80% unter 20 Jahre	meta-diaphysär in langen Röhrenknochen, insbesondere Humerus und Femur	scharf begrenzte Aufhellung; grobe Trabekel kommen vor; Aufblähung wird oft angetroffen; diaphysärwärts gerichtete Wanderung der Zyste infolge Knochenlängenwachstums; oft Spontanfraktur	IA–IB
nichtossifizierendes Fibrom	75% unter 20 Jahre; nur ausnahmsweise über 25 Jahre	überwiegend in der Metaphyse der langen Röhrenknochen der unteren Extremität	traubenförmig konfigurierte kortikale oder subkortikale Aufhellung in der Metaphyse, oft begrenzt durch eine schmale sklerotische Zone; Aufblähung der verdünnten Kortikalis kommt vor; individuelle gelegentliche Ausbreitung bis weit in die Spongiosa	IA–IB
Chondromyxoidfibrom	80% unter 25 Jahre	Röhrenknochen der unteren Extremität, insbesondere der Tibia	exzentrische Aufhellung, gelegentlich mit groben Trabekeln; Destruktion der angrenzenden Kortikalis; parossale Ausbreitung des Tumors in den Weichteilen nicht selten	IA–IC
Chondroblastom	10–25 Jahre	Epiphyse der langen Röhrenknochen, insbesondere die von Femur, Tibia und Humerus; auch in Talus und Kalkaneus	kleine Läsionen meistens rund, größere unregelmäßig geformt; häufig sklerotische Begrenzung; ältere Läsionen zeigen oft stärkere Verkalkung; metaphysäre Ausbreitung ist häufiger Anlaß zu starker periostaler Knochenneubildung	IA–IB
Osteoidosteom	10–25 Jahre	50% in Femur und Tibia	ovale oder runde Aufhellung (Nidus), variierend von nur wenigen bis zu 15 mm, oft zentrale Kalkablagerung und Randsklerose; bei kortikaler oder subkortikaler Lokalisation in den langen Röhrenknochen oft starke periostale Knochenneubildung	IA
Osteoblastom	5–20 Jahre	Bogen und Gelenkfortsätze der Wirbel und Ossa tarsalia	häufig Ähnlichkeit mit einem Osteoidosteom; gelegentlich expansives Wachstum des Tumors mit Ausbruch in die Weichteile	IA–IC
Osteosarkom	10–25 Jahre 75% unter 25 Jahre	Metaphysen der langen Röhrenknochen (ca. 90%) Kniegelenkregion allein ca. 55%)	Mischung von Knochendestruktion und Knochenneubildung; umfangreiche Skala einer überwiegenden Destruktion und *geringer* Knochenneubildung bis zu *überwiegender* Knochenneubildung und geringer Destruktion, relativ häufige Bildung von meist groben Spikula, Codman-Dreiecken oder lamellären periostalen Knochenschalen	IC–III

Tabelle 8 (Fortsetzung)

Tumor	Vorzugsalter	Vorzugssitz	Röntgenbild (konventionelle Deskription)	Wahrscheinlicher Destruktionsgrad nach Lodwick
Chondrosarkom	ausnahmsweise unter 10 Jahre, jenseits der 1. Dekade keine Altersprädilektion	Metaphysen von Femur, Tibia und Humerus, Pelvis und Rippen	1. Zentrales Chondrosarkom: Zentrale, manchmal ausgedehnte, oft scharf begrenzte Aufhellung, Matrixossifikationen in Form von größeren oder kleineren stippchenförmigen, flockigen, Ringe oder Bögen bildenden Verdichtungen mit der Möglichkeit für eine Artansprache; Innenseite der Kortikalis oft mit lappiger Kontur durch Druckatrophie. Keine oder nur geringe periostale Knochenneubildung! Bei einer seltenen Form des zentralen Chondrosarkoms sehr starke und diffuse Tumorausbreitung im Schaft mit konsekutiver Entwicklung einer faserigen, Paget-ähnlichen Verdickung der Kortikalis 2. exzentrisches Chondrosarkom: exostosenähnliche Apposition, aber mit irregulärer Kontur, oft mit Ausläufern; häufig unregelmäßige, strukturlose Kalkablagerungen; intakte oder nur teilweise destruierte Kortex in Höhe der Geschwulst 3. subperiostales Chondrosarkom: flache und wenig dichte, oft Spikula zeigende Apposition, am Rande Codman- oder reaktive Dreiecke. Tumoranliegende Kortex intakt. Seltene Form!	IA–III
Fibrosarkom und MFH des Knochens	ausnahmsweise im Kindesalter < 5 Jahre, sonst gleichmäßige Altersverteilung	Meta-Diaphysen der langen Röhrenknochen, ca 60% in der Umgebung des Kniegelenkes	zentrale oder exzentrische Aufhellung, Bildung von reaktivem Knochen in der Umgebung resp. im Tumorareal, beschränkte oder fehlende periostale Knochenneubildung; der Malignitätsgrad spiegelt sich häufig im Röntgenbild: je maligner, desto unschärfere Begrenzung bis zum Mottenfraß	IB–III
juxtakortikales Osteosarkom	15–40 Jahre (90%), 62,5% jenseits des 25. Lebensjahres	Metaphysen der langen Röhrenknochen, besonders die dorsale distale Femurmetaphyse (>50%) (Planum popliteum)	1. sehr dichter, dem Knochen aufsitzender Tumorschatten, teilweise durch eine dünne Aufhellungszone vom Knochen getrennt; Kontur meistens lappig und scharf; gelegentlich solitäre Foci in der Nähe des Tumors. Keine Spikula oder Codman-Dreiecke 2. Typ mit grob gefiederten juxtakortikalen Geschwulstausläufern 3. exostosenähnliche Bilder (selten)	II–III
Ewing-Sarkom	5–25 Jahre (90%). Vorkommen jenseits des 30. Lebensjahres sehr selten	Diaphysen von Femur, Tibia, Fibula und Humerus, Pelvis und Rippen	im allgemeinen schon bei Behandlungsbeginn Durchbruch durch die Kortikalis mit sichtbarem parossalem Tumorschatten. Große Variabilität im Röntgenbild jedoch mit Bevorzugung von zwei Typen: 1. unscharf begrenzte Aufhellung oder „Mottenfraß" in platten Knochen; keine oder beschränkte periostale Knochenneubildung; gelegentlich zentrale Verdichtung durch reaktive Sklerose 2. in den Röhrenknochen mottenfraßartige und/oder permeative Destruktion der Kortikalis und Spongiosa; feine Spikulae, Codman-Dreiecke oder lamelläre Knochenschalen, kombiniert oder einzeln vorkommend. Oft ausgedehnte Läsionen mit sehr seltenen Verdichtungen durch reaktive Knochenneubildung	II–III
Retikulumzellsarkom	kein	keiner	keine charakteristischen Merkmale: oft Ähnlichkeit mit dem Ewing-Sarkom	

Tabelle 9 Stadieneinteilung benigner Knochentumoren (nach *Enneking*)

	1	2	3
Grad	G_0	G_0	G_0
Lokalisation (Ausdehnung)	T_0	T_0	T_{1-2}
Metastasen	M_0	M_0	M_{0-1}
klinischer Verlauf	keine Symptome, keine Progression, Selbstheilung	aktiv (Schmerzen), progressiv, Knochenauftreibung	aggressiv (deutliche Schmerzen, evtl. Spontanfraktur) invasiv, Knochenperforation
Röntgenbild (Lodwick-Grad)	IA	IB	IC
Szintigraphie	negativ	vermehrte Aktivitätsanreicherung im Tumor	vermehrte Aktivitätsanreicherung jenseits der röntgenologischen Tumorgrenzen
Angiographie	unauffällig	zarte Gefäßneubildungen in der Randzone	mäßige Gefäßneubildungen in der Randzone
CT	eindeutige, intakte Begrenzung, gut definierte Kapsel, homogen	intakte Begrenzung, expansiv, dünne Kapsel, homogen	unscharf begrenzt, extrakapsulär und/oder über das Kompartiment hinausgehend, inhomogen

Erläuterungen zu den Tab. 9 u. 10

Histologische Graduierung

G_0 Histologie: benigne
G_1 Histologie: niedrig-maligne
G_2 Histologie: hochmaligne

Metastasen

M_0 keine Regional- oder Organmetastasen
M_1 Regional- oder Organmetastasen

Tumorlokalisationen

T_0 Tumor befindet sich innerhalb des anatomischen Kompartiments (für Knochen sind dies die Kompakta und der Gelenkknorpel)
T_1 Tumor befindet sich z. T. auch außerhalb des anatomischen Kompartiments, liegt jedoch noch innerhalb der natürlichen Barrieren von Gelenkkapsel, Muskelfaszien usw.
T_3 Tumor ist über die natürlichen Barrieren hinausgewachsen, d. h., er infiltriert die umgebenden anatomischen Strukturen

Tabelle 10 Stadieneinteilung maligner Knochentumoren (nach *Enneking*)

	IA	IB	IIA	IIB	IIIA	IIIB
Grad	G_1	G_1	G_2	G_2	G_{1-2}	G_{1-2}
Lokalisation	T_1	T_2	T_1	T_2	T_1	T_2
Metastasen	M_0	M_0	M_0	M_0	M_1	M_1
Klinischer Verlauf	wenig Schmerzen oder indolent, schleichendes Wachstum	wenig Schmerzen oder indolent, schleichendes Wachstum	starke Schmerzen, massives Wachstum	starke Schmerzen, massives Wachstum, tastbare Tumormasse, Spontanfraktur	starke Schmerzen, massives Wachstum, systemische Symptome. Spontanfrakturen, tastbare Metastasen, Lungenmetastasen	
Szintigraphie	vermehrte Anreicherung	vermehrte Anreicherung	vermehrte Anreicherung bis über die radiologischen Tumorgrenzen	vermehrte Anreicherung bis über die radiologischen Tumorgrenzen	vermehrte Anreicherung im Tumor bis über die radiologischen Tumorgrenzen, Anreicherung in Lungenmetastasen selten	
Röntgenbild (Lodwick-Grad)	II	II	III	III	III	III
Angiographie	geringe Neovaskularisation, keine Involvierung neurovaskulärer Strukturen	geringe Neovaskularisation, Involvierung neurovaskulärer Strukturen	deutliche Neovaskularisierung – keine Involvierung neurovaskulärer Strukturen	deutliche Neovaskularisierung, Involvierung neurovaskulärer Strukturen	deutliche Hypervaskularisierung, ohne bzw. mit Involvierung neurovaskulärer Strukturen, hypervaskularisierte Lymphknoten	
CT	irreguläre oder arrodierte Kapsel, aber im Kompartiment	Tumorausdehnung aus dem Kompartiment	durchbrochene (Pseudo-)Kapsel – aber im Kompartiment	durchbrochene (Pseudo-)Kapsel – außerhalb des Kompartiments	durchbrochene (Pseudo-)Kapsel im bzw. außerhalb des Kompartiments, Lungenmetastasen oder vergrößerte regionale Lymphknoten	

Die Absicht beim Entwurf eines solchen Stagingsystems ist, signifikante prognostische Faktoren derart zu gruppieren, daß sich daraus Richtlinien für eine operative oder medikamentöse Behandlung ergeben; außerdem ermöglicht ein solches System einen Vergleich zwischen den Behandlungsergebnissen in verschiedenen Kliniken.

ENNEKING hat 1984 ein Stagingsystem für gut- und bösartige Knochen- und Weichteiltumoren entwickelt. Basiskriterien sind der histologische Differenzierungsgrad der Geschwulst (G_0-G_2), die Lokalisation in oder außerhalb des Kompartiments (T_0, T_1), Metastasen (M_0, M_1) der radiologische Aspekt (Graduierung nach LODWICK, s. auch S. 470 ff.) und der klinische Verlauf. Auch das Verhalten im Szinti-, im Angio-, und im Computertomogramm werden in die Bewertung mit einbezogen. In den Tab. **9** u. **10** sind die verschiedenen Bewertungskriterien für die Stadien 1–3 der gutartigen und die Stadien IA–IIIB der bösartigen Geschwulstprozesse des Enneking-Entwurfes wiedergegeben. Dieses von ENNEKING vorgeschlagene Stagingsystem ist sowohl in den Vereinigten Staaten wie in Europa nicht unumstritten. Daher soll es im Rahmen dieses Buches auch nur grob skizziert vorgestellt werden. Der interessierte Leser sei auf die Originalarbeit (ENNEKING 1984, 1985) verwiesen.

Wie aus den Tab. **9** u. **10** hervorgeht, korreliert ENNEKING sehr eng zwischen dem histologischen Differenzierungsgrad und dem radiologischen Muster nach LODWICK: Im histologischen Bild gutartige Prozesse korrespondieren mit den Lodwick-Graden IA–IC, niedrig-maligne Prozesse G_1 korrespondieren mit dem Destruktionsgrad II und hochmaligne Prozesse mit dem Destruktionsgrad III.

Knochenbildende Tumoren

Gutartige Tumoren

Osteom

Definition (WHO): Das Osteom ist eine benigne Läsion, bestehend aus gut differenziertem reifem Knochengewebe mit überwiegend laminärer Struktur und von sehr langsamem Wachstum.

In der Literatur ist bisher umstritten, ob das Osteom überhaupt eine echte Knochengeschwulst ist (SPJUT 1971, DAHLIN 1978) oder ob es sich dabei um eine geschwulstähnliche Läsion, z. B. im Sinne eines Hamartoms handelt.

Es lassen sich aufgrund ihrer Lokalisation drei Grundformen unterscheiden (SCHAJOWITZ 1981):

1. *Konventionelles, klassisches Osteom* (Elfenbeinexostose).
   Diese Form kommt fast ausschließlich am bindegewebig präformierten Schädelknochen (Tabula externa der Kalotte, Sinus frontalis und ethmoidalis) vor.

2. *Juxtakortikales (paraossales) Osteom.*
   Es wird an den langen Röhrenknochen, vor allem am Femur, gefunden und ist röntgenologisch und histologisch kaum oder nicht von posttraumatischen Hyperostosen oder länger bestehenden flachen (sessilen) Exostosen bzw. Osteochondromen zu unterscheiden.

3. *Medulläres Osteom* (Endosteom, Enostom, Kompaktainsel, Bone islands).
   Im Gegensatz zu den Typen 1 und 2 wächst das medulläre Osteom innerhalb des spongiösen Knochens.

Alters- und Geschlechtsprädilektion

Der Typ 1 wird überwiegend in der 4. und 5. Lebensdekade beobachtet; Männer sind häufiger als Frauen betroffen.

Zum Typ 2 gibt es keine eindeutigen biologischen Daten.

Das gleiche gilt für den Typ 3, der aufgrund eigener Beobachtungen aber überwiegend bei Frauen in der 3.–5. Lebensdekade nachzuweisen ist.

Vorkommen

Die meisten Osteome sind unabhängig vom Typ asymptomatisch und gelten als Zufallsbefunde. Daher sind verbindliche Angaben über die Prävalenz nicht zu machen. Der persönlichen Beobachtung zufolge werden Osteome der Nebenhöhlen sicherlich in jeder hundertsten Aufnahme gefunden. Enostome kann man wahrscheinlich bei jedem 10. Patienten im Beckenbereich (Os ilium, proximales Femur usw.) oder anderswo nachweisen.

Klinik

Wie bereits erwähnt, verursachen Osteome jedweder Form in der Regel keine Symptomatik. Nur in

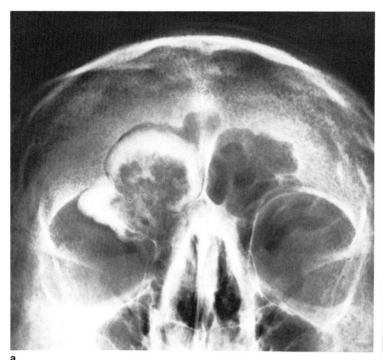
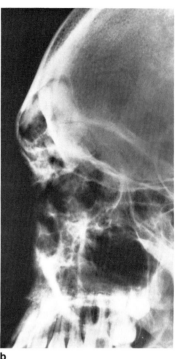

Abb. 21 a u. b   „Osteom" des Sinus frontalis rechts (♂, 18 J.)

Einzelfällen und bei sehr großen Exemplaren können sie ein Abflußhindernis darstellen und z. B. Mukozelen auslösen. Es sind auch gröbere Expansionen in den Nebenhöhlen mit Verdrängungserscheinungen an den Nachbarschaftsorganen (z. B. dem Auge) beschrieben worden. HALLBERG u. BEGLEY (1950) haben bei einem Osteom des Sinus frontalis die Erosion der Stirnhöhlenhinterwand und eine über den Weg einer Kommunikation mit dem Epiduralraum verursachte intrakranielle Komplikation beobachtet.

Röntgenbild

Konventionelles klassisches Osteom der Nebenhöhlen: Der Prozeß stellt sich als rundliche oder auch lobulierte Verdichtung in einer der Nebenhöhlen, am häufigsten in der Stirnhöhle, dar. Der neugebildete Knochen ist extrem dicht und setzt sich dadurch von den umgebenden knöchernen Strukturen ab. Auch ringförmige Konfigurationen mit bevorzugter Verknöcherung der Außenzonen werden beobachtet (Abb. **21**).

Differentialdiagnostisch ist bei einer Lokalisation im Stirnhöhlenbereich an eine reaktiv-hyperostotische Veränderung bei Meningiomen und bei der chronischen Osteomyelitis Garrè zu denken.

Beim *juxtakortikalen oder paraossalen Osteom* handelt es sich um eine sehr dichte rundliche oder ovale Verknöcherung – in der Regel in sich homogen –, die dem Knochen außen aufsitzt und fließend in die Kompakta übergeht. Auch im Wirbelsäulenbereich, insbesondere in den Bogen- und Querfortsatzpartien, kann man solche Osteome nachweisen (Abb. **22**).

Die differentialdiagnostische Abgrenzung dieses Typs z. B. von der Melorheostose kann sehr schwierig, manchmal sogar unmöglich sein, insbesondere dann, wenn das Osteom kerzenwachsartig den Knochen „hinunterfließt". Bei ausgedehntem

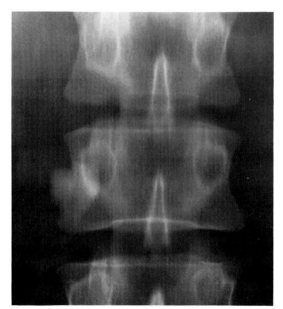

Abb. **22**   Juxtakortikales Osteom (Zufallsbeobachtung)

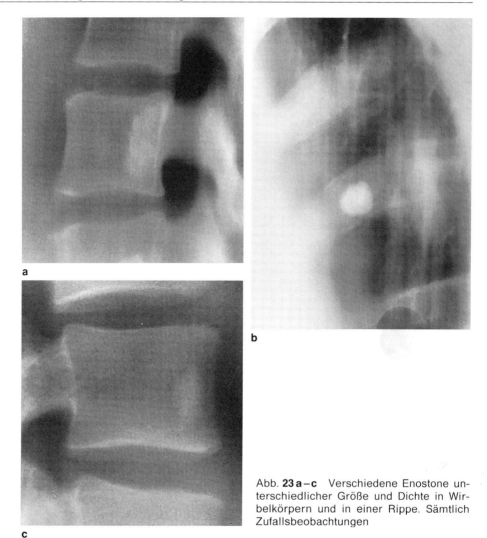

Abb. 23 a–c Verschiedene Enostone unterschiedlicher Größe und Dichte in Wirbelkörpern und in einer Rippe. Sämtlich Zufallsbeobachtungen

Befund ist auch eine Unterscheidung vom parossalen Osteosarkom nur histologisch möglich.

Das *Enostom* oder die Kompaktainsel zeigt sich röntgenologisch als reiskorn- bis linsengroße, seltener kirschengroße rundliche bis ovale Verdichtung in der Spongiosa mit glatter Randbegrenzung (Abb. 23). Manchmal lassen sich feine wurzelähnliche Ausläufer zur Umgebung hin nachweisen. Bei Lupenbetrachtung sind in einem solchen Enostom nicht selten Strukturen im Sinne von Spongiosabälkchen erkennbar. Enostome können grundsätzlich wachsen, obwohl die Größenzunahme über längere Zeiträume häufig nur minimal ist und maximal vielleicht 20–30% beträgt. Sie unterliegen auch einer Dichteabnahme, wenn gleichzeitig (zufällig) eine Osteoporose oder eine andere mit Knochenmassenabnahme einhergehende Osteopathie eintritt.

Differentialdiagnostisch müssen Enostome grundsätzlich vor allem bei entsprechendem Lebensalter von osteoblastischen Metastasen abgegrenzt werden. Eine sehr gute Hilfsmethode bei dieser Differentialdiagnose stellt die Knochenszintigraphie dar, die bei Metastasen eine in der Regel starke Aktivitätsanreicherung zeigt. Osteome gehen nur selten und dann nur mit geringeren Aktivitätsanreicherungen her.

Konventionell radiologisch sprechen für das Vorliegen eines Enostoms immer die sehr gute Abgrenzbarkeit gegenüber der umgebenden Spongiosa, das singuläre Auftreten und ein fehlender Größenwandel innerhalb eines beschränkten Beobachtungszeitraumes von z. B. 8–10 Wochen.

Treten kleine Osteome multipel und vor allem in Gelenknähe auf, dann erhebt sich die Frage, ob es sich dabei nicht um eine wenig ausgeprägte Form einer *Osteopoikilie* handelt, bei der die Einzelherde pathologisch-anatomisch identisch wie Enostome aufgebaut sind und extrem dicht aneinander gelagerten Spongiosabälkchen entsprechen.

Bei einer Kombination von multiplen Osteomen, z. B. an der Schädelkalotte, in den Kieferknochen, im Becken und an den langen Röhrenknochen mit einer intestinalen Polyposis, mit Fibromen und anderen Bindegewebsveränderungen (z. B. epidermale Zysten) spricht man von einem Gardner-Syndrom.

Osteoidosteom
(umschriebenes Osteoblastom)

Definition (WHO): Bei diesem Tumor handelt es sich um eine benigne osteoblastische Läsion, die durch ihre geringe Ausdehnung (in der Regel weniger als 1 cm), ihre gute Begrenzung und durch die in der Regel umgebende reaktive Knochenneubildung gekennzeichnet ist. Histologisch besteht sie aus einem zellreichen, stark vaskularisierten Gewebe mit Osteoid und unreifem Knochen.

Es ist viel darüber diskutiert worden, ob das Osteoidosteom überhaupt eine Knochengeschwulst ist oder ob es zur Gruppe der geschwulstähnlichen Läsionen gezählt werden sollte. In der Regel ist das Wachstum eines Osteoidosteoms limitiert. Vielfach heilen Osteoidosteome durch vollständige Sklerose spontan aus, was grundsätzlich gegen die Annahme einer echten Geschwulst spricht. Der eigentliche Prozeß bzw. der Kern („Nidus") besteht aus reichlich vaskularisiertem Bindegewebe mit atypischer Knochenneubildung und führt zu einer – offenbar reaktiven – Umgebungssklerose.

In der WHO-Klassifikation wird das Osteoidosteom als echte Knochengeschwulst geführt und als „umschriebenes Osteoblastom" bezeichnet. Vom „genuinen Osteoblastom" unterscheidet es sich durch die Nidusgröße, die in der Regel unter 1 cm liegt. Von einem Osteoblastom wird gesprochen, wenn der Nidus sicher größer als 2 cm ist. Weiteres dazu s. S. 494 ff.

Vorkommen
Von allen benignen Knochentumoren nimmt das Osteoidosteom etwa 10–12% ein.

Alters- und Geschlechtsprädilektion
Das Prädilektionsalter liegt mit etwa 50% in der 2. Lebensdekade; der Rest verteilt sich mit etwa je 20% auf die 1. und 3. Lebensdekade; die 4. Lebensdekade ist mit weniger als 10% beteiligt. Bei Männern werden Osteoidosteome fast doppelt so häufig wie bei Frauen angetroffen.

Lokalisation
Das Osteoidosteom ist in der Regel monostotisch, unizentrisch. Multizentrische Osteoidosteome sind selten. GREENSPAN u. Mitarb. (1974) haben aus dem Schrifttum 10 Fälle zusammengestellt und einen weiteren hinzugefügt. Die meisten Osteoidosteome werden an Femur und Tibia gefunden. Vorkommen an anderen Röhrenknochen ist grundsätzlich möglich, aber seltener (Abb. 24). An der Wirbelsäule treten etwa 5–6% aller Osteoidosteome auf, wobei Brust- und Lendenwirbelsäule häufiger als die Halswirbelsäule betroffen sind (Abb. 25).

Im Wirbelsäulenbereich sind die Anhangsgebilde (Processus) Prädilektionsorte.

Klinik
Hervorstechendes klinisches Symptom ist die in Anbetracht der geringen Geschwulstgröße auffallende Schmerzhaftigkeit.

In der Mehrzahl der Beobachtungen wird ein gerade beim Osteoidosteom häufig beobachteter Nachtschmerz angegeben. Von artdiagnostischer Bedeutung ist auch das in 25–50% der Fälle cha-

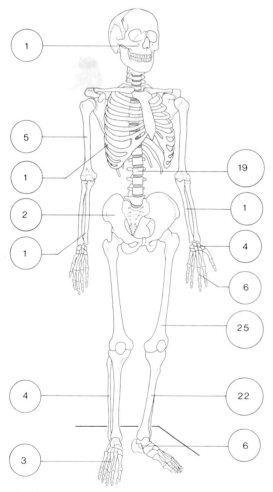

Abb. 24 Prozentuale Verteilung der Lokalisation von 944 Osteoidosteomen. Sammelstatistik nach den Zahlenangaben aus: *Dahlin, D. C.:* Bone Tumors. Thomas, Springfield/Ill. 1967. – *Dominok, G. W., H. G. Knoch:* Knochengeschwülste und geschwulstähnliche Knochenerkrankungen. Fischer, Jena 1971. – Knochengeschwulst-Register Göttingen (Stand: März 1976). – Radiological Atlas of Bone Tumours II, Mouton, Den Haag 1973. (Diese Angaben gelten für sämtliche Lokalisationsschemata.)

rakteristische Ansprechen auf eine Salizylattherapie. Der zunächst milde Schmerz nimmt im Laufe von Wochen und Monaten an Intensität zu. In Einzelfällen kann es dabei zu einer schmerzreflektorischen Mobilitätsbehinderung kommen. Auch eine sympathische („mitleidende") Synovitis kommt bei Osteoidosteomen in Gelenknähe vor. Bei Manifestationen von Osteoidosteomen am Wirbel finden sich charakteristische schmerzreflektorische Fehlhaltungen und Funktionseinschränkungen, zumal Osteoidosteome die Wirbelbögen und Gelenkfortsätze gegenüber dem Wirbelkörper bevorzugen. Damit sind auch die Auswirkungen auf das entsprechende Bewegungssegment erklärt. Der lokale Wirbel- und radikuläre Schmerz sind wichtige Leitsymptome. Selbst langdauernde Ruhigstellung oder sonstige physikalische Maßnahmen (lokale Thermotherapie usw.) vermögen das intensive Schmerzempfinden nicht zu beseitigen. Wohl nicht zu Unrecht haben MacLellan u. Mitarb. (1967) herausgestellt daß, „jede Entwicklung einer schmerzhaften Skoliose im Kindes- und Adoleszentenalter zum Anlaß zu nehmen ist, in die differentialdiagnostischen Überlegungen auch das Osteoidosteom einzubeziehen". Eine katamnestische Auswertung der Länge der Schmerzanamnesen ergibt eine mittlere Dauer von 1,3 Jahren.

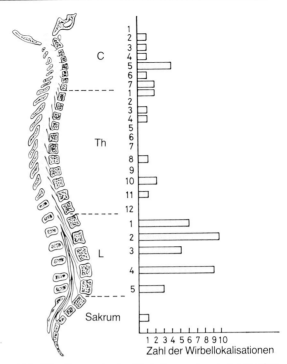

Abb. 25 Prozentuale Verteilung der Lokalisation von 51 Osteoidosteomen an der Wirbelsäule von 50 Patienten (KGR Göttingen)

Röntgenbild
Die Röntgensymptomatik hängt teilweise vom Sitz der Läsion (z. B. Röhrenknochen oder Wirbelsäule) und von der Lokalisation im Knochen ab. Der am häufigsten beobachtete *kortikale Typ* (Abb. 26–28) zeigt in der Regel eine bis zu 1 cm messende längliche Osteolyse, die von einem breiten Sklerosesaum umgeben ist. Die Osteolyse entspricht dem Nidus. Wenn der im Nidus neugebildete Knochen stark mineralisiert, kann er röntgenologisch in der umgebenden Knochensklerose „untergehen" (Abb. 26). Außerdem kann es vorkommen, daß die umgebende Sklerose so dicht ist, daß der Nidus im Nativbild überlagert wird. Daher muß der Röntgenologe bei einer die Kompakta spindelförmig verbreiternden Sklerose und beim Vorliegen einer entsprechenden klinischen Symptomatik unbedingt versuchen, den Nidus nachzuweisen. Das gelingt in vielen Fällen mit gezielten Aufnahmen, mit der konventionellen Tomographie, besser noch aber mit der hochauflösenden Computertomographie. Wir selbst konnten den Nidus kernspintomographisch (Abb. 3) eindeutig nachweisen. Bei der in Zweifelsfällen immer durchzuführenden Subtraktionsangiographie stellt sich der Nidus als umschriebene hypervaskularisierte Zone dar. Im Sequenzszintigramm kann man in der Frühphase den stark durchbluteten Nidus darstellen. In der Spätphase grenzt er sich im Szintigramm entweder als umschriebende relative Minderbelegungszone oder als ringförmige Aktivitätsmehranreicherung innerhalb der Mehranreicherung von der umgebenden Sklerose ab. Diese stärkere ringförmige Aktivitätsanreicherung wird durch eine stärkere Ossifikation der Außenzone des Nidus erklärt.

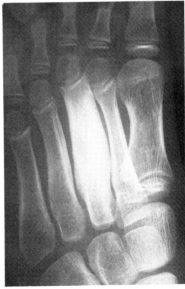

Abb. 26 Osteoidosteom des Os metatarsale III links (♂, 9 J.)

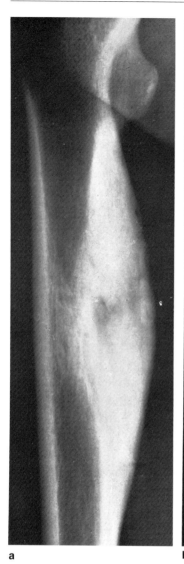 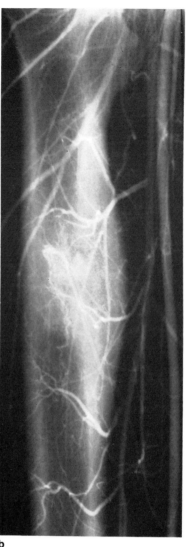

Abb. 27 a u. b Osteoidosteom der Femurdiaphyse
a Zustand nach insuffizienter Erstoperation
b Angiogramm mit Darstellung von 2 (histologisch bestätigten) Nidus (♂, 19 J.)

Wie oben erwähnt, ist der Nidus überwiegend bis zu 1 cm groß (in etwa 60% der Fälle); größere Tumorkerne bis 2 cm Durchmesser werden aber auch beobachtet. Im Hinblick auf die Bedeutung der Nidusgröße in der differentialdiagnostischen Abgrenzung gegenüber dem Osteoblastom s. S. 494 f. Die umgebende Sklerose kann z. T. groteske Formen annehmen und einen ganzen Röhrenknochenschaft umhüllen (Abb. 26), wobei sie ihn spindelförmig auftreibt. Nach Entfernung des Nidus bildet sich die Sklerose spontan zurück.

Bei *medullärer Lage des Nidus* findet sich in der Regel eine weniger ausgeprägte umgebende Sklerose. Häufig demarkiert sich der Nidus sogar als sklerotisches Gebilde (Abb. 29).

Bei subperiostaler Niduslage fehlt eine umgebende Sklerose häufig ganz. Der Tumor wächst in die umgebenden Weichteile und ist von einer dünnen Schicht verknöcherten Periostes umgeben. Die subperiostale Lokalisation des Nidus ist vergleichsweise sehr selten und wird überwiegend im Schenkelhals und im Bereich des Hand- und Fußskeletts angetroffen. Röntgenologisch imponiert das Bild als uhrglasartige Vorwölbung des verknöcherten Periostes.

Auf eine besondere Lokalisation mit einer manchmal uncharakteristischen klinischen Symptomatik sei hingewiesen: Es ist die *subartikuläre Lage eines Nidus* bzw. Osteoidosteoms, die häufig mit einer begleitenden Synovitis (sympathische Synovitis) einhergeht und zu „rheumatischen" Gelenkbeschwerden mit Schmerzen, Schwellung und Bewegungseinschränkung führt (Abb. 29). Zumeist zeigen subartikulär gelegene Osteoidosteome eine umschriebene Aufhellung, die sich in den Gelenkspalt vorwölben kann und nur von einer geringfügigen Sklerose umgeben ist. Sie finden sich am häufigsten am Hüftgelenk sowie am Ellenbogengelenk und sind von einer Inaktivitätsosteoporose der benachbarten Knochenabschnitte begleitet.

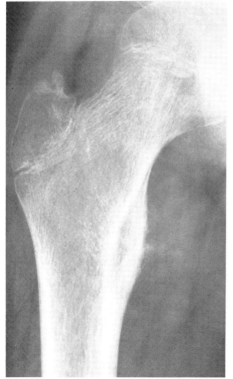
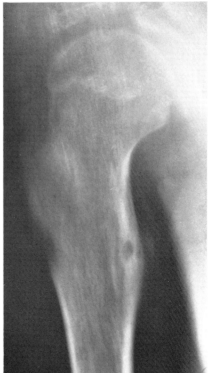

a b

Abb. 28a-c Osteoidosteom der proximalen Femurdiaphyse rechts. 7 Monate vor Behandlungsbeginn erstmalig Schmerzen im Bereich des rechten Hüftgelenkes, besonders nach körperlichen Anstrengungen. Erste Röntgenkontrolle des rechten Hüftgelenkes „o. B.". Zweite Röntgenkontrolle 6 Monate nach Einsetzen der Erstsymptome führt zu der Diagnose: „Hüftgelenksschaden". Röntgenkontrolle: Verdacht auf Ewing-Sarkom. Sofortige Einleitung einer Strahlentherapie. Im Rahmen konsekutiver Röntgenkontrollen Revision der Diagnose. c Serienangiographie: Vaskularisierter Nidus mit histologischer Bestätigung der Diagnose (♂, 15 J.)

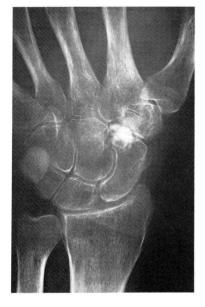

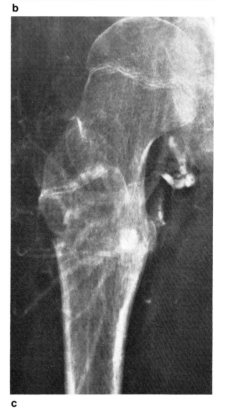

c

Abb. 29 Osteoidosteom des Os trapezoideum (♂, 25 J.). Der Nidus ist überwiegend ossifiziert. Wegen der engen Beziehung zu den angrenzenden Gelenken klinische Zeichen einer Handgelenkssynovitis, röntgenologisch mit einer Begleitosteoporose aller Handwurzelknochen und der angrenzenden Skelettabschnitte einhergehend

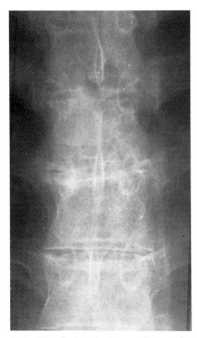

Abb. 30 Osteoidosteom des rechten Bogenansatzes des 6. Brustwirbels (diskreter Befund) (♂, 40 J.)

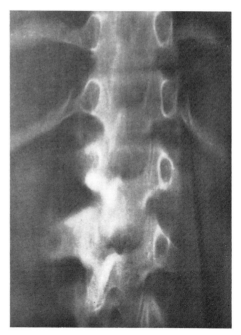

Abb. 31 Osteoidosteom des 2. Lendenwirbels. 9monatige Verlaufsbeobachtung bei fehlerhafter Erstdiagnose: Tuberkulose (♀, 16 J.)

Der konventionelle radiographische Nachweis kann äußerst schwierig sein. Nur die Schichtuntersuchung oder häufiger auch die Computertomographie können einen solchen Befund in manchen Fällen diagnostisch klären. Auf die Bedeutung der Angiographie weisen in diesem Zusammenhang LECHNER u. Mitarb. (1975, 1978) hin.

Differentialdiagnose
Bei konventionell-radiographisch erkennbarem Nidus ist insbesondere bei seiner kortikalen Lage die Diagnose ohne jegliche Schwierigkeiten zu stellen. Vom Röntgenologischen her gelingt in manchen Fällen die Abgrenzung gegenüber einer stark sklerosierenden Osteomyelitis oder einem Zustand nach subperiostalem traumatischem Hämatom nicht. Wie oben bereits erwähnt wurde, sollte daher jedem klinischen und röntgenologischen Verdacht auf ein Osteoidosteom mit fehlendem Nidusnachweis in der umgebenden Sklerose mit allen zur Verfügung stehenden diagnostischen bildgebenden Verfahren (Zielaufnahmen, konventionelle Tomographie, Computertomographie, Kernspintomographie, Angiographie, Sequenzszintigramm) versucht werden, den Nidus nachzuweisen.
Von großer praktischer Bedeutung ist die *intraoperative Lokalisationsröntgenaufnahme*. Dabei wird ein Metallinstrument mit der Spitze in den (vermeintlichen) Nidus gesteckt. Deckt sich die so erfolgte Lokalisation des Nidus mit derjenigen auf dem präoperativen Röntgenbild, so kann der Chirurg sicher sein, daß er den eigentlichen Tumor erfaßt hat. In diesem Sinne nützlich ist auch eine postoperative Aufnahme des en bloc resezierten Tumors.
Zur röntgenologischen Symptomatik und zur Differentialdiagnose des Osteoidosteoms mit Sitz an der Wirbelsäule s. Bd. V/2, S. 259 ff. Hier sei nur darauf hingewiesen, daß der Nidus sich bei dieser Lokalisation häufig nur äußerst schwierig nachweisen läßt (Abb. **30** u. **31**). Leitsymptom kann bei einem Sitz an der Wirbelsäule eine Skoliose sein. Häufig läßt sich nur im Schichtbild oder Computertomogramm die Ursache der Skoliose in Form einer Sklerose und evtl. einer Auftreibung des befallenen Knochenabschnittes nachweisen. Wie bereits erwähnt, sollte daher jede *schmerzhafte* kurzbogige Skoliose im Adoleszentenalter den Verdacht auf ein Osteoidosteom als auslösende Ursache wecken.

Osteoblastom

Synonyme: benignes Osteoblastom, (Giant Osteoid-Osteoma).
Beim Osteoblastom handelt es sich um den größeren Vertreter des oben beschriebenen Osteoidosteoms bzw. des umschriebenen Osteoblastoms. Der Nidus hat in der Regel mehr als 2 cm Durchmesser. Der Hauptunterschied zum Osteoidosteom liegt in der geringeren reaktiven Knochenneubildung, d.h., die Läsion ist überwiegend ly-

tisch und wächst schneller und aggressiver als ihr kleinerer „Bruder", bei dem das Wachstum – wie oben beschrieben – eher limitiert ist. Außerdem finden sich Osteoblastome in fast doppelter Häufigkeit an der Wirbelsäule und im Sakrum. Die Eingruppierung von Osteoblastomen mit einem Nidusdurchmesser zwischen 1 und 2 cm sollte sich nach Klinik und Röntgenologie richten. Verursacht eine solche Läsion überwiegend eine Osteolyse mit wenig umgebender Sklerose und ist die Vorgeschichte kurz, so läßt sich der Tumor eher als Osteoblastom denn als Osteoidosteom klassifizieren. Ist umgekehrt die Anamnesedauer sehr lang (1–2 Jahre oder länger) und geht der Tumor mit einer starken Umgebungssklerose einher, so wird man ihn eher zum Osteoidosteom gruppieren.

Vorkommen
Insgesamt betrachtet, kommt das Osteoblastom seltener als das Osteoidosteom zur Beobachtung (etwa 1–2% aller Knochentumoren). Größeren Statistiken zufolge ist es in durchschnittlich 25% auffallend häufig an der Wirbelsäule anzutreffen (s. Bd. V/2, S. 263) und hat an allen benignen Wirbelsäulentumoren einen Anteil von gut 18%.

Altersprädilektion
Die meisten Osteoblastome werden in der 2 Lebensdekade entdeckt (etwa 50%). Es folgen die 3. Lebensdekade (etwa 30%) und die 1. mit etwa 15%. Fast 90% aller Patienten sind jünger als 30 Jahre. Andere Statistiken räumen der 1. Lebensdekade den 2., der 3. Lebensdekade den 3. Rang ein.

Geschlechtsprädilektion
In den Beschreibungen von McLeod u. Mitarb. (1976), Dahlin (1978) und Schajowicz (1981) sowie im NCBT (1973) partizipiert das männliche Geschlecht am Osteoblastom durchschnittlich doppelt so häufig wie das weibliche; andere Autoren (z. B. Jaffé 1958) registrieren eine Prädominanz beim weiblichen Geschlecht.

Lokalisation
Es wurde bereits darauf hingewiesen, daß Osteoblastome in größeren Statistiken in durchschnittlich 25% aller Fälle an der Wirbelsäule vorkommen. In der Zusammenstellung in der Abb. 32 von 178 Osteoblastomen finden sich sogar 35% aller Fälle an der Wirbelsäule und im Sakrum. Im Wirbelsäulenbereich sind besonders die Anhangsgebilde betroffen. Die übrige lokalisatorische Verteilung variiert stark; bemerkenswert ist aber der Anteil von mehr als 10% im Fußskelettbereich.

Klinik
Die klinische Symptomatik ähnelt dem des Osteoidosteoms und besteht im wesentlichen aus einem lokalen Schmerz; die Anamnesedauer ist aber in der Regel kürzer als beim Osteoidosteom

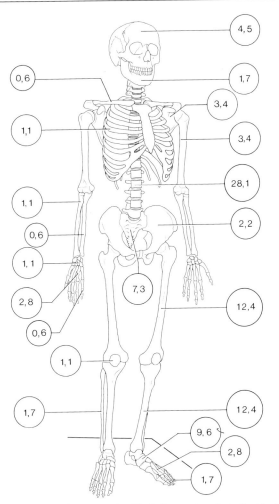

Abb. **32** Prozentuale Verteilung der Lokalisation von 178 Osteoblastomen

und beträgt im Mittel 7 Monate. An der Palpation zugänglichen Knochen (Röhrenknochen, Fußskelett) imponieren häufig eine Schwellung und eine Funktionseinschränkung. Zur klinischen Symptomatik an der Wirbelsäule s. Bd. V/2, S. 263 ff. In einigen Fällen wird über eine günstige Beeinflussung durch Azetylsalizylsäure berichtet.

Röntgenbild
Ähnlich wie beim Osteoidosteom kann der Tumor medullär, kortikal oder subperiostal liegen. Er verursacht in der Regel eine Osteolyse, die je nach Aggressivität des Prozesses mehr oder weniger scharf begrenzt ist (Abb. **33, 34**). Bei medullärer und kortikaler Lage kann jegliche Umgebungssklerose fehlen; nur in etwa 20% der Fälle ist sie stärker ausgeprägt. Wenn der Nidus stärker ossifiziert, dann stellt sich die Osteolyse gelegentlich nicht zusammenhängend, sondern gekammert dar. Der befallene Knochen kann deutlich aufgetrieben sein mit Ausbildung einer ausgebeulten Knochenschale (Abb. **35**). Bei stärkeren Auftreibungen

Skelettumoren

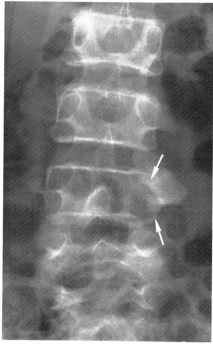
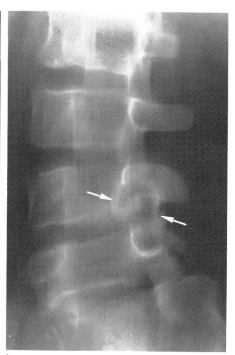
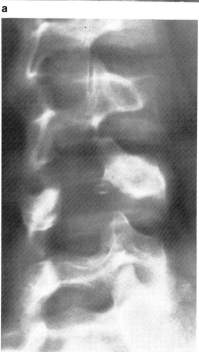

Abb. 33a–c Benignes Osteoblastom des Quer- und Gelenkfortsatzes des 5. Lendenwirbelkörpers links (♂, 13 J.)
a 4,5 Monate vor Behandlungsbeginn Lendenschmerzen beim Aufrichten
b u. c Schrägtomogramm (45°) 2 Monate später

muß man mit dem gleichzeitigen Vorliegen einer symptomatischen aneurysmatischen Knochenzyste rechnen, die dann auch die entsprechende Röntgensymptomatik besitzt. Bei subperiostaler Lage entwickelt sich häufig ein schüsselförmiger Kompaktadefekt; der Tumor ist nach außen zu von einer meist zusammenhängenden periostalen Schale umgeben.
Im Lodwick-Schema läßt sich das Osteoblastom überwiegend den Graden IA–IC zuordnen.

Differentialdiagnose

Die Differentialdiagnose des Osteoblastoms kann sich z. T. außerordentlich schwierig gestalten, da der Tumor in verschiedenen Varianten auftritt. Kleinere begrenzte Tumoren mit einem Lysedurchmesser bis zu 5 cm und mit glatter Begrenzung, vielleicht von einem Sklerosesaum umgeben, werden eher an ein Osteoblastom denken lassen. Größere Läsionen mit unscharfen Grenzen wie in der Abb. 34 machen die Abgrenzung gegenüber einem Osteosarkom unmöglich. Bei stärkeren Umgebungssklerosen müssen auch chronisch entzündliche Knochenveränderungen, z. B. der Brodie-Abszeß, in die Differentialdiagnose einbezogen werden. Auch die fibröse Dysplasie kann eine ähnliche Röntgenmorphologie wie das Osteoblastom verursachen (Abb. 35). Bei der Besprechung der Differentialdiagnose des Osteoblastoms soll auf die Möglichkeiten der Angiographie hingewiesen werden: Die meisten Osteoblastome sind hoch vaskularisiert, wodurch die differentialdiagnostische Abgrenzung z. B. gegenüber einem chronisch-entzündlichen Prozeß oder gegenüber der fibrösen Dysplasie möglich wird. Die Angiographie versetzt den Radiologen aber nicht in die Lage, eine klare Unterscheidung vom Osteosarkom zu treffen (Abb. 34).

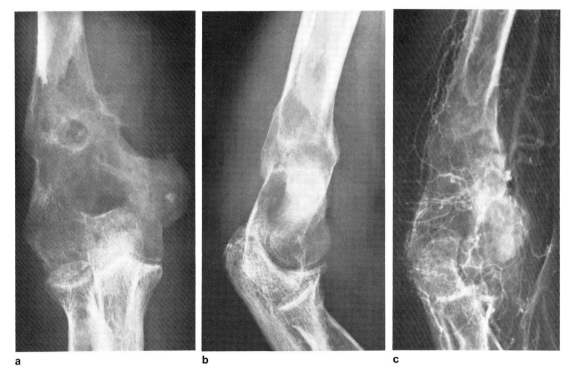

Abb. 34 a–c Benignes Osteoblastom der distalen Humerus-Dia-Epi-Meta-Epiphyse mit konsekutiver rekalzifizierter pathologischer Fraktur mit Zeichen einer leichtgradigen pathologischen endotumoralen Vaskularisation (c) (♂, 50 J.)

Über die Aussagemöglichkeiten der dynamischen Computertomographie gibt es noch keinen einheitlichen Standpunkt. Der Tumor kann sowohl deutlich nach intravenöser Kontrastmittelgabe anreichern, als auch weitgehend isodens bleiben. Im Sequenzszintigramm spiegelt sich die stärkere Vaskularisation des Prozesses in der Frühphase durch eine starke Aktivitätsanreicherung wider. Bildet der Tumor sehr viel Osteoid und verfügt er über eine stärkere Umgebungssklerose, so wird sich in der Spätphase eine entsprechende Aktivitätsanreicherung nachweisen lassen.

Zur Röntgensymptomatik und Differentialdiagnose von Osteoblastomen an der Wirbelsäule s. Bd. V/2, S. 265.

So schwierig wie die Abgrenzung im Röntgenbild ist auch die exakte Ansprache durch den Pathologen. Ein reichlich vaskularisiertes Stroma, vielkernige Riesenzellen, irreguläre Knochenneubildung, eine intensive Osteoblastenaktivität, stellenweise Verkalkungen, trabekuläre Knochenfasern stellen auch den Erfahrenen vor erhebliche diagnostische Schwierigkeiten. So wundert es nicht, daß ebenso wie der Röntgenologe auch der Pathologe dadurch zu Fehldiagnosen wie Riesenzelltumor, Osteosarkom, fibröse Dysplasie, Kallus (Abb. 34) verleitet wird. Nur ein sehr sorgfältiges Studium vieler histologischer Präparate wird am Kriterium der großen Zahl an Osteoblasten, der relativ geringen An-

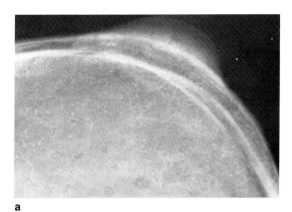
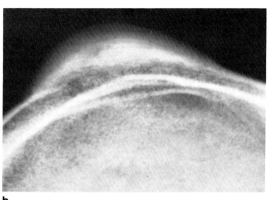

Abb. 35 a u. b Osteoblastom der Kalvaria (parietookzipital) (♂, 28 J.)

zahl an vielkernigen Riesenzellen, der Bewertung von Blutungen oder der relativen Einheitlichkeit des Zellbildes die richtige Diagnose gestatten.

Das sog. *aggressive Osteoblastom* (SPJUT u. Mitarb. 1981) stellt insbesondere den Histologen vor Abgrenzungsprobleme gegenüber einem malignen Prozeß. Das aggressive Osteoblastom ist ein osteoidproduzierender Tumor mit dem überwiegenden Erscheinungsbild eines Osteoblastoms, aber mit zytologischen Atypien einiger oder aller Osteoblasten. Diese aggressiven, allerdings sehr selten vorkommenden Osteoblastome zeichnen sich klinisch durch eine ausgeprägte Rezidivneigung und häufig auch durch ein massives Größenwachstum aus. Vom aggressiven Osteoblastom sollten nach Ansicht von SPJUT u. Mitarb. (1981) diejenigen seltenen Osteoblastome abgegrenzt werden, welche simultan oder zeitlich versetzt eine maligne Komponente im Sinne eines Osteo- oder Fibrosarkoms besitzen. Der Osteoblastomanteil solcher Läsionen trägt nicht die oben beschriebenen Merkmale des aggressiven Osteoblastoms. Solche Tumoren müssen wie Osteo- oder Fibrosarkome behandelt werden.

Bösartige Tumoren

Osteosarkom

Synonym: Osteogenes Sarkom (alte Nomenklatur)
Definition (WHO): Beim Osteosarkom handelt es sich um einen malignen Tumor, der dadurch charakterisiert ist, daß die Tumorzellen direkt Knochen oder Osteoid bilden.
Die Produktion von Osteoid durch die Tumorzellen ist ein wesentlicher Bestandteil für die histologische Ansprache des Osteosarkoms. Zu berücksichtigen ist dabei allerdings, daß es Tumoren gibt, die nur geringfügige Mengen Osteoid produzieren und bei denen das Osteoid in der Probebiopsie u. U. gar nicht nachzuweisen ist. AEGERTER u. KIRKPATRICK (1975) und SCHAJOWICZ (1981) vertreten die Ansicht, daß Osteosarkome auch als solche zu klassifizieren sind, die nicht notwendigerweise Osteoid bilden, deren Zellen aber morphologisch Osteoblasten entsprechen und deren biologisches Verhalten dem der typischen Osteosarkome gleichkommt.

Je nach Dominanz der histologischen Differenzierung werden „*osteoblastische*" (etwa 50%) von „*chondroblastischen*" (etwa 25%) und „*fibroblastischen*" (etwa 25%) Typen des Osteosarkoms unterschieden (DAHLIN 1978). Während diese histologischen Untergruppen keinen konstanten Einfluß auf die Röntgenmorphologie ausüben, liegen die Verhältnisse bei einem weiteren histologischen Subtyp, dem *teleangiektatischen Osteosarkom*, anders. Dieser Tumor zeigt sich nämlich fast ausschließlich als osteolytische Destruktion, häufig „zystenähnlich", bedingt durch Nekroseareale und durch Zonen mit hoher Vaskularisation in Form von neugebildeten Blutkapillaren oder prominenten blutgefüllten Gefäßräumen, die von Tumorzellen umgeben sind. Auch intratumorale Blutungen tragen zu dem röntgenmorphologischen Aspekt bei. Osteoid läßt sich nur selten und dann in geringen Mengen nachweisen. Histologisch kann die Läsion einer aneurysmatischen Knochenzyste sehr ähnlich sein.

In der Mehrzahl der Fälle hat das Osteosarkom seinen Ursprung im Zentrum eines Knochens oder entsteht subkortikal. Es wächst infiltrativ und zerstört die umgebende Spongiosa, sehr oft auch die benachbarte Kompakta. Komplette oder inkomplette Destruktionen der Kompakta führen meist zu einer Reaktion des Periosts und damit zur periostalen Knochenneubildung. Entscheidend für die Art der Knochenneubildung ist der Umstand, ob der Tumor die Kompakta durchwachsen hat. Ist die Kompakta z. B. nur an der Innenseite destruiert oder arrodiert, so bildet das Periost meist nur eine einfache Knochenschicht oder im Röntgenbild darstellbare laminäre Mehrfachschichten (Zwiebelschalenphänomen).

Ein Einbruch des Geschwulstprozesses in die Kompakta mit nur geringer Perforation derselben, ein Weiterwachsen von Tumorzapfen zwischen Periost und Knochenkompakta führen zu einer Abhebung mit der Folge der Entwicklung von Spikula und/oder Codmanscher Dreiecke. Eine breitstreckige Perforation durch das Periost beinhaltet einen paraossalen Geschwulstausbruch in benachbarte Weichteile.

Bezüglich der Lokalisation im oder am Knochen sei noch auf einige Sonderformen des Osteosarkoms verwiesen: Eine sehr seltene Lokalisation ist das *intrakortikale Osteosarkom*. Bisher sind nur wenige Fälle solcher Osteosarkomtypen publiziert worden (letzte Publikation von PICCI u. Mitarb. 1983). Daher muß zunächst die Frage offenbleiben, ob es sich dabei tatsächlich um eine seltene Manifestationsform des klassischen Osteosarkoms handelt, oder ob es nicht nur einer frühen Manifestationsform des letztgenannten entspricht. Die Mehrzahl der bisher publizierten Fälle saß diaphysär.

Auf der Kompaktaoberfläche oder zumindest in ihrer Nähe wachsende Osteosarkome werden unter den Begriff der *juxtakortikalen Osteosarkome* gestellt. Nach UNNI u. Mitarb. 1976) gehören dazu das parosteale (*paraossale*) und das *periostale* Osteosarkom. LEVINE u. Mitarb. (1985) rechnen außerdem das hochmaligne *Oberflächenosteosarkom* („high-grade surface osteosarcoma") dazu. In den Abschnitten über das Röntgenbild und die Differentialdiagnose wird auf das hochmaligne Oberflächenosteosarkom und das periostale

Osteosarkom näher eingegangen. Dem paraossalen Osteosarkom ist ein eigener Abschnitt gewidmet, da es im Hinblick auf seine biologische Dignität eine Sonderstellung einnimmt (s. S. 516).
Wie die überwiegende Mehrheit der Knochensarkome *metastasiert* das Osteosarkom auf hämatogenem Wege, nur ausnahmsweise bei sehr ausgedehnter paraossaler Geschwulstausbreitung über die Lymphbahnen. Somit sind die *Lungen* im allgemeinen das erste Filter; die röntgenologische Verlaufsbeobachtung des Thorax deckt am ehesten die Manifestation von Metastasen auf. COHEN (1974) stellt im Sammelgut des NCBT-Registers bei 176 in den Extremitäten lokalisierten Fällen von Osteosarkomen fest, daß bei 106 Patienten (etwa 60%) schon am Ende des 1. Jahres nach Stellung der Diagnose Lungenmetastasen sichtbar wurden. Nur bei 24 von diesen 176 Patienten traten im Verlauf einer Beobachtungszeit von 3 Jahren Skelettmetastasen (etwa 13%) auf. Diese Zahl stimmt mit den Angaben von ROSS (1964) (11%) und MCKENNA u. Mitarb. (1966) (14%) überein.
Vor der Aera der Polychemotherapie betrug die 5-Jahres-Überlebensrate bei Patienten mit überwiegend chirurgischer Therapie eines osteoblastischen, chondroblastischen oder fibroblastischen Osteosarkoms 17,1 bzw. 22,3 bzw. 25,5% (DAHLIN 1978), heute hat sich die Prognose des Osteosarkoms deutlich gebessert. Durch Einsatz der adjuvanten Chemotherapie mit hochdosierter Methotrexatgabe, kombiniert z. B. mit Vincristin oder Cyclophosphamid (z. B. ROSEN u. Mitarb. 1983), konnten die Überlebensraten auf etwa 80% gesteigert werden. Basierend auf diesen guten Erfahrungen, wurde dann das Konzept der *präoperativen Chemotherapie* entwickelt, bei der man über einen längeren Zeitraum (mindestens 3 Monate) vor einem nach Möglichkeit extremitätenerhaltenden chirurgischen Eingriff die Chemotherapie einsetzte und den Tumor beobachtete. Zeigte der Tumor eine positive Reaktion mit radiologischer und histologischer Rückbildung, so wurde anschließend der Tumor extremitätenerhaltend en bloc reseziert. Dadurch entstandene anatomische und funktionelle Defizite versuchte man mit Endoprothesen, Rotationsplastiken usw. auszugleichen. Postoperativ wurde dann längerfristig weiter chemotherapiert, um eine Lungenmetastasierung zu verhindern. Diese Behandlungsstrategie hat den Vorteil, daß der Therapeut die Möglichkeit hat, die Reaktion des Primärtumors auf eine bestimmte Chemotherapie präoperativ zu beobachten und diese Chemotherapie bei positiver Reaktion postoperativ adjuvant fortzusetzen. Bei negativer Reaktion wird bei diesem Konzept auf eine adjuvante, den Patienten nicht unerheblich belastende Chemotherapie verzichtet. ROSEN u. Mitarb. (1983) konnten mit der Strategie der präoperativen und adjuvanten Chemotherapie in Kombination mit extremitätenerhaltenden Operationen die Überlebensraten auf derzeit 92% bei einer Beobachtungszeit der Patienten zwischen 6 und 35 Monaten steigern. Auf die radiologischen Beurteilungskriterien einer positiven Tumorreaktion wird unten noch näher eingegangen.

Vorkommen
Das Osteosarkom ist der häufigste primär maligne Knochentumor. Im Archiv des NCBT finden sich unter 1646 primär malignen Knochentumoren 545 Osteosarkome (etwa 33%). In der Statistik von DAHLIN (1978) hat das Osteosarkom einen Anteil von etwa 20% an allen Knochensarkomen. Die Häufigkeit von Osteosarkomen pro Einwohnerzahl ist in einigen Ländern berechnet worden. So wurden in Schweden jährlich 4,6 Neubeobachtungen pro 1 Million Einwohner festgestellt (COHEN 1956), in England 2–3 (PRICE u. JEFFREE 1973), in den Niederlanden ebenfalls 2–3 (COHEN 1974).

Altersprädilektion
Die Frequenzverteilung über die Altersgruppen zeigt einen hohen Gipfel zwischen dem 10. und 25. Lebensjahr. Einige Autoren erwähnen einen weiteren Altersgipfel um das 60. Lebensjahr (PRICE 1955, ROSS 1964, WEINFELD u. DUDLEY 1962, UEHLINGER 1979). Dieser Altersgipfel ist wohl auf jene Osteosarkome zurückzuführen, die auf dem Boden einer malignen Entartung, z. B. beim Morbus Paget, entstanden sind.

Geschlechtsprädilektion
Das Osteosarkom wird beim Mann häufiger als bei der Frau beobachtet (etwa 60% männlich und 40% weiblich).

Lokalisation
Das Osteosarkom kann jeden Knochen des Skeletts befallen (Abb. **36**), jedoch ist seine bevorzugte Lokalisation in der *Metaphyse* der langen Röhrenknochen bekannt. In der Serie von 555 Osteosarkomen des Registers der NCBT sind 446 (etwa 80%) in den langen Röhrenknochen lokalisiert. Von diesen 446 Osteosarkomen hatten nur 28 ihren primären Standort in den Diaphysen. Die kniegelenksnahen Dia-Metaphysen der langen Röhrenknochen bilden mit 321 Beobachtungen (etwa 58%) die Hauptlokalisationorte. Ein aus Literaturangaben zusammengestelltes Verteilungsmuster zeigt bei 3953 Osteosarkomen eine von Register zu Register meist auffällig übereinstimmende Verteilung (Abb. **36**). Osteosarkome der Wirbel und Schädelkalotte sind meist Sekundärformen auf dem Boden einer polyostotischen Ostitis deformans Paget. Von allen Osteosarkomen kommen nur etwa 1–2% an der Wirbelsäule und im Sakrum vor. Sog. multizentrische Osteosarkome sind Raritäten.

Skelettumoren

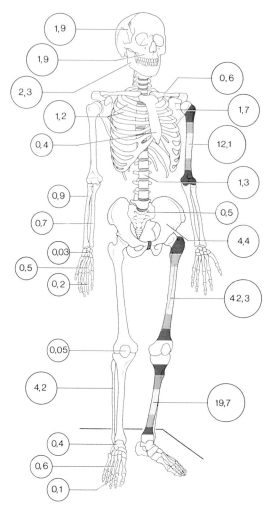

Abb. 36 Prozentuale Verteilung (Zahlen im Kreis) der Lokalisation von 3953 Osteosarkomen. Die Rasterflächen zeigen Prädilektionsorte innerhalb *eines* Knochens

Klinik

Die klinischen Symptome des Osteosarkoms sind recht uncharakteristisch. Meistens wird einige Wochen über lokale Schmerzen geklagt. Dieser anfänglich intermittierende, später permanente Schmerz geht gelegentlich mit einer lokalen Schwellung und einer Hyperthermie der umgebenden Weichteile einher. Bei gelenknahen Lokalisationen werden Bewegungseinschränkungen erst im verhältnismäßig späten Stadium beobachtet. Die BSG ist normal oder nur mäßig erhöht. Die alkalische Phosphatase läßt pathologische Werte in der Mehrzahl erst bei größerer Ausdehnung des Destruktionsprozesses, korrespondierend mit der Osteoblastentätigkeit, erwarten.

Bei sekundären Osteosarkomen auf dem Boden eines Morbus Paget kommt es häufig zu einem stärkeren Anstieg der vor allem bei polyostotischen Formen bereits erhöhten alkalischen Phosphatase.

Röntgenbild

Das Osteosarkom kann grundsätzlich alle Knochenelemente, d.h. Markhöhle, Spongiosa und Kompakta sowie Periost und die paraossalen Weichteile, befallen. Eine durch den Tumor verursachte, fortschreitende Knochenzerstörung, daneben eine durch die Tumorzellen selbst erfolgende Knochenneubildung sowie Periostreaktionen werden dann im wechselnden Verhältnis angetroffen. Diese Komponenten charakterisieren das Röntgenbild. In frühen Stadien ist manchmal eine lokalisierte periostale Knochenbildung das einzige Symptom. Diese periostale Knochenneubildung ist oft unscharf begrenzt und irregulär, nur manchmal regelmäßig strukturiert und scharf gegenüber der Umgebung abgesetzt (Abb. 37). In anderen Fällen weist der Knochen subkortikal kleine, unscharf begrenzte Aufhellungen oder unscharfe Verdichtungen auf. Kombinationen dieser beiden Formen werden häufig beobachtet. In späteren Stadien wird eine erstaunliche Variationsfülle gefunden. Sie variiert von beinahe ausschließlich osteolytischen Defekten bis zu dichten sklerotischen Läsionen, von scharf begrenzten zystenähn-

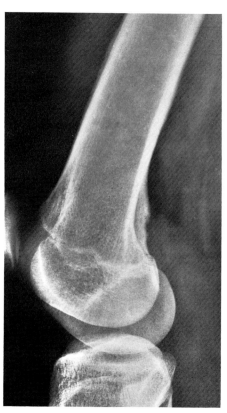

Abb. 37 Osteosarkom der distalen Femur-Dia-/Metaphyse (frühes Stadium) mit geringer ventraler, flacher periostaler Knochenneubildung; Spongiosastruktur verwaschen (♀, 18 J.)

lichen bis zu unscharf begrenzten destruktiven Herden, von nur subperiostalen Appositionen ohne oder mit nur kleinen kortikalen oder subkortikalen Zerstörungsfeldern bis zu Bildern, die eine ausgedehnte kortikale Destruktion zeigen.

Bei der eben beschriebenen möglichen Fülle der Erscheinungsformen des Osteosarkoms lassen sich dennoch aus pathologisch-anatomischer bzw. röntgenologischer Sicht einige Manifestationstypen herausarbeiten, die mit einer bestimmten Regelmäßigkeit immer wieder beobachtet werden:

A. Medulläres oder zentrales Osteosarkom

Dieser Typ des Osteosarkoms entsteht im Gegensatz zum juxtakortikalen in den zentralen Knochenabschnitten und neigt dazu, nach Zerstörung der Kompakta in die Weichteile einzudringen. Er macht etwas über 90% aller Osteosarkome aus. In Abhängigkeit von der Dominanz der verschiedenen möglichen Gewebsanteile, ob Knochen, Knorpel oder Bindegewebe, kombiniert mit mehr oder weniger reaktiver Knochenneubildung, wird die röntgenologische Ausdrucksform geprägt.

Der Osteosklerotische Typ (Abb. 38–40) wird durch einen sehr dichten sklerotischen Tumorschatten (elfenbeinartig oder wolkig) repräsentiert. Der Tumor respektiert verhältnismäßig lange die Grenzen des erkrankten Knochens. In solchen Fällen ist die scharfe Grenze des Tumorbezirks gegen die umgebende Spongiosa bemerkenswert.

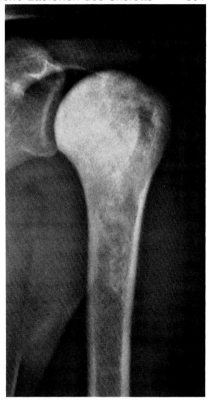

Abb. 38 Osteosklerotisches Osteosarkom mit intensiver Spongiosasklerose in der proximalen Humerusepi- und -metaphyse und sklerotischen Markraumherden in der proximalen Diaphyse. Nur äußerst diskrete Kompaktadestruktion (♂, 22 J.)

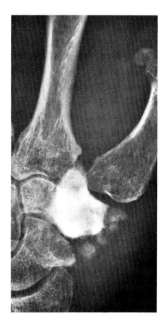

Abb. 39 Osteosarkom des Os trapezium. 17monatige Verlaufsbeobachtung mit nur geringfügiger Progredienz bis zum Zeitpunkt der Diagnosesicherung (♂, 54 J.)

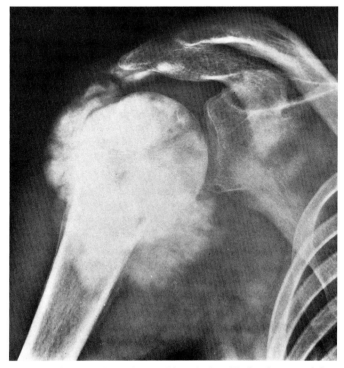

Abb. 40 Osteosarkom (osteosklerotischer Typ) mit ausgedehnten parossalen Geschwulstverknöcherungen und Skelettmetastasen in der Skapula

Skelettumoren

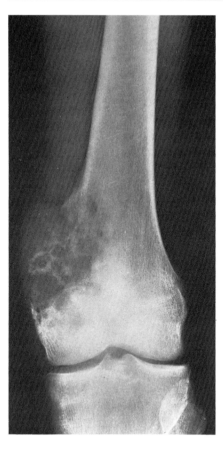

Abb. 41 Metaphysär-exzentrisches Osteosarkom mit vornehmlicher Destruktion in Kombination mit einem paraossalen Geschwulstausbruch. Beachte das Codman-Dreieck am oberen Pol (♂, 19 J.)!

Entlang der Kompakta wird nur wenig periostale Knochenneubildung angetroffen (Abb. **38**). Seltener penetriert der Tumor durch die Kompakta und breitet sich in den Weichteilen aus (Abb. **39** u. **40**). Der paraossale Geschwulstanteil ist dann in der Regel ausgedehnt ossifiziert, häufig mit radiär streifiger Anordnung, reaktive Spikulabildung vortäuschend. Kombinationen mit Codmanschen Dreiecken sind möglich. Die in der Regel vorhandene Hypervaskularisation wird nicht selten durch die dichte Sklerose überdeckt, so daß gelegentlich Subtraktionsaufnahmen notwendig werden. Die Hypervaskularisation des paraossalen Geschwulstanteiles überragt häufig die ossifizierten Abschnitte.

Verschiedene der in der Literatur mitgeteilten Fälle eines *multizentrischen Osteosarkoms* bzw. „Osteosarkome mit multiplen Knochenmetastasen" gehören zu diesem osteosklerotischen Typ (Abb. **40**). Der osteosklerotische Typ wird in etwa 10% aller Osteosarkome beobachtet.

Der osteolytische Typ (Abb. **41**) tritt in etwa 10% aller Fälle auf und ist durch eine mehr oder weni-

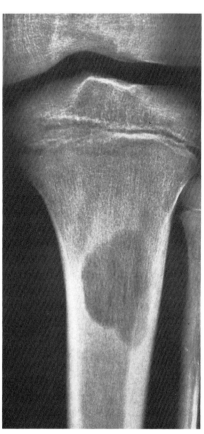
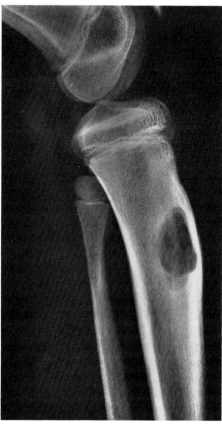

Abb. **42a** u. **b** „Zystoides" Osteosarkom in der proximalen Tibiadiaphyse (♀, 8 J.). Die Osteolyse ist scharf begrenzt und zeigt medial eine Umgebungssklerose. „Ausgebeulte" Knochenschale ventrolateral (in dem Lodwick-Schema Typ IB)

a b

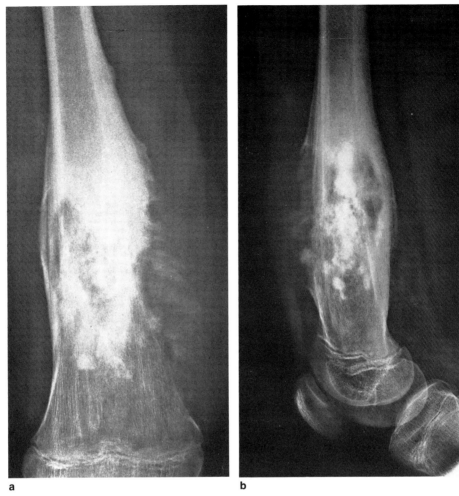

Abb. 43a u. b Osteosarkom (gemischtförmiger Typ). Geographische Osteolyse mit Tumormatrixossifikationen, vollständige Kompakta- bzw. Periostschalenpenetration medioventral, große Spikulae, Codman-Dreiecke (♀, 11 J.). Nach dem Lodwick-Schema Grad bzw. Typ II

ger homogene Osteolyse bzw. Strukturauslöschung im betroffenen Abschnitt gekennzeichnet. Die Konturen können gelegentlich scharf, häufiger aber unscharf, mottenfraßartig sein. Die Kompakta ist hochgradig verdünnt oder auch vollständig zerstört. In manchen Fällen beträgt die Tumorausdehnung bis zu 20–25 cm. Nach dem Lodwick-Schema reicht die Graduierung dieses Typs von IC–II. Das Angiogramm zeigt meist eine massive Hypervaskularisation mit Darstellung von pathologischen Gefäßen, Gefäßseen und Shunts im eigentlichen Tumorgebiet.

Der zystoide Typ (Abb. **42**) kommt in etwa 5% aller Fälle, d. h. relativ selten vor und läßt sich an einer scharf bis mäßig scharf begrenzten Aufhellung im Knochen erkennen. Häufig ist der Knochen durch diese expansive Läsion „aufgetrieben", d. h., es findet sich das Bild der ausgebeulten Knochenschale. Weitere reaktive Knochenneubildungen, wie Spikula oder Codmansche Dreiecke, kommen bei diesem Typ nicht vor. Im Lodwick-Schema läßt er sich den Graden IB–C zuordnen. Verwechslungsmöglichkeiten mit einer aneurysmatischen Knochenzyste, mit einer einkammerigen Knochenzyste und mit Chondromyxoidfibromen sind möglich. Hinter diesem Typ verbirgt sich häufig der histologische Typ des teleangiektatischen Osteosarkoms. Das Angiogramm zeigt in der Regel eine erhebliche Hypervaskularisation. Wenn der Tumor über sehr viele vom Periost kommende kaliberstarke Gefäße verfügt, dann entsteht durch die Summe der Gefäßdurchtritte ein mehr wabiges, einen angiomatösen Prozeß vortäuschendes Bild.

Der gemischtförmige Typ (Abb. **43** u. **44**) ist der am häufigsten vorkommende und hat einen Anteil an allen Osteosarkomen von etwa 55–60%. Er wird deswegen auch als klassischer Typ bezeichnet. Röntgenologisch imponiert er durch eine Mischung von Knochendestruktion und Knochenneubildung im ganzen Gebiet der Läsion in Kom-

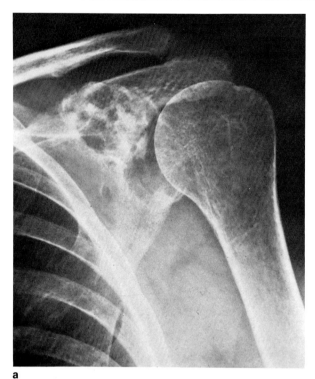

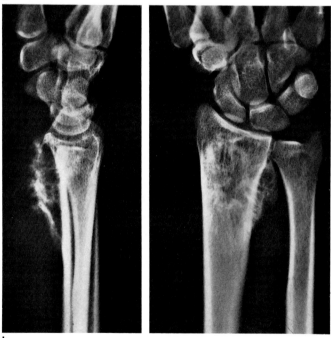

Abb. **44 a–c**
a Osteosarkom (gemischtförmiger Typ) in der Skapula (♂, 28 J.)
b u. **c** Gemischtförmiges Osteosarkom in der distalen Radiusmeta- und -epiphyse (♀, 21 J.)

bination mit unscharf begrenzten faserigen Rändern, periostaler Knochenneubildung, Spikulaentwicklung in radiärer und fächerförmiger Anordnung und Codmanschen Dreiecken. Auch lamelläre, häufig unterbrochene periostale Knochenneubildungen werden beobachtet. Die wechselseitig unterschiedlich starke Beteiligung von Knochendestruktion und Knochenneubildung führt häufig zu Röntgenbildern, die die ganze Skala von nahezu rein osteolytischen bis fast vollständig sklerosierten Herden umfassen können. Auf der Lodwick-Skala sind solche Osteosarkome überwiegend dem Grad II zuzuordnen. Auch dieser Tumortyp ist in der Regel hypervaskularisiert; er zeigt Korkenziehergefäße, Gefäßabbrüche, Kontrastmittelseen und Shunts. Nicht selten ist der Tumor in die abführenden Venen bereits eingebrochen.

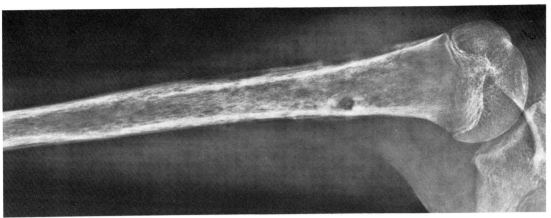

Abb. 45 Osteosarkom (atypisches Bild), *kein* Ewing-Sarkom (♂, 13 J.)

Der uncharakteristische Typ (Abb. 45) kommt in etwa 10% aller Osteosarkome vor. Sein maligner Charakter drückt sich im Röntgenbild in der Regel durch eine mottenfraßartige oder auch permeative Destruktion aus (Grad III auf der Lodwick-Skala) und kann ähnliche Bilder wie eine akute hämatogene Osteomyelitis oder ein Ewing-Sarkom liefern.

B. *Juxtakortikales Osteosarkom*
Dieser Typ wird – insgesamt betrachtet – in etwa 5–10% der Osteosarkome beobachtet. Während das periostale und das hochmaligne Oberflächensarkom eine schlechte Prognose haben, stellen sich die Aussichten für ein paraossales Osteosarkom günstiger dar. Deswegen wird letzteres auch als eine weitgehend eigenständige Entität betrachtet und im nächstfolgenden Abschnitt abgehandelt. Hier sollen nur das periostale und das hochmaligne Oberflächensarkom näher besprochen werden.

Das periostale Osteosarkom (Abb. **46–49**) nimmt nur etwa 1% aller Osteosarkome ein und tritt überwiegend in der 2. und 3. Lebensdekade auf. Vor allem Femur und Tibia werden überwiegend im diaphysären Bereich befallen. Konventionell

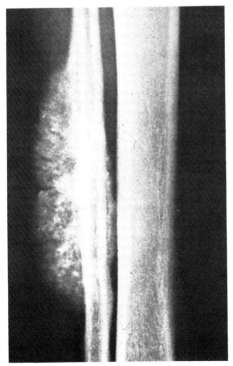

Abb. 46 Periostales Osteosarkom an der Fibula mit nur relativ geringfügigen Kompaktadestruktionen, aber grobem paraossalem Geschwulstanteil (♂, 22 J.)

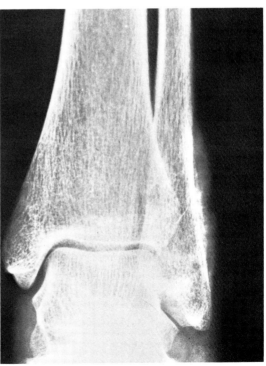

Abb. 47 Periostales Osteosarkom an der distalen Fibula mit leichten Destruktionen der Kompakta (♀, 26 J.)

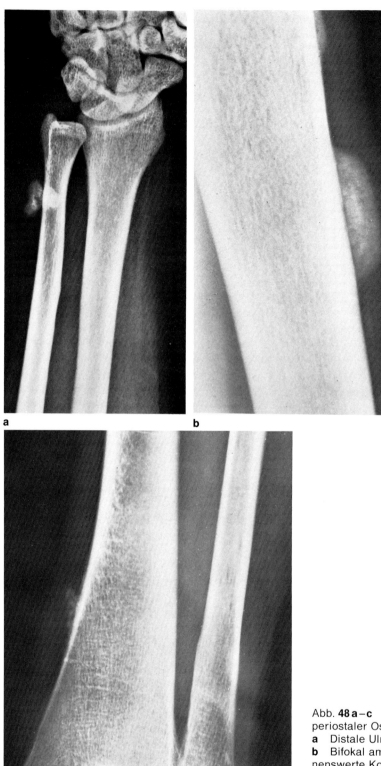

Abb. 48a–c Frühformen juxtakortikaler bzw. periostaler Osteosarkome
a Distale Ulna (♀, 31 J.)
b Bifokal am Femur (diaphysär) ohne nennenswerte Kompaktaveränderungen (♂, 26 J.)
c Distale Tibiametaphyse mit geringer Kompaktadestruktion (♀, 18 J.)

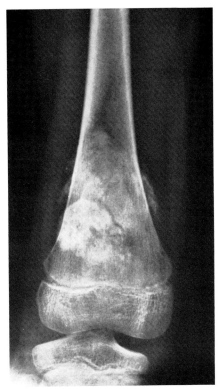 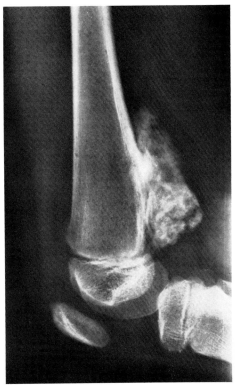

Abb. 49 Juxtakortikales – wahrscheinlich periostales – Osteosarkom dossal an der distalen Femurmetaphyse (♀, 8 J.). Vom Röntgenologischen her läßt sich die Abgrenzung gegenüber einem parossalen Osteosarkom, dessen typische Lokalisation es ja einnimmt, dadurch erreichen, daß die Tumormasse eher inhomogen wirkt und die darunter gelegene Kompakta deutlich verändert ist – hier im Sinne einer Verdickung. Auch das Alter der Patientin spricht gegen ein parossales Osteosarkom

radiographisch imponiert eine juxtakortikale Weichgewebsmasse, die häufig sehr feine Spikula enthält und die von einer zarten periostalen Knochenschale überzogen ist. Die darunter gelegene Kompakta kann arrodiert sein, so daß sich ein muldenförmiger Defekt ergibt. Die zum Markraum hin gelegene Kompaktabegrenzung ist in der Regel erhalten. Der Markraum findet sich überwiegend frei von Tumor, eine Erfahrung, die mit der Computertomographie bewiesen werden kann. Das Szintigramm täuscht in dieser Hinsicht manchmal allerdings eine pathologische Aktivitätsanreicherung vor, die eine unspezifische entzündliche Begleitreaktion im Markraum widerspiegelt. Das Angiogramm ist häufig unauffällig, d.h., es läßt sich keine Hypervaskularisation nachweisen, dient aber dazu, die Beziehung der Tumorgrenze zu großen Gefäßen darzustellen. Histologisch ist das periostale Osteosarkom in der Regel dem Grad II oder III, d.h. einer höheren Malignität, zuzuordnen. Es ist häufig chondroblastisch (zur Beziehung zum sog. subperiostalen Chondrosarkom s. S. 540 ff.) und unterscheidet sich vom paraossalen Osteosarkom. Eine Verwechs-

lungsmöglichkeit mit dem Chondrosarkom ist möglich. Die Prognose des periostalen Osteosarkoms liegt zwischen derjenigen des medullären einerseits und der des paraossalen Osteosarkoms andererseits.

Das *hochmaligne Oberflächenosteosarkom* kommt ebenfalls sehr selten vor. Es wird in weniger als 1% aller Osteosarkome beobachtet. Die meisten Fälle wurden bisher im Femurbereich diaphysär gefunden mit einer auffallenden röntgenmorphologischen Ähnlichkeit zum periostalen Osteosarkom. Histologisch ist dieser Typ aber weniger differenziert als das periostale Osteosarkom und vom klassischen medullären Typ nicht zu unterscheiden. Im Gegensatz zum periostalen Osteosarkom arrodiert es die benachbarte Kompakta nicht, ein Befund, der durch die Computertomographie bewiesen werden kann. Angiographisch findet sich in der Regel ein Bild wie beim medullären Osteosarkom.

Sekundäre Osteosarkome auf dem Boden eines Morbus Paget oder der fibrösen Dysplasie werden im Hinblick auf ihre Röntgenmorphologie überwiegend vom Bild der Primärerkrankung beherrscht. Wenn sich insbesondere bei älteren Men-

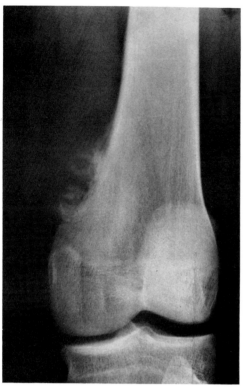

Abb. 50 Ein Osteosarkom simulierendes Chondrosarkom der distalen Femurmetaphyse mit exzentrischem parossalem Geschwulstausbruch (♀, 18 J.)

gekehrte ist aber ebenfalls möglich (Abb. 45, 53 u. 54).

Der osteosklerotische Typ kann in seltenen Fällen auch von einem Ewing-Sarkom imitiert werden (Abb. 52). Nur sehr selten gibt es differentialdiagnostische Abgrenzungsschwierigkeiten gegenüber der chronischen Osteomyelitis; denn die dabei zu beobachtende Sklerose ist eher strähnig (Abb. 55), während die Sklerose des Osteosarkoms überwiegend wolkig oder elfenbeinartig anmutet. Während das Angiogramm beim sklerosierenden Osteosarkom in der Regel pathologisch im Sinne einer Hypervaskularisation ist, findet sich bei der chronischen Osteomyelitis häufig nur eine gering vermehrte Vaskularisation in den in Mitleidenschaft gezogenen paraossalen Weichgeweben, wobei die Gefäße aber eher gestreckt verlaufen und sich keine Korkenziehergefäße, Gefäßabbrüche oder Gefäßseen nachweisen lassen. Beim multizentrischen Osteosarkom sind Verwechslungsmöglichkeiten mit osteoplastischen Metastasen gegeben, obwohl osteoplastische Metastasen in der Altersgruppe des Osteosarkoms nur selten vorkommen. Wird gelegentlich eine solche Differential-

schen relativ rasch einsetzende Form- und Strukturveränderungen der Primärläsion einstellen, so sollte immer der Verdacht auf ein solches sekundäres Osteosarkom ausgesprochen werden. Das gilt insbesondere für Osteolysen, die in vorher überwiegend osteosklerotischen Primärläsionen auftreten.

Lungenmetastasen von Osteosarkomen sind in der Regel röntgenologisch infolge der zumeist sehr früh einsetzenden Ossifikation auffallend dicht. Liegen sie subpleural, so können sie einen Spontanpneumothorax auslösen.

Differentialdiagnose
Der klassische Typ des Osteosarkoms wirft im allgemeinen für die Differentialdiagnose keine Probleme auf. Herrscht aber eine ausschließliche Knochendestruktion wie beim osteolytischen Typ vor, so ist es manchmal schwierig, zwischen Osteosarkomen, Fibrosarkomen oder auch Riesenzellgeschwülsten der verschiedenen Grade zu differenzieren. Nur das Ausmaß und die Art einer periostalen Reaktion können in diesen Fällen im gewissen Rahmen eine Entscheidungshilfe bringen. Nur in Ausnahmen kann ein Chondrosarkom oder auch ein Ewing-Sarkom das Bild eines klassischen Osteosarkoms simulieren (Abb. 50 u. 51), das um-

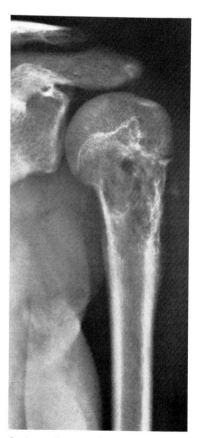

Abb. 51 Ewing-Sarkom der proximalen Humerus-Meta-/Diaphyse. Aufgrund des Destruktionstyps und der Lokalisation ein Osteosarkom vortäuschend (♀, 14 J.)

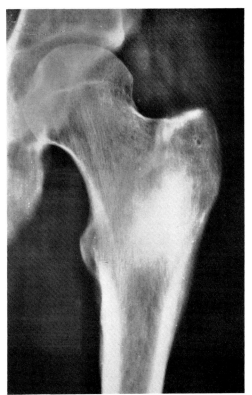

Abb. **52** Ewing-Sarkom mit allen röntgenologischen Merkmalen eines sklerotischen Osteosarkoms (♀, 18 J.)

diagnose gestellt, so muß hinsichtlich des Ursprungstumors an das Prostatakarzinom und vor allem an das Siegelringkarzinom des Magens gedacht werden.

Schwierig, wenn nicht gar unmöglich, ist die differentialdiagnostische Abgrenzung des zystoiden Typs des Osteosarkoms von einkammerigen oder aneurysmatischen Knochenzysten, vom Chondromyxoidfibrom und vom Riesenzelltumor, da dieser Typ aufgrund seiner häufig scharfen Begrenzung eine benigne Läsion vortäuschen kann (Abb. **56** u. **57**). Treibt die Läsion den Knochen auf und bildet sich eine ausgebeulte Knochenschale, so wird der Befunder leicht dazu verführt, ein langsameres Wachstum und damit eine benigne Läsion anzunehmen. Wir selber verfügen über eine Beobachtung, bei der ein teleangiektatisches Osteo-

Abb. **53 a** u. **b**
Ein Chondrosarkom im Tibiaschaft vortäuschendes Osteosarkom (♂, 19 J.). Die spindelförmige Auftreibung mit dem Bild der ausgebeulten Knochenschale ohne Penetrationszeichen (*Lodwick* Grad I B) täuscht in diesem Falle ein langsames Tumorwachstum vor. Unter Berücksichtigung der mittelfleckigen, amorphen Matrixverkalkungen und der diaphysären Lokalisation ist nach dem Röntgenbild die Annahme eines Chondrosarkoms durchaus berechtigt

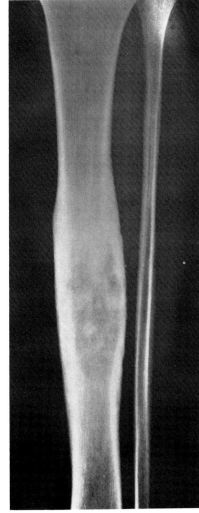

a

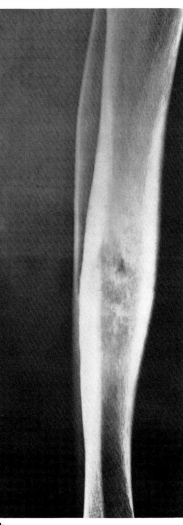

b

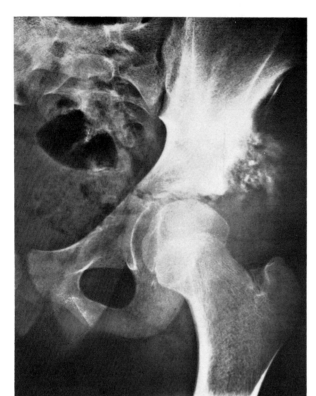

Abb. 54 Chondrosarkomähnliches Osteosarkom des Os ilii (♀, 13 J.)

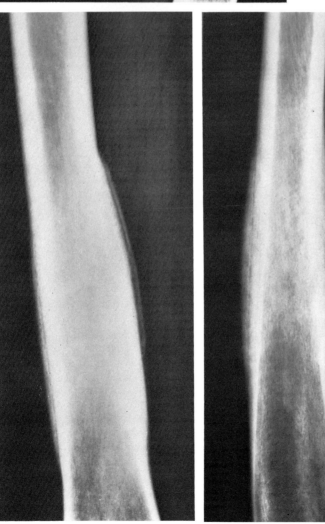

Abb. 55 a u. b
Chronische Osteomyelitis im Femur (♀, 51 J.) mit Schaftauftreibung, frischeren lamellären bzw. soliden nicht unterbrochenen Periostverknöcherungen und mehr strähniger Osteosklerose

a b

Abb. 56 Zystoide Läsion der Tibia mit erheblichen differentialdiagnostischen Abgrenzungsschwierigkeiten zu: aneurysmatischer Knochenzyste. Adamantinom, Chondromyxoidfibrom, Chondrosarkom, monostotische Form der fibrösen Dysplasie, zystoide Form des Osteosarkoms. Der Tumor war *röntgenologisch nicht* klassifizierbar. *Histologisch* keine sichere Differenzierungsmöglichkeit zwischen einem Osteosarkom oder einem Riesenzelltumor; gegen letztgenannten spricht allerdings absolut die diaphysäre Lokalisation (♂, 17 J.)

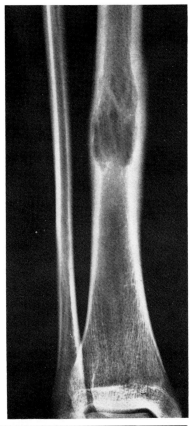

sarkom eine einkammerige Knochenzyste vortäuschte und zunächst unter dieser Annahme fatalerweise mit Kortikosteroidinjektionen behandelt wurde (ohne vorherige histologische Absicherung). Grundsätzlich sollte in jenen Fällen einer röntgenologisch „benignen" Läsion mit ungewöhnlicher Lokalisation oder uncharakteristischem Alter des Geschwulstträgers eine Biopsie durchgeführt werden. Mißtrauisch sollte den Kliniker auch der Gegensatz zwischen klinischer Symptomatik und Röntgenbild machen. In dem von uns beobachteten Falle einer 26jährigen Patientin mit dem Röntgenbild einer einkammerigen Knochenzyste im proximalen Humerus wurden anamnestisch sehr starke Schmerzen in dieser Region angegeben – eine für die einkammerige Knochenzyste sehr ungewöhnliche Symptomatik!

Abb. 57a u. b
Ähnliche Läsionen bei verschiedenen Tumoren:
a bei einem Chondromyxoid-Fibrom (♂, 7 J.)
b bei einem Osteosarkom (♂, 19 J.)

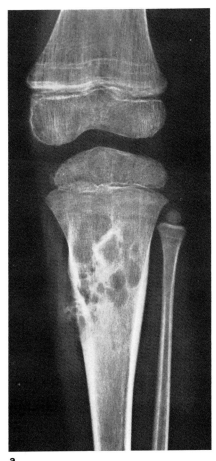

a

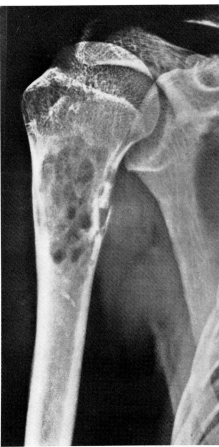

b

512 Skelettumoren

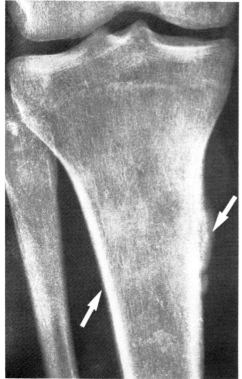

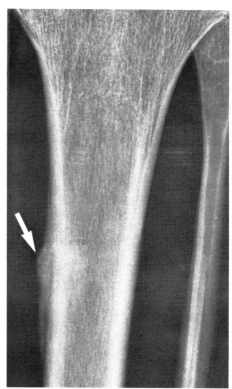

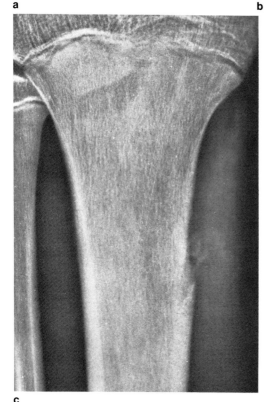

Abb. **58a–c** Drei röntgenologisch *nicht* verbindlich differenzierbare Läsionen:
a bei Osteidosteom (♀, 18 J.)
b bei „Ermüdungs"-Fraktur (♂, 19 J.)
c bei Osteosarkom (♂, 15 J.)

Osteosarkome in platten Knochen sind in ihrer Morphologie nicht so vielfältig wie an Röhrenknochen, da an platten Knochen in der Regel die diagnostisch so hilfreichen reaktiven periostalen Veränderungen vermißt werden. Das mag allerdings auch daran liegen, daß an platten Knochen, wie z. B. dem Becken oder dem Sternum, periostale Reaktionen konventionell radiographisch nur schwierig darzustellen sind. Größere Erfahrungen über die Möglichkeiten der Computertomographie, solche reaktiven Veränderungen zur Darstellung zu bringen, gibt es noch nicht. Im wesentlichen imponieren Osteosarkome in platten Knochen, wo sie allerdings sehr selten vorkommen, als grobe Destruktion im Sinne eines Grades IC–II, auch III auf der Lodwick-Skala.

Osteosarkome im Initialstadium werfen besondere diagnostische und differentialdiagnostische Probleme auf, da sie röntgenphänomenologisch wenig charakteristisch sind. Ähnliche Röntgenbefunde können beispielsweise von einer fokalen Osteomyelitis, von einem atypischen fibrösen Kortikalisdefekt, einem Osteoidosteom (Abb. **58a**) und sogar von einer Streßfraktur (Abb. **58b**) hervorgerufen werden. Frühe Osteosarkome zeigen – wie oben beschrieben wurde – kaum kortikale und periostale Veränderungen; paraossale Tumoranteile sind oft minimal und nur mit Hilfe der Computertomographie oder neuerdings besser mit der Kernspintomographie zu erfassen. Das typische bunte Bild mit einem Nebeneinander von Destruktion und Knochenneubildung, das gut zwei Drittel aller Osteosarkome prägt, wird hier vermißt. Wenn Anamnese und Klinik eine Unterscheidung in die eine oder andere Richtung nicht ermöglichen, sollte man vor einer Probebiopsie in jedem Falle die Angiographie einsetzen, die auch bei frühen Osteosarkomen eine pathologische Vaskularisation im Gegensatz zur Streßfraktur und zum fibrösen Kortikalisdefekt sowie auch zur Osteomyelitis demonstrieren kann. Auf die Problematik des diskreten frühen Osteosarkoms haben DE SANTOS u. EDEIKEN (1985) besonders aufmerksam gemacht.

Das *periostale Osteosarkom* kann Anlaß zu differentialdiagnostischen Abgrenzungsschwierigkeiten gegenüber dem subperiostalen Chondrosarkom sowohl von röntgenologischer als auch von histologischer Seite geben. Für ein periostales Osteosarkom spricht immer eine stärkere Knochenapposition auf der Kompakta, die letztere verdickt erscheinen läßt. Das subperiostale Chondrosarkom verursacht in den Anfangsstadien selten eine nennenswerte Kompaktaarrosion. Kallusbildungen bei Ermüdungsbrüchen (Abb. **58b**) und reaktive Knochenneubildungen bei einer kortikalen Ostitis können ähnliche Bilder wie das periostale Osteosarkom im Frühstadium hervorrufen, vor allem dann, wenn das Sarkom an Stellen lokalisiert ist, bei denen die erwähnten Differentialdiagnosen häufiger vorkommen, wie z. B. im Bereich der proximalen oder distalen Tibia. Wenn sich mit Hilfe der klinischen Symptomatik und der insbesondere bei Ermüdungsbrüchen oft recht typischen Anamnese keine eindeutige Differenzierung treffen läßt, so sollte in jedem Falle eine Biopsie durchgeführt werden. Leider ist das Angiogramm – wie oben erwähnt – beim periostalen Osteosarkom in der Differentialdiagnose nicht sehr hilfreich.

Das höhermaligne Oberflächenosteosarkom und das periostale Osteosarkom können das Bild einer sog. Myositis ossificans vortäuschen. Da beide Läsionen initial hypervaskularisiert sind, ist eine Unterscheidung mittels Angiographie nicht möglich. Für die Myositis ossificans gilt im allgemeinen, daß sie eher peripher zu Ossifikationen führt (Abb. **59**), während das periostale Osteosarkom zentral eine stärkere Ossifikation aufweist (Abb. **48b**). Diese unterschiedliche Ossifikationstopik läßt sich in der Regel besonders eindrucksvoll mit Hilfe der Computertomographie aufzeigen.

Zur röntgenologischen Verlaufsbeobachtung des Osteosarkoms unter Chemotherapie

Wie oben bereits erwähnt wurde, kommt der diagnostischen Radiologie bei der Beurteilung der

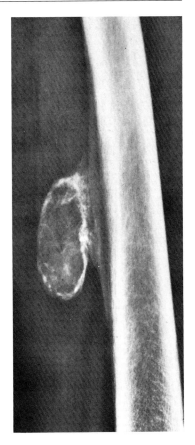

Abb. **59** Myositis ossificans mit typischer peripher betonter Verknöcherung (♀, 12 J.)

Frage, ob ein Osteosarkom auf die Chemotherapie reagiert, eine große praktische Bedeutung für das weitere therapeutische Vorgehen zu. Zeigt sich eine positive Reaktion, dann kann eine präoperativ eingesetzte Chemotherapie postoperativ adjuvant mit guten Aussichten fortgesetzt werden. Dieser Problematik ist RIEBEL (1984) am Material der kooperativen Chemotherapiestudien (Coss 77, 80, 82) näher nachgegangen; er hat die Aussagekraft konventioneller Röntgenuntersuchungen (im wesentlichen Übersichtsaufnahmen und Angiogramme) mit der histologischen Verlaufsbeobachtung verglichen.

Als histologisches Kriterium der Tumorregression hat er die Graduierung von SALZER-KUNTSCHIK u. DELLING (1983) benutzt:

Grad I	vollständiger devitaler Tumor
Grad II	wenig vitale Tumorzellen
Grad III	weniger als 10% vitale Tumorzellen
Grad IV	10–50% vitale Tumorzellen, mehr als 50% Tumornekrose
Grad V	mehr als 50% vitaler Tumor
Grad VI	komplett vitaler Tumor.

Die Grade I–III (weniger als 10% vitaler Tumorrest) wurden als „gutes", die Grade IV–VI (10–100% vitaler Tumorrest) als „ungenügendes" Ansprechen gewertet.

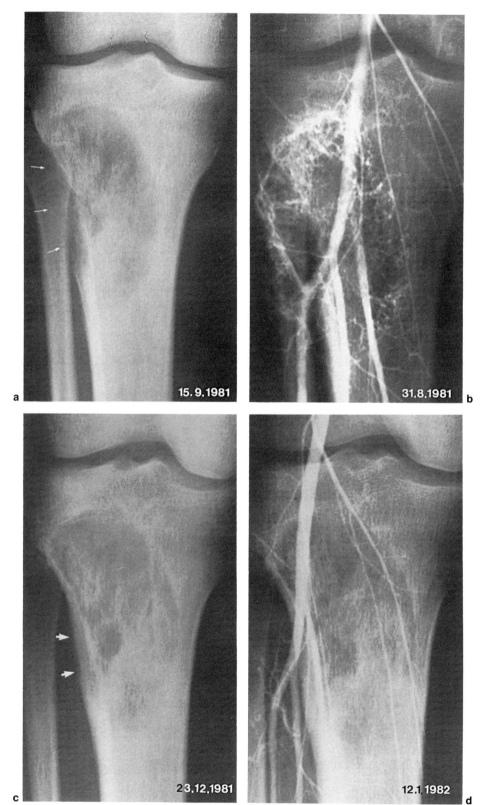

Abb. 60 a–d   Osteosarkom in der proximalen Tibiametaphyse mit gutem Ansprechen auf die Chemotherapie (histologischer Regressionsgrad II = nur einzelne vitale Zellen übrig). Auf den Initialaufnahmen (a u. b) ausgedehnter ovaler osteolytischer Defekt mit vollständiger Zerstörung der lateralen meta-/diaphysären Kompakta und Ausbildung eines Codmanschen Dreieckes (Pfeile). Im Angiogramm (b) pathologische Vaskularisation, die auch den lateralen paraossalen Geschwulstanteil markiert. Nach Chemotherapie (c) besteht die Ausdehnung der ossären Destruktion unverändert. Es sind jetzt aber eindeutige Sklerosierungsvorgänge zu erkennen. An der lateralen, vorher zerstörten Kompakta finden sich relativ solide ossäre Strukturen; das Codmansche Dreieck ist in diese Reossifikationen mit einbezogen und nicht mehr abgrenzbar (kurze Pfeile). Im Angiogramm völlige Normalisierung der Gefäßverhältnisse (d)
(Abbildungen: *Riebel*, Hamburg)

Folgende Kriterien für ein gutes Ansprechen auf die präoperative Chemotherapie – mit einer Übereinstimmung zwischen röntgenologischen und histologischen Ergebnissen in 93% – werden von RIEBEL angegeben (Abb. **60**):

– Das Codman-Dreieck verschwindet oder wird kompakt.
– Die tumorbedingte Weichteilschwellung bildet sich stark oder vollständig zurück.
– Extraossale Ossifikationen lokalisieren sich näher an den Knochen mit ausgeprägtem Kontakt zu dessen Oberfläche und sind kompakt und gut abgegrenzt.
– Eine vorher pathologische intra- und extraossäre Vaskularisation bildet sich zurück, so daß keine oder nur noch wenige pathologische Gefäße nach der Chemotherapie restieren.
– die Ausdehnung der planimetrierten Gesamttumorfläche geht eindeutig zurück.

Ungenügend ansprechende Osteosarkome ließen hingegen keinen eindeutigen Wandel der röntgenologischen Primärveränderungen erkennen. Bei einer Progredienz von Geschwülsten während der Therapie kam es zu einer Zunahme von Intensität und Ausdehnung, z. B. der Tumorfläche, der Weichteilschwellung, der extraossären Ossifikationen oder der Vaskularisation. Eine geringe oder ausbleibende Devitalisierung des Tumors (entsprechend dem Regressionsgrad IV–VI) ließ sich in 78% der Fälle an Hand der Röntgenaufnahmen erkennen. Eine geringere Übereinstimmung zwischen röntgenologischen und histologischen Ergebnissen ergibt sich bei der Gruppe mit „mäßigem Ansprechen" auf die Chemotherapie mit einer Treffsicherheit von nur 63%.

Die prognostische Bedeutung der *initialen* Röntgenbefunde beim Osteosarkom hinsichtlich seiner chemotherapeutischen Beeinflußbarkeit wird von RIEBEL folgendermaßen eingeschätzt: Osteolysen sind bei gut ansprechenden Osteosarkomen (Grade I–II, weniger als 10% vitaler Tumorrest) häufig initial intensiver, und die Spikula sind weniger ausgeprägt als bei ungenügender Regression (Grade IV–VI, 10–100% vitaler Tumorrest).

Die Untersuchungen von RIEBEL lassen den Schluß zu, daß mit Hilfe der konventionellen Röntgenaufnahmen und der Angiographie sich die guten Responser auf die präoperative Chemotherapie verhältnismäßig sicher und zuverlässig herausfinden und auch Nonresponser erkennen lassen. Problematisch ist die Beurteilung der Tumoren mit einem „mäßigen Ansprechen", also der Gruppe zwischen den beiden Extremen, da bei ihnen die Treffsicherheit nur bei 63% liegt. Weitere Untersuchungen unter Einbeziehung der Computertomographie und der Kernspintomographie werden zeigen, ob sich dadurch eine diagnostische Verbesserung erzielen läßt.

Für die Verlaufsbeobachtung und für prognostische Aussagen über die Beeinflußbarkeit des Tumors durch die Chemotherapie reichen die konventionellen Röntgenmethoden offensichtlich in der eben besprochenen Form aus. Vor chirurgischen Eingriffen sollte jedoch in jedem Falle eine aufwendigere Diagnostik betrieben werden, die die Computertomographie mit hochauflösender Technik und die Szintigraphie sowie die Kernspintomographie mit einbezieht. Wie HUDSON u. Mitarb. (1983) an 50 medullären Osteosarkomen feststellen konnten, bietet die Computertomographie im Hinblick auf die Feststellung vor allem der intraossären Geschwulstausdehnung wesentliche Vorteile gegenüber dem konventionellen Röntgenbild, mit dessen Hilfe Markrauminfiltrationen nicht erkannt werden können. Auch sog. Skip lesions, d. h. die intraossäre Metastasierung des Primärtumors, können mit Hilfe der Computertomographie erkannt werden. Das setzt selbstverständlich eine komplette Untersuchung des gesamten Knochenabschnittes, an dem die Läsion sitzt, voraus. Die Untersuchung sollte immer mit einer intravenösen Kontrastmittelgabe von mindestens 200 ml per infusionem erfolgen, um auch die paraossale Geschwulstausbreitung von den umgebenden Weichteilen gut abgrenzen zu können. Problematisch kann bei der Computertomographie allerdings die Unterscheidung zwischen reaktiven Veränderungen (wie Hyperämie, Ödem und Schwellung nach Probebiopsie) und Tumorgewebe sein. Auch die topographische Beziehung zwischen den neurovaskulären Strukturen und dem Tumor ist insbesondere im Kniebereich nicht immer mit der Computertomographie sicher zu erfassen, ein Grund, hierbei die Angiographie mit einzusetzen. Dabei ist wichtig zu wissen, daß sich z. B. in der Knieregion bei der computertomographischen Untersuchung mit zwangsläufig gestrecktem Bein die Gefäße immer dichter an den Tumor heranlegen und so eine sehr enge topographische Beziehung vortäuschen. Die angiographische Untersuchung läßt sich mit leicht oder stärker gebeugtem Knie durchführen, wodurch die natürliche Distanz zwischen den knöchernen Strukturen und den Gefäßen erhöht wird und sich eine klarere topographische Abgrenzung zwischen Gefäßen und Tumorrand durchführen läßt. Auf die Grenzen der Computertomographie bei der Abklärung der Frage, ob ein Osteosarkom über die Epiphyse hinaus in das angrenzende Gelenk eingebrochen ist, wurde bereits auf S. 461 eingegangen.

Mit der Skelettszintigraphie lassen sich Skelettmetastasen und die schon erwähnten Skip lesions nachweisen, die häufig mit Hilfe der konventionellen Röntgenaufnahmen nicht darzustellen sind und evtl. auch der Computertomographie entgehen können. Allerdings muß darauf hingewiesen werden, daß sich die szintigraphischen, mit einer Aktivitätsanreicherung einhergehenden Tumorgrenzen im Knochen wesentlich ausgedehnter als die pathologisch-anatomischen Tumorgrenzen darstellen können. Unspezifische reaktive Aktivitätsanreicherungen in noch nicht durch Tumor befallenen Abschnitten des betroffenen Knochens sind dafür die Ursache. Bei einer Diskrepanz zwischen der szintigraphischen und computertomographischen intramedullären Tumorgrenze sollte intraoperativ eine Gefrierschnittuntersuchung des durch Markraumkürettage gewonnenen Gewebes zur Klärung beitragen.

Paraossales Osteosarkom

Synonyme: paraosteales Osteosarkom, juxtakortikales Osteosarkom, ossifizierendes paraosteales Sarkom.
Definition: Die WHO Klassifikation bevorzugt für diese Entität den Begriff „juxtakortikales Osteosarkom" und definiert es als einen malignen knochenbildenden Tumor, der durch seinen Ursprung auf der Knochenoberfläche und seine hohe strukturelle Differenzierung charakterisiert ist. Der Definition wird hinzugefügt, daß der Tumor langsam wächst und eine bessere Prognose als das gewöhnliche Osteosarkom hat.

Wie bereits mehrfach erwähnt, zeichnet sich dieses an der Oberfläche eines Knochens wachsende Osteosarkom offensichtlich infolge seiner hohen histologischen Differenzierung durch eine vergleichsweise günstige Prognose aus, die bei rein chirurgischer Therapie 5-Jahres-Überlebensraten von 70–80% und 10-Jahres-Überlebensraten bis zu 55% hat. Als Tumor mit geringer Malignität rezidiviert er allerdings insbesondere bei ungenügender Resektion. In der Statistik von DAHLIN (1978) starben nur 6 von 25 Patienten an Metastasen. Pathologisch-anatomisch breitet sich der Tumor von einem mit der Kompakta verwurzelten Stiel in den Weichteilen aus. Zwischen die paraossalen Tumormassen und den darunter gelegenen Knochen schiebt sich eine dünne fibröse Lamelle, die von manchen Autoren als Teil des Periostes aufgefaßt wird. In ungefähr 80% der Fälle wächst der Tumor nicht in den Knochen ein. Mit der Zahl der möglichen Rezidive kommt es allerdings zu einer zunehmenden Infiltration des Markraumes, wodurch sich die Prognose verschlechtert. Die Tumormatrixverknöcherungen sind in Kortexnähe am ausgeprägtesten und nehmen zur Peripherie hin ab. In der Peripherie finden sich vorwiegend bindegewebige und knorpelige Anteile. Der histologische Aufbau ist charakterisiert durch eine Kombination von reifer Spongiosa mit zellarmem kollagenem Stroma. Im Gegensatz zu Osteochondromen liegt zwischen den Knochentrabekeln kein blutbildendes Gewebe. Die eigentlichen Tumorzellen sind fokal intratrabekulär angeordnet und häufig nur äußerst spärlich nachweisbar. Um eine solche Läsion von einer Myositis ossificans oder einer anderen traumatischen unspezifischen paraossalen Ossifikation abgrenzen zu können, muß der Pathologe in Anbetracht der Zellarmut nicht selten die gesamte Läsion in Stufenschnitten untersuchen. Schwierigkeiten in der Abgrenzung gegenüber der Myositis ossificans kann es auch an den Randpartien des Tumors geben, da sich dort in der überwiegenden Zahl der Fälle eine Durchsetzung des Geschwulstgewebes mit Muskulatur und Fettzellen zeigt.

Vorkommen

Insgesamt betrachtet, ist das paraossale Osteosarkom selten. Es nimmt nur etwa 1% der malignen Knochentumoren ein und hat an allen Osteosarkomen einen Anteil von etwa 4–5%.

Altersprädilektion

Im Gegensatz zum gewöhnlichen Osteosarkom bevorzugt das paraossale Osteosarkom Altersklassen jenseits des 25. Lebensjahres. Der Erkrankungsgipfel liegt in der 3. und 4. Lebensdekade. Möglicherweise beruht dieser Unterschied auf dem langsameren Wachstum des paraossalen Osteosarkoms.

Geschlechtsprädilektion

In Anbetracht der bisher beobachteten geringen Fallzahl von paraossalen Osteosarkomen ist eine verbindliche Aussage über eine mögliche Geschlechtsprädilektion kaum zu treffen. In der Statistik von DAHLIN (1978) finden sich bei 36 Trägern eines paraossalen Osteosarkoms 26 Frauen und 10 Männer.

Lokalisation

In der überwiegenden Mehrzahl der Beobachtungen ist der Tumor in der Metaphyse eines langen Röhrenknochens (etwa 80% aller Beobachtungen) anzutreffen. Die distale Femurmetaphyse, insbesondere die dorsale Seite (Facies poplitea), wird dabei bevorzugt. Nur selten findet sich eine diaphysäre Lokalisation am Röhrenknochen. Genauso selten ist das Vorkommen paraossaler Osteosarkome an platten Knochen.

Klinik

Die Dauer der Beschwerden bis zum Behandlungsbeginn variiert von einigen Wochen bis zu vielen Jahren. Die meisten Patienten klagen über eine derbe Schwellung, die mit Rücksicht auf die häufige Lokalisation in Kniegelenksnähe Ursache einer Bewegungseinschränkung, z. B. des Kniegelenks, sein kann. Gelegentlich wird über leichte Schmerzen, die bisweilen schon Jahre bestehen, ge-

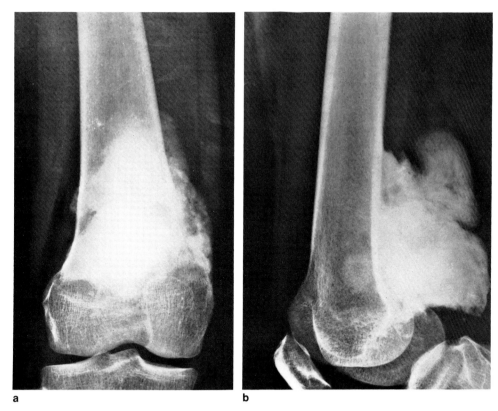

Abb. 61 a u. b   Typisches parossales Osteosarkom. Die Dichte des Tumorschattens nimmt von zentral nach peripher hin ab (♀, 44 J.)

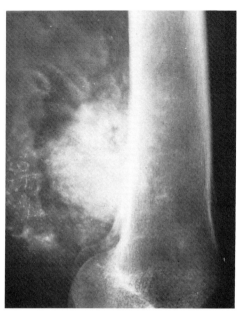

Abb. 62   Parossales Osteosarkom (♂, 24 J.)

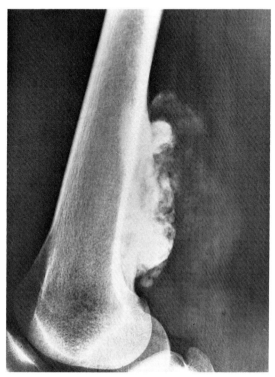

Abb. 63   Parossales Osteosarkom (♂, 28 J.)

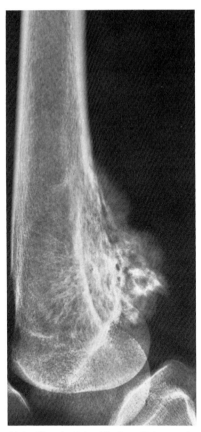

stisches Merkmal, das man häufig aber nur auf durchleuchtungsgezielten Aufnahmen der Zirkumferenz eines Knochens nachweisen kann. Auch mit Hilfe der Computertomographie mit hochauflösender Technik gelingt der Nachweis dieser feinen bindegewebigen Zwischenzone. Selten ist der korrespondierende Knochen unter dem Tumor durch periostale Knochenneubildung verdickt. Der Umriß des Tumors ist meistens lobulär und in seiner Begrenzung gegenüber der Weichteilmanschette scharf. Trotz der sehr dichten Tumormasse erkennt man manchmal darin feine Aufhellungen, die durch Bindegewebe oder Knorpel, durch normales Fett oder durch eingeschlossene benigne Weichteilmassen oder durch umschriebene Areale einer Dedifferenzierung des Geschwulstprozesses bedingt sind.

Einige paraossale Osteosarkome weichen von der eben beschriebenen „klassischen" Röntgenmorphologie ab und geben häufig Anlaß zu differentialdiagnostischen Schwierigkeiten (Abb. **64**). Zu diesen atypischen Manifestationsformen gehören auch die paraossalen Sarkome, die grobe unregelmäßige Ausläufer (Abb. **62**) ausbilden und mit exzentrischen Chondrosarkomen (Abb. **65**) verwechselt werden können. Auch exostosenähnliche Bilder werden gesehen.

Abb. **64** Juxtakortikales Osteosarkom (periostal?, parossal?). Für das periostale Osteosarkom sprechen die Kompaktdestruktion und der eher inhomogene Tumorschatten, für das parossale Osteosarkom die Lokalisation. Vom Alter her (17 J., ♀) paßt der Befund eher zum periostalen Osteosarkom

klagt. Häufig finden sich in der Vorgeschichte vorausgegangene Tumorexzisionen mit der Diagnose eines mehr oder weniger atypischen Osteochondroms oder einer Myositis ossificans.

Röntgenbild
Das charakteristische Röntgenbild wird durch einen außerhalb des Knochens entwickelten, kalzifizierenden Geschwulstprozeß charakterisiert. Nur selten breitet sich der Tumor zapfenförmig *in* den Knochen aus. Im allgemeinen ist die Geschwulst sehr kalkreich und damit röntgenologisch sehr dicht. Sie liegt schalenförmig als dichte Mase dem Knochen breit auf (Abb. **61–63**). Die bekannte Neigung dieser Geschwulstart zu einer schalenförmigen externen Ausbreitung um den Knochen läßt am makroskopischen Präparat eine Trennung des Tumors gegenüber dem Periost erkennen. Im Röntgenbild findet sich in solchen Fällen eine feine, vom Periost gebildete Aufhellungszone, die sich zwischen Tumor und der darunter gelegenen Kortikalis einschiebt (Abb. **62**). Die schmale Aufhellungszone ist ein wichtiges differentialdiagno-

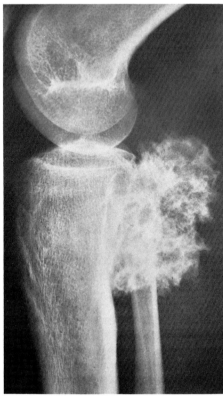

Abb. **65** Beispiel differentialdiagnostischer Schwierigkeiten: Chondrosarkom/juxtakortikales Osteosarkom (s. Text) (♂, 25 J.)

Die präoperative Röntgendiagnostik muß sehr sorgfältig durchgeführt werden, um so wichtige Fragen wie die Beziehung zu der benachbarten Muskulatur, den Gefäßen und Nerven zu beantworten und Auskunft über eine evtl. Markraum- bzw. Spongiosainvasion zu geben.

Mit Hilfe der konventionellen Aufnahmetechnik einschließlich Tomographie ist eine subkortikale Tumorinvasion in den Knochen nicht verläßlich darstellbar. Die sehr dichten paraossalen Geschwulstmassen werden mit der konventionellen Tomographie in den Markraum bzw. in die darunter gelegene Spongiosa häufig „hineingewischt" und täuschen somit eine Geschwulstinvasion vor. Die Computertomographie leistet hier sehr wertvolle Dienste, obwohl mit ihrer Hilfe nicht in allen Fällen eine diskrete Markrauminfiltration verbindlich auszuschließen ist. Daher sollte, wenn eine En-bloc-Resektion aus statischen oder sonstigen Gründen nicht in Frage kommt, der angrenzende Markraum immer weit von der Resektion miterfaßt werden. Die meisten (vor allem) fortgeschrittenen paraossalen Osteosarkome sind angiographisch nicht auffällig. Die Angiographie sollte deshalb nur in denjenigen Fällen eingesetzt werden, bei welchen mit Hilfe der Computertomographie die topographische Beziehung der Geschwulstgrenze zu den großen Gefäßen nicht eindeutig bestimmt werden kann. Die Knochenszintigraphie erbringt in der Regel keine zusätzlichen Informationen zu der konventionellen Diagnostik und der Computertomographie.

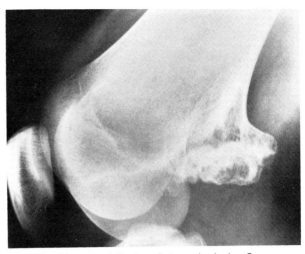

Abb. 66 Charakteristische röntgenologische Symptomatik eines fließenden Überganges einer normalen Kortikalis und normalen Spongiosa in den Stiel eines Osteochondroms (♀, 18 J.)

Differentialdiagnose
Von klinischer Bedeutung bei der Differentialdiagnose des paraossalen Osteosarkoms sind die Myositis ossificans circumscripta und das Osteochondrom. Die Myositis ossificans, die gewöhnlich konservativ oder allenfalls durch eine umschriebene Exzision der kalzifizierten Masse behandelt wird, stellt sich röntgenologisch als eine ossifizierte Masse in der Nähe eines Knochens dar. Im Gegensatz zum paraossalen Osteosarkom haftet sie aber nicht dem darunter gelegenen Knochen an, und ihre Kalzifikation ist insbesondere bei früheren Formen peripher betont und läßt zentral nicht mineralisierte Abschnitte erkennen. Das paraossale Osteosarkom zeigt in der Regel primär zentrale Ossifikationen, die zur Peripherie hin abnehmen.

Das Osteochondrom (Abb. 66) entwickelt sich aus dem darunter gelegenen Knochen, wobei Spongiosa und Kompakta in die Läsion in der Regel kontinuierlich übergehen. Das paraossale Osteosarkom hingegen weist keinen kontinuierlichen Übergang bezüglich der Spongiosa auf. Der Tumor ist vielmehr durch die verdickte Kompakta gegenüber dem Markraum abgegrenzt. In Fällen eines gestielten paraossalen Osteosarkoms wird im Stiel eine Spongiosastruktur in der Regel vermißt. Schwierig kann allerdings die Abgrenzung der breitbasig dem Knochen aufsitzenden Osteochondrome von einem paraossalen Osteosarkom werden, vor allem, wenn die Basis durch die kalzifizierten Knorpelmassen stark überlagert wird. Ein weiteres Unterscheidungsmerkmal zwischen Osteochondrom und paraossalem Osteosarkom findet sich in der Beobachtung, daß Osteochondrome niemals die Eigenschaft haben, den Knochen schalenförmig zu umwachsen. Es fehlt ihnen deshalb die schmale Aufhellungszone, deren Nachweis die Diagnose paraossales Osteosarkom erleichtert. Auch das Matrixossifikationsmuster vom paraossalen Osteosarkom ist vom Osteochondrom sowie auch vom Chondrosarkom in der Regel unterschiedlich. Während das paraossale Osteosarkom mehr einen homogenen Ossifikationsschatten aufweist, sind die knorpeligen Tumoren mehr ring-, bogenförmig, flockig oder auch amorph mineralisiert.

Knorpelbildende Tumoren

Gutartige Tumoren

Chondroblastom

Synonyme: benignes Chondroblastom, Codman-Tumor.

Definition (WHO): Das Chondroblastom ist ein relativ seltener gutartiger Tumor, der durch ein sehr zellreiches und verhältnismäßig undifferenziertes Gewebe charakterisiert ist, das sich zusammensetzt aus runden oder polygonalen chondroblastenähnlichen Zellen zusammen mit multinuklearen Riesenzellen vom osteoklastischen Typ, die entweder einzeln oder in Gruppen vorkommen; die Anwesenheit einer knorpeligen interzellulären Matrix mit Arealen von fokaler Kalzifikation ist kennzeichnend.

In der Literatur gibt es vereinzelte Beobachtungen von Chondroblastomen, die sich invasiv zeigten und metastasierten und die histologischen Merkmale eines Sarkoms zeigten; solche Tumoren waren jedoch oft entweder die Folgeerscheinung einer Strahlenbehandlung, oder die gestellte Diagnose erwies sich als unzutreffend.

Der Tumor wurde 1931 von CODMAN zum erstenmal beschrieben, und zwar als „epiphysärer chondromatöser Riesenzelltumor des proximalen Humerus". JAFFE u. LICHTENSTEIN (1942) erkannten den primären knorpeligen Charakter des Tumors und führten die Bezeichnung „benignes Chondroblastom" ein.

Vorkommen

FELDMANN (1977) widmete fast 700 veröffentlichten Fällen eine Studie. In der Sammlung der Mayo-Klinik hat das Chondroblastom einen Anteil von etwa 1% an den benignen Tumoren (DAHLIN u. THOMAS 1978), im NCBT etwa 2,5% (BLOEM u. MULDER 1985); SCHAJOWICZ (1981) erwähnt einen Prozentsatz von fast 6%.

Geschlechts- und Altersprädilektion

Es gibt eine leichte Prädilektion des männlichen Geschlechts. Das Verhältnis von Männern gegenüber Frauen beträgt 1,5–1,9:1. Der Tumor kommt am häufigsten in der 2. Dekade (75–80%) vor.

Findet sich das Chondroblastom aber in einem langen Röhrenknochen, so ist das Durchschnittsalter mit 16 Jahren beträchtlich niedriger als bei einer Lokalisation an kleinen Knochen (vor allem Talus und Kalkaneus) oder in kurzen Röhrenknochen (etwa 28 Jahre).

Klinik

So gut wie alle Patienten klagen über Schmerzen, die schon seit Wochen oder gar Monaten empfunden und in das nahe liegende Gelenk lokalisiert werden. Oft läßt sich eine leichte Funktionseinschränkung in diesem Gelenk nachweisen. Bei einer Anzahl von Fällen besteht außerdem eine Muskelatrophie. Ein Gelenkerguß läßt sich bei der klinischen Untersuchung nur selten feststellen.

Lokalisation

Der Tumor kann im Prinzip in jedem Knochen mit enchondraler Ossifikation auftreten; die Mehrheit (75%) entsteht jedoch in einem langen Röhrenknochen. Bevorzugt sind der proximale Humerus, das distale und proximale Femur und die proximale Tibia. Bei den kleinen (platten) Knochen sind Talus und Kalkaneus eindeutig bevorzugt (Abb. **67**).

In einem langen Röhrenknochen hat das Chondroblastom immer eine enge Beziehung zur Epiphyse. In 50% der Fälle liegt der Tumor sowohl in der Epi- als auch Metaphyse (Abb. **68**), in fast 50% ausschließlich in einer Epi- oder Apophyse (Abb. **69** u. **70**) und ganz selten nur in der Meta-

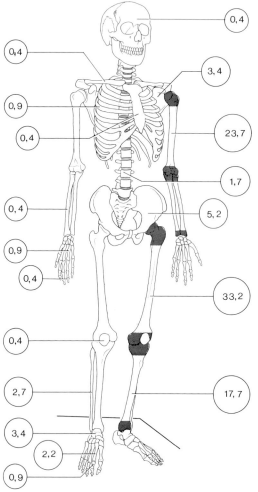

Abb. **67** Prozentuale Verteilung (Zahlen im Kreis) der Lokalisation von 232 Chondroblastomen. Die Rasterflächen zeigen Prädilektionsorte innerhalb *eines* Knochens

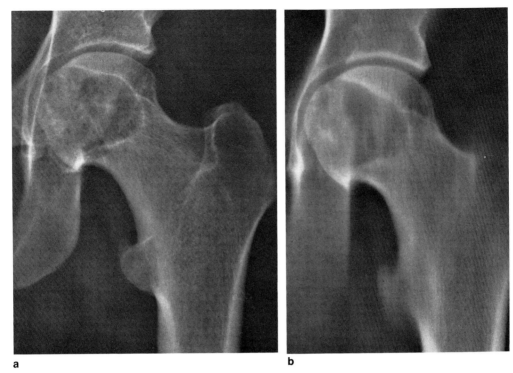

Abb. 68 a u. b Chondroblastom in der proximalen Epi- und Metaphyse des linken Femurs. Scharf begrenzter Osteolyseherd mit schmaler Sklerosezone und spärlichen Verkalkungen, die besonders auf dem Schichtbild deutlich werden (♀, 27 J.)

physe (BLOEM u. MULDER 1985, SCHAJOWICZ 1981). In etwa 75% der Fälle befindet sich der Tumor zentral im Knochen.

Röntgenbild (Abb. 68–70)
Das charakteristische Röntgenbild zeigt eine radioluzente, runde oder ovale Läsion mit scharfer Begrenzung, meistens mit einem sklerotischen Rand, der entweder glatte oder lobuläre Konturen aufweist. Innerhalb der Läsion kann man in ungefähr einem Viertel aller Fälle Trabekel und Verkalkungen antreffen. Der Durchmesser des Tumors variiert in 80% der Fälle von 1–4 cm. Einer Expansion des Knochens begegnet man in etwa einem Viertel der Fälle bei der Lokalisation in einem langen Röhrenknochen, dagegen in mehr als 50% der Fälle bei einer Lokalisaton in einem platten Knochen. Bei etwa 10% der Fälle ist mit einer Zerstörung des subchondralen Knochens und deshalb mit einer direkten Gelenkbeteiligung zu rechnen. Nicht selten wird in einem Chondroblastom zusätzlich Gewebe angetroffen, das die histologischen Merkmale einer aneurysmatischen Knochenzyste (in 16 von 104 Beobachtungen des NCBT; BLOEM u. MULDER 1985) aufweist. Auf Röntgenbildern wird diese Kombination allerdings kaum erkannt.
Insgesamt betrachtet ist das Chondroblastom auf der Lodwick-Skala überwiegend dem Grad I A, weniger häufig I B und selten dem Grad I C zuzuordnen.

Differentialdiagnose
Von differentialdiagnostischer Bedeutung sind nur diejenigen Tumoren oder tumorähnlichen Erkrankungen, welche die gleiche Altersprädilektion wie das Chondroblastom haben, d.h. das Alter von 10–25 Jahren. In einem langen Röhrenknochen stellt die Beziehung zur Epiphyse einen wichtigen diskriminierenden Faktor dar.
Differentialdiagnostisch kommen in die engere Wahl:
Epiphysäre Lokalisation: *synoviale* oder *subchondrale Zyste, Chondrom, Klarzellchondrosarkom*.
Epi- und metaphysäre Lokalisation: *Riesenzelltumor, aneurysmatische Knochenzyste, Chondrom* (sowie gut differenziertes Chondrosarkom), gelegentlich sogar *Osteosarkom*.
Bei rein metaphysärer Lage ist die Annahme eines Chondroblastoms kaum berechtigt, viel eher kommen in Frage:
solitäre Knochenzyste, Chondromyxoidfibrom, aneurysmatische Knochenzyste.
Zur Differentialdiagnose in einem platten Knochen:
Osteoblastom, aneurysmatische Knochenzyste, Riesenzelltumor, Chondromyxoidfibrom, eosinophiles Granulom, fibröse Dysplasie.

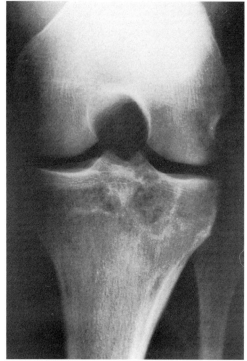
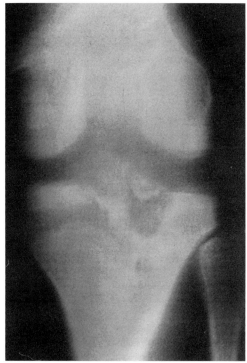

Abb. 69 a–c
a u. b Chondroblastom in der proximalen Tibiaepiphyse (♂, 19 J.). Beachte den Gelenkeinbruch!
c Chondroblastom in der proximalen Tibiaepi- und -metaphyse, exzentrisch gelegen (♂, 19 J.) Differentialdiagnostisch kommt durchaus auch ein wenig expansiver Riesenzelltumor in Frage

Chondromyxoidfibrom

Definition (WHO): Es handelt sich um einen benignen Tumor, der durch läppchenartige Strukturen mit spindeligen oder sternförmigen Zellen mit reichlich myxoider oder chondroider Interzellularsubstanz charakterisiert ist, zwischen denen ein zellreicheres Gewebe mit reichlich spindeligen oder runden Zellen und mit einer variierenden Anzahl von vielkernigen Riesenzellen unterschiedlicher Größe liegt. Große pleomorphe Zellen können vorkommen und zu Verwechselungen mit einem Chondrosarkom führen.

Vorkommen

An allen benignen Knochengeschwülsten partizipiert das Chondromyxoidfibrom mit höchstens 0,5–1%. Es kommt also etwas seltener als das Chondroblastom vor. DAHLIN (1978) fand unter 1447 benignen Knochentumoren nur 30 Chondromyxoidfibrome. Das NCBT kommt auf eine etwas höhere Inzidenz von 24 bei 675 gutartigen Knochengeschwülsten (1,4%). Eine größere Fallzusammenstellung ist bei FELDMANN u. Mitarb. (1970) mit 189 Fällen zu finden; SALZER u. SALZER-KUNTSCHIK stellten bis 1965 136 Beobach-

Abb. 70a u. b
Apophysäres Chondroblastom an der Trochanterapophyse rechts (♀, 16 J.)
a Befund im Alter von 16 Jahren
b Befund im Alter von 22 Jahren

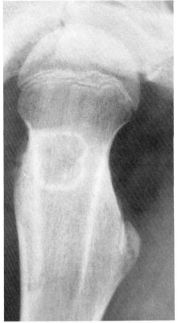
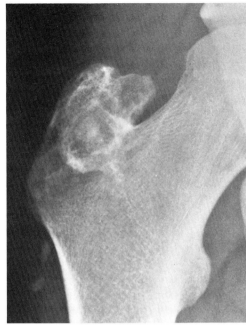

a b

tungen aus der Literatur zusammen. Die Registersammlung in Göttingen verfügt über 24 histologisch gesicherte Beobachtungen.

Altersprädilektion

In den oben erwähnten Sammelstatistiken wird das 15.–25. Lebensjahr als Prädilektionsalter angegeben. Bei DAHLIN findet sich allerdings eine weitere Kumulation der Fälle um das 35. Lebensjahr. Vom frühen Kindesalter (jünger als 5 Jahre) und vom Senium (älter als 60 Jahre) sind bisher keine Beobachtungen mitgeteilt worden.

Geschlechtsprädilektion

Ob die aus einzelnen Zusammenstellungen ablesbare leichte Bevorzugung des männlichen Geschlechts (SALZER u. SALZER-KUNTSCHIK [1965]: 65♂ zu 53♀; DOMINOK u. KNOCH [1971]: 75♂: 61♀; NCBT [1973]: 15♂: 9♀; Knochengeschwulstregister Göttingen: 13♂: 11♀; DAHLIN [1978]: 19♂: 11♀) als gesichert angesehen werden kann, ist z.Z. noch nicht entschieden.

Lokalisation

Die untere Extremität ist der Prädilektionsort des Chondromyxoidfibroms. 75% aller Beobachtungen waren nach SALZER u. SALZER-KUNTSCHIK (1965), 82% (112 von 136) nach DOMINOK u. KNOCH (1977), 21 von 24 in der niederländischen Sammlung an Femur, Tibia, Fibula und am

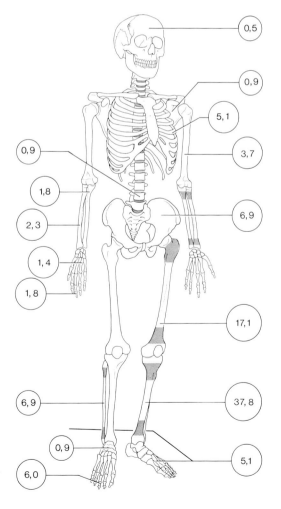

Abb. 71 Prozentuale Verteilung (Zahlen im Kreis) der Lokalisation von 217 Chondromyxoidfibromen. Die Rasterflächen zeigen Prädilektionsorte innerhalb *eines* Knochens

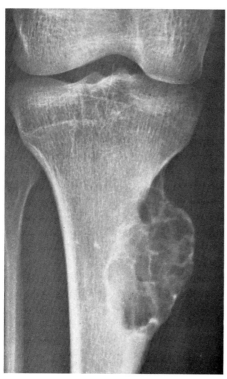

Abb. 72 Chondromyxoidfibrom der proximalen Tibiametaphyse (♀, 20 J.)

Fußskelett nachweisbar. Becken und Rippen stellen mit etwa 20% die nächsthäufige Lokalisation. Platte Knochen (Skapula, Sternum, Kalvaria) werden kaum befallen (Abb. 71). In einer Arbeit von FELDMANN u. Mitarb. (1970) fand sich bei 189 Fällen nur ein Chondromyxoidfibrom mit Sitz an der Wirbelsäule.
An den Röhrenknochen wird die Gegend der metaphysennahen Diaphysen auffallend bevorzugt.

Das Chondromyxoidfibrom neigt bei Manifestationen am Röhrenknochen zum exzentrischen Auswuchs.

Klinik
Ebenso wie das Chondroblastom führt das Chondromyxoidfibrom zu einer verhältnismäßig langen Schmerzanamnese, möglicherweise auf Grund des Periostdehnungsschmerzes durch die meist sehr langsam wachsende Geschwulst. Bei gelenknahem Sitz führt häufig erst ein schmerzreflektorisches Hinken zum Arzt. Bei geeigneter oberflächennaher Lokalisation erweist sich ein tastbarer Knochenbuckel vielfach als indolent.

Röntgenbild
Der sehr selten Kalkeinschlüsse zeigende, radioluzente Tumor ist in allen bekanntgewordenen Beobachtungen immer scharf begrenzt und in großer Mehrheit gegenüber dem von ihm nicht erfaßten Knochen durch einen lobuliert oder multizentrisch erscheinenden Sklerosesaum abgedeckt (Abb. 72 u. 73). Exzentrische Lokalisationen (Abb. 72) zeigen praktisch immer eine vollständige Kompaktadestruktion mit Ausbildung einer periostalen Knochenschale, die lobuliert oder riffartig anmuten kann. Unbehandelte Chondromyxoidfibrome können bei Durchbruch durch die Kompakta an den benachbarten Knochen, z.B. an der Fibula oder auch an Fußstrahlen, zu bogenförmigen Verlagerungen und Druckerosionen führen (MURPHY u. PROCE 1971).
Zusammenfassend betrachtet, entspricht also die Röntgenmorphologie in der Regel dem Grad IA–IB nach LODWICK; Matrixverkalkungen kommen selten vor. Ein diagnostisches Leitkriterium kann die diametaphysäre exzentrische Lage an Röhrenknochen sein.

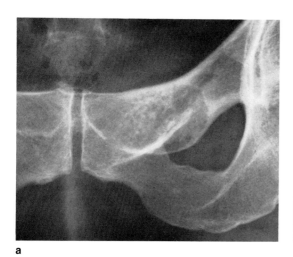

a

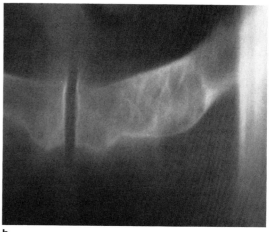

b

Abb. 73a u. b Chondromyxoidfibrom des Os pubis. Druckdolente, knochenharte Anschwellung am Os pubis. Röntgenbild: elliptischer, einseitig expansiver Knochenprozeß mit uhrglasförmiger „Vortreibung" der papierdünnen Kortikalis (♀, 46 J.)

Differentialdiagnose

Aufgrund ihres röntgenologischen Aspektes allein kann man Chondromyxoidfibrome nicht in jedem Fall von Chondroblastomen abgrenzen, besonders dann nicht, wenn – allerdings selten – auch die Epiphyse mit ergriffen ist. Da die Mehrheit der Chondromyxoidfibrome aber meta-diaphysär vorkommt, kann die Lokalisation ein gutes differentialdiagnostisches Kriterium im Röntgenbild abgeben.

Fehlt bei einzelnen Beobachtungen ein stärkerer sklerosierter Rand, reicht der Tumor bis in die Epiphyse, ist die Kompakta durchbrochen, dann kann die Geschwulst gegenüber einem Riesenzelltumor oder auch gegenüber osteolytischen Sarkomen, dann meist Fibrosarkomen, nicht abgegrenzt werden, zumal klinische Daten wenig zur Unterscheidung beizutragen vermögen. Das Enchondrom zeigt gegenüber dem Chondromyxoidfibrom wesentlich häufiger eine zentrale Lokalisation; außerdem werden beim Enchondrom häufiger Matrixkalzifikationen bzw. -ossifikationen beobachtet.

Als letztes sei noch auf eine differentialdiagnostische Möglichkeit hingewiesen, nämlich auf die fibröse Dysplasie im überwiegend lytischen Stadium. Diese Differentialdiagnose kommt aber nur dann in Betracht, wenn ein Chondromyxoidfibrom nur geringfügig zu einer „Kortikalisausbeulung" führt.

Osteochondrom

Synonyme: (kartilaginäre) Exostose, Ekchondrom, epiexostotisches Chondrom.

Definition (WHO): Das Osteochondrom ist ein kappenartig mit Knorpelgewebe überzogener knöcherner Vorsprung auf der Außenfläche des Knochens.

Die mit mehr oder weniger breiten Knorpelkappen überzogenen, gestielt oder breitbasig als sog. sessile Form aus der Knochenschale herausragenden Auswüchse dürften von allen gutartigen Knochengeschwülsten am bekanntesten und in der überwiegenden Zahl der Beobachtungen durch ihre pilzförmige Konfiguration am einfachsten zu diagnostizieren sein. Der typische Sitz des Osteochondroms ist die Metaphyse der langen Röhrenknochen, weshalb pathogenetisch auch eine „Versprengung" von enchondralen Ossifikationskeimen der Wachstumszone unter das angrenzende Periost angenommen wird (Abb. **74**). Unter dieser Vorstellung wäre das Osteochondrom kein echter Knochentumor, sondern eher eine lokale Wachstumsstörung. Dafür sprechen auch Tierexperimente von D'AMBROSIA u. FERGUSON (1968), denen es gelang, mittels einer Transplantation von Epiphysenknorpel an die juxtaepiphysäre Randzone zur Metaphyse Osteochondrome zu erzeugen.

Vorkommen

In Anbetracht des Umstandes, daß Hunderte von Osteochondromen in der Literatur publiziert wurden (Zusammenfassung z. B. bei DOMINOK u. KNOCH 1977), daß außerdem diese Geschwülste nur bei Beschwerden des Trägers zu Lebzeiten entdeckt werden, systematisch durchgeführte Autopsieergebnisse nicht bekannt geworden sind oder diesen benignen Tumoren wegen ihrer Häufigkeit wenig Aufmerksamkeit für eine Kasuistik und damit Registrierung geschenkt wurde, dürfte zweifelhaft sein, ob Häufigkeitsangaben von z. B. 40% aller benignen Tumoren (DAHLIN 1978) überhaupt zutreffen.

Zu vermuten ist allerdings, daß das Osteochondrom, ob solitär oder multipel, die häufigste Knochengeschwulst überhaupt darstellt.

Altersprädilektion

Nach den o. g. Einschränkungen kann man folgern, daß mehr als 60% aller Osteochondrome bis zum 30. Lebensjahr heutzutage entdeckt werden.

Geschlechtsprädilektion

In der Statistik von DAHLIN überwiegt das männliche Geschlecht mit 359 Fällen gegenüber dem weiblichen mit 220 Fällen. Das entspricht ungefähr einer Relation von 1,5:1.

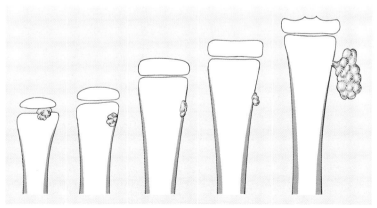

Abb. **74**
Schematische Darstellung der Entwicklung eines Osteochondroms im Laufe des Längenwachstums des Knochens mit metaphysär-exzentrischer Auswanderung des ursprünglichen epiphysären Störfeldes

526 Skelettumoren

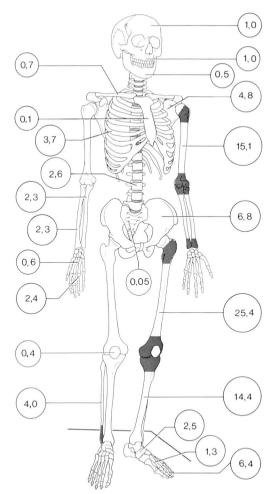

Abb. 75 Prozentuale Verteilung (Zahlen im Kreis) der Lokalisation von 2011 Osteochondromen. Die Rasterflächen zeigen Prädilektionsorte innerhalb *eines* Knochens

Lokalisation

Unterstellt man die nur relative quantitative Aussagekraft (s. oben) bekannt gewordener Lokalisationen (Abb. 75), so dürften die kniegelenknahen Metaphysen von Femur, Tibia und die proximalen Metaphysen des Humerus den Hauptanteil (etwa 40–45%) stellen. Becken- und Fußskelett geben den Boden für die zweithäufigste Lokalisation. Distale Radius- und Ulnametaphysen sowie das Handskelett dürften die dritthäufigste Lokalisation sein. Platte Knochen einschließlich Rippen bleiben ebensowenig verschont wie die Bogen- und Dornfortsätze der Wirbel. Insgesamt kommen an der Wirbelsäule allerdings höchstens ca. 2%, am Sakrum weniger als 0,5% der Osteochondrome vor.

Klinik

Das Beschwerdebild des Osteochondromträgers leitet sich im allgemeinen von der Eigenart des langsamen Auswachsens mit der Möglichkeit zur Ausübung eines Drucks auf Kapselansätze, benachbarte Nerven, Weichgewebe, benachbarte Knochen usw. ab. Meist sind es knochen- oder knorpelharte Vorbuckelungen mit einem mehrmonatigem blanden Schmerz, selten ein Bewegungsschmerz, die den Träger zum Arzt führen. Nur in Einzelfällen sind Spontanarrosionen von Venen, z. B. der V. poplitea bei Lokalisationen von Osteochondromen im Bereich der Facies poplitea, oder auch die Entwicklung eines Aneurysmas (ENKER, FREYSCHMIDT u. Mitarb. 1984) nach einem Trauma bekanntgeworden.

Gelegentlich kann bei schmal gestielten Osteochondromen ein traumatischer Abriß aus der kortikalen Schale mit konsekutiver Knochenblutung auftreten.

Bei Lokalisationen in Knie- und Schultergelenksnähe kommt es häufig zur Entwicklung akzessorischer Bursen, die ihrerseits Anlaß zu Reizerscheinungen und lokal entzündlichen Symptomen geben können. *Eine maligne Entartung eines solitären Osteochondroms ist im Vergleich zur kartilaginären Exostosenkrankheit als ungewöhnlich seltenes Ereignis anzusehen.* Aus diesem Grund ist auch ein prophylaktisches Abtragen von Exostosen nicht

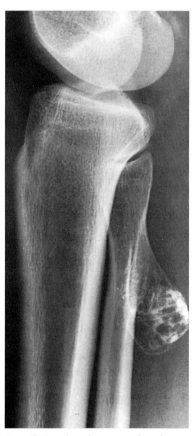

Abb. 76 Gestieltes Osteochondrom an der dorsalen Fibuladiametaphyse

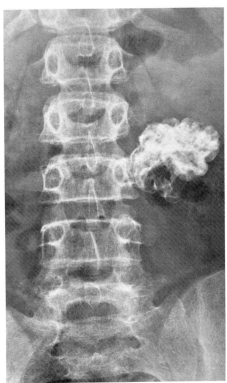

Abb. 77 Gestieltes Osteochondrom am Processus transversus des 3. Lumbalwirbels mit wachstumsbedingter, vogelflügelartig ventraler und dorsaler Entwicklung des Knorpel-Knochen-Auswuchses (♀, 9,5 J.)

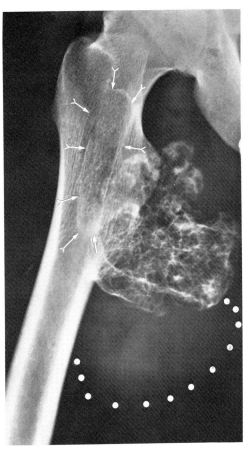

Abb. 79 Solitäres Osteochondrom der proximalen Femur-Dia-Metaphyse rechts. Breitbasiger Stiel (↑) im Bereich der vorderen Schaftzirkumferenz mit knollenpilzartigem Knorpel-Knochen-Auswuchs und zentimeterdicker unverkalkter Knorpelkuppe am kaudalen Pol (...) (♂, 18 J.)

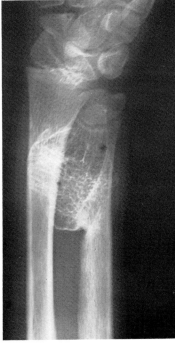
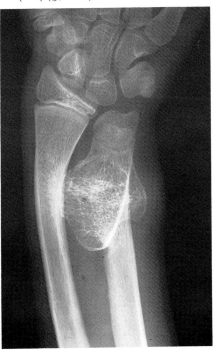

Abb. 78 a u. b Osteochondrom der distalen Ulnametaphyse (sessile Form). Breitbasig der distalen Ulnametaphyse aufsitzender, in Höhe der Membrana interossea auswachsender, die Ulna verbiegender Knochenauswuchs (♂, 14 J.)

a   b

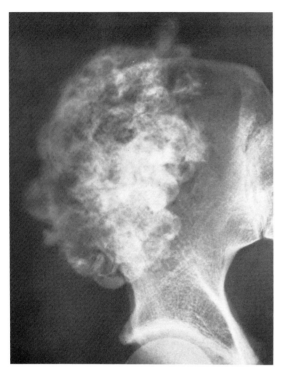

Abb. 80 Parailiakal-dorsales, solitäres Osteochondrom des Os ilium mit traubenförmig verkalktem Knorpel-Knochen-Auswuchs (♂, 42 J.)

notwendig, sofern diese nicht kosmetisch stören oder in ungünstiger Position, z. B. der Facies poplitea (s. oben), sitzen, wo sie Gefäß- und Nervenläsionen verursachen können. Zur malignen Entartung von Osteochondromen im Rahmen einer kartilaginären Exostosenkrankheit s. S. 532.

Röntgenbild

Man unterscheidet zwischen gestielten oder pilzförmigen Osteochondromen (Abb. 76 u. 77) und breitbasig aufsitzenden (sessilen) Formen (Abb. 78–80). Während etwa 50% der solitären Osteochondrome gestielt sind, manifestieren sie sich beim multiplen Auftreten zu etwa 80% als sessile Form (Abb. 81).

In jedem Fall sieht man in der Basis des Osteochondroms eine Spongiosastruktur, die dem des

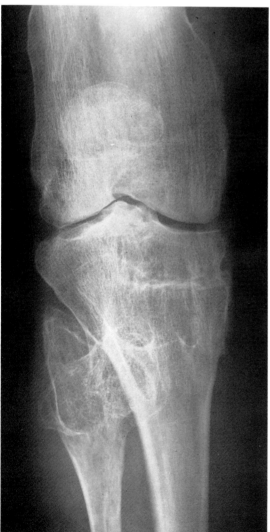

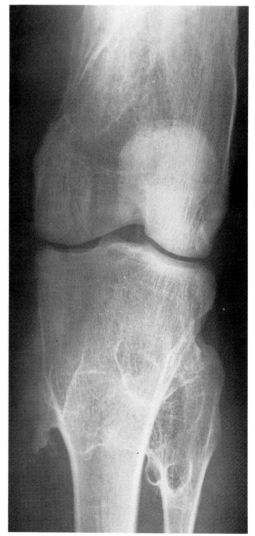

Abb. 81 a   b

Mutterknochens ähnelt. Diese Spongiosastrukturen gehen direkt aus dem Mutterknochen hervor; das gleiche gilt für die Kortikalis. Der orthograd getroffene Stiel einer kartilaginären Exostose zeichnet sich durch eine rundliche oder ovale Sklerosezone – der Kortikalis entsprechend – ab. Gestielte Osteochondrome sind immer vom benachbarten Gelenk weggerichtet. Auf der röntgenologischen Kuppe zeigen die meisten Osteochondrome – ob pilzartig oder breitbasig aufsitzend – Matrixverkalkungen in Form von Bogen- oder Ringfiguren, in der Summation traubenförmig anmutend. Gelegentlich finden sich auch wattebauschartige diffuse Kalzifikationen. Die Dicke dieser radiologischen Knorpelkappen- oder Kuppenossifikationen kann sehr unterschiedlich sein und von einigen Millimetern bis zu (seltener) 2,5–3 cm reichen. Sie schließen sich in der Regel der knöchernen Basis direkt an. Radiologisch nicht sichtbar – in der Regel auch nicht mit der CT – ist ein feiner, maximal nur wenige Millimeter betragender Knorpelsaum, der sich nach peripher den basisnahen Matrixossifikationen anschließt und der eigentlichen Wachtumszone im Sinne der enchondralen Ossifikation entspricht. Im Wachstumsalter kann dieser unverkalkte Saum bis zu 1 cm dick sein. Bei breitbasigen Osteochondromen überzieht er die ganze Oberfläche und bei gestielten, blumenkohlartigen Osteochondromen lediglich die Spitze. Eine Diskrepanz zwischen dem klinischen Tastbefund, der durchaus etwas ausgeprägter als der röntgenologische Befund ausfallen kann, ist dadurch zu erklären, daß nur der basisnahe Anteil der Knorpelkappe mineralisiert ist und damit die „röntgenologische Spitze" demarkiert.

Osteochondrome der unteren Extremität, besonders in Kniegelenknähe oder am Becken, sind zum Zeitpunkt ihrer Entdeckung im allgemeinen doppelt so groß wie Lokalisationen im Bereich des knöchernen Schultergürtels, des Oberarmes oder der ellenbogennahen Metaphysen von Humerus,

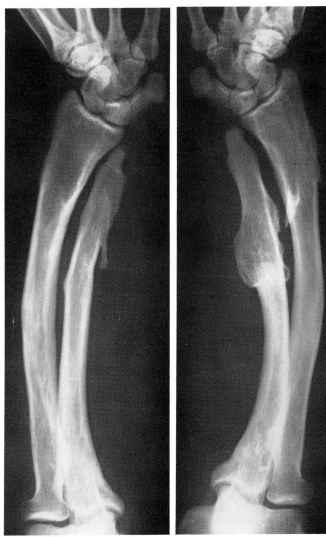

Abb. 81 a–d Beispiele für Entwicklungs- und konsekutive Funktionsstörungen bei „Exostosenkrankheit" (♂, 34 J.)

c   d

530 Skelettumoren

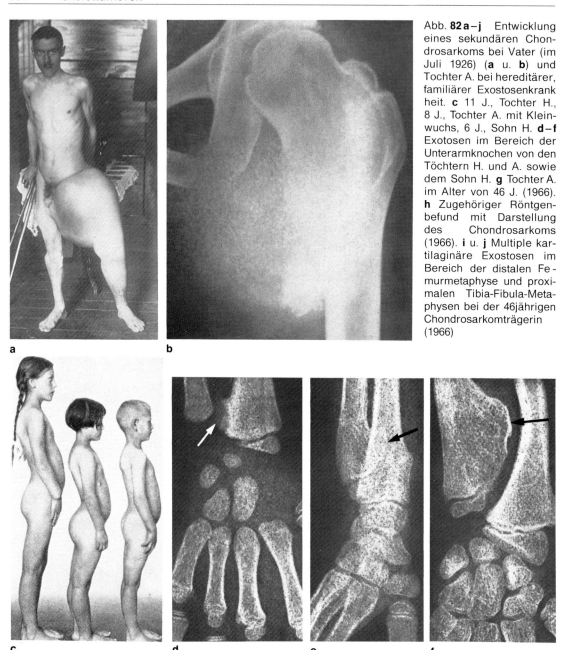

Abb. **82a–j** Entwicklung eines sekundären Chondrosarkoms bei Vater (im Juli 1926) (**a** u. **b**) und Tochter A. bei hereditärer, familiärer Exostosenkrankheit. **c** 11 J., Tochter H., 8 J., Tochter A. mit Kleinwuchs, 6 J., Sohn H. **d–f** Exotosen im Bereich der Unterarmknochen von den Töchtern H. und A. sowie dem Sohn H. **g** Tochter A. im Alter von 46 J. (1966). **h** Zugehöriger Röntgenbefund mit Darstellung des Chondrosarkoms (1966). **i** u. **j** Multiple kartilaginäre Exostosen im Bereich der distalen Femurmetaphyse und proximalen Tibia-Fibula-Metaphysen bei der 46jährigen Chondrosarkomträgerin (1966)

Ulna und Radius oder am Wirbel. Osteochondrome in Handgelenknähe sind bei der Erstuntersuchung meist zwetschgenkern- oder kleinkirschgroß. Im Beckenbereich können Stiel oder Basis eines Osteochondroms gelegentlich durch die ossifizierten Knorpelmassen konventionell radiographisch vollständig überlagert sein. In solchen Fällen vermag die CT den Stiel oder die Basis überlagerungsfrei darzustellen. Überhaupt sollte die CT bei allen Osteochondromen am Stammskelett eingesetzt werden, um die konventionell radiographisch schwierigen topographischen Verhältnisse zu klären. Zur Unterscheidung zwischen banalem Osteochondrom und einem Chondrosarkom auf der Basis eines Osteochondroms (exostotisches Chondrosarkom) s. S. 532.

Differentialdiagnose
Gelegentlich können die sessilen Formen von inzipienten juxtakortikalen Osteosarkomen oder von exzentrischen Chondrosarkomen am Kriterium der Röntgenmorphologie allein *nicht* abgegrenzt werden (weiteres dazu s. S. 532).

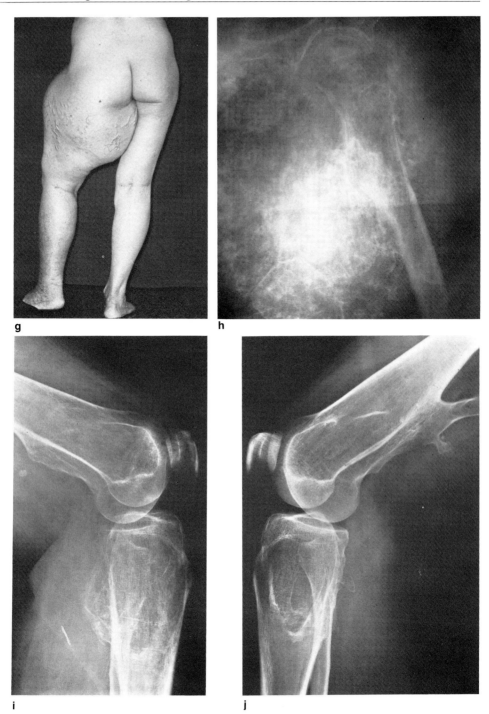

Abb. 82

Multiple kartilaginäre Exostosen

Synonyme: exostotische Dysplasie, Enchondrosis ossificans, multiple Osteomatose, chondrale Osteome, Exostosenkrankheit.

Multiple kartilaginäre Exostosen weisen im Vergleich zu dem solitären Osteochondrom gleiche Lokalisationen, gleiche klinische und röntgenologische Symptome und eine gleiche Altersprädilektion auf. Hinsichtlich der Lokalisation bevorzugen sie nach JAFFÉ (1943) aber die Metaphysen der Schulterknochen, des Knies und der Knöchel. Häufig ist der mediale Skapularand Erstmanifestation einer Exostosenkrankheit. Der Unterschied zum solitären Osteochondrom besteht somit nur in dem polyostotischen, polytopen Vorkommen beim selben Individuum und in der Beobachtung, daß etwa 80% der Geschwülste beim multiplen Auftreten der sessilen Form zugehören.

Dabei sind gerade die polytopen und polyostotischen Vorkommen der Exostosen vielfach mit starken Verkrümmungen und Knochenverkürzungen des die Exostosen tragenden Knochens vergesellschaftet (Abb. 81). Die familiäre Häufung bei der Exostosenkrankheit hat schon im 19. Jahrhundert Forscher beschäftigt (z. B. WEBER 1866, BESSEL u. HAGEN 1890). Zahlreiche bekanntgewordene Stammbäume weisen auf ein dominantes Erbleiden hin (Übersichtsdarstellung bei COCCHI 1964). Bei diesem Krankheitsbild sind Penetranz und Expressivität häufigen Manifestationsschwankungen unterworfen. Ein Überwiegen des männlichen Geschlechts als Träger multipler kartilaginärer Exostosen scheint bewiesen (STOCKS u. BARRINGTON 1925, ROEDER 1929, BIRKENFELD 1930, GERKHARDT 1937, VAN ZAND 1942). Die Manifestation dürfte somit geschlechtsabhängig sein. Auch die einzelnen Exostosen sind nach LENZ (1961) offenbar als Folge der hormonellen Stimulation, der größeren Knochenentwicklung und des Wachstums beim Mann stärker als bei der Frau ausgeprägt.

Eigenartig ist aufgrund der bisher bekannten Stammbäume, daß Väter mit Exostosen signifikant mehr Söhne als Töchter haben.

Maligne Entartungen (Abb. 82) bei der kartilaginären Exostosenkrankheit bzw. bei multiplem Auftreten von Osteochondromen liegen in einer Größenordnung zwischen 5 und 10% (beim solitären Osteochondrom <1%). Klinisch äußert sich die maligne Entartung in einem plötzlichen Wiedereintreten des Wachstums von Osteochondromen im späteren Lebensalter; denn in der Regel sistiert das Wachstum von Osteochondromen bzw. kartilaginären Exostosen mit der Pubertät. Das erneute Wachstum spiegelt sich in einem zunehmenden, konventionell-röntgenologisch nicht immer erkennbaren Weichteiltumor wider, der der proliferierten tumorösen Knorpelmasse entspricht. Gerade die röntgenologische Unsichtbarkeit des klinisch tastbaren größeren Weichteiltumors weist mit hoher Wahrscheinlichkeit auf das Vorliegen eines sekundären Chondrosarkoms hin.

Wenn Verkalkungen bzw. Kalzifikationen auftreten, dann sind sie in der Regel fein und unregelmäßig, diffus verstreut und liegen vor allem von den dichteren enchondralen Verkalkungen der Tumorbasis entfernt (NORMAN u. SISSONS 1984). Gelegentlich können sie mit der Computertomographie besser zur Darstellung gebracht werden. Erfahrungsgemäß ist bei exostotischen Chondrosarkomen die Knorpelkappe dicker als 3 cm. Bei dieser Dimension ist sie nach Untersuchungen von HUDSON u. Mitarb. (1984) computertomographisch relativ zuverlässig erfaßbar, obgleich eine sehr präzise Messung mit der Computertomographie nicht immer möglich ist. Die Autoren geben einen Grenzwert von etwa 2,5 cm an, unter dem die Knorpelkappe nur unzuverlässig computertomographisch darstellbar ist. Aus dem Untersuchungsmaterial von HUDSON u. Mitarb. (1984) geht außerdem hervor, daß bei der überwiegenden Zahl der benignen Exostosen die Knorpelkappe offensichtlich wegen ihrer geringen Ausdehnung computertomographisch nicht darstellbar war, während sie bei fast allen exostotischen Chondrosarkomen nachgewiesen werden konnte.

Der histologische Beweis der malignen Entartung eines Osteochondroms ist vielfach problematisch, da sich in einem solchen Tumor häufig größere benigne Areale finden. Nur eine sehr sorgfältige Stufenschnittuntersuchung des gesamten Präparates kann eine einigermaßen zuverlässige Aussage erbringen. Aus dem Gesagten geht hervor, daß der diagnostischen Radiologie bei der Dignitätszuordnung eine sehr wichtige Rolle zukommt.

Computertomographisch nachweisbare Knorpelkappen mit einer Dicke von mehr als 3 cm, unregelmäßige, von der Tumorbasis entfernt gelegene Kalzifikationen berechtigen zur Annahme eines sekundären Chondrosarkoms.

Es sei noch darauf hingewiesen, daß die Szintigraphie keinen wesentlichen Beitrag zur Unterscheidung zwischen gut- und bösartiger Exostose zu leisten vermag. Der radioaktive Tracer (^{99m}Tc-MDP) wird nämlich im Bereich der enchondralen Ossifikationszone tumorbasisnah angereichert, was einem physiologischen Ablauf insbesondere bei der einer noch nicht zum Wachstumsstillstand gekommenen Exostose entspricht.

Osteochondrome im Becken und im Schultergürtelbereich neigen besonders zu einer malignen Entartung und sollten daher klinisch und radiologisch häufiger kontrolliert werden. Bei dieser Problematik bleibt aber immer die Frage offen, wieweit es sich bei Osteochondromen in diesen Lokalisationen nicht überhaupt um primäre Chondrosarkome (epiexostotische Chondrosarkome) handelt, die auf Grund ihrer geringergradigen Malignität (Grad I) über viele Jahre bestehen können, ehe sie Zeichen eines örtlich aggressiven und zerstörenden, evtl. auch infiltrierenden Wachstums zu erkennen geben.

Chondrom

Synonym: Enchondrom.

Definition (WHO): Beim Chondrom handelt es sich um einen benignen Tumor, bestehend aus Formationen reifen Knorpels ohne histologische Charakteristika des Chondrosarkoms (Zellreichtum, Pleomorphie der Zellen und Anwesenheit von großen Zellen mit Doppelkernen und Mitosen).

Wächst der Tumor im Knochen, so wird er als Enchondrom bezeichnet, bei exzentrischer Entwicklung oder bei der Entwicklung in einem kleinen Röhrenknochen mit Abbau der Kompakta und Ausbildung einer Knochenschale spricht man auch von einem *Enchondroma protuberans* (CABALLES 1982, KEATING u. Mitarb. 1985). Ein solches Enchondroma protuberans sollte nicht mit einem Osteochondrom verwechselt werden (Abb. **83**). Als weiteres ist das *periostale Chondrom* (s. S. 539 f.) zu unterscheiden, das jedoch primär vom Periost ausgeht und die darunter gelegene Kompakta partiell arrodieren kann. Diese Tumorform dringt selten in den Markraum ein.

Es wird angenommen, daß Chondrome auf dem Boden versprengter Knorpelkeime entstehen. Eine Versprengung aus dem Epiphysenknorpel in die Metaphysen soll zum Enchondrom führen, während eine Versprengung in die inneren Periostschichten das periostale Chondrom hervorruft. Insgesamt betrachtet, sind Chondrome also überall dort zu erwarten, wo Knorpel bzw. Knorpelkeime entwicklungsgeschichtlich vorkommen. Vom gutartigen Enchondrom, z. B. an der Hand, und vom periostalen Chondrom sind das *zentrale Schaftchondrom der langen Röhrenknochen* und das *epiexostotische Chondrom des Beckens und des Schultergürtels* (s. unten) abzugrenzen, die aufgrund ihres infiltrierenden und destruierenden Wachstums sowie einer hohen Rezidivquote zumindest als semimaligne Tumoren bezeichnet werden müssen.

Vorkommen

Im Krankengut von DAHLIN (1978) nehmen Chondrome insgesamt 11,2% der benignen Tumoren und 2,6% aller Knochentumoren ein. Diese Zahlen sind allerdings als selektioniert zu betrachten, da sie nur die Repräsentanz im histologischen Untersuchungsgut der Majo-Klinik wiedergeben. Da der größte Teil aller Enchondrome, vor allem am Handskelett, entweder unentdeckt bleibt oder nur radiologisch diagnostiziert und nicht biopsiert wird, ist tatsächlich mit einer wesentlich höheren Prävalenz dieses gutartigen Knochentumors zu rechnen.

Altersprädilektion

Die Mehrzahl der solitären als auch der multiplen Enchondrome wird bis zum 40. Lebensjahr entdeckt (DOMINOK u. KNOCH 1977, SPJUT u. Mitarb. 1971). Etwa ein Drittel aller Enchondrome kommen nach dem 4. Lebensjahrzehnt zur Beobachtung.

Geschlechtsprädilektion

Eine besondere Geschlechtsverteilung ist bei solitären und benignen Chondromen nicht bekannt; die sekundäre maligne Entartung soll allerdings Männer häufiger als Frauen betreffen.

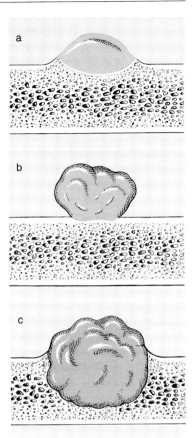

Abb. **83 a–c** Schematische Darstellung zur Unterscheidung zwischen den drei wesentlichen Präsentationsformen des Chondroms:
a sessiles Osteochondrom, **b** periostales Chondrom, **c** Enchondroma protuberans (nach *Keating* u. Mitarb.)

Lokalisation

Die in der Literatur allgemein angenommene Bevorzugung von Phalangen und Metakarpalia (Abb. **84**) mag auch darin liegen, daß Lokalisationen an diesen kurzen Knochen dem Träger am leichtesten auffallen und damit eher zu einer Röntgenuntersuchung Anlaß geben. Es ist durchaus möglich, daß die mitgeteilten statistischen Verteilungsmuster vielfach nur zustande gekommen sind, weil keine systematische Suche vorgenommen wurde.

Zieht man dennoch einen Schluß aus den verschiedenen Statistiken, so zeigt sich, daß mehr als 50% der Tumoren an Händen und Füßen, besonders an den Phalangen, beobachtet werden, davon 90% an den Händen. Etwa 61% aller solitären Chondrome kommen an der oberen Extremität vor. In der Häufigkeit des Befalls folgen die untere Extremität, der knöcherne Thorax, der Schädel, die Wirbelsäule und das Becken.

An den langen Röhrenknochen ist die Meta-Diaphysenregion die bevorzugte Lokalisation.

534 Skelettumoren

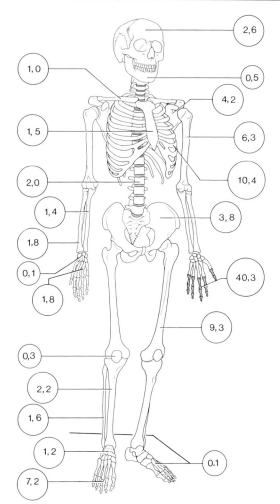

Abb. **84** Prozentuale Verteilung der Lokalisation von 734 Enchondromen

Klinik

Der größte Teil der Enchondromträger ist frei von Schmerzsymptomen, ganz im Gegensatz zum Chondrosarkom, das praktisch immer mit einer Schmerzsymptomatik einhergeht. Treten Spontanfrakturen bei Chondromen insbesondere am Handskelett auf, so entwickelt sich allerdings eine entsprechende Symptomatik.

Vielfach führt die Patienten eine kugel- oder spindelförmige Auftreibung eines Hand- oder Fußknochens zum Arzt. Leitsymptom kann in seltenen Fällen auch einmal ein zurückgebliebenes Längenwachstum eines Gliedes bei Kindern und Jugendlichen sein.

Die in der Regel fehlende Schmerzsymptomatik bei Enchondromen ist offensichtlich auf das extrem langsame Wachstum dieser Läsion zurückzuführen. Wenn ein bekanntes Enchondrom z. B. im Femurbereich eine Schmerzsymptomatik entwickelt, so ist dies immer ein Alarmzeichen und sollte zu einem aktiven chirurgischen Vorgehen Anlaß geben. In diesem Fall besteht nämlich der begründete Verdacht, daß es entweder zu einer sekundären Malignisierung gekommen ist oder – wahrscheinlicher – daß es sich dabei primär um einen niedrig-malignen oder potentiell malignen (semimalignen) Tumor gehandelt hat. Grundsätzlich können alle benignen Chondrome in maligne Chondrosarkome entarten (sekundäre Chondrosarkome). DAHLIN (1978) spricht sich allerdings gegen diese Annahme aus. Er ist vielmehr der Meinung, daß in solchen Fällen schon primär ein niedrig-malignes Chondrosarkom vorgelegen hat. Dementsprechend wird die Entartungsrate von verschiedenen Autoren unterschiedlich hoch angegeben. v. KOPPENFELS (1976) fand bei 656 solitären benignen Chondromen 85 sekundär entartete (13%).

Aus seiner Statistik läßt sich übrigens der Schluß ziehen, daß primär benigne solitäre Chondrome zwar wesentlich häufiger an der oberen Extremität vorkommen und an der unteren Extremität und am Becken seltener beobachtet werden, dort aber erheblich häufiger in sekundäre Chondrosarkome entarten. Bei multiplen Chondromen liegt in der Statistik von v. KOPPENFELS (1976) die sekundäre Malignisierungsrate mit 30–35% wesentlich höher als bei solitären Chondromen. DAHLIN gibt bei multiplen Chondromen übrigens eine gleich hohe Malignisierungsrate an.

Röntgenbild

Enchondrome sind runde, spindelige, häufig girlandenförmig begrenzte, z.T. auch traubenartig gestaltete, radioluzente Herde, die meist von einem Sklerosewall umgeben sind. Matrixverkalkungen zeigen sich als stippchenförmige, flockige, ring- und bogenförmige Verkalkungen, die bei Konfluenz inselartig anmuten können. Sie kommen bei etwa der Hälfte der Beobachtungen zur Darstellung. Bei metaphysärer Lokalisation dominiert die exzentrische Anordnung.

Insgesamt betrachtet, liegen Enchondrome im Hand- und Fußskelett, aber z. B. auch in den Rippen auf der Lodwick-Skala im Bereich des Grades I A–I B (Abb. **85–87**). Anders sieht die Röntgenmorphologie in den Schäften der großen Röhrenknochen aus. Dort erkennt man Enchondrome häufig nur an ihrem Matrixverkalkungsmuster und an einer evtl. vorliegenden leichten enossalen Wellung der Kompakta, einer Druckatrophie entsprechend (Abb. **88**). Ein umgebender Sklerosesaum ist im Markraum bekanntlich nicht zu erwarten. Auf die Differentialdiagnose dieser Enchondrommanifestation wird unten noch näher eingegangen. Neben diesem relativ benigne anmutenden Chondromtyp an den langen Röhrenknochen werden aggressivere Formen mit Kompakt-

Primäre Knochengeschwülste und geschwulstähnliche Läsionen des Skeletts 535

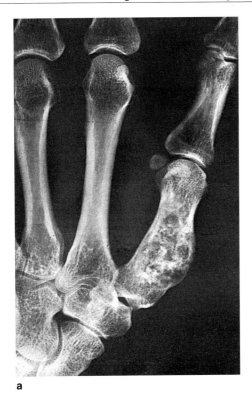

Abb. 85a u. b
a Typisches Enchondrom im Os metacarpale I (♀, 51 J.)
b Unilateral betonte Enchondromatose (Morbus Ollier). Neben den ausgeprägten enchondromatösen Veränderungen der linken Hand fanden sich bei der 41jährigen Patientin multiple Enchondrome am linken knöchernen Thorax und am linken Unterschenkel (Tibia u. Fibula). Zusätzlich ließen sich artikuläre und juxtaartikuläre Weichteilchondrome nachweisen

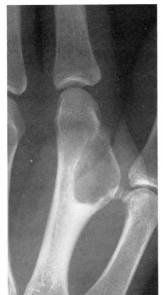 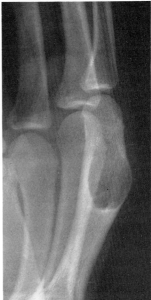

Abb. 86a u. b Solitäres diaphysär-exzentrisches Enchondrom des Os metacarpale II

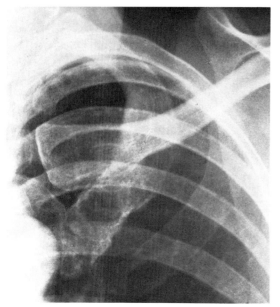 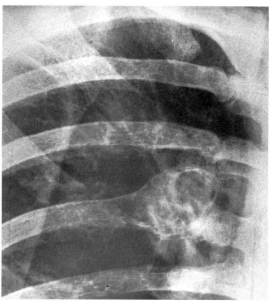

a
b

Abb. 87 a u. b
a 12jährige röntgenologische Verlaufsbeobachtung eines seit dem Adoleszentenalter bekannten Enchondroms des sternalen Abschnittes der I. Rippe mit zunächst sehr langsamer Progredienz. Histologie: Chondrom ohne Anzeichen für maligne Entartung (♀, 26 J.)
b Typisches Chondrom im Rippenköpfchen mit deutlicher Aufteilung und endotumoralen flockigen, punkt- und ringförmigen Kalzifikationen

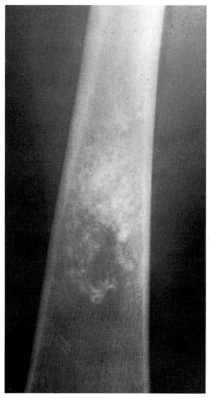

Abb. **88** Enchondrom im distalen Femurschaft (♀, 44 J.). Im Vordergrund der Röntgensymptomatik stehen ring-, bogenförmige und flockige Matrixverkalkungen. Die Innenseite der Kompakta läßt leichte Wellungen bzw. Einbuchtungen durch tumorbedingte Arrosionen erkennen, insbesonders im distalen Anteil der Läsion. Die histologische Begutachtung durch mehrere namhafte Pathologen konnte keine sichere Differenzierung zwischen benignem Enchondrom und einem niedrig-malignen Chondrosarkom erbringen

destruktionen und nicht immer scharfer Begrenzung beobachtet (Abb. **89**).

Differentialdiagnose
Die Einordnung von Läsionen mit der oben beschriebenen Röntgenmorphologie am Hand- und Fußskelett bereitet in der Regel keine Schwierigkeiten. Problematisch kann die Einordnung von Läsionen mit einer Lokalisation an platten Knochen werden, da hier differentialdiagnostisch ähnliche Bilder bei der fibrösen Dysplasie sowie auch beim Fibrosarkom beobachtet werden.
Die histologische Differentialdiagnose zwischen einem Enchondrom und einem Chondrosarkom Grad I ist äußerst schwierig und manchmal überhaupt nicht zu stellen. In solchen Fällen sollte man sich mehr auf die Klinik (Schmerzen), aber auch auf die Röntgensymptomatik verlassen, die Auskunft über die Größe und Lage der Läsion gibt. So sind – wie oben bereits erwähnt – Enchondrome in den langen Röhrenknochen insbesondere der unteren Extremität bei einer Ausdehnung von mehr als 4–5 cm und mit einer enossalen Wellung der Kompakta (Scalloping) oder einer „schalenartigen Ausbeulung" immer suspekt auf das Vorliegen eines Chondrosarkoms. Die Angiographie kann nach

Untersuchungen von YAGHMAI (1978) differentialdiagnostische Hinweise liefern. Das Knorpelgewebe wird vorwiegend durch Diffusion ernährt. Es ist deshalb gefäßarm. Die Blutzufuhr erfolgt vor allem über die Gefäße der anliegenden Weichteile. Im Gegensatz zu den gutartigen Geschwülsten ist das Gefäßbild der Chondrosarkome variantenreich.

Je entdifferenzierter die Struktur und je zellreicher die Chondrosarkome sind, desto größer ist die Zahl der Gefäße. Die Angiographie kann bei Beachtung dieser Erfahrung die Diagnose des Chondrosarkoms erleichtern, graduieren und die besten Entnahmeorte für die Biopsie festlegen (Abb. 5). Wir weisen jedoch darauf hin, daß bei der Entscheidung Chondrom/Chondrosarkom Grad I die Histologie das Primat haben sollte, evtl. erbracht durch ein Konsilium mehrerer fachkundiger Pathologen. Außerdem sei erwähnt, daß Chondrome an den Phalangen praktisch nie, an den Metakarpalia und -tarsalia selten maligne entarten bzw. potentiell maligne sind. Schwierige differentialdiagnostische Probleme können sich grundsätzlich bei der Abgrenzung von kalzifizierten oder ossifizierten Schaftenchondromen, insbesondere im distalen Femurbereich gegenüber *atypischen Knochenmarksinfarkten* ergeben. Der typische Knochenmarksinfarkt ist dadurch gekennzeichnet, daß er ein bizarres dystrophisches Verkalkungsmuster aufweist und im Schaftbereich von einem Sklerosesaum umgeben ist (Abb. 90). Ein älterer Knocheninfarkt zeigt weder im Knochenszintigramm noch im Angiogramm von der Norm nennenswert abweichende Veränderungen. Wenn aber bei einem atypischen Knocheninfarkt der Sklerosesaum fehlt und die Szintigraphie vor allem bei frischeren Infarkten eine stärkere Aktivitätsanreicherung erkennen läßt, dann wird die Differentialdiagnose zu einem Enchondrom sehr schwierig. Diese Differentialdiagnose ist allerdings ohne großen Belang, da es sich bei beiden Läsionen um benigne, klinisch in der Regel asymptomatische Entitäten handelt. Bei räumlich sehr ausgedehnten Prozessen (mit Längsdurchmessern > 4 cm) in oben beschriebener Anordnung muß jedoch in die Differentialdiagnose immer auch ein sehr niedrig malignes und hochdifferenziertes Chondrosarkom Grad I einbezogen werden. Sogar die Probebiopsie bringt in solchen Zweifelsfällen nicht immer eine Klärung, da das gewonnene Material einerseits nicht unbedingt für die gesamte Läsion repräsentativ sein muß und andererseits dabei die Gefahr besteht, daß Tumorgewebe in die gesunde Umgebung aus der vorher abschottenden Knochenschale verschleppt wird. Daher ist es sicherlich ratsam, in diesen diagnostischen Grenzfällen zunächst abzuwarten und röntgenologisch zu beobachten. Erst wenn klinische Symptome wie z. B. Schmerzen auftreten, erhält der Verdacht auf ein Chondrosarkom Grad I eine stärkere Gewichtung. In diesem Fall muß en bloc reseziert werden.

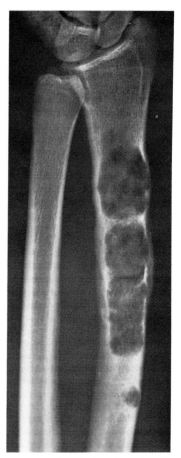

Abb. 89 Aggressiv anmutendes Enchondrom im distalen Radiusschaft (♂, 29 J.). Kompaktazerstörung, unscharfe Begrenzung zur Metaphyse, amorphe Matrixossifikationen. Die „isoliert" liegende Osteolyse proximal entspricht nicht etwa einer „Skip lesion". Sie läßt sich vielmehr dadurch erklären, daß der Tumor im dazwischenliegenden Markraum ohne erkennbare Destruktionen nach proximal gewachsen ist und dort örtlich zu resorptiven Veränderungen geführt hat

Abschließend ist darauf hinzuweisen, daß Knocheninfarkte überwiegend bei Patienten mit hämatologischen Erkrankungen, bei Pankreatitis, beim Morbus Gaucher sowie bei Berufstauchern, seltener bei gesunden älteren Menschen auftreten. Wir sind daher der Ansicht, daß bei der überwiegenden Zahl der Fälle mit einem „Chondrom-Infarkt-Röntgenbild" ein Chondrom vorliegt.

Knochenenchondromatose

Synonyme: multiple Enchondromatose, Olliersche Wachstumsstörung, Dyschondroplasie, chondrale Dysplasie.

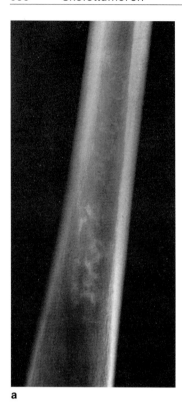

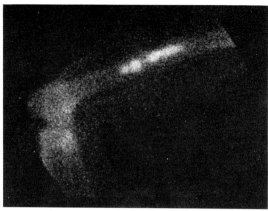

Abb. 90 a–d Schaftenchondrom? Knochenmarksinfarkt? (♂, 33 J., lokal asymptomatisch). Im Skelettszintigramm (b) das zur Metastasensuche bei einem Hodenkarzinom angefertigt wurde, fiel eine deutliche Aktivitätsanreicherung im distalen Femurschaft auf. Keinerlei enossale Kompaktaveränderungen. Das Verkalkungsmuster (a) läßt eine Unterscheidung zwischen Enchondrom und Knochenmarksinfarkt nicht zu (vergleiche mit Abb. 88). Im CT nahezu vollständig die Läsion umgebender Sklerosesaum, in (d) mit amorpher Verkalkung zentral. Diese Zeichen sprachen für einen nicht sehr alten, noch im Umbau befindlichen (Szintigramm!) Knocheninfarkt mit dystropher Ossifikation (s. S. 479 ff.). Der umgebende Sklerosesaum, der in d sehr eng der Kompakta anliegt, markiert die Grenze zur gesunden Umgebung. Ein solcher geschlossener Sklerosering ist bei einem in der Regel ja lobulär wachsendem Enchondrom nicht zu erwarten. Da jegliche klinische Symptomatik fehlte, keine Biopsie

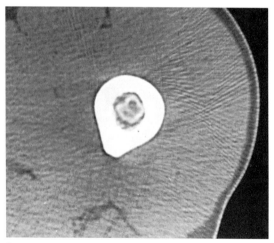

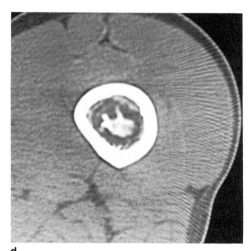

Wie bereits oben erwähnt, spricht man bei polyostotischem und polytopem Auftreten von Chondromen von einer Enchondromatose (Abb. 91). Dabei handelt es sich um eine Knochendysplasie mit einem Defekt in der normalen enchondralen Ossifikation und mit der Bildung von tumorösen Knorpelmassen in den Epiphysen und angrenzenden Regionen des Schaftes. Bei einem ausgedehnten Befall mit unilateraler Tendenz spricht man auch von einer *Ollierschen Erkrankung* (Abb. 85b). In der Regel gehen diese Veränderungen mit Wachstumsstörungen, d. h. Verkürzungen und Formveränderungen der befallenen Knochen, einher. Eine Kombination von multiplen Chondromen mit Weichgewebshämangiomen, die sich durch die Anwesenheit großer Phlebolithen im Röntgenbild auszeichnen, wird *Mafucci-Syndrom* genannt.

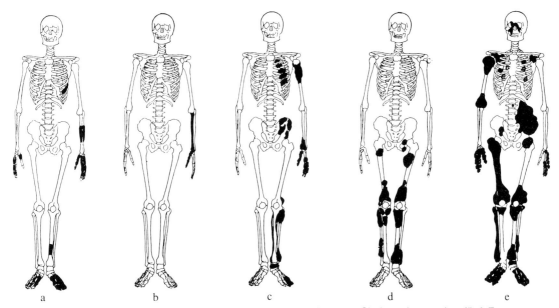

Abb. 91 a–e Skelettschema der fünf Formen von multipler Knochenchondromatose
a Akroform, b Strahlform, c Halbseitenform, d oligotope Form, e Vollform

Periostales Chondrom

Syonyme: juxtakortikales Chondrom, subperiostales Chondrom.

Periostale Chondrome sind gutartige Knorpelgewächse. Sie werden offenbar unter dem Periost gebildet und entwickeln ihr Eigenleben mit allseitig expansivem, aber bevorzugt exzentrisch in die Weichteile gerichtetem Wachstum (s. auch Abb. **83 b**).

Ihre subperiostale Lokalisation hindert dabei nicht an einem schüsselförmigen Einwachsen in Kortex und Markraum, ohne das Periost zu durchbrechen. Die Definition des periostalen oder juxtakortikalen Chondroms verlangt mithin den Nachweis eines intakten Periostes.

Vorkommen und Lokalisation

Periostale Chondrome sind sehr seltene Tumoren. Bisher sind im Schrifttum nicht viel mehr als 50 Fälle publiziert worden. In einer hinsichtlich der Lokalisation genauer untersuchten Serie von 55 Fällen saßen 9 Tumoren am Femur, 11 an der Tibia, 13 am Humerus, 19 an den kleinen Knochen der Hände und Füße, 1 am Radius, 1 an der Ulna und 1 an der Halswirbelsäule.

Eine spezifische Alters- und Geschlechtsprädilektion ist bisher nicht bekannt geworden. Offensichtlich sind die 3 ersten Lebensdekaden am häufigsten betroffen.

Röntgenbild

Das Röntgenbild des periostalen Chondroms (Abb. **92**) ist ziemlich charakteristisch. Der Tumor liegt typischerweise metaphysär an den Röhrenknochen und zeigt sich als eine die äußere Kompakta arrodierende Läsion mit in der Regel scharfer Randbegrenzung. Dabei kann die Kompakta minimal bis mäßiggradig arrodiert sein bzw. einen

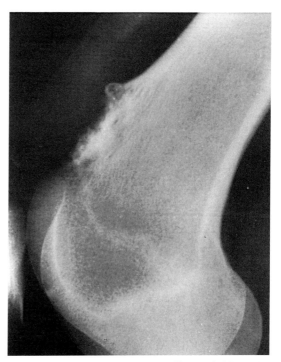

Abb. 92 Periostales Chondrom (♀, 21 J.). Kompaktazerstörung, in der sich starke Matrixkalzifikationen finden. Peripher erkennt man einzelne punktförmige Kalzifikationen, an der Basis ein mehr amorphes Muster. Aufgeworfener Knochenrand proximal. Im Angiogramm fand sich eine Hypervaskularisation, die sich um fast 1 cm über die Matrixossifikationen in die Weichteile ausdehnte

Substanzdefekt erkennen lassen. Sehr selten wird die gesamte Kompakta abgebaut. Charakteristisch können überhängende Knochenränder im proximalen und distalen Begrenzungsbereich der Läsion sein. In der überwiegenden Zahl der Fälle ist die Knorpelmatrix kalzifiziert, und zwar in Form von kleinen punkt- und ringförmigen Figuren. Das Ausmaß der Kalzifikationen reicht von einzelnen Verdichtungen bis zu stärkeren Kalzifikationsmustern, die gelegentlich insbesondere bei stärkerer Überlagerung amorph anmuten können.

Differentialdiagnose

Der selten größer als 3 cm im Längsdurchmesser werdende Tumor bietet in Anbetracht seiner kortikalen Lage mit scharfer Randbegrenzung, mit dem Bild des überhängenden Knochenrandes und mit Tumormatrixverkalkungen im paraossalen knorpeligen Tumoranteil keine differentialdiagnostischen Schwierigkeiten. In seltenen Fällen kann es Abgrenzungsprobleme gegenüber dem fibrösen Kortikalisdefekt und dem Desmoid sowie auch gegenüber neurofibromatösen Herden und dem periostalen Osteosarkom geben. Auch eine aneurysmatische Knochenzyste kann selten einmal ein ähnliches Röntgenbild verursachen. Zur Differentialdiagnose gegenüber dem periostalen Osteosarkom sei erwähnt, daß dieses in der Regel zu einer Verdickung der Kompakta, zu einem größeren paraossalen Geschwulstanteil mit dichter Matrixossifikation und zur Ausbildung von Spikula führt.

Bösartige Tumoren

Chondrosarkom

Synonyme: Chondroidsarkom, Osteochondrosarkom, chondroblastisches Sarkom, Chondromyxosarkom.

Definition (WHO): Beim Chondrosarkom handelt es sich um einen malignen Tumor, dessen Zellen Knorpel, aber keinen Knochen bilden. Der Tumor unterscheidet sich vom Chondrom durch stärkeren Zellreichtum und Pleomorphie sowie durch das Vorkommen von plumpen Zellen mit großen Kernen und/oder deutlicher Doppelkernzahl. Mitosen sind selten.

Der Tumor ist mesenchymalen Ursprungs; die extrazelluläre chondroide Grundsubstanz neigt zur Verkalkung. Unbeschadet der Anzahl knorpelbildender Zellen in einem Tumor, muß ein solcher jedoch als Osteosarkom klassifiziert werden, wenn in irgendeinem Areal des Geschwulstprozesses Osteoid oder Knochen angetroffen wird.

Entsteht ein Chondrosarkom in einem Knochen ohne präexistente Läsion, so spricht man von einem *primären Chondrosarkom*. Geht das Chondrosarkom von einer gutartigen knorpeligen Läsion aus, z. B. von einem Chondrom, entsteht es auf der Kuppe einer kartilaginären Exostose (exostotisches oder epiexostotisches Chondrosarkom) oder auf der Basis einer präexistenten Chondromatose, so ist dieser maligne Knorpeltumor als ein *sekundäres Chondrosarkom* zu klassifizieren.

Für die Klinik kann man noch eine Unterscheidung nach der Lokalisation der Chondrosarkome als *zentrale,* sog. *exzentrische* und sog. *subperiostale* Formen treffen.

Ein Chondrosarkom zeigt makroskopisch im allgemeinen eine lappige Struktur. Das Tumorgewebe ist semitransparent und hat die gleiche blaugraue Farbe wie hyaliner Knorpel. Oft sind endotumorale weiße Flecken, verursacht durch lokale Verkalkungen, sichtbar. Manche Chondrosarkome zeigen auch mukoide Areale.

Das histologische Bild ist oft sehr verschieden: In einem Chondrosarkom kann myxoides Gewebe oder myxoider Knorpel überwiegen. In anderen Fällen beherrschen hyaliner Knorpel und Zellgruppen von Chondromen das Bild. Ein undifferenziertes mesenchymales Gewebe kann bei beiden Typen in den oberflächlichen Schichten und zwischen den Tumorlobuli gefunden werden.

Eine histologische Sonderform ist das sog. *Klarzellchondrosarkom* („clear cell chondrosarcoma", UNNI 1976, DAHLIN 1978) oder Chordochondrosarkom (UEHLINGER 1974). Im histologischen Schnittbild findet man neben typischen chondrosarkomatösen Abschnitten Felder mit „wasserklaren" Zellen, die wegen ihrer Ähnlichkeit mit Chordazellen der Anlaß zur Namensgebung „Chordochondrosarkom" waren.

Als weitere histologische Sondergruppen lassen sich das *mesenchymale* und das *dedifferenzierte* Chondrosarkom unterscheiden, die sehr maligne sein sollen (DAHLIN 1978).

Von besonderer Bedeutung ist beim Chondrosarkom der Zusammenhang zwischen dem individuellen Zellbild und dem klinischen Verhalten des Tumors. Klinisch hochmaligne Tumoren zeigen eine auffallend starke Kernpleomorphie und verschiedenen Gehalt an Mitosen oder Areale, die nur aus undifferenziertem sarkomatösem Gewebe bestehen (Grad III). Chondrosarkome mit gut differenziertem Knorpelgewebe (Grad I) sind in ihrem biologischen Verhalten benigner, d.h., sie wachsen vorwiegend örtlich infiltrativ und überwiegend expansiv und neigen erst spät zur Metastasierung. Eine Zwischenform wird als Grad II definiert. Im eigenen Krankengut (NCBT 1986) waren von 300 Fällen 29% dem Grad I, 62% dem Grad II und 9% dem Grad III zuzuordnen (in anderen Statistiken liegen die Zahlenrelationen anders, was offensichtlich auf unterschiedlichen histologischen Klassifikationen beruht, s. auch S. 541). Interessanterweise waren 36% der Rezidive höheren

Malignitätsgrades. Eine Differenzierung zwischen einem „gutartigen" Chondrom und einem gut differenzierten Chondrosarkom bedarf großer Erfahrung des Beurteilers. Für eine solche Beurteilung bzw. Klassifikation auf Grund feingeweblicher Merkmale ist es für den Pathologen wichtig zu wissen, aus welchem Skelettabschnitt das Tumorgewebe stammt. Ein knorpeliger Tumor mit Lokalisation in der Phalanx kann trotz identischer histologischer Merkmale bei fehlendem Schmerz als Chondrom eingestuft werden. Ist der chondromatöse Tumor dagegen in der Tibia, im Femur oder im Becken aufgetreten, so wird man ihn als gut differenziertes Chondrosarkom eingruppieren müssen, weil das klinische Verhalten offenbar auch von der Skelettlokalisation dieser Knochentumoren abhängig ist (s. auch S. 533). Neben der Angabe der Lokalisation ist für den Pathologen aber auch der Gesamteindruck wichtig, den der Tumor vom Radiologischen her bietet. Wie auf S. 542 ff. beschrieben, kann er fast das gesamte Spektrum der Lodwick-Skala einnehmen. Nach Ansicht von YAGHMAI (1978) sollte man auch das Ergebnis der Angiographie berücksichtigen, da Chondrosarkome gegenüber Chondromen eine deutliche Neo- und auch Hypervaskularisation zeigen können.

Vorkommen

In der Häufigkeit maligner Knochentumoren steht das Chondrosarkom fast gleich häufig wie das Ewing-Sarkom hinter dem Osteosarkom, wenn man das multiple Myelom und das maligne Lymphom unberücksichtigt läßt (s. auch Tab. 7). Ungefähr die Hälfte der kartilaginären Tumoren ist maligne. Nicht immer kann mit Sicherheit angegeben werden, ob ein Chondrosarkom aus einer präexistenten gutartigen, knorpeligen Läsion entstanden ist (sog. sekundäres Chondrosarkom). Die Mehrheit (etwa 90%) ist wahrscheinlich „de novo" entstanden (sog. primäres Chondrosarkom nach DAHLIN [1976] in 91% der Fälle, in der Sammlung des NCBT [1976] in 92% aller Beobachtungen). Die im Schrifttum divergierenden Ansichten darüber sind wohl mehr von akademischem Interesse, da die Diagnose, die Therapie und auch die Prognose davon nicht wesentlich beeinflußt werden. Allerdings ist wichtig zu wissen, daß das Risiko einer sarkomatösen Entartung bei den hereditären multiplen kartilaginären Exostosen zwischen 5 und 10% (von manchen Autoren bis zu 25%), bei den solitären kartilaginären Exostosen dagegen nur etwa 1% oder weniger liegen dürfte. Zur Problematik der malignen Entartung von solitären oder multiplen Enchondromen s. S. 534. Darauf hingewiesen sei noch, daß Chondrosarkome auch auf dem Boden nicht knorpeliger Läsionen entstehen können, wie z.B. der fibrösen Dysplasie, insbesondere bei polytoper Form. VANEL u. Mitarb. (1984) berichten über die Entstehung von Chondrosarkomen nach Chemotherapie von histologisch anders gearteten Tumoren (malignes fibröses Histiozytom, Rhabdomyosarkom) bei 2 Kindern. Die Chondrosarkome traten 5 bzw. 10 Jahre nach der Chemotherapie auf. VANEL u. Mitarb. berechnen das Risiko, einen vom ersten unabhängigen Zweittumor nach Chemotherapie des Ersttumors zu bekommen, mit etwa 20fach größer als in Kontrollgruppen.

Bei der Mehrzahl der Chondrosarkome liegt ein gut differenzierter knorpeliger Tumor vor (Grad I). In großen Sammelstatistiken trifft man den Grad II in einer prozentualen Häufigkeit von etwa 25%, den Grad III in über 10% an. Dabei ist jedoch zu berücksichtigen, daß in einer Vielzahl von Chondrosarkomen eine zuverlässige Gradeinteilung nicht möglich ist.

Altersprädilektion

Das Chondrosarkom tritt nur sehr selten vor dem 10. Lebensjahr auf. In der Sammlung des NCBT (1966) mit fast 400 Beobachtungen wurde das Chondrosarkom nur einmal bei einem Patienten im Alter von 6 Jahren, in einem weiteren Fall bei einem zehnjährigen Patienten gefunden.

Jenseits des 10. Lebensjahres ist ein zweifelsfreies Prädilektionsalter bisher nicht festgestellt worden. Allenfalls dominiert die 4.–6. Lebensdekade, insbesondere in der Statistik von DAHLIN (1978) läßt sich ein Gipfel um die 6. Lebensdekade herum erkennen. Im Gegensatz zum primären Chondrosarkom, das überwiegend im Erwachsenenalter auftritt, wird das sekundäre Chondrosarkom auch bei jüngeren Menschen gefunden. Besonders die exzentrisch wachsenden Formen lokalisierter Chondrosarkome werden darüber hinaus in jüngeren Altersklassen häufiger angetroffen (etwa 55% jünger als 40 Jahre) als das zentral lokalisierte Chondrosarkom (etwa 66% über 40 Jahre). Chondrosarkome Grad III, die am wenigsten differenzierten Formen, sind sowohl bei exzentrischer als auch bei zentraler Lage besonders in Altersgruppen unterhalb des 30. Lebensjahres anzutreffen.

Geschlechtsprädilektion

In der Altersklasse unter 30 Jahren wird das Chondrosarkom öfter beim Mann als bei der Frau angetroffen (Verhältnis 3:2). Möglicherweise dürfte für diese Geschlechtsprädilektion die zentrale Lokalisation des Chondrosarkoms verantwortlich sein. Das zentrale Chondrosarkom wird nämlich zweimal häufiger bei Männern als bei Frauen diagnostiziert. Die exzentrische Form eines Chondrosarkoms trifft man bei beiden Geschlechtern gleich häufig an. Jenseits des 30. Lebensjahres gleichen sich diese Unterschiede aus, obwohl auch hier das männliche Geschlecht öfter Träger eines Chondrosarkoms ist, und zwar unabhängig davon, ob es sich um ein zentrales oder exzentrisches Knorpelgewächs handelt.

542　Skelettumoren

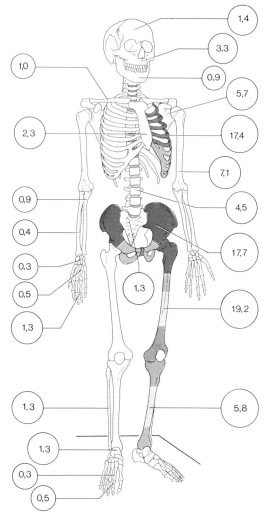

Abb. **93** Prozentuale Verteilung (Zahlen im Kreis) der Lokalisation von 1341 Chondrosarkomen. Die Rasterflächen zeigen Prädilektionsorte innerhalb *eines* Knochens

Lokalisation

Chondrosarkome können in jedem Skelettabschnitt vorkommen (Abb. **93**). Sie werden aber auch in knorpelig vorgebildeten Geweben, wie z.B. in den Bronchien, im Schildknorpel oder sonst extraossal in den Weichteilen beobachtet.

Die überwiegende Mehrheit ist in den Extremitäten lokalisiert, und zwar im Femur (etwa 19%), im Os ilium (etwa 18%), in den Rippen (etwa 17%), im Humerus (etwa 7%); in den anderen Skelettknochen liegt die Häufigkeit unter 6%.

Maligne kartilaginäre Geschwülste sind an den kleinen Knochen von Fuß und Hand selten. DAHLIN (1976) erwähnt in einer Serie von 212 Chondrosarkomen nur 4 mit dieser Lokalisation. Grob vereinfachend kann man feststellen: *Je näher ein knorpeliger Tumor dem Rumpf ist, desto größer ist die Wahrscheinlichkeit des Vorliegens eines*

Chondrosarkoms (AEGERTER 1975, GREENFIELD 1975).

In Röhrenknochen entsteht das Chondrosarkom meistens in der Metaphyse. Humerus und Tibia zeigen offenbar eine Bevorzugung der proximalen Metaphyse, während im Femur eine ungefähr gleiche Verteilung zwischen proximaler und distaler Metaphyse sich feststellen läßt. Gegenüber dem Osteosarkom wird eine diaphysäre Lokalisation beim Chondrosarkom wesentlich häufiger angetroffen. Untersucht man die Verteilung der Chondrosarkome nach dem Kriterium ihrer Lage – ob zentral oder exzentrisch –, so kann man bestimmte Folgerungen ziehen:

Die große Mehrzahl der Chondrosarkome in den Ossa metacarpalia (90%), im Femur (80%), in der Tibia (70%), in den Ossa phalangia (70%), im Humerus (70%) und in Wirbeln (65%) hat einen zentralen Sitz (in der Reihenfolge der Häufigkeit). Auch bei Lokalisation im Beckenbereich überwiegt im geringen Maß die zentrale Manifestation, in den Rippen und in der Skapula dagegen die Zahl der exzentrischen Chondrosarkome. Chondrosarkome in den übrigen langen Röhrenknochen gehören vorwiegend dem zentralen Typ an.

Klinik

Beim zentralen Chondrosarkom ist ein dumpfer, häufig nur diskreter Schmerz das erste Symptom. Weitere Symptome für ein Chondrosarkom können eine lokale Anschwellung sein, gelegentlich auch eine Funktionseinschränkung des angrenzenden Gelenks. Bei exzentrisch lokalisierten Formen steht die manchmal schmerzlose knorpel- bzw. knochenharte Anschwellung im Vordergrund. Die Anamnesedauer bei den undifferenzierten Chondrosarkomen (Grad III) umfaßt häufig nur einige Monate. Im allgemeinen jedoch wird der Arzt erst nach vielen Jahren, häufig erst aus Anlaß eines plötzlichen Wachstumsschubs in Anspruch genommen.

Gerade für diese Geschwulstspezies gilt die Erfahrung, daß auch ein über Jahre bis Jahrzehnte sich erstreckendes, langsames Wachstum nicht gegen das Vorliegen eines Chondrosarkoms spricht. Nicht ernst genug kann die Aussage von AEGERTER (1975) unterstrichen werden, *daß jeder knorpelige Tumor bis zum Ausschluß des Gegenteils als ein Chondrosarkom aufgefaßt werden sollte.*

Röntgenbild

Zentrales Chondrosarkom:

Sowohl in einem Röhrenknochen als auch in platten Knochen manifestiert sich ein maligner kartilaginärer Tumor als osteolytischer Defekt, wechselnd in der Größe von 2–3 (und mehr) cm. Im allgemeinen können zwei Arten röntgenologischer Destruktionstypen unterschieden werden:

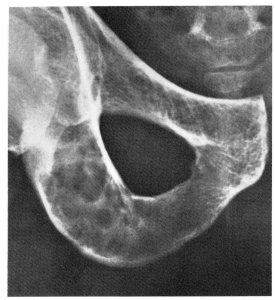

Abb. 94 Zentrales Chondrosarkom des Os ischii mit lappiger Struktur bei intakter Kortikalis (♂, 35 J.)

1. Der Defekt ist relativ scharf und/oder randsklerosiert. Er setzt sich mehr oder weniger lappig gegenüber dem umgebenden Knochen ab (Abb. 94 u. 95). Reicht der Tumor bis an die Kompakta, so kann diese an der Innenseite arrodiert sein. Expansion oder Aufblähung des tumortragenden Knochenabschnittes ist möglich (Abb. 96 u. 97). Dieser

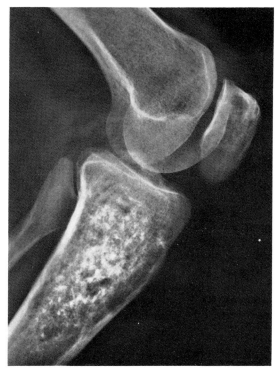

Abb. 95 Zentrales Chondrosarkom (Grad I) der proximalen Tibia-Epi-/Metaphyse *mit* zahlreichen endotumoralen Verkalkungen (♀, 62 J.)

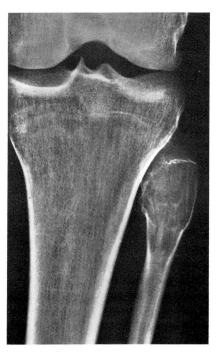

Abb. 96 Zentrales Chondrosarkom (Grad I) der proximalen Fibula-Epi-/Metaphyse *ohne* nennenswerte endotumorale Verkalkungen (♀, 25 J.)

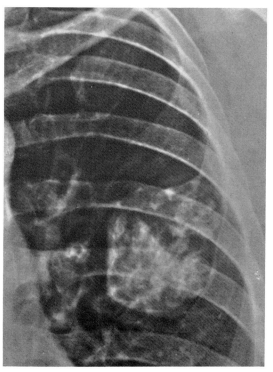

Abb. 97 In einem Zeitraum von 10 Jahren gewachsenes Chondrosarkom der III. Rippe mit zu diesem Zeitpunkt auch nachweisbaren endotumoralen Verkalkungen (♀, 29 J.)

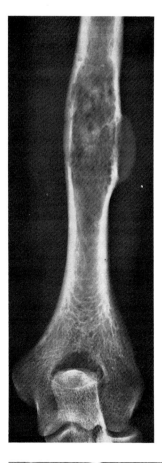

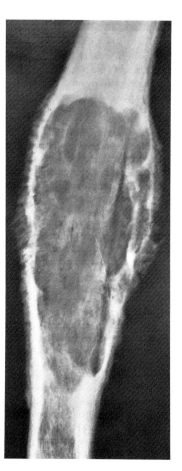

Abb. **98** Zentrales Chondrosarkom (Grad II) der Humerusdiaphyse mit kompletter Kompaktapenetration radialseitig und parossalem Geschwulstanteil (♀, 34 J.). Im Röntgenbild läßt sich die distale Tumorgrenze nicht bestimmen (Lodwick Grad I C)

Abb. **100** Chondrosarkom (Grad III) der Femurdiaphyse mit Auftreibung und ausgedehnter periostaler Knochenneubildung in Kombination mit Spikulae (♂, 66 J.) Lodwick-Grad II

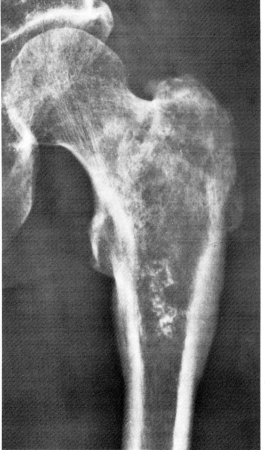

Destruktionstyp bewegt sich in der Lodwick-Skala von I A – I C.

2. Bei der zweiten Form wächst der Tumor mehr oder weniger diffus im Schaftteil von Röhrenknochen (Abb. **98–100**). Eine Feststellung der oberen und unteren Grenze ist nur schwer möglich. Meistens ist die eigentliche Tumorausbreitung innerhalb des Schaftes größer als die Röntgenaufnahme vermuten läßt. Die Tumorgrenzen sind daher mit der Szintigraphie (heute besser mit der Computer- erst recht mit Kernspintomographie) präziser zu erfassen. In seltenen Fällen kann, bedingt durch reaktive Veränderungen der nicht vom Tumor befallenen Knochenabschnitte, die Geschwulst im Szintigramm größer als ihre pathologisch-anatomische Ausdehnung dargestellt werden. Bei Schaftchondrosarkomen wird manchmal eine reichliche periostale Knochenneubildung angetroffen (Abb. **99**). Dadurch entsteht entweder das Bild der ausgebeulten Knochenschale, oder es wird der Eindruck hervorgerufen, daß die Kompakta verbreitert ist. Diese periostale Neokompakta

◀ Abb. **99** Zentrales Chondrosarkom (Grad I) der proximalen Femurdiaphyse, das über die Intertrochantärregion bis in den lateralen Schenkelhals hineinreicht (♀, 50 J.). Distal gut abgrenzbare, proximal amorphe Matrixkalzifikationen. Erhebliche periostale Knochenneubildung

Abb. 101 Zentrales Chondrosarkom des Os pubis und Os ischii mit allen röntgenologischen Kriterien für Malignität (♀, 64 J.)

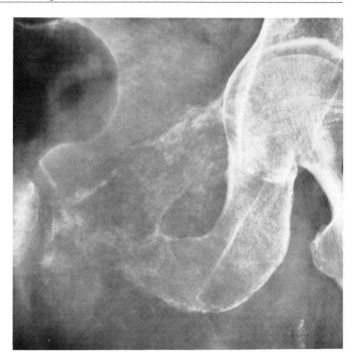

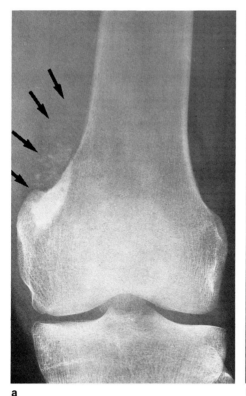

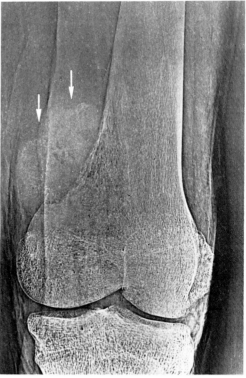

a b

Abb. 102a u. b
a Exzentrisch wachsendes Chondrosarkom (Grad III) der distalen Femurmetaphyse (♂, 21 J.). Mottenfraßartige und permeative Destruktion der medialen Kompakta, zarte unscharfe reaktive Periostverknöcherung. Fleckige Verdichtungen in der gesamten Metaphyse – einer reaktiven Spongiosklerose und/oder amorphen Matrixossifikationen entsprechend. Parossale Matrixverkalkungen
b Kompaktadestruktion und parossaler Tumoranteil kommen im Xeroradiogramm deutlicher zur Darstellung

546 Skelettumoren

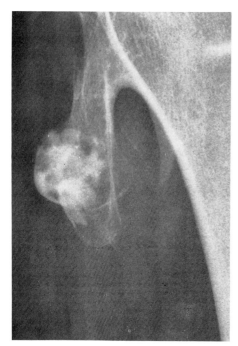

Abb. 103 Exzentrisches Chondrosarkom (Grad I) auf dem Boden einer kartilaginären Exostose ohne röntgenologische Zeichen einer malignen Entartung (♂, 36 J.)

zeigt manchmal faserige Aspekte und ähnelt in einigen Fällen Knochenveränderungen, wie man sie beim Morbus Paget antrifft. Dieser hier beschriebene zweite Destruktionstyp des Chondrosarkoms wäre auf der Lodwick-Skala bei I C–II anzusiedeln.

In einem platten Knochen fehlt meist die reaktive Periostverknöcherung; die Kortexdestruktion ist dagegen deutlich sichtbar (Abb. **101**), so daß es nicht schwerfällt, den Tumor als maligne einzuordnen.

Endotumorale Kalzifikationen lassen sich bei etwa zwei Drittel der Chondrosarkome nachweisen. Ihre Morphologie reicht von punktförmigen und flockigen bis zu ring- und bogenförmigen Verkalkungsmustern. Man muß manchmal nach ihnen sehr intensiv suchen. Findet man diese Verkalkungsmuster, dann läßt sich die knorpelige Herkunft der Geschwulst verhältnismäßig sicher einordnen. Gelegentlich kann man diese Kalzifikationen nicht eindeutig im Nativbild identifizieren, dann sollte in computertomographischen (lückenlosen) Schnitten nach ihnen gefahndet werden. Amorphe gröbere Verkalkungsmuster entsprechen überwiegend einer Summation von flockigen, ring- oder bogenförmigen und auch punktförmigen Verkalkungen.

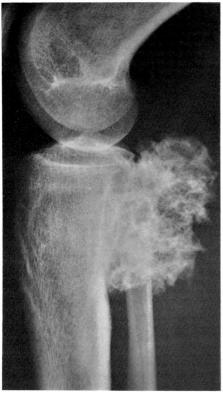

Abb. **104** Exzentrisches Chondrosarkom (Grad I) der proximalen Tibiametaphyse mit breitem „Stiel" (♂, 25 J.)

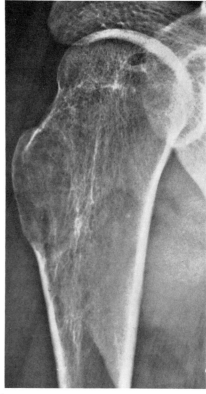

Abb. **105** Exzentrisches Chondrosarkom (Grad I) der proximalen Humerusmetaphyse mit sehr diskreten endotumoralen Ossifikationen (♀, 18 J.)

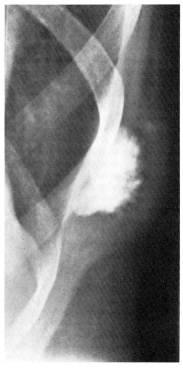

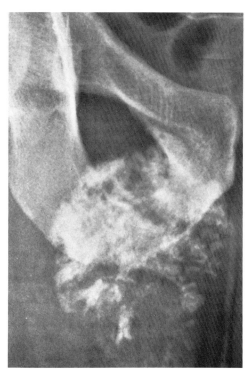

Abb. 106 Chondrosarkom einer Rippe (Grad II) als Beispiel für die leichte Verwechslungsmöglichkeit mit einem Osteosarkom respective juxtakortikalem Osteosarkom aufgrund der dichten endotumoralen Verkalkungen und der Spikulaentwicklung (♀, 37 J.)

Abb. 107 Exzentrisches Chondrosarkom (Grad I) des Os pubis (♂, 37 J). Beachte die vor allem in den Randzonen amorphen z. T. wenig dichten Ossifikationen, die ziemlich distanziert von der Haupttumormasse sind und verstreut liegen! Der Tumor geht vom sitzbeinnahen aszendierenden Schambeinast aus, wo er eine Destruktion hervorgerufen hat. An der Malignität des Tumors bestehen aufgrund röntgenologischer Kriterien keine Zweifel

Sog. exzentrisches Chondrosarkom (Abb. **102–108**): Der kartilaginäre Tumor liegt ganz oder größtenteils extraossär. Wenn der Tumor durch einen breiten oder schmalen Stiel mit der Kortex verbunden ist, so spricht man auch von einen exostotischen oder epiexostotischen Chondrosarkom. Der „Stiel" besteht in vielen Fällen aus Spongiosa, die fließend in den Ursprungsknochen übergeht. Wie schon im Abschnitt Osteochondrom erwähnt, ist der Stiel bei starker Knorpelverkalkung häufig nicht auszumachen, insbesondere im Bereich des Stammskeletts. Mit Hilfe der Computertomographie läßt er sich häufig eindeutig darstellen. Weiteres zu dieser Form des Chondrosarkoms s. S. 532.

Sog. subperiostales Chondrosarkom (Synonym: juxtakortikales Chondrosarkom):
Dieser Typ des Chondrosarkoms ist selten. Im Archiv des NCBT sind nur 10 (etwa 2% aller Chondrosarkome) registriert worden. Nach neuerer Ansicht entspricht das von SCHWJOWICZ (1981) so bezeichnete subperiostale Chondrosarkom sehr wahrscheinlich doch dem periostalen Osteosarkom, da bei sorgfältiger histologischer Aufarbeitung oft doch diskrete Anteile an Osteoid gefunden werden.
Der Tumor liegt wie ein Kissen auf dem Schaft und penetriert in frühen Stadien weder das Periost noch die Kortex (Abb. **109**). Das myxochondroide Gewebe verursacht durch Abhebung des Periosts ausgiebige periostale Knochenneubildungen in der Form von breiten, dichten Codmanschen Dreiecken (Abb. **109** u. **110**) oder auch Spikula. In späteren Stadien kann der Tumor in den Schaft hineinwachsen. Auch bei diesem Typ finden sich gelegentlich amorphe Kalzifikationen.
Von den erwähnten 10 subperiostalen Chondrosarkomen saßen 6 im Femur, davon 4 in der Metaphyse, 2 in der Diaphyse und 4 in der Tibia (4♀: 6♂). Auffällig in dem Material des NCBT ist eine Altersprädilektion für die jüngeren Lebensalter.

Aus dem Röntgenbild auf die histologische Graduierung des Tumors zu schließen, gilt im allgemeinen als problematisch, insbesondere im Übergangsbereich Chondrom/Chondrosarkom Grad I.
Ein röntgenologisch benigner Aspekt schließt ein gut differenziertes Chondrosarkom nicht aus. Zu dieser speziellen Problematik und insbesondere zur Abgrenzung gegenüber dem Knocheninfarkt an den langen Röhrenknochen s. S. 536 ff. Im allgemeinen läßt sich sagen, daß unscharfe Grenzen und gröbere Kompaktadestruktionen sowie perio-

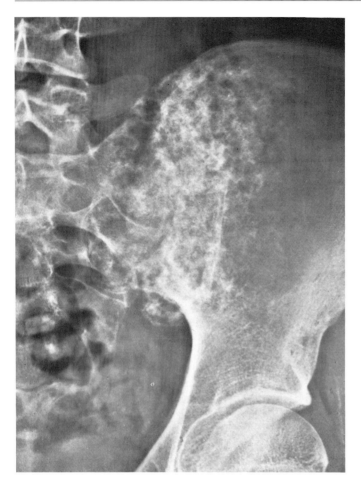

Abb. **108** Exzentrisches Chondrosarkom (Grad III) des Os ilium (♀, 20 J.). Beachte die von der Haupttumormasse verhältnismäßig distanziert liegenden amorphen und unscharf begrenzten Ossifikationen! Aufgrund des Geschwulstausmaßes und der Art der peripheren Matrixossifikationen muß es sich vom Röntgenologischen her sicher um ein Chondrosarkom höherer Malignität handeln

stale Reaktionen beim Vorhandensein von knorpeligen Matrixverkalkungen auf ein Chondrosarkom mit einer höheren Malignität schließen lassen.

Die Dichte der Tumormatrixmineralisation kann mit dem Malignitätsgrad korrelieren. Hochmaligne Chondrosarkome verfügen häufig über größere Nekroseareale und über einen stärkeren bindegewebigen Anteil, dem Stroma entsprechend. Im Computertomogramm stellen sich diese Anteile mit niedrigeren Dichtewerten, z. B. um +20 bis +40 Hounsfield-Einheiten, dar. Gedanklich ist dies nachvollziehbar, wenn man zusätzlich annimmt, daß sehr rasch und aggressiv wachsende Chondrosarkome der von ihnen gebildeten Knorpelmatrix weniger Zeit zur Mineralisation lassen als langsam wachsende Chondrosarkome vom Grad I.

Wenn in hochmalignen Chondrosarkomen Kalzifikationen auftreten, dann sind sie in der Regel unregelmäßig verteilt, oder diffus verstreut, amorph oder punktiert. Im nativen Röntgenbild finden sich bei niedrig malignen Chondrosarkomen (Abb. **95**) überwiegend strukturierte Kalzifikationen (ring- und bogenförmig, auch flockig). Wenn sie sehr ausgeprägt auftreten, so erscheinen sie im Summationsbild sehr dicht und täuschen ein amorphes Muster vor.

ROSENTHAL u. Mitarb. (1984) beobachteten bei computertomographischen Untersuchungen an 20 Chondrosarkomen, daß niedrig maligne Chondrosarkome überwiegend exzentrisch wachsen und sich daher eher an die anatomischen Grenzen halten und den Weg des geringsten Widerstandes nehmen. Sitzen sie z. B. im Iliumbereich, dann dehnen sie sich eher in das Beckeninnere als in die Glutäalmuskulatur aus. Hochmaligne Chondrosarkome wachsen dagegen überwiegend konzentrisch und breiten sich daher in beiden Richtungen aus.

Wenn man subsummiert, so lassen sich als relativ grobe Kriterien für die Unterscheidung zwischen hoch- und niedrig malignen Chondrosarkomen im Röntgenbild und im CT aufführen:

hochmaligne (Grad III):
wenig dichte, z. T. gerade erkennbare amorphe Kalzifikationen,
größere, nicht kalzifizierte Areale mit niedrigeren Dichtewerten im Computertomogramm,
konzentrisches Wachstum, gelegentlich größere Nekrosezonen;

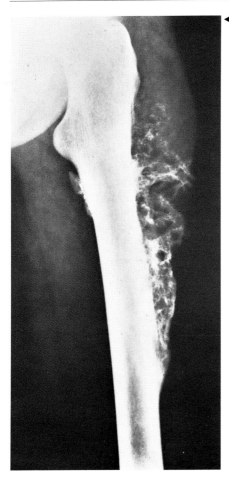

◄ Abb. 109 Subperiostales Chondrosarkom der proximalen Femurdiaphyse (♀, 16 J.). Die parossalen Verknöcherungen sind sowohl durch Matrixossifikation als auch durch reaktive Periostverknöcherungen entstanden

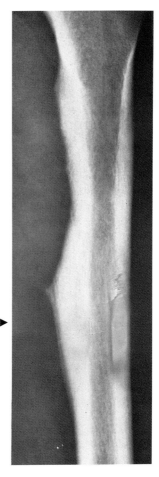

Abb. 110 Subperiostales Chondrosarkom (Grad III) mit ausgeprägter periostaler Knochenneubildung vor allem distal und Codman-Dreiecken distal und proximal. Beginnende Markrauminvasion – erkennbar an den reaktiven Knochenneubildungen, die den Markraum vor allem im distalen Abschnitt der Läsion einzuengen beginnen (♂, 13 J.)

niedrig maligne (Grad I):
dichte Kalzifikationen von Ring- und Bogenform; bei starker Überlagerung amorph, aber sehr dicht erscheinend; die Kalzifikationen stellen sich meist zusammenhängend dar;
exzentrisches lobuliertes Wachstum,
keine Nekrosen und damit keine Dichtewerte wesentlich unter +50 Hounsfield-Einheiten.
Neben den genannten Kriterien gelten grundsätzlich die oben beschriebenen hinsichtlich der Tumorbegrenzung. Noch einmal sei darauf hingewiesen, daß *Größenzunahme einer Läsion und der Schmerz immer mit einer hohen Wahrscheinlichkeit auf das Vorliegen eines Chondrosarkoms und nicht auf ein Chondrom hinweisen.*

Differentialdiagnose

Es ist oft schwierig, häufig sogar unmöglich, auf Grund der röntgenologischen Kriterien zwischen einem Chondrom und Osteochondrom einerseits und einem gut differenzierten Chondrosarkom andererseits zu differenzieren. Allerdings sind unregelmäßige Destruktion der Kompakta, periostale Knochenneubildung und amorphe, verstreut liegende Verkalkungen sowie Tumoranteile mit relativ niedrigen Dichtewerten im Computertomogramm starke Indizien für einen malignen Prozeß. In jedem Fall ist eine histologische Sicherung der Verdachtsdiagnose erforderlich. Dabei sollte berücksichtigt werden, daß auch für einen erfahrenen Pathologen das Stellen der sicheren Diagnose sehr schwierig sein kann, und zwar nicht nur in bezug auf das vorliegende histologische Material, sondern auch im Hinblick auf die Entnahmestelle des Biopsates. Die Fehleinschätzung der Dignität eines Chondrosarkoms birgt eine große Gefahr für den Patienten. Um so mehr trägt der Radiologe Mitverantwortung und sollte bemüht sein, mit allen ihm zur Verfügung stehenden Methoden (Computertomographie, Kernspintomographie, Angiographie und Szintigraphie) zur Gesamtbeurteilung des vorliegenden Prozesses beizutragen.
Bezüglich der differentialdiagnostischen Abgrenzung gegenüber anderen Entitäten wäre das Chondroblastom als erstes zu nennen. Dieser Tumor zeigt sich aber überwiegend epiphysär, gelegentlich auch metaphysär und tritt am häufigsten in der 2. Lebensdekade auf. Nur in ca $^{1}/_{4}$ aller Fälle finden sich Matrixossifikationen.

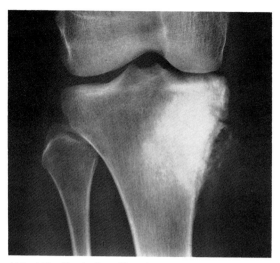

Abb. 111 Zentrales Chondrosarkom (Grad II) der proximalen Tibiaepimetaphyse – ein sklerosierendes Osteosarkom imitierend (♀, 19 J.)

Das Chondromyxoidfibrom offenbart sich meistens als exzentrischer, in der Metaphyse eines Röhrenknochens gelegener Tumor. Verkalkungen fehlen fast immer. Ca. 80–90% der Patienten mit einem Chondromyxoidfibrom sind zum Zeitpunkt der Entdeckung unter 20 Jahre alt.
Zur differentialdiagnostischen Abgrenzung gegenüber dem Knocheninfarkt s. S. 537.
Osteosarkome und juxtakortikale Osteosarkome können ebenfalls in Gebieten angetroffen werden, die von Chondrosarkomen bevorzugt werden. Erst die histologische Untersuchung wird bei fehlendem Nachweis von Osteoid und Tumorknochen zur richtigen Diagnose führen. Selten einmal imitiert das Chondrosarkom ein Osteosarkom (Abb. 111). Wenn Chondrosarkome starke myxoide Anteile besitzen, dann können sie durchaus das Bild eines Riesenzelltumors vortäuschen.

Seltenere Typen des Chondrosarkoms

Klarzellchondrosarkom
(Clear-cell-Chondrosarkom):
UNNI u. Mitarb. (1976) und DAHLIN (1978) haben über eine histologische Sonderform des Chondrosarkoms berichtet, dessen Name sich auf die Beobachtung von Abschnitten von Tumorzellen mit abundantem, wasserklarem Zytoplasma gründet. Riesenzellen werden gewöhnlich im Tumorareal gefunden.
Diese Variante wird nur selten beobachtet (DAHLIN 1978, Mayo-Klinik: 9 von 470 Chondrosarkomen). Das Röntgenbild zeigt meistens eine osteolytische Expansion am Ende eines Röhrenknochens. Der Tumor ist meistens scharf, zuweilen sklerotisch gegenüber dem normalen Knochengewebe abgegrenzt. Verkalkungen werden seltener beobachtet. In einer Zusammenstellung von 28 Fällen (KUMAR u. Mitarb. 1985) waren 17 Fälle im Femurkopf, 6 im Humeruskopf, 2 an den Rippen, 2 im Becken und 1 an der proximalen Tibia lokalisiert. Wegen der epiphysären Lage ist die differentialdiagnostische Abgrenzung gegenüber dem Chondroblastom sehr schwierig. Auch gegenüber dem Osteoblastom kann die Abgrenzung problematisch werden.
Der Tumor ist insgesamt als niedrig maligne Läsion zu betrachten und wird daher am besten mit der En-bloc-Resektion behandelt.

Mesenchymales Chondrosarkom:
Diese seltene Variante des Chondrosarkoms wurde zum erstenmal von LICHTENSTEIN (1959) beschrieben. Im histologischen Präparat findet sich ein bimorphes Muster: Neben Arealen sehr undifferenzierter kleiner Rundzellen, die auch leicht spindelig anmuten können, sieht man kleinere oder größere chondroide Inseln. Die Knorpelkomponente ist paradoxerweise gut differenziert oder besitzt sogar einen benignen Aspekt (DAHLIN 1978).
Soweit die wenigen gesicherten Fälle ein Urteil erlauben, gibt es keine Geschlechtsprädilektion. Die Mehrzahl der Patienten (15 bei DAHLIN) waren über 20 Jahre alt. Der Tumor wurde in verschiedenen Skelettanteilen gefunden, z.B. 5mal in der Kieferregion. Ein Drittel aller Fälle tritt extraskelettal auf (DAHLIN 1971).
Das Röntgenbild zeigt im dedifferenzierten Teil einen osteolytischen Herd, der unscharf und mottenfraßartig begrenzt ist und Teile der Kompakta zerstört haben kann. Im differenzierten Anteil dominiert eher das Bild eines Chondroms.
Die Prognose dieses Chondrosarkomtyps scheint wenig günstig zu sein. Metastasen kommen öfters vor. Wahrscheinlich kommt als aussichtsreiche Therapie die radikale chirurgische Entfernung des Tumors in Frage.

Myelogene Tumoren

Gutartige Tumoren

Lipom

Definition (WHO): Lipome sind benigne Tumoren, die ausschließlich aus reifem Fettgewebe ohne Zeichen von Zellatypien aufgebaut sind.

Während Lipome verhältnismäßig häufig im subkutanen Gewebe, seltener in parenchymatösen Organen beobachtet werden, sind intraossale und paraossale Lipome seltene Geschwülste.
Bisher konnte nicht zweifelsfrei geklärt werden, ob es sich bei Lipomen überhaupt um echte Knochengeschwülste und nicht um Hamartome handelt. Pathogenetisch werden einerseits auch Knochenmarksinfarzierungen und Fettnekrosen diskutiert, die man andererseits in Lipomen sehr häufig nachweisen kann. Auch intraossale Blutungen im Kindesalter mit anschließenden regressiven Veränderungen oder Infektionen als auslösende Faktoren werden für die Entstehung von Lipomen angeschuldigt.

Vorkommen

Bisher wurden in der Literatur etwa 60 Kasuistiken eines intraossären oder medullären Lipoms berichtet. Paraossale Lipome kommen offensichtlich etwas häufiger vor. WILNER hat bis 1982 150 Beobachtungen zusammengestellt. DAHLIN (1978) erwähnt eine Prävalenz von weniger als 1 pro 1000 Fälle im Material der Mayo-Klinik. SCHAJOWICZ (1981) gibt einen Anteil von 0,36% an allen gutartigen und 0,16% an allen Knochengeschwülsten an.

Alters- und Geschlechtsprädilektion

In Anbetracht der bisher nur wenigen publizierten Fälle intraossärer Lipome und der Beobachtung, daß sie häufig nur einem Zufallsbefund zu entsprechen scheinen, sind zuverlässige Angaben über eine evtl. Altersprädilektion kaum möglich. Auf der Basis des bisher publizierten Materials läßt sich feststellen, daß die Patienten im Mittel 38 Jahre alt waren.
Das paraossale Lipom kommt offensichtlich in einem etwas höheren Lebensalter vor. In der Hälfte der Fälle sind die Patienten über 40 Jahre alt. Insgesamt betrachtet, reicht die Altersspanne vom Kleinkind bis zum Greisenalter.

Lokalisation

Intraossäre Lipome werden am häufigsten in den Metaphysen der langen Röhrenknochen gefunden, besonders im proximalen Anteil des Femurs und der Fibula. Ein weiterer häufiger Sitz ist der Kalkaneus. Es wurde aber auch schon über Beobachtungen in der Tibia, im distalen Anteil des Femurs, in den Rippen, am Schädel, im Sakrum, in der Mandibula und Maxilla, in den Phalangen und in den Knochen im Schultergürtel- und Ellenbogenbereich berichtet.

Klinik

Da ein Großteil aller Lipome einer röntgenologischen Zufallsbeobachtung entspricht, kann man annehmen, daß diese keine nennenswerten klinischen Symptome verursachen. Bei symptomatischen Tumoren dominiert ein lokaler Schmerz und insbesondere bei paraossalen Lipomen eine Weichteilschwellung. Wenn paraossale Lipome auf die umliegenden Nerven drücken, kann es zu motorischen und sensorischen Symptomen kommen.

Röntgenbild

Das typische Lipom entspricht einer Osteolyse, die von einem dünnen scharfen Sklerosesaum umgeben ist. Sind Lipome in Knochen geringeren Kalibers lokalisiert, wie z. B. in der Fibula oder in den Rippen, so können sie zu einer Auftreibung des Knochens führen. Lobulierung oder riffartige Knochenvorsprünge in die Läsion kommen häufig vor. Kortikale Destruktionen und Periostreaktionen werden in der Regel nicht beobachtet. Nur selten findet sich einmal das Bild einer aggressiven Läsion, die sich auf der Lodwick-Skala beim Grad IC oder II ansiedeln läßt.
Aus dem Gesagten geht hervor, daß die Röntgenmorphologie des Lipoms nicht allzu charakteristisch ist, es sei denn, die Läsion wäre im Kalkaneus oder im proximalen Femur angesiedelt. Im *Kalkaneus* tritt überhäufig ein zentraler „Sequester" auf, der einer ossifizierten zentralen Nekrose entspricht. Bevorzugte Lokalisation im Kalkaneus ist die anterokaudale Region im Dreieck zwischen den großen Trabekelzügen. Diese Lokalisation teilt das Lipom mit der banalen Knochenzyste – differentialdiagnostisches Kriterium zwischen beiden Entitäten ist die zentrale Kalzifikation. Im *proximalen Femur* liegen Lipome typischerweise entweder sub- oder intertrochantär. Sie können aber auch im Schenkelhals oberhalb der Intertrochanterregion auftreten. Dort sind sie häufig von einem sehr dichten Sklerosesaum umgeben und weisen zentrale Verkalkungen auf.
Das paraossale Lipom entspricht im Nativröntgenbild einer „hypodensen" d. h. den Röntgenfilm vergleichsweise stärker schwärzenden, eng dem Knochen anliegenden Raumforderung, häufig mit zentralen Kalzifikationsarealen. Reaktive Veränderungen an der Außenfläche des benachbarten Knochens kommen selten vor. Von 150 Fällen zeigten nur 16 eine Knochenreaktion, wobei 12 mit einer Hyperostose, 3 mit einer Knochenverbiegung und 2 mit einer kortikalen Erosion einhergingen (WILNER 1982, FLEMING 1962).
Der Computertomographie kommt bei der Diagnostik von Knochenlipomen eine große Bedeutung zu, da mit dieser Methode die überwiegend

oder partielle lipomatöse Natur mit Dichtewerten unter 0 Hounsfield-Einheiten erfaßt werden kann. Selbstverständlich ist die Methode nicht geeignet, allein auf Grund der negativen Hounsfield-Werte die Diagnose Lipom zu stellen, denn regressive Verfettungen gibt es z. B. auch bei der Osteomyelitis, bei alten Knochentumoren usw.

Differentialdiagnose

Wie oben bereits erwähnt wurde, ist die allgemeine Röntgenmorphologie der Lipome recht uncharakteristisch. Osteolysen, umgeben von einem Sklerosesaum, werden auch bei Riesenzelltumoren, kleinen solitären Knochenzysten, beim Chondromyxoidfibrom und auch bei der fibrösen Dysplasie beobachtet. Bei Sitz der Läsionen im proximalen Femur und im Kalkaneus mit zentraler Fettnekrose und konsekutiver heterotoper Ossifikation, die sehr dicht ist, liegt die Annahme eines intraossären Lipoms sehr nahe. Auf die Bedeutung der Computertomographie für die Differentialdiagnose wurde bereits hingewiesen.

Bösartige Tumoren
Ewing-Sarkom

Definition (WHO): Das Ewing-Sarkom ist ein maligner Tumor mit einförmiger histologischer Struktur aus dicht gepackten schmalen Zellen mit runden Kernen, aber ohne scharfe Zytoplasmagrenzen und ohne prominente Nukleoli. Oft wird das Tumorgewebe durch fibröse Septen gegliedert. Ein interzelluläres Netzwerk aus Retikulinfasern wie bei einem Retikulosarkom wird nicht beobachtet.

Fast immer sind PAS-positive Glykogenkerne im Zytoplasma der Zellen nachweisbar. Die Tumorzellen bilden kein Osteoid, Knorpel oder Fasern. Die Herkunft des Ewing-Sarkoms ist letztlich ungeklärt. Einige Autoren nehmen an, daß die Tumorzellen von unreifen Retikulumzellen abstammen (z. B. Spjut u. Mitarb. 1971); andere Autoren glauben, daß das Ewing-Sarkom sich von undifferenzierten mesenchymalen Stützzellen im Knochenmark ableitet (Jaffe 1958, Schajowicz 1981). Ewing selbst meinte, daß die Tumorzelle einen vaskulären Ursprung habe.

Die histologische Abgrenzung gegenüber anderen „Rundzelltumoren", vor allem gegenüber dem Retikulumzellsarkom aber auch vom Lymphom, Neuroblastom und von der Metastase eines kleinzelligen Bronchialkarzinoms kann gelegentlich schwierig sein. Während früher die Prognose bei ausschließlicher chirurgischer Behandlung oder Strahlentherapie äußerst schlecht war (Fünfjahresüberlebensrate weniger als 10%), so ist sie heute unter den Bedingungen der modernen Chemotherapie, evtl. ergänzt mit chirurgischen Maßnahmen, wesentlich besser geworden. Sie liegt jetzt bei etwa 50%.

Vorkommen

Das Ewing-Sarkom hat an allen primär malignen Knochentumoren einen Anteil von 5–10%, ohne das Plamozytom und maligne Lymphom steigt der Anteil auf ca. 15%.

Alters- und Geschlechtsprädilektion

Das Ewing-Sarkom tritt im Kindes- und Adoleszentenalter bei Jungen etwas häufiger als bei Mädchen auf. Der größte Teil der Tumoren wird vor dem 20. Lebensjahr beobachtet (Mirra [1980] 75%, Huvos [1979] 80%, Schajowicz [1981] 90%). Das Durchschnittsalter liegt bei etwa 15 Jahren. Vor dem 5. Lebensjahr sieht man den Tumor nur selten. In diesem Alter ist die Metastase eines Neuroblastoms viel wahrscheinlicher. Jenseits des 30. Lebensjahres kommen Ewing-Sarkome kaum vor und müssen dann in jedem Falle von der Metastase eines kleinzelligen Bron-

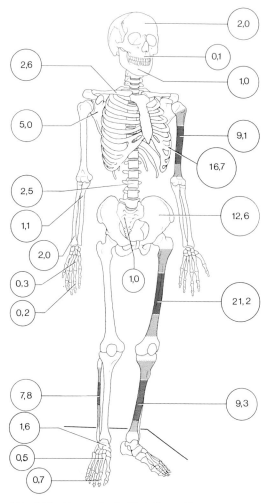

Abb. **112** Prozentuale Verteilung (Zahlen im Kreis) der Lokalisation von 1466 Ewing-Sarkomen. Die Rasterflächen zeigen Prädilektionsorte innerhalb *eines* Knochens

chialkarzinoms oder vom Non-Hodgkin-Lymphom (Retikulumzellsarkom) unterschieden werden.

Lokalisation

Das Ewing-Sarkom kommt häufiger in Röhrenknochen als in platten Knochen vor (Abb. 112). Bei einer Lokalisation in Röhrenknochen liegt das Patientenalter häufiger unter 20 Jahren, bei einer Lokalisation in platten Knochen häufiger oberhalb von 20 Jahren (WILNER 1982). Die Häufigkeitsverteilung des Tumors in den verschiedenen Skelettabschnitten variiert in den veröffentlichten größeren Sammlungen stark: Femur 17–30%, Becken 10–20, Rippen 6–16%, Humerus 9–15%, Fibula 6–15%, Tibia 9–15%, Skapula 4–6%. In Röhrenknochen findet sich der Tumor fast ausnahmslos in der Diaphyse, nur selten in einer Metaphyse; auch eine Epiphyse ist nur selten an dem tumorösen Prozeß beteiligt.

Klinik

Schmerzen und eine lokale Anschwellung sind die häufigsten Symptome. Der Schmerz kann stumpf oder heftig sein, fängt meistens intermittierend an, wird jedoch bald dauerhaft. Es kommt gar nicht selten vor, daß der Patient den Schmerz in das angrenzende Gelenk projiziert.

Sehr leicht breitet sich der Tumor in die paraossalen Weichgewebsstrukturen aus und verursacht dort eine rasch anwachsende Schwellung, die je nach Lage palpabel und sichtbar sein kann.

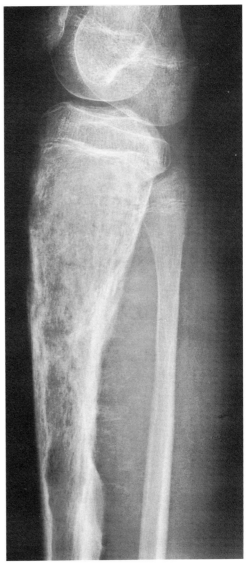

Abb. 113 Ewing-Sarkom in der proximalen Dia- und Metaphyse der Tibia mit einem permeativen Destruktionsmuster in der Spongiosa und Kompakta (Lodwick Grad III). Ausgeprägte Spikulabildungen besonders in den dorsalen distalen zwei Dritteln der Läsion (♂, 14 J.)

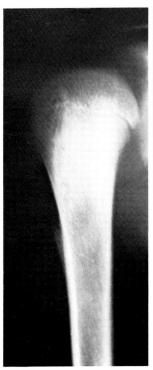
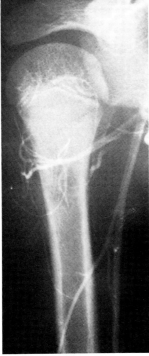

a   b

Abb. 114a u. b Ewing-Sarkom der proximalen Humerusmetaphyse rechts mit starker reaktiver, vielleicht auch durch Nekrose entstandener Sklerose im Bereich der Metaphyse (vgl. Abb. 38) und Entwicklung eines Codman-Dreiecks im Bereich der äußeren Diaphyse als Ausdruck eines parossalen Geschwulstausbruches. b Angiographischer Nachweis des parossalen Tumoranteils (♀, 10 J.)

554 Skelettumoren

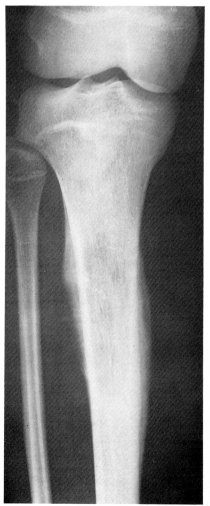
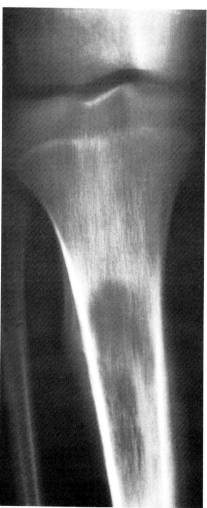

Abb. 115a u. b Ewing-Sarkom. Spindelförmige Periostreaktion der medialen Kortikalislamelle in Kombination mit „Codman-Dreieck" im Bereich der lateralen proximalen Kortikalis der Tibiametaphyse (Lodwick Grad II) (♀, 13 J.)

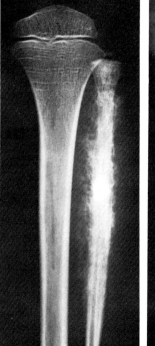
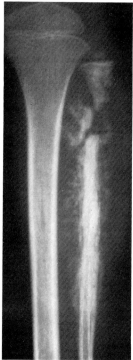

Abb. 116a u. b Ausgedehntes Ewing-Sarkom der proximalen Fibula-Dia-/Metaphyse links. 4 Monate vor Behandlungsbeginn zeitweise Schmerzen im Bereich des linken Beines, vorwiegend in der Knöchelregion. In der Folgezeit 14tägige Fieberschübe mit Temperaturen bis 39,7 °C. Entwicklung einer harten, indolenten Schwellung an der Außenseite der linken Wade. Der Prozeß ist von einem Osteosarkom nicht zu unterscheiden (♀, 6 J.)

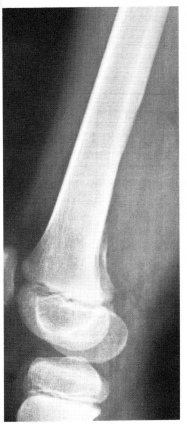 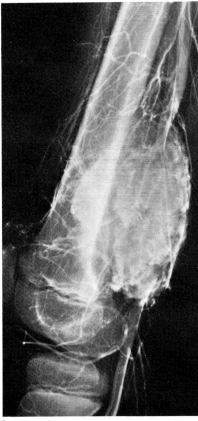 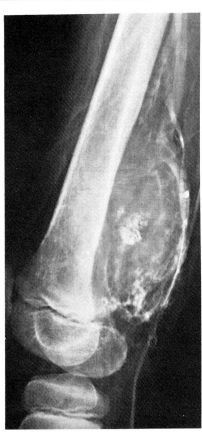

Abb. **117a–c** Faustgroßes Ewing-Sarkom der distalen Femur-Dia-/Metaphyse mit ausgedehnter parossaler Geschwulstentwicklung. 14 Tage vor Behandlungsbeginn erstmalig eine schmerzlose Anschwellung bemerkt. Keine Schmerzen, Fieber usw. verneint. Röntgenologisch: Kortikalisdestruktion in der dorsalen metaphysären Femurregion durch einen angiographisch nachweisbaren mannsfaustgroßen, parossalen Geschwulstprozeß mit hoher Vaskularisation (♂, 9 J.)

Allgemeine Begleitsymptome sind häufig Fieber, Leukozytose und eine erhöhte Blutsenkungsgeschwindigkeit, die offensichtlich durch stärkere Tumornekrosen bedingt sind. Gleichzeitig können diese von der Osteomyelitis her wohlbekannten Symptome zu entsprechenden diagnostischen Irrtümern führen.
Bei einer Osteomyelitis ist die Anamnesedauer mit 2–3 Wochen in der Regel kürzer als beim Ewing-Sarkom mit etwa 7–9 Wochen.

Röntgenbild

In der Mehrzahl der Fälle läßt sich der maligne Charakter der Läsion aus dem Röntgenbild ersehen. Überwiegend finden sich die Destruktionstypen der Grade II und III auf der Lodwick-Skala. Das klassische Röntgenbild des Ewing-Sarkoms in einem *Röhrenknochen* ist gekennzeichnet durch permeative oder mottenfraßartige Osteolysen, die sich über einen längeren Abschnitt der Diaphyse verteilen und bei Verlaufsbeobachtungen konfluieren können. Bei einer geographischen Läsion sind die Grenzen mottenfraßartig, permeativ, in jedem Falle unscharf (LODWICK II).

Die Kompakta bietet infolge longitudinal verlaufender permeativer Destruktionen häufig einen faserigen Röntgenaspekt. Periostale Reaktionen vom lamellären Typ (Zwiebelschalenmuster) kommen in ca. 25% der Fälle vor, häufig in Verbindung mit Spikula und Codmanschen Dreiecken (Abb. **113–117**). Die lamellären reaktiven Periostverknöcherungen im Sinne eines Zwiebelschalenmusters stellen sich im Gegensatz zum eosinophilen Granulom oder zur Osteomyelitis sehr häufig unterbrochen und vor allem sehr unscharf dar. In den meisten Fällen findet sich schon bei der ersten Röntgenuntersuchung ein Tumorausbruch aus dem Knochen (Computertomographie), wodurch eine Weichteilschwellung verursacht wird. Im nativen Röntgenbild sieht man den paraossalen Geschwulstanteil als Weichteilmasse mit Verdrängung der intermuskulären Fettlinien. Bei der Osteomyelitis dagegen „verschwinden" diese Fettlinien infolge des Ödems eher.

Gelegentlich kann man bei der ersten Röntgenuntersuchung nur geringfügige oder auch gar keine Knochendestruktion erkennen. Nur eine feine

556 Skelettumoren

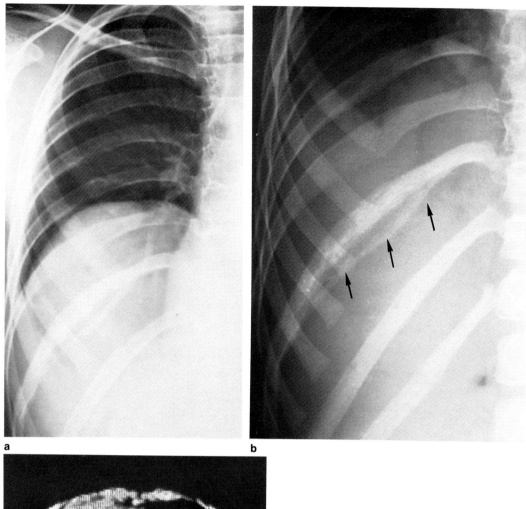

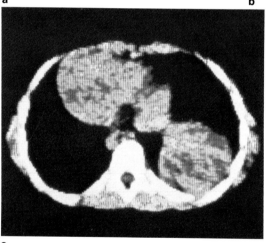

Abb. 118a–c Endothorakaler homogener raumfordernder Prozeß im Bereich des rechten Thorax. (a) Ausschnitt einer Sagittalaufnahme der Lunge, auf dem der zugrundeliegende Prozeß in der X. Rippe dorsal „überdeckt" wird. Erst auf der Zielaufnahme (b) wird die mit reaktiver Sklerose einhergehende Destruktion der X. Rippe deutlich. c Zugehöriges Computertomogramm mit Darstellung des großen endothorakalen, parakostalen, extrapulmonalen Geschwulstausbruches (♂ 12 J.)

periostale Knochenreaktion weist dann auf die Anwesenheit eines pathologischen Knochenprozesses überhaupt hin. Als Primärmanifestation sind aber auch Bilder möglich, die zunächst an einen Weichgewebstumor denken lassen (Abb. 117), der die Kompakta an der Außenseite arrodiert, die enossale Kompaktabegrenzung und den Markraum jedoch nicht verändert hat. Diese Fälle sind sehr schwierig von juxtakortikalen Osteosarkomen abzugrenzen.

Nicht selten werden beim Ewing-Sarkom primär erhebliche Sklerosierungsvorgänge beobachtet, die reaktiv aufgetreten sind und ein Osteosarkom vortäuschen können (Abb. 114). Bei dem in der Abb. 114 dargestellten Fall fällt über die starke Sklerose hinaus noch die ungewöhnliche metaphysäre Lokalisation auf.

In einem *platten Knochen* manifestiert sich das Ewing-Sarkom entweder in Form einer Osteolyse, einer Osteosklerose oder am häufigsten in einer

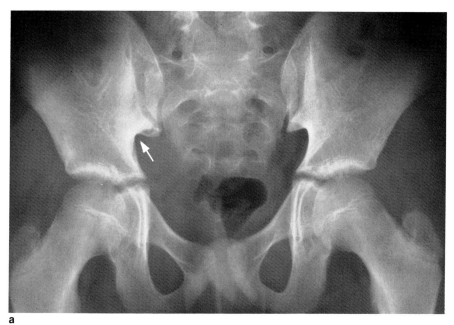
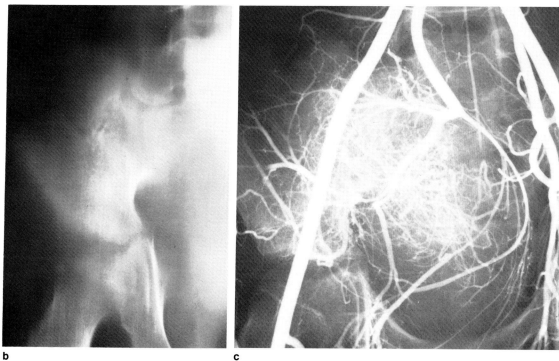

Abb. **119a–c** 6monatige Verlaufsbeobachtung bei einem Ewing-Sarkom des rechten Os ilium
a Diskrete reaktive Sklerose oberhalb der Linea terminalis rechts
b Sagittaltomogramm des rechten Os ilium mit mottenfraßartigen Destruktionsherden im Sklerosebereich und lateral davon, 6 Monate später
c Zugehöriges Angiogramm mit Darstellung des großen, hochvaskularisierten parossalen Geschwulstausbruches (♂, 12 J.)

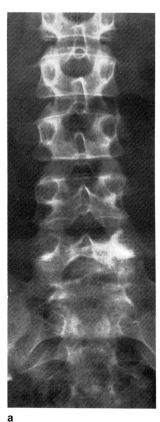 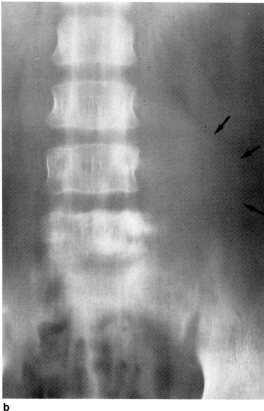

Abb. 120 a u. b
Ewing-Sarkom
a Fleckförmige Spongiosasklerose des 5. Lendenwirbelkörpers
b Sagittaltomogramm mit paravertebralem nach links bogenförmig ausladendem Weichteiltumor (♂, 12 J.)

Mischform zwischen diesen beiden Röntgenaspekten (Abb. 118–120). Steht die Osteolyse im Vordergrund und erscheint sie fleckig verteilt, so erschwert dies die Abgrenzung gegenüber dem Retikulumzellsarkom und sogar gegenüber der Osteomyelitis. Überwiegt die Sklerose, so ist differentialdiagnostisch in erster Linie an ein Osteosarkom zu denken. Gerade am platten Knochen hat die Computertomographie einen großen diagnostischen Wert, da sie den sonst schwer erkennbaren paraossalen Geschwulstanteil in der Regel wiedergibt. Wie in Abb. 118 dargestellt, kann ein Ewing-Sarkom an den Rippen zunächst durchaus einen extrakostalen Weichgewebsprozeß vortäuschen, insbesondere wenn die ossären Veränderungen diskret sind.

Differentialdiagnose
Wegen der Vielfalt seiner Manifestationsformen (geographische Osteolyse, mottenfraßartige und/oder permeative Destruktion, paraossaler Geschwulstanteil) kann das Ewing-Sarkom viele rasch verlaufende Knochen- oder Weichgewebsprozesse imitieren.
Eine schwierige Differentialdiagnose ist die akute (subakute) *Osteomyelitis*, wie bereits oben schon erwähnt wurde. Folgende Kriterien sprechen eher für eine Osteomyelitis:

1. kurze Dauer der Beschwerden (etwa 2 Wochen),
2. metaphysäre Lokalisation,
3. nicht unterbrochene regelmäßige reaktive periostale Knochenneubildung, zumeist in lamellärer Form,
4. Verwischung der Trennlinie zwischen den Muskeln durch ein Ödem.

Eine sichere Unterscheidung kann nur die Histologie erbringen. Das bedeutet, daß jede Osteomyelitis des Kindes- und Adoleszentenalters grundsätzlich vor einer Behandlung biopsiert werden sollte – eine Forderung, die allerdings an der Realität scheitert.
Auch das *eosinophile Granulom* kommt differentialdiagnostisch in Betracht, da es annähernd die gleiche Altersgruppe betrifft und in Röhrenknochen häufig seinen Sitz in der Diaphyse hat. In der Regel weist das eosinophile Granulom aber eine geographische Destruktion auf, die partiell oder total einen scharfen Rand zeigt. Reaktive periostale Knochenneubildung kann zwischen dem Ewing-Sarkom und dem eosinophilen Granulom nicht als Unterscheidungskriterium dienen, obwohl beim eosinophilen Granulom die Periostverknöcherungen eher dichter, dicker und schärfer sind.
Das *Retikulumzellsarkom,* das röntgenologisch einen ähnlichen Aspekt wie das Ewing-Sarkom bie-

ten kann, tritt häufiger metaphysär auf. Periostale Reaktionen und extraossale Geschwulstausbreitungen kommen bei ihm weniger ausgeprägt vor. Als wesentliches Unterscheidungskriterium kann das Alter der Patienten gelten.
Auf die Differentialdiagnose gegenüber dem Osteosarkom wurde bereits hingewiesen (s. auch Abb. 52).

Maligne Lymphome
Hodgkin-Lymphom

Während die *primäre* Manifestation des Morbus Hodgkin im Knochen eine große Seltenheit ist, wird ein Knochenmarks-, Spongiosa- oder Kompaktabefall in etwas weniger als einem Viertel aller Fälle während des Verlaufes der Erkrankung beobachtet – entsprechend dem Stadium IV des Morbus Hodgkin. So fand BRAUNSTEIN (1980) an einem Krankengut von 175 Patienten bei 36 Fällen (21%) eine Skelettbeteiligung. 21 der Patienten (etwa 60%) hatten einen Befall der Wirbelsäule. Eine Gegenüberstellung von histologischem Typ der Erkrankung und Knochenbefall ergab, daß sich bei den Typen mit einer guten Prognose (lymphozytenreiche Form, noduläre Sklerose) nur in etwa 11% radiologisch Knochenveränderungen nachweisen ließen, während es bei den Typen mit einer intermediären (gemischtzellige Form) und schlechten (lymphozytenarme Form) Prognose in zwei Drittel der Fälle zu einem Knochenbefall kam. Die radiologische Diagnostik hat also besonders die letztgenannten Formen zu berücksichtigen.
Die *autoptisch* nachgewiesene Knochenbeteiligung liegt beim Morbus Hodgkin vergleichsweise hoch und bewegt sich zwischen 60 und 100% (FERRANT u. Mitarb. 1975).
Vor der Chemotherapieära war die direkte, z. B. von einem Lymphknoten ausgehende (per continuitatem) Knochendestruktion nicht ungewöhnlich. Selten dagegen fand sich eine Skelettbeteiligung im Rahmen der systemischen Ausbreitung der Erkrankung. Seit Einführung der Chemotherapie mit ihrer beträchtlichen Verbesserung der Überlebenszeiten werden systemische Skelettbeteiligungen jedoch häufiger, d. h. in der o. a. Prävalenz, beobachtet.

Klinisch äußern sich Skelettbeteiligungen beim Morbus Hodgkin im wesentlichen in früh einsetzenden Schmerzen, häufig noch bevor das Röntgenbild irgendeine Veränderung erkennen läßt. Die Skelettszintigraphie vermag jedoch durchaus schon bei Beginn der klinischen Symptomatik die Skelettbeteiligung aufzuzeigen.

Die röntgenologischen Skelettveränderungen beim Morbus Hodgkin im Sinne des Stadiums IV können lytisch (Abb. **121a** u. **b**) oder sklerosierend (Abb. **121c**) sein (etwa 30% lytisch, rein sklerotisch 10%, gemischtförmig etwa 60%). Osteolysen werden durch eine flächenhafte Wucherung der Tumorzellen ausgelöst; sie muten häufig permeativ oder mottenfraßähnlich an. Sklerosierende Veränderungen, vor allem diffuser Art, sind meistens reaktiv über eine unspezifische Myelopathie entstanden. Extreme Sklerosierungen, wie sie beim sog. Elfenbeinwirbel beobachtet werden, haben pathogenetische Ähnlichkeiten mit der osteoplastischen Metastase (s. S. 645 ff.). Nach Untersuchungen von BRAUNSTEIN (1980) korreliert das röntgenologische Befallsmuster beim Morbus Hodgkin auffallend mit dem histologischen Typ und damit der Prognose der Erkrankung: Bei den histologischen Typen mit guter Prognose (lymphozytenreiche Form, noduläre Sklerose) fand der Autor nur in 4 von insgesamt 15 Fällen eine Destruktion vom permeativen Typ, aber in 11 Fällen eine sklerotische Reaktion. Bei den histologischen Typen mit einer intermediären und schlechten Prognose ergaben sich in 17 von insgesamt 21 Fällen dagegen destruktive und nur in 4 Fällen reaktiv-sklerosierende Veränderungen.
Hauptmanifestationsort einer Skelettbeteiligung beim Morbus Hodgkin sind das Achsenskelett, die Rippen, das Becken, das Sternum sowie die proximalen Femora.
Wenn der tumoröse Prozeß nicht im Rahmen einer systemischen Ausbreitung, sondern per continuitatem von einem Lymphknoten auf den Knochen übergreift, dann finden sich meistens Zeichen einer Erosion mit mehr oder weniger ausgeprägten kortikospongiösen Defekten, nicht selten von einem Sklerosewall umgeben. Ein röntgenologisch, insbesondere mit der Computertomographie nachweisbarer Weichgewebsprozeß ist dabei obligat.

Differentialdiagnose
Nur selten wird man bei einer systemischen Skelettbeteiligung des Morbus Hodgkin im Stadium IV differentialdiagnostische Schwierigkeiten haben, da das Krankheitsbild schon einige Zeit bekannt ist. Daher sollen differentialdiagnostische Erwägungen auf der Basis rein morphologischer Ähnlichkeiten mit diesem und jenem Krankheitsbild nicht angestellt werden.

Non-Hodgkin-Lymphom

Das Non-Hodgkin-Lymphom geht in der Regel nur im Generalisationsstadium mit einer Knochenbeteiligung einher. Davon abzugrenzen ist das primäre Non-Hodgkin-Lymphom des Knochens ohne Lymphknotenbeteiligung, das auch als *Retikulumzellsarkom* oder früher als Lymphosarkom des Knochens bezeichnet wurde. Nach der Kiel-Klassifikation gehört das Retikulumzellsarkom

560 Skelettumoren

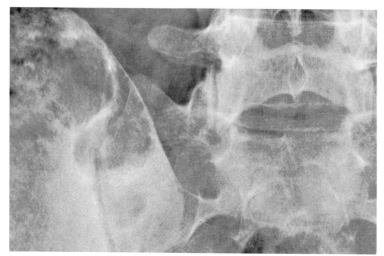

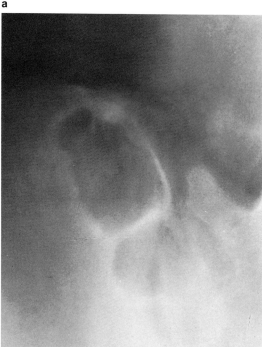

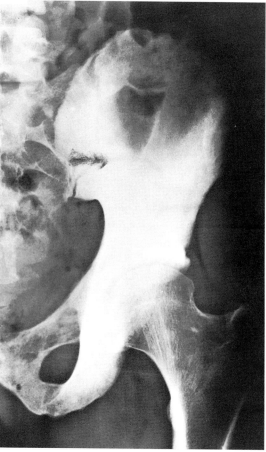

Abb. 121 a–c
a u. b Hodgkin-Lymphom mit einem osteolytischen Herd im rechten Os ilium. Der obere Teil des Herdes ist von einem welligen Sklerosesaum umgeben. Im unteren Teil erscheinen die medialen Konturen der Destruktion lobuliert. Die Läsion ist möglicherweise bizentrisch entstanden (♂, 24 J.)
c Hodgkin-Lymphom mit Knochenbeteiligung in der linken Beckenschaufel, im Azetabulum und im Sitzbein. Die Knochenläsion ist in den genannten Partien elfenbeinartig sklerosiert. Im abgebildeten Os pubis gemischtförmige Läsion mit Osteolysen und Sklerosen erkennbar (♂, 30 J.)

des Knochens jedoch in die Gruppe der Non-Hodgkin-Lymphome mit höherem Malignitätsgrad (immunoblastisches Lymphom). Schwierigkeiten kann es bei der Abgrenzung dieses primären Non-Hodgkin-Lymphoms des Knochens von anderen Non-Hodgkin-Lymphomen geben, die bei älteren Menschen primär den Knochen, aber nicht die Lymphknoten befallen und dabei multilokulär auftreten. Zu solchen Non-Hodgkin-Lymphomen gehören das lymphozytische und lymphoplasmozytoide Lymphom (Immunozytom). Manchmal dauert es Jahre, bevor solche Non-Hodgkin-Lymphome eine Lymphknotenbeteiligung erkennen lassen.

Im folgenden werden das *primäre Non-Hodgkin-Lymphom des Knochens* im Sinne des Retikulumzellsarkoms getrennt von dem malignen *Non-Hodgkin-Lymphom mit Knochenbeteiligung* besprochen.

Primäres Retikulumzellsarkom des Knochens

Synonyme: malignes Lymphom des Knochens, Non-Hodgkin-Lymphom des Knochens, Retikulosarkom des Knochens.

Definition (WHO): Beim Retikulumzellsarkom handelt es sich um einen malignen lymphoiden Tumor mit sehr unterschiedlicher histologischer Struktur. Die Tumorzellen sind gewöhnlich rund und eher pleomorph mit überwiegend scharfer Begrenzung des Zytoplasmas. Viele ihrer Kerne weisen Einkerbungen oder eine Hufeisenform und prominente Nukleoli auf. In den meisten Fällen sind Retikulinfasern vorhanden, die gleichmäßig zwischen den Tumorzellen verteilt sind.

Vorkommen, Alters- und Geschlechtsprädilektion, Lokalisation

In der Statistik von Schajowicz (1981) finden sich 63 primäre Retikulumzellsarkome des Knochens, das entspricht einer Prävalenz von 2,75% aller malignen Knochentumoren in diesem Krankengut. Eine auffallende Altersprädilektion ist vom Retikulumzellsarkom nicht bekannt; denn es zeigt eine ziemlich gleichmäßige Häufigkeitsverteilung vom 2.–6. Dezennium. Männliche Personen sollen zweimal häufiger als Frauen erkranken.
Ein Blick auf die Abb. 122 läßt erkennen, daß der Tumor das Femur auffallend bevorzugt, in der Häufigkeit folgen mit annähernd gleicher Beteiligung Humerus, Tibia und Wirbelsäule.

Klinik

Klinisches Leitsymptom des primären Retikulumzellsarkoms des Knochens ist der lokale Schmerz. Eine allgemeine Symptomatik wird meistens nicht beobachtet. Die Anamnesedauer beträgt bis zu 1 Jahr. Die Prognose des primären Retikulumzellsarkom des Knochens ist besser als die der Non-

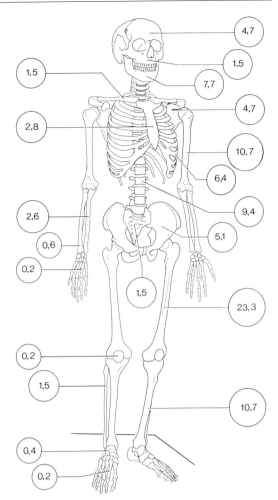

Abb. **122** Prozentuale Verteilung der Lokalisation von 532 Retikulumzellsarkomen (Non-Hodgkin-Lymphomen des Knochens)

Hodgkin-Lymphome mit Skelettbeteiligung. Zum Staging ist noch zu erwähnen, daß man erst dann mit einiger Sicherheit von einem primären Retikulosarkom des Knochens sprechen sollte, wenn durch klinische und radiologische Untersuchungen (Lymphographie, Computertomographie des Mediastinums und des Abdomens, Skelettszintigraphie) keine weiteren Manifestationen nachgewiesen wurden.

Röntgenbild

Die Aggressivität des Prozesses drückt sich in der Regel auch im Röntgenbild aus, wo sich überwiegend mottenfraßartige oder permeative Destruktionsmuster nachweisen lassen (Abb. 123–125). Die Kompakta wird in der Regel frühzeitig zerstört; ein paraossaler Geschwulstausbruch ist dann obligat. Neben den osteolytischen Veränderungen werden häufig reaktive fleckige Sklerosierungen beobachtet. Die in etwa 50% aller Fälle erkennbaren reaktiven Periostveränderungen können lamellär oder auch spikulaartig imponieren. Rein osteo-

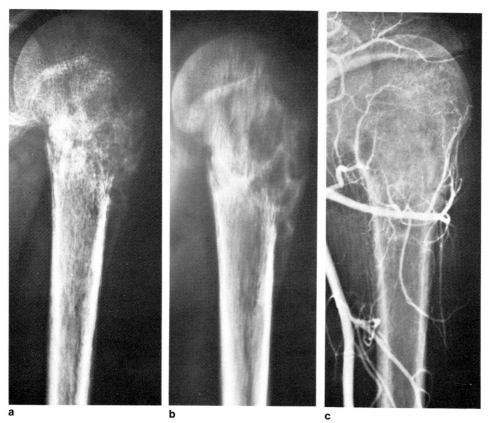

Abb. 123a–c Verlauf eines Retikulumzellsarkoms nach Bestrahlung.
In **a** ist die mottenfraßartige und permeative Destruktion im proximalen Humerus mit Spontanfraktur dargestellt. Um die Spontanfraktur herum und auch in der Metaphyse sind reaktivsklerosierende Veränderungen zu erkennen. Beachte die feinen Osteolysen in der gesamten proximalen Schaftkompakta (Lodwick Grad III)! Nach Bestrahlungsbehandlung (**b**) Rückbildungstendenz der höchste Aggressivität anzeigenden Röntgenzeichen. Die Spontanfraktur ist z. T. durchbaut, in dem dazugehörigen Angiogramm (**c**) fast normales Gefäßbild, das vor der Bestrahlung einen hoch vaskularisierten Geschwulstprozeß zeigte (♂, 16 J.)

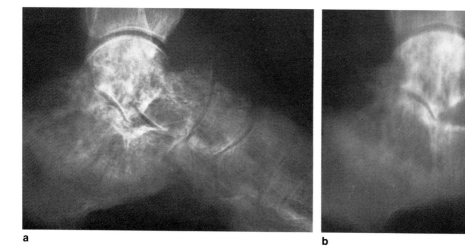

Abb. 124a u. b Retikulumzellsarkom des Talus mit Einbruch in das Os naviculare und in den Kalkaneus und ausgeprägtem ventralparossalem Geschwulstausbruch, erhebliche trophische Entkalkung (♀, 19 J.)

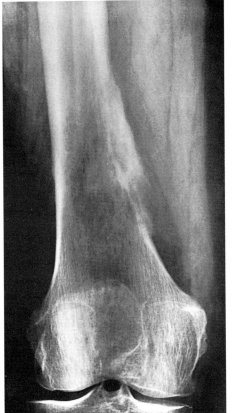
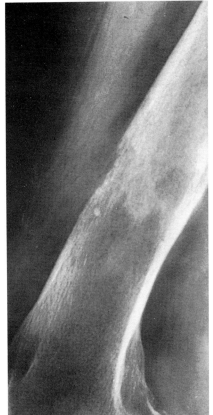

Abb. 125 a–e Verschiedene Manifestationsformen von Retikulosarkomen (Non-Hodgkin-Lymphom des Knochens)
a u. b Bei der 82jährigen Patientin bestand eine zunehmende in das Kniegelenk projizierte Schmerzsymptomatik, daher zunächst Behandlung als Arthrose. Röntgenologisch Destruktionstyp Grad II/III nach Lodwick mit vollständiger Zerstörung der medialen Kompakta und klinisch tastbarem paraossalem Geschwulstanteil. Breite exzentrisch, medial lokalisierte, reaktive Periostverknöcherung. Differentialdiagnose: Metastase, z.B. eines Bronchialkarzinoms. Die Diagnose wurde stanzbioptisch gesichert
c Mottenfraßartiges und permeatives Destruktionsmuster mit lamellärer Periostreaktion lateral (♀, 15 J.)

564　Skelettumoren

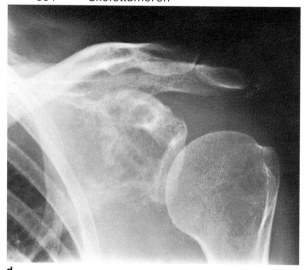

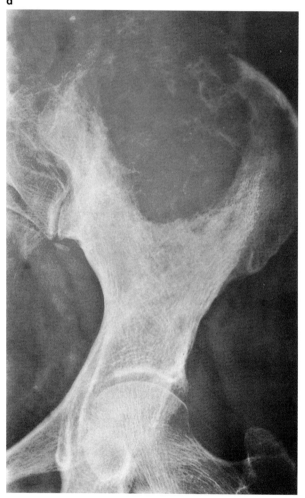

Abb. **125 d** u. **e**
d Expansive, überwiegend osteolytische Destruktion durch ein Retikulumzellsarkom im Collum scapulae mit reaktiver Sklerose (♀, 24 J.)
e Retikulumzellsarkom in der linken Beckenschaufel mit einem Destruktionstyp Grad II nach Lodwick. Erheblicher paraossaler Tumoranteil, der klinisch tastbar war. Im Defekt Knochenfetzen, möglicherweise reaktive Knochenneubildung (♀, 67 J.)

sklerotische Veränderungen sind beim primären Retikulosarkom des Knochens allerdings verhältnismäßig selten. In den Röhrenknochen sitzen die Tumoren überwiegend metaphysär. In etwa einem Drittel treten sie ausschließlich in der Diaphyse auf. In platten Knochen kann das Retikulosarkom in der Aufsicht ein wabenartiges Destruktionsmuster verursachen. Im Vergleich zu Röhrenknochen sind in diesen Knochen reaktiv-sklerosierende Veränderungen ausgeprägter vorhanden.

Differentialdiagnose
In der überwiegenden Zahl der Fälle signalisiert das Destruktionsmuster einen malignen Prozeß. Bei jüngeren Patienten wird man ein Ewing-Sarkom vom Röntgenologischen her kaum abgrenzen können; auch Osteosarkome sind dabei in die Differentialdiagnose einzubeziehen. Bei älteren Patienten werden mottenfraßartige Destruktionsmuster insbesondere bei Metastasen kleinzelliger Tumoren (Bronchialkarzinom) gefunden.
Außerdem sollte vom röntgenologischen Aspekt her immer die Osteomyelitis in die Differentialdiagnose mit einbezogen werden, obgleich bei ihr die klinische Symptomatik in der Regel wesentlich auffälliger und stürmischer ist und mit früh einsetzenden Schmerzen, mit Fieber und Leukozytose einhergeht.

Malignes Non-Hodgkin-Lymphom mit Knochenbeteiligung

Da die Nomenklatur und die Einteilung der Non-Hodgkin-Lymphome international sehr unterschiedlich gehandhabt werden und die Aufschlüsselung des bisher berichteten Krankengutes bezüglich des Erkrankungsstadiums keine hinreichend präzisen Trennungen erkennen läßt, sind Prävalenzangaben über eine Skelettbeteiligung beim malignen Non-Hodgkin-Lymphom sehr problematisch. Im einschlägigen Schrifttum schwanken sie zwischen 5 und 16% (SPAGNOLI u. Mitarb. 1982, BRAUNSTEIN u. WHITE 1980). Erfahrungsgemäß kommt es bei höher malignen Non-Hodgkin-Lymphomen jedoch häufiger als bei den übrigen zu einer Skelettbeteiligung.
Der röntgenologische Nachweis einer Skelettbeteiligung gelingt intra vitam bei etwa 10% der Patienten mit einem Non-Hodgkin-Lymphom niedrigen Malignitätsgrades und bei etwa 18% der Patienten mit einem Non-Hodgkin-Lymphom höheren Malignitätsgrades. Wichtig ist zu wissen, daß röntgenologisch nachweisbare Skelettveränderungen bei Non-Hodgkin-Lymphomen nicht unbedingt mit einer positiven Beckenkammbiopsie einhergehen müssen.
Die Skelettmanifestationen können multilokulär ohne und mit intestinaler und/oder viszeraler Lymphommanifestation einhergehen. Eine primäre

und zunächst ausschließliche ossäre Manifestation wird – wie oben bereits erwähnt – besonders bei älteren Menschen mit einem lymphozytischen oder lymphoplasmozytoiden Lymphom gefunden. Bei einer plasmoblastischen Entdifferenzierung kann es zu einer Produktion von Paraproteinen kommen. Dies kann die Abgrenzung gegenüber einem Plasmozytom erheblich erschweren oder gar unmöglich machen, mitunter insbesondere dann, wenn plasmozytomähnliche Osteolysen vorliegen. Das gilt besonders für das lymphoplasmozytoide Lymphom von Waldenström.

Lokalisatorisch bevorzugt sind Skelettabschnitte, in denen Blutzellen gebildet werden, z. B. die Wirbelsäule, Becken, Schädel, Rippen und auch die proximalen Femora und Humeri.

Röntgenbild
Überwiegend werden Destruktionsmuster vom permeativen und Mottenfraßtyp beobachtet, wobei sowohl die Grade II wie III auf der Lodwick-Skala vertreten sind. Reaktive Sklerosen und gemischtförmige Bilder zwischen Osteolysen und reaktiven Sklerosen werden relativ häufig gefunden. Reine Osteolysen sind dagegen seltenere Befunde. Häufig kommt es zu Spontanfrakturen. Die dabei auftretenden Weichteilschwellungen müssen nicht unbedingt Lymphomgewebe entsprechen, sondern können durch Blutungen verursacht werden.
Der *Morbus Waldenström* (Makroglobulinämie Waldenström, lymphoplasmozytoides Lymphom) kann ähnliche Skelettdestruktionen wie das multiple Myelom verursachen. VERMESS u. Mitarb. (1972) fanden in einer Studie an 41 Fällen eines Morbus Waldenström bei 4 Patienten solitäre osteolytische Läsionen; 4 Patienten hatten multiple osteolytische Herde, 3 zystenähnliche Läsionen und 7 Patienten eine generalisierte Osteoporose. Die Osteolysen entstanden in den Beckenknochen, im Schädel, in den Rippen und langen Röhrenknochen sowie im Sternum.

Differentialdiagnostisch werden im allgemeinen nur diejenigen Skelettveränderungen bei Non-Hodgkin-Lymphomen Schwierigkeiten bereiten, welche als Erstmanifestationen auftreten und bei denen entsprechende anamnestische Angaben fehlen. Im wesentlichen kommen dann vom Röntgenologischen her metastatische Destruktionen insbesondere vom Bronchialkarzinom, bei zusätzlich reaktiv-sklerosierenden Veränderungen auch vom Mammakarzinom und Siegelringkarzinom des Magens in Frage. Ausschließlich vom Röntgenbild her läßt sich die Entitätsdiagnose kaum treffen. Über die Aussage einer malignen Destruktion wird man kaum hinauskommen.
Zu Non-Hodgkin-Lymphomen mit Wirbelsäulenbeteiligung s. Abb. 26–28 im Bd. V/2, S. 284 ff.

Plasmozytom

Synonyme: Myelom, Plasmazellmyelom, Morbus Kahler.
Definition (WHO): Beim Plasmozytom handelt es sich um einen malignen Tumor mit multiplem und/oder diffusem Skelettbefall. Es ist charakterisiert durch runde, mit der Plasmazelle verwandte Zellen, die aber ein unterschiedliches Ausmaß an Unreife einschließlich atypischer Form zeigen. Die Läsionen sind häufig assoziiert mit abnormen Eiweißkörpern im Blut und im Urin und gelegentlich auch mit Ablagerungen von Amyloid oder Paraamyloid im Tumor oder in anderen Organen.

Nach klinischen und pathologisch-anatomischen Gesichtspunkten lassen sich folgende Formen des Plasmozytoms unterscheiden:
1. das multiple *Myelom* (generalisierte Myelomatose, generalisiertes Plasmozytom, Kahlersche Erkrankung),
2. die disseminierte, nichtosteolytische *Myelomatose* (diffus entkalkende Myelomatose),
3. das solitäre *Myelom* (Plasmozytom).
4. das *extraskelettäre* oder *extraossäre Plasmozytom,*
5. die *Plasmazelleukämie,*
6. maligne *Lymphome mit plasmozytischer und plasmoblastischer Differenzierung.*

Das *extraskelettäre Plasmozytom* kann solitär auftreten und findet sich dann überwiegend im Bereich der oberen Luftwege und im Oropharynx. Eine extraskelettäre Plasmozytommanifestation wird darüber hinaus noch im Rahmen des multiplen Myeloms beobachtet. Dann lassen sich in verschiedensten Körperregionen, so z. B. im Abdomen, tumoröse Massen nachweisen.
Die *plasmazelluläre Leukämie* zeichnet sich durch eine starke Erhöhung der Zahl der weißen Blutkörperchen und durch einen hohen Anteil an Plasmazellen (mehr als 20% Plasmazellen im peripheren Blut mit einer absoluten Plasmozytose von mehr als 20 000 Plasmazellen pro mm^3 Blut) aus; sie kommt sehr selten vor und kann vor der Myelomentwicklung auftreten.
Maligne Lymphome mit plasmozytischer und plasmoblastischer Differenzierung können Abgrenzungsschwierigkeiten gegenüber dem Plasmozytom bereiten, insbesondere wenn sie Paraproteine bilden und mit Skelettdestruktionen einhergehen. Umgekehrt kann ein Plasmozytom als Non-Hodgkin-Lymphom im engeren Sinne verkannt werden, wenn es eine nur minimale sekretorische Aktivität aufweist.
Im folgenden sollen das multiple Myelom gemeinsam mit der disseminierten, nichtosteolytischen Myelomatose einerseits und das solitäre Myelom (eigentlich Plasmozytom) andererseits näher be-

566 Skelettumoren

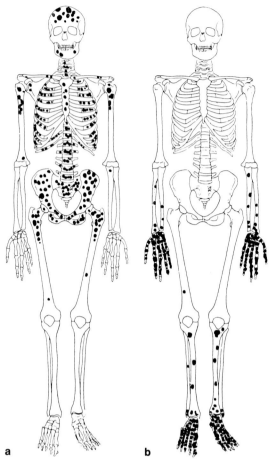

Abb. **126a** u. **b** Skelettverteilung des multiplen Myeloms (polyostischen Plasmozytoms). **a** klassischer zentraler Typus, **b** (seltener) peripherer Typus

sprochen werden. Über Manifestationsformen und -möglichkeiten des Plasmozytoms an der Wirbelsäule findet sich eine ausführliche Darstellungen im Bd. V/2, S. 285 ff.).

Multiples Myelom und Myelomatose

Vorkommen

Zählt man das Myelom zu den Knochentumoren, so ist es sicherlich die am häufigsten vorkommende Entität. Die Statistiken über die Häufigkeit des Plasmozytoms im Vergleich zu anderen Knochengeschwülsten schwanken je nachdem, ob dem Untersuchungsmaterial von pathologischen Instituten die durch Hämatologen mittels Knochenmarkspunktion diagnostizierten Fälle hinzugerechnet werden oder nicht. Im Krankengut von DAHLIN (1978) nimmt das Myelom mit 47% fast die Hälfte aller malignen Primärgeschwülste des Knochens ein. Dieser Zahlenangabe liegen 2245 Plasmozytome bzw. Myelome des Knochens zugrunde, wobei 398 durch Biopsie und 1847 Fälle durch Knochenmarkspunktionen gesichert wurden. Wichtig ist die Feststellung, daß in diesem großen Krankengut nur 87 Fälle mit einem solitären Plasmozytom (3%) vorkamen.

Alters- und Geschlechtsprädilektion

Das Prädilektionsalter sind die 6. und 7. Lebensdekade. Unter 40 Jahren kommt das multiple Myelom kaum vor. Männer sind häufiger betroffen als Frauen.

Lokalisation

Das multiple Myelom und die Myelomatose treten primär dort am häufigsten (>90%) auf, wo rotes Knochenmark gebildet wird: Wirbelkörper, Rippen, Schädel, Becken, proximale Femora und Humeri, Klavikulae und Skapulae (Abb. **126a**). Bei diesen Manifestationsformen kommt es nur im Finalstadium, wenn die üblichen Regionen vom Tumor befallen sind und somit für die Blutbildung ausfallen, auch einmal distal der Knie- und Ellenbogenregion zu Herdbildungen, da sich dann dort die Hämatopoese abspielt und die Kranken für einen Myelombefall zugängig macht. Von solchen Finalstadien abzugrenzen ist die in weniger als 10% der Fälle vorkommende primär distal der Knie- und Ellenbogenregion auftretende Manifestationsform (Abb. **126b**), die pathogenetisch bis heute nicht geklärt ist.

Klinik

Die klinische Symptomatik des multiplen Myeloms und der Myelomatose ergibt sich im wesentlichen aus dem Ausmaß der Osteodestruktion und aus dem Ausmaß der Knochenmarksverdrängung. Die Osteodestruktion löst je nach Ausmaß unterschiedlich starke Schmerzen aus; bei der diffusen entkalkenden Myelomatose klagen die Patienten nicht selten über einen nicht definierbaren Rücken- und Oberschenkelschmerz. Bei gröberen Destruktionen sind schließlich Spontanfrakturen möglich, die die Patienten zum Arzt führen. Im Vordergrund steht in der Regel eine Wirbelsäulensymptomatik, da sich hier am häufigsten die ersten Veränderungen abspielen. Wie schon im Bd. V/2, S. 288 dieses Werkes dargestellt, geben zum Zeitpunkt der Erstdiagnose etwa die Hälfte der Patienten Schmerzen im Lendenwirbelsäulenbereich an, wo sich dann oft auch röntgenologisch Veränderungen nachweisen lassen. Ein Drittel der Patienten klagt primär über Schmerzen in der Brustwirbelsäule. Bei einem Ausbruch des Geschwulstprozesses in die Rückenmarksregion kann es zu neurologischen Komplikationen wie Ischialgie oder auch zum Querschnittssyndrom kommen, die damit oft zum klinischen Leitsymptom werden.

Die Knochenmarksverdrängung durch den Myelombefall äußert sich in einer normo- bis hyperchromen *Anämie,* die primär bei weit mehr als 60% aller Patienten nachgewiesen werden kann. Je ausgedehnter der Skelettbefall, desto stärker ist der Hämoglobinwert reduziert, wie wir im eigenen Krankengut nachweisen konnten. Bei stark ausgeprägter Anämie können im Vordergrund der Symptomatik Anämiesymptome wie Müdigkeit, Schwindel, Sehstörungen, Ohrensausen, Tachykardie und Dyspnoe stehen. Vom Anämiesyndrom abzugrenzen ist das sog. Hyperviskositätssyndrom, das besonders bei hohen Serumkonzentrationen von IgM- und IgA-Paraproteinen auftreten kann und zu Schwindel, Angina pectoris und Sehstörungen sowie auch zu einem Raynaud-Syndrom führt. Seltener dominiert zum Zeitpunkt der Erstdiagnose ein nephrotisches Syndrom als Folge von „Plasmozytomnieren" oder einer Nierenamyloidose bei Paraproteinämie. Neben diesen erwähnten klinischen Erscheinungen klagen die Patienten allgemein über eine Reduzierung des Allgemeinbefindens und über einen Gewichtsverlust, also über den „Malignomknick".

Für den Radiologen wichtig ist die Kenntnis der *laborchemischen Veränderungen* beim multiplen Myelom bzw. bei der Myelomatose: Die Blutsenkung ist im Sinne einer Sturzsenkung maximal beschleunigt mit Werten über 100 mm n.W. in der 1. Std. In der Elektrophorese erkennt man typischerweise eine schmalbasige, monoklonale Immunglobulinzacke im Gammaglobulinbereich (M-Gradient). In der Immunelektrophorese kann das Paraprotein in der Regel einer der drei Immunglobulinklassen zugeordnet werden (IgG, IgM, IgA). Extrem selten sind dagegen Paraproteine der Klassen IgD und IgE. Wie wir am eigenen Krankengut von 111 Patienten fanden, geht die Höhe von Ge-

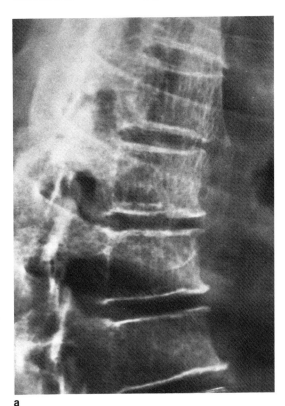

a

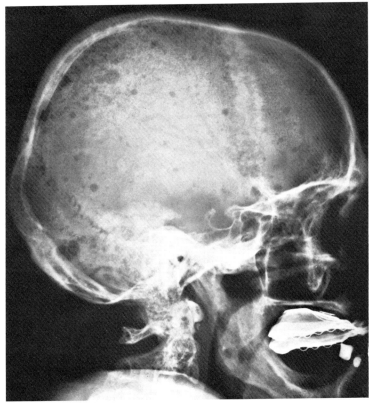

b

Abb. **127 a–c** Multiples Myelom mit ausgesprochen strähniger und auch wabiger Osteoporose an der BWS (**a**), multiplen ausgestanzten Defekten in der Schädelkalotte (**b**) und einzelnen, nur wenige Millimeter großen diffusen Osteolysen im Bekkenskelett (**c**), die insbesondere in den linken dorsalen Beckenpartien ein wabig-strähniges Bild bieten

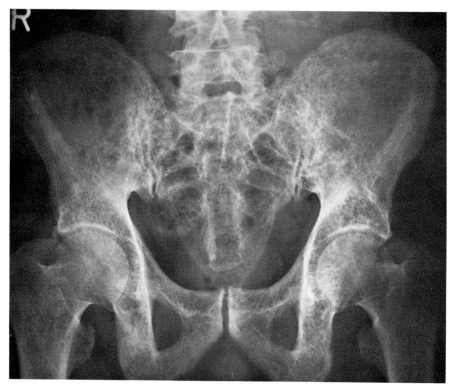

Abb. **127 c**

samtproteinen und Myelomproteinen direkt mit dem röntgenologischen Ausmaß der Knochendestruktion einher. In Verbindung mit der Paraproteinämie findet sich charakteristischerweise ein *sekundäres Antikörpermangelsyndrom* für normale polyklonale Immunglobuline. Neben polyklonalen Paraproteinen der verschiedenen Immunglobulinklassen können zusätzlich auch freie leichte Ketten (Kappa, Lambda) synthetisiert und zum überwiegenden Teil im Urin ausgeschieden werden (Bence-Jones-Eiweißkörper). Bei ausschließlicher Leichtketten-Paraproteinproduktion spricht man

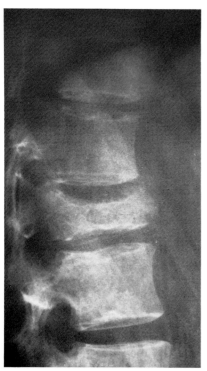

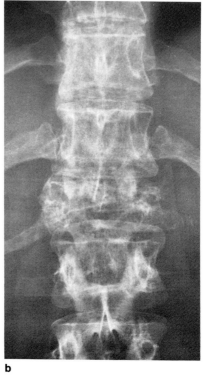

Abb. **128 a–d** Keilförmige pathologische Fraktur des 12. Brustwirbels im späten Generalisationsstadium eines histologisch gesicherten Plasmozytoms. Charakteristische Destruktionsherde im Bereich der Schädelkalotte (**c**), des Humerus und der Skapula (**d**). Beachte die sehr diskreten Osteolyseherde in den dargestellten Rippen der Abb. **d**! (♀, 56 J.)

a   b

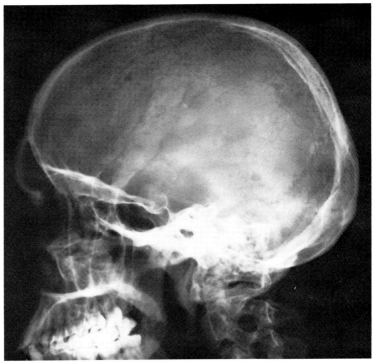

Abb. **128c** u. **d**

c

auch von einem sog. Bence-Jones-Plasmozytom. Bei etwa 30% der Patienten ist mit einem Hyperkalzämiesyndrom zu rechnen, das durch den osteoklastenstimulierenden Faktor (OSF) und durch mögliche andere Faktoren (Weiteres s. im Abschnitt über Metastasen, S. 645 ff.) ausgelöst wird. Bei entsprechender Ausprägung kann sich als Folge eines solchen Hyperkalzämiesyndroms eine Niereninsuffizienz einstellen. Im Gegensatz zum primären Hyperparathyreoidismus ist die alkalische Phosphatase normal.

Röntgenbild
Die Röntgensymptomatik des multiplen Myeloms und der Myelomatose an der Wirbelsäule ist ausführlich im Kapitel „Tumoren der Wirbelsäule und des Sakrums" in Bd. V/2, S. 289 ff. dargestellt, da sich die wesentlichen Veränderungen dort abspielen. Hier sei mehr auf die allgemeine Röntgensymptomatik eingegangen.
In etwa 5–25% der Beobachtungen (KAISER u. Mitarb. 1952, AEGERTER u. Mitarb. 1975, WILLNER 1982) kann das konventionelle Röntgenbild durchaus unauffällig sein, obwohl laborchemisch und zytologisch bereits die Diagnose eines Myeloms gestellt wurde. Das ist um so verständlicher, als insbesondere bei der Myelomatose eine Röntgensymptomatik erst dann zu erwarten ist, wenn mindestens 30–40% der Spongiosa abgebaut sind.
Die disseminierte, nichtosteolytische Myelomatose (diffus entkalkende Myelomatose) äußert sich im wesentlichen in einer *generalisierten Osteoporose,* die häufig sehr grobsträhnig (Abb. **127a**) anmutet

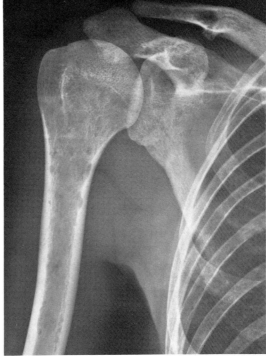

d

und sich überwiegend an der Wirbelsäule, seltener am Becken und am Schädel manifestiert. Sie wird dadurch verursacht, daß viele feine Knochentrabekelchen zerstört werden, während die gröberen noch weitgehend erhalten sind. Im eigenen Krankengut fanden wir eine ausschließliche Osteopo-

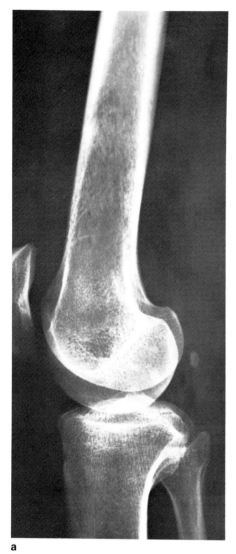
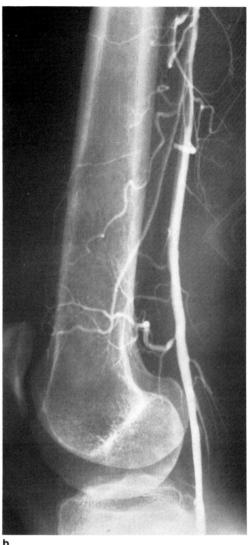

Abb. 129a u. b
a Plasmozytom der distalen Femur-Dia-/Metaphyse mit feinfleckiger Spongiosa-Kortikalis-Destruktion
b Zugehöriges Angiogramm mit Darstellung des ventral-parossalen Geschwulstausbruches (♂, 54 J.)

rose nur in etwa 3–4% aller Patienten mit einem multiplen Myelom bzw. einer Myelomatose.
Wenn auch die größeren Knochentrabekel schließlich abgebaut werden, so stellt sich die Osteoporose ausgesprochen fleckig und unscharf dar (Abb. **128a**), so wie man sie an der Wirbelsäule z.B. bei rasch verlaufenen Osteoporosen durch eine Steroidtherapie beobachtet.
Bei weiterer Progredienz des Knochenabbaus entstehen schließlich durch Konfluenz osteolytische Herde in der Spongiosa, die im Schädel, im Becken, an den Rippen und an den großen Röhrenknochen rund oder oval geformt sind und meistens eine verhältnismäßig scharfe Begrenzung besitzen (Abb. **127b**, **128c** u. **d** u. **130–132**). Die Herde haben einen Durchmesser von 1–3 cm; an der Wirbelsäule sind sie zumeist kleiner. Wenn sie an der Wirbelsäule dominieren, entsteht das Bild einer wabigen Osteoporose.
Die enostale Seite der Kompakta kann wellenförmig arrodiert werden, vor allem in den Röhrenknochenschäften (Abb. **128d**, **129** u. **133–135**). Eine begleitende Periostreaktion ist sehr selten. An den Extremitäten und dem Becken führen in der Regel nur größere zusammenfließende Herde zu Spontanfrakturen. Im Finalstadium können groteske Bilder mit äußerst transparenten bizarren „Knochenruinen" entstehen (Abb. **136**).
Die in der Literatur immer wieder zitierte *osteosklerotische Form des Plasmozytoms* kommt äußerst selten vor. In unserem Krankengut von 111 Patienten mit multiplem Myelom konnten wir in keinem Fall diesen Typ nachweisen. Osteoskleroti-

Abb. 130 Typisches Röntgenbild von Manifestationen eines Plasmozytoms der Kalvaria (♂, 46 J.)

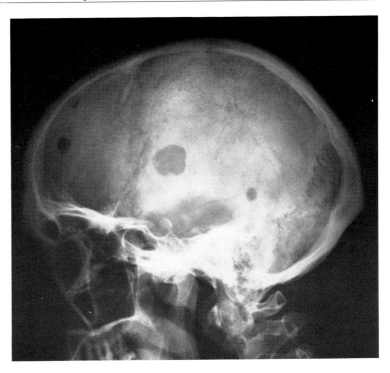

sche Veränderungen sahen wir vielmehr im Gefolge einer Therapie. Weiteres zum diffusen osteosklerotischen Typ s. in Kapitel „Tumoren der Wirbelsäule und des Sakrums" in Bd. V/2, S. 290. Eine Kombination von verschiedenen klinischen Zeichen vor allem mit der sklerosierenden Form des Plasmozytoms wird als POEMS-Syndrom bezeichnet (P = Polyneuropathie, O = Organomegalie, E = Endocrinopathie, M = M-Protein, S = Skin-changes; RESNIK u. Mitarb., 1981, TANAKA und OHSAWA, 1984) Es ist äußerst selten.

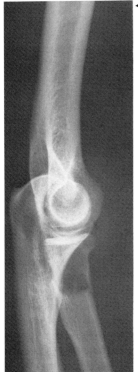

◄Abb. 131 Myelomherde in der proximalen Radius- und Ulnaepi- und -metaphyse

Abb. 132 Multiples Myelom ► (polyostisches Plasmozytom) mit peripherer Manifestation in der Hand. Zahlreiche ausgestanzte, rund-ovale, bis erbsengroße Knochendefekte in Phalangen, Metakarpalia und Handwurzelknochen (♂, 53 J.) (Rö-Aufnahme der Rheumaklinik Wiesbaden: Verh. dtsch. Ges. Path. 58 [1974] 249)

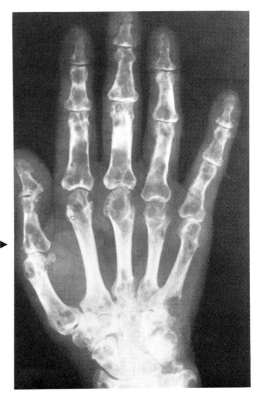

572 Skelettumoren

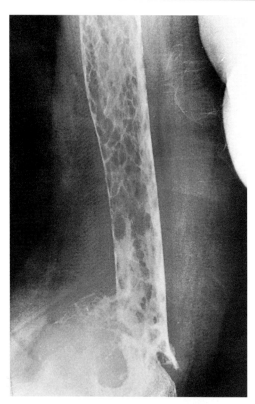

Abb. **133** Fortgeschrittenes multiples Myelom mit nicht mehr zählbaren, z. T. konfluierenden Osteolysen im Humerus und papierdünner, z. T. perforierter Kompakta. Grobe Spontanfraktur im dia-metaphysären Übergangsbereich distal mit ausgeprägtem paraossalem Geschwulstanteil

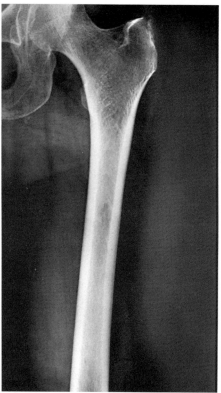
a

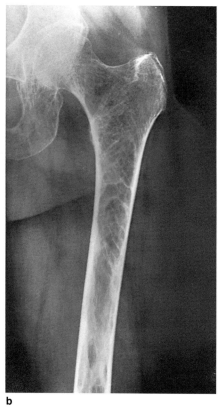
b

Abb. **134a** u. **b** Verlaufsbeurteilung eines multiplen Myeloms über 6 Jahre. Auf der Erstaufnahme (**a**) diskrete Spongiolysen intertrochantär und feine Kompaktadefekte im proximalen Schaftbereich. Massive Progredienz in **b**. Erhebliche wellenförmige Ausdünnung der Kompakta insbesondere im proximalen lateralen Schaftbereich. Beachte das strähnige Spongiosabild intertrochantär!

Abb. 135 Multiples Myelom mit zusammenfließenden Osteolysen in der Fibula und hauchdünner Kompakta. Enossale Kompaktadestruktion im proximalen Tibiaschaft

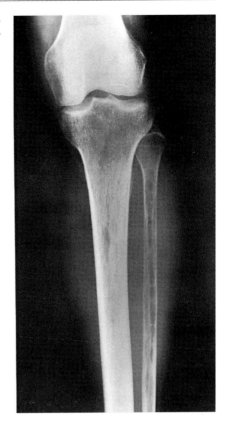

Abb. 136a u. b Groteske Destruktionen im distalen Humerus, an Radius und Ulna und auch im Handwurzel- sowie Metakarpalknochenbereich bei multiplem Myelom. Spontanfraktur im mittleren Radiusschaft und im distalen dia-metaphysären Übergangsbereich des Humerus

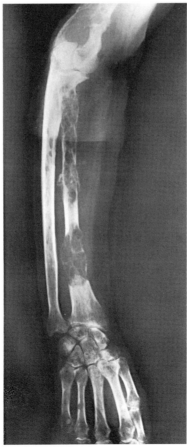
a

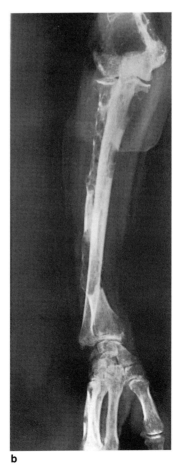
b

574 Skelettumoren

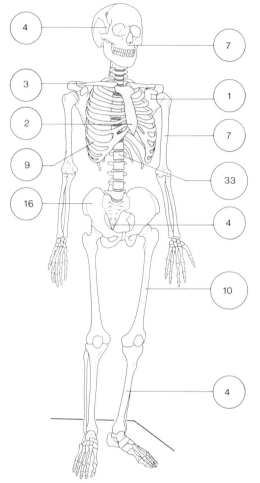

Abb. 137 Prozentuale Verteilung der Lokalisation von 534 (vorerst) solitären Plasmozytomen

Solitäres Myelom (solitäres Plasmozytom)

Pathologisch-anatomisch handelt es sich um eine lokalisierte, organbegrenzte neoplastische Wucherung von Plasmazellen, während das übrige Skelettsystem frei von pathologischen Veränderungen ist. Die Sternalpunktion fällt negativ aus. Eine Para- oder Dysproteinämie sowie eine Proteinurie werden nicht beobachtet. Grundsätzlich kann das solitäre Plasmozytom nach Jahren generalisieren. Die Annahme eines solitären Plasmozytoms ist daher nur dann berechtigt, wenn der Prozeß mindestens 1–3 Jahre begrenzt bleibt.

Vorkommen und Lokalisation

Im Vergleich zum multiplen Myelom kommt das solitäre Plasmozytom verhältnismäßig selten vor. Im Krankengut von DAHLIN (1978) finden sich nur 87 Fälle bei insgesamt 2245 Plasmozytomfällen; das entspricht einem Anteil von etwa 3%.
Überwiegend befallen werden die Wirbelsäule, das Becken und die Oberschenkel (Abb. 137).

Alters- und Geschlechtsprädilektion

Im Gegensatz zum multiplen Myelom tritt das solitäre Plasmozytom bei Patienten auf, die überwiegend unter 50 Jahre alt sind. Männer erkranken dabei häufiger als Frauen.

Klinik

Wie bei jedem organbegrenzten Geschwulstprozeß steht die örtliche Schmerzsymptomatik im Vordergrund. Allgemeinsymptome werden vermißt. Spontanfrakturen werden insbesondere bei Manifestationen an der Wirbelsäule und an den Oberschenkeln verhältnismäßig häufig nachgewiesen.

Röntgenbild

Das solitäre Plasmozytom verursacht eine in der Regel scharf begrenzte, manchmal auch von einem Sklerosesaum umgebene Osteolyse (Abb. 138). Seltener ist die Randbegrenzung aufgefasert und unscharf. Die Läsionen sind meist schon anfänglich verhältnismäßig groß und zum Zeitpunkt der Erstbeobachtung aus den Knochen ausgebrochen. Dadurch können sie einen erheblichen paraossalen Geschwulstanteil verursachen. Dieser Geschwulstanteil muß allerdings nicht unbedingt nur aus Tumorzellen bestehen; denn häufig findet sich ein Mischbild zwischen Blutungen und Tumorgewebe. Das macht die zytologische Abklärung nicht immer leicht. Insgesamt betrachtet, dominiert beim solitären Plasmozytom an den Röhrenknochen der Destruktionstyp Grad I C, seltener II nach Lodwick.

Differendialdiagnose

Die häufig blasige Gestalt des *solitären Plasmozytoms* kann insbesondere bei etwas jüngeren Patienten (um 40 Jahre) Ähnlichkeiten mit einem *Riesenzelltumor*, mit einem braunen Tumor, oder mit einer aneurysmatischen Knochenzyste haben. Auch *expansive Metastasen*, z. B. eines hypernephroiden Karzinoms, können ähnliche Bilder verursachen. Die Differentialdiagnose der *Myelomatose* mit dem Bild einer Osteoporose ist naturgemäß sehr weit zu stellen, da im Alter der Patienten, insbesondere bei Frauen, nicht selten postmenopausische oder sonstige Osteoporosen vorkommen können. Die strähnige oder auch wabige Osteoporose weist manchmal Ähnlichkeiten mit einem *primären Hyperparathyreoidismus* auf. Laborchemisch läßt sich dann die Diagnose durch den Nachweis einer erhöhten alkalischen Phosphatase beim Hyperparathyreoidismus sichern. Auch eine Röntgenaufnahme des Handskeletts mit dem typischen Nachweis von subperiostalen Resorptionen an den Phalangen kann eine Klärung bringen.
Finden sich diffuse fleckige, unscharf begrenzte Entkalkungen, dann ist die Abgrenzung gegenüber einer *generalisierten Metastasierung* oder einer rasch verlaufenden, z. B. durch (endogene) Steroide verursachten Osteoporose, sehr schwierig und

Primäre Knochengeschwülste und geschwulstähnliche Läsionen des Skeletts

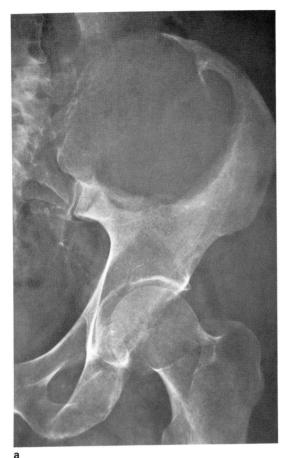
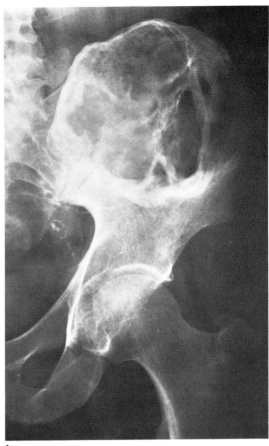

Abb. 138a u. b Vorerst solitäres Plasmozytom des linken Os ilium (♂, 51 J.). 5 Jahre nach Bestrahlungsbehandlung sind insbesondere die kranialen Partien des Os ilium z. T. reossifiziert. Kaudal grenzt sich die Läsion jetzt durch einen breiten Sklerosesaum ab. Zum Zeitpunkt der Erstuntersuchung (**a**) war in der linken Beckenschaufel ein ausgeprägter derber Tumor zu tasten. 4 Jahre nach Diagnosestellung kurioserweise Lungenmetastasen

kann nur durch die Beckenkammbiopsie erbracht werden.

Plasmozytommanifestationen mit scharfen Herdgrenzen, die z. T. konfluieren können, mit Markraumaufweitung usw. bereiten in der Regel keine differentialdiagnostischen Schwierigkeiten, da solche Knochenveränderungen kaum bei anderen Krankheitsbildern beobachtet werden.

In den meisten Fällen eines multiplen Myeloms wird es keine nennenswerten differentialdiagnostischen Schwierigkeiten geben, wenn man die Immunelektrophorese und die Knochenmarksbiopsie bzw. -punktion hinzuzieht. Die sehr seltenen nichtsekretorischen Plasmozytomformen mit normaler Immunelektrophorese können allerdings Probleme in der Abgrenzung gegenüber Non-Hodgkin-Lymphomen mit Skelettbefall bereiten.

Liposarkom

Synonyme: lipoblastisches Sarkom, Lipofibrosarkom, Lipomyxosarkom.

Definition (WHO): Beim Liposarkom handelt es sich um einen malignen Tumor, der durch eine lipoblastische Differenzierung charakterisiert ist, erkennbar an atypischen Lipoblasten in verschiedenen Differenzierungsstadien.

Das Liposarkom ist ein primär maligner Tumor des Knochenmarks. Die Zellen dieses Tumors ähneln Lipoblasten; sie haben also die Fähigkeit zur Fettstapelung und besitzen somit auch faserbildende Eigenschaften, z. T. mit der Potenz zur Produktion myxoiden Gewebes.

Vorkommen

Im Gegensatz zum Liposarkom der Weichteile, das hinsichtlich seiner Häufigkeit an vorderer Stelle der Weichteilsarkome überhaupt steht, ist das primäre Liposarkom des Knochens sehr selten. Die Sammlung des Netherlands Committee of Bone Tumours (NCBT, 1973) mit etwa 4000 Geschwül-

576 Skelettumoren

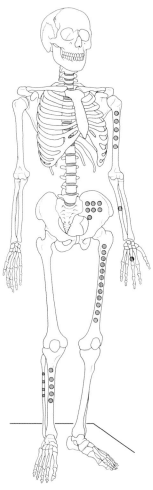

Abb. 139
Verteilung der Lokalisation von 35 Liposarkomen (In Anbetracht der geringen Zahl der Beobachtungen keine statistischen Angaben.)

sten, davon 1645 primär *malignen* Tumoren, und die Sammlung des Knochengeschwulstregisters Göttingen mit etwa 3260 Tumoren, davon 1483 bösartigen Knochen-Erstgewächsen, enthalten nur 5 histologisch gesicherte Beobachtungen von Liposarkomen. Aus der Literatur sind uns nur 28 (14 ♂ und 14 ♀) einschlägige Beobachtungen, die durch den weiteren katamnestischen Verlauf als Primärmanifestationen am Knochen angesehen werden können, bekannt geworden.

Altersprädilektion
Der Tumor bevorzugt keine bestimmte Altersgruppe.
Er wird in der 3., 4. und 5. Dekade in gleicher Häufigkeit beobachtet. Der jüngste Patient war 6, der älteste > 70 Jahre.

Geschlechtsprädilektion
Die Bevorzugung eines Geschlechts ist anhand der geringen Beobachtungszahlen nicht festzustellen.

Lokalisation
Von den bekanntgewordenen Beobachtungen werden folgende Lokalisationen berichtet (Abb. **139**):
Femur 11
Os ilium u. Os sacrum 5
Tibia 4
Fibula 4
Humerus 3
Ulna 1.
Die 5 eigenen Beobachtungen zeigen 3mal eine Lokalisation am Femur, 2mal in der Tibia.

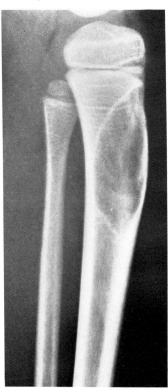

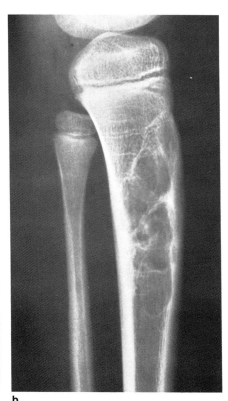

Abb. **140a** u. **b** Liposarkom der proximalen Femur-Meta-/Diaphse
a Scharf und sklerotisch begrenzte radioluzente Läsion im meta-diaphysären Bereich der Tibia; geringe Vorwölbung der Kortikalis an der ventralen Seite
b 4 Jahre später mit „pseudomultilokulärer" Größenzunahme des Herdes (♀, 6 J. bei Erstbeobachtung)

a b

Klinik

Ein charakteristisches Leitsymptom für diese Geschwulst existiert nicht. In allen Fällen wird über einen auffallend langen (in 2 Beobachtungen 2 Jahre), überwiegend aber über einen mehrere Monate dauernden, *lokalen* Schmerz, vergesellschaftet mit einer örtlich begrenzten Weichteilschwellung, berichtet.

Röntgenbild

Der Tumor ist durch einen ungleichmäßigen und unscharf begrenzten osteolytischen Herd, meistens in der Metaphyse gelegen, selten mit diaphysärer Lokalisation, gekennzeichnet. Inselförmige endotumorale Verkalkungen können vorhanden sein. Dann kann das Bild eines Tumors kartilaginärer Genese simuliert werden. Stets ist zum Zeitpunkt der Erstentdeckung die Kortex im tumortragenden Abschnitt aufgetrieben, evtl. arrodiert, in fortgeschrittteneren Fällen auch perforiert und mit entsprechenden periostalen Reaktionen, gelegentlich auch mit einem ausgeprägten parossalen Geschwulstausbruch kombiniert. Die *weniger malignen* Formen zeigen als Ausdruck ihres relativ langsamen Wachstums eine scharfe Grenze zum gesunden Knochen. Gelegentlich wird diese Tumorgrenze durch eine reaktive Osteosklerosezone markiert (Abb. **140**).

Andere Liposarkome zeigen auf dem Röntgenbild größere Aggressivität. Der Übergang zur gesunden Spongiosa ist mehr fließend; die Ränder sind weniger scharf. Periostale Reaktionen, ggf. mit dem Auftreten sog. Codmanscher Dreiecke kombiniert, können vorkommen (Abb. **141**). Im Falle eines Durchbruchs durch die Kompakta läßt sich ein parossaler, zuweilen durch radioluzente Fettmassen bedingter Weichteiltumor darstellen. EDEIKEN (1973) hat zwar die Möglichkeit einer Kombination Liposarkom und Osteosarkom (malignes Mesenchymom) erwähnt. Unserer Meinung nach sollte dabei jedoch eine scharfe Trennung gezogen werden, weil Tumoren mit osteoblastischer Potenz der Gruppe der Osteosarkome zuzurechnen sind.

Primäre Liposarkome des Knochens sind in ihrer röntgenologischen Symptomatik vom Bild der sekundär den Knochen arrodierenden Liposarkome der Weichteile abzugrenzen. Das Weichteilliposarkom führt entweder zu kortikalen Druckerosionen oder in seltenen Fällen bei invasivem Wachstum in die Kortex zu oberflächlicher Knochendestruktion. Eine differentialdiagnostische Abgrenzung zwischen dem primären Liposarkom des Knochens und einem parossalen Liposarkom der Weichteile mit *sekundärer* Arrosion der Knochenrinde kann sich nur auf das Röntgenbild stützen: Bei enossaler Lokalisation der Hauptmasse des Tumors liegt ein primär *ossales* Liposarkom vor.

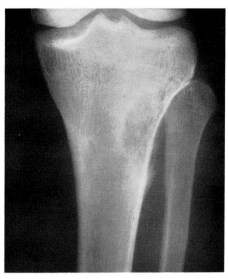

Abb. **141** Liposarkom der proximalen Tibiametaphyse mit z. T. scharf und sklerotisch begrenztem, an anderen Stellen unscharf begrenztem osteolytischen Herd; exzentrische Lokalisation, periostale Knochenneubildung und Codman-Dreieck (♂, 17 J.)

Differentialdiagnose

Der röntgenologisch weniger aggressiv anmutende Typ des Liposarkoms des Knochens kann am makromorphologischen Kriterium des Röntgenbildes gegen solitäre Knochenzysten, aneurysmatische Knochenzysten, ein eosinophiles Granulom oder einen Riesenzelltumor nicht ohne weiteres abgegrenzt werden. Der „röntgenologisch aggressive" Typ des Liposarkoms ahmt das Bild eines Chondrosarkoms, eines Osteosarkoms, eines Ewing-Sarkoms oder auch einer Osteomyelitis täuschend ähnlich nach.

Bindegewebige Tumoren

Gutartige Tumoren

Desmoplastisches Fibrom

Definition (WHO): Beim desmoplastischen Fibrom handelt es sich um einen benignen Tumor, dessen Zellen reichlich Kollagenfasern bilden. Das Gewebe ist zellarm; die Zellkerne sind oval oder gestreckt geformt. Der dem Fibrosarkom eigene Zellreichtum, die Pleomorphie und die mitotische Aktivität werden beim desmoplastischen Fibrom vermißt.

Vorkommen

Der Tumor ist ausgesprochen selten; bisher wurden nicht mehr als etwa 50 Fälle beobachtet. In den Dossiers des NCBT sind 15 Fälle eingetragen.

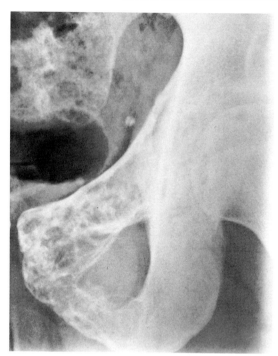

beträchtliche Ausmaße erreichen kann. Sie kann lobuliert erscheinen und riffartige Vorsprünge zeigen. Eine Auftreibung des Knochens ist nicht selten. Zum gesunden Knochen hin setzt sich die Läsion in der Regel scharf und manchmal mit einem Skleroserand ab. Möglich ist aber durchaus auch eine mottenfraßartige oder permeative Begrenzung, korrespondierend mit dem Grad II nach Lodwick, dann einen aggressiven bzw. malignen Prozeß vortäuschend. Bricht der Tumor aus dem Knochen aus, dann läßt sich eine Weichteilmasse nachweisen, die einen erheblichen Umfang annehmen kann. Typische Vertreter des desmoplastischen Fibroms sind in den Abb. **142** u. **143** dargestellt.

Abb. 142 Desmoplastisches Fibrom im Os pubis mit mäßiger Auftreibung des Knochens und deutlicher Trabekulierung. Im aszendierenden Teil des Os pubis zum Foramen obturatum hin Destruktion der Kompakta mit Unschärfen und reaktiver Periostverknöcherung, einen aggressiveren, durchaus malignen Prozeß vortäuschend (♂, 22 J.)

Alters- und Geschlechtsprädilektion
Die bisherigen Beobachtungen wurden bei Patienten im Alter von 2–70 Jahren gemacht, 50% der Patienten befanden sich im 2. Dezennium, 15% im 3. und jeweils 10% in der 1. und 4. Lebensdekade.

Lokalisation
In den Röhrenknochen treten desmoplastische Fibrome bevorzugt im Humerus, im Femur und in der Tibia auf. Sie sitzen vor allem in der Metaphyse und im meta-diaphysären Bereich. In den flachen Knochen werden sie im Os pubis, in der Skapula und in der Mandibula beobachtet.

Klinik
Der Tumor verursacht verhältnismäßig wenig Beschwerden. Die zuweilen beträchtliche Größenausdehnung des Prozesses bei der röntgenologischen Erstentdeckung verwundert daher nicht. Die geringen Beschwerden bestehen in der Regel einerseits aus einem leichten Ziehen im betroffenen Areal über mehrere Jahre. Spontanfrakturen sind andererseits möglich und führen den Patienten rasch zum Arzt.

Röntgenbild
Im Vordergrund steht eine in der Regel zentral gelegene Osteolyse, die – wie bereits erwähnt –

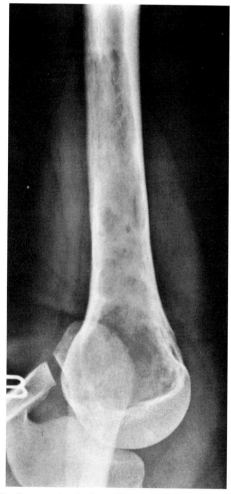

Abb. 143 Desmoplastisches Fibrom in der proximalen Epi-, Meta- und Diaphyse des Humerus bei einer 27jährigen Frau. Die Osteolyse ist zur Humeruskopfkappe scharf durch einen Sklerosesaum abgesetzt, die enossale Kompakta im Schaftbereich findet sich wellenförmig arrodiert. Im distalen Teil der Läsion, vor allem medialseitig gelegen, Konturunschärfen der partiell zerstörten Kompakta, den aggressiveren Teil der Läsion anzeigend

Postoperativ bedarf der Tumor zunächst einer kurzzeitigen Verlaufsbeobachtung, da er bei nicht ganz vollständiger Resektion zu Rezidiven neigt.

Differentialdiagnose

Liegt der Tumor zentral in einem Röhrenknochen, so muß differentialdiagnostisch die *einkammrige juvenile Knochenzyste* in Erwägung gezogen werden, die aber selten stärkere Umgebungssklerosen erkennen läßt, wie in der Abb. **143** (proximal) dargestellt. Auch die *monostotische fibröse Dysplasie* im überwiegend lytischen bzw. bindegewebigen Stadium sollte in die engere differentialdiagnostische Wahl kommen. Bei unscharfer Konturierung muß auch an ein *Fibrosarkom* gedacht werden. Bei epi-metaphysärer Lokalisation und auch an flachen Knochen kann der *Riesenzelltumor* ähnliche Bilder wie das desmoplastische Fibrom verursachen.

Periostales Desmoid
(„Cortical irregularity-syndrome")

Nach WILNER (1982) ist die Bezeichnung „periostales Desmoid" ein Synonym für den fibrösen Kortikalisdefekt. Andere Autoren wie z. B. SCHAJOWICZ (1981) und MIRRA (1980) sind dagegen der Meinung, daß es sich beim periostalen Desmoid um eine Variante des desmoplastischen Fibroms handelt, da auffallende histologische Ähnlichkeiten bzw. sogar Identität bestehen sollen. Das histologische Bild ist übrigens mit Desmoiden im Weichgewebsbereich identisch (HUVOS 1979).

Die Läsion kommt insgesamt sehr selten vor.

Röntgenologisch sieht man eine mehr oder weniger flache Kompaktaarrosion, die vom darüber gelegenen Periost ausgeht und höchstens 1–2 cm Längsausdehnung hat (Abb. **144a** u. **b**). Die Arro-

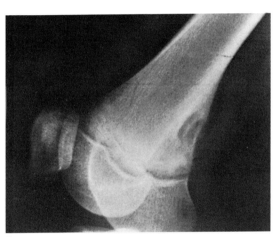
a

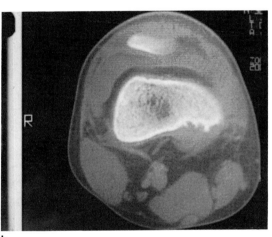
b

Abb. **144a–c** Periostale Desmoide
a Periostales Desmoid („cortical irregularity syndrome") an der Dorsalseite der distalen Femurmetaphyse
b Im CT-Bild erkennt man die Kortikalisirregularität. Beim fibrösen metaphysären Defekt wäre nach dorsal zu eine Knochenschale zu erwarten
c Periostales Desmoid des Os ischii mit charakteristischer Knochenerosion durch sub- und periostale fibroossäre Knochenreaktionen (♂, 10 J.). Differentialdiagnostisch kommt mit gleicher Wahrscheinlichkeit eine traumatische ossifizierende Ligamentitis bzw. eine Fibroostitis in Frage

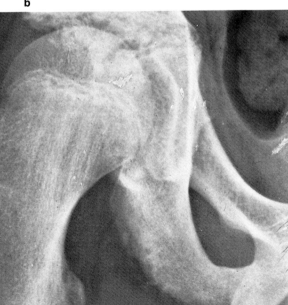
c

sion ist scharf begrenzt. Manchmal bildet das Periost an der Außenseite des Tumors auch eine dünne Knochenhülle, die bei größeren Exemplaren durchaus Ähnlichkeit mit einer aneurysmatischen Knochenzyste haben kann.
Insgesamt betrachtet, finden sich auffallende Ähnlichkeiten mit dem fibrösen Kortikalisdefekt. Beide Entitäten haben ihre Vorzugslokalisation im distalen Femurbereich, wobei das periostale Desmoid allerdings dazu neigt, mehr dorsal zu sitzen, während der fibröse Kortikalisdefekt mehr an der medialen oder lateralen Zirkumferenz liegt. Eine verhältnismäßig sichere Unterscheidung zwischen beiden Prozessen ist durch die Szintigraphie möglich, die beim periostalen Desmoid eine mäßige Aktivitätsanreicherung zeigt, während der fibröse metaphysäre Defekt und auch das gewöhnliche nichtossifizierende Knochenfibrom mit keiner Traceranreicherung einhergehen (FEINE u. AHLEMANN 1981).
Sitzt die Läsion im fibroossären Übergangsbereich, wie z. B. am Sitzbein (Abb. **144c**), so kann die Abgrenzung gegenüber einer rarefizierenden Fibroostitis, z. B. im Rahmen entzündlich-rheumatischer Erkrankungen, oder einer aseptischen Knochennekrose gelegentlich schwierig sein. Die aseptische Knochennekrose bildet aber selten einen nennenswert tastbaren Tumor. Die Fibroostitis tritt in der Regel multilokulär, oft bilateral-symmetrisch auf.

Bösartige Tumoren

Fibrosarkom und malignes fibröses Histiozytom (MFH)

Definition (WHO): Beim Fibrosarkom handelt es sich um einen malignen Tumor, dessen Zellen ein Geflecht von Kollagenfasern bilden, der aber keine weiteren histologischen Differenzierungen, wie z. B. die Bildung von Knorpel oder Knochen, aufweist.
Der Tumor kann entweder vom Bindegewebe des Knochenmarks *(zentrales, medulläres oder enostales Fibrosarkom)* oder (seltener) vom Periost oder paraossalen Bindegewebe *(periostales Fibrosarkom)* seinen Ursprung nehmen. Als sog. *sekundäre Fibrosarkome* werden diejenigen bezeichnet, welche auf dem Boden einer vorbestehenden Läsion z. B. Knocheninfarkt, chronische Osteomyelitis, Morbus Paget) entstehen.
Fibrosarkome können von Fall zu Fall erhebliche Unterschiede in der Atypie der Zellkerne, in der Zahl der Mitosen und in der Fasermenge aufweisen. Im Aufbau des Einzeltumors gibt es allerdings wenig Variationen. Zwischen Histologie und klinischem Verhalten des Fibrosarkoms besteht eine bestimmte Übereinstimmung, die eine Graduierung erlaubt.

So werden drei Malignitätsgrade unterschieden:
Histologischer Grad I:
Das Tumorgewebe ist ziemlich differenziert mit nicht mehr als zwei Mitosen in 20 Gesichtsfeldern bei geringer Vergrößerung (Diameter 52 µm) in reichlich zellulären Gebieten.
Grad II:
Das Tumorgewebe ist mäßig differenziert mit weniger als 10 Mitosen in 20 Gesichtsfeldern bei geringer Vergrößerung (Diameter 250 µm) in reichlich zellulären Gebieten.
Grad III:
Das Tumorgewebe ist wenig differenziert bzw. anaplastisch mit 10 oder mehr Mitosen in 20 Gesichtsfeldern bei geringer Vergrößerung (Diameter 250 µm).

Das maligne fibröse Histiozytom (MFH) ist eine verhältnismäßig neue Tumorentität und erweckte in den 60er Jahren und Anfang der 70er Jahre großes Interesse. Auch diejenigen Autoren, welche die Eigenständigkeit dieser Tumorentität zunächst bezweifelten, wie z. B. DAHLIN, sprechen sich heute für die Berechtigung dieser Annahme aus.
Histologisch unterscheidet sich das MFH vom Fibrosarkom durch die histiozytären Zellelemente. Die häufig großen Kerne stellen sich sowohl spindelig als auch ovoid mit Einkerbungen dar; das Zytoplasma ist in der Regel üppig vorhanden und kann infolge Speicherung schaumig erscheinen. Vielkernige Riesenzellen bilden einen wesentlichen Bestandteil des Tumors.
Früher wurde das maligne fibröse Histiozytom entweder dem Fibrosarkom oder dem fibroblastischen Osteosarkom zugeordnet. In einer retrospektiven Studie an 100 Beobachtungen von Knochenfibrosarkomen des NCBT-Registers konnte fast die Hälfte aller Fälle als MFH nachklassifiziert werden.
Offensichtlich etwas häufiger als das banale Fibrosarkom entsteht das MFH auf dem Boden einer Vorerkrankung (z. B. Knocheninfarkt, Morbus Paget usw. Abb. **151** u. **152**). In einer Studie von FREYSCHMIDT u. Mitarb. (1981) über 157 Fälle aus der Literatur und über 12 eigene Fälle zeigten sich 30 auf dem Boden einer Vorerkrankung des Knochens entstanden. Auch in dieser Studie wird aus biologischer und histologischer Sicht auf die Berechtigung der Abgrenzung des MFH vom Fibrosarkom und vom fibroblastischen Osteosarkom hingewiesen. Da die röntgenologische Symptomatik und die Prognose gegenüber dem Fibrosarkom aber keine auffallenden Unterschiede erkennen lassen, sollen MFH und Fibrosarkom gemeinsam in diesem Kapitel besprochen werden.
Die *Prognose* des Fibrosarkoms hängt von der histologischen Graduierung ab. Beim Grad I beträgt die Fünfjahresüberlebensrate 64%, beim Grad II

41% und beim Grad III nur 23%. Durch eine pathologische Fraktur wird die Prognose ungünstig beeinflußt. Negative Einflußfaktoren scheinen auch eine zentrale Lage und ein rein mottenfraßartiger oder permeativer Destruktionstyp zu sein. Wenn mehr als zwei Quadranten vom Knochenumfang zerstört sind, dann wird die Prognose ebenfalls negativ beeinflußt (TACONIS 1982).

Primäre und sekundäre Fibrosarkome

Die meisten Fibrosarkome entwickeln sich de novo in einem vorher gesunden Knochen bei unbekannter Ätiologie und Pathogenese. Bei manchen Beobachtungen ging jedoch die Entwicklung eines Fibrosarkoms von einer vorher bestehenden Erkrankung im Sinne einer „malignen Transformation" oder „Dedifferenzierung" aus. Die häufigsten bisher bekannten Vorschäden sind der Morbus Paget, der Zustand nach Bestrahlungsbehandlung, das Chondrosarkom, der Riesenzelltumor, die fibröse Dysplasie, der Knocheninfarkt und die chronische Osteomyelitis.

Vorkommen
Fibrosarkome nehmen etwa 3–6% aller malignen Knochentumoren ein. Insgesamt betrachtet, sind sie als seltene Tumoren anzusehen.

Alters- und Geschlechtsprädilektion
Grundsätzlich kommen Fibrosarkome und maligne fibröse Histiozytome in allen Altersgruppen etwa gleich häufig vor. Einige Autoren erwähnen eine leichte Bevorzugung der 2., 3. und 4. Lebensdekade (WILNER 1982, SCHAJOWICZ 1981). HUVOS (1976) gibt eine Bevorzugung der 2., 4. und 5. Lebensdekade an.

Lokalisation
Prädilektionsorte für ein Fibrosarkom und auch ein MFH sind das distale Femur (mehr als 30%), die proximale Tibia (ca. 10%), das Os ilium (5–10%), Mandibula (3–8%) und Maxilla (2–5%) (Abb. **145**). Innerhalb eines Röhrenknochens liegt der Tumor gewöhnlich in der Metaphyse oder im meta-diaphysären Bereich. Selten ist die meta-epiphysäre Region und sehr selten ausschließlich die Epiphyse oder Diaphyse betroffen.

Klinik
Die häufigsten Symptome sind lokaler Schmerz und Schwellung. Verglichen mit anderen Knochenmalignomen können die Symptome erst verhältnismäßig spät im Verlauf der Erkrankung einsetzen. AEGERTER (1975) erwähnt eine mittlere Anamnesedauer von 20 Monaten. In etwa 30% der Beobachtungen läßt sich eine pathologische Fraktur als erstes Krankheitssymptom des medullären Fibrosarkoms nachweisen. Periostale Fibrosarkome führen in der Regel früher zu einer klinischen Schmerzsymptomatik, eine Erfahrung, die

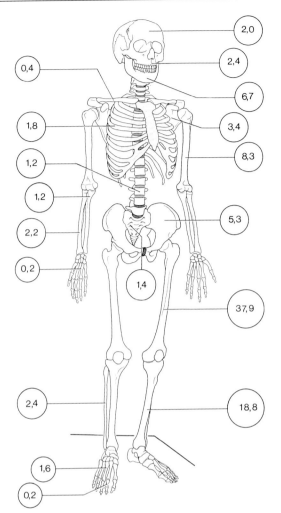

Abb. **145** Prozentuale Verteilung der Lokalisation von 494 Fibrosarkomen

in Anbetracht der starken nervalen Versorgung des Periostes nicht verwunderlich ist.

Röntgenbild
In der Regel zeigen sich Fibrosarkome und maligne fibröse Histiozytome als osteolytische Läsion. In etwa 15% der Fälle erscheint die Osteolyse relativ gut begrenzt (Lodwick-Grad IB–C, Abb. **146**), in 85% aller Fälle finden sich grobe Destruktionen mit mottenfraßartiger Randbegrenzung (Lodwick-Grad II, Abb. **147, 149, 150, 153**) oder – seltener – rein mottenfraßartige (Abb. **148**) und/oder permeative Destruktionsmuster entsprechend einem Lodwick-Grad III. Die einem Lodwick-Grad IB–C entsprechenden Läsionen haben manchmal einen erstaunlich dichten Sklerosesaum, der einen benignen Prozeß vortäuschen kann; bei subtiler Analyse entdeckt man dann doch hin und wieder vereinzelte Mottenfraßareale jenseits des Saumes, die den wahren Charakter des Tumors signalisieren.

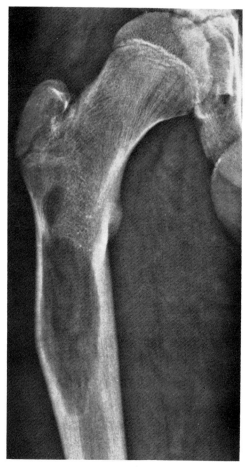

Abb. 146

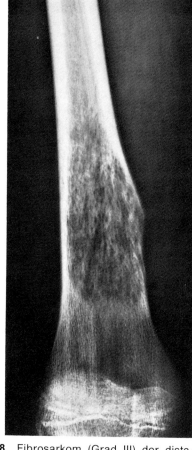

Abb. 148 Fibrosarkom (Grad III) der distalen Femurdiaphyse mit mottenfraßartiger Spongiosadestruktion und perforierter Kortikalis (♂, 13 J.)

▲ Abb. 146 Ungewöhnliches Fibrosarkom (Grad III) der proximalen Femurdiaphyse bei einem Kind mit exzentrischer schalenartiger „Kompaktaausbeulung" nach lateral (Lodwick Grad III)

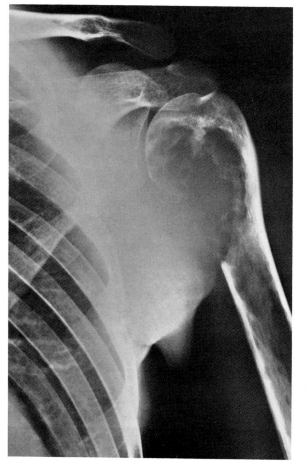

◀ Abb. 147 Fibrosarkom (Grad II) der proximalen Humerus-Epi-/Meta-/Diaphyse mit exzentrischem parossalem Geschwulstausbruch (♂, 26 J.)

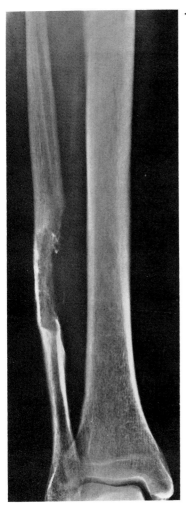

◄ Abb. **149** Fibrosarkom (Grad II) der Fibuladiaphyse mit exzentrischem Geschwulstausbruch und Invasion in die Membrana interossea ohne erkennbare periostale Knochenneubildung (♂, 67 J.)

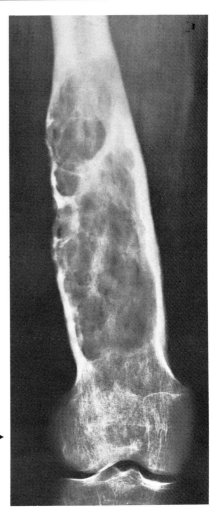

Abb. **150** Multizentrisches ► Fibrosarkom (Grad I) mit ausgedehnter periostaler Knochenneubildung, ein Chondrosarkom simulierend (♂, 48 J.)

In den Röhrenknochen sind die Fibrosarkome überwiegend zentral lokalisiert. Pathologische Frakturen werden in bis zu einem Drittel der Fälle beobachtet. Am häufigsten finden sie sich im Femur und im Humerus. Periostale Reaktionen kommen bei Fibrosarkomen und malignen fibrösen Histiozytomen in bis zur Hälfte der Fälle zur Beobachtung, wenn man von den grundsätzlich möglichen periostalen Reaktionen bei Spontanfraktur absieht. Die Skala der periostalen Veränderungen reicht vom lamellären Typ über Spikulabildungen bis zum Codmanschen Dreieck.

Zum Zeitpunkt der Diagnose ist die Geschwulst häufig schon sehr groß: In 50% der Fälle zwischen 7 und 10 cm, in 20% sogar größer als 10 cm (!). Die präoperative Diagnostik hat sehr sorgfältig die Geschwulstausbreitung insbesondere in den Weichteilen zu erfassen. Das gelingt auch nach intravenöser Kontrastmittelgabe mit der Computertomographie nicht immer sehr präzise, da der Tumor in den Weichteilen infiltrierend wächst und häufig zur umgebenden Muskulatur isodens ist.

Auch mittels Angiographie lassen sich die topographischen Verhältnisse nicht immer exakt klären, insbesondere wenn die Geschwulst wenig vaskularisiert ist. Bisherige Erfahrungen haben gezeigt, daß die Kernspintomographie jedoch in der Lage ist, mit hoher Präzision die anatomischen Verhältnisse zu klären.

Differentialdiagnose
In jenen Fällen, in denen das Destruktionsmuster überwiegend geographischer Natur ist, kann die Abgrenzung gegenüber aggressiven benignen Tumoren und geschwulstähnlichen Läsionen manchmal schwierig werden. Das trifft bei jüngeren Patienten in der 1. und 2. Lebensdekade besonders auf das Chondromyxoidfibrom, das desmoplastische Fibrom, das Osteoblastom und die fibröse Dysplasie zu. Bei Patienten in der 3. Lebensdekade kann der Riesenzelltumor bei überwiegend metaphysärer Lokalisation differentialdiagnostische Probleme bereiten. Auch solitäre Plasmozytome verursachen manchmal fibrosarkomähnliche Röntgenbefunde.

584 Skelettumoren

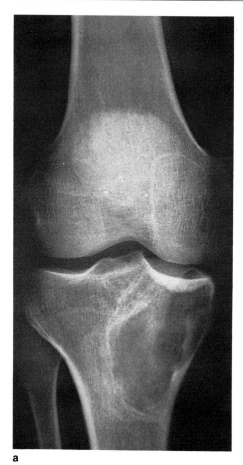
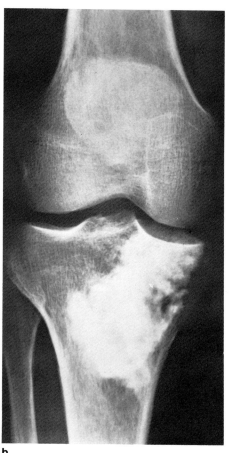

a **b**

Abb. 151 a u. b   ♂ a 29 J., b 59 J. 30jährige Verlaufsbeobachtung bei einem (strahleninduzierten?) ossären, malignen fibrösen Histiozytom der proximalen Tibia-Epi-/Metaphyse
a Hühnereigroßer epi-metaphysär-exzentrischer osteolytischer Knochenherd mit Verdünnung der medialen Kortex und umschriebener Destruktion (Nov. 1944); röntgenologische Erstdiagnose: Riesenzelltumor. Radiatio mit 45 Gy (ohne histologische Sicherung!)
b Wattebauschartige und fleckförmige Spongiosasklerose in Kombination mit einer randständigen Spongiosaosteolyse und inzipienter Destruktion der epi-metaphysären, papierdünnen Kortex (Feb. 1974 = 30 J. nach erfolgter Strahlenbehandlung)

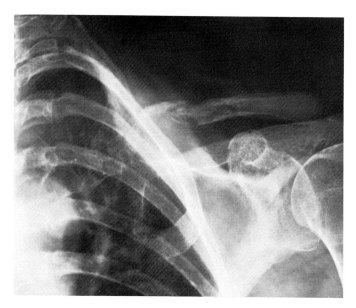

Abb. 152 Ossäres, malignes, fibröses Histiozytom der Klavikula mit ausgedehnter Destruktion der medialen und mittleren Partien 10 Jahre nach intensiver Bestrahlung der homolateralen Regio supraclavicularis im Rahmen einer postoperativen Radiatio wegen eines Mammakarzinoms; 2 Jahre vor Feststellung des vorliegenden Röntgenbefundes tomatengroße Weichteilschwellung oberhalb des Sternoklavikulargelenkes (♀, 64 J.)

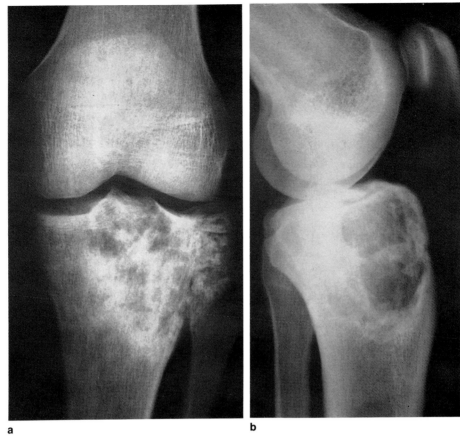

Abb. **153a** u. **b** Malignes fibröses Histiozytom des Tibiakopfes. Osteolyse vermengt mit fleckiger Osteosklerose (♂, 27 J.)

Ist das Destruktionsmuster überwiegend mottenfraßartig oder permeativ (Grad III nach Lodwick) oder kombiniert geographisch/mottenfraßartig oder -permeativ (Grad II nach Lodwick), so muß differentialdiagnostisch an das Osteosarkom (vor allem das fibroblastische), das Chondro-, Ewing- und Retikulumzellsarkom gedacht werden.

Vaskuläre Tumoren

Gutartige Tumoren

Hämangiom

Definition (WHO): Beim Hämangiom handelt es sich um eine benigne Läsion, die aus neugebildeten kapillären oder kavernösen Blutgefäßen besteht.

Histologisch unterscheidet man zwischen kapillären und kavernösen Hämangiomen. Die kapillären bestehen aus Lobuli von Kapillaren mit einigen größeren ernährenden Gefäßen, die kavernösen aus vielen großen dünnwandigen Räumen. Es werden auch venöse Hämangiome beschrieben, die aus überwiegend dickwandigen kleinen Venen bestehen.

Namhafte Autoren bezweifeln, daß es sich beim Hämangiom überhaupt um eine echte Geschwulst, wahrscheinlich nicht einmal um ein Hamartom handelt. AEGERTER u. KIRKPATRIC (1975) sowie LICHTENSTEIN (1977) nehmen an, daß Hämangiome auf dem Boden einer lokalen venösen Stase entstehen. Nach Ansicht von DAHLIN (1978) entsprechen die Hämangiome, die zufällig entdeckt werden, wahrscheinlich nur Zonen von Teleangiektasien und weniger echten Gefäßneubildungen.

Während sich kapilläre Hämangiome vorzugsweise in den Röhrenknochen manifestieren, werden das kavernöse Hämangiom überwiegend im Schädelknochen und eine Kombination aus beiden überwiegend in den Wirbeln beobachtet.

Vorkommen

Im Schädel kommt das Hämangiom im Gegensatz zu den Weichteilen verhältnismäßig selten vor. Die meisten Hämangiome werden in der Regel zufällig in den Wirbelkörpern entdeckt. So konnte SCHMORL (1927) bei 10% von 3829 Autopsien ein Wirbelhämangiom nachweisen. TÖPFER fand 1928 sogar 11,92% bei 2154 Autopsien, wobei 34 Häm-

586 Skelettumoren

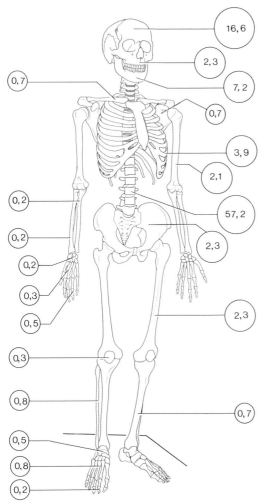

Abb. 154 Prozentuale Verteilung der Lokalisation von 610 Hämangiomen

Lokalisation

Weit mehr als die Hälfte aller Hämangiome ist in den Wirbelkörpern angesiedelt. In den übrigen Skelettabschnitten treten sie mit abnehmender Frequenz an folgenden Stellen auf: Schädelkalotte, Mandibula, Rippen, Maxilla, Becken, Oberschenkel- und Oberarmknochen (Abb. **154**). In den Röhrenknochen zeigt sich das Hämangiom überwiegend in der Metaphyse und in der angrenzenden Diaphyse.

Klinik

Die Mehrheit der Hämangiome verläuft asymptomatisch. Daher verwundert auch nicht die geringe Repräsentanz (von etwa 1%) der Hämangiome in größeren Sammlungen von Knochentumoren. Bei einer Lokalisation im Schädel oder in Röhrenknochen kann eine lokale Schwellung auftreten, die mit einer vagen Schmerzsymptomatik einhergeht. Neurologische Symptome sind dann zu erwarten, wenn sich ein Wirbelkörper- oder Wirbelbogenhämangiom in den Spinalkanal oder in den Bereich der Nervenaustrittskanäle entwickelt. Auch Sinterungen eines von einem Hämangiom befallenen Wirbelkörpers können entsprechende Symptome hervorrufen.
Wie schon im Kapitel „Tumoren der Wirbelsäule und des Sakrums" in Bd. V/2, S. 293 ff. ausgeführt, sind sonstige angegebene Rückenschmerzen bei röntgenologischem Nachweis eines Hämangioms im Hinblick auf ihre ätiologische Zuordnung zurückhaltend zu bewerten, wenn man berücksichtigt, daß die meisten uncharakteristischen Rückenschmerzen auf idiopathische, muskuläre oder degenerative Komponenten zurückgehen.

Röntgenbild

Die typische Röntgensymptomatik von Wirbelhämangiomen ist in Bd. V/2, S. 295 ausführlich dargestellt. Hier sei noch einmal kurz die wesentliche Symptomatik zusammengefaßt: Bei Befall eines Wirbelkörpers zeigen sich verdickte, meist vertikal orientierte Spongiosabälkchen (Abb. **155**). Das Röntgenbild erklärt sich aus einer kompensatorischen Verstärkung der tragenden Trabekel bei druckbedingter Auflösung vor allem der horizontal verlaufenden Bälkchen. Bei Manifestationen an der Schädelkalotte und anderen platten Knochen resultiert im Röntgenbild ein runder, scharf begrenzter osteolytischer Herd mit schmalem Skleroserandsaum. Zuweilen ist in dem Osteolyseherd eine trabekuläre, radiär orientierte Struktur nachweisbar (Abb. **156** u. **157**), entsprechend der Orientierung der pathologisch veränderten Gefäße. Auf Tangentialaufnahmen eines Hämangioms der Schädelkalotte zeigen sich nicht selten nach außen gerichtete Spikula (Abb. **156b**), die vielfach im Aufsichtsbild den radiär-streifigen Charakter mitbedingen.

angiome multipel aufgetreten waren. Zu Lebzeiten ihres Trägers werden Hämangiome in etwa 1% aller Röntgenuntersuchungen der Wirbelsäule nachgewiesen. Dabei ist die Lendenwirbelsäule die häufigste Lokalisation. Auch diese Daten beweisen nahezu, daß das Hämangiom keiner echten Knochengeschwulst, sondern offensichtlich eher einer Entwicklungsstörung oder ähnlichem entspricht.

Alters- und Geschlechtsprädilektion

Da die meisten Hämangiome klinisch asymptomatisch verlaufen, ist die Angabe einer Altersprädilektion natürlich sehr problematisch. Viele Hämangiome an der Wirbelsäule werden im Kindes- und Adoleszentenalter beobachtet, offensichtlich weil diese Patienten wegen einer Fehlhaltung, z.B. bedingt durch einen Morbus Scheuermann, röntgenologisch untersucht wurden. Eine besondere Geschlechtsprädilektion ist nicht bekannt.

Primäre Knochengeschwülste und geschwulstähnliche Läsionen des Skeletts

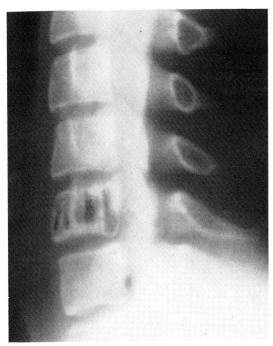

Abb. 155 Charakteristische grobsträhnige vertikale Trabekelstrukturen eines Wirbelkörpers bei einem Hämangiom C6 (♀, 25 J.)

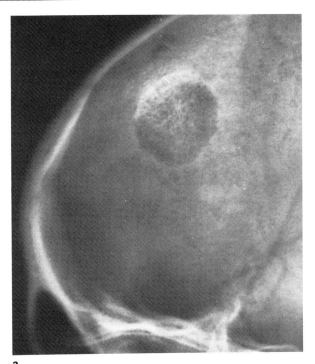

Abb. 156a u. b Charakteristische röntgenologische Symptomatik bei einem Hämangiom des Os frontale in Form einer scharf begrenzten, an den Rändern mit sklerotischem Randwall versehenen Aufhellung und radiären Trabekulastrukturen. b Tangentialaufnahme mit Darstellung der „Sunburst"-Knochentrabekel (♀, 49 J.) (Vergleiche b mit Abb. 42b im Beitrag „Sekundäre Knochengeschwülste")

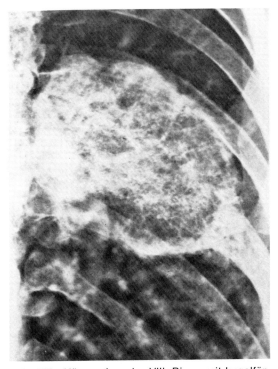

Abb. 157 Hämangiom der VIII. Rippe mit kugelförmiger Auftreibung des vertebralen Rippenabschnittes, sklerosierten Rändern und einem Netzwerk zarter Trabekel (♀, 51 J.). Differentialdiagnostisch kommt eine fibröse Dysplasie in Frage

An den Röhrenknochen stellen sich Hämangiome überwiegend in Form von scharf begrenzten Osteolyseherden dar, häufig von einem sklerotischen, z.T. auch bizarren Randsaum umgeben. Manchmal ist der osteolytische Defekt „leer", d.h. ohne Binnenstruktur (Abb. 158). Meistens lassen sich in ihm jedoch Binnenstrukturen in Form von irregulären streifigen, z.T. auch wabig anmutenden Verdichtungen nachweisen (Abb. 159 u. 160). Selten ist eine Auftreibung des Knochens und damit eine periostale Reaktion zu erkennen.

Das *zystische Hämangiom* stellt eine besondere Form kavernöser Hämangiome dar. In mehreren Skelettabschnitten findet man multiple, runde, scharf begrenzte osteolytische Herde, die häufig aus Anlaß einer anderen Indikation im Röntgenbild gefunden werden. Nach EDEIKEN (1973) wer-

588 Skelettumoren

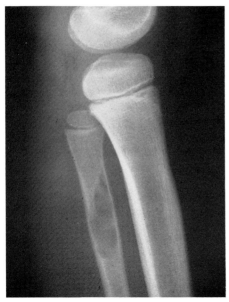

Abb. 158 Unilokuläres Hämangiom der proximalen Fibuladiaphyse ohne röntgenologisch darstellbare Trabekelstrukturen (♂, 7 J.)

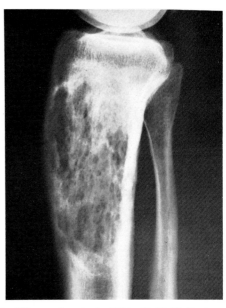

Abb. 160 Hämangiom in der Tibia (♀, 50 J.). Breites differentialdiagnostisches Spektrum!

den sie am häufigsten zwischen dem 10. und 15. Lebensjahr entdeckt.
Extraossale Hämangiome können Erosionen oder Arrosionen an den benachbart gelegenen Skelettabschnitten verursachen.

Differentialdiagnose
Das Röntgenbild eines Hämangiomwirbels ist so charakteristisch, daß eine histologische Diagnosebestätigung kaum in Frage kommt, insbesondere, wenn keine lokalisierte Beschwerdesymptomatik vorliegt. Sollte dies jedoch der Fall sein, so muß der Befund in jedem Fall mit Hilfe der Computertomographie weiter abgeklärt werden, um zu entscheiden, ob eine Ausbreitung des Prozesses in den Spinalkanal vorliegt. Die Untersuchung muß mit intravenöser Kontrastmittelgabe im Bolus, evtl. mit zusätzlicher Infusion, erfolgen.
Ein zum Verwechseln ähnliches Bild kann sehr selten auf eine *umschriebene Wirbelkörperosteoporose*, d. h. eine Osteoporose eines einzigen Wirbelkörpers, zurückgehen. Die dem Röntgenbild zugrundeliegenden pathologisch-anatomischen Veränderungen sind bei beiden Läsionen identisch: Die verdickten Spongiosabälkchen entsprechen einer sog. hypertrophischen Atrophie; die dazwischenliegenden Strukturen sind Gefäße, Fett, Knochenmark und Bindegewebe. Die isolierte Wirbelkörperosteoporose geht auf erweiterte Blutgefäße im Sinne einer Vakatektasie bei Verlust von Knochensubstanz zurück. Es ist anzunehmen, daß viele Wirbelkörperhämangiome tatsächlich solchen umschriebenen Osteoporosen entsprechen. Vielfach wird auch eine histologische Unterscheidung kaum möglich sein. Die umschriebene Wirbelkörperosteoporose hat ihre Ursache in einer isolierten Zirkulationsstörung, und zwar wahrscheinlich im venösen Schenkel.
Gelegentlich ist die Abgrenzung gegenüber einem *Morbus Paget* schwierig. Im allgemeinen hat sich jedoch beim Morbus Paget das Volumen des befallenen Wirbelkörpers vergrößert, und es läßt sich die typische „Rahmenstruktur" nachweisen.
Im Bereich der Schädelkalotte müssen in die differentialdiagnostischen Überlegungen das *eosino-*

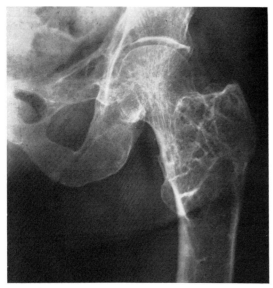

Abb. 159 Hämangiom im Bereich des proximalen Femurs, des Azetabulums und des Schambeines (♀, 61 J.)

phile Granulom und die *Epidermoidzyste* einbezogen werden. Beiden Entitäten fehlen aber die für das Hämangiom als charakteristisch geltenden Spikula. Diese können allerdings auch einmal beim *Meningiom*, das in den Schädelknochen eingewachsen ist, auftreten und dann konventionell-radiographisch ein identisches Bild wie das Hämangiom liefern. Eine Abgrenzung ist nur mit Hilfe der Computertomographie möglich, die den Zusammenhang mit den intrakraniellen Strukturen, insbesondere den Meningen, erkennen läßt. Auch die *fibröse Dysplasie* kann hämangiomähnliche Bilder an der Schädelkalotte verursachen.

Bei einer *Lokalisation im Röhrenknochen* wird die Abgrenzung gegenüber einem malignen Gefäßtumor (Hämangioendotheliom), gegenüber Non-Hodgkin-Lymphomen und dem Plasmozytom sowie auch gegenüber der fibrösen Dysplasie und dem Chondrom grundsätzliche Schwierigkeiten bereiten. In diesen Regionen kann auf eine histologische Abklärung nicht verzichtet werden.

Hämangiomatose

Synonyme: zystische Angiomatose, hamartomatöse Hämolymphangiomatose.

Die Hämangiomatose ist eine äußerst seltene Erkrankung. KÖSTER u. JANSEN (1981) fanden bisher nur 39 berichtete Fälle in der Literatur. Das Krankheitsbild ist ausführlich im Kapitel „Tumoren der Wirbelsäule und des Sakrums" in Bd. V/2, S. 295 f. dargestellt. Manifestationen der Erkrankung mit Osteolysen an den Extremitätenknochen sind selten; denn ganz eindeutig dominiert der Befall der Wirbelsäule. Die zystische Hämangiomatose hat wohl keine „verwandtschaftlichen" Beziehungen zu den oben erwähnten zystischen Angiomen; denn offensichtlich liegt der Hämangiomatose eine komplexe Mißbildung sowohl der Blut- als auch der Lymphgefäße im Skelett und in den inneren Organen zugrunde, während die zystischen Angiome möglicherweise einem multilokulären Auftreten von üblichen Angiomen entsprechen.

Bei der **Differentialdiagnose** der Hämangiomatose des Skeletts mit multiplen „zystischen" Osteolysen, gelegentlich von einem Sklerosesaum umgeben, sind bei älteren Patienten insbesondere bei Konfluenz der Läsionen das Plasmozytom und osteolytische Metastasen in Erwägung zu ziehen. Bei jüngeren Patienten muß an die Histiozytose X,

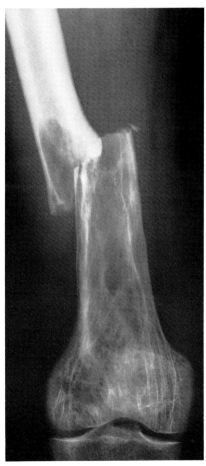 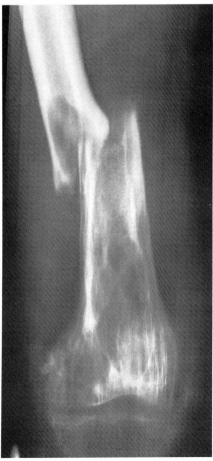

Abb. 161 a u. b Verhältnismäßig gleichförmiger, z. T. strähnig anmutender Knochenabbau der distalen Femurmetadiaphyse rechts mit Übergriff auf die distale Epiphyse. Histologisch: Angiomatose des Knochens in Kombination mit einer reaktiven Fibrose (Beachte die scharfe Abgrenzung gegenüber den noch intakten diaphysären Schaftabschnitten!) (♀, 34 J.). Differentialdiagnostisch muß durchaus auch an einen Morbus Paget im überwiegend lytischen Stadium gedacht werden

a   b

aber auch einen Hyperparathyreoidismus und die polyostotische fibröse Dysplasie gedacht werden. Stehen reaktiv-sklerosierende Veränderungen, wie in Abb. **36**, Bd. V/2, S. 296 im Vordergrund, so kommen differentialdiagnostisch bei älteren Patienten osteoplastische Metastasen, reaktiv-sklerosierende Veränderungen bei Lymphombefall, schließlich auch die Mastozytose und die Skelettsarkoidose in Frage.

Massive Osteolyse

Synonyme: Vanishing bone, „phantom bone", Gorham's disease, regionale Angiomatose, „disappearing bone".

LICHTENSTEIN (1975) vertritt die Meinung, daß der Erkrankung eine extreme Form der Sudeckschen Atrophie mit schwerer neurovaskulärer Störung, konsekutiver Hyperämie und entsprechender Osteoklastenstimulation zugrunde liegt. Nach GORHAM (1954) und STOUT (1955) wird der Prozeß durch eine histologisch nachweisbare Angiomatose ausgelöst.

Die bisher gemachten Beobachtungen betreffen hauptsächlich Kinder und junge Erwachsene. Die Osteolyse beginnt schleichend und dehnt sich allmählich und unaufhörlich über einen Großteil des Knochens und sodann auf angrenzende Skelettteile aus. Es können starke Deformierungen auftreten. Vorzugslokalisationen sind der Schultergürtel (Klavikula, proximaler Humerus, Skapula) und das Becken (Os ilium, Os ischii, Os sacrum und proximales Femur). Das Krankheitsbild kommt häufig nach einer variablen aktiven Periode spontan zum Stillstand wie z. B. der in der Abb. **161** dargestellte Fall. Eine unaufhaltsame Progression ist eher die Ausnahme, die meistens innerhalb von 2 Jahren zum Tode führt.

Lymphangiom

Das Lymphangiom ist eine äußerst seltene Knochenerkrankung. Sie kommt meistens in Kombination mit einem Hämangiom vor. In einigen Fällen sind sowohl Skelettanteile als auch extraossale Organe (Milz, Leber) betroffen. Wahrscheinlich entspricht das Lymphangiom keinem echten Knochentumor, sondern einer Mißbildung, ähnlich wie das Hämangiom.

Die Erkrankung wird zumeist im Kindes- oder auch im frühen Adoleszentenalter entdeckt.

Die Röntgenbilder zeigen multiple, scharf begrenzte Aufhellungen, die oft einen großen Teil des Knochens umfassen. Der Prozeß ist progressiv und verursacht somit starke Formstörungen. Die Abgrenzung gegenüber der Hämangiomatose ist schwierig, wenn gar unmöglich. Ein Lymphangiom ist zu vermuten, wenn man bei der operativen Freilegung der Läsion Lymphe und nicht Blut antrifft.

Glomustumor

Synonyme: Glomangiom, angioglomoider Tumor.

Hierbei handelt es sich um einen Tumor, der seinen Ursprung vermutlich in dem neuromyoarterialen Glomus hat. Ein extraossaler Glomustumor, selbst mit Infiltration des anliegenden Knochens, ist keine Seltenheit. Eine primär intraossale Lokalisation kommt dagegen sehr selten vor und tritt fast nur an der distalen Phalanx auf. HUVOS (1979) berichtet über einen Fall mit der extrem seltenen Lokalisation in der Diaphyse des Femurs. TANG u. Mitarb. (1976) fanden einen Glomustumor im Os pubis.

Fast ausnahmslos geht der Tumor mit heftigsten Schmerzen einher. Röntgenologisch findet sich bei Befall einer distalen Phalanx gewöhnlich ein scharf begrenzter osteolytischer Defekt, gelegentlich mit Auftreibung des Knochens und Verdünnung der Kompakta. Von einer Epithelzyste mit gleicher Röntgenmorphologie unterscheidet sich der Glomustumor lediglich durch den Schmerz.

Bösartige Tumoren

Hämangioendotheliom und Hämangiosarkom

Synonyme: Hämangioendothelsarkom, malignes Angiom, Hämangioblastom, intravaskuläres Endotheliom.

Maßgebliche Knochenpathologen sind sich heute immer noch nicht darüber einig, welchen Namen sie dieser Tumorentität geben sollen. Manche bevorzugen den Begriff „Hämangioendotheliom" für alle malignen vaskulären Tumoren des Skeletts (STOUT 1953, LICHTENSTEIN 1975, UNNI u. Mitarb. 1971) und unterscheiden dann zwischen gut und schlecht differenzierten Typen (s. auch Tab. 3 im Kapitel „Tumoren der Wirbelsäule und des Sakrums", Bd. V/2, S. 297). Andere Autoren geben der Bezeichnung „Hämangiosarkom" den Vorzug (AEGERTER u. KIRKPATRICK, 1975). SCHAJOWICZ (1981) und die WHO-Klassifikation unterscheiden aus histologischer Sicht zwischen dem lokal aggressiven, aber gut differenzierten Hämangioendotheliom und dem schlecht differenzierten, auch zur Metastasierung führenden Hämangiosarkom. DORFMAN u. Mitarb. (1971) benutzen den Begriff Hämangioendothelsarkom und unterscheiden zwischen einem gut differenzierten, wenig aggressiven und einem schlecht differenzierten Typ.

Der Atypiegrad der Endothelzellen sowie die Differenzierung des Stromas bestimmen die Einordnung des Gefäßgeschwulstprozesses in die mäßig maligne bzw. die stark maligne Gruppe.

Das Hämangioperizytom, das histologisch im allgemeinen gut von den anderen Entitäten unterschieden werden kann, ist gleichfalls ein mäßig aggressiver Tumor.

Vorkommen

Die vaskulären Tumoren stellen etwa 0,5–1,5% der primär malignen Knochentumoren. Die Mehrheit gehört dem gut differenzierten Typ an: Beim NCBT sind 30 Beobachtungen von Hämangioendotheliomen und nur 3 Hämangioendothelsarkome registriert.

Alters- und Geschlechtsprädilektion

Wegen der Seltenheit des Tumors (die größte bisher veröffentlichte Sammlung von WILNER, 1982, umfaßt 23 Beobachtungen) läßt sich weder eine Alters- noch eine Geschlechtsprädilektion zuverlässig angeben. Der jüngste Patient war ein 3 Monate alter Säugling (ACKERMANN 1962); bei den 22 von UNNI u. Mitarb. (1971) veröffentlichten Fällen war der jüngste Patient 7 Jahre alt, der älteste 78 Jahre. 19 Patienten waren älter als 30 Jahre. Wahrscheinlich werden Männer häufiger als Frauen betroffen.

Lokalisation

Fast 50% der malignen Gefäßtumoren finden sich in den langen Röhrenknochen, und zwar vor allem am Femur, an der Tibia und am Humerus. Etwa 25% entstehen in platten Knochen, mit abnehmender Frequenz im Becken, in den Rippen, in der Skapula und im Sternum. Etwa 10% sitzen im Schädel und in den Gesichtsknochen. Weitere 10% sind in der Wirbelsäule lokalisiert; in manchen Statistiken reicht der Wirbelsäulenanteil sogar bis 30%. In etwa 5% kommen die Tumoren in den kleinen Hand- und Fußknochen vor. Diese statistischen Angaben entstammen dem internationalen Schrifttum und sind nicht ganz deckungsgleich mit der prozentualen Verteilung der von uns in Abb. 162 wiedergegebenen Fälle.

Klinik

Das wichtigste Symptom ist der Schmerz, der manchmal wechselnde Heftigkeit zeigt. Nicht selten lassen sich lokal eine Überwärmung und eine Schwellung nachweisen. Die Dauer der klinischen Symptomatik beträgt im Mittel 5 Monate und kann bis zu 1 Jahr und länger reichen.

Röntgenbild

Spezifische Merkmale, die eine Abgrenzung gegen andere maligne Knochentumoren ermöglichen, gibt es nicht. Der Verdacht auf einen malignen vaskulären Geschwulstprozeß muß jedoch geweckt werden, wenn sich Läsionen an mehreren Stellen, z.B. einer Extremität, mit dazwischenliegenden unauffälligen Knochenpartien finden, da der Tumor über die Arterien Zweitläsionen bzw. Metastasen setzen kann. Die Primärlokalisation am Röhrenknochen findet sich in der Metaphyse und in den angrenzenden Abschnitten der Dia- oder Epiphyse. Die mittlere Diaphyse ist nur selten der Ausgangsort des Prozesses. Sowohl zentral im Knochen gelegene als auch exzentrische Lokalisa-

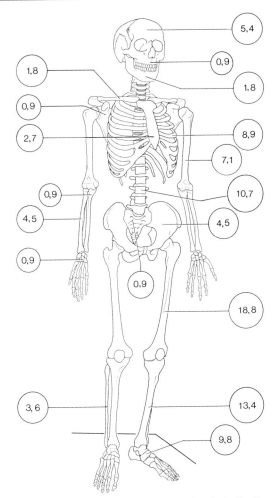

Abb. **162** Prozentuale Verteilung der Lokalisation von 112 Hämangioendotheliomen

tionen sind möglich. In der Regel präsentiert sich der Tumor als ein osteolytischer Herd, in der Mehrzahl mit septenartiger Binnenstruktur, was der Läsion dann einen multizentrischen Aspekt gibt (Abb. **163** u. **164**). Seltener findet sich eine reine Osteolyse ohne Binnenstruktur, gelegentlich von einem Sklerosesaum umgeben (Abb. **165**). Bei Kompaktapenetration wird der Knochen durch eine periostale Knochenneubildung aufgetrieben (Abb. **163, 164** u. **166a**). Bei sehr aggressiven Läsionen findet sich eine vollständige Zerstörung der Kompakta mit mottenfraßartiger Randbegrenzung, sogar mit Ausbildung eines Codmanschen Dreiecks (Abb. **166b**).

Ganz allgemein läßt sich sagen, daß besser differenzierte Tumoren eine schärfere Randbegrenzung als schlecht differenzierte aufweisen.

Differentialdiagnose

Wie die Palette der in Publikationen dargestellten Abbildungen von Hämangioendotheliomen erkennen läßt, ist die röntgenologische Symptomatik recht uncharakteristisch. Ähnliche Bilder können

592 Skelettumoren

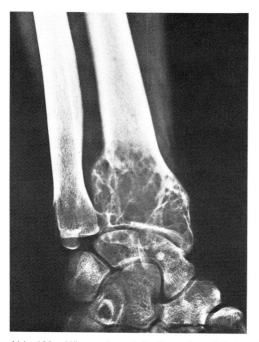

Abb. 163 Hämangioendotheliom der distalen Radiusepiphyse mit multizentrischem Erscheinungsbild und Ballonierung des Knochens

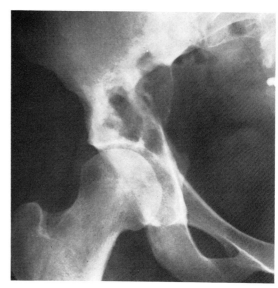

Abb. 164 Hämangioendotheliom des Os ilium mit scharf begrenzten osteolytischen Herden; Destruktion und Bildung einer Neokortikalis (♀, 33 J.)

von Riesenzelltumoren (Abb. 163), Chondromyxoidfibromen, Chondrosarkomen, Fibrosarkomen sowie auch von Osteosarkomen (Abb. **166b**) verursacht werden. Bei scharfer Konturierung kommt differentialdiagnostisch insbesondere beim Nachweis einer Zweitläsion auch das Adamantinom in Frage.

Hämangioperizytom

Namensgeber dieser Geschwulst waren STOUT u. MURRAY (1942); diese beiden Autoren fanden, daß sich der Tumor aus einem Netz von Kapillaren zusammensetzt, in deren Wand sich spezialisierte kontraktile Zellen, die Perizyten, finden. Der Tumor ist mit dem Glomustumor verwandt. Histolo-

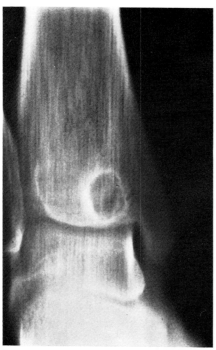

a

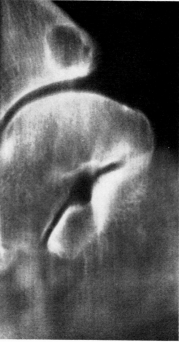

b

Abb. **165a** u. **b** Ungewöhnliche Manifestationsform eines Hämangioendothelioms im Bereich der distalen Tibiaepiphyse (♀, 50 J.). Der Befund erinnert an ein Gelenkganglion. Hinweise auf einen aggressiveren Prozeß liefert die Unschärfe der dorsomedialen sklerotischen Randbegrenzung, die hier auffallend dünn ist

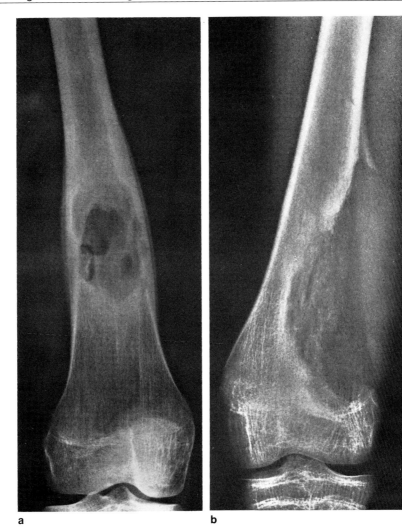

Abb. **166a u. b**
a Hämangioendotheliom der distalen Femurdiaphyse mit verhältnismäßig scharf begrenzter Osteolyse und mäßiger „Knochenauftreibung". Das Äußere der ausgebeulten Knochenschale wird durch lamelläre periostale Knochenneubildungen gestellt (♀, 13 J.)
b Exzentrisch lokalisiertes Hämangioendotheliom der distalen Femurmeta- und -diaphyse mit grober Spongiolyse und Kompaktazerstörung und Ausbildung eines Codmanschen Dreieckes am oberen Tumorpol (♀, 14 J.)

gisch unterscheidet er sich vom Glomustumor durch das Fehlen von Nervenelementen, die den Glomustumor charakterisieren, und durch das Fehlen von paroxysmalen Schmerzattacken. Hämangioperizytome sind lokal sehr aggressive Tumoren und neigen zu einer Fernmetastasierung, insbesondere in die Lungen.

Vorkommen
Die Mehrheit der Hämangioperizytome wird in den Weichteilen gefunden. Sie können sekundär das Skelett arrodieren. Eine intraossale Lokalisation ist äußerst selten. Von den 197 von STOUT (1953) aufgearbeiteten Fällen saßen nur 3 im Skelett. UNNI (1971) erwähnt 4 primäre Skelettlokalisationen; im Register des NCBT finden sich 5 ossale Hämangioperizytome.

Alters- und Geschlechtsprädilektion
Der Tumor kann in jedem Alter vorkommen. Die Mehrheit der Patienten befindet sich jedoch zwischen dem 40. und 60. Lebensjahr. Eine besondere Geschlechtsprädisposition ist nicht bekannt.

Lokalisation
Hämangioperizytome wurden bisher sowohl in den Röhrenknochen als auch in der Wirbelsäule, dem Becken, in den Rippen, in den Klavikulä und in den Karpalia beobachtet. Aufgrund des bisher geringen Materials läßt sich eine Vorzugslokalisation nicht feststellen.

Klinik
Wegen des im Regelfall zunächst verhältnismäßig langsamen Tumorwachstums kommt es erst ziemlich spät zu einer Schmerzsymptomatik, die den Patienten zum Arzt führt.

Röntgenbild
Der überwiegende Teil der Hämangioperizytome präsentiert sich als rein osteolytischer Knochendefekt, scharf und manchmal auch sklerotisch begrenzt. Kompaktadestruktionen und eine folgende periostale Reaktion sind möglich. In platten Knochen kann der Tumor eine Auftreibung bewirken. Die röntgenologische Kontrolluntersuchung nach chirurgischen Maßnahmen muß zunächst kurzfri-

stig angesetzt werden, da die Rezidivquote an 20% heranreicht. Fernmetastasen werden in gut 10% aller Fälle gefunden.

Differentialdiagnose
Ein typisches Röntgenbild für das Hämangioperizytom gibt es nicht, möglicherweise auch deswegen, weil bisher zu wenig Fälle publiziert wurden. Ähnlichkeiten kann es allenfalls mit dem Plasmozytom, dem Fibrosarkom und mit Metastasen geben.

Tumoren ungewisser Herkunft

Riesenzelltumor

Synonym: Osteoklastom.
Definition (WHO): Beim Riesenzelltumor handelt es sich um einen aggressiven Tumor, der durch ein reich vaskularisiertes Gewebe charakterisiert ist, das aus eher plumpen spindelförmigen oder ovalen Zellen besteht und zahlreiche Riesenzellen vom osteoklastischen Typ enthält, die gleichmäßig im Tumorgewebe verteilt sind. Der Tumor ist arm an Kollagen.
Biologisch gesehen, sind Riesenzelltumoren als aggressive, potentiell maligne Neoplasmen aufzufassen, die in etwa 50% der Fälle rezidivieren, in etwa 10% sarkomatös entarten oder sogar Fernmetastasen ohne eindeutige vorherige histologische Malignitätskriterien setzen können (SCHAJOWICZ 1981). Es sind darüber hinaus auch im eigenen Krankengut Fälle aufgetreten, bei denen es zur Disseminierung des Tumors im Sinne von „benignen Implantaten" in der Lunge und auch in anderen Organen einschließlich des Skeletts kam. So konnten wir z. B. bei einer 23jährigen Patientin einen histologisch und röntgenologisch klassisch anmutenden Riesenzelltumor im Tibiakopf beobachten, der in zeitlichen Abständen von 6–8 Monaten größere Implantate im Skelett (Brust- und Lendenwirbelsäule, Rippen), an der Kopfhaut und an der Pleura setzte. Bis auf die Läsion in der Brustwirbelsäule, die stabilisierend behandelt wurde, verweigerte die im übrigen heroinsüchtige Patientin jegliche weitere Therapie. Die Implantate oder Metastasen unserer Patientin haben offensichtlich nur eine beschränkte Wachstumspotenz und scheinen keinerlei systemischen Schaden anzurichten, so daß die Patientin, nachdem sie in der Zwischenzeit sogar noch zwei Kinder geboren hat, seit nunmehr 5 Jahren mit ihren „benignen Metastasen" oder Implantaten in einem zufriedenstellenden Zustand lebt.
In Anbetracht ihrer ausgesprochenen Rezidivfreudigkeit nach chirurgischer Therapie und im Hinblick auf die für ein radikales chirurgisches Vorgehen sehr ungünstige Lokalisation der Riesenzelltumoren in der Epi-Metaphyse wurden Überlegungen darüber angestellt, ob es histologische Kriterien gibt, die mit der Rezidivwahrscheinlichkeit korrelieren. Bei niedriger Rezidivwahrscheinlichkeit wäre nämlich die Durchführung einer einfachen Exkochleation des Tumors, evtl. mit anschließender Palakosplombierung, gerechtfertigt; bei höherer Rezidivwahrscheinlichkeit müßte unter allen Umständen versucht werden, den Tumor so weit wie möglich, d. h. das Gelenk erhaltend, en bloc zu resezieren und den Defekt mit Knochentransplantaten verschiedenster Herkunft aufzufüllen.

Eine solche – nicht unumstrittene – *histologische Gradeinteilung* sei im folgenden dargestellt:
Grad I: Es findet sich ein monotoner Aspekt von Zellen und Nuklei mit einer vereinzelten Mitose;
Grad II: Es besteht eine mäßige Polymorphie der Zellen und der Zellkerne; pro Blickfeld (Objektiv 63 ×, Okular 12,5 ×) ist weniger als eine Mitose zu sehen.
Grad III: Es besteht eine deutlich sichtbare, aber keineswegs überwältigende Polymorphie; eine oder mehr Mitosen sind pro Blickfeld erkennbar.
Grad IV: Es besteht ein eindeutig sarkomatöser Aspekt von Zellen und Zellkernen; mehrere Mitosen.

Nach allgemeiner Ansicht werden die Grade I–II als gutartig betrachtet, der Grad III als prämaligne und der Grad IV als sarkomatös.

Diese Graduierung blieb sowohl von histologischer als auch von klinischer Seite nicht unbestritten. Ihre Berechtigung, insbesondere im Hinblick auf die Wahl des chirurgischen Verfahrens, scheint sich jedoch auf folgende Daten zu stützen: Nach einfacher Exkochleation findet sich beim Grad-I-Tumor eine Rezidivquote von 15%, beim Grad-II-Tumor von 50% und beim Grad-III-Tumor eine Rezidivquote bis 80%. In diesem Zusammenhang sei darauf hingewiesen, daß die meisten Rezidive innerhalb von 3 Jahren nach Exkochleation auftreten. Allgemein gilt die Regel, daß mit zunehmender Zahl der Rezidive die Malignisierungswahrscheinlichkeit zunimmt. Fünf bis zehn, manchmal sogar 15 Rezidive sind keine Seltenheit. Dabei kann sich ein solches Leiden bis zur Ultima-ratio-Amputation über 15–20 Jahre hinziehen.
Obwohl es nicht die Absicht ist, in diesem Beitrag therapeutische Verfahren darzustellen, sei jedoch noch auf zwei Dinge hingewiesen, die auch für den Radiologen von Bedeutung sind: Bei einem Grad-IV-Riesenzelltumor, der evtl. auch vom Röntgenologischen her einen sehr aggressiven Eindruck macht (Grad II auf der Lodwick-Skala) und hochvaskularisiert mit einem anarchischen Gefäßbild einhergeht, sollte man grundsätzlich eine weiträu-

mige Tumorresektion ähnlich wie bei der modernen Osteosarkombehandlung anstreben. Beim Sitz der Läsion im Bereich der proximalen Fibula oder der distalen Ulna sollte der Knochen mindestens bis zur Schaftmitte reseziert werden. Beim Sitz im distalen Femur oder im Tibiakopf ohne Einbruch in das Gelenk sollte der Tumor großzügig reseziert und evtl. eine Umkehrplastik angestrebt werden. Ist der Tumor bereits in die Weichteile eingebrochen, so wird mit hoher Wahrscheinlichkeit nur noch die Amputation den Patienten retten. Wird eine solche verweigert oder ist sie aus irgendwelchen Umständen, vor allem bei sehr ungünstiger Lokalisation im Beckenbereich, nicht möglich, so kann eine Strahlentherapie versucht werden. Arzt und Patient müssen dabei jedoch die Möglichkeit der Entwicklung eines strahleninduzierten Sarkoms nach 5–20 Jahren oder noch länger im Auge behalten.

Grad-I- und -II-Tumoren mit einer für die chirurgische Behandlung günstigen Lokalisation, wie z. B. in der Fibula oder Ulna, sollten großzügig reseziert werden, um jedem Rezidiv vorzubeugen. Die neuerdings durchgeführte Auffüllung eines exkochleierten Riesenzelltumors, z. B. in Kniegelenksnähe, mit Knochenzement hat den Vorteil, daß nicht entfernte Tumorzellen durch die Hitzeentwicklung des polymerisierenden Zements vernichtet werden. Darüber hinaus sollen mögliche Rezidive leichter erkannt werden, und zwar im Vergleich zur Auffüllung des Operationsdefektes mit Knochenspänen, bei denen resorptive Veränderungen schwierig von tumorbedingten Abbauvorgängen zu unterscheiden sind. Der Knochenzement wird später, wenn die Rezidivgefahr geringer geworden ist, durch Knochenspäne ersetzt.

Vorkommen
Gemessen an den anderen primären benignen Knochengeschwülsten ist der Riesenzelltumor keine Rarität. An den benignen Knochentumoren partizipiert er mit etwa 15%. Der Anteil an allen benignen *und* malignen Knochengeschwülsten liegt zwischen 3 und 6%. Im Knochengeschwulstregister Göttingen beträgt der Anteil 3,5%, in den Registern des NCBT (1985) beträgt der Anteil mit 374 Riesenzelltumoren etwa 5% aller registrierten Geschwülste und geschwulstähnlichen Läsionen. In einer Studie über 181 Beobachtungen, die zwischen 1960 und 1975 beim NCBT registriert wurden (SCHRIJVER 1982), konnten 19% als Riesenzelltumor vom Grad I, 69% vom Grad II, 7% vom Grad III und 4% vom Grad IV eingestuft werden.

Alters- und Geschlechtsprädilektion
In etwa 90% aller Fälle findet sich ein Riesenzelltumor bei Patienten, die über 20 Jahre alt sind, und bei etwa 70% zwischen dem 20. und 40. Lebensjahr. Riesenzellgeschwülste bei Patienten unter 10 Jahren sind eine extreme Ausnahme. In der Regel handelt es sich dabei um andere riesenzellhaltige Tumoren oder tumorähnliche Läsionen, wie z. B. die aneurysmatische Knochenzyste. Die Mehrheit der Riesenzellgeschwülste kommt also im 3. Dezennium vor. Das Durchschnittsalter liegt allerdings bei 30–35 Jahren. Frauen sollen häufiger als Männer einen Riesenzelltumor bekommen; das Geschlechtsverhältnis liegt bei etwa 3:2.

Lokalisation
Riesenzelltumoren sind bisher an praktisch allen Knochen nachgewiesen worden. Die häufigsten Lokalisationen sind: Femur (etwa 30%, überwiegend distales Ende), Tibia (etwa 25%, überwiegend proximales Ende), Radius (etwa 10%, überwiegend distales Ende), Humerus (etwa 4%, überwiegend proximales Ende), Ulna (etwa 4%, überwiegend distales Ende), Sakrum (etwa 4%). Diese dem internationalen Schrifttum entsprechenden statistischen Angaben decken sich weitgehend mit den Zahlen der Abb. **167** des von uns zusammengestellten Materials. An der Wirbelsäule ist der Riesenzelltumor nur in etwa 2,5% aller Fälle vertreten (weiteres dazu s. unter „Tumoren der Wirbelsäule und des Sakrums" in Bd. V/2, 7S. 275).

Es ist in der Literatur darüber diskutiert worden, ob der Tumor seinen Ausgangspunkt eigentlich von der Epi- oder von der Metaphyse nimmt. Die Autoren dieses Beitrags lassen sich weder von den Argumenten der „epiphysären" noch des „metaphysären Lagers" überzeugen; denn in fast allen einschlägigen röntgenologischen Beobachtungen *sitzt der Tumor praktisch immer epi-metaphysär*, d. h., er nimmt beide Regionen ein, häufiger etwas prononcierter die Epi- als die Metaphyse. Als eine Besonderheit gegenüber dem Chondroblastom ist noch zu nennen, daß die meisten Riesenzelltumoren epi-metaphysär *exzentrisch* wachsen und dabei oft aus dem Knochen ausbrechen bzw. ihn auftreiben.

Klinik
Im Vordergrund der klinischen Symptomatik steht der lokale Schmerz, dessen Intensität im Verlauf von Monaten zunimmt. Bei Tumorausbruch ist das betroffene Areal geschwollen und überwärmt (da hypervaskularisiert). Nicht selten ist die Beweglichkeit des benachbarten Gelenkes eingeschränkt. Ungewöhnlich sind auch pathologische Frakturen oder Infraktionen nicht.

Nach Untersuchungen von DOMINOK u. KNOCH (1977) reicht die Spannweite der Schmerzsymptomatik von 4–14 Monaten. Im Durchschnitt liegt die Anamnesedauer bei etwa 7 Monaten.

Röntgenbild
Im Vordergrund der *Röntgensymptomatik eines Riesenzelltumors an den Röhrenknochen* steht eine

Skelettumoren

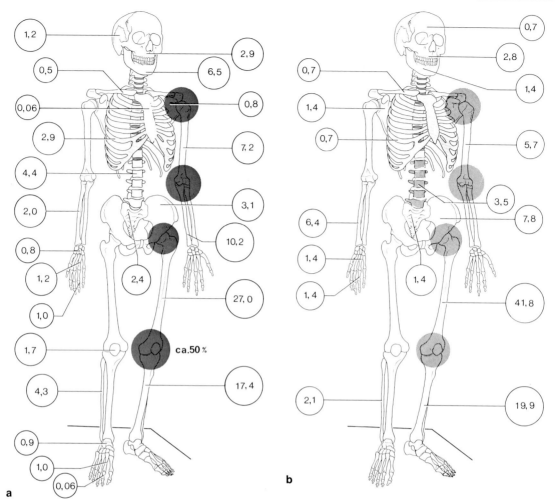

Abb. 167 a Prozentuale Verteilung (Zahlen im Kreis) der Lokalisation von 1720 Riesenzelltumoren Grad I und II. Die schwarzen Rasterflächen zeigen die Prädilektionsorte innerhalb der langen Röhrenknochen an. b Prozentuale Verteilung von 141 Riesenzelltumoren Grad III. Die Rasterflächen zeigen Prädilektionsorte innerhalb *eines* Knochens

exzentrisch epi-metaphysär gelegene Osteolyse ohne Matrixverknöcherungen. In etwa 50% der Fälle findet sich eine Art von Binnenstruktur in Form von feinen oder gröberen leistenartigen Verdichtungen, die umschriebenen Knochenvorsprüngen entsprechen. Die Grenze der Läsion verläuft in der Regel glatt und gleichmäßig. Der Übergang zum gesunden Knochen ist dabei aber insgesamt verhältnismäßig breit bzw. abgestuft. Seltener kommt ein Skleroserand vor, der dann aber meist nur partiell den Tumor vom gesunden Knochen abgrenzt, und zwar offensichtlich in Zonen, in denen das Wachstum langsamer vor sich geht. Bei rasch wachsenden Tumoren können die Grenzen unscharf und auch mottenfraßartig erscheinen. Riesenzelltumoren zeigen eine ausgeprägte Neigung, aus dem Knochen herauszuwachsen. In diesem Falle kommt es zu einer reaktiven Periostverknöcherung, vielfach im Sinne einer ausgebeulten Knochenschale, die z.T. äußerst dünn sein kann und häufig wellig konturiert ist. Diese Neokortikalis vermag gelegentlich so dünn zu sein, daß sie konventionell-radiographisch nicht erfaßbar wird. In dieser Situation kann die Computertomographie durch ihre bessere Kontrastauflösung in der Mehrzahl der Fälle den für das therapeutische Vorgehen wichtigen Tatbestand aufdecken, ob die neugebildete Knochenschale erhalten oder perforiert ist.

In dünneren Knochen (z.B. Radius, Ulna oder Fibula) läßt sich anstatt des exzentrischen Wachstums häufiger eine konzentrische Volumenzunahme mit Auftreibung des gesamten Knochens nachweisen.

Die radiologische Bandbreite von Riesenzellgeschwülsten an *Röhrenknochen* (Abb. **168** u. **169**) reicht auf der Lodwick-Skala vom Grad I C–II. Eine Korrelation zwischen der histologischen Graduierung und dem Röntgenbild ist äußerst schwierig und überdies umstritten. Wir vertreten jedoch

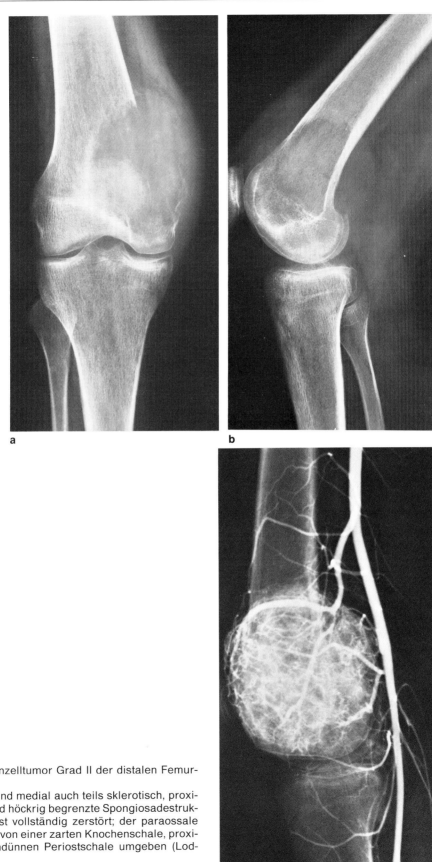

Abb. **168 a–c** Riesenzelltumor Grad II der distalen Femurmeta- und -epiphyse
a u. b Teils scharf und medial auch teils sklerotisch, proximal unregelmäßig und höckrig begrenzte Spongiosadestruktion. Die Kompakta ist vollständig zerstört; der paraossale Tumoranteil ist distal von einer zarten Knochenschale, proximal von einer hauchdünnen Periostschale umgeben (Lodwick Grad I C)
c hoher Vaskularisationsgrad (♀, 26 J.)

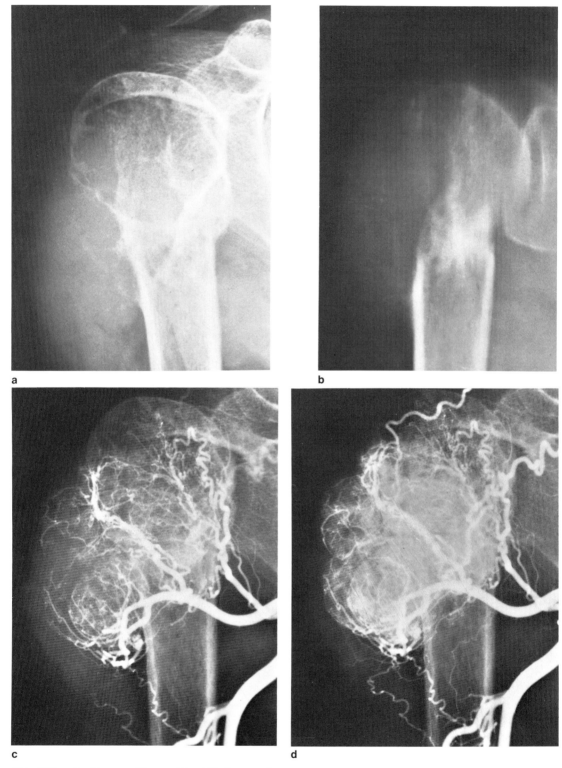

Abb. **169 a–d** Riesenzelltumor (Grad I!) der proximalen Humerus-Epi-/Metaphyse mit ausgedehnter parossaler Geschwulstentwicklung, angiographisch hochvaskularisiert (**c** u. **d**). Vor 9 Monaten subkapitale Humerusschaftfraktur (♂, 51 J.)

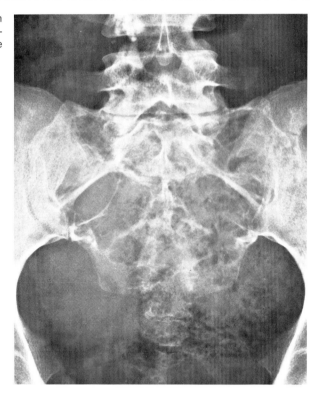

Abb. **170** Riesenzelltumor des Os sacrum (Grad III). 6 Monate nach Partus uncharakteristische Blasenbeschwerden und wechselnde ischialgiforme Schmerzen (♀, 27 J.)

die Meinung, daß unter Hinzuziehung der Angiographie die Röntgensymptomatik doch in diesem oder jenem Fall Hinweise auf die mögliche biologische Dignität des Prozesses geben kann. Zumindest gilt diese Aussage für die Abgrenzung der Grade I und II gegenüber III und IV. In Abb. **168** ist der Riesenzelltumor zwar massiv aus dem Knochen ausgebrochen. Er gehört aber auf der Lodwick-Skala sicherlich noch zum Grad I C. Der Fall zeigt eine massive Vaskularisation. Eindeutige Gefäßabbrüche oder gröbere Kaliberschwankungen, die auf eine Infiltrationstendenz der Geschwulst hinweisen, finden sich jedoch nicht. Der Fall in Abb. **169** (Lodwick-Grad II bei histologischem Grad I!) muß als ungewöhnlich aufgefaßt werden und gibt dem Radiologen Anlaß zu der Frage, ob das histologische Material repräsentativ war.

Pathologische Frakturen werden in der Regel nur bei größeren Riesenzelltumoren beobachtet (Abb. **169**). Selten überschreiten Riesenzelltumoren die subchondrale Kortikalis und brechen in das Gelenk ein. Klinisch äußert sich ein solches Ereignis im Auftreten eines Gelenkergusses, der in der Regel blutig ist. Röntgenologisch läßt sich die Frage eines intraartikulären Tumoreinbruches nicht so sehr mit der Computertomographie, sondern viel besser mit der konventionellen Tomographie (mit linearer oder elliptischer Verwischungsform) evtl. nach intraartikulärer Kontrastmittelgabe, beantworten.

In *platten Knochen* verursachen Riesenzelltumoren ebenfalls Osteolysen, die gelegentlich riffartige Vorsprünge oder auch Septen erkennen lassen (Abb. **171**). Am Sakrum (Abb. **170**) imponieren im wesentlichen reaktionslose Osteolysen, die jene Knochenleisten zum Verschwinden bringen, welche normalerweise die Foramina sacralia voneinander trennen. Tumormatrixverkalkungen wie z. B. beim Chondrom oder Chordom sind nicht nachweisbar. Im Computertomogramm läßt sich der auf dem konventionellen Röntgenbild in der Regel nicht abzuschätzende, oft erhebliche paraossale Geschwulstanteil aufzeigen.

Auf die Röntgensymptomatik von Riesenzelltumoren an der Wirbelsäule ist im Kapitel „Tumoren der Wirbelsäule und des Sakrums" im Bd. V/2, S. 276 f. ausführlich eingegangen worden.

Differentialdiagnose

In der Regel bereitet die Diagnostik des Riesenzelltumors im Bereich der Röhrenknochen keine besonderen differentialdiagnostischen Schwierigkeiten, wenn folgende Röntgenzeichen vorliegen: *epi-metaphysäre exzentrische Lokalisation, exzentrische Auftreibung des Knochens, fehlende Matrixverkalkung, stärkere Vaskularisation.*

Röntgenmorphologisch ähnliche Veränderungen kann gelegentlich die *aneurysmatische Knochenzyste* verursachen. Sie befällt allerdings vorwiegend jüngere Patienten (zumeist unter 25 Lebensjahren). Häufig ist bei einer aneurysmatischen Knochenzyste der parossale Geschwulstanteil größer als beim

600 Skelettumoren

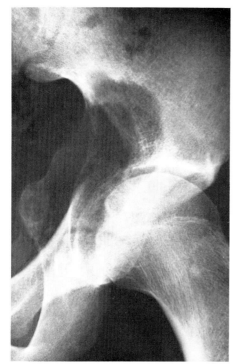

a

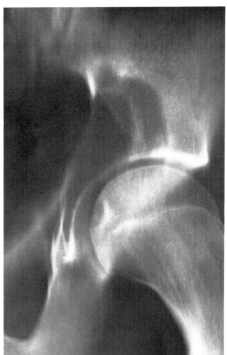

b

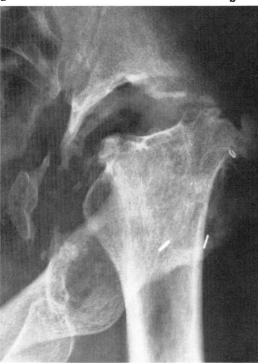

c

Abb. **171a–c** Riesenzelltumor Grad II im Bereich der linken Hüftpfanne und des pfannennahen Os ilium mit partieller Schenkelkopf-Schenkelhals-Resektion wegen postoperativer Hüftkopfnekrose
a April 1967   **b** Sagitalltomogramm April 1967
c Zustand nach Nachresektion und konsekutiver Nekrose des Caput femoris 13 Jahre nach Rezidivoperation (♂, 20 J.)

Riesenzelltumor; letzterer reicht erfahrungsgemäß näher an die subchondrale Grenzlamelle heran. Bei Jugendlichen bzw. Kindern unter 15 Jahren sollte man grundsätzlich immer zunächst an eine aneurysmatische Knochenzyste denken, denn Riesenzelltumoren sind in diesem Alter ausgesprochen selten. Wenn in diesen Fällen der Histologe auf der Diagnose Riesenzelltumor besteht, so wird in vielen Fällen erst das Fehlen eines Rezidivs nach einfacher Kürettage bzw. Exkochleation die klinische Diagnose erbringen.

Das *Chondroblastom* läßt sich nur dann mit einiger Wahrscheinlichkeit vom Riesenzelltumor abgrenzen, wenn es rein epiphysär und zentral gelegen ist und evtl. auch noch Matrixkalzifikationen erkennen läßt.

Bei Patienten jenseits des 40. Lebensjahres kann gelegentlich das *solitäre Plasmozytom* ein dem Riesenzelltumor identisches Bild bieten; eine röntgenologische Unterscheidung ist dann nicht möglich. Primär *metaphysär lokalisierte osteolytische Osteosarkome* können in Ausnahmefällen röntgenmorphologische Ähnlichkeit mit einem aggressiven Riesenzelltumor haben. Wenn bei der intraossären Form der *pigmentierten villonodulären Synovialitis* nur ein gelenktragender Knochen befallen ist, dann können ähnliche epi-metaphysär gelegene Osteolysen wie beim Riesenzelltumor entstehen. In der Regel treten die Osteolysen bei der villonodulären Synovialitis multizentrisch auf und sind durch einen Sklerosesaum scharf begrenzt. Die nodulär veränderte Synovialmembran gibt röntgenologisch einen dichten Schatten (CT!).

Im Rahmen differentialdiagnostischer Erörterungen sei noch auf einen ganz wesentlichen Umstand verwiesen: Erfahrungsgemäß bereitet die Histologie der Riesenzelltumoren wesentlich größere Schwierigkeiten als die Röntgenologie; denn es gibt eine große Zahl von Entitäten, die Riesenzellen enthalten und auch von ihrem Aufbau her Riesenzelltumoren täuschend ähnlich sein können. Dazu sind unter anderem nicht nur die aneurysmatische Knochenzyste, sondern vor allem der „braune Tumor" beim Hyperparathyreoidismus, solitäre Knochenzysten, das Chondroblastom, das Chondromyxoidfibrom und sogar bestimmte Typen des Osteosarkoms zu zählen. Auch entzündliche Veränderungen und tumorähnliche Läsionen, wie z. B. das eosinophile Granulom, vermögen riesenzelltumorähnliche Bilder, vor allem bei zu kleiner Probeentnahme vorzutäuschen.

Adamantinom der langen Röhrenknochen

Synonyme: Pseudoameloblastom, Adenoameloblastom, primäres epidermoides Knochenkarzinom, „dermal inclusion tumor", Knochensynovialom, malignes Angioblastom.

Definition (WHO): Beim Adamantinom „an den Röhrenknochen handelt es sich um einen malignen oder zumindest lokal malignen Tumor, der durch den Nachweis von umschriebenen Ansammlungen von offensichtlich epithelialen Zellen charakterisiert ist, die von einem spindelzelligem Gewebe umgeben sind".

Die Vielfalt der Synonyme weist auf die unterschiedlichen Vorstellungen von der Herkunft der Geschwulst hin.

Die Bezeichnung „primäres Adamantinom der Tibia" wurde 1913 von FISCHER wegen der histologischen Ähnlichkeit mit dem im Kiefer vorkommenden Tumor gleichen Namens eingeführt. FISCHER selbst und LICHTENSTEIN (1959) vermuten, daß der Tumor auf dem Boden epithelialer Einschlüsse im Knochen während der Embryonalentwicklung entsteht. RYRIE (1932) glaubt an eine traumatische Einsprengung epithelialer Zellnester in den Knochen. Andere Autoren, wie z. B. HICKS (1954), sprechen das Adamantinom der Röhrenknochen als synoviales Sarkom an, da der Tumor histologisch biphasisch, d. h. aus epithelialen und mesenchymalen Elementen aufgebaut ist.

Zur Zeit wird die Auffassung favorisiert, daß der Tumor aus primären vaskulären mesenchymalen Zellen entsteht und somit einem malignen Angioblastom entspricht (CHANGUS u. Mitarb. 1957, HUVOS 1979, DAHLIN 1978).

Vorkommen

Adamantinome der langen Röhrenknochen sind sehr seltene Knochengeschwülste. MOON stellte 1965 96 bis dahin veröffentlichte Beobachtungen

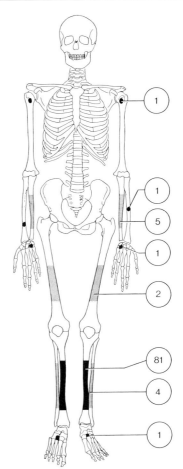

Abb. **172** Prozentuale Verteilung (Zahlen im Kreis) der Lokalisation von Adamantiomen der langen Röhrenknochen nach Angaben von *Moon* (96 Fälle). Die Rasterflächen zeigen Prädilektionsorte innerhalb *eines* Knochens. Die extrem seltenen Manifestationen im Hand- und Fußwurzelbereich relativieren natürlich den nomenklatorischen Anhang „der langen Röhrenknochen"

zusammen. WILNER zählte 1982 etwa 150 veröffentlichte Fälle. Der Anteil der Adamantinome an allen malignen Knochentumoren dürfte unter 1% liegen.

Alters- und Geschlechtsprädilektion

Das Patientenalter reicht nach bisherigen Berichten vom 11.–50. Lebensjahr, bei Frauen eher vom 11.–30. und bei Männern eher vom 31.–50. Unterhalb von 10 Lebensjahren kommen Adamantinome offensichtlich nur äußerst selten vor. Eine leichte Androtropie scheint zu bestehen.

Lokalisation

Mehr als 80–85% aller Adamantinome finden sich in der Tibia; andere Lokalisationen sind vor allem Ulna, Fibula, Femur und Humerus (Abb. **172**). In einigen der veröffentlichten Fälle trat die Geschwulst bi- oder auch multilokulär in einem oder in zwei benachbarten Knochen auf.

602 Skelettumoren

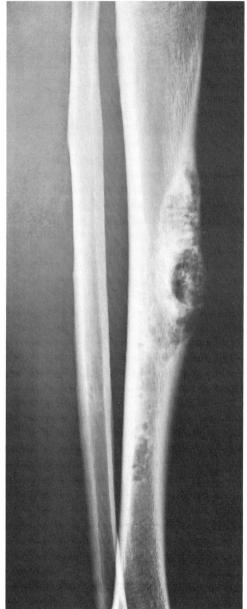

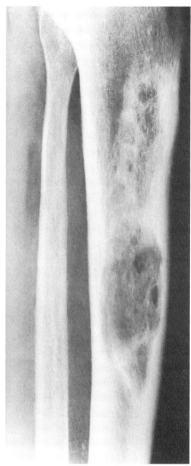

Abb. 173a u. b a Adamantinom in der mittleren und distalen Tibiadiaphyse mit gemischtförmigen lytischen und sklerosierenden Knochenveränderungen und deutlicher Auftreibung der Kompakta. Der Prozeß scheint von der Kompakta auszugehen. Die distale, z. T. von einem Sklerosesaum umgebene Läsion ist offensichtlich mit der oberen Läsion verbunden, erkennbar an der dazwischen gelegenen fibulaseitigen enossalen Kompaktahyperostose mit feinen eingestreuten Aufhellungen (♂, 38 J.). Differentialdiagnostisch kommt für die Läsion eine fibröse Dysplasie bzw. eine osteofibröse Dysplasie Campanacci in Frage. Die gleiche Differentialdiagnose gilt für b mit einem Adamantinom im Tibiaschaft bei einem 61jährigen Mann

Klinik

Das klinische Leitsymptom ist der lokale Schmerz, der bei manchen Patienten bis zu einige Jahren vor Stellung der Diagnose empfunden wurde. Objektiv läßt sich häufig eine lokale Schwellung nachweisen.

Röntgenbild

Gewöhnlich findet sich das Adamantinom im mittleren Drittel der Diaphyse und breitet sich oft allmählich über eine erhebliche Strecke im Knochen aus. Die Röntgenmorphologie kann sehr different sein und hängt offensichtlich von der Lokalisation im Knochen ab. Bei *intrakortikaler Lage* (Abb. 173a) imponieren in der Regel mehrere kleinere scharf begrenzte osteolytische Herde, die zusammenfließen können und dann eher an das Bild eines multizentrischen Prozesses denken lassen. Die einzelnen Herde können aber durchaus auch durch normale oder nahezu normale Knochenstrukturen voneinander getrennt sein. Gelegentlich ergibt sich ein seifenblasenähnliches Bild, wie es von der fibrösen Dysplasie her bekannt ist.

Bei einer *intramedullären Tumorlokalisation* präsentiert sich das Adamantinom als mehr oder weniger scharf begrenzter osteolytischer Knochende-

Abb. **174a** u. **b**
Adamantinom der rechten Tibia. Insgesamt erscheint der Knochen aufgetrieben. Die Begrenzung des Prozesses ist verhältnismäßig scharf. Im Angiogramm keine pathologischen Vaskularisationen. Anamnestisch gibt die 36-jährige Patientin eine schmerzlose Schwellung an der vorderen Tibiakante seit einigen Jahren an; erst einige Wochen vor Anfertigung der Röntgenaufnahme wurden stärkere Schmerzen empfunden. Differentialdiagnostisch ist an eine ausgedehnte fibröse Dysplasie, auch an ein Chondromyxoidfibrom zu denken. Auch ein Chondrosarkom ohne Matrixverkalkungen sollte differentialdiagnostisch in Erwägung gezogen werden, obwohl dagegen als auch gegen die Annahme z.B. eines Osteosarkoms die spärliche Vaskularisation spricht

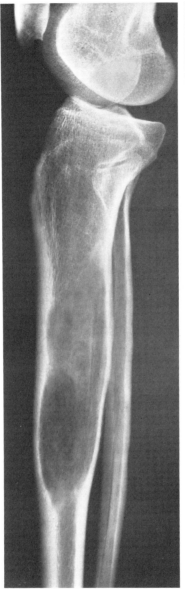
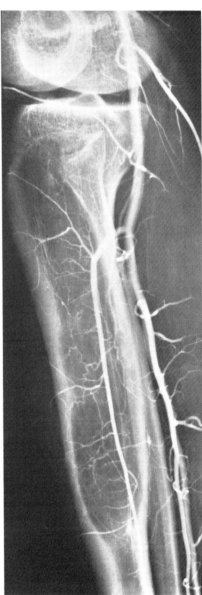

a b

fekt mit Auftreibung des Knochens (Abb. **173b** und **174**) oder auch mit einer angedeuteten Binnenstruktur in Form von „Septen", die wohl riffartigen Binnenvorsprüngen der erhaltenen Kompakta entsprechen (Abb. **175**). Periostale Reaktionen sind verhältnismäßig selten.

Differentialdiagnose

Die Diagnose „Adamantinom" aus dem Röntgenbild allein zu stellen wird wohl nur in seltenen Fällen gelingen, und zwar vor allem dann, wenn man bei Ausdeutung der Morphologie einer Läsion die Häufigkeitsverteilung der einzelnen Geschwulstentitäten und damit auch Wahrscheinlichkeiten berücksichtigt. Wenn ein Adamantinom an der Tibia wie eine fibröse Dysplasie, von der Kompakta ausgehend, aussieht und evtl. auch noch eine Zweitläsion am selben Knochen oder an der Fibula gesetzt hat, dann wird der Radiologe mit Recht zunächst eine fibröse Dysplasie diskutieren und höchstens bei stärkerer klinischer Schmerzsymptomatik auch ein Adamantinom in Erwägung ziehen und dann eine Probebiopsie veranlassen. Die größeren von einer primär medullären Lokalisation ausgehenden Exemplare von Adamantinomen können röntgenologische Ähnlichkeiten mit einer aneurysmatischen Knochenzyste, mit dem Osteosarkom und Chondromyxoidfibrom haben. Bei älteren Patienten hat die Differentialdiagnose selbstverständlich das Myelom, Metastasen und auch das Fibrosarkom zu berücksichtigen.

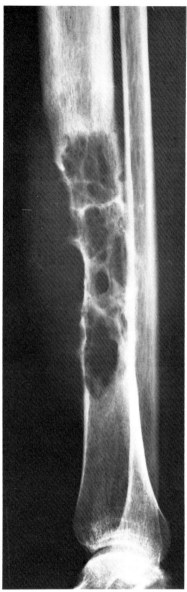

Abb. 175 Adamantinom der Tibiadiaphyse. 2 Jahre vor Behandlungsbeginn Auftreten einer knotenförmigen, knochenderben Anschwellung im Bereich der vorderen Tibiakante. Die dargestellte Röntgenmorphologie wird durch eine vor 1 Jahr erfolgte partielle Resektion etwas verfälscht (♂, 21 J.). Die riff- und leistenartigen Vorsprünge täuschen nämlich ein multizentrisches Wachstum der Läsion vor. Die Grenzen zum gesunden Knochen hin sind insbesondere proximal und dorsal auffallend unscharf und zeigen einen aggressiven Prozeß an. Differentialdiagnostisch ist in erster Linie an ein Knochensarkom (z. B. Fibrosarkom) zu denken

Wie oben bereits erwähnt, wird die Diagnose „Adamantinom" in der Regel vom Histologen gestellt. Der Radiologe hat nun aber die Aufgabe, nach weiteren, vielleicht diskreten Herden im selben Knochen oder Knochenmarksraum (CT!) zu suchen und den Chirurgen bzw. Orthopäden auf die Notwendigkeit einer ausgiebigen En-bloc-Resektion hinzuweisen, da der Tumor eine große Rezidivneigung birgt. Schon nach dem ersten oder zweiten Rezidiv ist die Gefahr einer Lungenmetastasierung gegeben. Sollte eine En-bloc-Resektion technisch nicht möglich sein, so muß in jedem Falle amputiert werden.

Tumoren notochordaler Herkunft

Chordom

Definition (WHO): Beim Chordom handelt es sich um einen malignen Tumor mit lobulärer Struktur und gewöhnlich aus hochvakuolisierten Zellen (sog. physaliphore Zellen) bestehend mit mukoider Interzellularsubstanz. Die Tumoren kommen nur am Achsenskelett vor.

Das Chordom ist ausführlich im Kapitel „Tumoren der Wirbelsäule und des Sakrums" in Bd. V/2, S. 300 ff. dargestellt. Da das Chordom international zu den originären Knochengeschwülsten gerechnet wird, soll es aus Gründen der Einheitlichkeit noch einmal im Rahmen dieses Kapitels beschrieben werden. Chordome entspringen notochordalen Resten, die sich entweder normalerweise im Bereich der Nuclei pulposi der Zwischenwirbelscheiben finden oder ektop in der Sphenookzipitalregion einschließlich des Klivus, im dorsalen Anteil des Nasopharynx, in der Knochensubstanz der Wirbelkörper oder im umgebenden Gewebe auftreten. Demnach sind Chordome fast ausschließlich in der Mittellinie des Achsenskeletts zu erwarten, wobei das proximale und distale Ende der Wirbelsäule, die Sphenookzipitalregion und der Sakrokokzygealbereich bevorzugt werden.

Im strengen Sinne ist das Chordom kein autochthoner Knochentumor, sondern als sog. „Einschlußtumor" einzuordnen. Wegen seiner engen topographischen Beziehung zum Knochen wird es aber im allgemeinen in die Knochentumoren eingereiht (s. o.). Auch sein biologisches Verhalten entspricht einem Knochentumor. Es wächst nämlich lokal invasiv, zerstört den angrenzenden Knochen und infiltriert die Weichgewebsstrukturen. Dabei bildet es einen größeren paraossalen Tumoranteil mit Kalzifikationen und Knochentrümmern und metastasiert, wenn auch gewöhnlich erst spät.

Vorkommen
Unter allen malignen Knochentumoren nimmt das Chordom in der Statistik von DAHLIN (1978) etwa 4% ein. Andere Statistiken wie das NCBT (1985) kommen auf etwa 2%.

Alters- und Geschlechtsprädilektion

Das Prädilektionsalter liegt in der 5. und 6. Lebensdekade, gefolgt von der 4. und 7. Grundsätzlich kann der Tumor aber in jedem Lebensalter auftreten. Das mittlere Alter zum Zeitpunkt der Diagnosestellung beträgt beim Vorliegen eines vertebralen Chordoms 35 Jahre, bei sakrokokzygealer Lokalisation 50 Jahre. HIGINBOTHAM (1967) berichtet über ein histologisch gesichertes Chordom bei einem 2½jährigen Kind.
Sakrokokzygeale Chordome werden bei Männern etwa 3mal so häufig wie bei Frauen gefunden; kraniale Chordome dagegen zeigen nur eine geringfügige Androtropie. Bei vertebralen Chordomen gibt es keine gesicherte Geschlechtsprädilektion.

Lokalisation

SCHAJOWICZ (1981) rechnet mit 85–90% der Chordome in der Sphenookzipital- und Sakrokokzygealregion. Der Rest verteilt sich in seiner Statistik über die Wirbelsäule, insbesondere in ihren zervikalen (C1 und C2), weniger häufig in den lumbalen und selten in den thorakalen Abschnitten. In einer Zusammenstellung von 634 Chordomen fand WELLINGER (1975) 102 (16%) in der Wirbelsäule, davon 62 in der Halswirbelsäule. Die meisten Wirbelsäulenchordome nehmen ihren Ausgang vom Wirbelkörper (ektopes Chordagewebe) und nicht vom Nucleus pulposus, wo das Chordagewebe bekanntlich physiologisch vorkommt. Die Lokalisation von 694 Chordomen ist in der Abb. **176** dargestellt.

Klinik

Bei Lokalisation des Chordoms an der Wirbelsäule und im Sakrokokzygealbereich sind überwiegend neurologische Symptome zu erwarten, die von Parästhesien und/oder motorischen Störungen bis zum kompletten Querschnittsyndrom reichen. Die Schmerzen können unterschiedlich ausgeprägt sein und dauern bis zur Entdeckung des Prozesses wenige Monate bis einige Jahre. Sie täuschen oft das Bild eines Diskusprolapses vor.
Zervikale Chordome mit ventralem paraossalem Tumoranteil können zur Verlagerung von Ösophagus und Trachea mit entsprechender klinischer Symptomatik führen. Chordome im Sakrokokzygealbereich verfügen in gut zwei Dritteln der Fälle über eine größere präsakrale Tumormasse, die man bei der rektalen Untersuchung als knorpelharten Tumor tasten kann. Bei Kompression von Harnblase und Rektum treten Miktions- und Defäkationsstörungen auf.
Intrakranielle Chordome können Kopfschmerzen, Doppeltsehen und Gesichtsfeldeinschränkungen verursachen. Bei nasopharyngealen Lokalisationen stehen Störungen in der Atmung, eine Anosmie und Rhinolalie im Vordergrund.

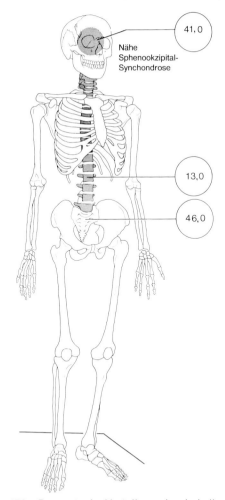

Abb. **176** Prozentuale Verteilung der Lokalisation von 694 Chordomen

Röntgenbild

Das Chordom wächst im allgemeinen in den angrenzenden Knochen hinein. Die dadurch entstehende Destruktion zeigt Röntgenbefunde zweifacher Art, nämlich *Weichteilmasse und Osteolyse*. Die Expansion des Knochens steht dabei nicht im Vordergrund. Im Tumor können in 30–50% der Fälle Verkalkungen nachgewiesen werden (Abb. **177b u. 181**). Zum Zeitpunkt der Entdeckung eines Chordoms im Röntgenbild ist im allgemeinen schon eine erhebliche Knochendestruktion vorhanden. Bei langsamem Tumorwachstum grenzt sich die Läsion gegenüber dem gesunden Knochen durch einen Sklerosesaum ab, der sich wellig und irregulär – besonders auf Schichtaufnahmen – darstellt.
Intrakranielle Chordome verursachen in einem hohen Prozentsatz Knochendestruktionen, die aber im frühen Stadium nur in Form einer diskreten Dekalzifizierung des Dorsum sellae nachweisbar sind. Im weiteren Verlauf zeigt sich dann eine zu-

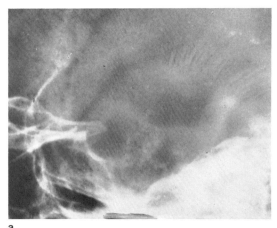

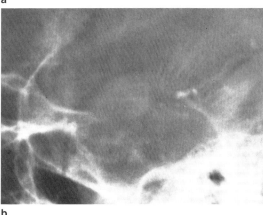

Abb. 177 a u. b Chordom am Dorsum sellae
a Befund bei Erstbeobachtung mit geringer Destruktion des Dorsum sellae und Teilen des Sellabodens
b Befund 22 Tage später mit schnell progredienter Destruktion der Sella (♂, 56 J.)

nehmende Destruktion des Dorsum sellae, des/der Processus clinoideus/i, des Klivus oder des Sinus sphenoidalis (Abb. 177).

Vertebrale Chordome entstehen überwiegend nicht in der Zwischenwirbelscheibe, sondern vermutlich im Wirbelkörper selbst; darauf wurde bereits hingewiesen. Charakteristisch für diesen Tumor ist das Hineinwachsen in die benachbarte Zwischenwirbelscheibe, evtl. sogar durch den Diskus hindurch in den nächsten Wirbelkörper. Durch die Diskuszerstörung erscheint der Intervertebralraum dann höhengemindert, und manchmal wird dadurch ein intraspongiöser Diskusprolaps vorgetäuscht (s. Abb. 39 in Bd. V/2, S. 301). Bei raschem Wachstum ruft der Tumor im befallenen Wirbelkörper entweder eine irregulär breite und fleckige reaktive Sklerose hervor (Abb. 178), oder er zerstört ihn weitgehend reaktionslos und löst eine Kompressionsfraktur aus. In maximal zwei Dritteln der Fälle sieht man eine mehr oder weniger ausgedehnte parossale Weichteilmasse, die durch den Geschwulstausbruch entsteht (Abb. 179). Die erwähnten Kalzifikationen sind in der Regel unregelmäßig fleckig, gelegentlich auch bizarr, wie in Abb. 42, Bd. V/2, S. 304 dargestellt. Die mit höchstens 50% verhältnismäßig häufigen intratumoralen Verkalkungen erschweren manchmal die Abgrenzung gegenüber einem Chondrosarkom, insbesondere im vertebralen und kokzygealen Bereich, erheblich.

In einer Zusammenstellung von 40 zervikalen Chordomen fanden HAGENLOCHER u. CIBA (1976) bei 34 Fällen eine Knochendestruktion. Bei mehr als der Hälfte der Fälle waren zwei oder mehrere Wirbelkörper ergriffen. In der Hälfte aller Fälle ließ sich ein ventraler (Begleit-)Weichteiltumor

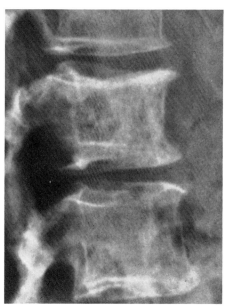
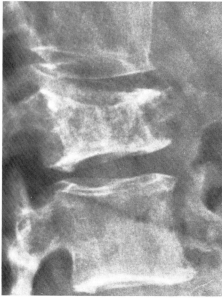

Abb. 178 a u. b
Verlaufsbeobachtung bei einem lumbalen Chordom
a Aufnahme bei Erstbeobachtung
b 6 Monate nach Erstbeobachtung
(♀, 61 J.)

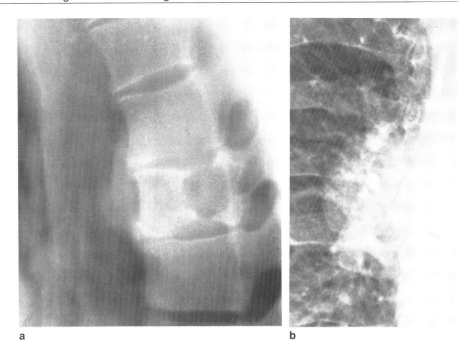

Abb. 179a u. b
a Chordom des 6. Brustwirbels. Frontaltomogramm
b Sagittalaufnahme mit Darstellung des ausgeprägten, paravertebralen Geschwulstausbruchs (♂, 55 J.)

röntgenologisch nachweisen, in 6 Fällen bestand keine Knochenbeteiligung. Zu einer intraspinalen Tumorausbreitung kam es in 5 Fällen. Die intraspinale Tumorausbreitung führt zu myelographischen Veränderungen, die von einer Eindellung der Kontrastmittelsäule bis zum kompletten Kontrastmittelstopp reichen. Bei entsprechender nativradiologischer Symptomatik (s. oben) sind dann leicht Verwechslungen mit einem Diskusprolaps möglich. Ungeachtet aller Fortschritte durch die Computertomographie, wird die proximale und distale Begrenzung der Läsion sicherlich durch die Myelographie am schnellsten und präzisesten aufgezeigt.

Beim *sakrokokzygealen Chordom* (Abb. **180** u. **181**) findet sich zum Zeitpunkt der Erstdiagnose zumeist schon eine beträchtliche Osteolyse, die sich häufig paramedian ausbreitet. Im Krankengut von UTNE u. PUGH (1955) fand sich in 85% der Fälle eine parossaler, nach ventral gerichteter Weichteiltumor, der Rektum und Harnblase komprimierte. Die sakrokokzygealen Chordome kommen offensichtlich deswegen häufig so spät zur

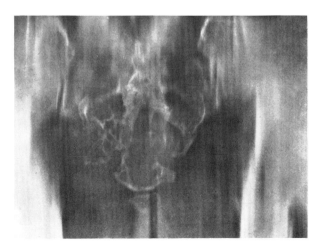

Abb. **180** Sakrales Chordom mit blasiger Knochendestruktion (Tomogramm) (♀, 34 J.)

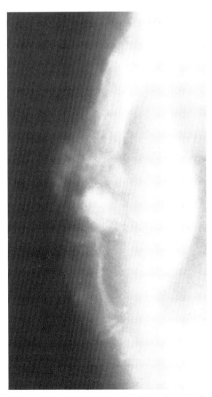

Abb. **181** Kokzygeales Chordom mit antesakraler Ausbreitung (♀, 12 J.)

Entdeckung, da sie in früheren Stadien auf Nativaufnahmen durch Darmgas- und -inhaltsüberlagerung leicht übersehen werden. Daher gilt grundsätzlich die Regel, daß jede auf zwei Röntgenaufnahmen nachweisbare Unschärfe oder Aufhellung in den knöchernen Konturen und Strukturen des Sakrums bei klinischer Schmerzsymptomatik der Anlaß zu einer computertomographischen Untersuchung sein sollte.

Differentialdiagnose

Sitzt das Chordom in der Sphenookzipital- oder Sakrokokzygealregion, dann ist die Lokalisation bereits ein wichtiger Hinweis auf diesen Tumor. Finden sich zusätzlich bei diesen Lokalisationen noch parossale Geschwulstanteile und endotumorale Verkalkungen, so kann die Diagnose eines Chordoms mit hoher Wahrscheinlichkeit gestellt werden. Bei Lokalisation im Bereich der Schädelbasis wird die Abgrenzung gegenüber einem *Kraniopharyngeom* allerdings nur bioptisch möglich sein. Bei sakrokokzygealem Sitz des Chordoms ist die schwierige Differentialdiagnose gegenüber dem *Chondrosarkom* zu stellen und in der Regel zweifelsfrei nur histologisch zu erreichen. Bei überwiegend lytischer Manifestation kommen auch der *Riesenzelltumor* und das *solitäre Plasmozytom* in die differentialdiagnostische Überlegung.

Vertebrale Chordome mit erheblicher parossaler Geschwulstausbreitung können ähnliche Bilder wie die *aneurysmatische Knochenzyste* oder der *Riesenzelltumor* hervorrufen. Wächst das Chordom transdiskal von einem Wirbelkörper in den anderen, so liegt der röntgendiagnostische Fehlschluß eines entzündlichen *(spondylitischen) Prozesses* nahe. Die Weichteiltumormasse könnte röntgenologisch dann als Abszeß gedeutet werden. Auf die Ähnlichkeit eines initialen Chordoms der Wirbelsäule mit einem intraspongiösen oder nach dorsal gerichteten *Diskusprolaps* wurde bereits hingewiesen.

Bei fortgeschrittenen Chordomen sollte immer eine Thoraxröntgenaufnahme angefertigt werden, da mit einer Metastasierungsrate von etwa 10% gerechnet werden muß.

Tumorähnliche Läsionen (Tumor-like lesions)

Fibröser metaphysärer Defekt (FMD)

Synonyme: fibröser Kortikalisdefekt, nichtossifizierendes Knochenfibrom.

Der fibröse metaphysäre Defekt (FMD) entspricht einer zumeist klinisch stummen und sich spontan rückbildenden Veränderung in der metaphysären Region vom wachsenden Röhrenknochen. Nach der WHO-Klassifikation der Knochentumoren von 1969 wird der FMD (dort als „nichtossifizierendes Knochenfibrom" bezeichnet) zu den geschwulstähnlichen Läsionen gezählt.

Wir betrachten den fibrösen metaphysären Defekt als Wachstumsstörung, die sich im Initialstadium als banaler fibröser Kortikalisdefekt darstellt und bei fehlender spontaner Remission sich zum nichtossifizierenden Knochenfibrom entwickeln kann. Somit sehen wir die in der Literatur vielfach vorgenommene entitätsmäßige Unterscheidung zwischen fibrösem Kortikalisdefekt und nichtossifizierendem Knochenfibrom als überflüssig an und betrachten beide als verschiedene Stadien derselben Veränderung. Der von uns als Oberbegriff gewählte Ausdruck „fibröser metaphysärer Defekt" beschreibt u. E. die pathologisch-anatomischen und topographischen Gegebenheiten am besten. Als Beweis für unsere Annahme führen wir an:

1. Sowohl der fibröse Kortikalisdefekt als auch das nichtossifizierende Knochenfibrom zeigen ein identisches pathologisch-anatomisches Substrat und eine identische Histologie. Es liegt nämlich ein knöcherner Defekt in der Kompakta (Kortikalis) und bei größeren Exemplaren auch in der Spongiosa vor, der mit Bindegewebe ausgefüllt ist. Bei überwiegend kortikaler Lage der Veränderung bestehen Verbindungen mit dem darüberliegenden Periost. Histologisch findet sich ein faser- und zellreiches Bindegewebe mit verstreut liegenden vielkernigen Riesenzellen und fakultativ-lipid-beladenen Makrophagen in kleinen Nestern.

2. Langfristige Verlaufsbeobachtungen können die Entwicklung eines fibrösen Kortikalisdefektes in ein nichtossifizierendes Knochenfibrom eindeutig belegen (Abb. **185**).

3. Die unter beiden Begriffen beobachteten Läsionen unterliegen in der überwiegenden Zahl der Fälle derselben spontanen Remission, die man sich folgendermaßen vorstellen kann: Die Metaphyse modelliert sich bekanntlich während des Wachstums um. Ihre knöchernen Strukturen verschieben und verjüngen sich nämlich in Richtung Diaphyse und nehmen damit die dem Schaft bzw. der Diaphyse eigene Taillierung an. Einfach ausgedrückt,

kann man auch sagen, daß die metaphysäre Kompakta (Kortikalis) im Rahmen des Wachstums „wegmodelliert" wird. Die meisten fibrösen Kortikalisdefekte werden unserer Vorstellung nach im Rahmen dieser Ummodellierungsvorgänge „eliminiert" und sind dann röntgenologisch nicht mehr sichtbar. Nur in wenigen Fällen bleibt der fibröse Defekt in der Kompakta bestehen und kann sich auf Grund bisher noch nicht geklärter Ursachen vergrößern. Denkbar ist auch, daß eine einmal in der Metaphyse eingetretene Störung im Sinne eines Bindegewebsersatzes der Kompakta als morphologisches Störfeld über Jahre bestehenbleibt und metaphysär den pathologisch-anatomischen Befund liefert, während er im meta-diaphysären Übergangsbereich und diaphysär fortlaufend ummodelliert, d. h. abgebaut, wird. Das würde auch diejenigen fibrösen metaphysären Defekte bzw. nichtossifizierenden Knochenfibrome erklären, welche man bei Jugendlichen noch kurz vor Abschluß des Knochenwachstums oder schon im jungen Erwachsenenalter beobachten kann.

4. Fast alle fibrösen Kortikalisdefekte und nichtossifizierenden Fibrome verursachen keine klinische Symptomatik. Sie haben alle eine enge Beziehung zur Kompakta und sind überwiegend in der Knieumgebung lokalisiert.

Die **Ursache** des FMD ist bisher ungeklärt, obwohl sich auch neben dem histologischen Bild biologische und andere Hinweise auf eine traumatische Genese ergeben. Die Läsion tritt nämlich erst nach dem 2. Lebensjahr auf. Jungen (Fußballspiel!) sind etwa doppelt so häufig betroffen wie Mädchen. Die Läsion beginnt – wie ausgeführt – offensichtlich kortikal bzw. subperiostal, also in einer Region des Gliedmaßenskeletts, die kleineren und größeren direkten Traumen leicht ausgesetzt ist. Darüber hinaus sind Kompakta und schützender Weichteilmantel um die Metaphysenregion (besonders der Knieregion) relativ dünn, so daß *traumatische Periosteinsprengungen* durchaus vorstellbar sind. Die Ursache, daß FMD in der Epiphysenregion während des Wachstums nicht vorkommen, liegt darin begründet, daß Epiphysen weder über eine Kompakta noch über ein Periost verfügen. Die äußere Kontur der Epiphyse wird *während des Wachstums* nämlich durch verkalkte knorpelige Grundsubstanz gebildet (sog. provisorische Verkalkungszone).

Vorkommen
Die Prävalenzangaben über den fibrösen Kortikalisdefekt sind in der Literatur sehr kontrovers: CAFFEY (1955), SELBY (1961) sowie SONTAG u. PYLE (1941) fanden bei ihren z. T. langfristigen Verlaufsbeobachtungen Häufigkeiten, die von 27–53% der untersuchten Kinder und Jugendlichen reichten. In manchen Fällen wurde nicht nur ein Kortikalisdefekt, sondern konnten sogar zwei oder noch mehr zum selben Zeitpunkt oder nacheinander nachgewiesen werden. Eigene röntgenologische Untersuchungen an 5674 metaphysären Skelettregionen der oberen und unteren Extremität von 2065 willkürlich ausgesuchten Patienten im Alter von 1–20 Jahren ergaben allerdings „nur" eine Prävalenz des fibrösen metaphysären Defektes von 1,8%, bei alleiniger Betrachtung des distalen Femurs von 2,7% (FREYSCHMIDT u. Mitarb. 1981). Diese Zahlenangaben decken sich mit Untersuchungsergebnissen von SCHMIDT u. Mitarb. (1978), die eine Prävalenz von 0,84% bei 1300 Patienten im Alter von 2–22 Jahren feststellten. Die starke Zahlendiskrepanz hinsichtlich des FMD-Vorkommens zwischen dem amerikanischen und deutschen Schrifttum ist allerdings nur schwer zu erklären. Einige Überlegungen dazu sind in der Arbeit von FREYSCHMIDT u. Mitarb. (1981) angestellt worden.

Ungeachtet dieser Zahlendiskrepanzen weist jedoch der Fakt, daß bei etwa 1–2% der normalen bzw. gesunden Bevölkerung im Alter von 1–20 Jahren mit einem FMD am Gliedmaßenskelett zu rechnen ist, darauf hin, daß es sich bei der Läsion nicht um eine Geschwulst und auch nicht um eine geschwulstähnliche Läsion, sondern um eine Varietät im Sinne einer vorübergehenden Ossifikationsstörung des heranwachsenden Skeletts handelt.

Alters- und Geschlechtsprädilektion
Ganz eindeutig bevorzugt sind – das geht aus dem bereits Gesagten hervor – die 1. und 2. Lebensdekade. In unserem Untersuchungsgut war der jüngste männliche Patient 4, der jüngste weibliche 7 Jahre alt. Am häufigsten betroffen ist die Altersgruppe von 10–15 Jahren. In unserem Untersuchungsgut fanden sich 80% aller Patienten mit einem FMD im Alter von 10–20 Jahren. Bei Jungen scheinen fibröse metaphysäre Defekte häufiger als bei Mädchen aufzutreten; denn von unseren 38 beschwerdefreien Trägern eines MFD waren 27 männlichen, 11 weiblichen Geschlechts.

Lokalisation
Der FMD wird fast ausnahmslos in den Metaphysen der Röhrenknochen gefunden. Histologisch und röntgenologisch ähnliche Läsionen an flachen Knochen in der Region apophysärer Wachstumszonen werden im allgemeinen nicht als fibröser Kortikalisdefekt oder nichtossifizierendes Knochenfibrom bezeichnet. Sie werden in der Regel mit Termini belegt, die histologische Komponenten wiedergeben, wie z. B. Xanthofibrom, benignes (fibröses) Histiozytom usw. Fast alle fibrösen metaphysären Defekte treten an der unteren Extremität auf. Im eigenen Krankengut fanden sich 96% aller FMD an der unteren Extremität

und nur 4% an der oberen. Bevorzugter Sitz an der unteren Extremität ist die distale Femurmetaphyse, an der sich in unserem Krankengut 62% aller FMD zeigten. In der Häufigkeit folgt die proximale Tibiametaphyse mit etwa 24%. An der distalen Tibiametaphyse konnten wir nur 7%, an der proximalen und distalen Fibulametaphyse je 2% und an der distalen Radiusmetaphyse 4% aller FMD nachweisen. Betrachtet man die distale Femurmetaphyse für sich, so fanden wir in unserem Krankengut 20 von 28 FMD an der dorsomedialen Region. Lateral gelegene FMD traten überwiegend gemeinsam bzw. gleichzeitig mit medialen auf.

Klinische Symptomatik

Träger eines FMD sind fast ausnahmslos klinisch beschwerdefrei. Die Läsionen werden zufällig entdeckt, in der Regel anläßlich einer Röntgenuntersuchung zum Ausschluß einer Fraktur. Nur selten geben sehr große FMD oder mehrere in einer Höhe liegende FMD zu Spontanfrakturen Anlaß. Bei dieser Kausalinterpretation ist allerdings sehr große Zurückhaltung geboten; denn bei den meisten von uns gemachten Beobachtungen verliefen durch adäquate Traumen verursachte Frakturen häufig nur zufällig in die FMD. Diese Beobachtung ist von klinischer Relevanz, da die Annahme einer Spontanfraktur durch einen FMD eine chirurgische Intervention mit Ausräumung der Läsion implizieren würde.

Zwei persönliche Beobachtungen erweckten den Verdacht, daß Patienten mit einer Neurofibromatose besonders viele und vor allem große Exemplare eines FMD entwickeln können. Auch eine Kombination von FMD und Café-aú-lait-Flecken (ohne Neurofibromatose) ist bekannt.

Röntgenbild

Die Röntgensymptomatik des fibrösen metaphysären Defektes ist in den meisten Fällen so unverkennbar, daß keine weiteren diagnostischen Maßnahmen oder gar histologische Untersuchungen notwendig werden. *Im Stadium des fibrösen Kortikalisdefektes* finden sich zumeist ovale Aufhellungen von weichgewebs-äquivalenter Dichte in der Kompakta. Ihre Längsachse verläuft parallel zur Achse des befallenen Röhrenknochens. Die Defekte haben einen Durchmesser von 2–30 mm und sind in der Regel scharf begrenzt. Gelegentlich wölbt sich das zart verkalkte Periost uhrglasartig vor (Abb. **182b**). Etwas größere Defekte zeigen einen Sklerosesaum, der besonders zum Knocheninneren hin ausgeprägt ist (Abb. **183** u. **187**). Die an den Defekt angrenzende Kompakta kann verdickt sein (Abb. **183**). Immer liegen die Defekte rein metaphysär im Abstand von einigen Millimetern bis zu einigen Zentimetern von der Epiphysenfuge. *Im Stadium des nichtossifizierenden Knochenfi-*

broms finden sich größere Kortikalisdefekte mit Längsdurchmessern bis zu 70 mm und einer zumeist weniger als 1–2 cm betragenden subkortikalen Ausbreitung in die benachbarte Spongiosa. Die größeren metaphysären Defekte zeigen oft stärkere Sklerosesäume von 1–2 mm Dicke, die gelegentlich girlandenartig anmuten (Abb. **184b, 185b** u. **c, 188** u. **189**). Riffähnliche Knochenleisten im Inneren der Läsion geben ihr oft ein gekammertes Aussehen (Abb. **184, 185c, 189b** u. **191a**) oder erwecken den Eindruck, als ob mehrere Defekte zusammenfließen. Liegt die Läsion im Umbiegungsbereich, z.B. von dorsaler zur medialer Kortikalis der distalen Femurmetaphyse, dann *erscheint ihre (projizierte) Tiefenausdehnung in der sagittalen oder frontalen Projektion größer als den tatsächlichen anatomischen Gegebenheiten entsprechend* (Abb. **184b**). Einige offensichtlich ältere, noch nicht vollständig „wegmodellierte" Läsionen können mehr dia- als metaphysär liegen. Im Ausheilungsstadium sieht man eine besonders von den Rändern her zunehmende Verdichtung solcher Läsionen, entsprechend einer zunehmenden knöchernen Durchbauung, die notwendig wird, wenn die Wegmodellierungsvorgänge zur Eliminierung nicht ausreichen. Insgesamt betrachtet, entspricht die Röntgenmorphologie des fibrösen metaphysären Defektes praktisch ausnahmslos dem Grad IA, seltener B auf der Lodwick-Skala.

Differentialdiagnose

Die Röntgenmorphologie fibröser metaphysärer Defekte ist an sich derart typisch, daß nur selten differentialdiagnostische Probleme aufkommen dürften. Die Erfahrung lehrt aber, daß diese banale Wachstumsstörung in der täglichen Routinepraxis immer wieder Abgrenzungsschwierigkeiten bereitet. Nicht selten kommt es sogar zu Probeexzisionen, die in der Mehrzahl der Fälle überflüssig sind und den Patienten nur gefährden. Uns selbst sind Beobachtungen bekannt, bei denen auch eine histologische Fehlinterpretation erfolgte, die in einem Fall tragischerweise sogar zu einer Amputation führte. Es seien deshalb noch einmal einige wesentliche Kriterien aufgeführt, die die Annahme eines FMD sichern:

1. Der FMD liegt immer mehr oder weniger metaphysär. Eine sog. diaphysäre Auswanderung ohne Wegmodellierung des Defektes geht in der Regel nie so weit, daß der FMD z.B. in Schaftmitte zu liegen kommt.

2. Der FMD geht immer von der Kompakta (Kortikalis) aus bzw. läßt er in jedem Falle eine enge Beziehung zu ihr erkennen und liegt röntgenologisch daher immer *exzentrisch*.

3. Im Stadium des fibrösen Kortikalisdefektes liegt er in der Kompakta; im Stadium des nicht-

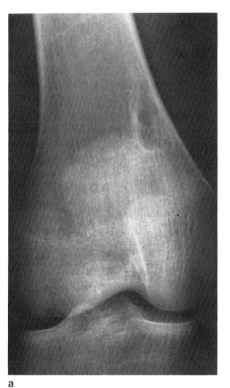

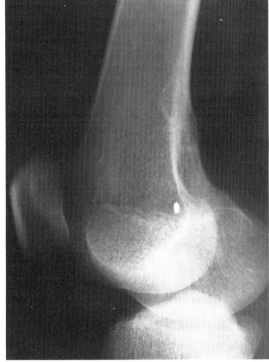

Abb. 182a u. b FMD im Stadium des fibrösen Kortikalisdefektes. In der seitlichen Projektion uhrglasartige Vorwölbung der feinen verkalkten Periostschale

ossifizierenden Knochenfibroms breitet er sich von der Kompakta in die angrenzende Spongiosa aus. Da das Stadium des nichtossifizierenden Knochenfibroms in der Regel erst von Patienten jenseits des 6.–7. Lebensjahres erreicht wird, ist ein größerer Defekt mit einem Längsdurchmesser von mehr als 3 cm vor dem 6.–7. Lebensjahr für einen FMD als atypisch anzusehen.

4. Der FMD ist immer scharf und/oder durch einen Sklerosesaum begrenzt.

5. Er tritt bevorzugt im Wachstumsalter auf. Das unterscheidet ihn allerdings lediglich von Geschwülsten, die bevorzugt im Erwachsenenalter vorkommen (z. B. Chondrosarkom, malignes Lymphom des Knochens, Fibrosarkom). Die Annahme eines FMD jenseits des 30. Lebensjahres besitzt also grundsätzlich keine hohe diagnostische Sicherheit.

6. Der FMD bevorzugt die untere Extremität, und zwar besonders das distale Femur, die proximale und distale Tibia und Fibula.

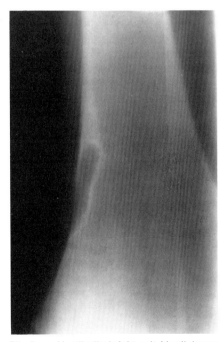

Abb. 183 Fibröser Kortikalisdefekt mit Verdickung der proximal an den Defekt angrenzenden Kompakta

Mit dieser Aufzählung von einander verbundenen Merkmalen ist die radiologische Primärdiagnose eines FMD in fast allen Fällen, insbesondere bei fehlender klinischer Symptomatik, vom Erfahre-

(Text weiter S. 616)

Skelettumoren

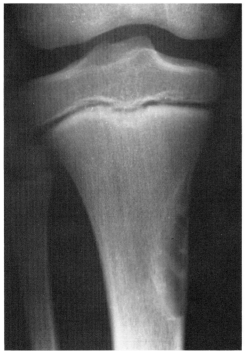
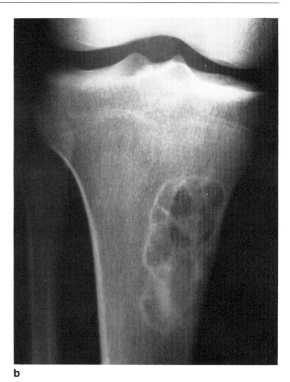

▲ Abb. **184a** u. **b** Verlaufsbeobachtung eines FMD über 8 Jahre bei klinischer Beschwerdefreiheit (♂, **a** 10 J., **b** 18 J.). Die diaphysennahen Abschnitte der Läsion sind während des Knochenwachstums sicherlich „wegmodelliert" worden. Lokalisation und Ausdehnung des relativ großen nichtossifizierenden Knochenfibroms (**b**) lassen sich nur mit der Annahme erklären, daß die Läsion metaphysär „nachproduziert" wurde, da das periostale/kortikale „Störfeld" metaphysär bestehen blieb

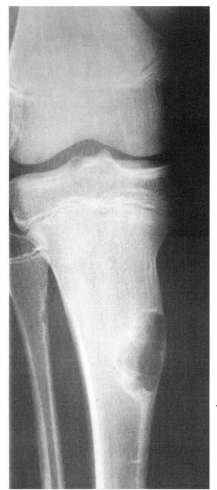

◀ Abb. **186** Sehr großes, verhältnismäßig weit diaphysär gelegenes Exemplar eines nichtossifizierenden Knochenfibroms. Es erinnert fast an eine einkammerige Knochenzyste, von der man allerdings eine mehr zentrale Lokalisation und eine konzentrische Aufweitung bzw. Ballonierung der Kompakta erwarten müßte. Beachte den fibrösen Kortikalisdefekt in der proximalen medialen Fibula!

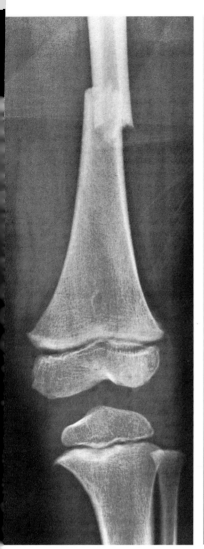
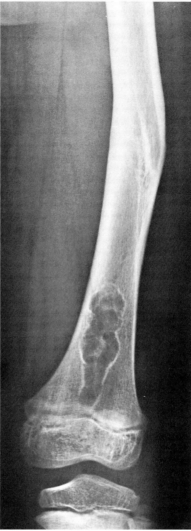
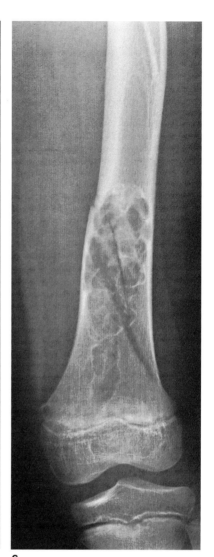

Abb. 185 a-c   Entwicklung eines FMD aus dem Stadium des fibrösen Kortikalisdefektes (a) zum nichtossifizierenden Knochenfibrom (b u. c)
a 16. 5. 1980, b 15. 4. 1982, c 19. 9. 1984. Der Fraktur in c lag ein adäquates Trauma zugrunde

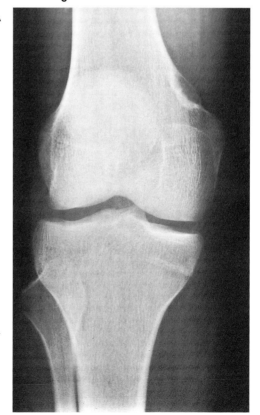

Abb. 187   Fibröser metaphysärer Defekt in der medialen metaphysären Femurkompakta (♂, 18 J.)

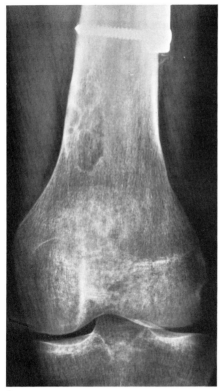
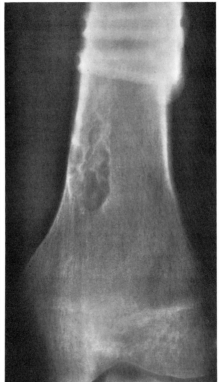

Abb. **188a** u. **b** Nichtossifizierendes Fibrom der distalen Femurmetaphyse. Zufallsbefund, entdeckt anläßlich einer Verlaufskontrolle nach traumatischer Schaftfraktur (♂, 16 J.)

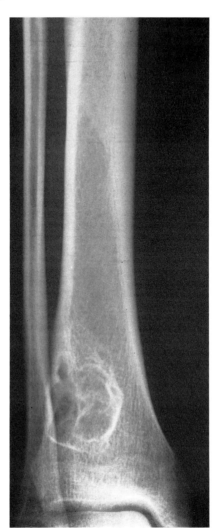

Abb. **189a** u. **b** Verlaufsbeobachtung eines FMD im Stadium des nichtossifizierenden Knochenfibroms über 6 1/2 Jahre
a Erstbeobachtung bei traumatischer Schaftfraktur. Persistenz und leichte Größenzunahme (**b**) mit beginnender knöcherner Durchbauung in den Randbezirken, insbesondere zum Schaft hin

Abb. **190 a** u. **b**
8jährige Verlaubsbeobachtung mit weitgehender Spontanausheilung im „metaphysär-exzentrischen Auswanderungsstadium"
a Nichtossifizierendes Fibrom der distalen metaphysealen Diaphyse links
b Spontanausheilung nach 8 Jahren
(♀, 14 bzw. 22 J.)

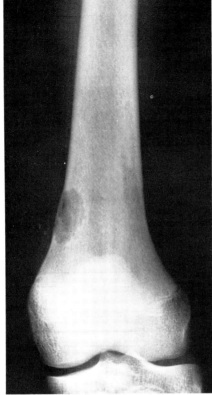
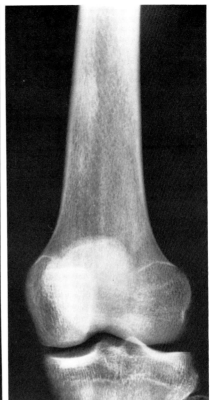

a b

Abb. **191 a** u. **b**
a Nichtossifizierendes Fibrom der Femurmetaphyse links
b Zustand nach Excholeation und Spongiosaplombierung 5 Jahre nach Behandlungsbeginn mit persistierender postoperativer Knochennarbe und postoperativer Myositis ossificans
(♂, 17 J.)

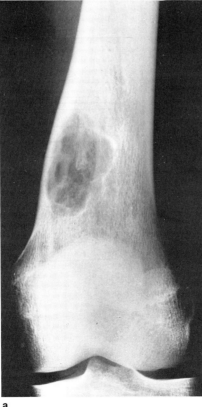
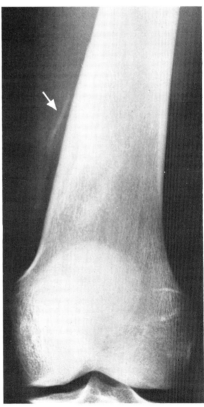

a b

nen zu stellen, und eine Verlaufsbeobachtung und/oder Biopsie erübrigt sich. Bei uncharakteristischer klinischer Symptomatik (sog. „Wachstumsschmerz", Verdacht auf atypische Knocheninfektion) wird man in wenigen Zweifelsfällen durch die Verlaufsbeobachtung die Diagnose stellen und nur in extrem seltenen Fällen eine histologische Abklärung für notwendig erachten. Dann handelt es sich um Läsionen, bei denen eines der genannten Merkmale fehlt oder zumindest nur schwach ausgeprägt ist, z. B. die Lage in Schaftmitte, tiefe Ausdehnung in die Spongiosa ohne eindeutige Kompaktaveränderungen oder -beziehungen, ungewöhnliche Gesamtgröße der Läsion, unscharfe Begrenzung zum gesunden Knochen hin. Auch sollten die Lage in der oberen Extremität, z. B. im Humerus, und das Auftreten bei älteren Patienten den Beurteiler hinsichtlich des FMD skeptisch stimmen.

Eine praktische Bedeutung für die diagnostische Einordnung der wenigen, vom konventionell Radiographischen, vom Klinischen und Lokalisatorischen her nicht eindeutigen Fälle hat die *Skelettszintigraphie:* Sie zeigt fast ausnahmslos beim FMD keine Aktivitätsanreicherung, da in der überwiegenden Zahl der Fälle die Läsion biologisch und daher vom örtlichen Knochenumsatz her nicht aktiv ist. In den meisten Fällen wird sie ja auch nicht knöchern „durchbaut", sondern „wegmodelliert". Nur in denjenigen Fällen, in denen größere Exemplare noch im späteren Jugendalter bestehen, kommt es zusätzlich zu knöchernen Durchbauungsvorgängen, die jedoch sehr langsam ablaufen und allenfalls eine geringe Aktivitätsanreicherung erkennen lassen.

Aus dem bisher zur Differentialdiagnose Gesagten geht hervor, daß es schwerfällt, differentialdiagnostische Überlegungen für den FMD anzustellen und geschwulstähnliche oder geschwulstmäßige Knochenläsionen zu nennen, die einen FMD imitieren und dabei nicht zu den größten Raritäten zählen.

In der Praxis haben wir bisher folgende Erkrankungen mit gelegentlicher Ähnlichkeit zum FMD beobachten können:

Osteomyelitis:
Sie geht im Gegensatz zum FMD fast immer mit einer entsprechenden lokalen und oft auch allgemeinen klinischen entzündlichen Symptomatik einher, die im wesentlichen aus lokalen Schmerzen und einer lokalen Überwärmung besteht. Die Grenzzone eines hämatogenen osteomyelitischen Herdes zum gesunden Knochen hin ist in der Regel nicht sehr scharf; die benachbarte Kompakta erscheint tunneliert, und etwa 10-14 Tage nach Einsetzen der klinischen Symptomatik lassen sich in der Regel auch feinere Periostverknöcherungen erkennen. Das Knochenszintigramm ist massiv positiv.

Fibröse Dysplasie:
Besonders bei der monostotischen Form der fibrösen Dysplasie können sich ähnliche Bilder wie beim FMD ergeben; denn beiden Veränderungen liegt ein bindegewebiger Ersatz des normalen Knochens zugrunde. Bei der fibrösen Dysplasie ist allerdings häufiger primär die Spongiosa beteiligt. Zusätzlich wird primär immer Faserknochen gebildet, der dem Inneren der Läsion zumeist mehr röntgenologische „Struktur", z. B. im Sinne eines Seifenblasenmusters, verleiht. Während der FMD fast ausnahmslos im distalen Femur lokalisiert ist, tritt die fibröse Dysplasie bevorzugt im proximalen Femurbereich intertrochantär oder diaphysär auf.

Sog. ossifizierendes Knochenfibrom:
Diese seltene Entität tritt fast ausnahmslos (zu etwa 96%) in der Schädelregion, d. h. in Knochen bindegewebigen Ursprungs, auf (Übersicht s. bei MAJEWSKI, FREYSCHMIDT u. Mitarb. 1984). Bei Lokalisationen in den Röhrenknochen kann sie zwar Kompaktadefekte und umgebende Sklerosen hervorrufen; sie liegt aber überwiegend diaphysär. Das ossifizierende Knochenfibrom hat überhaupt nichts mit der Ossifikation eines nichtossifizierenden Knochenfibroms zu tun. Vielmehr ist es eine echte Geschwulst, die nach chirurgischer Intervention rezidivieren kann. Von CAMPANACCI (1976) wurde sie auch als osteofibröse Dysplasie der langen Röhrenknochen bezeichnet.

Juvenile (einkammerige) Knochenzyste:
Sie ist in der Regel größer als der FMD und liegt mehr dia- als metaphysär und zentral. Ihre Beziehung zur Kompakta ist selten eindeutig; meistens ist die Kompakta entweder konzentrisch ausgedünnt, oder es bildet sich eine ausgebeulte Knochenschale. Selten besitzen juvenile Knochenzysten eine solche Binnenstruktur (z. B. Traubenform) wie das nichtossifizierende Knochenfibrom. Die Abb. **186** u. **189** könnten dem Ungeübten u. U. differentialdiagnostische Schwierigkeiten in Richtung einer einkammerigen Knochenzyste bereiten.

Intraossäres Ganglion (subchondrale synoviale Zyste):
Diese Läsion läßt gewöhnlich eine enge Beziehung zum Gelenkspalt erkennen, von dem sie ausgeht. Sie liegt damit primär epiphysär, wo der FMD nicht vorkommt; denn Epiphysen verfügen im Wachstumsalter weder über eine Kompakta noch über ein Periost, von denen der FMD bekanntlich ausgeht.

Das Chondromyxoidfibrom und das desmoplastische Fibrom nehmen ihren Ausgang in der Regel vom Knocheninneren und „beulen" die Kompakta aus. Der FMD dagegen geht von der Kompakta aus. Außerdem führen diese Läsionen im

Szintigramm zu einer eindeutigen pathologischen Aktivitätsanreicherung.

Fibroplastische Periostreaktionen der distalen Femurmetaphyse, von BARGON (1968) auch als höckriger Kortikalisdefekt der distalen Femurmetaphyse bezeichnet, können gelegentlich einen ähnlichen Röntgenaspekt wie der FMD verursachen. Makroskopisch liegt ihnen eine Verdickung und Auftreibung des Periosts an der Dorsalseite der distalen Femurmetaphyse mit einer Lückenbildung in der darunterliegenden Kortikalis zugrunde. Histologisch findet sich eine fibroplastische Gewebsreaktion mit periostaler Knochenneubildung und herdförmiger, teils auch lakunärer osteoklastärer Resorption des Knochens. Pathogenetisch werden für diese nur bei Jugendlichen vorkommenden, spontan ausheilenden Veränderungen an der Facies poplitea ein verstärktes Knochenwachstum und ein verstärkter Muskelzug des M. gastrocnemius diskutiert. Klinisch kann die Läsion ziehende Schmerzen in der Knieregion verursachen.

Röntgenologisch sieht man eine Aufrauhung und Verdickung der Facies poplitea. Wir möchten diese Veränderungen eher in die Gruppe fibroostitischer Reaktionen, d. h. (reaktiv) entzündlicher Veränderungen im fibroossären Übergangsbereich, einordnen. Pathogenetisch vorstellbar ist allerdings auch eine ähnliche Veränderung wie sie beim periostalen Desmoid beschrieben wurde.

Als letztes sei auf eine Veränderung hingewiesen, die Ähnlichkeiten mit dem FMD im Stadium des fibrösen Kortikalisdefektes haben kann, jedoch einer Variante ohne pathologisch-anatomisches Substrat entspricht: Dies ist die *passagere Kortikalislücke,* die in der Metaphyse wachsender Röhrenknochen insbesondere um das 7.–12. Lebensjahr auftreten kann. Dabei fehlt an umschriebener Stelle, über wenige Millimeter bis zu 1 cm reichend, die Kortikalis, und die Spongiosa reicht direkt unter das Periost. Von Kinderradiologen wird dieser Befund verhältnismäßig häufig als Nebenbefund beobachtet. Schon nach wenigen Wochen kann diese Kortikalislücke allerdings wieder geschlossen werden.

Einkammerige juvenile Knochenzyste

Synonyme: solitäre Knochenzyste, einfache Knochenzyste.
Definition (WHO): Es handelt sich um eine einkammerige Höhle mit klarer oder sanguilenter Flüssigkeit, die von einer unterschiedlich dicken Membran ausgekleidet ist, die wiederum aus einem lockeren gefäßhaltigen Bindegewebe aufgebaut ist, das verstreut osteoklastische Riesenzellen und vereinzelt Zonen neuerer oder älterer Blutungen oder Cholesterolablagerungen erkennen läßt.

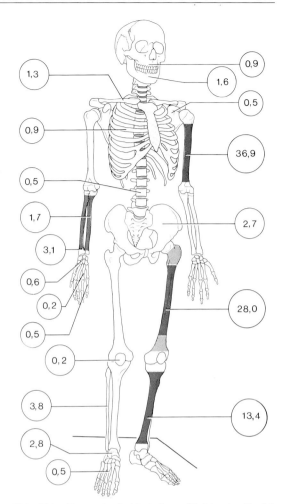

Abb. 192 Prozentuale Verteilung (Zahlen im Kreis) der Lokalisation von 639 solitären Knochenzysten. Die Rasterflächen zeigen Prädilektionsorte innerhalb *eines* Knochens

Die einkammerige juvenile Knochenzyste ist kein eigentlicher Tumor, sondern eine Wachstumsstörung oder Fehlentwicklung, die aufgrund ihres geschwulstähnlichen Wachstumsverhaltens zu den tumorähnlichen Läsionen gezählt wird.

Vorkommen
Die juvenile einkammerige Knochenzyste ist keine seltene Knochenläsion. MIRRA (1980) gibt eine Prävalenz von etwa 3% der biopsierten Knochenläsionen an. Selten tritt die einkammerige Knochenzyste plurilokulär bei einem Patienten auf.

Alters- und Geschlechtsprädilektion
Männer sind doppelt so häufig betroffen wie Frauen. Die Mehrheit der Fälle (70–80%) wird während des 1. und 2. Dezenniums entdeckt; einkammerige oder solitäre Knochenzysten bei älteren Patienten treten nicht in Röhrenknochen, sondern überwiegend in bindegewebig präformierten

618 Skelettumoren

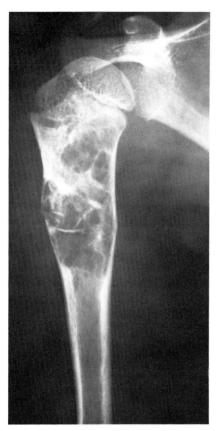

Abb. 193 Solitäre Knochenzyste der proximalen Humerus-Meta-/Diaphyse rechts mit trabekulären Innenwandversteifungen des Knochens an der Zystenwand (♀, 6 J.)

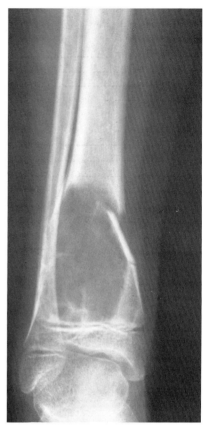

Abb. 194 Solitäre Knochenzyste der distalen Tibiametaphyse mit pathologischem Bruch der papierdünn abgebauten Kortikalislamelle (♀, 9 J.)

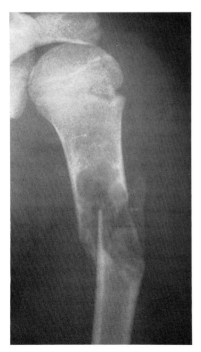

Abb. 195 Solitäre Knochenzyste der proximalen Humerusdiaphyse links mit pathologischer Fraktur (♀, 11 J.)

Knochen, wie dem Kalkaneus oder dem Os ilium, auf.

Lokalisation
Eindeutig bevorzugt befallen werden der proximale Humerus (ca. 40%) und das proximale Femur (ca. 30%). Grundsätzlich kann die solitäre Knochenzyste jedoch in allen Röhrenknochen auftreten (Abb. 192). Lokalisationen im Talus, Kalkaneus oder Os ilium sind älteren Patienten vorbehalten. In den Röhrenknochen ist die bevorzugte Lokalisation die Meta-diaphysenregion.

Klinik
In der Regel verursachen einkammerige Knochenzysten erst dann Symptome, wenn sie zu einer Spontanfraktur geführt haben (etwa 60–70%). Nur gelegentlich wird noch vor Eintritt der Spontanfraktur ein diskreter dumpfer Schmerz geschildert.

Röntgenbild
Verlaufsbeobachtungen zeigen, daß die einkammerigen Knochenzysten ihren Ausgangspunkt offensichtlich in der Metaphyse von Röhrenknochen nehmen und während des Wachstums diaphysär auswandern. Das charakteristische Röntgenbild

ist durch eine zentral gelegene ovale Strukturauslöschung mit zumeist weitgehend scharfer Absetzung gegenüber dem gesunden Knochen gekennzeichnet. Wenn der Übergang zum Gesunden sich etwas breiter gestaltet, so liegt es an der trichterförmigen Konfiguration des Zystenrandes. In der Regel ist die Kompakta balloniert, d.h., es hat sich eine ausgebeulte Knochenschale entwickelt. Die „Auftreibung" des Knochens geschieht dabei überwiegend konzentrisch. In der Mehrzahl der Beobachtungen lassen sich Frakturlinien nachweisen (Abb. **194–196**). Riffartige Knochenvorsprünge geben den Zysten gelegentlich ein gekammertes Aussehen. Eine echte Kammerung wird im allgemeinen nur bei bereits häufiger frakturierten Zysten gefunden (Abb. **193**). Auf der Lodwick-Skala lassen sich solitäre juvenile Knochenzysten in der Regel den Graden I A–B zuordnen.

Differentialdiagnose

Im allgemeinen bereiten einkammerige juvenile Knochenzysten keine besonderen differentialdiagnostischen Probleme, insbesondere wenn sie bei Jugendlichen im proximalen Humerus und im proximalen Femur auftreten. Gelegentlich kann es Abgrenzungsschwierigkeiten gegenüber der *aneurysmatischen Knochenzyste* geben, die aber überwiegend exzentrisch liegt, wesentlich schneller wächst und zumeist einen erheblichen paraossalen Geschwulstanteil zeigt. *Riesenzelltumoren* liegen ebenfalls mehr epiphysär; ihr Hauptabgrenzungskriterium ist jedoch das Alter der Patienten. *Nichtossifizierende Knochenfibrome* zeigen meistens einen girlandenartigen Sklerosesaum bzw. eine traubenförmige Konfiguration und nehmen exzentrisch ihren Ausgang von der Kompakta. Am Femur sitzen sie außerdem fast ausschließlich in der distalen Metaphyse.

Sehr selten gibt es Bilder, bei denen die röntgenologische Abgrenzung gegenüber der zystoiden Form des Osteosarkoms unmöglich ist. Aus dem Gesagten läßt sich die unbedingte Notwendigkeit einer histologischen Abklärung auch der Läsionen mit dem typischen Bild einer einkammerigen Knochenzyste ableiten. Das gilt insbesondere auch für die Fälle, die nicht operativ (Kürettage und Spongiosaauffüllung), sondern mit Injektionen von Kortisonderivaten behandelt werden sollen. Wir selbst verfügen über eine Beobachtung, bei der ein stark zystisch umgewandeltes teleangiektatisches Osteosarkom ohne histologische Sicherung mit Kortison erfolglos behandelt wurde, bis der Tumor schließlich aus dem Knochen ausbrach. Bei der Punktion der „Zyste" hatte sich etwas sanguinolente Flüssigkeit entleert, die den Therapeuten in der Fehlannahme einer einkammerigen Knochenzyste noch bestärkt hatte.

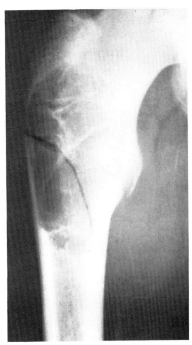

Abb. **196** Solitäre Knochenzyste der proximalen Femurdiaphyse rechts mit Infraktion der abgebauten Kortikalislamelle (♂, 12 J.)

Aneurysmatische Knochenzyste

Definition (WHO): Bei der aneurysmatischen Knochenzyste handelt es sich um eine expansive osteolytische Läsion, die aus blutgefüllten Hohlräumen unterschiedlicher Größe besteht, die durch Bindegewebssepten unterteilt werden, welche Bälkchen aus Knochen oder Osteoid und osteoklastische Riesenzellen enthalten.

Ätiologie und Pathogenese der aneurysmatischen Knochenzyste sind bisher ungeklärt. Es werden Einblutungen in den Knochen möglicherweise auf der Basis von Gefäßmißbildungen diskutiert, die zu einer Resorption des Knochens führen und ihn bei anhaltendem Druck und Kompaktaabbau schließlich auftreiben. Der Name rührt allerdings nicht von aneurysmatischen Gefäßveränderungen her, sondern von der Aufweitung des befallenen Knochens.

Man unterscheidet zwischen *primären* und *sekundären*, d.h. *symptomatischen* aneurysmatischen Knochenzysten, die auf dem Boden einer gut- oder bösartigen Knochengeschwulst entstehen (BONAKDARPOUR u. Mitarb. 1978, LEVY u. Mitarb. 1975). Die sekundäre aneurysmatische Knochenzyste ist dabei in der Regel nur Bestandteil des regional umgewandelten Tumors (z.B. Chondroblastom, Osteoblastom) oder auch einer tumorähnlichen Läsion (z.B. nichtossifizierendes Knochenfibrom, fibröse Dysplasie). Der oft unterschiedlich hohe Gehalt an Riesenzellen kann die histologische

620 Skelettumoren

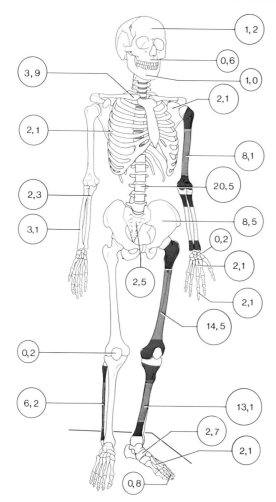

Abb. 197 Prozentuale Verteilung (Zahlen im Kreis) der Lokalisation von 482 aneurysmatischen Knochenzysten. Die Rasterflächen zeigen Prädilektionsorte innerhalb *eines* Knochens

Abgrenzung gegenüber einem Riesenzelltumor oder anderen riesenzellhaltigen Läsionen (Hyperparathyreoidismus) erschweren.

Vorkommen
Die aneurysmatische Knochenzyste kommt weniger häufig vor als der Riesenzelltumor. MIRRA (1980) gibt eine Prävalenz von 1% der biopsierten primären Knochengeschwülste an. Im NCBT haben sie an allen registrierten Knochengeschwülsten (7000 Fälle) einen Anteil von 3,4%.

Alters- und Geschlechtsprädilektion
In einer neueren Studie von 144 aneurysmatischen Knochenzysten aus den Registern des NCBT fand sich in 70 Fällen (48%) das Patientenalter unter 15 Jahren, in 48 Fällen (34%) zwischen 15 und 21 Jahren und in 26 Fällen (18%) oberhalb von 22 Jahren.

Lokalisation
Wie aus der Abb. **197** hervorgeht, können aneurysmatische Knochenzysten in fast allen Knochen auftreten. Einer der Prädilektionsorte ist sicherlich die Wirbelsäule (im Datenmaterial der Abb. **197** 20%, im Krankengut von DAHLIN und SCHAJOWICZ 13,6%). Es folgen an Häufigkeit Femur, Tibia, Os ilium, Humerus, Fibula. In den langen Röhrenknochen findet sich die aneurysmatische Knochenzyste in etwa 20% der Fälle ausschließlich metaphysär, in 30% ausschließlich diaphysär. In 40% kommt sie sowohl in der Meta- als auch in der Diaphyse vor. In 10% sind Metaphyse und Epiphyse nach Schluß der Epiphysenfuge betroffen. Wie schon im Kapitel „Tumoren der Wirbelsäule und des Sakrums" in Bd. V/2, S. 306 ff. dargestellt, treten aneurysmatische Knochenzysten an der Wirbelsäule überwiegend in den Anhangsgebilden, d. h. in den Quer- und Dornfortsätzen sowie in den Bogenpartien, auf. Von dort aus entwickeln sie sich häufig in Richtung Wirbelkörper oder nach kranial und kaudal in das angrenzende Segment, wo sie Destruktionen und Arrosionen verursachen können. Solche oligotop-expansiv auftretenden Läsionen sind nicht selten.

Klinik
Die Symptomatik aneurysmatischer Knochenzysten an der Wirbelsäule ist im genannten Kapitel des Bd. V/2 ausführlich dargestellt worden. In den übrigen Skelettregionen stehen eine Schwellung, Schmerzen und eine Bewegungseinschränkung benachbarter Gelenke im Vordergrund der Symptomatik. Allgemeinsymptome werden in der Regel vermißt.

Röntgenbild
In den langen Röhrenknochen imponiert in der Regel eine verhältnismäßig große, scharf begrenzte Osteolyse, die teilweise von einem Sklerosesaum umgeben sein kann. Charakteristisch ist die exzentrische Entwicklung der Läsion aus dem Knochen heraus (Abb. **198, 199, 203**). Dabei bildet sich eine ausgebeulte Knochenschale, die gelegentlich hauchdünn sein kann. Bei stärkerer paraossaler Geschwulstentwicklung ist der paraossale Geschwulstanteil häufig von einer eierschalenartig anmutenden Periostverknöcherung umgeben. Das Innere der Läsion kann gelegentlich trabekuliert anmuten. Im Angiogramm findet sich die Läsion sehr häufig hoch vaskularisiert, insbesondere im Bereich des paraossalen Geschwulstanteiles. Räumlich gesehen, mutet das Gefäßbild korbartig an. Im Computertogramm liegen die gemessenen Dichtewerte in der Regel oberhalb von +40–50 Hounsfield-Einheiten (HE). Bei älteren Läsionen können die Dichtewerte auch 0 bis +20 HE betragen.

In platten Knochen imponiert in der Regel eine Osteolyse, die von einem Skleroserand umgeben

Abb. 198a u. b
Aneurysmatische Knochenzyste des linken Collum femoris und der proximalen Femurmetaphyse links (♂, 6 J.)

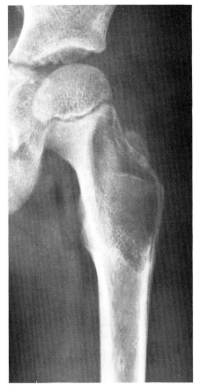
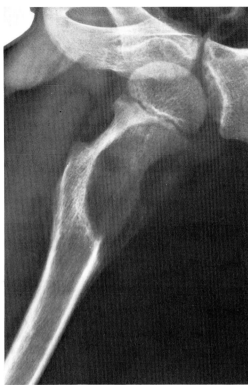

a b

sein kann (Abb. **204** u. **205**). Im Computertomogramm läßt sich insbesondere bei Lokalisation im Beckenbereich fast ausschließlich ein z. T. beträchtlicher paraossaler Geschwulstanteil nachweisen, der von der erwähnten eierschalenartigen Periostverknöcherung umgeben ist.

Die Röntgenmorphologie an der Wirbelsäule ist im entsprechenden Kapitel eingehend dargestellt worden. Hier sei nur noch auf die Abb. **200** verwiesen, die den typischen Aspekt mit Auftreibung des befallenen Wirbelabschnittes mit Entwicklung eines paraossalen Geschwulstanteiles erkennen läßt, der von einer verkalkten Periostschale umgeben ist.

Differentialdiagnose
Auf die Abgrenzung der aneurysmatischen Knochenzyste gegenüber dem *Riesenzelltumor* wurde bereits in Abschnitt Riesenzelltumor (s. S. 599) hingewiesen. Die überwiegende Mehrheit der Riesenzelltumoren manifestiert sich in der 3. und 4. Lebensdekade. Außerdem treten sie mit stärkerer epiphysärer Komponente auf. Die *einkammerige juvenile Knochenzyste* favorisiert eindeutig den proximalen Humerus und das proximale Femur. Sie liegt darüber hinaus überwiegend zentral und treibt den Knochen konzentrisch auf. Die in Abb. **201** u. **202** dargestellten ungewöhnlichen Fälle einer aneurysmatischen Knochenzyste besitzen durchaus die Röntgenmorphologie einer juvenilen Knochenzyste. Manche aneurysmatischen

Knochenzysten können Ähnlichkeiten mit dem teleangiektatischen Osteosarkom haben (RUITER 1976). Im Einzelfall wird nur die histologische Abklärung zur Diagnose führen.

Hämophile Pseudotumoren können schon von ihrem Pathomechanismus her zu ähnlichen Bildern

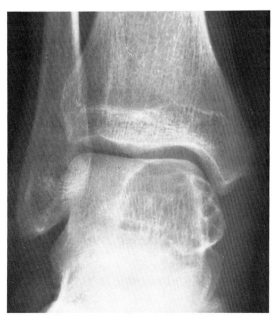

Abb. **199** Aneurysmatische Knochenzyste des rechten Talus mit medial-exzentrischer Lokalisation (♂, 20 J.)

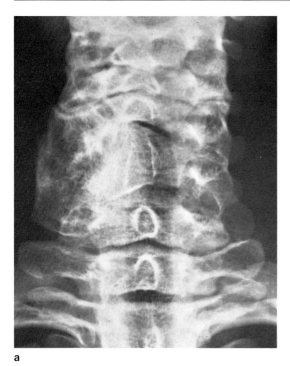

a

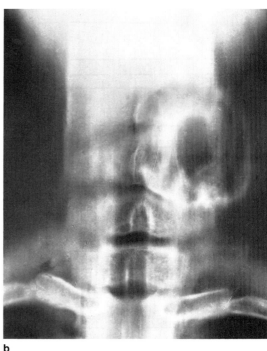

b

Abb. 200a u. b Aneurysmatische Knochenzyste des 6. Halswirbels mit Übergriff auf Wirbelbogen und -dornfortsatz. Vor 4 Jahren Schwellung der linken Halsseite in Höhe des 6. Halswirbels. Probeexzision aus dem seitlichen Halsdreieck. Diagnose: Osteosarkom. Konsekutive Röntgenbestrahlung mit 50 Gy. Später Revision der histologischen Erstdiagnose: Aneurysmatische Knochenzyste (♀, 16 J.)

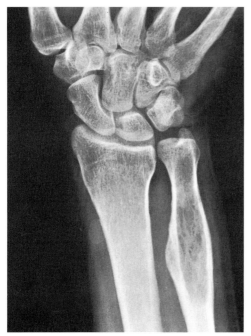

Abb. 201 Ungewöhnliche aneurysmatische Knochenzyste in der distalen Ulnadia- und -metaphyse mit mäßiger Auftreibung des Knochens und feiner Trabekulierung innerhalb der Osteolyse (♂, 28 J.)

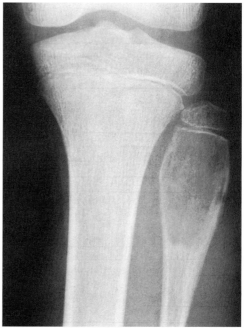

Abb. 202 Aneurysmatische Knochenzyste in der proximalen Meta-Diaphyse der Fibula mit deutlicher Auftreibung des Knochens und erheblicher Kompaktaverdünnung mit lateralem Kompaktadefekt. Auch hier feine Trabekulierung innerhalb der Läsion (♂, 12 J.)

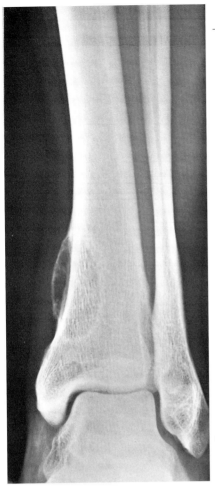

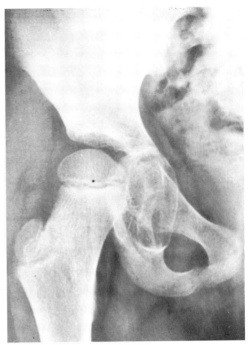

Abb. 204 Aneurysmatische Knochenzyste im Os ischii mit erheblicher Ballonierung und Begrenzung durch eine hauchdünne Knochenschale (♀, 7 J.)

◀ Abb. 203 Aneurysmatische Knochenzyste in der distalen Tibiadia- und -metaphyse mit exzentrischer Lokalisation und Ausbruch aus dem Knochen. Der paraossale Anteil ist von einer dünnen Knochenschale umgeben (♂, 25 J.)

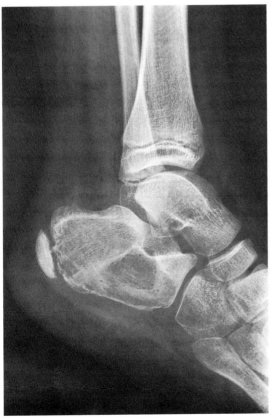

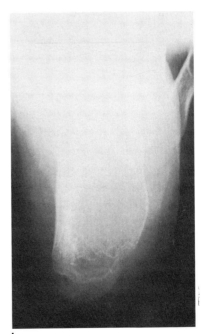

b

Abb. 205 a u. b Aneurysmatische Knochenzyste im Kalkaneus mit erheblicher Kompaktaverdünnung und feiner Trabekulierung der Läsion. Auf der sog. Axialaufnahme (b) kommt die mehr exzentrische Lokalisation der Läsion mit Vorwölbung der hauchdünnen Knochenschale zur Darstellung (♀, 9 J.)

a

wie die aneurysmatische Knochenzyste führen. Die Bluteranamnese weist auf die richtige Diagnose hin.

Von großer Bedeutung ist die *Erkennung der zugrundeliegenden Läsion bei symptomatischen (sekundären) aneurysmatischen Knochenzysten.* Im Falle des Osteoblastoms, das nicht selten sekundär-aneurysmatische Umwandlungen erfährt, imponieren stärkere reaktiv-sklerosierende Veränderungen an einem Ende der aneurysmatischen Knochenzyste. Diese Region sollte dann besonders bei der Biopsie berücksichtigt werden.

Für die Diagnostik der aneurysmatischen Knochenzyste hat die Computertomographie eine besondere Bedeutung, denn mit ihrer Hilfe ist insbesondere im Wirbelsäulen- und Beckenbereich die diagnoseweisende eierschalenartige Periostossifikation nachweisbar, die im konventionellen Röntgenbild häufig aus Gründen des Kontrastes oder der Projektion nicht abgebildet wird.

Literatur

Allgemeines

Dahlin, D.C.: Bone Tumors, 3rd ed. Thomas, Springfield/Ill. 1978
Freyschmidt, J., H. Ostertag: Knochentumoren. Klinik, Radiologie und Pathologie. Springer, Heidelberg 1986
Freyschmidt, J., D. Saure, S. Dammenhain: Der fibröse metaphysäre Defekt (fibröser Kortikalisdefekt, nicht ossifizierendes Knochenfibrom). 1. Mitteilung: Untersuchungen zur Häufigkeit. Fortschr. Röntgenstr. 134 (1981) 169
Johnson, L.C.: A general theory of bone tumors. Bull. N.Y. Acad. Med. 29 (1953) 164
Schajowicz, F.: Tumors and Tumorlike Lesions of Bone and Joints. Springer, Heidelberg 1981
Spjut, H.J., H.D. Dorfman, R.E. Fechner, L.V. Ackerman: Tumors of Bone and Cartilage. Atlas of Tumor Pathology 2nd series, facs. 5. Armed Forces Inst. of Pathology, Washington 1971
Uehlinger, E.: Die pathologische Anatomie der Knochengeschwülste. Helv. chir. Acta 40 (1973) 5–27

Röntgenmorphologie

Brailsford, J.E.: Radiology of Bones and Joints, 5th ed. Williams & Wilkins, Baltimore 1953
Codman, E.A.: The nomenclature used by the registry of bone sarcoma. Amer. J. Roentgenol. 13 (1925) 105
Edeiken, J., P.J. Hodes: New bone production and periostal reaction. In: Roentgen Diagnosis of Diseases of Bone, 2nd ed. Williams and Wilkins, Baltimore, 1973
Enneking, W.F. (Project chairman): Staging of musculoskeletal neoplasms. Skelet. Radiol. 13 (1985) 183
Lodwick, G.S.: A systemic approach to the roentgen diagnosis of bone tumors. In: MD Anderson Hospital and Tumor Institute: Tumors of Bone and Soft Tissue. Yearbook Medical Publishers, Chicago, 1965 (pp. 49–68)
Lodwick, G.S., A.J. Wilson, C. Farrel et al.: Determing growth rates of focal lesions of bone from radiographs. Estimating rate of growth in bone lesions: observer performance and error. Radiology 134 (1980) 577–590
Madewell, J.E., B.D. Ragsdale, D.E. Sweet: Radiologic and pathologic analysis of solitary bone lesions. Part I: Internal margins. Radiol. Clin. N. Amer. 19 (1981) 715
Ragsdale, B.D., J.E. Madewell, D.E. Sweet: Radiologic and pathologic analysis of solitary bone lesions. Part II: Periostal reactions. Radiol. Clin. N. Amer. 19 (1981) 749
Sisson, H.A.: Intermittent periosteal activity. Nature 163 (1949) 1001
Sweet, D.E., J.E. Madewell, B.D. Ragsdale: Radiologic and pathologic analysis of solitary bone lesions. Part III. Matrix patterns. Radiol. Clin. N. Amer. 19 (1981) 785
Volberg jr., F.M., J.P. Whalen, L. Krook et al.: Lamellated periosteal reactions: a radiologic and histologic investigation. Amer. J. Roentgenol. 128 (1977) 85

Computertomographie

Coffre, C., D. Vanel, G. Contesso et al.: Problems and pitfalls in the use of CT for the local evaluations of long bone osteosarcoma: report on 30 cases. Skelet. Radiol. 13 (1985) 147
De Santos, L.A., H.M. Goldstein, J.A. Murray et al.: Computed tomography in the evaluation of musculoskeletal neoplasms. Radiology 128 (1978) 89
Genant, H.K., C.E. Cann, N.I. Chafetz et al.: Advances in computed tomography of the musculoskeletal system. Radiol. Clin. N. Amer. 19 (1981) 645
Heller, M., M. Wenk, H.-H. Jend: Vergleichende Untersuchungen zur Darstellung artefizieller Knochenläsionen – konventionelle Tomographie und Computertomographie. Fortschr. Röntgenstr. 140 (1984) 631
Hermann, G., J.S. Roese: Computed tomography in bone and soft tissue pathology of extremities. J. Comput. assist. Tomogr. 3 (1979) 58
Hermann, G., J.S. Rose, L. Strauss: Tumor infiltration of the bone marrow: comparative study using computed tomography. Skelet. Radiol. 11 (1984) 17
Hudson, T.M., D.S. Springfield, S.S. Spanier et al.: Benign exostoses and exostotic chondrosarcomas evalution of cartilage thickness by CT. Radiology 152 (1984) 595
Kenney, P.J.: The use of CT to distinguish osteochondroma and chondrosarcoma. Radiology 139 (1981) 129
Levine, E., J.R. Neff: Dynamic computed tomography of benign bone lesions: Preliminary results. Skelet. Radiol. 9 (1983) 238
Levine, E., K.R. Lee, J.R. Neff et al.: Comparison of Computed tomography and other imaging modalities in the evaluation of musculo-skeletal tumors. Radiology 131 (1979) 43
Majewski, A., J. Freyschmidt: Computertomographie bei Tumoren des Beckenskeletts. Fortschr. Röntgenstr. 136 (1982) 635
Poppe, H.: Der Aussagewert der Computertomographie bei Knochengeschwülsten. Röntgenberichte 7 (1978a) 1
Poppe, H.: Aussagewert, Grenzen und Schwierigkeiten der Röntgendiagnostik und der Computertomographie bei primär und potentiell malignen Geschwülsten des Skeletts. Z. Orthop. 116 (1978b) 460
Rogenthal, D.J.: Computed tomography in bone and soft tissue neoplasm: Application and pathologic correlation. Crit. Rev. diagn. Imaging 18 (1982) 243

Kernspintomographie

Cohen, M.D., E.C. Klatte, R. Baehner et al.: MRI of bone marrow disease in children. Radiology 151 (1984) 715
Dooms, G.C., R.M. Fisher, H. Hricak et al.: MR studies related to age and sex. Radiology 155 (1985) 429
Fletcher, B.D.: Osteomyelitis in children: Detection by MR. Radiology 150 (1984) 57
Holland, B., J. Freyschmidt, H. Ostertag: MRI-Untersuchungen bei M. Paget. Zentralblatt Rad. 129 (1985) 1001
Holland, B., J. Freyschmidt: Kernspintomographische Ergebnisse bei Knochenveränderungen mit Sklerose. Fortschr. Röntgenstrahlen 149, 5 (1988) 513
Hudson, T.M., D.J. Hamlin, J.R. Fitzsimmons: Magnetic resonance imaging of fluid levels in an aneurysmal bone cyst and in anticoagulated blood. Skelet. Radiol. 13 (1984) 267
Hudson, T.M., D.J. Hamlin, W.F. Enneking: Magnetic resonance imaging of bone and soft tissue tumors. Skelet. Radiol. 13 (1985) 134

Moon, K. L., H. K. Genant, C. A. Helms: Musculoskeletal applications of nuclear magnetic resonance. Radiology 147 (1983) 161
Zimmer, W. D., T. H. Berquist, R. A. McLeod: Bone tumors: MRI versus CT. Radiology 155 (1985) 709

Angiographie

Freyschmidt, J.: Angiographie bei Knochentumoren. In Frommhold, W., P. Gerhardt: Thieme, Stuttgart 1980
Halpern, M., R. H. Freiberger: Arteriography as a diagnostic procedure in bone disease. Radiol. Clin. N. Amer. 8 (1970) 277
Honkomp, J., P. H. Schomacher: Angiografische Differentialdiagnose von Knochentumoren. Chirurg 44 (1973) 167
Hudson, T. M., W. F. Enneking, J. F. Hawkins jr.: The value of angiography in planning surgical treatment of bone tumors. Radiology 138 (1981) 283
Lechner, G.: Angiografie und Knochentumor. Z. Orthop. 116 (1978) 480
Lechner, G., P. Riedl, K. Knahr, M. Salzer: Das angiographische Bild des Osteoid-Osteoms. Fortschr. Röntgenstr. 122 (1975) 323
Lechner, G., K. Knahr, P. Riedl: Das Osteoid-Osteom. Fortschr. Röntgenstr. 128 (1978) 511
Lechner, G., R. Kotz, P. Riedl, M. Salzer-Kuntschik: Zur Problematik der angiographischen Dignitätsbeurteilung beim Riesenzelltumor. Radiologe 18 (1978) 31
Mucchi, L., I. F. Goidanich, S. Zanoli: Angiographie in der Knochenpathologie. Thieme, Stuttgart 1966
Rittmeyer, K., J. Freyschmidt: Der Wert des Subtraktionsverfahrens bei angiographischen Untersuchungen von Skelettumoren. Fortschr. Röntgenstr. 114 (1971) 656
Yaghmai, I. et al.: Value of arteriography in the diagnosis of benign and malignant bone lesions. Cancer 27 (1971) 1134
Yaghmai, I.: Angiographic features of osteosarcoma. Amer. J. Roentgenol. 129 (1977a) 1073
Yaghmai, I.: Angiographic features of fibromas and fibrosarcomas. Radiology 124 (1977b) 57

Szintigraphie

Al-Sheikh, W., G. N. Sfakianakis, W. Mnaymneh et al.: Subacute and chronic bone infections: Diagnosis using In-111, Ga-67 and Tc-99m MDP bone szintigraphy and radiography. Radiology 155 (1985) 501
Feine, U., L. M. Ahlemann: Das periostale Desmoid im Metaphysenbereich und seine differentialdiagnostische Abgrenzung von bösartigen Knochentumoren durch Szintigraphie. Fortschr. Röntgenstr. 135 (1981) 193
Helms, C. A., R. S. Hattner, J. B. Vogeler III: Osteoid-osteoma: Radionuclide diagnosis. Radiology 151 (1984) 779
Hotze, A., A. Löw, J. Mahlstedt, F. Wolf: Kombinierte Knochenmark- und Skelettszintigraphie bei ossären und myelogenen Erkrankungen. Fortschr. Röntgenstr. 140 (1984) 717
Simon, M. A., P. T. Kirchner: Szintigraphic evaluation of primary bone tumors. J. Bone Jt Surg. 62-A (1980) 758

Staging von Knochentumoren

Enneking, W. F.: Staging of Musculo-Skeletal Neoplasms. Current Concepts of Diagnosis and Treatment of Bone and Soft Tissue Tumors. Springer, Berlin 1984
Enneking, E. F.: Staging of musculoskeletal neoplasms. Skelet. Radiol. 13 (1985) 183

Osteom, Enostom

Ackermann, L. V., H. J. Spjut: Tumors of bone and carlage. In: Atlas of Tumor Pathology, sect. II, Pasc. 4. Armed Forces Inst. of Pathology, Washington 1962
Aegerter, E. E., J. A. Kirkpatrick jr.: Tumor-like processes (osteomas). In: Orthopedic Diseases, 3rd ed. Saunders, Philadelphia 1969 (pp. 569–571)
Albers-Schönberg, H.: Eine seltene, bisher nicht bekannte Strukturanomalie des Skelettes. Fortschr. Röntgenstr. 23 (1915/16) 174
Andrew, J.: Osteomata of the paranasal sinus. Brit. J. Surg. 43 (1956) 489
Bagchi, A.: Osteomas of the cranial bones and sinuses. J. Indian med. Ass. 39 (1962) 571
Blank, N., A. Lieber: The significance of growing bone islands. Radiology 85 (1965) 508–511
Boris, G.: Gli osteomi sopra orbitali. Ann. Radiol. diagn. (Bologna) 34 (1961) 362
Brizzi, B., V. Nizzoli, A. Battisti: Contributo alle conoscenza degli osteomi del cranio. Chirurgia 18 (1963) 248
Brunner, H., J. G. Spiesman: Osteoma of the frontal and ethmoid sinuses. Ann. Otol. (St. Louis) 57 (1948) 714
Caffey, J.: Vocal sclerosis of spongiosa. In J. Caffey: Pediatric X Ray Diagnosis. Year Book Medical Publishers, Chicago 1961 (p. 842)
Chang, C. H. J., E. D. Piatt, K. E. Thomas, A. L. Watne: Bone abnormalities in Gardner's syndrome. Amer. J. Roentgenol. 103 (1968) 645–652
Childrey, J. H.: Osteoma of sinuses, the frontal and the sphenoid bone. Report of fifteen cases. Arch. Otolaryngol. 30 (1939) 63–72
Cohen, D. M., D. C. Dahlin, C. S. McCarty: Vertebral giant-cell tumor and variants. Cancer (Philad.) 17 (1964) 461–472
Dahlin, C. D.: Bone Tumors. Thomas, Springfield/Ill. 1967
Dominok, G.-W., H.-W. Knoch: Knochengeschwülste und geschwulstähnliche Knochenerkrankungen, 2. Aufl. VEB Fischer, Jena 1977
Echlin, F.: Cranial osteomas and hyperostoses produced by meningeal fibroblastomas. Arch. Surg. 28 (1934) 357
Eckert-Möbius, A.: Gutartige Geschwülste der inneren Nase und ihrer Nebenhöhlen. In Denker A., O. Kahler: Handbuch der Hals-, Nasen-, Ohrenheilkunde. Bd. V. Springer, Berlin 1929
Ferguson jr., A. B.: Calcified medullary defects in bone. J. Bone Jt. Surg. 29 (1947) 598–602
Gardner, E. J., R. C. Richards: Multiple cutaneous and subcutaneous lesions occurring simultaneously with hereditary polyposis and osteomatosis. Amer. J. hum. Genet. 5 (1953) 139–147
Golding, J. S. R., H. A. Sisson: Osteogenic fibroma of bone. J. Bone Jt Surg. 36-B (1954) 428
Hadders, H. N.: Chondroblastoma benignum tibiae. Ned. T. Geneesk. 100 (1955) 2648–2652
Hadley, L. A.: Anatomico-Roentgenographic Studies of the Spine. Thomas, Springfield/Ill. 1965 (p. 524)
Hallberg, O. E., J. W. Begley jr. Origin and treatment of osteomas of the paranasal sinuses. Arch. Otolaryngol. 51 (1950) 750–760
Heine, J.: Eingeheilter Knochensequester der Grundphalanx des Ringfingers. Langenbecks Arch. klin. Chir. 146 (1927) 737
Hellner, H.: Die Indikation zur Behandlung maligner und semimaligner Extremitätengeschwülste. Chirurg 39 (1968) 101–104
Holly, L. E.: Osteopoikilosis, 5 year study. Amer. J. Roentgenol. 36 (1936) 512–517
Jaffe, H. L.: Tumors and Tumorous Conditions of the Bones and Joints. Lea & Febiger, Philadelphia 1958 (p. 138)
Jones, E. L., W. P. Cornell: Gardner's syndrome: review of literature and report on family. Arch. Surg 92 (1966) 287
Kim, S. K., W. F. Barry jr. Bone islands. Amer. J. Roentgenol. 92 (1964) 1301–1306
Kim, S. K., W. F. Barry: Bone islands. Radiology 90 (1968) 77–78
King, N. E.: Osteoma of the frontal sinus. Arch. Otolaryngol. 51 (1950) 316
Kirkpatrick, H. J. R., R. C. Murray: Osteogenic fibroma of bone. J. Bone Jt. Surg. 37-B (1955) 606
Ledoux-Lebard, Chambaneix, Dessans: L'ostéopoecilie. Forme nouvelle d'ostéite condensante gnéralisée sans symptoms cliniques. J. Radiol. Électrol. 2 (1916/17) 1
Léri, A.-J.: Une affectation non décrtite des os: Hyperostose «en conlée» sur toute la longueur d'un membre ou «mélorhéostose». Bull. Soc. méd. Hôp. Paris 46 (1922) 1141
Lichtenstein, L.: Bone Tumors, 3rd ed. Mosby, St. Louis 1965 (p. 11)
Lièvre, J. A., J. A. Lièvre: Ostéoblastome bénin. Rev. Rhum. 28 (1961) 95–100
Löfgren, L.: Osteoid-osteoma. Acta chir. scand. 104 (1952) 383–404

Makrycostas, K.: Über das Wirbelangiom, Lipom und Osteom. Virchows Arch. pathol. Anat. 265 (1927) 259

Meary, R., R. Merle d'Aubigné, A. Mazabraud: Osteoblastomes bénins. Mém. Acad. Chir. 91 (1965) 911–925

Miechan, I.: Normal Variant Sclerotic Bone Island, Roentgen Signs in Clinical Diagnosis. Saunders, Philadelphia 1957 (p. 256)

Mondolfo, S.: Osservazioni cliniche ed anatomo-istologiche sull'inflammazione primitiva gronica delle spongiosa ossea. Chir. Organi Mov. 24 (1922) 133–147

NCBT (The Netherlands Committee on Bone Tumous): Radiological Atlas of Bone Tumours, Vol. I, II. Mouton, Den Haag 1966, 1973

Newell, F. W.: Osteoma involving the orbit. Amer. J. Ophthalmol. 31 (1948) 1281

Ott, W. O.: Osteoma of the frontal bone. Ann. Surg. 97 (1937) 314

Phemister, D. B., K. S. Grimson: Fibrous osteoma of the jaws. Ann. Surg. 105 (1937) 564

Pool, J. L.: Unilateral thoracic hyperhidrosis caused by osteoma of the tenth dorsal vertebrae. J. Neurosurg. 13 (1956) 111

Roloff, W., E. Stedte, H. D. Unrein: Isoliertes Beckenosteom im Kindesalter. Z. Kinderchir. 7 (1969) 660

Schajowicz, F.: Tumors and Tumorlike Lesions of Bone and Joints. Springer, Berlin 1981

Spjut, H. J., H. D. Dorfman, R. E. Fechner, L. V. Ackerman: Tumors of bone and cartilage. In: Atlas of Tumor Pathology, 2nd Ser., fasc. 5. Armed Forces Inst. of Pathology, Washington 1971

Stark, L., E. Weber: Die Osteome der Schädelbasis. Zbl. Neurochir. 21 (1961) 126

Steel, H. H.: Calcified islands in medullary bone. J. Bone Jt Surg 32-A (1950) 405–412

Sunaric, R.: Eine neue Theorie über die Entstehung der Osteome der Nasennebenhöhlen. Pract. oto-rhino-laryngol. (Basel) 26 (1964) 316

Uehlinger, E.: Benigne und semimaligne cystische Knochengeschwülste. In Schinz, H. R., R. Glauner, E. Uehlinger, Röntgendiagnostik. Thieme, Stuttgart 1957 (S. 73–76, 83–96)

Uehlinger, E.: Pathologische Anatomie der Knochengeschwülste. Verh. Orthop. Österreichs, Salzburg 1968

Osteoidosteom

Ackermann, L. V., H. J. Spjut: Tumors of Bone and Cartilage. Armed Forces Inst. of Pathology, Washington 1962

Bergstrand, K.: Über eine eigenartige, wahrscheinlich bisher nicht beschriebene osteoblastische Krankheit in den langen Knochen der Hand und des Fußes. Acta radiol. (Stockh.) 11 (1930) 596–612

Bosman, G., H. N. Hadders: Osteoides osteom. Ned. T. Geneesk. 96 (1952) 865–870

Brailsford, J. F.: Bone tumours. Radiol. Bones Jts 40 (1945) 386

Byers, P. D.: Solitary benign osteoblastic lesions of bone: Osteoid osteoma and benign osteoblastoma. Cancer (Philad.) 22 (1968) 43

Cameron, B. M., L. F. Friend: Osteoid-osteoma of the sacrum. J. Bone Jt Surg. 36-A (1954) 876

Campos, O. P.: Osteoid osteoma of cervical spinous process. J. int. Coll. Surgns 9 (1946) 112

Caroll, R. E.: Osteoid osteoma in the hand. J. Bone Jt Surg. 35-A (1953) 888

Coley, B. L., N. Lenson: Osteoid-osteoma. Amer. J. Surg. 77 (1949) 3

Dahlin, D. C.: Osteoid osteoma. In D. C. Dahlin: Bone Tumors, 2nd ed. Thomas, Springfield/Ill. 1967 (pp. 62–69)

Dahlin, D. C., E. W. Johnson: Giant osteoid-osteoma. J. Bone Jt Surg. 36-A (1954) 559

Dockerty, M. B., R. K. Ghormby, A. E. Jackson: Osteoid osteoma. A clinicopathologic study of 20 cases. Ann. Surg. 133 (1951) 77

Dominok, G.-W., H.-W. Knoch: Knochengeschwülste und geschwulstähnliche Knochenerkrankungen, 2. Aufl. VEB Fischer, Jena 1977

Domenici, A.: Sull'osteoma osteoide. Tumori 37 (1951) 539

Edeiken, J.: Roentgen Diagnosis of Diseases of Bone. Williams & Wilkins, Baltimore 1967 (pp. 496–504)

Edmunds, L. H., J. Holm: Osteoid osteoma. Bull. Mason Clin. 14 (1960) 10

Fagenberger, St., P. Rudström: Osteoid osteoma. Acta radiol. (Stockh.) 40 (1953) 383

Fenton, R. L., B. P. Hoffmann: Osteoid osteoma and non-ossifying fibromas. Co-existing in one femur. Bull. Hosp. Jt Dis. 14 (1953) 217

Ferrer Torrelles, M.: Osteoma osteoide de la columna vetebral. Rev. clin. esp. 77 (1960) 10

Fett, H. C., V. P. Russo: Osteoid osteoma of a cervical vertebra. J. Bone Jt Surg. 41-A (1959) 948

Flaberty, R. A., D. G. Pugh, M. B. Dockerty: Osteoid osteoma. Amer. J. Roentgenol. 76 (1956) 1041

Fountain, E. M., C. M. Burge: Osteoid osteoma of the cervical spine I. Neurosurg. 18 (1961) 380

Freiberger, R. H.: Osteoid osteoma of the spine. Radiology 75 (1960) 232

Freiberger, R. H., B. S. Loitman, M. Helpern, T. C. Thompson: Osteoid osteoma. A report on 80 cases. Amer. J. Roentgenol. 82 (1959) 194–205

Genta, V., M. Faccini: L'osteoma osteoide. Arch. Chir. ortop. 16 (1951) 83

Goidanich, I. F.: I tumori primitivi dell'osso. Societa per Azioni Poligrafici II Resto del Carlino, Bologna 1957

Goidanich, I. F., R. Zanasi: Osteoma osteoide ed osteomielite sclerosante: due entità cliniche definite e distinte. Chir. Organi Mov. 43 (1956) 427–460

Golding, J. S. R.: The natural history of osteoid osteoma. J. Bone Jt Surg. 36-B (1954) 218

Greenspan, A., A. Elguezabel, D. Bruk: Multifocal osteoid osteoma. Am. J. Roentgenol., Radium Ther. Nucl. Med. 121 (1974) 103

Gruber, G. B.: Zur Kritik der Callusbildung. Muskel- und Narbenverknöcherung. Virchows Arch. pathol. Anat. 233 (1921) 401

Gschnitzer, F., P. F. de Gennaro: Das Osteoid-osteom. Klinik, Pathomorphologie und Gedanken zur Ätiologie. Z. Orthop. 86 (1955) 1–14

Hamilton, J. F.: Osteoid-osteoma. Surg. Gynecol. Obstet. 81 (1945) 465

Hermann, R. M., W. P. Blount: Osteoid osteoma of the lumbar spine. J. Bone Jt Surg. 43-A (1961) 568

Hitzrot, J. M.: Sclerosing osteomyelitis of carpal scaphoid. Ann. Surg. 91 (1930) 450

Hughston, J. C., G. S. Whatley, M. M. Stone: Myositis ossificans traumatica (myo-ostesis). Sth. med. J. 55 (1962) 1167

Jackson, A. K., M. B. Dockerty, R. Ghormley: Osteoid osteoma. Proc. Mayo Clin. 24 (1949) 380

Jacson, I. J.: Osteoid osteoma. Amer. J. Surg. 19 (1953) 17

Jaffé, H. L.: Osteoid-osteoma. A benign osteoblastic tumor composed of osteoid and atypical bone. Arch. Surg. 31 (1935) 709–728

Jaffé, H. L.: Osteoid-osteoma of bone. Radiology 45 (1945) 319

Jaffé, H. L.: Osteoid osteoma. Proc. roy. Soc. Med. 46 (1953) 1007–1012

Jaffé, H. L.: Tumors and Tumorous Conditions of the Bones and Joints. Lea & Febiger, Philadelphia 1958 (pp. 92–106)

Jaffé, H. L., L. Lichtenstein: Osteoid-osteoma: Further experience with this benign tumor of bone. J. Bone Jt Surg. 22-A (1940) 645

Jaffé, H. L., L. Mayer: An osteoblastic osteoid tissue-forming tumor of a metacarpal bone. Arch. Surg. 24 (1932) 550

Kleinberg, S.: Osteoid osteoma. N. Y. St. J. Med. 43 (1943) 332

Kleinsasser, O., P. Nigrisoni: Das sogenannte Osteoid-Osteom und seine Entwicklungsstadien. Frankfurt Z. Pathol. 68 (1957) 1

Kny, W., B. Winckelmann: Zur Differentialdiagnose des sogenannten Corticalis-osteoids. Chirurg 20 (1949) 435

Lateur, L., A. L. Baert: Localisation and diagnosis of osteoid-osteoma of the carpal area by angiography. Skelet. Radiol. 2 (1977) 75

Lechner, G., P. Riedel, K. Knahr, M. Salzer: Das angiographische Bild des Osteoid-Osteoms. Fortschr. Röntgenstr. 122 (1975) 323

Lechner, G., K. Knahr, P. Riedel: Das Osteoid-Osteom. Fortschr. Röntgenstr. 128 (1978) 511

Lewis, R. W.: Osteoid osteoma. Amer. J. Roentgenol. 52, (1944) 70

Lichtenstein, L.: Osteoid-osteoma In Lichtenstein, L.: Bone Tumors. Mosby, St. Louis 1959

Lindbom, A., N. Lindvall, G. Söderberg, H. J. Spjut: Angiography in osteoid osteoma. Acta radiol. (Stockh.) 54 (1960) 327–333

Logroscino, D.: L'osteoma-osteoide. Chir. Organi Mov. 4 (1954) 275

McLellan, D. I., F. C. Wilson: Osteoid osteoma of the spine. J. Bone Jt Surg. 49-A (1967) 111

Marcove, R. C., R. H. Freiberger: Osteoid osteoma of the elbow – a diagnostic problem. Report of four cases. J. Bone Jt Surg. 48-A (1966) 1185–1190

Marzagalli, G.: Osteoma osteoide delle 2ª vertebra lombare. Arch. med. chir. (Milano) 7 (1938) 505

Mayer, L.: The surgery of osteoid-osteoma. Bull. Hosp. Jt Dis. 12 (1951) 174

Milch, H.: Osteoid-tissue-forming tumor simulating annular sequestrum. J. Bone Jt Surg. 16 (1934) 681

Moberg, E.: Die Corticalosteoide, ein differentialdiagnostisch interessanter Typus von lokalisierter Skelettveränderung. Langenbecks Arch. klin. Chir. 202 (1941) 553

Moberg, E.: The natural course of osteoid osteoma. J. Bone Jt Surg. 33-A (1951) 166

Moberg, E.: Further observations on "corticalosteoide" or "osteoid osteoma". Acta radiol. (Stockh.) 38 (1952) 279

Morrison, G. M., L. E. Hawes, J. J. Sacco: Incomplete removal of osteoid-osteoma. Amer. J. Surg. 80 (1950) 476

Morton, K. S., L. H. Barlett: Benign osteoblastic change resembling osteoid osteoma. Three cases with unusual radiological features. J. Bone Jt Surg. 48-B (1966) 478–484

Mustard, W. T., F. W. du Val: Osteoid osteoma of vertebrae. J. Bone Jt Surg. 41-B (1952) 132

von Nida, S.: Ein Beitrag zum Corticalosteoid. Chirurg 19 (1948) 420

Ottolenghi, C. E.: Osteoma-osteoide de calcano. Boll. Trab. Acc. Arg. de Chir. 24 (1940) 553

Paus, C. B., Tak Ki Kim: Osteoid osteoma of the spine. Acta orthop. scand. 33 (1963) 24

Pines, B.; L. V., Lavione, D. M. Gryzel: Osteoid-osteoma: Etiology and pathogenesis, report of twelve new cases. J. int. Coll. Surgns 13 (1950) 249

Ponseti, L., C. K. Barta: Osteoid osteoma. J. Bone Jt Surg. 29 (1947) 767–776

Pritchard, J. E., J. W. McKay: Osteoid osteoma. Canad. med. Ass. J. 58 (1948) 567

Pavelli, A.: Das sogenannte Osteoid-Osteom Jaffe. Brun's Beitr. klin. Chir. 191 (1955) 332

Reinhardt, K.: Über das Osteoid-Osteom und seine Differentialdiagnose. Fortschr. Röntgenstr. 75 (1951) 717

Rinonapoli, G.: Osteoma-osteoide. Arch. med. chir. 6 (1937) 517

Rosborough, D.: Osteoid osteoma. Report of a lesion in the terminal phalanx of a finger. J. Bone Jt Surg. 48-B (1966) 485

Sabanas, A. O., W. H. Bickel, J. H. Moe: Natural history of osteoid osteoma of the spine. Amer. J. Surg. 91 (1956) 880

Sankaran, B.: Osteoid-osteoma. Surg. Gynecol. Obstet. 99 (1954) 193

Schulman, L., H. D. Dorfman: Nerve fibers in osteoid osteoma. J. Bone Jt. Surg. 52-A (1970) 1351

Schütze, E.: Das Corticalis-Osteoid. Med. Klin. 45 (1950) 701

Sherman, M. S.: Osteoid osteoma. Review of the literature and report of thirty cases. J. Bone Jt Surg. 29 (1947) 918–930

Sherman, M. S., G. McFarland jr.: Mechanism of pain in osteoid osteomas. Sth. med. J. 58 (1965) 163

Skajaa, T.: Myositis ossificans. Acta chir. scand. 116 (1958) 68

Sobel, R.: Osteoid-osteoma. Bull. Hosp. Jt Dis. 7 (1946) 94

Spence, A. J., G. C. Lloyd-Roberts: Regional osteoporosis in osteoid osteoma. J. Bone Jt Surg. 43-B (1961) 501–507

Spjut, H. J., H. D. Dorfman, R. E. Fechner, L. V. Ackerman: Tumors of bone and cartilage. In: Atlas of Tumor Pathology, 2nd series, fasc. 5. Armed Forces Inst. of Pathology, Washington 1971

Stauffer, H. M.: Osteoid osteoma of the head of the radius. Case report. Amer. J. Roentgenol. 52 (1944) 200–202

Stelzer, R. A.: Back pain in a young man. J. Amer. med. Ass. 195 (1966) 677

Uehlinger, E.: Multizentrisches Osteoid-Osteom des Tibiaschaftes mit atypischem Röntgenbild. Arch. orthop. Unfall-Chir. 89 (1977) 101

Venturi, R.: Su due casi di osteoma osteoide del rachide lumbare a sintomatologia radiocolare. Chor. Organi Mov. 46 (1958) 103

Vickers, Ch. W., D. C. Pugh, J. C. Ivins: Osteoid osteoma. J. Bone Jt Surg. 41-A (1959) 357

Virchow, R.: Über Myositis progressiva ossificans. Berl. klin. Wschr. 32 (1894)

Walker, J. W.: Experiences with benign bone tumors in pediatric practice. Radiology 58 (1952) 662

Wallace, M. G. T.: Some surgical aspects of osteoid osteoma. J. Bone Jt Surg. 29 (1947) 7777

Ward, F. G.: Osteoid osteoma of the transverse process of the fifth cervical vertebra. Proc. roy. Soc. Med. 50 (1957) 261

Wolfe, B. S.: Case of osteoid osteoma of the tenth thoracic vertebra extending into spinal canal. J. Mt Sinai Hosp. 23 (1956) 842

Osteoblastom

Baciu, C., G. Brateanu, P. Staniulesch: Considérations sur 2 cas d'ostéoblastome. Acta orthop. belg. 27 (1961) 189

Bethge, J. F.: Benignes Osteoblastoma. Chirurg 34 (1963) 121

Borello, E. D., H. O. Sedano: Giant osteoid osteoma of the maxilla. Report of a case. Oral Surg. 23 (1967) 563–566

Buffat, J.-D.: A propos des ostéoblastomes vértebraux. Helv. chir. Acta 34 (1967) 141

Byers, P. D.: Solitary benign osteoblastic lesions of bone. Osteoid osteoma and benign osteoblastoma. Cancer (Philad.) 22 (1968) 43–57

Dahlin, D. C.: Benign osteoblastoma (giant osteoid osteoma). In D. C. Dahlin: Bone Tumors, 2nd ed. Thomas, Springfield/Ill. 1967

Dahlin, D. C., E. W. Johnson jr.: Giant osteoid-osteoma. J. Bone Jt Surg. 36-A (1954) 559

Dean, L.: Primary giant cell tumors of the vertebrae. J. Amer. med. Ass. 83 (1924) 1224; zit. nach Salzer, M., M. Salzer-Kuntschik 1963

Deffebach, R. R., T. L. Phillips: Benign osteoblastoma of the vertebra. Radiol. clin. biol. 37 (1968) 45

Dominok, G.-W., H.-W. Knoch: Knochengeschwülste und geschwulstähnliche Knochenerkrankungen, 2. Aufl. VEB Fischer, Jena 1977

Giannestras, N. J., J. R. Diamond: Benign osteoblastoma of the talus. A review of the literature and report of a case. J. Bone Jt Surg. 40-A (1958) 469–478

Goidanich, I. F., L. Battaglia: Osteoblastoma (fibroma osteogenetico). Neoplasia benigna di tessuto osteoblastico; studio clinico, rediografico de anatomopatologico di 14 casi. Chir. Organi Mov. 46 (1959) 353–388

Golding, J. S. R., H. A. Sissons: Osteogenic fibroma of bone. J. Bone Jt Surg. 36-B (1954) 428–435

Goldman, R. L.: The periostal coutspart of benign osteoblastoma. Amer. J. clin. Pathol. 56 (1971) 73

Gutjahr, P., W. E. Meyer, J. Spranger: Benign osteoblastoma of skull with aneurysmal bone cyst-formation. Case rep. 28. Skelet. Radiol. 1 (1977) 253

Guy, R., G. La Fond, P. A. Gagnon, O. Raymond, J. Bourgeois: L'ostéoblastome bénin. (Fibrom ostéogénique de l'os; ostéome-ostéoide géant). Un. méd. Can. 88 (1959) 666–678

Hellner, H.: Die Indikation zur Behandlung maligner und semimaligner Extremitätengeschwülste. Chirurg 39 (1968) 101–104

Jaffe, H. L.: "Osteoid-osteoma", a benign osteoblastic tumor composed of osteoid and atypical bone. Arch. Surg. 31 (1935) 709–725

Jaffe, H. L.: Benign osteoblastoma. Bull. Hosp. Jt Dis. 17 (1956) 141–151

Jaffe, H. L.: Tumors and Tumorous Conditions of the Bones and Joints. Lea & Febiger, Philadelphia 1958 (pp. 107–116)

Jaffe, H. L., L. Mayer: An osteoblastic osteoid tissue-forming tumor of a metacarpal bone. Arch. Surg. 24 (1932) 550
Kent, J. N., H. F. Castro, W. R. Girotti: Benign osteoblastoma of the maxilla. Oral Surg. 27 (1969) 209
Keplinger, J. E., P. C. Bucy: Giant cell tumors of the spine. Ann. Surg. 154 (1961) 648–661
Kessel, L.: Osteoblastoma of the scapula. Case rep. 69. Skelet. Radiol. 3 (1978) 127
Lichtenstein, L.: Benign osteoblastoma. A category of osteoid- and bone-forming tumors other than classical osteoid osteoma, which may be mistaken for giant-cell tumor or osteogenic sarcoma. Cancer (Philad.) 9 (1956) 1044–1052
Lichtenstein, L.: Bone Tumors. Mosby, St. Louis 1965 (p. 1044)
Lichtenstein, L., W. R. Sawyer: Benign osteoblastoma. Further observations and report of twenty additional cases. J. Bone Jt Surg. 46-A (1964) 755–765
Mayer, L.: Malignant degeneration of so-called benign osteoblastoma. Bull. Hosp. Jt Dis. 28 (1967) 4–13
Moulonguet, P., R. Soupault, N. Arvay: Deux cas d'osteoblastome métastatique éburnant. Bull. Ass. franç. Cancer 46 (1950) 106
Navarra, R., G. Pedulla, G. Romeo: L'osteoblastoma benigno. Gazz. int. Med. Chir. 65 (1960) 2079
NCBT (The Netherlands Committee on Bone Tumours): Radiological Atlas of Bone Tumours, vol. I, II. Mouton, Den Haag 1966, 1973
Otis, R. D., W. B. Scoville: Benign osteoblastoma of the vertebra. J. Neurosurg. 18 (1961) 700
Paillas, J. E., G. Serratrice, J. Legré: Les tumeurs primitives du rachis. Masson, Paris 1964
Pochaczevsky, R., Y. M. Yen, R. S. Sherman: The roentgen appearance of benign osteoblastoma. Radiology 75 (1960) 429–437
Raitscher, R., N. Wassilew, D. Komitowsky: Zum Problem des benignen Osteoblastoms. Khirurgiya (Sofiya) 14 (1961) 883
Rand, R. W., C. W. Rand: Intraspinal Tumors of Childhood. Thomas, Springfield/Ill. 1960
von Ronnen, J. R.: Osteoblastoma in spinous process of C-2, Case rep. 4. Skelet. Radiol. 1 (1976) 61
von Ronnen, J. R.: Osteoblastoma of the temporal bone. Case rep. 2. Skelet. Radiol. 1 (1976) 57
Salzer, M., M. Salzer-Kuntschik: Das benigne Osteoblastom. Langenbecks Arch. klin. Chir. 302 (1963) 755
Schein, A. J.: Osteoblastoma of the scapula. J. Bone Jt Surg. 41-A (1959) 359
Spjut, H. J., H. D. Dorfman, R. E. Fechner, L. V. Ackerman: Tumors of bone and cartilage. In: Atlas of Tumor Pathology, 2nd ser., fasc. 5. Armed Forces Inst. of Pathology, Washington 1971
Spjut, H. J., R. E. Fechner, L. A. Ackerman: Aggressive osteoblastoma. In: Supplement to Tumours of Bone and Cartilage. Atlas of Tumour Pathology, 2nd ser., fasc. 5. Armed Forces Inst. of Pathology. Washington 1981 (pp. 19–23)
Vogelsang, H., O. Wiesenmann: Angiographische Befunde bei einem Riesenzelltumor und einem benignen Osteoblastom der Halswirbelsäule. Fortschr. Röntgenstr. 110 (1969) 843
Wellmer, H. K., A. Larena-Avellaneda, P. Schmitz-Moormann: Zur Differentialdiagnose des benignen Osteoblastoms. Chirurg 105 (1967) 1

Osteosarkom

Aegerter, E., J. A. Kirkpatrick: Orthopedic Diseases: Physiology, Pathology, Radiology, 4th ed. Saunders, Philadelphia 1975
Basso, M. J., F. Schajowicz: Sarcoma osteogenico a localisation multiple. Rev. Ortop. Traumatol. (Madr.) 15 (1945) 85
Beabout, J., D. J. Pritchard: Osteosarcoma of left orbital wall – probably radiation – induced. Skelet. Radiol. 1 (1977) 179
Beck, A.: Zur Frage des Roentgensarkoms, zugleich ein Beitrag zur Pathogenese des Sarkoms. Münch. med. Wschr. 69 (1922) 623
Bessler, W., J. Bloch: Sarkombildung bei Ostitis deformans Paget nach Fraktur. Schweiz. med. Wschr. 7 (1962) 205
Bowerman, J. W., B. Crawford: Multicentric osteosarcoma of skeleton with pulmonary and pleural metastases. Skelet. Radiol. 1 (1977) 185
Cohen, P. C.: Het osteosarcom van pijpbeenteren: Mondel, Amsterdam 1974
Cserhati, M. D.: Zur Differentialdiagnose von Geschwulstkrankheiten. Plasmazelluläre Osteomyelitis – Ewing-Sarkom. Zbl. Orthop. 116 (1978) 749–752
Dahlin, D. C.: Periosteal osteosarcoma of the right femur. Case rep. 27. Skelet. Radiol. 1 (1977 a) 249
Dahlin, D. C.: Teleangiectatic osteosarcoma of the femur. Case rep. 33. Skelet. Radiol. 2 (1977 b) 49
Dahlin, D. C.: Bone Tumors, 3rd ed. Thomas, Springfield/Ill. 1978
Dahlin, D. C., M. B. Coventry: Osteogenic sarcoma; a study of six hundred cases. J. Bone Jt Surg. 49-A (1967) 101–110
Davidson, J. W., P. B. Chacha, W. James: Multiple Osteosarcomata. J. Bone Jt Surg. 47-B (1965) 537–541
Dwinnell, L. A., D. C. Dahlin, R. K. Ghormley: Parosteal (juxtacortical) osteogenic sarcoma. J. Bone Jt Surg. 36-A (1954) 732–744
Finlayson, R.: Osteogenic sarcoma with multiple skeletal tumours. J. Pathol. Bacteriol. 66 (1953) 223–229
Fitzgerald, D. D., M. D. Sim: Multiple metachoronous osteogenic sarcoma. Report of twelve cases with two longterm survivors. J Bone Jt Surg. 55-A (1973) 595–605
Forsted, D. H., M. K. Dalinka, F. Kaplan, R. H. Ochs: Osteocoma originating in tibia, with metastases in soft tissue, lymph nodes and possibly in the skeleton. Skelet. Radiol. 3 (1978) 49, 179
Geschickter, C. F., M. M. Copeland: Parosteal osteosarcoma of bone: A new entity. Ann. Surg. 133 (1951) 790–806
Gold, R. H., H. Ellman, J. M. Mirra: Intramedullary osteosarcoma of the femur. Case rep. 23. Skelet. Radiol. 1 (1977) 235
Heaston, D. K., M. I. Gelman: Teleangiectatic osteogenic sarcoma of the femur. Case rep. 41. Skelet. Radiol. 2 (1977) 117
Hellner, H.: Klinische Einteilung und Abgrenzung der Sarkome und Riesenzelltumoren des Knochens. Fortschr. Röntgenstr. 47 (1933) 1
Hellner, H.: Die Knochengeschwülste, 2. Aufl. Springer, Berlin 1950
Herzog, G.: Die primären Knochengeschwülste. In Henke, F., O. Lubarsch: Handbuch der speziellen Pathologie und Histologie, Bd. 9. Springer, Berlin 1944
van der Heul, R. O., J. R. von Ronnen: Juxtacortical osteosarcoma. Diagnosis, treatment and an analysis of eighty cases. J. Bone Jt Surg. 49-A (1967) 415–439
Hofmann, V.: Knochensarkome bei Kindern. Z. ärztl. Fortbild. 62 (1968) 87
Hoppe, D., S. Man: Zur Problematik maligner Knochengeschwülste bei Erwachsenen und Kindern und Ergebnisse der Behandlung. Z. ärztl. Fortbild. 62 (1968) 13
Horat, W.: Beitrag zur Entwicklung des osteogenen Sarkoms. Inaug.-Diss., Zürich 1965
Hoyer, B.: Die Behandlung eines polymorphzelligen Osteoidsarkoms im Bereich des linken Schenkelhalskopfgebietes bei einem 8jährigen Mädchen. Beitr. Orthop. Traumatol. 10 (1963) 575
Hudson, M., M. Schiebler, D. S. Springfield et al.: Radiologic imaging of osteosarcoma. Role of planning surgical treatment. Skelet. Radiol. 10 (1983) 137
Jacobson, S. A.: Early juxtacortical osteosarcoma (parosteal osteoma). J. Bone Jt Surg. 40-A (1968) 1310–1328
Johnson, L. C.: A general theory of bone tumors. Bull. N. Y. Acad. Med. 29 (1953) 164–171
Jungi, W. F.: Knochen- und Weichteilsarkome. Schweiz. med. Wschr. 108 (1978) 1350–1355
Kleinsasser, O., H. Albrecht: Zur Kenntnis der Osteosarkome des Stirn- und Keilbeines. Arch. Hals-Nasen-Ohrenheilk. 170 (1957) 595
Kneese, K. H.: Die periostale Osteogenese und Bildung der Knochenstruktur bis zum Säuglingsalter. Z. Zellforsch. 44 (1965) 585
Kolarz, G., M. Salzer, M. Salzer-Kuntschik, R. Willvonseder, R. Höfer: Die Bedeutung der Knochenszintigraphie für Diagnose und Therapie des Osteosarkoms der langen Röhrenknochen. Arch. orthop. Unfall-Chir. 76 (1973) 333
Kotz, R., M. Salzer-Kuntschik: Primäre Knochentumoren und tumorähnliche Knochenläsionen. In Hornbostel, H., W. Kauf-

mann, W. Siegenthaler: Innere Medizin in Praxis und Klinik, 2. Aufl., Bd. II. Thieme, Stuttgart 1978

Kragh, L. V., D. C. Dahlin, J. B. Erich: Osteogenic sarcoma of the jaws and facial bones. Amer. J. Surg. 96 (1958) 496–505

Lehnert, K., B. Kornhuber: Therapeutische Probleme bei malignen Knochentumoren im Kindesalter. Langenbecks Arch. klin. Chir. 329 (1971) 155

Levine, E., A. A. De Smeet, M. Huntrakoon: Juxtacortical Osteosarcoma: a radiologic and histologic spectrum. Skelet. Radiol. 14 (1985) 38

Lindbom, A., G. Söderberg, H. J. Spjut: Osteosarcoma. A review of 96 cases. Acta radiol. (Stockh.) 56 (1961) 1–19

McKenna, R. J., C. P. Schwinn, K. Y. Soong, N. L. Higinbotham: Sarcomata of the osteogenic series (osteosarcoma, fibrosarcoma, chondrosarcoma, parosteal osteogenic sarcoma, and sarcoma arising in abnormal bone): An analysis of 552 cases. J. Bone Jt Surg. 48-A (1966) 1–26

Marcove, R. C., V. Mike, J. V. Hajek, A. G. Levin, R. V. P. Hutter: Osteogenic sarcoma under the age of twenty-one. A review of one hundred and forty-five operative cases. J. Bone Jt Surg. 52-A (1970) 411–423

Mink, J. H., R. H. Gold, J. M. Mirra, T. T. Grant, F. R. Eilber: Highly anaplastic epiphyseal osteolytic osteosarcoma. Case rep. 65. Skelet. Radiol. 3 (1978) 69

Morse jr., D., J. O. Deed, J. Bernstein: Sclerosing osteogenic sarcoma. Amer. J. Roentgenol. 88 (1962) 491–495

Moseley, J. E., M. H. Bass: Sclerosing osteogenic sarcomatosis. Radiology 66 (1956) 41–45

NCBT (The Netherlands Committee on Bone Tumours): Radiological Atlas of Bone Tumours, vol. I, II. Mouton, Den Haag 1966, 1973

O'Hara, J. M., R. P. V. Hutter, F. W. Foote, T. Miller, H. Q. Woodard: An analysis of thirty patients surviving longer than ten years after treatment for osteogenic sarcoma. J. Bone Jt Surg. 50-A (1968) 335–354

Ott, G.: Knochensarkome. Münch. med. Wschr. 120 (1978) 1295–1298

Ott, G., P. Ehlers: Zur Klinik und Ätiologie der Knochensarkome. Med. Welt. 38 (1963) 1

Picci, P., F. Gherlinzoni, A. Guerra: Intracortical osteosarcoma: Rare entity and early manifestation of classical osteosarcoma. Skelet. Radiol. 9 (1983) 255

Pitzler, K.: Sarkome auf dem Boden der chronischen Entzündung. Arch. Geschwulstforsch. 23 (1964) 204

Price, C. H. G.: Osteogenic sarcoma. An analysis of the age and sex incidence. Brit. J. Cancer 9 (1955) 558–574

Price, C. H. G.: The prognosis of osteosarcoma. Brit. J. Radiol. 39 (1966) 181

Price, C. H. G., W. E. Truscott: Multifocal osteogenic sarcoma. Report of a case. J. Bone Jt Surg. 39-B (1957) 524–533

Price, C. H. G., K. Zhuber, M. Salzer-Kuntschik, M. Salzer, H. G. Willert, M. Immenkamp, P. Groh, Z. Matejovsky, W. Keyl: Osteosarcoma in children. A study of 125 cases. J. Bone Jt. Surg. 57-B (1975) 341

Ranninger, K., P. C. Altner: Parosteal osteoid sarcoma. Radiology 86 (1966) 648–651

Riebel, T.: Fortschritte in der Röntgendiagnostik des Osteosarkoms im Rahmen neuer Therapieformen bei Kindern und Jugendlichen (Initialbefunde und Verlaufsbeobachtung bei 107 primär konservativ behandelten Fällen). Habil.-Schrift, Hamburg-Eppendorf 1984

Ringe, J. D., F. Kuhlencordt, E. Buecheler, G. Delling, A. Schulz: Koinzidenz von Osteodystrophia deformans Paget and immunoblastischem Sarkom. Fortschr. Röntgenstr. 129 (1978) 339–343

Rittenberg, G. M., S. I. Schabel, I. Vujic, H. C. Meredith: The vascular "sunburst" appearance of osteosarcoma: A new angiographic finding. Skelet. Radiol. 2 (1978) 243

Roca, A. N., J. L. Smith, J. Bao-Shan: Osteosarcoma and parosteal osteogenic sarcoma of the maxilla and mandible: study of 20 cases. Amer. J. clin Pathol. 54 (1970) 625–636

Rodman, P. K., J. C. Ivins: Grade III chondroblastic osteosarcoma. Case rep. 80. Skelet. Radiol. 3 (1979) 247

von Ronnen, J. R.: Bösartige primäre Knochentumoren. Arch. chir. neerl. 17 (1965) 23–54

von Ronnen, J. R.: Histological and radiographical classification of osteosarcoma in relation to therapy: A review of 245 cases located in the extremities. J. Belge Radiol. 51 (1968) 215–221

von Ronnen, J. R., R. O. van der Heul: On the roentgenological Diagnosis and Differential Diagnosis of Bone Sarcomas. Colston Papers 24 (1973) 97–112

Rosen, G., B. Caparros, A. G. Huvos et al.: Preoperative chemotherapy for osteogenic sarcoma: selection of postoperative adjuvant chemotherapy based on the response of the primary tumor to preoperative chemotherapy. Cancer 49 (1982) 1221

Rosen, G., R. C. Marcove, A. G. Huvos et al.: Primary osteogenic sarcoma: Eight-year experience with adjuvant chemotherapy. J. Cancer Res. clin. Oncol. 106, Suppl. 55 (1983)

Ross, F. G.: Osteogenic sarcoma. Brit. J. Radiol. 37 (1964) 259–276

Salzer, M., M. Salzer-Kuntschik: Das Wiener Knochengeschwulstregister. Med. klin. Wschr. 80 (1968) 401

Salzer, M., M. Salzer-Kuntschik: Vergleichende röntgenologisch-pathologische Untersuchungen von Osteosarkomen im Hinblick auf die Amputationshöhe. Arch. orthop. Unfall-Chir. 65 (1969) 322

Salzer, M., M. Salzer-Kuntschik, K. Zhuber, C. H. G. Price, H. G. Willert, M. Immenkamp, Z. Matejovsky, W. Keyl, P. Groh: Therapie und Prognose des kindlichen Osteosarkoms. Arch. orthop. Unfall-Chir. 85 (1976) 279

Salzer, M., M. Salzer-Kuntschik, H. Arbes, H. Hacke, R. Kotz, H. Leber: Chirurgische Behandlung des Osteosarkoms. Orthop. Prax. 10 (1976a) 45

Salzer, M., M. Salzer-Kuntschik, H. Arbes, R. Kotz, H. Leber. H. Hackel: Chirurgische Behandlung des Osteosarkoms. Orthop. Prax. 12 (1976b) 993

Salzer-Kuntschik, M., G. Delling, G. Brand: Bestimmung des morphologischen Regressionsgrades nach Chemotherapie bei malignen Knochentumoren. Pathologe 4 (1983) 135

Salzer-Kuntschik, M., G. Delling, G. Beronm et al.: Morphological grades of regression in osteosarcoma after polychemotherapy – Coss 80. J. Cancer Res. clin. Oncol. 106, Suppl. 21 (1983)

Scaglietti, O., B. Calandriello: Ossifying parosteal sarcoma: Parosteal osteoma or juxtacortical osteogenic sarcoma. J. Bone Jt Surg. 44-A (1962) 635–647

de Santos, L. A., B. S. Edeiken: Subtle early osteosarcoma. Skelet. Radiol. 13 (1985) 44

Schajowicz, F.: Tumors and Tumorlike Lesions of Bone and Joints. Springer, Berlin 1981

Schinz, H. R., E. Uehlinger: Zur Diagnose, Differentialdiagnose. Prognose und Therapie der primären Geschwülste und Zysten des Knochensystems. Ergebn. med. Strahlenforsch. 5 (1931) 389

Schürch, O., E. Uehlinger: Über experimentelle Knochentumoren. Arch. klin. Chir. 183 (1935) 704

Stevens, G. M., D. G. Pugh, D. C. Dahlin: Roentgenographic recognition and differentiation of parosteal osteogenic sarcoma. Amer. J. Roentgenol. 78 (1957) 1–12

Sweetnam, D. R.: Osteosarcoma. Ann. roy. Coll. Surgns Engl. 44 (1969) 38–58

Sweetnam, D. R.: Amputation in osteosarcoma. J. Bone Jt Surg. 55-B (1973) 189–192

Uehlinger, E.: Pathologische Anatomie der Knochengeschwülste unter besonderer Berücksichtigung der semimalignen Formen. Chirurg 45 (1974) 62–70

Uehlinger, E.: Osteoplastisches Osteosarkom der distalen Femurmetaphyse. Arch. orthop. Unfall-Chir. 87 (1977) 361

Uehlinger, E., E. Schairer: Osteosarcoma one year following a fracture. Current problem case. Arch. orthop. Traumat. Surg. 1 (1979) 743

Unni, K. K., D. C. Dahlin, J. W. Beabout: Parosteal osteogenic sarcoma. Cancer 37 (1976a) 2466

Unni, K. K., D. C. Dahlin, J. W. Beabout: Periostal osteogenic sarcoma. Cancer 37 (1976b) 2476

Vinz, H., H. Motsch: Das parossale osteogene Sarkom. Langenbecks Arch. klin. Chir. 312 (1965) 88

Voegeli, E., E. Uehlinger: Ateriography in bone tumors. Skelet. Radiol. 1 (1976) 3–14

Weber, H. G., A. Feindt, B. Szepan: Die osteogenen Sarkome der Kinder und Jugendlichen. Zschr. Kinderchir. 6 (1969) 376

Weinfeld, M. S., H. R. Dudley jr.: Osteogenic sarcoma. A follow-up study of the 94 cases observed at the Massachusetts General Hospital from 1920–1960. J. Bone Jt Surg. 44-A (1962) 269

Wolfel, D. A., P. R. Carter: Parosteal osteosarcoma. Amer. J. Roentgenol. 105 (1969) 142–146

Woodruft, M.: The challenge of osteosarcoma. Ann. roy. Coll. Surgns Engl. 44 (1969) 299–307

Chondroblastom

Aegerter, E., J. A. Kirkpatrick: Orthopaedic Diseases; Chondroblastoma. Saunders, Philadelphia 1975 (p. 539)

Al-Dewachi, H. S., N. Al-Naib, B. L. Sangal: Benign chondroblastoma of the maxilla: A case report and review of chondroblastomas in cranial bones. Brit. J. oral Surg. 18 (1980) 150

Alexander, C.: Chondroblastoma of tibia. Case rep. 5. Skelet. Radiol. 1 (1976a) 63

Alexander, C.: Chondroblastoma of tibia. Case rep. 6. Skelet. Radiol. 1 (1976b) 65

Aprin, H.: Benign chondroblastoma. Orthopaedics 4 (1981) 1134

Bejui, J., J. P. Carret, J. P. Caille, L. P. Fischer, M. Salle, F. Bejui-Thiraft, J. L. Vanzelle, L. M. Patricot: Le chondrosarcoma a cellule claires, apropo de quatre observations. Ann. Chir. 36 (1982) 303

Bejui, J., J. P. Carret, H. Dejour, J. P. Caille, L. P. Fischer, J. L. Vanzelle: Chondrosarcome. Variete a cellules claires. Lyon Chir 78 (1982) 252

Benedetti, G. B.: Chondroblastic tumor of the mandible with peculiar histological characteristics. Chir. Organi Mov. 50 (1961) 135–144

Benedetti, G. B.: Il chondroblastoma benigno dell'osso. Chir. Organi Mov. 51 (1962) 21

Biesecker, J. L., R. C. Marcove, A. G. Huvos, V. Mike: Aneurysmal bone cysts. Cancer 26 (1970) 615

Bloem, J. L., J. D. Mulder: Chondroblastoma: A clinical and radiological study of 104 cases. Skelet. Radiol. 14 (1985) 1

Bom, I. D.: Codman and Codman's tumor. Ned. T. Geneesk. 108 (1964) 190

Buraczewski, J., J. Lysakowska, W. Rudowski: Chondroblastoma (Codman's Tumour) of the thoracic spine. J. Bone Jt Surg. 39-B (1957) 705–710

Campanacci, M., A. Ginnti, E. Martucci, C. Trentani: Epiphyseal chondroblastoma (a study of 39 cases) Ital. J. Orthop Traumatol. 3 (1977) 67

Capuano, G., R. Boulet, A. Morin: Le chondroblastome benigne. Lyon med. 227 (1972) 721–727

Codman, E. A.: Epiphyseal chondromatous giant cell tumors of the upper end of the humerus. Surg. Gynecol. Obstet. 52 (1931) 543

Cohen, J., I. Cahen: Benign chondroblastoma of the patella. J. Bone Jt Surg. 45-A (1963) 824

Coleman, Sh. S.: Benign chondroblastoma with recurrent soft-tissue and intra-articular lesions. J. Bone Jt Surg. 48-A (1966) 1554

Coley, B. L., A. J. Santoro: Benign central cartilaginous tumors of bone. Surgery 22 (1947) 411

Copeland, M. M., C. F. Geschickter: Chondroblastic tumors of bone: benign and malignant. Ann. Surg. 129 (1949) 724

Copeland, M. M., C. F. Geschickter: Cartilaginous tumors of bone. Amer. Acad. Orthop. Surg. 7 (1950) 1

Dahlin, D. C.: Chondromyxoid fibroma of bone with emphasis on its morphological relationship to benign chondroblastoma. Cancer (Philad.) 8 (1956) 195

Dahlin, D. C., J. L. Ivins: Benign chondroblastoma, a study of 125 cases. Cancer 30 (1972) 401

Dahlin, D. C., C. L. Thomas: Bone Tumors. General Aspects and Data on 6,221 Cases. Benign Chondroblastoma. 3rd ed. Thomas, Springfield/Ill. 1978 (p. 43)

Denko, J. V., L. H. Krauel: Chondroblastoma of bone. An unusual localization in temporal bone. Arch. Pathol. 59 (1955) 710–711

Dominok, G.-W., H.-G. Knoch: Das benigne Chondroblastom. Beitr. Orthop. Traumatol. 17 (1970) 453–458

Dominok, G.-W., H.-G. Knoch: Knochengeschwülste und geschwulstähnliche Knochenerkrankungen. VEB Fischer, Jena 1977

Fechner, R. E., H. D. Wilde: Chondroblastoma in the metaphysis of the femoral neck. A case report and review of the literature. J. Bone Jt Surg. 56-A (1974) 413

Fontaine, R., J. N. Muller, Y. le Gall: Un cas de chondroblastome épiphysaire bénin. Presse méd. 1 (1960) 145

France, W.: Benign chondroblastoma of bone. Brit. J. Surg. 39 (1952) 357

Ganzoni, N., W. Wirth: Zur Klinik der genuinen Knochengeschwülste im Bereich der langen Röhrenknochen. Praxis 54 (1965) 342–350

Gawlik, Z., T. Witwicki: Chondroblastoma malignum primarium. Patol. pol. 2 (1965) 181–189

Genovesi, A., A. Barbareschi: On epiphyseal chondroblastoma. Clinical and morphological study of two cases. Brol. Lat. 15 (1962) 279

Green, P., R. P. Whittaker: Benign chondroblastoma, case report with pulmonary metastases. J. Bone Jt Surg. 57-A (1975) 418

Hadders, H. N., R. Donner, T. G. van Rijssel: Chondroblastoma benignum. Ned. T. Geneesk. 100 (1956) 2648

Harnar, S. G., D. T. R. Cody, D. C. Dahlin: Benign chondroblastoma of the temporal bone. Otolaryngol. Head Neck Surg. 87 (1979) 229

Hatcher, C., J. C. Campbell: Benign chondroblastoma of bone: its histologic variations and a report of a late sarcoma in the site of one. Bull. Hosp. Jt Dis. 12 (1951) 411

Heitner, H.: Das benigne Chondroblastom. Beitr. Orthop. Traumatol. 26 (1979) 433

Hudson, T. M., I. F. Hawkins: Radiological evaluation of chondroblastoma. Radiology 139 (1981) 1

Hull, M. T., F. Gonzalez-Crussi, G. P. Derosa, R. S. Grant: Aggressive chondroblastoma, report of a case with multiple bone and soft tissue involvement. Clin. Orthop. 126 (1977) 261

Humphry, A., D. L. Gilday, R. G. Brown: Bone scintigraphy in chondroblastoma. Radiology 137 (1980) 497

Huvos, A. G., R. C. Marcove: Chondroblastoma of bone; a critical review. Clin. Orthop. 95 (1973) 300

Huvos, A. G., N. L. Higinbotham, R. C. Marcove, P. O'Leary: Aggressive chondroblastoma, review of the literature on aggressive behaviour and metastases with a report of one new case. Clin. Orthop. 126 (1977) 266

Jaffe, H. L., L. Lichtenstein: Benign chondroblastoma of bone. A reinterpretation of the so-called calcifying or chondromatous giant cell tumor. Amer. J. Pathol. 18 (1942) 969–992

Kahn, L. B., F. M. Wood, L. V. Ackerman: Malignant chondroblastoma, report of two cases and review of the literature. Arch. 88 (1969) 371

Litsios, B. I., N. X. Papacharalampus: Die benignen Chondroblastome. Zbl. allg. Pathol. pathol. Anat. 114 (1971) 344

King, T.: Chondroblastoma of bone. Aust. N. Z. J. Surg. 29 (1959) 135

Kingsley, T. C., S. F. Markel: Extraskeletal chondroblastoma. Report of the first recorded case. Cancer (Philad.) 27 (1971) 203–206

Kunkel, M. G., D. C. Dahlin, H. H. Young: Benign chondroblastoma. J. Bone Jt Surg. 38-A (1956) 817–826

Lichtenstein, L.: Chondromblastoma of bone. In Lichtenstein, L.: Bone Tumors, 3rd ed. Mosby, St. Louis 1965 (pp. 45–57)

Lichtenstein, L., D. Bernstein: Unusual benign and malignant chondroid tumors of bone. Cancer (Philad.) 12 (1959) 1142–1157

Lichtenstein, L., L. Kaplan: Benign chondroblastoma. Unusual localisation in femoral capital epiphysis. Cancer (N.Y.) 2 (1949) 793–798.

Lindbom, A., G. Soderberg, H. J. Spjut, O. Sunnquist: Angiography of aneurysmal bone cyst. Acta radiol 55 (1961) 12

Lodwick, G. S.: The Bones and Joints. An Atlas of Tumor Radiology. Radiologic Concepts. Year Book Medical Publishers, Chicago 1971 (p. 1)

McBryde, A., J. L. Goldner: Chondroblastoma of bone. Amer. Surg. 36 (1970) 94

McLaughlin, R. E., D. E. Sweet, T. Webster, W. M. Merritt: Chondroblastoma of the pelvis suggestive of malignancy. J. Bone Jt Surg. 75-A (1975) 549

McLeod, R. A., J. W. Beabout: The roentgenographic features of chondroblastoma. Amer. J. Roentgenol. 118 (1973) 464

McNeill, J. M.: Benign chondroblastoma persistent. New Engl. J. Med. 172 (1964) 97

Mirra, J. M.: Bone Tumors Diagnosis and Treatment. Lippincott, Philadelphia, 1980 (p. 222)

Monesi, B., V. Corradini: Sul chondromblastoma epifisario. Chir. Organi Mov. 4 (1954) 184

NCBT (The Netherlands Committee on Bone Tumours): Radiological Atlas of Bone Tumours, vol. I, II. Mouton, Den Hag 1966, 1973 a

NCBT (The Netherlands Committee on Bone Tumours): Supplementary remarks of the skeleton. In NCBT: Radiological Atlas of Bone Tumours, vol. II. Mouton, Den Haag 1973 b

Oppenheim, J., R. Boal: Benign chondroblastoma (Codmans tumor). U.S. armed Forces med. J. 6 (1955) 279

Paunier, J. P., G. Candardjis, P. Wettstein: Le chondroblastome. Description de trois nouveaus cas. Radiol. clin. (Basel) 36 (1967) 236–242

Plum, G. E., D. G. Pugh: Roentgenologic aspects of benign chondroblastom of bone. Amer. J. Roentgenol. 79 (1958) 584

Raina, V.: Benign chondroblastoma, a clinicopathological study of ten cases. Indian J. Cancer 16 (1979) 22

Renfer, H. R.: Das Chondroblastom. Radiol. clin. (Basel) 29 (1960) 288–297

Reyes, C. V., S. Kathuria: Recurrent and aggressive chondroblastoma of the pelvis with late malignant neoplastic changes. Amer. J. Surg. Pathol. 3 (1979) 449

Riddell, R. J., C. J. Lowis, N. A. Bromberger: Pulmonary metastases from chondroblastoma of the tibia, report of a case. J. Bone Jt Surg. 55-B (1973) 848

Roberts, P. F., J. G. Taylor: Multifocal benign chondroblastomas: Report of a case. Hum. Pathol. 11 (1980) 296

Ruziczka, O., L. Haslhofer: Über den klinischen Aspekt und die Pathologie der benignen Chondroblastoms. Mschr. Kinderheilk. 110 (1962) 201

Salzer, M., M. Salzer-Kuntschick, G. Kretschmer: Das benigne Chondroblastom. Arch. orthop. Unfall-Chir. 60 (1968) 229–244

Schajowicz, F.: Tumors and Tumor-Like Lesions of Bone and Joints. Springer, Berlin 1981 (p. 135)

Schajowicz, F., H. Gallardo: Epiphysial chondroblastoma of bone, a clinico-pathological study of sixty-nine cases. J. Bone Jt Surg. 52-B (1970) 205

Schauwecker, F., S. Weller, A. Klümper, B. Anlauf: Therapeutische Möglichkeiten beim benignen Chondroblastom. Brun's Beitr. klin. Chir. 217 (1969) 155

Schilling, H.: Klinik und Therapie der gutartigen Knochentumoren. Brun's Beitr. klin. Chir. 213 (1966) 385

Schrijver, J.: Reusceltumor van het skelet. The Netherlands Committee on Bone Tumors. Thesis, The Hague 1982

Schulz, K., H. Trengut, G. E. Muller: Benignes Chondroblastom – Malignes radiologisches Bild. Fortschr. Röntgenstr. 132 (1980) 450 (Ergänzungsband)

Smith, D. A., W. C. Graham, F. R. Smith: Benign chondroblastoma of bone. J. Bone Jt Surg. 44-A (1962) 561

Sirat, M. V., V. M. Doctor: Benign chondroblastoma of bone: a report of a case of malignant transformation. J. Bone Jt Surg. 52-B (1970) 741

Spjut, H. J., H. D. Dorfman, R. E. Fechner, L. V. Ackerman: Tumors of Bone and Cartilage: Chondroblastoma. Armed Forces Inst. of Pathology, Washington 1970 (p. 33)

Spjut, H. J., R. E. Fechner, L. V. Ackerman: Supplement Tumors of Bone and Cartilage Fascicles, Second Series; Clear-Cell Chondrosarcoma. Armed Forces Inst. of Pathology Washington 1981 (p. 30)

Sundaram, T. K. S.: Benign chondroblastoma. J. Bone Jt Surg. 48-B (1966) 12

Treasure, E. R.: Benign chondroblastoma of bone. J. Bone Jt Surg. 37-B (1955) 462

Unni, K. K., D. C. Dahlin, J. W. Beabout, F. H. Sim: Chondrosarcoma: clear-cell variant. J. Bone Jt Surg. 58-A (1976) 676

Valls, J., C. E. Ottolenghi, E. Schajowicz: Epiphyseal chondroblastoma of bone. J. Bone Jt Surg. 33-A (1951) 997–1009

Weatherby, R. P., D. C. Dahlin, J. C. Iving: Postradiation sarcoma of bone. Mayo Clin. Proc. 56 (1981) 294

Welsh, R. A., A. T. Meyer: A histogenetic study of chondroblastoma. Cancer 17 (1964) 578

Wilner, D.: Radiology of Bone Tumors and Allied Disorders. Benign Chondroblastoma, vol. I. Saunders, Philadelphia 1982 (p. 453)

Wirman, J. A., J. D. Crissman, B. F. Aron: Metastatic chondroblastoma, report of an unusual case treated with radiotherapy. Cancer 44 (1979) 87–93

Wright, J. L., M. S. Sherman: An unusual chondroblastoma. J. Bone Jt Surg. 46-A (1964) 597

Yaghmai, J.: Angiography of Bone and Soft Tissue Lesions. Benign Chondroblastoma. Springer, Berlin 1979 (p. 82)

Chondromyxoidfibrom

Barufaldi, O., G. B. Benedetti: Fibroma condromixoide dell'osso. Arch. Ortop. 79 (1966) 101–111

Benson, W. R., S. Bass jr.: Chondromyxoid fibroma. First report of occurrence of this tumor in vertebral column. Amer. J. clin. Pathol. 25 (1955) 1290

Crabbe, W. A.: Chondromyxoidfibroma of bone. Proc. roy. Soc. Med. 55 (1962) 353

Dahlin, D. C.: Chondromyxoid fibroma of bone, with emphasis on its morphological relationship to benign chondroblastoma. Cancer (Philad.) 9 (1956) 195–203

Dahlin, D. C.: Chondromyxoid fibroma. In Dahlin, D. C.: Bone Tumors, 2nd ed. Springfield/Ill. 1967 (pp. 48–577)

Dahlin, D. C.: Bone Tumors. Springfield/Ill. 1978

Dahlin, D. C., A. H. Wells, E. D. Henderson: Chondromyxoid fibroma of bone. J. Bone Jt Surg. 35-A (1953) 831

Dihlmann, W., G. Müller: Konnatales Chondromyxoidfibrom des Radius. Fortschr. Röntgenstr. 110 (1969) 759

Dominok, G.-W., H.-G. Knoch: Knochengeschwülste und geschwulstähnliche Knochenerkrankungen. VEB Fischer, Jena 1977

Everke, H.: Ein Myxochondrom – Chondromyxoid-Fibrom – der Schädelbasis mit Ausdehnung in den Canalis spinalis. Acta neurochir. 15 (1966) 150

Feldmann, F., H. L. Hecht, A. D. Johnston: Chondromyxoidfibroma of bone. Radiology (N.Y.) 94 (1970) 249

Gerard-Marchant, M. P.: A propos du procès-vertebral. Un cas de fibrome chondro-myxoide. Mém. Acad. Chir. 84 (1958) 126

Goorwitch, J.: Chondromyxoid fibroma of rib. Dis. Chest 20 (1951) 186

Hadders, H. N., H. J. Oterdoom: Fibroma chondromyxoides ossis. Ned. T. Geneesk. 98 (1954) 555

Hellner, H.: Die Indikation zur Behandlung maligner und semimaligner Extremitätengeschwülste. Chirurg 39 (1968) 101–104

Herfarth, H.: Ein zentrales Myxom der Tibia. Langenbecks Arch. klin. Chir. 170 (1932) 283

Hutchinson, J., W. W. Park: Chondromyxoid fibroma of bone. J. Bone Jt Surg. 42-B (1960) 542

Iwata, S., B. L. Coley: Report of six cases of chondromyxoid fibroma of bone. Surg. Gynecol. Obstet. 107 (1958) 571

Jaffe, H.: Tumors and Tumorous Conditions of the Bones and Joints. Jea & Febiger, Philadelphia 1958

Jaffe, H. L., L. Lichtenstein: Chondromyxoid fibroma of bone. A distinctive benign tumor likely to be mistaken especially for chondrosarcoma. Arch. Pathol. 45 (1948) 541

Krauspe, C.: Über einen chondroplastischen Riesenzelltumor (Chondromyxoidfibrom). Zbl. allg. Pathol. pathol. Anat. 37 (1957/58) 16

Lanzi, F., R. Conti: Sul fibroma condromixoide. Arch. Ortop. 78 (1965) 345

Levy, W. M., E. E. Aegerter, J. A. Kirkpatrick jr.: Nature of cartilaginous tumors. Radiol. Clin. N. Amer. 2 (1964) 327

Lichtenstein, L.: Chondromyxoid fibroma of bone. Amer. J. Pathol. 24 (1948) 686

Lichtenstein, L., D. Bernstein: Unusual benign and malignant chondroid tumors of bone. Cancer (Philad.) 12 (1959) 1142–1157

Markl, K.: Chondrogene Tumoren. Internist. Prax. 5 (1965) 465

NCBT (The Netherlands Committee on Bone Tumours): Radiological Atlas of Bone Tumors, vol. I, II. Mouton, Den Haag 1966, 1973

Norman, A., G. C. Steiner: Recurrent chondromyxoid fibroma of the tibia. Case rep. 8. Skelet. Radiol. 2 (1977) 105

Norman, A., G. C. Steiner: Recurrent chondromyxoid fibroma of 4th metatarsal. Case rep. 66. Skelet. Radiol. 3 (1978) 115

Pritchard, R. W., R. P. Stoy, J. T. F. Barwick: Chondromyxoid fibroma of the scapula. J. Bone Jt Surg. 46-A (1964) 1759

Ralph, L. L.: Chondromyxoid fibroma of bone. J. Bone Jt Surg. 44-B (1962) 7

Ryall, R. D. H.: Chondromyxoidfibroma of bone. Brit. J. Radiol. 43 (1970) 71

Salzer, M., M. Salzer-Kuntschik: Das Chondromyxoidfibrom. Langenbecks Arch. klin. Chir. 32 (1965) 216

Scaglietti, O., G. Stringa: Myxoma of bone in childhood. J. Bone Jt Surg. 43-A (1961) 67–80

Spjut, H. J., H. D. Dorfman, R. E. Fechner, L. V. Ackerman: Tumors of bone and cartilage. In: Atlas of Tumor Pathology, 2nd ser., fasc. 5. Armed Forces Institute of Pathology, Washington/D.C. 1971

Stout, A. P.: Myxoma the tumor of primitive mesenchym. Ann. Surg. 127 (1948) 706

Teitelbaum, S. L., L. Bessone: Resection of a large chondromyxoid fibroma of the sternum. Report of the first case and review of the literature. J. thorac. cardiovasc. Surg. 57 (1969) 333–340

Turcotte, B., D. G. Pugh, D. C. Dahlin: The roentgenologic aspects of chondromyxoid fibroma of bone. Amer. J. Roentgenol. 87 (1962) 1085–1095

Uehlinger, E.: Die pathologische Anatomie der Knochengeschwülste. Helv. chir. Acta 26 (1959) 597

v. Verschuer, O.: Erbpathologie, darin: Anomalie der Körperform. Med. Praxis 18 (1937) 127–143

Osteochondrom

Becker, M. H., F. Epstein: Osteochondroma (exostosis) of thoracic spine causing spinal cord compression in a patient with multiple osteocartilaginous (hereditary) exostoses (diaphyseal aclasis). Case rep. 77. Skelet. Radiol. 3 (1978) 197

Ennker, J., J. Freyschmidt, H. Reilmann et al.: False aneurysm of the femoral artery due to an osteochondroma. Arch. orthop. traum. Surg. 102 (1984) 206

Hudson, T. M., D. S. Springfield, S. S. Spancer et al.: Benign exostoses and exostotic chondrosarcomas: evaluation of cartilage thickness by CT. Radiology 152 (1984) 595

Kenney, P. J., L. A. Gibula, W. A. Murphy: Use of computed tomography to distinguish osteochondroma and chondrosarcoma. Radiology 139 (1981) 129

Multiple Kartilaginäre Exostosen

Dahlin, D. C.: Bone Tumors, 2nd ed. Thomas, Springfield/Ill. 1967 (pp. 18–27)

Dominok, G.-W., H.-W. Knoch: Knochengeschwülste und geschwulstähnliche Knochenerkrankungen. VEB Fischer, Jena 1977

Jaffe, H. L.: Hereditary multiple exostosis. Arch. Pathol. 36 (1943) 335–357

Jaffe, H. L.: Solitary and multiple soteocartilaginous exostosis. In Jaffe, H.: Tumors and Tumorous Conditions of the Bones and Joints. Lea & Febiger, Philadelphia 1958 (pp. 143–168)

Keith, A.: Studies on the anatomical changes which accompany certain growth-disorders of the human body. I. The nature of the structural alterations in the disorder known as multiple exostoses. J. Anat. (Lond.) 54 (1919/1920) 101–115

Norman, A., R. A. Sissons: Radiographic hallmarks of peripheral chondrosarcoma. Radiology 151 (1984) 589

Solomon, L.: Hereditary multiple exostosis. Amer. J. hum. Genet. 16 (1964) 351–363

Spjut, H. J., H. D. Dorfman, R. E. Fechner, L. V. Ackerman: Tumors of bone and cartilage. In: Atlas of Tumor Pathology, 2nd ser., fasc. 5. Armed Forces Inst. of Pathology, Washington 1971

Enchondrom, Enchondromatose

Anderson, I. F.: Maffucci's syndrome. Report of a case with a review of the literature. S. Afr. med. J. 39 (1965) 1066

Baradmay, G., J. Hoffmann, J. Ökrös: Dyschondroplasie und Hamangiomatose (Maffucci-Syndrom). Z. allg. Pathol. pathol. Anat. 101 (1967) 296

Bell, S.: Benigne cartilaginous tumours of the spine. Brit. J. Surg. 58 (1971) 707

Bessler, W.: Die malignen Potenzen der Skelettchondrome. Schweiz. med. Wschr. 96 (1966) 461

Braddock, G. T. F., V. D. Hadlow: Osteosarcoma in enchondromatosis (Ollier's disease). Report of a case. J. Bone Jt Surg. 48-B (1966) 145–149

Caballes, R. L.: Enchondroma protuberans masquerading as osteochondroma. Hum. Pathol. 13 (1982) 734

Coley, B. L., N. L. Higinbotham: The significance of cartilage in abnormal locations. Cancer (Philad.) 2 (1949) 777–788

Cowan, W. K.: Malignant change and multiple metastases in Ollier's disease. J. clin. Pathol. 18 (1965) 650–653

Dahlin, D. C.: Bone Tumors, 2nd ed. Thomas, Springfield/Ill. 1967 (pp. 27–28)

Dominok, G.-W., H.-W. Knoch: Knochengeschwülste und geschwulstähnliche Knochenerkrankungen. VEB Fischer, Jena 1977

Elmore, St. M., W. C. Cantrell: Maffucci's syndrome. J. Bone Jt Surg. 48-A (1966) 1607

Fairbank, H. A. T.: Dyschondroplasia. Synonyms. Ollier's disease, multiple enchondromata. J. Bone Jt Surg. 30-B (1948) 689–708

Faßbender, C. W., G. Häussler, H. G. Stössel: Schädelbasischondrome mit intrakranieller Ausdehnung. Fortschr. Röntgenstr. 94 (1961) 718

Ghormley, R. K.: Chondromas and chondrosarkomas of the scapula and the innomonate bone. Arch. Surg. 63 (1951) 48

Heckman, J. A.: Ollier's disease. Arch. Surg. 63 (1951) 861–865

Hellner, H.: Geschwulstähnliche örtliche Fehlbildungen des Skeletts. Chir. Praxis 11 (1967) 271

Jaffe, H. L.: Juxtacortical chondroma. Bull. Hosp. Jt Dis. (N.Y.) 17 (1956) 20–29

Jaffe, H. L.: Solitary enchondroma and multiple enchondromatosis. In Jaffe, H.: Tumors and Tumorous Conditions of the Bones and Joints. Lea & Febiger, Philadelphia 1958 (pp. 169–195)

Jöns, B.: Bericht über 62 Fälle von Enchondromen aus der Chir. Universitätsklinik Eppendorf (1945–1965). Inaug.-Diss., Hamburg 1966

Keating, R. B., P. W. Wright, T. W. Staple: Enchondroma protuberans of the rib. Skelet. Radiol. 13 (1985) 55

Kleinsasser, O., G. Friedmann: Die Knorpelgeschwülste der Schädelbasis. Dtsch. Z. Nervenheilk. 177 (1957) 378

Laurence, W., E. L. Franklin: Calcifying enchondroma of long bones. J. Bone Jt Surg. 35-B (1953) 224–228

Levy, W. M., E. E. Aegerter, J. A. Kirkpatrick jr.: The nature of cartilaginous tumors. Radiol. Clin. N. Amer. 2 (1964) 327–336

Lichtenstein, L., J. E. Hall: Periosteal chondroma: a distinctive benign cartilage tumor. J. Bone Jt Surg. 34-A (1952) 691

Maffucci, A.: Di un caso encondroma ed angioma multiplo. Mov. med.-chir. 3 (1881) 399

Marmor, L.: Periosteal chondroma (juxtacortical chondroma). Clin. Orthop. 37 (1964) 150–153

Merlino, A. F., J. E. Nixon: Periosteal chondroma. Report of an atypical case and review of the literature. Amer. J. Surg. 107 (1964) 773–776

Middlemiss, J. H.: Cartilage tumours. Brit. J. Radiol. 37 (1964) 277

NCBT (The Netherlands Committee on Bone Tumours): Radiological Atlas of Bone Tumours, vol. I, II. Mouton, Den Haag 1966, 1973

Nosanchuk, J. S., H. Kaufer: Recurrent periosteal chondroma. Report of two cases and a review of the literature. J. Bone Jt Surg. 51-A (1969) 375–380

Ollier, M.: Dyschondroplasie. Lyon. méd. 93 (1900a) 23–24

Ollier, L.: De la dyschondroplasia. Bull. Soc. Chir. (Lyon) 3 (1900b) 22

O'Neal, L. W., L. V. Ackerman: Cartilaginous tumors of ribs and sternum. J. thorac. Surg. 21 (1951) 71

de Santos, L. A., H. J. Spjut: Periosteal chondroma: a radiographic spectrum. Skelet. Radiol. 6 (1981) 15

Scherer, E.: Exostosen, Enchondrome und ihre Beziehungen zum Periost. Frankfurt. Z. Path. 36 (1928) 587

Shellito, J. G., M. B. Dockerty: Cartilaginous tumors of the hand. Surg. Gynecol. Obstet. 86 (1948) 465

Spjut, H. J., H. D. Dorfman, R. E. Fechner, L. V. Ackerman: Tumors of bone and cartilage. Atlas of Tumor Pathology 2nd ser. fasc. 5. Armed Forces Inst. of Pathology, Washington 1971
Stoebner, P., E. Philippe, M. Dettloff: Le syndrome de Maffucci. Arch. Anat. pathol. 13 (1965) 50
Tiwisina, T.: Dyschondroplasie (Ollier) mit multiplen Haemangiomen und örtlicher maligner Entartung (Chondrosarkom). Brun's Beitr. klin. Chir. 188 (1954) 8
Umanski, A. L.: Dyschondroplasia with haemangiomata (Maffucci's syndrome); report of early case with mild osseous manifestations. Bull. Hosp. Jt Dis. (N.Y.) 7 (1946) 59
Vitalli, H. P.: Enchondrome bei Kindern und Jugendlichen. Arch. orthop. Unfall-Chir. 52 (1960) 174
Zellweger, H., E. Uehlinger: Ein Fall von halbseitiger Knochenchondromatose (Ollier) mit Naevus ichthyosiformis. Helv. paediat. Acta 3 (1948) 153

Chondrosarkom

Aegerter, E., J. A. Kirkpatrick: Orthopedic Diseases. Saunders, Philadelphia 1975
Dahlin, D. C.: Chondrosarcoma and Its "Variants" in "Bones and Joints". International Academy of Pathology Monographs. Williams & Wilkins, Baltimore 1976
Dahlin, D. C.. Dedifferentiated chondrosarcoma of the humerus. Case rep. 71. Skelet. Radiol. 3 (1978) 133
Dahlin, D. C.: Clear cell chondrosarcoma of humerus. Case rep. 54. Skelet. Radiol. 2 (1978) 247
Edeiken, J., P. J. Hodes: Roentgen Diagnosis of Diseases of Bone, vol. II. Williams & Wilkins. Baltimore 1973
El-Khoury, F. A. Y., M. Bonfiglio: Chondrosarcoma occurring in a patient with multiple (hereditary) osteo-cartilaginous exostosis. Case rep. 60. Skelet. Radiol. 3 (1978) 49
Goldberg, R. P., H. K. Genant, W. H. Johnston: Sowgrade chondrosarcoma of the soft tissues adjacent to the scapula with dedifferentiated, high-grade fibrosarcomatous component metastatic to the skeleton (humerus). Case rep. 72. Skelet. Radiol. 3 (1978) 179
Greenfield, G. B.: Radiology of Bone Diseases. Lippincott, Philadelphia 1975
Hernandez, R., K. P. Heidelberger, A. K. Poznanski: Extraskeletal (soft tissue) mesenchymal chondrosarcoma of the neck. Case rep. 63. Skelet. Radiol. 3 (1978) 61
Jacobs, P.: Highly malignant chondrosarcoma of unknown origin, with tumor emboli of the inferior vena cava and main pulmonary artery. Case rep. 7. Skelet. Radiol. 1 (1976) 109
Lichtenstein, L.: Bone Tumors. Mosby, St. Louis 1959
Murray, R. O., H. G. Jacobson: The Radiology of Skeletal Disorders. Churchill & Livingstone, Edinburgh 1971
NCBT (The Netherlands Committee on Bone Tumours): Radiological Atlas of Bone Tumours, vol. I. Mouton, Den Haag 1966
van Rijssel, Th. G.: Progression in bone tumours. In: Bone – Certain Aspects of Neoplasia. Proceedings of the 24th Symposium of the Calston Research Society, 1972. Butterworth, London 1972
Rosenthal, D. I., A. L. Schiller, H. J. Mankin: Chondrosarcoma: correlation of radiological and histological gräde. Radiology 150 (1984) 21
Sissons, H. A.: Dedifferentiated chondrosarcoma of the tibia. Case rep. 83. Skelet. Radiol. 3 (1979) 257
Uehlinger, E.: Chondroplastisches Strahlensarkom der linken Klavikula mit einer Latenzzeit von knapp 2 Jahren. Arch. orthop. traum. Surg. 91 (1978) 161
Uehlinger, E., H. Wolfmüller: Chordo-Chondrosarkom der linken distalen Femurmetaphyse. Verh. dtsch. Ges. Pathol. 58 (1974) 284
Unn, K. K., D. C. Dahlin, J. W. Beabout, F. H. Sim: Chondrosarcoma: clear-cell variant: a report of sixteen cases. J. Bone Jt Surg. 58-A (1976) 676
Vanel, D.: Chondrosarcoma in children subsequent to other malignant tumors in different location Skelet. Radiol. 11 (1984) 96
Wilkinson, R. H., J. A. Kirkpatrick: Low-grade-chondrosarcoma of femur. Case rep. 14. Skelet. Radiol. 1 (1976) 127
Yaghmai, I.: Angiographic features of chondromas and chondrosarcomas. Skelet. Radiol. 3 (1978) 91

Lipom

Dahlin, D. C.: Bone Tumors, 3rd ed. Thomas, Springfield/Ill. 1978 (pp. 110–113)
Dickson, A. B., W. W. Ayres, M. W. Mason, W. R. Miller: Lipoma of intraosseous origin. J. Bone Jt Surg. 33-A (1951) 257
Dominok, G. W., H. W. Knoch: Knochengeschwülste und geschwulstähnliche Knochenerkrankungen, 2. Aufl. VEB Fischer, Jena 1977
Fleming, R. J., M. Alpert, A. Garcia: Parosteal lipoma. Amer. J. Roentgenol. 87 (1962) 1075
Junghanns, H.: Handbuch der speziellen pathologischen Anatomie und Histologie, Bd. IX/4. Springer, Berlin 1939
Muller, M. C., J. L. Robbins: Intramedullary lipoma of bone. J. Bone Jt Surg. 42-A (1960) 517
NCBT (The Netherlands Committee on Bone Tumours): Radiological Atlas of Bone Tumors, vol. I, II. Monton, Den Haag 1966, 1973
Ramos, A., J. Castello, D. J. Sartoris et al.: Osseous lipoma: CT appearance. Radiology 57 (1985) 615
Salzer, M., H. Gotzmann: Parostale Lipome. Brun's Beitr. klin. Chir. 206 (1963) 501
Salzer, M., M. Salzer-Kuntschik: Zur Frage der sogenannten zentralen Knochenlipome. Beitr. pathol. Anat. 132 (1963) 365
Schajowicz, F.: Tumors and Tumorlike Lesions of Bone and Joints. Springer, Berlin 1981
Spjut, J., H. D. Dorfman, R. E. Fechner, L. V. Ackerman: Tumors of bone and cartilage. In: Atlas of Tumor Pathology, 2nd ser., fasc. 5. Armed Forces Inst. of Pathology, Washington 1971
Wilner, D.: Radiology of Bone Tumors and Allied Disorders. Saunders, Philadelphia 1982

Ewing-Sarkom

Ackerman, L. V.: Bone and joint. In L. V. Ackerman: Surgical Pathology, 4th ed. Mosby, St. Louis 1968 (pp. 799–878)
Aegerter, E., J. A. Kirkpatrick jr.: Orthopedie Diseases, 4th ed. Saunders, Philadelphia, 1975
Aggarwal, M. L., Y. P. Bhandary: Ewing's sarcoma. Indian J. Radiol. 20 (1966) 182
Baird, R. J., V. W. Krause: Ewing's tumor: A review of 33 cases. Canad. J. Surg. 6 (1963) 136
Barden, R. P.: The similarity of clinical and roentgen findings in children with Ewing's sarcoma (endothelial myeloma) and sympathetic neuroblastoma. Amer. J. Roentgenol. 50 (1943) 575
Bethge, J. F. J.: Die Ewing Tumoren oder Omoblastome des Knochens. Differentialdiagnostische und kritische Erörterungen. Ergebn. Chir. Orthop. 39 (1955) 327–425
Bhansali, S. K., P. B. Desai: Ewing's sarcoma. J. Bone Jt Surg. 45-A (1963) 541–553
Borejko, M., J. Serafin, D. Komitowski: Osteogenes Ewingsarkom des Beckens. Chir. Narzacd. Ruchu 34 (1969) 121
Boyer, jr. C. W., T. J. Brickner jr., R. H. Perry: Ewing's sarcoma – case against surgery. Cancer (Philad.) 20 (1967) 1602
Campbell, W. C.: Endothelial myeloma. J. Bone Jt Surg. 16 (1934) 761
Charpure, V. V.: Endothelial myeloma (Ewing's tumor of bone). Amer. J. Pathol. 17 (1941) 503
Cohen, A. M.: Host immunity to growing sarcomas. Cancer (Philad.) 31 (1973) 81–89
Cohen, J., K. A. Brown, D. S. Grice: Ewing's tumor of the talus (astragalus) simulating aseptic necrosis. J. Bone Jt Surg. 35-A (1953) 1008
Cohen, A. M., A. S. Ketcham, D. L. Morton: Specific inhibition of sarcoma specific cellular immunity by sera from patients with growing sarcomas. Int. J. Cancer 11 (1973) 273–279
Coley, B. L., N. L. Higinbotham, L. Bowden: Endothelioma of bone (Ewing's sarcoma). Ann. Surg. 128 (1948) 533
Colville, H. C., R. A. Willis: Neuroblastoma metastases in bones, with a criticism of Ewing's endothelioma. Amer. J. Pathol. 9 (1933) 421–430
Dahlin, D. C.: Ewing's Tumoren. In D. C. Dahlin: Bone Tumors. Thomas, Springfield/Ill. 1957 (pp. 156–163)
Dahlin, D. C., M. B. Coventry, P. W. Scanlon: Ewing's sarcoma. J. Bone Jt Surg. 43-A (1961) 185

Delkeskamp, A., H. Poppe: Beobachtungen atypischer, vom reticuloendothelialen System (RES) abstammender medullogener Knochensarkome: Brun's Beitr. klin. Chir. 191 (1955) 151

Dominok, G.-W., H.-G. Knoch: Knochengeschwülste und geschwulstähnliche Knochenerkrankungen. VEB Fischer, Jena 1977 (S. 171–180)

Edwards, J. E.: Primary reticulum cell sarcoma of the spine. Amer. J. Pathol. 16 (1940) 835–844

Eilber, F. R., D. L. Morton: Sarcoma-specific antigens: detection by complement fixation with serum from sarcoma patients. J. nat. Cancer Inst. 44 (1970) 651–656

Ewing, J.: Diffuse endothelioma of bone. Proc. N.Y. pathol. Soc. 21 (1921) 17

Ewing, J.: Further report on endothelial myeloma of bone. Proc. N.Y. pathol. Soc. 24 (1924) 93

Ewing, J.: The Classification and Treatment of Bone Sarcoma. Report of the International Conference on Cancer. Wright, Bristol 1928 (pp. 365–376)

Ewing, J.: Radiosensitivity. Radiology 13 (1929) 313

Ewing, J.: The place of the biopsy in bone sarcoma. Amer. J. Surg. 27 (1935) 26

Ewing, J.: A review of the classification of bone tumors. Surg. Gynecol. Obstet. 68 (1939) 971–976

Falk, S., M. Alpert: Five year survival of patients with Ewing's sarcoma. Surg. Gynecol. Obstet. 124 (1967) 319–324

Fidler, I. J.: In-vitro studies of cellular-mediated immunostimulation of tumor growth. J. nat. Cancer Inst. 50, (1973) 1307–1312

Finkelstein, J. Z., V. Albo, I. Ertel et al.: DTIC in children with neoplastic diseases. Proc. Amer. Ass. Cancer Chemother. Res. 13 (1972) 45

Finkelstein, J. Z., V. Albo, I. Ertel et al.: 5-(3,3 Dimethyl-1-triaceno) imidazoli-4-carboxamide (NSC 45 388) in the treatment of solid tumors in children. Cancer Chemother. Rep. 59 (1975) 351–357

Foote, F. W., H. R. Anderson: Histogenesis of Ewing's tumor. Amer. J. Pathol. 17 (1941) 497

Freyschmidt, J.: Knochenerkrankungen im Erwachsenenalter. Springer, Berlin 1980

Friedman, B., H. Gold: Ultrastructure of Ewing's sarcoma of bone. Cancer (Philad.) 22 (1968) 307–322

Gander, J.: Remorques àpropos de la classification des tumeurs d'Ewing. Arq Patol. 22 (1950) 355

Garber, C. Z.: Reactive bone formation in Ewing's sarcoma. Cancer (Philad.) 4 (1951) 839

Geschickter, Ch. F., I. H. Maseritz: Ewing's sarcoma. J. Bone Jt Surg. 21 (1939) 26–39

Gorynski, T., W. Witwicki: Schwierigkeiten und Fehler bei der Diagnostik des Ewing-Sa. in der Warschauer Orthopädischen Klinik. Chir. Narzad. Ruchu 28 (1963) 523

Gottlieb, J. A., L. H. Baker, R. M. O'Bryan et al.: Adriamycin (NSC 123 127) used alone and combination for soft tissue in bone sarcomas. Cancer Chemother. Rep. 6 (1975) 271–282

Harrison, H. N.: Ewings-sarcome. Ann. Surg. 148 (1958) 783

Heald, J. H., R. Soto-Hall, H. A. Hill: Ewing's sarcoma. Amer. J. Roentgenol. 91 (1964) 1167

Hellner, H.: Das Ewingsche Knochensarkom (Reticulosarcom des Knochenmarkes). Langenbecks Arch. klin. Chir. 183 (1935) 672

Hellner, H.: Das Ewingsche Knochensarkom. Dtsch. med. Wschr. 65 (1939) 595

Hellström, I., O. Sjögrön, G. Warner, K. E. Hellström: Blocking of cell mediated tumor immunity by serum from patients with growing neoplasms. Int. J. Cancer 7 (1971) 226–237

Hirsch, E. F., E. W. Ryerson: Metastases of the bone in primary carcinoma of the lung: A review of so-called endotheliomas of the bones. Arch. Surg. 16 (1928) 1

Huvos, A. G.: Bone Tumors, Diagnosis, Treatment and Prognosis. Saunders, Philadelphia 1979

Jaffé, H. L.: The problem of Ewing sarcoma of bone. Bull. Hosp. Jt. Dis. (N.Y.) 6 (1945) 82

Jaffé, H. L.: Ewing's sarcoma. In Jaffe, H.: Tumors and Tumorous Conditions of the Bones and Joints. Lea & Febiger, Philadelphia 1958 (pp. 350–368)

Jagalamoody, S. M., J. C. Aust, R. H. Tew, C. S. McKhann: In-vitro detection of cytotoxic cellular immunity against tumor-specific against by radioisotopic technique. Proc. nat. Acad. Sci. (Wash.) 68 (1971) 1346–1350

Jenkin, R. D. T.: Ewing's sarcoma. Clin. Radiol. 17 (1966) 97

Johnson, L. C.: A general theory of bone tumors. Bull. N.Y. Acad. Med. 29 (1953) 164–171

Johnson, R., S. R. Humphreys: Past failures and future possibilities in Ewing's sarcoma. Experimental and preliminary clinical results. Cancer (Philad.) 23 (1969) 161–166

Kent, E. M., F. S. Asburu: Ewing-Sarcoma of the rib. Amer. J. Surg. 75 (1948) 845

Kleibel, F.: Klinische Erfahrungen bei der palliativen Tumorbehandlung mit Trisaethylen-iminobenzochinon (Treminon). Med. Welt 13 (1962) 2282

Köves, S.: Primäres Ewing-Sarkom der Wirbelsäule. Schweiz. med. Wschr. 78 (1948) 380–383

Krayenbühl, H.: Beitrag zur Kenntnis der Ewing'schen Knochensarkome. (Retikuläres, myelogenes Sarkom der Siebbeinzellen). Frankfurt. Z. Pathol. 38 (1929) 362

Lichtenstein, L., H. Jaffé: Ewing's sarcoma of bone. Amer. J. Pathol. 23 (1947) 43–67

Lichtenstein, L. H.: Ewing's sarcoma. In Lichtenstein, L.: Bone Tumors, 3rd ed. Mosby, St. Louis 1965 (pp. 241–260)

Maak, H.: Über einen Fall von Ewing-Sarkom des Felsenbeins. Z. Laryngol. Rhinol Otol. 28 (1949) 157

McCormack, L. J., M. B. Dockerty, R. K. Ghormley: Ewing's sarcoma. Cancer (Philad.) 5 (1952) 85–99

McDougall, A.: Malignant tumour at site of bone plating. J. Bone Jt Surg. 38-B (1956) 709

McKenzie, A. H., F. G. Day: Eosinophilic granuloma of the femoral shaft simulating Ewing's sarcoma. J. Bone Jt Surg. 39-A (1957) 408

McSwain, B., B. F. Byrd jr., W. O. Inman jr.: Ewing's tumor. Surg. Gynecol. Obstet. 89 (1949) 209

Marconi, E.: Il tumori di Ewing e i tumori „tipo Ewing". Arch. Med. interna (Parma) 4 (1953) 131

Melnick, P. J.: Histogenesis of Ewing's sarcoma of bone. Amer. J. Cancer 19 (1933) 353

Millburn, L. F., L. O'Grady, F. R. Hendrickson: Radical radiation therapy and total body irradiation in the treatment of Ewing's sarcoma. Cancer (Philad.) 22 (1968) 919–925

Mirra, J. M.: Bone Tumors, Diagnosis and Treatment. Lippincott, Philadelphia 1980

Moore, M., P. J. Witherow, H. G. Price, S. A. Clough: Detection by immunofluorescence of intracytoplasmic antigens in cell lines derived from human sarcomas. Int. J. Cancer 12 (1973) 428–437

NCBT (The Netherlands Committee of Bone Tumours): Radiological Atlas of Bone Tumours, chapt. 6: Retikulumcell Sarcoma. Mouton, Den Haag 1973 (pp. 161–169)

Neely, J. M., F. T. Rogers: Roentgenological and pathological considerations of Ewing's tumor of bone. Amer. J. Roentgenol. 43 (1940) 204

Neyses, O.: Ewingsarkom einer Rippe. Knochenregeneration nach Röntgenbestrahlung. Zbl. Chir. 75 (1950) 692

Oberling, C.: Les réticulosarcomes ou les réticulo-endothéliosarcomes de la moelle osseuse (sarcomes d'Ewing). Bull. Ass. franç. Cancer 21 (1928) 259

Oberling, C., C. Raileanu: Nouvelles recherches sur les réticulosarcomes de la moelle osseuse (Sarcome d'Ewing). Bull. Ass. franç. Cancer 21 (1932) 333

Parker jr., F., H. Jackson jr.: Primary reticulum cell sarcoma of bone. Surg. Gynecol. Obstet. 68 (1939) 45

Phelan, J. T., A. Cabrera: Ewing's sarcoma. Surg. Gynecol. Obstet. 118 (1964) 795–800

Phillips, R. F., N. L. Higinbotham: The curability of Ewing's endothelioma of bone in children. J. Pediat. 70 (1967) 391

Ponten, J., E. Saksela: Two established in-vitro cell lines from human mesenchymal tumors. Int. J. Cancer 2 (1967) 434–447

Poppe, H.: Retikulumzellsarkom und Ewing-Sarkom. Europ. Ass. Radiol., Symposium Ossium, London. Livingstone, Edinburgh 1970 (pp. 178–183)

Pritchard, D. J., D. C. Dahlin, R. T. Dauphine, W. F. Taylor, J. W. Beabowl: Ewing sarcoma. A clinicopathological and statistical analysis of patients surviving, five years or longer. J. Bones Jt. Surg. 57 (1975) 10–16

Rella, W., R. Kotz, M. Vetterlein: In vitro studies of cell mediated immunity to human sarcomas. Öst. Z. Onkol. 3/4 (1974) 89–91

Ridings, G. R.: Ewing's tumor. Radiol. Clin. N. Amer. 2 (1964) 315–325

Roggatz, J.: Zur Problematik, des Ewing-Sarkoms. Münch. med. Wschr. 111 (1969) 70

von Ronnen, J. R.: Röntgenologische Diagnostik und Differentialdiagnostik der wichtigsten primären Knochentumoren im Kindesalter (Osteosarkom, Ewingsarkom, Chondrosarkom). Z. Kinderchir. 6 (1969) 351

Samuels, M. L., C. D. Howe: Cyclophosphamide in the management of Ewing's sarcoma. Cancer (Philad.) 20 (1967) 961–966

Scanlon, P. W.: Radiotherapy of Ewing's sarcoma. Amer. J. Roentgenol. 87 (1962) 504

Schajowicz, F.: Ewing's sarcoma and reticulum-cell sarcoma of bone. J. Bone Jt Surg. 41-A (1959) 349–356

Schajowicz, F.: Tumors and Tumorlike Lesons of Bone and Joints. Springer, Berlin 1981

Schulte-Brinkmann, W., M. Hohn: Über Erfahrungen mit dem Zytostatikum Endoxan. Strahlentherapie 121 (1963) 625

Seeber, S., W. M. Gallmeier, U. Bruntsch, R. Osieka, C. G. Schmidt: Fortschritte in der Therapie des Ewing-Sarkoms. Dtsch. med. Wschr. 17 (1974) 883–887

Sherman, L. S., K. Y. Soong: Ewing's sarcoma: Its roentgen classification and diagnosis. Radiology 66 (1956) 529–539

Spjut, H. J., H. D. Dorfmann, R. E. Fechner, L. V. Ackerman: Tumors of bone and cartilage. In: Atlas of Tumor Pathology, fasc. 5. Armed Forces Inst. of Pathology, Washington 1971 (p. 229)

Sternberg, C.: Zur Frage des sog. Ewing's Tumor. Frankfurt. Z. Pathol. 43 (1935) 525

Stout, A. P.: A discussion of the pathology and histogenesis of Ewing's tumor of bone marrow. Amer. J. Roentgenol. 50 (1943) 334

Stowens, D.: Neuroblastoma and related tumors. Arch. Pathol. 63 (1957) 451

Swenson, P. C.: The roentgenologic aspects of Ewing's tumor of bone marrow. Amer. J. Roentgenol. 50 (1943) 343

Takasugi, M., M. R. Mickey, P. I. Terasaki: Reactivity of lymphocytes from normal persons on cultured tumor cells. Cancer Res. 33 (1973) 2898–2902

Tiedjen, K. U.: Ewing-Sarkom bei einem 13 Monate alten Jungen. Fortschr. Röntgenstr. 129 (1978) 798

Uander-Scharin, L.: On the tendency of Ewing's sarcoma to heal spontaneously and on the alterations due to irradiation. Acta orthop. scand. 18 (1949) 436

Uehlinger, E., C. Botsztejn, H. R. Schinz: Ewing-Sarkom und Knochenretikulosarkom. Klinik, Diagnose und Differentialdiagnose. Oncologia (Basel) 1 (1942) 195–245

Vanky, F., J. Stjernswärd, U., Nilsonne: Cellular immunity to human sarcoma. J. nat. Cancer Inst. 46 (1971) 1145–1151

Vitalli, H. P.: Zur Differentialdiagnose maligner Knochentumoren bei Jugendlichen. Arch. orthop. Unfall-Chir. 52 (1961) 547

Vohra, V. G.: Roentgenmanifestations in Ewing's sarcoma. Cancer (Philad.) 20 (1967) 727

Wang, C. C., M. D. Schulz: Ewing's tumor. New Engl. J. Med. 248 (1953) 571

Willis, R. A.: Metastatic neuroblastoma in bone presenting the Ewing syndrome, with a discussion of "Ewing's Sarcoma". Amer. J. Pathol. 16 (1940) 317–332

Wilner, D.: Radiology of Bone Tumors and Allied Disorders. Saunders, Philadelphia 1982

Witwicki, T., A. Dziak: Klinische Beobachtungen von 12 Ewing-Sarkomen. Chir. Narzad. Ruchu 33 (1968) 543

Wyatt, G. M., S. Farber: Neuroblastoma sympatheticum: Roentgenological appearances and radiation treatment. Amer. J. Roentgenol. 46 (1941) 485

Malignes Lymphom

Ackerman, L. V.: Surgical Pathology, 4th ed. Mosby, St. Louis 1968 (p. 817)

Ahlström, C. G., S. Welin: Zur Differentialdiagnostik der Ewingschen Sarkome. Ein Beitrag zur Kenntnis der primären Retikulumzellensarkome des Skeletts und der sog. eosinophilen Granulome. Acta radiol. (Stockh.) 24 (1943) 67–81

Bertiglia, B., F. Morello: Il reticulosarcoma primitivo dell'ossa. Radiol. med. 40 (1954) 538

Bethge, J. F. J.: Die Ewingtumoren oder Omoblasome des Knochens. Differentialdiagnostische und kritische Erörterungen. Ergebn. Chir. Orthop. 39 (1955) 327–425

Braunstein, E. M.: Hodgkins disease of bone: radiographic corelation with the histological classification. Radiology 137 (1980) 643–646

Braunstein, E. M., S. J. White: Non-Hodgkin-Lymphoma of bone. Radiology 135 (1980) 59–63

Bremm, K.: Seltene Lokalisation eines Retikulumsarkoms. Z. Orthop. 14 (1961) 116

Chan Szutu, Chi-Kuang Hsieh: Primary reticulum cell sarcoma of bone. Ann. Surg. 115 (1942) 280

Cole, R. L., M. R. Ferguson: Spontaneous regression of reticulum-cell sarcoma of bone. J. Bone Jt Surg. 41-A (1959) 960

Coley, B. L., N. L. Higinbotham: Tumors of bone. Reticulum cell sarcoma of bone. Ann. Roentgenol. 21 (1953) 56

Coley, B. L., N. L. Higinbotham, H. B. Groesbeck: Primary reticulum-cell sarcoma of bone. Radiology 641 (1950) 641–658

Dahlin, D. C.: Malignant lymphoma of bone (reticulum cell sarcoma). In D. C. Dahlin: Bone Tumors, 2nd ed. Thomas, Springfield/Ill. 1967 (pp. 126–137)

Dennison, W. M.: Reticulum-cell-sarcoma in infancy. Arch. Dis. Childh. 30 (1955) 472

Dewey, A. R.: Reticulum cell sarcoma of the molar zygomatic region. J. oral. Surg. 7 (1949) 160

Dolan, P.: Reticulum cell-sarcoma of bone. Amer. J. Roentgenol. 87 (1962) 121

Dominok, G.-W., H.-G. Knoch: Knochengeschwülste und geschwulstähnliche Knochenerkrankungen. Ewing-Sarkom, 2. Aufl. VEB Fischer, Jena 1977 (S. 158–171)

Edeiken, J., P. J. Hodes: Reticulum cell sarcoma (primary of bone). In J. Edeiken: Roentgendiagnosis of Bone. Williams & Wilkins, Baltimore 1967 (pp. 605–615)

Edwards, J. E.: Primary reticulum cell sarcoma of the spine. Amer. J. Pathol. 16 (1940) 835

Ferrant, A., J. Rodhain, J. L. Michaux et al.: Detection of skeletal involvement in Hodgkin's disease: a comparison of radiography, bone scanning, and bone marrow biosy in 38 patients. Cancer (Philad.) 35 (1975) 1346–1353

Fancis, K. C., N. L. Higinbotham, B. L. Coley: Primary reticulum cell sarcoma of bone. Surg. Gynecol. Obstet. 99 (1954) 142–146

Freyschmidt, J.: Knochenerkrankungen im Erwachsenenalter. Röntgenologische Diagnose und Differentialdiagnose. Springer, Berlin 1980

Fripp, A. T., H. A. Sissons: A case of reticulosarcoma (Reticulum-cell sarcoma) of bone. Brit. J. Surg. 42 (1955) 103

Frühling, L.: Reticulo-sarcome. Ann. Anat. pathol. 2 (1957) 230

Gerry, R. G., S. F. Williams: Primary reticulum-cell sarcoma of the mandible. Oral. Surg. 8 (1955) 568

Housberg, M., A. Kenien: Primary reticulum cell sarcoma of bone. Amer. J. Surg. 99 (1957) 584

Huvos, A. G.: Bone Tumors. Diagnosis, Treatment and Prognosis. Saunders, Philadelphia 1979

Ivins, J. C., D. C. Dahlin: Reticulum-cell sarcoma of bone. J. Bone Jt Surg. 35-A (1953) 835–842

Ivins, J. C., D. C. Dahlin: Malignant lymphoma (reticulum cell sarcoma) of bone. Proc. Mayo Clin. 38 (1963) 375–385

Kaiser, G., H. Hartmann: Atypisches Retikulosarkom des Skelettsystems. Schweiz. med. Wschr. 86 (1956) 911

Koch, J.: Zur Therapie der Rethotelsarkome. Z. Laryngol. Rhinol. Otol. 39 (1960) 297

Lachapele, A. P., J. Biraben, C. Lagarde: Réticulo-Sarcomes osseux. Bull. Ass. franç. Cancer 52 (1961) 436

Lahey, M. E.: Prognosis in reticuloendotheliosis in children. J. Pediat. 60 (1962) 664

Lehmann, G., F. Leicher: Chondromatosis ossificans der Wirbelsäule mit sekundärer Retikulo-Sarkomatose. Fortschr. Röntgenstr. 74 (1951) 94

Lemke, G., G. Bonse: Beitrag zur Kenntnis der Skelettveränderungen des Retothelsarkoms. Strahlentherapie 102 (1957) 194–200

Lumb, G., D. H. Mackenzie: Round-cell tumors of bone. Brit. J. Surg. 43 (1956) 380

McCormack, L. J., J. C. Ivins, D. C. Dahlin, E. W. Johnson jr.: Primary reticulum-cell sarcoma of bone. Cancer (Philad.) 5 (1952) 1182
Machacek, J.: Knochentumoren. Chir. Praxis 7 (1963) 521
Magnus, H. A., H. L.-G. Wood: Primary reticulo-sarcoma of bone. J. Bone Jt Surg. 38-B (1956) 258
Medill, F. V.: Primary reticulum-cell sarcoma of bone. J. Fac. Radiol. (Lond.) 8 (1956) 102–117
Mirra, J.: Bone Tumors, Diagnosis and Treatment, Lippincott, Philadelphia 1980
Monesi, B.: Sul reticulosarcoma primitivo delle ossa. Arch. Putti Chir. Organi Mov. 4 (1954) 372
Morczek, A., J. Arndt: Röntgenbestrahlungsergebnisse bei Retikulosen. Zbl. Chir. 83 (1958) 2163
Moulonguet, P., L. Gasne: Les Réticulo-sarcomes osseux. Bull. Ass. franç. Cancer 51 (1960) 373
NCBT (The Netherlands Committee of Bone Tumours): Radiological Atlas of Bone Tumours, chapt. 5. Ewing's Sarcoma. Mouton, Den Haag 1973 (pp. 135–160)
Newall, J., M. Friedmann, F. de Narvaez: Extralymphnode reticulum-cell sarcoma. Radiology 91 (1968) 708–712
Oberling, C.: Les réticulosarcomes et les réticulo-endothéliosarcomes de la moelle osseuse (sarcomes d'Ewing). Bull. Ass. franç. Cancer 21 (1928) 259
Parker jr. F., H. Jackson jr.: Primary reticulum cell sarcoma of bone. Surg. Gynecol. Obstet. 68 (1939) 45
Parrini, L.: Reticulosarcoma primitivo della clavicola. Minerva ortop. 3 (1952) 120
Phillips, R. F., N. L. Higinbotham: The curability of Ewing's endothelioma of bone in children. J. Pediat. 70 (1967) 391–397
Poppe, H.: Retikulumzellsarkom und Ewing-Sarkom. Europ. Ass. Radiol., Symposium Ossium, London. Livingstone, Edinburgh 1970 (pp. 178–183)
Rittmeyer, K., R. Schuster: Ungewöhnliche Lokalisationen und Krankheitsbilder von Lympho- und Retikulosarkomen. (Beob. an 270 Patienten). Strahlentherapie 69 (1968) 148
Rosenberg, S. A., H. D. Diamond, B. Jaslowitz: Lymphosarcoma – a review of 1269 cases. Medicine 40 (1961) 31
Schajowicz, F.: Tumors and Tumorlike Lesions of Bone and Joints. Springer, Berlin 1981
Schobinger von Schowingen, R.: Primary reticulum cell sarcoma of bone. Amer. J. Surg. 93 (1957) 41
Sherman, R. S., R. E. Snyder: The roentgen appearance of primary reticulum cell sarcoma of bone. Amer. J. Roentgenol. 58 (1947) 291
Simmons, C. C.: Bone sarcoma, factors influencing prognosis. Surg. Gynecol. Obstet. 68 (1939) 67
Spagnoli, I., F. Gattoni, G. Viganotti: Roentgenographic aspects of non-Hodgkin's lymphomas presenting with osseous lesions. Skelet. Radiol. 8 (1982) 39–41
Spjut, H. J., H. D. Dorfman, R. E. Fechner, L. V. Ackerman: Tumors of bone and cartilage. In: Atlas of Tumor Pathology 2nd ser., fasc. 5. Armed Forces Inst. of Pathology, Washington 1971 (pp. 216–229)
Strange, V. M., A. A. de Lorimier: Reticulum cell sarcoma primary in the skull. Amer. J. Roentgenol. 71 (1954) 40
Törnquist, S.: A case of reticulo-endotheliosis with unusual course. Acta paediat. 42 (1953) 274
Uehlinger, E., C. Botsztejn, H. R. Schinz: Ewingsarkom und Knochenretikulosarkom. Klinik, Diagnose und Differentialdiagnose. Oncologia (Basel) 1 (1948) 193–245
Ullrich, D. P., P. C. Bucy: Primary reticulum cell sarcoma of the skull. Amer. J. Roentgenol. 79 (1958) 653–657
Valls, J., D. Muscolo, F. Schajowicz: Reticulum-cell-sarcoma of bone. J. Bone Jt Surg. 34-B (1952) 588
Vermess, M., K. D. Pearson, A. B. Einstein, J. L. Fahey: Osseous manifestations of Waldenström's macroglobulineamia. Radiology 102 (1972) 497–504
Wang, C. C., D. J. Fleischli: Primary reticulum cell sarcoma of bone. With emphasis on radiation therapy. Cancer (Philad.) 22 (1968) 994–998
Wichtl, O.: Das primäre Wirbelsarkom und seine Differentialdiagnose. Fortschr. Röntgenstr. 59 (1939) 353
Willis, R. A.: Reticulo-sarcome. Amer. J. Pathol. 16 (1940) 317
Wilner, D.: Radiology of Bone Tumors and Allied Disorders. Saunders, Philadelphia 1982
Wilson, T. W., D. G. Pugh: Primary reticulum-cell sarcoma of bone with emphasis on roentgen aspects. Radiology 65 (1955) 343

Plasmozytom

Aegerter, E., J. A. Kirkpatrick jr.: Orthopedic Diseases. Saunders, Philadelphia 1975
Bayrd, E. D.: The bone morrow on sternal aspiration in multiple myeloma. Blood 3 (1948) 987–1018
Bergsagel, D. E., K. M. Griffith, A. Haut, W. J. Stuckey jr.: The treatment of plasma cell myeloma. Advanc. Cancer Res. 10 (1967) 311–359
Böhler, J.: Solitäres Myelom der Wirbelsäule. Zbl. Chir. 83 (1958) 1199
Brücher, H.: Über Beginn und Verlauf des Myeloms. Schweiz. med. Wschr. 100 (1970) 340–341
Brücher, H.: Frühstadien des Plasmocytoms. Maligne Lymphome und monoklonale Gammapathien. Ref. d. Jahreskongr. dtsch.-österreich. Ges. f. Hämatologie 1975. Lehmann, München 1975 (S. 349)
Calle, R., Y. Graic, A. Mazabrand, P. Schlienger: Plasmocytome osseux solitaire: Apropos de quatre cas. Bull. Cancer 59 (1972) 395–404
Carson, C. P., L. V. Ackerman, J. D. Maltby: Plasma cell myeloma. A clinical, pathologic and roentgenologic review of 90 cases. J. clin Pathol. 25 (1955) 849
Christopherson, W. M., A. J. Miller: A re-evaluation of solitary plasmacell myeloma of bone. Cancer (Philad.) 3 (1950) 240–245
Cohen, D. M., H. J. Svien, D. C. Dahlin: Long-term survival of patients with myeloma of the vertebral column. J. Amer. med. Ass. 187 (1964) 914–917
Dahlin, D. C.: Plasma cell myeloma. In D. C. Dahlin: Bone Tumors, 3rd ed. Thomas, Springfield/Ill. 1978
Dominok, G.-W., H.-W. Knoch: Knochengeschwülste und geschwulstähnliche Knochenerkrankungen, 2. Aufl. VEB Fischer, Jena 1977
Drivsholm, A., A. Viedebaek: Alkeran (Melphalan) in the treatment of myelomatosis. Acta med. scand., Suppl. 445 (1966) 187–193
Erf, L. A., P. A. Herbut: Comparative cytology of Wright's stained smears and histologic sections in multiple myeloma. Amer. J. clin Pathol. 16 (1946) 1–12
Fatch-Moghadam, P. Sandel, H. Ehrhardt, M. Knedel: Ergebnisse der Plasmocytomtherapie. In Loeffler, H.: Maligne Lymphome und monoklonale Gammopathien; Hämatologie und Bluttransfusion, Bd. 18. Lehmann, München 1976 (S. 395)
Franzen, S., B. Johannson, M. Kaigas: Primary polycythaemia associated with multiple myeloma. Acta med. scand., Suppl. 445 (1966) 336–343
Fruhling, L., A. Chadli: Les tumeurs malignes primitives de la moelle osseuses à évolution Hématopoietique: Les sarcomes medullaires (II). Les sarcomes plasmocytaires du sqelette. Ann. Anat. pathol. 2 (1957) 325–401
Gompach, B. M., M. L. Votaw, W. Mortel: Correlation of radiological manifestations of multiple myeloma with immunoglobulin abnormalities and prognosis. Radiology 104 (1972) 509
Gordon, R., A. Bonakdarpour, R. Soulen, R. O. Petersen: Plasmacytoma of L4. Case rep. 56. Skelet. Radiol. 2 (1978) 254
Griffiths, D. L.: Orthopaedic aspects of myelomatosis. J. Bone Jt Surg. 48-B (1966) 703
Heiser, S., J. J. Schwartzman: Variations in roentgen appearance of skeletal systems in myeloma. Radiology 58 (1952) 178
Hellwig, C. A.: Extramedullary plasma cell tumors as observed in various locations. Arch. Pathol. 36 (1943) 95–111
Hoogstraten, B., J. Costa: Intermittent melphalan therapy in multiple myeloma. J. Amer. med. Ass. 209 (1969) 251–253
Huvos, A. G.: Bone Tumors, Diagnosis, Treatment and Prognosis. Saunders, Philadelphia 1979
von Koppenfels, R.: Klinische Erfahrungen mit dem Plasmozytom unter besonderer Berücksichtigung der Röntgendiagnostik und der Strahlentherapie. Strahlentherapie 142 (1971) 276
Korst, D. R., G. O. Clifford, W. M. Fowler, J. Louis, J. Will, H. E. Wilson: Multiple myeloma. Analysis of cyclophosphamide therapy in 165 patients. J. Amer. med. Ass. 189 (1964) 758–762

Krull, P., H. Holsten, A. Seeberg, H. Deicher: Klinische röntgenologische Besonderheiten des solitären Plasmozytoms. Fortschr. Röntgenstr. 117 (1972) 324
Lichtenstein, L.: Plasma-cell myeloma (multiple myeloma). In Lichtenstein, L.: Bone Tumors, 3rd ed. Mosby, St. Louis 1965 (p. 261)
Lüdin, H.: Die Plasmozytome. In: Handbuch der gesamten Hämatologie, Bd. V/312. Urban & Schwarzenberg, München 1969 (S. 381)
Mack, J.: Zur operativen Behandlung des solitären Plasmozytoms. Internist. Prax. 7 (1967) 607
Maldonado, J. E., A. L. Brown jr., E. D. Bayrd, G. L. Pease: Cytoplasmic and intranuclear electrondense bodies in the myeloma cell. Arch. Pathol. 81 (1966) 484–500
Midwest Cooperative Chemotherapy Group: Multiple myeloma. General aspects of diagnosis, course and survival. J. Amer. med. Ass. 188 (1964) 741–745
Mirra, J. M.: Bone Tumors. Diagnosis and Treatment. Lippincott, Philadelphia 1980
Moss, W. T., L. V. Ackerman: Plasma cell leukemia. Blood 1 (1946) 396–406
Nordenson, N. G.: Myelomatosis. A clinical review of 310 cases. Acta med. scand., Suppl. 445 (1966) 178–183
Norgaard, O.: Three cases of multiple myeloma in which the preclinical asymptomatic phases persisted throughout 15 to 24 years. Brit. J. Cancer 25 (1971) 417
Pasmantier, M. W., H. A. Azar: Extraskeletal spread in multiple plasma cell myeloma. A review of 57 autopsied cases. Cancer (Philad.) 23 (1969) 167–174
Pettengill, O. S., G. D. Sorenson, M. L. Elliot: Murine myeloma in tissue culture. Arch. Pathol. 82 (1966) 483–492
Pilgrim, H. J.: The relationship of chronic ulceration of the ileocecal tumors in CH_3 mice. Cancer Res. 25 (1965) 53–65
Porter, F. S. jr.: Multiple myeloma in a child. J. Pediat. 62 (1963) 602–604
Potter, M.: A resumé of the current status of the development of plasma-cell tumors in mice. Cancer Res. 28 (1968) 1891–1896
Price, C. H. G.: Myelome occurring with Paget's disease of bone. Skelet. Radiol. 1 (1976) 15
Raven, R. W., R. A. Willis: Solitary plasmocytoma of the spine. J. Bone Jt Surg. 31-B (1949) 369
Resnick, D., G. D. Greenway, P. A. Bardwick: Plasmacell dyscrasia with polyneuropathy, organomegaly, endocrinopathy, M-protein, and skin-changes: the POEMS-syndrome. Radiology 140 (1981) 17
Schajowicz, F.: Tumors and Tumorlike Lesions of Bone and Joints. Springer, Berlin 1981
Schüttemeyer, W.: Nachtrag zur Arbeit „Spontanheilung bei plasmozytärem Myelom?" von Prof. Dr. W. Anschütz. Zbl. Chir. 76 (1951) 525
Spjut, H. J., H. D. Dorfman, R. E. Fechner, L. V. Ackerman: Tumors of bone and cartilage. In: Atlas of Tumor Pathology, 2nd ser., fasc. 5. Armed Forces Inst. of Pathology, Washington 1971
Stevens, A. B.: Evolution of multiple myeloma. Arch. intern. Med. 115 (1965) 90
Tanaka, O., T. Ohsawa: The POEMS-syndrome. Radiology 24 (1984) 472
Talerman, A., J. S. R. Golding, G. Kirkpatrick: Bone tumours in Jamaica. J. Bone Jt Surg. 49-B (1967) 802–805
Todd, I. D. H.: Treatment of solitary plasmocytoma. Clin. Radiol. 16 (1965) 395
Tomory, I., T. Risko, L. Kovacs, P. Nyal-Toth: Die operative Behandlung des Wirbelsäulenplasmozytoms. Z. Orthop. 107 (1970) 520
Uehlinger, E.: Knochengeschwülste und geschwulstähnliche Prozesse: Polyostisches Plasmozytom des peripheren Skelettes (Gliedmassenskelettes, appendicular skeleton). Fall 15. Verh. dtsch. Ges. Pathol. 58 (1974) 286
Uehlinger, E.: Multiple myeloma affecting exclusively the appendicular skeleton. Case rep. 1. Skelet. Radiol. 1 (1976) 55
Valderrama, J. A. F., P. G. Bullough: Solitary myeloma of the spine. J. Bone Jt Surg. 50-B (1968) 82–90
Wiedermann, B., C. Krč, O. Soijka, J. Vijkijdal: Plasmozytome mit generalisierter Osteosklerose. Folia haematol. (Lpz.) 86 (1966) 47–69
Wilner, D.: Radiology of Bone Tumors and Allied Disorders. Saunders, Philadelphia 1982

Liposarkom

Dahlin, D. C.: Bone Tumors. Thomas, Springfield/Ill. 1957
Edeiken, J., Ph. J. Hodes: Roentgendiagnosis of Diseases of Bone Williams & Wilkins, Baltimore 1973
Keats, T. E., A. C. Brower: Low-grade liposarcoma between the gluteus maximus and adductor muscles, with localized invasion of both muscles. Skelet. Radiol. 1 (1977) 177
NCBT (The Netherlands Committee on Bone Tumours): Radiological Atlas of Bone Tumours. Mouton, Den Haag 1966
Ritz, L. D.: Primary liposarcoma of bone. J. Bone Jt Surg. 43-A (1961) 123–129
Ross, C. F., G. Hadfield: Primary osteo-liposarcoma of bone (malignant mesenchymoma). J. Bone Jt Surg 50-B (1961) 639–643
Schajowicz, F.: Tumors and Tumorlike Lesions of Bone and Joints. Springer, Berlin 1981
Schwartz, A., M. Schuster, S. M. Becker: Liposarcoma of Bone. J. Bone Jt Surg. 52-A (1970) 171–177
Wilner, D.: Radiology of Bone. Tumors and Allied Disorders. Saunders, Philadelphia 1982

Desmoplastisches Fibrom

Cohen, Ph., R. R. Goldenberg: Desmoplastic fibroma of bone. J. Bone Jt Surg. 47-A (1965) 1620
Connolly, N. K.: Juvenile fibromatosis. A case report showing invasion of the bone. Arch. Dis. Childh. 36 (1961) 171–175
Dahlin, D. C., N. W. Hoover: Desmoplastic fibroma of bone. J. Amer. med. Ass. 188 (1964) 685
Freyschmidt, J.: Knochenerkrankungen im Erwachsenenalter. Springer, Berlin 1980
Hardy, R., H. Lehrer: Desmoplastic fibroma vs. desmoid tumor of bone. Two cases illustrating a problem in differential diagnosis and classification. Radiology 88 (1967) 899–901
Hinds, E. C., N. Kent, R. E. Fechner: Desmoplastic fibroma of the mandible. J. oral. Surg. 27 (1969) 271
Huvos, A. G.: Bone Tumors, Diagnosis, Treatment and Prognosis. Saunders, Philadelphia 1979
Jaffe, H. L.: Desmoplastic fibroma and fibrosarcoma. In H. L. Jaffe: Tumors and Tumorous Conditions of the Bones and Joints. Lea & Febiger, Philadelphia 1958 (pp. 298–303)
Mirra, J. M.: Bone Tumors, Diagnosis and Treatment. Lippincott, Philadelphia 1980
NCTB (The Netherlands Committee on Bone Tumours): Radiological Atlas of Bone Tumours. Mouton, Den Haag 1966
Nilsonne, U., G. Gothlin: Desmoplastic fibroma of bone. Acta orthop. scand. 40 (1969) 205–215
Rosen, R. S., W. Kimball: Extra-abdominal desmoid tumor. Radiology 86 (1966) 534
Schajowicz, F.: Tumors and Tumorlike Lesions of Bone and Joints. Springer, Berlin 1981
Sheer, G. E.: Vertebral involvement by desmoplastic fibroma. J. Amer. med. Ass. 185 (1963) 669
Wilner, D.: Radiology of Bone Tumors and Allied Disorders. Saunders, Philadelphia 1982

Periostales Desmoid

Huvos, A. G.: Bone Tumors, Diagnosis, Treatment and Prognosis. Saunders, Philadelphia 1979
Mirra, J. M: Bone Tumors, Diagnosis and Treatment. Lippincott, Philadelphia 1980
Schajowicz, F.: Tumors and Tumorlike Lesions of Bone and Joints. Springer, Berlin 1981
Wilner, D.: Radiology of Bone Tumors and Allied Disorders. Saunders, Philadelphia 1982

Fibrosarkom, malignes fibröses Histiozytom

Ackerman, L. V., H. J. Spjut: Tumors of bone and cartilage. In: Atlas of Tumor Pathology, sect. II, fasc. 4. Armed Forces Inst. of Pathology, Washington 1962
Aegerter, J. E., J. A. Kirkpatrick: Orthopedic Diseases, 4th ed. Saunders, Philadelphia 1975

Dahlin, D.C., K.K. Unni, T. Matsuno: Malignant (fibrous) histiocytoma of bone-fact or fancy? Cancer (Philad.) 39 (1977) 1508

Edeiken, J., Ph.J. Hodes: Roentgen Diagnosis of Diseases of Bone. Williams & Wilkins, Baltimore 1973

Feldman, F., R. Lattes: Primary malignant fibrous histiocytoma (fibrous xanthoma) of bone. Skelet. Radiol. 1 (1977) 145

Feldman, F., E. Norman: Intra- and extraosseous malignant histiocytoma (malignant fibrous xanthoma). Radiology 104 (1972) 497

Freyschmidt, J.: Knochenerkrankungen im Erwachsenenalter. Springer, Berlin 1980 (S. 267–270)

Freyschmidt, J., H. Ostertag, A. Majewski, Z. Korvalian: Das maligne fibröse Histiozytom des Knochens (M.F.H.) – eine neue Tumorentität? Fortschr. Röntgenstr. 135 (1981) 1

Fu, Y.S., G. Gabbiani, G.I. Kaye, R. Lattes: Malignant soft tissue tumors of probable histiocytic origin (malignant fibrous histiocytomas): general considerations and electron microscopic and tissue culture studies. Cancer (Philad.) 35 (1975) 176

Greenfield, G.B.: Radiology of Bone Diseases. Lippincott, Philadelphia 1975

Hardy, T.J., T. An, P.W. Brown, J.J. Terz: Postirradiation sarcoma (malignant fibrous histiocytoma) of axilla. Cancer (Philad.) 42 (1978) 118

Huvos, A.G.: Bone Tumors, Diagnosis, Treatment and Prognosis. Saunders Philadelphia 1979 (pp. 250–264, pp. 307–321)

Huvos, A.G.: Primary malignant fibrous histiocytoma of bone. N.Y. St. J. Med. (1976) 552–559

Inada, O., T. Yumoto, K. Furuse, T. Tanaka: Ultrastructural features of malignant fibrous histiocytoma of bone. Acta pathol. jap. 26 (1967) 491

Kauffmann, S.L., A.P. Stout: Histiocytic tumors (fibrous xanthoma and histiocytoma) in children. Cancer (Philad.) 14 (1961) 469–482

Kempson, R.L., M. Kyriakos: Fibroxanthosarcoma of the soft tissues: A type of malignant fibrous histiocytoma. Cancer (Philad.) 29 (1972) 961–976

Kyriakos, M., R.L. Kempson: Inflammatory fibrous histiocytoma. An aggressive and lethal lesion. Cancer (Philad.) 37 (1976) 1584–1606

Lichtenstein, L.: Bone Tumours. Mosby, St. Louis 1959

Meister, P., E. Konrad: Malignes fibröses Histiozytom des Knochens (8 Jahre nach Strahlenexposition). Arch. orthop. Unfall-Chir. 90 (1977) 95

Mirra, J.M.: Bone Tumors-Diagnosis and Treatment. Lippincott, Philadelphia 1980 (pp. 276–301)

Mirra, J.M., P.G. Bullough, R.C. Marcove, B. Jacobs, A.G. Huvos: Malignant fibrous histiocytoma and osteosarcoma in association with bone infarcts. Report of four cases. Two in caisson workers. J. Bone Jt Surg. 56-A (1974) 932

Morrison, M.J., J.C. Ivins: Radiation-induced fibrosarcoma of distal end of femur. Case rep. 57. Skelet. Radiol. 2 (1978) 258

Murray, R.O., H. Jacobson: The Radiology of Skeletal Disorders. Churchill-Livingstone, Edinburgh 1971

NCBT (The Netherlands Committee on Bone Tumours): Radiological Atlas of Bone Tumours, vol. I. Mouton, Den Haag 1966

O'Brien, J.E., A.P. Stout: Malignant fibrous xanthomas. Cancer (Philad.) 17 (1964) 1445

Ozzello, L., A.P. Stout, M.R. Murray: Cultural characteristic of malignant histiocytomas and fibrous xanthomas. Cancer (Philad.) 16 (1963) 331–344

Schajowicz, F.: Tumors and Tumorlike Lesions of Bone and Joints. Springer, Heidelberg 1981 (pp. 342–359)

Schauer, A., H. Poppe, G. Rahlfs, E. Grundmann: Malignes Histiozytom nach Tumorbestrahlung. Verh. d. dtsch. Krebsges., Bd. I: 13. dtsch. Krebs-Kongreß 1976. Fischer, Stuttgart 1976 (S. 469–470)

Solomon, M.W., A.L. Sutton: Malignant fibrous histiocytoma of the soft tissues of the mandible. Oral Surg. 35 (1973) 653

Soule, E.H., P. Enriquez: Atypical fibrous histiocytoma, malignant fibrous histiocytoma, malignant histiocytoma, and epitheloid sarcoma. A comparative study of 65 tumors. Cancer (Philad.) 30 (1972) 128

Spanier, S.S., W.F. Enneking, P. Enriquez: Primary malignant fibrous histiocytoma of bone. Cancer (Philad.) 36 (1975) 2084

Stout, A.P., R. Lattes: Tumors of the soft tissues. in: Atlas of Tumor Pathology, 2nd series, fasc. 1. Armed Forces Inst. of Pathology, Washington 1967

Taconis, W.K.: Fibrosarcoom van het skelet; een klinisch-radiologisch onderzoek. Thesis, Leiden 1982

Taconis, W.K., J.D. Mulder: Fibrosarcoma and malignant fibrous histiocytoma of long bones: Radiographic features and grading. Skelet. Radiol. 11 (1984) 237

Uehlinger, E.: Zentrales osteolytisches Fibrosarkom des Femurschaftes. Arch. orthop. Unfall-Chir. 87 (1977) 357

Uehlinger, E., O. Haferkamp: Das maligne fibröse Histiozytom des Knochens. Current problem case. Arch. orthop. traumat. Surg. 92 (1978) 89

Weiss, S.W., F.M. Enzinger: Myxoid variant of malignant fibrous histiocytoma. Cancer (Philad.) 39 (1977) 1672–1685

Weiss, S.W., F.M. Enzinger: Malignant fibrous histiocytoma: An analysis of 200 cases. Cancer (Philad.) 41 (1978) 2250–2266

Wilner, D.: Radiology of Bone Tumors and Allied Disorders. Saunders, Philadelphia 1982 (pp. 2281–2355)

Yumoto, T., Y. Mori, O. Inada, T. Tanaka: Malignant fibrous histiocytome of bone. Acta pathol. jap. 26 (1976) 295

Vaskuläre Tumoren

Ackerman, A.J. et al.: Multiple primary haemangioma of the bones of the extremity. Amer. J. Roentgenol. 48 (1942) 47

Ackerman, L.V., H.L. Spjut: Tumors of Bone and Cartilage. Armed Forces Inst. of Pathology, Washington 1962

Aegerter, E., J.A. Kirkpatrick: Orthopaedic Diseases. Saunders, Philadelphia 1975

Albores-Saavedra, J., M. Altamirano-Dimas, J. Peniche, H. Marquez-Monter: Indrome de Maffucci. Communicacion de 2 casos con estudios citogenéticos. Rev. méd. Hosp. gen. (Méx. 27 (1964) 571–578

Anderson, I.F.: Maffucci's syndrome. Report of a case with a review of the literature. S. Afr. med. J. 39 (1965) 1066–1070

Andren, L., J.F. Dymling, A. Elner, K.E. Hogeman: Maffucci's syndrome. Report of four cases. Acta chir. scand. 126 (1963) 397–405

Beabout, J.W.: Malignant hemangioendothelioma. Case rep. 11. Skelet. Radiol. 1 (1976) 121

Bean, W.B.: Dischondroplasia and hemangiomata (Maffucci's syndrome). Arch. intern. Med. 95 (1955) 767

Bean, W.B.: Dyschondroplasia and hemangiomata (Maffucci's syndrome). Arch. intern. Med. 102 (1958) 544–550

Brower, A.C., J.E. Culver, T.E. Keats: Diffuse cystic angiomatosis of bone. Amer. J. Roentgenol. 118 (1973) 456

Cohen, J., C. Craig: Multiple lymphangiektases of bone. J. Bone Jt Surg. 37-A (1955) 585

Dalinka, M.K., R.E. Brennan, A.S. Patchefsky: Malignant hemangioendothelioma of cervical spine. Case rep. 3. Skelet. Radiol. 1 (1976) 59

Dominok, G.-W., H.-W. Knoch: Knochengeschwülste und geschwulstähnliche Knochenerkrankungen, 2. Aufl. VEB Fischer, Jena 1977

Dorfman, H.D., G.C. Steiner, H.C. Jaffé: Vascular tumors of bone. Hum. Pathol. 2 (1971) 349

Edeiken, J., P.J. Hodes: Roentgenodiagnosis of Diseases of Bone. Williams & Wilkins, Baltimore 1973 (pp. 907–917)

Freyschmidt, J.: Knochenerkrankungen im Erwachsenenalter. Röntgenologische Diagnose und Differentialdiagnose. Springer, Berlin 1980

Graham, D.Y., J. Gonzales, Sh.M. Kothari: Diffuse skeletal angiomatosis. Skelet. Radiol. 2 (1978) 131–135

Greenfield, J.G.B.: Radiology of Bone Diseases. Lippincott, Philadelphia 1975

Gutierrez, R., H. Spjut: Skeletal angiomatosis. Clin. Orthop. 85 (1972) 82

Hadders, H.N., H.J. Oterdoom: The identification on aneurysmal bone cyst with haemangioma of the skeleton. J. Pathol. Bacteriol. 71 (1956) 193–200

Hadley, L.A.: Anatomico-Roentgenographic Studies of the Spine. Thomas, Springfield/Ill. 1964 (pp. 205–207)

Huvos, A.G.: Bone Tumors, Diagnosis, Treatment and Prognosis. Saunders, Philadelphia 1979

Kane, R., A. Newmann: Diffuse skeletal and hepatic hemangiomatosis. Calif. Med. 118 (1973) 41
Kösler, R., W. Jansen: Generalisierte Hämanomatose des Skeletts mit Organbefall. Fortschr. Röntgenstr. 134 (1981) 69
Kranke, S. M., Weckly clinicopathological exercises. New Engl. J. Med. 284 (1971) 1314
Lichtenstein, L.: Bone Tumors: Mosby, St. Louis 1952
Lichtenstein, L.: Diseases of Bone and Joints. Mosby, St. Louis 1975
Mirra, J.: Bone Tumors. Diagnosis and Treatment, Lippincott, Philadelphia 1980
Murray, R. O., H. G. Jacobson: The Radiology of Skeletal Disorders. Churchill-Livingstone, Edinburgh 1971
NCBT (The Netherlands Committee on Bone Tumours): Radiological Atlas of Bone Tumours, vol. II. Mouton, Den Haag 1973
Nixon, G.: Lymphangiomatosis of bone demonstrated by lymphangiography. Amer. J. Roentgenol. 110 (1970) 592
Renton, P., D. G. Shaw: Hypophosphatemic osteomalacia secondary to vascular tumors of bone and soft tissue. Skelet. Radiol. 1 (1976) 21
Schajowicz, F.: Tumors and Tumorlike Lesions of Bone and Joints. Springer, Berlin 1981
Spjut, H. J., H. D. Dorfman, R. E. Fechner, L. V. Ackerman: Tumors of bone and cartilage. In: Atlas of Tumor Pathology, 2nd ser., fasc. 5. Armed Forces Inst. of Pathology, Washington 1971
Stout, A. P.: Atlas of Tumor Pathology. Armed Forces Inst. of Pathology, Washington 1953
Stout, A. P., M. R. Murray: Hemangiopericytoma; vascular tumor featuring Zimmermann's pericytes. Ann. Surg. 116 (1942) 26–33
Tang, T. T., R. C. Zuege, D. P. Bobbitt: Angioglomal tumor of bone. J. Bone Jt Surg. 58-A (1976) 873–876
Unni, K. K., J. C. Ivins, J. W. Beabout, D. C. Dahlin: Hemangioma, hemangiopericytoma and hemangioendothelioma (angiosarcoma) of bone. Cancer (Philad.) 27 (1971) 1403
Wilner, D.: Radiology of Bone Tumors and Allied Disorders. Saunders, Philadelphia 1982

Riesenzelltumor

Aegerter, E. E.: Giant cell tumor of bone. A critical survey. Amer. J. Pathol. 23 (1947) 283
Bonakdarpour, A., R. Harwick, J. Pickering: Giant cell tumor of the right maxillary sinus and right nasal cavity associated with Paget diseases of the skull and facial bones (Paget disease also involves the right innominate bones). Case rep. 34 Skelet. Radiol. 2 (1977) 52
Cupps, R. E., E. W. Johnson jr.: Giant-cell tumor. A study of 195 cases. Cancer (Philad.) 25 (1970) 1061–1070
Dahlin, D. C.: Giant cell tumor (osteoclastoma). In D. C. Dahlin: Bone Tumors, 2nd ed. Thomas, Springfield/Ill. 1967 (pp. 78–89)
Dahlin, D. C.: Giant cell tumor distal end of tibia, with osteocartilaginous synovial implants. Skelet. Radiol. 1 (1976) 118
Dahlin, D. C., R. E. Cupps, E. W. Johnson: Giant-cell tumor: A study of 195 cases. Cancer 25 (1970) 1061–1070
Dominok, G.-W., H.-H. Knoch: Knochengeschwülste und geschwulstähnliche Knochenerkrankungen, 2. Aufl. VEB Fischer, Jena 1977
Edeiken, J., P. J. Hodes: Giant cell tumors vs. tumors with giant cells. Radiol. Clin. N. Amer. 1 (1963) 75–100
Ekelund, L., S. Laurin, A. Lunderquist: Comparison of a vasoconstrictor and a vasodilator in pharmacoangiography of bone and soft-tissue tumors. Radiology 122 (1977) 95–99
Freund, E., C. B. Meffert: Giant cell tumors of bone. Amer. J. Roentgenol. 37 (1937) 36
Freyschmidt, J.: Knochenerkrankungen im Erwachsenenalter. Springer, Berlin 1980 (S. 186–193)
Friedman, M., A. W. Pearlman: Giant-cell tumor of bone. Radiation dosage for each type. Radiology 91 (1968) 1151
Goldenberg, R. R., C. J. Campbell, M. Bonfiglio: Giant-cell tumor of bone. An analysis of two hundred and eighteen cases. J. Bone Jt Surg. 52-A (1970) 619–664

Gregora, A. R., A. W. Wright: Malignant giant cell tumors of bone. N.Y. St. J. Med. 55 (1955) 3269
Grunterberg, B., L. G. Kindblom, S. Laurin: Giant-cell tumor of bone and aneurysmal bone cyst. A correlated histologic and angiographic study. Skelet. Radiol. 2 (1977) 65–74
Haas, E.: Zur Klinik und Therapie der Riesenzellgeschwulste des Unterkiefers. Z. Laryng. Rhinol. 46 (1967) 137
Hellner, H.: Die Begrenzung der Ostitis fibrosa. Chirurg 17/18 (1947) 145–153, 199–207
Heuck, F.: Giant cell tumor of the second and third cervical vertebrae. Case rep. 43. Skelet. Radiol. 2 (1977) 121
Hutter, P. V., J. N. Worcester jr., K. C. Francis, F. W. Foote jr., F. W. Stewart: Benign and malignant giant cell tumors of bone. A clinicopathological analysis of the natural history of the disease. Cancer (Philad.) 15 (1962) 653–690
Huvos, A. G.: Bone Tumors, Diagnosis Treatment and Prognosis. Saunders, Philadelphia 1979 (pp. 265–296)
Jaffe, H. L.: Giant-cell reparative granuloma, traumatic bone cyst and fibrous (fibro-osseous) dysplasia of the jaw bones. Oral Surg. 6 (1953a) 159
Jaffe, H. L.: Giant cell-tumor (osteoclastoma) of bone: its pathologic delimitation and the inherent clinical implications. Ann. roy. Coll. Surgns Engl. 13 (1953b) 343–355
Jaffe, H. L., L. Lichtenstein, R. B. Portis: Giant cell tumor of bone. Its pathologic appearance, grading, supposed variants and treatment. Arch. Pathol. 30 (1940) 993–1031
Johnson jr., E. W., D. C. Dahlin: Treatment of giant-cell tumor of bone. J. Bone Jt Surg. 41-A (1959) 895–904
Johnson, K. A., L. H. Riley jr.: Giant cell tumor of bone. An evaluation of 24 cases treated at The Johns Hopkins Hospital between 1925 and 1955. Clin. Orthop. 62 (1969) 187–191
Kleinsasser, O., H. Albrecht: Die Riesenzelltumoren der Schädelbasis. Arch. Ohr.-, Nas.- u. Kehlk.-Heilk. 172 (1958) 246
Konjetzny, G. E.: Zur Beurteilung der gutartigen Riesenzellgeschwulste der Knochen. Chirurg 9 (1937) 245
Kotscher, E.: Beitrag zur Differentialdiagnose der gutartigen Riesenzellgeschwulste des Knochen. Radiol. clin. 28 (1959) 19
Krebs, H., I. Baca: Riesenzelltumoren des Sacrum. Arch. orthop. traum. Surg. 92 (1978) 237–241
Lasser, E. C., H. Tetewsky: Metastasizing giant cell tumor. Amer. J. Roentgenol. 78 (1957) 804
Laurin, S.: Angiography in giant cell tumors. Radiologe 17 (1977) 118–123
Laurin, S.: Angiography of tumors of the extremeties. Diss. Lund (Schweden) 1979
Laurin, S., M. Akerman, L.-G. Kindnlom, B. Gunterberg: Angiography in myeloma (Plasmocytoma). A correlated angiographic and histologic study. Skelet. Radiol. 4 (1979) 1–11
McInerney, D. P., J. H. Middlemiss: Giant cell tumor of bone. Skelet. Radiol. 2 (1978) 195
McNerney, J. C.: Giant cell tumor of bones of the skull. J. Neurosurg. 6 (1949) 169
Mirra, J. M.: Bone Tumors, Diagnosis and Treatment. Lippincott, Philadelphia 1980 (pp. 332–371)
Murphy, W. R., L. V. Ackerman: Benign and malignant giant cell tumors of bone. A clinical-pathological evaluation of thirty-one cases. Cancer (Philad.) 9 (1956) 317–339
NCBT (Netherlands Committee on Bone Tumors): Radiological Atlas of Bone Tumours, vol. I. Williams & Wilkins, Baltimore 1966 (pp. 6–9)
Nelaton, E.: D'une nouvelle espece de tumeurs benignes des os, ou tumeurs a myeloplaxes. Delahaye, Paris 1860
Oberling, F., P. Rouseelot: Les tumeurs a myeloplaxes malignes. Ann. Anat. pathol. 12 (1967) 71
Ottonlenghi, C. E., F. Schajowicz, S. Moldolfo: Su di un case di tumore giganto cellulare con metastasi. Arch. Putti Chir. Organi Mov. 4 (1954) 111
Pascold, K., J. Vick, F. J. Gutsmuths: Zum Problem der sog. gutartigen Riesenzellgeschwulste. Brun's Beitr. klin. Chir. 209 (1964) 89
de Santos, L. A., J. A. Murray: Evaluation of giant cell tumor by computerized tomography. Skelet. Radiol. 2 (1978) 205
Schajowicz, F.: Giant cell tumors of bone (osteoclastoma). A pathological and histochemical study. J. Bone Jt Surg. 43-A (1961) 1–29

Schajowicz, F.: Tumors and Tumorlike Lesions of Bone and Joints. Springer, Berlin 1981 (pp. 205–242)
Schrijver, J. R. N.: Reusceltumor van het skelet. Indeling, hehandeling, reconstructie. Thesis, Leiden 1982
Spjut, H., D. Dorfmann, R. E. Fecner, L. V. Ackerman: Tumors of bone and cartilage. In: Atlas of Tumor Patholoy, 2nd series, fasc. 5. Armed Forces Inst. of Pathology, Washington 1971
Trifand, A. E., R. Faysse, J. Papillon: Les tumeurs a myeloplaxes des os ou tumeurs a cellules giantes. Rev. Chir. orthop. 42 (1956) 413
Tudway, R. C.: Giant cell tumours of bone. Brit. J. Radiol. 32 (1959) 315
Uehlinger, E., O. Schurch: Zur Strahlenbehandlung der Riesenzellgeschwulste der langen Röhrenknochen. Schweiz. med. Wschr. 74 (1944) 109
Verbiest, H.: Giant cell tumours and aneurysmal bone cysts of the spine. J. Bone Jt Surg. 47-B (1965) 699
Wang Kueisheng, Hsieh Yu-Chang, Jen-Yi, Wang Teh-Hsin: Giant cell tumor of bone. Clin. med. J. 81 (1962) 217
Williams, R. R., D. C. Dahlin, R. K. Ghormley: Giant cell tumor of bone. Cancer (Philad.) 7 (1954) 764
Wilner, D.: Radiology of Bone Tumors and Allied Disorders. Saunders Philadelphia 1982 (pp. 783–918)

Adamantinom

Albores-Saavedra, J., D. Diaz-Gutierrez, M. Altamirano-Dimas: Adamantinoma de la tibia. Oberservaciones ultrastructurales. Rev. méd. Hosp. gen. (Méx.) 31 (1968) 241–252
Anderson, C. E., J. B. Saunders: Primary adamantinoma of the ulna. Surg. Gynecol. Obstet. 75 (1942) 351
Baker, A. H., L. M. Hawksley: A case of primary adamantinoma of the tibia. Brit. J. Surg. 18 (1930/31) 415
Baker, P. L., M. B. Dockerty, M. B. Coventry: Adamantinoma (so-called) of the long bones. Review of the literature and a report of three new cases. J. Bone Jt Surg. 36-A (1954) 704–720
Beabout, J. W.: Adamantinoma of tibia. Case rep. 29. Skelet. Radiol. 1 (1977) 257
Bell, A. L.: Case of adamantinoma of the femur. Brit. J. Surg. 30 (1942) 81
Besemann, E. F., M. A. Perez: Malignant angioblastoma, so-called adamantinoma, involving the humerus. Amer. J. Roentgenol. 100 (1967) 538
Cagnoli, H.: Adamantinoma de la tibia. Arch. urug. Med. 24 (1944) 237
Changus, G. W., J. S. Speed, F. W. Stewart: Malignant angioblastoma of bone. A reappraisal of adamantinoma of long bone. Cancer (Philad.) 10 (1957) 540
Cohen, D. M., D. C. Dahlin, D. G. Pugh: Fibrous dysplasia associated with adamantinoma of the long bones. Cancer (Philad.) 15 (1962) 515
Dahlin, D. C.: Adamantinoma. In D. C. Dahlin: Bone Tumors. Thomas Springfield/Ill. 3rd ed. 1978
Davidson, H. B.: Adamantinom of the tibia. Amer. J. Pathol. 16 (1940) 703
Delarue, J., G. Ghomette, M. Bosquet: Les «adamantinomes» du tibia. Ann. Anat. pathol. 5 (1960) 336
Dockerty, M. B., H. W. Meyerding: Adamantinoma of the tibia. Report of two new cases. J. Amer. med. Ass. 119 (1942) 932
Dominok, G.-W., H.-W. Knoch: Knochengeschwülste und geschwulstähnliche Knochenerkrankungen, 2. Aufl. VEB Fischer, Jena 1977
Donner, R., R. Dickland: Adamantinoma of the tibia. A longstanding case with unusual histological features. J. Bone Jt Surg. 48-B (1966) 138–144
Dunne, R. E.: Primary adamantinoma of the tibia. New Engl. J. Med. 218 (1938) 634
Elliott, G. B.: Malignant angioblastoma of long bone. Socalled "tibial adamantinoma". J. Bone Jt Surg. 44-B (1962) 25–33
Etchart, M., G. Viviani, K. Behn: Adamantinom der Ulna. Fortschr. Röntgenstr. 95 (1961) 415–418
Fischer, B.: Über ein primäres Adamantinom der Tibia. Frankfurt Z. Pathol. 12 (1913) 422–441
Fisher, E. M.: Adamantinoma. Med. J. Aust. 42 (1955) 976–977
Freiberger, R. H., P. G. Bullough: Adamantinoma of tibia. Case rep. 8. Skelet. Radiol. 1 (1976) 112
Freyschmidt, J.: Knochenerkrankungen im Erwachsenenalter. Röntgenologische Diagnose und Differentialdiagnose. Springer, Berlin 1980
Gardner, A. F.: The pseudoameloblastoma of the long bones of the skeletal system. Oral Surg. 16 (1963) 1223–1235
Glauber, A., J. Juhász: Das Adamantinom der Tibia. Z. Orthop. 96 (1962) 523–527
Gloor, F.: Das sogenannte Adamantinom der langen Röhrenknochen. Virchow Arch. pathol. Anat. 336 (1963) 489–502
Halpert, B., H. P. Dahn: Adamantinoma in the tibia. Arch. Pathol. 43 (1947) 313–317
Hebel, R.: Adamantinoma of the tibia. Surgery 7 (1940) 860
Hertz, J.: Adamantinoma. Acta chir. scand. 102 (1951) 406–432
Hertz, J.: Adamantinoma of the long bones. Acta orthop. scand. 22 (1953) 64
Hicks, J. D.: Synovial sarcoma of the tibia. J. Pathol. Bacteriol. 67 (1954) 151
Holden jr., E., J. W. Gray: Adamantinoma of the tibia. J. Bone Jt Surg. 16 (1934) 401
Huvos, A. G.: Bone Tumors. Diagnosis, Treatment and Prognosis. Saunders, Philadelphia 1979
Konrad, E. A., P. Meister, S. Stolz: Adamantinom der Tibia und reaktive Knochenveränderungen. Arch. orthop. traum. Surg. 92 (1978) 297–301
Kühne, H. H.: Über das „sogenannte Adamantinom" der langen Röhrenknochen. Langenbecks Arch. klin.Chir. 318 (1967) 161
Lauche, A.: Zur Kenntnis von Pathologie und Klinik der Geschwülste mit Synovialmembran-artigem Bau (Synovialome oder synoviale Endothelio-Fibrome und -Sarkome). Frankfurt. Z. Pathol. 59 (1947) 2–29
Lech, W.: Zur Kenntnis der Sarkoendotheliome der Extremitäten (Meloblastoma mesenchymale). Frankfurt. Z. Pathol. 56 (1941) 59
Lederer, H., A. J. Sinclair: Malignant synovioma simulating "adamantinoma of the tibia". J. Pathol. Bacteriol. 67 (1954) 163
Lichtenstein, L.: Bone Tumors. Mosby, St. Louis 1959 (p. 321); 4th ed. 1972
Mangalik, V. S., R. M. Mehrotha: Adamantinoma of the tibia. Brit. J. Surg. 39 (1952) 429–432
Marcial-Rojas, R.: Adamantinom of the tibia. Cancer Seminar, vol. II. Colorado Springs 1959. J. Bone Jt Surg. 44-B (1962) 25–33
Marzet, A.: Un cas d'adamantinome du tibia. Mém. Acad. Chir. 80 (1954) 190–197
Meffley, W. H., S. W. Northup: Adamantinoma of the tibia. J. int. Coll. Surgns 10 (1947) 291
Mirra, J. M.: Bone Tumors, Diagnosis and Treatment. Lippincott, Philadelphia 1980
Moon, N. F.: Adamantinoma of the appendicular skeleton. A statistical review of reported cases and inclusion of 10 new cases. Clin. Orthop. 43 (1965) 189–213
Morgan, A. D., D. H. Mackenzie: A metastasing adamantinoma of the tibia. J. Bone Jt Surg. 38-B (1956) 892
Naji, A. F., J. A. Murphy: So-Called adamantinoma of long bones. J. Bone Jt Surg. 46-A (1964) 151–158
Patryn, A., D. Komitowski, H. Tkaczuk: Fall eines Adamantinoms der Tibia. Chir. Narzad. Ruchu 32 (1967) 543
Pérochon, Velnet: A propos du diagnostic radiologique d'une tumeur du tibia. J. Radiol. Électro. 12 (1928) 178
Petrov, N., M. Glasunow: Über die sogenannten Knochenendotheliome und die primären epithelialen Knochengeschwülste. Langenbecks Arch. klin. Chir. 175 (1933) 589
Pollack, R. S.: Extraosseous adamantinoma. Arch. Surg. 70 (1955) 353–358
Rankin, J. O.: Adamantinoma of the tibia. J. Bone Jt Surg. 21 (1939) 425
Rehbock, D. J., C. G. Barber: Adamantinoma of the tibia. J. Bone Jt Surg. 20 (1938) 187
Richter, C. S.: Ein Fall von adamantinomartiger Geschwulst des Schienbeins. Z. Krebsforsch. 32 (1930) 273–279
Rieder, W.: Seltene Adamantinome. Brun's Beitr. klin. Chir. 162 (1935) 7–14
Rosai, J.: Adamantinoma of the tibia. Electron microscopic evidence of its epithelial origin. Amer. J. clin. Pathol. 51 (1969) 786–792

Rosen, R. S., C. P. Schwinn: Adamantinoma of limb bones; malignant angioblastoma. Amer. J. Roentgenol. 97 (1966) 727
Salmon, M., H. Payan, A. Trifaud: Les adamantinomes du tibia. Adamantinomes du os longs. A propos d'une observation. Arch. Anat. pathol. biol. 17 (1956) 281
Salmon, M., H. Payan, A. Trifaud: Adamantinome du tibia, résection large greffe, guérison de six ans. Rev. Chir. orthop. 46 (1960) 54
Santagati, F.: Su un raro caso di tumore della tibia (adamantinoma). Atti Soć. lombarda Sci. med.-biol. 5 (1949/50) 183
Schajowicz, F.: Tumors and Tumorlike Lesions of Bone and Joints. Springer, Berlin 1981
Schajowicz, F., H. Gallardo: Adamantinom de tibia. Rev. Orthop. Traumatol. lat.-amer. 12 (1967) 105
Schilling, H.: Das sogenannte Adamantinom des Schienbeins. Brun's Beitr. klin. Chir. 204 (1962) 265–276
Spjut, H. J., H. D. Dorfman, R. E. Fechner, L. V. Ackerman: Tumors of bone and cartilage. In: Atlas of Tumor Pathology. 2nd ser., fasc. 5. Armed Forces Inst. of Pathology, Washington 1971
Stahl, J.: Das Adamantinom in atypischer Lokalisation. Inaug.-Diss., Leipzig 1964
Stezula, W. J.: Über die Histogenese der Adamantinome der langen Röhrenknochen. Vop. Onkol. (Russ.) 2 (1963) 73
Stoker, D. J.: Adamantinoma of tibia. Skelet. Radiol. 1 (1977) 187
Thomas, R. G.: Adamantinoma of the tibia. Brit. J. Surg. 26 (1939) 547–554
Trifaud, A., H. Payan, H. Bureau, G. Legré: Adamantinom du cubitus. Rev. Chir. orthop. 46 (1960) 97
Uehlinger, E.: Das Skelettsynoviom (Adamantinom). In Schinz, H. R., R. Glauner, E. Uehlinger: Röntgendiagnostik, Ergebnisse 1952–1956. Thieme, Stuttgart 1957
Weber, H. G.: Semimaligne Knochengeschwülste. Chir. Praxis 13 (1969) 433
Willis, R. A.: Pathology of Tumours. Butterworth, London 1948 (p. 280)
Wilner, D.: Radiology of Bone Tumors and Allied Disorders. Saunders, Philadelphia 1982
Winogradowa, T. P.: Zur Angionese der sogenannten Adamantinome der langen Röhrenknochen (primäre epitheliale Tumoren). Arkh. Pathol. 10 (1969) 14
Wolfort, B., D. Sloane: Adamantinoma of the tibia. Report of two cases. J. Bone Jt Surg. 20 (1938) 1011

Chordom

Anderson, W. B., H. I. Meyers: Multicentric chordoma. Report of a case. Cancer (Philad.) 21 (1968) 126–128
Bach, S. T.: Cervical chordoma. Acta oto-laryngol. (Stockh.) 69 (1970) 450
Bioncifiori, C.: Cordoma del sacro. Zav. Ist. Anat. Univ. Perugia 10 (1951) 231
Born, E.: Über ein ungewöhnlich großes Schädelchordom, zugleich ein Beitrag zur Frage der Geschwulstentstehung. Zbl. allg. Pathol. pathol. Anat. 93 (1955) 337
von Braitenberg, H.: Zur Kenntnis der Basilar- und Sacralchordome. Frankfurt. Z. Pathol. 50 (1937) 509
Brandenburg, W.: Maligne Chordome der Schädelbasis (Clivus- und sog. hypophysäres Chordom). Zbl. allg. Pathol. pathol. Anat. 98 (1958) 512
Cappell, D. F.: Chordoma of the vertebral column with three new cases. J. Pathol. Bacteriol. 31 (1928) 797
Coenen, H.: Das Chordom. Brun's Beitr. klin. Chir. 133 (1925) 1
Coley, B. L.: Sacral chordoma. Ann. Surg. 105 (1937) 463
Conway, C. A.: Sacro-coccygeal chordoma with extensive metastases. Mag. London School Med. 241 (1929) 7
Crowe, G. G., P. B. Maldoon: Thoracic chordoma. Thorax 6 (1951) 403
Dahlin, D. C.: Bone Tumors, 2nd ed. Thomas, Springfield Ill. 1967
Dominok, G.-W., H.-W. Knoch: Knochengeschwülste und geschwulstähnliche Knochenerkrankungen, 2. Aufl. VEB Fischer, Jena 1977
Edeiken, J., Ph. J. Hodes: Roentgen Diagnosis of Diseases of Bone. William & Wilkins, Baltimore 1973
Erlandson, R. A., P. Tandler, H. Lieberman, N. L. Hinginbotham: Ultrastructure of human chordoma. Cancer Res. 28 (1968) 2115
Faust, D. B., H. R. Gilmore, C. S. Chordomata. Review of the literature with report of a sacro-coccygeal case. Ann. intern. Med. 21 (1944) 678
Firoornia, H., R. S. Pinto: Chordoma. In Diethelm, L., Heuck, O. Olsson, H. Vieten, A. Zuppinger: Handbuch der medizinischen Radiologie, Bd. V/6. Springer, Berlin 1977
Freyschmidt, J.: Knochenerkrankungen in Erwachsenenalter. Springer, Berlin 1980
Gentil, F., B. L. Coley: Sacrococcygeal chordoma. Ann. Surg. 127 (1948) 432
Hagenlocher, H. U., K. Ciba: Radiologische Aspekte des zervikalen Chordoms. Fortschr. Röntgenstr. 125 (1976) 228–232
Heaston, D. K., M. I. Gelman: Chordoma of the 4th lumbar vertebral body with extension in the L 3–4 intervertebral disk space. Case rep. 74. Skelet. Radiol. 3 (1978) 186
Higinbotham, N. L., R. F. Phillips, H. W. Farr, H. O. Hustu: Chordoma. Thirty-five-year study at Memorial Hospital. Cancer (Philad.) 20 (1967) 1841–1850
Huvos, A. G.: Bone Tumors. Diagnosis, Treatment and Prognosis. Saunders, Philadelphia 1979
Jenny, J., H. Sulser: Metastasierendes Chordom der Lumbosakralwirbelsäule. Schweiz. med. Wschr. 103 (1973) 697
Kleinsasser, O., G. Friedmann: Die Chordome der Schädelbasis. Dtsch. Z. Nervenheilk. 177 (1958) 263
Leman, P., P. Cohadon, S. Cohadon: Les chordomes vertebraux. J. Chir. (Paris) 89 (1965) 485
Mirra, J. M.: Bone Tumors, Diagnosis and Treatment. Lippincott, Philadelphia 1980
Müller, H.: Über das Vorkommen von Resten der Chorda dorsalis bei Menschen nach der Geburt und über ihr Verhältnis zu den Gallertgeschwülsten der Clivus. Z. rationale Med. 2 (1858) 202
Murray, R. O., H. G. Jacobson: The Radiology of Skeletal Disorders. Churchill-Livingstone, Edinburgh 1971
NCBT (The Netherlands Committee of Bone Tumours): Radiological Atlas of Bone Tumours. Mouton, Den Haag 1966
Pearman, A. W., M. Friedman: Radical radiation therapy of chordoma. Amer. J. Roentgenol. 108 (1970) 333
Ribbert, M.: Über die Ecchondrosis physalifora sphenooccipitalis. Zbl. allg. Pathol. pathol. Anat. 5 (1894) 457
Saegesser, F., G. Zoupanos, E. Gloor: Chordomes. Helv. chir. Acta 40 (1973) 107
Schajowicz, F.: Tumors and Tumorlike Lesions of Bone and Joints. Springer, Berlin 1981
Spjut, H. J., S. A. Luse: Chordoma: An electron microscopic study. Cancer (Phil.) 17 (1964) 643
Spjut, H. J., H. D. Dorfman, R. E. Fechner, L. V. Ackerman: Tumors of Bone and Cartilage. Atlas of Tumor Pathology, 2nd ser. fasc. 5. Armed Forces Inst. of Pathology, Washington 1971
Utne, J. R., D. G. Pugh: The roentgenologic aspects of chordoma. Amer. J. Roentgenol. 74 (1955) 593
Wilner, D.: Radiology of Bone Tumors and Allied Disorders. Saunders, Philadelphia 1982
Wood, E. H., G. H. Himad: Chordomas: roentgenologic study of 16 cases previously unreported. Radiology 54 (1950) 706

Fibröser metaphysärer Defekt

Adler, C. P., A. Klümper: Röntgenologische und pathologisch-anatomische Aspekte von Knochentumoren. Radiologe 17 (1977) 355
Adler, C. P., S. Weller, A. Becker, A. Klümper: Benigne Knochentumoren. Beobachtungen an 109 Fällen. Brun's Beitr. klin. Chir. 216 (1968) 523
Bargon, G.: Höckriger Kortikalisdefekt in der distalen Femurmetaphyse – ein häufig als Neoplasie fehlgedeuteter Befund. Arch. orthop. traum. Surg. 92 (1968) 253
Caffey, J.: On fibrous defects in cortical walls of growing tubular bones. Advances in pediatrics. The Year-Book-Publishers (Chic.) 7 (1955) 13
Campanacci, M.: Osteofibrous dysplasia of long bones, a new clinical entity. Ital. J. Orthop. Traumatol. 2 (1976) 227

Dominok, G. W., H. G. Knoch: Knochengeschwülste und geschwulstähnliche Knochenerkrankungen, 2. Aufl. VEB Fischer, Jena 1977

Hatcher, C. H.: The pathogenesis of localized fibrous lesions in the metaphysis of long bones. Ann. Surg. 122 (1945) 1016

Jaffe, H. L., L. Lichtenstein: Non-osteogenic fibroma of bone. Amer. J. Pathol. 18 (1942) 205

Köteles, G., G. Wein: Zur Radiologie und Nomenklatur von metaphysären Knochenlücken bei Jugendlichen. Fortschr. Röntgenstr. 119 (1973) 75

Majewski, A., J. Freyschmidt, R. Steinmeyer, H. Ostertag: Das ossifizierende Knochenfibrom (OF). Fortschr. Röntgenstr. 140 (1984) 179

Meffert, O., H. Poppe: Das nichtossifizierende Fibrom des Knochens (zur Berechtigung einer operativen Sofortversorgung). Radiologe 13 (1973) 265

Phelan, J. T.: Fibrous cortical defect and nonosseous fibroma of bone. Surg. Gynecol. Obstet. 119 (1964) 807

Schmidt, M., H. J. Thiel, J. Spitz: Der fibröse Kortikalisdefekt. Fortschr. Röntgenstr. 128 (1978) 521

Selby, S.: Metaphyseal cortical defects in the tubular bones of growing children. J. Bone Jt Surg. 43-A (1961) 395

Sontag, I., W., S. Pyle: The appearance and nature of cyst-like areas in the distal femoral metaphysis of children. Amer. J. Roentgenol. 46 (1941) 185

Spjut, H. J., H. D. Dorfman, R. E. Fechner, C. V. Ackermann: Tumors of Bone and Cartilage, 2nd ser., fasc. 5. Armed Forces Inst. of Pathology, Washington 1971

Uehlinger, E.: Das nicht ossifizierende Knochenfibrom. Röntgendiagnostik, Ergebnisse 1952–1956. Thieme, Stuttgart 1957

Einkammerige juvenile Knochenzyste

Adams, A. W.: Report of a case of solitary fibrocystic disease of the humerus exhibiting spontaneous resolution. Brit. J. Surg. 13 (1926) 734

Baker, D. M.: Benign unicameral bone cyst; a study of 45 cases with long term follow-up. Clin. Orthop. 71 (1970) 140

Bednarek, J., K. Hibner: Solitäre Knochenzyste der Clavicel beim Kind behandelt durch Resektion und primäre Knochenplastik. Chir. Narzad. Ruchu 32 (1967) 281

Boseker, E. H., W. H. Bickel, D. C. Dahlin: A clinicopathologic study of simple unicameral bone cyst. Surg. Gynecol. Obstet. 127 (1968) 550–560

Bugnion, J. P.: Pseudokystes necrobiotiques kystes par herniations capsulaire, arthrite chronique degenerative osteochondrose marginale. Roto-Sadag, Genf 1951

Cohen, J.: Simple bone cysts. Studies of cyst fluid in six cases with a theory of pathogenesis. J. Bone Jt Surg. 42-A (1960) 609–616

Copleman, B., M. F. Vidoli, J. F. Crimmings: Solitary cyst of the calcaneous. Radiology 47 (1964) 142

Cottier, H.: Blutungen im Epiphysenbereich der langen Röhrenknochen und ihre Beziehung zur Entstehung isolierter Knochencysten und brauner Tumoren. Schweiz. Z. allg. Pathol. 15 (1952) 46

Dominok, G.-W., H.-W. Knoch: Knochengeschwülste und geschwulstähnliche Knochenerkrankungen, 2. Aufl. VEB Fischer, Jena 1977

Fett, C. H., X. Sansone, G. W. Westin: Bone cyst regeneration of bone following subperiostal resection. Amer. J. Surg. 74 (1947) 886

Francisco, B., M. E. Pusitz, M. Gerundo: Malignant degeneration in a benign bone cyst. Arch. Surg. 32 (1936) 669

Freyschmidt, J.: Knochenerkrankungen im Erwachsenenalter. Springer, Berlin 1980 (S. 203–207)

Ganz, R., B. Noesberger, A. Boitzy: Die juvenile Knochenzyste und ihre Behandlung. Helv. chir. Acta 40 (1973) 155

Garceau, G. J., Ch. F. Gregory: Solitary unicameral bone cyst. J. Bone Jt Surg. 36-A (1954) 267

Geschickter, C. F., M. M. Copeland: Tumors of Bone, 3rd ed. Lipincott, Philadelphia 1949 (p. 245)

Gieseking, H.: Das familiäre Auftreten von „jugendlichen Knochenzysten". Chirurg 21 (1950) 670

Goldberg, R. P., H. K. Genant: Solitary bone cyst right ilium. Case rep. 67. Skelet. Radiol. 3 (1978) 118

Goldschmidt, H.: Heilung und Heilungsbild der juvenilen, solitären Knochenzyste. Helv. chir. Acta 40 (1973) 163

Graham, J. J.: Solitary unicameral bone cyst. Follow-up study of 31 cases with proven pathological diagnosis. Bull. Hosp. Jt Dis. (N.Y.) 13 (1952) 106

Haenisch, F.: Röntgenologische Differentialdiagnosen. Knochentumoren. Fortschr. Röntgenstr. 30 (1922/23) 84

Heublein, G. W., C. L. Baird: Solitary unicameral bone cyst of right ilium. Amer. J. Roentgenol. 59 (1948) 699

Imshäuser, G.: Behandlung juveniler Knochenzysten durch Marknagelung. Z. Orthop. 105 (1968) 110

Jaffé, H. L.: Giant-cell tumor of bone: Problems of differentialdiagnosis. Bull. Hosp. Jt Dis. (N.Y.) 5 (1944) 84

Jaffé, H. L., L. Lichtenstein: Solitary unicameral bone cyst. With emphasis on the roentgen picture, the pathologic appearance and the pathogenesis. Arch. Surg. 44 (1942) 1004

James, A. G., B. L. Coley, N. L. Higinbotham: Solitary (unicameral) bone cyst. Arch. Surg. 57 (1948) 137

Johnson, L., H. Vetter, W. Putschar: Sarcomas arising in bone cysts. Virchows Arch. pathol. Anat. 335 (1952) 428

Konjetzny, G. E.: Die sogenannte „lokalisierte Ostitis fibrosa". Langenbecks Arch. klin. Chir. 121 (1922) 567

Kyselka, R.: Die operative und konservative Behandlung der Knochenzysten. Beitr. Orthop. Traumatol. 8 (1961) 455

Kyselka, R.: Experimentelle Untersuchungen zur Iontophorese und deren klinische Anwendung. Beitr. Orthop. Traumatol. 13 (1966) 571

Kyselka, R., G. Schramm, O. Beck: Tierexperimentelle Untersuchungen oder das Eindringungsvermögen von radioaktivem Phosphat in das Knochengewebe bei der Iontophorese. Dtsch. Gesundh.-Wes. 22 (1967) 952

Lang, F. J.: Beiträge zu der mikroskopischen Befunden bei Knochenzysten. Dtsch. Z. Chir. 172 (1922) 193

Lasthaus, M.: Jugendliche Knochenzyste und Unfall. Chirurg 21 (1950) 672

Leger, W.: Zum Vorkommen von Knochenzysten in Wirbelkörpern. Arch. orthop. Unfall-Chir. 54 (1963) 697

Lexer, E.: Über die nicht parasitären Zysten der langen Röhrenknochen. Langenbecks Arch. klin. Chir. 81 (1906) 383

Lodwick, G. S.: Juvenile unicameral bone cyst. A roentgen reappraisal. Amer. J. Roentgenol. 80 (1958) 495–504

Miller, F., G. Stringa: Zur mikroskopischen Diagnose von Knochengewächsen. Schweiz. med. Wschr. 82 (1952) 356

Mirra, J.: Bone Tumors, Diagnosis and Treatment. Lippincott, Philadelphia 1980 (pp. 462–477)

Mönckeberg: Über Cystenbildung bei Ostitis fibrosa. Verh. dtsch. pathol. Ges. 7 (1904) 232

Molyneux, G. S., R. W. Helsham: An unusual ameloblastoma of the jaw with observations on the possible cause of traumatic bone cysts. Oral Surg. 20 (1965) 77

Neer, C. S., K. C. Francis, R. C. Marcove, J. Terz, P. N. Carbonara: Treatment of unicameral bone cyst. A follow-up study of one hundred seventy-five cases. J. Bone Jt Surg 48-A (1966) 731–745

Phemister, D. B., J. E. Gordon: The etiology of solitary bone cyst. J. Amer. med. Ass. 87 (1926) 1429

Platt, H.: Cysts of the long bones of the hand and foot. Brit. J. Surg. 18 (1930) 20

Pommer, G.: Zur Kenntnis der progressiven Hämatom- und Phlegmasieveränderungen der Röhrenknochen. Arch. orthop. Unfall-Chir. 17 (1920) 17

Sadler, A. H., F. Rosenhain: Occurrence of two unicameral bone cysts in the same patient. J. Bone Jt Surg. 46-A (1964) 1557–1560

Salomon, A., T. Kiss: Angaben zum Problem der Kalkaneuszysten. Zbl. Chir. 83 (1958) 1210

Salzer, M., M. Salzer-Kuntschik: Riesenzelltumor und solitäre Zyste des Knochens. Wien. klin. Wschr. 76 (1964) 316

Salzer-Kuntschik, M.: Zysten im Knochen. Wien. med. Wschr. 122 (1972) 425

Schajowicz, F.: Tumors and Tumorlike Lesions of Bone and Joints. Springer, Berlin 1981 (pp. 417–424)

Spence, K. F., K. W. Sell, R. H. Brown: Solitary bone cyst. Treatment with freeze-dried cancellous bone allograft. A study of one hundred seventy-seven cases. J. Bone Jt Surg. 51-A (1969) 87–96

Spjut, H.J., H.D. Dorfman, R.E. Fechner, L.V. Ackerman: Tumors of bone and cartilage. In: Atlas of Tumor Pathology, 2nd ser., fasc. 5. Armed Forces Inst., of Pathology, Washington 1971
Steinhäuser, J.: Beitrag zur Behandlung großer jugendlicher Knochenzysten des koxalen Femurendes mit der intertrochanteren Verschiebeosteotomie. Z. Orthop. 106 (1969) 75
Stewart, M.J., H.A. Hamel: Solitary bone cyst. Sth. med. J. 43 (1950) 927
Stiebritz, R.: Die sogenannten traumatischen Knochenzysten der Mandibula. Radiol. aust. 13 (1962) 75
Szàntó, G.: Zur Pathologie und Klinik der solitären Knochenzysten und Riesenzelltumoren. Arch. orthop. Unfall-Chir. 38 (1937) 336
Tietze, A.: Die Knochenzysten. Ergebn. Chir. Orthop. 2 (1911) 32
Verstandig, C.C.: Solitary unicameral cyst of the os calcis. New Engl. J. Med. 237 (1947) 21
Virchow, R.: Über die Bildung von Knochenzysten. S.-B. dtsch. Akad. Wiss. Kl. med. Wiss. (1876) 369
Vitallo, H.P.: Die jugendlichen Knochenzysten. Arch. orthop. Unfall-Chir. 52 (1961) 671
Wilner, D.: Radiology of Bone Tumors and Allied Disorders. Saunders, Philadelphia 1982 (pp. 921–1002)

Aneurysmatische Knochenzyste

Barnes, R.: Aneurysmal bone cyst. J. Bone Jt Surg. 38-B (1956) 301
Beeler, J.W., C.H. Helmann, J.A. Compell: Aneurysmal bone cyst of spine. J. Amer. med. Ass. 163 (1957) 914
Bernier, J.L., S.N. Bhaskar: Aneurysmal bone cyst of mandible. Oral Surg. 11 (1958) 1018
Besse jr., B.E., D.C. Dahlin, A.W. Bruwer, H.J. Svien, R.K. Ghormley: Aneurysmal bone cyst. Proc. Mayo Clin. 28 (1953) 249
Billings, K.J., G.L. Werner: Aneurysmal bone cyst of the first lumbar vertebra. Radiology 104 (1972) 19–20
Binswanger, U.: Zur Klinik der aneurysmatischen Knochencyste der Wirbelsäule. Schweiz. Arch. Neurol. Neurochir. Psychiat. 92 (1963) 44
Bloodgood, J.C.: Benigne bone cysts, osteitis fibrosa, giant cell sarcoma and bone aneurysm of the long-pipe bones. Ann. Surg. 52 (1910) 145
Bollmann, L., G. Möbius, H. Henneberg: Zur Klinik und Pathologie der aneurysmatischen Knochenzyste. Chirurg 38 (1967) 171
Buraszewski, J., M: Dabska: Pathogenesis of aneurysmal bone cyst. Cancer (Philad.) 28 (1971) 597
Carlson, D.H., R.H. Wilkinnson, A. Bhakkarizian: Aneurysmal bone cysts in children. Amer. J. Radiol. 116 (1972) 644
Clough, J.R., C.H.G. Price: Aneurysmal bone cyst. J. Bone Jt Surg. 50-B (1968) 116
Cohen, D.M., D.C. Dahlin, C.S. McCarty: Vertebral giant-cell tumor and variants. Cancer (Philad.) 17 (1964) 461
Coley, B.L., L.E. Miller: Atypical giant cell tumor. Amer. J. Roentgenol. 47 (1942) 541
Cone, S.M.: Ossifying hematoma. J. Bone Jt Surg. 10 (1928) 474–483
Cruz, M., B.L. Coley: Aneurysmal bone cyst. Surg. Gynecol. Obstet. 67 (1956) 67–77
Cruz, M., L. Bradley, B.L. Coley: Aneurysmal bone cyst. Surg. Gynecol. Obstet. 103 (1956) 67
Dabska, M., J. Buraczewski: Aneurysmal bone cyst. Pathology, clinical course and radiologic appearances. Cancer (Philad.) 23 (1969) 371–389
Dahlin, D.C.: Aneurysmal bone cyst. In Dahlin, D.C.: Bone Tumors, 2nd ed. Thomas, Springfield/Ill. (1967) (pp. 242–245)
Dahlin, D.C., B.E. Besse jr., D.G. Pugh, R.K. Ghormley: Aneurysmal bone cysts. Radiology 64 (1955) 56–65
Dominok, G.-W., H.-W. Knoch: Knochengeschwülste und geschwulstähnliche Knochenerkrankungen, 2. Aufl. VEB Fischer, Jena 1977
Donaldson jr., W.F.: Aneurysmal bone cyst. J. Bone Jt Surg. 44-A (1962) 25–40

Edling, N.P.: Is the aneurysmal bone cyst a true pathologic entity? Cancer (Philad.) 18 (1965) 1127
Ekelund, L., S. Laurin, A. Lunderquist: Comparison of a vasoconstrictor and a vasidilator in pharmacoangiography of bone and soft-tissue tumors. Radiology 122 (1977) 95–99
Ewing, J.: The Classification and Treatment of Bone Sarcoma. Report of the International Conference on Cancer, London 17th–20th July 1928. British Empire Cancer Campaign. Wright, Bristol 1928
Freyschmidt, F.: Knochenerkrankungen im Erwachsenenalter. Röntgenologische Diagnose und Differentialdiagnose. Springer, Berlin 1980
Geschickter, C.F., M.M., Copeland: The identification of aneurysmal bone cyst. Ann. Surg. 21 (1930) 145
Geschickter, C.F., M.M. Copeland: Tumors of Bone. Lipincott, Philadelphia 1949
Ginsurg, L.D.: Congenital aneurysmal bone cyst. Report with comments on the role of trauma in the pathogenesis. Radiology 110 (1974) 175
Goidanich, I.F.: Cisti aneurismatica. In: I tumori primitivi dell'osso. Societa per Azioni Poligrafici II Resto del Carlino, Bologna 1957 (pp. 229–241)
Gunterberg, B., L.G. Kindblom, S. Laurin: Giant-cell tumor of bone and aneurysmal bone cyst. Skelet. Radiol. 2 (1977) 65–74
Gutjahr, P., W.W. Meyer, J. Spranger: Benign osteoblastoma of skull with aneurysmal bone cyst formation. Skelet. Radiol. 1 (1977) 253
Hadders, H.N., M.J. Oterdoom: The identification of aneurysmal bone cyst with haemangioma of the skeleton. J. Pathol. Bacteriol. 76 (1956) 193
Hambach, R.: Knochenhämangiome und -hämangiomatosen. München. med. Wschr. 24 (1963) 1268
Hodgen, J.T., C.H. Frantz: Subperiostal giant cell tumor. J. Bone Jt Surg. 29 (1947) 781
Hüttig, G., K. Rittmeyer: Multiple aneurysmatische Knochenzysten bei 3 Monate altem Säugling. Fortschr. Röntgenstr. 129 (1978) 796
Jaffé, H.L.: Aneurysmal bone cyst. Bull. Hosp. Jt Dis. (N.Y.) 11 (1950) 3–13
Jaffé, H.L.: Tumors of bones and joints. RZT, chondroblastom, chondromyxoid fibrom, aneurysmal bone cyst. Bull. N.Y. Acad. Med. 27 (1951) 165–174
Jaffé, H.L.: Aneurysmal bone cyst. (Diskussionsbeitrag zu W.F. Donaldson). J. Bone Jt Surg. 44-A (1962) 25
Jaffé, H.L., L. Lichtenstein: Solitary unicameral bone cyst, with emphasis on roentgen picture, pathologic appearance, and pathogenesis. Arch. Surg. 44 (1942) 1004
Jaffé, H.L., G. Selin: Tumors of bone and joint. Bull. N.Y. Acad. Med. 27 (1951) 165–174
Kagan, E.M., M.K. Klimova: Aneurysmatische Knochenzysten. Vestn. Rentgenol. Radiol. 1 (1965) 3–9
Kolár, J.: Aneurysmatische Knochen-Cyste. (Aneurysmaticka Kostini Cysta) Čs. Rentgenol. 12/1 (1958) 40–42
Laruin, S.: Angiography in giant cell tumors. Radiologe 17 (1977) 118–123
Laurin, S.: Angiography of Tumors of the Extremities. Diss., Lund (Schweden) 1979
Laurin, S., M. Akerman, S.-G. Klindblom, B. Gunterberg: Angiography in myeloma (Plasmocytoma). A correlated angiographic and histologic study. Skelet. Radiol. 4 (1979) 1–11
Lichtenstein, L.: Aneurysmal bone cyst. A pathological entity commonly mistaken for giant-cell tumor and occasionally for hemangioma and osteogenic sarcoma. Cancer (Philad.) 3 (1950) 279–289
Lichtenstein, L.: Aneurysmal bone cyst – further observations. Cancer (Philad.) 6 (1953) 1228
Lichtenstein, L.: Aneurysmal bone cyst. Observations on fifty cases. J. Bone Jt Surg. 39-A (1957) 873–882
Lindbom, A., G. Söderberg, H.J. Spjut, O. Sunnqvist: Angiography of aneurysmal bone cyst. Acta radiol. (Stockh.) 55 (1961) 12–16
Linscheid, R.L., D.C. Dahlin: Unusual lesions of the patella. J. Bone Jt Surg. 48-A (1966) 1359–1366
Marcove, R.C., T.R. Miller, W.C. Cahan: The treatment of primary and metastatic bone tumors by repetitive freezing. Bull. N.Y. Acad. Med. 44 (1968) 532–544

Mayer, L., O. C. Kestler: Aneurysmal bone cyst of the spine. Bull. Hosp. Jt Dis. (N.Y.) 5 (1944) 16

Mirra, J.: Bone Tumors, Diagnosis and Treatment. Lippincott, Philadelphia 1980

Mittelmeier, H.: Prognose und Therapie der gutartigen Knochengeschwülste. Verh. dtsch. orthop. Ges. 47 (1960) 229

NCBT (The Netherlands Committee on Bone Tumours): Radiological Atlas of Bone Tumours, vol. I, II. Mouton, Den Haag 1966, 1973

Nobler, M. P., N. L. Higinbotham, R. F. Phillips: The cure of aneurysmal bone cyst. Irradiation superior to surgery in an analysis of 33 cases. Radiology 90 (1968) 1185–1192

Phelan, J. D.: Aneurysmal bone cyst. Surg. Gynecol. Obstet. 119 (1964) 979–983

Potts, W. J.: Subperiostal giant cell tumor. J. Bone Jt. Surg. 22 (1940) 417–420

Present, A. J.: So-called subperiostal giant-cell tumor. J. Bone Jt Surg. 22 (1940) 417

Present, A. J.: So-called: Subperiostal giant-cell tumor. Radiology 44 (1945) 77–79

Reed, R. J., M. Rothenberg: Lesions of bone that may be confused with aneurysmal bone cyst. Clin. Orthop. 35 (1964) 150–162

Risko, T., I. Udvarhelyi, T. Tomory: Unsere Erfahrungen bei der chirurgischen Behandlung der aneurysmatischen Knochenzysten der Wirbelsäule. Z. Orthop. 108 (1970) 468

Ruiter, D. J.: Aneurysmal Bone Cyst and Teleangiectatic Osteosarcoma. Thesis, Leiden 1976

Schajowicz, F.: Tumors and Tumorlike Lesions of Bone and Joints. Springer, Berlin 1981

Schobinger, R., H. G. Stoll: The arteriographic picture of benign bone lesions containing giant cells. J. Bone Jt Surg. 39-A (1957) 953

Sherman, R. S., K. Y. Soong: Aneurysmal bone cyst: its roentgen diagnosis. Radiology 68 (1957) 54–64

Slowick, F. A., C. J. Campbell, D. A. Kettelkamp: Aneurysmal bone cyst – an analysis of thirteen cases. J. Bone Jt Surg. 50 (1968) 1142

Spjut, H. J., H. D. Dorfman, R. E. Fechner, L. V. Ackerman: Tumors of bone and cartilage. In.: Atlas of Tumor Pathology, 2nd ser., fasc. 5. Armed Forces Inst. of Pathology, Washington 1971

Subramaniam, C. S. V., P. F. Mathias: Aneurysmal bone cyst. J. Bone Jt Surg. 44-B (1962) 93

Taylor, F. W.: Aneurysmal bone cyst. Report of three cases. J. Bone Jt Surg. 38-B (1956) 293

Thompson, P. C.: Subperiostal giant-cell-tumor. Ossifying subperiostal hematoma – aneurysmal bone cyst. J. Bone Jt Surg. 36-A (1954) 281

Tillman, B. P., D. C. Dahlin, P. R. Lipsbomb, J. R. Stewart: Aneurysmal bone cyst: an analysis of ninetyfive cases. Mayo Clin. Proc. 43 (1968) 478

Tillmann, K., D. v. Torklus: Die aneurysmatische Knochenzyste. Z. Orthop. 101 (1966) 73

Uehlinger, E.: Benigne und semimaligne zystische Knochengeschwülste. In Schinz, H. R., R. Glauner, E. Uehlinger: Röntgendiagnostik, Ergebnisse 1952–1956. Thieme, Stuttgart 1957

Verbiest, H.: Giant-cell tumours and aneurysmal bone cysts of the spine. J. Bone Jt Surg. 47-B (1965) 699

Wilner, D.: Radiology of Bone Tumors and Allied Disorders. Saunders, Philadelphia 1982

Zucchi, V.: Aneurysmal bone cysts. Angiographic study. Arch. Orthop. (Milano) 76 (1963) 27–42

Sekundäre Knochengeschwülste

J. Freyschmidt

Einführung

Der Diagnostik und Verlaufsbeobachtung von Skelettmetastasen kommen in der täglichen radiologischen Praxis eine wichtige Bedeutung zu. Dem Radiologen stehen mit der Skelettszintigraphie, den konventionellen Röntgenaufnahmemethoden, der hochauflösenden Computertomographie und der Aspirations- und Stanzbiopsie vielfältige Möglichkeiten zur Verfügung, dem Kliniker den Beweis für eine vermutete Knochenmetastasierung zu erbringen oder im Rahmen von sog. Check-up's eine klinisch stumme Metastasierung aufzudecken. Durch die moderne Chemo- und Strahlentherapie wird der Radiologe herausgefordert, Aussagen über eine positive Beeinflussung oder über eine Progredienz von Skelettmetastasen zu machen; denn die klinische Symptomatik und laborchemische Befunde sind dabei häufig nur unsichere Parameter, so daß der Kliniker eine zusätzliche pathologisch-anatomische makromorphologisch orientierte Information in Form der Röntgenuntersuchung braucht.

Bei etwa 25–30% aller an einem malignen Tumor Verstorbenen lassen sich autoptisch solitäre, multiple oder generalisierte Metastasen im Skelett nachweisen. Bei nur etwa 50% dieser Patienten kann die Metastasierung zu Lebzeiten im Rahmen der radiologischen Routinediagnostik objektiviert werden. Diese in der Literatur der letzten 15–20 Jahre immer wieder beschriebene Diskrepanz zwischen klinischer und autoptischer Aufdeckung von Skelettmetastasen ist nur spekulativ interpretierbar; denn es gibt bisher keine Studie, die sich mit dieser Problematik eingehend befaßt hat. Als Gründe kommen in Frage:

1. Die autoptisch nachgewiesenen Skelettmetastasen haben sich radiographisch „neutral" verhalten und waren damit nicht erkennbar, d. h., sie wuchsen in den Maschen der Spongiosa, ohne die Trabekel anzugreifen, oder führten zu keiner reaktiven Osteoblastentätigkeit in ihren Randgebieten.
2. Sie wurden falsch interpretiert oder übersehen.
3. Sie haben sich präfinal foudroyant entwickelt und kamen nicht mehr zur Röntgenuntersuchung.
4. Bei den zumeist älteren, den obigen Zahlen zugrundeliegenden Studien wurden keine vergleichenden szintigraphischen und röntgenologischen Untersuchungen durchgeführt.

Die hohe Dunkelziffer der intravital nicht erkannten metastatischen Skelettausbreitung einer Geschwulst ist sicherlich erheblich zu reduzieren, wenn alle zur Verfügung stehenden diagnostischen Untersuchungsmethoden einschließlich der Beckenkammbiopsie routinemäßig und nicht nur in Abhängigkeit von der klinischen Symptomatik eingesetzt werden. Auf diese Problematik wird am Ende dieses Kapitels näher eingegangen (s. S. 673).

Pathologische Anatomie und Pathogenese der Skelettmetastasierung

Karzinome, Sarkome und Lymphome können *per continuitatem* den benachbarten Knochen destruieren. Dagegen erfolgt eine Skelettmetastasierung fast ausschließlich *hämatogen*. Die einzelnen Schritte, die zum Abbau und zur Destruktion des Knochens führen, sind noch nicht vollständig aufgeklärt. Jedoch gibt es Hinweise darauf, daß bestimmte Hormone oder hormonähnliche Stoffe, die von den Tumoren selbst oder von Makrophagen gebildet werden, die Knochenveränderungen vorbereiten, vermitteln oder direkt bewirken.

So ist nicht nur vom Plasmozytom, sondern auch von verschiedenen anderen malignen Tumoren bekannt, daß sie beim Patienten, aber auch in der Zellkultur, Eiweißstoffe produzieren, die vom Radioimmunassay für das Parathormon erfaßt werden können (RIGGS u. Mitarb. 1971, MUNDY u. MARTIN 1982). Auch das Prostaglandin E_2 ist offensichtlich in der Lage, eine Osteolyse zu stimulieren, wie an Knochenkulturen gezeigt wurde (SEYBERTH u. Mitarb. 1975). Dieser Stoff und andere Prostaglandine spielen offensichtlich sogar unter physiologischen Bedingungen eine Rolle beim Knochenumbau, insbesondere des trabekulären Knochens. Als Hinweis auf die Rolle der Prostaglandine bei pathologischen Knochenprozessen kann die Beobachtung gewertet werden, daß z. B. tumorbedingte Hyperkalzämien bei einigen Patienten auf Indometacin ansprechen, weil dadurch die Prostaglandinsynthese inhibiert wird.

Als weiterer Stoff, der tumorbedingte Knochenabbau- und -umbauprozesse vermittelt oder selbst bewirkt, gilt der sog. osteoklastenaktivierende Faktor (OAF), der zuerst von MUNDY u. Mitarb. (1974) beim Myelom nachgewiesen werden konnte. Bei ihm handelt es sich um einen Eiweißstoff mit einem Molukulargewicht von etwa 10 000 Dalton, der die Knochenauflösung in vivo und in vitro stimuliert und – wie das Prostaglandin E_2 – auch unter physiololgischen Bedingungen osteolytische Prozesse steuern kann. OAF wird zu den

Lymphokininen gezählt, da er als Produkt normaler B-Lymphozyten vorkommt. Sehr wahrscheinlich kommt dem Prostaglandin-E_2 eine Steuerfunktion im Hinblick auf die Stimulation von OAF auch unter Normalbedingungen zu. Als letztes sei noch auf ein dem „Epidermal-Growth-Factor" ähnliches Protein hingewiesen, das vom Tumor gebildet werden kann und osteolytisch bzw. hyperkalzämisch wirkt.

Wie aus dem oben Gesagten hervorgeht, ist es bisher ungeklärt, ob die erwähnten Stoffe Mediatorfunktion beim Knochenabbau haben oder die Knochensubstanz direkt angreifen. Die verschiedenartigen histologischen Bilder, die man bei metastatisch destruiertem oder abgebautem Knochen findet, lassen im Hinblick auf diese Problematik verschiedene Deutungsmöglichkeiten zu: So kann man auf destruierten oder abgebauten Knochen stoßen, ohne den örtlichen Nachweis von Tumorzellen, auch nicht einmal in der unmittelbaren Nachbarschaft. Wenn in solchen Fällen auch noch Osteoklasten fehlen, ist der Schluß erlaubt, daß der Knochen entweder durch die oben erwähnten oder durch andere, noch nicht identifizierte Stoffe chemisch abgebaut wurde oder daß vorher aktive Osteoklasten bereits wieder verschwunden sind. Für die letztgenannte Konstellation spricht der Nachweis eines mehr lakunär abgebauten Knochens.

Andererseits kann man zuweilen histologische Bilder finden, bei denen in unmittelbarer Nachbarschaft des destruierten Knochens Tumorzellen, jedoch keine Osteoklasten liegen. Für den abgelaufenen oder noch aktuellen Knochenabbau können die Tumorzellen über die Produktion von entsprechenden chemischen Stoffen verantwortlich sein. Außerdem ist die Vermutung nicht abwegig, daß vor der Entstehung des aktuellen histologischen Bildes Osteoklasten aktiv waren, die in der Zwischenzeit verschwunden sind und den Tumorzellen Platz gemacht bzw. „ihr Bett vorbereitet haben". Bei der letztgenannten Hypothese ist natürlich die Frage berechtigt, warum man histologisch nicht nachweisbare Osteoklasten für den Knochenabbau anschuldigen will, obwohl Tumorzellen direkt neben dem abgebauten Knochen liegen. Diese Hypothese wird aber durch die Beobachtung völlig intakter und gesunder Spongiosabälkchen mit massenhaft danebenliegenden Tumorzellen gestützt, und das auch bei Primärtumoren, bei denen die andere Extremkonstellation mit Tumorzellen neben zerstörten Spongiosabälkchen gleichzeitig angetroffen werden kann.

Zusammenfassend sei festgestellt, daß für die Entstehung einer metastatischen Osteolyse sicherlich nicht die Tumorzelle oder stimulierte Osteoklasten ausschließlich verantwortlich sind, sondern daß wahrscheinlich ein sehr komplexes pathologisches Geschehen mit Einschaltung und Steuerung hormoneller, vom Tumor sezernierter Substanzen in mehreren Schritten abläuft.

Über hormonelle Einflußfaktoren auf die Entstehung von osteoplastischen Metastasen ist bisher kaum etwas bekannt.

Die verschiedenartigen morphologischen Veränderungen am Knochen („osseous remodelling") bei einer metastatischen Absiedlung werden auch als *karzinomatöse Osteodysplasie* (COD) bezeichnet. BURKHARD u. Mitarb. (1982) stellten aufgrund ihrer Untersuchungen an 1164 Beckenkammbiopsien (Methacrylateinbettung, 3 µm dicke Schnitte) folgende Formen der COD heraus, die sich auch im Röntgenbild widerspiegeln:

Osteolyse

Die *uniforme Rarefizierung* mit sehr dünnen Trabekeln, nur vereinzelt mit Osteoklastennachweis, die im Finalstadium zu einer diffusen Osteopenie führt (Röntgenbild: Osteoporose, d.h. Abnahme der Knochenmasse pro Volumeneinheit).

Die *lakunäre Osteolyse* mit osteoklastärer Resorption und Fibrose. Diese Form bedingt im Finalstadium eine fleckige Osteolyse (Röntgenbild: mottenfraßartige oder permeative Destruktion, hyerparathyreoidismusähnliches Bild).

Die *Fragmentation*, die sich strukturell in einem Knochenverlust („vanished bone") ohne oder mit massivem Osteoklastennachweis auszeichnet und im Finalstadium zu einem vollständigen Strukturverlust, der klassischen Osteolyse, im Röntgenbild führt.

} destruktive Veränderungen

Osteosklerose

Die *geschichtete Osteosklerose* mit appositionellem Osteoid, wobei sich verschieden geformte Osteoblasten gelegentlich nachweisen lassen. Im Finalstadium kommt es zu einer zwiebelschalenartigen Sklerose.

Die *sproßartige Osteosklerose* mit Osteoidsprossen, ungleichmäßiger Mineralisation und mäßigem Osteoblastennachweis mit einem Finalstadium in Form einer schwammartigen („spongy") Sklerose.

Die *netzartige Osteosklerose* mit primitivem Geflechtknochen, mineralisierten Kollagenfasern und massivem Fibroblastennachweis. Auch diese Form endet in einer schwammartigen Sklerose, die röntgenologisch bei ausgeprägten Formen ein dem Hyperparathyreoidismus ähnliches Bild verursachen kann.

} (Röntgenbefund: Dichtezunahme)

Voraussetzung für die Knochenumbauvorgänge im Sinne einer karzinomatösen Osteodysplasie ist eine osteogene Matrix, die von einem durch die Tumorzellen aktivierten Stroma entwickelt wird. Zu dieser Stromaaktivierung gehören unter anderem Kapillarsprossen, vergrößerte retikuläre Zellen, Histiozyten, Knochenstammzellen, Osteoblasten und Osteoklasten. Das Bild erinnert häufig an die fibröse Osteodysplasie (Osteodystrophie) beim primären und sekundären Hyperparathyreoidismus oder an eine Osteomyelosklerose myeloproliferativer Herkunft (BURKHARDT u. Mitarb. 1982). Im Gegensatz zum normalen Knochenumbau ist die karzinomatöse Osteodysplasie nicht bilanziert, d. h., die gleichzeitige Osteoblasten- und Osteoklastenaktivität verläuft unkoordiniert, wodurch häufig bizarre Formen von Osteolyse und Osteosklerose entstehen.

Die von BURKHARDT u. Mitarb. (1982) vorgenommene Klassifikation der karzinomatösen Osteodysplasie traf in 91% von 463 metastasenpositiven Biopsien und in 17% der negativen Biopsien zu.

In 67% der positiven Biopsien waren die intertrabekulären Knochenmarksabschnitte massiv mit Tumorzellen besiedelt; in 19% fanden sich unterschiedliche Anteile von tumorösem und hämatopoetischem Gewebe, und in 13% waren verstreut Mikrometastasen nachweisbar. Erwartungsgemäß partizipierten das Mamma- und Prostatakarzinom am stärksten im Untersuchungsgut. Bezogen auf die obige Klassifikation wurden am häufigsten Mischformen zwischen Knochenabbau und Osteosklerose nachgewiesen. Eine ausschließliche Osteopenie wurde nur in 13% beobachtet. Beim Prostatakarzinom dominierte die Osteosklerose. Beim Bronchialkarzinom (allerdings nur 42 Fälle) wurde eine reine Osteopenie in 19% beobachtet. In 10% lag normaler Knochen ohne Zeichen einer karzinomatösen Osteodysplasie vor. Bezogen auf den histologischen Metastasentyp (adenomatös, solide, medullär oder zirrhös), dominierte die Kombination von Osteosklerose und Osteopenie beim adenomatösen Typ, die Osteopenie beim soliden und die Osteosklerose beim zirrhösen Typ. Tumorpositive Biopsien ohne COD kamen am häufigsten beim medullären Metastasentyp und fast gar nicht beim zirrhösen vor. Insgesamt betrachtet, wurde die COD beim adenomatösen und zirrhösen Metastasentyp am häufigsten gefunden. Der Häufigkeitsnachweis der COD korrelierte mit der klinischen Tumorausbreitung.

Die Untersuchungen von BURKHARDT u. Mitarb. (1982) über die karzinomatöse Osteodysplasie haben für das Verständnis metastatischer Skelettveränderungen große Bedeutung erlangt. Die Tatsache, daß sie an Beckenkammbiopsien durchgeführt wurden und somit bei Patienten, bei denen eine generalisierte Tumorabsiedlung im Skelett vorliegt, mindert nicht ihren Aussagewert über die pathologisch-anatomischen Veränderungen bei solitären oder multiplen Knochenmetastasen. Sie müssen aufgrund des verhältnismäßig großen Zahlenmateriales zu einer Revision früherer Vorstellungen führen, daß nämlich etwa 50% aller metastatischen Absiedlungen im Skelett keine Reaktion an diesem hervorrufen (sog. osteoneutrale Metastasen). Keine Rückschlüsse lassen diese Untersuchungen allerdings auf die sehr wichtige praktische Frage zu, wie häufig sich histologisch nachweisbare CODs mit röntgenologischen Methoden einschließlich der Knochenszintigraphie erfassen lassen oder welches Ausmaß eine COD erreichen muß, um röntgenologisch und szintigraphisch, in Zukunft vielleicht auch kernspintomographisch darstellbar zu werden.

Die pathologisch-anatomischen Ausführungen über Knochenumbauvorgänge bei einer metastatischen Absiedlung (Osteoporose, Osteolyse, Osteosklerose) müssen noch erweitert werden durch eine allerdings relativ seltene Ausdrucksform:

Die *periostale Knochenneubildung*

Diese kann entweder unspezifischer Art sein (im Sinne einer paraneoplastischen Osteopathie) oder durch einen direkten Befall des Periostes entstehen (karzinomatöse Periostose). Dabei siedelt sich das Geschwulstgewebe entweder unmittelbar im Periost oder im subkortikalen Markgewebe an, wobei es im letztgenannten Fall über die Haversschen und Volkmannschen Kanäle durch die Kompakta in das Periost eindringt. Bei stärkerer subperiostaler Tumoransammlung wird das Periost abgehoben, und es kommt zu einer reaktiven Periostverknöcherung, die grundsätzlich die auf den S. 476–479 dargestellten Formen annehmen kann.

Ausbreitungswege und Lokalisation von Skelettmetastasen

Tumorzellen oder die Metastasierung vorbereitende, vom Tumor sezernierte Stoffe können auf verschiedenen Blutwegen vom Primärtumor in das Skelettsystem gelangen. Dabei scheinen der Sitz des Primärtumors und die Zahl der zu passierenden kapillären Filter von entscheidender Bedeutung zu sein. Der Sitz des Primärtumors bestimmt je nach seiner Beziehung zum arteriellen und venösen Gefäßsystem den hämatogenen Ausbreitungsweg. Die Zahl der kapillären Filter ist zumindest im Hinblick auf die zelluläre Komponente einer Tumormetastasierung maßgebend für die Häufigkeit von Skelettmetastasen. Jedes Kapillarnetz ist funktionell eine Filterstation mit der Aufgabe, blutfremde Zellen, Zellaggregate und Zellfragmente zurückzuhalten. Zu den blutfremden Zellsy-

Tabelle 1 Häufigkeit der Knochenmetastasen in Prozent, geordnet nach den hämodynamischen Beziehungen (nach *Walther*)

	Lungen-	Leber-	Knochenmarksmetastasen
Kavatypus	48	35	25
Portatypus	20	49	7
Pulmonalistypus	0	54	34

stemen gehören schließlich auch die Geschwulstzellen. Diese Filter sind selbstverständlich nicht ausschließlich als mechanische Filter zu deuten. Die Zerstörung von Tumorzellen, die in einem solchen Kapillarfilter zwar mechanisch festgehalten werden – gewissermaßen steckenbleiben –, erfolgt sehr wahrscheinlich auf der Basis einer örtlichen zellulären und humoralen Abwehr.

Für die allgemeine, nicht ausschließlich auf das Skelett bezogene hämatogene Geschwulstausbreitung lassen sich drei Typen unterscheiden, die zu einer unterschiedlich häufigen Metastasierung in den einzelnen Organen führen (Tab. 1):

der pulmonale Metastasierungstyp,
der portale Metastasierungstyp,
der kavale Metastasierungstyp.

Der *pulmonale Metastasierungstyp* wird repräsentiert durch das Bronchial- und Lungenkarzinom: Deren Fernmetastasen entstehen durch Geschwulsteinbruch in die Vv. pulmonales und die Vv. bronchiales. Mit dem Lungenvenenblut gelangen die Geschwulstzellen und Geschwulstzellagglomerate über den linken Vorhof, die linke Herzkammer in den großen Kreislauf. Das erste kapilläre Filter wird repräsentiert durch die Kapillarnetze sämtlicher Organe im großen Kreislauf. Zu diesen gehört auch das Knochenmark. Aufgrund dieser hämodynamischen Beziehung ist deshalb beim Bronchialkarzinom mit einer hohen Quote von Skelettmetastasen (Tab. 2) zu rechnen. Zusätzlich stehen den Karzinomen der Bronchien und Lungen für die Auswanderung noch die Vv. bronchiales und die Lymphgefäße zwischen den tracheobronchialen Lymphknoten offen. Beide Nebenwege führen zur V. cava superior und über die A. pulmonalis zurück zu den Lungen. Die Anteile der verschiedenen Ausbreitungswege an der hämatogenen Filialisierung sind von Fall zu Fall verschieden; jedoch bildet die Verbindung Lungenvenen – linker Vorhof – linke Herzkammer – Aorta zweifellos den maßgebenden Ausbreitungsweg.

Über den *kavalen Metastasierungstyp* breiten sich die Geschwülste aus, deren Venenblut in die V. cava superior und inferior abfließt. Dazu gehören das Mamma- und Prostatakarzinom, Tumoren, die mit einer hohen Rate von Skelettmetastasen einhergehen. Mit dem Blutstrom der Vv. cavae gelangen die Tumorzellen in den rechten Vorhof, in die rechte Herzkammer und über die A. pulmonalis in die Lungen. Diese bilden für die „Kavaorgane" das erste Filter. Die weitere hämatogene Ausbreitung erfolgt über den Pulmonalistyp, d. h., das Knochenmark stellt für diese Karzinomausbreitung das zweite Filter dar. Aufgrund dieser hämodynamischen Beziehungen sind beim Kava-

Tabelle 2 Häufigkeit der Knochenmetastasen im Zürcher Obduktionsgut, aufgeschlüsselt nach der Lokalisation der Primärgeschwülste (nach *Walther*)

Primärtumor	Zahl der Sektionsfälle	Zahl der Sektionsfälle mit Metastasen	Knochenmetastasen	
			Zahl der Fälle	Zahl der Fälle in %
Brustdrüse	107	91	48	45
Prostata	68	46	27	40
Schilddrüse	61	53	19	31
Bronchien/Lungen	163	142	48	29
Nieren	49	32	12	27
Haut (Melanome)	27	19	6	22
Hoden	14	13	3	21
Uterus	141	89	15	11
Ovarien	48	32	2	4
Magen	429	299	24	6
Gallenblase und extrahepatische Gallengänge	85	62	5	6
Pankreas	52	37	2	4
Dickdarm	147	68	3	2
Mastdarm	119	48	3	2
	1510	1031	217	14

Sekundäre Knochengeschwülste 649

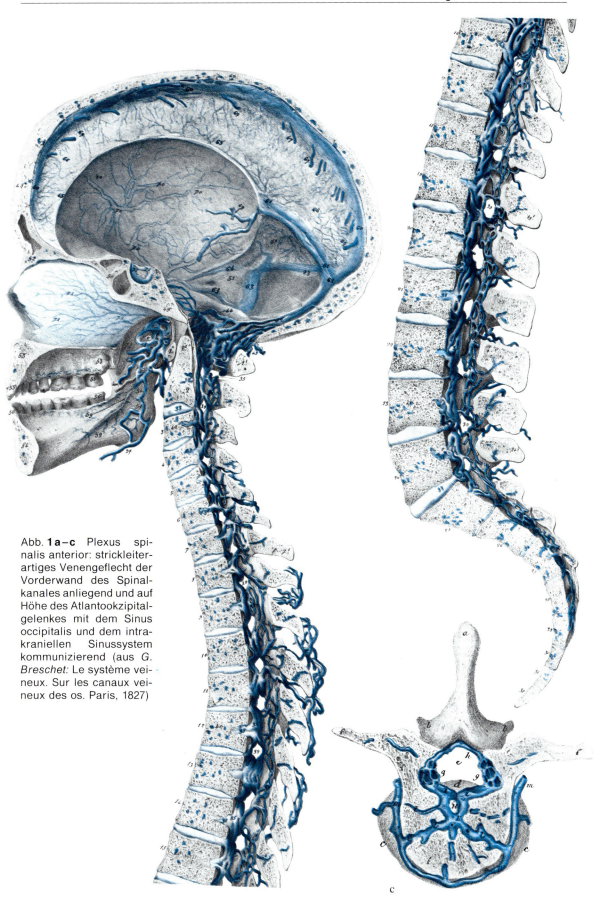

Abb. 1a–c Plexus spinalis anterior: strickleiterartiges Venengeflecht der Vorderwand des Spinalkanales anliegend und auf Höhe des Atlantookzipitalgelenkes mit dem Sinus occipitalis und dem intrakraniellen Sinussystem kommunizierend (aus *G. Breschet:* Le système veineux. Sur les canaux veineux des os. Paris, 1827)

typus Lungenmetastasen am frühesten und häufigsten zu erwarten. Das Knochenmark folgt erst an dritter Stelle (Tab. 1).

Zum *portalen Metastasierungstyp* gehören Karzinome, deren Venenblut von der V. portae gesammelt wird. Dazu gehören die Karzinome des Magen-Darm-Kanals von Speiseröhrenmitte bis zur Mitte des Rektums, der Gallenblase, der Gallenwege, des Pankreas und der Milz. Das erste hämatogene Filter ist die Leber, das zweite die Lunge, das dritte das Knochenmark. Das letztere wird daher auch nur in weniger als 10% der Fälle befallen.

Wenn Magen- und Kolonkarzinome erfahrungsgemäß auch überwiegend nach dem Portatypus metastasieren, so wird doch auch der kavale Metastasierungstyp möglich, wenn nämlich Blut über portokavale Anastomosen umgeleitet wird.

Einen vor allem für die Wirbelsäulenmetastasierung wichtigen Einschwemmweg stellen die sog. *Batsonschen vertebralen Venenplexus* dar, über die Tumorzellen aus dem kavalen System direkt in das Skelett gelangen können. Wie in der Abb. 1 dargestellt, bestehen diese Plexus aus dem Plexus spinalis anterior und posterior und dem Plexus praevertebralis. In der Gesamtheit stellt das vertebrale Venensystem sowohl in bezug auf die Einordnung in den venösen Kreislauf als auch bezüglich der Minutenkapazität einen venösen Kreislaufabschnitt dar, der dem Vena-cava-System gleichgeschaltet ist. Die Vv. cavae und die Plexus spinales sind durch je fünf segmental angeordnete Quervenen, die in der Mitte des Wirbelkörpers verlaufen, miteinander verbunden, so daß jederzeit Blut vom Spinalsystem in die Vv. cavae und umgekehrt überfließen kann. Die Flußrichtung wird vom jeweiligen Druck in den einzelnen Systemen bestimmt. Der Rückfluß aus den Vv. cavae in das spinale Venensystem wird dadurch erleichtert, daß die Verbindungsvenen klappenlos sind. Es sei hier noch auf weitere Anschlüsse an das Kavasystem verwiesen, nämlich auf die kranialen Übergänge des Plexus spinalis in den Sinus occipitalis und die kaudalen in den Plexus haemorrhoidalis. Für Karzinome des Rektums, der Harnblase, des Harnblasenbodens, der Prostata, der weiblichen und männlichen Geschlechtsorgane stellen die Venen und Kapillaren des Plexus spinalis die erstmögliche Filterstation dar.

Die Frage, warum bei generalisierter Skelettmetastasierung vielfach ein Befall der inneren Organe wie Leber und Lunge fehlt, ist insbesondere beim kavalen Metastasierungstyp schwierig und nicht eindeutig zu beantworten. Denkbar wäre, daß Tumorzellen über die Batsonschen Venenplexus in den Knochen gelangen, ehe sie Leber und Lunge erreichen können (z. B. Mammakarzinom). Vorstellbar ist aber auch, daß in den parenchymatösen Organen die Tumorzellen aufgrund örtlicher Gegebenheiten „nicht angehen", hingegen im Skelettsystem jedoch bessere Bedingungen vorfinden.

Hinsichtlich der *Lokalisation* im Skelettsystem werden ganz eindeutig diejenigen Regionen bevorzugt, welche über rotes Knochenmark verfügen; denn dieses hat einen wesentlich besseren Vaskularisationsgrad als das gelbe Fettmark. Das ist ein Faktor, der für eine Metastaseneinschwemmung durchaus von Relevanz ist. Die Blutversorgung des roten Knochenmarkes hängt andererseits von seiner topographischen Verteilung ab.

Das blutbildende Knochenmark verfügt über ein reiches sinusoidales System, das überwiegend durch Nutritialarterien versorgt wird. Die Nutritialarterien gelangen über die Diaphysen in die Röhrenknochen und setzen sich in die Metaphysen und – in Abhängigkeit vom Alter – in die Epiphysen fort, nachdem sie schmale Äste zu den diaphysären Marksinusoiden abgegeben haben. In den Meta- und/oder Epiphysen enden sie als weite Kapillargefäßschleifen, die sich in das metaphysäre sinusoidale System fortsetzen. Die Wände der Sinusoide sind durch intrasinusoidale Ketten aus blutbildendem Gewebe unterbrochen. Die Gefäßschleifen und Sinusoidalkanäle sind weiter als die intraossären Arteriolen. Das geht funktionell mit einem verlangsamten und temporär bis zur Stagnation reichenden Blutfluß einher. Setzt man noch eine diskutierbare Affinität der Tumorzellen zum Gefäßendothel voraus und berücksichtigt die engen topographischen Beziehungen zwischen den Sinusoiden und dem blutbildenden Gewebe, so ist ein verhältnismäßig leichtes Angehen von Tumorzellen in diesem als Filter wirkenden System gut vorstellbar. Das rote Knochenmark ist mit seiner guten Blutversorgung einer altersabhängigen Rückbildung unterworfen (Abb. 2), die sich an den Röhrenknochen von distal nach proximal vollzieht. Wenn im 12.–14. Lebensjahr die langen Röhrenknochenschäfte noch reichlich von rotem Knochenmark ausgefüllt sind, finden sich im 16.–18. Lebensjahr die Röhrenknochenschäfte in den mittleren Partien schon weitgehend frei von rotem Knochenmark. Spätestens vom 25. Lebensjahr an sind nur noch rote Knochenmarksansammlungen im Bereich der proximalen Humerus- und Femurmetaphyse zu finden. Aus den Hand- und Fußknochen verzieht sich das rote Knochenmark bereits im 1. Lebensjahr. Eine geringe Menge roten Fettmarks findet sich im Kalkaneus. Außerdem sind mikroskopische Reste von rotem Fettmark auch noch im Erwachsenenalter in den Röhrenknochenschäften nachzuweisen. Wirbelsäule, Becken, Rippen und Sternum behalten ihr rotes Knochenmark auch im Erwachsenenalter. Die

Abb. 2a u. b
a Darstellung des prozentualen Anteiles an rotem Knochenmark in verschiedenen anatomischen Knochenregionen in Abhängigkeit vom Lebensalter
b Prozentuale Konversion von gelbem in rotes Mark bei Markschädigungen. Relativ nimmt bei solchen Situationen das rote Mark in den Wirbeln, Rippen und im Sternum zu. Während im Femur die Konversion von nahezu reinem Fett in rotes Mark verhältnismäßig frühzeitig einsetzt, folgt die Konversion in der Tibia erst mit Verzögerung. Die Kurven (**a**: physiologische Konversion von rotem in gelbes Mark mit zunehmendem Lebensalter; **b** Rekonversion von gelbem in rotes Mark bei Streßsituationen des Marks) verlaufen annähernd umgekehrt spiegelbildlich (nach *Custer* u. *Ahlfeldt*)

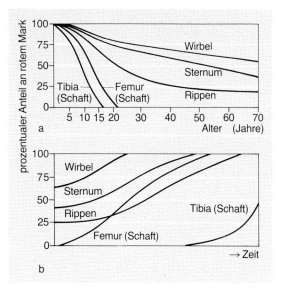

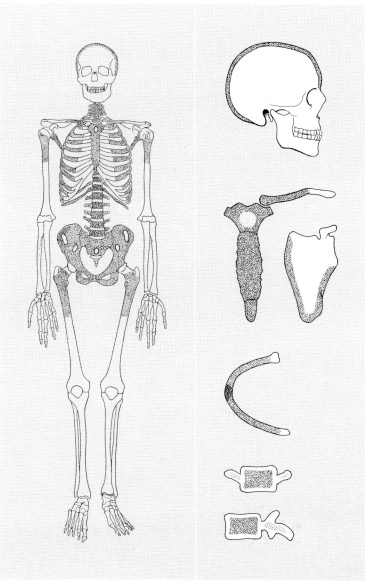

Abb. 3 Verteilung des roten Knochenmarks beim gesunden Erwachsenen. In Humerus und Femur kann die Verteilung auch noch ausgeprägter sein. ▨ rotes, □ gelbes Knochenmark

Verteilung des roten Knochenmarks ist in den Abb. **3** dargestellt.

Aus diesen Ausführungen über die Verteilung des roten Knochenmarkes geht ganz eindeutig die häufigste Metastasenlokalisation im Skelett des Erwachsenen hervor:

65–80% im Stammskelett, insbesondere der Lumbal- und Sakralregion,
etwa 12% in den Rippen einschließlich Sternum,
etwa 5% in den Beckenknochen,
etwa 9% in der Schädelkalotte,
8–9% in den proximalen Femora,
etwa 1–2% in den proximalen Humeri.
Die Regionen distal der Knie- und Ellenbogengelenke sind nur in etwa 1–2% aller Fälle von Knochenmetastasen befallen.

Bei einer generalisierten oder doch weitgehenden Besiedlung des roten Knochenmarkes mit Tumorzellen kommt es zu einer kompensatorischen Konversion bzw. Rekonversion des gelben Fettmarks in rotes Mark (Abb. **2**). Dadurch wird dann auch eine Skelettmetastasierung in atypische Regionen, nämlich z. B. in den Röhrenknochenschäften, in den Hand- und Fußknochen, möglich. Ähnliches gilt für die Ausbreitung und das Befallsmuster des Plasmozytoms. Unberührt davon bleiben selbstverständlich die nicht seltenen Röhrenknochenschaftmetastasen beim Bronchialkarzinom, die aber offensichtlich über eine periostale/kortikale Absiedlung ablaufen.

Häufigkeit von Skelettmetastasen

Die Zahlenangaben über die Häufigkeit von Skelettmetastasen bei den verschiedenen Primärtumoren schwanken in der Literatur ganz erheblich. Ganz eindeutig rangiert jedoch das Mammakarzinom mit einer Metastasenrate von etwa 45–60% an erster Stelle. Es folgen das Prostatakarzinom mit 40–50%, das Bronchialkarzinom (vor allem das kleinzellige) mit etwa 30–50% und das Schilddrüsenkarzinom mit etwa 30%. Bei Nieren-, Kolon- und Magenkarzinomen schwanken die Zahlenangaben zwischen 10 und 20%. Bei allen anderen Primärtumoren liegen die Metastasenraten im allgemeinen unter 10%.
Der relative Anteil der einzelnen Primärtumoren an allen beobachteten Knochenmetastasen beträgt: etwa 35% Mammakarzinom, etwa 30% Prostatakarzinom, etwa 10–15% Bronchialkarzinom, etwa 5% Nierenkarzinom, etwa 2% Uteruskarzinom, 2% Schilddrüsenkarzinom, 2% Magenkarzinom, 1% Kolonkarzinom, 10–13% andere Organkarzinome.

Klinik

Im Vordergrund der klinischen Symptomatik steht im allgemeinen der Knochenschmerz, der häufig zunächst dumpf und intermittierend empfunden wird und durch Ruhe sich nicht bessert. Mit der Zeit tritt ein Dauerschmerz mit nächtlichen Schmerzkrisen ein. Das Intervall zwischen Schmerzsymptomatik und röntgenologischem Nachweis der Metastasen kann unterschiedlich lang sein: Beim aggressiven kleinzelligen Bronchialkarzinom beträgt es manchmal nur 14 Tage. Bei Adenokarzinomen der Lunge, der Niere und auch der Mamma zeigt sich das Tumorgewebe am Absiedlungsort manchmal erst Wochen oder Monate nach Schmerzbeginn. Spontanfrakturen werden sehr häufig beobachtet. Am Gliedmaßenskelett führen Spontanfrakturen nicht selten zu größeren Blutungen, die einen klinischen Tastbefund verursachen können. Bei einer generalisierten Metastasierung leiden die Patienten sehr häufig auch unter allgemeinen Symptomen wie Gewichtsabnahme, allgemeinem Schwächegefühl und Müdigkeit; gelegentlich tritt Fieber auf.
Laborchemisch erweist sich im Regelfall die Blutkörperchen-Senkungsgeschwindigkeit als erhöht; insbesondere bei generalisierter Skelettmetastasierung besteht eine mehr oder weniger ausgeprägte Anämie infolge der Verdrängung des roten Knochenmarks. Insgesamt betrachtet, hängt die klinische Symptomatik natürlich von der Ausprägung der Skelettmetastasierung ab: Bei einer solitären Metastase dominiert in der Regel die lokale Schmerzsymptomatik. Ähnliches gilt auch für multiple Metastasen, während eine generalisierte Metastasierung gewöhnlich mit einer Allgemeinsymptomatik einhergeht.

Auf eine besondere Komplikation, das *Hyperkalzämie-Syndrom,* sei hier verwiesen. Es wird offensichtlich durch die Sekretion osteolytisch und hyperkalzämisch wirksamer Tumormetaboliten ausgelöst (s. oben) und besonders häufig bei Patienten mit Mammakarzinomen, Plattenepithelkarzinomen des Bronchialsystems, Nierenzellkarzinomen sowie bei Myelomen beobachtet.
Die nach Auflösung des Knochens frei werdenden Kalziummengen spiegeln sich in einem oft stark erhöhten Kalziumblutspiegel wider. Bei der Hälfte der Patienten mit Hyperkalzämiesyndrom kommt es zu einer Steigerung der Phosphaturie und der Ausscheidung des zyklischen Adenosinmonophosphates. Bei einem Teil dieser Patienten gibt es auch Befundkonstellationen wie bei primärem Hyperparathyreoidismus mit Hyperkalzämie, Hypophosphatämie, gesteigerter Phosphaturie und gesteigerter Ausscheidung des zyklischen Adenosinmonophosphates. Bei der Mehrzahl der Patienten ist jedoch keine vermehrte Parathormonsekretion

mittels üblicher radioimmunologischer Meßverfahren nachzuweisen. Die klinische Symptomatik des Hyperkalzämiesyndroms ist sehr vielfältig; es werden beobachtet:

Folgen der Abweichungen des Wasserhaushaltes: Die Hyperkalzämie zieht eine Polyurie nach sich, der wiederum eine Polydipsie folgt. Mit der Polyurie geht eine gesteigerte Kalziurie einher, die eine vermehrte Kaliumausscheidung mit den Folgen einer Hypokaliämie nach sich zieht.

Intestinale Symptome äußern sich im wesentlichen als Übelkeit und Brechneigung, die sehr quälend sein kann.

Neurologisch-psychiatrische Symptome zeigen sich bei der Mehrzahl der Patienten als Müdigkeit, Abgeschlagenheit, Hyporeflexie, Mißstimmungen und Übellaunigkeit. Diese Symptome können vom Arzt durchaus im Sinne einer depressiven Reaktion auf das Bewußtsein, an einem malignen Tumor zu leiden, fehlgedeutet werden.

Kardiale Abweichungen geben sich an einer Verkürzung der PQ-Zeit zu erkennen. Die auftretenden Herzrhythmusstörungen sind wahrscheinlich Folge der reaktiven Hypokaliämie bei Hyperkalzämie.

Röntgenbild

Korrespondierend mit den oben beschriebenen pathologisch-anatomischen Veränderungen lassen sich röntgenologisch folgende Erscheinungsformen von Knochenmetastasen unterscheiden:

die *osteolytische Metastase,*
die *„zystisch"-expansive Metastase,*
die *osteoplastische Metastase,*
die *gemischtförmigen osteolytisch-osteoplastischen Metastasen,*
tumoröse und reaktive Periostveränderungen.

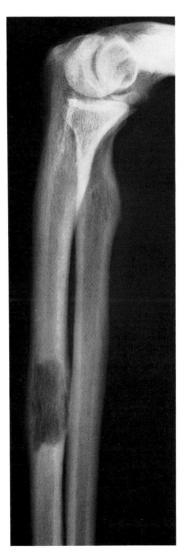 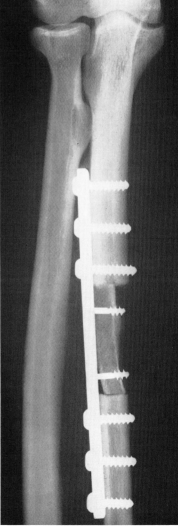

Abb. 4a u. b Osteolytische Metastase eines Plattenepithelkarzinoms der Bronchien im mittleren Schaftdrittel der Ulna (**a**). **b** Zustand nach Resektion der Metastase und Fixation mit einem kortikospongiösen Span und einer Metallplatte. 57jähriger Mann (Aufnahmen: Prof. Dr. *Uehlinger*)

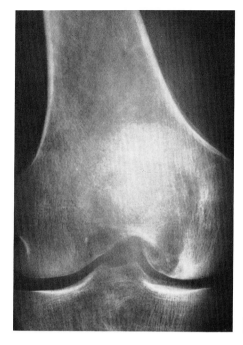
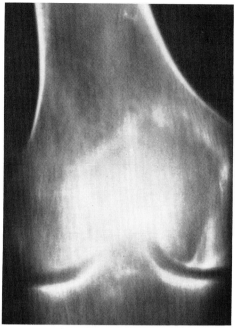
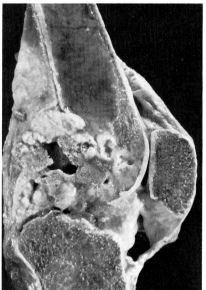

Abb. 5a−c Osteolytische Metastase eines verhornenden Plattenepithelkarzinoms (Bronchialkarzinom) in der rechtsseitigen distalen Femurepi-/-metaphyse als klinisch-radiologische Primärmanifestation des Tumors
a Sagittalaufnahme   b Tomogramm
c Sagittalaufnahme des anatomischen Präparates 3 Monate nach der Aufnahme a und Exitus des Patienten. (Aufnahmen: Prof. Dr. *Uehlinger*)

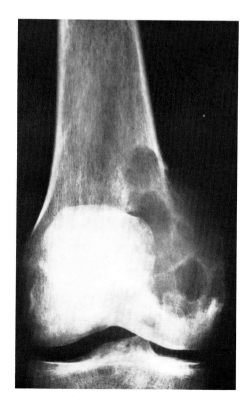

Abb. 6 Multizentrische osteolytische Metastase eines Hämangioendothelioms der Schilddrüse in der distalen Femurmetaepiphyse. 53jähriger Mann (Aufnahmen: Prof. Dr. *Uehlinger*)

Röntgenologisch sind etwa 45–50% der Knochenmetastasen als osteolytisch, 35–40% als osteoplastisch und etwa 10% als gemischtförmig einzuordnen. Beim Sarkom überwiegt die osteolytische Metastasierung mit etwa 74% die osteoplastische Metastasierung mit etwa 21%.

Im Hinblick auf die Lokalisation von Metastasen im Knochen werden die *zentrale*, die *kortikale* und *periostale* Lage von der *diffusen Durchsetzung* des Knochens unterschieden.

Hinsichtlich des Verteilungsmusters im Skelett treten Metastasen *solitär, oligotop* oder *generalisiert* auf.

Vor der Besprechung der einzelnen klassischen Manifestationsformen von Skelettmetastasen sei noch einmal darauf hingewiesen, daß der fehlende röntgenologische Nachweis von Form- und Strukturveränderungen im Skelett und ein negatives Knochenszintigramm das Vorliegen einer Skelettmetastasierung im mikroskopischen Bereich nicht ausschließen. Nicht selten läßt sich bei einer foudroyanten generalisierten metastatischen Ausbreitung, insbesondere an der Wirbelsäule und im Becken, nur eine *Osteoporose* röntgenologisch nachweisen, die in der überwiegenden Zahl der Fälle ähnlich wie bei der nichtosteolytischen Myelomatose diskret fleckig imponieren und mit feinsten Spongiosaunschärfen (Lupenbetrachtung!) einhergehen kann.

Osteolytische Metastase

Der Röntgenaspekt osteolytischer Metastasen variiert häufig. Es werden sowohl geographische Destruktionsmuster als auch mottenfraßartige und permeative Läsionen beobachtet. Beim *geographischen Destruktionsmuster* dominiert der Lodwick-Grad II (Abb. **5a** u. **b, 6** u. **9**); aber auch die Grade I C (Abb. **4**), seltener I B, werden beobachtet. An

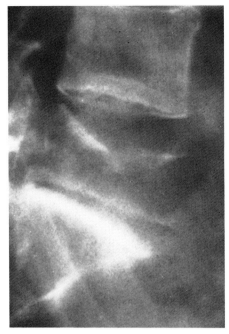

Abb. **7** Osteolytische Metastase eines Adenokarzinoms des Dickdarmes. Kompression des 5. Lendenwirbels. 57jährige Frau (Aufnahme: Prof. Dr. *Uehlinger*)

der Wirbelsäule sind osteolytische Metastasen schwieriger in das Lodwick-Schema einzuordnen, da hier vielfach Sekundärveränderungen, wie z. B. Spontanfrakturen mit Grund- und Deckplatteneinbrüchen und Sinterungen, das Bild überlagern (Abb. **7** und **8**). Bei einer generalisierten osteolytischen Wirbelsäulenmetastasierung sind die einzelnen Osteolysen häufig nicht mehr voneinander abzugrenzen. In der Regel finden sich schon bei der Erstuntersuchung Spontanfrakturen mit Grund- und Deckplatteneinbrüchen, Sinterungen usw.

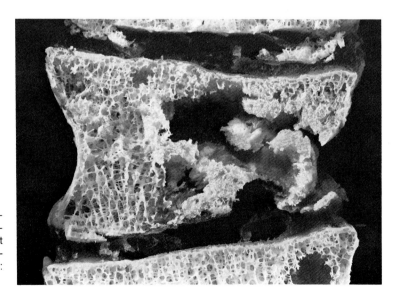

Abb. **8** Osteolytische Wirbelmetastasen bei einem Adenokarzinom der Brustdrüse mit Kompressionsfraktur. Keilwirbel. 80jährige Frau (Aufnahme: Prof. Dr. *Uehlinger*)

656 Skelettumoren

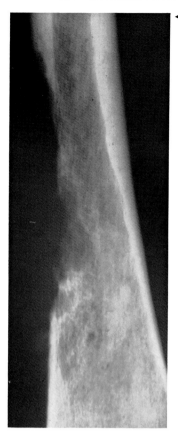

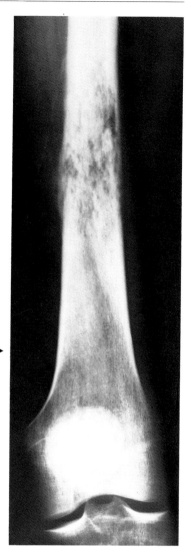

◀ Abb. 9 Ausgedehnte osteolytische Metastase im linken distalen Femurschaft und in der distalen Metaphyse bei einem hypernephroiden Karzinom. (Aufnahme: Prof. Dr. *Uehlinger*)

Abb. 11 Mottenfraßartige Zerstörung und Spontanfraktur der Femurdiaphyse durch die Metastase eines schleimbildenden Adenokarzinoms des Magen-Darm-Traktes. 47jähriger Mann (Aufnahme: Prof. Dr. *Uehlinger*) ▶

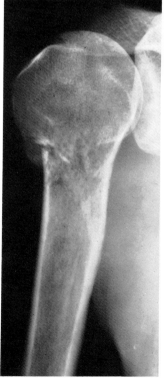
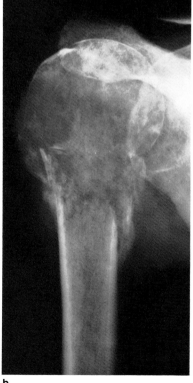

a   b

Abb. 10a u. b Zunächst überwiegend mottenfraßartige (**a**), später (**b**) expansive und mottenfraßartige (Lodwick-Grad II) Metastase eines Bronchialkarzinoms im Humeruskopf und im proximalen Schaft. Zwischen Aufnahme **a** und **b** liegt ein Zeitraum von 3 Monaten. 67jähriger Mann (Aufnahme: Prof. Dr. *Uehlinger*)

Sekundäre Knochengeschwülste

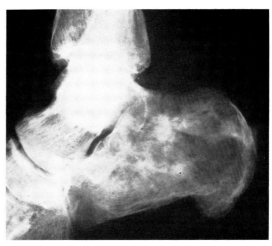

Abb. 13   Osteolytische Kalkaneusmetastase bei einem Adenokarzinom der Prostata. 68jähriger Mann (Aufnahme: Prof. Dr. *Uehlinger*)

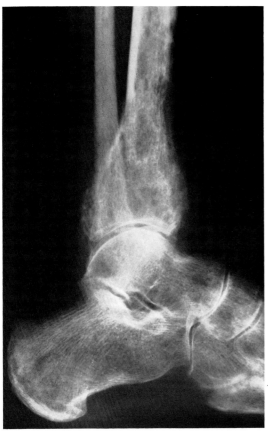

◄ Abb. 12   Osteolytische mottenfraßartige Karzinommetastase in der distalen Tibia bei unbekanntem Primärtumor. 68jährige Frau (Aufnahme: Prof. Dr. *Uehlinger*)

Abb. 14a u. b   Spontanfraktur in der distalen Tibia bei einer osteolytischen Metastase eines Plattenepithelkarzinoms der Bronchien. Die mottenfraßartige Osteolyse ist eben gerade abgrenzbar. Osteosynthetische Behandlung mit ausgedehnter Progression der metastatischen Destruktion (mottenfraßartig) 2 Monate später. 75jähriger Mann (Aufnahmen: Prof. Dr. *Uehlinger*)

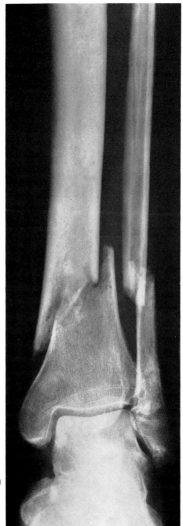

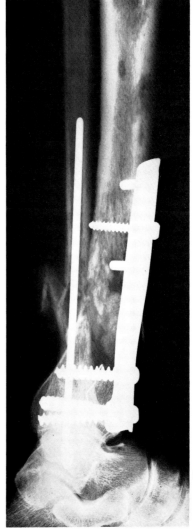

658　Skelettumoren

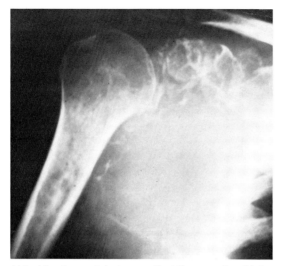

Abb. 15 Ausgedehnte „zystisch"-expansive Metastase eines hypernephroiden Karzinoms im rechten Schulterblatt. Der Primärtumor wurde vor 8 Jahren exstirpiert. 2 Jahre vor der obigen Aufnahme chirurgische Entfernung einer Epiglottismetastase. 52jähriger Mann (Aufnahme: Prof. Dr. *Uehlinger*)

Mottenfraßartige Destruktionsmuster (Abb. **10a, 11–14**) werden besonders bei sehr aggressiven Metastasen, z. B. des kleinzelligen Bronchialkarzinoms, gefunden.

„Zystisch"-expansive Metastase

Bei diesem Metastasentyp liegt definitionsgemäß eine Expansion des Knochens vor. In der Regel ist die Kompakta weitgehend zerstört, und der Tumor breitet sich in die angrenzenden Weichteile aus (Abb. **6, 16** u.**19**). Nicht selten sind die parossalen

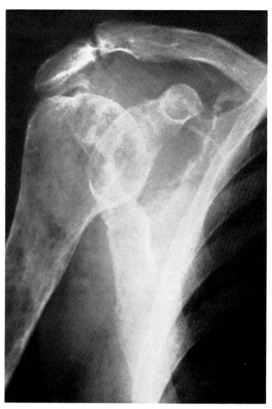

Abb. 17 „Zystisch"-expansive Metastase im Schulterblatt bei einem hypernephroiden Karzinom. 73jährige Frau (Aufnahme: Prof. Dr. *Uehlinger*)

Geschwulstanteile von einer hauchdünnen Periostschale umgeben (Abb. **15, 17, 18** u. **20**).
Im Zusammenhang mit der Beschreibung der „zystisch"-expansiven Knochenmetastase sei auf eine Besonderheit bei ihrem solitären Auftreten,

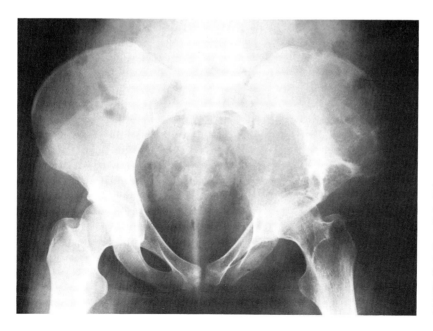

Abb. 16
Expansive Metastase eines Nebennierenrindenkarzinoms in der linken Beckenschaufel und im Azetabulum. Die Metastase ist offensichtlich multizentrisch gewachsen. 23jährige Frau (Aufnahme: Prof. Dr. *Uehlinger*)

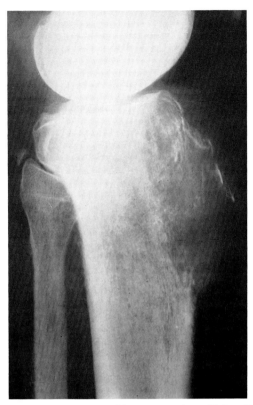

Abb. 18 Expansive Metastase eines kleinzelligen Bronchialkarzinoms im Tibiakopf. Vom Morphologischen entspricht die Destruktion einem Lodwick-Grad II. 70jähriger Mann (Aufnahme: Prof. Dr. *Uehlinger*)

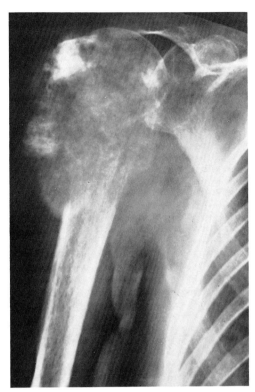

Abb. 19 Expansive Metastase im rechten proximalen Humerus bei einem Gallenblasenkarzinom. Die fleckigen Osteosklerosen können als reaktiv entstanden, aber auch als Ausdruck einer osteoplastischen Metastasenkomponente gedeutet werden. Ähnlichkeit des Befundes mit einem Osteosarkom (!). 56jährige Frau (Aufnahme: Prof. Dr. *Uehlinger*)

verwiesen. Dies wird bei etwa 5% aller Knochenmetastasenträger als Kombination einer Osteolyse mit einem parossalen Geschwulstanteil als Erstmanifestation eines Tumorleidens gefunden und verursacht bei der Abgrenzung gegenüber einem primären Geschwulstprozeß des Knochens, besonders bei jüngeren Patienten, manchmal erhebliche differentialdiagnostische Schwierigkeiten. Insbesondere beim Adenokarzinom können solche solitären Knochenmetastasen mit einem parossalen Geschwulstanteil (Computertomographie, Abb. 21) bis zu 3 Jahre vor Entdeckung des Primärtumors auftreten.

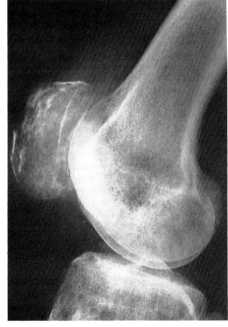

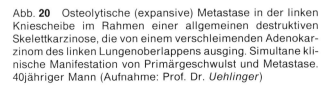

Abb. 20 Osteolytische (expansive) Metastase in der linken Kniescheibe im Rahmen einer allgemeinen destruktiven Skelettkarzinose, die von einem verschleimenden Adenokarzinom des linken Lungenoberlappens ausging. Simultane klinische Manifestation von Primärgeschwulst und Metastase. 40jähriger Mann (Aufnahme: Prof. Dr. *Uehlinger*)

660 Skelettumoren

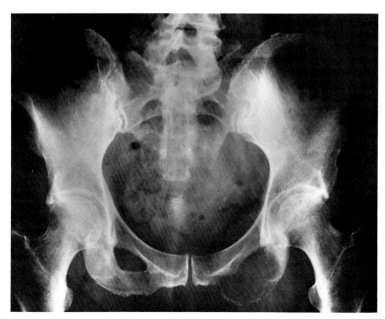

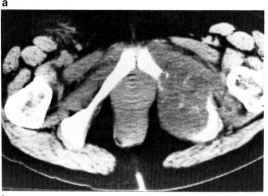

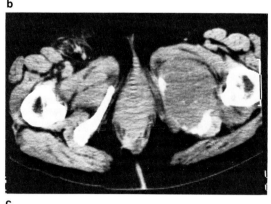

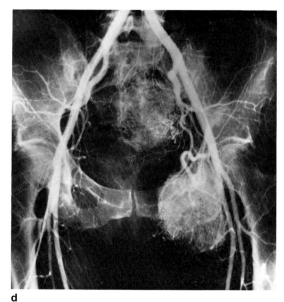

Abb. 21a–d Massiv raumfordernde und hypervaskularisierte Metastase eines Zervixkarzinoms im linken Sitzbein. Im Angiogramm ist der Genitaltumor mitangefärbt. Im CT wird der paraossale Geschwulstanteil besonders deutlich. Die klinische Symptomatik mit Tastbefund am linken Sitzbein trat etwa 4–5 Monate vor der Entdeckung des Primärtumors auf. Differentialdiagnostisch könnten rein morphologisch eine aneurysmatische Knochenzyste und auch ein solitäres Plasmozytom angenommen werden. 43jährige Patientin, die nach Entfernung von Primärtumor und Metastase jetzt bereits 3 Jahre rezidiv- und metastasenfrei ist.

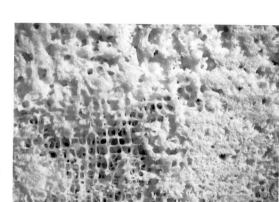

Abb. 22 Pathologisch-anatomisches Präparat einer osteoplastischen Wirbelmetastase bei einem Adenokarzinom des Magens. Das in der linken unteren Bildhälfte erkennbare, noch weitgehend unveränderte Spongiosagitter ist von Geschwulstknochen umgeben. 64jähriger Mann (Aufnahme: Prof. Dr. Uehlinger)

Abb. 23 a u. b Osteoplastische Skelettkarzinose bei einem Prostatakarzinom
a Lendenwirbel
b Manubrium sterni mit periostalen Spikula. 78jähriger Mann (Aufnahmen: Prof. Dr. *Uehlinger*)

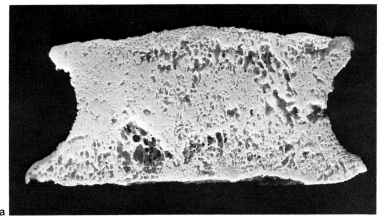

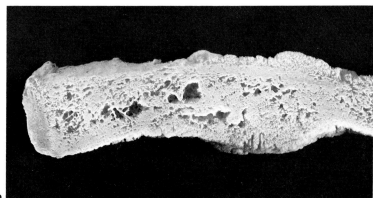

Osteoplastische Metastase

Röntgenologisch ist sie nur dann zu erkennen, wenn sie zu einer Dichtezunahme des Knochens geführt hat, die über derjenigen ihrer Umgebung liegt. Die Röntgenmorphologie wird leicht verständlich, wenn man die in den Abb. **22, 23, 26 b** u. **27** dargestellten pathologisch-anatomischen Präparate betrachtet. Die Dichtezunahme kann relativ gleichmäßig (Abb. **24** u. **30**), aber auch ausgesprochen fleckig (Abb. **25** u. **26a**) anmuten. Auf die Problematik der differentialdiagnostischen Abgrenzung diffuser osteoplastischer Metastasen vom M. Paget sei hier schon anhand der Abb. **28** u. **29** verwiesen. Zur röntgenologischen Unterscheidung osteoplastischer Metastasen von ebenfalls mit einer Dichtezunahme einhergehenden reparativen Vorgängen osteolytischer Metastasen s. unter „Verlaufsbeobachtung von Skelettmetastasen", S. 671.

Gemischtförmige Metastasen

Dieser Metastasentyp wird als Nebeneinander von osteolytischen und osteoplastischen Metastasen definiert und kommt nur bei multiplen oder generalisierten Metastasen vor (Abb. **31–33**). Er wird überwiegend bei Mamma-, Magen- und Schilddrüsenkarzinomen beobachtet. Die Abgrenzung der osteoplastischen Metastasen von reaktiven oder reparativen Osteosklerosen kann manchmal erhebliche Schwierigkeiten bereiten. Überhaupt ist es nicht leicht, bei fleckigen Osteolysen und fleckigen osteoplastischen Veränderungen die jeweils dazwischen gelegenen knöchernen Strukturen als normal oder osteoplastisch bzw. osteolytisch verändert anzusprechen. Verständlich wird diese Aus-

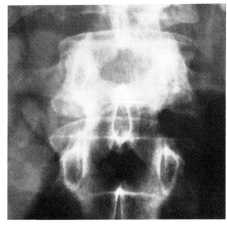

Abb. **24** Osteoplastische Metastase in Th 12 von einem Hämangioendotheliom der Schilddrüse. 53jähriger Mann (Aufnahme: Prof. Dr. *Uehlinger*)

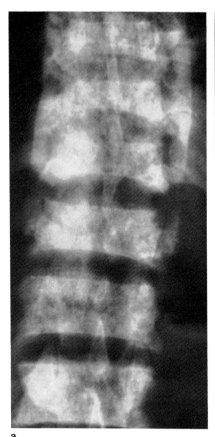
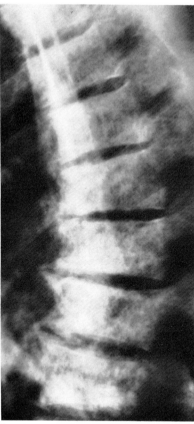

Abb. 25a u. b
Generalisierte osteoplastische Metastasierung in die Brustwirbelsäule bei Prostatakarzinom. Kyphosebildung durch Sinterungen der dargestellten mittleren Wirbel. 74jähriger Mann (Aufnahmen: Prof. Dr. *Uehlinger*)

sage, wenn man berücksichtigt, daß es sich beim konventionellen Röntgenbild um ein Summationsbild von räumlich sich vielfach überlagernden normalen und pathologischen Strukturen handelt.

Tumoröse und reaktive Periostveränderungen

Metastasen insbesondere des Bronchialkarzinoms (Pulmonalistyp der metastatischen Ausbreitung) können sich direkt im Periost absiedeln und dort eine Knochenneubildung auslösen, deren pathogenetischer Ablauf bisher noch nicht geklärt ist. Die darunter gelegene Kompakta kann bei dieser reinen periostalen Metastasierung völlig oder weitgehend intakt sein (Abb. 34a). Bei Probebiopsien finden sich zwischen den periostalen Knochenneubildungen massive Tumorzellansammlungen bzw. -nester. Davon abzugrenzen sind reaktive und reparative Periostveränderungen bei einer primär medullären oder kortikalen Tumorbesiedlung (Abb. 35–38). Je nach Wachstum und Ausbreitung über die Volkmannschen oder über die Haversschen Kanäle lassen sich solide, lamellierte, unterbrochene Periostveränderungen und auch Spikulabildungen nachweisen.

Bei der *hypertrophischen Osteoarthropathie* finden sich in der Regel weder im Periost noch in der Kompakta oder im Markraum Tumorabsiedlungen. Diese Art der Periostverknöcherung tritt manchmal beim Bronchialkarzinom noch vor seiner metastatischen Ausbreitung auf. Sie geht immer mit Trommelschlegelfingern und häufig mit Gelenkschmerzen im Fuß- und Handskelettbereich einher. Die bilateral-symmetrischen Periostverknöcherungen entsprechen in der überwiegenden Zahl der Fälle einfachen Lamellenbildungen, die manschettenartig die Schäfte, insbesondere der Metakarpalia und -tarsalia, des Radius, der Ulna, Tibia und Fibula, umgeben.

Anmerkungen zum Metastasenmuster einiger Karzinomentitäten

Bronchialkarzinom

Das Bronchialkarzinom geht mit einer sehr hohen Skelettmetastasierungsrate einher, die in der Literatur zwischen 30 und 50% angegeben wird. Am häufigsten metastasiert das kleinzellige Bronchialkarzinom in das Skelett, dann in der Regel diffus. Das Metastasenmuster ist überwiegend mottenfraßartig oder permeativ oder entspricht den Graden II bis III auf der Lodwick-Skala (Abb. **5, 10a, 14** u. **18**).

Differenzierte Adenokarzinome setzen nicht selten expansive Läsionen. Entsprechendes gilt für Plat-

Abb. 26 a u. b
a Diffuse symmetrische osteoplastische Metastasierung im Bekken bei einem soliden Prostatakarzinom. 74jähriger Mann
b Präparateaufnahme einer ausgedehnten osteoplastischen Bekkenmetastasierung, die von einem Adenokarzinom der Prostata ausging. 47jähriger Mann (Aufnahmen: Prof. Dr. *Uehlinger*)

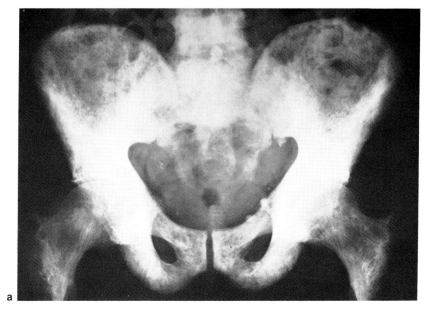

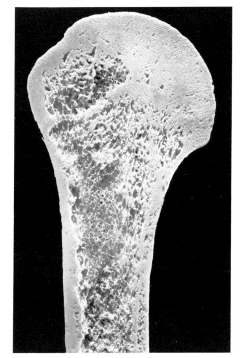

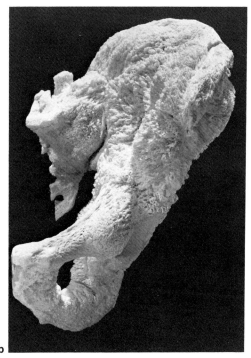

Abb. 27 Osteoplastische Metastase im Humeruskopf bei einem Siegelringkarzinom des Magens. 55jähriger Mann (Aufnahme: Prof. Dr. *Uehlinger*)

tenepithelkarzinome (Abb. **10b** u. **20**). Osteoplastische Metastasen sind beim Bronchialkarzinom verhältnismäßig selten und nehmen maximal 25% seiner Metastasen ein.
Die Kapillarnetze des Knochenmarks stellen für das Lungenvenenblut das erste Filter dar. Deswegen ist der häufigste Metastasenort auch das Stammskelett. Nicht ungewöhnlich ist aber auch die *primäre metastatische Absiedlung des Bronchialkarzinoms im Bereich der Kompakta oder des Periostes an Röhrenknochenschäften* insbesondere von Femur (Abb. **34a**), Humerus und Tibia. Kompaktadestruktionen und reaktiv-reparative Knochenneubildungen, begleitet von einer paraossalen Tumormasse, sollten bei Patienten jenseits des 45. Lebensjahres in erster Linie an die Metastase eines Bronchialkarzinoms denken lassen. Von der Wahrscheinlichkeit her kommt erst an die zweite Stelle differential-diagnostischer Überlegungen ein primärer Knochentumor. In der Regel klärt die Tho-

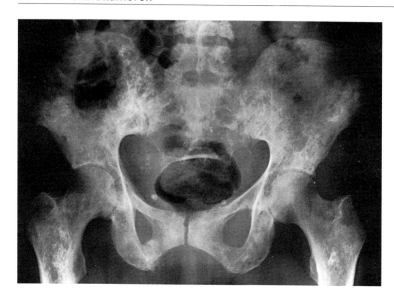

Abb. 28 Ausgedehnte osteolytisch-osteoplastische Metastasen im Beckenskelett. Vom Morphologischen her sind durchaus Ähnlichkeiten mit einem Morbus Paget vorhanden. Gegen den Morbus Paget spricht aber die fehlende Volumenvermehrung

raxaufnahme in zwei Ebenen die differentialdiagnostische Problematik.
Metastasen distal der Knie- und Ellenbogenregion werden in etwa der Hälfte der Fälle vom Bronchialkarzinom verursacht (Abb. 39 u. 40).

Mammakarzinom

Das Mammakarzinom ist der häufigste in das Skelett metastasierende Primärtumor. In Abhängigkeit vom Stadium des Primärtumors liegt die Metastasenrate zwischen 45 und 60%.
Das Intervall zwischen der initialen Schmerzsymptomatik und dem röntgenologischen Nachweis von Knochenmetastasen beträgt im Durchschnitt 3–18 Monate. Nicht allzu selten erfolgt die Metastasierung in das Skelett in Schüben, getrennt durch mehrjährige Intervalle der Metastasenkonsolidation. Zwischen der Exstirpation des Primärkarzinoms einschließlich der axillären Lymphknoten und der klinisch-röntgenologischen Manifestation der Skelettmetastasen liegt oft ein Intervall von 2–3 Jahren, manchmal von Jahrzehnten. Vorzugssitze der Metastasen sind das Becken, insbesondere die sakroiliakalgelenksnahe Region des Os ilium und des Sakrums, die Lendenwirbelsäule, die Rippen, die Schädelknochen und die proximalen Femora.
In mehr als der Hälfte der Fälle sind die Metastasen gemischtförmig (Abb. 32 u. 33), seltener rein osteolytisch oder osteoplastisch.
Auf den Wandel des röntgenologischen Erscheinungsbildes unter der modernen Chemotherapie wird unten näher eingegangen.

Prostatakarzinom

Unter den in das Skelett metastasierenden Primärtumoren liegt das Prostatakarzinom an zweiter Stelle. Seine ossäre Metastasenhäufigkeit beträgt nämlich etwa 40–50%.
Prädilektionsorte der Skelettmetastasierung sind das Becken und die lumbosakrale Wirbelsäule, d.h. die Knochen im Einzugsgebiet des Plexus venosus rectalis (Plexus haemorrhoidalis) und des Batsonschen vertebralen Venenplexus (s. oben). Wenn auch die Knochenmetastasierung beim Prostatakarzinom in der Regel ein Spätereignis ist und der Zeitraum zwischen der Exstirpation oder kurativen Strahlentherapie des Primärtumors und den ersten Zeichen der Skelettmetastasierung mehrere Jahre betragen kann, so werden in der täglichen Praxis doch immer wieder Fälle beobachtet, bei denen eine diffuse osteoplastische Metastasierung sich als erste klinisch-radiologische Manifestationsform des Tumors offenbart. Der Primärtumor muß in diesen Fällen nicht selten erst gesucht werden (Zytopunktion, Stanzbiopsie, Ultrasonographie). Das röntgenologische Erscheinungsbild (Abb. 25, 26 u. 31) der Skelettmetastasen beim Prostatakarzinom ist überwiegend osteoplastisch, bei sehr alten Patienten allerdings eher osteolytisch. Obwohl die Metastasierung im Stammskelettbereich fast ausschließlich osteoplastischer Natur ist, können gleichzeitig bestehende Skelettmetastasen an den Gliedmaßen durchaus osteolytisch sein.

Adenokarzinom der Niere

Nierenkarzinome metastasieren zu etwa 10–20% in das Skelett. Diese relativ hohe Skelettmetastasierungsrate wird verständlich, wenn man die Tendenz des Nierenkarzinoms berücksichtigt, in die Nierenvenen einzuwachsen.
Bevorzugte Lokalisationen frühzeitiger Metastasen sind die Diaphysen und proximalen Metaphysen von Humerus und Femur, aber auch von Ra-

dius und Ulna. Multiple Metastasen bevorzugen hingegen eher das Achsenskelett, insbesondere das Becken. Die Metastasen wachsen fast ausschließlich osteolytisch und sind hochvaskularisiert (Abb. 41). Besonders an den Röhrenknochen und im Becken neigen die Metastasen dazu, sich expansiv zu vergrößern (Abb. 15, 17 u. 41).

Bei einer Hypernephrommetastase in der Femurdiaphyse tastet man häufig einen pulsierenden Weichteiltumor.

Findet man eine solche grob-expansive hochvaskularisierte Osteolyse z. B. im Femur oder im Sitzbein eines Erwachsenen, dann sollte man ätiologisch immer zuerst an die Metastase eines Nierenkarzinoms denken; von der Wahrscheinlichkeit her sind in die ätiologische Differentialdiagnose allerdings auch das Schilddrüsenkarzinom und schließlich das Plasmozytom einzubeziehen. Die diagnostische Abklärung ist mit den heute zur Verfügung stehenden Untersuchungsmethoden wie Ultraschall, Computertomographie, Punktionszytologie kurzfristig zu erreichen.

Schilddrüsenkarzinom

Die Skelettmetastasierungsrate des Schilddrüsenkarzinoms wird mit etwa 30% angegeben. Die Metastasen wachsen überwiegend osteolytisch und expansiv, also ähnlich wie beim hypernephroiden Karzinom. Sie sind bei etwa einem Drittel der Fälle das erste klinische Symptom. Die Abb. 42 gibt die expansive und mit Spikulabildungen einhergehende Metastase eines Schilddrüsenkarzinoms 8 Jahre nach subtotaler Strumektomie wieder.

Bei der generalisierten Metastasierung eines Schilddrüsenkarzinoms in das Skelett lassen sich meist auch gemischtförmige osteolytisch-osteoplastische Metastasen nachweisen.

Karzinome des Gastrointestinaltraktes

Das Magenkarzinom metastasiert bei etwa 10–20% der Patienten in das Skelett und verursacht überwiegend osteoplastische (Abb. 22) oder

Text weiter S. 668

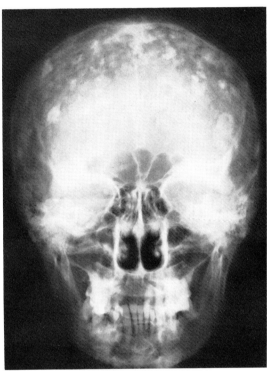

a

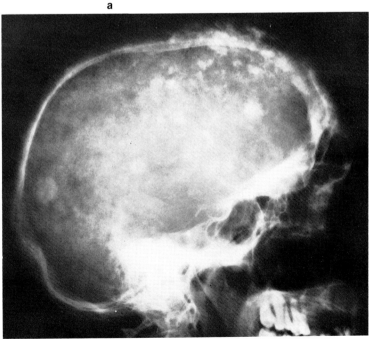

Abb. 29a u. b Kombination eines Morbus Paget mit osteoplastischen Schädelkalottenmetastasen bei einem Adenokarzinom des Magens, 71jähriger Patient. Ausschließlich röntgenmorphologisch ist die Unterscheidung zwischen metastatischen und Paget-bedingten Veränderungen nicht möglich (Aufnahmen: Prof. Dr. *Uehlinger*)

b

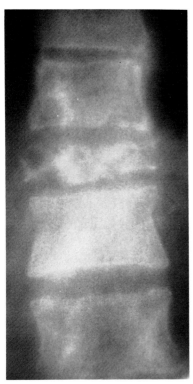

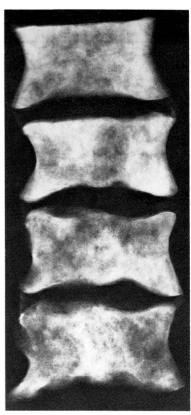

Abb. 30 Osteoplastische Metastasierung in die Brustwirbelsäule bei einem undifferenzierten soliden Karzinom. Kompression des 10. Brustwirbels. 37jährige Frau (Aufnahme: Prof. Dr. *Uehlinger*)

Abb. 31 Generalisierte osteolytisch-osteoplastische Metastasierung bei einem Prostatakarzinom. Präparataufnahme. 71jähriger Mann (Aufnahme: Prof. Dr. *Uehlinger*)

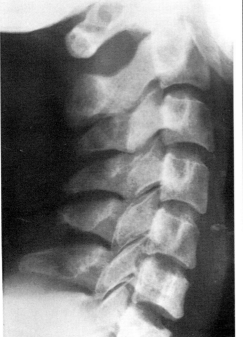
a

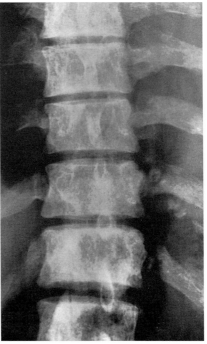
b

Abb. 32 a u. b Generalisierte osteolytisch-osteoplastische Metastasierung bei einem Mammakarzinom (37jährige Frau). Besonders an der unteren BWS dominieren die fleckigen osteoplastischen Dichtezunahmen. Die dazwischenliegenden Knochenareale sind kaum konkret einzuschätzen: Entsprechen sie normalen Spongiosastrukturen oder sind sie osteolytisch verändert? Da die Köpfchen der XI. und XII. Rippe links und auch die anderen mitabgebildeten Rippenabschnitte sowie die Dornfortsätze der Halswirbelsäule osteolytische Destruktionen zeigen, ist die Annahme einer gemischtförmigen Metastasierung berechtigt

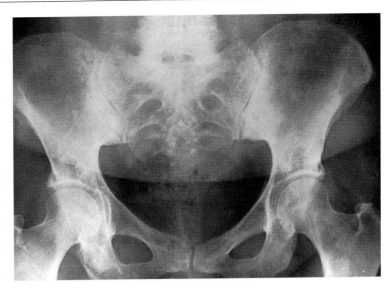

Abb. 33 Gemischtförmige osteolytisch-osteoplastische Metastasierung im Beckenskelett mit mehr flächigen osteoplastischen Metastasen im Os ilium, beiderseits, medial gelegen, und im rechten Sitzbein bei Mammakarzinom. Irregulär-fleckige Skleroseherde in den oberen Bekkenschaufelanteilen beiderseits. Dazwischen im einzelnen kaum abgrenzbare osteolytische Veränderungen, die lediglich um die Schambeinregion herum besonders rechts deutlicher hervortreten. Die beschriebene Zuordnung der Veränderungen gelingt in der Regel nur durch eine vergleichende Befundung mit Vor- und Folgeaufnahmen, die hier nicht alle wiedergegeben werden können

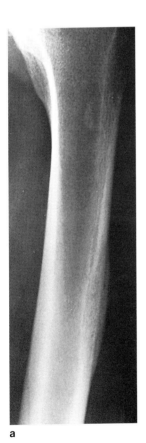
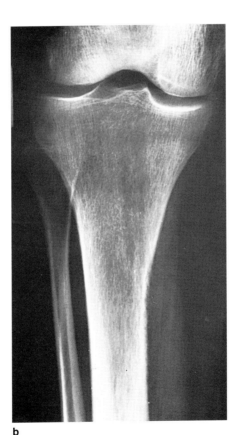
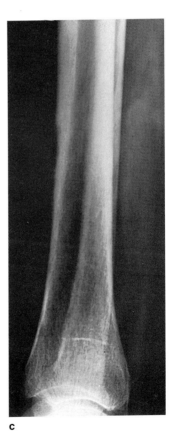

a b c

Abb. 34 a–c
a Periostale Metastase im lateralen Femurschaft links bei einem Bronchialkarzinom (bioptisch gesichert). Die daruntergelegene Kompakta ist nur diskret im Sinne einer Auflockerung beteiligt

b u. c Periostale und subperiostale Metastasierung im medialen proximalen und im vorderen distalen Tibaschaftbereich bei einem Korpuskarzinom. Die knöchernen Veränderungen wurden stanzbioptisch gesichert. Beachte die Aufrauhungen und Verdünnungen der Kompakta im angegebenen Bereich!

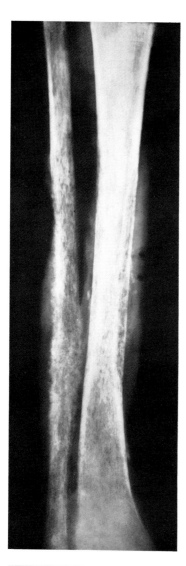

Abb. 35 Ausgedehnte reaktive Periostveränderungen vor allem an der Fibula bei massiver metastatischer Destruktion von Fibula und Tibia. Primärtumor: Plattenepithelkarzinom unbekannten Sitzes. 74jähriger Mann (Aufnahme: Prof. Dr. *Uehlinger*)

Abb. 36 a–c Entwicklung von reaktiven Periostveränderungen bei einer ausgedehnten metastatischen Destruktion der Tibia durch ein papilläres Harnblasenkarzinom. Zwischen den jeweiligen Aufnahmen liegen 4 Monate Zeitintervall. Zwischen b und c erhebliche Zunahme der Periostveränderungen. 47jährige Frau (Aufnahmen: Prof. Dr. *Uehlinger*)

gemischtförmige Metastasen. Zu einer generalisierten osteoplastischen Metastasierung neigt besonders das Siegelringkarzinom (Abb. **43**). Die Skelettmetastasenrate des Kolonkarzinoms liegt wie beim Magenkarzinom bei etwa 10–20%. Die Metastasen gehören vorwiegend zum osteolytischen Typ. Nur gelegentlich induzieren sie osteoplastische Reaktionen.

Zervixkarzinom

Die Prävalenz der Skelettmetastasierung beim Zervixkarzinom liegt unter 10% und ist damit relativ selten. Die Metastasen sind sowohl osteolytisch wie osteoplastisch einzuordnen.

Abb. 37 a–c Periostale Femurschaftmetastase mit Spikula bei einem Schilddrüsenkarzinom
a Röntgenaufnahme
b Femurmazerat, Aufsicht
c Femurmazerat im Schnitt.
63jährige Frau
(Aufnahmen: Prof. Dr. *Uehlinger*)

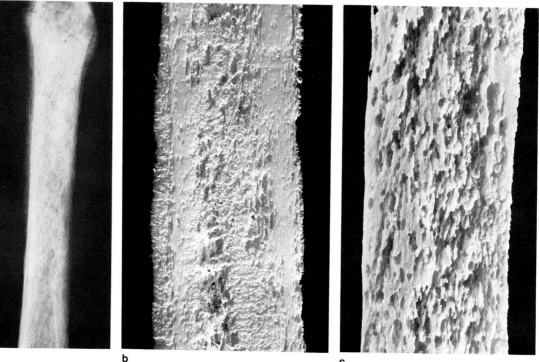

a　　　　　　　b　　　　　　　　　　　　　　c

Sekundäre Knochengeschwülste

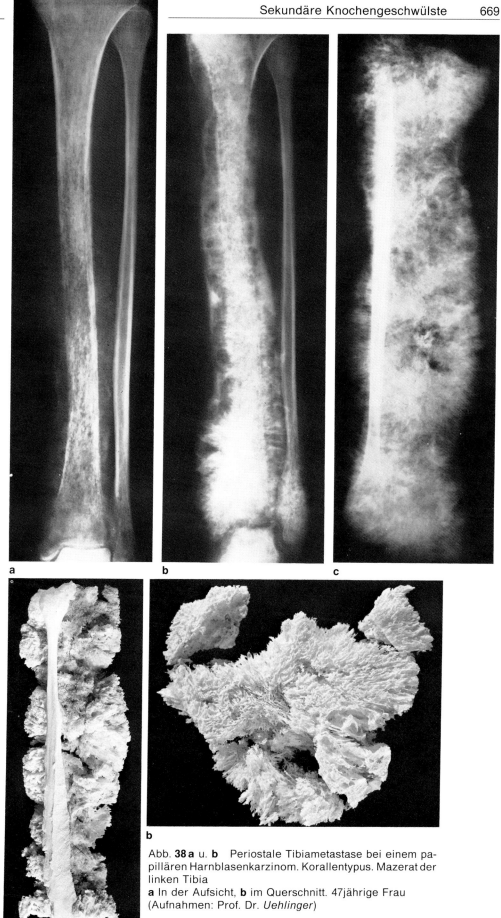

Abb. 36
◄ Legende

Abb. **38a** u. **b**   Periostale Tibiametastase bei einem papillären Harnblasenkarzinom. Korallentypus. Mazerat der linken Tibia
a In der Aufsicht, **b** im Querschnitt. 47jährige Frau
(Aufnahmen: Prof. Dr. *Uehlinger*)

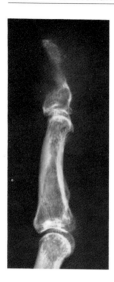

Abb. **39** Osteolytische Metastase mit grober Zerstörung einer Endphalanx bei einem verhornenden Plattenepithelkarzinom der Bronchien. Die Metastase trat unmittelbar nach der Lobektomie auf. 47jähriger Mann (Aufnahme: Prof. Dr. *Uehlinger*)

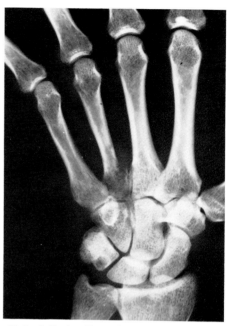

Abb. **40** Metastatische Destruktion der Basis von Os metacarpale IV links bei einem Plattenepithelkarzinom der Bronchien. 37jähriger Mann (Aufnahme: Prof. Dr. *Uehlinger*)

Abb. **41 a u. b**
Expansiv-„zystische" Metastase am distalen Femur eines Patienten mit hypernephroidem Karzinom. 6monatige Anamnese vor Entdeckung des Primärbefundes. Die expansive Metastase ist hochgradig vaskularisiert. Auch die weiter proximal gelegenen kleineren Metastasen sind hypervaskularisiert ▼

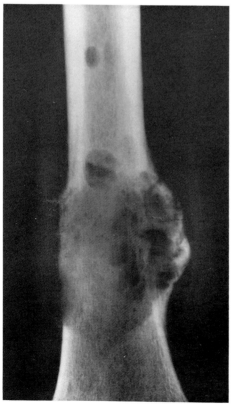

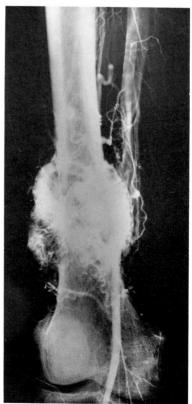

a   b

Abb. **42 a–c** Solitäre raumfordernde Metastase eines follikulären Schilddrüsenkarzinoms (histologischer Befund) an der Schädelkalotte. Bei der 39jährigen Patientin war vor 8 Jahren eine Struma nodosa subtotal entfernt worden. Die Nachmusterung der damaligen Präparate ergab keine Hinweise auf ein Schilddrüsenkarzinom. Zum jetzigen Zeitpunkt finden sich klinisch keine Hinweise auf den Primärtumor. Diese Konstellationen sind für das Schilddrüsenkarzinom nicht ungewöhnlich, d.h., es können Knochenmetastasen Jahre vor Entdeckung des Primärtumors, aber auch in großem Zeitintervall nach der operativen Behandlung eines bekannten Karzinoms auftreten (Abbildungen: Dr. *Winterstein*, Buchholz) (Vgl. die Abb. **b** mit der Abb. **156 b** im Beitrag „Primäre Knochengeschwülste und geschwulstähnliche Läsionen des Skeletts")

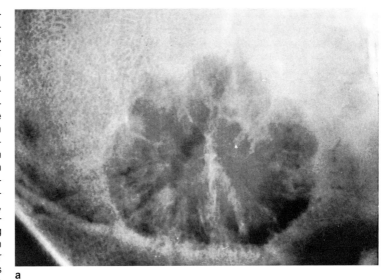

a

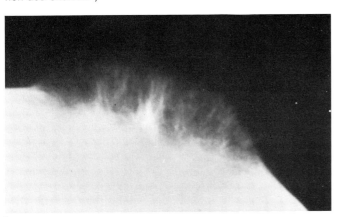

b

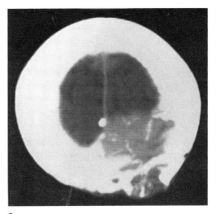

c

Ovarial- und Hodenkarzinome

Sie metastasieren selten in das Skelett. Die Metastasen manifestieren sich vorwiegend als osteolytische, gelegentlich auch als osteoplastische Herde.

Gallenwegs-, Pankreas-, Leberkarzinome

Diese Karzinome zeigen ebenfalls eine relativ geringe Tendenz zur Skelettmetastasierung. Die Metastasen sind osteolytischer und osteoplastischer Natur. Beim Leberzellkarzinom können auch „zystisch"-expansive Metastasen nachgewiesen werden (Golimbu u. Mitarb. 1985).

Verlaufsbeobachtung von Skelettmetastasen

Bei der radiologischen und medikamentösen Behandlung von Skelettmetastasen wird an den Diagnostiker regelmäßig die Frage gestellt, ob die Knochenläsionen positiv reagiert haben und sich somit ein Behandlungserfolg eingestellt hat, der eine Weiterbehandlung sinnvoll macht.

Generell ist dazu zu sagen, daß röntgenologisch erkennbare Reaktionen nach Strahlen- oder Chemotherapie größere Zeiträume erfordern, die mindestens 6–8 Wochen, in der Regel sogar 2–3 Monate betragen. Beim Bronchialkarzinom mit palliativer Chemo- oder Strahlentherapie kommen reparative Vorgänge nicht allzu häufig vor, da die Patienten zumeist vorher versterben.

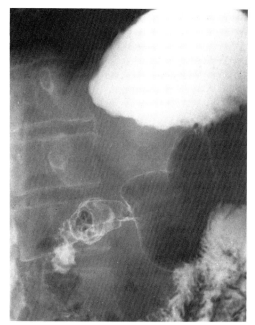

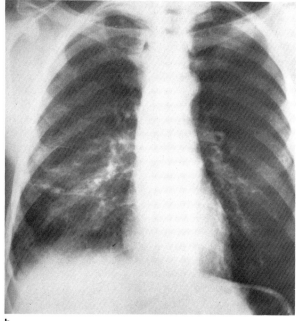

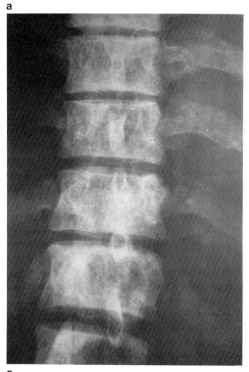

Abb. 43a–e Siegelringkarzinom im Antrum des Magens mit ausgedehnter Lymphangiosis carcinomatosa der Lunge und generalisierter, überwiegend osteoplastischer Skelettmetastasierung, die für etwa 7 Wochen klinisches und radiologisches Leitsymptom war. 54jähriger Mann

Bei dem prognostisch günstigeren Mammakarzinom liegen die Verhältnisse unter einer modernen Chemotherapie wesentlich günstiger. Deshalb seien hier die möglichen Reaktionen exemplarisch für andere Primärtumoren dargestellt.

In einer neueren Studie beschreiben beispielsweise LIBSHITZ u. HORTOBAGYI (1981) an 50 Patientinnen mit Mammakarzinom unter der Chemotherapie vielfältige Reaktionsmöglichkeiten: Eine positive Reaktion *osteolytischer* Metastasen gibt sich zunächst in Form eines *sklerotischen Randsaumes* zu erkennen, von dem aus die Osteolyse zunehmend mit reparativer Knochenneubildung ausgefüllt wird („*filling-in metastasis*", Abb. **44** u. **45**). Auf Grund eigener Beobachtungen läßt sich dieses Phänomen auch als irisblendenartige, von außen nach innen zunehmende knöcherne Durchbauung beschreiben. Hält die positive posttherapeutische Reaktion an, so werden diese reparativen Knochenneubildungen zunehmend umgebaut und der knöchernen Umgebung strukturell angepaßt, d. h., es bildet sich regulärer spongiöser Knochen aus, und die Dichtezunahme verschwindet. Nehmen dagegen die osteolytischen Herde an Größe zu oder finden sich erneute Destruktionen in vorher positiv reagierenden Metastasenarealen, so ist dies ein Zeichen der Befundverschlechterung (Abb. **44c**). Positiv reagierende gemischtförmige Metastasen zeigen ebenfalls initial einen sklerotischen Randsaum und werden dann in der oben beschriebenen Art und Weise durch- und umgebaut.

Positive Reaktionen *osteoplastischer* Metastasen lassen sich an einer zunehmenden Anpassung ihrer Knochendichte an die umgebende knöcherne Struktur erkennen. Die Progredienz äußert sich in einer Größenzunahme der Herde oder in ihrer Konversion zu destruktiven Veränderungen.

Schwierig kann die Beurteilung von osteosklerotischen Herden sein, die bei längerfristigen Kontrol-

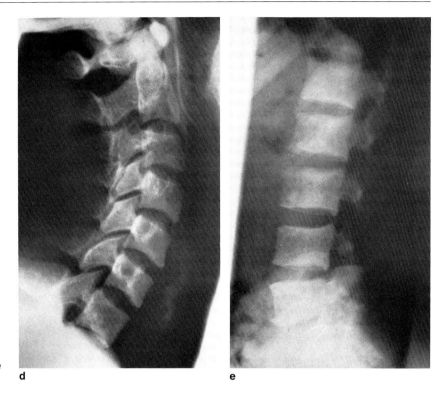

Abb. **43 d** u. **e**

len in vorher normalen Knochenstrukturen auftreten. Bei ihnen kann es sich nämlich entweder um reparative Vorgänge in vorher röntgenologisch nicht nachweisbaren, aber pathologisch-anatomisch vorhandenen Destruktionsherden handeln (Abb. 45), oder es liegt eine osteoplastische Metastasierung vor. In diesen Fällen kann nur die Korrelation zur klinischen Symptomatik und zum zeitlichen Ablauf der Chemotherapie weiterhelfen. Wenn sich bei einer Patientin eine allgemeine klinische Befundbesserung einstellt, auch die Skelettschmerzen nachlassen und sich an anderen Skelettabschnitten eindeutig reparative Vorgänge röntgenologisch zu erkennen geben, dann dürften solche neuen sklerotischen Herde reparative Vorgänge widerspiegeln. In diesem Zusammenhang sei jedoch darauf hingewiesen, daß *nicht alle Skelettmetastasen des Patienten synchron auf die Chemotherapie reagieren*. Auch wir verfügen über Beobachtungen, bei denen Herde im Beckenbereich eindeutig reparative Vorgänge erkennen ließen, während z. B. eine Metastase im Humeruskopf klinisch und radiologisch zunächst eine Progression zeigte. Die Ursachen dieser unterschiedlichen Reaktionen können in einer differenten Sensibilität verschiedener Zellklone und/oder in einer differenten örtlichen Durchblutung liegen.

Bei der Verlaufsbeobachtung von Knochenmetastasen unter Therapie hat die Szintigraphie nur einen beschränkten interpretatorischen Wert. Wenn eine metastasenbedingte Aktivitätsanreicherung abnimmt oder ganz verschwindet, so weist das in der Regel übereinstimmend mit dem Röntgenbild auf ihre Ausheilung hin. Nimmt die Aktivitätsanreicherung dagegen zu, so ist dies schwieriger zu deuten: Stärkere reparative Vorgänge können einerseits zu einem erhöhten lokalen Knochenmetabolismus führen, andererseits vermag eine progrediente Destruktion, die mit erhöhtem örtlichem Stoffwechselumsatz einhergeht, eine identisch ausgeprägte Aktivitätsanreicherung auszulösen. *Der knochenszintigraphische Befund ist daher grundsätzlich nur im Zusammenhang mit der Röntgenmorphologie und dem klinischen Verlauf hinreichend zuverlässig zu deuten.*

Patientenbeobachtung bei Karzinomen mit einer höheren Skelettmetastasierungsrate

Jeder Karzinompatient sollte im Anschluß an die Primärbehandlung in regelmäßigen Abständen nachuntersucht werden, um eine beginnende Metastasierung rechtzeitig und mit dem Ziel zu erkennen, dem sonst schicksalshaften Verlauf durch chirurgische, strahlen- oder chemotherapeutische Maßnahmen eine positive Wende zu geben. Das gilt ganz besonders für Primärtumoren mit Neigung zur Skelettmetastasierung; denn die Skelettmetastasierung geht für den Patienten immer mit der Gefahr von Spontanfrakturen und damit längerfristiger oder endgültiger Bettlägerigkeit einher. Auch die Möglichkeit eines den Patienten u. U. vital gefährdenden Hyperkalzämiesyndroms ist in diese Überlegungen mit einzubeziehen. Die stabili-

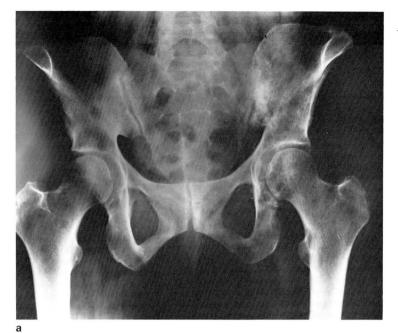
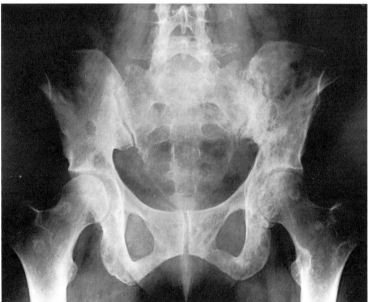
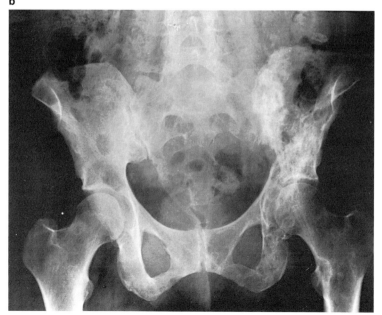

Abb. **44a–c** Verlaufsbeobachtung osteolytischer Metastasen unter Chemotherapie
a Überwiegend osteolytische Metastasierung in beiden Beckenschaufeln, in den Sitzbeinen und auch in den Schenkelhälsen
b Nach langfristiger Chemotherapie 2 Jahre später reparative Vorgänge mit Auffüllung zahlreicher Osteolysen mit reparativem Knochen, teilweise ringförmig. Sehr dichte und fleckige Sklerose um die gröbere Destruktion im Bereich des linken Sakroiliakalgelenkes
c 5 Monate später wieder Progredienz der Metastasierung mit grober Destruktion im linken Sitzbein und im Azetabulum sowie links intertrochantär. Auch die Metastasen rechts supraazetabulär im unteren Os ilium haben an Größe zugenommen. Die ringförmigen reparativen Sklerosen sind abgebaut worden

Sekundäre Knochengeschwülste 675

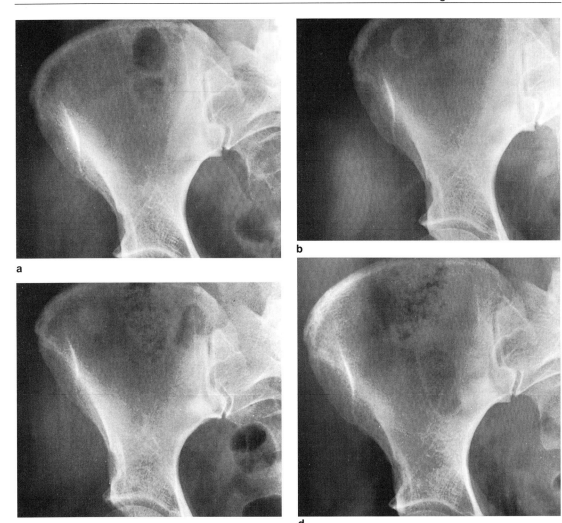

Abb. 45 a–d Verlaufsbeobachtung einer konventionell radiographisch primär nicht erkennbaren Mammakarzinommetastase unter Chemotherapie. Auf der Aufnahme in a sind pathologische, insbesondere osteolytische Veränderungen nicht zu erkennen. Im Szintigramm jedoch umschriebene Aktivitätsanreicherung unterhalb des rechten Beckenkamms. In dieser Region entsteht 7 Monate nach einem Chemotherapiezyklus eine ringförmige Sklerosezone (b), die sich 8 Monate später (c) zunehmend auffüllt („filling-in metastasis") und schließlich weitgehend nach Umbau in normale Spongiosastrukturen verschwindet. Zum Zeitpunkt d normales Übersichtsszintigramm. Ohne systematische Auswertung der Verlaufsserie unter Zuhilfenahme der Szintigraphie hätten die Skleroseherde in b u. c auch als osteoplastische Metastasen angesprochen werden können. Die Patientin hatte noch weitere osteolytische Metastasen, die sich teilweise als solche röntgenologisch darstellten und einen nahezu identischen Verlauf wie in den Abbildungen nahmen

sierende Verbundosteosynthese oder auch eine lokale Strahlentherapie verspricht bei einer geringeren Metastasenausdehnung bzw. Frühmetastase einen größeren Erfolg als bei ausgedehnteren Befunden und ist im ersten Fall technisch auch leichter durchzuführen.

Aus dem bisher Gesagten ergibt sich, daß *besonders beim Mamma-, Prostata- und Bronchialkarzinom auch das Skelett in regelmäßigen Abständen nach der Primärbehandlung überwacht werden sollte*. Die Untersuchungsintervalle richten sich unter anderem nach der Ausdehnung des Primärtumors und liegen in den ersten 2–3 Jahren nach der therapeutischen Intervention bei 5–8 Monaten.

Wie aus der Abb. **46** hervorgeht, sollte die Skelettszintigraphie z. B. mit ^{99m}Tc-MDP den Anfang der radiologischen Untersuchungsmethoden bilden. Wenn sich dabei kein pathologischer Befund ergibt, so erübrigt sich eine konventionell-radiographische Untersuchung des Skeletts, es sei denn, der Patient hat eine klinische Symptomatik (z. B.

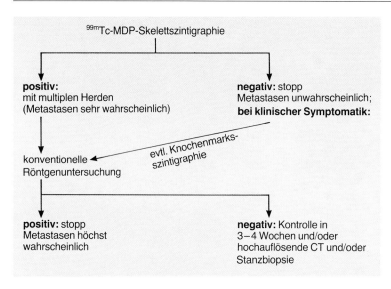

Abb. 46 Diagnostischer Algorithmus zur Suche nach Skelettmetastasen

Schmerzen), die auf eine Skelettmetastasierung hinweist und die in Ausnahmefällen mit einem negativen Skelettszintigramm einhergehen kann. Jedes Skelettszintigramm mit monolokulärer, oligotoper oder sogar disseminierter pathologischer Aktivitätsanreicherung bedarf weiterer Abklärung, und zwar zunächst mit der konventionellen Radiographie; denn die Skelettszintigraphie ist zwar hochsensitiv, insbesondere für das Mamma- und Prostatakarzinom, aber unspezifisch. Vielfach kommt es vor, daß zum Zeitpunkt der ersten pathologischen Aktivitätsanreicherung das konventionelle Röntgenbild noch normal ist. Bei dieser Konstellation ist eine Skelettmetastasierung, insbesondere bei klinischer Schmerzsymptomatik, trotzdem sehr wahrscheinlich. Wird dann größere diagnostische Sicherheit gewünscht, so sollte zum Versuch einer weiteren Abklärung die Beckenkamm- oder gezielte Herdbiopsie erfolgen. In diesem Zusammenhang sei auf die Notwendigkeit einer besonders sorgfältigen Interpretation der Skelettszintigramme hingewiesen, die immer im

Tabelle 3 Mögliche nichtmaligne Ursachen einer erhöhten Aktivitätsanreicherung im Knochenszintigramm (nach *Gold* u. *Bassett*)

Normale Strukturen	Benigne Weichgewebsveränderungen	Benigne Knochenveränderungen
Schädelbasis kalzifizierter Schildknorpel Knorpel-Knochen-Übergang der Rippen Protuberantia occipitalis externa Nasennebenhöhlen untere Spitze der Skapula Wirbeldornfortsätze Sternum Sternoklavikulargelenke Manubriosternalfuge Schilddrüse Sakroiliakalgelenke noch nicht verschlossene Epiphysenfugen	kalzifizierende Tendinitis – Peritendinitis bzw. Periarthropathie Weichteilphlegmone Injektionsstelle der radioaktiven Substanz sog. Myositis ossificans localisata ipsilaterale Schulter und obere Brustwand auf der Seite der Mastektomie	benigne Tumoren mit Knorpelmatrix Knocheninfarkt fibröse Dysplasie ausheilende Frakturen, z. B. auch (symmetrische) Streßfrakturen Hyperostosis frontalis interna hypertrophische Osteoarthopathie Arthritiden Knochenstoffwechselstörungen (z. B. Hyperparathyreoidismus, Osteomalazie, renale Osteopathie) Arthrose Osteoidosteom Osteomyelitis Morbus Paget degenerative Wirbelsäulenveränderungen (Osteochondrose, Spondylarthrose) Histiozytose-X Knochenbeteiligung bei Sarkoidose seltenere Erkrankungen wie Mastozytose, Lipoidgranulomatose Erdheim-Chester usw.

Zusammenhang mit dem klinischen Befund und der konventionellen Röntgenuntersuchung oder neuerdings auch der hochauflösenden Computertomographie (s. unten) erfolgen sollte.
Falsch-positive Skelettszintigramme können den Patienten und den betreuenden Kliniker erheblich verunsichern. Die Tab. 3 gibt die wesentlichen Ursachen eines falsch-positiven Skelettszintigrammes, bedingt durch nichtmaligne Veränderungen, wieder. Mindestens ein Drittel aller solitären Normabweichungen im Skelettszintigramm sind bei Tumorpatienten auf benigne Prozesse oder Normvarianten zurückzuführen.
Falsch-negative Knochenszintigramme kommen seltener als falsch-positive vor. Sie können bei diffuser Metastasierung mit einförmiger Tracerakkumulation vorgetäuscht werden und dann Szintigrammbefunden entsprechen, wie sie auch bei schweren Osteoporoseformen oder beim Hyperparathyreoidismus beobachtet werden. Den Hinweis auf eine generalisierte Metastasierung gibt dann lediglich die insgesamt erhöhte Traceraufnahme (sog. ,,superscan"). In diesen Fällen findet sich in den Weichteilen, in der Niere und in der Harnblase in der Regel eine *verminderte* Aktivitätsanreicherung.
Sind die Skelettszintigraphie und die konventionelle Röntgenuntersuchung negativ ausgefallen und erwecken z.B. Schmerzen trotzdem den Verdacht auf eine beginnende Skelettmetastasierung, so kann die *Knochenmarksszintigraphie* vielfach doch noch einen positiven, d.h. pathologischen Befund erbringen.* Bei dieser Methode erhält der Patient Mikrokolloide (Partikeldurchmesser < 80 μm) von ^{99m}Tc-markierten Humanserumalbuminen intravenös injiziert. Die Mikrokolloide werden normalerweise von den Zellen des retikuloendothelialen Systems des Knochenmarks phagozytiert. Dadurch kommt es zu verhältnismäßig uniformer Aktivitätsbelegung im Szintigramm. Ist das Knochenmark jedoch durch irgendeinen Prozeß, z.B. durch eine Metastasierung, verdrängt, so bleibt diese Phagozytose aus, und es werden Speicher- oder Belegungsdefekte sichtbar (HOTZE u. Mitarb. 1984).
Der Einsatz der *Knochenmarksbiopsie* als Screening-Methode ist unbestritten. MEINSHAUSEN u. Mitarb. (1980) fanden bei 501 Patienten mit bekanntem Primärtumor eine positive Rate – also Tumorzellen im Knochenmark – von durchschnittlich 24%. Beim Prostatakarzinom betrug diese Rate 49%, beim Mammakarzinom 41%, beim Schilddrüsenkarzinom 19% und beim Bronchialkarzinom 7%. Die Autoren weisen darauf hin, daß die Höhe der positiven Tumorzellbefunde davon abhängt, welches Patientengut untersucht wird. Haben die Patienten klinische Zeichen einer Tumorausbreitung, dann ist die Rate nämlich höher als bei einem asymptomatischen, routinemäßig untersuchten Patientengut. Dieselben Autoren verglichen bei 209 Patienten den Wert der Skelettszintigraphie mit der Knochenmarksbiopsie (Yamshidi- oder Burkhardt-Technik, vorderer Beckenkamm). In 49% aller Fälle fanden sich suspekte Szintigramme. Die Beckenkammbiopsie war dagegen nur in 32% positiv (vergleichbare Zahlen finden sich bei BROGHAMMER u. KEELING, 1977, mit 67%/31%). In 68% der Fälle fielen im Krankengut von MEINSHAUSEN u. Mitarb. (1980) sowohl die Beckenkammbiopsie als auch die Szintigraphie übereinstimmend positiv oder negativ aus. Wichtig ist die Feststellung, daß in 23% der Fälle mit tumorösem Knochenmarksbefall das Szintigramm negativ war. Aus diesen Zahlen geht hervor, daß es sicherlich sinnvoll ist, Knochenszintigraphie und Knochenmarksbiopsie insbesondere bei Patienten mit höherer Skelettmetastasierungswahrscheinlichkeit simultan einzusetzen, sofern man unterstellt, daß die frühe Erfassung einer Skelettmetastasierung einen positiven Effekt auf therapeutische Maßnahmen hat.

Die Skelettszintigraphie *vor Behandlung eines Primärtumors*, der mit größerer Wahrscheinlichkeit Knochenmetastasen verursachen kann, wird in der Literatur kontrovers behandelt. Beim Mammakarzinom im Stadium I fand MCNEIL (1978) bei keinem von 37 Patienten einen metastasenverdächtigen Knochenscan. Die Prävalenz in den Stadien II und III betrug dagegen 4% bzw. 16%. Zu ähnlichen Ergebnissen kommt BAKER (1977), der bei Patienten mit Mammakarzinom der Stadien I und II präoperativ keinen metastasenverdächtigen Knochenscan fand, während er im Stadium III auf diese Weise bei 24% der Fälle präoperativ Knochenmetastasen nachweisen konnte. GERBER u. Mitarb. (1977) untersuchten 122 Frauen mit einem histologisch gesicherten Mammakarzinom. 2 von 110 Patienten in den Stadien I oder II hatten einen metastasenverdächtigen präoperativen Knochenscan. Bei 20 von 55 Frauen mit normalem präoperativen Knochenscan traten bei Folgeuntersuchungen überwiegend innerhalb der folgenden 2 Jahre szintigraphische Veränderungen auf, die metastasenverdächtig waren. Bei 5 von 23 Frauen mit potentiell-kurativem chirurgischem Eingriff ohne Nachweis von Lymphknotenmetastasen ließen sich Knochenmetastasen innerhalb der ersten 2 Jahre nach der Mastektomie mit Hilfe der Szintigraphie nachweisen. Aus den hier mitgeteilten Zahlenangaben läßt sich keine eindeutige Indikation zur präoperativen Knochenszintigraphie des Mammakarzinoms in den Stadien I und II ablei-

---

* Neure Berichte lassen erkennen, daß bei dieser speziellen Frage die Kernspintomographie wahrscheilich gleichwertige, wenn nicht gar bessere Ergebnisse liefern kann!

ten. In einer neueren Übersichtsarbeit von GOLD u. BASSETT (1986) vertreten die Autoren jedoch die Meinung, daß *der präoperativen Knochenszintigraphie auch in den Stadien I und II als „Baseline"-Untersuchung praktische Bedeutung zukommt,* da auf späteren (postoperativen) Knochenszintigrammen Metastasen durch die vergleichende Befundung leichter erkannt werden können. Die Identifizierung degenerativer Skelettveränderungen mit Aktivitätsanreicherungen im präoperativen Knochenszintigramm gelingt später dann ebenfalls leichter.

Besondere *diagnostische Probleme werfen Tumorpatienten mit und ohne umschriebene Schmerzsymptomatik auf, bei denen sich im Skelettszintigramm monossäre monotope pathologische Aktivitätsanreicherungen zeigen, jedoch ohne konventionell-radiographisches Korrelat* (auch nicht mit der konventionellen Tomographie). Im eigenen Krankengut wurde bei 58 solcher Fälle zur Fahndung nach einem pathologisch-anatomischen Korrelat für die Aktivitätsanreicherung die *hochauflösende Computertomographie* mit überwiegend 2 mm dicken Schichten und 2 mm Schnittebenenabständen eingesetzt. Bei 49 Patienten ließ sich im hochauflösenden Computertomogramm ein eindeutig positiver Befund erheben, und zwar entweder in Form von Spongiolyse und/oder Kompaktaarrosion, Spongiosklerose oder Markrauminfiltration. Auch Kombinationen von Markrauminfiltration mit Kompaktaarrosion sowie Spongiolyse mit Spongiosklerose und Markrauminfiltration mit Spongiolyse wurden beobachtet. Die Diagnosesicherung erfolgt durch Verlaufsbeobachtung, Zytopunktion und Stanzbiopsie. Interessanterweise konnten wir statt der erwarteten Metastase in 1 Fall eine Knochensarkoidose, in 2 Fällen eine uncharakteristische Osteosklerose und in 1 Fall eine unspezifische entzündliche Knochenreaktion auf-

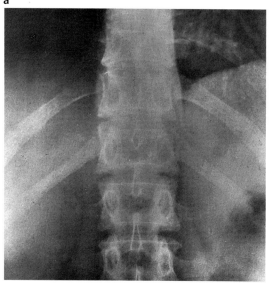

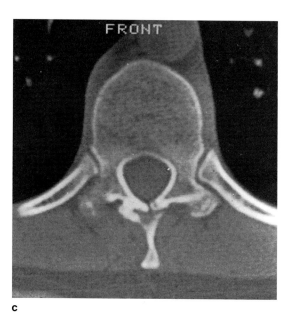

Abb. 47 a–c Bedeutung der hochauflösenden Computertomographie bei der Abklärung einer monolotopen, monossären Aktivitätsanreicherung im Skelettszintigramm in der rechten Seite von Th 11 (**a**). Auf dem konventionellen Röntgenbild (**b**) sind – auch mit Hilfe der Tomographie – keine pathologischen Veränderungen zu erkennen. Im Computertomogramm (**c**) findet sich eine eindeutige und schon relativ grobe Destruktion der rechten Bogen- und Querfortsatzpartien

Abb. **48 a–c** Computertomographische Abklärung einer monotopen, monolokulären Aktivitätsanreicherung im proximalen Humerus bei einem Patienten mit Prostatakarzinom. Der Patient gab dort umschriebene Schmerzen an. Auf konventionellen Röntgenaufnahmen in zwei Ebenen sowie auch auf der konventionellen Schichtaufnahme keine pathologischen Veränderungen erkennbar. Im Computertomogramm eindeutiger Nachweis von osteoplastischen Vorgängen in den lateralen Humeruspartien, in denen sich eigentlich, wie im übrigen Markraum, normales Fettgewebe finden sollte

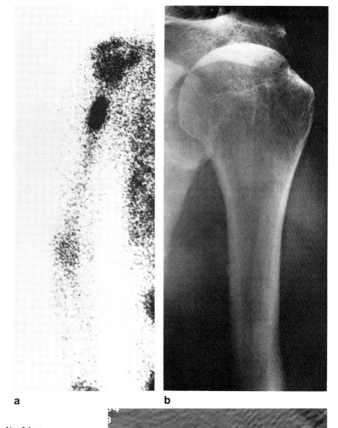

decken. Diese Beobachtungen beleuchten die Notwendigkeit der besonders sorgfältigen Abklärung metastasenverdächtiger Knochenläsionen. Bei den 9 Patienten mit diagnostisch negativer hochauflösender Computertomographie stellte sich bei der Verlaufsbeobachtung in 6 Fällen eindeutig eine Metastase als Ursache der Aktivitätsanreicherung heraus; 3 Fälle blieben jedoch zunächst diagnostisch unklar. Das Krankengut setzte sich aus 34 Patienten mit einem Mammakarzinom, 13 mit einem Bronchial- und 11 mit einem Prostatakarzinom zusammen. In den Abb. **47** u. **48** sind zwei typische Beispiele zur Demonstration des Wertes der hochauflösenden Computertomographie dargestellt. Auf die auch vom Radiologen durchzuführende Zytopunktions- und Stanzbiopsietechnik wird hier nicht näher eingegangen. Sie ist ausführlich im Kapitel „Tumoren der Wirbelsäule und des Sakrums" in Bd. V/2, S. 254 dargestellt worden.

Differentialdiagnose der Skelettmetastasierung

Im allgemeinen bereitet die radiologische Einordnung von Knochenmetastasen keine nennenswerten Schwierigkeiten, da die Vorgeschichte des Patienten in der überwiegenden Zahl der Fälle bekannt ist. Es sei aber vor einer allzu leichtfertigen Diagnose einer Knochenmetastasierung bei Tumorpatienten gewarnt, insbesondere, wenn monolokuläre Läsionen vorliegen (s. oben).

Initiale osteolytische Metastasen werden sehr häufig in der radiologischen Röntgendiagnostik übersehen, und zwar vor allem, wenn die Patienten keine nennenswerten Symptome bieten und kein verdächtiges Skelettszintigramm vorliegt. Nur durch den subtilen Vergleich mit früheren Röntgenaufnahmen können auch beginnende Osteolysen an diskreten Spongiosa- oder Kompakta*unschärfen* erkannt werden. Bei der Einschätzung von Progression oder Regression einer Skelettmetastasierung ist es unabdingbar, sämtliche früheren Röntgenaufnahmen zum vergleichenden Befund heranzuziehen. *Der ausschließliche Vergleich mit* *der letzten Röntgenaufnahme genügt in der Regel nicht.*

Das Spektrum von Knochenveränderungen, die für eine Differentialdiagnose gegenüber Knochenmetastasen in Frage kommen, ist sehr breit. Im Folgenden seien hier nur einige wesentliche Erkrankungsbilder in grob-schematischer Weise genannt:

Solitäre osteolytische Metastase: primärer Knochentumor, tumorähnliche Läsion, Osteomyelitis bzw. Spondylitis.

Solitäre osteosklerotische (osteoplastische) Metastase: endostales oder parossales Osteom, Knocheninfarkt, Morbus Paget, primär- oder sekundär-chronische Osteomyelitis, primärer Knochentumor.

Multiple osteolytische Knochenmetastasen: Osteodysplasien (Morbus Paget, fibröse Dysplasie), Histiozytose-X, Plasmozytom, malignes Lymphom, Sarkoidose, Amyloidose.

Multiple osteosklerotische Metastasen: Osteopoikilie, Sarkoidose, tuberöse Sklerose, Urticaria pigmentosa (Mastozytose).

Generalisierte osteolytische Knochenmetastasen: exzessive Osteoporose, Plasmozytom, malignes Lymphom, primärer und sekundärer Hyperparathyreoidismus, Amyloidose.

Generalisierte osteosklerotische (osteoplastische) Metastasen: Osteomyelosklerose, Intoxikation (z. B. durch Fluor!), Osteopathien (z. B. Hypo- und Hyperparathyreoidismus), Speicherkrankheiten (Morbus Gaucher, Erdheim-Chester-Krankheit), Marmorknochenkrankheit.

Multiple oder generalisierte gemischtförmige Metastasen: Speicherkrankheiten, Häm- oder Lymphangiomatosen des Skeletts, primärer und sekundärer Hyperparathyreoidismus, Morbus Paget.

Literatur

Abrams, H. L., R. Spiro, N. Goldstein: Metastases in carcinoma. Analysis of 1000 autopsied cases. Cancer 3 (1950) 74

Baker, E. R.: The indications for bone scans in the preoperative assessment of patients with operable breast cancer. Breast 3 (1977) 43

Barry, W. F., S. A. Wells jr. et al.: Clinical and radiographic correlations in breast cancer patients with osseous metastases. Skelet. Radiol. 6 (1981) 27

Batson, O. V.: The function of the vertebral veins and their role in the spread of metastases. Ann. Surg. 112 (1940) 138

Beer, D. T., J. Bubuwy, F. A. Jimenez: Osteoblastic metastases from bronchogenic carcinomas. Amer. J. Roentgenol. 91 (1964) 161

Blythe, J. G., J. J. Ptacek, H. J. Buchsbaum, H. B. Latourette: Bony metastases from carcinoma of cervix. Cancer (Philad.) 36 (1975) 475

Bright, M., J. R. Wilkie: Carcinoma metastases to talus and metatarsals. J. Amer. med. Ass. 210 (1969) 1592

Broghamer, W. L., M. M. Keeling: The bone marrow biopsy, osteoscan and peripheral blood in non-hematopoetic cancer. Cancer 40 (1977) 836

Burkhardt, R., B. Frisch, R. Schlag, W. Sommerfeld: Carcinomatous osteodysplasia. Skelet. Radiol. 8 (1982) 169

Campbell, D. J., A. J. Banks, G. D. Dates: The value of preliminary bone scanning in staging and assessing the prognosis of breast cancer. Brit. J. Surg. 63 (1976) 811

Citrin, D. L., R. G. Bessent, J. B. Tuohy et al.: Quantitative bone scanning: A method for assessing response of bone metastases to treatment. Lancet 1974/1, 1132

Copeland, M. M.: Skeletal metastases arising from carcinoma and from sarcoma. Arch. Surg. 23 (1931) 581

Creutzig, H.: Knochenszintigraphie zur Stadieneinteilung bei Mammacarcinompatienten? Radiologe 18 (1978) 179

Custer, R. P., F. E. Ahlfeldt: Studies on the structure and function of the bone marrow. J. Lab. Clin. Med. 17 (1932) 960

Deutsch, A., D. Resnick, G. Niwayama: Bilateral, almost symmetrical skeletal metastases (both femora) from bronchogenic carcinoma. Skelet. Radiol. 6 (1981) 145

Dominok, G. W., H. G. Knoch: Knochengeschwülste und geschwulstähnliche Knochenerkrankungen. VEB Fischer, Jena 1977

Eckhard, B.: Schilddrüsenadenom mit diffusen Knochenmetastasen. Zbl. Chir. 95 (1970) 208

Geschickter, C. F., M. M. Copeland: Skeletal metastases arising from carcinoma and sarcoma. In: Tumors of Bone, 3rd ed. Lippincott, Philadelphia 1949

Gold, R. H., L. W. Bassett: Radionuclide evaluation of skeletal metastases: Practical considerations. Skelet. Radiol. 15 (1986) 1

Golimbu, C., H. Firooznia, M. Rafii: Hepatocellular carcinoma with skeletal metastasis. Radiology 154 (1985) 617

Greenspan, A., M. J. Klein, M. M. Lewis: Osteolytic cortical metastasis in the femur from bronchogenic carcinoma. Skelet. Radiol. 12 (1984) 146

Hermann, G., J. S. Rose, L. Strauss: Tumor infiltration of the bone marrow: comparative study using computed tomography. Skelet. Radiol. 11 (1984) 17

Hotze, A., A. Löw, J. Mahlstedt, F. Wolf: Kombinierte Knochenmark- und Skelettszintigraphie bei ossären und myelogenen Erkrankungen. Fortschr. Röntgenstr. 140 (1984) 717

Kricun, M. E.: Red-yellow marrow conversion: Its effect on the location of some solitary bone lesions. Skelet. Radiol. 14 (1985) 10

Lehrer, H. Z., W. S. Maxfield, Ch. M. Nice: The periosteal "sunburst" pattern in metastatic bone tumors. Amer. J. Roentgenol. 108 (1970) 154

Libshitz, H. J., G. N. Hortobagyi: Radiographic evaluation of therapeutic response in bone metastases of breast cancer. Skelet. Radiol. 7 (1981) 159

Lodwick, G. S.: The radiologic diagnosis of metastatic cancer in bone. In: Tumors of Bone and Soft Tissue. Year Book Medical Publishers, Chicago 1965 (pp. 253–267)

McNeil, B. J.: Rationale of the use of bonescans in selected metastatic and primary bone tumors. Semin. nucl. Med. 8 (1978) 336

Meinshausen, J., H. Choritz, A. Georgii: Frequency of skeletal metastasis as revealed by routinely taken bone marrow biopsies. Virchows Arch. Abt. A 389 (1980) 409

Minne, H. W., R. Ziegler: Hyperkalzämie bei Malignomen – vermitteln humorale Tumorprodukte? Klinikarzt 13 (1984) 448

Muggia, F. M., H. H. Hansen: Osteoblastic metastases in small cell (oat cell) carcinoma of the lung. Cancer (Philad.) 30 (1972) 801

Mundy, G. R., T. J. Martin: The hypercalcemia of malignancy: Pathogenesis and management. Metabolism 31 (1982) 1247

Mundy, G. R., L. G. Raisz et al.: Evidence for the secretion of an osteoclast stimulating factor in myeloma. New Engl. J. Med. 291 (1974) 1014

Murray, R. D., H. G. Jacobson: The Radiology of Skeletal Disorders. Churchill-Livingstone, Edinburgh, 1977

Pirschel, J., H. O. F. J. Metzger, C. Wissmann: Zur Metastasierung maligner Tumoren in die Skelettperipherie. Fortschr. Röntgenstr. 129 (1978) 621

Riggs, B. L., C. D. Arnaud et al.: Immunologic differentiation of primary hyperparathyreoism from hyperparathyreoidism due to non parathyreoid cancer. J. clin. Invest. 50 (1971) 2079

Seyberth, H. W., G. C. Segre et al.: Prostaglandines as mediators of hypercalcemia associated with certain types of cancer. New Engl. J. Med. 293 (1975) 293

Walther, H. E.: Untersuchungen über Krebsmetastasen; die Streufähigkeit als Maß der Bösartigkeit einer Geschwulst. Z. Krebsforsch. 48 (1939) 468

Geschwülste und geschwulstähnliche Läsionen der Gelenke

J. Freyschmidt

Unter Gelenkgeschwülsten werden im allgemeinen Neubildungen verstanden, die von der Gelenkkapsel (synovialer und fibröser Anteil), dem Gelenkknorpel, den paraartikulären Weichteilen, den Schleimbeuteln oder den Sehnenscheiden ausgehen. Die inneren Oberflächen der genannten topographischen Regionen sind histogenetisch sehr eng miteinander verwandt, woraus sich pathogenetisch Gemeinsamkeiten bei der Entstehung von Geschwülsten und geschwulstähnlichen Läsionen ableiten lassen. Im Vordergrund steht dabei die Synovialmembran; denn aus ihr entwickelt sich der überwiegende Teil der Geschwülste und geschwulstähnlichen Läsionen. Selbstverständlich ist die Geschwulstentstehung auch in den äußeren bindegewebigen Partien der Gelenkkapseln, Bursen und Sehnenscheiden möglich. Allerdings dürfte der Beweis, ob z. B. ein Fibrom oder ein Fibrosarkom hier oder in den benachbarten, nicht zum eigentlichen Gelenkbereich gehörenden Weichgewebsabschnitten entstanden ist, kaum zu führen sein.

Ob es im Gelenkknorpel – einem sehr bradytropen Gewebe – überhaupt zu einer Geschwulstentstehung kommen kann, ist unklar. Gelenkchondrome entwickeln sich in der Regel in der Synovialmembran. Aus dem Gesagten leitet sich die folgende Systematik der Geschwülste im Bereich der Gelenke, Bursen und Sehnenscheiden ab, die sich im wesentlichen auf die pathologisch-anatomisch nachvollziehbare Entstehung in der Synovialmembran bezieht:

Geschwülste der Synovialmembran in Gelenken, Bursen und Sehnenscheiden

Benigne:
- Hämangiom
- Lipom
- Fibrom
- Chondrom
- Osteom

Maligne:
- synoviales Sarkom (Synovialom, malignes Synoviom)
- Klarzellsarkom
- Epitheloidsarkom
- Chondrosarkom (wahrscheinlich sekundär bei Chondromatose)
- Metastasen im Gleitgewebe

Geschwulstähnliche Läsionen der Synovialmembran in Gelenken, Bursen und Sehnenscheiden

- Ganglion
- synoviale Chondromatose (Morbus Reichel)
- diffuse Lipomatose („Lipoma arborescens")
- lokalisierte (umschriebene) noduläre Synovialitis (Synovitis)
- pigmentierte villonoduläre Synovialitis (Synovitis).

Absolut gesehen sind Gelenkgeschwülste und geschwulstähnlichen Läsionen (Ausnahme ist das Gelenkganglion) Raritäten und kommen viel seltener als die ebenfalls seltenen primären Knochengeschwülste vor.

Geschwülste der Synovialmembran in Gelenken, Schleimbeuteln und Sehnenscheiden

Benigne synoviale Geschwülste

Hämangiom

Hämangiome der Synovialmembran sind ausgesprochen seltene Geschwülste. MIEHLKE u. Mitarb. (1978) konnten aus der Literatur nur 160 Fälle zusammentragen. Die Hämangiome treten dabei in den Gelenken, Bursen und Sehnenscheiden entweder lokalisiert oder diffus auf. Häufig bleibt das hämangiomatöse Gewebe nicht auf die Synovialmembran begrenzt, sondern breitet sich in die angrenzenden paraartikulären Strukturen aus oder infiltriert die fibröse Gelenkkapsel. Die synovialen Hämangiome gehen manchmal mit klinisch nachweisbaren kutanen Hämangiomen einher. Auch Kombinationen mit anderen Gefäßmißbildungen, wie z. B. dem Klippel-Trenaunay-Syndrom (angioosteohypertrophisches Syndrom) oder dem Kasabach-Merritt-Syndrom (Assoziation von Hämangiomen mit Thrombozytopenie), kommen vor. Bei diesen Kombinationen ist allerdings die Annahme einer echten synovialen Geschwulst weniger gerechtfertigt als die Annahme einer Fehlbildung. Auch eine Gelenktraumatisierung wird als auslösendes Moment für die Entstehung eines Gelenkhämangioms diskutiert (GILLILAND u. Mitarb. 1985) (Abb. 1).

Am häufigsten befallen wird das Kniegelenk, dem der Häufigkeit nach andere größere Gelenke, wie das Ellenbogen- und Sprunggelenk, folgen. Die meisten Beobachtungen werden im Kindes- und Jugendalter gemacht, vor allem bei Kombinationen mit anderen Gefäßmißbildungen.

Klinisch verursachen Gelenkhämangiome rezidivierende Gelenkergüsse, die gewöhnlich von

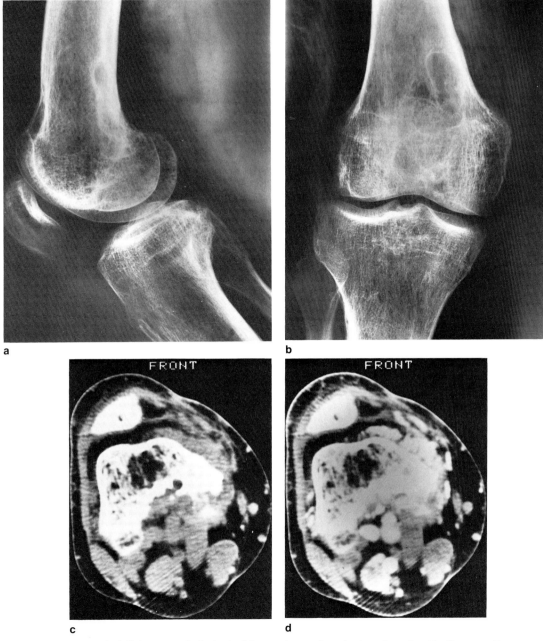

Abb. 1a–f Wahrscheinlich traumainduzierte hämangiomatöse Fehlbildung im Bereich des rechten Kniegelenkes bei einem 23jährigen Patienten. 1 Jahr vor den abgebildeten Röntgenaufnahmen hatte sich der Patient wegen eines rezidivierenden blutigen Kniegelenksergusses einer Knieoperation (Verdacht auf eine Meniskusläsion) unterzogen. Danach war es zu einer zunehmenden pulsierenden und hyperthermen Schwellung am Kniegelenk mit weiteren rezidivierenden blutigen Ergußbildungen gekommen. In a und b sind erhebliche Destruktionen und Arrosionen besonders in den dorsalen Partien von Femur und Tibia zu erkennen, die 1 Jahr zuvor auf konventionellen Röntgenaufnahmen bereits angedeutet waren. Das Computertomogramm (c u. d) führt das Ausmaß der intraossären Destruktionen vor Augen. Nach intravenöser Kontrastmittelgabe im Bolus kommt es zu massiven fleckigen Enhancements, und zwar nicht nur in den dorsalen destruierten Partien, sondern auch im ventromedialen und lateralen Synovialisbereich (d)

684 Skelettumoren

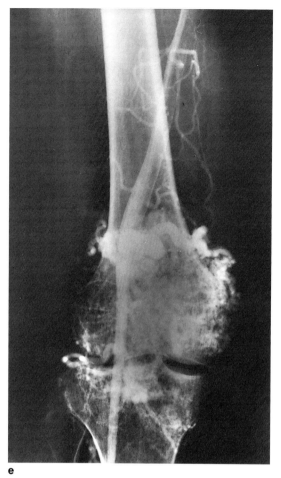

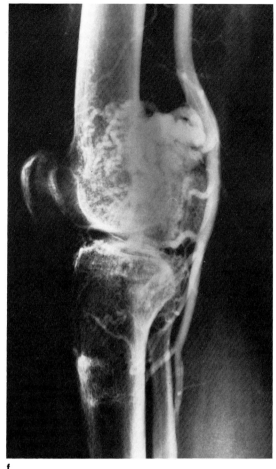

Abb. 1e–f Die Angiogramme zeigen einen grotesk vaskularisierten Prozeß in Femur und Tibia. Auf weiteren Serienaufnahmen stellten sich arteriovenöse Kurzschlüsse dar. Wir nehmen an, daß es sich um eine traumainduzierte arteriovenöse Kurzschlußbildung bei dem als Fußballer aktiven 23jährigen Patienten handelt. Der operative Eingriff 1 Jahr vor den wiedergegebenen Aufnahmen hat wohl eine massive Progredienz ausgelöst. Differentialdiagnostisch ist eine ungewöhnlich vaskularisierte villonoduläre Synovialitis zu diskutieren. Dafür ergaben sich aber histologisch keine Anhaltspunkte

Schmerzen und einer Bewegungseinschränkung des betroffenen Gelenks begleitet werden. Häufig fällt eine palpable Tumormasse auf. Wenn synoviale Hämangiome schon im frühen Kindesalter auftreten, so führen sie nicht selten infolge der blutigen Gelenkergüsse zu Formveränderungen als Folge von Entwicklungs- und Wachstumsstörungen z.B. des Kniegelenkes, ähnlich wie sie beim Blutergelenk vorkommen. Auch ein beschleunigtes Längenwachstum der angrenzenden Röhrenknochen, möglicherweise bedingt durch die hämangiombedingte Mehrdurchblutung, wird gelegentlich beobachtet.

Nativröntgenologisch zeigen sich Hämangiome durch verkalkte Phlebolithen, die in einer Weichgewebsverdickung und -verdichtung auftreten. Seltener erkennt man auch Knochenarrosionen (Abb. 1). Die Weichgewebsverdichtung ist die Folge von Hämosiderineinlagerungen. Der Beweis für das Vorliegen eines Hämangioms wird durch die Angiographie erbracht, die auch eine Abgrenzung des Prozesses (ob diffus oder lokalisiert) erlaubt.

Differentialdiagnostisch kommen sowohl hinsichtlich der Weichgewebsverdichtung als auch des Gefäßbildes die pigmentierte villonoduläre Synovialitis bzw. die lokalisierte noduläre Synovialitis (s. S. 696) in Frage. Klinisch und nativradiologisch muß auch an ein Synovialom gedacht werden.

Lipom

Lipome, die von der Synovialmembran ausgehen, sind ungewöhnlich selten. Pathologisch-anatomisch imponieren sie als lobulierte Knoten aus reifem Fettgewebe, das von einer Kapsel umgeben ist.

Gelegentlich können sie auch in Sehnenscheiden auftreten. Die Nativdiagnostik ist beim Lipom eher unergiebig. Der Beweis wird durch die Computertomographie erbracht, die Fettgewebe durch seine extrem niedrigen Dichtewerte identifiziert. Am Kniegelenk müssen Lipome von der sog. Hypertrophie des Hoffa-Fettkörpers abgegrenzt werden, die einer traumatisch ausgelösten entzündlichen Hyperplasie des Fettgewebes im Bereich des Lig. patellae entspricht und kein Tumor ist.

Fibrom

Das Gelenkfibrom ist ebenfalls ein äußerst selten vorkommender Prozeß. Diese Geschwulst geht offensichtlich von den äußeren Abschnitten der Gelenkkapsel, dem Stratum fibrosum, aus und äußert sich klinisch in einer umschriebenen verhältnismäßig harten Verdickung. Wie oben bereits erwähnt wurde, ist es schwierig zu entscheiden, ob ein solches Fibrom überhaupt von der Gelenkkapsel oder nicht eher von den angrenzenden Weichgewebsabschnitten ausgeht. Das konventionelle Röntgenbild ist diagnostisch unergiebig. Im Computertomogramm ist eine mehr oder weniger umschriebene Weichgewebsverdichtung zu erwarten.

Chondrom

Ähnlich wie die intraossären Chondrome (Enchondrome) werden extraossäre Weichgewebschondrome überwiegend am Handskelett, weniger häufig im Fußbereich beobachtet. In der Statistik von CHUNG u. ENZINGER (1978) ließen sich 64% solcher Weichgewebschondrome im Hand- und 20% im Fußbereich lokalisieren. Allerdings ist die Entscheidung, ob die Chondrome von der Synovialmembran, vom Bindegewebe der fibrösen Gelenkkapsel oder vom paraartikulären Weichgewebe ausgehen, häufig schwierig zu treffen. Das Prädilektionsalter der Patienten liegt in der 3. und 4. Lebensdekade. Klinisch imponieren diese Tumoren als zunehmende Schwellung. Je nach ihrem Sitz kann die Gelenkfunktion beeinträchtigt werden. In der Regel ist der Tumor nicht größer als 1–2 cm; am Kniegelenk können die Tumoren aber auch größere Dimensionen erreichen.

Röntgenologisch erkennt man meist eine rundliche oder ovale Weichgewebsverdichtung mit unterschiedlich ausgeprägten Verkalkungen, die ring- oder bogenförmig, durch Summation gelegentlich auch amorph anmuten können (Abb. 2). Der darunter gelegene Knochen kann arrodiert werden.
Da vom Autor angenommen wird, daß das solitäre Gelenkchondrom einem echten Geschwulstprozeß entspricht und die synoviale Chondromatose einer geschwulstähnlichen Läsion zuzuordnen ist, wird letztgenannte auf den S. 691 abgehandelt.

Osteom

Gelenkosteome kommen im Gegensatz zu Gelenkchondromen sehr selten vor. Sie treten stets mono-

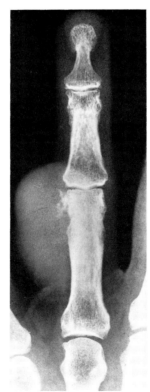
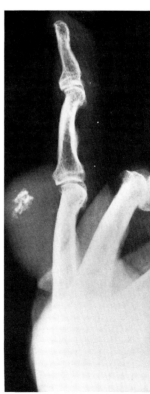

Abb. 2a u. b Weichgewebschondrom in den dorsolateralen Abschnitten des Fingermittelgelenkes IV. 68jährige Patientin

a   b

686 Skelettumoren

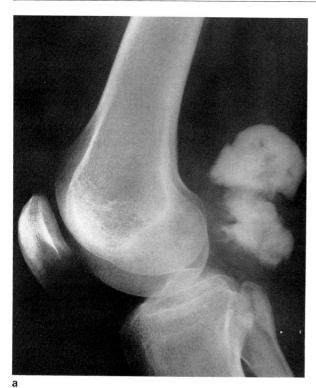

Abb. 3a u. b Zwei kalkdichte, harte Osteome in der Fossa poplitea
a Röntgenbild des Kniegelenks seitlich
b histologischer Schnitt. 44jährige Frau
(Aufnahmen: Prof. Dr. *Uehlinger*)

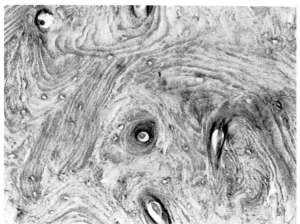

Abb. 4 Mandelgroßes solitäres Osteom der Kniegelenkskapsel. 31jähriger Mann (Aufnahme: Prof. Dr. *Uehlinger*)

artikulär auf. Es ist fraglich, ob sie überhaupt einer echten Geschwulst entsprechen, deren Zellen autochthon entstanden sind und Osteoid bilden, oder ob sie sich als ossäre Metaplasie, z. B. nach einem Trauma, entwickelt haben. Sie entstehen in der Gelenkkapsel, wachsen nach außen besonders in die Facies poplitea vor und können durch die Haut als kirsch- bis kastaniengroßer harter Knoten getastet werden.

Histologisch haben Gelenkosteome die Struktur von Spongiosa mit Fettmark. Selten entspricht das Strukturbild dem Aufbau der Kompakta langer Röhrenknochen aus Haversschen Osteonen und Schaltosteonen (Abb. **3b**).

Röntgenologisch imponieren Gelenkosteome als solide, sehr dichte Kalkschatten (Abb. **3a**) – gelegentlich mit Andeutung einer Ringbildung. Sind Osteome überwiegend spongiös aufgebaut, dann zeigt sich spongiöses knöchernes Netzwerk, das von einer zarten Kortikalis umgeben ist (Abb. **4**).

Differentialdiagnostisch müssen – wenn auch ohne klinische Relevanz – Gelenkosteome von ossifizierten Chondromen (sog. Osteochondromen) abgegrenzt werden, außerdem von abgebrochenen marginalen Osteophyten der Arthrose und schließlich von abgesprengten Knorpel-Knochen-Fragmenten, die an der Gelenkkapsel festhaften und dort „wachsen", d. h. an Größe zunehmen können.

Maligne synoviale Geschwülste

Synoviales Sarkom

Synonyme: malignes Synoviom, malignes Synovialom, Synoviom, Sarkomesotheliom oder Sarkoendotheliom, Synoviotheliom oder Synoviotheliosarkom.

Unter dem synovialen Sarkom versteht man eine sarkomatöse Weichteilgeschwulst im Gelenkbereich mit Neigung zur organoiden Ausdifferenzierung im Sinne einer Bursa, Sehnenscheide oder Gelenkkapsel. Das histologische Schnittbild umfaßt zahlreiche Variationen vom einfachen Spindelzellsarkom bis zum hochdifferenzierten adenoiden synovialen Sarkom. Der Tumor ist histologisch durch zahlreiche verzweigte, spaltförmige Hohlräume gekennzeichnet, die von kubischen bis zylindrischen Zellverbänden in ein- bis zweischichtiger Lage ausgekleidet sind. Nur wenige Tumoren involvieren die Synovialmembran selbst. Die meisten liegen eher in enger Nachbarschaft zu einem Gelenk, zu Sehnen oder Aponeurosen. Etwa 70% der Fälle treten an der unteren Extremität, insbesondere im Kniebereich auf. Synoviale Sarkome können sich grundsätzlich aber auch an anderen Körperregionen, z. B. an der Thorax- und Bauchwand, im Nasopharynx und im Nackenbereich, entwickeln.

Insgesamt entsprechen die synovialen Sarkome 5–10% aller Weichgewebssarkome. Das Prädilektionsalter liegt zwischen 20 und 40 Jahren. Die Altersspanne reicht allerdings von 6–65 Jahren. Eine leichte Bevorzugung des männlichen Geschlechts wird in der Literatur hervorgehoben. Die Geschwulst wächst anfangs meist langsam und erfährt im Laufe der Jahre eine Akzeleration. Die Anamnesen sind dementsprechend lang. Klinisch beobachten die Patienten meist eine Monate bis Jahre dauernde schmerzlose Weichteilschwellung, die dann plötzlich zunimmt und sie schließlich zum Arzt führt.

Radiologisch fällt häufig eine lobulierte gelenknahe Weichteilmasse mit irregulären amorphen Verkalkungen (bei etwa 30%) auf. Die Weichteilmasse kommt besonders im Xeroradiogramm zur Darstellung. Die Verkalkungen können erhebliche Ausmaße erreichen und ein parossales Osteosarkom vortäuschen. Eine Arrosion der gelenknahen Knochenabschnitte wird vor allem bei langjährigem Verlauf beobachtet (Abb. **5**). Bei klinischem und nativröntgenologischem Verdacht auf ein synoviales Sarkom sollte immer eine computertomographische Untersuchung durchgeführt werden, um die wahre Ausdehnung des Prozesses und die topographischen Beziehungen zu den Nachbarschaftsorganen, insbesondere zu den großen Gefäßen, darzustellen. In manchen Fällen reichert das sarkomatöse Gewebe Kontrastmittel an. Deswegen ist eine intravenöse Kontrastmittelinfusion bei der Computertomographie zu empfehlen. Die Angiographie erfaßt meist ebenfalls die Ausdehnung des Prozesses. Vor allem aber kann sie bei Lokalisation im Kniebereich die Frage beantworten, ob die größeren Gefäße involviert sind.

Differentialdiagnostisch kommen vor allem hyperplastische synoviale Prozesse, wie die pigmentierte villonoduläre Synovialitis und die lokalisierte noduläre Synovialitis, in Betracht. Liegt eine monossäre Knocheninvasion vor, so sollte differentialdiagnostisch auch an eine primäre epi-metaphysär gelegene Knochengeschwulst, wie z. B. ein Chondroblastom oder ein Riesenzelltumor, oder auch an einer Metastase gedacht werden.

Die **Prognose** des malignen synovialen Sarkoms ist dubiös. Die Fünfjahresüberlebensrate reicht von 25% (CADMAN u. Mitarb. 1965) über 37% (MOBERGER u. Mitarb. 1968) bis zu 51% (MACKENZIE 1966). Nach Untersuchungen von ENZINGER (1974) hängt die Prognose von der histologischen Differenzierung des Tumors ab. Der wenig differenzierte monophasische Typ soll nämlich eine Fünfjahresüberlebensrate von 26%, der biphasische Typ dagegen von 59% haben.

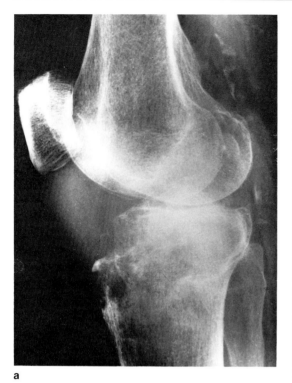 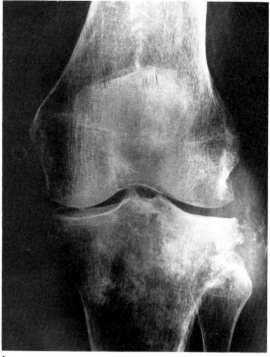

Abb. 5a u. b Synoviales Sarkom mit groben Destruktionen des ventrolateralen Tibiakopfs. Beachte die erhebliche Weichgewebsverdichtung und -verdickung im ventrolateralen Kniegelenksbereich!

In der Regel werden die Intervalle von Rezidiv zu Rezidiv immer kürzer. Die Terminalphase des Tumors zeigt sich an einer hämatogenen Metastasierung in die Lungen. Eine regionale Lymphknotenmetastasierung kommt nur in 20% der Fälle vor.

Klarzellsarkom

Viele Autoren ordnen das sog. Klarzellsarkom in die Gruppe der synovialen Sarkome ein. Dagegen hält ENZINGER (1965, 1977) diese Entität für einen eigenständigen Geschwulstprozeß mit unbekannter Histogenese. Das Klarzellsarkom wird im wesentlichen bei jüngeren Menschen beobachtet und zeichnet sich durch eine langsam wachsende Schwellung aus, die gewöhnlich schmerzlos ist. Hauptlokalisation ist die Plantarregion, fernerhin die Ferse oder auch der obere Sprunggelenksbereich – insbesondere in der engeren Nachbarschaft von Achillessehne und Plantaraponeurose.

Makroskopisch imponiert ein weicher, häufig knötchenförmig aufgebauter Tumor, der einige Zentimeter Durchmesser haben kann. Die Prognose ist in der Regel sehr schlecht, die Rezidivrate verhältnismäßig hoch.

Epitheloidsarkom

Auch dieser Sarkomtyp, den ENZINGER (1974, 1977) als eigenständige Entität eines Weichgewebstumors ansieht, wurde früher z.T. als benigne, z.T. als maligne Läsion im Sinne eines nekrotisierenden Granuloms bzw. eines ulzerierenden Plattenepithelkarzinoms oder Sarkoms (bei tiefer gelegenen Läsionen Fibro- oder Synovialissarkom) betrachtet. Der Tumor wächst langsam als derbe Masse aus Faszien oder der tiefen Subkutis heraus; seltener entstammt er Sehnen oder Sehnenscheiden. Das Patientenalter liegt zwischen 10 und 40 Jahren. Im Krankengut von ENZINGER (1977) wuchsen mehr als die Hälfte von 157 Fällen an den Händen und dem Vorderarmbereich. Zwei Drittel der Patienten waren Männer. Im selben Krankengut ließ sich eine Rezidivrate von 85% mit einer Metastasierungsrate von 30% ermitteln. Die Metastasen manifestierten sich vor allem in den Lungen und Lymphknoten.

Chondrosarkom

Da Chondrosarkome mit Gelenkursprungsort in der Regel durch maligne Entartung einer Chondromatose entstehen, werden sie dort abgehandelt (s. S. 693).

Sekundäre Gelenkgeschwülste

Synoviale Metastasen kommen außerordentlich selten vor und sind dann in der Regel auf die hämatogene Metastasierung z.B. eines Bronchialkarzinoms oder auch eines viszeralen Tumors zurückzuführen. Klinisch gehen sie mit einer schmerzhaften Weichteilschwellung und therapieresistenten Ergußbildung einher, ähnlich also dem klinischen Bild einer Arthritis (GOLDENBERG u. Mitarb. 1975).

Im Gelenkpunktat lassen sich bei blutigem Exsudat gelegentlich Tumorzellnester nachweisen. Die Gelenkschwellungen bei Tumorpatienten sind allerdings nur äußerst selten auf eine direkte hämatogene Metastasierung zurückzuführen. Viel wahrscheinlicher handelt es sich im Einzelfall um eine paraneoplastische arthritische Reaktion.

Je nach Ausdehnung einer synovialen Metastasierung kann es auch zu einer Destruktion der angrenzenden Knochenabschnitte kommen. Sind beide artikulierenden Knochen betroffen, so läßt sich aus dem Röntgenbild viel eher auf eine synoviale Metastase schließen als bei uniossärer Manifestation. Der zuletzt genannte Fall wirft die häufig gar nicht zu beantwortende Frage auf, ob die Geschwulstabsiedlung primär epiphysär-ossär oder im Bereich der Synovialmembran erfolgte. Bei Hodgkin- und Non-Hodgkin-Lymphomen sowie bei Leukämien kann es – allerdings sehr selten – auch zu synovialen Infiltrationen unter dem klinischen Bild einer Arthritis kommen.

Geschwulstähnliche Läsionen der Synovialmembran in Gelenken, Bursen und Sehnenscheiden

Ganglion

Das extraartikuläre Gelenkganglion mit seinem Ausgangspunkt von Sehnenscheiden und -ansätzen, Bändern und der fibrösen Gelenkkapsel ist an anderer Stelle abgehandelt worden. Hier soll jedoch auf die intraossäre Manifestationsform des Gelenkganglions eingegangen werden. Synonym wird das intraossäre Ganglion auch als *subchondrale Synovialzyste* bezeichnet. Pathologisch-anatomisch besteht es aus einer gelatineartigen Masse, die von einer fibrösen Wand eingehüllt wird. Ätiologie und Pathogenese sind bisher nicht geklärt, Zusammenhänge mit Traumen („posttraumatische subchondrale Synovialzyste") werden diskutiert. Dabei folgt man der Vorstellung, daß als auslösendes Ereignis eine traumatische Minimalläsion des Knorpels eintritt. Über die Läsion wird bei Weiterbelastung Synoviaflüssigkeit in die subchondral gelegenen Spongiosabschnitte gepreßt, die zu einer umschriebenen Knochenresorption führt. Auch Synovialisversprengungen und -hernien werden als Ursache diskutiert.

Klinisch treten in der Regel Schmerzen im betroffenen Abschnitt auf.

Röntgenologisch finden sie ihr Korrelat in einer gut begrenzten gelenknahen Aufhellung mit einem Durchmesser von 2 mm bis 7 cm, die in der Regel von einem zarten Sklerosesaum umgeben ist. Die Läsion kann im Röntgenbild auch lobuliert erscheinen. Am häufigsten werden subchondrale Gelenkganglien im Bereich der distalen Tibia, vor allem medial, beobachtet. Sie kommen aber auch im Femurkopf und -hals, subazetabulär, im Tibiakopf (Abb. 6–8), im Bereich des Caput ulnae, im Humeruskopf und in der Skapula (Abb. 9) vor. WEINBERG beschreibt 1982 ein Gelenkganglion in der unmittelbaren Umgebung des Sakroiliakalgelenkes.

Differentialdiagnostisch ist an benigne, epiphysär gelegene primäre Knochengeschwülste, wie z. B. an das Chondroblastom, zu denken. Während intraossäre Ganglien nie Verkalkungen oder Verknöcherungen zeigen, werden sie in gut einem Viertel der Fälle von Chondroblastomen nachgewiesen. In der nahen Umgebung von arthrotischen größeren Gelenken können größere Geröllzysten auftreten. Im Einzelfall muß aber bei geringen arthrotischen Röntgenzeichen mit großer Zystenbildung auch an die Koinzidenz von Arthrose und Gelenkganglion gedacht werden. Arthrotische Geröllzysten und Gelenkganglien zeigen histologisch ein identisches Bild (!).

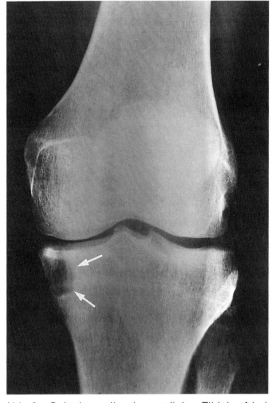

Abb. 6 Gelenkganglion im medialen Tibiakopf bei einer 56jährigen Patientin. Histologisch gesichert

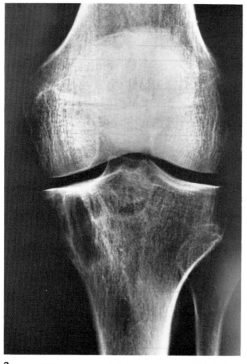
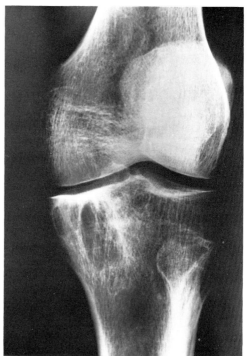
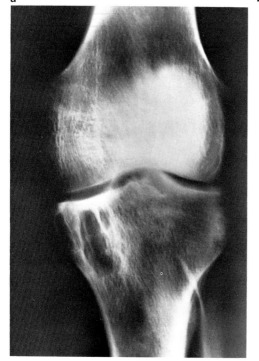

Abb. 7a–c Größeres Ganglion (subchondrale synoviale Zyste) im medialen Tibiakopf bei einem 43jährigen Patienten mit starken Schmerzen im Kniegelenk. Der Prozeß erscheint sowohl auf den Übersichtsaufnahmen als auch im Schichtbild (c) multizentrisch bzw. gekammert. Intraoperativ fand sich eine gelatineartige Masse, die von einer bindegewebigen Kapsel umgeben war. Im histologischen (entkalkten) Präparat ließen sich Anteile von einem Ganglion in Form von breiten bindegewebigen Bändern nachweisen, die zellreich und teilweise myxoid umgewandelt waren, und kleine Hohlräume umschlossen, in denen sich eine wohl eiweißreiche Flüssigkeit an der Oberfläche niedergeschlagen hatte. Der Aufbau der fibrösen Bänder war sehr locker und zeigte nur sehr wenig Kollagenfasern zwischen den Rundzellen, Histiozyten und Fibrozyten

Abschließend sei noch auf das sog. *Meniskusganglion* hingewiesen. Es kommt selten vor und zeigt sich als prallelastischer Knoten, der sich, insbesondere vom lateralen Meniskus ausgehend, aus dem Gelenkspalt hervorwölbt und an der Tibiakante Erosionen hervorrufen kann. Diese Erosionen sind von einem Sklerosesaum – Druckerosionen – umgeben und unterscheiden sich dadurch von einer entzündlichen Erosion bei der Synovialitis. Das Meniskusganglion wird auffallend häufig bei Meniskusfehlbildungen, wie z. B. dem Scheibenmeniskus, aber auch bei mechanischer Überbeanspruchung beobachtet. Die Ätiologie und Pathogenese des Meniskusganglions sind noch nicht zweifelsfrei

Geschwülste und geschwulstähnliche Läsionen der Gelenke

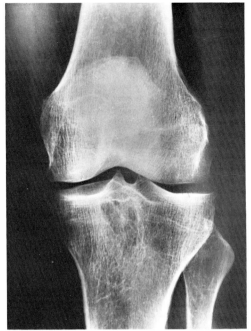
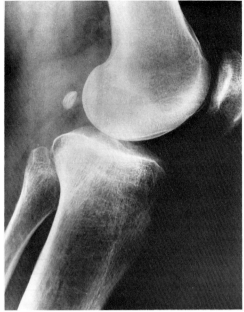
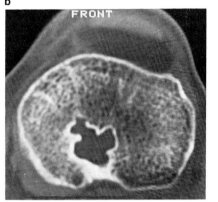
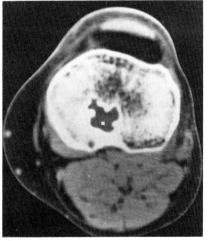

Abb. **8a–d** Gelenkganglion im dorsalen Tibiakopf bei einem 47jährigen Patienten mit Schmerzen im Kniegelenksbereich bei Belastung. Im sog. Knochenfenster (**c**) ist der polygonal begrenzte und von einem Sklerosesaum umgebene Herd gut zu sehen. Die Dichtemessung ergab durchschnittlich 5 bis 7 Hounsfield-Einheiten, wodurch der flüssige Inhalt der Läsion bewiesen wurde

geklärt. Möglicherweise handelt es sich um Reste des embryonalen arthrogenen Mesenchyms, die unter bestimmten Bedingungen, wie z. B. Überbelastung, zu proliferieren und sich schließlich zystisch umzuwandeln beginnen.

Synoviale Chondromatose (Morbus Reichel)

Synonyme: neoplastische Gelenkchondromatose, Osteochondromatose.

Pathologisch-anatomisch bestehen die oft in großer Zahl auftretenden Chondrome der Synovialchondromatose aus hyalinem Knorpel. Die Chondrozyten verteilen sich ziemlich gleichmäßig, teils in Gruppen oder teils in Ketten, über die Schnittfläche (Abb. **10a**). Je größer und je älter die Gelenkchondrome sind, desto eher kommt es zur fleckigen Verkalkung der Grundsubstanz. Die verkalkten Synovialchondrome bilden auf Nativröntgenaufnahmen „die Spitze des Eisbergs", da sie gegenüber den unverkalkten Chondromen meistens in der Minderzahl sind. Entzündliche Veränderungen der Synovialmembran fehlen. Pathogenetisch liegt den Gelenkchondromen am wahrscheinlichsten eine Fehldifferenzierung des gelenkbildenden Mesenchyms zugrunde, auf deren Boden es zur tumorähnlichen Knorpelproliferation kommt –

692 Skelettumoren

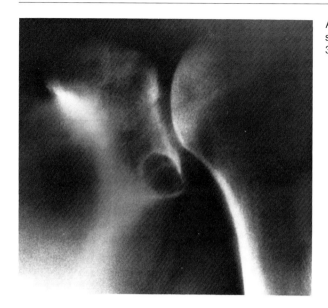

Abb. 9 Gelenkganglion bzw. subchondrale synoviale Zyste in der Skapula bei einer 33jährigen Patientin

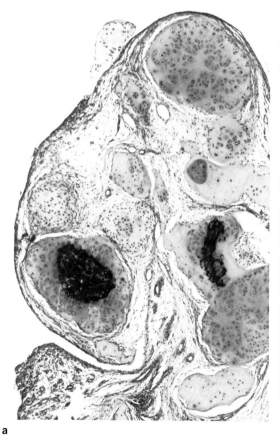

a

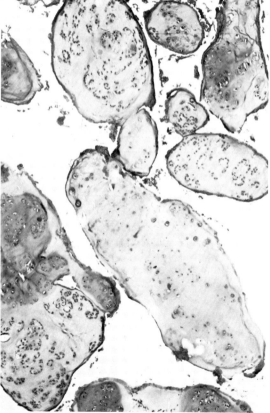

b

Abb. 10a u. b Mikronoduläre Chondromatose des Kniegelenks
a Gestieltes Chondromnest (Vergr. 40fach)
b in den Gelenkraum abgestoßene Kapselchondrome. 19jähriger Mann (Vergr. 40fach)
(Abbildungen: Prof. Dr. *Uehlinger*)

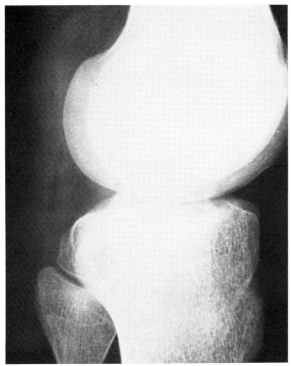
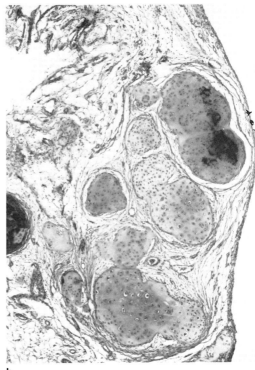

Abb. 11a u. b Mikronoduläre Chondromatose des Kniegelenks
a Chondrome im Röntgenbild nicht sichtbar
b Schnitt durch Gelenkkapselbiopsie. Dichte Durchsetzung mit Kapselchondromen. 19jähriger Mann (Vergr. 40fach) (Inst. Path. Zürich)

daher auch der Terminus neoplastische Gelenk- oder Synovialchondromatose.

Die **Ätiologie** ist ungeklärt. Darüber hinaus gibt es metaplastische Synovialchondrome als Begleitbefund der Arthrose. In diesem Fall entwickeln sich die Chondrome in der arthrotisch-fibrosierten und verdickten Synovialmembran – allerdings niemals in solch großer Zahl wie beim Morbus Reichel.
Die synovialen Chondrome wachsen in der Synovialmembran polytop, so daß immer eine größere Anzahl von kleineren und größeren Chondromen vorliegt (s. oben). Sie entwickeln sich in den Gelenkbinnenraum hinein und werden gelegentlich unter der Gelenkbewegung immer mehr in den Binnenraum abgetrieben. Schließlich sind sie nur noch durch einen schmalen Stiel mit der Synovialmembran verbunden. Dieser Stiel kann jederzeit durchreißen, wodurch aus dem gestielten Chondrom ein freier Gelenkkörper entsteht (Abb. **10b**). Bei extraartikulärem Auftreten von Chondromen, z. B. in Schleimbeuteln und Sehnenscheiden, kann es gelegentlich zur malignen Entartung als Chondrosarkom kommen (HEISER u. Mitarb. 1980, DUNN u. Mitarb. 1974, MULLIENS u. Mitarb. 1965).
Die Erkrankung scheint androtop zu sein. Das Manifestationsalter liegt zwischen dem 20. und 40. Lebensjahr. In der überwiegenden Mehrzahl der Fälle tritt die Gelenkchondromatose monoartikulär auf. Die seltene biartikuläre Manifestation befällt meistens symmetrische Gelenke. Überwiegend sind in annähernd gleicher Häufigkeit das Knie- und Ellenbogengelenk betroffen, seltener die Hüft-, Schulter-, Sprung-, Handwurzel- und Fingergelenke.

Die **klinische Symptomatik** besteht im wesentlichen aus einer schmerzhaften Bewegungsbehinderung bis zur totalen Gelenkblockade. Ein Gelenkerguß kann entstehen. In jedem Fall stellt die Gelenkchondromatose eine Präarthrose dar, so daß manchmal die pathogenetische Differenzierung der synovialen Gelenkchondromatose mit Sekundärarthrose von der Arthrose mit sekundärer Kapselchondrombildung Schwierigkeiten bereiten kann (s. oben).

Röntgenologisch kann eine mikronoduläre und eine makronoduläre Form der Erkrankung unterschieden werden. Kalkfreie mikronoduläre Chondromketten werden durch das Nativröntgenbild nicht wiedergegeben (s. oben). Sie sind nur im Kontrastmittelarthrogramm, gelegentlich bei mäßiger Kalzifikation auch im Computertomogramm nachzuweisen. In der Abb. **11** ist der Fall eines 20jährigen Mannes dargestellt, bei dem wiederholte schmerzhafte Blockaden des rechten

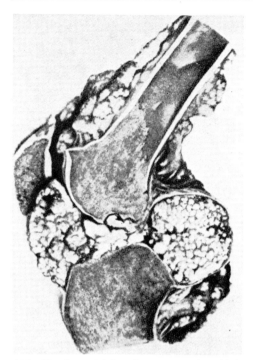

Abb. 12 Synovialchondromatose des Kniegelenkes. Sagittalschnitt durch das Resektat. Beachte die Arrosionen insbesondere des dorsalen femoralen Gelenkknorpels! Dieser Befund weist auf die Bedeutung der Chondromatose als Präarthrose hin (nach *Lexer*)

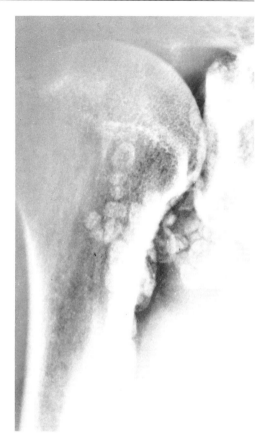

Abb. 14 Chondromatose des rechten Schultergelenks. Kirschkerngroße Chondrome, zu traubenartigen Gruppen zusammengefaßt. 20jähriger Mann (Aufnahmen: Prof. Dr. *Uehlinger*)

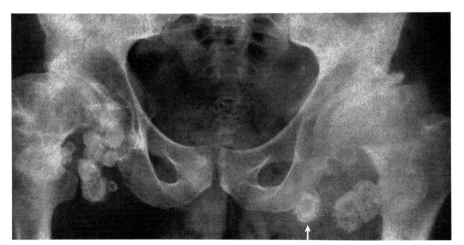

Abb. 13 Makronoduläre Gelenkchondromatose beider Hüftgelenke. Der Befund blieb über einen Zeitraum von 11 Jahren stationär. Der mit einem Pfeil bezeichnete Knoten ist in Originalgröße in Abb. 17 wiedergegeben. Schwere sekundäre Koxarthrose (Aufnahme: Prof. Dr. *Uehlinger*)

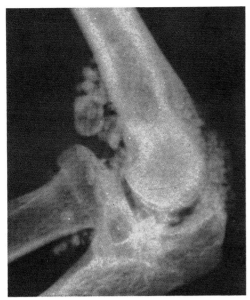

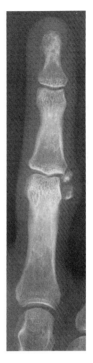

Abb. 16 Chondromatose des proximalen Interphalangealgelenkes des rechten Ringfingers. 55jährige Frau (Aufnahme: Prof. Dr. *Uehlinger*)

Abb. 15 Chondromatose des rechten Ellenbogengelenks. Multiple kleine und große Kugelschatten in der Gelenkkapsel. 34jähriger Mann (Aufnahmen: Prof. Dr. *Uehlinger*)

Kniegelenkes auftraten und bei dem das Nativröntgenbild vollkommen normal war. Im Gelenkkapselbiopsat fanden sich dagegen massenhaft mikronoduläre unverkalkte Chondromknoten.
Bei der makronodulären Chondromatose (Abb. 12–16) zeigen sich im Röntgenbild reiskorn- bis erbsgroße, zumeist stippchenartig, sprenklig oder auch homogen verkalkte, rundliche Verdichtungen. Die einzelnen Schatten können zu größeren traubenförmigen Konglomeraten verschmelzen (Abb. 12). Die Verkalkung in der knorpeligen Grundsubstanz läuft oft schubweise ab, was sich im Röntgenbild in Kalkringbildungen ausdrückt (Abb. 17).

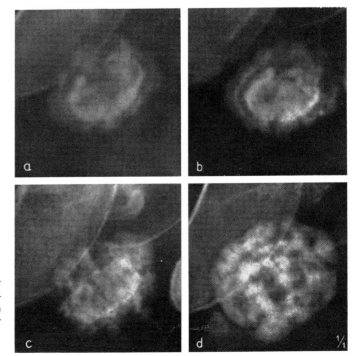

Abb. 17a–d Chondromknoten aus Abb. 13
a 1922
b 1925
c 1927
d 1933
Der Knorpelknoten hat sich in dieser Zeit nur mäßig vergrößert. Der Zusammenschluß aus rundlichen und ovoiden kalkdichten Schattenflecken ist für Chondrome kennzeichnend (Aufnahmen: Prof. Dr. *Uehlinger*)

Diffuse Lipomatose

Synonym: Lipoma arborescens.
Bei diesem seltenen hyperplastischen Prozeß des subsynovialen Fettgewebes finden sich breite papilläre oder polypoide Fettgewebsformationen, die zu einer diffusen Infiltration der Synovialmembran führen können. Der Prozeß ist überwiegend bei Erwachsenen, vor allem im Kniegelenk, bekannt geworden. Klinisch kommt es gewöhnlich zu einer schmerzhaften Gelenkschwellung, manchmal zu einer Gelenkfehlstellung. Es können auch Einklemmungserscheinungen auftreten. Im Gegensatz zur pigmentierten villonodulären Synovitis ist ein blutiger Gelenkerguß selten.
Röntgenologisch imponiert im Nativbild eine massive Weichgewebsverdichtung, oft bilateral am Kniegelenk. In der Weichteilmasse können sich feine, regressive stippchenförmige Verkalkungen nachweisen lassen. Im Computertomogramm sind je nach Fettgewebsanfall Dichtewerte im negativen Hounsfield-Bereich zu erwarten.

Lokalisierte (umschriebene) noduläre Synovialitis (Synovitis)

Synonyme: histiozytäres Xanthogranulom, Riesenzelltumor, benignes Synoviom, benignes Riesenzellsynoviom, xanthomatöser Riesenzelltumor, Xanthom oder Xanthogranulom, fibröses Xanthom oder fibröses Histiozytom.
In den zahlreichen Synonymen drücken sich die zellulären Elemente der Erkrankung aus. Es finden sich vielkernige Riesenzellen sowie eine mehr oder weniger ausgeprägte Wucherung von Histiozyten, die z. T. mit Lipiden oder Hämosiderin beladen (Xanthom) sind. Von zahlreichen Autoren wird diese geschwulstähnliche Läsion als echter Geschwulstprozeß betrachtet. Darauf weist auch der Ausdruck „benignes Synoviom" (im Gegensatz zum malignen Synoviom) hin. Nach Ansicht von JAFFE (1958) und SCHAJOWICZ (1981) liegt der Veränderung mit großer Wahrscheinlichkeit ein reaktiver oder entzündlicher hyperplastischer Prozeß und kein echtes Geschwulstgeschehen zugrunde. Im Gegensatz zur pigmentierten villonodulären Synovialitis tritt die lokalisierte noduläre Synovialitis - worauf ihr Name hinweist - als umschriebener Gelenkprozeß auf, der im wesentlichen aus einem oder mehreren benachbarten knotenförmigen Gebilden bei sonst normaler Synovialmembran besteht. Entzündliche Elemente finden sich nicht. Fließende Übergänge zwischen der lokalisierten nodulären Synovialitis und der villonodulären Synovialitis sind möglich. Diese Erfahrung soll nach Ansicht von SCHAJOWICZ (1981) deren gemeinsames histogenetisches Prinzip bei ohnehin fast nicht zu unterscheidender Histologie beweisen.

Ein wesentlicher lokalisatorischer Unterschied zur pigmentierten villonodulären Synovialitis besteht darin, daß die Läsion sich überwiegend an den Fingern (in 89 von 151 Fällen, SCHAJOWICZ 1981) und viel seltener am Knie (22 von 151 Fällen, SCHAJOWICZ 1981) findet. Die pigmentierte villonoduläre Synovialitis tritt hingegen in etwa 60–65 % der Fälle am Kniegelenk auf!
Ebenfalls im Gegensatz zur pigmentierten villonodulären Synovialitis manifestiert sich die Erkrankung fast ausschließlich in den Sehnenscheiden und damit extraartikulär. An den Fingern sitzt sie überwiegend an der Streckseite und verursacht dort eine zumeist schmerzlose umschriebene Schwellung und einen palpablen Knoten. Am Kniegelenk sind Einklemmungserscheinungen wie bei einer Meniskusläsion, begleitet von einem Erguß, möglich.
Das **Röntgenbild** ist diagnostisch wenig ergiebig; denn nur in 15–20 % der Fälle lassen sich druckbedingte Erosionen am benachbarten Knochen erkennen. Meist fällt nur eine umschriebene Weichteilschwellung auf, die im Bereich größerer Gelenke insbesondere im Computertomogramm gut zur Darstellung kommt. Bei sehr fortgeschrittenen, den Knochen infiltrierenden Prozessen kann es auch zu Spontanfrakturen kommen. Dann muß die Differentialdiagnose gegenüber einem malignen Knochengeschwulstprozeß gestellt werden.

Villonoduläre Synovialitis (Synovitis)

Synonym: pigmentierte villonoduläre Synovialitis (Synovitis).
Unter der pigmentierten villonodulären Synovialitis wird ein meist monoartikulär auftretender chronischer Gelenkprozeß in Form einer stark zottenbildenden und z. T. den Knochen destruierenden Proliferation der Synovialis in Gelenken verstanden. Mit der Proliferation geht eine intensive Hämosiderose vorzüglich in den tieferen Abschnitten der Synovialmembran einher. Die Erkrankung tritt selten in Bursen und Sehnen auf. Ebenso wie die zirkumskripte noduläre Synovialitis ist sie kein entzündlicher Prozeß. Aufgrund ihres geschwulstähnlichen Verhaltens wird sie in die Gruppe der tumorähnlichen Läsionen eingeordnet.
Histologisch fällt eine starke Histiozyten- und Gefäßproliferation in Zottenform auf. Die starke Gefäßproliferation spiegelt sich in der Regel in einer massiven Hypervaskularisation im Angiogramm wider. Die Zotten werden von einem einschichtigen kubischen Mesothel bekleidet. Innerhalb des Zottenstromas finden sich vereinzelt Lymphozyten und Plasmazellen sowie reichlich hämosiderinbeladene Phagozyten. Im Gegensatz zur Blut- und Hämosiderinspeicherung bei intraartikulären Blutansammlungen reichert sich das Hämosiderin beson-

Abb. 18 Pigmentierte (hämosiderotische) villonoduläre Synovitis des rechten Hüftgelenkes. Gelenkkapselausschnitt. Ausgeprägte Gefäßproliferationen und Hämosiderinspeicherung. 24jährige Frau (Vergr. 250fach) (Inst. Path. Zürich)

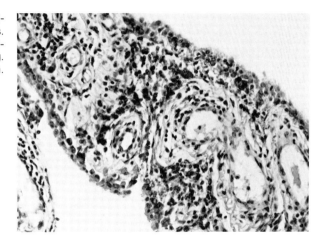

ders in den tieferen Kapselschichten an (Abb. 18). Die Hämosiderinablagerung gibt dem proliferierenden Prozeß eine bräunliche Verfärbung und damit das Attribut „pigmentiert".

Zuverlässige *Prävalenzangaben* für die Erkrankung gibt es nicht. Dies hängt offensichtlich mit der häufigen röntgenologischen Fehldeutung als Arthritis oder mit der histologischen Fehldeutung z. B. als Riesenzelltumor zusammen. Letztgenannte Fehldiagnose wird vor allem dann gestellt, wenn der Prozeß in nur einen der beiden artikulierenden Knochen eingebrochen ist. Die Erkrankung befällt vorwiegend Erwachsene in der 3. und 4. Lebensdekade. Bei Kindern kommt der Prozeß praktisch nicht vor. Im Krankengut des Pathologischen Institutes der Universität Zürich mit 35 Fällen entfallen auf das 3. Dezennium 10 Fälle, auf das 4. 9 und auf das 5. 7 Fälle. Literaturangaben über eine evtl. Geschlechtsprädisposition differieren sehr; wahrscheinlich gibt es keine Geschlechtsbezogenheit.

Bezüglich der **Lokalisation** dominiert ganz eindeutig das Kniegelenk mit 60–65%. SMITH u. PUGH (1962) fanden bei 202 Fällen folgende topographische Verteilung: Kniegelenk 164 Fälle, oberes Sprunggelenk 14 Fälle, Hüftgelenk 12 Fälle, Metatarsalgelenke 4 Fälle, Karpalgelenke 12 Fälle, Ellenbogengelenk 3 Fälle, Schultergelenk 1 Fall. Wie erwähnt tritt die Erkrankung in der Regel monoartikulär auf, obwohl auch über sehr seltene biartikuläre Manifestationen berichtet wurde.

Der **klinische Verlauf** entspricht einer über Jahre sich hinziehenden, zum Rezidiv neigenden, aber wenig destruierenden Arthritis mit zunehmender Bewegungseinschränkung des befallenen Gelenkes und zunehmender Verdickung der Gelenkkapsel. Das Gelenkpunktat ist blutig oder xanthochrom. Im Sediment finden sich Erythrozyten, hämosiderinbeladene Makrophagen und Cholesterinnadeln. Allgemeinsymptome kommen nicht vor.

Die **Röntgenmorphologie** läßt im wesentlichen zwei Manifestationsformen erkennen: Die *Weichteilmanifestation* wird in etwa 60–70% der Fälle beobachtet und zeigt sich als Weichteilschwellung, die als Folge der Synovialisproliferation und des begleitenden Gelenkergusses auftritt. Der Weichteilschatten erscheint häufig extrem dicht. Dies be-

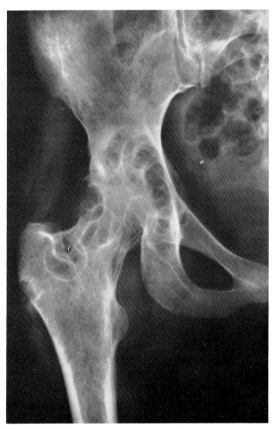

Abb. 19 Pigmentierte villonoduläre Synovialitis des rechten Hüftgelenkes mit ausgedehnten zystenartigen Destruktionen an Femurkopf, Schenkelhals und Azetabulum. 38jährige Frau (Aufnahme: Prof. Dr. *Uehlinger*)

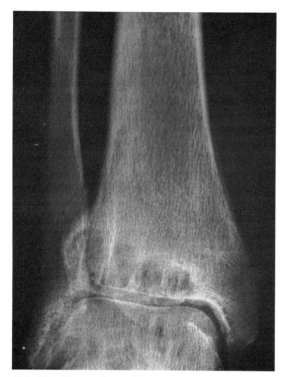

Abb. 20 Pigmentierte villonoduläre Synovialitis am oberen Sprunggelenk mit tiefen Arrosionen der distalen Tibiaepiphyse und des Talus bei intaktem röntgenologischem Gelenkspalt. 37jähriger Mann (Aufnahme: Prof. Dr. *Uehlinger*)

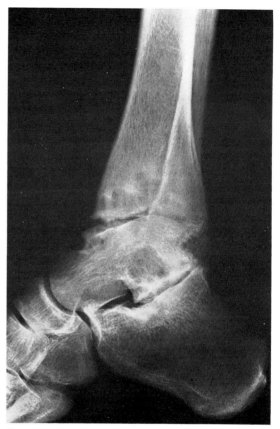

a

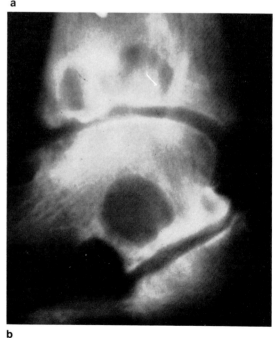

b

Abb. 21 a u. b Pigmentierte villonoduläre Synovialitis des oberen Sprunggelenkes mit erheblichen Arrosionen der distalen Tibiaepiphyse und des Talus bei bereits reduziertem röntgenologischem Gelenkspalt a Übersichtsbild b Tomogramm (Aufnahme: Prof. Dr. *Françillon*)

dingt die Hämosiderinablagerung. Aufgrund der besseren Dichteauflösung läßt sich der Weichgewebsprozeß besonders eindrucksvoll in Computertomogrammen darstellen (SEEMANN u. Mitarb. 1983). Der Gelenkspalt ist normal weit.

Die *intraossäre Manifestationsform* der villonodulären Synovialitis (etwa 30–40% der Fälle) zeigt ein recht charakteristisches Röntgenbild (Abb. 19–21): Neben der Weichgewebsschwellung finden sich in den gelenknahen Knochenabschnitten zystenähnliche, verschieden große Aufhellungen. Sie sind scharf begrenzt und von einem Sklerosesaum umgeben. Diese Aufhellungen spiegeln eine Destruktion der subkapsulären Spongiosaabschnitte wider, nachdem der multifokal proliferierende Prozeß vorher schon kompakte Knochensubstanz zerstört hat. Die multiplen, häufig aneinandergereihten zystenähnlichen Defekte zeigen keine Verkalkungen und liegen in der Regel in einigem Abstand zur Gelenkoberfläche. Trotz dieser subchondralen Knochenaushöhlung wird praktisch nie ein Durchwuchern des Gelenkknorpels beobachtet. Periostale Reaktionen sind selten. Erfahrungsgemäß zeigen sich die knöchernen Veränderungen vor allem am Hüft- und oberen Sprunggelenk stärker ausgeprägt als z. B. am Kniegelenk. Letzteres ist bekanntlich weiträumiger und gestattet daher eine stärkere Expansion des geschwulstähnlichen Prozesses in Richtung Weichteilmanschette. Am Hüftgelenk finden sich die zystenähnlichen Aufhellungen häufig mehr im kraniomedialen oder unteren Randbereich des Azetabulum. Dieser Befund kann differentialdiagnostisch gegenüber Geröllzysten berücksichtigt werden, da diese im Bereich der Druckübertragungszone liegen.

Eine Verschmälerung des röntgenologischen Gelenkspalts wird nur in Finalstadien, insbesondere am Hüftgelenk beobachtet, und zwar dann, wenn der Gelenkknorpel in den ausgehöhlten Subchondralbereich einbricht (Abb. **21**).

Das Angiogramm zeigt in der Regel eine massive Hypervaskularisation. Im Computertomogramm läßt sich zumeist sehr eindrucksvoll der Ausbreitungsweg des Weichgewebsprozesses in den Knochen verfolgen.

Die Diagnose der villonodulären Synovialitis ist immer dann mit hoher Wahrscheinlichkeit zu stellen, wenn sich juxtaartikuläre zystenähnliche Aufhellungen in beiden artikulierenden Knochen, begleitet von einer sehr dichten Weichteilschwellung, finden und wenn keine gelenknahe Osteoporose und Gelenkspaltverschmälerung auffallen.

Wie mehrfach erwähnt wurde, ist das konventionelle Röntgenbild der pigmentierten villonodulären Synovialitis eigentlich unverkennbar, und es wird selten eine *Differentialdiagnose* insbesondere bei Hüft- und Sprunggelenksmanifestation zu stellen sein. Bei atypischer Röntgenmorphologie, insbesondere am Kniegelenk, sollte allerdings das maligne Synovialom in Erwägung gezogen werden, und zwar vor allem dann, wenn sich amorphe Verkalkungen im Bereich der Weichgewebsverdichtungen und unscharf begrenzte Knochenerosionen nachweisen lassen. Klinischerseits verursacht das maligne Synovialom in der Regel auch stärkere Schmerzen.

Wenn die pigmentierte villonoduläre Synovialitis nur an einem artikulierenden Knochen auftritt und gelegentlich die Hohlräume zusammenfließen, dann muß differentialdiagnostisch auch an einen primären Riesenzelltumor oder an ein Chondroblastom gedacht werden. Zur Röntgensymptomatik des intraossären Ganglion s. S. 689.

Literatur

Bate, T. H., Hemangioma of the tendon sheath. J. Bone Jt Surg. 36-A (1954) 104

Burgan, D. W.: Lipoma arborescens of the knee. Another cause of filling defects on a kneearthrogram. Radiology 101 (1971) 583

Byers, P. D., R. E. Cotton, O. W. Deacon, M. Lowy, P. H. Newman, H. A. Sissons, A. D. Thomson: The diagnosis and treatment of pigmented villonodular synovitis. J. Bone Jt Surg. 50-B (1968) 290

Cadman, N. L., E. H. Soule, P. J. Kelly: Synovial sarcoma. An analysis of 134 tumors. Cancer 18 (1965) 613

Chung, E. B., F. M. Enzinger: Chondroma of soft parts. Cancer 41 (1978) 1414

Cobey, M. C.: Hemangioma of joints. Arch. Surg. 46 (1943) 465

Craig, R. N., D. G. Pugh, E. H. Soule: The roentgenologic manifestations of synovial sarcoma. Radiology 65 (1955) 837

Dahlin, D. C.: A. H. Salvador: Cartilaginous tumors of the soft tissues of the hand and feet. Mayo Clin. Proc. 49 (1974) 721

De Palma, A. F., G. G. Manler: Hemangioma of synovial membrane. Clin. Orthop. 32 (1964) 93

Dunn, E. J., M. H. McGavran, P. Nelson, R. P. Greer III: Synovial chondrosarcoma: Report of a case. J. Bone Jt Surg. 56-A (1974) 811

Enzinger, F. M.: Clear-cell sarcoma of tendons and aponeuroses. An analysis of 21 cases. Cancer 18 (1965) 1163

Enzinger, F. M.: Clasificacion y diagnostico de los sarcomas de partes blandas. Acta Orthop. lat.-amer. 1 (1974) 103

Enzinger, F. M.: Recent development in the classification of soft tissue sarcoma. In: Management of Primary Bone and Soft Tissue Tumors. Year Book Medical Publishers, Chicago 1977 (pp. 219–234)

Fechner, R. E.: Neoplasms and Neoplasm-Like Lesions of the Synovium. Williams & Wilkins, Baltimore 1976 (pp. 157–186) (IAP Monogr., No. 17)

Feldman, F., A. Jonston: Intraosscous ganglion Amer. J. Roentgenol. 118 (1973) 328

Fletcher, A. G., R. C. Horn: Giant cell tumors of tendon sheath origin. A consideration of bone involvement and report of 2 cases with extensive bone destruction. Ann. Surg. 133 (1951) 374

Forrest, J., T. W. Staple: Synovial hemangioma of the knee. Demonstration by arthrography and arteriography. Amer. J. Roentgenol. 112 (1971) 512

Gilliland, J. D., D. M. Solonik, C. J. Whigham et al.: Arteriovenous malformation eroding the right femoral neck. Skelet. Radiol. 14 (1985) 145

Goldenberg, D. L., W. Kelley, R. B. Gibbons: Metastatic adenocarcinoma of synovium presenting as an acute arthritis. Arthr. and Rheum. 18 (1975) 107

Jaffe, H. L.: Tumors and Tumorous Conditions of the Bones and Joints. Lea & Febiger, Philadelphia 1958

Jones, F. E., E. H. Soule, M. B. Conventry: Fibrous xanthoma of synovium (giant-cell tumors of tendon sheath, pigmented nodular synovitis). J. Bone Jt Surg. 51-A (1969) 76

Kahn, L. B.: Malignant giant cell tumor of the tendon sheath. Ultrastructural study and review of the literature. Arch. Pathol. 95 (1973) 203

Kaiser, T. E., J. C. Ivins, K. K. Unni: Malignant transformation of extra-articular synovial chondromatosis. Report of a case. Skelet. Radiol. 5 (1980) 223

Larsen, I. J., R. M. Landry: Hemangioma of the synovium. J. Bone Jt Surg. 51-A (1969) 121

Mackenzie, D. H.: Synovial sarcoma. A review of 58 cases. Cancer 19 (1966) 169

Mackenzie, D. H.: Clear cell sarcoma of tendons and aponeuroses with melanin production. J. Pathol. 114 (1974) 231

Mackenzie, D. H.: Monophasic synovial sarcoma. A histological entity. Histopathology 1 (1977) 151

Milgram, J. W.: The classification of loose bodies in human joints. Clin. Orthop. 121 (1977) 282

Mullins, F., C. W. Berard, S. M. Eisenberg: Chondrosarcoma following synovial chondromatosis. A case study. Cancer 18 (1965) 1180

Moberger, G., U. Nilsonne, S. Friberg jr.: Synovial sarcoma. Acta orthop. scand., Suppl. 111 (1968)

Prager, P. J., V. Menges, M. Di Brase: Das intraossäre Ganglion. Fortschr. Röntgenstr. 123 (1975) 158

Rosenthal, D. J., A. N. Schwartz, A. L. Schiller. Subperiosteal synovial cyst of knee. Case report 179. Skelet. Radiol. 7 (1981) 142

Roth, J. A., F. M. Enzinger, M. Tannenbaum: Synovial sarcoma of the neck. A followup study of 24 cases. Cancer 31 (1975) 1243

Schajowicz, F.: Tumors and Tumorlike Lesions of Bone and Joints. Springer, Berlin 1981

Scott, P. M.: Bone lesions in pigmented villonodular synovitis. J. Bone Jt Surg. 50-B (1968) 306

Seemann, W. R., H. U. Ernst, B. Wimmer: Computertomographische Befunde bei der pigmentierten villonodulären Synovitis. Fortschr. Röntgenstr. 139 (1983) 669

Sim, F. H., D. C. Dahlin, J. C. Ivins: Extra-articular synovial chondromatosis. J. Bone Jt Surg. 59-A (1977) 492

Smith, J. H., D. G. Pugh: Roentgenographic aspects of articular pigmented villonodular synovitis. Amer. J. Roentgenol. 87 (1962) 1146

Weinberg, S.: Intraosseous ganglion of the ilium. Skelet. Radiol. 9 (1982) 61

Entzündliche Knochenerkrankungen

G. W. Kauffmann

Osteomyelitis

Definition

Durch Eindringen von Erregern in den Markraum des Knochens kommt es dort zu einer Entzündung, die später auf die Telea ossea übergreift. Diese Entzündung führt zunächst zur lokalen Destruktion von Spongiosa des Markraumes – einer *Osteolyse*. Der weitere Verlauf ist charakterisiert durch reparative Abwehrversuche des Knochens mit *reaktiver Periostitis* und *Osteosklerose*, so daß im Röntgenbild ein Nebeneinander von Knochenabbau und Knochenanbau resultiert. Die Osteomyelitis wird in endogene und exogene Formen eingeteilt, wobei das Vorkommen der hämatogenen Ausbreitung bei weitem überwiegt. Die Krankheit wird durch *pyogene, tuberkulöse, luische, virale* Infektionen sowie durch pathogene *Pilze* verursacht. Am häufigsten ist die Infektion während des Skelettwachstums mit Staphylococcus aureus haemolyticus.

Ätiologie und Pathogenese

Endogene Form (akute hämatogene Osteomyelitis)
Der Erkrankung geht meist eine Infektion der Weichteile (z. B. Furunkel), der oberen Atemwege oder des Harntraktes voraus. Durch den Einbruch der Erreger in die Blutbahn (*Bakteriämie*) gelangen sie in die reich vaskularisierten Areale des wachsenden Skelettes – die sog. Metaphyse. In diesem Bereich begünstigt der Übergang der Kapillaren in ein breites venöses Geflecht das Festsetzen und die Ausbreitung der Keime.
Begünstigend für die Keimabsiedlung scheint auch ein vorangegangenes *Trauma*, insbesondere des metaphysären Knochens, zu sein. Nach HAVLICK (1980) läßt sich in 50–70% der die Bakteriämie auslösende Herd insbesondere an den Weichteilen ermitteln; in 25% ist ein Unfall einige Tage der Osteomyelitis vorangegangen.

Exogene Form
Zu den exogenen Formen rechnen in erster Linie die posttraumatische, iatrogene und dentogene Osteomyelitis. Definitionsgemäß spricht man bei diesen Formen der Osteomyelitis auch von *Ostitis*. Das Risiko ist bei offenen Frakturen und bei Schußbrüchen besonders groß. Bei primär geschlossenen Frakturen kann die offene chirurgische Versorgung (Osteosynthese) eine Ostitis verursachen (HARRELSON 1981). Weichteilinfektionen im Rahmen von Insektenstichen, Tierbissen, Punktionen, unsachgemäßen Injektionen kommen als Ursache ebenfalls in Frage. Aber auch nach Pleuraempyem, Panaritium und bei eitriger Nebenhöhlenentzündung treten solche exogenen Knochenentzündungen auf. Durch eine Kontinuitätsunterbrechung der Körperoberfläche gelangen die pathogenen Keime in die Weichteile oder in den Knochen selbst, so daß die Entzündung auf das Periost übergreifen kann. Im Anschluß daran kommt es zur Destruktion der Kortikalis und Ausbreitung in den Markraum. Die Folge ist eine eitrige Einschmelzung des spongiösen Knochenmarks.

Epidemiologie

Die akute hämatogene Osteomyelitis wird in 80–95% durch *Staphylococcus aureus haemolyticus*, in 3–10% durch Streptokokken, seltener durch E. coli, Proteus und Pseudomonas verursacht (HAVLIK 1980). Anärobierinfektionen sind selten. Bei Neugeborenen scheint eine Häufung der Infektion mit Streptokokken immer häufiger zu werden. Bei Kleinkindern ist ein gehäuftes Auftreten von Hämophilus influenzae beobachtet worden. Eine besondere Affinität des Knochens zu Salmonellainfektionen scheint bei Sichelzellanämie vorzuliegen. Bei einer entsprechenden Disposition (schwere Erkrankungen des blutbildenden Systems, Leberzirrhose, Alkoholismus) ist sogar eine Yersiniaosteomyelitis beschrieben worden (MUTHAYIPALAYEM u. DAJANI 1978). Die akute hämatogene Osteomyelitis betrifft bevorzugt das *wachsende Skelett,* so daß im Zeitraum zwischen Säuglingsalter und Pubertät eine Häufung zu beobachten ist: Zwischen dem 2. und 16. Lebensjahr kommen 80% der hämatogenen pyogenen Osteomyelitiden vor, vor dem 1. Lebensjahr nur 7% (Abb. 1). Die in den ersten Lebensjahren mangelhafte Körperabwehr bedingt ein häufigeres Auftreten von Hämophilus-influenzae-Infektionen. Mit der steigenden Immunität beim Jugendlichen und Erwachsenen nimmt die Infektionsgefährdung insbesondere durch Staphylokokken langsam ab.
Die Betonung des männlichen Geschlechtes hat neben diskutierten genetischen Ursachen möglicherweise einen Zusammenhang mit der besonderen Häufung von Traumen bei Jungen. Das zunehmende Alter verstärkt die Bevorzugung des männlichen Geschlechtes. Bei Säuglingen beträgt das Geschlechtsverhältnis 1:1, beim Kind 2,5:1 und beim Erwachsenen etwa 6,5:1 (TRENDEL 1905). Bei

702 Entzündliche Knochenerkrankungen

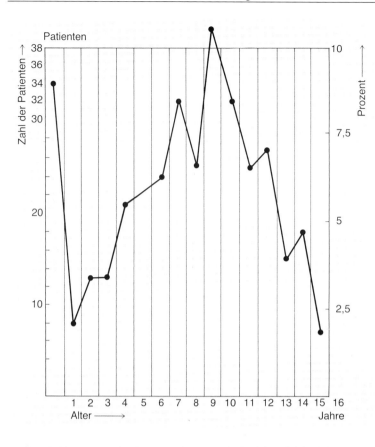

Abb. 1 Altersverteilung der hämatogenen Osteomyelitis im Säuglings- und Kindesalter nach *Shandlinh* (1960) und *Hüner* (1964), Auswertung von 375 Patienten

Abb. 2a–c Verteilung der hämatogenen Osteomyelitis am Skelett:
a Säuglinge
b Adoleszenten
c Erwachsene
(nach *Keller* u. *Breit*)
▼

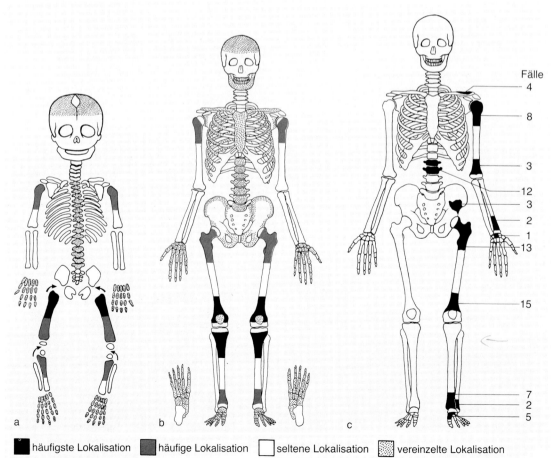

■ häufigste Lokalisation ▨ häufige Lokalisation □ seltene Lokalisation ▦ vereinzelte Lokalisation

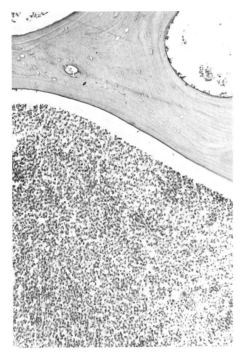
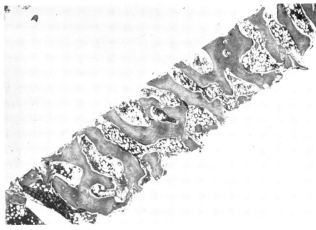

Abb. 3a u. b
a Akute eitrige Osteomyelitis. Knochenmark angefüllt mit Massen von gelapptkernigen Leukozyten. Nekrotisches Knochenbälkchen ohne Osteozyten (HE, Vergröß. 40mal)
b Punktionszylinder aus dem Knochen mit akuter eitriger Osteomyelitis. Sklerotisch verbreiterte Spongiosabälkchen mit ausgezogenen Kittlinien. Markraum von gelapptkernigen Leukozyten ausgefüllt (HE, Vergröß. 10mal)
(Aufnahmen: Prof. Dr. *C. P. Adler*, Freiburg)

den exogenen Formen liegt das Geschlechtsverhältnis Männer zu Frauen bei 83:17 (WIGAND 1954).
Begünstigend für das Auftreten einer Osteomyelitis wirken Tumoren, Diabetes mellitus sowie Erkrankungen des blutbildenden und lymphatischen Systems.
Der Altersverteilung entspricht eine typische topische Verteilung am Skelett (Abb. 2). Während bei Kindern die langen Röhrenknochen bevorzugt sind, muß beim Erwachsenen eher mit dem Befall der kurzen Röhrenknochen und Wirbelkörper gerechnet werden. Ein besonderes diagnostisches Problem kann die Osteomyelitis des Beckens vor allem bei Kindern darstellen (GREENSTONE u. GREENSIDES 1978).

Pathologie

In den Anfangsstadien der Infektion findet man den osteomyelitischen Markabszeß (Abb. 3). Er ist in mehrere Zonen einzuordnen:
1. *Abszeßherd,* der Zelldetritus mit Bakterienhaufen und entzündlichem Ödem enthält.
2. *Nekrotisches Fettgewebe* ohne Zellkerne oder entzündliche Infiltrate, die den Abszeßherd umgeben.
3. Eine weitere *Infiltrationszone,* die in ihrem inneren Anteil kernlose Zellen, Bakterien und Granulozyten enthält und ihrerseits von einer dichten Ansammlung von Makrophagen umgeben ist.
4. Bereich unveränderten Fettgewebes ohne Hyperämie oder Exsudat.
5. Ausgeweitete Sinus mit hyperämischem Fettmark (ADLER 1983).

Im Rahmen reparativer Vorgänge haben sich einerseits Knochensegmente aufgelöst; andererseits hat sich in der Umgebung des Abszesses neuer Knochen gebildet. Dieser neugebildete Knochen wird als *Involucrum* bezeichnet.
Lösen sich größere Knochensegmente im Zentrum nicht auf, so bleiben sie als *Sequester* liegen. Der aus dem Spongiosaverband herausgelöste Sequester ist von Exsudat und massenhaft gelapptkernigen Leukozyten umgeben. Das röntgenologische Korrelat hierzu ist eine Aufhellungszone (Osteolyse) mit umgebender Sklerosezone, die je nach Abwehrlage und Virulenz verschieden stark ausgeprägt ist. Die Knochenneubildung ist an der Doppelkontur der Oberfläche des befallenen Röhrenknochens erkennbar. Diese Knochenneubildung, die typischerweise den toten Knochen, d.h. den Sequester, umgibt, wird als Involucrum oder Totenlade bezeichnet.
Da der *Sequester* durch einen Verlust der Blutversorgung gekennzeichnet ist, lagert er im Vergleich zum gesunden Knochen vermehrt Kalzium ein und imponiert im Röntgenbild durch seine *auffallende Dichte*.
Als Entzündungsfolge und Inaktivitätsatrophie bildet sich schließlich bei länger dauernden Infektionen eine Osteoporose aus.

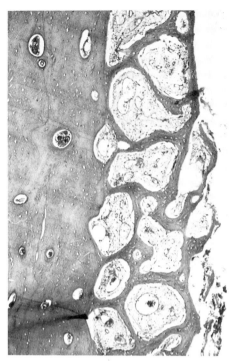

Abb. 4 Reaktive Periostitis ossificans mit arkadenartig verbundenen, neugebildeten Faserknochenbälkchen im verbreiterten Periost. Kortikalis (Kompakta) sklerotisch verdichtet (HE, Vergröß. 20mal) (Aufnahme: Prof. Dr. C. P. Adler, Freiburg)

Pathophysiologie

Im Rahmen einer Bakteriämie erreichen die in der Blutbahn zirkulierenden Erreger die Gefäße des Knochenmarks. Der Wirtsorganismus reagiert zunächst mit der Einwanderung von polymorphkernigen Leukozyten. Es entwickelt sich der sog. osteomyelitische Markabszeß. Innerhalb dieses Abszesses kommt es zur Bakterienvermehrung und gemeinsam mit einem zunehmenden *interstitiellem Ödem* zu einer *intraossären Drucksteigerung*. Als Folge dieser Drucksteigerung tritt eine schwerwiegende Störung der intraossären Blutzirkulation auf, die durch Thrombosen und zugrunde gegangene Kapillaren charakterisiert ist. Dies führt zu einer Mangeldurchblutung mit Absterben von spongiösen Knochentrabekeln. Das gleichzeitig entstehende saure Milieu begünstigt die Tätigkeit der Osteoklasten, die spongiöse Knochenfragmente abbauen. Die Drucksteigerung im Rahmen des perifokalen Ödems führt gleichzeitig dazu, daß das entzündliche Exsudat durch die Haversschen und Volkmannschen Kanäle unter das Periost gedrückt wird. Diese Periostabhebung ist klinisch durch einen entsprechenden Schmerz gekennzeichnet (HARRELSON 1981). Sobald der Infekt den subperiostalen Raum erreicht hat, kann er sich entlang dem Schaft ausbreiten (Abb. 4).

Da die Osteomyelitis je nach Alter etwas verschieden verläuft, seien im Folgenden diese Besonderheiten beim Säugling, Kind und Erwachsenen getrennt dargestellt:

1. Osteomyelitis bei *Säuglingen*: Da etwa bis zum 12. Lebensmonat Gefäße die knorplige Epiphysenfuge durchziehen, ist mit dem Einbruch der Infektion in die Wachstumsfuge und ins Gelenk zu rechnen. Daraus ergibt sich die Gefahr der Wachstumsstörung, die Ausbildung eines Pyarthros mit nachhaltiger Knorpel- und damit Gelenkschädigung. Charakteristisch ist die starke Rückbildungsfähigkeit sowohl der ossifizierenden Periostveränderungen als auch der Sequesterbildung.

2. *Kindliche* Osteomyelitis: Bei der Ausbreitung der Osteomyelitis stellt der Wachstumsknorpel eine wichtige natürliche Barriere dar: Vom 12. Lebensmonat bis zum 14.–15. Lebensjahr etwa trennt der Wachstumsknorpel die Blutzirkulation zwischen Metaphyse und Epiphyse, so daß die Ausbreitung der Osteomyelitis in das Gelenk eine Seltenheit darstellt. Im Gegensatz zum Erwachsenen ist bei Kleinkindern und Kindern eine unterschiedliche Verlaufsform zu beobachten: Bei Kleinkindern ist die Weichteilkomponente am ausgeprägtesten. Eine subperiostale Abszeßausdehnung und die Totenladenbildung sind häufiger. Bei Kindern liegt ein Altersgipfel zwischen dem 8. und 10. Lebensjahr; eine Sequesterbildung ist besonders häufig. Dagegen ist beim Erwachsenen eine Knochenneubildung nicht so ausgeprägt; die Gelenkbeteiligung ist allerdings wesentlich häufiger. Kommt es beim Kind als Komplikation einer Osteomyelitis ausnahmsweise zur Gelenkbeteiligung, so sind drei Ausbreitungswege verantwortlich: 1. Durchbruch der Infektion aus dem Knochen in die umgebenden Weichteile, so daß die Gelenkkapsel erreicht wird, 2. Ausbreitung der subperiostalen Entzündung entlang der Diaphyse bis zum Gelenk und 3. die direkte hämatogene Aussaat der Erreger in den gelenknahen Knochen bzw. den Gelenkbereich (EDEIKEN 1973).

3. Osteomyelitis beim *Erwachsenen* (Abb. **5**): Prinzipiell verläuft die Osteomyelitis beim Erwachsenen so wie beim Kind, allerdings stellt der fehlende Wachstumsknorpel nicht mehr eine Barriere zum benachbarten Gelenk dar. Dadurch tritt als Komplikation der Osteomyelitis häufiger ein Pyarthros auf als bei Kindern. Die reparative Knochenneubildung ist beim Erwachsenen mit zunehmenden Alter weniger ausgeprägt.
Beim Erwachsenen sind die kurzen Röhrenknochen und die Wirbelkörper häufiger betroffen als die langen Röhrenknochen. Es kommt hier initial zur Absiedlung im spongiösen Knochen des Wirbelkörpers direkt unterhalb der Wirbelabschlußplatten, die ausgesprochen gut arteriell versorgt

Abb. 5a–c Ausbreitungswege der hämatogenen Osteomyelitis bei: **a** Säuglingen, **b** Kleinkindern, **c** Erwachsenen (nach *Lennert*)

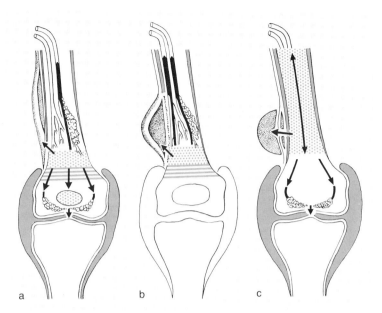

sind. Von hier aus breitet sich die Infektion über die Abschlußplatten hinaus in den Gelenkbereich aus, so daß sich die typische Spondylitis entwickelt.

Nach frühestens 10 Tagen setzen *reparative Veränderungen* ein, die durch drei Stadien bestimmt sind und fließend in die chronische Osteomyelitis übergehen, die durch eine Fibrosierung des Markraumes charakterisiert ist (Abb. **6**):

1. Granulationsgewebe absorbiert abgestorbene Knochentrabekel am raschesten in der Übergangszone zwischen gesundem und erkranktem Gewebe. Dabei werden kleinere Fragmente aufgelöst; größere Knochensegmente bleiben als Sequester liegen. Das röntgenologische Korrelat zu diesem Stadium sind einzelne oder multiple osteolytische Herde.

2. Aus Periost, Endost und Kortikalis (Kompakta) bildet sich neuer Knochen: das sog. Involucrum. Es nimmt langsam an Dichte und Dicke zu. Mehrere übereinanderliegende Schichten lassen auf ein mehrfaches Aufflackern der Infektion schließen. Röntgenologisches Korrelat zu diesem Stadium ist die Totenlade, die somit einem in Schichten neugebildeten Knochen entspricht. Im Zentrum der Totenlade kann sich der Sequester befinden, der abgestorbenem Knochen mit pro Volumeneinheit vermehrtem Kalksalzgehalt gleichzusetzen ist.

3. Bei länger dauernden Infektionen kommt es schließlich auch im noch lebenden, primär nicht befallenen Knochen zu Veränderungen. Zum Teil als direkte Folge der Entzündung, z.T. durch die Inaktivitätsatrophie bedingt, finden sich histologisch die Zeichen der Osteoporose. Dies gilt insbesondere für die häufig langsam verlaufende Tuberkulose, prinzipiell jedoch für jede torpide verlaufende Knocheninfektion.

Diese pathophysiologischen Vorgänge gelten in der hier geschilderten Form strenggenommen nur, falls keine adäquate Therapie erfolgt. Durch eine

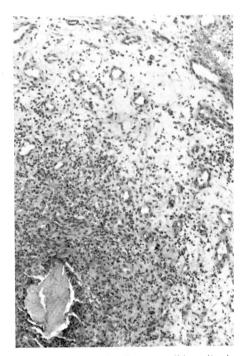

Abb. **6** Eitrig-granulierende Osteomyelitis mit einem kapillarreichen entzündlichen Granulationsgewebe und massenhaft gelapptkernigen Leukozyten sowie einem kleinen spongiösen Knochensequester (HE, Vergröß. 40mal)
(Aufnahme: Prof. Dr. *C. P. Adler*, Freiburg)

früh einsetzende antibiotische Behandlung können sich erhebliche Veränderungen des Verlaufs ergeben, so daß beispielsweise das Stadium der Reparation nur angedeutet verläuft.

Klinik

Osteomyelitis im *Säuglings- und Kindesalter*: Anamnestisch ist der vorangegangene Infekt der Haut oder der Atemwege 10–14 Tage vor Beginn erster Symptome typisch. Falls pathogenetisch ein Trauma der betroffenen Extremität beteiligt ist, liegt dieses meist (im Mittel) 24–48 Std. zurück. Klinische Leitsymptome sind *Fieber* mit oder ohne Schüttelfrost und *Schmerzen* mit *Schonung* der befallenen Extremität. Zusätzlich können Übelkeit und Erbrechen auftreten. *Muskelzuckungen* in der Umgebung des befallenen Knochens sind ein bekanntes Frühzeichen der Osteomyelitis. Eine entzündliche *Weichteilschwellung* ist im Säuglingsalter ausgeprägter als bei Kindern, bei denen sie mit zunehmenden Alter seltener vorkommt. Die Gelenkbeteiligung ist zwischen dem 2. und 16. Lebensjahr untypisch (s. oben). Meist besteht eine mäßige bis ausgeprägte Granulozytose. Blutkulturen sind nur in Frühstadien hilfreich und werden in der Mehrzahl Staphylokokken ergeben. Zwar ist das Gesamtvorkommen der Osteomyelitis mit der Einführung der Antibiotika drastisch gesunken, doch sind jetzt eher antibiotikaresistente Formen zu erwarten.

Osteomyelitis im *Erwachsenenalter*: Ähnlich wie im Kindesalter ist der foudroyante Verlauf mit septischem Zustandsbild bis hin zum septischen Schock typisch. Es gibt jedoch auch uncharakteristische Krankheitsbilder, bei denen die Temperaturerhöhungen initial fehlen oder nicht sehr ausgeprägt sind. Protrahierte Verläufe kommen bei den exogenen Formen der Osteomyelitis, aber auch bei Infektionen mit Mykobakterien, Pilzen und Viren vor. Selten besteht dann eine leichte Leukozytose. Die lokalen Schmerzen am Knochen treten beim Jugendlichen und Erwachsenen, wenn überhaupt, mit zeitlicher Verzögerung auf.

Röntgenzeichen

Die bildgebenden Verfahren bei der Osteomyelitis reichen vom Ultraschall, der Nuklearmedizin über die röntgenologische Nativdiagnostik bis hin zur Kernspintomographie. Da im Kindesalter

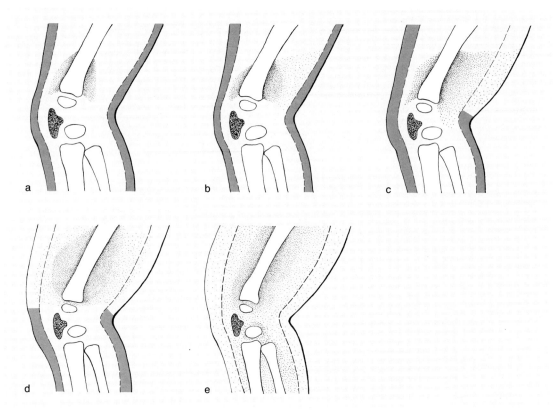

Abb. 7a–e Weichteilveränderungen als Frühsymptom der hämatogenen Osteomyelitis (nach *Giedion*). Knochen hell, Weichteilödem dunkel punktiert
a Normalbefund
b Beginnende dorsale Weichteilschwellung
c Zunahme der Weichteilveränderungen unter Einbeziehung der Subkutis
d Weichteilschwellung auch ventral
e Uncharakteristisches Ödem der gesamten Extremität

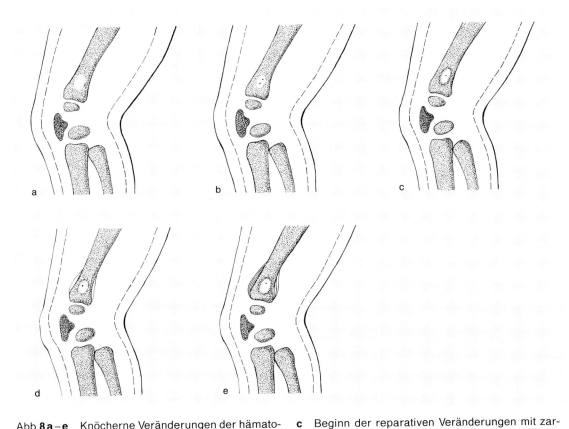

Abb 8a–e Knöcherne Veränderungen der hämatogenen Osteomyelitis: Knochen dunkel, Weichteile hell
a Umschriebene Osteolyse mit Destruktion der spongiösen Knochenstruktur an der Metaphyse als frühestes für die Osteomyelitis spezifisches Kriterium (etwa 14 Tage nach Beginn der Weichteilveränderungen)
b Fortschreitende Zerstörung der Spongiosa; zwei Fragmente haben sich noch nicht aufgelöst (Sequester)
c Beginn der reparativen Veränderungen mit zartem Sklerosewall (beim Brodie-Abszeß besonders ausgeprägt)
d Nach Durchbruch des entzündlichen Exsudates durch Knochenkanälchen Abhebung des Periostes und beginnende periostale Reaktion
e Osteomyelitis mit Nebeneinander von osteolytischer Destruktion und enostaler sowie periostaler Knochenneubildung. Sequester definitionsgemäß umgeben von einer Lysezone ihrerseits umgeben vom Involucrum (Totenlade)

Schmerzen und Bewegungsverweigerung im Vordergrund der Klinik stehen, wird zum Ausschluß einer Fraktur zunächst die Röntgenaufnahme angefertigt.

Röntgennativaufnahme

Die akute hämatogene Säuglingsosteomyelitis stellt gerade wegen der klinischen Symptomenarmut (FELMAN u. SHULMAN 1975) besondere Anforderungen an eine korrekte Röntgendiagnostik. Die wichtigsten diagnostischen Parameter der akuten hämatogenen *Säuglingsosteomyelitis* sind nach TRÖGER u. Mitarb. (1979):

destruktive Phase
  Weichteilschwellung
  Aufhellungsbänder unter Metaphysenabschlußplatte
  Spongiosaosteolysen; Verschmälerung der Kortikalis (Kompakta)
  Epiphysendestruktion
reparative Phase
  Periostale Knochenneubildung
  Sklerosierung der Osteolyseränder
  Verbreitung der Kortikalis (Kompakta)
  Knochenneubildung in Osteolysen
  Sequesterresorption
  Einbau des neugebildeten periostalen Knochens
Endzustand
  Restitutio ad integrum oder Defektheilung mit partieller Zerstörung der Metaphyse oder der Meta- und Epiphyse
  Wachstumsrückstand
  Achsenstörung

Die ersten knöchernen Veränderungen treten im Mittel nach 10 Tagen auf. Am häufigsten ist der

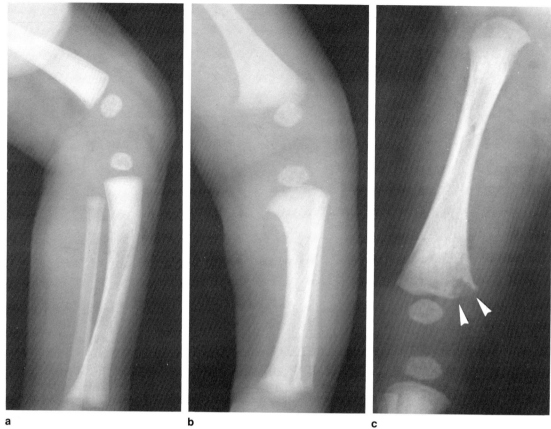

Abb. 9a–c Verlauf einer Osteomyelitis im Neugeborenenalter nach Sepsis: Am 7. Tag Schwellung des rechten, geringer auch des linken Knies, lokale Rötung und Fieber

a u. b Rechter Unterschenkel mit Knie seitlich und a.-p.: noch kein Hinweis für Osteomyelitis zum Zeitpunkt der ersten klinischen Symptome
c 11 Tage später, Osteolyse im metaphysären Bereich des Femurs (2 Pfeile)

erste röntgenologische Herdbefund an der Metaphyse nachweisbar. Die Kortikalis (Kompakta) und ganz selten die Epiphyse können jedoch auch primär befallen sein. Weichteilveränderungen als Frühsymptom der Osteomyelitis können bei Kindern besonders ausgeprägt sein und gehen den ossären Veränderungen um Tage voraus. Sie sind als periostnahe Schwellung eines Fettkörpers in der Gegend der befallenen Metaphyse charakteristisch (Abb. **7**) (GIEDION 1960, 1970). Die anfänglich umschriebenen Veränderungen breiten sich als diffuses, nicht mehr umschriebenes Ödem aus. Ein primärer Weichteilprozeß – eine Phlegmone – ruft allerdings dieselben Veränderungen hervor, so daß dieses unspezifische Kriterium der Weichteilschwellung lediglich eine Verdachtsdiagnose erlaubt. Nach 8–14 Tagen kann die Auflockerung der Spongiosa im Bereich der befallenen Metaphyse beobachtet werden. Dies entspricht dem Zeitpunkt, an dem etwa 30% der normalerweise im Knochen vorhandenen Kalksalze abgebaut sind. Dem Stadium der Rarefizierung der Knochenfeinstruktur folgt das Stadium der Auflösung der Knochenstrukturen. Einzelne oder multiple osteolytische Herde sind meist die ersten eindeutig faßbaren knöchernen Veränderungen (Abb. **8**). Unmittelbar hieran schließen sich die ersten periostalen Knochenneubildungen an, die röntgenologisch nach 3–6 Wochen als parallel zum Schaft verlaufende Linien erkennbar sind. Diese Knochenbildung geht fließend in die Totenladenbildung über. Das Ausmaß der periostalen Neubildung richtet sich nach der Ausdehnung des subperiostalen Abszesses. Gleichzeitig reagiert der gesunde umgebende Knochen mit einer Sklerose, so daß röntgenologisch die osteolytischen Herde von Zonen mit reaktiver Sklerose umgeben sind. Je nach Resistenzlage und Art des Erregers wird sich die Infektion mehr oder weniger rasch ausbreiten. Je schneller sie sich ausbreitet, desto weniger Sklerose ist zu erwarten. Umgekehrt überwiegt bei torpidem Verlauf oder chronischer Osteomyelitis die Sklerosierung bis hin zur Eburnisation (Abb. **9**). Das für eine Osteomyelitis charakteristische Nebeneinander von Knochendestruktion im Markraum und Knochenneubildung am Schaft (Zwie-

Abb. 9 d–f
d Zum gleichen Zeitpunkt auch links an der Metaphyse zwei Osteolysen (große Pfeile) und bereits periostale Reaktion entlang der Diaphyse (kleine Pfeile)
e Unter mehrwöchiger antibiotischer Therapie Rückgang der periostalen Reaktion links (Pfeile); eine der Osteolysen gerade noch sichtbar
f 1/4 Jahr später völlige Rückbildung sowohl der periostalen Knochenneubildung als auch der Osteolysen beidseits
Diagnose: hämatogene Osteomyelitis beidseits Restitutio ad integrum durch adäquate Antibiotikabehandlung
(Aufnahmen: Dr. *H. Reinwein*, Freiburg)

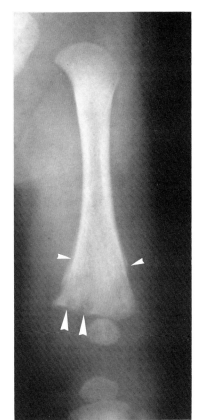
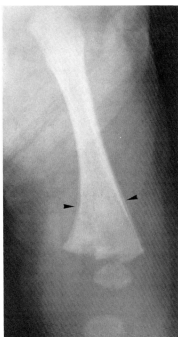
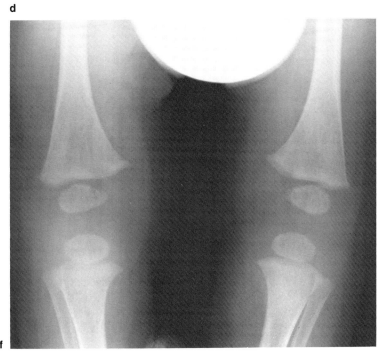

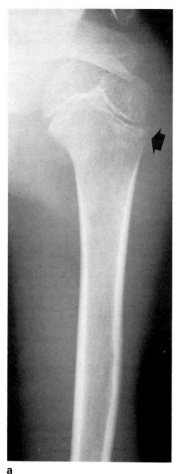
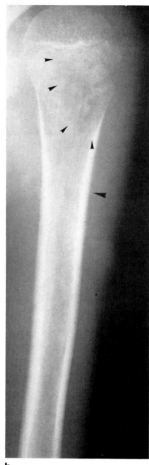

Abb. **10 a–d** Verlauf einer Osteomyelitis bei einem 11jährigen Jungen
a Linker Oberarm 3 Wochen nach klinischem Hinweis für Entzündung des linken Schultergelenks: kaum erkennbare Osteolyse der proximalen Humerusmetaphyse (Pfeil)
b 2 Wochen später, Ausdehnung der Osteolyse und angedeutete, unscharfe sklerotische Begrenzung (kleine Pfeile). Beginnende Periostreaktion (dicker Pfeil)
c Unter Antibiotikabehandlung Rückgang der Osteolyse, jedoch Zunahme der periostalen Knochenneubildung (Pfeile)
d Kontrollaufnahme 3 Monate später: bis auf eine kleine Sklerosezone völlige Rückbildung von osteolytischer Destruktion und überschießender periostaler Knochenneubildung
Diagnose: hämatogene Osteomyelitis der proximalen Humerusmetaphyse links mit Rückbildung unter Behandlung
(Aufnahmen: Dr. *H. Reinwein*, Freiburg)

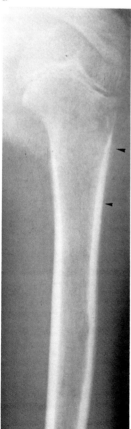
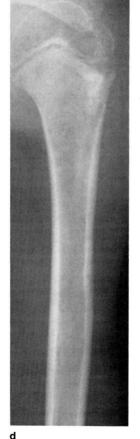

belschalen) kann, insbesondere falls die umgebenden Sklerosezonen unregelmäßig oder nicht sehr ausgeprägt sind, von einem malignen Knochentumor nicht zu differenzieren sein. So stellen das Ewing-Sarkom und das Retikulozellsarkom eine wichtige röntgenologische Differentialdiagnose dar (Abb. 10).

Wird das devaskularisierte und damit devitalisierte Knochensegment im Zentrum der Osteolyse nicht abgebaut, so entsteht der Sequester. Er ist typischerweise röntgendichter als der gesunde Knochen dargestellt. Seine Anwesenheit erlaubt die Diagnose Osteomyelitis mit Sicherheit. Das Ausbleiben der Sequestrierung ist im Kindesalter unwahrscheinlicher als beim Erwachsenen und spricht keinesfalls gegen die Knochenmarksentzündung (Abb. 11 u. 12).

Die Gelenkbeteiligung ist an der gelenkspaltüberschreitenden Knochendestruktion erkennbar. Sie geht mit einer mehr oder weniger ausgeprägten Weichteilschwellung einher, so daß initial der Gelenkspalt erweitert imponieren kann, nach Zerstörung des Gelenkknorpels jedoch verschmälert erscheint.

Das Röntgennativbild hat also in der Frühphase der Erkrankung die Aufgabe, Weichteile darzustellen. Vergleichsaufnahmen der gesunden Seite sind häufig wichtig. Bei beginnender Knochendestruktion kommt es auf Skelettaufnahmen mit ausge-

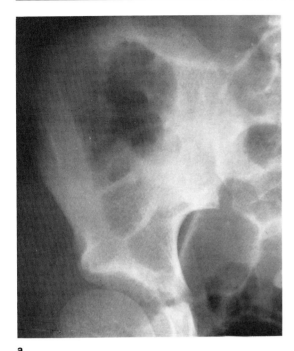
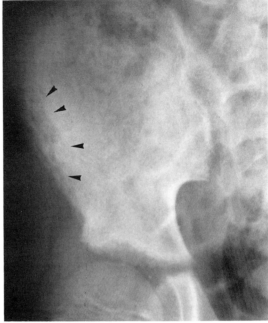

a

Abb. 11 a u. b Schmerzen und Weichteilschwellung über der rechten Hüfte bei einem 9jährigen Mädchen
a 7 Tage nach Beginn der Symptome keine knöchernen Destruktionen erkennbar
b 2 Wochen später längs verlaufende Osteolysen

b

mit umgebender reparativer Sklerose (Pfeile), keine Darmgasüberlagerung
Diagnose: hämatogene Osteomyelitis der rechten Beckenschaufel
(Aufnahmen: Dr. H. *Reinwein*, Freiburg)

zeichneter Detailerkennbarkeit an. Sinnvoll sind hier Röntgenbilder mit Feinfokus und feinzeichnenden Folien in mehreren Ebenen. Eine wesentliche diagnostische Erleichterung stellen Zielaufnahmen unter Durchleuchtung, insbesondere in Kombination mit Schichtuntersuchungen dar. Falls die Entzündung in ein chronisches Stadium übergegangen ist, wird nur die Tomographie in der Lage sein, frische entzündliche Destruktionen frei von Überlagerungen durch ältere reparative Veränderungen darzustellen.

Liegt eine *kutane Fistel* vor, ist im Rahmen der Nativdiagnostik auch die Darstellung des Ausmaßes des Gangsystems mit Kontrastmittel erforderlich. Oft läßt sich allerdings nur der Weichteilanteil nachweisen, so daß eine ossäre Verbindung nur dann als erwiesen gilt, falls die Fistel wenigstens den Knochen erreicht. Die Füllung der Sequesterhöhle mit Kontrastmittel gelingt nur ausnahmsweise (Abb. 13).

Sonographie

Es kommt zur Reflexion der Ultraschallwellen an der Knochenoberfläche, so daß von einer diagnostischen Abbildung des Markraumes nicht die Rede sein kann. Sichtbar sind – als unspezifisches Kriterium – die Weichteilschwellung (wie bei Phlegmone) und, falls bereits eine periostale Beteiligung vorliegt, die *Lamellierung des Periosts*.

Szintigraphie

Eine diagnostische Bereicherung für die Frühdiagnose der Osteomyelitis stellt das Knochenszintigramm dar, insbesondere bei Bolusinjektion mit Registrierung der Einstromphase (MAHLSTEDT u. Mitarb. 1981). Physiologische Grundlage ist eine Korrelation der szintigraphischen Anreicherung mit lokaler Knochendurchblutung und Matrixmineralisation sowie auch mit der Knochenneubildungsrate (SCHÜMICHEN 1984). JONES u. CADY wiesen 1981 auf die Häufigkeit falsch negativer Knochenszintigramme hin, eine Tatsache, die z. T. auch bei Verwendung von ^{111}In-markierten Granulozyten und ^{67}Ga-Zitrat zutrifft (SCHAUWECKER u. Mitarb. 1984, FIHN u. Mitarb. 1984) (Abb. 14). Allerdings ist das ^{99m}Tc-Phosphat-Komplex-Szintigramm in der überwiegenden Mehrheit bei Osteomyelitis positiv, so daß das Verfahren für Screeningzwecke weit verbreitet ist. Da die Knochenszintigraphie insbesondere in Kombination mit Gallium 67 empfindlicher und früher positiv ist als die Röntgenaufnahme, wird sie auch bei der Osteomyelitis des Neugeborenen nach initialer Nativdiagnostik zunehmend herangezogen. Allerdings zeigt auch die Kombination von Technetium- und Gallium-Szintigraphie im Verhältnis 25:1 falsch negative Befunde (BRESSLER u. Mitarb. 1984).

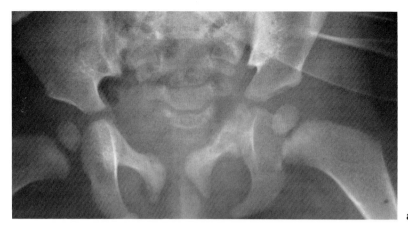

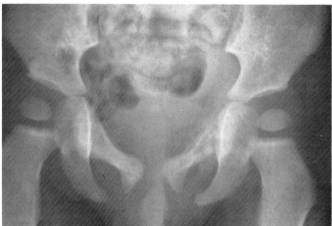

Abb. 12a–d Anhaltendes Fieber einige Wochen nach grippalem Infekt bei einem 2jährigen Jungen. Geringe Weichteilschwellung linke Hüfte
a Auftreibung des linken Schambeinastes mit zentraler Osteolyse
b 2 Wochen danach eher Zunahme der Osteolysen und gleichbleibende periostale Reparation
c Nach 1 weiteren Monat überwiegt die periostale Reparation. Keine weitere Ausdehnung der Osteolysen
d 3 1/2 Monate nach Beginn der klinischen Symptomatik nahezu symmetrischer Befund an beiden Schambeinen Diagnose: hämatogene Osteomyelitis des linken Schambeines, nach 3 Monaten Ausheilung ohne erkennbare Residuen (Aufnahmen: Dr. *H. Reinwein*, Freiburg)

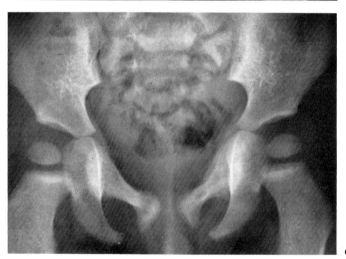

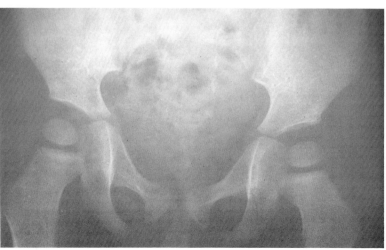

Computertomographie

Die charakteristischen Erscheinungsbilder der Osteomyelitis im Computertomogramm sind: niedrige Dichtewerte im Markraum, Zerstörung der Kortikalis (Kompakta), Knochenneubildung, Einengung des Markraumes, Darstellung einer Totenlade und eines Sequesters sowie – falls eine Infektion mit gasbildenden Bakterien vorliegt – der Nachweis von intraossärem Gas (RAM u. Mitarb. 1981, KATTAPURAM u. Mitarb. 1983) (Abb. **15**). Falls das Röntgennativbild noch nicht schlüssig und der szintigraphische Befund positiv ist, wird die Computertomographie nur in denjenigen Fällen hilfreich sein, bei welchen im Rahmen einer intensiven Weichteilentzündung der Szintigraphiebefund falsch positiv ist. Bei negativer Szintigraphie und dringendem klinischen Verdacht auf Osteomyelitis kann die Computertomographie die Knochenbeteiligung entdecken (KUHN u. BERGER 1979). Damit leistet die Computertomographie in Grenzfällen eine diagnostische Hilfestellung, ist jedoch keinesfalls als Suchmethode einzusetzen.

Bei der Osteomyelitis bzw. Spondylitis der Wirbelsäule kommt der Computertomographie eine größere Bedeutung zu, wenn auch nach Nativdiagnostik, konventioneller Tomographie und Szintigraphie: Die Kriterien sind: 1. paravertebrale Weichteilschwellung, 2. Erosion bzw. Lyse im Knochen und 3. der Nachweis einer Abszeßbildung (GOLIMBU u. Mitarb. 1984). Insbesondere im Hinblick auf eine mögliche Ausdehnung in den Spinalkanal, Einbeziehung der Aorta in den Weichteilprozeß und zum Nachweis von chirurgisch anzugehenden Einschmelzungen sind computertomographische Verlaufskontrollen unter Therapie unerläßlich (KATTAPURAM u. Mitarb. 1983) (Abb. **16** u. **17**). Ein Vergleich der Houndsfield-Einheiten zeigt aber auch ein Abfallen der Dichtewerte während der akuten Infektion und ein Wiederansteigen unter adäquater antibiotischer Therapie im spongiösem Markraum. Beim Übergreifen der Entzündung auf die Zwischenwirbelscheibe wird diese hypodense Werte zeigen (LARDE u. Mitarb. 1982). Bei der chronischen Osteomyelitis liegt der Vorteil der Computertomographie neben der besseren Lokalisation und Abgrenzbarkeit von Weichteilabszessen in der überlagerungsfreien Darstellbarkeit von allen Knochensequestern (WING u. Mitarb. 1985).

Kernspintomographie (KST)

Die Möglichkeit, mit Hilfe der Magnetresonanz das fetthaltige Knochenmark darzustellen, sollte auch beinhalten, daß entzündliche Vorgänge frühzeitig abzubilden sind. Die Bildgebung mit Magnetresonanz ist heute bei weitem noch nicht ausgereift. Erste Untersuchungen, die an der Wirbelsäule vorgenommen wurden, zeigen jedoch ermutigende Ergebnisse. Bei T1-gewichteten Aufnahmen (TE 30 ms, TR 0,3–0,5 Sek.) ist eine verminderte Signalintensität in der Gegend von Wirbelkörper und Zwischenwirbelscheibe gemessen worden. Deutlicher stellen sich entzündliche Vorgänge im Rahmen einer Spondylitis bei T2-gewichteten Aufnahmen (TE 120 ms, TR 2–3 Sek.) dar. Das Signal vom Wirbelkörper und von der befallenen Zwischenwirbelscheibe ist deutlich vermehrt (Abb. **18**) (MODIC 1985). Vergleichende Untersuchungen von Technetium- und Galliumszintigrammen, Nativröntgendiagnostik und KST zeigen zwar eine geringere Spezifität der Magnetreso-

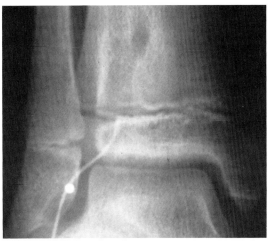
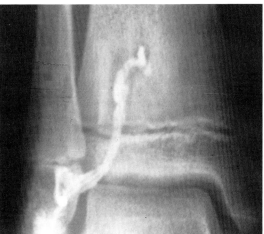

Abb **13a** u. **b** Überschreiten der Epiphysenfuge bei einem 14jährigen Jungen. Die primär metaphysär entstandene Osteomyelitis ist durch die Wachstumsfuge durchgebrochen und hat zu einer kutanen Fistel geführt
a Markierung der Hautöffnung mit Bleikugel, mit zartem Sklerosesaum umgrenzte Osteolyse, Katheter in Fistelgang eingeführt
b Fistelfüllung mit Darstellung der osteomyelitischen Höhle des Markraums
Diagnose: hämatogene Osteomyelitis mit Hautfistel

714 Entzündliche Knochenerkrankungen

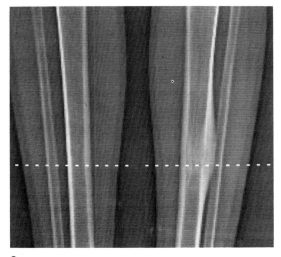
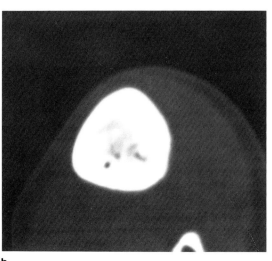
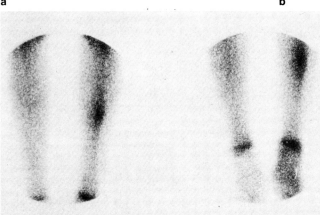
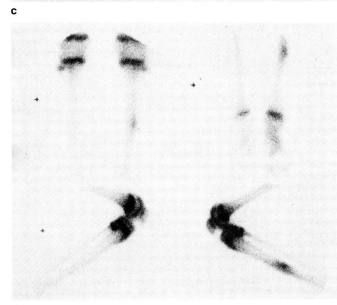

Abb. 14a–d Computertomographie und Szintigraphie (200 MBq ^{99m}Tc-DPD) eines 14jährigen Jungen mit Schmerzen am linken Unterschenkel:
a Während die digitale Übersicht eine diffuse Sklerose in Tibiamitte zeigt, ist bei der
b transversalen Darstellung in der Computertomographie neben der starken Sklerosierung auch eine Osteolyse erkennbar
c Frühszintigramme beider Unterschenkel und Füße von vorn etwa 10 Min. nach Injektion: deutliche Mehranreicherung in Tibiamitte links, die auch die umgebenden Weichteile miterfaßt. Hyperperfusion des gesamten linken Beines, insbesondere des Fußes. Dadurch auch verstärkte Anfärbung der Wachstumsfuge links. Die Hyperämie erklärt sich durch eine Schonhaltung des linken Beines und wird durch einen verstärkten Sympathikotonus hervorgerufen
d Spätszintigramme der gleichen Region, zusätzlich seitliche beider Kniegelenke, 2 1/2 Std. nach Injektion: nur mäßiggradige Mehranreicherung in der Tibiamitte links. Erheblich intensivere Anreicherung in den Wachstumsfugen von Femur und Tibia. Wiederum signifikante Mehranreicherung im gesamten linken Bein infolge Schonhaltung und dadurch ausgelöster Hyperämie. Der Befund darf nicht mit einer entzündlich bedingten Hyperämie verwechselt werden
Diagnose: Osteomyelitis der linken Tibia, differentialdiagnostisch ist ein maligner Tumor nicht auszuschließen.
Histologische Diagnose: chronische sklerosierende Osteomyelitis Garrè (Szintigramme: Prof. *C. Schümichen*, Freiburg)

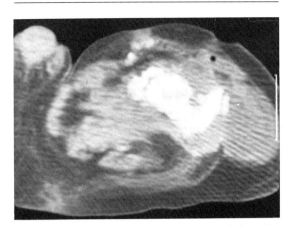
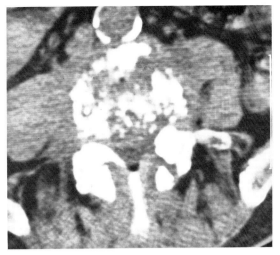

Abb. **15** Computertomographie bei bekannter Osteomyelitis des linken Schenkelhalses zur Darstellung des Begleitabszesses, der lateral gelegen ist. Einziehung der Haut und darunter gelegener Lufteinschluß als Hinweis für eine kutane Fistel
Diagnose: Weichteilabszeß in der Umgebung einer Oberschenkelhals-Osteomyelitis

Abb. **16** Computertomographie bei bekannter Spondylitis des 4. und 5. Lendenwirbelkörpers. Destruktion des Wirbelkörpers im Deckplattenbereich. Vor dem Wirbelkörper links und rechts der stark sklerosierten Aorta schmaler Begleitabszeß
Diagnose: Ausschluß einer Rückenmarksbeteiligung und Nachweis eines kleinen Begleitabszesses durch die Computertomographie mit Darstellung der knöchernen Destruktion

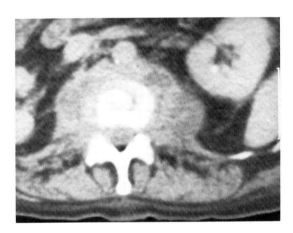
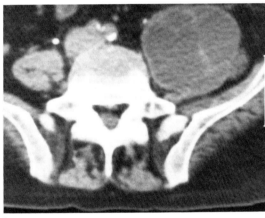

a

Abb. **17 a u. b**
Computertomographie bei Spondylitis L 2/3
a Partielle Destruktion des Wirbelkörpers und Darstellung eines ausgedehnten Weichteilabszesses, der die linke Niere nach ventral verlagert

b

b In Höhe des Beckens links Fortsetzung als Psoasabszeß
Diagnose: Darstellung des Weichteilprozesses und seiner Beziehung zur Nachbarschaft, ausgehend von einer bakteriellen Wirbelinfektion

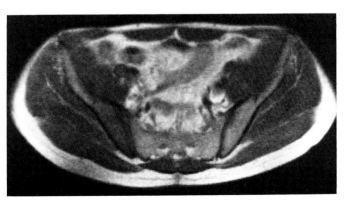

Abb **18** Kernspintomographie des Beckens (0,28-Tesla-Gerät, Brucker, Karlsruhe): T1-gewichtetes Spinecho (500/33) durch die Sakroiliakalgelenke. Beachte die erniedrigte Signalintensität in der gelenknahen Spongiosa des Os ilium rechts gegenüber der linken Seite! Diese Signaldifferenz ist Ausdruck des entzündlichen Ödems, versucht durch eine rechtsseitige Sakroilitis

Tabelle 1 Vergleich der Nativröntgendiagnostik, Szintigraphie und Kernspintomographie (KST, Magnetresonanz) (nach *Modic* u. Mitarb.)

	Sensitivität	Spezifität	Treffsicherheit
Technetium 99m – HDP	90	78	86
Technetium 99m kombiniert mit Gallium 67	90	100	94
KST	96	92	94
Röntgennativdiagnostik	82	57	73

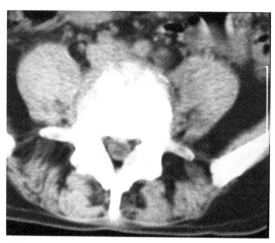

Abb 19 Spondylitis L 4/5 mit Darstellung der Destruktion der Grundplatte des 4. Lendenwirbelkörpers im Computertomogramm. Beachte den prävertebral gelegenen Weichteilabszeß!

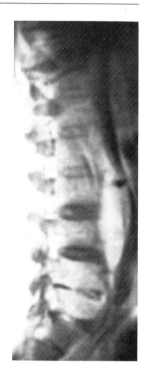

Abb. 21 Darstellungsmöglichkeit der Spondylitis mit Magnetresonanz (derselbe Patient wie in Abb 19 u. 20.). Paramedianschnitt der lumbosakralen Region mit mittlerer T2-Gewichtung. Vermehrte Signalintensität von LWK 4/5, spindelförmige prävertebrale Raumforderung mit Beziehung zum Diskus L 4/5. Impression und ventrale Verlagerung der cava inferior. KST-Diagnose: Spondylitis mit prävertebralem Abszeß, operativ bestätigt

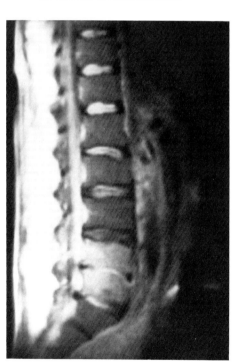

Abb. 20 Spondylitis L 4/5 (derselbe Patient wie in Abb. 19), dargestellt mit Kernspintomographie (Magnetresonanz). KST-Aufnahme mit Oberflächenspule an einem 0,28-Tesla-Gerät (Brucker, Karlsruhe). Sagittalschnitt des lumbosakralen Übergangs in Spinecho-Technik mit T2-Gewichtung. Verschmälerung der Zwischenwirbelscheibe L 4/5 und pathologische Signalintensität im 4. und 5. Lendenwirbelkörper, verursacht durch ein entzündliches Ödem. Prävertebrale Gefäße ohne Signal (schwarz) dargestellt. Beachte den Weichteilanteil, der bis an diese Gefäße heranreicht!

nanz (Tab. 1). Die Sensitivität und die Spezifität sind im Vergleich zur Nativdiagnostik jedoch eindeutig überlegen.

Die Tatsache, daß ohne ionisierende Strahlen gearbeitet werden kann, ist für die Diagnostik der zumeist kindlichen Osteomyelitiden von nicht unerheblicher Bedeutung. Augenblicklich stehen die noch geringe Verbreitung solcher Geräte und eine noch mangelnde Erfahrung allerdings einem allgemeinen Einsatz der KST entgegen. Erste eigene Erfahrungen zeigen ermutigende Ergebnisse (Abb. 19–22).

Arteriographie

Für die Osteomyelitis typisch ist die Abdrängung der periostalen Gefäße und Muskelgefäße, die Gefäßarmut der periossalen Weichteile, die Verlänge-

Abb. 21 A a u. f Darstellungsmöglichkeit der Spondylodiscitis mit Magnetresonanz (Picker Int. 1,0 Tesla): 63jähriger Patient mit schmerzhafter, teigiger Schwellung über der unteren Lendenwirbelsäule. In der seitlichen Röntgenaufnahme Hinweis für Spondylodiszitis L4/L5
a Sagittale Schnittführung, T2-betonte Spin-Echo-Sequenz. Pathologisch vermehrtes Signal aus dem 4. und 5. LWK und Verschmälerung des Zwischenwirbelabstandes wie bei Spondylodiscitis
b Paramediane Schnittführung mit T2-gewichteter Spin-Echo-Sequenz, so daß eine weichteildichte paravertebrale Raumforderung zur Darstellung kommt: Multiple, gekammerte zystische Hohlräume im Sinne eines Begleitabszesses. *Diagnose:* Spondylodiscitis tuberculosa mit nach dorsal in die Rückenmuskulatur durchgebrochenem Begleitabszeß

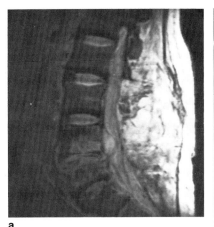
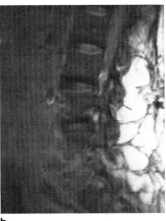

rung der arteriellen Phase im Entzündungsbereich, aber auch eine verfrühte venöse Darstellung als Ausdruck der Hyperämie. Die Gefäße sind sorgfältig auf arteriographische Tumorkriterien zu untersuchen, wie insbesondere Kaliberschwankungen, um die im Einzelfall sehr schwierige Differenzierung zum malignen Tumor zu gestatten (KAUFFMANN 1980). Allerdings können nur die entzündlichen Begleitveränderungen der Weichteile, nicht jedoch der Prozeß im Markraum dargestellt werden, so daß der Arteriographie für die Diagnostik der Osteomyelitis kein sehr großer Stellenwert zukommt.

Probepunktion

Lassen klinischer Verlauf und bildgebende Diagnostik einen malignen Tumor nicht ausschließen, so verspricht der invasive Eingriff der Probepunktion mit der Möglichkeit zur Histologie- und Bakteriologiegewinnung eine wertvolle diagnostische Bereicherung. Diese Maßnahme wird aus praktischen Gründen in Allgemeinnarkose und unter Durchleutungskontrolle durchgeführt. Eine sog. Schneidbiopsiekanüle (1,2 mm; Angiomed, Karlsruhe) ist in der Lage, ohne schwere Traumatisierung des Knochens für die pathologisch-anatomische Diagnostik ausreichende Zylinder zu erhalten (vgl. Abb. 3).

Akute hämatogene Osteomyelitis

Definition

Kommt es im Rahmen einer Infektion zur Bakteriämie, können sich die Erreger u. a. auch im Knochen absiedeln. Typisch ist der Befall des metaphysären Teils der langen Röhrenknochen.

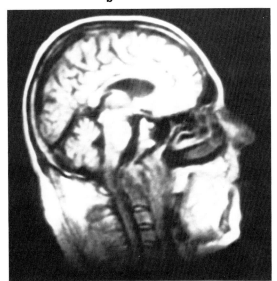

Abb. 22 52jähriger Patient mit stark schmerzhafter Bewegungseinschränkung der Halswirbelsäule. Röntgenologisch partielle Osteolyse des Dens. Darstellung des Prozesses mit Magnetresonanz im T1-gewichteten Bild: inhomogene Signalverteilung im Bereich des Dens. Transorale Probepunktion unter Durchleuchtungskontrolle ergibt Pus (Staphylokokken)
Diagnose: Osteomyelitis der Densspitze mit prävertebralem Weichteilabszeß, keine Ausbreitung zum Rückenmark erkennbar

Ätiologie und Pathogenese

Die der Bakteriämie zugrundeliegende Erkrankung geht meist von einer Infektion der Haut, der Atemwege oder des Harntraktes aus. Bevorzugt befallen werden die langen Röhrenknochen während des Skelettwachstums. Das Festsetzen der Infektion im Knochen wird zusätzlich durch ein lokales Trauma begünstigt. Am häufigsten sind Tibia und Femur Manifestationsort der akuten hämatogenen Osteomyelitis (Tab. 2). Beim Erwachsenen kommt es darüber hinaus zur Bevorzugung der Wirbel, und bei Drogenabhängigen der Sakroiliakalgelenke (GORDON u. KABINS 1980).

Tabelle 2 Verteilungsmuster der akuten hämatogenen Osteomyelitis

	Looser (1938) n = 718	*Waldvogel* u. Mitarb. (1970) n = 65
Tibia	243	12
Femur	208	28
Humerus	72	11
Fibula	27	2
Röhrenknochen insgesamt	550	53
Schädel	14	
Maxilla	2	
Mandibula	22	
Schulterblatt	8	
Sternum und Rippen	9	
platte Knochen insgesamt	55	
Klavikula	13	4
Becken	16	3
Fuß	24	5
Patella	3	
Hand	17	1
kurze Knochen insgesamt	73	13
Wirbelsäule	5	12

Epidemiologie

Die akute hämatogene Osteomyelitis wird nach wie vor in der überwiegenden Mehrzahl durch Staphylococcus aureus haemolyticus verursacht (FELMAN u. SHULMAN 1975), aber auch Infektionen durch Streptokokken, Escherichia coli, Proteus, Pseudomonas und Anaërobier kommen vor (s. S. 701).
Die Osteomyelitis des Neugeborenen läßt sich in eine Gruppe mit hohem Risiko einteilen, zu denen Frühgeborene mit arterieller oder venöser Katheterisierung sowie reife Neugeborene mit schweren andersartigen Erkrankungen zu rechnen sind. Sie zeichnen sich durch einen besonders schweren Krankheitsverlauf mit multilokulärem Befall und Komplikationen wie septische Arthritis aus. Eine zweite Gruppe mit etwas niedrigerem Risiko sind reif geborene Kinder ohne Nabelvenenkatheter oder ohne eine schwere zugrundeliegende Allgemeinerkrankung. Bei ihnen ist der Verlauf benigner und gewöhnlich nur mit oligo- oder monotopem Befall (MOK u. Mitarb. 1982).
Mit der zeitgemäß großzügigen Antibiotikaanwendung und dem Wandel der instrumentellen Diagnostik und Therapie haben sich Verschiebungen des Erregerspektrums ergeben. In insgesamt 18 Fällen ist eine beim Neugeborenen vorhandene Osteomyelitis mit β-hämolysierenden Streptokokken festgestellt worden, die sich mit einer geringen klinischen Symptomatik, aber multiplen Herden manifestierte (CHILTON u. Mitarb. 1979). MEMON u. Mitarb. berichten 1979 von 9 Kindern unter 2 Monaten, bei denen eine Osteomyelitis durch Streptokokken der Gruppe B mit Gelenkbeteiligung kombiniert war. In demselben dreijährigen Vergleichszeitraum wurden nur 2 Kinder mit Staphylokokkenosteomyelitis beobachtet.
Bei der Osteomyelitis in der Neugeborenenperiode zeigt sich, daß entsprechend der häufigeren Sepsis und Meningitis mit Streptokokken der Gruppe B auch die Osteomyelitis mit diesen Erregern zugenommen hat (EDWARDS u. Mitarb. 1978). Von 21 Patienten dieser Altersgruppe waren bei 8 Streptokokken der Gruppe B, bei 7 Staphylococcus aureus, bei 2 Serratia marcescens sowie Escherichia coli, Proteus mirabilis und Streptococcus pneumoniae bei jeweils 1 Patienten infektionsauslösend. Auch Hämophilus influenzae wird in seltenen Fällen beobachtet (GRANOFF u. Mitarb. 1978). Multiple chronische osteomyelitische Herde ohne Erregernachweis – manchmal sogar mit symmetrischem Befall z. B. der Tibiae und Femora – zeigen nicht nur einen Wechsel des Keimspektrums mit der Einführung der Antibiotika an (KOZLOWSKI u. Mitarb. 1983), sondern imitieren in ihrem Verlauf und Befallsmuster spezifische Formen der Osteomyelitis, wie z. B. die konnatale Lues oder das sog. Hand-Fuß-Syndrom durch Streptokokkenosteomyelitis, das bisher nur bei der Sichelzellanämie beschrieben war (HALTALIN u. NELSON 1965).

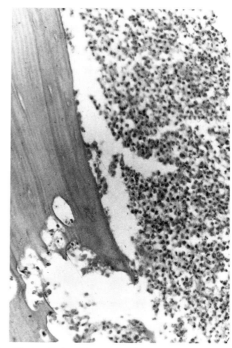

Abb 23 Akute eitrige Osteomyelitis mit massenhaft gelapptkernigen Leukozyten im Markraum. Nekrotisches Knochenbälkchen ohne Osteozyten mit fortgeschrittener sequestrierender Knochenresorption (HE, Vergröß. 82mal)
(Aufnahme: Prof. Dr. *C. P. Adler*, Freiburg)

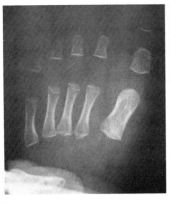 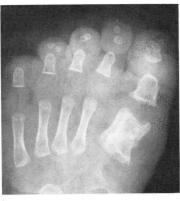 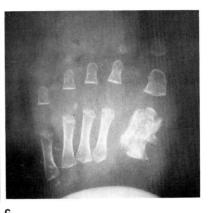

Abb. 24a–c 3 Wochen alter Säugling mit Schwellung und Rötung des linken Fußes, Fieber
a Die erste Röntgenaufnahme wenige Tage nach Beginn der Symptome zeigt keine knöchernen Veränderungen
b 3 Wochen später an Metakarpale I Osteolysen und bereits ausgeprägte periostale Knochenneubildung
c 4 Wochen später Osteolysen mit Sklerosesaum umgeben: Nebeneinander von knöcherner Destruktion endostaler und periostaler Knochenneubildung
Diagnose: hämatogene Osteomyelitis des Metakarpale I
(Aufnahmen: Dr. H. Reinwein, Freiburg)

Auch die Osteomyelitis beim Erwachsenen scheint in den letzten 2 Jahrzehnten wieder an Häufigkeit zuzunehmen, wobei der Anstieg der Drogensucht (MUSCHER u. Mitarb. 1976, FIROOZNIA u. Mitarb. 1973, HOLZMANN u. BISHKO 1971), der großzügige Gebrauch von intravenösen Langzeitkathetern und möglicherweise auch eine aggressivere Endourologie bei Patienten mit Urosepsis eine ursächliche Rolle spielen (DIGBY u. KERSLEY 1979, GRIFFITH u. JONES 1971).

Pathologie

Im Anfangsstadium der Infektion findet sich der typische osteomyelitische Markabszeß (Abb. 23). Nach einigen Wochen überwiegen reparative Vorgänge in der Umgebung des Abszesses mit Knochenneubildung. In der Umgebung wird bei langdauernden Infektionen eine Entkalkung des Knochens nachweisbar im Sinne einer Osteoporose.

Pathophysiologie

Im Rahmen einer Bakteriämie erreichen die Erreger die Blutgefäße des Knochenmarkes. Es bildet sich ein Markabszeß mit interstitiellem Ödem und Drucksteigerung. Durch letzteres wird das entzündliche Exsudat über die Knochenkanäle unter das Periost gedrückt.
Die reparativen Vorgänge sind gekennzeichnet durch Knochenneubildung in der Umgebung des Markabszesses. Es kommt zur Ausbildung einer Totenlade. Liegt im Bereich des Markabszesses ein Knochenteil, das nicht aufgelöst wurde, so spricht man von einem Sequester (Abb. 23). Im Kindesalter kommt es durch die Barriere der Wachstumsfuge nicht zur Ausbreitung der Osteomyelitis in das Gelenk. Dagegen kann bei Säuglingen und Erwachsenen diese Ausbreitung in das Gelenk erfolgen. Dies hat insbesondere im Bereich des Hüftgelenks schwerwiegende Folgen, da die Drucksteigerung durch den metaphysären Knochenabszeß mit entzündlichem Exsudat und Gelenkerguß zu schweren Störungen der Blutzirkulation im Bereich der Wachstumsfuge führt. Nur eine Druckentlastung von Markabszeß und Erguß im Hüftgelenk kann die drohenden Wachstumsstörungen vermeiden (MORTENSSON u. NYBONDE 1984). Aber auch andere Gelenke können betroffen sein. So sind bei schweren Formen der Meningokokkensepsis, die mit disseminierter Koagulopathie und kutanen Nekrosen einhergehen, als Spätfolgen Verbiegungen der Röhrenknochen an den unteren Extremitäten und sekundärer Zwergwuchs beschrieben worden (FERNANDEZ u. Mitarb. 1981).

Klinik

Die Osteomyelitis im Neugeborenenalter verläuft nicht selten mit geringen klinischen Zeichen. Betroffen sind meist schwerkranke Kinder, bei denen Weichteilabszesse (Abb. 24–27), Nabelvenenkatheter oder ähnliches die Eintrittspforte bilden (BRILL u. Mitarb. 1978). Im Säuglings- und Kindesalter werden dagegen ausgeprägte klinische Zeichen wie Temperaturerhöhung, Schmerzen und Bewegungsverweigerung der befallenen Extremität im Vordergrund stehen. Im Erwachsenenalter sind foudroyante Verläufe wie im Kindesalter typisch, jedoch kommen auch torpide Verlaufsformen vor, insbesondere wenn seltene Erregergruppen beteiligt sind.

Entzündliche Knochenerkrankungen

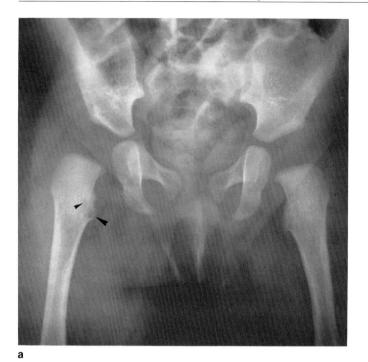

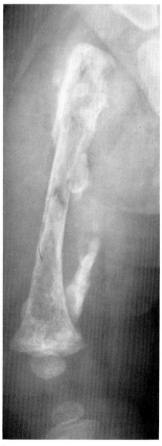

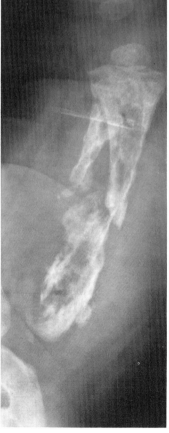

Abb. **25a–c** 1/2jähriges Mädchen mit ausgeprägten Entzündungszeichen der rechten Hüfte und des Oberschenkels
a Die initiale Röntgenaufnahme zeigt die massive Weichteilschwellung des rechten Oberschenkels und zwei kaum erkennbare Osteolysen (Pfeile)
b 3 Wochen später zeigen sich ausgedehnte osteolytische Destruktionen des gesamten Femurs, abwechselnd mit unregelmäßig begrenzten Sklerosezonen und starker periostaler Knochenneubildung
c Weitere 9 Wochen später Fortschreiten der Entzündung. Nebeneinander von Destruktion, endostaler und periostaler Knochenneubildung. Beinverkürzung. Defektfraktur
Diagnose: hämatogene Osteomyelitis, die durch ihre Therapieresistenz chronisch verläuft, als Komplikation der Osteomyelitis Defektfraktur
(Aufnahmen: Dr. *H. Reinwein*, Freiburg)

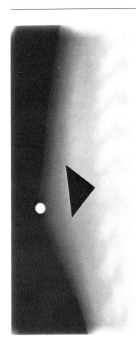

Abb. 26
Weichteilabszeß bei einem Säugling, mit Bleikugel markiert. Osteomyelitische Destruktion des mit Pfeil gekennzeichneten Dornfortsatzes
Diagnose: hämatogene Osteomyelitis eines Dornfortsatzes der Brustwirbelsäule
(Aufnahme: Dr. H. Reinwein, Freiburg)

Röntgenzeichen

Die Röntgenaufnahme zeigt erst relativ spät eine Osteolyse im Bereich der Metaphyse. Sie stellt in der Regel das erste röntgenologische Zeichen der Osteomyelitis dar. Zum Zeitpunkt der ersten klinischen Symptome existiert allerdings kein röntgenologisches Frühzeichen, da sowohl die Entkalkung des Knochens als auch die Destruktion der spongiösen Knochenstruktur röntgenologisch erst nach 2–3 Wochen sichtbar werden. Knochenfissuren stellen ein relatives Frühzeichen gemeinsam

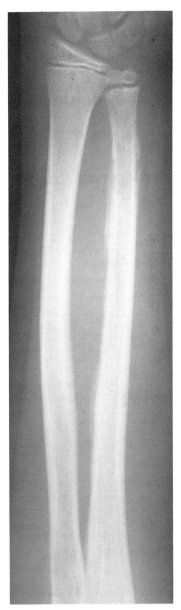

Abb. 28 Unterarm eines 11jährigen Jungen. Längs angeordnete Osteolysen der Ulna. Multiple unregelmäßig begrenzte Aufhellungen im metaphysären Bereich sowie periostale Knochenneubildung entlang der gesamten Ulna
Diagnose: mehrere Wochen bestehende hämatogene Osteomyelitis der rechten Ulna, ausgehend von der distalen Metaphyse
(Aufnahme: Dr. H. Reinwein, Freiburg)

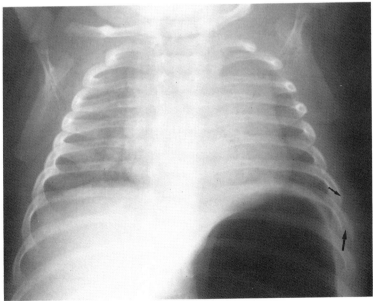

Abb. 27 Weichteilschwellung über der VII. und VIII. Rippe links bei einem 2 Monate alten Säugling diskrete Destruktion der Rippen, in diesem Bereich mit Knochenneubildung ausgehend vom Periost (Pfeile)
Diagnose: hämatogene Osteomyelitis der VII. Rippe
(Aufnahme: Dr. H. Reinwein, Freiburg)

722 Entzündliche Knochenerkrankungen

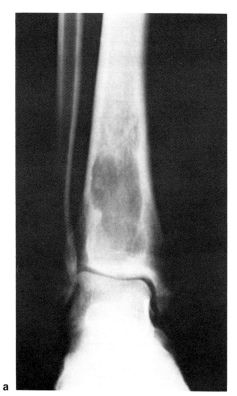
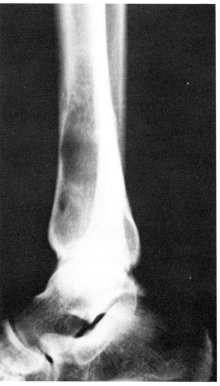

Abb. **29 a u. b** 23jähriger Patient mit Zeichen der lokalen Entzündung des rechten Unterschenkels. Die a.-p. und seitliche Aufnahmen zeigen eine große von einem schwachen Sklerosesaum umgebene Osteolyse im Anschluß an die distale Tibiametaphyse
Diagnose: akute eitrige Osteomyelitis (histol. gesichert)
(Aufnahmen: Prof. Dr. C. P. Adler, Freiburg)

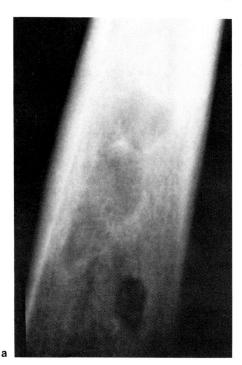
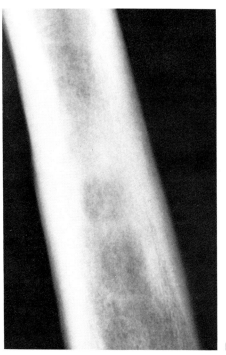

Abb. **30 a u. b** 21jährige Patientin mit Fieber und Schmerzen am linken Oberschenkel. Unscharfe Osteolyse mit stellenweise durchbrochenem zartem Sklerosesaum
Diagnose: akute eitrige Osteomyelitis (histol. gesichert)
(Aufnahmen: Prof. Dr. C. P. Adler, Freiburg)

mit Osteolysen dar und entstehen durch die Ausbreitung der Infektion entlang den Haversschen Kanälen mit osteoklastischer Knochenresorption (Abb. 28–30) (ROSEN u. Mitarb. 1980). Die Szintigraphie ist vor der Nativröntgendiagnostik positiv. In einer experimentellen Studie wurden Gallium-67-Citrat und ^{99m}Tc-Diphosphat getestet, um die Möglichkeiten einer Früherkennung der Osteomyelitis festzulegen: Am 1. Tag der Osteomyelitis zeichnet sich ein Areal von eher verminderter Aktivität ab. In der Folge ist die befallene Region durch eine vermehrte Aktivität gekennzeichnet (NORRIS u. WATT 1981). Allerdings sind falsch negative Befunde nicht ganz selten (JONES u. CADY 1981, BERARD u. Mitarb. 1982).

Chronische Osteomyelitis

Definition

Sowohl endogene als auch exogene Formen der Osteomyelitis können aus dem akuten in ein chronisches Stadium übergehen. Dabei sind gemäß dem klinischen Verlauf zwei Formen zu unterscheiden.

1. Die Osteomyelitis geht *kontinuierlich* in eine chronische Form über.
2. Eine akute Osteomyelitis heilt zunächt aus, und es kommt – manchmal erst nach Jahrzehnten – zu einem Rezidiv, der sog. *„Spätosteomyelitis"*. Die chronische Osteomyelitis ist durch ihre Therapieresistenz charakterisiert.

Ätiologie und Pathogenese

Die hämatogen entstandenen Formen der chronischen Osteomyelitis sind meist Folgen *therapieresistenter*, nicht ausgeheilter akuter Osteomyelitiden. Insbesondere, wenn sich ein *Knochensequester* ausgebildet hat, der nicht chirurgisch entfernt wurde, kann die Osteomyelitis einerseits trotz adäquater antibiotischer Therapie nicht ausheilen. Andererseits ist die Sequesterformation keinesfalls für die Entstehung der chronischen Osteomyelitis obligat. Bei den posttraumatischen Knocheneiterungen nach primär oder sekundär infizierten Frakturen wirken ähnlich wie der Sequester auch nicht eingeheilte *Knochenspäne* oder *Spongiosa* sowie Osteosynthesematerial per se als Fremdkörper und beeinträchtigen die Infektabwehr. Auch mangelhaft ruhiggestellte Knochenbrüche stellen einen Locus minoris resistentiae dar, der die Entwicklung einer chronischen Osteomyelitis begünstigt.

Epidemiologie

Das Erregerspektrum der chronischen Osteomyelitis ist grundsätzlich dasgleiche wie bei den akuten Formen. Allerdings neigen einzelne Erreger, insbesondere die Tuberkulose und die Lues, zum chronischen Verlauf (s. S. 747).

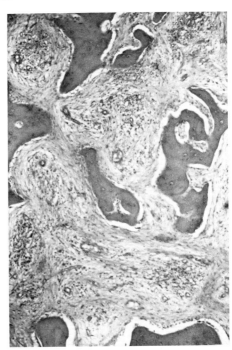

Abb. 31 Chronische Osteomyelitis mit Narbengewebe und Resten von entzündlichem Granulationsgewebe mit lymphoplasmazellulären Infiltraten im Markraum. Viele plumpe, neugebildete Faserknochenbälkchen im Narbengewebe (HE, Vergröß. 25mal)
(Aufnahme: Prof. Dr. C. P. Adler, Freiburg)

Pathologie

Beim chronischen langdauernden Verlauf steht der reaktive Knochenumbau im Vordergrund, wobei starke Osteosklerosen mit irregulärem Knochenaufbau typisch sind. Im *fibrosierten* Markraum findet sich ein dichtes grobes Knochennetz, in dem Einschmelzungsherde mit Eiteransammlungen sichtbar sein können (ADLER 1983). Insgesamt besteht ein ungeordnetes Nebeneinander von knöcherner Destruktion und überwiegender Reparation (Abb. 31).

Pathophysiologie

Bei der endogenen Osteomyelitis, die durch die Sequesterbildung kompliziert ist, kann die Entzündung durch das Periost in die Weichteile durchbrechen. Dadurch bildet sich ein Fistelkanal. Entleeren sich über diesen Fistelkanal sämtliche Anteile des oder der Sequester, kann die Osteomyelitis wie bei der chirurgischen Sequesterentfernung ausheilen. Verbleibt ein Sequester im Markraum, so dient er einerseits als Bakterienreservoir, andererseits können – entsprechend der fehlenden Durchblutung – Antibiotika ihn nicht erreichen.

Die zunehmende Narbenbildung und die fortschreitende Fibrosierung des Markraumes führen zu einer *mangelhaften Blutversorgung* mit allen negativen Folgen für eine Antibiotikatherapie. Dies erklärt die schwierige, ja manchmal völlig erfolglose Behandlung der chronischen Osteomyelitis. Die Folge der weiterschwelenden Entzündung, die in Schüben immer wieder aufflammt, sind immer neue reparative Vorgänge mit osteosklerotischen Umbauarealen und periostalen Auflagerungen. Auch bei den exogenen Formen der chronischen Ostitis entwickeln sich häufig Fisteln im Wundgebiet.

Klinik

Wie bei der akuten Form der Osteomyelitis werden *Fieber, Schmerzen, Leukozytose und erhöhte Blutkörperchensenkungsgeschwindigkeit* die Leitsymptome sein. Häufig sind diese klinischen und laborchemischen Befunde jedoch nicht sehr ausgeprägt oder fehlen sogar und ausschließlich lokale Symptome wie Schmerzen und Schwellung und/oder das Wiederauftreten einer *Hautfistel* in der Region einer ehemaligen Osteomyelitis sind diagnostisch richtungweisend. Da sich das Rezidiv einer chronischen Osteomyelitis meist am Ort einer früher abgelaufenen Entzündung entwickelt, sind entsprechende anamnestische Hinweise äußerst wichtig.

Eine Ostitis im Bereich einer *nicht heilenden Fraktur* wird oft zur Ursache der ausbleibenden knöchernen Konsolidierung. Daher ist davon auszugehen, daß erst die Stabilisierung der Fraktur durch (z. B.) Fixateur externe entscheidend zur Ausheilung der Infektion und damit zur knöchernen Durchbauung beiträgt. Umgekehrt ist eine ausbleibende Frakturheilung mit *lokalen Entzündungszeichen* der betroffenen *Extremität* dringend auf Ostitis verdächtig. Dies gilt sowohl für die Ostitis an den Extremitäten als auch in anderer Lokalisation wie z. B. bei *Unterkieferfrakturen*. Auch hier wird die Diagnose einer chronischen Ostitis aus der Konstellation *Schmerzen, intermittierende Eiterdrainage über mehr als 2 Monate*, klinische Hinweise für eine *fehlende Frakturheilung*, mit dem röntgenologischen Hinweis auf Sequesterbildung oder zunehmende knöcherne Destruktion gestellt (GIORDANO u. Mitarb. 1982).

Komplikationen der Osteomyelitis

Hierzu rechnen Knochennekrosen, der Übergang in die chronisch-rezidivierende Osteomyelitis, bei Gelenkbeteiligung schwere funktionelle Beeinträchtigung mit Gelenkknorpelzerstörung bis zur Ankylose, Wachstumsveränderungen, Frakturen, Knochen- und Muskelatrophien, die Tumorbildung und die Amyloidose.

1. Knochennekrosen: Wird bei der akuten Osteomyelitis der abgestorbene Knochen durch die Osteoklastentätigkeit nicht abgebaut, bildet sich der sog. Sequester. Durch vermehrte Einlagerung von Kalk während des Absterbens ist er im Röntgenbild stark sklerosiert sichtbar. Die Zeitdauer der Demarkation beträgt bei größeren Sequestern zwischen 2 und 6, bei kleineren 1–2 Monate.

2. Chronisch-rezidivierende Osteomyelitis: Die Sequesterbildung und die zunehmende Fibrosierung des Markraumes begünstigen über eine Verschlechterung der Blutversorgung den Übergang in ein chronisches Stadium mit Neigung zu Rezidiven oft noch nach Jahrzehnten.

3. Gelenkbeteiligung: Bricht die Osteomyelitis ins benachbarte Gelenk ein – insbesondere beim Säugling und Erwachsenen – führt das Gelenkempyem zur Zerstörung des Gelenkknorpels mit fatalen Folgen für die Funktion. Es entsteht später eine postentzündliche Arthrose oder gar eine knöcherne Ankylose.

4. Wachstumsveränderungen: Bei der Säuglingsosteomyelitis wird die Wachstumsfuge meist in die Entzündung einbezogen, so daß – je nach Ausmaß der Zerstörung – Verbiegungen oder Verkürzungen von Extremitäten entstehen. Während die moderne – nach Austestung der Keime – gezielte Antibiotikatherapie solche Komplikationen kaum mehr erwarten läßt, kann eine Verlängerung der befallenen Röhrenknochen im Rahmen der entzündlichen Hyperämie – als Wachstumsreiz – nach wie vor vorkommen.

5. Frakturen: Knöcherne Destruktion und verminderte Beanspruchung des Knochens durch Schonung führen zu einer mangelhaften Festigkeit der Knochenstruktur, so daß Frakturen begünstigt werden, die nicht selten deform verheilen (vgl. Abb. 25).

6. Knochen- und Muskelatrophien: Als indirekte Folge der entzündlichen Knochenveränderungen und Versteifung der Gelenke kann es zu funktionellen elektiven Muskelatrophien kommen (HASLHOFER 1963).

7. Tumoren: In der Umgebung chronischer Hautfisteln, wie sie bei chronischer Osteomyelitis entstehen, können Karzinome oder Sarkome entstehen. Die Wahrscheinlichkeit einer Karzinomentstehung liegt bei 0,37% (BÜRGEL u. BIERLING 1973). Eine Reihe von Tumorentstehungen ist insbesondere Kriegsverletzungen zuzuschreiben (SEDLIN u. Mitarb. 1963). Nach Osteomyelitis der Nasennebenhöhle wurden Sarkome beschrieben (JOHNSTON u. Mitarb. 1973, FEENDERS 1947).

8. Amyloidose: In etwa 3% der Fälle von chronischer Osteomyelitis kann es zur Amyloidose kommen (TRENDEL 1904).

Chronische Osteomyelitis

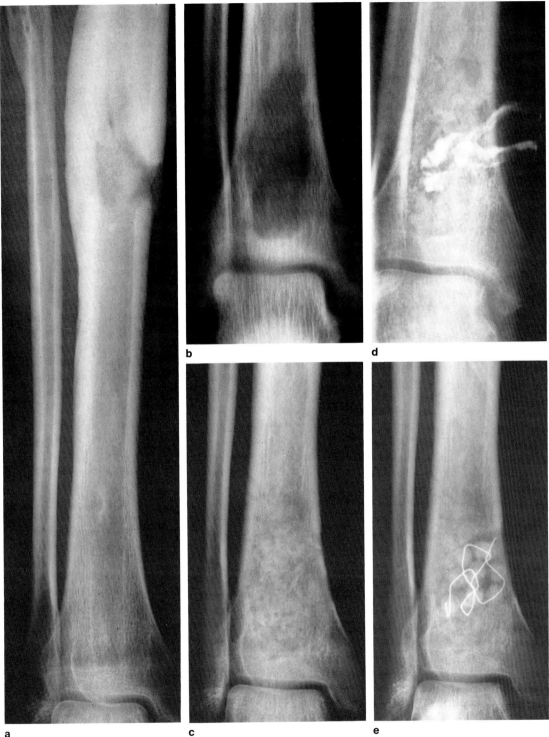

Abb. 32a–e Verlaufsserie einer chronischen Osteomyelitis nach Unterschenkelfraktur und Marknagelung.
a Mit knöchernem Defekt verheilte Tibiafraktur, in Nähe des Sprunggelenks sind zwei Sklerosesäume sichtbar, die das Lager des Marknagels anzeigen. Keinerlei Hinweise für eine Entzündung
b 5 Jahre später lokale Entzündungszeichen des rechten Unterschenkels: Die Tomographie zeigt eine große Osteolyse, die nach proximal unscharf begrenzt ist
Diagnose: chronische Osteomyelitis (Spätosteomyelitis)
c 1/2 Jahr später nach Ausräumung und Auffüllung mit Spongiosa Hautfistel im Operationsbereich
d Fistelfüllung mit Darstellung der Verbindung zum Markraum
e Einlage einer Refobacin-Palacoskette im Sinne der lokalen Antibiotikatherapie

Röntgenzeichen

Nativaufnahmen: Das Röntgenbild ist gekennzeichnet durch ein Nebeneinander von *osteolytischen Höhlenbildungen* bzw. Totenladen, umgebenden *Sklerosezonen, Markstrukturveränderungen* und überschießender *periostaler Reparation*. Es entspricht damit dem Röntgenbild nach abgelaufener hämatogener akuter Osteomyelitis des Erwachsenen, wobei sich anders als beim Kind die Veränderungen nicht mehr zurückbilden.

Ein *Sequester* ist röntgenologisch definiert durch ein stark *röntgendichtes* Knochenfragment, das allseits von einer *Lysezone* (Randsaum) umgeben ist (s. auch Panaritium S. 740 u. 743).

Fehlt ein Sequester, so gestattet die Nativröntgenaufnahme kaum die Differentialdiagnose zwischen abgelaufener, ausgeheilter Osteomyelitis und dem Rezidiv einer chronischen Osteomyelitis. Hat sich ein Sinustrakt ausgebildet, ist dieser zu füllen. Die kutane Fistelfüllung, die den Gang bis an den Knochen heran, manchmal sogar seine intraossäre Ausdehnung zeigt, ist richtungweisend für die Diagnose Osteomyelitis (Abb. 32 u. 33).

Während bei der akuten hämatogenen Osteomyelitis die periostale Reaktion in Form einer einfachen Knochenlamelle entsteht, fällt bei der chronischen Osteomyelitis eine breite solide Periostauflagerung auf. Es bestehen lineare, zur Kortikalis (Kompakta) parallele Lamellen, die die ganze differentialdiagnostische Breite vom Ewing-Sarkom bis zu Stoffwechselstörungen einschließen (Tab. 3).

Die *Arteriographie* wird zur Differentialdiagnose Tumor/Osteomyelitis (Retikulumzellsarkom, Ewing-Sarkom) eingesetzt. Bei der Osteomyelitis besteht zwar eine inflammatorische Gefäßarchitektonik mit intensiver kapillärer Phase und vorzeitiger Venenfüllung; typische Tumorgefäßkriterien wie Kaliberschwankungen, abrupte Richtungsänderungen und Gefäßabbrüche sowie AV-Shunts fehlen jedoch. Bei der Fragestellung, ob einem Röntgenbild mit knöchernen Umbauvorgängen wie Osteolysen und -sklerosen eine chronisch-rezidivierende oder eine ausgeheilte Osteomyelitis zugrunde liegt, wird die Arteriographie jedoch versagen.

Die chronische Osteomyelitis läßt sich mit der ^{99m}Tc-Phosphat- und ^{67}Gallium-Zitrat-*Szintigraphie* beurteilen. So wurden in einer Studie von ALAZRAKI u. Mitarb. (1985) 13 Patienten mit chronischer Osteomyelitis unter antibiotischer Behandlung kontrolliert. Dabei zeigte die Galliumszintigraphie bessere Ergebnisse als die Technetiumszintigraphie. Mit einer Normalisierung des Galliumszintigramms ging auch eine klinische Besserung einher. Die Galliumszintigraphie blieb bei den Patienten positiv, deren Osteomyelitis sich als therapieresistent erwies. Die Bedeutung der Galliumszintigraphie liegt demnach weniger in den primär-diagnostischen Möglichkeiten als vielmehr in der Verlaufskontrolle unter Therapie, und zwar insbesondere bei hartnäckigen chronischen Osteomyelitiden (SCHÜMICHEN u. DÜKER 1984).

Tabelle 3 Differentialdiagnose von Periostveränderungen bei entzündlichen Knochenerkrankungen (nach *Appel* u. Mitarb.)

Röntgenmorphologischer Befund	Entzündliche Erkrankung	Differentialdiagnose
solide Periostreaktion	Lues connata, akute hämatogene Osteomyelitis des Säuglings, juvenile chronische Arthritis, adulte rheumatoide Arthritis, Arthritis psoriatica, Reiter-Syndrom	Trauma (Geburt, „battered child", Krankengymnastik). Rachitis, Möller-Barlowsche Erkrankung, Vitamin-D-Intoxikation, A-Hypervitaminose, infantile Hyperostose (Caffey-Silverman), Pseudoperiostitis
solide breite Auflagerung	chronische Osteomyelitis, Skelettuberkulose, erworbene Lues, Lepra, Frambösie	Periostose bei Gefäßerkrankungen, Osteoidosteom, Paget-Syndrom, Fluorintoxikation
exostosenartige Auflagerung	Aktinomykose, Lepra, Arthritis psoriatica	Akromegalie
unterbrochene Periostreaktion	chronische Osteomyelitis	Ewing-Sarkom, eosinophiles Knochengranulom, Vitamin-D-Stoffwechselstörung, hypertrophische Osteoarthropathie, Osteogenesis imperfecta, Phosphorintoxikation, Möller-Barlowsche Krankheit
strahlige Formation	akute Osteomyelitis	primäre und sekundäre Knochentumoren, subperiostale Blutung (bei hämolytischer Anämie)

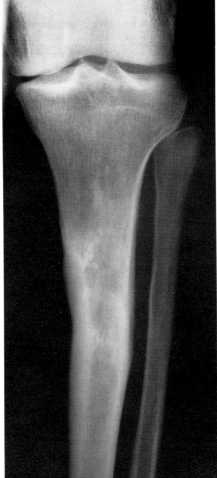
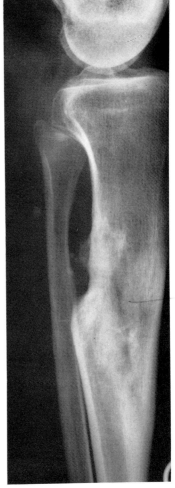
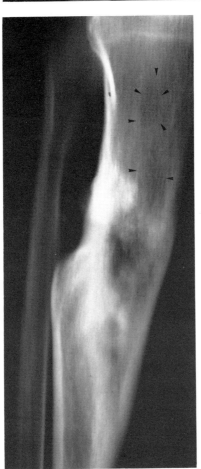
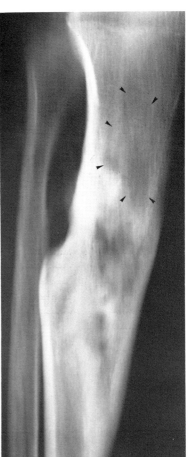

Abb 33 a–d Nach Schußbruch im 2. Weltkrieg Zeichen der Entzündung am Unterschenkel
a u. **b** Unterschenkel a.-p. und seitlich: Überwiegen der reparativen Vorgänge mit starker Sklerose, zentraler schräger Defekt der ehemaligen Fraktur entsprechend
c u. **d** Tomogramme im Abstand von 1 cm: Die Pfeile markieren eine Osteolyse, die sich vom ehemaligen Frakturbereich nach proximal ausdehnt
Diagnose: chronische Osteomyelitis (Spätosteomyelitis) nach offener Unterschenkelfraktur

728 Entzündliche Knochenerkrankungen

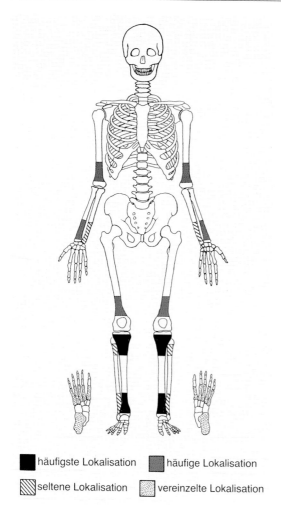

■ häufigste Lokalisation   ■ häufige Lokalisation
▨ seltene Lokalisation   ▨ vereinzelte Lokalisation

Abb. 34 Lokalisation des Brodie-Abszesses (nach *Geschickter*)

Sonderformen der Osteomyelitis

Brodie-Abszeß

Es handelt sich um einen *Knochenabszeß*, der – wie die akute hämatogene Osteomyelitis – meist in der *Metaphyse* der langen Röhrenknochen liegt und sich durch einen *chronischen Verlauf* bei relativ guter Abwehrlage auszeichnet.
Der Brodie-Abszeß entwickelt sich häufig bei Jugendlichen. Nicht selten geht eine überstandene chronische Osteomyelitis dem Krankheitsbild voraus. Die *geringe Virulenz der Erreger* und eine *günstige Abwehrlage* bestimmen den mehr torpiden, ja gutartigen Verlauf der Erkrankung.
Pathologisch-anatomisch findet man ein scharf begrenztes Areal, in dem Knochengewebe zerstört und das mit Eiter ausgefüllt ist. Solche Höhlen liegen zentral im Knochen und können sich in der Längsachse ausdehnen.

Der Brodie-Abszeß stellt eine seltene Erkrankung dar. Er entwickelt sich in der Metaphyse der langen Röhrenknochen. 75% der Knochenabszesse finden sich an der *Tibia,* dann folgen in großem Abstand Radius, Humerus, Ulna und Fibula (Abb. 34). Der Brodie-Abszeß entwickelt sich häufiger einzeln als multipel. Da es sich um einen chronischen Verlauf handelt, ist die Osteosklerose in der Umgebung des Markabszesses ausgeprägt. In späteren Stadien kann sich eine Periostitis ossificans entwickeln. Knochensequester fehlen (ADLER 1983).
Der **pathophysiologische Verlauf** ist im Beginn durch eine rarefizierende Ostitis gekennzeichnet. Nach streng lokalisierter Einschmelzung der Spongiosa kommt es frühzeitig zur Abkapselung gegen das weniger geschädigte Markgewebe und damit zur Ausbildung des chrakteristischen Markabszesses (Abb. 35).
Entsprechend dem chronisch-schleichenden Verlauf stehen **klinisch** langsam zunehmende, vor allem auch nächtliche Schmerzen im Vordergrund. Das **Röntgenbild** ist durch eine *Osteolyse* gekennzeichnet, die typischerweise metaphysär lokalisiert ist. Da die Patienten entsprechend einem langsam schleichenden Verlauf in fortgeschrittenen Stadien zur Röntgenuntersuchung kommen, hat sich der –

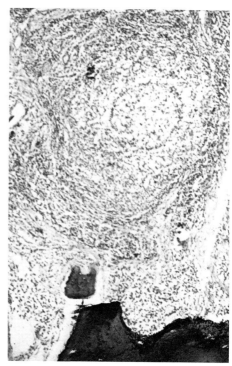

Abb. 35 Brodie-Abszeß. Entzündliches Granulationsgewebe mit gelapptkernigen Leukozyten und einem Markabszeß im Markraum. Sklerotisch verbreitertes Knochenbälkchen in der Randzone (HE, Vergröß. 20mal)
(Aufnahme: Prof. Dr. *C. P. Adler*, Freiburg)

Abb. 36a–c 5 Monate alter Säugling mit Zeichen der lokalen Entzündung und Schonhaltung des linken Beines
a Beckenübersichtsaufnahme: Osteolyse der proximalen Femurmetaphyse
b Eine Kontrollschichtuntersuchung 2 Wochen später zeigt die Osteolyse, allseits umgeben von einem scharf abgrenzbaren Sklerosesaum, leichte Abhebung einer periostalen Knochenlamelle
c Unveränderte Osteolyse, periostale Knochenneubildung
Diagnose: hämatogene Osteomyelitis. Der frühzeitige kräftige Sklerosesaum (z. B.: gute Abwehrlage) spricht für einen Brodie-Abszeß (histol. gesichert) (Aufnahmen: Dr. H. Reinwein, Freiburg)

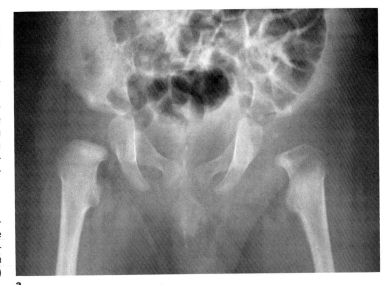

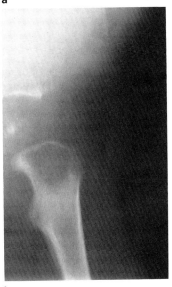

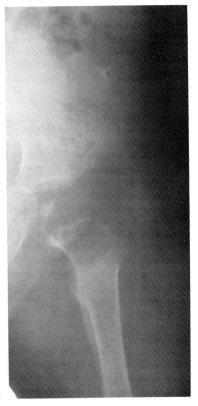

für den chronischen Abszeß typische – *Sklerosewall* um die Osteolyse herum gebildet (Abb. 36). Während die Sequesterformation gegen den Brodie-Abszeß spricht, wird eine periostale Reaktion als Spätmanifestation beobachtet.

Plasmazelluläre Osteomyelitis

Auch die plasmazelluläre Osteomyelitis ist eine abgeschwächte Form der Knochenentzündung. Das *Charakteristikum* ist die *fehlende Eiterbildung*, wobei die durch den Prozeß entstandene Höhle statt dessen mit einer weißlichen Substanz gefüllt ist. Es handelt sich nach UEHLINGER (1970) um eine Sonderform der Osteomyelitis mit ausgesprochen protrahiertem Verlauf und Tendenz zum Rezidiv. Deshalb wurde auch der Ausdruck „*subakute Osteomyelitis*" geprägt.

Es finden sich in der Anamnese manchmal Staphylokokkenerkrankungen. Ein Erregerspektrum, das typischerweise diese Form der Osteomyelitis auslöst, ist jedoch nicht bekannt. Vermutlich handelt es sich um *Keime mit abgeschwächter Virulenz*. Betroffen sind in erster Linie der Femur und mit absteigender Häufigkeit Tibia, Humerus, Ulna und Radius (Abb. 37).

Diagnostisch entscheidend ist der **pathologisch-anatomische Befund**: Makroskopisch enthält der Knochen eine Höhle, die mit schleimig-weißlicher

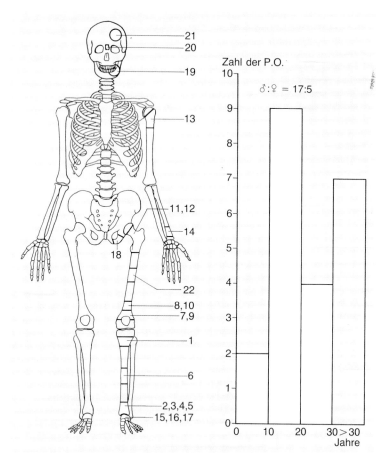

Abb. 37 Lokalisation und Altersverteilung der plasmazellulären Osteomyelitis (nach *Exner*)

Masse gefüllt ist, woher das Synonym Osteomyelitis albuminosa herrührt. Sie enthält fast ausschließlich Plasmazellen (Abb. 38). Befallen wird vorwiegend der periostnahe Raum. Histologisch ist sehr zellreiches Granulationsgewebe im Markraum zu sehen. In einem granulomatösen Grundgerüst verlaufen zahlreiche Kapillaren. Die Knochenbälkchen im Randbereich der zystenartigen Osteolyse sind osteosklerotisch verbreitert, zackig begrenzt und enthalten Osteophyten. Die Sequestrierung stellt eine Ausnahme dar (ADLER 1983).
Klinisch ist die Krankheit durch einen protrahierten Verlauf mit Tendenz zum Rezidiv gekennzeichnet. Außer chronischen Schmerzen in der befallenen Extremität sind keine wesentlichen Symptome zu erwarten. Als Komplikation der plasmazellulären Osteomyelitis kann eine „sympathische Arthritis" eintreten, die eine nichtpyogene Entzündung des benachbarten Gelenks darstellt. Sie kann der röntgenologischen Manifestation der Osteomyelitis um Jahre vorausgehen (DIHLMANN u. FERNHOLZ 1978).
Röntgenologisch imponiert die plasmazelluläre Osteomyelitis meist als zentrale Aufhellung im Knochengerüst, also oft zystenähnlich, die von einem kräftigen osteosklerotischen Randwall umgeben ist. Die reparativen Vorgänge können in Einzelfällen bis zur ossifizierenden Periostitis gehen (EXNER 1980). Röntgenologisch ist eine Differen-

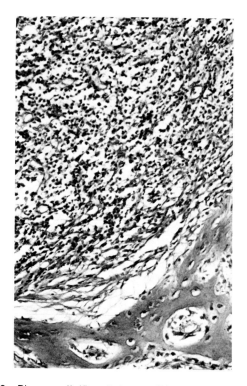

Abb. 38 Plasmazelluläre Osteomyelitis. Lockeres entzündliches Granulationsgewebe mit vielen Plasmazellen im Markraum; außen reaktive Faserknochenneubildung (Vergröß. 64mal)
(Aufnahme: Prof. Dr. *C. P. Adler*, Freiburg)

Sonderformen der Osteomyelitis

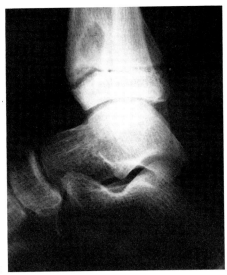
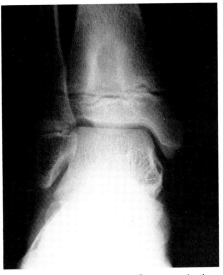

Abb. **39 a u. b** 13jähriger Junge mit Schmerzen des rechten oberen Sprunggelenks. Oberes Sprunggelenk seitlich und a.-p. Osteolyse der distalen Tibiametaphyse, die von einer Zone mit breiter Sklerosierung umgeben ist.
Diagnose: chronische Osteomyelitis, DD: Brodie-Abszeß, Histologie: plasmazelluläre Osteomyelitis
(Aufnahmen: Prof. Dr. C. P. Adler, Freiburg)

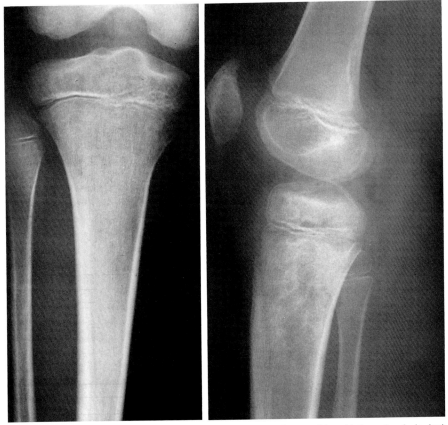

Abb. **40 a–e** Schmerzen und Entzündungszeichen des rechten Unterschenkels bei einem 9jährigen Jungen
a An der proximalen Tibiametaphyse mehrere unscharf begrenzte kaum sichtbare Osteolysen
b 2 Wochen später landkartenartig sich ausbreitende Osteolyse, von zartem Sklerosewall umgeben
Abb. **40 c–e** ▶

Entzündliche Knochenerkrankungen

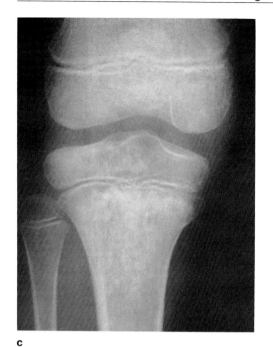

zierung von anderen entzündlichen knöchernen Prozessen, aber auch gegenüber dem Enchondrom, dem nichtossifizierenden Knochenfibrom und Ewing-Sarkom nicht immer möglich, so daß die Diagnose „plasmazelluläre Osteomyelitis" der bioptischen Sicherung bedarf (Abb. **39** u. **40**).

Osteomyelitis Garrè

Es handelt sich um eine *chronische* Form der Osteomyelitis, die durch Erreger mit besonders niedriger Virulenz verursacht sein muß (Abb. **41**). Im Vordergrund stehen die *sklerosierenden* Veränderungen der *Spongiosa,* die der Erkrankung auch den Namen „sklerosierende Osteomyelitis" gegeben hat.

Diese Sonderform der chronischen Knochenentzündung entwickelt sich oft erst *Jahre* nach einer durchgemachten Sepsis bzw. Bakteriämie. Eine hämatogene Entstehung der Entzündung ist allerdings anzunehmen. Hauptlokalisationen sind sowohl die diaphysären Bereiche der langen Röhrenknochen als auch die Mandibula.

c

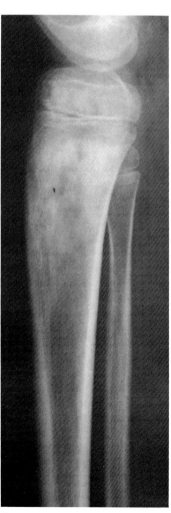

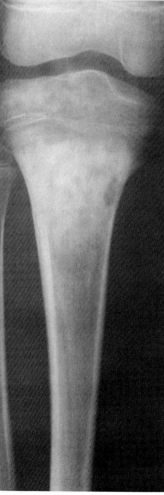

Abb. **40 c–e**
c Im a.-p. Strahlengang kommen die Veränderungen nur andeutungsweise zur Darstellung
d Nach 1/4 Jahr überwiegt die reparative Knochenneubildung mit massiver Sklerose und nur einzelnen Osteolysen
e Jetzt auch im a.-p. Strahlengang sichtbare Sklerose
Diagnose: chronische Osteomyelitis. Histologie: plasmazelluläre Osteomyelitis
(Aufnahmen: Dr. *H. Reinwein*, Freiburg)

d   e

Sonderformen der Osteomyelitis

Abb. 41 Virulenz und Abwehrkraft (nach *Fanconi*)

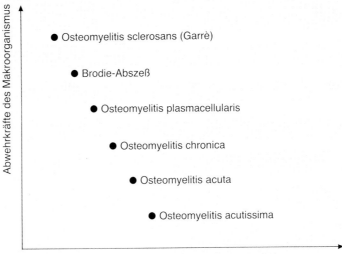

Die Osteomyelitis Garrè tritt häufig im Gefolge einer *Streptokokkensepsis* auf. Die infizierenden Bakterien haben vermutlich eine geringe Virulenz, wodurch der gesamte Verlauf charakterisiert wird (Abb. 41). Der Bakteriennachweis gelingt jedoch selten. Der Erkrankungsgipfel liegt vor dem 25. Lebensjahr.

Im Vordergrund des **pathologisch-anatomischen Bildes** steht die Neubildung eines *faserreichen dichten Bindegewebes,* das den gesamten Markraum des metaphysären Bereiches einnimmt. In der Umgebung finden sich viele dünne und breite Kittlinien, die von einer Reihe von Osteoblasten gesäumt werden. Die *Knochenneubildung* ist insgesamt außerordentlich stark. Allerdings fällt auf, daß die ursprüngliche *Knochenstruktur nicht destruiert* ist, so daß Einschmelzungsherde, Knochensequester und Markabszesse – die Charakteristika der akuten hämatogenen Osteomyelitis – nicht zur sklerosierenden Osteomyelitis gehören (Abb. 42). Auch Zellen, die üblicherweise die Entzündung charakterisieren wie Plasmazellen, Lymphozyten und Histiozyten, sind kaum vorhanden (ADLER 1983).

In der Mehrzahl der Fälle ist der **klinische Verlauf** definiert durch einen *akuten Beginn* mit Fieber und Schmerzen. Umgebende Weichteile und der Knochen können aufgetrieben sein. Im weiteren Verlauf fällt das Fieber ab, und die Zeichen der lokalen Entzündung bilden sich zurück. Als Residuen der Infektion bleiben die *starke sklerosierende Ostitis und die kolbige Deformierung* des Knochens mit starker Sklerose. Typisch ist das Abklingen der akuten Symptome ohne spontane Drainage von Eiter.

Im **Röntgenbild** imponiert die starke Reaktion der Kortikalis (Kompakta) mit Knochenneubildung, so daß der *Knochen* insgesamt *verdickt,* aber auch *deformiert* erscheint. Die Spongiosa ist stark *sklerosiert.* Eine Zerstörung des Knochens ist für die sklerosierende Osteomyelitis nicht typisch. Da das

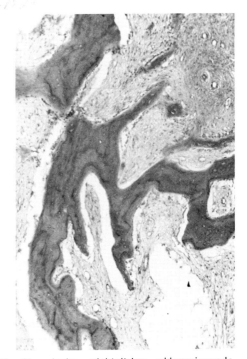

Abb. 42 Chronische nichteitrige sklerosierende Osteomyelitis Garrè. Dichtes faserreiches Narbengewebe im Markraum ohne wesentliche entzündliche Infiltrate. Darin unregelmäßig ausdifferenzierte, plumpe Faserknochenbälkchen mit angelagerten Osteoblasten (HE, Vergröß. 25mal)
(Aufnahme: Prof. Dr. *C. P. Adler*, Freiburg)

734 Entzündliche Knochenerkrankungen

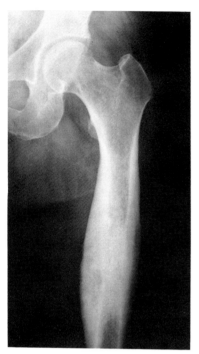

Abb. 43 61jährige Patientin mit monatelangen Schmerzen des linken Oberschenkels, kein Trauma erinnerlich. Auftreibung des mittleren und proximalen Femurdrittels und massive Sklerose wie bei Frakturkallus
Diagnose: Osteomyelitis Garrè oder Osteoidosteom (allerdings ist nach dem Alter der Patientin letzteres unwahrscheinlich). Histologie: Osteomyelitis Garrè (Aufnahme: Prof. Dr. C. P. Adler, Freiburg)

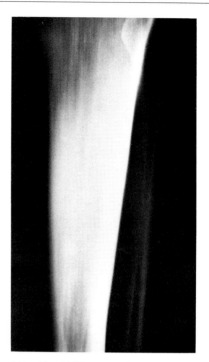

Abb. 44 46jähriger Patient mit Unterschenkelschmerzen links. Starke Sklerose des proximalen und mittleren Tibiadrittels, keine zentrale Osteolyse im Sinne eines Nidus sichtbar
Diagnose: Osteomyelitis Garrè (histol. gesichert)

röntgenologische Erscheinungsbild dasjenige von malignen Tumoren imitieren kann, ist die bioptische Diagnosesicherung meist erforderlich (Abb. 43 u. 44).

Exogene Formen der Osteomyelitis

Posttraumatische Ostitis

Definition

Die posttraumatische Osteomyelitis ist eine entzündliche Erkrankung des Knochengewebes, die meist durch direkte Freilegung des Knochens zustande kommt, in erster Linie bei offenen Frakturen. Sie ist durch Therapieresistenz, Rezidivmöglichkeit und Gefahr der schweren funktionellen Beeinträchtigung der betroffenen Extremität charakterisiert. Die Markeiterung nach offenen Knochenbrüchen wird übereinkunftsgemäß als *Ostitis* bezeichnet, um sie von der hämatogenen Osteomyelitis zu unterscheiden.

Ätiologie und Pathogenese

Die posttraumatische Ostitis entsteht nicht nur bei primär kontaminierten, also *offenen Brüchen*, sondern auch bei primär geschlossenen Brüchen, wenn devitalisiertes Gewebe, z. B. Knochensplitter oder Osteosynthesematerial, als *Fremdkörper* die lokale Infektabwehr beeinträchtigen. Zusätzlich sollen *Hämatome* und schlecht durchblutetes *kontusioniertes Gewebe* als Nährboden für die Bakterien dienen (ALLGÖWER 1982).

Bei der Ausbreitung der Ostitis spielt neben der Knochenschädigung und dem Keimbefall auch die Abwehrlage des Organismus eine Rolle. Die Knochenschädigung ist durch das Ausmaß der Devitalisierung und der Instabilität der Fraktur bedingt. Die Bedeutung des Keimbefalls richtet sich nach dem Erregertyp, der Menge und der Virulenz der eingedrungenen Keime (HÖRSTER u. HIERHOLZER 1980).

Epidemiologie

Abstrichbefunde bei 200 Patienten mit posttraumatischer Ostitis zeigen, daß in der überwiegenden Mehrheit Staphylococcus aureus und Pyocyaneus beteiligt sind (nach HÖRSTER u. HIERHOLZER 1980):

Staphylococcus aureus 151
Bact. Pyocyaneus 58
E. coli 24
Proteus 21
Enterokokken 15
Klebsiella 14
sonstige 7
290

Die Pseudomonas-Infektion stellt eher eine Seltenheit dar (SHAHAR u. Mitarb. 1980, CHUSID u. Mitarb. 1979).

Pathologie

In einer Kernzone finden sich *nekrotisches* Gewebe, Fibrin und massenhaft Leukozyten. Sie ist umgeben von einer mittleren *Granulationszone*, die von Lymphozyten und Plasmazellen gebildet wird. Die äußere Mantelzone ist aus *fibrösem Markgewebe* und *lamellärem Faserknochen* aufgebaut. In späteren Stadien findet man im Markraum Destruktionen des Knochens mit toten Knochensegmenten (Sequestern). Wie bei den hämatogen entstandenen Osteomyelitiden ist schließlich das Bild charakterisiert von einem Nebeneinander von Destruktion und umgebender überschießender Reparation mit Osteosklerose (vgl. Abb. **6**).

Pathophysiologie

Gewebeschädigung und Zirkulationsstörung mit Nekrosen stellen einen idealen Nährboden für die Keimbesiedelung dar. Die Bakterien breiten sich im Stroma des Knochenmarks und in den perivaskulären Räumen der Haversschen und Volkmannschen Kanäle aus und erreichen so den Markraum. Hier spielen sich prinzipiell die gleichen pathophysiologischen Vorgänge wie bei der hämatogen entstandenen Osteomyelitis ab. Das saure Milieu der Infektion begünstigt die Tätigkeit der Osteoklasten und damit den Abbau von Knochensubstanz (HÖRSTER u. HIERHOLZER 1980). Es kommt zu chronisch entzündlichen *narbigen Umbauvorgängen des Markraumes,* aber auch der umgebenden Weichteile mit einer fortschreitenden Devitalisierung des betroffenen Knochenabschnittes und *Minderdurchblutung* (BÖHM u. KÖNN 1976), so daß die systemische Antibiotikagabe immer schlechter wirksam wird.

In Ausnahmefällen kann auch eine abakterielle Knochenentzündung bestehen, wobei sowohl mechanische als auch chemische Schädigungsfaktoren und möglicherweise eine allergische Sensibilisierung durch Fremdmaterial (Metall) eine Rolle spielen können (KÖNN u. POSTBERG 1970).

Klinik

Als Frühzeichen der Entzündung gelten die *abszedierende* oder *phlegmonöse Schwellung* des verletzten Bereiches mit Entzündungszeichen der Lymphabflußwege. Die posttraumatische Ostitis geht im akuten Stadium mit typischen – lokalen und systemischen – Entzündungsbegleitreaktionen einher. Gelingt es nicht, die akute posttraumatische Ostitis durch entsprechende chirurgische Maßnahmen, wie z. B. bei Frakturen durch „Fixateur externe", Entfernung von abgestorbenem Gewebe und evtl.

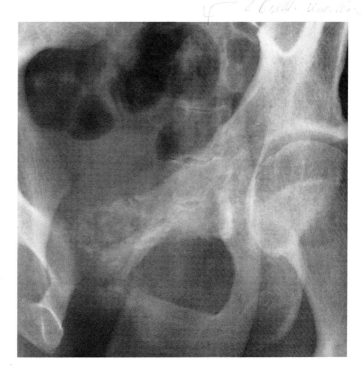

Abb. **45** 21jähriger Patient mit Weichteilabszeß der linken Leistenregion. Im Verlauf der Erkrankung Übergreifen des Infektes auf das linke Schambein. Destruktion des symphysennahen Schambeinanteils, noch nicht zerstörte Knochenfragmente von 2 bis 4 mm Durchmesser
Diagnose: exogene Form der Ostitis nach Weichteilabszeß

736 Entzündliche Knochenerkrankungen

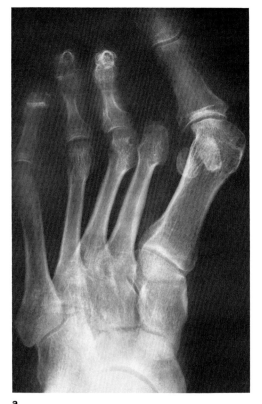

a

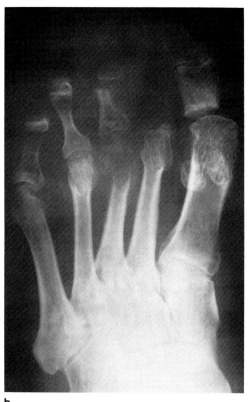

b

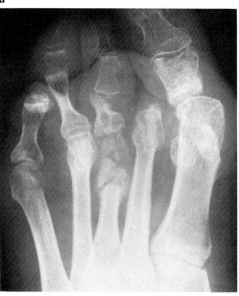

c

Abb. 46a–e   47jähriger Diabetiker mit Malum perforans, linker Fuß. Verlauf über 9 Jahre
a Status nach Verlust der II. Zehe, Metatarsalia ohne Entzündungszeichen
b 1 Jahr später Destruktion des distalen Endes von Metatarsale III mit periostaler Knochenneubildung, Destruktion der distalen Gelenkfläche des proximalen Gliedes der III. Zehe
c 1/4 Jahr später fortschreitende Destruktion des Grundgliedes der III. Zehe und des zugehörigen Mittelfußknochens

ergänzende medikamentöse Antibiotikatherapie unter Kontrolle zu bringen, so kommt es zur chronischen posttraumatischen Ostitis, die unter demselben klinischen Bild wie die hämatogen entstandene chronische Osteomyelitis verläuft.

Röntgenzeichen

Die Nativröntgenaufnahme zeigt eine *Strukturauflockerung* und *Demineralisation*, die jedoch entsprechend der trägen Reaktionsweise des Knochens erst im Verlauf von 2–3 Wochen erkennbar wird. Zu diesem Zeitpunkt ist auch mit einer periostalen Reaktion zu rechnen, die zusammen mit der periostalen Kallusbildung erscheint. Osteolytische Herde zeigen eine mehr oder weniger gut erkennbare Randsklerose. Die kräftige periostale Reparation und die fortschreitende Kallusbildung lassen den Knochen im Nativbild schließlich so stark sklerosiert erscheinen, daß im weiteren Verlauf eine Differenzierung entzündlicher Osteolysen kaum mehr möglich ist. Hier sind *Schichtaufnahmen*, insbesondere als Verlaufskontrollen, sowie szintigraphische Verlaufskontrollen wichtig (Abb. **45–47**). Das gleiche gilt sinngemäß für die Entdeckung von Sequestern, die den Beweis für die Ostitis liefern. Eine fortschreitende periostale Knochenneubildung stellt ein ungünstiges prognostisches Kriterium für den Verlauf der Ostitis dar (LAASEN u. PORRAS 1983).

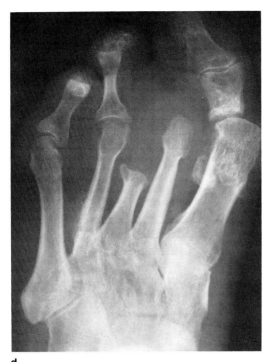
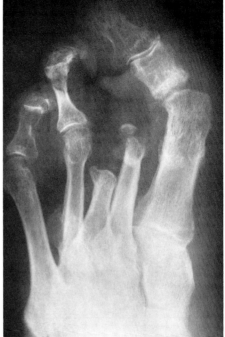

d   e

Abb. 46 d u. e
d 3 Jahre später im Metarsale IV proximal gelegene Destruktion mit periostaler Reaktion
e 5 Jahre später Stillstand der Entzündung: keine weiteren osteomyelitischen Veränderungen
Diagnose: fortschreitende chronische Ostitis, ausgehend von den Weichteilen der Fußsohle

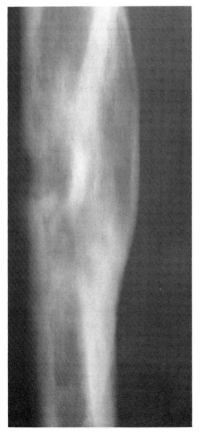

◄ Abb. 47 Status nach osteosynthetischer Versorgung einer distalen Oberschenkelfraktur. Die Metallteile mußten wegen Ostitis entfernt werden. Die Tomographie zeigt neben multiplen Osteolysen und einem breiten Frakturkallus ein stark sklerosiertes kortikales Fragment, das noch nicht ganz von einer Osteolyse umgeben ist
Diagnose: chronische Ostitis mit in Sequestration begriffenem Fragment

Iatrogene Ostitis

Die iatrogene Osteomyelitis oder korrekterweise *Ostitis* ist definiert als eine Wundinfektion des Knochens, die durch einen operativen Eingriff hervorgerufen ist. Hämatogene Osteomyelitiden, die vor allem im Gefolge intensivmedizinischer Behandlung auftreten, sollen hier nicht beschreiben werden (s. hämatogene Osteomyelitis S. 717).

Die iatrogene Ostitis kann durch einen operativ entstandenen toten Knochenteil (Sequester), durch einen avital gewordenen Knochenspan, devitalisierte Knochenteile bei Periostverletzungen und totale Nekrosen nach Unterbrechung der Blutzirkulation entstehen. Nach Amputation ist der Kronensequester an der Absetzungsstelle des Röhrenknochens typisch. In einer Studie von 208 Fällen beträgt nach Marknagelung das Infektionsrisiko insgesamt etwa 3,4 %. Es liegt bei offenen

738 Entzündliche Knochenerkrankungen

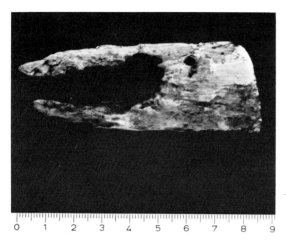

Abb. 48 Präparat eines Knochensequesters nach Oberschenkelamputation mit nachfolgender Ostitis. Distales Ende entsprechend der Absetzungsstelle glatt begrenzt, proximales Ende gezackt: sog. Kronensequester
(Aufnahme: Prof. Dr. C. P. *Adler*, Freiburg)

Frakturen mit 5,9% deutlich höher als bei geschlossenen Frakturen mit 2,5% (LINDENMAIER u. KUNER 1980). Der klinische Verlauf und das Röntgenbild unterscheiden sich nicht von den anderen exogenen Formen der Ostitis. Ein *Kronensequester* (Abb. 48) entsteht im Rahmen einer Ostitis nach Amputation meistens am Oberschenkel. Am Stumpfende liegt ein nach distal durch die Amputation scharf begrenztes Knochenfragment, das wie eine Krone eine zackige Begrenzung aufweist. Die umgebende Lysezone und die vermehrte Sklerose weisen dieses Knochenteil als Sequester aus (Abb. 32 u. 49–51).

Ostitis nach Panaritium

Nach eitrigen Infektionen an Hand und Fingern und nach kleinen, meist unbemerkten primär nicht infizierten Verletzungen kann es zum Eindringen von Eitererregern in die Weichteile des Fingers kommen. Greift die Entzündung von den Weichteilen auf den Knochen über, so entsteht im Rahmen des Panaritiums die Osteomyelitis, und es wird vom sog. *„Panaritium ossale"* gesprochen.
Das Panaritum ossale kann sich bei jeder unbehandelten Infektion der Weichteile entwickeln. Begünstigend für die Ausbreitung des Infektes wirkt jedoch eine Herabsetzung der körperlichen Resistenz wie z. B. bei Durchblutungsstörungen, bei Eiweißmangel und auch Diabetes mellitus. Am häufigsten sind *Staphylokokken* die Erreger.
Pathologisch-anatomisch finden sich entsprechend der Infektausbreitung von den Weichteilen her auf das Periost dort die ersten Veränderungen. Das Periost erscheint in der Umgebung der schweren Weichteilentzündung verdickt. Erst nach Zerstörung der Kortikalis (Kompakta) wird im Markraum die Destruktion der Spongiosa beobachtet. Hat die Entzündung *Periost* und *Kortikalis* (Kompakta) *durchbrochen* und breitet sich im Markraum aus, so führt sie wie bei den hämatogenen Formen zum *Markabszeß*. Die Entzündung kann so weit fortschreiten, daß die Phalanx rasch zerstört wird. Durch ihre bessere Blutversorgung sind die Basen der Phalangen und die Nagelendplatten diejenigen Abschnitte, welche der Destruktion am längsten Widerstand leisten.

Abb. 49 a–c
1/4jähriger Säugling, 3 Wochen nach intramuskulärer Injektion in den rechten Oberschenkel: lokale Entzündungszeichen
a Diaphysäre Doppelkontur des Knochens durch periostale Knochenneubildung, keine Osteolyse
b Nach Behandlung 3 Monate später: Rückbildung des neugebildeten Knochens bis auf eine zwiebelschalenartige, kaum sichtbare Lamellierung der lateralen Kortikalis (Kompakta)
c Nach 6 Monaten nahezu komplette Rückbildung
Diagnose: exogene Ostitis des rechten Femurs
(Aufnahmen: Dr. *H. Reinwein*, Freiburg)

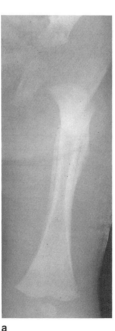
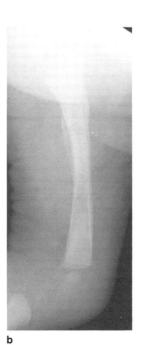
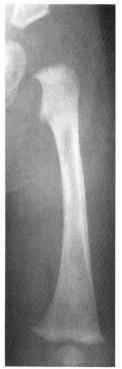

a   b   c

Abb. **50 a–d** 2jähriges Kind mit schweren Verbrennungen. Status nach mehreren arteriellen Blutgasentnahmen, Schmerzen und Bewegungseinschränkung der rechten Hüfte, Außenrotation und Abduktion
a Unscharf begrenzte Osteolyse, in der Umgebung reparative periostale Anlagerung oberhalb des Pfannendaches, das nicht scharf abgrenzbar ist
b Nach Übergreifen der Infektion auf das Gelenk zeigt ein stark sklerosierter, pyknotischer Femurkopfkern die Hüftkopfnekrose an. Reparative Knochenneubildung im Pfannendach und Schenkelhalsbereich
Diagnose: Pyarthros mit Hüftkopfnekrose
c Verlauf einige Monate nach Behandlung des Pyarthros: Verschmälerung des Hüftgelenkraumes und Abnahme der umgebenden reparativen Veränderungen
d Endzustand mit Deformierung des Pfannendaches und des verbliebenen Schenkelhalses
(Aufnahmen: Dr. *H. Reinwein*, Freiburg)

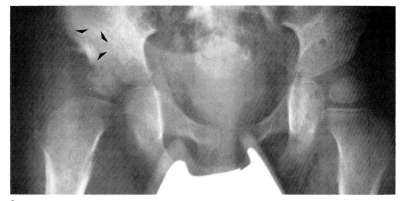
a

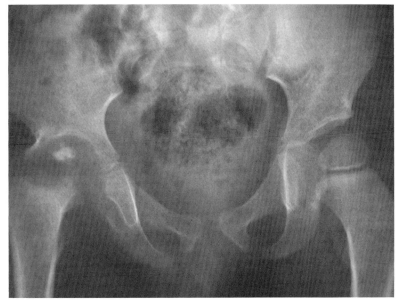
b

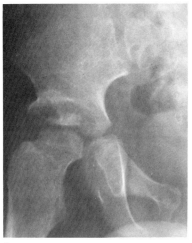
c

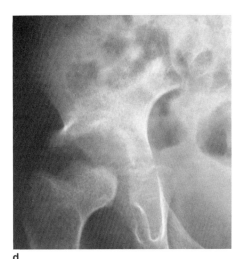
d

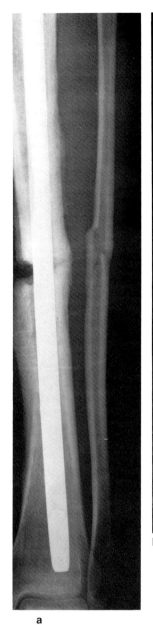
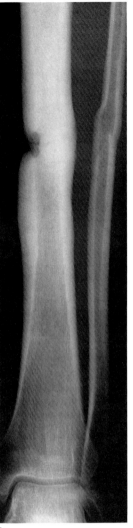
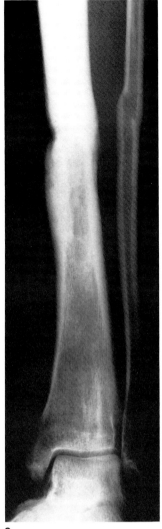
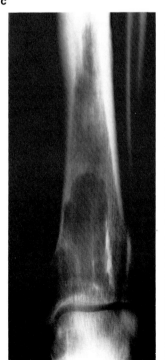
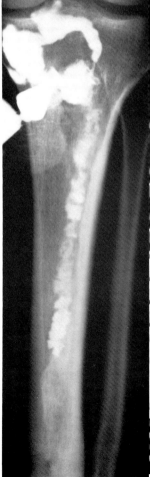

Abb. 51a–e Status nach Marknagelung wegen Unterschenkelfraktur vor 14 Jahren
a u. b Keine lokalen Entzündungszeichen in der Umgebung des Marknagels bzw. 1 Jahr später nach seiner Entfernung
c Jetzt seit einigen Wochen Schmerzen und lokale Entzündungszeichen, kutane Fistel. Unscharf begrenzte Osteolyse der distalen Tibia
d Die Tomographie zeigt die Ausdehnung im gesamten dargestellten Markraum
e Fistelfüllung mit Darstellung der proximalen Anteile des Markraumes
Diagnose: Spätostitis nach Marknagelung

Nicht selten greift die Infektion auf das benachbarte Gelenk über, und es entwickelt sich das sog. *Panaritium ossale et articulare*. Der Gelenkknorpel wird durch die Entzündung zerstört; die gelenknahen Anteile des Knochens reagieren mit vermehrter Sklerose und Auflockerung des Periostes. Im Endstadium kann das Gelenk praktisch zerstört sein.

Die klassischen *Entzündungszeichen* wie Schmerzen, Schwellung, Rötung und Temperatursteigung kennzeichnen das Panaritium. Das Übergreifen auf den Knochen bzw. das Gelenk ist auf der Röntgennativaufnahme ersichtlich.

Röntgenologisch ist das Panaritium ossale durch eine Destruktion der Spongiosa charakterisiert, die u. U. zur Auflösung von großen Teilen der betroffenen Phalanx führen kann (Abb. **52** u. **53**). Im weiteren Verlauf entstehen wie bei den anderen Formen der Osteomyelitis eine Sklerose in den Randgebieten und eine Verdickung der Kortikalis. Das Panaritium articulare ist durch Erosionen und fleckige Aufhellungen in der Umgebung des betroffenen Gelenks charakterisiert. Der Gelenkspalt ist zunächst im Ergußstadium verbreitert, später durch die Destruktion des Gelenkknorpels verschmälert. Unter Umständen ist die Destruktion so weit fortgeschritten, daß die Konturen der Gelenkflächen ausgelöscht sind.

Dentogene Ostitis

Die Knochenentzündung des Unter- oder Oberkiefers (Abb. **54** u. **55**) entsteht nach nicht ausreichend behandelten *Zahnvereiterungen*, die in den benachbarten Knochen einbrechen.

Meist bildet sich, bevor es zur Ostitis kommt, ein sog. *Wurzelgranulom* nach eitriger Pulpitis aus. Solch ein Granulom kann, falls es nicht entlastet wird, in den Knochen einbrechen und die für die Ostitis typischen pathoanatomischen Veränderungen hervorrufen.

Eine allgemeine Minderung der Resistenzlage begünstigt die Ausbreitung einer primären Zahnvereiterung in den Knochen. Als Erreger kommen in erster Linie *Staphylokokken*, nicht selten aber auch opportunistische Pilze in Frage.

Typischerweise breitet sich die Osteomyelitis im Unterkiefer eher diffus aus, während sie im Oberkiefer häufiger lokalisiert bleibt. **Pathologisch-anatomisch** finden sich die für Osteomyelitis typischen Knochenabszesse mit umgebender reparatorischer Osteosklerose (ADLER 1983).

Während bei akuten Verläufen Schmerzen, lokale Rötung und Schwellung sowie Temperatursteigerungen *klinisch* richtungsweisend sind, verläuft die häufigere primär-chronische Kieferostitis im Regelfall weniger stürmisch. Wie die anderen Formen der chronischen Ostitis ist letztere Form durch eine starke *Neigung zu Rezidiven* gekennzeichnet.

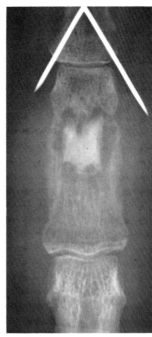

Abb. **52** Status nach offener Endgliedfraktur des Zeigefingers und Osteosynthese mit gekreuzten Spickdrähten. Einige Wochen später massive Entzündungszeichen im Sinne eines Panaritiums. Darstellung eines stark sklerosierten Knochenfragmentes, das allseits von einer Osteolyse umgeben ist
Diagnose: Panaritium ossale mit Sequester

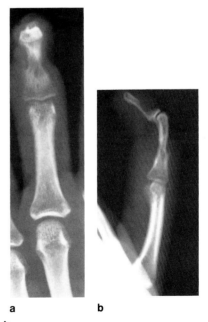

a   b
Abb. **53 a** u. **b**
Zustand nach Viperbiß in den linken Mittelfinger
a Sichtbarer Weichteildefekt des distalen Endgliedes und Weichteilschwellung über dem Endgelenk, Osteolyse und periostale Knochenneubildung
b Im seitlichen Strahlengang nur Osteolyse sichtbar
Diagnose: exogene Ostitis (Panaritium ossale)

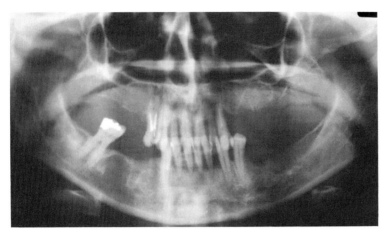

Abb. 54 Panoramaaufnahme des Ober- und Unterkiefers. Rechts unten von der Zahnwurzel ausgehender großer osteolytischer Defekt mit zarter Randsklerose
Histologische Diagnose: Ostitis des rechten Unterkiefers
(Aufnahme: Priv.-Doz. Dr. Düker, Freiburg)

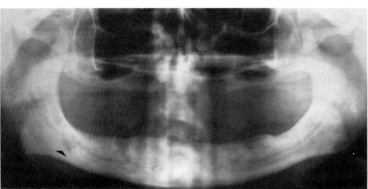
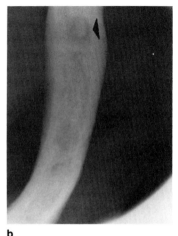

a   b

Abb. 55a u. b Panoramaaufnahme des Ober- und Unterkiefers und Zielaufnahme
a Osteolyse des rechten Unterkiefers (Pfeil)
b Dokumentation des für chronische Ostitis charakteristischen Sequesters (Pfeil)

Diagnose: chronische Ostitis des Unterkiefers (histol. gesichert)
(Aufnahme: Priv.-Doz. Dr. Düker, Freiburg)

Im akuten Stadium steht die Destruktion der Knochenstruktur wie bei einer Zyste im Vordergrund. Bei den meist chronischen Verlaufsformen herrscht **röntgenologisch** das unregelmäßige Nebeneinander von Osteolysen und umgebenden Sklerosezonen vor. Zur Verlaufsbeurteilung ist die Knochenszintigraphie besonders wichtig (SCHÜMICHEN u. DÜKER 1984).

Ostitis nach Sinusitis

Im Gefolge von schweren Vereiterungen der Nebenhöhlen – insbesondere der *Stirnhöhle und der Ethmoidalzellen* – kann sich die Entzündung auf die Schädelknochen der unmittelbaren Nachbarschaft ausbreiten.
Häufige Komplikationen der frontalen und ethmoidalen Infektionen sind neben der Ostitis Weichteilabszesse der Orbita und intrakranielle Läsionen. Insbesondere bei der Sinusitis frontalis bricht die Infektion – nach Zerstörung des Periostes – durch die Knochenkanälchen in den Markraum ein, wie dies von den anderen exogenen Formen der Osteomyelitis bekannt ist. Begünstigend wirken zusätzliche operative Eingriffe mit direkter Eröffnung des Knochens, insbesondere dann, wenn durch die Operation die purulente Nebenhöhleninfektion nicht behoben werden konnte. MORGAN u. MORRISON (1980) fanden innerhalb von 4 Jahren bei 14 Patienten mit Sinusitis frontalis oder ethmoidalis in 8 Fällen subperiostale und orbitale Abszesse und in 3 Fällen orbitale Abszesse.
Als häufigste Erreger gelten *Staphylokokken* und *Streptokokken*. Die physiologische Kommunikation der diese Region drainierenden Venen mit intrazerebralen Venen und deren Beziehungen zum Sinus cavernosus beinhalten weitere, z. T. lebensgefährliche *Komplikationen:* die eitrige Meningitis, den Epidural- oder Subduralabszeß, akute oder chronische Hirnabszesse und die Sinus-cavernosus-Thrombose.
Im Vordergrund der **klinischen Symptomatik** können Schmerzen und Temperaturerhöhung stehen – wie bei purulenter Nebenhöhleninfektion –, so daß die knöcherne Mitbeteiligung klinisch nicht ohne

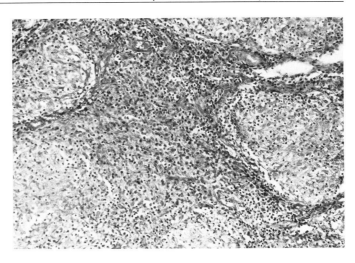

Abb. 56 Osteomyelitis brucellosa mit zahlreichen knotigen Granulomen aus mononukleären Makrophagen und wenigen Granulozyten. Dazwischen entzündliches Granulationsgewebe mit Lymphozyten, Plasmazellen und vereinzelten histiozytären Riesenzellen (HE, Vergröß. 40 mal)
(Aufnahmen: Prof. Dr. *C. P. Adler*, Freiburg)

weiteres zu erkennen ist. Ausgedehnte osteomyelitische Destruktionen der Schädelkalotte als Folge einer Nebenhöhleninfektion, insbesondere der Sinus frontales, ohne eine eindeutig richtungweisende Lokalsymptomatik sind durchaus möglich. Typischer ist der Verlauf in drei Stadien:
1. Zunächst besteht ein *entzündliches Ödem der Orbita*, das durch eine Behinderung des orbitalvenösen Rückflusses im Gefolge einer Anschwellung der Ethmoidalvenen verursacht ist.
2. Im nächsten Stadium kommt es zu einer Entzündung des Inhaltes der Orbita – zu einer Orbitalphlegmone.
3. Erst dann entwickelt sich entweder ein Abszeß der Orbita, und/oder die Infektion breitet sich *subperiostal* aus (MORGAN u. MORRISON 1980). Dieser typische Verlauf kann durch Antibiotikagabe so maskiert werden, daß erst zentrale Komplikationen (s. oben) auf die gleichzeitig bestehende Ostitis aufmerksam machen, die dann erst bei der Operation, z. B. eines subduralen Abszesses, erkannt wird (MOHR u. NELSON 1982).

Röntgenologisch imponiert die meist einseitige Pansinusitis. Orbitaspezialaufnahmen und Tomogramme zeigen eine umschriebene Demineralisation und knöcherne Destruktion. Bei dringendem klinischen Verdacht (s. oben) wird die Szintigraphie, bei Verlaufskontrollen evtl. zusätzlich die Computertomographie erforderlich sein.

Spezifische Osteomyelitis

Brucellose

Die Brucellose führt beim *chronischen Verlauf* zum Organbefall, insbesondere von Knochen und Gelenken.
Es handelt sich dabei um eine *Spätmanifestation* des Morbus Bang, vor allem an der *Wirbelsäule*, den *Rippen*, aber auch den langen *Röhrenknochen*. Die Lendenwirbelsäule, besonders die lumbosakrale Region, aber auch die Halswirbelsäule sind bevorzugt befallen.
Infizierende Bakterien sind vor allem Brucella abortus, suis und melitensis. Eintrittspforten sind der Magen-Darm- und der Respirationstrakt sowie die Haut.

Pathologisch-anatomisch ist eine Destruktion im Markraum zu erkennen. Histologisch findet man dort Granulationsgewebe mit Leukozyten, Lymphozyten, Plasmazellen und gelegentlich mehrkernigen Riesenzellen. In Randgebieten ist eine Verbreiterung der Knochenbälkchen sichtbar, die der röntgenologischen Sklerose entspricht (Abb. **56**).
An der Wirbelsäule ist, wie bei Spondylitiden anderer Ätiologie, die unmittelbare Umgebung des Grund- und Deckplattenbereiches bevorzugt befallen (ADLER 1983). Da es sich um eine hämatogene Aussaat der Brucellabakterien handelt, liegt häufig auch eine Infektion von Leber, Milz, Knochenmark, Lymphknoten und Nieren vor.
Entsprechend einem langsamen **klinischen Verlauf** rufen die Entzündungsherde im Knochen erst nach Wochen und Monaten Schmerzen hervor. Insgesamt fehlt eine ausgeprägte Allgemeinsymptomatik, aber auch lokale Symptome wie Rötung und Schwellung können ausbleiben. Normalerweise bilden sich keine kutanen Fisteln aus.
Die Osteomyelitis durch Brucellen zeichnet sich **röntgenologisch** durch eine *scharf abgegrenzte Osteolyse* aus, die sich durch einen deutlich sichtbaren *Sklerosewall* von dem umgebenden normalen Knochen absetzt. Herde in den langen Röhrenknochen ähneln damit einer Zyste oder einem gutartigen Tumor. Der typische Befall der Wirbelsäule zeigt die Kriterien der *Spondylitis* mit Destruktion der Grund- und benachbarten Deckplatte (und umgekehrt) mit häufiger Beteiligung der Zwischenwirbelscheibe. Der Diskusraum ist verschmälert. In der Umgebung der osteomyelitischen Destruktion des Knochens findet sich eine

744 Entzündliche Knochenerkrankungen

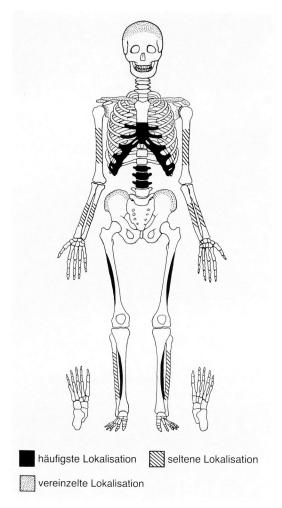

■ häufigste Lokalisation ▨ seltene Lokalisation
▦ vereinzelte Lokalisation

Abb. 57 Verteilung typhöser Knochen- und Knorpelherde im Skelett (nach *Detlefsen*)

Sklerose der angrenzenden Spongiosa. *Diagnostisch* entscheidend ist das Röntgenbild nur im Zusammenhang mit positiven *serologischen* Befunden. In unklaren Fällen kann die Punktionsbiopsie hilfreich sein.

Salmonellose

Die Bakteriämie bei *Typhus abdominalis* kann als *seltene* Organmanifestation den Knochen angehen. Kinder mit *Sichelzellanämie* entwickeln bei Salmonelleninfektionen besonders häufig eine Osteomyelitis als Komplikation.
Die Typhusosteomyelitis entsteht in der späten Rekonvaleszenzphase. Befallen sind häufig *Rippen* an der Knochen-Knorpel-Grenze, das *Brustbein*, aber auch die *langen Röhrenknochen*, die *Wirbelsäule* und gelegentlich der *Schädel* (Abb. 57). Die Typhusosteomyelitis verläuft eher subakut bis chronisch und ist bei Erwachsenen selten lebensbedrohlich (HAVLIK u. SEIDLER 1959). Bei Sichelzellanämie hat die Osteomyelitis jedoch eine Mortalität bei Kindern und Jugendlichen von 19%, bei über 25jährigen sogar von 58% (ADLER 1983).
Zur Typhusosteomyelitis wird die Infektion durch *Salmonella typhi murium, Salmonella paratyphi A und B* gerechnet. Andere Typhus- und Paratyphuserreger spielen bei der Osteomyelitis praktisch keine Rolle (HAVLIK u. TOSOVSKY 1980).

Pathologisch-anatomisch findet sich im Knochenmarkraum ein lockeres, fibröses Gewebe mit lymphozytären Infiltraten. Kleine unscharf begrenzte Knötchen bestehen aus Makrophagen mit unregelmäßigen dunklen Kernen, den sog. „Typhuszellen" (Abb. 58). In der Außenzone dieser Granulome werden Lymphozyten und Plasmazellen sichtbar. In der Umgebung dieses im Knochenmarkraum gelegenen Abszesses sind wie bei den anderen Formen der Osteomyelitis die Zeichen der Reparation mit verdickten Knochenbälkchen sichtbar (ADLER 1983).
Bei typhösen Erkrankungen besteht die Bakteriämie über einen relativ langen Zeitraum. Bei der Absiedelung im Knochen spielt es dabei keine Rolle, welcher Salmonellentyp den Organismus befallen hat. Vielmehr entscheidet eine spezielle Prädisposition, wie sie bei der Sichelzellanämie vorliegt, über den Krankheitsverlauf.

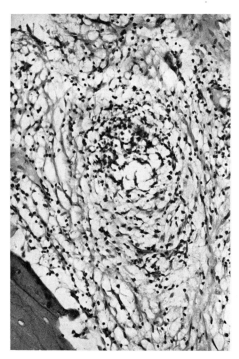

Abb. 58 Typhusosteomyelitis der Patella. Im Markraum lockeres fibröses Gewebe mit kleinen unscharf begrenzten Granulomen, die Makrophagen mit dunklen Kernen (sog. Typhuszellen) enthalten (HE, Vergröß. 64 mal)
(Aufnahme: Prof. Dr. *C. P. Adler,* Freiburg)

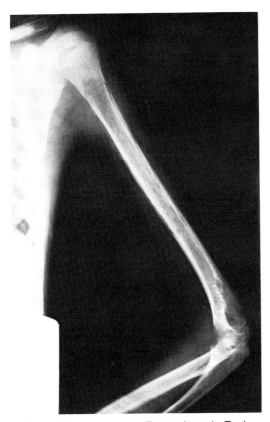

Abb. 59 14jähriger Junge, Zustand nach Typhus abdominalis. Der linke Humerus zeigt multiple, dia- und metaphysär gelegene Osteolysen ohne scharfen Randwall, geringe periostale Knochenneubildung Histologische Diagnose: Typhusosteomyelitis
(Aufnahme: Prof. Dr. *C. P. Adler*, Freiburg)

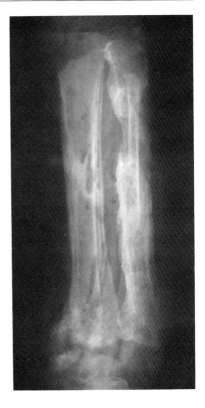

Abb. 60 Kleinkind mit Sichelzellanämie und Typhus abdominalis, lokale Entzündungszeichen. Osteolysen von Tibia und Fibula mit endostaler, überwiegend aber periostaler Knochenneubildung Diagnose: aufgrund der Biopsie Salmonellenosteomyelitis
(Aufnahme: Prof. Dr. *F. Heuck*, Stuttgart)

Die **klinische Diagnose** wird in verschiedenen Stadien der Erkrankung unterschiedlich zu stellen sein. Erfolgt die Infektion des Knochens im Rahmen der Fieberphase einer *akuten* Typhuserkrankung, so sind die *Schmerzen* richtungweisend, und die Diagnose wird mit Hilfe des Röntgenbildes zu stellen sein. Schwieriger ist die Diagnose, falls die Erkrankung in der späten Rekonvaleszenz oder Jahre nach einem *unerkannten Typhus* auftritt (HAVLIK u. TOSOVSKY 1980). Da die Erkrankung jetzt mit den unspezifischen Zeichen der chronischen Osteomyelitis erscheint, ist der positive Erregernachweis im Eiter erforderlich. ADEYOKUNNU u. HENDRICKSE stellten 1980 fest, daß die Salmonellenosteomyelitis in Kombination mit dem Hämoglobin S bei Kindern am häufigsten die *Tibia*, die *Hände, Unterarme, Füße* und den *Humerus* befällt. Durch adäquate antibiotische Therapie sind die meisten Patienten dieser Gruppe genesen. 17 von 61 Kindern wiesen allerdings Deformierungen und Verkürzungen der beteiligten Knochen auf; 4 Kinder starben.

Die **röntgenologischen Frühzeichen** sind *periostale Reaktionen* entlang dem Schaft des Knochens. Prinzipiell unterscheiden sich die typischen Destruktionszonen mit umgebender scharfer Randsklerose nicht von den anderen Formen der Osteomyelitis (Abb. 59 u. 60).

Syphilis der Knochen und Gelenke

Durch den Erreger der Syphilis kann es zur Beteiligung des Knochens unter folgenden drei Krankheitsbildern kommen:
1. die konnatale Lues, die sich bei *Geburt* oder in *früher Kindheit* manifestiert und oft mit den Zeichen der sekundären Lues begleitet ist;
2. die konnatale Lues, die sich später in der *Kindheit*, beim *Jugendlichen* oder im frühen Erwachsenenleben manifestiert und die die Charakteristika der tertiären Syphilis aufweist;
3. die *erworbene Lues*, die sich beim *Erwachsenen* zu erkennen gibt und bei der die Skelettbeteiligung erst viele Jahre nach der Primärinfektion beobachtet wird.

Die Infektion erfolgt bei der angeborenen Lues über den Plazentarkreislauf. Die Häufigkeit von

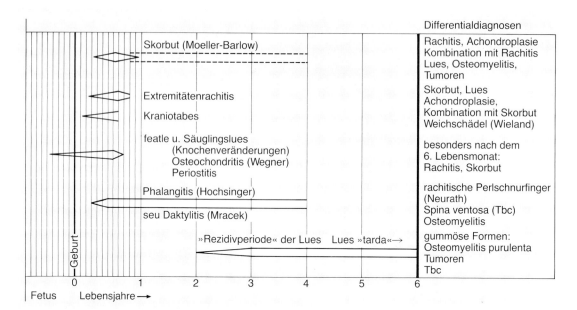

Abb. 61 Altersverteilung von Skorbut, Rachitis und der Formen der Lues connata (nach Angaben von *Wimberger* 1925)

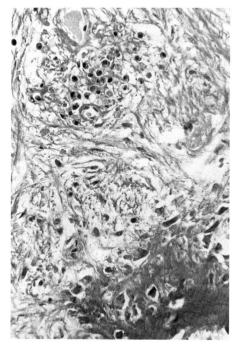

Abb. 62 Osteomyelitis luica. Markraum ausgefüllt von einem lockeren Bindegewebe mit kleinen Granulomen aus Plasmazellen im Bereich einer Kapillare. Randständig ist Faserknochengewebe ausdifferenziert (HE, Vergröß. 100 mal)
(Aufnahmen: Prof. Dr. *C. P. Adler,* Freiburg)

Knochenveränderungen bei luischen Säuglingen liegt bei etwa 95%. Es wird zwischen luischer Osteochondritis und Periostitis unterschieden. Die luische *Osteochondritis* beruht nicht auf einer spezifischen Infektion, sondern auf Epiphysenveränderungen im Rahmen von *trophischen Störungen* der enchondralen Knochenneubildung, wie sie aber auch bei Rachitis oder Achondroplasie beobachtet werden (Abb. 61).

Bei der luischen *Periostitis und Osteomyelitis* der Meta- und Diaphysen liegt eine schwere Infektion mit *Spirochäten* vor, wobei primär das Knochenmark und der Knochen zerstört werden – mit einer heftigen periostalen Reaktion im Gefolge.

Die konnatale Lues wird nach WIMBERGER (1925) in folgende Formen eingeteilt:

1. die fetale Syphilis;
2. die Säuglingssyphilis.

Diese beiden Formen gehören nach ihrem klinischen Verlauf zusammen, weil die intrauterin erfolgte Erkrankung postnatal ihren pathophysiologischen Verlauf weiternimmt.

3. die Rezidivsyphilis des Kleinkindes, etwa bis zum 4. Lebensjahr;
4. die Syphilis tarda jenseits des 4. Lebensjahres (WIMBERGER 1925, MACLEAN 1931, ENGESET u. Mitarb. 1953).

Erreger der Erkrankung ist das *Treponema pallidum*. Die Übertragung erfolgt zu über 90% venerisch, ist aber auch diaplazentar oder während des Geburtsaktes möglich. FELDMAN u. Mitarb. (1970) geben die Häufigkeit der Lues für 1957 mit 3,6; 1962 mit 10,4 Fällen auf 100 000 an. Die erworbene Lues beim Erwachsenen im Tertiärstadium ist dank der modernen Antibiotikatherapie selten geworden.

Pathologisch-anatomisch (Abb. **62**) findet sich bei Knochenbefall ein Ersatz des Knochenmarks durch syphilitisches Granulationsgewebe, die sog. *„gummösen Granulome"*. Knochen ist zerstört, und man sieht gleichzeitig eine starke reaktive Periostitis. Während diese Veränderungen eher im Tertiärstadium der Erwachsenenlues überwiegen, sind die Störungen des enchondralen Knochenwachstums für die konnatale Lues charakteristisch. Es besteht eine breite Verkalkungszone des proliferierenden Säulenknorpels mit einer unregelmäßigen Knorpelgrundsubstanz, die stärker als üblicherweise verkalkt ist, so daß ein für die Osteochondritis luica charakteristisches Kalkgitter entsteht (ADLER 1983). Die Osteochondritis luica ist außerdem durch eine verminderte Osteoblastenaktivität charakterisiert. Dadurch ist kaum Knochengewebe an die verkalkte Knorpelgrundsubstanz angelagert. Auch bei ihr findet sich im Markraum ein Granulationsgewebe, das das blutbildende Mark praktisch ersetzt hat. Meist liegt ein symmetrisches Befallmuster vor; in Einzelfällen können auch alle Knochen beteiligt sein. Der Er-

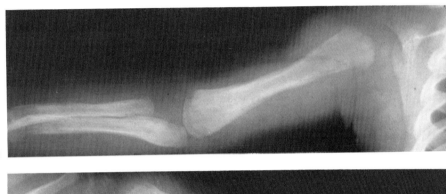

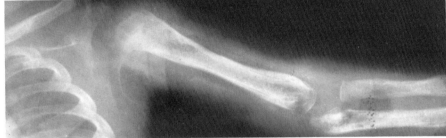

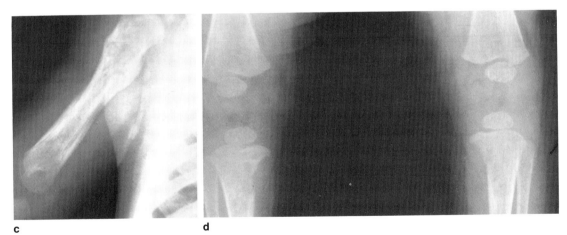

Abb. **63 a–d**
4 Monate alter Säugling mit Lues connata
a Rechter Arm mit schwach sichtbaren Osteolysen des Humerus, Radius und der Ulna. Periostale Knochenneubildung insbesondere an Humerus und Ulna, wodurch die Knochenstruktur verwaschen ist
b Linker Arm mit deutlichen Osteolysen an den Humerusmetaphysen und schalenförmiger periostaler Knochenneubildung
c Rechter Humerus 3 Wochen später mit Lamellierung des Periosts und Verbreiterung der Kortikalis. Der neugebildete Knochen umgibt die Humerusdiaphyse schalenförmig
d Beide Kniegelenke: osteolytischer Defekt der rechten Tibiametaphyse (sog. Wimbergersches Zeichen)
Diagnose: angeborene Syphilis der Knochen

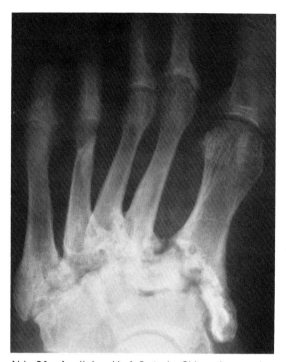

Abb. 64 Am linken Vorfuß starke Sklerosierung der Knochen in der Umgebung der Tarsometatarsalgelenke und Sklerose der Metatarsalia II–V. Osteolyse des distalen Endes von Metatarsale IV
Histologische Diagnose: tertiäre Lues des Knochens und der Gelenke

satz des blutbildenden Markes durch syphilitisches gummöses *Granulationsgewebe* erklärt den fatalen Ausgang der Erkrankung, falls keine adäquate Antibiotikatherapie eingeleitet wird.
Zu den **klinischen Befunden** der *frühen* konnatalen Lues gehören die *Rhinitis,* ein schleimig-eitriger Ausfluß aus der Nase, ein makulopapulöses oder morbilliformes *Exanthem,* blutende *Ulzerationen* der Schleimhäute von Mund und Anus, *Anämie* sowie Hepatosplenomegalie. Während diese Zeichen vor der 6. Woche erscheinen, ist bei der *späten* konnatalen Syphilis mit Symptomen erst nach drei Monaten zu rechnen. Knöcherne Fehlentwicklungen mit *Sattelnase* und *Säbelscheidentibia* gehören ebenso zum Krankheitsbild wie Meningitis, Paresen, Zahnveränderungen und Rhagaden um Mund und Nase. Bei der *erworbenen* Lues treten die lokalen und allgemeinen Symptome der Erwachsenenlues auf.
Entsprechend der Einteilung in frühkindliche und späte konnatale sowie erworbene Lues sind im folgenden die **Röntgenzeichen** aufgeführt, wobei die *einzelnen* Röntgenkriterien nicht als absolut typisch für die Lues gelten können. Bei der *frühkindlichen Lues* sind die Diaphysen und Metaphysen befallen. Der juxtaepiphysäre Anteil der Diaphyse zeigt eine rarefizierte Struktur und ein quer verlaufendes Band mit verminderter Dichte. In späteren Stadien tritt eine Zerstörung des spongiösen Knochens und der Kortikalis (Kompakta) längsseits des Schaftes auf, insbesondere an der Verbindung zwischen Diaphyse und Epiphyse. Mit fortschreitender knöcherner Zerstörung wird das schon erwähnte breite juxtaepiphysäre Band mit Vergröberung der Knochenstruktur noch deutlicher. Die *symmetrische Zerstörung* der *mittleren proximalen Tibiametaphyse* ist so typisch, daß sie bei bilateralem Befall beinahe als *pathognomon* für die Lues gilt (WIMBERGER 1925). Bei fortgeschrittenen Infektionen des Markraums kann er sich erweitern, und die äußere Zirkumferenz des Knochens nimmt zu. Die Zerstörung der Kortikalis führt zur *Proliferation des Periosts mit schichtförmiger Knochenneubildung* entlang der gesamten Diaphyse.
Polyostotische symmetrische lineare Periostappositionen auf der Kompakta intakter Diaphysen sind im Neugeborenenalter neben der positiven *Luesserologie* gemeinsam mit einer luischen *metaphysären Wachstumsstörung* die wichtigsten Symptome zum Nachweis einer Lues connata (APPEL 1979) (vgl. **3**).

Röntgenzeichen bei der *späten konnatalen Lues:* Diese Läsionen sind prinzipiell die Manifestation einer tertiären Lues im Rahmen von Gummenbildung und Arteriitis. Es bestehen eine ausgedehnte Knochenneubildung und eine Knochenzerstörung mit Verdickung und Lamellierung des Periosts und Verbreiterung der Kortikalis (Abb. **63**). Der neugebildete Knochen kann in Form einer Hülle um den diaphysären Anteil gelagert sein. Klassisch ist die Verdickung des proximalen, anterioren Anteils der Tibia: Sie wird als *Säbelscheidentibia* bezeichnet. Die *metaphysären Aufhellungslinien* entsprechend der *Osteochondritis luica,* die *periostalen schaligen Reaktionen* der *Periostitis luica.*

Die **Röntgenkriterien** bei der *erworbenen* (tertiären) *Lues* sind periostale Reaktionen in Frühfällen sowie eine starke röntgendichte Sklerose im weiteren Verlauf. Befallen sind meist die *langen Röhrenknochen* und der *Schädel*. Knochenneubildung ist an der Außen- und Innenfläche der kompakten Knochensubstanz gelegen und führt zu einer röntgenologisch sichtbaren *Einengung* des *Markraumes.* Eine zusätzliche Gummatabildung verrät sich durch eine *Erosion* der Kortikalis (Abb. **64**). Die Diagnose ist möglich durch die Kenntnis des Verteilungsmusters sowie die Koinzidenz der ostitischen Sklerosierung und der gummösen Herde im Knochen (APPEL 1979). Bei Beteiligung des Schädels steht eine knöcherne Zerstörung im Vordergrund. Zusätzlich kann es zu einer luischen Beteiligung der Gelenke, insbesondere der Hüft- und Kniegelenke, kommen: Man spricht dann von den sog. „Clutton-Gelenken".

Framboesie

Die Framboesie ist eine durch Schmierinfektion übertragene Tropenkrankheit, die nach 2–3 Jahren ein *Tertiärstadium* mit Knochenbeteiligung erreicht. Diese durch *Treponemen* hervorgerufene Erkrankung ist unter verschiedenen Synonymen im Schrifttum zu finden: Himbeer- oder Beerenseuche (franz. framboise: Himbeere), Charlouis-Krankheit, Yaws usw.

Ein *endemisches* Vorkommen wird unter der ländlichen Bevölkerung der *tropischen* Gegenden Afrikas, Südostasiens, Ozeaniens, der Antillen und Südamerikas beobachtet. Die Framboesie ist eine Erkrankung des Kindes und des jungen Erwachsenen. Im Rahmen einer Schmierinfektion kommt es durch *direkten oder indirekten Hautkontakt* zur Ansteckung. Deshalb ist die Framboesie keine venerische Erkrankung. Der Erreger ist das *Treponema pertenue*.

Pathologisch-anatomisch ist das Tertiärstadium durch die Kombination von *Gummen an Haut und Skelettsystem* charakterisiert. Diese Läsionen erscheinen mit einer unterschiedlichen Verzögerung von meist mehr als 5 Jahren und sind subkutan und subperiostal lokalisiert. Eine Osteoperiostitis ist sehr häufig; ihre Ausprägung hängt vom Krankheitsstadium ab. Gesichtsschädel, insbesondere der Rhinopharynx und die Nase, können Destruktionen aufweisen. Nach der Primärinfektion entstehen zunächst ovale, scharf umschriebene Rarefikationen der Röhrenknochen, meist in Tibia, Radius und Ulna, ohne wesentliche periostale Reaktion. Typisch ist die Polydaktylitis mit Auftreibung der Phalangen und der Metakarpalia.

Die **klinischen Symptome** sind durch einen *schmerzhaften* multiplen Knochenbefall gekennzeichnet, während der Allgemeinzustand gut ist. Zur Deformierung der Knochen gehört insbesondere die *säbelscheidenförmige Deformierung der Schienbeine*.

Neben der säbelscheidenförmigen Deformierung der Tibiae sind Deformierungen des Gesichtsschädels im *Röntgenbild* typisch. Es treten periostale Verdickungen und Knochendefekte auf. Die Differenzierung von der Syphilis ist schwer; allerdings ist die Therapie dieselbe.

Knochenrotz (Malleus)

Der Rotz (Synonyme: Malleus, Morve, Glanders) ist eine Seuche besonders der *Einhufer* (Pferd, Maulesel, Maultier und Esel), ganz gelegentlich auch von Karnivoren (Hund, Katze, Löwe, Tiger). Paarhufer werden nicht befallen. Der Mensch kann sich im Umgang mit kranken Tieren oder im Labor infizieren. Die Knochenbeteiligung ist beim Menschen eine ausgesprochene Rarität.

Die Infektion verläuft meist als *akute septische* Erkrankung. Erst bei chronischen Formen kommt es zu Nekrosen der Zehen und der Finger. Diese Defekte sind *röntgenologisch* denen der Lepra außerordentlich ähnlich. Dazu gehören Resorptionen und Osteolysen der Metatarsalia, deren Enden spitz zulaufen. Die Zehen werden dabei spontan amputiert (REVERDIN u. GRUMBACH 1924).

Tularämie

Bei der Tularämie handelt es sich um eine Anthropozoonose, welche besonders *Nagetiere* befällt, aber auch auf Wiesel, Hund, Katze, seltener Wiederkäuer und Pferde übertragen werden kann (SCHULTEN u. ZACH 1968). Bei der Erkrankung des Menschen wird eine „russische" Tularämie – besonders im Krieg als Massenerkrankung aufgetreten, vorwiegend durch Ratten und Feldmäuse übertragen und mit einem gutartigen Verlauf fast ohne Todesfälle – von einer mehr sporadischen „amerikanischen" Tularämie unterschieden, die mit einer Letalität von etwa 5% behaftet ist. Letztere Form wird offensichtlich besonders durch *Insekten, Zecken, Läuse und Milben* übertragen.

Es gibt zwei verschiedene *Erreger:* Typ A, Franciscella tularensis (MACCOY u. CHAPIN 1911), benannt nach dem Bezirk Tulare in Kalifornien, und Typ B, Franciscella palearctica (OLSUFJEW u. EMELYANOVA 1962).

Röntgenologisch sind entzündliche Infiltrate der Lungen gemeinsam mit Hiluslymphdrüsen in 60–100% nachweisbar. Die Knochen- bzw. Knochenmarkbeteiligung ist außerordentlich selten (SIECKE 1959).

Osteomyelitis durch Viren

Am längsten sind die Osteomyelitis *variolosa* und die *postvakzinöse* Osteomyelitis bekannt. Typisch ist ein relativ harmloses **klinisches Bild** ohne Fieber oder bestenfalls mit subfebrilen Temperaturen. Ohne wesentliche Veränderung des Allgemeinbefindens besteht eine geringe lokale Schmerzhaftigkeit. Dagegen ist der **röntgenologische Befund** am Knochen sehr ausgeprägt: Typisch sind der symmetrische Befall und eine multiple Lokalisation. Der Ellenbogenbereich erkrankt bevorzugt. Die Pyotropie des Pockenvirus zeigt sich ebenso an den Hautefloreszenzen wie auch bei seiner Ansammlung im Knochenmark und beim Übergreifen auf die benachbarten Gelenke.

Osteomyelitis durch Röteln

Durch Röteln im 1. Trimester der Schwangerschaft kommt es zu einer Reihe von kongenitalen Mißbildungen des Embryos (Mikrozephalie, Hydrozephalus, Katarakt, Glaukom, Herzvitien, Taubheit), aber auch zur Knochenbeteiligung. **Röntgenologisch** sichtbar ist eine unregelmäßige Zeich-

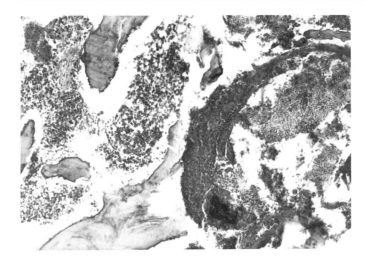

Abb. 65 Pilzosteomyelitis (Aspergillus). Markraum ausgefüllt mit Pilzhyphen; dazwischen lockere Infiltrate gelapptkerniger Leukozyten. Die Knochenbälkchen sind nekrotisch und besitzen keine Osteozyten mehr (HE, Vergröß. 40 mal)
(Aufnahmen: Prof. Dr. *C. P. Adler*, Freiburg)

nung der Knochenstruktur im metaphysären Bereich. Sie beginnt an der Wachstumsfuge und erstreckt sich von dort longitudinal. Die Veränderungen sind am ausgeprägtesten am Femur und oberen Ende der Tibia (EDEIKEN u. HODES 1973). Diese knöchernen Veränderungen verschwinden meist nach 1–3 Monaten und können jedoch bei kleinen Kindern bestehenbleiben, falls zusätzliche Gedeihschwierigkeiten vorliegen.

Lepra

Es handelt sich um eine chronische granulomatöse Infektion durch das *Mykobacterium leprae*.
Das Mykobacterium leprae ruft drei verschiedene Formen der Entzündung hervor: die Lepra lepromatosa, die Lepra tuberculoides und undeterminierte Grenzgruppen. Die Lepra lepromatosa beginnt mit einem kutanen Primäraffekt bei einer Inkubationszeit von einigen Monaten bis mehreren Jahren. Die typische Leprombildung erfolgt in der Haut. Per continuitatem werden Muskeln, Knochen, Knorpel, Sehnen, Lymphknoten, Milz, Leber, Knochenmark und Hoden befallen. Die Knochenbeteiligung zeigt in der *akuten* Phase *unscharf begrenzte, entkalkte Herde* mit einer Vergröberung der Knochenstruktur, kleinen rundlichen *osteolytischen Läsionen und kortikalen Erosionen*. Sie sitzen meist an den distalen Enden der Phalangen. Während der Heilung werden die Osteolysen schärfer abgegrenzt und zeigen einen sklerotischen Randwall. Durch eine vermehrte endostale Knochenneubildung kann der Markraum wesentlich eingeengt werden. Zerstörung der Nasenwurzel, der Maxilla und der Nasenknochen sind charakteristische Befunde (EDEIKEN u. HODES 1973). Für die Lepra *lepromatosa* sind osteomyelitische, ostitische *Destruktionen* mit einer starken *ossifizierenden Periostreaktion* typisch. Es kommt zu soliden generalisierten Periostappositionen an den *Dia- und Metaphysen* der langen Röhrenkochen (APPEL u. Mitarb. 1979). Vom Skelettsystem sind mit absteigender Häufigkeit *Talus, Fibula, Tibia, Patella, Rippen, Nase,* Wirbelsäule, Gesicht und Schädel befallen. Im Spätstadium treten *Deformierungen sowie Karies, Kolliquationsnekrosen, Frakturen, Einschmelzungen, Mutilationen mit Sequesterbildung* auf.

Bei der *neuralen* Lepra sind Knochenschäden viel häufiger. Sie ähneln den *trophischen Gelenk- und Knochenzerstörungen* anderer Nervenleiden wie bei der Tabes dorsalis und der Syringomyelie, imponieren also als neurogene Osteoarthopathien (s. Bd. VI, Teil 2).

Pilzerkrankungen des Knochens

Von der Mundhöhle, dem Bronchialsystem oder dem Darm kommt es zur Ausbreitung der Erreger in die Nachbarschaftsregionen. Neben dem Befall des Kiefernknochens können auch Rippen, ausgehend von Lungenherden – meist über die Pleura –, Lokalisation einer Pilzosteomyelitis sein. Eine hämatogene Aussaat ist in Ausnahmefällen ebenfalls möglich.

Im Markraum findet sich zellreiches Granulationsgewebe, welches fälschlich als unspezifisch bakterielle Osteomyelitis oder gar als Knochengeschwulst (z. B. Osteoklastom) gedeutet werden kann. Mit der PAS- oder Grocott-Färbung lassen sich die Pilze zur Darstellung bringen (Abb. 65) (ADLER 1983, KADISH u. Mitarb. 1982). Häufig sind Fisteln wie bei der Tuberkulose. Die Diagnose gelingt durch die mikroskopische Untersuchung des Fistelsekretes.

Aktinomykose

Die Knochenbeteiligung ist äußerst selten. Meist liegt ein Percontinuitatem-Befall im Bereich des Kiefers, aber auch an anderen Knochen vor. Im Gegensatz zur weitverbreiteten Meinung ist der Aktinomykoseerreger jedoch ein Bakterium.

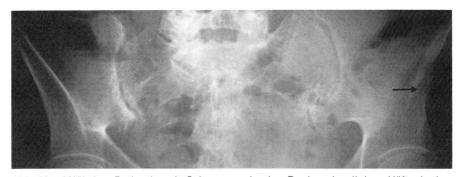

Abb. 66 68jährige Patientin mit Schmerzen in der Region des linken Hüftgelenks. Linke Darmbeinschaufel oberhalb des Hüftgelenks unscharf abgrenzbar, entlang dem Knochenrand sich erstreckende Osteolyse (Pfeil) mit beginnender periostaler Knochenneubildung
Histologische Diagnose: Pilzosteomyelitis (Kokzidioidomykose); röntgenologisch nicht von anderen Osteomyelitisätiologien zu unterscheiden
(Aufnahmen: Prof. Dr. C. P. Adler, Freiburg)

Aspergillose

Sie tritt bei Patienten mit Störungen des Immunsystems auf. Die Ausbreitung erfolgt per continuitatem von Lungenherden schließlich in den umgebenden Knochen. Auch ein Befall der langen Röhrenknochen ist möglich, wie z. B. am Radius (ADLER 1983). Am häufigsten scheint die zervikofaziale Aspergillose im Rahmen schlechter Mundhygiene zu sein (TACK u. Mitarb. 1982, OMAR u. BROWN 1979).

Röntgenologisch zeigen sich an der Mandibula, die am häufigsten befallen ist, knöcherne Zerstörungen ohne Knochenneubildung. Die Wirbelkörperaspergillose führt zu Destruktionen, seltener auch mit Beteiligung der Zwischenwirbelscheibe.

Sporotrichose

Auch in gemäßigten Zonen ist eine Sporotrichoseinfektion möglich. Beim *Myzetoma pedis*, dem sog. „Madurafuß", handelt es sich nur um eine tropische Infektion, bei der Zerstörungen der Knochenenden und Gelenke vorkommen mit späterer periostaler Reaktion und Osteosklerose.

Kokzidioidomykose

Die Erkrankung ist in den USA endemisch. Eintrittspforte sind die oberen Atemwege. Im zweiten Stadium der Erkrankung kann es zur Dissemination mit Einbruch in die Blutbahn und Verschleppung in Parenchymorgane und Knochen kommen. Im **Röntgenbild** findet man Destruktionen mit Höhlenbildung und periostaler Neubildung wie bei Osteomyelitiden anderer Ätiologien (Abb. **66**).

Kryptokokken

In der Regel handelt es sich bei dieser Infektion mit Cryptococcus neoformans um eine Manifestation am Zentralnervensystem und an der Lunge. Die Beteiligung des Knochens ist in 5–10% der Fälle gegeben. Die knapp über 30 Fälle in der Weltliteratur zeigen lytische Destruktionen des Knochens (POLINER u. Mitarb. 1979).

Kandida

Bei schwerer Kandidasepsis kann sich als Komplikation sowohl eine Arthritis als auch eine Osteomyelitis entwickeln. Typisch ist ein multipler Befall. Die **röntgenologischen Kriterien** unterscheiden sich nicht von den anderen Formen der Osteomyelitis; Biopsie und Kultur sichern die Diagnose (YOUSEFZADEH u. JACKSON 1980).

Knochenerkrankungen durch Parasiten

Echinokokkus des Knochens

Es handelt sich um eine Erkrankung durch die Finnen des *Hundebandwurms* Taenia echinococcus, bei der der Mensch als Zwischenwirt gilt. In 1–3% der Organmanifestationen ist der Knochen befallen.

Überträger der Erkrankung ist meist der Hund, der sich durch Innereien vom Schaf, der Katze, aber auch von Nagetieren infiziert. Der Bandwurm kommt auch im Dünndarm von Wildkaninchen, Schakalen und Katzen vor. Die Infektion des Menschen erfolgt als Schmierinfektion an den genannten Haustieren und z. B. beim Abbalgen von infizierten Jagdtieren.

Der Mensch infiziert sich meist per os im Kindesalter. Die Wurmembryonen erreichen nach Durchwanderung der Darmwand auf dem Blutweg die Leber (etwa 65%). Von dort gelangen die Erreger – wiederum hämatogen – in die Lunge, und zwar vor allem in den rechten Unterlappen (etwa 10–15%). Nur etwa *10%* der Larven können das Lungenfilter passieren und den *großen Kreislauf*

752 Entzündliche Knochenerkrankungen

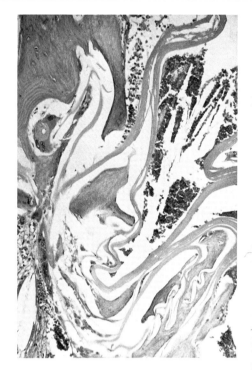

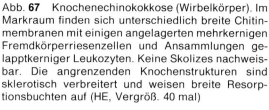

Abb. **67** Knochenechinokokkose (Wirbelkörper). Im Markraum finden sich unterschiedlich breite Chitinmembranen mit einigen angelagerten mehrkernigen Fremdkörperriesenzellen und Ansammlungen gelapptkerniger Leukozyten. Keine Skolizes nachweisbar. Die angrenzenden Knochenstrukturen sind sklerotisch verbreitert und weisen breite Resorptionsbuchten auf (HE, Vergröß. 40 mal)

erreichen: Muskulatur, Milz, Zentralnervensystem und Knochen werden dann infiziert.

Pathologisch-anatomisch ist bei der Organmanifestation die vom Echinokokkus gebildete *Zyste* mit einer äußeren lamellären Membran ausgestattet, die aus Bindegewebe besteht und eine Art Barriere für eine weitere lokale Ausbreitung darstellt. Da sich speziell beim Knochen solch eine bindegewebige Schranke nicht ausbilden kann, ist die Ausbreitung von *Tochterzysten* in den *gesamten Markraum mit Zerstörung der Spongiosa* typisch (Abb. **67**). Die Häufigkeit der Verteilung am Knochen bei über 100 Patienten ist nach einer Sammelstatistik von BÜRGEL u. BIERLING (1973) zusammengefaßt, die Prädilektionsstellen in der Abb. **68**.

Becken	31,0%
Wirbelsäule	24,9%
Humerus	12,0%
Unterschenkelknochen	10,4%
Femur	9,8%
Schädel	6,6%
Skapula	1,9%
Sternum	1,7%
Schlüsselbein	1,0%
Rippen	1,0%
Phalagen	0,7%

Röntgenologisch ist eine zystische Aufhellung des Knochens zu sehen. Je nach Ausbreitung der Tochterzysten kommt es zu einer *traubenartigen Ausbreitung von multiplen Zysten,* die nur von einem dünnen Sklerosewall begrenzt sind. Eine periostale Reaktion oder Knochenneubildung fehlt. Eine kräftige sklerotische Abgrenzung ist immer ein Hinweis auf eine in späteren Stadien eingetretene Sekundärinfektion. An der Wirbelsäule kann es zur Impression des Rückenmarks durch die Zysten kommen (Abb. **69–71**).

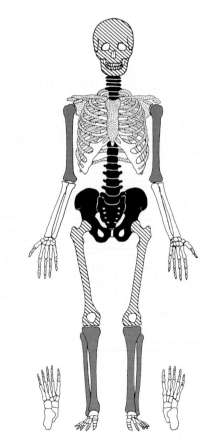

Abb. **68** Prädilektionsstellen des Knochenechinokokkus: Schwarz: sehr häufige Lokalisation, kariert: häufige Lokalisation, schraffiert: gelegentliche Lokalisation, punktiert: seltene Lokalisation (nach *Bürgel* u. *Bierling* 1973)

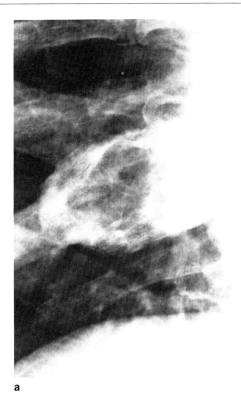
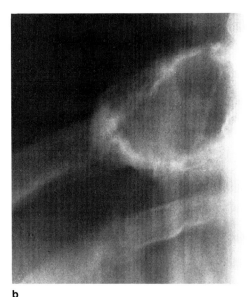

Abb. 69a u. b 61jähriger Patient, bei Thoraxaufnahme Zufallsbefund einer „Verschattung" der rechten Lunge
a Auftreibung der 9. Rippe rechts paravertebral / einschmelzender Lungenherd?
b Die Schicht zeigt eine Osteolyse der 9. Rippe mit starker Randsklerose, wie bei einem gutartigen zystischen Tumor, die Sklerose ist an einer Stelle durch eine zusätzliche Osteolyse unterbrochen
Histologische Diagnose: Echinokokkus cysticus der Rippe

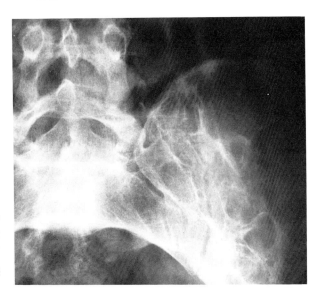

Abb. 70 37jähriger Patient mit Schmerzen der linken Hüfte. Röntgenologisch multiple gekammerte Zysten der linken Beckenschaufel. Randsklerose als Hinweis für Benignität
Histologische Diagnose: Echinokokkus cysticus der Beckenschaufel

754 Entzündliche Knochenerkrankungen

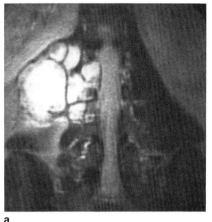
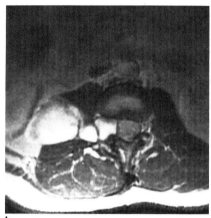

Abb. 71 37jähriger Patient mit in das rechte Bein ausstrahlenden Schmerzen und Sensibilitätsstörungen. Röntgenologisch und im CT zystische Hohlräume mit Destruktion der Bogenwurzel bei Rezidiv eines Echinococcus zysticus

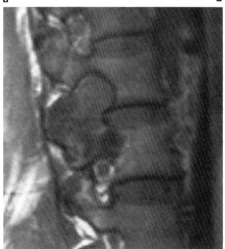

Magnetresonanztomographie (Picker International 1,0 Tesla):
a Koronare Schnittführung in Höhe der oberen LWS: T2-betonte Spin-Echo-Sequenz: Multiple zystische Raumforderungen in Höhe des 1. LWK mit Darstellung der Kompression des Myelons durch Tochterzysten
b Transaxiale Schnittführung: T2-betonte Sequenz (TE 60 msec, TR 2000 msec): Ersatz der rechten Bogenwurzel durch eine der Tochterzysten mit Destruktion dieser Bogenwurzel
c Sagittale Schnittführung: T1-betonte Sequenz: Zwischen dem ersten und zweiten LWK gelegene, zystische Raumforderung, deren Einbruch in Bogenwurzel und Wirbelkörper von L1 und L2 dargestellt ist
Histologische Diagnose: Echinococcus-cysticus-Rezidiv der Lendenwirbelsäule mit Beteiligung des Myelons

Zystizerkose des Knochens

Die Finnen des Schweinebandwurms *Taenia solium* können den Menschen, der als Zwischenwirt fungiert, befallen. Während die Knochenbeteiligung eine extreme Seltenheit darstellt, sind Subkutis, Hirn und Rückenmark sowie Orbitae, Herz, Leber und Lunge mit absteigender Häufigkeit als Organmanifestation bekannt. Der **röntgenologische Befund** entspricht, mit einer Osteolyse umgeben von starker Sklerose, demjenigen der Osteomyelitis Garrè.

Literatur

Adeyokunnu, A. A., R. G. Hendrickse: Salmonella osteomyelitis in childhood. Arch. Dis. Childh. 55 (1980) 175–184
Adler, C. P.: Knochenkrankheiten. Thieme, Stuttgart 1983
Alazraki, N., J. Fierer, D. Resnick: Chronic osteomyelitis: monitoring by 99-mTc-phosphate and 67-Ga-citrate imaging. Amer. J. Roentgenol. 145 (1985) 767–771
Allgöwer, M.: Allgemeine und spezielle Chirurgie. Springer, Berlin 1982
Appel, R. G., H. C. Oppermann, W. Becker, R. Kratzat, W. E. Brandeis, E. Willich: Condensing osteomyelitis of the clavicle in childhood. A rare sclerotic bone lesion. Pediat. Radiol. 13 (1983) 301–306
Appel, W., R. D. Schulz, V. Barth, C. Wissmann: Radiologische Befunde des Periostes bei entzündlichen Knochenerkrankungen. Radiologe 19 (1979) 317–328
Balsam, D., C. R. Goldfarb, B. Stringer, S. Farrugia: Bone scintigraphy for neonatal osteomyelitis: simulation by extravasation of intravenous calcium. Radiology 135 (1980) 185–186

Björksten, B., K. H. Gustavson, B. Erikson, A. Lindholm, S. Nordström: Chronic recurrent multifocal osteomyelitis and pustulosis palmoplantaris. J. Pediat. 93 (1978) 227–231
Böhm, E., G. Könn: Zur Morphologie der posttraumatischen Osteomyelitis. Unfallheilkunde 79 (1976) 127–132
Bressler, E. L., J. J. Conway, S. C. Weiss: Neonatal osteomyelitis examined by bone scintigraphy. Radiology 152 (1984) 685–686
Brill, P. W., P. Winchester, A. N. Krauss, P. Symchych: Osteomyelitis in a neonatal intensive care unit. Radiology 131 (1979) 83–87
Bürgel, E., G. Bierling: Entzündliche Knochenerkrankungen. In Diethelm, L. u. Mitarb.: Handbuch der medizinischen Radiologie, Band V/2. Springer, Berlin 1973
Chilton, S. J., S. F. Aftimos, P. R. White: Diffuse skeletal involvement of streptococcal osteomyelitis in a neonate. Radiology 134 (1980) 390

Chusid, M. J., W. M. Jacobs, J. R. Sty: Pseudomonas arthtritis following puncture wounds of the foot. J. Pediat. 94 (1979) 429–431

Dihlmann, W., H. J. Fernholz: Die sympathische Arthritis – Beitrag zur Plasmazellenosteomyelitis. Fortschr. Röntgenstr. 129 (1978) 26–33

Edeiken, J., P. J. Hodes: Osteomyelitis. In Robbins, L. L.: Roentgendiagnosis of Diseases of Bone, vol. I., Williams & Wilkins, Baltimore 1973 (pp. 578–583)

Edwards, M. S., C. J. Baker, M. L. Wagner, L. H. Taber, F. F. Barret: An etiologic shift in infantile osteomyelitis: the emergence of the group B streptococcus. J. Pediat. 93 (1978) 578–583

Engeset, A., S. Eek, O. Gilje: On the significance of growth in the roentgenological skeletal changes in early congenital syphilis. Amer J. Roentgenol. 69 (1953) 542–556

Exner, G. U.: Plasmacellular osteomyelitis in children. Z. Kinderchir. 31 (1980) 262–275

Feenders, H.: Sarkomentstehung bei Osteomyelitis der Handwurzelknochen infolge Granatsplitterverletzung. Bruns' Beitr. klin. Chir. 176 (1947) 532–537

Felman, A. H., S. T. Shulman: Staphylococcal osteomyelitis, sepsis, and pulmonary disease. Radiology 117 (1975) 649–655

Fernandez, F., J. R. Pueyo, J. R. Jimenez, E. Vigil, A. Guzman: Epiphyseometaphyseal changes in children after severe meningococcal sepsis. Amer. J. Roentgenol. 136 (1981) 1236–1238

Fihn, S. D., E. B. Larson, W. B. Nelp, T. G. Rudd, F. H. Gerber: Should singlephase radionuclide bone imaging be used in suspected osteomyelitis? J. nucl. Med. 25 (1984) 1080–1088

Firooznia, H., G. Seliger, R. Abrams, V. Valensi, J. Shamoun: Disseminated exrapulmonary tuberculosis in association with heroin addiction. Radiology 109 (1973) 291–296

Fletcher, B. D., P. V. Scoles, A. D. Nelson: Osteomyelitis in children: detection by magnetic resonance. Radiology 150 (1984) 57–60

Giedion, A.: Weichteilveränderungen und radiologische Frühdiagnose der akuten Osteomyelitis im Kindesalter. Fortschr. Röntgenstr. 93 (1960) 455–466

Giedion, A.: Radiologische Aspekte der akuten hämatogenen Osteomyelitis im Kindesalter. Z. Kinderchir., Suppl. 8 (1970) 36–48

Golimbu, C., H. Firooznia, M. Rafii: CT of osteomyelitis of the spine. Amer. J. Roentgenol. 142 (1984) 159–163

Giordano, A. M., C. A. Forster, L. R. Boies jr., R. H. Maisel: Chronic osteomyelitis following mandibular fractures and its treatment. Arch. Otolaryng. 108 (1982) 30–33

Gordon, G., S. A. Kabins: Pyogenic sacroiliitis. Amer. J. Med. 69 (1980) 50–56

Granoff, D. M., E. Sargent, D. Jolivette: Haemophilus influenzae type B osteomyelitis. Amer. J. Dis. Child. 132 (1978) 488–490

Greenstone, G., R. Greensides: Osteomyelitis of the pelvis. A diagnostic problem. Amer. J. Dis. Child. 132 (1978) 581–582

Griffith, H. E. D., D. M. Jones: Pyogenic infection of the soine. J. Bone Jt. Surg. 53 B (1971) 383–391

Haltalin, K. C., J. D. Nelson: Hand-foot syndrome due to streptococcal infection. Amer. J. Dis. Child. 109 (1965) 156–159

Harrelson, J. M.: Infections and neoplasms of bone. In Sabiston, D. C.: Textbook of Surgery. Ed: 1596–1599. Saunders, Philadelphia 1981 (p. 1596–1599)

Haslhofer, L.: Funktionelle elektive Muskelatrophie bei Kniegelenksversteifung nach Osteomyelitis. Wien. klin. Wschr. 75 (1963) 370

Havlik, J., L. Seidler: Beitrag zur Therapie posttyphöser Knochenkomplikationen. Med. Klin. 54 (1959) 1712–1714

Havlik, J., V. Tosovsky: Hämatogene Ostitis und Osteomyelitis. In Schwiegk, H.: Handbuch der inneren Medizin, Bd. VI/1 B: Klinische Osteologie. Springer, Berlin 1980 (S. 1189–1195)

Holzman, P. S., F. Bishko: Osteomyelitis in heroin addicts. Ann. intern. Med. 75 (1971) 693–696

Hörster, G., H. Hierholzer: Die posttraumatische Osteomyelitis. In Schwiegk, H.: Handbuch der inneren Medizin, Bd. VI/1B: Klinische Osteologie. Springer, Berlin 1980 (S. 1214–1221)

Johnston, R. M., J. S. Miles: Sarcomas arising from chronic osteomyelitic sinuses. A report of two cases. J. Bone Jt Surg. 55 A (1973) 162–168

Jones, D. C., R. B. Cady: Cold bone scans in acute osteomyelitis. J. Bone Jt Surg. 63 (1981) 367–378

Kadish, L. J., C. J. B. Muller, H. Mezger: Chronic sclerosing osteomyelitis in a long bone caused by Actinomycosis. Afr. med. J. 62 (1982) 658–659

Kattapuram, S. V., W. C. Phillips, R. Boyd: CT in pyogenic osteomyelitis of the spine. Amer. J. Roentgenol. 140 (1983) 1199–1201

Kauffmann, G. W., E. P. Strecker, J. Bammert, P. Meyer, W. Wenz: Angiomorphometry in malignant tumors and inflammatory disease. Invest. Radiol. 15 (1980) 475–480

Könn, G., B. Postberg: Zur Abgrenzung der posttraumatischen Osteomyelitis gegenüber anderen Knocheninfektionen vom Standpunkt des Pathologen. In Hierholzer, G., Rehn, J.: Die posttraumatische Osteomyelitis. Schattauer, Stuttgart, 1970

Kozlowski, K., J. Masel, S. Harbison, J. Yu: Multifocal chronic osteomyelitis of unknown etiology. Pediat. Radiol. 13 (1983) 130–136

Kuhn, J. R., P. E. Berger: Computed tomographic diagnosis of osteomyelitis. Radiology 130 (1979) 503–506

Laasonen, E. M., M. Porras: Post-traumatic osteomyelitis. Europ. J. Radiol. 3 (1983) 95–96

Larde, D., D. Mathieu, J. Frija et al.: Vertebral osteomyelitis: disk hypodensity on CT. Amer. J. Roentgenol. 139 (1982) 963–967

Lennert, K.: Pathologische Anatomie der Osteomyelitis. Verh. dtsch. orthop. Ges., 51. Kongr., 22.–26. Sept. 1964 (1965) 27–64

Lindenmaier, H. L., H. E. Kuner: Ergebnisse nach Marknagelung. Schr.-Reihe unfallmed. Tag. Landesverb. gewerbl. Berufsgen. 42 (1980) 153–157

Looser, G.: Infektiöse Osteomyelitis. Schweiz. med. Wschr. 125, 1938

MacCoy, Chapin: A plague like disease of rodents. Publ. Hlth Bull. (Wash.) 43/II (1911) 53

McLean, S.: The correlation of the roentgenographic and pathologic aspects of congenital osseous syphilis with particular reference to the first months of life. Amer. J. Dis. Child. 41 (1971) 363–395, 607–675, 1411–1418

Mahlstedt, J., C. Schümichen, H. J. Biersack: Skelettszintigraphie, Methoden in der Nuklearmedizin. In Mahlstedt, J.: NUC. Compact Schriftenreihe: Methoden in der Nuklearmedizin G-I-T Verlag, Darmstadt 1981

Marsot-Dupuch, K., C. Le Roux, J. M. Tubiana: Osteoperiostite pianique, Rappel a propos d'un cas. Ann. Radiol. 27 (1984) 31–33

Memon, I. A., N. M. Jacobs, T. F. Yeh, L. D. Lilien: Group B streptococcal osteomyelitis and septic arthritis. Its occurence in infants less than 2 months old. Amer. J. Dis. Child. 133 (1979) 921–923

Modic, M. T., D. H. Feiglin, D. W. Piraino, F. Boumphrey, M. A. Weinstein, P. M. Duchesneau, S. Rehm: Vertebral osteomyelitis: assessment using MR. Radiology 157 (1985) 157–166

Mohr, R. M., L. R. Nelson: Frontal sinus ablation for frontal osteomyelitis. Laryngoscope 92 (1982) 1006–1015

Mok, P. M., B. J. Reilly, J. Ash: Osteomyelitis in the neonate. Radiology 145 (1982) 677–687

Morgan, P. R., W. V. Morrison: Complications of frontal and ethmoid sinusitis. Larygoscope 90 (1980) 661–666

Mortensson, W., T. Nybonde: Ischemia of the childhood femoral and humeral head epiphyses following opsteomyelitis. Acta radiol. Diagn. 25 (1984) 269–271

Murray, R. O., H. G. Jacobson: The Radiology of Skeletal Disorders, vol. I. Churchill-Livingstone, Edinburgh 1977 (pp. 392–393)

Muscher, D. M., S. B. Thorsteinsson, J. N. Minuth, R. J. Luchi: Vertebral osteomyelitis. Arch. intern. Med. 136 (1976) 105–110

Muthayipalyam, C. T., A. S. Dajani: Yersinia enterocolitica osteomyelitis in a child. Amer. J. Dis. Child. 132 (1978) 578–580

Norris, S. H., I. Watt: Radionuklide uptake during the evolution of exprimental acute osteomyelitis. Brit. J. Radiol. 54 (1981) 207–211

Olsufjev, N. G., O. S. Emelyanova: Further studies of strains of tularemic bacteria of the old and new world. J. Hyg. Epidem. (Praha) 6 (1962) 193

Omar, M. M., J. Brown: Osteomyelitis of the tibia due to aspergillus fumigatus. Skelet. Radiol. 3 (1979) 350–353

Poliner, J. R., E. B. Wilkins, G. W. Fernald: Localized osseous cryptococcosis. J. Pediat. 94 (1979) 597–599

Ram, P. C., S. Martinez, M. Korobkin, R. S. Breiman, H. R. Gallis, J. M. Harrelson: CT detection of intraosseos gas: a new sign of osteomyelitis. Amer. J. Roentgenol. 137 (1981) 721–723

Rosen, R. A., H. T. Morehouse, H. J. Karp, G. S. M. Yu: Intracortical fissuring in osteomyelitis. Radiology 141 (1981) 17–20

Schauwecker, D. S., H.-M. Park, B. H. Mock, R. W. Burt, C. B. Kernick, A. C. Ruoff III, H. J. Sinn, H. N. Wellman: Evaluation of complicating osteomyelitis with Tc-99m MDP, In-111 granulocytes, and Ga-67 citrate. J nucl. Med. 25 (1984) 849–853

Schulten, H., J. Zach: Tularämie. In Gsell, O., W. Mohr: Infektionskrankheiten, Bd. II/1. Springer, Berlin 1968, 345–367

Schümichen, C.: Physiologische Grundlagen der Knochenszintigraphie; Meßtechnik und quantitative Auswertung. Nuklearmediziner 2 (1984) 73–88

Schümichen, C., J. Düker: Knochenszintigraphische Diagnostik und Verlaufskontrolle der Kieferosteomyelitis. Nuklearmediziner 4 (1984) 287–300

Sedlin, E. D., J. L. Fleming: Epidermoid carcinoma arising in chronic osteomyelitic foci. J. Bone Jt Surg. 45 A (1936) 827–838

Shahar, E., Y. Amit, M. Frand: Pseudomonas osteomyelitis following a bee sting of the foot. Israel J. med. Sci. 16 (1980) 37–39

Siecke, H.: Tularämie und Osteomyelitis. Ärztl. Wschr. 14 (1959) 365–367

Tack, K. J., F. S. Rhame, B. Brown, R. C. Thompson jr.: Aspergillus osteomyelitis: report of 4 cases and review of the literature. Amer. J. Med. 73 (1982) 295–300

Trendel, E.: Beiträge zur Kenntnis der akuten infektiösen Osteomyelitis und ihrer Folgeerscheinungen. Bruns' Beitr. klin. Chir. 41 (1904) 607–675

Tröger, J., D. Eißner, G. Otte, D. Weitzel: Diagnose und Differentialdiagnose der akuten hämatogenen Osteomyelitis des Säuglings. Radiologe 19 (1979) 99–105

Waldvogel, F. A., G. Medoff, M. N. Swartz: Osteomyelitis: A review of clinical features, therapeutic considerations and usual aspects. New Engl. J. Med. 282 (1970) 198–206

Wigand, W.: Über die sogenannte primär chronische Osteomyelitis. Z. Orthop. 91 (1954) 203

Wimberger, H.: Klinisch-radiologische Diagnose von Rachitis, Skorbut und Lues congenita im Kindesalter. Ergebn. inn. Med. Kinderheilk. 28 (1925) 264–270

Wing, V. W., R. Jeffrey jr., M. P. Federle, C. A. Helms, P. Trafton: Chronic osteomyelitis examined by CT. Radiology 154 (1985) 171–174

Yousefzadeh, K., J. H. Jackson: Neonatal and infantile candidal arthritis with or without osteomyelitis: a clinical and radiographical review of 21 cases. Skelet. Radiol. 5 (1980) 77–90

Skelettuberkulose

M. Reiser und W. Mohr

Die osteoartikuläre Tuberkulose ist eine epitheloidzellig-granulomatöse Entzündung, die sich meist als Folge einer pulmonalen Infektion mit dem Mycobacterium tuberculosis einstellt.

Ätiologie und Pathogenese

Ätiologie

Mykobakterien sind die auslösende Ursache der Tuberkulose; das Mycobacterium tuberculosis stellt den häufigsten Erreger dar. Nur selten ist mit einer Infektion durch andere typische oder atypische Mykobakterien („tuberkuloide Bakterien", FRANCIS u. ABRAHAMS 1984) zu rechnen. Unter diesen Erregern ist das Mycobacterium bovis nur für 2% der nichtpulmonalen und 4% der Skeletttuberkulosen verantwortlich (DAVIS u. Mitarb. 1984).

Allgemeine Pathogenese der Tuberkulose

Da die bovine Tuberkulose heute nahezu ausgerottet ist (CHAPMAN u. Mitarb. 1979), stellt die menschliche Tuberkulose in den meisten Fällen eine aërogene Infektion mit dem Mycobacterium tuberculosis dar. Somit sind 70–95% der Primärherde in der Lunge gelegen; primäre Infektionsherde im Rachenraum sollen in 3%, primäre Herde im Darm in 0,5% der Fälle vorkommen (HARTUNG 1977). Eine klinisch relevante Tuberkulose entwickelt sich bei 5–20% der Infizierten (GLASSROTH u. Mitarb. 1980).
Die initiale Auseinandersetzung des Organismus mit den Mykobakterien führt in der Lunge zu einer unspezifischen Entzündung (Primärherd). Mit dem Einsetzen der Immunreaktion, die an die Anwesenheit des „Cord-Faktors" gebunden ist (SILVA u. Mitarb. 1985), etwa 3–5 Wochen nach der Infektion, kommt es zum morphologischen Erscheinungsbild der „spezifischen" Entzündung. Käsige Nekrosen, umgeben von einem Saum aus Granulationsgewebe mit Epitheloidzellen und nachfolgenden Epitheloidzellgranulomen mit Langhansschen Riesenzellen, kennzeichnen nun histologisch die Krankheit. Zu diesem Zeitpunkt sind die aktivierten Makrophagen wohl zu einer gesteigerten intrazellulären Mykobakterienabtötung in der Lage (ANDO u. Mitarb. 1977).
Das Granulom der Tuberkulose ist charakterisiert durch oft im Zentrum gelegene (ADAMS 1976) mehrkernige Riesenzellen vom Typ der Langhansschen Riesenzellen, die umgeben werden von einem mehr oder weniger breiten Saum aus Epitheloidzellen und nachfolgenden Lymphozyten (Abb. 1a). Für die Bildung der Epitheloidzellen aus Zellen des mononukleären Phagozytensystems werden Phosphatide der Bakterienmembranen und die Wachs-C-Fraktion verantwortlich gemacht (ITOH 1974). Diese Epitheloidzellen sollen nur eine geringe Phagozytosekapazität haben; sie sollen jedoch digestive Enzyme in den Extrazellulärraum sezernieren (BOROS 1978). Nach Ansicht von VAN DEN OORD u. Mitarb. (1984) stellen sie antigenverarbeitende bzw. antigenvermittelnde Zellen dar. Die Entstehung der Langhansschen Riesenzellen wird durch eine Fusion von „in situ" vorhandenen Makrophagen mit neu ankommenden Monozyten erklärt (MARIANO u. SPECTOR 1974, BOROS 1978).
Im Zentrum der Tuberkulosegranulome kommen OKM-1- und OKIa- (im wesentlichen Marker für Monozyten bzw. Makrophagen) positive Epitheloidzellen und mehrkernige Riesenzellen sowie weniger OKT-4-positiver Helfer/Induktorzellen und reichlich OKT-8-positive Suppressor-/zytotoxische T-Lymphozyten vor; diese T-Lymphozyten bilden häufig einen Kranz zwischen Epitheloidzellen und umgebenden perigranulomatösem Gewebe. B-Lymphozyten fehlen im Zentrum der Granulome, bilden aber den peripheren Wall (VAN DEN OORD u. Mitarb. 1984).
Verkäsungen in den Epitheloidzellgranulomen (Abb. 1b) werden auf die Freisetzung lytischer Enzyme der aktivierten Makrophagen zurückgeführt (BOROS 1978). Es finden sich dann im Gewebe große, zellfreie Nekrosen, die von Säumen aus Epitheloidzellen und Langhansschen Riesenzellen umgeben werden.

Allgemeine Pathogenese der Skelettuberkulose

Die osteoartikulären Tuberkulosen sind in der überwiegenden Anzahl der Fälle Folge einer hämatogenen Keimausbreitung. Als Streuquelle kommt der *tuberkulöse Primärherd,* in dem sich während der Inkubationsperiode die Tuberkelbakterien vermehren, in Frage. Von dort aus können die Bakterien Anschluß an Lymphgefäße und nachfolgend an Blutgefäße gewinnen; eine Frühstreuung ist die Folge. Die Streuung kann aber auch in der *Phase der tuberkulösen Primärkomplexbildung* („Sukzedanstreuung", COTTIER 1980), wenn käsige Massen von einem Lymphknoten in den Ductus thoracicus oder von Lungenherden in die Lungenvenen einbrechen, auftreten. Nach *län-*

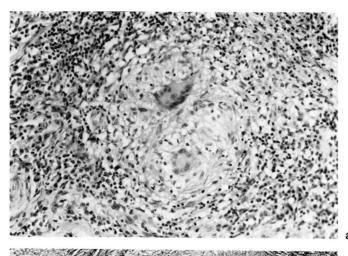
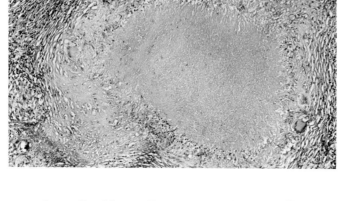

Abb. 1a u. b Lymphknotentuberkulose (Färbung: HE)
a Epitheloidzellgranulom mit mehrkernigen Riesenzellen im Zentrum (Vergrößerung: 220mal)
b Verkäste Tuberkulose mit ausgedehnter Nekrose, umgeben von einzelnen Epitheloidzellgranulomen und mehrkernigen Riesenzellen (Vergrößerung: 85mal)

geren Intervallen können Streuungen auch ihren Ausgang von *aktivierten latenten Infektionsherden* nehmen. Insbesondere stellen im höheren Lebensalter hämatogen entstandene extrapulmonale Herde häufig den Ausgangspunkt der tuberkulösen Infektion dar.

Als begünstigende Faktoren für die Entstehung der osteoartikulären Tuberkulose werden „konsumierende" Krankheiten (Tumoren, Leukämie), Heroinabhängigkeit, Behandlung mit Kortikosteroiden und Immunsuppressiva angesehen (FORLENZA u. Mitarb. 1979).

Manifestationen der osteoartikulären Tuberkulose stellen sich am Skelettsystem nach unterschiedlichen Latenzzeiten ein, die je nach Lokalisation durchschnittlich zwischen 1,5 und 26,3 Monaten betragen (LANG 1960).

Die initialen tuberkulösen Herde sind im spongiösen Knochen gelegen. Durch den fortschreitenden granulomatösen Entzündungsprozeß wird die Spongiosa zerstört. Mit dem Übergreifen der Entzündung auf die Kortikalis und das angrenzende Periost können reaktive Knochenneubildungen auftreten, während eine primäre Periostitis tuberculosa eher unwahrscheinlich ist (MAY 1953).

Spezielle Pathogenese der osteoartikulären Tuberkulose

Sie erfordert eine gesonderte Betrachtung der Wirbelsäulentuberkulose und ihrer möglichen Folgen, der Tuberkulose der langen Röhrenknochen und der Gelenktuberkulose.

Wirbelsäulentuberkulose (vgl. Bd. V/2)

Sie ist meist Folge einer hämatogenen Streuung und nur selten auf das Übergreifen einer tuberkulösen Entzündung von Lymphknoten zurückzuführen (BURKE 1950, DAVIDSON u. HOROWITZ 1970).

Eine Aussaat der Tuberkelbakterien über perivertebrale Venen unter Umgehung der V. cava und der portalen und pulmonalen Venensysteme wird bei dem Befall mehrerer Wirbelkörper diskutiert (BATSON 1940). Da die embryonale Blutversorgung der Ursegmente beibehalten wird, werden jeweils zwei Wirbelkörper von zwei Ästen der A. intervetebralis ernährt. Diese besondere Blutversorgung führt dazu, daß sich tuberkulöse Herde in zwei benachbarten Wirbelkörpern entwickeln können (GORSE u. Mitarb. 1983). Die initialen Streu-

Abb. 2a u. b Ausbreitung von Senkungsabszessen (nach May)
a Abszeß der Brustwirbelsäule erstreckt sich über das Zwerchfell in den Retroperitonealraum
b Senkungsabszeß bei Lenkenwirbelsäulenspondylitis mit Ausbreitung des Abszesses entlang des M. iliopsoas und Fistelbildungen oberhalb bzw. unterhalb des Leistenbandes und im Bereich des Adduktorenkanals

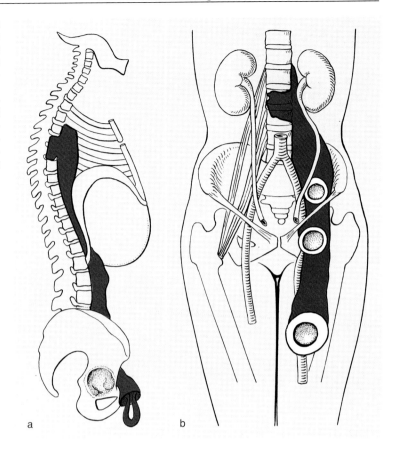

herde sind meist in den anterioren Rändern der sich gegenüberliegenden Wirbelkörper nahe der Zwischenwirbelscheibe gelegen (CHAPMAN u. Mitarb. 1979, JOSCHI u. SHAMLEY 1981, LA BERGE u. BRANT-ZAWADZKI 1984). Die Verschmälerung der Zwischenwirbelscheiben, die aus pathologisch-anatomischer Sicht kein initiales Zeichen der Tuberkulose darstellt, wird durch tuberkulöses Granulationsgewebe, durch Prolabieren des Diskus in zerstörte Wirbelareale und durch gestörte Ernährung der Zwischenwirbelscheiben verursacht (RAHMAN 1980). Die Zwischenwirbelscheiben werden bei der Tuberkulose langsamer als bei eitrigen Entzündungen zerstört (GORSE u. Mitarb. 1983). Eine primäre tuberkulöse Infektion der avaskulären Disci intervertebrales ist beim Erwachsenen nicht möglich (KASTERT 1952).

Abweichend davon wird vor allem bei Farbigen auch der Befall eines einzelnen Wirbelkörpers ohne Beteiligung der Zwischenwirbelscheibe („Einwirbelkrankheit", „Osteomyelitis" tuberculosa) und eine gehäufte Lokalisation in den posterioren Anteilen der Wirbelkörper und in den Wirbelbögen beobachtet (CHAPMAN u. Mitarb. 1979, RAHMAN 1980).

Anteriore Ausbreitung (paravertebrale Abszesse bzw. Senkungsabszesse)

Paravertebrale Abszesse bzw. Psoasabszesse treten bei etwa 5% der Patienten auf (GRAVES u. SCHREIBER 1973). Psoasabszesse können jedoch ebenso auch auf Divertikulitiden, perforierte Appendizitiden, perirenale Abszesse und insbesondere den Morbus Crohn zurückzuführen sein (KYLE 1971, BURUL u. Mitarb. 1980). In der initialen Phase wird nach Durchbrechen der Kortikalis das Lig. longitudinale anterius vom Knochen abgehoben, so daß sich die tuberkulöse Entzündung zwischen Wirbel und Ligament ausbreiten kann (MAY 1953, KASTERT 1957).

Abszesse der oberen HWS breiten sich oft retropharyngeal aus. Entlang der A. subclavia und der Axillargefäße kann die Tuberkulose auf die Innenseite des Oberarmes übergreifen. Abszesse der unteren HWS und der BWS breiten sich meist im hinteren Mediastinum aus. Greifen sie auf den Verlauf der Interkostalarterien über, so können Fisteln der seitlichen Thoraxwand entstehen. Abszesse der BWS können in Lunge und Pleura einbrechen (AUERBACH 1942). Vom hinteren Mediastinum können die Abszesse auch die Zwerchfellschranken überschreiten (Abb. 2a u. 3). Von der LWS ausgehende Abszesse breiten sich oft entlang

Skelettuberkulose

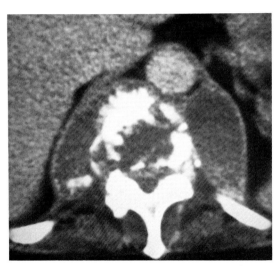

Abb. 3 72jährige Patientin mit Spondylitis tuberculosa BWK 11/12. CT: ausgedehnte Destruktion des 12. BWK, paravertebraler Abszeß beidseits mit Verdrängung der Zwerchfellschenkel nach lateral

Posteriore Ausbreitung im Wirbel und Vertebralkanal

Die posteriore Ausbreitung des Entzündungsprozesses kann zu gefürchteten Komplikationen führen. Bei etwa 20% der Patienten wird eine Beteiligung des Rückenmarkes gefunden. Vor allem Wirbelsäulenläsionen in der unteren BWS können eine Paraplegie zur Folge haben. Der in diesem Abschnitt enge Spinalkanal und die konkave Krümmung der Wirbelsäule sind dafür verantwortlich (GRIFFITHS u. Mitarb. 1956). Die Paraplegie ist z. T. Folge des Druckes, der von außen auf Dura und Rückenmark einwirkt. Sie kann aber ebenso auf tuberkulösen Eiter, käsige Flüssigkeit, Knochensequester, sequestrierte Zwischenwirbelscheiben, Dislokationen und Subluxationen der Wirbelkörper, tuberkulöses Granulationsgewebe oder auf das Übergreifen der tuberkulösen Entzündung auf Dura und Rückenmark zurückgehen. Im Stadium der Heilung ist es möglich, daß die Paraplegie durch eine Fibrose der Meningen und Granulationsgewebe hervorgerufen wird. Neugebildeter Knochen in der Region der alten tuberkulösen Herde kann gleichfalls zu Kompressionen des Rückenmarkes führen.

des M. iliopsoas aus. Durchbrüche und Fisteln sind möglich ober- und unterhalb des Leistenbandes und im Adduktorenkanal, entlang dem M. quadratus lumborum mit Fistelbildung oberhalb des Beckenkammes oder retroperitoneal entlang der A. *iliaca interna* durch das Foramen *ischiadicum maius* hin zur Glutealfalte (Abb. 2b u. 4).

Longitudinale Ausbreitung im Bewegungssegment

Sie führt zur Beteiligung der Zwischenwirbelscheibe und nach ihrer Zerstörung zum Übergreifen auf benachbarte Wirbelkörper. Ausgedehnte Knochenzerstörungen sind dann die Ursache für die Bildung eines Gibbus (anguläre Kyphose) (Abb. 5).

Tuberkulose der langen Röhrenknochen

Initiale Manifestationen des Entzündungsprozesses sind meist in den Metaphysen lokalisiert (CHAPMAN u. Mitarb. 1979). Allerdings können die ersten tuberkulösen Streuherde auch im Diaphysenbereich gelegen sein (CYWINER-GOLENZER u. Mitarb. 1977). Tuberkulöse Osteomyelitiden im Wachstumsalter können zu Zerstörungen der Epiphysenfuge und damit zu Wachstumsstörungen führen (BOSWORTH 1950).

Gelenktuberkulose

Ob die Gelenktuberkulose primär im synovialen Gewebe beginnt oder auf ein Übergreifen der Kno-

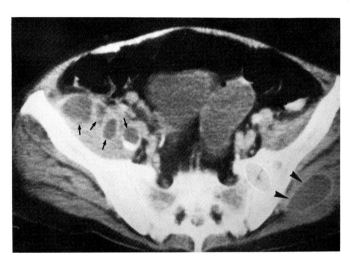

Abb. 4 56jähriger Patient mit Spondylitis LWK 4/5. CT nach intravenöser Kontrastmittelapplikation: Senkungsabszeß in den M. iliacus rechts (Pfeile) und in die Glutäalmuskulatur links (Pfeilspitzen). Verdichteter Randsaum um die Abszesse

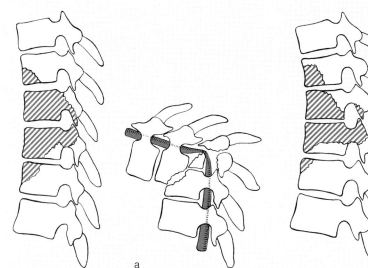
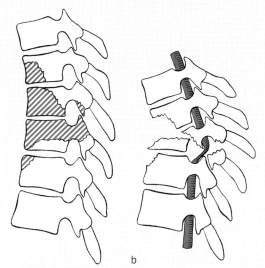

Abb. 5a u. b Schematische Darstellung der Pathogenese des Gibbus in der thorakalen Wirbelsäule. Die schraffierten Areale stellen den zerstörten Knochen dar.

a Das obere Segment der Wirbelsäule ist nach unten und vorn geglitten.
b Das Segment ist nach unten und hinten geglitten (nach *Sommerville* u. *Wilkinson*)

chentuberkulose zurückgeht, ist häufig morphologisch und klinisch nicht zu entscheiden. In den meisten Fällen liegt wohl eine Kombination aus tuberkulöser Arthritis und Osteomyelitis vor (DAVIDSON u. HOROWITZ 1970, AEGERTER u. KIRKPATRICK 1975). Bei der tuberkulösen Synovitis (Synovialitis) werden die Gelenke vornehmlich durch ein marginal sich entwickelndes Granulationsgewebe zerstört. Da dem tuberkulösen Gelenkerguß proteolytische Enzyme fehlen sollen (DAVIDSON u. HOROWITZ 1970), bleiben zentrale Bereiche des Knorpels längere Zeit erhalten. Tuberkulöses Granulationsgewebe kann aber auch bei tuberkulösen Osteomyelitiden vom Knochen her auf den Knorpel übergreifen und damit die Knorpelsubstanz zerstören.

Epidemiologie

In der Bundesrepublik Deutschland stellte 1977 und 1978 die osteoartikuläre Tuberkulose 1,9% aller Zugänge an Tuberkuloseerkrankungen (KOPPERS 1981). Für Kanada wurde von 1970–1974 ein Anteil von 3,6% (ENARSONS u. Mitarb. 1979) und für die USA 1% (BERNEY u. Mitarb. 1972) angegeben. Die Inzidenz der Skelettuberkulose ist in Deutschland wie in anderen Industrieländern rückläufig (PAUS 1977). 1983 wurden in Bayern 4485 Neuerkrankungen an aktiver Tuberkulose erfaßt. Die extrapulmonalen Tuberkulosen gingen dabei von 5 auf 4 je 100 000 Einwohner zurück (Bayer. Ärztebl. 1984), wobei die einzelnen Formen von extrapulmonaler Tuberkulose in annähernd gleichem Ausmaß an dieser Abnahme teilhatten. Der Anteil der Skelettuberkulose an allen Tuberkuloseerkrankungen betrug 2%. Die osteoartikuläre Tuberkulose ist damit bei uns 3mal häufiger als das osteogene Sarkom und über 5000mal seltener als die rheumatoide Arthritis (KOPPERS 1981).

Bei der Betrachtung des Wandels in der Epidemiologie der Skelettuberkulose ist der Einfluß des Zuzugs von Ausländern zu berücksichtigen. Im Krankengut des ZKH Gauting fand sich im Zeitraum von 1964–1974 ein Ausländeranteil von 19% (JUST 1977), während er von 1980–1984 25% betrug.* Dabei handelte es sich bevorzugt um Südeuropäer. Erst in den letzten Jahren wurden zunehmend Patienten aus asiatischen Heimatländern behandelt. Da die Skelettuberkulose in Afrika und Asien immer noch endemisch auftritt (BERNEY u. Mitarb. 1972; GOLDBLATT u. CREMIN 1978, HALSEY 1982), stellten englische und amerikanische Autoren eine bis zu 30%igen Anteil von ausländischen Patienten an der Skelettuberkulose fest, eine Beobachtung, die auf die Einwanderung aus diesen Endemiegebieten zurückgeführt wird. Während bei der Lungentuberkulose ein deutliches Überwiegen des männlichen Geschlechtes bekannt ist, sind bei der Skelettuberkulose keine wesentlichen Geschlechtsunterschiede zu verzeichnen (SCHULZ 1977, KOPPERS 1981).

---

* Für die Auswertung im Rahmen einer Dissertationsarbeit wurden die Krankenakten und Röntgenaufnahmen des ZKH Gauting freundlicherweise zur Verfügung gestellt.

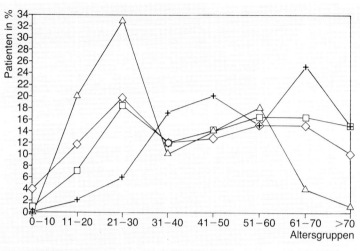

Abb. 6 Altersverteilung der Skelettuberkulose

□ Zentralkrankenhaus Gauting der LVA, 1980–1984 (n = 135)
+ Jaster, 1972–1977 (n = 100)
◇ Zentralkrankenhaus Gauting der LVA, 1964–1974 (n = 261)
△ Jaster, 1952–1954 (n = 100)

In der Literatur besteht Übereinstimmung darüber, daß sich in den Industrieländern der Erkrankungsgipfel der osteoartikulären Tuberkulose vom Kindes- uind Jugendalter zunehmend in das höhere Lebensalter verschoben hat. Verantwortlich dafür dürften das spätere Auftreten des tuberkulösen Primärinfektes sein und eine allgemeine Resistenzminderung im höheren Lebensalter, die einer Spätstreuung Vorschub leistet (JUST 1977, SCHLEGEL 1977, JASTER u. QUEST 1979, KOPPERS 1981, LEIBE 1982, NEUMANN 1982). Im Krankengut des ZKH Gauting fanden wir dagegen eine zweigipflige Altersverteilung mit je einem Gipfel im 3. und 6. Dezennium (Abb. 6).

Die *isolierte Skelettuberkulose* ohne Kombination mit pulmonalen oder anderen extrapulmonalen tuberkulösen Erkrankungen ist in unserem Krankengut in 48 von 135 Fällen vertreten, während bei 87 Patienten eine *Kombination* mit anderen Manifestationen vorlag. Fast ebensoviele Fälle, nämlich 51 (38%), waren mit einer aktiven oder ausgeheilten Lungentuberkulose ohne extrapulmonale Beteiligung vergesellschaftet. Bei anamnestischen Hinweisen auf eine aktive oder ausgeheilte Lungentuberkulose muß daher bei Knochen- und Gelenkerkrankungen unverändert an die Möglichkeit einer spezifischen Infektion gedacht werden. Skelettuberkulosen in Kombination mit anderen extrapulmonalen Tuberkulosen ohne Lungenbefall waren in 11 Fällen nachweisbar. Auch andere Autoren finden bei etwa 2/3 der Fälle von Skelettuberkulose eine Kombination mit anderen tuberkulösen Manifestationen (ENARSON u. Mitarb. 1979, JASTER u. QUEST 1979).

Bei 10 Patienten unseres Krankengutes hatte früher eine Skelettuberkulose anderer Lokalisation vorgelegen. In 15 Fällen (11%) lag die Reaktivierung einer Skelettuberkulose an gleicher Stelle vor (Tab. 1). ENARSON u. Mitarb. (1979) fanden insbesondere bei der tuberkulösen Koxitis gehäuft eine Reaktivierung der Infektion. Ursache der Reaktivierung einer Skelettuberkulose ist meist eine unzureichende Behandlung, wenn die Medikation zu kurz oder zu niedrig dosiert worden war oder eine Resistenzprüfung unterblieb. Auch im Zusammenhang mit operativen Eingriffen, insbesondere mit Hüftgelenkendoprothesen, wurde die Reaktivierung einer tuberkulösen Arthritis beobachtet (HECHT u. Mitarb. 1983). Es muß allerdings davon ausgegangen werden, daß teilweise eine ausreichende präoperative ätiologische Abklärung unterblieben war.

Als prädisponierend für die osteoartikuläre Tuberkulose werden neben der allgemeinen Resistenzminderung im höheren Lebensalter auch andere Faktoren diskutiert, die zu einer Beeinträchtigung der Infektabwehr führen.

In unserem Krankengut war bei 10 Patienten eine Kortikosteroidmedikation zu eruieren. Verschiedene Autoren (ASCHER u. Mitarb. 1978, WERBIN 1981, HALSEY 1982) berichten über die Reaktivierung von tuberkulösen Skelettherden unter Kortikosteroidbehandlung. Im Gegensatz zur Lungentuberkulose spielen Alkoholismus, Drogenmißbrauch und die Zugehörigkeit zu bestimmten sozialen Schichten für die Pathogenese der Skelettuberkulose nur eine untergeordnete Rolle (BERNEY 1972, JASTER u. QUEST 1979, NEUMANN 1982). Dagegen ist ein eindeutiger Zusammenhang mit tuberkulösen Erkrankungen in der Familie und im Bekanntenkreis festzustellen. Wir fanden in 16% eine Tuberkulose von Familienangehörigen. WIESE

Tabelle 1 Altersverteilung und Herdlokalisation in 135 Fällen von Skelettuberkulose (77 ♂, 58 ♀) (Krankengut des Zentralkrankenhauses Gauting der LVA, 1980–1984)

	Alter (Jahre)								Fälle insgesamt
	0–10	11–20	21–30	31–40	41–50	51–60	61–70	über 70	
Ausschließlich Skelett-tuberkulose	1	2	10	7	6	8	7	7	48
Skelettuberkulose mit anderen extrapulmonalen Tuberkulosen *ohne* Lungenbefall	–	–	2	2	2	3	2	–	11
Skelettuberkulose *mit* Lungenbefall *ohne* anderen extrapulmonalen Befall	–	4	12	3	7	10	6	9	51
Skelettuberkulose *mit* Lungenbefall *mit* anderen Organtuberkulosen	–	1	3	1	1	1	1	1	9
Skelettuberkulose *mit* Urogenitaltuberkulose *ohne* Lungenbefall	–	–	2	–	1	3	2	1	9
Skelettuberkulose *mit* Urogenitaltuberkulose *mit* Lungen- und anderen Organtuberkulosen	–	1	1	1	1	–	1	1	6
Skelettuberkulose bei Miliartuberkulose	–	1	–	–	–	–	–	–	1
Skelettuberkulose *mit* Lymphknotentuberkulose, alle Kombinationen	–	–	2	2	1	1	–	–	6
Skelettuberkulose mit früherer Skelettuberkulose *gleicher* Lokalisation, alle Kombinationen	–	–	1	3	2	2	5	2	15
Skelettuberkulose mit früherer Skelettuberkulose *anderer* Lokalisation, alle Kombinationen	–	–	1	–	3	1	3	2	10

(1962) konnte sogar in 39% eine intrafamiliäre Infektionsquelle ermitteln. Bezüglich der ätiologischen Bedeutung von traumatischen Einwirkungen für die osteoartikuläre Tuberkulose besteht bisher keine Übereinstimmung. Während ENARSON (1979) in 30% der Fälle ein vorangegangenes Trauma der betroffenen Region feststellte, konnten wir nur in 8% eine Traumaanamnese erheben. Eine direkte traumatische Inokulation muß als unwahrscheinlich gelten. Allerdings könnte eine allgemeine oder lokale Resistenzminderung im Zusammenhang mit dem Trauma, z. B. lokal durch ein ausgedehntes Hämatom, bedeutsam sein.

Trotz der allgemeinen Abnahme der Tuberkulosehäufigkeit spielt diese Erkrankung im Obduktionsgut immer noch eine wichtige Rolle. HARTUNG (1977) fand bei 5,1% der Bevölkerung Zeichen einer aktiven Tuberkulose, und in 3,2% der Fälle war die Todesursache auf die Tuberkulose zurückzuführen – in einem Drittel dieser Fälle wurde die Grundkrankheit klinisch nicht diagnostiziert! Zu ähnlichen Ergebnissen kam EDLIN (1978). Relativ hoch liegt auch die Häufigkeit tuberkulöser Restherde (HARTUNG 1977), also nur partiell vernarbter Tuberkulosen.

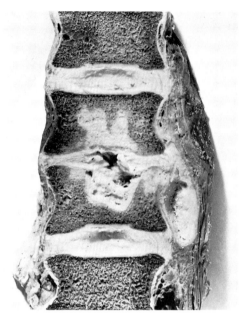

Abb. 7 Spondylitis tuberculosa der Lendenwirbelkörper 3/4 mit sog. Sattelkaverne und linksseitigem Senkungsabszeß. Mann, 23 Jahre (Aufnahme: Prof. E. Uehlinger, Zollikon)

Morphologie

Knochentuberkulose

Verkäste Konglomerate charakterisieren makroskopisch das Erscheinungsbild der Knochentuberkulose. In fortgeschrittenen Fällen sind in der Wirbelsäule Knochen und Zwischenwirbelscheiben durch tuberkulöses Granulationsgewebe oder nekrotisches Gewebe ersetzt. Senkungsabszesse zeigen käsiges Material, das unter dem Lig. longitudinale (anterius) gelegen ist (Abb. 7). Liegt eine komplette Zerstörung von Wirbelkörpern vor, so kann eine extrem spitzwinkelige Gibbusbildung resultieren (Abb. 8). Zerstörungen der Zwischenwirbelscheiben können darüber hinaus im Narbenstadium zu erworbenen Blockwirbeln führen (Abb. 9). Spiegelbildlich zu den Zwischenwirbelscheiben gelegene Kavernen bezeichnet UEHLINGER (1979) als Sattelkavernen (vgl. Abb. 7). Kreidige tuberkulöse Reste verbleiben manchmal im Zentrum der Blockwirbel (AUFDERMAUR 1984).

Das mikroskopische Erscheinungsbild der Tuberkulose kann vorherrschend exsudativ bzw. käsig oder proliferativ bzw. granulomatös sein – beide histologischen Extreme stellen jedoch lediglich Varianten der unterschiedlichen Stadien eines vielgestaltigen Krankheitsprozesses dar und können nebeneinander vorkommen (Abb. 10) (MAY 1953). Bei der exsudativen tuberkulösen Osteomyelitis kommt es zur kompletten Nekrose von Knochenmark und Knochenspongiosa (Abb. 11). Da im

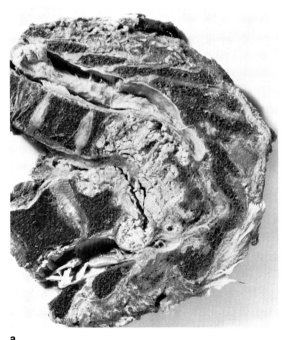

a

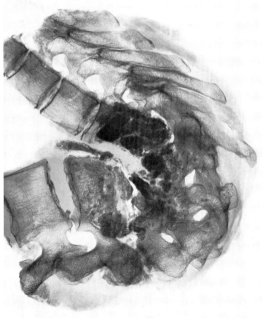

b

Abb. 8a u. b Fortgeschrittene Spondylitis tuberculosa des 8.–12. Brustwirbels mit spitzwinkliger Gibbusbildung und Kompression des Rückenmarkes. Verlaufsdauer 36 Jahre. Mann, 56 Jahre (Aufnahmen: Path. Inst. Zürich)

nekrotischen Gewebe kein Knochenabbau abläuft, bleibt der Mineralgehalt des Knochens erhalten, und der Krankheitsprozeß kann sich damit entweder der röntgenologischen Darstellbarkeit entziehen oder im Röntgenbild kleiner erscheinen als seine tatsächliche Ausbreitung ist (UEHLINGER 1979). Demgegenüber wird bei der produktiven Tuberkulose durch das tuberkulöse Granulationsgewebe bzw. induzierte Osteoklasten der Knochen abgebaut (Abb. **12**), so daß im Röntgenbild eine Knochenkaverne (Granulationshöhle) erkennbar ist.

Senkungsabszesse setzen sich im Zentrum aus tuberkulösem Käse zusammen, der von einer Granulationsgewebehülle mit Epitheloidzellgranulomen umgeben ist (KASTERT 1957). Periphere Zonen können im fortgeschrittenen Stadium der Erkrankung vernarben; im käsigen Inhalt können Verkalkungen auftreten.

Gelenktuberkulose

Die Gelenktuberkulose wird in eine serofibrinöse und fungöse Form unterschieden (MAY u. Mitarb. 1953). Die serofibrinöse Form ist gekennzeichnet durch eine hyperämische, oft samtartig verdickte Synovialmembran, während Knorpelveränderungen fehlen. Mikroskopisch überwiegt eine uncharakteristische Entzündung mit wenigen Epitheloidzellgranulomen. Die fungöse Form, die sich in der Regel aus der serofibrinösen Form entwickelt, zeigt eine verdickte, von Fibrin belegte Synovialmembran. In unterschiedlichem Ausmaß ist der Knorpel durch Pannusgewebe zerstört (SOMERVILLE u. WILKINSON 1965).

Histologisch finden sich oberflächliche Fibrinauflagerungen auf der Synovialmembran und eine Durchsetzung der tieferen synovialen Schichten mit teils verkästen, teils nicht verkästen Epitheloidzellgranulomen (Abb. **13** u. **14**). Mit Fortschreiten der Gelenkzerstörung werden im synovialen Gewebe Knochen- und Knorpelsequester gefun-

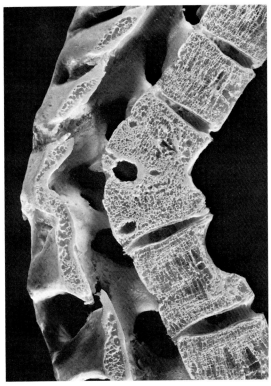

Abb. **9** Spondylitis tuberculosa thoracalis 9/11. Dort wo das Diskusgewebe völlig zerstört wurde, ist es zur knöchernen Wirbelverblockung gekommen. Knöcherne Einschalung eines tuberkulösen Restherdes. Frau, 21 Jahre (Aufnahme: Prof. E. Uehlinger, Zollikon)

den. Das entzündliche Pannusgewebe greift von den Gelenkkapselrezessus auf den Gelenkknorpel über. Komplette Knorpelnekrosen, die vom subchondralen Markraum her durch Granulationsgewebe abgebaut werden, können vorkommen. In fortgeschrittenen Stadien der pannösen Knorpeldestruktion sind nur noch Reste des hyalinen Knorpels vorhanden, die meist von einem uncha-

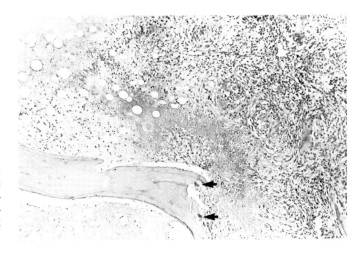

Abb. **10** Tuberkulöse Osteomyelitis: Nebeneinander einer granulomatösen und verkästen Tuberkulose. Umschriebener osteoklastärer Abbau eines Knochenbälkchens (Pfeile) (Färbung: HE; Vergrößerung: 85mal)

Skelettuberkulose

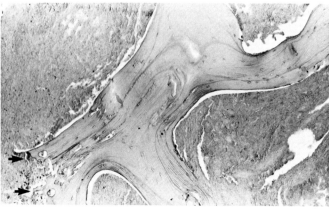

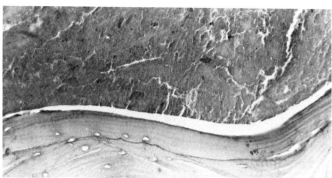

Abb. 11 a u. b Verkäste tuberkulöse Osteomyelitis (Färbung: HE)
a Komplette Nekrose des Knochenmarkes und des spongiösen Knochens. In einem Randbereich Residuen des osteoklastären Knochenabbaus (Pfeile) (Vergrößerung: 85mal)
b Stärkere Vergrößerung: komplette Nekrose des Markraumes und des angrenzenden Knochens mit intakter Oberfläche (Vergrößerung: 220mal)

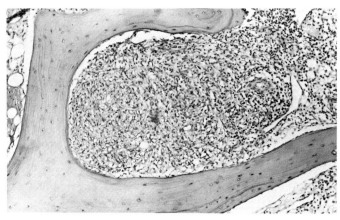

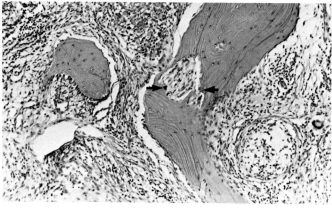

Abb. 12 a u. b Epitheloidzellig granulomatöse Osteomyelitis (Färbung: HE)
a Ausfüllung der Markräume mit epitheloidzelligem Granulationsgewebe (Vergrößerung: 85mal)
b Granulationsgewebe und Knochenabbau (Pfeile)

Abb. 13 a u. b Tuberkulöse Artikulosynovitis (Färbung: HE)
a Übersicht. Die synoviale Oberfläche wird von einem schmalen Saum aus Fibrin bedeckt (Pfeile), im Stratum synoviale Epitheloidzellgranulome (offene Pfeile)
(Vergrößerung: 85mal)
b Stärkere Vergrößerung eines zentral verkästen Epitheloidzellgranuloms

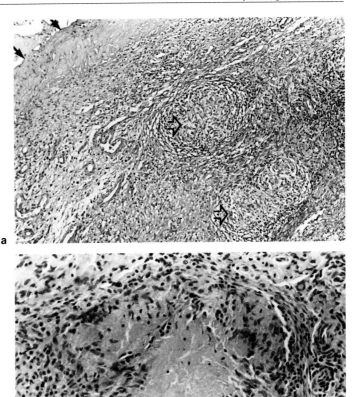

rakteristischen Granulationsgewebe umgeben sind (Abb. 15).
Bei der fibrösen Ankylose hat Bindegewebe den Knorpel ersetzt (Abb. 16); bei der knöchernen Ankylose ist der Gelenkraum durch Knochengewebe überbrückt.

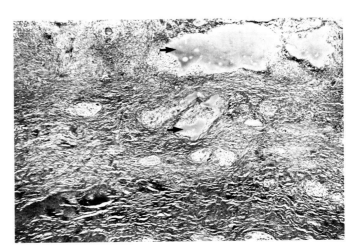

Abb. 14 Detritussynovitis bei fortgeschrittener tuberkulöser Arthritis. In der Synovialmembran neben Epitheloidzellgranulomen mehrere Fragmente aus hyalinem Knorpel (Pfeile)
(Färbung: HE; Vergrößerung: 35mal)

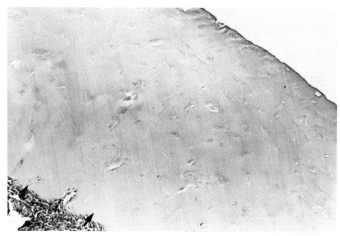

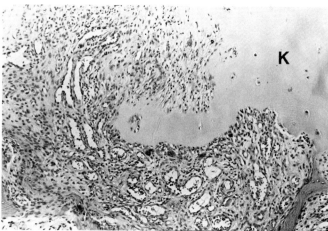

Abb. 15 a u. b Hyaliner Knorpel bei tuberkulöser Arthritis (Färbung: HE)
a Komplette Nekrose des hyalinen Knorpels, vom Markraum aus (Pfeil) greift Granulationsgewebe auf den Knorpel über
(Vergrößerung: 85mal)
b Pannöse Zerstörung des Knorpels (K) durch unspezifisches Granulationsgewebe
(Vergrößerung: 85mal)

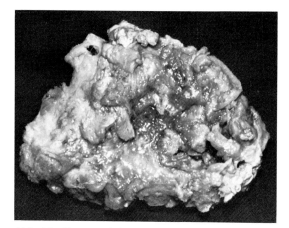

Abb. 16 Fortgeschrittene Gonarthritis tuberculosa mit fibröser Ankylose: Bindegewebe bedeckt das Tibiaplateau

Manifestationen der Tuberkulose am extraskelettalen Bewegungsapparat

Sehnenscheidentuberkulose

Die Sehnenscheidentuberkulose befällt sowohl die Flexoren als auch die Extensoren der Hände und ist heute nur noch selten zu beobachten (BUSH u. SCHNEIDER 1984). Sie geht in 25% der Fälle mit einer Sehnenruptur einher (SEIFERT u. GEILER 1958, ROBINS 1967). Das Karpaltunnelsyndrom (vgl. Abb. 15) ist manchmal die initiale klinische Manifestation einer Tuberkulose (MAYERS 1964, KLOFKORN u. STEIGERWALD 1976).

Klinisch kann die Tuberkulose der rheumatischen Tendosynovitis ähneln (BUSH u. SCHNEIDER 1984), so daß wiederholte histologische Untersuchungen erforderlich sind (LEIBE u. Mitarb. 1982), die eine epitheloidzellige, granulomatöse Entzündung mit unterschiedlich dicht stehenden Granulomen und Verkäsungen zeigen (Abb. 17).

Tuberkulöse Bursitiden

Tuberkulöse Bursitiden treten nur selten auf (CHERRY u. GHORMLEY 1941, PIMM 1955, KELLY u.

Abb. **17 a u. b** Epitheloidzellige-granulomatöse Tenosynovitis (Färbung: HE)
a Übersichtsaufnahme: Epitheloidzellgranulome im villös gestalteten tenosynovialen Gewebe (Vergrößerung: 85mal)
b Detail: Epitheloidzellgranulome umgeben von Lymphozytensäumen (Vergrößerung: 220mal)

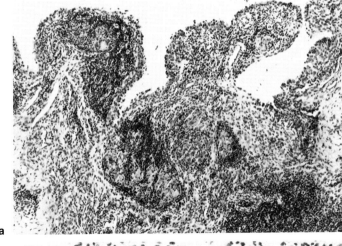

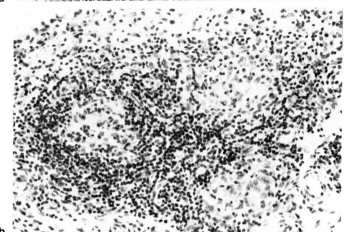

KARLSON 1969, ALKALAY u. Mitarb. 1980, REHM-GRAVES u. Mitarb. 1983) und werden bevorzugt in der Umgebung der großen Gelenke beobachtet (BYWATERS 1979, CANOSO u. SHECKMAN 1979). Die tuberkulöse Bursitis kann in seltenen Fällen die initiale Manifestation einer generalisierten Tuberkulose sein. Es können ausgedehnte Verkalkungen auftreten, die auch radiologisch erfaßbar sind (SHARMA u. Mitarb. 1978).

Diagnostische Verfahren

Eine frühzeitige Diagnose der osteoartikulären Tuberkulose ist wichtig, da bei adäquater Therapie schwere Destruktionen vermieden werden können (CRASSELT 1976). Bei unklaren und chronisch verlaufenden Knochen- und Gelenkerkrankungen ist sie daher stets in die Differentialdiagnose einzubeziehen. Um so mehr überrascht eine Quote von 25–43% Fehldiagnosen bei der Skelettuberkulose (ECKEL 1985, ENERSON u. Mitarb. 1979, SAXENA u. SHARMA 1982).

Klinik

Der klinische Verlauf ist schleichend, und das Allgemeinbefinden kann lange Zeit ungestört sein. Häufig werden eine Verminderung der Leistungsfähigkeit, Gewichtsverlust, subfebrile Temperaturen und Nachtschweiß beobachtet (SICHERT 1975, JUST 1977, LEIBE 1982). Anamnestisch hinweisend sind vorangegangene tuberkulöse Erkrankungen und eine Tuberkulose bei Familienangehörigen sowie die Herkunft aus Endemiegebieten (GOLDBLATT u. Mitarb. 1978, GAWKRODER u. Mitarb. 1982, LEIBE 1982, NEWTON 1982).

Bei der tuberkulösen Monarthritis fallen eine Schwellung und eine schmerzhafte Bewegungseinschränkung auf (CRASSELT 1976). Im frühen Erkrankungsstadium der Spondylitis tuberculosa werden therapieresistente, lokalisierte Schmerzen angegeben, die sich in Horizontallage verringern und bei Belastung in aufrechter Stellung verstärken (BROCHER 1980). Je nach Ausmaß der Wirbeldestruktionen können eine anguläre Kyphose (Gibbus) oder eine anguläre Skoliose auftreten, die bei entsprechendem Sitz von Thoraxdeformitäten begleitet sind.

Blutbild und Blutsenkungsreaktion stellen wertvolle Parameter für die Verlaufsbeurteilung dar. In der Elektrophorese werden die gleichen Veränderungen beobachtet wie bei anderen chronischen Entzündungen (PRASAD 1977). Auch eine Erhöhung der alkalischen Phosphatase ist nur als indirekter Hinweis zu bewerten. Die Tuberkulinreaktion nach Mendel-Mantoux ergibt bei den meisten Patienten einen positiven Befund; ein negatives Ergebnis schließt jedoch eine Skelettuberkulose nicht gänzlich aus (RESNICK u. Mitarb. 1981, LEIBER 1982).

Radiologische Diagnostik

Die radiologische Diagnostik umfaßt neben der Aufnahme der betroffenen Skelettregion die Thoraxuntersuchung, damit pulmonale Streuherde erfaßt werden. Die Darstellung der kontralateralen Seite von paarigen Gelenken und Skelettanteilen unter identischen Aufnahmebedingungen erlaubt den Nachweis einer häufig diagnostisch wegweisenden gelenknahen Osteoporose (entzündliches Kollateralphänomen). Kleine Osteodestruktionen von 1–1,5 cm Größe können durch die Tomographie wesentlich früher dargestellt werden als mit Nativaufnahmen (GÖB 1977). Durch die Computertomographie sind Abszesse als liquide Zonen in ihrer Lokalisation und Ausdehnung exakt zu identifizieren. Die Angiographie kann zur differentialdiagnostischen Abgrenzung gegenüber tumorösen Knochenprozessen beitragen. Die Kernspintomographie vermag frühzeitig Veränderungen im Markraum des Knochens und eine Einengung des Spinalkanals nachzuweisen. Die Skelettszintigraphie hat sich für die Erfassung eines multilokulären Skelettbefalls und für Verlaufsbeobachtungen nützlich erwiesen.

Radiologisch wird als Frühsymptom der Skelettuberkulose eine Entkalkung gefunden, die häufig weit über das eigentliche Entzündungsgebiet hinausreicht. Daneben finden sich Weichteilschwellungen und Verdichtungen, die jedoch nicht spezifisch für ein tuberkulöses Geschehen sind. Reine Formen der Synovialtuberkulose können über lange Zeit ohne radiologische Veränderungen bleiben. Insbesondere statisch belastete Gelenke wie Hüft-, Knie- und Sprunggelenk zeigen marginale Erosionen an der Knorpel-Knochen-Grenze. Im Vergleich zu anderen Gelenkentzündungen, insbesondere der rheumatoiden Arthritis, bleibt der röntgenologische Gelenkspalt relativ lange erhalten. Neben den marginalen Erosionen finden sich auch subchondrale Arrosionen, die als unscharfe, bandförmige Aufhellungszonen unter der subchondralen Grenzlamelle imponieren. Während im frühen Erkrankungsstadium der röntgenologische Gelenkspalt normal weit oder an statisch unbelasteten Gelenken infolge eines Ergusses erweitert sein kann, kommt es nach längerer Erkrankungsdauer zu einer fortschreitenden Verschmälerung des Gelenkspaltes. Mit dem Fortschreiten des Entzündungsprozesses finden sich auch zentrale Erosionen der Gelenkfläche, wobei das Auftreten von korrespondierenden Defekten an gegenüberliegenden Gelenkabschnitten beschrieben wurde (KOPPERS 1981). Periostale Knochenreaktionen, reaktive subchondrale Knochensklerosen und Knochensequester sind bei der adulten Tuberkulose wesentlich seltener und weniger ausgeprägt als bei unspezifisch-bakteriellen Gelenkinfektionen. Sequester werden bevorzugt an den Gelenkrändern als dichte dreieckige Fragmente abgestoßen. Bei ausgedehnten Destruktionen resultieren eine Fehlstellung und die Subluxation des Gelenks. Als Endzustand wird meist eine fibröse Ankylose beobachtet, während bei unspezifisch-bakteriellen Arthritiden – statistisch gesehen – häufiger eine knöchernde Ankylose eintritt. Auch bei lange zurückliegenden tuberkulösen Gelenkerkrankungen mit Ankylose kann eine lokale Restaktivität nicht ausgeschlossen werden, so daß eine erneute Reaktivierung immer möglich ist. Typisch für die osteoartikuläre Tuberkulose ist die Neigung zu ausgedehnten Abszeßbildungen, die sich als Senkungsabszesse weit über den Knochen- oder Gelenkherd hinaus ausbreiten können. Brechen diese Abszesse durch die Haut durch, so können chronische Fistelbildungen entstehen, aus denen häufig ein Erregernachweis gelingt.

Morphologische und mikrobiologische Diagnoseverfahren

Häufig kann durch klinische und radiologische Untersuchungen zwar die Entzündung, nicht jedoch ihre tuberkulöse Ätiologie gesichert werden. Dem morphologischen und bakteriologischen Nachweis kommt damit häufig entscheidende Bedeutung zu (HALD 1964, ENARSON u. Mitarb. 1979, LEIBE u. Mitarb. 1982). Werden Histopathologie, bakteriologische Kultur und Tierversuch gleichzeitig angewandt, so ist in nahezu 80% die Diagnose zu sichern (Tab. 2) (SAXENA u. SHARMA 1982).

Als optimales Ausgangsmaterial wird das „tuberkulöse Granulationsgewebe" (SAXENA u. SHARMA 1982) oder verkästes Gewebe (ALLEN u. Mitarb. 1983) empfohlen. Dazu sollte mindestens 1 ml käsiges, nekrotisches Gewebe zur bakteriologischen Untersuchung gewonnen werden (ALLEN u. Mitarb. 1983). Zystenähnliche Strukturen im Knochen, die aus Granulationsgewebe bestehen, sind am besten für morphologische Untersuchungen geeignet (VERSFELD u. SOLOMON 1982).

Tabelle 2 Häufigkeit der Diagnosesicherung osteoartikulärer Tuberkulosen mit verschiedenen Untersuchungsmethoden (*Saxena* u. *Sharma* 1982)

Untersuchungsmethode	Anzahl der untersuchten Fälle	Anzahl der Fälle mit gesicherten Tuberkulosen	Anteil der gesicherten Tuberkulosen (Prozent)
Histopathologie	47	35	74,4
Kultur	53	23	43,4
Tierversuch	25	19	76,0

Während die perkutane Feinnadelbiopsie des befallenen Knochens häufig kein diagnostisch verwertbares Ergebnis erbringt, ist durch die Stanz- oder Schneidebiopsie bzw. durch offene Biopsie im allgemeinen geeignetes Gewebe zu gewinnen (BRASHEAR u. RENDLEMAN 1978). Durch den pharyngealen Zugang sind die ersten drei Halswirbelkörper zu erreichen (SCHAJOWICZ 1981).

Auch für die Diagnose der Gelenktuberkulose stellt die Gelenkbiopsie die beste Methode dar (WALLACE u. COHEN 1976, MISGAR u. HUSSAIN 1981).

Mit der Nadelbiopsie (Franklin-Silverman-Nadel) konnte die Diagnose in 78% der Fälle gesichert werden (MOON u. Mitarb. 1980). Es sei allerdings daran erinnert, daß der synoviale Entzündungsprozeß nicht in allen Regionen mit der Ausbildung eines „spezifischen" Granulationsgewebes einhergehen muß.

Nach Korrektur evtl. vorhandener Blutgerinnungsstörungen und bei Beachtung der üblichen Kautelen sind die genannten Biopsieverfahren nicht mit wesentlichen Komplikationen belastet (FOURE u. Mitarb. 1983, DEBEYRE u. KENESI 1965, SAIGAL u. Mitarb. 1954). Die Gefahr einer Dissemination, einer Fistelbildung, einer Generalisation oder einer Meningitis ist nicht gegeben (WALLACE u. COHEN 1976). Die Biopsie sollte vor Beginn der Therapie durchgeführt werden, da durch die Behandlung das morphologische Erscheinungsbild der Tuberkulose verändert werden kann (MISGER u. HUSSAIN 1981).

Bei der Gelenktuberkulose, insbesondere der Koxitis und der Gonarthritis, wird auch die Biopsie regionaler Lymphknoten empfohlen (VALLS 1933, ARDEN u. SCOTT 1947, SAIGAL u. Mitarb. 1954). Wegen der Möglichkeit der Arthroskopie muß die Lymphknotenbiopsie jedoch als weitgehend obsolet angesehen werden (SOMERVILLE u. WILKINSON 1965).

Lokalisation

Beim Kind und Jugendlichen entwickelt sich die Tuberkulose vor allem in den Meta- und Epiphysen, während beim Erwachsenen die Spongiosa der Wirbelkörper und des Beckens die häufigste Lokalisation darstellt (SCHLEGEL 1977). Wesentlich seltener als früher werden heute die Spina ventosa (tuberkulöse Osteoperiostitis bei Kindern, seltener bei Erwachsenen) und die Tuberkulose in der Diaphyse der langen Röhrenknochen beobachtet, für die eine Häufigkeit von weniger als 1% angegeben wird (ORENDI 1968, RESNICK u. Mitarb. 1981).

Manifestationen in der kranialen Körperhälfte sind weitaus seltener als in der kaudalen Körperhälfte und an der oberen Extremität seltener als an der unteren Extremität (STRAUSS 1961, RESNICK u. Mitarb. 1981, ECKER 1983).

Ein polyostischer Befall, d.h. die Beteiligung von mehreren Knochen und/oder Gelenken oder von mehr als zwei Wirbeln, fand sich in unserem Kollektiv in 25% der Fälle und wird von anderen Autoren mit 10–28% angegeben (LA FOND 1958, STRAUSS 1961, KASTERT 1964, DAVIDSON 1970, JUST 1977, ENARSON 1979). Gegenüber älteren Statistiken ist eine Abnahme des polyostotischen Befalls zu verzeichnen.

Als häufigste Lokalisation der Skelettuberkulose ist in unserem Krankengut ein Befall der Wirbelsäule mit 46% festzustellen (Tab. 3). Es folgen das Kniegelenk mit 13% und das Hüftgelenk mit 8%. Ein Befall des Sakroiliakalgelenks war in 6% festzustellen. Mit jeweils 3–4% waren das Sprung-, Schulter-, Ellenbogen- und Handgelenk betroffen. Zu den seltenen Lokalisationen mit 1–2% gehören die Finger und das Sternoklavikulargelenk sowie rein ossäre Tuberkulosen in Humerus, Ulna, Radius, Sternum, Rippen, Trochanter major, Beckenknochen und Schädel (Tab. 3). Auch andere Autoren (JUST 1977, GOLDBLATT u. Mitarb. 1978, UEHLINGER 1979, LEIBE 1982, ECKEL 1985) fanden in den letzten Jahren ein Überwiegen der Spondylitis tuberculosa mit einer Häufigkeit von etwa 50%, gefolgt von der Koxitis und Gonitis tuberculosa mit jeweils 10–20% der Fälle.

Gegenüber älteren Statistiken fällt eine Zunahme der Spondylitis tuberculosa bei gleichzeitiger Ab-

Tabelle 3 Lokalisation der Skelettuberkulose (Angaben in Prozent)

	Ahfer 1892 n = 684	Uehlinger 1954–1966 n = 195	ZKH Gauting 1964–1974 n = 280	Leibe 1970–1980 n = 804	ZKH Gauting 1980–1984 n = 136
Schädel	4,5				1,5
Wirbelsäule	34,9	44,1	50,7	45,7	45,6
Sakroiliakalgelenk		2,0			5,9
Darmbein	3,9		1,4		0,7
Schambein				0,7	0,7
Hüftgelenk		9,2	17,5	15,5	7,4
Trochanter major	2,0			1,2	2,2
Kniegelenk		23,6	11,1	9,0	13,2
Tibia/Fibula	7,2			0,7	2,2
Sprunggelenk		4,1	5,3	2,2	3,7
Fußwurzel	4,5			2,2	0,7
Schultergelenk		5,1	2,2	2,6	2,9
Sternoklavikulargelenk		1,0	1,8		0,7
Humerus	1,5				0,7
Ellenbogengelenk		4,1	2,5	5,0	2,9
Ulna/Radius	7,0				0,7
Handwurzel	15,9	6,7	5,0	4,0	2,9
Finger	5,5			0,9	1,5
Rippen	9,8		1,4	3,1	1,5
Sternum	3,1		1,4	3,0	1,5
Sehnenscheiden				3,3	0,7
Sonstiges				0,9	

nahme des Befalls von Knie und Hüfte auf (GÖB 1970, KASTERT 1972, JASTER u. QUEST 1979). In unserem Krankengut und dem von UEHLINGER (1979) stellt das Kniegelenk die zweithäufigste Lokalisation dar, wobei UEHLINGER mit 24% eine zweimal höhere Häufigkeit angibt, als sie von uns beobachtet wurde.

Von den meisten anderen Autoren (JUST 1977, JASTER u. QUEST 1979, LEIBE 1982) wurde dagegen das Hüftgelenk als zweithäufigste Lokalisation angegeben. Seit der Einführung der BCG-Impfung ist es zu einem auffallenden Rückgang des Befalls der Finger- und Zehenphalangen gekommen, die früher vor allem bei Kindern eine häufige Lokalisation der Skelettuberkulose darstellten (UEHLINGER 1979, LEIBE 1982).

Die Frage, ob verschiedene Lokalisationen in Abhängigkeit vom Lebensalter des Patienten bevorzugt werden, ist nicht eindeutig zu beantworten. Allerdings zeigte die Spondylitis tuberculosa eine zweigipfelige Altersverteilung mit jeweils einer Häufigkeit im 3. und 7. Dezennium. Ein Befall des Schultergelenks war bei uns ebenso wie bei UEHLINGER (1979) vor allem im höheren Lebensalter zu beobachten. Das Sakroiliakalgelenk war bevorzugt im 2. Dezennium betroffen.

Spondylitis tuberculosa

Sie stellt mit etwa 50% die häufigste Lokalisation der Skelettuberkulose dar. Während die Halswirbelsäule nur selten betroffen wird (RABUZZI u. MODEST 1977), zeigen die Brust- und die Lendenwirbelsäule eine wesentlich höhere Erkrankungshäufigkeit, wobei eine Zunahme in kraniokaudaler Richtung auffällt (SICHERT 1975, LEIBE u. Mitarb. 1982). Auch in unserem Krankengut war eine Bevorzugung des unteren Wirbelsäulenabschnitts vom 9. BWK bis zum 5. LWK zu verzeichnen (Abb. 18). Gleichzeitig oder zeitlich versetzt können mehrere voneinander unabhängige Wirbel betroffen sein. Ein derartiger multilokulärer Befall der Wirbelsäule wird in 1–4% der Fälle beobachtet (RESNICK u. NIRAYAMA 1981). In unserem Krankengut befand sich eine Beteiligung von einem oder zwei benachbarten Wirbeln in 71%, während in 29% mehr als zwei Wirbel betroffen waren. In 10% der Fälle war eine Spondylitis tuberculosa mit weiteren Skelettherden vergesellschaftet.

Die klinische Diagnostik der Spondylitis tuberculosa wird durch den schleichenden Beginn und die uncharakteristische Symptomatik erschwert, so daß oft erst im fortgeschrittenen Erkrankungsstadium eine adäquate Therapie einsetzt. Frühzeitig klagen die Patienten über kontinuierliche oder in-

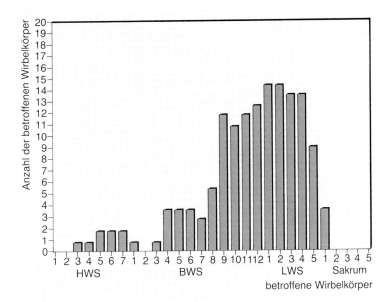

Abb. 18 Verteilung der Wirbelsäulentuberkulose

termittierende lokale Schmerzen (LEIBE u. Mitarb. 1982).
Bevorzugter Sitz des tuberkulösen Herdes im Wirbel ist die Spongiosa im ventralen und diskusnahen Abschnitt des Wirbelkörpers, während Wirbelbogen sowie Quer- und Dornfortsätze wesentlich seltener betroffen sind (SICHERT 1975, BROCHER u. WILLERT 1980).
Die Entzündung als solche ist auf konventionellen Röntgenaufnahmen nicht nachweisbar. Erst wenn ein Substanzdefekt von etwa 1 cm Durchmesser vorliegt, ist dieser auf dem Röntgenbild erkenn-

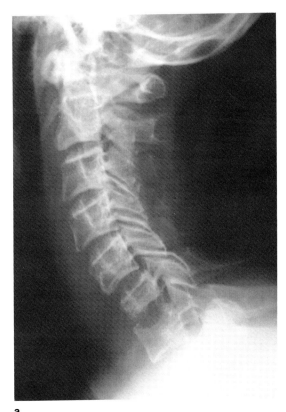

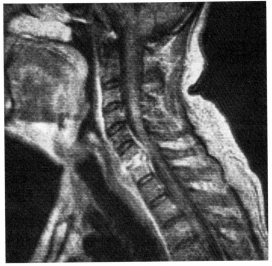

a
Abb. 19a u. b 50jähriger Patient mit tuberkulöser Spondylitis HWK 6/7

a Die seitliche Übersichtsaufnahme zeigt Destruktionen an den angrenzenden Abschnitten des 6. und 7. HWK und eine leichte, ventrale Abknickung der Wirbelsäule
b Kernspintomogramm. Sagittale Spin-Echo-Schicht (T_R/T_E = 600/30 ms) nach 0,1 mmol/kg KG Gadolinium-DTPA. Deutliche Signalerhöhung der betroffenen Wirbelkörper und insbesondere in der Zwischenwirbelscheibe. Die ventrale und dorsale Ausbreitung des Abszesses ist durch eine hohe Signalintensität gekennzeichnet

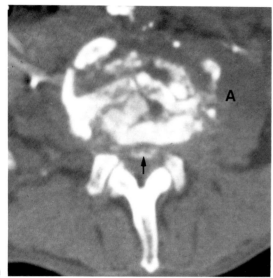

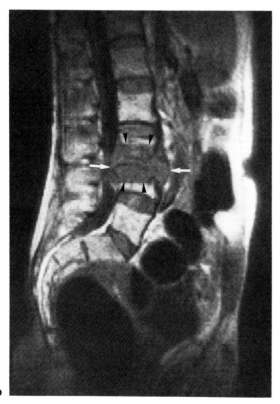

Abb. 20a u. b 56jähriger Patient mit Lungen- und Urogenitaltuberkulose sowie multilokulärer Skelettuberkulose. Reaktivierte Spondylitis tuberculosa L 3/4
a Computertomogramm in Höhe des 4. LWK. Ausgedehnte Destruktionen des Wirbelkörpers. Der Spinalkanal ist durch ein Knochenfragment eingeengt (Pfeil). A = Abszeß im M. psoas links
b Sagittales Kernspintomogramm (Spin-Echo, $T_R/T_E = 500/30$ ms). Deutliche Signalminderung im 3. und 4. LWK (Pfeilspitzen). Ausdehnung der Abszeßbildung nach ventral und dorsal (Pfeile). Erhebliche Einengung des Spinalkanals durch die dorsale Abszeßausbreitung

bar. Eine Entzündung des Markraumes verursacht im Computertomogramm dagegen frühzeitig eine Dichteerhöhung. Im Kernspintomogramm ist im T_1-betonten Bild eine Minderung der Signalintensität nachweisbar, wobei es sich gezeigt hat, daß die Empfindlichkeit der Kernspintomographie im Nachweis von Markraumveränderungen der Computertomographie überlegen ist (Abb. 19 u. 20b). Auch die Skelettszintigraphie zeigt frühzeitig eine Knocheninfektion, d.h. mit hoher Sensitivität, aber geringer Spezifität, an.

Von großer röntgendiagnostischer Bedeutung ist die *Höhenabnahme des Zwischenwirbelraumes*, die noch während des 1. Erkrankungsjahres einsetzt (UEHLINGER 1979, BROCHER u. WILLERT 1980). Verantwortlich für die Verschmälerung des Zwischenwirbelraumes ist sowohl ein Übergreifen des Entzündungsprozesses auf die Zwischenwirbelscheibe als auch ein Vorfall von Diskusgewebe in den destruierten Wirbelkörper. Charakteristischerweise bleiben dagegen bei tumorösen Prozessen die Zwischenwirbelscheibe und die angrenzenden Abschlußplatten des Wirbelkörpers lange erhalten. Im Gegensatz zur unspezifisch-bakteriellen Spondylitis ist bei einer tuberkulösen Genese eine Osteoporose zu beobachten, die weit über das eigentliche Entzündungsgebiet hinausgehen kann (SICHERT 1975, UEHLINGER 1979, LEIBE u. Mitarb. 1982), röntgenologisch aber schwierig zu identifizieren ist.

Über die Zwischenwirbelscheibe greift der Entzündungsprozeß auf die kranialen Anteile des tiefer liegenden bzw. auf die kaudalen Anteile des höher liegenden Wirbels über. Bei den bevorzugten Destruktionen in den vorderen Wirbelkörperanteilen kommt es, insbesondere in der BWS, zu einer ventralen, angulären Kyphose (Abb. 21). Dagegen führen ossäre Destruktionen an der LWS häufiger zu einer axialen Stauchung (vgl. Abb. 22). Bei vorwiegend lateraler Destruktion des Wirbelkörpers resultiert eine anguläre Skoliose. Verantwortlich für diese Destruktion ist neben der Einschmelzung von Knochengewebe die Kompression durch statische Belastung, zu der pathologische Frakturen und Sequestrierung von Knochenmaterial kommen können. Zentrale Substanzdefekte der Wirbelkörper haben in der Regel keine Achsenfehlstellung zur Folge.

Ausgedehnte *Abszeßbildungen*, die gleichfalls charakteristisch, wenn auch nicht spezifisch für die Spondylitis tuberculosa sind, zeigen, abhängig von ihrer Lokalisation, ein unterschiedliches Erscheinungsbild. Infolge der festen Anheftung des Lig. longitudinale anterius an der BWS bleibt der BWS-Abszeß weitgehend ortsständig und kann sogar aufsteigen. Er nimmt eine schlauch- oder spindelförmige Konfiguration an und ist im allgemeinen kleiner als Abszesse in der Lendenwirbelsäule. Das Maximum seiner Ausdehnung ist in Höhe der knöchernen Destruktion zu finden (BROCHER u. WILLERT 1980). Durch den Kontrast zur umgebenden Lunge sind Abszesse der BWS auf Übersichtsaufnahmen und noch deutlicher im Tomogramm eindeutig nachweisbar – sie führen zu einer spindelförmigen Verbreiterung der linken und zu umschriebenem Sichtbarwerden der rechten Paravertebrallinie (Paraspinallinie). Bei der Spondylitis der LWS gleitet Eiter in die Psoasscheide. Der Senkungsabszeß im M. psoas weist meist ein größeres Volumen als die Brustwirbelabszesse auf und kann sich im M. psoas bis ins Becken ausbreiten, dort auf den M. iliacus übergreifen (vgl. Abb. 4) und neigt dazu, am Gesäß oder Oberschenkel durchzubrechen und eine Fistel zu bilden (PITZEN u. RÖSSLER 1970). Eine Verkalkung des Abszesses ist keineswegs regelmäßig zu beobachten und setzt meist erst spät ein. Radiologisch ist eine lokale oder globale, häufig bilaterale Verbreiterung des Psoasschattens nachweisbar.

Durch die CT sind spondylitische Abszesse sicher nachweisbar und in ihrer Ausdehnung und Lokalisation genau zu bestimmen (vgl. Abb. 3 u. 4). Dehnt sich die Eiteransammlung zwischen Lig. longitudinale anterius und Wirbelkörper aus, so kann es zu Arrosionen der ventralen Wirbelkörperkontur kommen, die sich über mehrere Segmente nach kaudal und/oder kranial erstrecken kann (RESNICK u. NIRAYAMA 1981) – Typ der Spondylitis migrans (s. Bd. V/2, Wirbelsäule).

Während in der klassischen Beschreibung der Spondylitis tuberculosa durch Sir PERCIVAL POTT (1779) die Trias von Gibbus, Abszeß und Lähmung als wesentliche Merkmale dieser Erkrankung beschrieben werden, wird eine *Querschnittslähmung* heute nur noch in etwa 5% der Fälle beobachtet. Dabei ist zwischen einer Früh- und einer Spätlähmung zu unterscheiden.

Durch die Kernspintomographie kann die Rückenmarkskompression ohne intrathekale Kontrastmittelapplikation direkt nachgewiesen werden (vgl. Abb. 19 u. 20b). Wegen der relativen Enge des Spinalkanals in der BWS führt die Spondylitis der Brustwirbelkörper häufiger zu einer Querschnittssymptomatik als die tuberkulöse Entzündung in HWS und LWS.

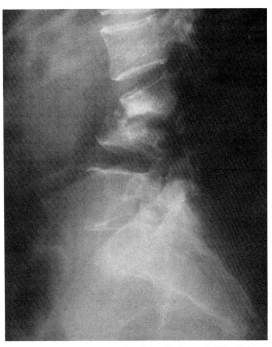

Abb. 21 25jährige Patientin mit Spondylitis tuberculosa des 3. und 4. LWK. Destruktionen und reaktive Sklerosierungen in den benachbarten Wirbelabschnitten. Ventrale Knickbildung mit Verschiebung des 3. LWK nach dorsal und Einengung des Spinalkanals. Knochensequester in den Weichteilen ventral des 3. und 4. LWK

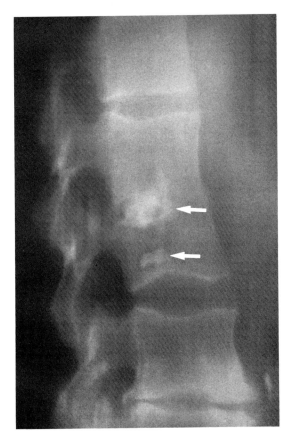

Abb. 22 62jährige Patientin mit Nierentuberkulose und multilokulärer Skelettuberkulose. Ausheilung einer vor 41 Jahren konservativ behandelten Spondylitis tuberculosa LWK 1/2 in weitgehend achsengerechter Stellung der Wirbelkörper unter Ausbildung einer knöchernen Synostose. Verkalkungen im ehemaligen Zwischenwirbelscheibenraum und im 2. LWK (Pfeile)

776 Skelettuberkulose

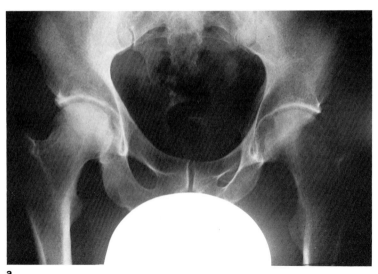

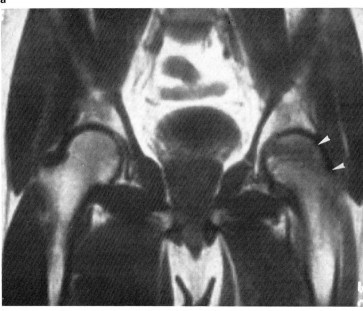

Abb. 23 a u. b 43jähriger Patient mit multilokulärer Skelettuberkulose und Coxitis tuberculosa links. Szintigraphisch starke Mehranreicherung im Bereich der linken Hüfte
a Beckenübersichtsaufnahme: leichte reaktionslose Verschmälerung des Gelenkspaltes des linken Hüftgelenkes. Osteoporose der paraartikulären Skelettelemente, regelmäßige glatte Kontur der Gelenkflächen
b Koronares Kernspintomogramm (Spin-Echo, $T_R/T_E = 500/30$ ms): verminderte Signalintensität im linken Hüftkopf und Schenkelhals (Pfeilspitzen)

Neben den beschriebenen typischen Formen der Spondylitis tuberculosa werden in seltenen Fällen auch *atypische Manifestationen* beobachtet. In der HWS ist sie wesentlich seltener lokalisiert als in der BWS und LWS, wobei meist die Wirbel HWK 5–BWK 1 betroffen sind (vgl. Abb. **19**). Ein paravertebraler Abszeß kann sich im Retropharyngealraum oder im Verlauf des M. longus colli ausbreiten (RABUZZI u. MODEST 1977). Besonders ernst ist die Prognose der seltenen Tuberkulose der Atlantookzipitalregion, der sog. Malum suboccipitale, bei dem die Infektion auf die Meningen übergreifen kann. Auch der isolierte Befall des Wirbelbogens und der Dornfortsätze (sog. Spondylitis posterior) tritt überaus selten auf. Bei der Tuberkulose der Wirbelbögen findet sich verhältnismäßig häufig eine neurologische Symptomatik (RAHMAN 1980).

Ein isolierter Befall der Querfortsätze der Wirbel ist nicht anzunehmen (SICHERT 1975, SCHLEGEL 1977) – vielmehr kann eine Tuberkulose der Rippen oder des Kostovertebral- oder Kostotransversalgelenks auf die Querfortsätze übergreifen.
Gegenüber Wirbelmetastasen ist die seltene tuberkulöse Infektion eines einzelnen Wirbelkörpers (tuberkulöse Wirbelosteomyelitis i. e. S.) ohne begleitende Höhenabnahme des Zwischenwirbelraumes nur schwer abzugrenzen (RAHMAN 1980). Örtliche Hinweise auf die entzündliche Genese einer mehr oder weniger zentral gelegenen Wirbelosteolyse geben Knochenschatten (Sequester) in der Zerfallshöhle.

Als Hinweise auf *reparative Prozesse* sind eine Demarkierung des Knochensubstanzdefektes und eine zunehmende Rekalzifizierung zu werten. In fortgeschrittenen Fällen erfolgt die Ausheilung in Form eines Blockwirbels, der im Gegensatz zum angeborenen Blockwirbel eine inhomogene Knochenstruktur – Narbe – aufweist (Abb. **22**). Diese Inhomogenität der Wirbelkörperstruktur beruht auf Diskusresten, die nicht vollständig knöchern durchbaut wurden. Eine Verknöcherung des Lig. longitudinale anterius kann zur Abstützung zweier befallener Wirbelkörper beitragen. Dadurch entstehen die polymorphen Reparationsosteophyten (DIHLMANN 1973, 1982).

Bei der *differentialdiagnostischen* Abgrenzung sind neben den radiologischen auch die klinischen und anamnestischen Angaben von wesentlicher Bedeutung. Während bei der tuberkulösen Wirbelsäulenerkrankung meist ein symptomarmer, schleichender Verlauf zu beobachten ist, zeichnen sich unspezifisch-bakterielle Spondylitiden durch einen akuten Beginn und eine deutliche klinische Symptomatik aus. Radiologisch fallen eine rasche Progredienz der Knochendestruktion und ein frühes Auftreten von reparativen Phänomenen (Reparationsosteophyten, perifokale Spongiosasklerose) auf. Spondylitiden infolge einer Infektion durch Brucellen, Salmonellen und Echinokokkus sind ausgesprochen selten und müssen serologisch identifiziert werden (LIFESO u. Mitarb. 1985). Der Morbus Scheuermann und die Chondrosis intervertebralis stellen aufgrund ihrer radiologischen Befunde meist kein differentialdiagnostisches Problem dar, wenn der Untersucher sich daran erinnert, bei geringstem anamnestischen und klinischen Verdacht auf entzündlichen Wirbelsäulenprozeß die konventionelle Tomographie einzusetzen. Außerdem sei hervorgehoben, daß der entzündlich veränderte Discus intervertebralis im Computertomogramm eine verringerte „Dichte" (< + 50 HE) im Vergleich zum normalen oder degenerativ veränderten Diskus (> + 50 HE) aufweist! Bei Metastasen und primären Tumoren der Wirbelsäule bleibt charakteristischerweise die Zwischenwirbelscheibe lange unversehrt, während bei der Spondylitis (tuberculosa) nur in seltenen Fällen der Diskusraum nicht höhengemindert ist.

Coxitis tuberculosa

Die Hälfte aller entzündlichen Hüftgelenkserkrankungen ist tuberkulöser Genese (ORENDI 1968). Heute stellt die Coxitis tuberculosa die dritthäufigste Lokalisation der Skelettuberkulose dar. Meist ist sie einseitig lokalisiert, und nur äußerst selten sind beide Hüftgelenke betroffen. Klinisch werden belastungsabhängige Schmerzen, die häufig in das Knie projiziert werden, angegeben (FLATMAN 1975). Flexion und Hyperextension sind im befallenen Gelenk eingeschränkt.

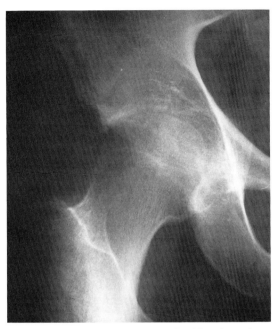

Abb. **24** 22jähriger Patient mit Coxitis tuberculosa rechts: mäßige Entkalkung der artikulierenden Knochen, Gelenkspalt verschmälert, Grenzlamelle von Azetabulum und Femurkopf unterbrochen, unscharf begrenzte Erosionen

Anfangs kann das Röntgenbild hinsichtlich der Konturen an den artikulierenden Knochen unauffällig sein (Abb. **23**). Eine perifokale Osteoporose (arthritisches Kollateralphänomen), die häufig über den eigentlichen Entzündungsherd weit hinausgeht, kann das erste mehrdeutige Röntgensymptom sein. Im weiteren Verlauf der synovialen Form der Coxitis tuberculosa kommt es zu einer Verschmälerung des Gelenkspaltes und zu marginalen Knochenerosionen (Abb. **24**). Die Computertomographie trägt zur Früherkennung der Koxarthritis bei (DIHLMANN u. NEBEL 1983, DIHLMANN 1983), ohne allerdings die Ätiologie derselben zu klären. Denn die computertomographisch sichtbare Kapselverdickung (> 6 mm) und die Ergußbildung sind allgemeine entzündliche Reaktionen der Synovialmembran.
Die primär ossäre Form der Coxitis tuberculosa zeichnet sich durch subchondrale Knochensubstanzdefekte aus, die meist im Femurkopf, seltener im Pfannendach lokalisiert sind. Der Gelenkspalt ist anfangs noch normal weit. In fortgeschrittenen Fällen sind die synoviale und die ossäre Form nicht mehr zu differenzieren. Das Röntgenbild zeigt jetzt eine Trias von 1. ausgedehnter Entkalkung, 2. Gelenkspaltverschmälerung und 3. marginale oder/und subchondrale Knochensubstanzdefekte (Abb. **25**). Dadurch gibt es keine Zweifel an der Arthritis, deren zweifelsfreie ätiologische Zuordnung durch das Röntgenbild jedoch nicht gelingt.

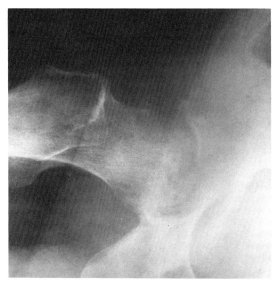

Abb. 25 45jähriger Patient mit fortgeschrittener Coxitis tuberculosa rechts. Ausgeprägte Entkalkung der hüftgelenknahen Knochenabschnitte mit Unschärfe der Spongiosastrukturen und Verschmälerung des Gelenkspaltes. Ausgedehnte Erosionen insbesondere im Femurkopfbereich

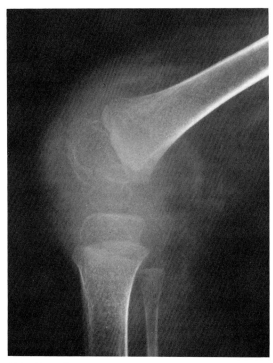

Abb. 26 6jähriger Patient mit tuberkulöser Arthritis des Kniegelenks. Erhebliche Verdichtung und Schwellung der periartikulären Weichteile (Tumor albus) einschließlich Volumenvermehrung der Bursa suprapatellaris (Erguß, Synovialisproliferation). Starke Entkalkung der artikulierenden Knochen. Knöcherne Destruktionen sind nicht nachweisbar; jedoch Entwicklungstörungen der distalen Femurepiphyse

Kommt es zu einem weiteren Fortschreiten, so kann eine vollständige Destruktion mit Auflösung des Femurkopfes und Perforation bzw. Abflachung des Pfannendaches resultieren. Durch die modernen therapeutischen Möglichkeiten sind diese Gelenkdestruktionen bei frühzeitiger Diagnose zu vermeiden. Selbst nach jahrzehntelanger Inaktivität kann es allerdings zu einer Reaktivierung der Infektion kommen (ORENDI 1968, LOWE u. Mitarb. 1983).

Tritt die tuberkulöse *Coxitis im Wachstumsalter* auf, so kann es aufgrund einer Schädigung des Wachstumsknorpels zu einer Beeinträchtigung (Herabsetzung) des Wachstums und der Entwicklung kommen. Die entzündliche Hyperämie übt manchmal auch einen „Wachstumsreiz" auf die Epiphyse aus, so daß eine Wachstumsbeschleunigung resultiert. Fehlstellungen im Sinne einer Coxa vara oder valga werden ebenfalls beobachtet. Verhältnismäßig selten ist mit dem Auftreten einer postinfektiösen Femurkopfnekrose zu rechnen (VERSFELD u. SOLOMON 1982). Während vor der Einführung der antituberkulösen Chemotherapeutika eine fibröse Ankylose als therapeutischer Erfolg angesehen wurde, wird heute versucht, durch die medikamentös-operative Therapie Form und Funktion des Gelenkes zu erhalten. Es wurden wiederholt Fälle beschrieben (CULLOUGH 1977, JOHNSON u. Mitarb. 1979, HECHT u. Mitarb. 1983), bei denen unter der Diagnose einer fortgeschrittenen Koxarthrose Hüftgelenkendoprothesen implantiert wurden und die im weiteren Verlauf die Reaktivierung einer vorher nicht erkannten Coxitis tuberculosa zeigten.

Die röntgenologische Differentialdiagnose umfaßt die unspezifisch-bakterielle Arthritis, den Morbus Perthes, die Epiphyseolysis capitis femoris, die Femurkopfnekrose sowie primäre und sekundäre Knochentumoren.

Gonitis tuberculosa

Die tuberkulöse Arthritis des Kniegelenks stellt in unserem Krankengut und nach den Mitteilungen anderer Autoren heute die zweithäufigste Lokalisation der Skelettuberkulose dar. Um das 30. und 70. Lebensjahr zeigt sich jeweils eine Häufung der Erkrankungsfälle.

Am Kniegelenk findet sich die primär synoviale Form der tuberkulösen Arthritis wesentlich häufiger als die primär ossäre Form. Beim tuberkulösen Fungus ist der Gelenkbinnenraum von entzündlichem Granulationsgewebe ausgefüllt; die darüberliegende Haut ist gespannt, blaß und glänzend und meist nur gering überwärmt. Eine begleitende Atrophie der Muskulatur läßt die Schwellung des Kniegelenks deutlich hervortreten. Klinisch wird dieses Zustandsbild als Tumor albus beschrieben

(Abb. 26). Abgetrennte und organisierte Fibrinkörper können im Gelenkerguß als sog. Reiskörper (Corpora oryzoidea) nachweisbar sein, die sich jedoch im Röntgenbild nicht abgrenzen lassen.
Am Kniegelenk kann durch Ergußpunktion und Kapselbiopsie die Tuberkulose leicht objektiviert werden. Im Röntgenbild werden anfangs eine Schwellung und eine Verdichtung der paraartikulären Weichteile gefunden, die von den Zeichen der intraartikulären Ergußbildung begleitet sind. Wie bei anderen Gelenken findet sich bald eine ausgedehnte gelenknahe Entkalkung. Knöcherne Destruktionen sind meist an der Knorpel-Knochen-Grenze oder am Kapselansatzbereich lokalisiert, wobei korrespondierende Defekte an gegenüberliegenden Gelenkpartien beobachtet werden (CHOW u. JAU 1980, KOPPERS 1981). Neben den marginalen Erosionen werden auch größere subchondrale Destruktionen beobachtet (Abb. 27). Trotzdem kann der Gelenkknorpel noch weitgehend erhalten sein. Dagegen ist die frühzeitige Gelenkspaltverschmälerung bei der adulten rheumatoiden Arthritis ein charakteristischer Befund. An den seitlichen Gelenkteilen kann es zu keilförmigen Sequesterbildungen kommen, ggf. an den korrespondierenden Abschnitten im Sinne von „kissing sequestrae".
Bei ausgedehnten Destruktionen resultieren Fehlstellungen des Kniegelenks, Subluxationen und Beugekontrakturen. Die Kniegelenktuberkulose neigt zu Abszeß- und Fistelbildungen, von denen eine Sekundärinfektion ausgehen kann (GARBER u. BLUESTONE 1980).
Die röntgenologische Differentialdiagnose muß gegenüber der pyogenen Arthritis gestellt werden. Die pyogene Gonarthritis ist durch eine rasche Progredienz gekennzeichnet, d.h. schwere Zerstörungen sind schon nach kurzem klinischen Krankheitsverlauf zu erwarten. Knochentumoren, Traumafolgen, die Gonarthrose und die Osteochondrosis dissecans sind gleichfalls in die Differentialdiagnose einzubeziehen. Ihnen fehlt vor allem die gelenknahe Entkalkung, das ausgeprägte arthritische Kollateralphänomen der tuberkulösen Gonarthritis. Bei alten Menschen muß auch an die Koinzidenz einer Gonarthrose mit der Tuberkulose gedacht werden.
Die Patella kann bei der Gonitis tuberculosa in den Entzündungsprozeß einbezogen sein. Außerordentlich selten sind isolierte Patellaherde (RICHTER u. Mitarb. 1982).

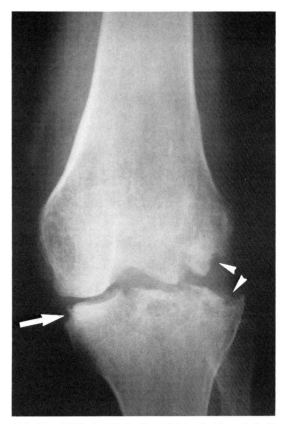

Abb. 27   37jährige Patientin mit tuberkulöser Arthritis des linken Kniegelenks. Marginale Erosion an der medialen Tibiakante (Pfeil), ausgedehnte Destruktionen an den gegenüberliegenden Abschnitten von Tibia und lateralem Femurkondylus (Pfeilspitzen). Subchondraler Destruktionsherd unter der Eminentia intercondylaris. Leichte fibulare Subluxationsstellung der Tibia

Tuberkulose des Beckens

Eine Tuberkulose des *Sakroiliakalgelenks* fand sich in unserem Krankengut in 6% der Fälle und war damit die vierthäufigste Lokalisation. Auch von anderen Autoren wurde dieses Krankheitsbild relativ häufig beobachtet (DAVID-CHAUSSEE u. Mitarb. 1981, RICHTER u. Mitarb. 1981). Die Infektion entsteht auf hämatogenem Wege oder durch ein direktes Übergreifen aus Herden im Darm- oder Kreuzbein bzw. aus spondylitischen Senkungsabszessen (MAY 1951). Kinder, Jugendliche und junge Erwachsene sind bevorzugt befallen. 5 von 8 Patienten zeigten bei uns Abszesse und Fistelbildungen.
Im Röntgenbild fallen eine unscharfe Begrenzung und die Pseudoerweiterung des Gelenkspaltes sowie Erosionen in den angrenzenden Abschnitten von Kreuz- und Darmbein auf (Abb. 28). Bei fortgeschrittenen Destruktionen kann es zu einer Verschiebung im Gelenk kommen („Sakrolisthesis").

Skelettuberkulose

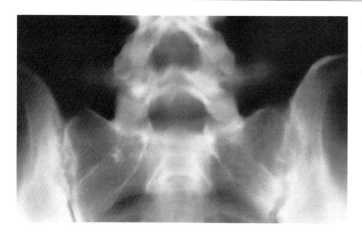

Abb. 28 47jährige Patientin mit Sacroiliitis tuberculosa beiderseits. Pseudoerweiterung des sakroiliakalen Gelenkspaltes links, Erosionen sowie subchondrale Sklerosierung (=Reparationsröntgenzeichen)

Daneben werden auch Knochenverdichtungen, Kavernen und Sequesterbildungen beschrieben.
Die Tuberkulose der *Symphysis pubica* ist dagegen nur selten zu beobachten. Es finden sich Arrosionen der angrenzenden Schambeinteile. Bei Lockerung der Symphyse resultiert eine Instabilität des Beckenringes. Herde im *Darm- und Sitzbein* treten sehr selten auf (RICHTER u. MICHELS 1982). Radiologisch imponieren sie meist als reaktionslose Osteodestruktionen. Bei der Tuberkulose des *Darmbeines* kommt es häufig zu Abszessen und Fistelbildungen; sie müssen gegenüber spondylitischen Senkungsabszessen und fistelnden Koxitiden abgegrenzt werden.

Schultergelenktuberkulose

Die Tuberkulose des Schultergelenks tritt bevorzugt im höheren Lebensalter auf. Sie war an dem Krankengut mit 3% beteiligt. Die Tuberkulose des Schultergelenks manifestiert sich bevorzugt in Form der Caries sicca, d.h. einer Zerstörung des Knochens und einer erheblichen Kapselschrumpfung bei fehlendem (oder geringfügigem) Gelenkerguß. Von den knöchernen Arrosionen ist der Humeruskopf weit häufiger betroffen als die Schultergelenkpfanne (Abb. 29a).
Im Röntgenbild sind die knöchernen Destruktionen vor allem an den Kapselumschlagfalten nach-

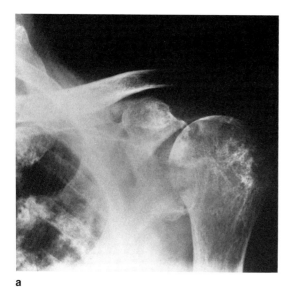

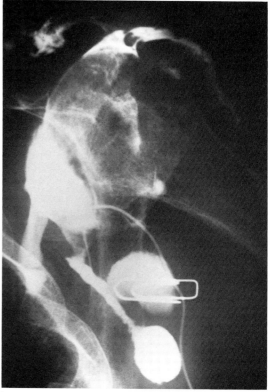

Abb. 29a u. b 82jährige Patientin mit fistelnder tuberkulöser Arthritis des Schultergelenks bei aktiver Lungentuberkulose
a Schultergelenk a.-p.: irreguläre Erosionen am Humeruskopf, Verdichtungszonen
b Fistelfüllung: Verbindung zum Gelenkraum, erhebliche Schrumpfung der Gelenkkapsel

zuweisen. Erst nach mehrjährigem Verlauf entwickeln sich ausgedehntere Destruktionen des Humeruskopfes, der schließlich zusammensintert. Die Schultergelenktuberkulose neigt zu Abszessen und Fistelbildungen, die sich zur Bursa subdeltoidea, den Hinterrand des M. deltoideus, der Thoraxwand und der Axilla ausbreiten können (Abb. **29b**). In seltenen Fällen kann die Schultergelenktuberkulose von einem Herd im Akromioklavikulargelenk oder in der Klavikula ausgehen (RICHTER u. MICHELS 1983). Klinisch-differentialdiagnostisch ist insbesondere die Periarthritis humero-scapularis und klinisch-röntgenologisch die monoartikulär beginnende rheumatoide Arthritis – allerdings ein seltenes Geschehen – zu bedenken.

Tuberkulose der Hand

Eine Tuberkulose der Handwurzelknochen, Finger und Sehnenscheiden fand sich in unserem Krankengut in insgesamt 5%. Die *Handwurzelregion-Tuberkulose* ist häufig mit einem Befall der Sehnenscheiden vergesellschaftet (KLOFKORN u. STEIGERWALD 1976). Anfangs stellen sich im Röntgenbild lediglich eine Verbreiterung des Weichteilschattens und eine inhomogene Osteoporose – das arthritische Kollateralphänomen – dar. Die tuberkulöse Genese einer Tendovaginitis kann nur histologisch gesichert werden. Im weiteren Verlauf der Handgelenktuberkulose treten Erosionen und rasch fortschreitende Destruktionen auf (UEHLINGER 1979, EKERAT u. EIKEN 1981, ECKEL u. DÜE 1985). Die Knochen der radialen Seite sind bevorzugt befallen (ORENDI 1968, UEHLINGER 1979, ECKEL u. DÜE 1985). Schließlich tritt eine ausgeprägte Gelenkspaltverschmälerung ein; die Kortikalis der einzelnen Handwurzelknochen ist nicht mehr scharf abgrenzbar (Abb. **30**). Sie sintern zusammen, und es resultiert eine knöcherne Ankylose.

Die *Spina ventosa,* d.h. die Tuberkulose der Diaphysen der kurzen Röhrenknochen der Hand und des Fußes, stellte früher die klassische Lokalisation der Skelettuberkulose beim Kleinkind dar. Sie ist wesentlich seltener geworden, konnte jedoch von ECKEL u. DÜE (1985) in 9% ihrer Fälle der Skelettuberkulose festgestellt werden. Bei der Spina ventosa fällt radiologisch eine ausgeprägte periostale Knochenreaktion auf, die in mehreren Schalen die Diaphyse der kurzen Röhrenknochen mantelförmig umgreift. Besonders bei älteren Patienten wird eine „periphere Spina ventosa" beobachtet, bei der die Epi- und Metaphysen betroffen sind und die mit ausgedehnten Knochendestruktionen und Weichteilschwellungen einhergehen (Abb. **31**) (PAPAVASILIOU 1978).

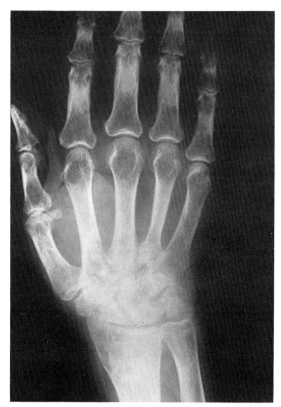

Abb. **30** 59jähriger Patient mit tuberkulöser Arthritis der Handwurzelregion.
Die relative Verdichtung im Handwurzelbereich geht auf eine Weichteilschwellung zurück. Ausgedehnte Destruktionen mit Zusammensinterung der Handwurzelknochen. Erosionen auch an den Basen der Mittelhandknochen, an Radius und Ulna

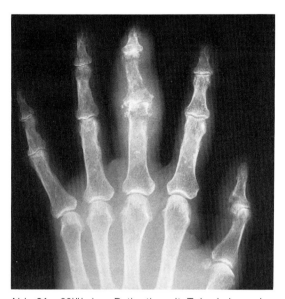

Abb. **31** 66jährige Patientin mit Tuberkulose der Mittelphalanx des III. Phalangen der rechten Hand mit Beteiligung des proximalen Interphalangealgelenks. Schwellung und Verdichtung der umgebenden Weichteile

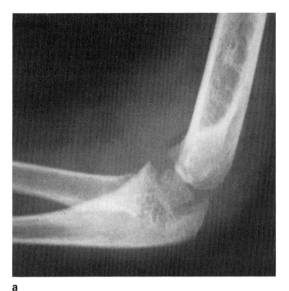

Abb. 32 a u. b Ellenbogengelenktuberkulose einer 7jährigen Patientin
a Intraartikuläre Volumenzunahme mit Verlagerung des vorderen Fettpolsters nach vorn. Erosionen in der Fossa olecrani
b 5 Jahre später nach konservativer Therapie: Deformierung und Wachstumshemmung von Capitulum und Trochlea humeri. Sklerosierung und vermehrte Aushöhlung der Fossa olecrani und der Incisura trochlearis

Differentialdiagnostisch sind bei der Spina ventosa die syphilitische Daktylitis, das Panaritium ossale, hereditäre angeborene Hämoglobinopathien (Sichelzellkrankheit) und die Sarkoidose (Ostitis multiplex cystoides Jüngling) zu diskutieren.

Ellenbogengelenktuberkulose

Als erstes Zeichen der Ellenbogengelenktuberkulose ist eine Gelenkschwellung zu beobachten (ORENDI 1968), die später in eine spindelförmige Anschwellung (Fungus cubiti) oder einen Hydrops des Gelenks übergeht. Radiologisch sind bei der primär synovialen Form zunächst eine intraartikuläre Volumenzunahme (positives Fettpolsterzeichen) und eine Verdickung des periartikulären Weichteilschattens zu beobachten. Bei der primär ossären Form sind subchondrale, gelegentlich multipel auftretende Erosionen nachweisbar. Diese können im medialen und lateralen Epikondylus, im Olekranon und im Koronoidfortsatz und seltener im Radiusköpfchen lokalisiert sein (Abb. **32**) (WITT u. Mitarb. 1982). Im weiteren Verlauf sind Form- und Stellungsveränderungen sowie Subluxationen oder Luxationen des Gelenks zu beobachten. Infolge der geringen Weichteildeckung besteht eine ausgeprägte Neigung zur Fistelbildung. Differentialdiagnostisch abzugrenzen sind vor allem die rheumatoide Arthritis, die unspezifisch-bakterielle Arthritis sowie die Osteochondrosis dissecans.

Tuberkulose von Sprunggelenk und Fuß

Eine Tuberkulose des Sprunggelenks fand sich in unserem Patientengut in 3,7% der Fälle; bei einem Patienten war der Rückfuß betroffen. RICHTER u. Mitarb. (1981) fanden in etwa 40% einen Befall des oberen Sprunggelenks; in 10% war das untere Sprunggelenk betroffen; die übrigen Fälle verteilten sich gleichmäßig auf die anderen Knochen und Gelenke des Fußes.
Radiologisch fällt im frühen Erkrankungsstadium eine ausgedehnte Osteoporose – das arthritische Kollateralphänomen – auf. Die Gelenkkonturen scheinen unscharf, und als Ausdruck der Knorpelschädigung kommt es zur Gelenkspaltverschmälerung.
Von den Fußwurzelknochen sind Talus und Kalkaneus am häufigsten betroffen. Im Bereich des unteren Sprunggelenks können ganze Knochenanteile abschmelzen, und es sind gehäuft Sequester und Fisteln nachweisbar (Abb. **33**). An den Metatarsalia und den Zehenphalangen werden um-

schriebene Auftreibungen und periostale Auflagerungen im Sinne einer Spina ventosa beobachtet (Abb. 34). Insbesondere bei der zystoiden Fußwurzeltuberkulose können radiologische Ähnlichkeiten mit der Sudeckschen Knochendystrophie bestehen, d h., die Entkalkung ist so erheblich, daß die Tarsalia wie mit dem Bleistift umrandet erscheinen.

Schafttuberkulose der langen Röhrenknochen und polyzystische Skelettuberkulose

Ein primärer Befall der Diaphyse der langen Röhrenknochen wird nur sehr selten beobachtet, wobei im fortgeschrittenen Stadium nicht mehr unterschieden werden kann, ob der Prozeß in Diaphyse oder Epi-Metaphyse seinen Ausgang genommen hat. Eine symmetrische Diaphysentuberkulose (RICHTER u. KRAUSE 1983) ist eine ausgesprochene Rarität. In absteigender Häufigkeit sind Tibia, Ulna und Radius betroffen (KASTERT u. UEHLINGER 1964). Es besteht eine Diskrepanz zwischen der diskreten klinischen Symptomatik und dem ausgeprägten Röntgenbefund. Erst spät werden Schmerzen, Weichteilschwellung, Abszesse und Fisteln beobachtet. Gelegentlich ist eine Spontanfraktur der erste Hinweis auf die Erkrankung.

Das Röntgenbild zeigt umschriebene Osteolysen mit einer weit über das Entzündungsgebiet hinausreichenden Osteoporose (Entkalkung). Die im Gegensatz zu anderen Formen der Skelettuberkulose gelegentlich festzustellenden periostalen Knochenneubildungen und Schaftauftreibungen (RICHTER u. KRAUSE 1983) erschweren die Differentialdiagnose gegenüber der unspezifisch-bakteriellen Osteomyelitis.

Bei der zystischen oder disseminierten Skelettuberkulose (KIENBÖCK 1929, KELLY u. O'CONNER 1970) finden sich insbesondere in den Metaphysen der langen Röhrenknochen zystische, glatt begrenzte Knochendefekte mit der Tendenz zur Konglomerat- und Kettenbildung. Die kompakte Knochensubstanz wird von innen arrodiert, ohne daß sie durchbrochen wird. Die polyzystische Skelettuberkulose ist klinisch durch einen protrahierten Verlauf gekennzeichnet und wird vor allem im Kindesalter und bei jungen Erwachsenen beobachtet.

Die Differentialdiagnose der polyzystischen Skelettuberkulose hat die Sarkoidose und das multiple Myelom zu berücksichtigen, während bei der Schafttuberkulose die unspezifisch-bakterielle Osteomyelitis, gut- und bösartige Knochentumoren, Metastasen und Systemerkrankungen beachtet werden müssen.

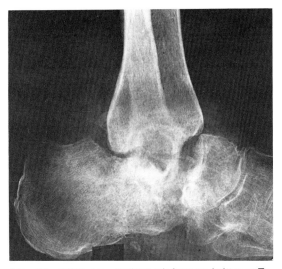

Abb. 33 13jähriger Patient mit fortgeschrittener Tuberkulose des oberen und unteren Sprunggelenks: Vollständig aufgelöster Talus, so daß der distale Tibiaanteil auf dem Kalkaneus ruht. Rundliche knöcherne Destruktionen im Kalkaneus und in der distalen Tibia. Subluxationsstellung des Os naviculare, Abplattung des Fußgewölbes

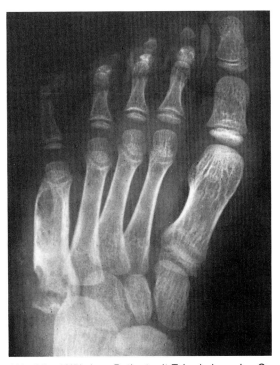

Abb. 34 13jähriger Patient mit Tuberkulose des Os metatarsale V: Verdickung des gesamten Knochens mit Destruktion im Bereich der Basis, insbesondere lateral; ausgedehnte zystische Aufhellung. Zarte Verkalkungen in den Weichteilen lateral der Basis von Metatarsale V

Brustwandtuberkulose

Tuberkulöse Herde der Brustwand, d.h. im Bereich von Sternum, Rippen und Sternoklavikulargelenk, werden nur selten beobachtet (MALL u. Mitarb. 1976, RICHTER u. Mitarb. 1983). Sie betrafen zusammen 4% aller Fälle in unserem Krankengut. Obwohl die Brustwandtuberkulose meist mit einer Lungentuberkulose vergesellschaftet ist, geht sie auf eine hämatogene Infektion zurück oder entsteht durch Übergreifen einer tuberkulösen Spondylitis bzw. eines Senkungsabszesses (UEHLINGER 1979).

Prädilektionsort für die *Rippentuberkulose* ist die Knorpel-Knochen-Grenze. Daneben werden auch die kostovertebrale Lokalisation und die Ansiedlung im Rippenkörper sowie die polyzystische Form (Tatelmann 1953) beobachtet. Radiologisch sind Destruktionen nachweisbar, die von einem extrapleuralen Weichteilschatten begleitet sein können (Brown 1980). Auch pathologische Frakturen und diskrete periostale Veränderungen werden beschrieben (GOLDBLATT u. CREMIN 1978).

Eine Fistelbildung eröffnet die Möglichkeit des Erregernachweises. Differentialdiagnostisch sind das multiple Myelom, maligne Lymphome und Metastasen auszuschließen.

Bei der Tuberkulose des *Sternums* sind meist die Randpartien von Korpus und Manubrium betroffen (Abb. 35). Ein Übergreifen auf die Sternokostal- und Sternoklavikulargelenke ist möglich (RICHTER u. Mitarb. 1983). Aufgrund der oberflächlichen Lage finden sich häufig Abszesse und Fisteln. Die Differentialdiagnose umfaßt Ossifikationsdefekte und Segmentverschiebungen, unspezifisch-bakterielle Entzündungen, Knochen-, Knorpel- und Weichteiltumoren, Metastasen, die rheumatoide Arthritis, die ankylosierende Spondylitis sowie das Tietze-Syndrom.

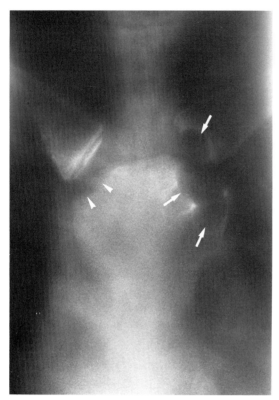

Abb. 35 19jährige Patientin mit Tuberkulose der Sternoklavikulargelenke beiderseits, chronische Fistelbildung mit positivem Erregernachweis. Rundliche Knochendefekte an der linken Klavikula und am Manubrium sterni mit diskretem Verdichtungssaum (Pfeile). Subluxationsstellung der linken Klavikula. Rechtsseitig ist nur eine unscharfe Erosion am Manubrium sterni nachweisbar (Pfeilspitzen)

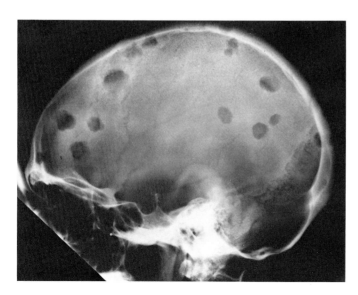

Abb. 36 13jähriger Patient mit Lungentuberkulose und multilokulärer Skelettuberkulose: multiple, rundliche und teilweise scharf begrenzte Aufhellungen mit diskreten Randsklerosen. Zentrale Verdichtung mit einzelnen Herden als Hinweis auf Sequesterbildung. Tangential erfaßte Läsionen: Tabula externa destruiert, interna intakt

Schädeltuberkulose

Tuberkulöse Herde am Schädel werden in den Industrieländern nur noch selten beobachtet. Es wird eine Häufigkeit von etwa 1% angegeben (DANZIGER u. Mitarb. 1976, SCOGGIN u. Mitarb. 1976, WITCOMBE u. CREMIN 1978). Stirn- und Scheitelbein sind am häufigsten betroffen, gefolgt vom Os occipitale und Os temporale (ADDLESTONE u. Mitarb. 1979, BROWN u. Mitarb. 1980, SPOOR u. HARDING 1981).

Klinisch fallen eine pastöse Weichteilschwellung über dem betroffenen Areal und eine Neigung zur Fistelbildung auf. Herde am Schädel werden gehäuft im Rahmen einer polyostotischen Skeletttuberkulose angetroffen (Abb. **36**) (ZAHORSKA u. Mitarb. 1976). Meist sind nur einzelne Herde nachweisbar, und nur selten treten multiple Defekte auf.

Radiologisch finden sich runde oder ovale Knochendestruktionen, die von einem diskreten Sklerosesaum begrenzt sein können. Gelegentlich kommen Knochensequester zur Darstellung. Eine intrakranielle Ausbreitung liegt meist nicht vor (SCOGGIN u. Mitarb. 1976, EMETT u. Mitarb. 1977).

Differentialdiagnostisch ist an posttraumatische Zysten, die Osteoporosis circumscripta des Morbus Paget, und spezifisch-bakterielle Osteomyelitiden sowie an das multiple Myelom und Tumormetastasen zu denken.

Tuberkulöse Osteomyelitis und Arthritis nach BCG-Impfung

Die BCG-(Bacillus-Calmette-Guérin-)Impfung wird mit abgeschwächten, lebenden, bovinen Tuberkelbakterien beim Neugeborenen durchgeführt. Die Osteomyelitis und die Arthritis stellen seltene und schwere Spätkomplikationen dar. Während in Deutschland bisher nur über wenige Fälle berichtet wurde (KAMRAN u. Mitarb. 1982), sind aus Skandinavien Prävalenzen von 1:5000–80 000 bekannt geworden (FOUCARD u. Mitarb. 1971, WASZ-HIRCHERT 1972, DAHLSTRÖM u. SJÖRGEN 1977). Als ursächlich werden eine erhöhte Virulenz des BCG-Stammes, eine zu hohe Impfdosis oder eine Resistenzminderung des Impflings diskutiert (BACHMANN u. Mitarb. 1977, TORKLUS 1977).

Zwischen Impfung und Erstmanifestation wird ein symptomfreies Intervall von 6 Monaten bis 4 Jahren (durchschnittlich 12 Monate) angegeben (BACHMANN u. Mitarb. 1977, KAMRAN u. Mitarb. 1982). Das Allgemeinbefinden ist wenig beeinträchtigt, und der Lokalbefund besteht meist nur aus einer leichten Weichteilschwellung und Bewegungseinschränkung. Der bakteriologische Erregernachweis ist sehr aufwendig und langwierig und verläuft nicht selten negativ, da sich die BCG-Erreger in der Kultur schlecht anzüchten lassen und der Tierversuch wegen der geringen Virulenz der Erreger negativ ausfällt (BACHMANN u. Mitarb. 1977). Der Ausschluß einer Organtuberkulose, insbesondere eines pulmonalen Streuherdes, die diskrete klinische Symptomatik und der histologische Befund einer epitheloidzelligen Granulomatose mit zentral verkäsender Nekrose, Langhansschen Riesenzellen und säurefesten Stäbchen gestatten dann die Diagnose (Abb. **37**).

In aller Regel handelt es sich um einen unilokulären Befall. Eine BCG-induzierte Spondylitis ist außerordentlich selten. Bevorzugt befallen sind die Epi- und Metaphysen der langen Röhrenknochen, die ausgedehnte, exzentrisch lokalisierte und verhältnismäßig scharf begrenzte Destruktionen zeigen (MORTENSON u. Mitarb. 1976). Ein primärer Befall der Diaphyse wird dagegen nur selten beobachtet. Wie andere entzündliche Knochen- und Gelenkerkrankungen kann die BCG-Infektion ein vermehrtes Längenwachstum induzieren. Eine ak-

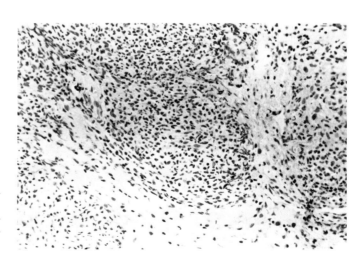

Abb. **37** Atypisches Epitheloidzellgranulom bei BCG-Sepsis eines Patienten mit einem schweren kombinierten Immundefekt (Färbung: HE; Vergrößerung: 220mal)

zidentelle Inokulation von BCG-Bakterien mit nachfolgender Infektion am Bewegungsapparat, z. B. als Ursache eines Karpaltunnelsyndroms, stellt eine Rarität dar (JANZIER u. Mitarb. 1982). Durch eine antituberkulöse Chemotherapie, ggf. in Kombination mit einer operativen Herdsanierung, werden durchweg gute Behandlungsergebnisse erzielt.

Differentialdiagnostisch sind die unspezifisch-bakterielle Osteomyelitis, das Ewing-Sarkom sowie Metastasen zu nennen.

Herrn Dr. J. Numberger (Leiter des Radiologischen Institutes, Zentralkrankenhaus Gauting der LVA), Herrn Prof. Dr. D. Färber (Röntgenabteilung der Kinderklinik, Technische Universität München) und Herrn Prof. P. Fourie (Department of Diagnostic Radiology, University of Pretoria, South Africa) danken wir für die Unterstützung unserer Arbeit.

Literatur

Adams, D. O.: The granulomatous inflammatory response. Amer. J. Path. 84 (1976) 164–191

Addlestone, R. B., W. S. Witt, A. B. Kaiser: Tuberculosis of the mandible presenting as "lumpy jaw". J. Amer. med. Ass. 241 (1979) 2544–2545

Aegerter, E., J. A. Kirkpatrick: Orthopedic Diseases. Saunders, Philadelphia 1975

Alarcon-Segovia, D., J. Alcoer: Retrocardiac mass: a due to the tuberculous nature of monoarthritis. Arth. and Rheum. 23 (1980) 959–960

Alfer, C. L.: Die Häufigkeit der Knochen und Gelenktuberkulose in Beziehung auf Alter, Geschlecht, Stand und Erblichkeit. Bruns' Beitr. klin. Chir. 8 (1891) 277–292

Alkalay, I., T. Kaufmann, H. Suprun: Tuberculosis of the subdeltoid bursa. A case report. Israel J. med. Sci. 16 (1980) 853–855

Allen, B. W., D. Mitchison, J. Darbyshire, W. W. K. Chew, M. Gabriel: Examination of operation specimens from patients with spinal tuberculosis for tubercle bacilli. J. clin. Path. 36 (1983) 662–666

Ando, M., A. M. Dannenberg, M. Sugimoto, B. S. Tepper: Histochemical studies relating the activation of macrophages to the intracellular destruction of tubercle bacilli. Amer. J. Path. 86 (1977) 623–634

Arafiles, R. P.: A new technique of fusion for tuberculous arthritis of the elbow. J. Bone Jt Surg. 63-A (1981) 1396–1400

Arden, G. P., J. C. Scott: Lymph-gland biopsies for suspected bone and joint tuberculosis. Brit. med. J. 1947/II, 87–89

Ascher, N. L., R. L. Simmons, S. Marker, J. Klugmann, J. S. Najarian: Tuberculous joint desease in transplant patients. Amer. J. Surg. 135 (1978) 853–856

Auerbach, O.: Rupture of cold abscesses into the lungs and pleurae. Clinics 1 (1942) 600–614

Aufdermaur, M.: Spondylitis. In Doerr, W., G. Seifert: Pathologie der Gelenke und Weichteiltumoren II, Bd. XVIII/2. Springer, Berlin 1984 (S. 977–1050)

Bachmann, H. J., O. Schriever, W. Havers: BCG-Osteomyelitis und BCG-Arthritis als Komplikationen nach BCG-Impfung. Med. Klin. 72 (1977) 1814–1817

Batson, O. V.: Function of vertebral veins and their role in spread of metastases. Ann. Surg. 112 (1940) 138–149

Baumann, J. V., W. Becker: Obere Extremität. In Witt, A. N., H. Rettig, K. F. Schlegel: Orthopädie in Praxis und Klinik, Bd. VI/1. Thieme, Stuttgart 1983

Berney, S., M. Goldstein, F. Bishko: Clinical and diagnostic feature of tuberculous arthritis. Amer. J. Med. 53 (1972) 36–42

Besser, M. J.: Total knee replacement in unsuspected tuberculosis of the joint. Brit. med. J. 280 (1980) 1434

Bhatia, P. L., K. M. Agarwal, O. P. Gupta, S. Khanna: Tubercular osteomyelitis of facial bones. Ear Nose Throat J. 59 (1980) 310–317

Boda, A.: Two cases of tuberculous caverna of the greater trochanter filled with gentamycin-PMMA-beads (septopal chain) Arch. orthop. traumat. Surg. 101 (1982) 67–69

Boros, D. L.: Granulomatous inflammations. Progr. Allergy 24 (1978) 183–267

Borsworth, D. M.: Tuberculosis of bones and joints. Bull. N.Y. Med. 27 (1950) 42–60

Borsworth, D. M., A. D. Pietra, R. F. Farell: The classic streptomycin in tuberculous bone and joint lesions with mixed infections and sinuses. Clin. Orthop. 116 (1976) 2–7

Brashear, H. R., D. A. Rendleman: Pott's paraplegia. Sth. med. J. (Bgham, Ala.) 71 (1978) 1379–1382

Brocher, J. E. W., H.-G. Willert: Differentialdiagnose der Wirbelsäulenerkrankungen, 6. Aufl. Thieme, Stuttgart 1980

Brown, T. S.: Tuberculosis of the ribs. Clin. Radiol. 31 (1980) 681–684

Brown, T. S., P. P. Franklyn, M. S. K. Marikkar: Tuberculosis of the skull vault. Clin. Radiol. 31 (1980) 313–315

Burke, H. E.: The pathogenesis of certain forms of extrapulmonary tuberculosis. Amer. Rev. Tuberc. 62, Suppl. 1 B (1950) 48–67

Burul, C. J., J. K. Ritchie, P. R. Hawley, I. P. Todd: Psoas abscess: a complication of Crohn's disease. Brit. J. Surg. 67 (1980) 355–356

Bush, D. C., L. H. Schneider: Tuberculosis of the hand and wrist. J. Hand Surg. 9-A (1984) 391–398

Bywaters, E. G. L.: Lesions of bursae, tendons, and tendon sheats. Clin. rheum. Dis. 5 (1979) 883–925

Canoso, J. J., P. R. Sheckman: Septic subcutaneous bursitis. Report of sixteen cases. J. Rheumatol. 6 (1979) 96–102

Chapman, M., R. O. Murray, D. J. Stoker: Tuberculosis of the bones and joints. Semin. Roentgenol. 14 (1979) 266–288

Cherry, J. H., R. K. Ghormley: Bursa and ganglion. Amer. J. Surg. 52 (1941) 319–330

Chow, S. P., A. Yan: Tuberculosis of the knee – a longterm follow-up. Int. Orthop. 4 (1980) 87–92

Cottier, H.: Pathogenese. Springer, Berlin 1980

Crasselt, C.: Die Bedeutung der Synovektomie für die Behandlung der Gelenktuberkulose. Beitr. Orthop. Traumatol. 23 (1976) 188–194

Cywiner-Golenzer, C., J. Witvoet, B. Tayon, J. Roujeau: Tuberculose osseuse diaphysaire. Sem. Hôp. Paris 53 (1977) 2481–2483

Danzinger, J., S. Bloch, B. J. Gremin, M. Goldblatt: Cranial and intracranial tuberculosis. S. Afr. med. J. 50 (1976) 1403–1405

Davidson, P. T., I. Horowitz: Skeletal tuberculosis. Amer. J. Med. 48 /1970) 77–84

Davies, P. D. O., M. J. Humphries, S. P. Byfield, A. J. Nunn, J. H. Darbyshire, M. Citron, W. Fox: Bone and joint tuberculosis. J. Bone Jt Surg. 66-B (1984) 326–330

Debeyre, J., C. Kenesi: La biopsie dans le diagnostic des tuberculoses osseuse. Presse méd. 73 (1965) 1623–1625

Debrunner, A. M.: Orthopädie. Die Störungen des Bewegungsapparates in Klinik und Praxis. Huber, Bern 1980

Dihlmann, W.: Gelenke, Wirbelverbindungen. Thieme, Stuttgart 1973; 2. Aufl. 1982

Dihlmann, W.: Computertomographie des Hüftgelenks. Hambg. Ärztebl. 37 (1983) 262–268

Dihlmann, W., G. Nebel: Computed tomography of the hip joint capsule. J. Comput. assist. Tomogr. 7 (1983) 278–285

Eckel, H., K. Due: Die Tuberkulose der kleinen Gelenke. Fortschr. Röntgenstr. 142 (1985) 19–23

Ecker, J.: Zur Entwicklung der medikamentösen Therapie der Knochen- und Gelenktuberkulose. Beitr. Orthop. Traumatol. 30 (1983) 152–158

Edlin, G. P.: Active tuberculosis unrecognised until necropsy. Lancet 1978/I, 650–652

Elkerot, Z., O. Eiken: Tuberculosis of the hand. Case report. Scand. J. plast. reconstr. Surg. 15 (1981) 77–79

Emmett, J. R., N. D. Fischer, W. P. Biggers: Tuberculous mastoiditis. Laryngoscope 87 (1977) 1157–1163

Enarson, D. A., M. Fujii, E. M. Nakielna, S. Grzybowski: Bone and joint tuberculosis: a continuing problem. Canad. med. Ass. J. 120 (1979) 139–145

Flatman, J. G.: Hip disease with referred pain to the knee. J. Amer. med. Ass. 234 (1975) 967–968

Forlenza, S. W., J. L. Axelrod, M. H. Grieco: Pott's disease in heroin addicts. J. Amer. med. Ass. 241 (1979) 379–380

Foure, X., R. Duvauferrier, G. Chales, A. Ramee: Biopsies percutanées rachidienne et sacro-iliaques à visée diagnostique. J. Radiol. 64 (1983) 551–556

Francis, J., E. W. Abrahams: Tuberculoid bacilli and tuberculoidosis. Chest 86 (1984) 942

Frommhold, W., R. Glocker, H. Holthusen: zit. bei Swoboda, W. 1969

Garber, E. K., R. Bluestone: Case Report 138: Tuberculous arthritis of knee with cold abscess communicating with knee joint. Skelet. Radiol. 6 (1981) 75–76

Gaw Krodger, D. J.: Bone and joint tubeculosis: phthisis changes courses. Postgrad. med. J. 58 (1982) 753–755

Girdlestone, G. R.: Pott's disease and Pott's paraplegia. Ann. roy. Coll. Surg. 4 (1949) 214–231

Glassroth, J., A. G. Robins, D. E. Snider: Tuberculosis in the 1980s. New Engl. J. Med. 302 (1980) 1441–1450

Göb, A.: Zu den diagnostischen Methoden der Knochen- und Gelenkerkrankungen: die differentialdiagnostische Bedeutung der Tuberkulose. Prax. Pneumol. 31 (1977) 346–350

Göb, A.: Die operative Behandlung der Coxitis tuberculosa. Z. Orthop. 118 (1980) 55–61

Göb, A., H. Blaha: Der heutige Stand der konservativen und operativen Behandlung der Gelenkstuberkulose im Erwachsenenalter. Münch. med. Wschr. 117 (1975) 1313–1316

Goldblatt, M., B. J. Cremin: Osteo-articular tuberculosis: it's presentation in coloured races. Clin. Radiol. 29 (1978) 669–677

Gorse, G. J., M. J. Pais, J. A. Kusske, T. C. Cesario: Tuberculous spondylitis. A report of six cases and a review of the literature. Medicine (Baltimore) 62 (1983) 178–193

Graves, V. B., M. H. Schreiber: Tuberculous psoas muscle abscess. J. Canad. Ass. Radiol. 24 (1973) 268–271

Griffiths, D. L.: The treatment of tuberculosis of bone and joint. Trans. roy. Soc. trop. Med. Hyg. 72 (1978) 559–563

Griffiths, D. L.: Treatment of orthopaedic tuberculosis. Brit. med. J. 1979/I, 954

Griffiths, D. L., H. J. Seddon, R. Roaf: Pott's Paraplegia. Oxford University Press, London 1956

Hald, J.: The value of histological and bacteriological examination in tuberculosis of bone and joints. Acta orthop. scand. 35 (1964) 91–97

Halsey, J. P., J. S. Reeback, C. G. Barnes: A decade of skeletal tuberculosis. Ann. rheum. Dis. 41 (1982) 7–10

Hardinge, K., J. Cleary, J. Charnley: Low friction arthroplasty for healed septic and tuberculous arthritis. J. Bone Jt Surg. 61-B (1979) 144–147

Hartung, W.: Die Pathologie und Pathogenese der extrapulmonalen Tuberkulose. Prax. Pneumol. 31 (1977) 702–707

Hecht, R. H., M. H. Meyers, M. Thornhill-Jognes, J. Z. Montgomerie: Reaktivation of tuberculous infection following total joint replacement. J. Bone Jt Surg. 65-A (1983) 1015–1016

Hierholzer, S., G. Hierholzer: The unsuccessful surgical management of posttraumatic chronic bone infection. Arch. orthop. traumat. Surg. 100 (1982) 67–68

Hohmann, G., M. Hackenbroch, K. Lindemann: Handbuch der Orthopädie. Thieme, Stuttgart 1957; 2. Aufl.: Witt, A. N. u. Mitarb.: Orthopädie in Praxis und Klinik, 1980–1986

Hopkins, G. O.: Multiple joint tuberculosis presenting as HLA-B 27 disease. Postgrad. med. J. 59 (1983) 113–115

Hussain, S. A.: Poserior medastinal mass. J. Amer. med. Ass. 253 (1976) 849

Itoh, H.: Experimental studies on the formation of epitheloid cells induced by fractioned substances of tubercle bacilli. Acta path. jap. 24 (1974) 33–62

Jaster, D., H. P. Quest: Osteoartikuläre Tuberkulose: Entwicklung und Tendenzen. Beitr. Orthop. Traumatol. 26 (1979) 539–542

Johnson, R., K. L. Barnes, R. Owen: Reactivation of tuberculosis after total hip replacement. J. Bone Jt Surg. 61-B (1979) 148–150

Joshi, P., D. Shamley: Unusual presentation of tuberculosis. A case report. S. Afr. med. J. 60 (1981) 435–438

Just, M.: Statistische Erhebungen bei der Skelett- und Gelenktuberkulose im Zusammenhang mit anderen tuberkulösen Erkrankungen. Diss., München 1977

Kamran, D., W. Müller, H. H. Peter, C. L. Rieger: Klinische und immunologische Befunde bei BGG-Osteomyelitis. Mschr. Kinderheilk. 130 (1982) 899–904

Kastert, J.: Zur Pathogenese der Spondylitis tuberculosa. Beitr. klin. Tuberk. 106 (1952) 455–460

Kastert, J.: Zur Entstehung und Entwicklung des tuberkulösen Skelettherdes. Beitr. klin. Tuberk. 110 (1953) 399–408

Kastert, J.: Die Spondylitis tuberculosa und ihre operative Behandlung. Hippokrates, Stuttgart 1957

Kastert, J., E. Uehlinger: Skelettuberkulose. In Hein, J., H. Kleinschmidt, E. Uehlinger: Handbuch der Tuberkulose, Bd. IV. Thieme, Stuttgart 1964 (S. 443–538)

Kelly, P., A. G. Karlson: Musculoskeletal tuberculosis. Proc. Mayo Clin. 44 (1969) 73–80

Kim, J. J., C. U. Ci, S. W. Lee, B. M. Kwak: Replacement arthroplasty using the Charnley prothesis in old tuberculosis of the hip. Int. Orthop. 3 (1979) 81–88

Klofkorn, R. W., J. C. Steigerwald: Carpal tunnel syndrome as the initial manifestation of tuberculosis. Amer. J. Med. 60 (1976) 583–586

Koppers, B.: Häufigkeit der osteoartikulären Tuberkulose. Münch. med. Wschr. 123 (1981) 27–28

Koppers, B.: Osteoartikuläre Tuberkulose: Möglichkeiten und Grenzen der Röntgendiagnostik. Therapiewoche 31 (1981) 152–159

Kremer, W., O. Wiese: Die Tuberkulose der Knochen und Gelenke. Springer, Berlin 1930

Kyle, J.: Psoas abscess in Crohn's disease. Gastroenterology 61 (1971) 149–155

LaBerge, J. M., M. Brant-Zawadzki: Evaluation of Pott's disease with computed tomography. Neuroradiology 26 (1984) 429–434

La Fond, E. M.: An analysis of adult skeletal tuberculosis. J. Bone Jt Surg. 40-A (1958) 346–364

Lang, W.: Hat eine pathogenetische Betrachtungsweise in der Behandlung extrapulmonaler Tuberkulosen praktische Bedeutung? Tuberk.-Arzt 14 (1960) 686–691

Leibe, H., H. Köhler, P. Keßler: Die osteoartikuläre Tuberkulose. Rückblick – Gegenwärtiger Stand von Diagnostik und Therapie. Zbl. Chir. 107 (1982) 322–342

Letter: Tuberculous osteomyelitis of the rib. S. Afr. med. J. 49 (1975) 1583

Lowe, J., A. Pfau, H. Stein: Reactivated muskuloskeletal tuberculosis with concomitant asymptomatic genitourinary infection. Israel J. med. Sci. 19 (1983) 262–266

Lunt, R.: Bone and joint tuberculosis. Brit. med. J. 1979/II, 907–909

Lynch, A. F.: Tuberculosis of the greater trochanter. A report of eight cases. J. Bone Jt Surg. 64-B (1982) 185–188

McCullough, C. J.: Tuberculosis as a late complication of total hip replacement. Acta orthop. scand. 48 (1977) 508–510

McGiverin, N. J.: View from childhood. Brit. med. J. 1979/II, 909

Mall, J. C., H. K. Genant, G. Gamsa: Multifocal tuberculosis of the ribs. A rare presentation in this area. Amer. Rev. respir. Dis. 114 (1976) 635–637

Manzella, J. P., L. P. Vanvoris, J. F. Hruska: Isolated calcaneal tuberculous osteomyelitis – a case report. J. Bone Jt Surg. 61 A (1979) 946–947

Mariano, M., W. G. Spector: The formation and properties of macrophage polykaryons (inflammatory giant cells). J. Path. 113 (1974) 1–19

Martini, M., H. Gottesman: Results of conservative treatment in tuberculosis of the elbow. Int. Orthop. 4 (1980) 83–86

Massachusetts General Hospital: Case records: Weekly clinicopathological exercises. Case 5 – 1976. New Engl. J. Med. 294 (1976) 267–274

May, H.: Die Tuberkulose der Knochen und Gelenke. Enke, Stuttgart 1953 S. 443–463)

May, H.: Die Behandlung der Knochen- und Gelenkstuberkulose. Enke, Stuttgart 1953

Mayers, L. B.: Carpal tunnel syndrome secondary to tuberculosis. Arch. Neurol. 10 (1964) 426–429

Misgar, M. S., A. Hussain: The role of synovial biopsy in tuberculous synovitis knee. J. Indian med. Ass. 77 (1981) 125–127

Moon, M. S., I. Kim, J. M. Kim, H. S. Lee, Y. P. Ahn: Synovial biopsy by Franklin-Silverman needle. Clin. Orthop. 150 (1980) 224–228

Mortenson, W., O. E. Klöf, J. Jorulf: Radiologic aspects of BCG-osteomyelitis in infants and children. Acta radiol. Diagn. 17 (1976) 845–855

Neuwton, P., J. Sharp, K. L. Barnes: Bone and joint tuberculosis in Greater Manchester 1969–79. Ann. rheum. Dis. 41 (1982) 1–6

Orendi, C.: Knochen-, Gelenk- und Weichteilerkrankungen im Röntgenbild, VEB Fischer, Jena 1968

Papavasiliou, V. A.: Reconstruction of a tuberculous thumb by free bone grafting. A case report. Acta orthop. scand. 49 (1978) 595–596

Papavasiliou, V. A., A. V. Petropoulos: Bone and joint tuberculosis in childhood. Acta orthop. scand. 52 (1981) 1–4

Pauker, M., M. Seelenfreund, G. Moriain: Conservative treatment of a BCG-osteomyelitis of the femur. Arch. Dis. Childh. 52 (1977) 330–331

Paus, B.: The changed pattern of bone and joint tuberculosis in Norway. Acta orthop. scand. 48 (1977) 277–279

Pimm, L. H.: Tuberculosis of the subdeltoid bursa. J. Bone Jt Surg. 37-B (1955) 102–106

Pitzen, P., H. Rössler: Kurzgefaßtes Lehrbuch der Orthopädie, 11. Aufl. Urban & Schwarzenberg, München 1970

Prasad, G. C., K. Baldew, P. K. Shulka, P. J. Deshpande: Serum electrophoretic pattern in osteoarticular tuberculosis. Acta orthop. scand. 48 (1977) 5–9

Prinsloo, J. G., G. F. Kirsten: Tuberculosis of the skull vault. S. Afr. med. J. 51 (1977) 248–250

Rabuzzi, D. D., L. M. Modesti: First vertebral body granuloma. Trans. Amer. Ophthal. Otolaryng. 84 (1977) 100–101

Rahman, N.: Atypical forms of spinal tuberculosis. J. Bone Jt Surg. 62-B (1980) 162–165

Rehm-Graves, S., A. J. Weinstein, L. H. Calabrese, S. A. Cook, F. R. S. Boumphrey: Tuberculosis of the greater trochanteric bursa. Arthr. and Rheum. 26 (1983) 77–81

Reinhard, W.: Die Tuberkulose der Knochen und Gelenke. Springer, Berlin 1966

Resnick, D., G. Nirajama: Diagnosis of Bone and Joint Disorders, vol. III. Saunders, Philadelphia 1981

Richter, R., F. J. Krause: Primäre Diaphysentuberkulose der langen Röhrenknochen. Fortschr. Röntgenstr. 139 (1983) 549–552

Richter, R., P. Michels: Die isolierte Darmbeintuberkulose und ihre Differentialdiagnose. Fortschr. Röntgenstr. 137 (1982) 135–140

Richter, R., P. Michels: Zur Diagnose und Differentialdiagnose des tuberkulösen Schlüsselbeinschaftherdes. Prax. Pneumol. 37 (1983) 179–183

Richter, R., K. Herzog, G. Köhler: Der Patellaherd, eine seltene Lokalisationsform der Skelettuberkulose. Z. Orthop. 120 (1982) 5–9

Richter, R., G. Köhler, P. Michels: Tuberkulöse Kalcaneusherde, ihre Behandlung und Differentialdiagnose. Fortschr. Röntgenstr. 135 (1981) 583–587

Richter, R., W. Nübling, F. J. Krause: Die isolierte Brustbeintuberkulose. Fortschr. Röntgenstr. 139 (1983) 132–135

Richter, R., W. Nübling, G. Köhler, A. Iljuiski: Die Tuberkulose der Iliosakralgelenke. Z. Orthop. 121 (1983) 564–570

Robins, R. H. C.: Tuberculosis of the wrist and hand. Brit. J. Surg. 54 (1967) 211–218

Saigal, M. D., P. N. Wahi, C. B. Singh: Lymphnode and synovial membrane biopsies in the diagnosis of joint tuberculosis. Indian J. med. Sci. 8 (1954) 536–539

Saxena, P. S., R. K. Sharma: Value of histopathology, culture and guinea pig inoculation in osteoarticular tuberculosis. Int. Surg. 67, Suppl. 4 (1982) 540–542

Schajowicz, F.: Tumors and tumorlike lesions of bone and joints. Springer, Berlin 1981

Schlegel, K. F.: Die Knochen- und Gelenktuberkulose. Prax. Pneumol. 31 (1977) 724–733

Schulze, W.: Sonderprobleme der extrapulmonalen Tuberkulose. Prax. Pneumol. 31 (1977) 317–319

Scoggin, C. H., M. J. Schwarz, B. W. Dixon, J. R. Durrance: Tuberculosis of the skull. Arch. intern. Med. 136 (1976) 1154–1156

Seifert, G., G. Geiler: Der Rheumatismus der Schleimbeutel und Sehnenscheiden. Z. Rheumaforsch. 17 (1958) 337–350

Seyfarth, H.: Die heutigen Gesichtspunkte zur operativen Behandlung der osteoartikulären Tuberkulose. Zbl. Chir. 102 (1977) 65–68

Sharma, S. V., B. P. Varma, S. Khanna: Dystrophic calcification in tubercular lesions of bursa. Acta orthop. scand. 49 (1978) 445–447

Sichert, P.: Zur Diagnostik der Wirbelsäulentuberkulose mit besonderer Berücksichtigung der Röntgenologie. Diss., München 1975

Silva, C. L., S. M. Ekizlerian, R. A. Fazioli: Role of cord factor in the modulation of infection caused by mycobacteria. Amer. J. Path. 118 (1985) 238–247

Somerville, E. W., M. C. Wilkinson: Girdlestone's Tuberculosis of Bone and Joints. Oxford University Press, London 1965

Spoor, T. C., S. A. Harding: Orbital tuberculosis. Amer. J. Ophthal. 91 (1981) 644–647

Strauss, J.: Zur Frühdiagnose der Knochengelenktuberkulose. Tuberk.-Arzt 15 (1961) 172–182

Stroebel, A. B., T. M. Daniel, J. H. K. Lau, J. C. Y. Leong, H. Richardson: Serologic diagnostic of bone and joint tuberculosis by an enzyme – linked immunoabsorbent assay. J. infect. Dis. 146 (1982) 280–283

Sundararaj, G. D., A. J. Selvapandian: Tuberculosis of the hip with urinary fistulas – a case report. Brit. J. Surg. 70 (1983) 241

Swoboda, W.: Das Skelet des Kindes, 2. Aufl. (Fortschr. Röntgenstr., Erg.-Bd. 78.) Thieme, Stuttgart 1969

Szilagyi, A. J. Mendelson, J. Portnoy, B. Miller: Caseating granulomas in chronic osteomyelitis: salmonellosis, tuberculosis or both? Canad. med. Ass. J. 120 (1979) 963–965

Torklus, D.: Bovine tuberkulöse Osteomyelitis nach BCG-Impfung. Z. Orthop. 115 (1977) 249–252

Tuli, S. M., S. K. Mulkjerjee: Excision arthroplasty for tuberculous and pyogenic arthritis of the hip. J. Bone Jt Surg. 63-B (1981) 29–32

Tuli, S. M., K. Kumar, P. C. Sen: Pentration of antitubercular drugs in clinical osteoarticular tubercular lesions. Acta orthop. scand. 48 (1977) 363–368

Uehlinger, E.: Die pathologische Anatomie der haematogenen Tuberkulose. Schweiz. med. Wschr. 97 (1967) 1523–1530

Uehlinger, E.: Tuberkulose der Knochen und Gelenke. In Schinz, H. R., W. E. Baensch, W. Frommhold, R. Glauner, E. Uehlinger, J. Wellauer: Lehrbuch der Röntgendiagnostik, 6. Aufl., Bd. II/1. Thieme, Stuttgart 1979 (S. 749–778)

Valls, J.: La biopsie ganglionaire comme moyen de diagnostic dans les arthrites chronique des membres. Brux.-méd. 13 (1933) 1151–1155

Van den Oord, J. J., C. de Wolf-Peeters, F. Facchetti, V. J. Desmet: Cellular composition of hypersensitivity-type granulomas: immunohistochemical analysis of tuberculous and sarcoidal lymphadenitis. Hum. Path. 15 (1984) 559–565

Versfeld, G. A., A. Solomon: A diagnostic approach to tuberculosis of bones and joints. J. Bone Jt Surg. 64-B (1982) 446–449

Wallace, R., A. S. Cohen: Tuberculous arthritis. Amer. J. Med. 61 (1976) 277–282

Wallmann, K.: Erfahrungen mit serologischen Untersuchungen zur Diagnostik der Skelettuberkulose. Beitr. Orthop. Traumatol. 23 (1976) 180–185

Weber, U., H. Rettig, H. Jungbluth: Knochen- und Gelenktuberkulose, Perimed, Erlangen 1985

Werbin, N.: Tuberculosis after jejuno – ileal bypass for morbid obesity. Postgrad. med. J. 57 (1981) 252–253

Wissing, H.: Behandlungstaktik bei der postoperativen Gelenkinfektion. Zbl. Chir. 108 (1983) 575–882

Witcombe, J. B., B. J. Cremin: Tuberculous erosion on the sphenoid bone. Brit. J. Radiol. 51 (1978) 347–350

Witt, A. N., H. Rettig, K. F. Schlegel, M. Hackenbroch, W. Hupfauer: Orthopädie in Praxis und Klinik, 2. Aufl., Bd. IV. Thieme, Stuttgart 1982

Zahorska, T., J. Valasek, G. Raczova: Osteitis tuberculosa ossis frontalis. Z. Orthop. 114 (1978) 133

Osteoartikuläre Sarkoidose (Morbus Boeck)

I. P. Arlart und W. Mohr

Definition

Die Sarkoidose ist eine systemische Erkrankung, der die Bildung multipler miliarer Granulome in verschiedenen Organen zugrunde liegt.

Ätiologie und Pathogenese

Die Ätiologie der Sarkoidose ist nach wie vor unbekannt (WILLIAMS 1977, LESCH u. KOCH 1982). Ein infektiöses Agens wurde bisher nicht nachgewiesen. Die Übertragbarkeit der Krankheit durch Lymphknotenhomogenate von Sarkoidosepatienten auf Ratten (MITCHELL u. REES 1970) wurde von anderen Autoren nicht bestätigt (CALLEN u. CHANDA 1978). Nach STEGEMANN u. Mitarb. (1979) stellt die Sarkoidose eine „möglicherweise genetisch determinierte, wahrscheinlich immunologisch bedingte, entzündliche, oft generalisierte Erkrankung" dar. Aus Mitteilungen über das familiäre Auftreten der Krankheit (SHARMA u. Mitarb. 1976) darf geschlossen werden, daß genetische Faktoren für die Pathogenese von Bedeutung sind (WIMAN 1972); es besteht jedoch keine signifikante Assoziation mit Genotypen des HLA-Histokompatibilitäts-Antigens (MÖLLER u. Mitarb. 1974). Lediglich BREWERTON u. Mitarb. (1977) vermuten, daß eine „leichte Assoziation" mit dem B8-Histokompatibilitäts-Antigen vorliegen soll. Die Bedeutung genetischer Faktoren mag sich auch niederschlagen in der Beobachtung, daß farbige Amerikaner zehnmal häufiger als Weiße erkranken sollen (Editorial 1976). Aus immunologischen Untersuchungen wird auf eine reduzierte zellvermittelte Immunreaktion geschlossen (JAMES u. Mitarb. 1975). WIESENHUTTER u. SHARMA (1979) diskutieren die Möglichkeit des Vorliegens einer Autoimmunerkrankung mit einem Defekt der Suppressorzellaktivität. Möglicherweise sind jedoch die immunologischen Abnormitäten vor-

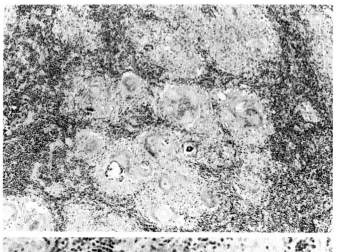

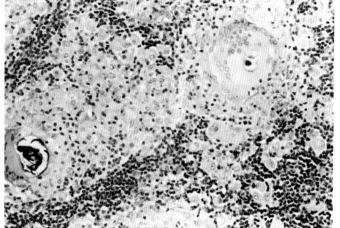

Abb. 1a u. b Lichtmikroskopie von Hiluslymphknoten bei akuter Lymphknotensarkoidose
(Färbung: HE)
a Multiple Epitheloidzellgranulome mit Langhansschen Riesenzellen durchsetzen das Lymphknotenparenchym
(Vergrößerung: 85mal)
b Stärkere Vergrößerung eines Epitheloidzellgranuloms. Im Zentrum der Epitheloidzellgranulome Langhanssche Riesenzellen mit Schaumannschen Körperchen
(Vergrößerung: 220mal)

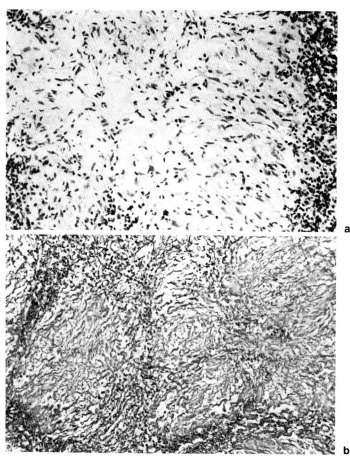

Abb. 2a u. b Ausheilungsstadium der Lymphknotensarkoidose
a Im Granulom hat die Zellularität abgenommen. Es liegen nur noch wenige Epitheloidzellen vor, die von stark entwickelter Extrazellularsubstanz umgeben werden
(Färbung: HE; Vergrößerung: 220mal)
b Zunahme von Silberfasern im vernarbenden Epitheloidzellgranulom
(Färbung: Gomori; Vergrößerung: 220mal)

übergehend und lediglich ein Marker der Krankheitsaktivität (CALLEN u. CHANDA 1978). In Ermangelung gesicherten Wissens werden heute weiterhin zwei Theorien diskutiert, die evtl. die kausale Pathogenese erklären können (LESCH u. KOCH 1982):

1. „Ein noch nicht definierter Partikel induziert eine zelluläre Reaktion des Mesenchym-Makrophagen-Systems, die in einer Granulombildung besteht." Da Lungen und tracheobronchiale Lymphknoten in erster Linie befallen sind, spekuliert COTTIER (1980) mit der Möglichkeit, daß das auslösende Agens in der Regel aerogen in den Körper gelangt. Eine Generalisation ließe sich dann mit einer "hämatogenen Aussaat des betreffenden Agens in Beziehung bringen".

Tabelle 1 Spektrum der granulominduzierenden Agentien (*Heymer* u. *Haferkamp* 1980)

Infektiös	Nicht infektiös
Bakterien	Fremdkörper
Pilze	partikuläre Antigene
Parasiten	unlösliche Ag-Ak-Komplexe
Chlamydien	Metalle (Beryllium, Zirkonium)
Protozoen	maligne Tumoren
Viren?	mikrobielle Zellwände

2. „Personen mit einer genetisch determinierten, von der Norm abweichenden Reaktion des Immunsystems zeigen unter bestimmten Bedingungen eine Granulombildung." Diese Ansicht könnte teilweise bestätigt werden durch die Fähigkeit unterschiedlicher Substanzen (Tab. 1), im tierischen Organismus Granulome zu induzieren. *Als Basis dafür gilt, daß alle Substanzen, die durch eine akute Entzündungsreaktion nicht abgebaut werden, Granulome verursachen können* (HEYMER u. HAFERKAMP 1980).

Das formalpathogenetische Charakteristikum der Sarkoidose stellt das nicht verkäste Epitheloidzellgranulom dar (Abb. 1). Immunologisch gleicht dieses Granulom dem der Tuberkulose (VAN DEN OORD u. Mitarb. 1984). Epitheloidzellen, als vorherrschender Zelltyp, entwickeln sich aus Blutmonozyten über reife Makrophagen; Langhanssche Riesenzellen entstehen durch eine Fusion von Makrophagen (VAN DER RHEE u. Mitarb. 1979). In den Langhansschen Riesenzellen können Schaumannsche Körperchen und Asteroidkörperchen vorliegen (Abb. 1). Allerdings beweisen diese Strukturen keineswegs die Sarkoidose (ROSEN u. Mitarb. 1979, LESCH u. KOCH 1982). Im allgemeinen neigt das Granulom dazu, während des Krankheitsverlaufs abzuheilen. Es kommt dann zu narbiger Umwandlung, wobei die Zellaktivität abnimmt (Abb. 2a). Im fortgeschrittenen Stadium der Ausheilung liegen dann zwischen den wenigen Epitheloidzellen und Langhansschen Riesenzellen reichlich Silberfasern vor (Abb. 2b). Eine komplette Vernarbung oder komplette Resorption des Granuloms mit Restitutio ad integrum soll möglich sein (LESCH u. KOCH 1982).

Epidemiologie

Die Prävalenz der weltweit verbreiteten Erkrankung liegt nach radiologischen Thoraxuntersuchungen bei 0,2‰ (JAMES u. Mitarb. 1976b). Für die Bundesrepublik Deutschland wird eine Prävalenz der Sarkoidose von 0,43‰ angegeben; Bayern führt mit 0,498‰. Die Ansicht, daß in Europa Häufigkeitsunterschiede zwischen Norden und Süden („Nord-Süd-Gefälle") bestehen, ist widerlegt (LEVINSKY u. Mitarb. 1976). Männliches und weibliches Geschlecht werden etwa gleich häufig betroffen (JAMES u. Mitarb. 1976b, SILTZBACH u. Mitarb. 1974). Bei 51% der Patienten liegt das Manifestationsalter der Erkrankung zwischen dem 20. und dem 29. Lebensjahr (MAYOCK u. Mitarb. 1963); etwa 68% der Patienten sind bei Krankheitsbeginn jünger als 40 Jahre (JAMES u. Mitarb. 1976b). Es muß jedoch darauf hingewiesen werden, daß auch bei den von MAYOCK u. Mitarb. (1963) beobachteten Patienten 12% bei Krankheitsbeginn über 50 Jahre alt waren. Angehörige der schwarzen Rasse sollen etwas häufiger erkranken (RICKER u. CLARK 1949, MAYOCK u. Mitarb. 1963).

Klinischer Verlauf der Sarkoidose

Nach dem klinischen Verlauf der Sarkoidose können zwei Formen unterschieden werden:
Bei der *akuten Sarkoidose* treten Fieber, Erythema nodosum, Gelenkschmerzen und bihiläre Lymphknotenvergrößerungen im Röntgenbild auf („Löfgren-Syndrom"). Eine Uveitis, Iridozyklitis, Parotitis und Fazialisbeteiligung („Heerfordt-Syndrom") können hinzukommen. Beide Erscheinungsbilder klingen unbehandelt in wenigen Wochen ab.
Bei der *chronischen Sarkoidose* werden 40% der Erkrankten nur durch Zufall entdeckt, wobei die Betroffenen anfangs symptomfrei sind, später Gewichtsverlust und Belastungsdyspnoe, abdominelle Schmerzen, Versiegen der Tränenflüssigkeit und Störungen im Bereich des zentralen Nervensystems aufweisen.
Die initialen Zeichen eines Erythema nodosum oder einer akuten Iridozyklitis führen in der Mehrzahl der Fälle zu einer Thoraxaufnahme, wodurch die Diagnose einer Hiluslymphknotenvergrößerung einfach zu stellen ist. Extrathorakale Manifestationen der Sarkoidose zeigen sich nach Beobachtungen aus einer multizentrischen Studie an über 3600 Patienten (JAMES u. Mitarb. 1976b) relativ selten. Häufigkeit und seltene Lokalisationen der Erkrankung sind in der Abb. 3 aufgeführt (BEHREND 1984).

Nichtradiologische Diagnostik der Sarkoidose

Hyperkalzämie

Die Hyperkalzämie spielt diagnostisch keine beweisende Rolle, da sie nur selten vorkommt. GOLDSTEIN u. Mitarb. (1971) fanden unter 364 Patienten nur in 2,2% der Fälle eine Hyperkalzämie. Hyperkalzämie oder Hyperkalzurie sind kein Indiz für den Knochenbefall bei der Sarkoidose. Sie beruhen auf einer gesteigerten enteralen Kalziumresorption (ALBERTS u. VAN DEN BERG 1984).

Kveim-Test

Der Kveim-Test, bei dem 4–6 Wochen nach der Injektion des Kveim-Antigens bei einem Drittel der Patienten etwa 5 mm große Papeln entstehen (SILTZBACH 1964), wird nach wie vor als Diagnostikum empfohlen. Er scheitert jedoch häufig am Fehlen eines potenten Kveim-Antigens und an der möglichen Entwicklung atypischer Erscheinungsbilder (SHARMA 1978). Der Kveim-Test kann zusätzlich auch bei anderen Krankheiten (chronische lymphatische Leukämie, tuberkulöse Lymphadenitis, infektiöse Mononukleose, unspezifische zervikale Lymphadenitis) positiv ausfallen und stellt somit keinen spezifischen Sarkoidosenachweis dar (ISRAEL u. GOLDSTEIN 1971).

Angiotensinkonvertierendes Enzym

Bei 34–83% der Patienten mit Sarkoidose ist die Aktivität des angiotensinkonvertierenden Enzyms (ACE) im Serum signifikant erhöht (SILVERSTEIN u. Mitarb. 1976, LIEBERMAN 1976, THESTRUP-PEDERSEN u. Mitarb. 1985). Normale Aktivitäten schließen die Krankheit allerdings nicht aus (LIEBERMAN 1976, LIEBERMAN u. REA 1977). Veränderungen der ACE-Aktivität können den Verlauf und den Therapieerfolg bei Sarkoidose widerspiegeln (SEHRT u. CHRIST 1984).

Pathologisch-anatomische Diagnostik der Sarkoidose

Sowohl die Annahme einer ossären Sarkoidose als auch einer Hiluslymphknotensarkoidose bedarf auch heute noch einer histologischen Bestätigung.
Es sei darauf hingewiesen, daß Epitheloidzellgranulome ohne Verkäsung in den Lymphknoten für die Krankheit der Sarkoidose nicht beweisend sind, sondern daß sie die Diagnose lediglich unterstützen können (MITCHELL u. Mitarb. 1977), da unterschiedliche Agenzien Granulome auslösen können (vgl. Tab. 1).
Die Diagnose einer chronischen Gelenksarkoidose sollte ebenfalls unbedingt durch die histologische Untersuchung bestätigt werden (SOKOLOFF u. BUNIM 1959, PRIEUR u. Mitarb. 1982, JOB-DESLANDRE u. Mitarb. 1984).

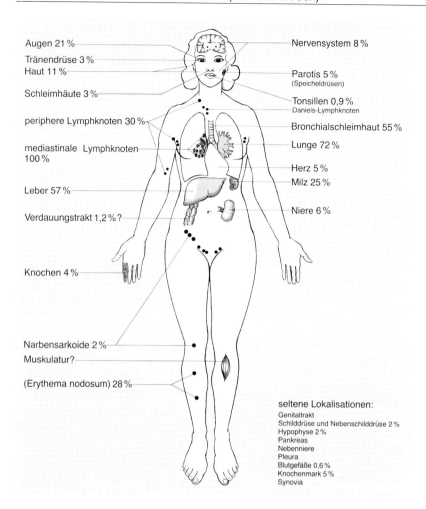

Abb. 3 Lokalisation der Sarkoidose und Häufigkeit der verschiedenen Organmanifestationen bei 451 Patienten (nach *Behrend*)

Häufigkeit und Lokalisation der osteoartikulären Sarkoidose

Die Varianz über Häufigkeitsangaben der Skelettsarkoidose ist wohl dadurch zu erklären, daß sie in der Regel ohne klinische Symptome verläuft und somit meist einem Zufallsbefund im Rahmen einer viszeralen Sarkoidose entspricht. Zusätzlich ist der Häufigkeitsunterschied mit der eingeschränkten Sensitivität radiologischer Verfahren im Nachweis kleiner und kleinster Läsionen zu erklären. Es ist daher eher wahrscheinlich, daß die Inzidenz eines Knochenbefalls bei Sarkoidose häufiger als vermutet ist. Die Angaben in der Literatur schwanken zwischen Grenzwerten von 1 und 36% (MAYOCK u. Mitarb. 1963, YOUNG u. LAMAN 1972, NEVILLE u. Mitarb. 1977, YAGHMAI 1983); 4% scheint ein realistischer Wert zu sein (SILTZBACH u. Mitarb. 1974).

Obwohl der Knochenbefall bei Sarkoidose in der Regel zu keiner auffälligen Symptomatik führt, zeigen Untersuchungen von NEVILLE u. Mitarb. (1977), daß etwa 50% der Patienten Schmerzen und eine Fingersteife haben. Diese Symptome waren jedoch nur in 4 Fällen so auffällig, daß nach Sarkoidoseveränderungen gefahndet wurde. Werden Weichteilschwellungen über aufgetriebenen Knochen bei 45% der Patienten beobachtet, wird eine Röntgenuntersuchung meist erst dann veranlaßt, wenn es zur schmerzhaften Deformität des Knochens kommt. Beobachtungen von JAMES u. Mitarb. (1976a) führten zum Nachweis eines Knochenbefalls bei 3% aller Sarkoidosepatienten, vor allem dann, wenn gleichzeitig eine chronische Hautbeteiligung vorlag. Ein Knochenbefall wies hierbei auf eine chronisch persistierende, irreversible Form der Sarkoidose hin.

Obwohl bei einer Skelettbeteiligung Hände und Füße bevorzugt befallen sind, können auch der Schädel, die Wirbelsäule, das Becken oder lange Röhrenknochen erkranken (Tab. 2). Finger- und Fußskelett sind in dieser Tabelle sicher unterrepräsentiert, da hier in der Regel keine histologischen Untersuchungen vorgenommen werden. Andererseits sind die zahlreichen Fallangaben über eine Lokalisation in der Schädelkalotte weniger ein Be-

Tabelle 2 Lokalisation histologisch bestätigter Skelettherde der Sarkoidose

Skelettlokalisation	Autoren
Schädelkalotte	*Teirstein* u. Mitarb. 1961, *Olsen* 1963, *Nou* 1965, *Turner* u. *Weiss* 1969, *Franco-Saenz* u. Mitarb. 1970, *Bouvier* u. Mitarb. 1972, *Bodie* u. Mitarb. 1980, *Rohatgi* u. Mitarb. 1981
harter Gaumen	*Cohen* u. Mitarb. 1981
Mandibula („ausgebrannt")	*Thomas* u. Mitarb. 1976
Sternum	*Gormsen* 1948, *Larsson* u. *Franzén* 1952
Rippen	*Young* u. *Laman* 1972
Wirbelkörper	*Rodman* u. Mitarb. 1959, *Goobar* u. Mitarb. 1961, *Zener* u. Mitarb. 1963, *Berk* u. *Brower* 1964, *Baldwin* u. Mitarb. 1974, *Brodey* u. Mitarb. 1976, *Stump* u. Mitarb. 1976, *Zimmerman* u. *Leeds* 1976, *Perlman* u. Mitarb. 1978, *Stegemann* u. Mitarb. 1979
„Zwischenwirbelscheibe"	*Cutler* u. *Sankaranarayanan* 1978
Beckenkamm	*Bloch* u. Mitarb. 1968, *Bonakdarpour* u. Mitarb. 1971, *Lin* u. Mitarb. 1973, *Uehlinger* u. *Wurm* 1976, *Smith* u. *Farr* 1977, *Fallon* u. Mitarb. 1981, *Silver* u. Mitarb. 1978
Olekranon	*Watson* u. *Cahen* 1973, *Adelaar* 1983
Finger	*Jüngling* 1928, *Schriber* u. *Firooznia* 1978, *Pierson* u. *Willett* 1978, *Adelaar* 1983
Femur	*Bjarnason* u. Mitarb. 1973, *Uehlinger* 1979, *Redman* u. Mitarb. 1983
Malleolus medialis	*Turek* 1953
Metatarsalknochen	*Holt* u. *Owens* 1949
Zehenknochen	*Schaumann* 1918, 1926

weis für eine besondere Häufigkeit der Sarkoidose in dieser Region, sondern vielmehr Ausdruck eines besonderen Interesses an dieser seltenen Manifestation.

Pathogenese der Knochensarkoidose

Zu welchem Zeitpunkt eine Beteiligung des osteoartikulären Gewebes im Rahmen einer Sarkoidose auftritt, ist unbekannt. Eine hämatogene Generalisation des „auslösenden Agens" sieht COTTIER (1980) als die auslösende Ursache an. Die zugrundeliegenden strukturellen Veränderungen im Knochen sind abhängig vom Ausmaß der Erkrankung. In frühen Stadien können im Fettgewebe der Knochenmarkräume einzelne Granulome vorkommen (Abb. 4) (SCHAUMANN 1926). Granulome können auch als „ruhende Granulome" nahe den Knochenbälkchen lokalisiert sein (Abb. 5). Innerhalb der Knochengranulome können umschriebene Koagulationsnekrosen auftreten. Im weiteren Verlauf entwickeln sich größere Herde aus Granulomen, die das gesamte Knochenmark durchsetzen können (NEVILLE u. Mitarb. 1977).

Die Knochenmarkgranulome können vom Knochen toleriert werden (UEHLINGER u. WURM 1976), peritrabekuläre Granulome können aber auch zu Veränderungen des spongiösen Knochens führen. Eine große Anzahl von Osteoklasten und Osteoblasten ist ein Indiz dafür, daß die Granulome einen gesteigerten Knochenumbau induzieren (FALLON u. Mitarb. 1981). Osteolysen und Osteosklerosen können sich damit als reaktive Veränderungen einstellen (BONAKDARPOUR u. Mitarb. 1971, UEHLINGER u. WURM 1976). Eine Verschmälerung des kortikalen Knochens soll auf eine perivaskuläre granulomatöse Infiltration in den Haversschen Kanälen zurückzuführen sein (SCHAUMANN 1926, COLE 1951, WATSON u. CAHEN 1973). Granulome können sich über den Knochen hinaus auch in die umgebenden Weichteile ausbreiten (SCHAUMANN 1926, NEVILLE u. Mitarb. 1977). Breitet sich der granulomatöse Prozeß im gesamten Markraum aus, so können multiple Frakturen der Fingerphalangen die Folge sein (ADELAAR 1983). In Fällen mit stärkerer Knochenneubildung kann sich das Erscheinungsbild der *sklerosierenden Sarkoidose* einstellen (Abb. 6).

794 Osteoartikuläre Sarkoidose (Morbus Boeck)

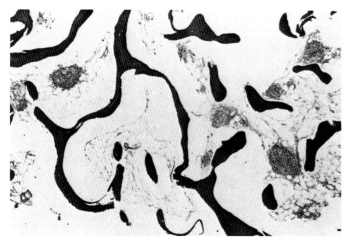

Abb. 4a u. b Miliare Sarkoidose des Beckenkammes. Steroidosteoporose (Vergrößerung: **a** 25mal, **b** 160mal) (aus *Uehlinger, E., K. Wurm:* Fortschr. Röntgenstr. 125 [1976] 111)

a

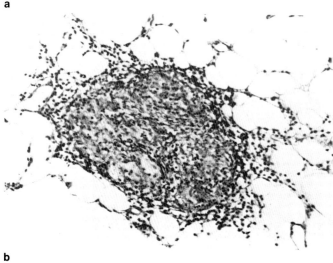

b

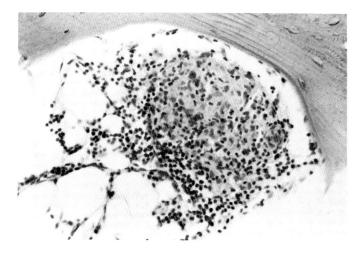

Abb. 5 Epitheloidzellgranulom in der Nachbarschaft eines Knochenbälkchens
(Färbung: HE; Vergrößerung: 350mal)

Abb. 6 Sklerosierende Beckensarkoidose. Durch Osteoklasten ausgestanzte Kavernen mit eingekreisten Epitheloidzellgranulomen. Frau, 40 Jahre alt
(Vergrößerung: 40mal)
(aus *Uehlinger, E., K. Wurm:* Fortschr. Röntgenstr. 125 [1976] 111)

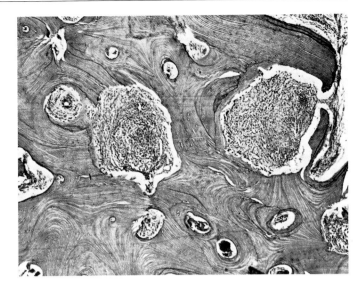

Pathogenese der Gelenksarkoidose

Die Arthritis ist eine Frühmanifestation der Sarkoidose. Nach KAPLAN (1963) lassen sich drei verschiedene Formen der Sarkoidosearthritis unterscheiden:

1. eine „migratorische Polyarthritis" mit Erythema nodosum, Fieber und Hiluslymphknotenvergrößerung,
2. einmalige oder rezidivierende Anfälle einer polyartikulären, selten monoartikulären Arthritis,
3. eine persistierende, polyartikuläre oder monoartikuläre Arthritis.

Der erste Typ ist prognostisch günstig mit der Möglichkeit einer kompletten Remission. Bei den Typen 2 und 3 werden Gelenkdeformierungen beobachtet. Die Pathogenese der passageren Arthritiden, deren Lokalisationen in der Abb. 7 zusammengefaßt sind (BEHREND 1984), ist nicht eindeutig abgeklärt. Zirkulierende Immunkomplexe werden als pathogenetischer Faktor angeschuldigt (JAMES u. Mitarb. 1976a, JONES u. Mitarb. 1976). Chronischen Arthritiden, deren häufigste Lokalisationen in der Abb. 3 dargestellt sind, dagegen liegt eine granulomatöse Entzündung der Synovialmembran zugrunde (vgl. Tab. 2). Es ist daraus abzuleiten, daß diese synoviale Entzündung entweder wie die ossäre Sarkoidose bei der „Generalisation" entstand oder daß der granulomatöse Entzündungsprozeß vom Knochen auf die Gelenke übergriff. Gegen die letztere Möglichkeit spricht jedoch, daß der subchondrale Knochen trotz ausgedehnter Knochenzerstörung meist ausgespart bleibt (HOLT u. OWENS 1949, ADELAAR 1983) und daß somit der granulomatöse Prozeß meist nicht

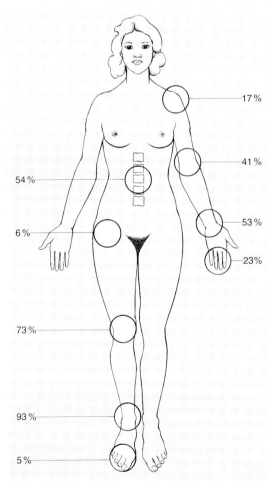

Abb. 7 Lokalisation der bei 96 von 123 Patienten mit akuter Sarkoidose aufgetretenen Arthralgien und ihre Häufigkeit (nach *Behrend*)

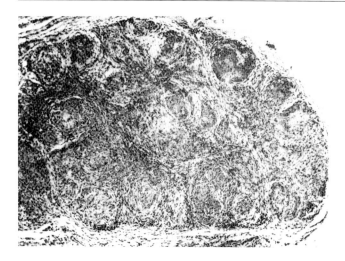

Abb. 8 Synovialbiopsie eines Interphalangealgelenkes mit nicht verkästen Granulomen bei chronischer Gelenksarkoidose
(Färbung: HE; Vergrößerung: 56mal)
(aus *Pitt* u. Mitarb.: Ann. rheum. Dis. 42 [1983] 634)

über eine Knorpelzerstörung auf das Gelenk übergreift. SOKOLOFF u. BUNIM (1959) und BJARNSON u. Mitarb. (1973) erwägen allerdings die Möglichkeit, daß sich die granulomatöse Entzündung vom Knochen auf das Gelenk ausdehnen kann. Gelenkdestruktionen können sich im Verlauf dieser Entzündung einstellen (SPILBERG u. Mitarb. 1969, MENKES u. Mitarb. 1982). Hinweise dafür, daß die Epiphyse bei Kindern zerstört wird, wurden von HOLT u. OWENS (1949) nicht beobachtet. Ischämische Knochennekrosen, z. B. eine Hüftkopfnekrose (UEHLINGER 1979), wurden bei der Sarkoidose beschrieben. Ob sie jedoch durch das Grundleiden oder eine Kortikosteroidtherapie bedingt sind, ist nicht zu entscheiden.

Bei akuter Sarkoidose wird im allgemeinen nur eine geringe lymphozytäre Synovitis beschrieben (SILTZBACH u. DUBERSTEIN 1968, SWAAK u. Mitarb. 1982, PALMER u. SCHUMACHER 1984). Granulome wurden bei diesen meist passageren Arthritiden nicht beobachtet.

Bei der chronischen Gelenksarkoidose dagegen wird die Synovialmembran von nicht verkästen Epitheloidzellgranulomen durchsetzt (Abb. 8) (SOKOLOFF u. BUNIM 1959, BIANCHI u. KEECH 1964, SCOTT u. Mitarb. 1981, LE GOFF u. Mitarb. 1982, PITT u. Mitarb. 1983, BEHREND 1984). Nicht verkäste Granulome können auch beim Befall des Sehnengleitgewebes vorliegen (SILTZBACH u. DUBERSTEIN 1968, SPILBERG u. Mitarb. 1969).

Radiologische Diagnostik der Sarkoidose

Nachweis eines Knochenbefalls bei Sarkoidose mittels Radionuklidverfahren

In den letzten Jahren wurden mehrfach Knochensarkoidosen unter Verwendung nuklearmedizinischer Verfahren beschrieben (SILVER u. Mitarb. 1978, ROHATGI 1980, YAGHMAI 1983). Vergleichende Studien zwischen Routineröntgenaufnahmen und Knochenszintigrammen unter Verwendung von Technetium-99m-Methylen-Diphosphonat (^{99m}Tc-MDP) und Gallium-67-Zitrat zeigen, daß besonders die Knochenszintigraphie mit Technetium sensitiver in der Aufdeckung der sarkoidosebedingten Knochenherde ist als die Röntgenuntersuchung oder Galliumszintigraphie. Andererseits ist jedoch darauf hinzuweisen, daß der Vorteil der Galliumszintigraphie gegenüber der Technetiumszintigraphie darin liegt, daß außer dem Nachweis von Knochenveränderungen selbst auch pulmonale oder extrapulmonale Lokalisationen der Sarkoidose nachgewiesen werden können (ROHATGI 1980, HESHIKI u. Mitarb. 1974). Untersuchungen von YAGHMAI (1983) zeigten, daß einerseits bei allen röntgenologisch positiven Knochenläsionen die Radionuklidspeicherung pathologisch war, andererseits jedoch ein positiver knochenszintigraphischer Befund auch dann zu erheben war, wenn röntgenologisch keine Auffälligkeiten bestanden. Die meisten dieser ausschließlich durch Radionuklide entdeckten Läsionen lagen im Bereich des Schädels, der Wirbelsäule, des Beckens und der großen Röhrenknochen. Der genannte Autor empfiehlt aufgrund der Beobachtungen einer mittels Radionuklidszintigraphie im Vergleich zur Röntgenuntersuchung in 30% häufiger zu entdeckenden knöchernen Läsion, dieses diagnostische Verfahren vor allem im Frühstadium der diffusen Knochenmarksinfiltration zu verwenden.

Abb. 9 Synopsis der Sarkoidoseröntgenbefunde an der Hand. Die primär-ossären und die primär-synovialen Veränderungen sind hier nebeneinander wiedergegeben, obwohl das gleichzeitige Auftreten dieser Sarkoidosezeichen viel eher die Ausnahme als die Regel ist. Röntgenzeichen der (seltenen) chronischen Sarkoidosepolyarthritis werden am Metakarpophalangeal- und proximalen Interphalangealgelenk III wiedergegeben (nach *Dihlmann*)

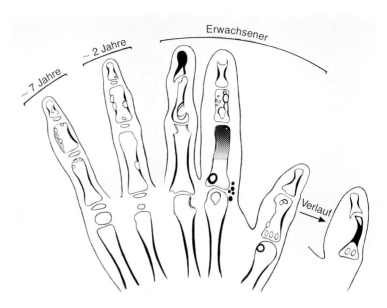

Diagnose und Differentialdiagnose der Knochensarkoidose im Röntgenbild

In der Regel wird eine Röntgenaufnahme des Skeletts dann durchgeführt, wenn in diesem Bereich eine klinische Schmerzsymptomatik oder Schwellung vorliegt. Besonders haben sich neben der Röntgennativaufnahme zur besseren diagnostischen Lokalisation und Identifizierung einer Läsion Schichtuntersuchungen, möglichst in pluridirektionaler Aufnahmetechnik, bewährt. Die analytisch diagnostischen Kriterien für den Skelettbefall bei Sarkoidose gehen zurück auf Beobachtungen von JÜNGLING (1920), FLEISCHNER (1924) und SCHAUMANN (1926).

Die röntgenologischen Merkmale wurden vor allem an der Phalangensarkoidose ausgearbeitet und haben bis heute Gültigkeit. Sie sind jedoch durch zusätzliche Beobachtungen anderer Autoren später erweitert worden (NÄGELI 1934, STEIN u. Mitarb. 1956, MCBRINE u. FISHER 1975, JAMES u. Mitarb. 1976a, BALTZER u. Mitarb. 1970, YAGHMAI 1983). Basierend auf einer einfachen Klassifizierung in *diffuse Veränderungen der Spongiosa*, *zirkumskripte zystenähnliche Läsionen* und *mutilierende Veränderungen* mit Destruktionen und Sequestrierung lassen sich verschiedene Erscheinungsformen der Skelettsarkoidose an den Phalangen unterscheiden (Abb. 9–11).

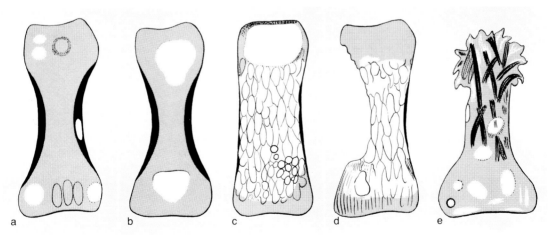

Abb. 10 a–e Schematische Detailröntgenbefunde der Sarkoidose an den kleinen Röhrenknochen (nach *Dihlmann*)

a u. b Epi- und metaphysäre kreisrunde, ovale und kartenherzartige Osteolysen mit und ohne Randsklerose

c u. d Form- und Strukturumbau mit Verplumpung; Expansion; Kompaktaschwund; Netz-, Gitter-, Wabenstruktur; randständige Kortikalisdefekte

e Beginnende Akroosteolyse am Nagelfortsatz mit trabekulärem Strukturumbau und kleinen zystischen Osteolysen

798 Osteoartikuläre Sarkoidose (Morbus Boeck)

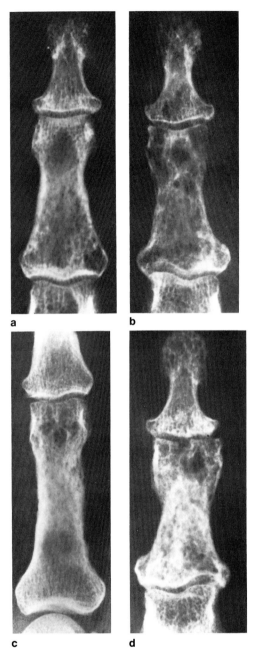

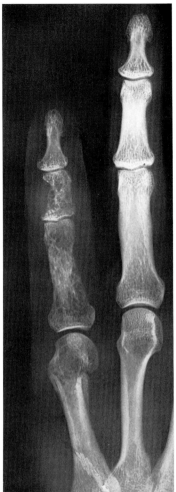

Abb. 11 a–e Detailröntgenbefund der Sarkoidose an den kleinen Röhrenknochen
a Mischbild, bestehend aus diffuser Markinfiltration, Absorption und Unterbrechung der Kortikalis und ausgestanzten Läsionen
b Mischbild, vorwiegend bestehend aus ausgestanzten Läsionen im proximalen und distalen Phalanxanteil mit distaler Kortikalisunterbrechung (beginnende Destruktion) und permeativen Veränderungen
c Permeative Veränderungen mit Aufsplitterung der Kortikalis und röhrenartiger Veränderung des normalerweise konkaven Schafts; zusätzlich honigwabenartige Spongiosa- und Kortikalisveränderungen distal
d Mischbild, bestehend aus Lochdefekten und permeativen, z.T. reparativsklerosierenden Veränderungen mit Gelenkbeteiligung (Erosion und beginnende Destruktion)
e Lochdefekte und kortikale Destruktion (Aufnahme **e**: Prof. Dr. *E. Uehlinger*, Zollikon)

Diffuse Markinfiltration

Geht die Markinfiltration im frühen Stadium noch mit einer normalen Trabekelstruktur einher, werden im späteren Stadium eine Resorption und eine Unterbrechung der Trabekelstruktur beobachtet. Dies führt zu runden oder ovalen Bezirken einer Trabekelrarefizierung, später in Verbindung mit einer Verdünnung der Kortikalis und einer Aufweitung des Markraums.

Ausgestanzte Läsionen

Diese treten bei polyzystischer Sarkoidose in Form stecknadelkopfgroßer, runder Lochdefekte am häufigsten im Bereich der Phalangenköpfchen bzw. der distalen Epiphysen auf und sind von normaler Knochenstruktur umgeben. Größere ovale Defekte mit Befall der Kortikalis und des Markraums sind vorwiegend im distalen Anteil der Mittelphalangen oder proximalen Phalangen zu beobachten. Erst in der Rückbildungsphase bzw. Heilungsphase entwickelt sich um diese Defekte herum ein schmaler Sklerosesaum, wobei die ausgestanzten Veränderungen selbst jedoch in der Regel persistieren.

Permeative Veränderungen

Einer Aufsplitterung der kompakten Knochensubstanz im Bereich der Phalangenschäfte folgt eine netzartige Veränderung der trabekulären Struktur mit Reduktion der Zahl der Spongiosabälkchen. Der normalerweise bikonkave Knochenschaft kann aufgetrieben und die Markregion erweitert werden. Die kortikalen Strukturen verdünnen mehr und mehr; eine kortikale Arrosion kann zu einer deutlichen Verschmälerung des Phalangenschaftes führen mit darüberliegender Weichteilschwellung. In der Heilungsphase nimmt die retikuläre oder netzartige Struktur der Spongiosa infolge Verdickung und Sklerosierung der Resttrabekel zu. Dadurch kann sich die Architektur des Knochens wieder verbessern, wobei jedoch der ursprüngliche Normalzustand nicht wieder erreicht wird.

Destruktive Veränderungen

Bei schnell verlaufendem progredientem Knochenbefall treten Destruktionen in Form multipler Frakturen oder sequestrierter Kortexanteile auf und können sekundär zu Gelenkveränderungen im subchondralen Bereich führen. In der Regel wird eine periostale Reaktion hierbei nicht beobachtet. Dies ist differentialdiagnostisch von erheblicher Bedeutung gegenüber anderen Knochenerkrankungen. Typischerweise treten im Bereich der Knochendestruktionen deutliche Weichteilschwellungen auf. Mutilationen sind besonders im Bereich der Endphalangen zu beobachten mit Akroosteolysen im fortgeschrittenen Stadium (DIHLMANN 1982). In der Heilungsphase kann es zu einer Neuformierung der trabekulären Strukturen kommen, ohne daß der Normalzustand jedoch wieder eintritt. Pathologische Frakturen heilen ohne radiologisch sichtbare Kallusbildung. Insgesamt sind destruktive oder mutilierende Veränderungen jedoch selten und bei weniger als 0,2% der Fälle zu beobachten (YAGHMAI 1983).

Eine Kombination der beschriebenen Veränderungen wird von YAGHMAI (1983) bei mehr als 70% der Fälle beobachtet. Die Kombination beinhaltet vorwiegend Stanzdefekte sowie permeative und infiltrative Veränderungen.

Wurden von JÜNGLING (1920) noch die polyzystischen Erscheinungsformen der Knochensarkoidose als besonders typisch hervorgehoben, zeigten Beobachtungen aus späterer Zeit, daß sowohl solitäre als auch multiple Phalangenzysten auftreten können, wobei für die Sarkoidose wesentlich pathognomonischer die grobtrabekuläre Spongiosklerose ist. Von MCBRINE u. FISHER (1975) wurde im Bereich des Processus unguicularis der Endphalanx eine fleckige Spongiosklerose beschrieben. Zahl und Verteilung des Knochenbefalls sind individuell; ein symmetrischer Phalangenbefall ist selten. DIHLMANN (1982) beschreibt zystische, scharf begrenzte Spongiosaaufhellungen vorwiegend in den gelenknahen Knochenabschnitten, bei Kindern häufiger als bei Erwachsenen diaphysär. Während in der Regel keine periostalen Reaktionen mit der Knochensarkoidose einhergehen, können randständige Zysten zu ausgedehnten Defekten führen und bei Kindern auch eine periostale Reaktion zeigen. In das Gelenk einbrechende Zysten können dort Zerstörungen hervorrufen (vgl. Abb. 11a).

Differentialdiagnostisch müssen solitäre oder multizystische Veränderungen gegenüber dem Enchondrom, der fibrösen Dysplasie und der tuberösen Sklerose abgegrenzt werden. Bei den selten auftretenden subperiostalen Resorptionen oder periostalen Knochenneubildungen kommt differentialdiagnostisch in erster Linie der fortgeschrittene Hyperparathyreoidismus in Frage.

Wesentlich seltener als im Bereich der Hände und Füße kommen sarkoidoseverursachte Knochenläsionen im Bereich des übrigen Skeletts vor, wobei es sich hauptsächlich um osteolytische, wesentlich weniger häufig um sklerosierende Knochenveränderungen handelt. Im folgenden soll auf die wichtigsten Lokalisationen der Knochensarkoidose und das röntgenologische Erscheinungsbild außerhalb des Hand- und Fußskelettes hingewiesen werden.

Sarkoidose des Schädels

Über einen Sarkoidosebefall des Schädels liegen zahlreiche Einzelberichte vor (vgl. Tab. **2**). In der überwiegenden Zahl der Fälle sind die Sarkoidoseveränderungen osteolytischer Natur; im Bereich der Schädelkalotte werden die Stirn und die Scheitelbeinschuppe bevorzugt. Die osteolytischen Defekte treten multipel oder solitär in Form ausgestanzter runder oder ovaler Löcher mit einem Durchmesser zwischen 2 und 30 mm auf. Mehrfachdefekte können konfluieren, Lochdefekte über Jahre persistieren oder sich spontan bzw. unter Steroidtherapie zurückbilden (TEIRSTEIN u. Mitarb. 1961).

Differentialdiagnostisch sind die osteolytischen Defekte, die auch von einem feinen Sklerosesaum umgeben sein können, von anderen granulomatösen Erkrankungen (Tuberkulose, Histiozytosis X), von der fibrösen Dysplasie, vom Hyperparathyreoidismus oder neoplastischen Erkrankungen, wie Meningeom, malignes Lymphom oder osteolytische Metastasen, abzugrenzen. Bioptische Untersuchungen bringen die diagnostische Klärung. Sklerosierende Sarkoidoseveränderungen des Schädels spielen eine sekundäre Rolle. Sie müssen differentialdiagnostisch ebenfalls vor allem gegenüber osteoplastischen Metastasen abgegrenzt werden.

Sarkoidose der Wirbelkörper

Bei der vertebralen Sarkoidose dominieren osteolytische Veränderungen, welche von einer Sklerosezone umgeben sein können (BALDWIN u. Mitarb. 1974, BERK u. BROWER 1964, BLOCH u. Mitarb. 1968, GOOBAR u. Mitarb. 1961, PERLMAN u. Mitarb. 1978, RODMAN u. Mitarb. 1959). Sklerosierte Läsionen treten auch in dieser Region wesentlich seltener auf (YOUNG u. LAMAN 1972, ZENER u. Mitarb. 1963). Obwohl isolierte osteolytische Veränderungen von osteosklerotischen Veränderungen zu trennen sind, ist häufig eine fleckige, grobsträhnige Osteosklerose kombiniert mit umschriebenen Osteolysen vorherrschend. Trotz dieser Osteolysen, welche solitär oder multiple in mehreren Wirbelkörpern auftreten können, bleibt die Wirbelkörperform in der Regel erhalten. Es wird in der Literatur über einen Wirbelkörperzusammenbruch bei exzessiver Destruktion berichtet (GOOBAR u. Mitarb. 1961). Im Gegensatz zum asymptomatischen Befall des Schädels zeigt sich bei der vertebralen Sarkoidose eine klinische, meist schmerzhafte Symptomatik.

Begleitet werden kann die vertebrale Sarkoidose von einem paraspinalen Weichteiltumor, der das Bild einer mit Abszeßbildung einhergehenden Spondylitis tuberculosa differentialdiagnostisch nachahmen kann. Allerdings ist bei der Sarkoidose der Zwischenwirbelraum normalerweise erhalten. In der Literatur wird über einen Fall mit paravertebraler Ossifiktion berichtet, wodurch eine Spondylitis ankylosans simuliert wurde (PERLMAN u. Mitarb. 1978).

Sarkoidose des Beckens

Beckensarkoidosen sind klinisch meist stumm und können osteolytisch oder osteosklerotisch auftreten. Die zu beobachtenden sklerosierenden Herde können bandförmig oder münzenförmig rundlich in Erscheinung treten (Abb. **12**) (BLOCH u. Mitarb. 1968, BONAPOUR u. Mitarb. 1971, LIN u. Mitarb. 1973, UEHLINGER u. WURM 1976).

Differentialdiagnostisch sind von der osteosklerotischen Form in erster Linie osteoplastische Metastasen, aber auch der Morbus Paget, die Fluorose, die Melorheostose und die Mastozytose abzugrenzen. Da das röntgenologische Erscheinungsbild der Knochensarkoidose nicht pathognomonisch

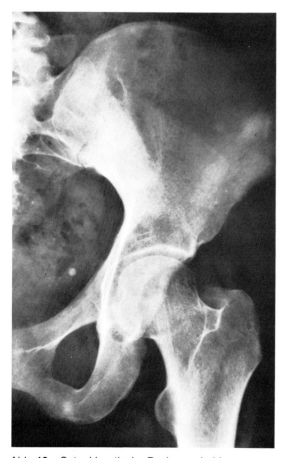

Abb. **12** Osteoklerotische Beckensarkoidose: massive bandförmige Spongiosklerose im medialen Drittel beider Darmbeinschaufeln, links ausgeprägter als rechts. Münzengroße spongiosklerotische Herde im Beckenkamm und in beiden unteren Schambeinästen. Frau, 40 Jahre
(Aufnahme: Prof. Dr. *E. Uehlinger, Zollikon*)

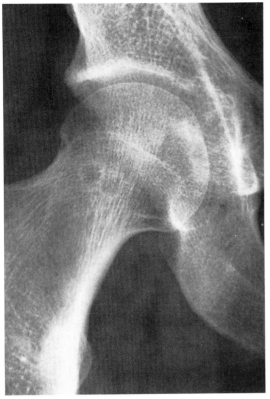 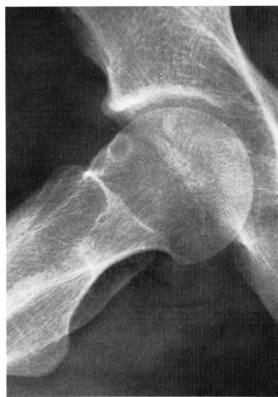

Abb. 13a u. b Sarkoidose des Femurhalses: zwei linsengroße Osteolysen mit Randsklerosen. Mann, 33 Jahre
(Aufnahmen: Prof. Dr. E. Uehlinger, Zollikon)

ist, kann die Kenntnis dieser differentialdiagnostischen Möglichkeiten von Nutzen sein.

Sarkoidose der Rippen

Ein Befall der Rippen durch Sarkoidgranulome führt zu herdförmigen Osteosklerosen oder Osteolysen (YOUNG u. LAMAN 1972). Dabei bleibt die Rippenform gewöhnlich erhalten. Erst ausgedehnte osteolytische Veränderungen können zur Spontanfraktur führen (GUILFORD u. Mitarb. 1982).
Die röntgenologisch erfaßbaren Knochenveränderungen sind vieldeutig. **Differentialdiagnostisch kommen aus diesem Grunde außer osteoplastischen oder osteolytischen Tumormetastasen das Plasmozytom, die fibröse Dysplasie, Enchondrome oder der Hyperparathyreoidismus in Frage. Eine sichere Abklärung der Diagnose ist nur mittels Biopsie möglich.**

Sarkoidose der langen Röhrenknochen

Auch über den Befall der langen Röhrenknochen liegen nur wenige Literaturberichte vor, welche unterschiedliche röntgenologische Befundskriterien aufweisen (BJARNSON u. Mitarb. 1973, REDMAN u. Mitarb. 1983, TUREK 1953). WATSON u. CAHEN (1973) beschreiben eine traumatische Olekranonfraktur bei Sarkoidose. Im Bereich der langen Röhrenknochen zeigt sich meist eine metaphysäre oder diaphysäre spongiöse Rarefizierung mit geringer oder fehlender subperiostaler Knochenneubildung. Auch diffuse Osteosklerosen, kombiniert mit Osteolysen (Abb. **13**), werden beschrieben. Eine seltene Spätkomplikation sind Knocheninfarkte, welche WURM (1974) im Femurkopf fand.

Röntgendiagnostik der Gelenksarkoidose

Basierend auf den bereits beschriebenen drei Verlaufs- bzw. Erscheinungsformen der Sarkoidosearthritis (KAPLAN 1963) beschränkt sich der Röntgenbefund bei der akuten Form auf den Nachweis indirekter Arthritiszeichen, d. h. einer Gelenkkapselverdickung und einer Erweiterung des Gelenkspaltes infolge Vermehrung der Gelenkflüssigkeit.
Die von der *akuten Form* der synovialen Sarkoidose zu unterscheidende granulomatöse *chronische Form* (SOKOLOFF u. BUNIM 1959), entspre-

chend Typ 2 und Typ 3 nach KAPLAN (1963), zeigt dagegen im Röntgenbild oft Veränderungen. Diese sind in der Regel diskret und beschränken sich auf:

1. eine Verschmälerung des Gelenkspaltes (radiokarpal, metakarpophalangeal oder interphalangeal) durch Knorpelverlust,
2. juxtaartikuläre Knochenatrophie mit Zeichen der Demineralisation und Rarefizierung der spongiösen Struktur,
3. Kortikaliserosionen im Ansatzgebiet der Gelenkkapsel (vgl. Abb. **9**).

Selten werden schwerere Veränderungen wie Erosionen der Gelenkfläche oder Gelenkdestruktionen beobachtet (KAPLAN 1963, SOKOLOFF u. BUNIM 1959). So wurde über 2 Fälle mit Destruktion der großen Gelenke (Kniegelenk, Sprunggelenk) berichtet (BJARNASON u. Mitarb. 1973, TUREK 1953).

Differentialdiagnostisch ist die chronische granulomatöse Sarkoidosearthritis besonders von der rheumatoiden Arthritis aber auch von der Gichtarthropathie, der palindromen Arthritis oder einer „reaktiven Arthritis" abzugrenzen (DIHLMANN 1982).

Literatur

Adelaar, R. S.: Sarcoidosis of the upper extremity: case presentation and literature review. J. Hand Surg. 8 (1983) 492

Alberts, C., H. van den Berg: Calcium and phosphate metabolism in sarcoidosis. Advanc. exp. Med. Biol. 178 (1984) 405

Baldwin, D. M., J. G. Roberts, H. E. Croft: Vertebral sarcoidosis. J. Bone Jt Surg. 56-A (1974) 629

Baltzer, G., H. Behrend, H. Dombrowski: Zur Häufigkeit zystischer Knochenveränderungen (Ostitis cystoides multiplex Jüngling). Dtsch. med. Wschr. 95 (1970) 1296

Behrend, H.: Die Gelenk-, Knochen- und Muskelmanifestationen der Sarkoidose. In Schwiegk, H.: Handbuch der inneren Medizin, Bd. VI/2: Rheumatologie B: Spezieller Teil. Springer, Berlin 1984 (S. 404–451)

Berk, R., T. D. Brower: Vertebral sarcoidosis. Radiology 82 (1964) 660

Bianchi, F. A., M. K. Keech: Sarcoidosis with arthritis. Ann. rheum. Dis. 23 (1964) 463

Bjarnason, D. F., D. M. Forrester, R. L. Swezey: Destructive arthritis of the large joints. J. Bone Jt Surg. 55-A (1973) 618

Bloch, S., I. J. Movson, Y. K. Seedat: Unusual skeletal manifestations in a case of sarcoidosis. Clin. Radiol. 19 (1968) 226

Bodie, B. F., S. M. Kheir, E. F. Omura: Calvarial sarcoid mimicking metastatic disease. J. Amer. Acad. Derm. 3 (1980) 401

Bonakdarpour, A., W. Levy, E. E. Aegerter: Osteosclerotic changes in sarcoidosis. Amer. J. Roentgenol. 113 (1971) 646

Bouvier, M., E. Lejeune, P. Quensan, M. Ryan: Sarcoidosis avec lacunes cranieres. Rev. Rhum. 39 (1972) 205

Brewerton, D. A., C. Cockburn, D. C. O. James, D. G. James, E. Neville: HLA antigens in sarcoidosis. Clin. exp. Immunol. 27 (1977) 227

Brodey, P. A., S. Pripstein, G. Strange, N. D. Kohout: Vertebral sarcoidosis. Amer. J. Roentgenol. 126 (1976) 900

Callen, J. P., J. J. Chanda: Sarcoidosis. Cutis 21 (1978) 771

Cohen, C., D. Krutchkoff, E. Eisenberg: Systemic sarcoidosis: report of two cases with oral lesions. J. oral Surg. 39 (1981) 613

Cole, W. R.: Sarcoidosis with extensive bone changes. Brit. J. Radiol. 24 (1951) 405

Cottier, H.: Pathogenese. Springer, Berlin 1980

Cutler, S. S., G. Sankaranarayanan: Vertebral sarcoidosis. J. Amer. med. Ass. 240 (1978) 557

Dihlmann, W.: Gelenke, Wirbelverbindungen. Klinische Radiologie, 2. Aufl. Thieme, Stuttgart 1982 (S. 139)

Editorial: Sarcoidosis and leprosy. Lancet 1976/I, 26

Fallon, M. D., H. M. Perry, S. L. Teitelbaum: Skeletal sarcoidosis with osteopenia. Metab. Bone Dis. 3 (1981) 171

Fleischner, F.: Die Erkrankung des Knochens bei Lupus pernio und Boeck's Miliarlupoid. Ostitis tuberculosa multiplex cystoides (Jüngling). Fortschr. Röntgenstr. 32 (1924) 193

Franco-Saenz, R., G. D. Ludwig, L. W. Henderson: Sarcoidosis of the skull. Ann. intern. Med. 72 (1970) 929

Goldstein, R. A., H. L. Israel, K. L. Becker, C. F. Moore: The infrequency of hypercalcemia in sarcoidosis. Amer. J. Med. 51 (1971) 21–30

Goobar, J. E., W. S. Gilmer, D. S. Carroll, G. M. Clark: Vertebral sarcoidosis. J. Amer. med. Ass. 178 (1961) 1162

Gormsen, H.: The occurrence of epithelioid cell granulomas in human bone marrow. Acta med. scand. 213, Suppl. (1948) 154

Guilford, W. B., W. M. Mentz, H. A. Kopelman, J. F. Donohue: Sarcoidosis presenting as a rib fracture. Amer. J. Roentgenol. 139 (1982) 608

Heshiki, A., S. L. Schatz, K. A. McKusick, D. W. Bowersox, F. S. Soin, H. N. Wagner: Gallium 67 citrate scanning in patients with pulmonary sarcoidosis. Amer. J. Roentgenol. 122 (1974) 744

Heymer, B., O. Haferkamp: Struktur und Biochemie mikrobieller Komponenten bei Granulombildung. Verh. dtsch. Ges. Path. 64 (1980) 48

Holt, J. F., W. M. I. Owens: The osseous lesions of sarcoidosis. Radiology 53 (1949) 11

Israel, H. L., R. A. Goldstein: Relation of Kveim-antigen reaction to lymphadenopathy. New Engl. J. Med. 284 (1971) 345

James, D. G., E. Neville, L. S. Carstairs: Bone and joint sarcoidosis. Semin. Arthr. Rheum. 6 (1976a) 53

James, D. G., E. Neville, A. Walker: Immunology of sarcoidosis. Amer. J. Med. 59 (1975) 389

James, D. G., E. Neville, L. E. Siltzbach, J. Turiaf, J. P. Battesti, O. P. Sharma, Y. Hosoda, R. Mikami, M. Odaka, T. G. Villar, B. Djuric, A. C. Douglas, W. Middleton, A. Karlish, A. Blasi, D. Olivieri, P. Press: A worldwide review of sarcoidosis. Ann. N.Y. Acad. Sci. 278 (1976b) 321

Job-Deslandre, C., J. L. Feldmann, A. M. Prieur, C. J. Menkes: Les manifestations articulaires chroniques de la sarcoidose. Ann. Méd. interne 135 (1984) 139

Jones, J. V., R. H. Cumming, C. M. Asplin, G. Laszlo, R. J. White: Evidence for circulating immune complexes in erythema nodosum and early sarcoidosis. Ann. N.Y. Acad. Sci. 278 (1976) 212

Jüngling, O.: Ostitis tuberculosa multiplex cystica (eine eigenartige Form der Knochentuberkulose). Fortschr. Röntgenstr. 27 (1920) 375

Jüngling, O.: Über Ostitis tuberculosa multiplex cystoides, zugleich ein Beitrag zur Lehre von den Tuberkuliden des Knochens. Bruns' Beitr. klin. Chir. 143 (1928) 401

Kaplan, H.: Sarcoid arthritis. A review. Arch. intern. Med. 112 (1963) 924

Larsson, L.-G., S. Franzen: Sternal puncture in sarcoidosis. Acta radiol. (Stockh.) 37 (1952) 59

Le Goff, P., R. Jaffres, C. Schwarzberg, A. Brousse, J. P. Leroy: Arthrite chronique destructrice du genou d'origin sarcoidosique associée de géodes des os longs. Rev. Rhum. 49 (1982) 647

Lesch, R., H. K. Koch: Die Sarkoidose aus der Sicht der Pathologen. Internist 23 (1982) 304

Levinsky, L., J. Cummiskey, F. K. Rømer, K. Wurm, J. Buss, H. Dörken, P. Steinbrück, P. Zaumseil, W. Jaroszewicz, L. Mandi, G. Szegedy, A. Centea, T. Burilkow: Sarcoidosis in Europe: a cooperative study. Ann. N.Y. Acad. Sci. 278 (1976) 335

Lieberman, J.: The specifity and nature of serum-angiotensinconverting enzyme (serum ACE) elevations in sarcoidosis. Ann. N.Y. Acad. Sci. 278 (1976) 488

Lieberman, J., T. H. Rea: Elevation of serum angiotensin-converting enzyme in leprosy. Clin. Res. 25 (1977) 145 A

Lin, S.-R., W. Levy, E. B. Go, I. Lee, W. K. Wong: Unusual osteosclerotic changes in sarcoidosis, simulating osteoblastic metastases. Radiology 106 (1973) 311

McBrine, C. S., M. S. Fisher: Acrosclerosis in sarcoidosis. Radiology 115 (1975) 279

Massachusetts General Hospital: Case records: Case 45-1982. New Engl. J. Med. 307 (1982) 1257

Mayock, R. L., P. Bertrand, C. E. Morrison: Manifestations of sarcoidosis. Amer. J. Med. 35 (1963) 67

Menkes, C. J., J.-L. Feldmann, C. Job-Deslandre: Chronic sarcoid arthritis. Arthr. and Rheum. 25 (1982) S154 (Abstr. E96)

Mitchell, D. N., R. J. W. Rees: An attempt to demonstrate a transmissible agent from sarcoid material. Postgrad. med. J. 46 (1970) 510

Mitchell, D. N., J. G. Scadding, B. E. Heard, K. F. W. Hinson: Sarcoidosis: histopathological definition and clinical diagnosis. J. clin. Path. 30 (1977) 395

Möller, E., E. Hedfors, L.-G. Wiman: HL-A genotypes and MLR in familial sarcoidosis. Tiss. Antigens 4 (1974) 299

Naegeli, M.: Sur les altérations osseuses dans la maladie de Besnier-Boeck. Bull. Soc. franç. Derm. Syph. 41 (1934) 1218

Neville, E., L. S. Castairs, D. G. James: Sarcoidosis of bone. Quart. J. Med. 46 (1977) 215

Nõu, E.: Sarcoidosis with skull lesions. Acta tuberc. scand. 46 (1965) 147

Olsen, T. G.: Sarcoidosis of the skull. Radiology 80 (1963) 232

Palmer, D. G., H. R. Schumacher: Synovitis with non-specific histological changes in synovium in chronic sarcoidosis. Ann. rheum. Dis. 43 (1984) 778

Perlman, S. G., J. Damerigs, P. Witorsch, D. Cooney, S. F. Gunther, W. F. Barth: Vertebral sarcoidosis with paravertebral ossification. Arthr. and Rheum. 21 (1978) 271

Perruquet, J. L., T. M. Harrington, D. E. Davis, F. J. Viozzi: Sarcoid arthritis in a North American Caucasian population. J. Rheumatol. 11 (1984) 521

Pertschuk, L. P., E. Silverstein, J. Friedland: Immunohistological diagnosis of sarcoidosis. Amer. J. clin. Path. 75 (1981) 350

Pierson, D. J., E. S. Willett: Sarcoidosis presenting with finger pain. J. Amer. med. Ass. 239 (1978) 2023

Pitt, P., E. B. D. Hamilton, E. H. Innes, K. D. Morley, B. E. Monk, G. R. V. Hughes: Sarcoid dactylitis. Ann. rheum. Dis. 42 (1983) 634–639

Prieur, A. M., C. J. Menkes, J. L. Bessis, D. Haquet, C. Griscelli: Sarcoïdose articulaire familiale. Arch. franç. Pédiat. 39 (1982) 311

Redman, D. S., R. E. McCarthy, J. F. Jimenez: Sarcoidosis in the long bones of a child. A case report and review of the literature. J. Bone Jt Surg. 65-A (1983) 1010

Ricker, W., M. Clark: Sarcoidosis. Amer. J. clin. Path. 19 (1949) 725

Rodman, T., E. E. Funderburk, R. M. Myerson: Sarcoidosis with vertebral involvement. Ann. intern. Med. 50 (1959) 213

Rohatgi, P. K.: Radioisotope scanning in osseous sarcoidosis. Amer. J. Roentgenol. 134 (1980) 189

Rohatgi, P. K., M. Archutowska-Kempka: Combined calvarial and CNS sarcoidosis. Arch. Neurol. 38 (1981) 261

Rosen, Y., J. C. Vuletin, L. P. Pertschuk, E. Silverstein: Sarcoidosis. From the pathologist's vantage point. Path. Ann. 14 (1979) 405

Schaumann, J.: Etudes histologique et bactériologique sur les manifestations médullaires du lymphogranuloma bénin. Ann. Derm. Syph. (Paris) 7 (1918) 385

Schaumann, J.: Notes on the histology of the medullary and osseous lesions in benign lymphogranuloma and especially on their relationship to the radiographic picture. Acta radiol. (Stockh.) 7 (1926) 358

Schriber, R. A., H. Firooznia: Extensive phalangeal cystic lesions. Sarcoidosis limited to the hand and feet? Arthr. and Rheum. 18 (1975) 123

Scott, D. G., L. O. Porto, C. R. Lovell, G. O. Thomas: Chronic sarcoid synovitis in the Caucasian: an arthroscopic and histological study. Ann. rheum. Dis. 40 (1981) 121

Sehrt, I., R. Christ: Serumangiotensinkonvertaseaktivität und klinischer Verlauf der Sarkoidose. Z. Erkr. Atm.-Org. 163 (1984) 175

Sharma, O. P.: Diagnosis of sarcoidosis. Arch. intern. Med. 138 (1978) 689

Sharma, O. P., E. Neville, A. N. Walker, D. G. James: Familial sarcoidosis: a possible genetic influence. Ann. N.Y. Acad. Sci. 283 (1976) 386

Siltzbach, L. E.: Significance and specifity of the Kveim reaction. Acta med. scand. 425, Suppl. (1964) 74

Siltzbach, L. E., J. L. Duberstein: Arthritis in sarcoidosis. Clin. Orthop. 57 (1968) 31

Siltzbach, L. E., D. G. James, E. Neville, J. Turiaf, J. P. Battesti, O. P. Sharma, Y. Hosoda, R. Mikima, M. Odaka: Course and prognosis of sarcoidosis around the world. Amer. J. Med. 57 (1974) 847

Siltzbach, L. E., D. G. James, E. Neville, J. Turiaf, J. P. Battesti, O. P. Sharma, Y. Hosoda, R. Mikima, M. Odaka: Course and prognosis of sarcoidosis around the world. Amer. J. Med. 57 (1974) 847

Silver, H. M., A. Shirkhoda, D. B. Simon: Symptomatic osseous sarcoidosis with findings on bone scan. Chest 73 (1978) 238

Silverstein, E., J. Friedland, H. A. Lyons, A. Gourin: Elevation of angiotensin converting enzyme in granulomatous lymph nodes and serum in sarcoidosis: clinical and possible pathogenetic significance. Ann. N.Y. Acad. Sci. 278 (1976) 498

Smith, J., G. H. Farr: An unusual case of dense bone. Clin. Bull. 7 (1977) 40

Sokoloff, L., J. J. Bunim: Clinical and pathological studies of joint involvement in sarcoidosis. New Engl. J. Med. 23 (1959) 841

Spilberg, I., L. E. Siltzbach, E. McEwen: The arthritis of sarcoidosis. Arthr. and Rheum. 12 (1969) 126

Stegemann, B., K.-M. Müller, P. Langhans, K. Schönleben: Morbus Boeck mit Wirbelsäulenbeteiligung und retroperitonealer Fibrose. Chirurg 50 (1979) 719

Stein, G. N., H. L. Israel, M. Stones: A roentgenographic study of skeletal lesions in sarcoidosis. Arch. intern. Med. 97 (1956) 523

Stump, D., A. Spock, H. Grossman: Vertebral sarcoidosis in adolescents. Radiology 121 (1976) 153

Swaak, A. J. G., W. H. Hissing-Muller, R. M. van Soesbergen: Sarcoidosis presenting with severe thrombocytopenia and arthritis. Clin. Rheumatol. 1 (1982) 212

Teirstein, A. S., B. S. Wolf, L. E. Siltzbach: Sarcoidosis of the skull. New Engl. J. Med. 265 (1961) 65

Thestrup-Pedersen, K., F. K. Rømer, J. H. Jensen, H. Brodthagen: Serum angiotensin-converting enzyme in sarcoidosis and psoriasis. Arch. derm. Res. 277 (1985) 16

Thomas, R. F., L. Merkow, N. S. White: Sarcoidosis with involvement of the mandibular condyle. J. oral Surg. 34 (1976) 1026

Turek, S. L.: Sarcoid disease of bone at the ankle joint. J. Bone Jt Surg. 35-A (1953) 465

Turner, O. A., S. R. Weiss: Sarcoidosis of the skull. Amer. J. Roentgenol. 105 (1969) 322

Uehlinger, E.: Sarkoidose der Knochen und Gelenke (Boecksche Krankheit). In Schinz, H. R., W. E. Baensch, W. Frommhold, R. Glauner, E. Uehlinger, J. Wellauer: Lehrbuch der Röntgendiagnostik, 6. Aufl., Bd. II/1: Skelett. Thieme, Stuttgart 1979 (S. 779–785)

Uehlinger, E., K. Wurm: Skelettsarkoidose. Literaturübersicht und Fallbericht. Fortschr. Röntgenstr. 125 (1976) 111

van den Oord, J. J., C. de Wolf-Peeters, F. Facchetti, V. J. Desmet: Cellular composition of hypersensitivity granulomas: immunohistochemical analysis of tuberculous and sarcoidal lymphadenitis. Hum. Path. 16 (1984) 559

van der Rhee, H. J., C. P. M. van der Burgh-de Winter, W. T. Daems: The differentiation of monocytes into macrophages, epithelioid cells, and multinucleated giant cells in subcutaneous granulomas. Cell Tiss. Res. 197 (1979) 355

Watson, R. C., I. Cahen: Pathological fracture in long bone sarcoidosis. J. Bone Jt Surg. 55-A (1973) 613

Wiesenhutter, C. W., O. P. Sharma: Is sarcoidosis an autoimmune disease?: Report of four cases and review of literature. Semin. Arthr. Rheum. 9 (1979) 124

Williams, W. J.: Sarcoidosis – 1977. Beitr. Path. 160 (1977) 325

Wiman, L.-G.: Familial occurrence of sarcoidosis. Scand. J. resp. Dis. 80, Suppl. (1972) 115

Wurm, K. E.: Necrosis of the Femoral Head and Side Effects of Steroid Treatment of Sarcoidosis. Prov. VI. Int. Conf. Sarcoid. University Press, Tokyo 1974 (p. 553)

Yaghmai, I.: Radiographic, angiographic and radionuclide manifestations of osseous sarcoidosis. Radiographics 3 (1983) 375

Young, D. A., M. L. Laman: Radiodense skeletal lesions in Boeck's sarcoid. Amer. J. Roentgenol. 114 (1972) 553

Zener, J. C., M. Alpert, L. M. Klainer: Vertebral sarcoidosis. Arch. intern. Med. 111 (1963) 696

Zimmerman, R., N. E. Leeds: Calvarial and vertebral sarcoidosis. Radiology 119 (1976) 384

Hyperostosis triangularis ilii
(früher: Ostitis condensans ilii)

W. Dihlmann

Über die Sakroiliakalgelenke wird Last des Körperstammes einschließlich des Kopfes und der Arme normalerweise zu gleichen Teilen auf die unteren Extremitäten übertragen. Die statische Aufgabe dieser Gelenke steht gegenüber ihrer Bewegungsfunktion, die von den Hüftgelenken und dem lumbosakralen Intervertebralgelenkspaar ersetzt werden kann, daher weit im Vordergrund. Dies spiegelt sich auch in der Gelenkmorphologie wider, nämlich an der starken fibrösen Gelenkkapsel und ihren festen Verstärkungsbändern – Ligg. sacroiliaca ventralia, Ligg. sacroiliaca dorsalia, Ligg. sacroiliaca interossea, Lig. iliolumbale. Außerdem hat sich lastabwärts unmittelbar im Anschluß an die iliakale Facies auricularis eine kompakte Knochenzone in jedem Darmbein differenziert, die zur Weiterleitung der Last dient. Fertigt man nämlich Transversalschnitte des Darmbeins in Höhe seiner Facies auricularis an, so erkennt man an der vorderen Iliumgelenkecke eine dreieckige, physiologischerweise vorhandene Hyperostosezone. Die Dreieckform verjüngt sich nach kranial, so daß diese Hyperostose die Form einer Pyramide hat, deren Basis in Höhe der Linea arcuata liegt. Auf konventionellen Röntgenaufnahmen und Tomogrammen stellt sich die kleine pyramidenförmige Lastübertragungszone nicht dar, gibt sich jedoch auf Computertomogrammen zu erkennen (Abb. **1**). Bei einer Überlastung dieser physiologischen Hyperostosezone, sei es durch asymmetrische Lastübertragung, durch eine Schädigung der physiologischen Hyperostose durch einen dort lokalisierten pathologischen Prozeß, durch sakroiliakale gestative oder traumatische Hypermobilität usw., vergrößert sich dieser kompakte Knochenbezirk reaktiv. Aus der *kleinen* konventionell-röntgenologisch unsichtbaren Pyramide wird eine *große* Pyramide, die sich im a.-p. Röntgenbild zweidimensional als Dreieck darstellt. Die Hyperostosis triangularis ilii ist entstanden (Abb. **2–5**) (DIHLMANN 1976). Bezeichnungen wie Ostitis condensans ilii (SICARD u. Mitarb. 1926, BÁRSONY u. POLGÁR 1928) sind obsolet, da es sich um eine reaktive Hyperostose (Abb. **6**) handelt und nicht um eine ossifizierende Entzündung. Etwa 50% der Träger einer Hyperostosis triangularis haben, namentlich im konventionellen Tomogramm, auch eine Sakrumhyperostose, deren Gestalt jedoch polymorph ist (Abb. **5**). Bei der Aufschlüsselung einer größeren Zahl von Hyperostosis-triangularis-Beobachtungen (101 ausgewertete Fälle, NEBEL u. Mitarb. 1981) zeigt sich, daß es zwei verschiedene pathogenetische Typen der Hyperostosis triangularis ilii gibt (Abb. **7**). Ein Häufigkeitsgipfel der Hyperostosis triangularis findet sich bei Frauen mit einem Durchschnittsalter von 33,7 Lebensjahren und ein zweiter mit einem Durchschnittsalter von 74,5 Jahren. Männer zeigen dagegen nur einen Häufigkeitsgipfel mit dem Durchschnittsalter von 69,8 Jahren.

Diese Erkenntnisse waren der Anlaß, die *adult-generative* von der *senil-degenerativen Hyperostosis triangularis ilii* zu unterscheiden. Erstere tritt überwiegend bei Frauen auf, und zwar im statistisch gesicherten Zusammenhang mit der Anzahl der Geburten (PEÑA ARREBOLA u. Mitarb. 1975, COMULADA TABERNER u. Mitarb. 1975). Die Zweigipfligkeit der Häufigkeitsmaxima läßt darüber hinaus den Schluß zu, daß die als adult-generativ bezeichnete Hyperostosis triangularis ilii grundsätzlich ein reversibler Prozeß ist (DIHLMANN 1978), der mit der gestativen Auflockerung und mit der damit verbundenen Hypermobilität und Traumatisierbarkeit der Sakroiliakalgelenke in pathogenetischem Zusammenhang steht (NEBEL u. Mitarb. 1981). Der zweite bei Frauen und der bei Männern im Senium zu beobachtende Häufigkeitsgipfel zeigt die irreversible senil-degenerative Hyperostosis triangularis ilii an. Sie korreliert statistisch signifikant mit der Sakroiliakalarthrose und ist mit der bei Koxarthrosen zu beobachtenden Größenzunahme der physiologischen Azetabulumsklerose (-hyperostose) zu vergleichen. Bei der adult-generativen Hyperostosis triangularis überwiegen aus den geschilderten Gründen die Frauen (♀:♂ ~ 9:1, DIHLMANN 1976); bei der senil-degenerativen Hyperostosis triangularis beträgt das Geschlechtsverhältnis ♀:♂ ~ 1,6:1 (NEBEL u. Mitarb. 1981).

Die wichtigste Röntgendifferentialdiagnose der Hyperostosis triangularis ist die Sakroiliitis bei Spondylitis ankylosans (Abb. **8**) bzw. bei anderen HLA-B27-assoziierten Sakroiliitiden (Reiter-Syndrom, Arthritis psoriatica, enteropathische Sakroiliitis bei Enteritis regionalis Crohn und bei Colitis ulcerosa usw.). Im Rahmen des sog. „bunten" Sakroilialbildes dieser Erkrankungen (DIHLMANN 1974) tritt neben Erosionen und intraartikulären Knochenbrücken und intraartikulären Knochen-

(Text weiter S. 809)

Hyperostosis triangularis ilii

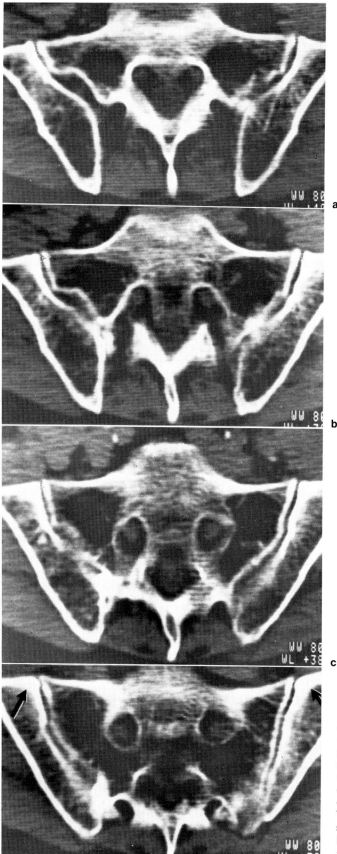

Abb. 1a–d Die physiologische kleine Hyperostosezone an der vorderen Iliumgelenkecke stellt sich im Computertomogramm – zweidimensional abgebildet – als Dreieck dar (Pfeil, unten = Schnitt an der Linea arcuata, oben = Schnitt am oberen Rand der Sakroiliakalgelenke). Vergrößert sie sich infolge Überlastung, so erscheint sie auch auf konventionellen Röntgenaufnahmen als Hyperostosis triangularis (vgl. Abb. 2)

Abb. **2a–e** Rechtsseitige Hyperostosis triangularis ilii im konventionellen Schichtbild und im Computertomogramm (vgl. die Verjüngung der Hyperostose nach kranial auf den Computertomogrammen). Auf der linken Seite stellt sich ein reparativ ossifizierter Überlastungsschaden der sakroiliakalen Gelenkkapsel und ihrer vorderen Verstärkungsbänder dar (Asterisk)

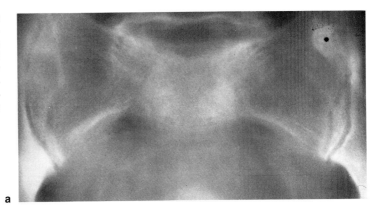

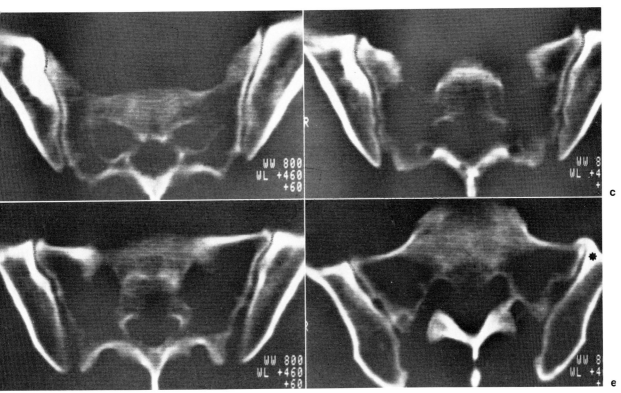

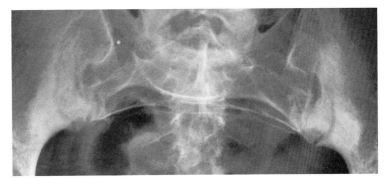

Abb. **3** Typischer Röntgenaspekt der beiderseitgen Hyperostosis triangularis ilii bei einer 47jährigen Frau

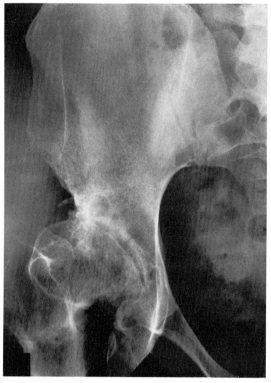

Abb. 4 Unilaterale Hyperostosis triangularis ilii bei ipsilateraler kongenitaler Hüftsubluxation (Zustand nach Umstellungsoperation) mit Sekundärarthrose (37jährige Patientin)

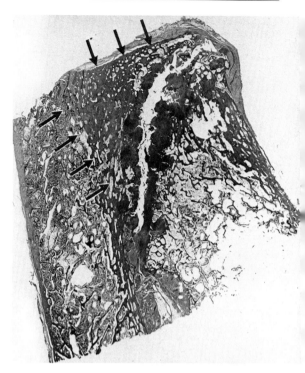

Abb. 6 Hyperostosis triangularis ilii (Pfeile). Es handelt sich um die senil-degenerative Form bei einem 73jährigen Mann. Beachte die arthrotische Zerklüftung der Oberfläche des sakroiliakalen Gelenkknorpels (H.E.-Färbung, Übersichtsschnitt)!

Abb. 5 Tomogramm einer bilateralen Hyperostosis triangularis ilii mit zusätzlicher Sakrumhyperostose (33jährige Frau)

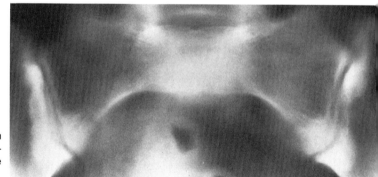

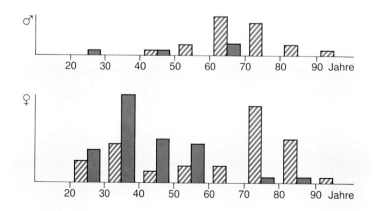

Abb. 7 Graphische Darstellung der zwei Häufigkeitsgipfel bei Frauen mit Hyperostosis triangularis ilii, d.h. Ableitung der adultgenerativen und senil-degenerativen Hyperostosis triangularis ilii bei Frauen. Bei Männern ist nur ein Häufigkeitsgipfel im Senium sichtbar = senil-degenerative Hyperostosis triangularis ilii.
▨ = *Nebel* u. Mitarb. 1981 = 61 Fälle
■ = *Dihlmann* 1976 = 40 Fälle

Abb. **8 a** u. **b** Röntgendifferentialdiagnose der Hyperostosis triangularis ilii: Sakroiliitis vom Typ „buntes" Bild bei Spondylitis ankylosans. Außer der dreieckig dargestellten iliakalen Hyperostosezone – sie kommt gelegentlich also auch im Rahmen des „bunten" Sakroiliakalbildes der Spondylits ankylosans vor – erkennt man Erosionen und auf dem zugehörigen Tomogramm auch intraartikuläre Knochenknospen. 31jährige Patientin

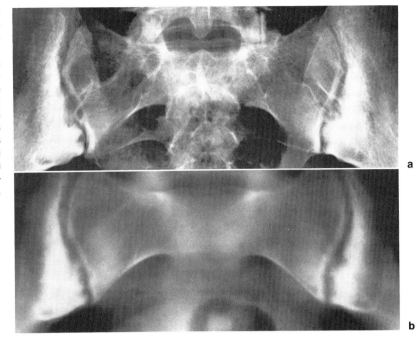

knospen manchmal nämlich auch eine im Röntgenbild dreieckig erscheinende Iliumhyperostose auf (Abb. 8). Die Suche nach den anderen zum „bunten" Sakroiliakalbild gehörenden Röntgenzeichen (Erosionen, Knochenbrücken und -knospen) ermöglicht jedoch die richtige Diagnose, häufig allerdings erst nach Durchführung einer konventionellen Tomographie.

Literatur

Bársony, Th., F. Polgár: Ostitis condensans ilei – ein bisher nicht beschriebenes Krankheitsbild. Fortschr. Röntgenstr. 37 (1928) 663

Comulada, Taberner, J. H. Ortin, J. Rotés Querol: Osteitis condensans ilii. Rev. esp. Reum. 2 (1975) 28

Dihlmann, W.: Das „bunte" Sakroiliakalbild – das röntgenologische Frühkriterium der ankylosierenden Spondylitis. Fortschr. Röntgenstr. 121 (1974) 564

Dihlmann, W.: Die Hyperostosis triangularis ilii – das sakroiliakale knöcherne Streßphänomen. 1. Teil: Terminologie, Definition, Morphologie. 2. Teil: Inzidenz, Prognose, Pathogenese, Ätiologie, Tracerstudium, Differentialdiagnose. Fortschr. Röntgenstr. 124 (1976) 154

Dihlmann, W.: Röntgendiagnostik der Sakroiliakalgelenke und ihrer nahen Umgebung, 2. Aufl. Thieme, Stuttgart 1978

Nebel, G., L. Hering, G. Lingg: Die adulte generative und senile degenerative Hyperostosis triangularis ilii. Fortschr. Röntgenstr. 135 (1981) 478

Peña Arrebola, A., A. Garcia López, M. de la Prada: Revisión clinica de las osteitis condensantes del iliaco. Rev. esp. Reum. 2 (1975) 22

Sicard, Gally, Haguenau: Ostéites condensantes, a étiologie inconnue. J. Radiol. Électrol. 10 (1926) 503

Sternokostoklavikuläre Hyperostose (Akquiriertes Hyperostosesyndrom)

W. Dihlmann

Japanische Autoren (SONOZAKI u. Mitarb.) haben 1974 auf die sternokostoklavikuläre Hyperostose hingewiesen. Die wissenschaftliche Diskussion über diesen Befund setzte jedoch erst ein, als KÖHLER u. Mitarb. 1975 in deutscher und 1977 in englischer Sprache darüber berichtet hatten (z. B. HEIMSTÄDT 1978, SONOZAKI u. Mitarb. 1979, CAMUS u. Mitarb. 1980, RESNICK 1980, RESNICK u. Mitarb. 1981, SONOZAKI u. Mitarb. 1981, KARASICK u. KARASICK 1982, JIRIK u. Mitarb. 1982, BOOKBINDER u. Mitarb. 1982, BERANEK u. CROUZET 1983, CHAMOT u. Mitarb. 1987, DIHLMANN u. Mitarb. 1988 u. a.).

Klinik

Eine bilaterale, manchmal zunächst unilaterale schmerzhafte Schwellung der Sternoklavikularregion mit lokalem Wärmegefühl und/oder sogar Hautrötung führt den Patienten zum Arzt. Die Patienten befinden sich überwiegend im 4.–6. Dezennium. Manchmal kommt es zu einem Verschluß der V. subclavia mit ödematöser Anschwellung des entsprechenden Armes. Die sternokostoklavikuläre Hyperostose ist entweder der einzige krankhafte Befund des Patienten, oder es lassen sich bei den Patienten gleichzeitig eine Pustulosis palmaris et plantaris, Psoriasis pustulosa palmaris et plantaris (selten), Psoriasis vulgaris, Acne (conglobata, fulminans), eine nichterosive, selten erosive periphere Mono-, Oligo-, Polyarthritis, uni- oder bilaterale Sakroiliitis bzw. das Vollbild der Spondylitis ankylosans, gelegentlich auch das Bild des (lumbalen) Bambusstabes *ohne* Sakroiliitis oder die Spondylosis hyperostotica nachweisen. Außerdem sind Wirbelhyperostosen bis zum Bild des Elfenbeinwirbels bei der sternokostoklavikulären Hyperostose bekanntgeworden sowie Röntgenbefunde, die an der Wirbelsäule dem Bild der Spondylitis infectiosa und am Becken und an den Extremitäten der (subakuten, chronischen) Osteomyelitis entsprechen (DIHLMANN u. Mitarb. 1988). Die Blutsenkungsgeschwindigkeit kann beschleunigt sein. Inkonstant kommen Dysproteinämie und leichte Erhöhung der alkalischen Serumphosphatase vor, HLA-B 27 meistens negativ. Wegen der Komplexität der Befunde, deren Kernsymptom die sternokostoklavikuläre Hyperostose ist, haben DIHLMANN u. Mitarb. (1988) den zusammenfassenden Begriff „akquiriertes Hyperostosesyndrom" eingeführt.

Röntgenmorphologie (Abb. 1–3)

Der ossifizierende Prozeß beginnt häufig mit der Verknöcherung des Lig. costoclaviculare (Abb. **2**), das zwischen der I. Rippe und dem Schlüsselbein ausgespannt ist. Die Verknöcherung breitet sich mit der Zeit auf den genannten Raum zwischen I. (II., III., IV.) Rippe, Klavikula und oberem Sternum aus. Aber nicht nur die dort lokalisierten Weichteile verknöchern, sondern auch die sternalen und mittleren Anteile der Schlüsselbeine werden durch Knochenneubildung spindelförmig vergrößert. Schließlich bilden die genannten Knochen und Weichteile eine zusammenhängende Knochenplatte in der Umgebung des oberen Sternums. An der Hinterfläche des oberen Sternums kann eine massive Weichteilschwellung sichtbar werden (Abb. **1 b**). Das Manubrium sterni sklerosiert früher oder später im Krankheitsverlauf.

Histomorphologie

Der feingewebliche Befund hängt davon ab, in welchem Entwicklungs- und Aktivitätsstadium der sich langsam progredient ausbreitenden Ossifikation die Probeentnahme erfolgte. Nichteitrige aseptische chronische Entzündung mit zellulärer Infiltration oder Entwicklung eines Granulationsgewebes, ossifizierende Periostitis, Hyperostose ohne Entzündungszeichen mit oder ohne beschleunigten Knochenumbau wurden bisher beschrieben. Grundsätzlich handelt es sich um eine ossäre Reaktion auf einen aseptischen entzündlichen Prozeß.

Röntgendifferentialdiagnose

Der voll ausgebildete Befund (Abb. 3) kann nicht mit anderen Affektionen verwechselt werden. Die sehr häufige *Bilateralität* der in Evolution befindlichen sternokostoklavikulären Hyperostose spricht gegen einen Morbus Paget der Klavikula, gegen die sog. Ostitis condensans claviculae (BROWER u. Mitarb. 1974, wahrscheinlich eine

Abb. **1a–e** Frühstadium der sternokostoklavikulären Hyperostose
a Zwischen dem I. Rippenpaar und den sternalen Klavikulaenden erkennt man eine Knochenneubildung (Asteriski)
b Retrosternale Weichteilverdickung
c–e Tomographische Darstellung des sternokostalen Ossifikationsprozesses (s. auch die Sternumsklerose)

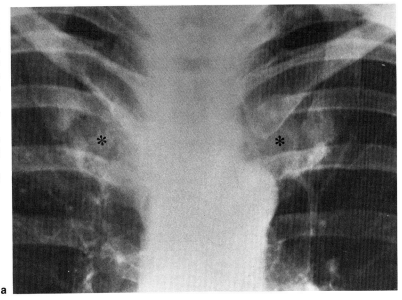

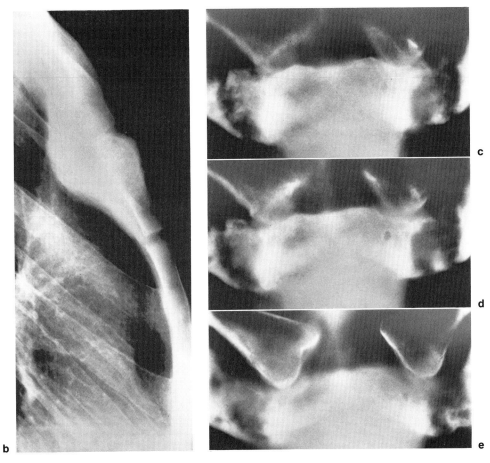

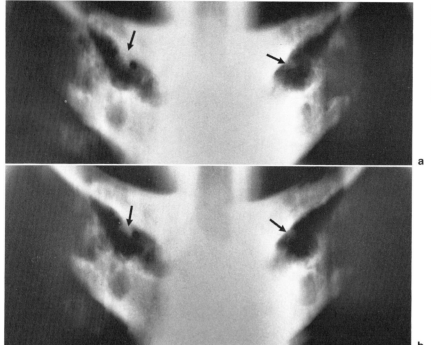

Abb. 2a u. b Sternokostoklavikuläre Hyperostose, noch nicht sehr weit fortgeschrittenes Stadium, s. die Ossifikation des beiderseitigen Lig. costoclaviculare (Pfeile)

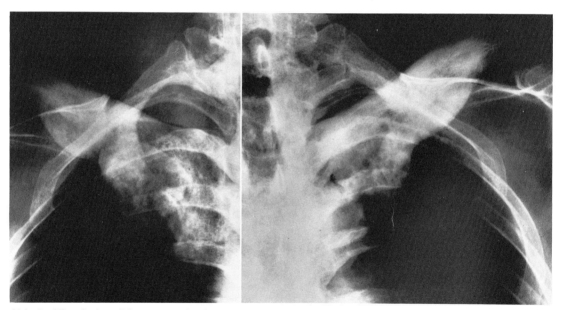

Abb. 3 Klassischer Röntgenaspekt der sternokostoklavikulären Hyperostose (s. Text). Siehe die bilaterale spindelförmige Schlüsselbeinauftreibung (zweiteilige Röntgenaufnahme)

Streßreaktion des Schlüsselbeins), gegen den Morbus Friedrich (aseptische, avaskuläre Nekrose des sternalen Klavikulaendes), gegen den Osteoidosteom-Osteoblastom-Komplex des Schlüsselbeins, gegen die sklerosierende chronische Osteomyelitis Garrè und gegen eine luische gummöse Osteomyelitis. Außerdem kommt bei diesen soeben aufgezählten Erkrankungen keine Weichteilossifikation vor. Serologische Parameter, z. B. die alkalische Serumphosphatase (hohe Werte beim Morbus Paget) und Luesreaktionen, tragen ebenfalls zur Differentialdiagnose bei.

Ätiologie

Die Ätiologie der sternokostoklavikulären Hyperostose ist unbekannt; wahrscheinlich handelt es sich um ein Syndrom, das eine spezielle Reaktionsweise anzeigt. Die pathogenetischen Beziehungen zu den oben geschilderten Haut- und Skeletterkrankungen sind ebenfalls noch nicht geklärt. JURIK u. Mitarb. (1985) haben eine Hypothese aufgestellt, die davon ausgeht, daß die sternokostoklavikuläre Hyperostose zu einer Krankheitsentität gehöre, deren Basisbefund die pathologische Sklerosierung des Manubrium sterni sei. Die übrigen pathologischen Befunde sollen in Altersabhängigkeit auftreten, so die sternokostoklavikuläre Hyperostose bei älteren Erwachsenen, die sog. chronische rekurrierende multifokale Osteomyelitis bei Kindern, Jugendlichen und jungen Erwachsenen (BERGDAHL u. Mitarb. 1979) (Abb. 4).

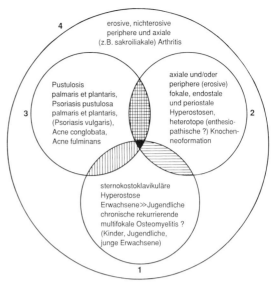

Abb. 4 Kreisschema zur Diagnose und Klassifizierung des akquirierten Hyperostosesyndroms (AHS). Röntgenuntersuchung und Skelettszintigraphie sind erforderlich (aus *Dihlmann, W., L. Hering, G. W. Bargon:* Fortschr. Röntgenstr. 149 [1988] 596).

Komplettes AHS:
Kreis 1 (röntgenologisch positiv = röp) + Kreis 2 (röp) + Kreis 3 (vorhanden oder anamnestisch bekannt = va)

1 (röp) + 2 (szintigraphisch positiv = szip) mit oder ohne Kreis 4 + 3 (va)
1 (szip) + 2 (röp) + 3 (va)
1 (szip) + 2 (szip) + 3 (va)

Inkomplettes AHS:
1 (röp oder szip)
1 (röp oder szip) + 2 (röp oder szip) mit oder ohne Kreis 4
1 (röp oder szip) + 3 (va)
2 (röp oder szip) + 3 (va)

Mögliches AHS:
2 (röp oder szip) mit oder ohne Kreis 4
3 (va) + 4

Literatur

Beranek, L., J. Crouzet: Hyperostose sterno-costoclaviculaire. A propos d'un cas avec hyperostose vertébrale. Rev. Rhum. 50 (1983) 247

Bergdahl, K., B. Björkstén, K.-H. Gustavson, S. Lidén, F. Probst: Pustulosis palmoplantaris and its relation to chronic recurrent multifocal osteomyelitis. Dermatologica 159 (1979) 37

Bookbinder, S. A., N. A. Fenske, G. B. Clement, L. R. Espinoza, B. F. Germain, F. B. Vasey: Clavicular hyperostosis and acne arthritis. Ann. intern. Med. 97 (1982) 615

Brower, A. C., D. E. Sweet, T. E. Keats: Condensing osteitis of the clavicle: a new entity. Amer. J. Roentgenol. 121 (1974) 17

Camus, J. P., A. Prier, B. Cassouy: L'hyperostose sterno-costo-claviculaire. Rev. Rhum. 47 (1980) 361

Chamot, A. M., C. L. Benhamou, M. F. Kahn, L. Beraneck, G. Kaplan, A. Prost: Le syndrome acné pustulose hyperostose ostéite (SAPHO). Résultats d'une enquête nationale. 85 observations. Rev. Rhum. 54 (1987) 187

Dihlmann, W., L. Hering, G. W. Bargon: Das akquirierte Hyperostose-Syndrom (AHS). Fortschr. Röntgenstr. 149 (1988) Teil 1: 386; Teil 2: 596

Heimstädt, P.: Ein Fall von sterno-kosto-klavikulärer Hyperostose. Verh. dtsch. Ges. Rheum. 5 (1978) 334

Jirik, F. R., H. B. Stein, A. Chalmers: Clavicular hyperostosis with enthesopathy, hypergammaglobulinemia, and thoracic outlet syndrome. Ann. intern. Med. 97 (1982) 48

Jurik, A. G., A. de Carvalho: Sterno-clavicular hyperostosis in a case with psoriasis and HLA-B27 associated arthropathy. Fortschr. Röntgenstr. 142 (1985) 345

Jurik, A. G., H. Graudal, A. de Carvalho: Sclerotic changes of the manubrium sterni. Skelet. Radiol. 13 (1985) 195

Karasick, S., D. Karasick: Case report 188 (sternoclavicular hyperostosis). Skelet. Radiol. 8 (1982) 74

Köhler, H., E. Uehlinger, J. Kutzner, T. B. West: Sternocostoclavicular hyperostosis: painfull swelling of the sternum, clavicles, and upper ribs. Report of two new cases. Ann. intern. Med. 87 (1977) 192

Köhler, H., E. Uehlinger, J. Kutzner, T. R. Weihrauch, L. Wilbert, R. Schuster: Sterno-kosto-klavikuläre Hyperostose – ein bisher nicht beschriebenes Krankheitsbild. Dtsch. med. Wschr. 100 (1975) 1519

Resnick, D.: Sternoclavicular hyperostosis. Amer. J. Roentgenol. 135 (1980) 1278

Resnick, D., V. Vint, N. L. Poteshman: Sternocostoclavicular hyperostosis. A report of three new cases. J. Bone Jt Surg. 63-A (1981) 1329

Sonozaki, H. et al.: Clinical features of 22 cases with "inter-sterno-costoclavicular ossification". A new rheumatic syndrome. Arch. orthop. traum. Surg. 95 (1979) 13

Sonozaki, H., H. Mitsui, Y. Miyanaga et al.: Clinical features of 53 cases with pustulotic arthro-osteitis. Ann. Rheum. Dis. 40 (1981) 547

Sonozaki, H., S. Furusawa, H. Seki, T. Kurukawa, A. Tateishi, K. Kabata: Four cases with symmetrical ossifications between clavicles and the first ribs of both sides. Kanto J. Orthop. Traum. 5 (1974) 244

Entzündliche Gelenkerkrankungen

W. Dihlmann

Konzepte

Das 3. physikalische (klassisch-mechanische) Axiom ISAAC NEWTONS, nämlich „actio = reactio", das z. B. erklärt warum Raketen in den Himmel steigen, hat eine biologische Entsprechung: die Entzündung und daher auch deren Spezialfall Arthritis (Synovialitis, Synovitis). Damit beginnt allerdings erst der Denkvorgang über die Entzündung. Wird nämlich der gedankliche Faden weitergesponnen, so stößt man irgendwann auf die Frage nach der Verhältnismäßigkeit der biologischen Mittel, der pathogenen „actio" entgegenzuwirken. Eine fiktive Quantifizierung von pathogener „actio" und körpereigener „reactio" macht dies deutlich. Wirkt beispielsweise der „actio" Stärke 5 die „reactio" Stärke 5 entgegen, so wird die biologische Gefahr – „actio" Stärke 5 – beseitigt. Steht der „actio" Stärke 5 die „reactio" Stärke 3 entgegen, so wird die „actio" Stärke 5 nicht neutralisiert. Löst die „actio" Stärke 5 eine „reactio" Stärke 10 aus, so kommt es zu einem biologischen Overkill. Die erste Disparität hat zur Folge, daß das pathogene Agens seine (zerstörende) Wirkung, wenn auch mit verminderter Kraft, fortsetzen kann. Das zweite Beispiel der Disparität birgt die Gefahr, daß nicht nur das pathogene Agens zerstört wird, sondern auch biologisch gesundes Gewebe und vielleicht sogar das Reaktionsmedium selbst von der „reactio" getroffen werden. Mit Recht erkannte daher RUDOLF VIRCHOW der Entzündung den „Charakter der Gefahr" für das erkrankte Organ und sogar für das Leben zu. Der reagierende Organismus „arbeitet" offenbar mit den beispielhaft angeführten Disparitäten; denn sonst gäbe es einerseits kein Narbengewebe, und andererseits wären therapeutische, von außen kommende ärztliche Maßnahmen überflüssig. Die Therapie sollte allerdings möglichst kein „Schrotschußverfahren" sein, bei dem mit Erfolgswahrscheinlichkeiten gerechnet wird, sondern eine Maßnahme, das pathogene Agens gezielt auszuschalten. Darin mag sich manchmal Wunschdenken oder Wunschstreben widerspiegeln; trotzdem ist der erste Schritt zur Behandlung einer Entzündung, hier: Arthritis, die Identifizierung der „actio", d. h. des entzündungsauslösenden Agens.

Dafür gibt es Konzepte:

Die Anwesenheit von Mikroorganismen im Gleitgewebe löst die „reactio" *Infektarthritis* (septische Arthritis) aus. Der in diesem Fall gerechtfertigte Einsatz von Antibiotika hat zwei Erfolgsprämissen: 1. Das Antibiotikum muß den Stoffwechsel des Mikroorganismus deletär beeinflussen oder auch nur seine Reproduktion hemmen und 2. in genügender Konzentration an das arthritisch erkrankte Gelenk herangebracht werden.

Das Konzept der *reaktiven Arthritis* (AHO u. Mitarb. 1973) wurde aus der Beobachtung abgeleitet, daß es aseptische (mikroorganismenfreie, nichteitrige) Arthritiden gibt, die Tage bis wenige Wochen – also über ein freies Intervall – nach einer andernorts im Organismus abgelaufenen Infektion auftreten. Das rheumatische Fieber – akuter Gelenkrheumatismus – ist ein schon lange bekanntes Beispiel für das erst neuerdings als reaktive Arthritis bezeichnete entzündliche Gelenkgeschehen, das nach Infektionen, zumeist im oberen Respirationstrakt, mit β-hämolytischen Streptokokken der Gruppe A einsetzen kann. Außerdem sind reaktive Mono-, Oligo- (2–4 erkrankte Gelenke) oder selten sogar Polyarthritiden bekanntgeworden, die nach Darm- und Urogenitalinfektionen auftreten können. Als Erreger dieser Infektionen wurden direkt oder über Antikörpernachweis beispielsweise Chlamydia trachomatis, Yersinien (Yersinia enterocolitica häufiger als Yersinia pseudotuberculosis), bestimmte Shigellen und Salmonellen, Campylobacter jejuni, Klebsiellen, Brucellen, Neisseria gonorrhoeae, Ureaplasma urealyticum ermittelt. Die reaktiven Arthritiden haben darüber hinaus wichtige ätiologische Erkenntnisse über die Bedeutung von „Konstitution" und „Milieu" bei der Entwicklung bestimmter entzündlich-rheumatisch genannter Gelenkkrankheit gebracht. „Milieu", das sind die beispielhaft angeführten Mikroorganismen. Mit „Konstitution" wird die Erfahrung umschrieben, daß reaktive Arthritiden vor allem bei HLA-B27-positiven Personen auftreten, wenn diese zufällig an einer Darm- oder Urogenitalinfektion mit den genannten hauptsächlich in Frage kommenden Erregern erkranken. Mindestens 70% der Patienten mit reaktiver Arthritis besitzen diese in den Zelloberflächen der kernhaltigen Zellen und Thrombozyten vorkommende angeborene Antigensubstanz (AMOR u. Mitarb. 1983). Andere Krankheiten, deren Patienten ebenfalls mit großer Häufigkeit das Histokompatibilitätsantigen HLA-B27 aufweisen, wurden ebenfalls in den Formenkreis der reaktiven Arthritiden eingestuft oder doch deren Zugehörigkeit zu dieser Arthritisgruppe diskutiert. Dazu gehören das Reiter-Syndrom (70–80% HLA-B27-positiv) und die Spondylitis ankylosans (90–95% der weißen Patienten sind HLA-B27-positiv). Schließlich neigen reaktive Arthritiden zur Sakroiliitis vom Typ „buntes Bild" oder sogar zum Vollbild der Spondylitis ankylosans an der Wirbelsäule (DIHLMANN 1985). Sie teilen dies mit den Patienten der Spondylitis ankylosans und des Reiter-Syndroms, mit den HLA-B27-positiven Patienten mit Enteritis regionalis Crohn und Colitis ulcerosa und mit ebenfalls zufällig HLA-B27-positiven Patienten mit Arthritis psoriatica. Damit wurde das konstitutionell (vererbt) erlangte HLA-B27-Histokompatibilitätsantigen als Risikofaktor für das Achsenskelett erkannt, d. h., nicht jeder Träger von HLA-B27 bekommt die genannten HLA-B27-assoziierten Krankheiten, hat aber doch ein größeres Erkrankungsrisiko im Vergleich zu HLA-B27-Negativen. Unter dem Eindruck dieser Erkenntnisse wurden zahlreiche ätiologisch unklare Gelenkkrankheiten auf ihre Assoziation mit *anderen* Histokompatibilitätsantigenen überprüft und mehr oder weniger kritisch darüber publiziert: Die Lyme-Arthritis wird als reaktive Arthritis nach Infektion mit einer (Lyme)-Spirochäte angesehen (AMOR u. LAOUSSADI 1984), und manche Virusarthritiden werden als reaktiv eingestuft. Sogar für die rheumatoide Arthritis vermuten manche Autoren eine reaktive Genese (CALIN 1984). Außerdem gibt es reaktive Arthritiden im Zusammenhang mit bestimmten Wurminfektionen, deren Immunmechanismen ebensowenig bekannt sind wie die Immunvorgänge bei der sog. paraneoplastischen Arthritis. Letzte verläuft manchmal fieberhaft als akute bis subakute Mono-, Oligo- oder Polyarthritis (BRUNNER 1967). Die paraneoplastische Arthritis gibt sich im Röntgenbild an den arthritischen Weichteilzeichen, evtl. auch an den Kollateralphänomenen zu erkennen.

Die eindeutige, allgemein anerkannte Ätiologie der adulten rheumatoiden Arthritis ist noch nicht geklärt, jedoch wurden zahlreiche ätiologische Konzepte vorgelegt (s. auch oben). Dabei werden diejenigen Konzepte, welche *immunpathologische Reaktionen* oder *autoimmunologische Phänomene* als Auslösemechanismen begründen, eindeutig favorisiert (Übersicht bei MOHR 1984). Im übrigen gibt es beim Lupus erythematodes disseminatus dezidierte Vorstellungen über die gestörte Selbsttoleranz des Organismus gegenüber seinen Bausteinen, und zwar gegenüber Zellkerneiweiß. Der Lupus erythematodes disseminatus soll daher die klassische systemische Immunkomplexkrankheit sein. Im ganzen gesehen, bestehen keine Zweifel, daß die Pathogenese mancher Krankheiten auf Autoimmunvorgänge zurückgeführt werden kann. Ob dies allerdings auch für ihre Ätiologie gilt, bedarf weiterer Klärung.

Allgemeine Röntgenmorphologie der Gelenkentzündung

Die arthritischen Röntgenbefunde setzen sich aus verschiedenen Einzelzeichen zusammen. Ihr wechselndes Neben- und Nacheinander formt das Röntgenbild der Gelenkentzündung. Die Erfahrung hat gezeigt, daß manche arthritische Röntgenzeichen in der Regel früher auftreten als andere, so daß man die arthritischen Frühveränderungen von den Spätveränderungen unterscheiden kann.

Frühzeitig sind diejenigen Röntgenzeichen zu erwarten, welche eine intraartikuläre, kapsuläre oder

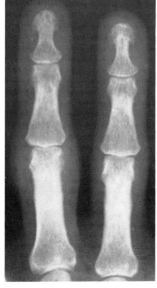
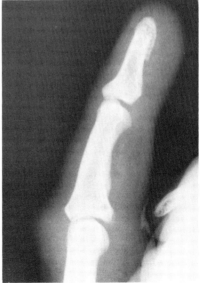

Abb. 1a u. b Spindelförmige Weichteilschwellung des proximalen Interphalangealgelenks am III. Finger in zwei Ebenen, hier bei adulter rheumatoider Arthritis

816 Entzündliche Gelenkerkrankungen

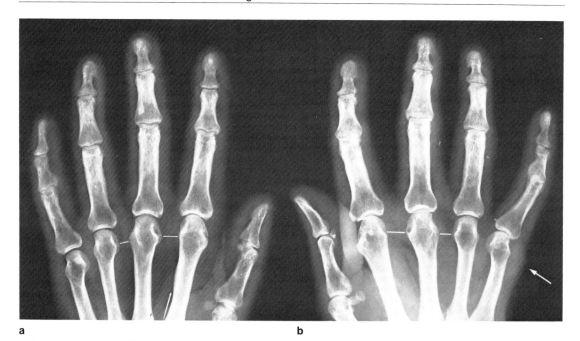

a b

Abb. 2a u. b Seitendifferente Distanzierung der Metakarpusköpfe (s. Markierungen, s. Text) und spindelförmige Anschwellung einzelner proximaler Interphalangealgelenke bei adulter rheumatoider Arthritis. Die artikuläre und periartikuläre Volumenvermehrung (Erguß, Ödem) am V. Metakarpophalangealgelenk rechts zeigt sich an einer umschriebenen Weichteilvorwölbung (Pfeil)

periartikuläre Volumenzunahme (Erguß – welcher Ursache auch immer –, Kapselödem, periartikuläres Ödem) anzeigen = **arthritische Weichteilröntgenzeichen***. Ihr *röntgenologischer* Nachweis – ob er gelingt oder nicht gelingt – ist aber nicht nur ein quantitatives Problem, sondern hängt entscheidend von der Gelenkmorphologie ab. Beispielsweise lassen sich schon etwa 5 ml Erguß im Ellenbogengelenk auf dem Röntgenbild eindeutig erkennen (nach VYHNÁNEK u. Mitarb. 1970). In Tarsalgelenken dagegen ist eine intraartikuläre Volumenzunahme röntgenologisch viel unsicherer, wenn überhaupt, zu erfassen.

Auf folgende Weichteilröntgenzeichen der Arthritis sollte der Röntgenuntersucher achten:

An entzündeten *Interphalangealgelenken* der Finger und Zehen findet man eine spindelförmige Weichteilschwellung (Abb. **1**).

Eine artikuläre Volumenvermehrung und periartikuläre ödematöse Durchtränkung gibt sich an den *Metakarpophalangealgelenken* (*Metatarsophalangealgelenken*) an einer seitendifferenten Distanzierung der Röhrenknochenköpfe (Abb. **2**) zu erkennen. Die normale Metakarpuskopf-Distanz zeigt folgende Sequenz: II/III > IV/V ≥ III/IV. An der Radialseite der Metakarpophalangealgelenke I und II sowie an der Ulnarseite des V. Metakarpophalangealgelenks wird eine Weichteilschwellung auf dem Röntgenbild direkt sichtbar.

Bei Betrachtung vor einer Irisblende – also vor einer starken Lichtquelle – ist häufig auch der Erguß im *Karpometakarpophalangealgelenk I* (Abb. **3**), desgleichen der Erguß im *distalen Radioulnargelenk* zu erkennen.

Mit Hilfe des *Pronator-quadratus-Zeichens* (Abb. **4**) (VYHNÁNEK u. Mitarb. 1970) lassen sich krankhafte Veränderungen, vor allem Fissuren, Infraktionen, (diskrete) Frakturen, Epiphysenlösungen, manchmal auch schon Distorsionshämatome sowie periartikuläre Ödeme bei Arthritiden der *Karpalregion*, nachweisen. Der M. pronator quadratus verläuft an der distalen Volarfläche der Unterarmknochen. Eine Schicht fetthaltigen Bindegewebes trennt ihn von den Sehnen der tiefen Fingerbeuger. Diese Schicht schwächt wegen ihres Fettgehaltes die Röntgenstrahlen weniger als die übrigen Weichteile und erscheint auf der streng seitlichen Röntgenaufnahme des Unterarmes als schmaler „schwarzer" Streifen (Pronatorquadratus-Zeichen). Hämatome und Ödeme verdrängen oder deformieren den „schwarzen" Streifen oder gleichen seine Röntgenstrahlenschwächung der Umgebung an – der „schwarze" Streifen ist dann nicht mehr abzugrenzen (Vergleich mit der gesunden Seite).

---

* Im weiteren Arthritisverlauf können entzündliche Synovialisproliferationen sich dem Erguß hinzugesellen und die Weichteilzeichen verstärken. In diesem Arthritisstadium sind in der Regel aber auch schon arthritische Direktzeichen sichtbar (s. unten), deren diagnostischer Wert grundsätzlich höher einzuschätzen ist als derjenige der Weichteilzeichen.

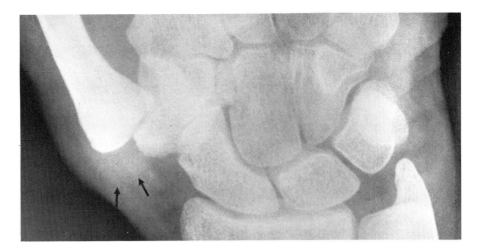

Abb. 3 Erguß im Karpometakarpalgelenk I rechts (Pfeile). Betrachtung vor einer Irisblende (=starke Lichtquelle)

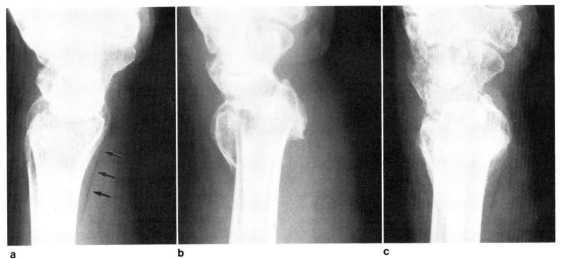

Abb. 4a–c Pronator-quadratus-Zeichen
a Normales Pronator-quadratus-Zeichen (Pfeile) (s. Text)
b Durch Hämatom ausgelöschtes Pronator-quadratus-Zeichen bei distaler Radiusfraktur
c Resorption des Frakturhämatoms nach 16 Tagen. Das Pronator-quadratus-Zeichen ist wieder sichtbar

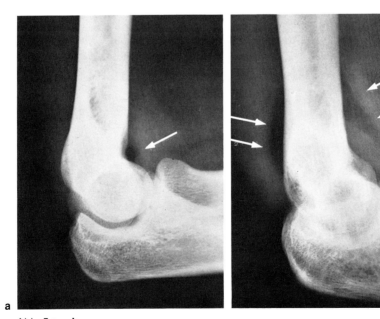

Abb. 5a u. b
Fettpolsterzeichen (Pfeile) auf der seitlichen Aufnahme des Ellenbogengelenks
a Normalbefund. Das vordere intrakapsuläre Fettpolster ist als tropfenförmige Schwärzungszone (Pfeil) vor der Fossa coronoidea zu erkennen
b Die Pfeile zeigen auf das vordere, abgehobene und hintere jetzt überhaupt erst sichtbare Fettpolster. Patient mit Gelenkerguß. (Reproduktion zur Weichteildarstellung)

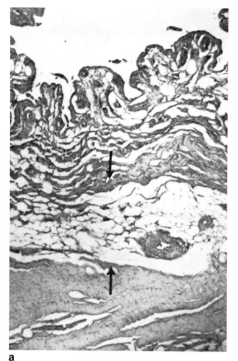

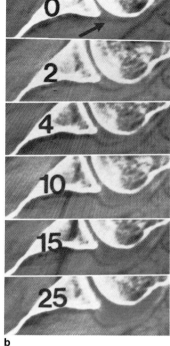

Abb. 6a–c
a Morphologisches Substrat des hinteren Kapselfettstreifens. Pfeile = Fettgewebsansammlung zwischen Synovialzotten (oben) und fibrösem Anteil (unten) der Schultergelenkkapsel (Hämatoxylin-Eosin, Originalvergrößerung 100mal)
b An einem Autopsiepräparat erkennt man schon nach 2 ml intraartikulär injizierter 2%iger Methylzelluloselösung die Abhebung des dorsalen Kapselfettstreifens (Pfeil). Noch eindeutiger ist dieser Befund nach 4 ml „Erguß". Bei genügender Menge zeigt sich die intrakavitäre Flüssigkeit auch als Hypodensität. Die Streifenartefakte sind durch die im vorderen Kavumbereich liegende Injektionsnadel entstanden.
c Omarthritis bei rheumatoider Arthritis. Die Asteriskumgebung zweigt Weichteilverdichtungen im Gelenkkavum, darüber hinaus aber auch Ergußbildung (Pfeile). Der M. subcapularis ist abgehoben und atrophisch (offener Pfeil). Erosionen am Humeruskopf (aus *Dihlmann, W.* u. *J. Bandick*, Fortschr. Röntgenstr. 147 (1987) 1)

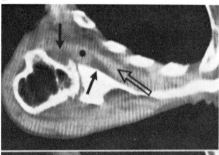

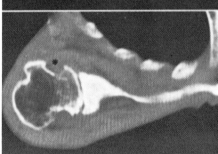

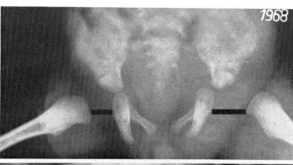

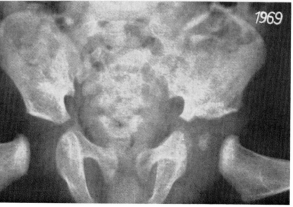

Abb. **7a** u. **b** Verlauf einer arthritischen Distensionsluxation beim Säugling (*Dihlmann* 1972)
a 1968 (3 Wochen alt) = hüftgelenknahe Iliumosteomyelitis mit Begleitkoxarthritis (Begleitkoxitis). Die seitendifferente Lateralisierung des Femurdiaphysenstachels (Markierung) zeigt die Distensionsluxation an
b 1969 (6 Monate alt). Die Femurkopffehlstellung ist nach Ausheilung der Koxarthritis zurückgegangen. Die entzündlichen Vorgänge im Darmbein und im Hüftgelenk haben eine Formstörung der Hüftpfanne und eine Reifungsbeschleunigung ausgelöst – der Femurkopfknochenkern ist links schon aufgetreten

Eine Volumenvermehrung im *Ellenbogengelenk*, beispielsweise durch einen entzündlichen oder traumatischen (blutigen) Erguß, gibt sich durch das Fettpolsterzeichen (Abb. 5) (NORELL 1954, HAAGE 1973) zu erkennen. Das *vordere* intrakapsuläre Fettpolster – zwischen Membrana synovialis und Membrana fibrosa – liegt in der Fossa coronoidea und zeigt sich auf der seitlichen Ellenbogenaufnahme hier als tropfenförmige, etwa 5 mm breite Schwärzungszone. Durch eine intraartikuläre Volumenzunahme löst sich das vordere Fettpolster vom Humerus ab. Das *hintere* intrakapsuläre Fettpolster ist normalerweise nicht sichtbar; denn es schmiegt sich dem Humerus in der Fossa olecrani an. Durch einen Erguß, aber natürlich auch durch eine Synovialisproliferation, wird das hintere Fettpolster aus der Fossa olecrani herausgehoben und dann erkennbar. Man muß allerdings wissen, daß bei einem Kapselriß der Gelenkerguß (Hämatom) sich nicht an einem positiven Fettpolsterzeichen offenbaren kann.

Im *Schultergelenk* lassen sich Ergußmengen ab 2 ml und auch Synovialisproliferationen computertomographisch nachweisen. Entweder gibt sich der Erguß an der Verlagerung des dorsalen Kapselfettstreifens (DIHLMANN u. BANDICK 1987) oder als hypodense intrakavitäre Zone zu erkennen (Abb. 6).

Im *Akromioklavikulargelenk* zeigt sich eine Volumenvermehrung (Erguß, Synovialisproliferation, massive Kapselverdickung) bei Betrachtung der Röntgenaufnahme vor einer starken Lichtquelle als halbmondförmige Verdichtungszone zwischen den Oberrändern der artikulierenden Knochen.

Im Säuglings- und Kleinkindesalter, seltener jenseits dieses Lebensabschnitts, führt eine Flüssigkeitsansammlung (Erguß, Blutung) im *Schulter-* und im *Hüftgelenk* zu einer Dislokation des Humerus- bzw. Femurkopfes. Wenn noch kein epiphysärer Knochenkern angelegt ist, erkennt man die Dislokation an einer Lateralisierung des proximalen Humerusschaftes und kann sie am

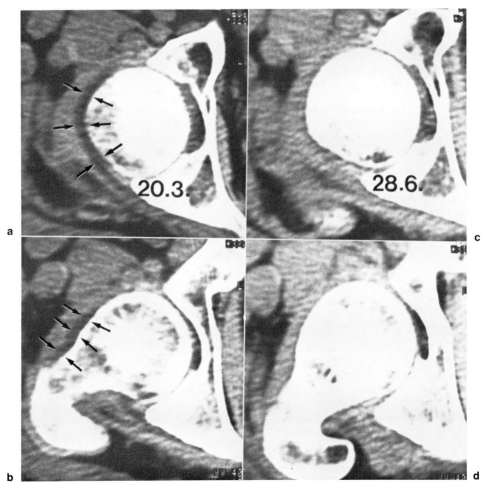

Abb. **8 a–d** Rückbildung eines Gelenkergusses im rechten Hüftgelenk
a u. **b** 20.3. Der Erguß stellt sich im Weichteilfenster als dunkle „Sichel" zwischen Femurkopf und -hals einerseits und Gelenkkapsel andererseits dar (Pfeile)
c u. **d** 28.6. Der Erguß hat sich resorbiert. Die Gelenkkapsel liegt dem Femurkopf und dem Femurhals eng an

820 Entzündliche Gelenkerkrankungen

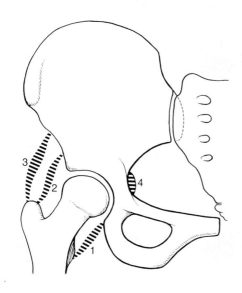

Abb. 9 Perikoxale Schwächungsdifferenzen für Röntgenstrahlen und ihre morphologischen Grundlagen. 1 M. iliopsoas; medial von ihm liegt eine Fettlage (gestrichelt). 2 M. glutaeus minimus; die medial von diesem Muskel projizierte Fettlage wurde gestrichelt eingezeichnet. 3 M. glutaeus medius, inkonstante Fettlage zwischen 2 und 3 gestrichelt dargestellt. 4 Inkonstante Fettlage auf dem M. obturatorius internus. Durch Ödem oder Hämatom wird ihre Auslöschung oder (vergleichsweise) stärkere Prominenz möglich

Hüftgelenk an einer Seitwärts- und leichten Aufwärtsverschiebung des sog. Femurdiaphysenstachels wahrnehmen. Die intraartikuläre Volumenzunahme löst also eine *Distensionsluxation* aus (Abb. 7). Von einer (arthritischen) zentralen oder lateralen *Destruktionsluxation* wird dagegen gesprochen, wenn die Gelenkfehlstellung durch eine auch röntgenologisch auffallende (arthritische) Zerstörung an den artikulierenden Knochen entstanden ist. Die Destruktionsluxation gehört allerdings nicht mehr zu den arthritischen Frühveränderungen (s. oben). Der *Hüftgelenkerguß* kann mittels der Computertomographie ebenso wie die normale oder verdickte Gelenkkapsel direkt sichtbar gemacht werden (Abb. 8) (DIHLMANN u. NEBEL 1983).

Ein *entzündliches perikoxales Ödem* – bei *pyogenen* Koxarthritiden, bei hüftnahen akuten Osteomyelitiden und Weichteilinfektionen sowie manchmal auch bei der flüchtigen Koxitis (Coxitis fugax) der Kinder (MILLS 1964, OTTE 1967) – ist ebenfalls an Weichteilveränderungen nativröntgenologisch zu erkennen (Abb. 9 u. 10). Medial vom M. iliopsoas und vom M. glutaeus minimus und inkonstant zwischen den Mm. glutaeus minimus und medius sieht man nämlich auf der anterior-posterioren Hüftaufnahme „schwarze" Streifen, die muskelnahe Fettlagen widerspiegeln („Fettstreifen"). Eine ödematöse Durchtränkung macht die Fettlagen wasseräquivalent. Fettlagen und Weichteilumgebung schwächen dann die Röntgenstrahlen in gleicher Stärke, und die Fettlagen werden röntgenologisch unsichtbar (Abb. 10).

Eine Volumenzunahme im *Kniegelenk* offenbart sich vor allem im Bereich der fast immer mit dem Gelenkkavum kommunizierenden Bursa suprapatellaris. Die Abb. 11 zeigt aus didaktischen Gründen einen Extrembefund bei fortgeschrittener Gonarthritis und Tibiofibularthritis im Verlauf der rheumatoiden Arthritis. Der *glatt konturierte* Ergußschatten oder der „*zackige*" Schatten einer im Vordergrund stehenden Synovialisproliferation fällt jedoch schon bei wesentlich geringerer Volumenzunahme in der genannten Bursa auf (Abb. 12).

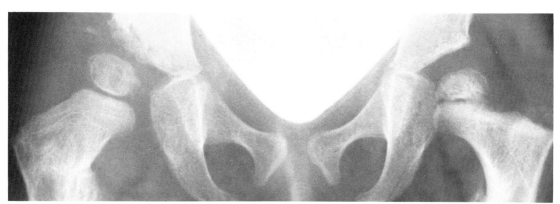

Abb. 10 Vor 1 Jahr Zentrierungsosteotomie beiderseits, rechts auch Azetabulumplastik. Primärheilung. 12 Monate nach der Operation Temperaturen bis 40 °C.
Röntgenbefund: In der Umgebung des rechten Hüftgelenks fehlen die normalen „Fettstreifen"

Beurteilung: Periartikuläres Ödem des rechten Hüftgelenks, in diesem Falle durch Abszeß im Operationsgebiet der Azetabulumplastik und Begleitkoxarthritis. Dadurch schwinden die Röntgenstrahlen-Schwächungsdifferenzen zwischen Fett- und Muskelgewebe (vgl. Abb. 9)

Allgemeine Röntgenmorphologie der Gelenkentzündung

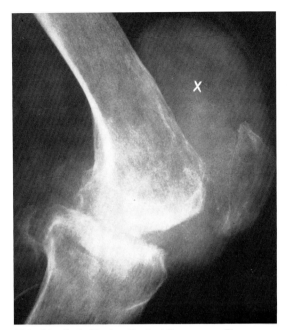

Abb. 11 Arthritische Destruktionen am Femur, an der Tibia, Fibula und Patella. Der große Gelenkerguß stellt sich glatt konturiert vor allem in der Bursa suprapatellaris dar (markiert). Fortgeschrittene chronische Gonarthritis und Tibiofibulararthritis bei rheumatoider Arthritis.

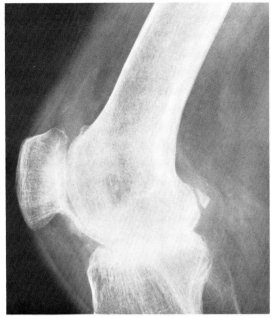

Abb. 12 Siehe vor allem den „zackig" konturierten Schatten der entzündlichen Synovialisproliferation in der Bursa suprapatellaris. Ein wesentlicher Gelenkerguß liegt darüber hinaus nicht vor; sonst wäre nämlich die bei dieser Patientin sichtbare und leicht arthrotisch deformierte Fabella nach dorsal verlagert. Chronische Gonarthritis mit geringer paraarthritischer Arthrose bei rheumatoider Arthritis

Die Abb. 13 gibt eine sog. Niveauaufnahme (seitliche Röntgenaufnahme des gestreckten Kniegelenks bei horizontalem Strahlengang) zum Nachweis eines gewöhnlich traumatisch entstandenen Lipohämarthros wieder (HOLMGREN 1942). Fett dringt nach Zerquetschung des infrapatellaren Fettkörpers oder als Knochenmarkfett über Fissuren oder Frakturen in das Gelenkkavum ein.

Außer einer ergußgeblähten Bursa suprapatellaris erkennt man in der Abb. 14 eine Baker-Zyste (Popliteazyste, Synovialzyste). Der Röntgenbefund spiegelt Flüssigkeit in einem kommunizierenden oder auch nichtkommunizierenden Schleimbeutel, namentlich in der Bursa gastrocnemiosemimembranosa (DOPPMAN 1965) wider. Manchmal entsteht die Baker-Zyste durch Synovialspro-

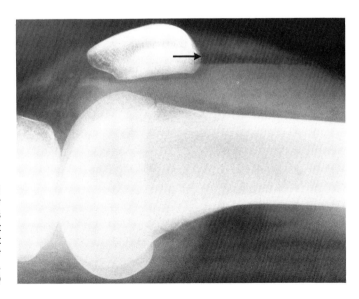

Abb. 13 Die Niveauaufnahme (s. Text) zeigt durch die Spiegelbildung in der ergußgeblähten Bursa suprapatellaris ein Lipohämarthros an. Fett schwimmt auf der Ergußflüssigkeit und schwächt die Röntgenstrahlen geringer als der Erguß (stellt sich also „schwärzer", s. Pfeil, dar als der weichteildichte Erguß)

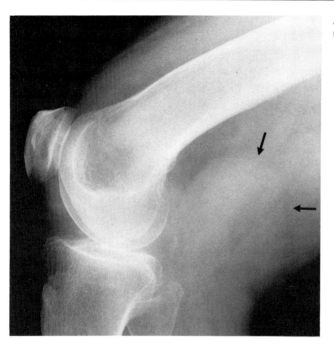

Abb. 14 Erguß in der Bursa suprapatellaris und in einer Baker-Zyste (Pfeile)

trusionen – Hernien, Arthrozelen – durch die Membrana fibrosa des Kniegelenks oder geht auf Kapselfehlbildungen zurück (CRASSELT 1968).
Der Erguß im *Talokruralgelenk* stellt sich auf der seitlichen Röntgenaufnahme als dichte Ausbuchtung nach vorn und hinten dar (Abb. **15**).
Ein Erguß im vorderen, d. h. *talokalkaneonavikulären Anteil des Subtalargelenks* gibt sich bei Betrachtung der seitlichen oder schrägen Röntgenaufnahme des Fußes vor einer starken Lichtquelle als halbmondförmiger Schatten zwischen den oberen Konturen von Taluskopf und Navikulare zu erkennen (DIHLMANN 1985).

Im chronologischen Ablauf der Arthritis erscheinen die erguß- und ödembedingten arthritischen Weichteilzeichen – je nach Aktivität der Gelenkentzündung – Tage bis Wochen nach Arthritisbeginn. Sodann folgen die **arthritischen (phlogistischen) Kollateralphänomene** – etwa Wochen bis Monate nach Beginn der Erkrankung. Sie sind die Folgen einer Zirkulationsstörung mit Abbau-, Aufbau- und Umbauvorgängen im gelenknahen Knochen (RUTISHAUSER u. JACQUELINE 1959), die durch den entzündlichen Prozeß wahrscheinlich über vasale Reflexe ausgelöst wird. *Verwaschene* Spongiosastrukturen (Abb. **16**) oder eine *fleckige*

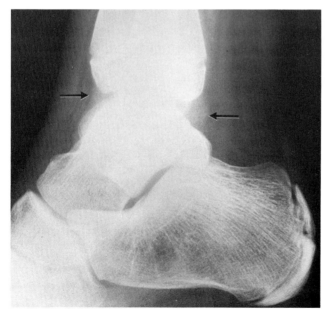

Abb. 15 Erguß im Talokruralgelenk (Pfeile)

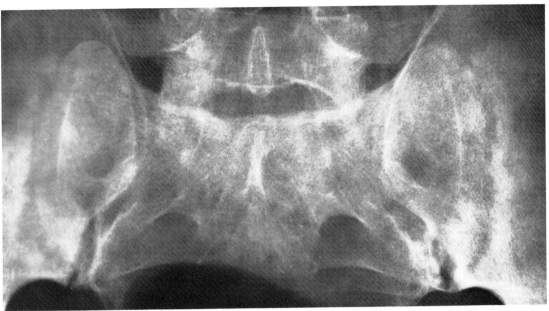

Abb. 16 Phlogistisches Kollateralphänomen einer Arthritis im rechten Sakroiliakalgelenk mit unscharfen Konturen und verwaschenen gelenknahen Spongiosastrukturen. Im linken Gelenk ist der arthritische Prozeß schon weiter fortgeschritten (zunehmende knöcherne Durchbauung). Reiter-Syndrom

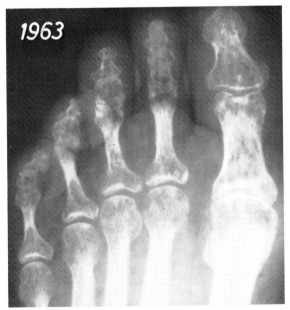
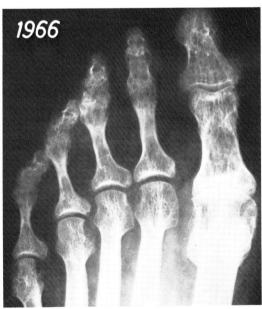

Abb. 17a u. b
a 1963 = Fleckige Demineralisation im Vorfußbereich links. Der Befund wurde als Sudeck-Syndrom gedeutet und 4 Wochen mit Gipsimmobilisation und anschließend mit 3 Monate dauernder Bettruhe behandelt. Dann erst traten polyartikuläre Beschwerden auch an den oberen Extremitäten auf
b 1966 = Diese Röntgenuntersuchung beweist, daß es sich 1963 bei der fleckigen Demineralisation im linken Vorfuß um das phlogistische Kollateralphänomen einer Vorfußarthritis und nicht um ein Sudeck-Syndrom gehandelt hat. Im übrigen bestand 1963 eine Metatarsuskopfdistanzierung I/II (vgl. mit 1966), die eine Metatarsophalangealarthritis I widerspiegelte. Man erkennt 1966 arthritische Erosionen (arthritische Direktzeichen) an den Metatarsophalangealgelenken IV–V. Rheumafaktorennachweis im Serum seit 1964 positiv. Epikrise = Das phlogistische Kollateralphänomen des ersten akuten Schubes einer rheumatoiden Arthritis wurde als Sudecksche Knochendystrophie fehlgedeutet

824 Entzündliche Gelenkerkrankungen

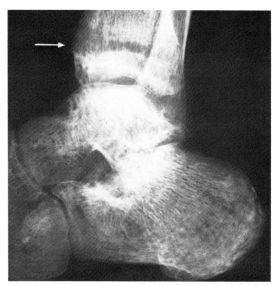

Abb. 18 Folgende phlogistische (arthritische) Kollateralphänomene sind zu erkennen: Fleckige Demineralisation im Fersenbein, diffuse Kalziumsalzminderung im Taluskopf und -hals sowie in den abgebildeten kleineren Tarsalia, bandförmige Aufhellungszone im Bereich der ehemaligen distalen Wachstumsknorpelfuge der Tibia (Pfeil). Seltene Koinzidenz von Spondylitis ankylosans mit hochtitrig seropositiver rheumatoider Arthritis

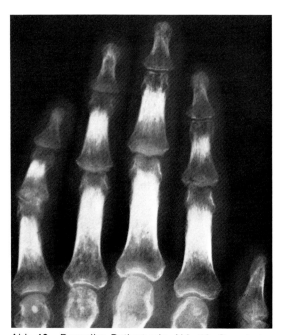

Abb. 19 Derselbe Patient wie Abb. 18. Sog. (relative) Diaphysensklerose bei diffuser oder fleckiger Demineralisation der gelenknahen Bereiche an den übersehbaren kleinen Röhrenknochen

Entkalkung (Abb. 17) in der Gelenkumgebung werden dann sichtbar. Eine *schmale, bandartige* Entkalkungszone tritt entweder unmittelbar subchondral, parallel zum Gelenkspalt auf oder im Bereich der geschlossenen Wachstumsfuge (Abb. 18). Die *gleichmäßige,* dann gewöhnlich nicht mehr so unscharf strukturierte Entkalkung kann sich im weiteren Verlauf auf die ganze Epiphyse bzw. auf den ganzen Knochen (Karpalia, Tarsalia) ausdehnen und setzt sich an den Röhrenknochen von der Diaphyse ab (Abb. 19). Außerdem entsteht eine gelenknahe Demineralisation bei Arthritiden zusätzlich unter dem Einfluß der gestörten Gelenkfunktion, d. h. durch die Inaktivität (Immobilisation) des Gleitgewebes (Inaktivitätsentkalkung). Bei tuberkulösen Arthritiden und bei der adulten rheumatoiden Arthritis ist die gelenknahe diffuse Entkalkung manchmal besonders ausgeprägt. Wahrscheinlich kommt sie durch eine zusätzliche toxische Schädigung der Osteoblasten durch bakterielle Stoffwechselprodukte zustande. Manche Autoren (SHIMIZU u. Mitarb. 1985) postulieren darüber hinaus bei der rheumatoiden Arthritis eine von der erkrankten Synovialmembran synthetisierte Substanz, die zur Osteoklastenstimulation führe. In *Spätstadien* polyarthritischer entzündlich-rheumatischer Erkrankungen – das sei hier vorweggenommen – reflektiert eine *generalisierte* Skelettdemineralisation die allgemeine Hemmung der Osteoblastentätigkeit durch die konsumierende Krankheit (Abb. 20).

Der partielle oder totale *Schwund der subchondralen Grenzlamelle* – die sog. *Präerosion* – gehört zu den nun zu besprechenden röntgenologischen **Direktzeichen der Arthritis**, die gewöhnlich erst Monate bis Jahre nach Arthritisbeginn zu erkennen sind = *röntgenologische Spätveränderungen*. Die Grenzlamelle setzt sich aus einer Schicht verkalkten Gelenkknorpels und der tragenden Kortikalis zusammen (Abb. 21). Die Grenzlamelle wird röntgenologisch invisibel, wenn sie entweder entkalkt oder abgebaut ist. Allerdings unterliegt die Dicke dieser Lamelle individuellen Schwankungen. Daher ist an den Extremitäten ein beiderseitiges, *symmetrisches* Fehlen der Grenzlamelle viel weniger beweiskräftig als eine Seitendifferenz zwischen links und rechts. Im allgemeinen kann man die Grenzlamelle an konvexen Gelenkflächen besser beurteilen als an konkaven. Krankhafte Veränderungen der Grenzlamelle sind am häufigsten an Metakarpus-Metatarsus-Köpfchen, am Femurkopf, aber auch am Tibiakopf zu beobachten (DIHLMANN 1968). Die Abb. 22 gibt schematisiert den Verlauf des partiellen Grenzlamellenschwundes an einer konvexen Gelenkfläche wieder (Abb. 23 u. 24).

Abb. 20 a u. b Ausgedehnte Demineralisation der Spongiosa und gelenkfernen Kompakta (sog. Spongiosierung des kompakten Knochengewebes). Serumkalzium- und -phosphorspiegel normal, alkalische Phosphatase normal, keine vermehrte Kalziumausscheidung im Harn, 21 Jahre lang bestehende rheumatoide Arthritis

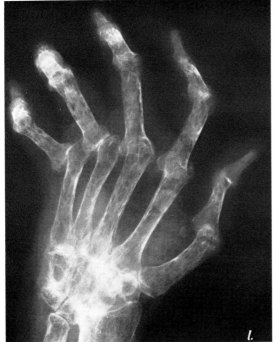
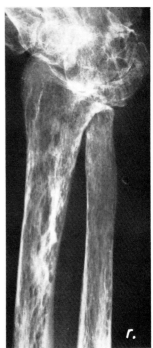

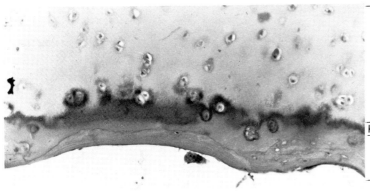

hyaliner Gelenkknorpel

Kalkknorpel

Knochen (Kortikalis)

Abb. 21 Kalkknorpelschicht und tragende Kortikalis bilden die subchondrale Grenzlamelle

Abb. 22 a–d Schwund der subchondralen Grenzlamelle (schematisch, a–d, von links nach rechts). Normale Darstellung. Partielle Verschmälerung der Grenzlamelle. Partieller Schwund, „Eröffnung" der Spongiosaräume (Abb. 24). Die eröffneten Spongiosaräume können durch neugebildeten Knochen ausgefüllt, „zugemauert" werden oder vertiefen sich zur Erosion

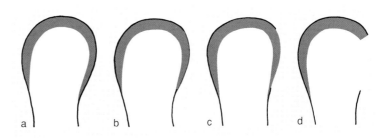

Die *gleichmäßige (konzentrische), arthritische Verschmälerung des röntgenologischen Gelenkspaltes* (Abb. 25) zeigt eine Dickenabnahme des Gelenkknorpels an. Dies kann verschiedene Ursachen haben:

1. Abbau des Gelenkknorpels durch einen entzündlichen Pannus.

2. Die Fehlzusammensetzung der entzündlichen Synovialflüssigkeit stört die Knorpelernährung – dadurch Verminderung der Knorpelsubstanz; Abnahme der Synoviaviskosität erhöht den Oberflächenabrieb; Chondrolyse durch Eiter bzw. durch freigesetzte lysosomale Enzyme; die Synovialitis „stiehlt" den geschädigten Chondrozyten in den

826 Entzündliche Gelenkerkrankungen

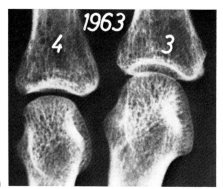
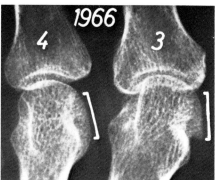

Abb. 23a u. b Schwund der subchondralen Grenzlamelle bei rheumatoider Arthritis (Verlaufsbeobachtung). Am IV. Finger schwindet die Grenzlamelle ohne sonstige Röntgenzeichen einer Arthritis, am III. Finger entsteht außerdem noch eine marginale Erosion (s. die Markierungen)

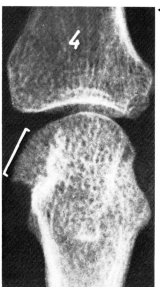

◄ Abb. 24a u. b
a Röntgenaspekt der gezähnelten „Spongiosaeröffnung" (markiert, Lupenbetrachtung) und randständigen Erosion (rheumatoide Arthritis).
b Nach dem Schwund der Grenzlamelle und „Spongiosaeröffnung" hat sich der arthritische Prozeß örtlich stabilisiert, und die Spongiosamaschen sind durch neugebildeten Knochen ausgefüllt worden. In diesem Bereich fehlt daher die normale Spongiosatextur. (Verlaufsbeobachtung bei rheumatoider Arthritis)

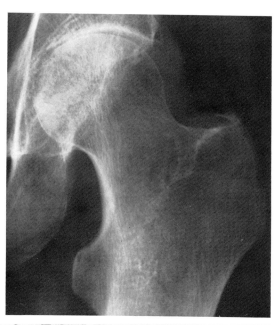

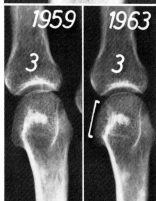

Abb. 25a u. b ▶
a Annähernd gleichmäßige (konzentrische) Verschmälerung des röntgenologischen Hüftgelenkspaltes bei rheumatoider Arthritis.
b Der histologische Schnitt (Hämatoxylin-Eosin) zeigt den über den Gelenkknorpel „kriechenden" entzündlichen Pannus

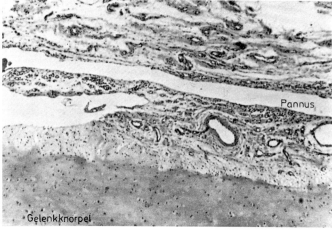

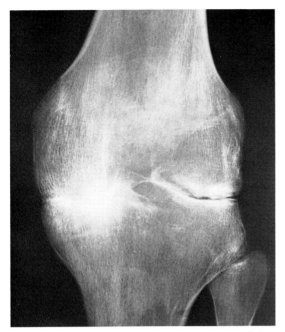

Abb. 26 Völlige knöcherne Ankylose der medialen (femorotibialen) Anteile des linken Kniegelenks; lateraler Gelenkanteil nur z. T. knöchern ankylosiert, z. T. nur erhebliche Verschmälerung des Spaltes. Zustand nach Meniskotomie des linken Kniegelenks mit sekundärem Empyem vor 2 Jahren

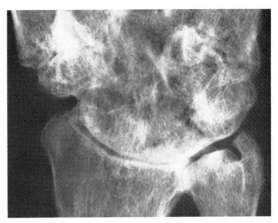

Abb. 27 Sog. arthritisches Os carpale durch knöcherne Ankylose der Handwurzelgelenke. Außerdem auch knöcherne Ankylose der Karpometakarpalgelenke. Die Gelenkspalten des Karporadial- und distalen Radioulnargelenks sind verschmälert dargestellt (rheumatoide Arthritis). Am Fuß gibt es ein entsprechendes arthritisches Os tarsale. Differentialdiagnostische Schwierigkeiten können für den Röntgenuntersucher entstehen, im Kindesalter erworbene (arthritische) Synostosen der Karpalknochen von angeborenen Synostosen zu unterscheiden. Gewöhnlich zeigen erworbene Synostosen kein bilaterales Auftreten, eine atypische Projektionsform der beteiligten Knochen und eine irreguläre Spongiosazeichnung. Je früher eine erworbene Synostose im Kindesalter auftritt, desto mehr ähneln jedoch die erworbenen den angeborenen Karpal-, Karporadial- und Karpometakarpalsynostosen. Die Wachstumsvorgänge können nämlich die erwähnten Kontur- und Strukturstörungen ausgleichen

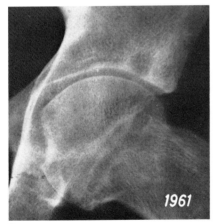

a

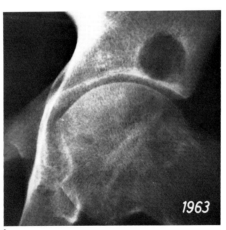

b

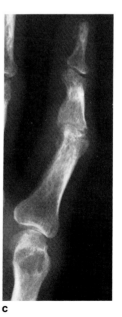

c

Abb. 28 a–c Zur Identifizierung einer arthritischen Signalzyste tragen nicht nur klinische und serologische Befunde bei, sondern auch die Beachtung folgender Regel: Arthrotische Geröllzysten sind nur selten das erste Arthroseröntgenzeichen, sitzen dicht subchondral und korrelieren mit der Größe des Gelenks. Arthritische Zysten neigen viel eher dazu, sich „schrankenlos" auszubreiten (Metarkarpuskopf V in c), rheumatoide Arthritis. Arthritische Signalzyste im Pfannendach (a u. b). Linksseitige Koxarthritis bei Spondylitis ankylosans. Verlaufsbeobachtung mit Größenzunahme der Zyste. Starke Schmerzen im Hüftgelenk, allseitige Bewegungseinschränkung

828 Entzündliche Gelenkerkrankungen

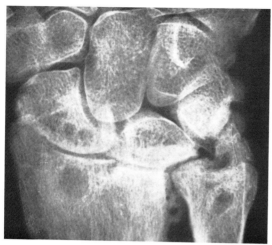

Abb. 29 Arthritische Begleitzysten im Subchondrium des Karporadial- und distalen Radioulnargelenks, daneben Gelenkspaltverschmälerung, Erosionen und periostale Reaktionen. Rheumatoide Arthritis

oberen Gelenkknorpelanteil, die zur Deckung ihres Energiebedarfs von anaerober auf aerobe (oxydative) Verbrennung umgeschaltet haben (FASSBENDER 1983), den Sauerstoff (TILLMANN u. BINZUS 1969) – sie gehen zugrunde.
3. Inaktivitätsatrophie des Gelenkknorpels (Wasserverlust als Immobilisationsfolge).
4. Traumatisierende Wirkung (Abrieb, Abschliff) der Bewegung auf den entzündlich geschädigten Gelenkknorpel (s. 2).
5. Knorpelossifikation von der Tiefe her.

Die zunehmende gleichmäßige arthritische Gelenkspaltverschmälerung kann nach dem Knorpelabbau in die *knöcherne Ankylose* (Abb. 26 u. 27) auslaufen. Kommt es nach der Knorpelzerstörung zu einer *fibrösen Ankylose*, so bleibt der röntgenologische Gelenkspalt, wenn auch erheblich verschmälert, erhalten; die Gelenkflächen „begradigen" sich mit der Zeit ohne osteophytäre Reaktionen. Die Annahme einer fibrösen Ankylose nach Knorpelzerstörung setzt die klinisch feststellbare Immobilität des Gelenks voraus.
Arthritische Zysten (*Pseudozysten, Geoden*) (Abb. 28 u. 29) in der subchondralen Spongiosa gehören in der Regel zu den röntgenologischen Spätveränderungen der Arthritis (*Begleitzysten*). Seltener sind sie das erste Röntgenzeichen (arthritische *Signalzysten*, ISEMEIN u. FOURNIER 1952). Sie bilden sich durch Einwachsen des entzündlichen Granulationsgewebes (BERENS u. Mitarb. 1964), das zu einem umschriebenen Knochenabbau führt. Auf Nativaufnahmen, besser noch durch Schichtuntersuchung, erkennt man gelegentlich den Zusammenhang der arthritischen Zyste mit dem Gelenk (Abb. 29, distales Radioulnargelenk). Die krankhaft zusammengesetzte und daher chondrolytisch und osteolytisch wirksame Synoviaflüssigkeit (THURNER 1960) kann ebenfalls zu arthritischen Zysten führen. Mechanische Gelenkbelastungen, vor allem häufige Gelenkbewegungen, fördern die Entstehung der arthritischen Zysten. Sie treten z. B. unter den chronischen Polyarthritikern vor allem bei Handarbeitern auf (CASTILLO u. Mitarb. 1965). Entzündliche Zysten bei der rheumatoiden Arthritis entstehen nach CRUICKSHANK

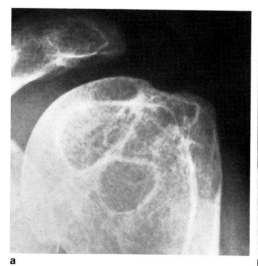
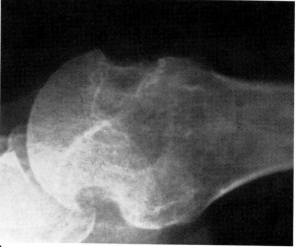

a
Abb. **30 a u. b**
a Anterior-posteriore Röntgenaufnahme. Unregelmäßige rundlich bis ovale Aufhellungen im Oberarmkopf

b
b Nach der Axialaufnahme handelt es sich dabei nicht um zystenartige Gebilde, sondern um große arthritische Erosionen an der Knorpel-Knochen-Grenze. Linksseitige Omarthritis bei rheumatoider Arthritis

Abb. 31 a u. b
a Die dorsovolare Aufnahme zeigt eine wenig auffallende sog. Halbmondfigur am Metakarpuskopf (markiert)
b Die Aufnahme in volodorsaler Halbsupination enthüllt, daß es sich um eine eindeutige arthritische Erosion handelt (Pfeil). Deshalb gilt auch für die Hand, daß zur sicheren röntgenologischen Beurteilung ihrer Gelenke in der Regel Aufnahmen in 2 Ebenen nötig sind. Rheumatoide Arthritis

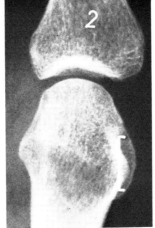
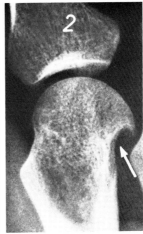

a
b

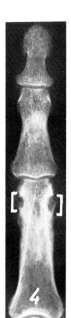

Abb. 32 Erosionen an den Insertionen der Kollateralbänder des proximalen Interphalangealgelenkes IV links (markiert), rheumatoide Arthritis

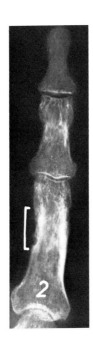

Abb. 33 Erodierung am Schaft der Grundphalanx (markiert) durch entzündliche Vorgänge in der Pars anularis vaginae fibrosae digiti secundi, rheumatoide Arthritis

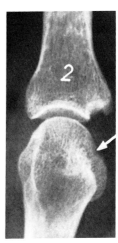

Abb. 34 Flache „zentrale" Erosion am Metakarpuskopf II links (Pfeil) bei rheumatoider Arthritis. Mehr randständige Erosion an der Grundphalanxbasis

Abb. 35 An straffen Gelenken (hier = Articulatio calcaneocuboidea) kann eine ausgedehnte Randerodierung (Pfeile) den Gelenkspalt „erweitern". Ähnliche Vorgänge werden an den Sakroiliakalgelenken beobachtet und dort als Pseudoerweiterung bezeichnet

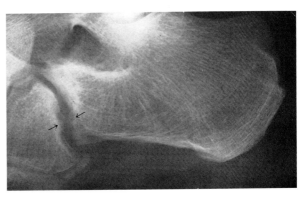

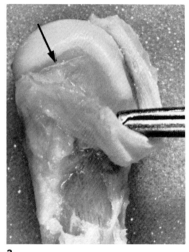
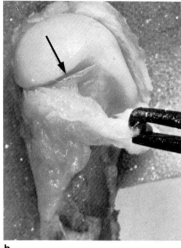

Abb. 36a u. b
Metatarsuskopf IV links
a medial
b dorsoradial. → = „nackte Zone", d. h. zwischen Kapselansatz und Gelenkknorpelrand liegt Knochen frei und hat so direkten Kontakt mit der Gelenkflüssigkeit

u. Mitarb. (1954) auch durch ein Wesensmerkmal dieser Erkrankung, der Nekrosebereitschaft (primäre fokale Knochennekrose nach UEHLINGER 1971), die beispielsweise von den (subkutanen) Rheumaknoten her schon lange bekannt ist. SISSONS (1952) sowie SOILA u. Mitarb. (1961) haben darüber hinaus nachgewiesen, daß die Immobilisationsosteoporose in der Spongiosa nicht diffus, sondern herdförmig auftritt, sich also als rundliche Aufhellung im Knochen („Zyste") projizieren kann. Schließlich stellt sich eine en face getroffene Erosion manchmal als „Zyste" dar (Abb. 30).

Als *Erosionen (Usuren), Destruktionen und Mutilationen* werden die arthritischen Konturdefekte quantitativ geordnet. Erosionen sind *nicht sehr ausgedehnte* Konturdefekte. Sie treten im Bereich der Knorpel-Knochen-Grenze auf (Abb. 23, 24, 30 u. 31), wo in der Regel die Gelenkkapsel ansetzt, aber auch an den Ansatzstellen der Gelenkbänder (NOETZLI 1963, Abb. 32), an den bindegewebig-synovialen Sehnentunneln (Abb. 33) und an den Gelenkflächen (Abb. 34). Straffe Gelenke stellen sich manchmal durch eine ausgebreitete Randerodierung mit erweitertem röntgenologischem Gelenkspalt dar (Abb. 35). Die Erosionen entstehen ebenso wie die subchondralen Zysten durch verschiedene feingewebliche Vorgänge im Verlauf der Arthritis. Die entzündlichen Synovialproliferationen und der überwiegend von den Recessus der entzündlich proliferierten Synovialmembran und Kapsel ausgehende arthritische Pannus kann ebenso wie die chondroosteolytische Wirksamkeit eines granulozytenreichen Exsudates (PHEMISTER 1924, ZIFF u. Mitarb. 1960) zu Knochendefekten führen. Begünstigt wird die Erodierung an manchen Gelenken durch sog. „nackte Zonen" (MARTEL u. Mitarb. 1965); das sind frei liegende Knochenoberflächen zwischen Kapselansatz und Knorpelrand (Abb. 36). Die Erosion ist manchmal die lokale Reaktion auf entzündliche Hyperämie, die am Kapselansatz das Gleichgewicht zwischen Osteoblasten- und Osteoklastentätigkeit stört (DE ANDRADE u. BRENNAN 1964). Auch die mechanische Belastung eines Gelenks fördert einerseits die Entstehung von Erosionen und Destruktionen; andererseits schützt beispielsweise die Lähmung einer Extremität (also wahrscheinlich ihr Nichtgebrauch) vor Befall und damit vor Erodierung durch die rheumatoide Arthritis (THOMPSON u. BYWATERS 1962, KAMERMANN 1966). Außerdem treten an den Fußgelenken die Röntgenzeichen der rheumatoiden Arthritis in den ersten 6 Monaten nach dort lokalisiertem Beschwerdebeginn doppelt so häufig auf wie an den erkrankten Händen (FLETCHER u. ROWLEY 1952). Auch dabei könnte die mechanische Belastung eine destruktive Rolle mitspielen. Wenn der erodierende arthritische Prozeß lokal nicht weiter fortschreitet, sondern lokal abheilt, werden die Erosionen „geglättet". Ihre unregelmäßigen Konturen verschwinden dann, und sie bekommen eine kortikalisähnliche Randzone (Abb. 37). Manchmal setzen darüber hinausgehende reparative Vorgänge ein, die zur Ausfüllung (Reparation) von Erosionen und sogar arthritischen Destruktionen führen (Abb. 37c) (DIHLMANN 1969).

Als *Destruktion* (Abb. 38) bezeichnet man eine *gröbere* Zerstörung der artikulierenden Knochen. Destruktionen können schwere Gelenkfehlstellungen und auch pathologische Frakturen, z. B. eine Hüftpfannenbodeninfraktion bei arthritischer (sekundärer) Protrusio acetabuli, zur Folge haben. Zwischen Erosion und Destruktion gibt es fließende Übergänge, deren Zuordnung überdies noch von der subjektiven Einschätzung abhängt. Beide Ausdrücke werden daher oft synonym gebraucht. Bei der *Mutilation* (Abb. 39–41) dehnt

Abb. 37 a–d
Bild der floriden Erosion mit unscharfen Konturen (Metakarpuskopf, rheumatoide Arthritis)
b „Geglättete" Erosion mit kortikalisähnlicher Randzone (s. Text) am rechten Akromioklavikulargelenk (rheumatoide Arthritis).
c u. d Reparativer Ersatz arthritischer Erosionen an einem Metakarpophalangealgelenk (Basis der Grundphalanx bei Arthritis psoriatica)

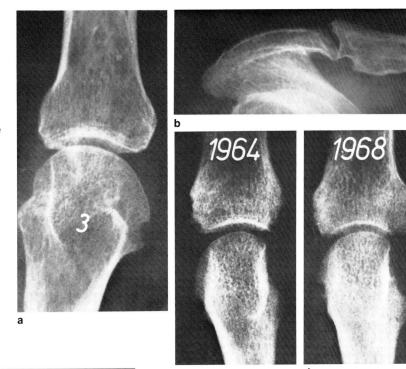

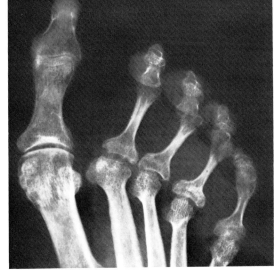

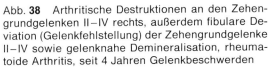

Abb. 38 Arthritische Destruktionen an den Zehengrundgelenken II–IV rechts, außerdem fibulare Deviation (Gelenkfehlstellung) der Zehengrundgelenke II–IV sowie gelenknahe Demineralisation, rheumatoide Arthritis, seit 4 Jahren Gelenkbeschwerden

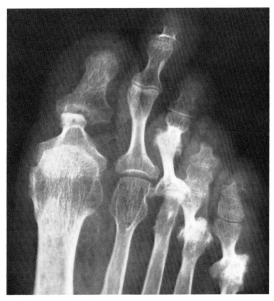

Abb. 39 Am Interphalangealgelenk der rechten Großzehe Mutilation (Resorption des Kopfes und eines Teils des Schaftes der Grundphalanx), außerdem Erosionen bzw. Destruktionen (Metatarsophalangealgelenke I u. III–V) sowie Fehlstellungen (Subluxation der Metatarsophalangealgelenke I, IV und V, Deviation der 3. Zehe großzehenwärts gerichtet), Destruktion und Subluxation im proximalen Interphalangealgelenk III. Zehe, periostale Knochenneubildung an der III.–V. Zehe, Kapselossifikation an der Grundphalanxbasis II. Arthritis psoriatica, seit 3 Jahren Gelenkbeschwerden

sich die Osteolyse (Gelenkzerstörung) auch auf *gelenkfernere* Knochenteile aus. Mutilation und (knöcherne) Ankylose sind die Endzustände der unbeeinflußt ablaufenden (chronischen) Arthritis. Unter einer *arthritischen Dissektion* (Abb. **42**) versteht man die durch entzündliche Vorgänge entstandene Abtrennung eines Knochenstückes aus dem gelenknahen Knochen. Dieses kann zum freien Gelenkkörper werden.

832 Entzündliche Gelenkerkrankungen

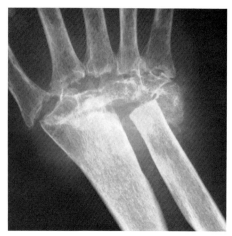

Abb. 40 Beispiel für das arthritische Mutilationsstadium bei jahrzehntelang bekannter rheumatoider Arthritis. Ungewöhnliche Karpal- und distale Radioulnarmutilation (die isolierte Mutilation des distalen Ulnaabschnitts ist dagegen viel häufiger zu beobachten)

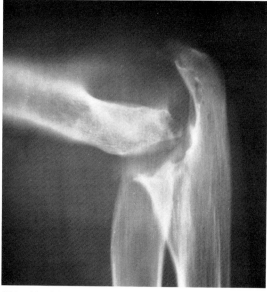

Abb. 41 Mutilation des Ellenbogengelenks (Schichtaufnahme) bei rheumatoider Arthritis, deren Gelenkbeschwerden vor 11 Jahren einsetzten

Die *periostale arthritische Knochenneubildung* kommt in der Nähe der Kapselansatzzone oder im epi-diaphysären Übergang vor, manchmal auch nur an der Diaphyse. Sie projiziert sich unregelmäßig spikulär (Abb. **43**), traubenförmig (Abb. **44**), zwiebelschalenartig oder (sub)periostal lamellär (Abb. **45**). Periostale Appositionen werden oft völlig in die kompakte Knochensubstanz eingebaut.

Dann entsteht beispielsweise die *Kolbenphalanx*. Sie wurde von uns bei der rheumatoiden Arthritis, beim Sjögren-Syndrom, bei peripherer chronischer Arthritis im Verlauf der Spondylitis ankylosans, bei der Arthritis psoriatica und bei der Gicht beobachtet (Abb. **46, 98** u. **110**). Jüngere Arthritiker (Kinder vor allem) neigen im allgemeinen eher zu periostalen Reaktionen als Erwachsene. Außerdem sind stärkere Periostreaktionen besonders bei der Arthritis psoriatica, beim Reiter-Syndrom bzw. bei einer reaktiven Arthritis und bei der peri-

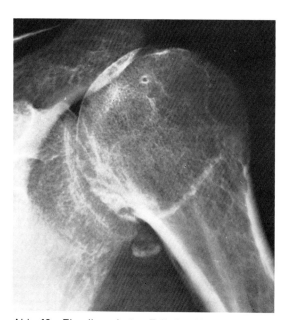

Abb. 42 Ein dissezierter Teil des Humeruskopfes liegt als Corpus liberum im unteren Kapselrezessus. Außerdem Erosionen an der artikulierenden Fläche des Humeruskopfes. Chronische Arthritis im Verlauf der progressiven Sklerodermie

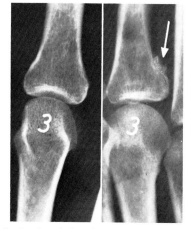

Abb. 43 Normalbefund auf der dorsovolaren Aufnahme des III. Fingergrundgelenks. Unregelmäßig spikuläre periostale Knochenneubildung (Pfeil) im epidiaphysären Übergang der Grundphalanx, dargestellt auf einer Röntgenaufnahme in halbsupinierter Handhaltung. Rheumatoide Arthritis

Allgemeine Röntgenmorphologie der Gelenkentzündung 833

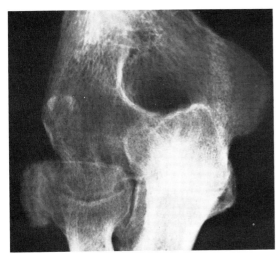

Abb. 44 Rechtsseitige Kubitalarthritis mit traubenförmiger periostaler Knochenproliferation am Caput radii. Rheumatoide Arthritis

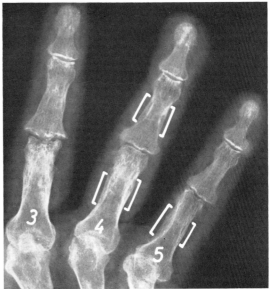

Abb. 45 (Sub)periostale Knochenneubildung (markiert) an den Diaphysen mehrerer Phalangen der rechten Hand (wahrscheinlich ausgelöst durch entzündliche Vorgänge in den Vaginae fibrosae digitorum manus). Fehlhaltung (Ulnardeviation) in den Metakarpophalangealgelenken. Rheumatoide Arthritis

pheren Arthritis im Verlauf der Spondylitis ankylosans zu erwarten.

Gelenknahe *Spongiosasklerosen* bilden sich besonders bei infektiösen Arthritiden mit chronischem Verlauf (Abb. 47). Diese Reaktion entspricht dem bekannten Knochenumbau bei chronischer Osteomyelitis.

Gelenkfehlstellungen (Abb. 45, 47 u. 48) nämlich *Deviation, Subluxation und Luxation,* können bei Arthritiden Ausdruck der ungleichen Kapselschrumpfung und Gelenkzerstörung sein und/oder

auf einen Mitbefall der Sehnen und Sehnenscheiden hinweisen. Art und Ausmaß der Haltungsanomalie werden durch die statische Belastung des Gelenks und durch Sehnen- bzw. Muskelzug mitbestimmt. Die Fehlstellung kann auch als Folge

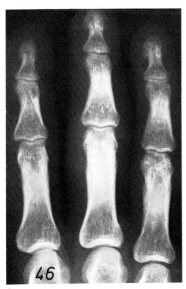

a

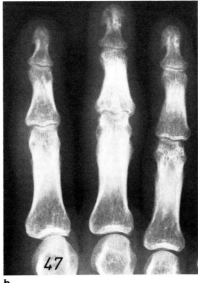

b

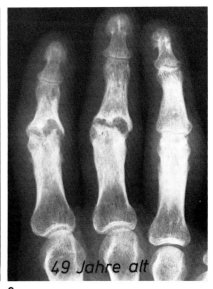

c

Abb. 46 a–c Entwicklung einer „Kolbenphalanx" (Fingergrundglied III) bei rheumatoider Arthritis. Der Eindruck einer kolbigen Umformung entsteht, da der vom Periost neugebildete Knochen sogleich in die Kompakta eingebaut wird. Siehe auch die Entstehung der arthritischen Destruktion an proximalen Interphalangealgelenken

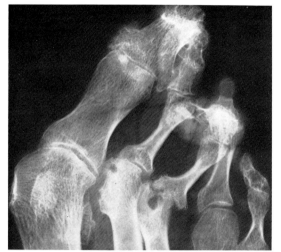 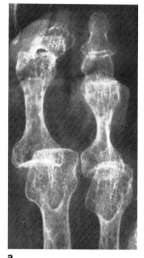 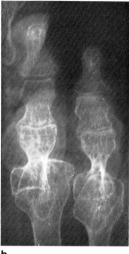

Abb. 47 Spongiosasklerose der gelenknahen Knochenteile (Metatarsusköpfe und angrenzende Schaftabschnitte II und III). Außerdem Gelenkspaltverschmälerung, Destruktionen, Fehlhaltung. Seit 26 Jahren metastatische bazilläre chronische Arthritis der Zehengrundgelenke II und III rechts mit rezidivierender Fisteleiterung

Abb. 48 a u. b Zunahme einer metatarsophalangealen Fehlstellung bei chronischem Streptokokkenrheumatismus (chronischem rheumatischem Fieber, Jaccoud-Arthritis) seit 6 Jahren.
a 1963, b 1964. Aus der Subluxation wird eine Luxation. Starke Demineralisation, keine Erosionen

einer schmerzlindernden Schonhaltung auftreten. An der Hand zeigen beispielsweise die Fingergrundgelenke bei chronischen Arthritiden, namentlich bei der rheumatoiden Arthritis, oft eine ulnare Deviation und die Karpoantebrachialverbindung im seitlichen Röntgenbild eine sog. Bajonettstellung. Die Femurkondylen gleiten häufig nach vorn ab. An den Zehengrundgelenken findet man eine fibulare Deviation.

Als Röntgenzeichen der Arthritis wird noch die *Gelenkspaltverbreiterung* durch den Erguß beschrieben. Dieser Befund ist aber nur selten nachzuweisen; denn der Exsudationsdruck ist, insbesondere an statisch belasteten Gelenken, in der Regel nicht hoch genug, um die gelenknahen Knochen auseinanderzudrängen; eher weiten sich die Kapselrezessus aus und wölben sich vor. Außerdem setzt die Distanzierung der artikulierenden Knochen eine zusätzliche „Erschlaffung" der Kapselverstärkungsbänder voraus.

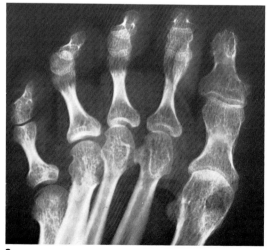 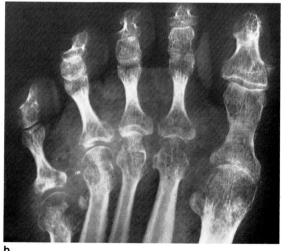

Abb. 49 a u. b
Klumpfuß nach spinaler Kinderlähmung
a Zustand vor subtalarer Arthrodese

b 3 Monate später Sudeck-Syndrom (dystrophische Phase) mit erheblicher Entkalkung der Metatarsusköpfe, deren subchondrale Grenzlamelle jedoch weitgehend erhalten ist

Differentialdiagnose der arthritischen Röntgenzeichen (Kollateralphänomene, Direktzeichen)

Entkalkungsvorgänge in der Gelenkumgebung treten nach jeder längeren Ruhigstellung auf, z. B. nach Frakturen als Inaktivitätsdemineralisation. Reflexdystrophien (Sudeck-Syndrom) (Abb. **49**), Kausalgie, Schulter-Hand-Syndrom (formal die Kombination einer Periarthritis humeroscapularis mit einem Sudeck-Syndrom der Hand), die transitorische Osteoporose des Hüftgelenks und anderer Gelenke der (unteren) Extremitäten gehen ebenfalls mit unscharfen, fleckigen und diffusen Entkalkungen einher. Diese oft sehr schmerzhaften Krankheitsbilder führen manchmal auch zum (partiellen) Schwund der subchondralen Grenzlamelle.

Die Schwierigkeiten bei der Diagnose der transitorischen Hüftosteoporose, aber auch bei der transitorischen Osteoporose am Knie- und am Schultergelenk ergeben sich aus der Erfahrungstatsache, daß Reflexdystrophien – und darum handelt es sich bei der transitorischen Osteoporose (LEQUESNE 1968, LEQUESNE u. Mitarb. 1977) – sich um so weniger an der Haut manifestieren, je dicker der Weichteilmantel ist. Mit anderen Worten: Die Entkalkungsvorgänge an den artikulierenden Knochen einschließlich Grenzlamelle, aber *ohne* Verschmälerung des röntgenologischen Gelenkspalts (Abb. **50** u. **51**) bestimmen das Röntgenbild; die dystrophischen Weichteilveränderungen fehlen dagegen entweder völlig oder sind sehr diskret. Das klinische Bild der transitorischen Osteoporose hat darüber hinaus arthritische Züge. Schmerzen, vor allem Belastungsschmerzen und Funktionseinschränkungen, stehen im Vordergrund, die entweder schleichend oder nach einem Bagatellunfall

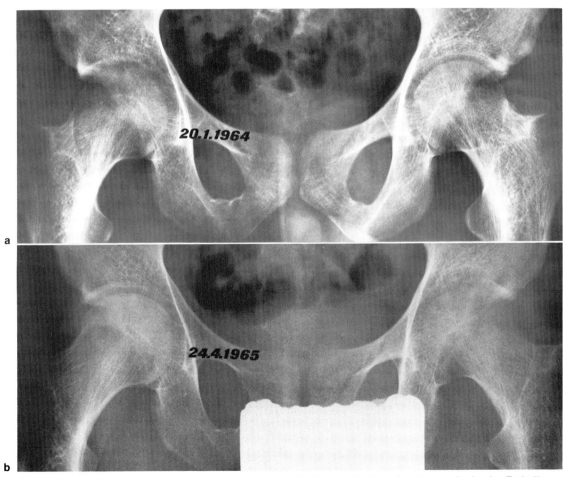

Abb. **50 a** u. **b** Verlaufsbeobachtung einer rezidivierenden, von der rechten Hüfte auf die linke Hüfte überspringenden transitorischen Osteoporose – „Hüft-Sudeck". Drei differentialdiagnostisch entscheidende Röntgenmerkmale sind zu erkennen:

1. die unscharf strukturierte gelenknahe Entkalkung
2. die Entkalkung der subchondralen Grenzlamelle
3. der normal breite röntgenologische Gelenkspalt

Entzündliche Gelenkerkrankungen

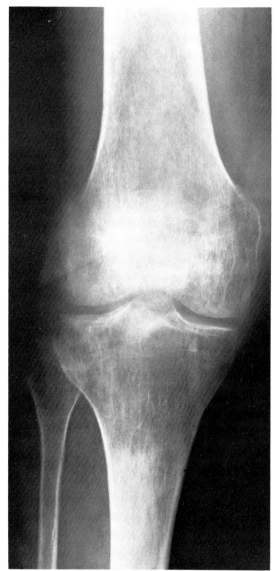

Abb. 51 Transitorische Knieosteoporose. Starke Entkalkung der artikulierenden Knochen des Kniegelenks, die mit erheblichen Beschwerden einhergeht. Vorangegangen war eine inzwischen abgeheilte transitorische Hüftosteoporose desselben Beines (*Dihlmann* u. *Delling* 1985)

einsetzen. Manchmal ist die Blutsenkungsgeschwindigkeit leicht beschleunigt. Außerdem entwickelt sich sehr häufig ein seröser Gelenkerguß mit niedrigen Zellzahlen. Dieser Erguß läßt sich auch am Hüftgelenk mittels Computertomographie nachweisen (DIHLMANN u. THOMAS 1983). Die transitorische Osteoporose ist eine selbstheilende Krankheit, deren Rekalzifizierung etwa nach 10–12 Monaten abgeschlossen ist und deren Beschwerden schon wesentlich früher unter Entlastungstherapie abklingen. Sie neigt jedoch zum Rezidiv an anderen Stellen (Gelenken) des Organismus. Die Spontanheilungstendenz – unter Einsatz welcher Therapie auch immer – führt in der Praxis nach eigenen Erfahrungen dazu, eine (z. B.) Koxarthritis „unklarer Genese" fälschlich zu diagnostizieren und die Selbstheilung als Therapieerfolg zu bewerten. Sogar in Lehrbüchern wurde der Spontanverlauf einer transitorischen Hüftosteoporose als „unspezifische Synovitis" beschrieben und abgebildet (FORRESTER u. Mitarb. 1984).

Bei einer generalisierten Störung der Osteoblasten- bzw. Osteoklastentätigkeit (Osteoporose) und bei Störung der Mineralisation des Osteoids (Rachitis, Osteomalazie) sind die gelenknahen Knochenteile ebenfalls betroffen. Dies gilt auch für die Knochenveränderungen im Verlauf des Hyperparathyreoidismus. Fleckige Entkalkungen entwickeln sich manchmal nach Thrombophlebitiden und auch bei chronischen Lymphstauungen nach radikal operiertem Mammakarzinom.

Zum *Schwund der subchondralen Grenzlamelle* (Abb. 52) kommt es auch bei der Osteomalazie,

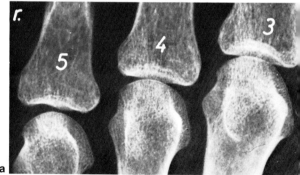

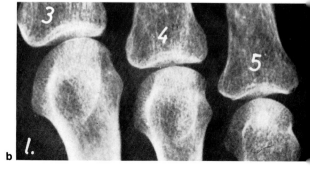

Abb. 52 a u. b
a Metakarpophalangealgelenke III–V rechts
b Metakarpophalangealgelenke III–V links. Fehlende oder sehr zarte subchondrale Grenzlamelle an den Köpfen der Mittelhandknochen. Osteomalazie mit Looserschen Umbauzonen bei enteraler Resorptionsstörung

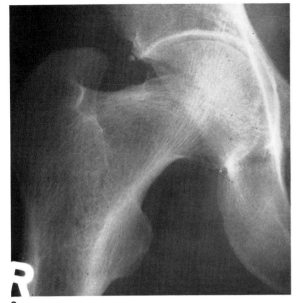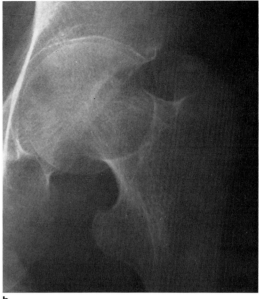

Abb. 53 a u. b   Zustand nach Oberschenkelamputation links (b). Im Vergleich zur rechten Seite (a) ist eine Verschmälerung des Gelenkspaltes zu erkennen, die auf eine Entlastungsinaktivität des Gelenkknorpels (Wasserverlust) am amputierten Bein zurückgeht. Außerdem diffuse Demineralisation auf der amputierten Seite

ferner beim Hyperparathyreoidismus und im Frühstadium der Femurkopfnekrose (nach Strahlentherapie) (FRIES 1967).

Die *Gelenkspaltverschmälerung* ist auch ein Röntgenzeichen der Arthrosis deformans. Allerdings tritt sie bei ungleich belasteten Gelenken z. B. Hüftgelenk, dann *zunächst* in der Zone der stärksten Belastung – also exzentrisch – auf. Für die Arthritis ist die Spaltverschmälerung im gesamten Gelenkbereich – also konzentrisch – typisch. An gleichmäßig belasteten Gelenken geht der arthrotischen Gelenkspaltverschmälerung eine dünne subchondrale Sklerosezone parallel, die bei der arthritischen Gelenkspaltverschmälerung fehlt. Bei Inaktivitätsdemineralisation (des Knochens), bei Reflexdystrophien und bei trophischen Störungen können Atrophien des Gelenkknorpels zu einer konzentrischen Verschmälerung des röntgenologischen Gelenkspaltes führen (Abb. 53).

Die *erworbene knöcherne Ankylose* muß von der angeborenen Synostose – Koalition – abgegrenzt werden. Solche angeborenen Synostosen gibt es besonders an straffen Gelenken, z. B. an den Handwurzel-, Fußwurzel- und an den Kreuz-Darmbein-Gelenken.

Subchondrale zystische Knochenzerstörungen sind nicht nur bei der Arthritis zu beobachten:

Arthrotische Zysten (Geröll-, Druck-, Detrituszysten) bilden sich zunächst in der Druckaufnahmezone des Gelenks. Die Ausdehnung der Arthrosezysten steht in Relation zur Größe des befallenen

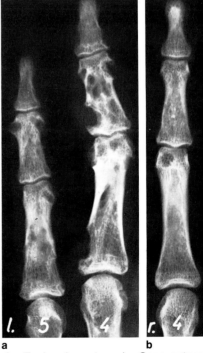

Abb. 54 a u. b   Enchondromatose. Im Gegensatz zu den diagnostisch eindeutigen, fortgeschrittenen enchondomatösen Veränderungen am IV. und V. Finger links kann das isolierte, gelenknahe Enchondrom am IV. Finger rechts differentialdiagnostische Schwierigkeiten gegenüber einer arthritischen Signalzyste bereiten. Außerdem am Metakarpuskopf IV links durch kleines Echondrom entstandene Erosion

838 Entzündliche Gelenkerkrankungen

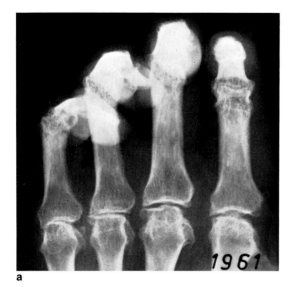

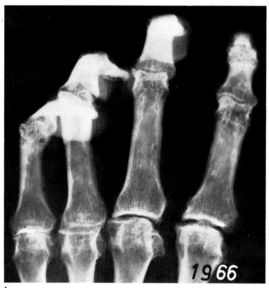

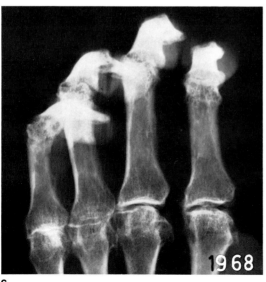

Gelenks. Bei arthritischen Zysten ist dieses nicht der Fall. Sie dehnen sich oft auch an kleinen Gelenken so weit aus, daß es zu schweren Zerstörungen der artikulierenden Knochenteile kommt (s. auch Legende der Abb. **28**).

Sog. Kapselhernien und lokale Durchblutungsstörungen (RUTISHAUSER u. JACQUELINE 1953) sind an kleinen Knochen (vor allem Karpalia) häufig die Ursache zystischer Osteolysen.

Zystisch imponierende Osteolysen treten bei der Gicht nach Uratablagerungen auf. Sie erscheinen im Röntgenbild oft wie ausgestanzt und werden daher als Lochdefekte oder Stanzdefekte (MOLL 1958) bezeichnet. „Lochdefekte" sind allerdings auch bei chronischen Polyarthritiden zu beobachten; sie sind also nicht pathognomonisch für die Gicht.

Als Folge von Ossifikationsdefekten in den Epiphysen kommen bei Osteochondrodysplasien und Mukopolysaccharidosen (multiple) „Zysten" vor, außerdem auch bei der tuberösen Sklerose und Enchondromatose (Abb. **54**).

Bei den zuerst genannten konstitutionellen Knochenkrankheiten gibt es aber auch Arthritiden und Polyarthritiden, die sich weder als infektiös noch als entzündlich-rheumatisch einordnen lassen. Sie sind als entzündliche Reizzustände der Gelenkkapsel bei (prä)arthrotischem Zustand zu deuten oder – seltener – als eine sog. *ankylosierende dysostotische Arthritis* (DIHLMANN u. CEN 1969). Nach der *Pariser Nomenklatur* (1969 und später [Revision]) der *konstitutionellen Knochenerkrankungen* – s. SPRANGER 1971 – müßte diese Krankheitsbezeichnung „ankylosierende osteochondrodysplastische Arthritis" lauten (Abb. **55**).

Juxtaartikuläre Knochenzysten sind Merkmale der Knochensarkoidose (Ostitis multiplex cystoides Jüngling). Sie können sich bis in die unmittelbare subchondrale Spongiosa ausdehnen und zu schweren Zerstörungen des Gelenks führen. Ähnliches gilt für zystische, subchondral wachsende Knochentumoren und Knochenganglien (vor allem im distalen und proximalen Tibiasubchondrium, im Caput ulnae, oberhalb des Azetabulums und im Humeruskopf).

Abb. **55 a–c** Verlaufsbeobachtung einer ankylosierenden osteochondrodysplastischen Arthritis *(Dihlmann u. Cen* 1969). Auf die konstitutionelle Grundkrankheit weisen die Verbildungen der Epiphysen an der Metakarpalia und die Flexionskontrakturen der Finger hin. Die knöcherne Ankylose tritt in den Metakarpophalangealgelenken IV und V ein, zunehmende Gelenkspaltverschmälerung auch im Metakarpophalangealgelenk III links. Erhebliche Beschwerden in den Metakarpophalangealgelenken beider Hände. BSG erhöht, desgleichen die Alpha-2-Globuline. Kein Nachweis der Rheumafaktoren während Beobachtungszeit

Differentialdiagnose der arthritischen Röntgenzeichen

Abb. 56 a u. b ▶
a Rheumatoide Arthritis mit ausgedehnten Destruktionen, z. T. schon Mutilationen und Fehlstellungen im Vorfußbereich
b Spondylitis ankylosans. Zustand nach Hallux-valgus-Operation (Zweidrittelresektion nach *Brandes*) und Basisresektion bei Digitus quintus varus. Das sind eindeutige postoperative Röntgenbefunde. Außerdem aber zur Beseitigung von Krallenzehen II bis V Resektion der entsprechenden Metatarsusköpfe. Diese Befunde könnten ohne die postoperativen Veränderungen am I. und V. Strahl röntgenologisch mit arthritischen Destruktionen und Fehlstellungen verwechselt werden (vgl. mit **a**)

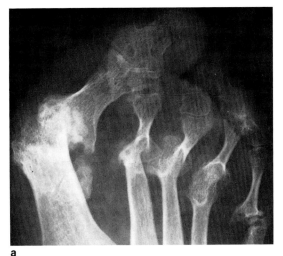

a

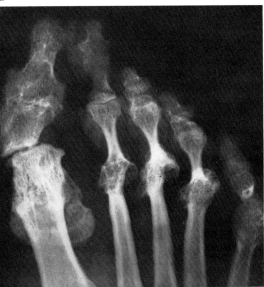

b

Zysten im gelenknahen Knochen haben solch vielfältige Ursachen, daß diese hier nicht vollständig aufgezählt werden können. Die Kugel hat nämlich unter allen Körpern mit gleichem Volumen die kleinste Oberfläche, und von allen Flächen gleichen Flächeninhalts umgibt die Kugeloberfläche das größte Volumen. Die kugelige (zystische) Osteolyse ist also ein biologischer Kompromiß zwischen lokaler Abwehr und dem osteolytischen Agens kann man logischerweise folgern, daher ihre Häufigkeit. Oft trägt erst die Klinik (Anamnese, Beschwerden usw.) zur ätiologischen Klärung auch der gelenknahen Knochenzysten bei.
Arthritische *Erosionen* und *Destruktionen* werden manchmal vom Frühstadium eines malignen Synovialoms, von einem gelenknahen osteolytischen Osteosarkom und von bestimmten postoperativen Befunden vorgetäuscht (Abb. **56**). Beim

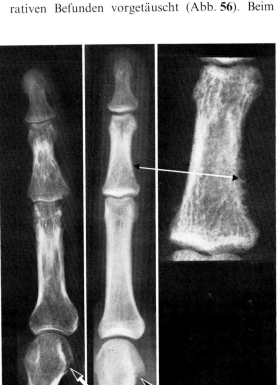

a   b   c

◀ Abb. 57 a–c Zur röntgenologischen Differentialdiagnose arthritischer Erosionen
a Rheumatoide Arthritis mit Befall des proximalen Interphalangealgelenks und Metakarpophalangealgelenks (Erosion an der Knorpel-Knochen-Grenze des Metakarpuskopfes, Pfeil)
b u. c Ebenfalls Erosion an der Knorpel-Knochen-Grenze des Metakarpuskopfes (Pfeil). Die Röntgendiagnose wird jedoch von der zarten subperiostalen Zähnelung an der Radialseite der Mittelphalanxdiaphyse (siehe Lupenvergrößerung, **c**) abgeleitet. Die Diaphysenzähnelung spiegelt nämlich eine subperiostale Knochenresorption beim Hyperparathyreoidismus – ob autonom, ob regulativ – wider, die Metakarpuskopferosion, eine subchondrale Knochenresorption (Fibroosteoklasie) derselben Krankheit

Entzündliche Gelenkerkrankungen

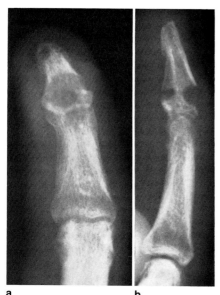

Abb. 58 a u. b Verschlepptes phlegmonöses Panaritium des Mittelfingers. Auf der dorsovolaren Aufnahme wird eine größere Zyste in der Endphalanxbasis durch entzündliche Knochendestruktion vorgetäuscht. Periostreaktion, gelenknahe Entkalkung. Die Präparation nach Amputation ergibt lediglich einen serösen Erguß im distalen Interphalangealgelenk

Hyperparathyreoidismus (BYWATERS u. Mitarb. 1963) bilden sich durch *subchondrale* und subperiostale Knochenresorption Defekte (Abb. 57), die besonders dann, wenn sie an mehreren Gelenken auftreten, an einen polyarthritischen Prozeß denken lassen. Erosionen und Destruktionen kommen neben arthrotischen Röntgenzeichen auch beim Strahlenspätschaden des Gelenks (KOLÁŘ u. Mitarb. 1967) und im Frühstadium neurogener Osteoarthropathien vor. Arthritische *Mutilationen*, d. h. ausgedehnte Osteolysen in der Gelenkumgebung, sind von fortgeschrittenen tumorösen Zerstörungen sowie von neurogenen, infektiösen und posttraumatischen *usw.* Osteolysen – also vom sog. Osteolysesyndrom – differentialdiagnostisch abzugrenzen. Panaritien können auf den Knochen übergreifen und dort Erosionen, „Zysten" und Periostreaktionen hervorrufen (Abb. 58).

Von der arthritischen *Dissektion* müssen der gelenknahe Sequester bei Osteomyelitis, die Osteochondrosis dissecans, die spontane Osteonekrose des distalen Femurs, persistierende Kerne von Apophysen und Epiphysen sowie sog. akzessorische Knöchelchen und „alte" Absprengungen und Knochenausrisse unterschieden werden.

Die *periostale gelenknahe Knochenneubildung* kommt außer bei Gelenkentzündungen auch im Verlauf einer primären Periostitis, bei periostalen osteomyelitischen Begleitreaktionen, posttraumatisch, bei malignen Tumoren und bei (venösen) Durchblutungsstörungen vor; (über die Vielzahl der *noch möglichen Ursachen* einer Periostreaktion – die Knochenhaut ist der reagibelste Knochenanteil – s. bei DIHLMANN 1973/1982).

Gelenkfehlstellungen können auch bei Arthrosen (durch exzentrische Kapselschrumpfung) und posttraumatisch entstehen, ferner bei extraartikulären krankhaften Vorgängen, z. B. bei entzündlichen oder andersartigen Erkrankungen der Sehnen, Sehnenscheiden und Muskeln sowie durch schrumpfende Prozesse der Haut- und Unterhaut. Die Parkinsonismushand mit Fehlstellungen der Finger wie bei rheumatoider Arthritis (Abb. **59**) sowie mit diffuser Osteoporose sei hier noch besonders hervorgehoben (KARAGEVREKIS u. Mitarb. 1972).

Nach diesen eher kursorischen differentialdiagnostischen Erwägungen bleibt bereits festzustellen: Es gibt kein Röntgenzeichen, das für sich *allein* eine akute oder chronische Arthritis zweifelsfrei anzeigt. Die Diagnose einer Gelenkentzündung kann röntgenologisch erst dann gestellt werden, wenn das wechselnde Neben- und Nacheinander der verschiedenen Röntgenzeichen – Weichteilzeichen, Kollateralphänomene und Direktzeichen – an einem oder mehreren Gelenken beobachtet wird. Zumindest lassen sich dann die differentialdiagnostischen Erwägungen so einengen, daß unter Verwendung klinischer Befunde die Diagnose oder sogar die nosologische Einordnung der Arthritis gelingt. Diese reale Einschätzung schmälert keineswegs die Bedeutung der Röntgendiagnostik, sondern rückt sie lediglich an ihre richtige, d. h. wichtige Stelle.

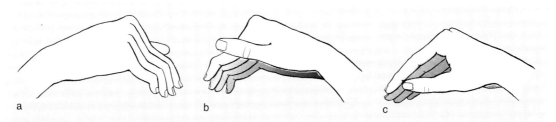

Abb. 59 a–c Fingerfehlstellungen (durch unregelmäßige Kontraktion der Handmuskeln und Sehnenretraktion, aber ohne Konturveränderungen an den Gelenken), die beim Parkinson-Syndrom beobachtet werden können. (nach *Karagevrekis* u. Mitarb)

Spezieller Teil

Infektiöse Gelenkerkrankungen

Unspezifisch-bakterielle Arthritis (Infektarthritis)

Das Eindringen von Bakterien in ein Gelenk ist der wichtigste ätiologische Faktor für die Entstehung einer bakteriellen Arthritis. Der Arthritisverlauf ist abhängig von der Art, Zahl und Virulenz der eingedrungenen Keime, von der lokalen und allgemeinen Abwehrlage des Organismus und nicht zuletzt von der Therapie.

Neuere Untersuchungen, die sich auf mehr als 2000 Fällen von Gelenkinfektionen bei Erwachsenen in Frankreich stützen (DAVID-CHAUSSÉ u. Mitarb. 1981) haben zu folgenden Erkenntnissen geführt:

Diabetes mellitus, die rheumatoide Arthritis (s. unten) und Alkoholismus begünstigen die Entstehung von Gelenkinfektionen. Desgleichen scheinen Neoplasmen sowie die Geburt (das Geburtstrauma bei der Mutter) die Häufigkeit von Gelenkinfektionen zu beeinflussen. Offensichtlich gibt es nicht nur die Gelenkinfektion bei Patienten mit fortgeschrittenen malignen Tumoren, sondern auch eine paraneoplastische (wahrscheinlich immunologisch induzierte) Arthritis. Letztere tritt als Begleitsymptom eines bereits diagnostizierten malignen Tumors auf. Sie ist darüber hinaus manchmal für den kundigen ärztlichen Untersucher sogar das Alarmsignal, nach einem bisher okkultem Neoplasma zu suchen, falls bei dem Patienten klinische Befunde keine entzündlich-rheumatische (Poly-)Arthritiden oder die Gicht als Ursache aufdecken können.

Iatrogene bakterielle Arthritiden treten in absteigender Häufigkeit nach intraartikulärer Kortikosteroidinjektion (s. unten), nach chirurgischen Eingriffen, nach Gelenkpunktion und nach Arthrographie auf.

Kortikosteroide und Immunsuppressiva gehören zu denjenigen Pharmaka, welche den Eintritt von Gelenkinfektionen begünstigen.

In abnehmender Häufigkeit werden folgende Lokalisationen bakterieller Arthritiden beobachtet: Knie-, Hüft-, Schulter- und Sakroiliakalgelenk. Die anderen Körpergelenke stehen diesen Gelenken an Infektionshäufigkeit weit nach; beispielsweise sind Karpalgelenkinfektionen etwa 6mal seltener als pyogene Gonarthritiden.

Gelenkinfektionen manifestieren sich an den Gelenken der unteren Extremitäten etwa doppelt so häufig wie an den Armen.

Polytope Gelenkinfektionen sind bei Erwachsenen meist die Folge einer septischen Allgemeininfektion.

Staphylokokken stellen den weit überwiegenden Anteil der Erreger von Gelenkinfektionen, im Abstand gefolgt von Streptokokken, Gonokokken und Kolibakterien.

Schließlich fällt auf, daß Personen jenseits des 60. Lebensjahres besonders gefährdet sind, daß aber die Zahl der tödlichen Ausgänge von Gelenkinfektionen gering ist (4%).

Je nach Schwere der eitrigen Arthritis werden das Gelenkempyem, die Kapselphlegmone und die eitrige Panarthritis unterschieden. Die eitrige Arthritis als Komplikation der oralen Steroidbehandlung und der intraartikulären Injektion eines Kortikosteroids ist bekannt (s. oben) und besonders bei der rheumatoiden Arthritis beschrieben worden (Abb. 60). Folgende Röntgenbefunde sollten bei einem Patienten mit rheumatoider Arthritis an eine aufgepfropfte bakterielle Gelenkinfektion denken lassen: Unter sonst wirkungsvoller Therapie, d.h. gutes subjektives und objektives Ansprechen der oralen Kortikosteroidtherapie, kommt es an *einem* Gelenk zu einer auffallend progredienten Zerstörung. Ein weiteres Verdachtsmerkmal der aufgepfropften bakteriellen Infektion ist die rasche Verschlechterung des Lokalbefundes und eine zeitlich damit im Zusammenhang stehende dauerhafte Schmerzverstärkung nach intraartikulärer Injektion. Nachdem die Mikroorganismen durch die Lokalinjektion inokuliert wurden, begünstigen die als „Mesenchymbremse" wirksamen Kortikosteroidsubstanzen (Hemmung der Leukozytenmigration, Lymphozytenzerstörung, Hemmung der Lymphozytenproliferation) einerseits das Angehen der eingeschleppten Bakterien. Andererseits gab es auch schon vor der Kortikosteroidära bei Patienten mit rheumatoider Arthritis aufgepfropfte bakterielle Arthritiden. Dies spricht dafür, daß nicht nur die orale und die lokale Kortikosteroidtherapie die Resistenz gegenüber eingedrungenen Mikroorganismen schwächen, sondern die rheumatoide Arthritis an sich zu einer Resistenzminderung im rheumatoid-arthritisch erkrankten Gelenk führen kann. Natürlich gibt es auch Gelenkinfektionen bei Arthrosen, die mit Lokalinjektionen von Kortikosteroiden behandelt wurden. Darüber hinaus kann es innerhalb kurzer Zeit nach der intraartikulären Injektion eines *mikrokristallinen* Kortikosteroids zu einer höchst schmerzhaften, akuten *kristallinduzierten Arthritis* kommen, die nicht mit einer inokulierten Infektion verwechselt werden sollte. Der hochakute Charakter dieser aseptischen Kristallsynovialitis (-synovitis) spricht gegen eine inokulierte Infektion, die eher schleichend einsetzt. Die kristallinduzierte Arthritis führt zu einem Erguß und manchmal zu einem Kapselödem – beide

842 Entzündliche Gelenkerkrankungen

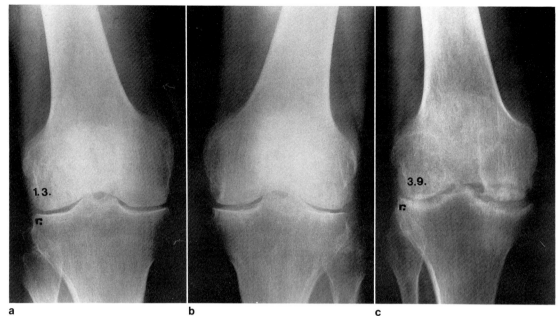

Abb. 60 a–c Unter langzeitiger oraler Kortikosteroidtherapie hat sich die Progredienz der bestehenden rheumatoiden Arthritis verringern bzw. aufhalten lassen – mit Ausnahme der auffallenden Verschlechterung im rechten Kniegelenk, die innerhalb von 6 Monaten entstand. Röntgenologisch wurde der Verdacht auf eine schleichend verlaufende aufgepfropfte Gelenkinfektion geäußert. Im Gelenkpunktat ließ sich ein Staphylococcus-aureus-Stamm nachweisen

sind z. B. am Hüftgelenk computertomographisch nachzuweisen –, dagegen nie zu Erosionen.

Die Gefäßversorgung der Röhrenknochenenden hat Beziehungen zur Pathogenese pyogener Arthritiden bei Osteomyelitis des angrenzenden Knochens:

Beim Neonatus und beim Säugling penetrieren Äste der metaphysären Vasa nutricia den Wachstumsknorpel und versorgen die Epiphyse. Auf diese Weise kann ein metaphysärer bakterieller Fokus in die Epiphyse streuen und schließlich zur Gelenkinfektion führen.

Beim Kind jenseits des vollendeten 1. Lebensjahres und beim Jugendlichen führt eine metaphysäre Osteomyelitis nur dann zur Gelenkinfektion, wenn die Metaphyse intrakapsulär liegt, also beispielsweise am proximalen und am distalen Femur.

Beim Erwachsenen bestehen nach Wachstumsfugenschluß zahlreiche Anastomosen zwischen metaphysären und epiphysären Gefäßen. Auf diese Weise entstandene subchondrale infektiöse Foci können in das angrenzende Gelenk einbrechen.

Von bakteriell-osteomyelitisch erkrankten flachen Knochen können die Erreger den Weg in das benachbarte Gelenk per continuitatem nehmen und zur pyogenen Arthritis führen (vgl. Abb. 7). Darüber hinaus gibt es sog. *sympathische Arthritiden*, die als *sterile*, mit serösem Gelenkerguß einhergehende Gelenkentzündung in der Umgebung von Osteomyelitiden auftreten. In diesem Fall sind die Mikroorganismen nicht in das Gelenk penetriert. Wahrscheinlich entwickelt sich die seröse Synovialitis über Gefäßreflexe. Sympathische Arthritiden sind auch in der Nähe gutartiger Knochentumoren, beispielsweise beim Osteoidosteom, bekannt. Dann zeigen diese Arthritiden histologisch gewöhnlich ein lymphoplasmazelluläres Bild. Als Spätfolgen sympathischer Arthritiden können sowohl die sekundäre Arthrosis deformans – Schädigung des Gelenkknorpels durch den serösen Erguß – als auch Epiphysenverformungen durch eine Schädigung der Knochenkerne im Wachstumsalter auftreten.

In der Umgebung des Hüftgelenks sind verschiedene Muskeln (vgl. Abb. 9) durch Fettlagen getrennt. Dadurch entstehen Schwächungsdifferenzen gegenüber Röntgenstrahlen, die durch ein perikoxales entzündliches Ödem, das Fett wasseräquivalent macht, ausgeglichen werden (vgl. Abb. 10) (ARCOMANO u. Mitarb. 1963, BARTLEY u. CHIDEKEL 1966, REICHMANN 1967). OTTE (1967) sah diese periartikuläre Homogenisierung des Weichteilschattens auch bei der sog. „flüchtigen Koxitis" (Coxitis fugax, irritable Hüfte). Dieses ätiologisch unklare oder wahrscheinlich polyätiologische Krankheitsbild bildet sich nach wenigen Wochen zurück, zeigt keine Rezidivneigung und verläuft manchmal mit leichten Temperaturerhöhungen. Manche Autoren ordnen die Erkrankung als entzündlich-rheumatisch ein, andere betrachten sie als blande Infektion oder postulieren Zusammenhänge mit dem frühen Morbus Perthes. Dem eindrucksvollen klinischen Bild der eitrigen Arthritis – sei sie hämatogen, aus der Umgebung fortgeleitet oder nach Gelenkeröffnung entstanden – stehen zunächst wenig auffallende Röntgenbefunde am Gleitgewebe gegenüber, nämlich die arthritischen Weichteilröntgenzeichen (s. S. 816). In der Regel vergehen einige Wochen, bis die Kollateralphämomene der Arthritis (s. S. 822f u. 835ff) im gelenknahen Knochen sichtbar werden. Der Gelenkknorpel wird mit der Zeit vom eitrigen Exsudat zerstört. Ausgedehnte Substanzverluste des Knorpelbelages sind röntgenologisch als Gelenkspaltverschmälerung zu erkennen. Greift der eitrige Prozeß auf die subchondrale Knochenschicht über, so treten Erosionen, Destruktionen oder Dissektionen (Abb. **61–66**), evtl. auch eine Destruktionsluxation (Abb. **65**) auf.

Als Folgezustände der akuten bakteriellen Arthritis sind bekannt:

Die postarthritische *Arthrosis deformans* nach geringerer Gelenkknorpelschädigung.

Die *fibröse* Ankylose (s. S. 828)

Die *knöcherne* Total- oder Partial*ankylose* nach Knorpelzerstörung (vgl. Abb. **26**).

Das *Schlottergelenk* nach ausgedehnter Zerstörung der Gelenkweichteile mit Fehlstellung der artikulierenden Knochen.

Übergang der akuten bakteriellen Arthritis in ein *chronisch-rezidivierendes* Stadium. Der chronische Verlauf führt im Subchondrium häufig zur Spongiosaverdichtung (vgl. Abb. **47**).

Die Schädigung der Epiphysenkerne im Wachstumsalter und dadurch bedingte *Wachstumsstörungen* mit Verformung der gelenknahen Knochen (s. unter Wachstumsalterarthritis S. 868f) (Abb. **67**).

Die *gonorrhoische Gelenkentzündung* hat nach Einführung der Therapie mit Antibiotika nur noch geringe klinische Bedeutung. Sie kommt als hämatogene Komplikation in etwa 0,5% der Fälle vor. Die gonorrhoische Arthritis manifestiert sich meist in der 2. Woche nach der Infektion und tritt gewöhnlich monartikulär, seltener auch polyartikulär auf. Die Kniegelenke (Abb. **66**), Handwurzel-, Fußwurzel- und Ellenbogengelenke erkranken besonders häufig. Nach der Beschaffenheit des Exsu-

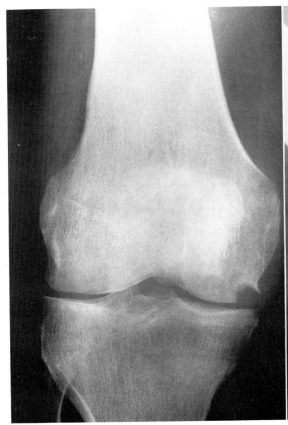
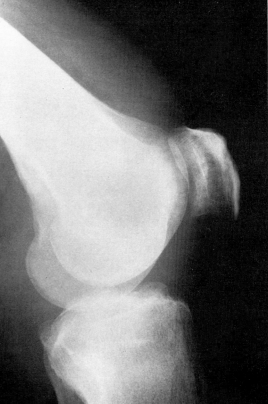

a
b
Abb. **61 a** u. **b** Pyogene Gonarthritis nach Meniskektomie. Erguß (in der Bursa suprapatellaris sichtbar), gelenknahe Entkalkung (arthritisches Kollateralphänomen), Verschmälerung des röntgenologischen Gelenkspalts, Femurerosion

844 Entzündliche Gelenkerkrankungen

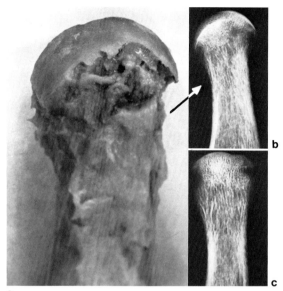

Abb. 62 a–c Eitrige Arthritis des Großzehengrundgelenks mit zirkulärer Chondroosteolyse am Metatarsuskopf I links (Fotografie und Röntgenaufnahme in zwei Ebenen)

dates gibt es eine seröse und eine serofibrinöse Form der Arthritis genorrhoica, ferner noch das gonorrhoische Gelenkempyem, die Gelenkphlegmone und im prognostisch günstigsten Fall eine reaktive Arthritis (s. S. 814f). Selten tritt die Gonokokkeninfektion als septisches Krankheitsbild mit polyartikulärem Befall auf. Gonokokken lassen sich dann in der Blutkultur züchten, seltener im Gelenkerguß nachweisen (KEISER u. Mitarb. 1968). Der Röntgenbefund bei der gonorrhoischen Arthritis unterscheidet sich nicht von anderen akuten Arthritiden: In Abhängigkeit von der örtlichen Gelenkmorphologie werden die Weichteilröntgenzeichen sichtbar. Nach einigen Wochen treten eine gelenknahe Entkalkung und eine unscharfe Knochenzeichnung (phlogistische Kollateralphänomene) auf. Bei eitriger Exsudation kann es zur Knorpel- und Knochendestruktion kommen (arthritische Direktröntgenzeichen werden sichtbar).

Die sog. *Ostitis pubis* (LEGUEU u. ROCHET 1923) ist vor allem nach Prostatektomien, aber auch nach operativen Eingriffen am Ureter, an der Harnblase und am Mastdarm, bei Urogenitalinfektionen, nach gynäkologischen Operationen, Herniotomien, stumpfen Beckentraumen und sogar nach Geburten beschrieben worden. Gelegentliche pyogene *Begleitarthritiden des Hüftgelenks* (KATZENSTEIN 1934, LAME 1955, RAVAULT u. Mitarb. 1958) weisen darauf hin, daß nicht nur aseptische ischämische Knochennekrosen und Zirkulationsstörungen nach der Art eines Sudeck-Syndroms, sondern auch bakterielle Infektionen die Ursache der Ostitis pubis sein können.

Virusarthralgien – Virusarthritiden

Virusinfektionen, vor allem Röteln, Mumps, Windpocken, Masern, Hepatitis B, Echo- und Adenovirusinfektionen, können mit Gelenkbeschwerden einhergehen, die para- oder postinfektiös auftreten und daher als reaktive Arthritiden gedeutet werden. Falls sich die Gelenkschmerzen

(Text weiter S. 848)

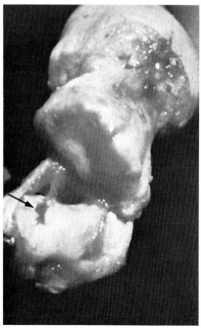
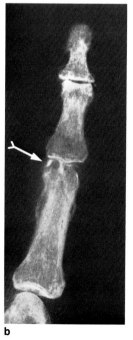

Abb. 63 a u. b Grundphalanxosteomyelitis – Periostitis mit Durchbruch in das proximale Interphalangealgelenk. Der Pfeil zeigt auf die Perforationsstelle. Siehe auch die Bindegewebewucherung, die aus dem „Loch" zur Synovialmembran zieht. Der geschwänzte Pfeil weist auf eine Dissektion, deren Blutversorgung gestört ist; denn sie nimmt an der gelenknahen Entkalkung (phlogistisches Kollateralphänomen) nicht teil

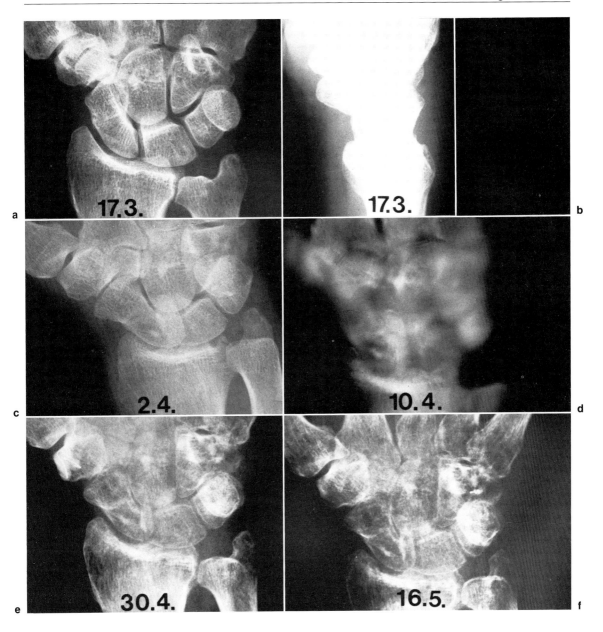

Abb. 64 A a–f Verlauf einer pyogenen Osteomyelitis-Arthritis im Karpalbereich. 17.3. = Entzündliche Schwellung des rechten Karpalbereiches
a auf der p.-a. Röntgenaufnahme Normalbefund
b seitlich ist das Pronator-quadratus-Zeichen weitgehend ausgelöscht (Ödemfolge)
c 2.4. = Beginnende Entkalkung, Gelenkspaltverschmälerung, Subluxation einzelner Karpalia, Sequester im Skaphoid?
d 10.4. = Im Tomogramm zeigt sich ein eindeutiger Skaphoidsequester
e 30.4. = Weitere Entkalkung und Gelenkzerstörung
f 16.5. = Klinisch abgeklungene bakterielle Karpalarthritis. Beginnende arthritische Os-carpale-Verschmelzung

846 Entzündliche Gelenkerkrankungen

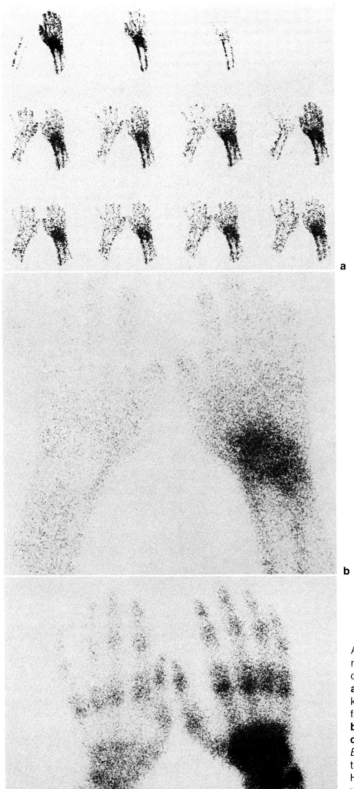

Abb. 64 B a–c 3-Phasen-Szintigraphie mit ^{99m}Tc-MDP (Fall der Abb. 64 A), Radionukliduntersuchung am 24. 3.
a Sequenzszintigraphie (Radionuklidangiographie mit Hyperämiebefund)
b Frühszintigramm (Blood pool phase)
c 2 Std. p.i. (Spätszintigramm)
Beurteilung: Die drei Phasen des Szintigramms zeigen den entzündlichen mit Hyperämie und lokaler Knochenstoffwechselstörung einhergehenden Prozeß im rechten Karpalbereich an (vgl. Abb. 64 A)

Infektiöse Gelenkerkrankungen 847

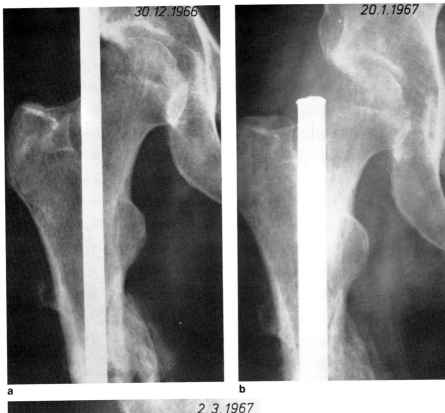

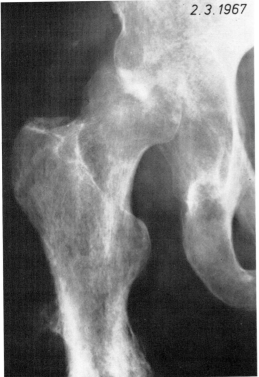

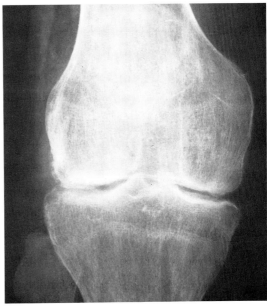

Abb. 65 a–c Verlaufsbeobachtung einer nach Küntscher-Marknagelung aufgetretenen pyogenen Koxarthritis, die nach schweren Gelenkknorpel-, Knochen- und Gelenkweichteilzerstörungen zu einer Destruktionsluxation führt

Abb. 66 Gonorrhoisches Kniegelenkempyem rechts mit erheblicher Zerstörung des Gleitgewebes trotz parenteraler und lokaler Antibiotikabehandlung. Gelenknahe Entkalkung (phlogistisches Kollateralphänomen), Gelenkspaltverschmälerung, Erosionen. Zystenartige Resorptionszone an der medialen Tibiakopfkante

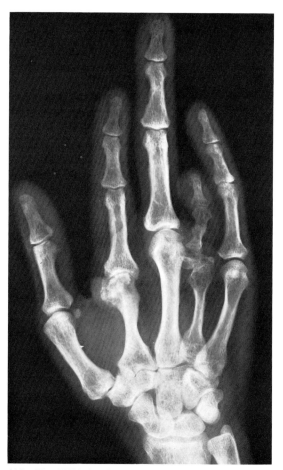

Abb. 67 56jährige Patientin, die im Anschluß an die Pockenimpfung im 2. Lebensjahr eine Osteomyelitis durchgemacht hat. Am II. und IV. Strahl ist es zu schweren Zerstörungen und Wachstumshemmungen gekommen. Das Metakarpophalangealgelenk II ist fibrös versteift. Nebenbefund: Die Patientin leidet an einem primären Hyperparathyreoidismus (s. die charakteristische „Zähnelung" bzw. Muldung auf der Radialseite der III. Mittelphalanx)

Entzündlich-rheumatische Gelenkerkrankungen

Akuter Gelenkrheumatismus (rheumatisches Fieber)

Sicher ist, daß beim rheumatischen Fieber die β-hämolytischen Streptokokken der Gruppe A (LANCEFIELD 1933) und eine besondere, hyperergische Reaktionsweise des Organismus eine ätiologische Rolle spielen. Diese seit Jahrzehnten vertretene Lehrmeinung, die „Milieu" und „Konstitution" als ätiologische Faktoren des rheumatischen Fiebers berücksichtigt, erlaubt daher, diese Krankheit als reaktive Arthritis (s. „Konzepte" S. 814f, s. unter „reaktive Arthritis" S. 876) zu klassifizieren. Zahlreiche klinische, serologische und pathologisch-anatomische Untersuchungsergebnisse sprechen dafür:

Eine A-Streptokokkeninfektion, meistens eine Tonsillitis oder Pharyngitis, geht dem rheumatischen Fieber etwa 1–5 Wochen voraus. Ein weiteres Indiz für die Bedeutung der A-Streptokokken beim rheumatischen Fieber ist der Erfolg der medikamentösen Prophylaxe mit Penizillin. Etwa 60 bis 75% der Erkrankten bekommen nämlich in den ersten Jahren nach dem rheumatischen Fieber ein oder mehrere Rezidive. Die langfristige medikamentöse Prophylaxe hat die Rezidivrate gesenkt (KÜSTER 1961). Die vor dem rheumatischen Fieber ablaufende Streptokokkeninfektion läßt sich serologisch nachweisen: 70–80% aller A-Streptokokken bilden u. a. Streptolysin O – so genannt wegen seiner Sauerstoffempfindlichkeit. Ein im Organismus entstehender Antikörper, das Antistreptolysin O, neutralisiert die hämolysierende Eigenschaft des Streptolysins O. Der Serumspiegel des Antistreptolysins O kann durch die Antistreptolysinreaktion bestimmt werden. Da fast jeder Mensch Streptokokkeninfekte durchgemacht hat, läßt sich sehr häufig eine geringe Menge Antistreptolysin im Serum nachweisen. Diese bezeichnet man als Normaltiter (bei Erwachsenen bis 250 ASE im ml Serum). Mit dem Ausbruch einer Erkrankung durch Streptolysin-O-bildende Streptokokken steigt der Titer bei 60–80% der Patienten an (CHRIST 1970).

Titer über 2000 ASE sollten allerdings immer auch den Verdacht auf eine artifizielle oder unspezifische Reaktion erwecken, z. B. auf eine bakterielle Verunreinigung oder auf einen hohen Lipoproteingehalt des Serums. *Nicht der einmalig erhöhte Titer, sondern die „Titerbewegung" beweist daher den Streptokokkeninfekt.*

Rheumatisch genannte Krankheiten der Gelenke, Ligamente, Faszien, Sehnen und deren Insertionen, Sehnenscheiden, Schleimbeutel, Muskulatur, des Fettgewebes und des lockeren Bindegewebes der Extremitäten, des Achsenorgans und mancher innerer Organe zeichnen sich durch im Körper herumwandernde – „fließende" – Schmerzen aus, die durch Bewegung, Kälte und Nässe ausgelöst oder verstärkt werden und am auffälligsten die Bewegungsfunktion beeinträchtigen. Diese moderne Definition des Rheumatismus macht intelligibel, aber auch sinnlich erfahrbar, daß unter dem Terminus Rheumatismus Krankheiten verschieden-

klinisch (und natürlich auch röntgenologisch) nicht objektivieren lassen, wird von Arthralgien bzw. Polyarthralgien gesprochen. Eine Ausnahme von der Deutung als reaktive Virusarthritiden macht in der Regel die Infektion mit dem Variolavirus. Dieses Virus zeigt seine *pyogene Potenz* an der Haut an eitrigen Pusteln und entsprechend nach seiner Ansiedlung im Knochen und Gelenk – Prädilektionsort ist der Ellenbogen – an einer eitrigen Osteomyelitis und Arthritis (Abb. 67) – gewöhnlich allerdings nur bei Kindern bis zum 10. Lebensjahr. Nach Pockenvakzination kann selten ebenfalls eine Osteomyelitis variolosa mit Gelenkkomplikation auftreten; dagegen ist die reaktive Pockenarthritis ein noch selteneres Ereignis.

ster Ätiologie, Pathogenese, differentester feingeweblicher Merkmale und serologischer Befunde zusammengefaßt werden. Nicht zuletzt aus therapeutischen Gründen wurde der Rheumatismusbegriff daher zusätzlich präzisiert, beispielsweise wird auch von *entzündlich*-rheumatischen Krankheiten gesprochen. Diese werden hier aus der Sicht der Radiologie besprochen.

Auf die besondere (hyperergische) Reaktionsweise, den Konstitutionsfaktor dieser reaktiven Arthritis, des erkrankten Organismus weist die Beobachtung hin, daß höchstens 3% der an A-Streptokokkeninfektionen (selten auch C-Streptokokkeninfektionen) erkrankten Personen (SCHOEN 1963, FREISLEDERER 1973) Antikörper überschießend nicht nur gegen das Streptokokkenantigen, sondern ebenfalls vor allem gegen körpereigenes Eiweiß des Herzmuskels, des Subendokards und der Synovialmembran bilden (FREISLEDERER 1973). Etwa 15% der Patienten haben auch nach sachgemäß behandeltem und dadurch abgeheiltem rheumatischem Fieber noch bis zum Ende des 1. Jahres nach Krankheitsbeginn einen erhöhten Antistreptolysin-O-Titer. Dies spricht ebenfalls für eine langanhaltende und inadäquate Antikörperbildung (nach CHRIST 1970).
Die A-Streptokokken enthalten weitere Antigene, darunter das M-Antigen, einen typenspezifischen Eiweißkörper. Man kann die M-Substanz serologisch in mehr als 40 Typen differenzieren. Das M-Antigen wird für die Virulenz und damit für die Auslösung des rheumatischen Fiebers mit verantwortlich gemacht.

Das rheumatische Fieber ist eine entzündliche Allgemeinerkrankung, die *vor allem* das Herz (Myokard, Endokard, seltener Perikard) und die Gelenke befällt. Sein Altersgipfel liegt zwischen dem 8. und 10. Lebensjahr. 97% aller Erkrankungsfälle beginnen vor dem 25. Lebensjahr (FREISLEDERER 1973).
Die akute Polyarthritis ergreift nacheinander die verschiedenen, meist größeren Gelenke. Sie schwellen an, können sogar gerötet sein und schmerzen stark. Unter antirheumatischer Behandlung klingt der arthritische Prozeß gewöhnlich ab, bevor sich eine gelenknahe Entkalkung, das Kollateralphänomen der Arthritis, röntgenologisch zu erkennen gibt. Dieser klassische polyarthritische Verlauf der Gelenkerkrankung ist *heute* allerdings nur noch selten zu beobachten, und außerdem ist die Krankheit überhaupt eine Seltenheit geworden. *Heute* dominieren larvierte Formen mit uncharakteristischen Gelenk- und Gliederschmerzen oder mit oligoartikulärer Gelenksymptomatologie. Einen symptomarmen Verlauf findet man *heute* auch bei der rheumatischen Endomyokarditis, die sich oft durch eine auch nächtliche Ruhetachykardie ankündigt.
Nach einem rheumatischen Fieber können *Restarthralgien* zurückbleiben. Darunter versteht man Gelenkschmerzen, die sich weder klinisch noch röntgenologisch objektivieren lassen; diese Definition wurde oben schon gegeben.

Die entzündliche Gelenkknorpelschädigung durch das rheumatische Fieber kann später zur postarthritischen Arthrose führen.

Auch für den Röntgenuntersucher, der sich seinen Patienten ansieht und *nicht nur* dessen Röntgenaufnahme beurteilt, ist es nützlich zu wissen, daß bestimmte Hautveränderungen beim rheumatischen Fieber „Alarm- und Suchsymptome" für eine Herzbeteiligung sind (HORNSTEIN 1967, 1968), nämlich das Erythema anulare rheumaticum am Stamm und an den proximalen Gliedmaßenabschnitten, ferner das subkutane, bis kirschkerngroß werdende Meynetsche Knötchen an den Akren und an mechanisch belasteten Stellen.

Unter der Bezeichnung *chronischer Streptokokkenrheumatismus* (MATHIES 1967, SCHATTENKIRCHNER 1969) werden die protrahiert oder rezidivierend verlaufenden, also chronischen Formen und chronischen Folgezustände des rheumatischen Fiebers zusammengefaßt. Gebräuchlich sind auch noch Bezeichnungen wie chronische postrheumatische Polyarthritis, Jaccoud-Arthritis, Jaccoud-Syndrom bzw. Rheumatismus fibrosus Jaccoud (GUYOT 1730, JACCOUD 1867, BYWATERS 1950, THOMAS 1955, TWIGG u. SMITH 1963, HARTMANN 1965). Zu diesen Verlaufsformen gehört ein erworbener Herzklappenfehler bzw. eine rekurrierende Endokarditis. Der Antistreptolysin-O-Titer ist erhöht. Beim chronischen Streptokokkenrheumatismus seien drei verschiedene, auch *röntgenologisch* erkennbare Arten der entzündlichen Gelenkveränderungen hervorgehoben:

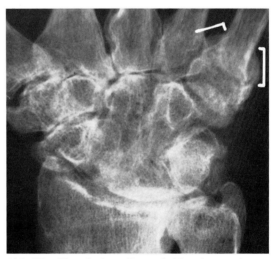

Abb. **68** Chronischer Streptokokkenrheumatismus (Jaccoud-Arthritis) seit 6 Jahren. Antistreptolysintiter mit leichten Schwankungen konstant erhöht, zuletzt 864 ASE, Singer-Plotz-Test und andere Tests auf Rheumafaktoren stets negativ, C-reaktives Protein z. Z. stark vermehrt. Chronische ankylosierende Interkarpalarthritis (zunehmendes Os carpale), auch Befall des karporadial-distalen Radioulnar- und der Karpometakarpalgelenke. Periartikuläre periostale Reaktion an der Basis des Metakarpus V rechts (markiert)

850 Entzündliche Gelenkerkrankungen

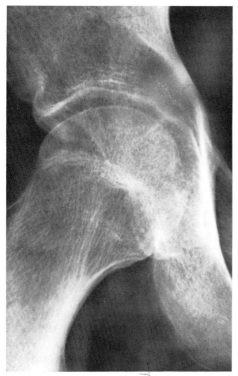
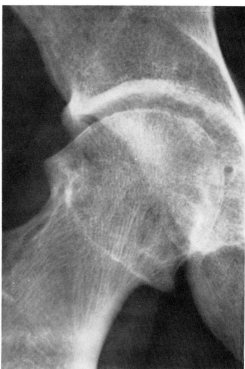

Abb. 69 a u. b
a Seit 1 Jahr protrahiert verlaufendes rheumatisches Fieber (chronischer Streptokokkenrheumatismus, Jaccoud-Arthritis), klinisch Befall der Hüftgelenke. 16 Jahre alt, männlich. Normaler Röntgenbefund an beiden Hüftgelenken (nur rechts abgebildet)
b Der chronische Streptokokkenrheumatismus besteht nun seit 6 Jahren. Antistreptolysin-O-Titer erhöht, z. Z. 640 ASE. Umbau der Oberschenkelköpfe (nur rechts abgebildet) zur sog. Glockendeformität *(Dihlmann u. Peter* 1965) durch arthritische Schädigung der noch nicht vollständig geschlossenen proximalen Femurwachstumsfuge. Beginnende Arthrose mit massiver Pfannendachsklerose. Gelenkspalt noch nicht verschmälert

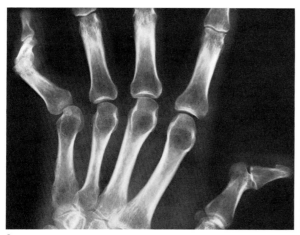
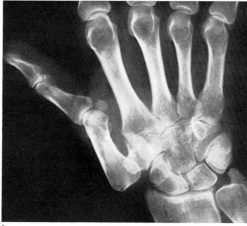

Abb. 70 a u. b Vor 6 Jahren hochfieberhaft beginnende akute Polyarthritis. Übergang in ein chronisches Stadium mit Gelenkfehlstellungen und Gelenkanschwellungen an den Händen. Der serologische Rheumafaktorennachweis gelang nicht, Gammaglobuline zuletzt auf 27,0 rel. % erhöht, massenhaft LE-Zellen im angereicherten Leukozytenausstrich. Nachweis von Antidesoxyribonukleinsäure (Anti-DNA). Klinische Diagnose: Lupus erythematodes disseminatus, dessen Röntgenbild in diesem Fall an den Händen von den Erscheinungen des chronischen Streptokokkenrheumatismus nicht unterschieden werden kann

1. Die Röntgenbefunde entsprechen dem Typ der rheumatoiden Arthritis (Abb. **68**). Die richtige nosologische Einordnung bleibt klinischen und serologischen Untersuchungsergebnissen vorbehalten.

2. Das Röntgenbild kann aber auch nur eine Arthritis – welcher Ätiologie auch immer – anzeigen. Die in der Abb. **69** wiedergegebene *Glockendeformität des Femurkopfes* wird beispielsweise auch bei bakteriellen Arthritiden beobachtet. Ihre Entstehung ist an ein bestimmtes Lebensalter gebunden (vor dem 17.–20. Jahr, aber nach dem 10. bis 12. Lebensjahr), nämlich an die Zeit des noch *partiellen,* zentrifugal fortschreitenden knöchernen Wachstumsfugenschlusses.

3. Schließlich seien Röntgenbefunde erwähnt, die bisher nur beim chronischen Streptokokkenrheumatismus *und* beim chronischen Gelenkbefall des Lupus erythematodes disseminatus (BYWATERS 1966) gesehen wurden (Abb. **70**). An den Händen, manchmal auch an den Füßen (vgl. Abb. **48**), steht eine (peri)artikuläre Fibrosierung *im Vordergrund* der feingeweblichen pathologischen Vorgänge. Sie führt offenbar zu einem „Erschlaffen" des Kapsel-Band-Apparates, so daß es zu Gelenkfehlstellungen kommt, an den Fingern *beispielsweise* zu einer Flexion und Ulnardeviation, während Erosionen überhaupt fehlen oder diskret, z. B. an den Metakarpusköpfen, sichtbar werden (PASTERSHANK u. RESNICK 1980). Eine durch die genannten Gelenkveränderungen ausgelöste Luxation im Karpometakarpalgelenk I bei polyartikulären Beschwerden in beiden Händen zeigt die Abb. **70**. Die Patientin leidet an einem Lupus erythematodes disseminatus mit polyarthritischen Beschwerden.

Die chronischen Verlaufsformen des rheumatischen Fiebers sind allerdings selten. Der zunächst angenommene chronische Streptokokkenrheumatismus kann sich nämlich nach serologischen Befunden auch als eine rheumatoide Arthritis erweisen, die mit einem akuten fieberhaften Schub begann und dann chronisch weiter verlief, oder als eine (unabhängige) Neuerkrankung an rheumatischem Fieber.

Rheumatoide Arthritis (chronische Polyarthritis)

Die rheumatoide Arthritis ist keine Gelenkerkrankung, sondern eine Allgemeinerkrankung mit bevorzugtem Gelenkbefall, die aber ebenso auf anderen „Kriegsschauplätzen" kämpft, so in den Gefäßwänden und kollagenen Strukturen (FASSBENDER 1984). Etwa 1–2% der mitteleuropäischen Gesamtbevölkerung erkranken an der rheumatoiden Arthritis, Frauen etwa 3mal häufiger als Männer. Die Anlage zur rheumatoiden Arthritis wird vererbt. Zumindest ist ein gehäuftes familiäres Auftreten der Krankheit bekannt. In sog. Polyarthritikersippen gelingt außerdem auch bei gesunden Personen der Rheumafaktorennachweis öfter als in der Durchschnittsbevölkerung (BÖNI 1970). Außerdem weisen bis zu 70% der Patienten mit rheumatoider Arthritis das Histokompatibilitätsantigen HLA-DR4 auf. Dieses Erbmerkmal wird allerdings bis zu etwa 30% auch in der Normalpopulation gefunden (STASTNY 1978, Übersicht bei MOHR 1984). Darüber hinaus ist aber die Ätiologie dieser Krankheit bisher unbekannt (s. unter „Konzepte" S. 814 f). Etwa 60% der Patienten zeigen den sog. typischen Krankheitsbeginn, nämlich eine polyartikuläre Symptomatik und einen symmetrischen Befall vor allem kleiner Gelenke. Aber immerhin ist bei 40% (WAGENHÄUSER 1968) der Beginn atypisch. Bei diesen Patienten leitet ein akutes Stadium die Krankheit ein, oder die Gelenkerkrankung tritt mono- oder oligoartikulär und asymmetrisch auf. Der akute polyartikuläre Krankheitsbeginn kann sogar mit Fieber verlaufen.

Die Entdeckung der sog. Rheumafaktoren im Serum von Patienten mit rheumatoider Arthritis bedeutete einen diagnostischen Fortschritt. Die Rheumafaktoren sind Immunglobuline, also Antikörper, und gehören zur Klasse IgM(19-S) (seltener auch zu den IgG- und IgA(7-S)-Molekülen) mit einem Molekulargewicht von 1 Million. Sie werden in Plasmazellen und lymphatischen Zellen gebildet. Die Rheumafaktoren reagieren mit anderen Gammaglobulinen (IgG-Molekülen) – also Antikörpern – wie mit einem Antigen. Sie sind also eigentlich Anti-Antikörper! Wenn man Träger, z. B. Hammelerythrozyten, menschliche Erythrozyten der Blutgruppe 0, Latex- oder Bentonitpartikel, mit menschlichem oder Kaninchen-IgG belädt (Prinzip der Tests nach WAALER-ROSE [1940] sowie nach SINGER u. PLOTZ [1958]), so werden sie durch Serum und Synoviaflüssigkeit, die Rheumafaktoren enthalten, agglutiniert. Die Rheumafaktoren können auch mittels Präzipitations-, Absorptions- und Inhibitionstests erkannt werden. Mit den genannten Untersuchungsmethoden ist es möglich, Rheumafaktoren bei etwa 70–90% aller Patienten mit rheumatoider Arthritis des Erwachsenenalters festzustellen. Dann wird von einer *seropositiven* rheumatoiden Arthritis gesprochen. Der Rheumafaktorennachweis gelingt häufiger mit zunehmender Krankheitsdauer. Titerabfall ist jedoch kein sicheres Heilungszeichen, kein zuverlässiger Indikator für die Wirksamkeit der Therapie (LEGLER 1969). Bei Patienten ohne adulte rheumatoide Arthritis fallen die Rheumafaktoren in höchstens 5% positiv aus. Dabei handelt es sich zumeist um Infektionskrankheiten und Erkrankungen mit chronisch-entzündlicher Reaktion. Außerdem gelingt der Rheumafaktorennachweis häufig auch bei gesunden *alten* Menschen.

Im Verlauf der rheumatoiden Arthritis sind alle diejenigen Röntgenzeichen zu erwarten, welche im Abschnitt „Allgemeine Röntgenmorphologie der Gelenkentzündung" (s. S. 815 ff) beschrieben und abgebildet wurden. Auf einige notwendige Ergänzungen sei hier noch eingegangen:

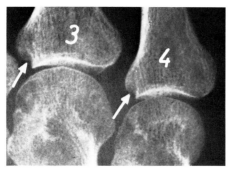

Abb. **71** Die Pfeile zeigen auf sog. Nørgaard-Erosionen am Dorsoradialbereich der Phalangenbasen. Über die diagnostische Bedeutung dieser Veränderungen s. Text. Aufnahme in (volodorsaler) Halbsupination der linken Hand bei rheumatoider Arthritis

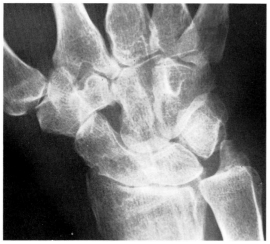

Abb. **72** „Gelenkspalterweiterung" zwischen dem Skaphoid und Kapitatum als Zeichen einer arthritisch bedingten Subluxation. Weitere Röntgenzeichen der bestehenden rheumatoiden Arthritis sind hier Gelenkspaltverschmälerung sowie die Konvexerosion am ulnaren Griffelfortsatz

Abb. **73a–c** Skaphoidrotation (Subluxation) im ▶ Verlauf der rheumatoiden Arthritis. Es entwickeln sich außerdem noch Verschmälerungen der übersehbaren Gelenkspalten

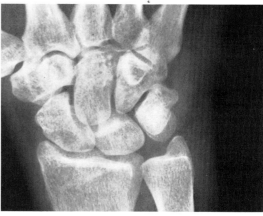

a

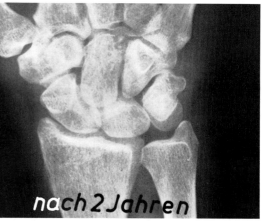

nach 2 Jahren

b

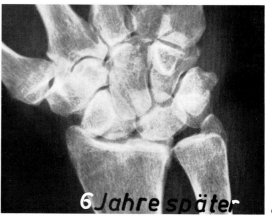

6 Jahre später

c

NØRGAARD (1965, 1968, 1969) fand bei 96% der Frühfälle von rheumatoider Arthritis (1–24 Monate nach Einsetzen der Beschwerden) an der Dorsoradialseite der *Fingergrundgliedbasen* 2–5 zarte Erosionen mit umgebender Demineralisationszone (Abb. **71**). Sie sind allerdings nur auf Aufnahmen in halbsupinierter Handhaltung zu erkennen. Einige Autoren (CLEMMESEN 1966, FISCHER u. MANOLAKIS 1967) sahen diese Veränderungen aber auch bei andersartigen entzündlichen und nichtentzündlichen Gelenkerkrankungen. DIHLMANN (1970a) fand sie als Spielart des Normalen gelegentlich auch bei gesunden Personen, so daß dieses Röntgenzeichen für die Frühdiagnose der rheumatoiden Arthritis nur eine geringe Beweiskraft hat.

Die *Karpalia* werden bei der rheumatoiden Arthritis nicht nur erodiert, destruiert oder sogar mutiliert (vgl. Abb. **40**), sondern auch disloziert (COLLINS u. Mitarb. 1972). Dies kann sich auf dorsovolaren Aufnahmen als „Gelenkspalterweiterung" und als Rotation (dadurch atypische Projektionsfigur des lageveränderten kleinen Knochens) zu erkennen geben (Abb. **72** u. **73**).

An manchen *Karpalia* stellen sich gelegentlich kleine „Kerben" oder „Mulden" dar, beispielsweise an der Radialseite des Os capitatum oder an der Konvexseite des Os scaphoideum (Abb. **74** u.

Entzündlich-rheumatische Gelenkerkrankungen 853

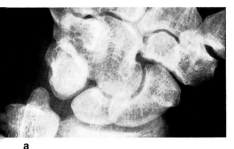 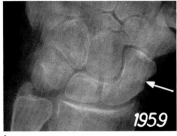 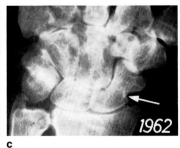

a **b** **c**

Abb. 74a–c
a Kleine „Kerbe" (Variation) an der Radialseite des Os capitatum
b u. c Im Verlauf einer rheumatoiden Arthritis wird die Furche an der Konvexseite des Os scaphoideum (Ansatzfurche für Fasern des Lig. collaterale carpi radiale) zur Kahnbeinerosion (entzündliches Granulationsgewebe greift am Bandansatz zerstörend auf das Skaphoid über, Pfeil)

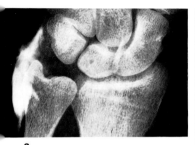 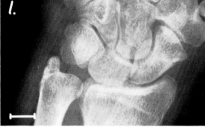 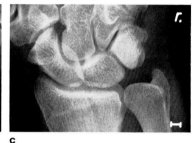

a **b** **c**

Abb. 75a–c
a Kontrastmittelfüllung der Sehnenscheide des M. extensor carpi ulnaris (Selbstversuch). Die Sehnenscheide legt sich der Konvexseite des Griffelfortsatzes der Elle an
b u. c Rheumatoide Arthritis, dabei Tendovaginitis (Tenosynovitis) des M. extensor carpi ulnaris links, erkennbar an einer Weichteilschwellung lateral der distalen Ulna sowie an einer sehr zarten Konvexusur am Griffelfortsatz der Elle

75). Es handelt sich entweder um Formvariationen oder um Bandansatzfurchen, die scharfe Konturen und eine zarte Kortikalis besitzen. Auf diese Weise kann man sie einerseits von arthritischen Erosionen unterscheiden, andererseits erodieren diese Kerben gelegentlich bei arthritischen Erkrankungen. Sie vertiefen sich dann, ihre Konturen werden unscharf und unregelmäßig (Abb. 74).

Veränderungen an der *Konvexseite des Processus styloideus ulnae* zeigen bei chronischen Polyarthritiden eine Tendovaginitis (Tenosynovitis) des M. extensor carpi ulnaris an (EHRLICH 1967, DIHLMANN 1968a). Diese *meist schmerzlos* verlaufende rheumatische Sehnenscheidenentzündung ist sehr wahrscheinlich die häufigste *extraartikuläre* Manifestation der rheumatoiden Arthritis. Zunächst erkennt man eine (seitendifferente) weichteildichte Anschwellung *neben* dem Griffelfortsatz (Abb. 75); sodann wir der Fortsatz an seiner Konvexseite erodiert (Abb. 76), destruiert oder sogar „amputiert" (Abb. 77). Gelegentlich kommt es reaktiv zu einer periostalen Knochenneubildung am Griffelfortsatz – zur „Ballonierung" (Abb. 77).

Zu den *extraartikulären* Befunden der rheumatoiden Arthritis gehören auch die Rheumaknoten (Abb. 78 u. 79). Sie finden sich bei etwa 10 bis 20% der Erkrankten, am häufigsten subkutan gelegen an der Streckseite der Arme in Ellenbogennähe, aber auch in den verschiedenen Organen. Am Rippenfell, in der Lunge (SIENIEWICZ u. Mitarb. 1962); im Femurkopf-Hals-Abschnitt (HUNDER u. Mitarb. 1965) und im Bereich der Wirbelsäule

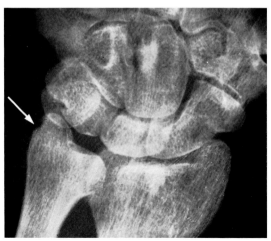

Abb. 76 Zarte Erosion (Pfeil) an der Konvexseite des Processus styloideus ulnae bei rheumatoider Arthritis (vgl. auch Abb. **75**)

854 Entzündliche Gelenkerkrankungen

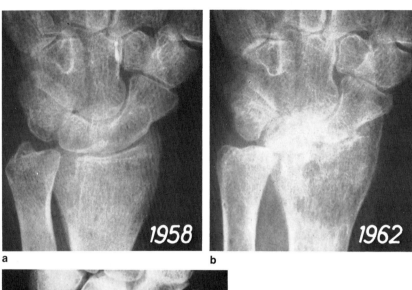

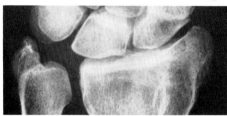

Abb. 77 a–c
a u. b Entstehung einer „Amputation" des ulnaren Griffelfortsatzes bei rheumatoider Arthritis.
c „Ballonierung" des erodierten Processus styloideus ulnae bei rheumatoider Arthritis. Manchmal tritt die „Ballonierung" auch ohne vorangehende Konturdefekte auf

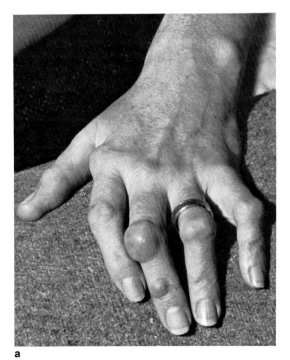

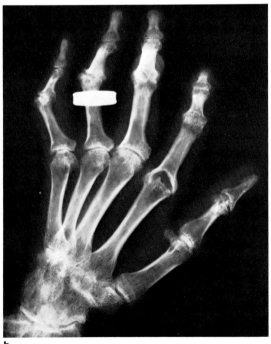

Abb. 78 a u. b
Rheumatoide Arthritis seit mehr als 20 Jahren
a Subkutane Rheumaknoten über einzelnen Fingergelenken
b Arthritisches Os carpale; mehrere Karpometakarpalgelenke sind knöchern durchbaut. Erosionen, Destruktionen, Gelenkspaltverschmälerungen karpoantebrachial, metakarpophalangeal, interphalangeal, Mutilation am Zeigefingergrundgelenk, Gelenkfehlstellungen (ulnare Deviation an den Metakarpophalangealgelenken III–V

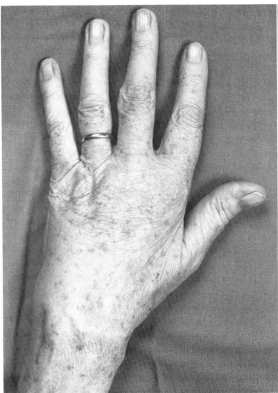
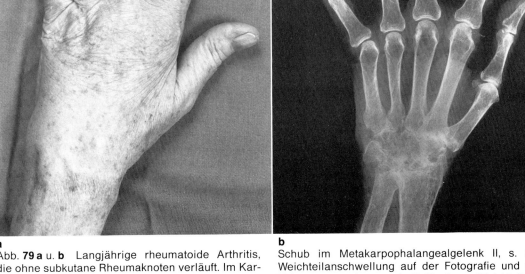

a
Abb. 79 a u. b Langjährige rheumatoide Arthritis, die ohne subkutane Rheumaknoten verläuft. Im Karpalbereich und an den angrenzenden Gelenken ist der entzündliche Prozeß durch Erreichen der knöchernen Ankylose „zur Ruhe" gekommen. Frischer

b
Schub im Metakarpophalangealgelenk II, s. die Weichteilanschwellung auf der Fotografie und die Volumenvermehrung (arthritisches Weichteilzeichen) im genannten Gelenk

(BAGGENSTOSS u. Mitarb. 1952) wurden sie auch röntgenologisch nachgewiesen. Gelegentlich geben sich subkutane Rheumaknoten durch Druckerosionen im Röntgenbild zu erkennen.

Zu den *extraartikulären* Röntgenbefunden der rheumatoiden Arthritis zählen auch *obere Rippen-* und *laterale Skapularanderosionen* (NAKATA u. RUSSEL 1970). Ähnliche Befunde sind aber auch schon beim Sjögren-Syndrom, bei der progressiven Sklerodermie und beim Lupus erythematodes disseminatus gesehen worden (SARGENT u. Mitarb. 1969).

Auch die morphologischen Wirbelsäulenstrukturen können von der adulten rheumatoiden Arthritis ergriffen und geschädigt werden; das gilt für die Gelenke, für die Zwischenwirbelscheiben, für die Wirbelkörper, Ligamente und für Schleimbeutel. Über diese pathologischen Röntgenbefunde durch die rheumatoide Arthritis ist im Bd. V/2 dieses Lehrbuches nachzulesen. Hier sei lediglich eine Abbildung (Abb. 80) zu diesem Thema wiedergegeben, die u.a. Dornfortsatzosteolysen an der unteren Halswirbelsäule zeigt. Die Processus spinosi erscheinen wie abgelutscht. Wahrscheinlich sind die extraartikulären Mutilationen durch entzündliches Granulationsgewebe entstanden, das von interspinösen Schleimbeuteln her die Dornfortsätze ergreift. Außerdem tragen enthesopathische entzündliche Vorgänge an den Bandinsertionen der Processus spinosi zur Destruktion dieser Fortsätze bei (BYWATERS 1978).

Das Caplan-Syndrom ist die Kombination einer Rundherdpneumokoniose mit der rheumatoiden Arthritis. Die pulmonalen Rundherde treten nach oder auch schon vor dem Ausbruch der Gelenkentzündung auf, manchmal gleichzeitig mit der Polyarthritis. Sie können einschmelzen und verkalken, Durchmesser bis 5 cm erreichen. Feingeweblich bestehen sie aus Granulationsgewebe mit einem Kern aus hyalinisierten, z.T. nekrotisch zerfallenen Kollagenfasern. Das von CAPLAN (1953) beschriebene Syndrom ist wahrscheinlich eine Silikose bei „rheumatischer Reaktionslage" (FRITZE 1964, NIEDOBITEK 1969).

Eine *pulmonale* Komplikation der rheumatoiden Arthritis ist auch die *Lungenfibrose*. Sie entsteht über eine interstitielle Pneumonie, mit ödematöser Durchtränkung, rundzelligen Infiltraten und (sel-

856 Entzündliche Gelenkerkrankungen

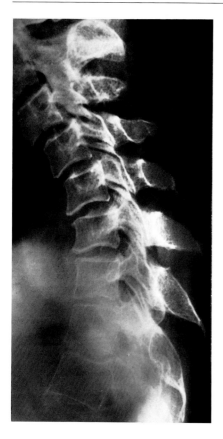

Abb. 80 Seltene Beobachtung (Peter u. Mitarb. 1964) einer ausgedehnten extraartikulären Mutilation (konzentrische, reaktionslose Osteolyse) der Dornfortsätze C 3 bis D 1 bei adulter rheumatoider Arthritis. Wahrscheinlich entstehen diese Dornfortsatzmutilationen, die übrigens auch bei der Spondylitis ancylosans vorkommen, durch Granulationsgewebe, das sich von interspinösen Bursen ausbreitet. Ventrale Subluxation C 3 nach Zerstörung der zugehörigen Wirbelbogengelenke und diszitischer Lockerung der Zwischenwirbelscheibe C 3/4

ten nachweisbaren) kleinen Rheumagranulomen. Die entzündlichen Erscheinungen können sich zurückbilden oder durch bindegewebige Organisierung in eine irreversible diffuse Fibrose übergehen. Durch Einengung der Lungenstrombahn und Störung des Gasaustausches kann sich diese Komplikation prognostisch ungünstig auswirken. 5,6% der Patienten mit rheumatoider Arthritis im eigenen Krankengut hatten eine Lungenfibrose (DIHLMANN 1967c), allerdings nur selten solche schweren Veränderungen wie in der Abb. 81. In seltenen Fällen geht die „rheumatische" interstitielle Lungenerkrankung der Polyarthritis voraus oder verläuft überhaupt ohne chronische Arthritis(?). Diese Beobachtung sollte der Anlaß sein, bei ätiologisch unklaren Lungenfibrosen serologisch auch nach den Rheumafaktoren zu fahnden (10% der von uns beobachteten, nosologisch nicht einzuordnenden Lungenfibrosen ohne Arthritis zeigten serologisch die Rheumafaktoren; die ätiologischen und pathogenetischen Zusammenhänge sind aber bisher noch nicht geklärt).

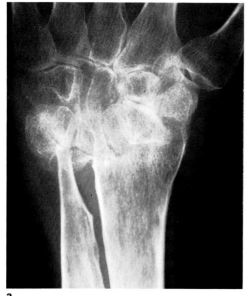

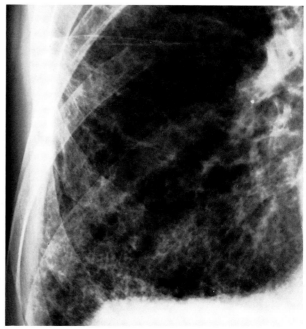

a
Abb. 81 a u. b Rheumatoide Arthritis seit 25 Jahren. Ankylosierende und mutilierende Veränderungen im Karpoantebrachialbereich. Erworbene (sekundäre) Wabenlunge (Ausschnitt, rechtes Mittel- und Unterfeld)

b

Die Abb. 82–92 sollen schließlich das Bild der durch die rheumatoide Arthritis hervorgerufenen Röntgenbefunde an *Gelenken, straffen Gelenken (Amphiarthrosen) und Knorpelfugen (Synchondrosen)* abrunden.

Namhafte Rheumatologen vertreten gelegentlich die Meinung, die *Frühdiagnose* der rheumatoiden Arthritis und der (Poly-)Arthrosen beruhe „auf rein klinischen Befunden". Laboratoriumsuntersuchungen und Röntgenaufnahmen würden „oft erst viel später die beweisenden differentialdiagnostischen Befunde" liefern (nach WAGENHÄUSER 1973). Unbestritten ist doch wohl, daß die Betonung der hier zitierten Ansichten auf dem als Attribut verwandten „beweisend" liegt. Welcher Arzt wollte es wohl verantworten, bei der rheumatoiden Arthritis die differente Chrysotherapie oder Immunsuppressiva einzusetzen, ohne daß die Krankheitsdiagnose überhaupt *bewiesen* wäre! Und hierbei hat der Radiologe seinen festen Standort und sollte sich seiner diagnostischen Aufgabe bewußt sein. Für die *frühzeitige* nosologische Einordnung polyartikulärer *entzündlicher* und *degenerativer* krankhafter Röntgenbefunde bewährt sich nämlich auch die Beachtung des sog. Gelenkbefallmusters, das sich auf Weichteilröntgenzeichen, phlogistische (arthritische) Kollateralphänomene und röntgenologische Direktzeichen stützt (vgl. auch Abb. 91). Die Erfahrung zeigt nämlich, daß ganz bestimmte polyartikuläre Erkrankungen ebenso bestimmte Gelenke besonders häufig und schon im frühen Stadium ergreifen. Die Differentialdiagnose des *manuellen Gelenkbefallmusters* (DIHLMANN 1976b) und die unterschiedliche Ausbreitungstendenz mancher Gelenkerkrankungen im *Vorfußbereich* seien daher hier eingehend besprochen.

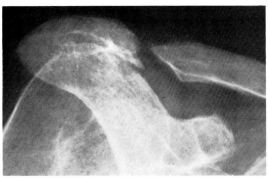

Abb. 83 Rheumatoide Arthritis seit 18 Jahren. Artikuläre Mutilation am rechten Akromioklavikulargelenk (konzentrischer Abbau des lateralen Endes der Klavikula und des artikulierenden Anteiles des Akromions mit Klaffen des Gelenkspaltes)

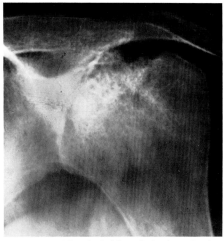

Abb. 84 Rheumatoide Arthritis. Gelenkspalt des linken Schultergelenks stark verschmälert. Ausgeprägte Destruktionen in den oberen Anteilen des Oberarmkopfes

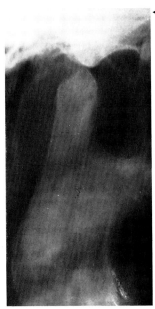

◄ Abb. 82 Rheumatoide Arthritis. Erhebliche Kaubeschwerden. Kontaktaufnahme nach *Parma* (1932) des linken Temporomandibulargelenks. Erosionen am linken Unterkieferkopf

Abb. 85 ▶
Rheumatoide Arthritis. Arthritische Mutilation am linken Ellenbogengelenk, vornehmlich an den „dünnen" Knochenanteilen. Der Pfeil weist auf eine periostale Knochenneubildung

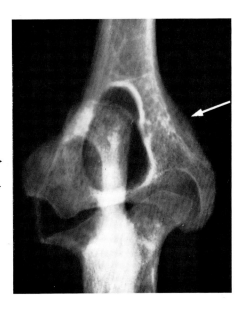

858 Entzündliche Gelenkerkrankungen

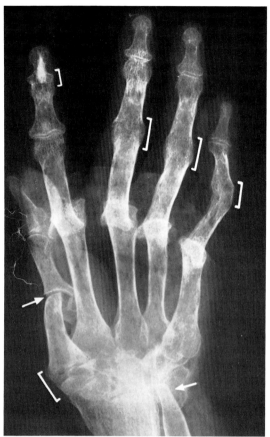

◀ Abb. 86 Langjährige rheumatoide Arthritis. Mutilationen (Pfeile) und knöcherne Ankylosen (markiert) sind die Endstadien der (jeder) chronischen (Poly)arthritis! Luxationen zeigen Kapsel- und Bandzerstörungen an

Abb. 87 Seit 24 Jahren rheumatoide Arthritis. Jetzt auch Befall der Halswirbelsäule (s. Text) und der Kreuz-Darmbein-Gelenke. Bei der rheumatoiden Arthritis des Erwachsenenalters werden die Kreuz-Darmbein-Gelenke gewöhnlich erst im weit fortgeschrittenen Stadium ergriffen! Dann bestehen an der Krankheitsdiagnose keine Zweifel mehr. Eine diagnostische Fehleinschätzung als Spondylitis ankylosans ist nicht möglich, da sich die rheumatoide Arthritis durch Erosionen und nicht mit dem „bunten" Sakroiliakalbild (s. dort) zeigt. Röntgenbefund = Restspalt im Bereich des rechten Kreuz-Darmbein-Gelenks, links vollständige knöcherne Durchbauung. Keine gelenknahen ausgedehnten Spongiosaverdichtungen ▼

Abb. 86

Abb. 88 Chronische Koxarthritis, links fortgeschrittener als rechts, bei rheumatoider Arthritis (Verschmälerung des röntgenologischen Gelenkspaltes, Erosionen, Begleitzysten).
Nebenbefunde: Coxa valga, degenerative Symphysenlockerung (asymmetrischer Stand der Schambeine) ▼

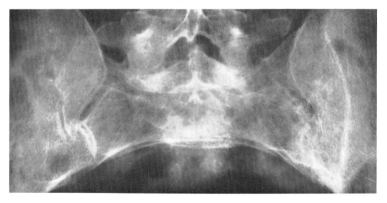

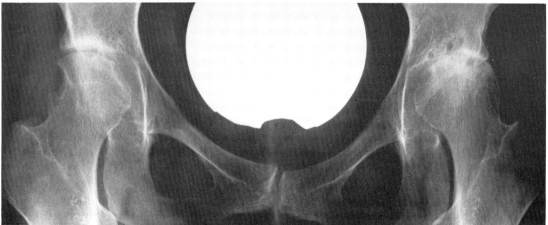

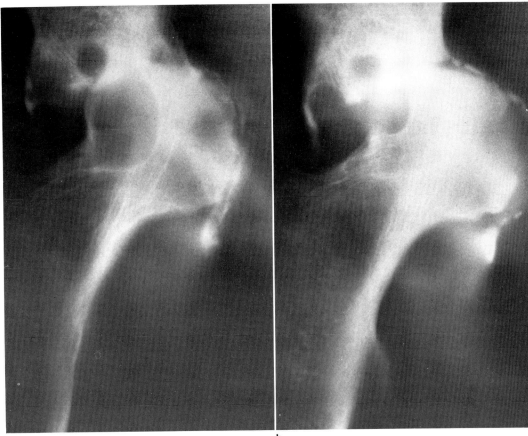

Abb. 89 a u. b Schwerste Zerstörung der Hüftpfanne mit sekundärer Protrusion durch rheumatoide Arthritis, die seit etwa 25 Jahre abläuft: Erosionen, Destruktionen und arthritische Begleitzysten am Femurkopf (Schichtaufnahmen)

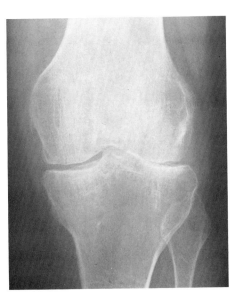

Abb. 90 Bei der rheumatoiden Arthritis findet man am Kniegelenk häufiger als an anderen Gelenken eine gleichmäßige Verschmälerung des röntgenologischen Gelenkspaltes ohne Erosionen

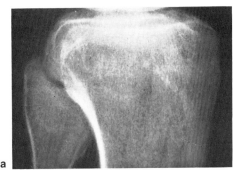
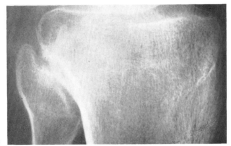

Abb. 91 a u. b Identische Röntgenbefunde (flache Erosionen) in beiden abgebildeten Tibiofibulargelenken
a tuberkulöse Arthritis
b chronische Tibiofibulararthritis bei Spondylitis ankylosans. Das Befallmuster kann in diesen Fällen röntgendiagnostisch weiterführen (zum frühen vertebralen Befallmuster der Spondylitis ankylosans gehören die Kreuz-Darmbein-Gelenke − Sakroiliitis vom Typ „buntes Bild" [s. S. 879] −, der dorsolumbale Übergang, Syndesmophyten, sowie Veränderungen an den Kostovertebralgelenken)

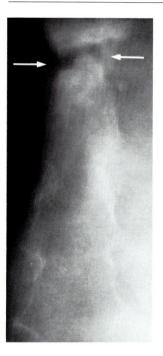

Abb. 92 Rheumatoide Arthritis, bei der u. a. auch die Synchondrosis manubriosternalis (Pfeile) befallen (erodiert) ist. Schichtaufnahme in Bauchlage

70 und mehr Prozent der erwachsenen Patienten mit rheumatoider Arthritis geben zuerst Beschwerden in den proximalen Interphalangeal- und Metakarpophalangealgelenken an (BÖNI 1970), sei es, daß diese Gelenke ausschließlich erkranken, sei es, daß sie in Kombination mit extramanuellen Gelenken, z. B. im Vorfußbereich, symptomatisch werden. Außerdem zeigt sich diese Polyarthritis frühzeitig an den Handwurzelgelenken und vor allem auch an der Sehnenscheide des M. extensor carpi ulnaris. Diese Tendovaginitis offenbart sich – wie oben schon erwähnt wurde – an einer Weichteilanschwellung neben dem Processus styloideus ulnae und schließlich an Konturveränderungen seiner Konvexseite. Nach unseren Erfahrungen bilden die erkrankten proximalen Interphalangealgelenke und Metakarpophalangealgelenke – symmetrisch oder asymmetrisch, oligo- oder polyartikulär ergriffen – *und* die meist schmerzlosen Veränderungen im ulnaren Styloidbereich eine röntgendiagnostisch äußerst wertvolle Befundkombination, also das Befallmuster der rheumatoiden Arthritis (Abb. **93** u. **94**) und ihrer Reaktionsvarianten (Felty-Syndrom, Caplan-Syndrom, chronische Polyarthritis beim Antikörpermangel-Syndrom). Auch die seropositive Polyarthritis beim Sjögren-Syndrom und im Verlauf der Autoimmun-Thyreoiditis Hashimoto manifestiert sich sehr häufig mit diesem Befallmuster.

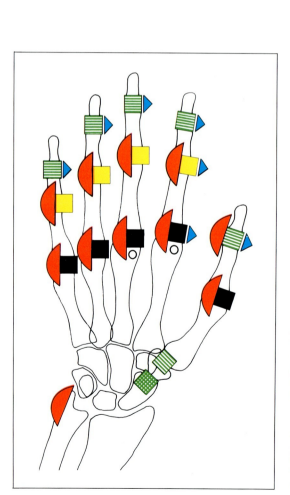

Abb. **93** Manuelles Gelenkbefallmuster bei entzündlich-rheumatischen und degenerativ (-rheumatischen) Erkrankungen.

Rot = rheumatoide Arthritis des Erwachsenenalters (s. Text).

Blau = Arthritis psoriatica (s. Text).

Grün = Heberden-Polyarthrose der distalen Interphalangealgelenke mit fakultativen Kombinationsbefunden (Karpometakarpalarthrose I – Rhizarthrose –, Trapez-Skaphoidarthrose) (s. Test).

Gelb = Polyarthrose der proximalen Interphalangealgelenke (gelegentlich [inkorrekt] auch bezeichnet als Bouchard-Polyarthrose).

Schwarz = Metakarpophalangealarthrose.

Kreise: Prädilektionsstellen der Hämochromatosearthropathie (s. Band VI/2).

Merke: Am Interphalangealgelenk des Daumens treten die rheumatoide Arthritis und die Arthritis psoriatica mit etwa gleich großer Wahrscheinlichkeit auf! Die distalen Interphalangealgelenke erkranken bei der rheumatoiden Arthritis in höchstens 10% der Fälle und gewöhnlich erst im Spätstadium (vgl. Abb. **86**). Der häufige Karpalbefall bei rheumatischen Arthritiden kann nicht als eine spezielle Lokalisation von differential-diagnostischem Wert betrachtet werden. Dort „tummeln" sich die meisten entzündlich-rheumatischen Gelenkerkrankungen

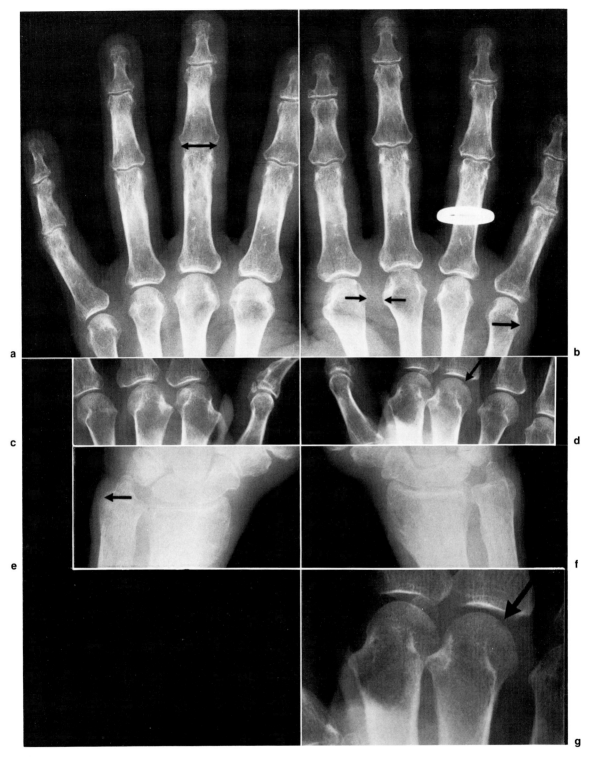

Abb. **94 a–g** Röntgenbildanalyse zur Erkennung des Frühstadiums der rheumatoiden Arthritis
a u. b (Betrachtung vor einer starken Lichtquelle) Erguß (Pfeile) im proximalen Interphalangealgelenk III links, im Metakarpophalangealgelenk II rechts (Metakarpuskopfdistanzierung im Vergleich zur Gegenseite) und im Metakarpophalangealgelenk V rechts (Weichteilvorwölbung im Vergleich zur Gegenseite)

c u. d Auf der Röntgenaufnahme in 45° (Halb-)-Supination (vgl. Abb. 71) erkennt man eine zarte Erosion am Metakarpuskopf III (Pfeil), vgl. Ausschnittsvergrößerung **g**.
e u. f (Betrachtung vor einer starken Lichtquelle) Anschwellung der Sehnenscheide des M. extensor carpi ulnaris links (Pfeil)

Die röntgenologischen Direktzeichen (s. unten) *und* das Befallmuster der seronegativen Arthritis psoriatica (s. S. 869ff, Abb. **93**) lassen sich von der rheumatoiden Arthritis unterscheiden. Es fällt nämlich die *Prädominanz* des Fingerendgelenkbefalls schon im *frühen* Krankheitsstadium auf. Die distalen Interphalangealgelenke erkranken entweder isoliert (*Transversaltyp*) oder gleichzeitig mit den proximalen Interphalangealgelenken und Metakarpophalangealgelenken zusammen (*Axialtyp* oder *Strahltyp* genannt) (DIHLMANN 1971).

Bei der chronischen Extremitätenarthritis im Verlauf der Spondylitis ankylosans, beim Reiter-Syndrom und bei der Gicht ist der Gelenkbefall regelloser; jedenfalls sind bei ihnen manuelle Befallmuster vom Typ der adulten rheumatoiden Arthritis seltene Vorkommnisse.

Die klassischen Kollagenosen (s. S. 889ff) können mit Oligo- und Polyarthritiden einhergehen, die sich manchmal mit dem Befallmuster der adulten rheumatoiden Arthritis zu erkennen geben. In der Regel sind diese Arthritiden jedoch Randerscheinungen der im Vordergrund stehenden *extraartikulären* Symptome, klinischen Untersuchungsergebnisse und Röntgenbefunde.

Das Befallmuster der Polyarthrosen an der Hand (Abb. **93**) sei hier zusätzlich noch erwähnt. Die distalen Interphalangealgelenke, manchmal zusammen mit dem Karpometakarpalgelenk I und den Trapez-Skaphoidgelenken, werden bei der Heberden-Polyarthrose (s. S. 961) ergriffen. Auch die Polyarthrose der proximalen Interphalangealgelenke (s. S. 961) tritt häufig in Kombination mit der Heberden-Polyarthrose auf. Die ausgeprägte Metakarpophalangealarthrose (s. S. 963) bleibt meist ein auf diese Gelenke beschränkter pathologischer Befund. Eine Tenosynovitis (Tendovaginitis) des M. extensor carpi ulnaris gehört unter keinen Umständen zum Krankheitsbestandteil der Arthrosen. Differentialdiagnostische Bedeutung hat auch folgendes Befallmuster: Die Hämochromatose (HIRSCH u. Mitarb. 1976) führt überzufällig häufig zu einer (atypischen) Arthrose der Metakarpophalangealgelenke II und III bei gleichzeitiger Chondrokalzinose dieser und anderer Gelenke der Hand (s. Band VI/2).

Ganz zweifellos wird der fortgeschrittene Röntgenbefund bei Arthritiden überwiegend von *destruktiven* Veränderungen geprägt (diagnostisches Schlagwort: *destruktives Bild*); bei den Arthrosen steht der *deformierende* Charakter (diagnostisches Schlagwort: *deformiertes Bild*) im Vordergrund des Röntgenbildes. In den *frühen* Stadien dieser Erkrankungen können jedoch der Schmerzcharakter, die Kälteempfindlichkeit, die Parästhesien und das Steifigkeitsgefühl einerseits durchaus übereinstimmen, so daß dann schon diskrete Röntgenbefunde in Verbindung mit dem Gelenkbefallmuster ein entscheidendes diagnostisches Kriterium darstellen. Andererseits sei auch für den Radiologen her-

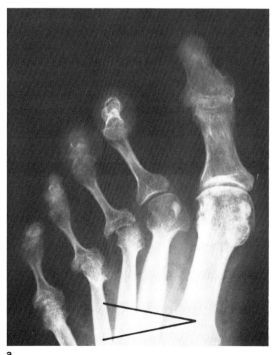

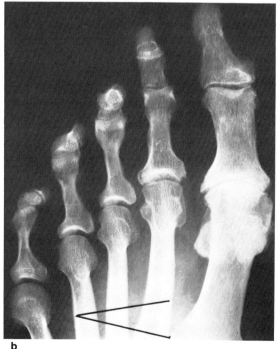

a
Abb. **95 a u. b** Gegenüberstellung
a der lateromedialen Ausbreitungstendenz der adulten rheumatoiden Arthritis und

b
b der mediolateralen Ausbreitungstendenz der Gicht an den Metatarsophalangealgelenken (s. die mathematischen Symbole)

vorgehoben, daß die sog. Morgensteifigkeit der Finger bei der Polyarthrose weniger als 30 Min. dauert, bei Polyarthritikern diesen Zeitraum jedoch weit überschreiten kann.

Bei Gelenkerkrankungen im *Vorfußbereich* spielt vor allem die (Röntgen-)Frühdiagnose der Gicht eine bedeutsame Rolle und damit ihre differentialdiagnostische Abgrenzung gegenüber der rheumatoiden Arthritis (Abb. 95). Als *Regel* sollte beachtet werden, daß die Ausbreitungstendenz der Gicht in den Metatarsophalangealgelenken von medial nach lateral verläuft, die adulte rheumatoide Arthritis sich jedoch an den lateralen Strahlen – also gewöhnlich *zuerst* am V. Metatarsophalangealgelenk – manifestiert. Erst mit der Zeit breitet sie sich nach medial (großzehenwärts) aus. Auch das Ausmaß der arthritischen bzw. gichtigen Gelenkzerstörungen zeigt gewöhnlich diese unterschiedliche Betonung der medialen bzw. lateralen Fußstrahlen.

Der Krankheitsbegriff *„Pfropfarthritis"* bezieht sich auf Patienten, die an einer (langjährig) bekannten Handpolyarthrose leiden und bei denen sich zufällig noch eine rheumatoide Arthritis entwickelt – aufgepfropft – hat. Die Abb. 96 stammt von einem 57 Jahre alten Patienten, dessen Polyarthrose in den distalen und proximalen Interphalangealgelenken und am IV. Metakarpophalangealgelenk seit Jahren bekannt ist. Seit etwa 8 Monaten gibt der Kranke stärkere Beschwerden in einzelnen proximalen Interphalangeal- und Metakarpophalangealgelenken an. Die Röntgenaufnahme enthüllt die jetzt zufällig aufgepfropfte rheumatoide Arthritis. Auch dieser Fall zeigt die „beweisende" diagnostische Aussage der Röntgenuntersuchung.

Felty-Syndrom

Das seltene Felty-Syndrom (FELTY 1924) zeigt an den Gelenken die Röntgenbefunde einer (seropositiven) chronischen Polyarthritis (Abb. 97).

HARTMANN (1965) betrachtet das Felty-Syndrom und die **chronische Polyarthritis beim Antikörpermangelsyndrom** (Agamma-, Hypogammaglobulinämie – daher fehlende Rheumafaktoren) als *Reaktionsvarianten* der adulten rheumatoiden Arthritis.

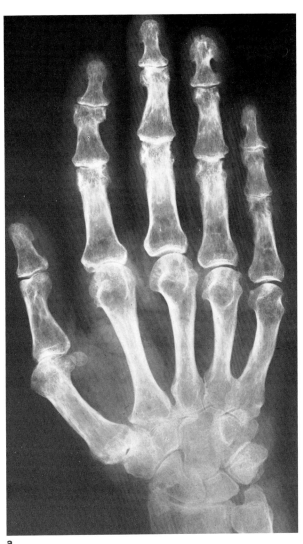

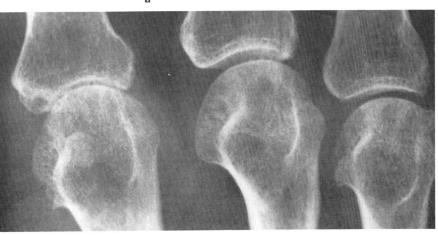

Abb. 96 a u. b
Sog. Pfropfarthritis **a**
Auf die jahrelang bekannte und behandelte Polyarthrose der Fingergelenke hat sich eine seropositive rheumatoide Arthritis zufällig „aufgepfropft"
(s. u. a. die arthritischen Erosionen an den Metakarpophalangealgelenken II und IV) Ausschnittsvergrößerung **b**

864 Entzündliche Gelenkerkrankungen

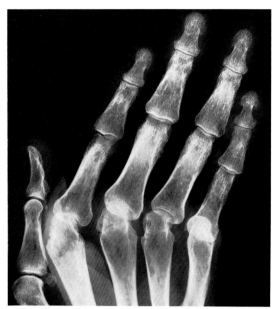

Abb. 97 Chronische Polyarthritis der rechten Hand beim Felty-Syndrom. Erosionen an den Metakarpusköpfen II–V und Fehlhaltung (ulnare Deviation, im Grundgelenk des V. Fingers auch Luxation)

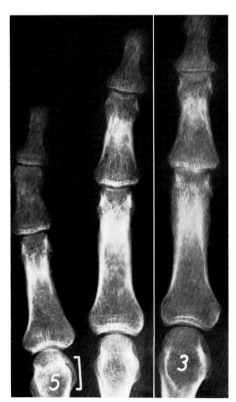

Abb. 98 Sjögren-Syndrom mit seropositiver chronischer Polyarthritis („Dakryosialopolyarthritis"). Gelenkspaltverschmälerung im proximalen Interphalangealgelenk III und periostale Schaftreaktion an der zugehörigen Grundphalanx (Kolbenphalanx, s. dort). Eine en face getroffene Erosion am Metakarpuskopf V stellt sich als Halbmondfigur (markiert) dar (vgl. Abb. 31). Gelenknahe Demineralisation

Die Arthritis beim Antikörpermangelsyndrom manifestiert sich oft asymmetrisch und oligotop ($\leq$ 4 Gelenke) und besonders an großen Gelenken, z. B. am Knieglenk, mit den arthritischen Weichteilzeichen, arthritischen Kollateralphänomenen, führt aber nur selten zu *ausgeprägten* Direktzeichen (*Zerstörungen*) (LARAVOIRE u. OTT 1980).

Das klinische Bild des Felty-Syndroms ist typisch:

Die Milz, die Leber und die Lymphknoten sind vergrößert. Die Haut ist an lichtexponierten Stellen gelblichbraun verfärbt. Außerdem treten am Stamm und an den Beinen fleckförmige, streifen- und netzförmige Erytheme auf. Charakteristisch, wenn auch nur als fakultative Befunde, sind torpide Unterschenkelgeschwüre, die im Gegensatz zu den varikösen Ulcera crurum auf Kortikosteroidmedikation abheilen (HORNSTEIN 1967, 1968). Im Blutbild fällt eine Granulozytopenie, manchmal sogar eine Panhämozytopenie auf, wahrscheinlich nicht nur als Ausdruck einer lienalen Markhemmung, sondern auch als die Folge einer autoimmunologischen Myelopathie. Die Erkrankung befällt meist ältere Menschen, vor allem Frauen. Die Ursache des Felty-Syndroms, dem pathogenetisch eine ausgeprägte Aktivierung des retikulohistiozytären Systems zugrunde liegt, ist noch nicht bekannt.

Sjögren-Syndrom

Das Sjögren-Syndrom (SJÖGREN 1933) ist eine autoimmune Exokrinopathie, der autoimmune Attacken gegen exokrine Drüsen zugrunde liegen.
Etwa die Hälfte der Patienten mit einem Sjögren-Syndrom haben eine seropositive chronische Polyarthritis (Abb. **98**), manchmal auch noch zusätzliche akroosteolytische Veränderungen, wie sie beispielsweise von der progressiven Sklerodermie her bekannt sind (SILBIGER u. PETERSON jr. 1967). Überhaupt werden die klassischen Kollagenosen (s. S. 889 ff) manchmal von einer Systemerkrankung der exokrinen Drüsen begleitet (BÄUMER 1968, 1969). Das Sjögren-Syndrom – es tritt vor allem bei Frauen im postklimakterischen Alter auf – zeigt den charakteristischen Befund einer Keratoconjunctivitis sicca. Außerdem gehören in wechselnder Häufigkeit eine atrophische Sialoadenitis mit Xerostomie (SEIFERT u. GEILER 1957), Rhinitis, Pharyngitis, Laryngitis, Stomatitis, Ösophagitis, atrophische Gastritis, Urethritis, Vulvitis und Kolpitis zum klinischen Bild:

Am häufigsten kommen Xerophthalmie (herabgesetzte Tränensekretion), Xerostomie (verminderte Speichelsekretion) und chronische Polyarthritis gemeinsam vor. Daher wird auch von einer *Sjögren-Trias* gesprochen. Das Sjögren-Syndrom ohne Polyarthritis bezeichnet man als *Sicca-Syndrom* der Schleimhäute. Die Funktionsstörungen oder Funktionsausfälle der genannten Organe bestimmen die Beschwerden der Patienten. *Sialographisch* sind die verschiedenen Stadien der atrophischen und fibrosierenden pathologischen Speicheldrüsenbefunde dargestellt und beschrieben worden (SCHULZ 1969): Die anfangs kugelförmige Ektasie der Gangenden dehnt sich schließlich bis auf den Hauptausführgang der Speicheldrüsen aus.

Zur *histologischen* Diagnose des Sjögren-Syndroms werden Biopsien der kleinen labialen Speicheldrüsen durchgeführt. Fokale Lymphozyten- und Plasmazelleninfiltrationen ergeben nämlich ein charakteristisches mikromorphologisches Bild. Die Zellinfiltrationen tragen zur klinisch oft nachweisbaren Anschwellung der großen Speicheldrüsen bei.

Juvenile chronische Arthritis

CORNIL hat 1864 noch vor CHAUFFARD u. RAMOND (1896) und STILL (1897) den *jugendlichen chronischen Gelenkrheumatismus* beschrieben.

Schon kurz nach Entdeckung der Rheumafaktoren (s. S. 851) wurde erkannt, daß bei Kindern und Jugendlichen mit rheumatoider Arthritis der Nachweis dieser Immunglobuline viel seltener gelingt als bei den erwachsenen Patienten. Diese Erfahrungstatsache ist heute geklärt, und darauf wird auch bei der Krankheitsbezeichnung Rücksicht genommen. Der neueingeführte Terminus juvenile chronische Arthritis (statt juvenile rheumatoide Arthritis) soll nämlich hervorheben, daß der jugendliche (kindliche) chronische Gelenkrheumatismus ein nosologischer Sammelbegriff für verschiedene mit (aseptischen) entzündlichen Gelenkerscheinungen einhergehende Krankheitsbilder ist. Sie haben lediglich folgende Gemeinsamkeiten:

1. Die Krankheit setzt vor Vollendung des 16. Lebensjahres ein.
2. Die Gelenkbeschwerden bestehen mindestens seit 3 Monaten.
3. Die Krankheit wird nach ihrer Erstmanifestation als Monarthritis, als Oligoarthritis (≤ 4 Gelenke befallen), als Polyarthritis (> 4 Gelenke erkrankt) oder als Systemerkrankung (mit Fieber, Viszeralbefall, Hauterscheinungen usw.) eingestuft.

In den meisten Erkrankungsfällen gelingt es, wenn auch nicht immer sofort, so doch im weiteren (sich über Jahre und Jahrzehnte) hinziehenden Krankheitsverlauf, die differentialdiagnostische, prognostisch und auch therapeutisch wichtige Entitätsdiagnose zu stellen, also beispielsweise die juvenile chronische Arthritis als *juvenil begonnene* (seropositive) rheumatoide Arthritis, Arthritis psoriatica, Spondylitis ankylosans, enteropathische Arthritis (bei Enteritis regionalis Crohn oder ulzeröser Kolitis), als klassische Kollagenose, reaktive Arthritis, als juvenil begonnenes Reiter-Syndrom usw. zu klassifizieren.

Die juvenile chronische Arthritis mit *systemischem* Beginn und Verlauf tritt am häufigsten bei Kleinkindern, sehr selten sogar bei Erwachsenen(!) (BYWATERS 1971) auf und wird auch heute noch – wohl überwiegend aus historischen Gründen – als *Still-Syndrom* bezeichnet. Bei dieser Verlaufsform gesellen sich der Gelenksymptomatik (Prädilektionen: Hand, Knie, Talokruralgelenk, Halswirbelsäule) eine Splenomegalie und ausgedehnte Lymphknotenschwellungen hinzu. Myo- und Perikarditis, Reaktionen der übrigen serösen Häute, hypochrome Anämie, Leukozytose, remittierendes oder intermittierendes Fieber sind weitere Viszeral- und Allgemeinsymptome, die beim Still-Syndrom beobachtet werden. Dabei sind polymorphe Exanthemschübe „das äußere Signal einer erhöhten Krankheitsaktivität" (HORNSTEIN 1967). Das systemische Still-Syndrom hat die höchste Letalität unter den Erscheinungsformen des jugendlichen chronischen Gelenkrheumatismus.

Die *Subsepsis allergica* (Wissler-Fanconi-Syndrom, WISSLER 1944, 1965) wird als entzündlich-hyperergische Extremvariante des Still-Syndroms beschrieben (HORNSTEIN 1968), gilt als „Fundgrube für Fehldiagnosen" und wird nicht überall als Sonderform des juvenilen Gelenkrheumatismus akzeptiert.

Für die erwünschte Klassifizierung (s. oben) der juvenilen chronischen Arthritis sind bestimmte serologische Untersuchungsergebnisse und klinische Befunde von besonderem Interesse:

Rheumafaktoren (höchstens 15% der Patienten mit juveniler chronischer Arthritis sind seropositiv und daher als juvenile rheumatoide Arthritis anzusprechen).

HLA-Histokompatibilitätsantigene. Ein Patient mit juvenilem chronischem Gelenkrheumatismus und positivem Nachweis von HLA-B27 kann *vor allem* an einer juvenilen Spondylitis ankylosans, an einem juvenilen Reiter-Syndrom bzw. an einer juvenilen reaktiven Arthritis erkrankt sein. Diese Patienten neigen zur Oligoarthritis, zur Sakroiliitis mit möglichem Übergang in das Vollbild der Spondylitis ankylosans. Auch die juvenile Arthritis psoriatica ist manchmal mit dem HLA-B27 assoziiert. Andere Histokompatibilitätsantigene sollen bei ihr ebenfalls überzufällig vorkommen (*kontrovers* werden dazu im Schrifttum diskutiert: HLA-B13, B16, B17, B37, Bw38, DRw4, DRw7, Bw57(17), Bw39, Cw6, Cw7; KÜSTER 1981, ESPINOZA u. Mitarb. 1982, BEAULIEU u. Mitarb. 1983, SCHILLING u. STADELMANN 1984 = adulte Arthritis psoriatica).

Augenbeteiligung. Die *akute* Iridozyklitis mit Rezidivneigung zeigt sich vor allem bei den HLA-B27 positiven Krankheitsbildern der juvenilen chronischen Arthritis. Die *chronische* Iridozyklitis scheint gehäuft im Vorschulalter bei peripherer Oligoarthritis ohne Sakroiliitis aufzutreten (KÜSTER 1981, chronisch-ophthalmopathische Oligoarthritis). Bei monarthritischem Beginn oder Verlauf erübrigt die rheumatische Iridozyklitis oder eine kurzfristige Iridozyklitisanamnese die Differentialdiagnose gegenüber einer hämatogenen bakteriellen Infektion und erspart dem Patienten die Biopsie.

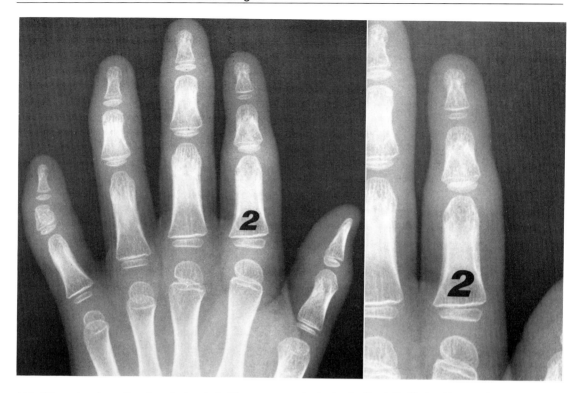

Abb. **99 a** u. **b** Juvenile chronische Arthritis, seronegativ (5 Jahre alt). Röntgenbefund (linke Hand) = Weichteilschwellung der proximalen Interphalangealgelenke II, V, der distalen Interphalangealgelenke (s. Text) III–V, des Daumeninterphalangealgelenks. Zarte lamelläre diaphysäre Periostreaktionen an einzelnen Grundphalangen. Nebenbefund = Klinodaktylie

Mit Hilfe der genannten serologischen und klinische Parameter ist die Klassifizierung der juvenilen chronischen Arthritis vorangetrieben worden, und es wurde auch versucht, daraus therapeutische und prognostische Schlüsse zu ziehen. Die Dinge sind jedoch noch im Fluß. Für den Radiologen ergibt sich jedoch darüber hinaus das Interesse, die möglichen Besonderheiten der juvenilen chronischen Arthritis einerseits und ihren Charakter als Wachstumsalterarthritis andererseits zu erfahren und zu erkennen:

Arthritiden im Wachstumsalter neigen zu gelenknahen und -fernen Periostreaktionen, und zwar um so stärker, desto jünger der Patient ist. Dies gilt auch für die juvenile chronische Arthritis (Abb. **99** u. **104**).

Der häufige Befall der Sakroiliakalgelenke bei HLA-B27-positiven Patienten mit juveniler chronischer Arthritis (Abb. **100**) findet durch den Nachweis dieses Risikofaktors für das Achsenskelett seine Erklärung. Offen bleibt, warum bei manchen Patienten mit juveniler chronischer Arthritis schon *im Frühstadium* die zervikalen Intervertebralgelenke ab C2/3 befallen werden. Zur Früherkennung dieser Lokalisation des entzündlichen Prozesses sollte bei erkrankten Kindern und Jugendlichen mit Zervikalbeschwerden die seitliche Halswirbelsäulenaufnahme grundsätzlich in Ante-

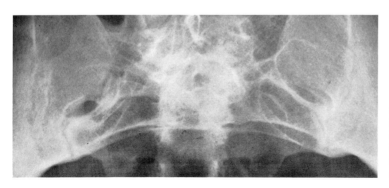

Abb. **100** Weitgehend knöchern ankylosierte Kreuz-Darmbein-Gelenke bei einer Patientin (Fall der Abb. **101** u. **102**), die vor 18 Jahren eine juvenile chronische Arthritis durchgemacht hat

Entzündlich-rheumatische Gelenkerkrankungen 867

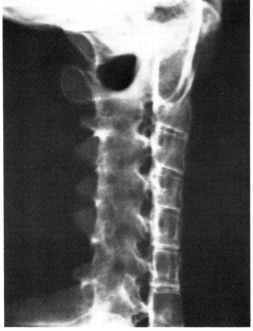
a

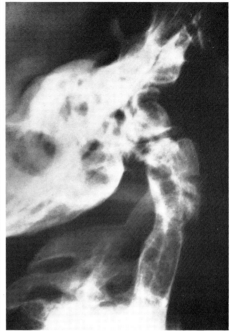
b

Abb. 101 a u. b Zur röntgenologischen Differentialdiagnose zwischen den Folgen einer generalisierten zervikalen Wirbelbogengelenkentzündung bei juveniler chronischer Arthritis (links) und dem auf der rechten Seite abgebildeten Klippel-Feil-Syndrom (gehört zu den Dysostosen mit vorwiegendem Befall des Achsenskeletts, s. Pariser Nomenklatur der konstitutionellen Knochenerkrankungen)
a Anamnese = Im 3. Lebensjahr habe die jetzt 21jährige Patientin (vgl. Abb. 102) eine „fieberhafte Grippe" mit „Schiefhals" durchgemacht. Seitdem sei unmerklich eine Versteifung der Halswirbelsäule eingetreten. Röntgenbefund = typische Röntgenbefunde einer im Kindesalter erworbenen Zervikalsynostose nach (rheumatischer) Entzündung der Wirbelbogengelenke. Durch die knöcherne Ankylose der Wirbelbogengelenke ist es zu ausgeprägten Wachstums- und Entwicklungsstörungen an den Halswirbeln gekommen (Wirbelkörperhypoplasie, Diskushypoplasie, partielle Blockwirbel, Wirbelbogensynostose, Dornfortsatzhypoplasie)
b Anamnese = Seit der Geburt sind den Eltern des Patienten die Verkürzung und die Versteifung des Halses bekannt. Röntgenbefund = Die zervikalen Wirbelkörper zeigen keine Segmentierung (bilden einen leicht gebogenen Röhrenknochen), Verbildung des okzipitozervikalen Übergangs (Dihlmann u. Friedmann 1977).
Merke: Bei der juvenilen chronischen Arthritis werden viel häufiger als bei der adulten rheumatoiden Arthritis sog. klinisch-asymptomatische, aber nach dem Röntgenbefund arthritisch erkrankte Gelenke beobachtet. In dem hier geschilderten Fall blieben daher die Sakroiliakal- und Temporomandibulararthritis klinisch verborgen. Erst ihre Folgen geben sich nach Jahren zu erkennen (vgl. Abb. 100 u. 102)

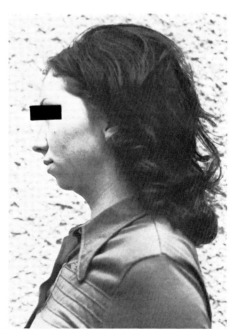

Abb. 102 „Vogelgesicht" der Patientin von Abb. 100 u. 101 mit fliehendem Kinn bei Mandibulahypoplasie. Die Anamnese und der Befund weisen in diesem Fall darauf hin, daß die Patientin außer der zervikalen Wirbelbogengelenkentzündung (vgl. Abb. 101) und der Sakroiliakalarthritis (vgl. Abb. 100) auch eine Temporomandibulararthritis im Rahmen der inzwischen abgeheilten juvenilen chronischen Arthritis durchgemacht hat

868　Entzündliche Gelenkerkrankungen

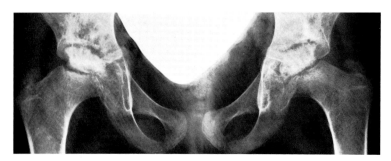

Abb. 103 Juvenile chronische Arthritis, seronegativ. 6 Jahre alt. Befall der Hüftgelenke. Die konzentrische Verschmälerung des beiderseitigen Gelenkspaltes und Femurkopfusuren fallen auf. Beide Femurkopfkerne sind verdichtet (ischämische Knochenreaktion [s. Text]?)

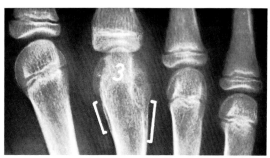

Abb. 104 Juvenile chronische Arthritis. 15 Jahre alt, männlich. Periostale lamelläre Knochenneubildung am Schaft des Metakarpus III (markiert). Am Kopf des III. Mittelhandknochens partieller Schwund der subchondralen Grenzlamelle. Vorzeitiger Wachstumsfugenschluß an den gelenkbildenden Knochen des III. Fingergrundgelenks

flexion angefertigt werden. Außerdem kann in dieser Position auch über den Zustand des Atlantodentalgelenks und der lateralen Atlantoaxialgelenke (Frage: ventrale Atlasdislokation?) eine Aussage erwartet werden. Als Spätfolge der mehr oder weniger generalisierten, zu Ankylose führenden zervikalen Intervertebralarthritis entsteht die *juvenil-rheumatische Zervikalsynostose* (DIHLMANN u. FRIEDMANN 1977). Wegen der diagnostischen und differentialdiagnostischen Bedeutung der juvenil-rheumatischen Zervikalsynostose, die schon im Bd. V/2 dieses Lehrbuches abgehandelt wurde, sei hier noch ein weiteres Beispiel abgebildet (Abb. 101 u. 102).

An gewichtbelasteten Gelenken, beispielsweise am Hüftgelenk, zeigt sich bei der juvenilen chronischen Arthritis häufig die Tendenz zur Ischämie (DIHLMANN 1976d). Diese offenbart sich entweder als Knochenverdichtung der ischämischen Bezirke (Abb. 103) oder führt zur Knochenresorption schwersten Ausmaßes (Mutilation).

Die juvenile chronische Arthritis ist eine *Wachstumsalterarthritis*, die um so mehr Skelettwachstum und -reifung stört, desto jünger der Patient ist und desto polytoper die Krankheit auftritt.

An den gelenkbildenden Knochen werden folgende *Wachstumsstörungen* beobachtet: Knochenkerne treten verfrüht oder verspätet auf. Durch vorzeitigen Schluß (Abb. 104) oder infolge ent-

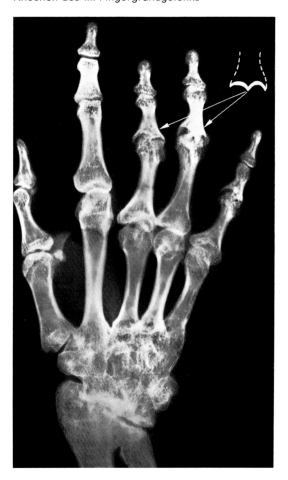

Abb. 105 Juvenile chronische Arthritis. Beginn im 5. Lebensjahr. Rheumafaktoren nicht nachweisbar. Jetzt 24 Jahre alt. Wachstumsstörung (Verkürzung) des III.–V. Strahls der rechten Hand. Arthritische Zerstörungen an den Fingermittelgelenken III–V und am Grundgelenk des III. und V. Fingers. Synostose der Karpometakarpalgelenke II–V und sämtlicher Karpalgelenke. Wachstumsstörung sowie Destruktion und Fehlstellung im Karpoantebrachialbereich. Nach dem klinischen Lokalbefund ist der polyarthritische Prozeß an der rechten Hand zur Ruhe gekommen (ist „ausgebrannt"). Die „Vogelschwingenform" (rechts oben schematisch gezeichnet) der Mittelphalanxbasen III und IV (*Dihlmann* 1973/1982) weist auf die erhaltene Bewegungsfunktion in den zerstörten, aber weitgehend schmerzlosen und daher vollbewegten proximalen Interphalangealgelenken hin

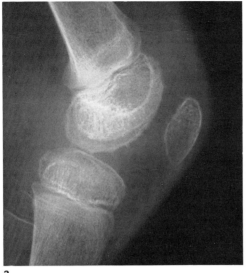 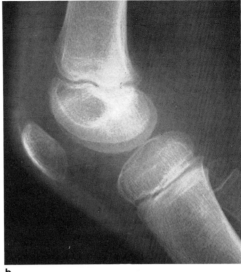

Abb. 106 a u. b Seit etwa 9 Monaten seronegative juvenile chronische Arthritis mit monartikulärem Beginn im rechten Kniegelenk. Klinisch = rezidivierender fibrinöser Gelenkerguß. BSG 55/98 mm n. W. Röntgenbefund = Demineralisation im übersehbaren Bereich der artikulierenden Knochen rechts. Wachstumsakzeleration der epiphysären Knochenkerne (s. die sog. „Morgensternform" der distalen Femurepiphyse, ebenfalls angedeutete „Morgenstern Patella")

zündlicher Schädigung der Wachstumsfuge (BUTENANDT u. Mitarb. 1962) kann es zur Verkürzung von Röhrenknochen kommen (Abb. 105). In anderen Fällen tritt ein verstärktes Längenwachstum oder akzelerierte Epiphysenentwicklung (Abb. 106) auf. Die artikulierenden Knochenteile werden manchmal durch die entzündliche Schädigung der epiphysären Knochenkerne derart verformt (Abb. 107) (STŘEDA u. BARDFELD 1964), daß Bilder wie bei Osteochondrodysplasien, Dysostosen und Mukopolysaccharidosen entstehen (HOLLAND 1967). Schließlich können kleine Knochenkerne resorbiert werden. Verbildungen der gelenktragenden Knochenteile – Modellierungs- und Wachstumsstörungen – treten aber auch an Gelenken auf, deren bewegende Muskeln seit dem (Klein-)Kindesalter gelähmt sind, z. B. durch ausgedehnte Dauerparesen nach spinaler Kinderlähmung (Abb. 108). Das „Immobilisationsgelenk" muß daher differentialdiagnostisch vom Zustand nach Wachstumsalterarthritis abgegrenzt werden.

Arthritis psoriatica

Unter 100 Weißen sind 1–2 an Psoriasis und in Mitteleuropa ebenfalls 1–2 an rheumatoider Arthritis erkrankt. Bei genügend großer Population kann es daher durchaus vorkommen, daß ein Mensch zufällig sowohl an der Haut- als auch an der seropositiven rheumatoiden Arthritis leidet (Abb. 109). Der Ausdruck *Arthritis psoriatica* bezieht sich jedoch nicht auf diese Krankheitskoinzi-

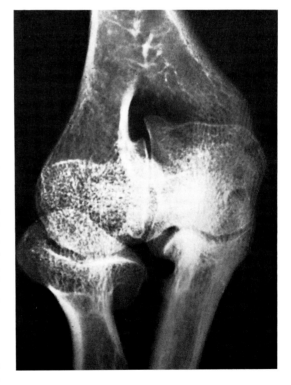

Abb. 107 Patient der Abb. 105. Wachstumsstörung im Bereich des rechten Ellbogens bei juveniler chronischer Arthritis (Verformung des Caput radii, des Olekranons, des Processus coronoideus, des Capitulum humeri und der Trochlea humeri). Zur Zeit keine Schmerzen oder lokale Entzündungszeichen am rechten Ellbogengelenk

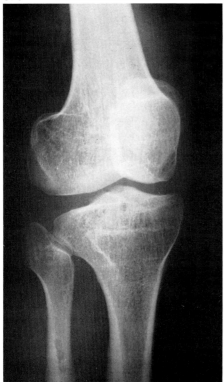

Abb. 108 Sog. rechtsseitiges Immobilisationskniegelenk bei schweren Restparesen der Ober- und Unterschenkelmuskeln nach spinaler Kinderlähmung im 3. Lebensjahr (jetzt 25 Jahre alt). Die artikulierenden Knochen des rechten Kniegelenks zeigen Modellierungs- und Entwicklungsstörungen

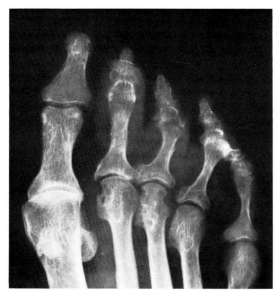

Abb. 109 Hochtitrig seropositive rheumatoide Arthritis bei Psoriasis. Die Psoriasis ging der Gelenkerkrankung 6 Jahre voraus. Entkalkung der übersehbaren Knochen. Erosionen bzw. Destruktionen an den Zehengrundgelenken II, III und V rechts. An den Basen der Grundphalangen II–IV zarte periostale Reaktionen. Kleine arthritische Begleitzysten in den Metatarsusköpfen II, III und IV. Zehenendgelenke normal dargestellt

denz (TRNAVSKY u. Mitarb. 1983), sondern auf eine in der überwiegenden Mehrzahl der Fälle (s. unten) seronegative chronische Polyarthritis, die – das wußte man schon vor Entdeckung der Histokompatibilitätsantigene – auf dem Boden einer erblichen Disposition entsteht. Unter den Psoriatikern erkrankt höchstens jeder 10. Patient an Arthritis psoriatica, und wiederum nur bei etwa jedem 4.–10. Patienten mit Arthritis psoriatica entstehen an der Wirbelsäule einschließlich Sakroiliakalgelenk pathologische Veränderungen, die den Röntgenbefunden bei der Spondylitis ankylosans gleichen oder doch sehr ähneln (s. unten) (THEISS u. Mitarb. 1969, THEISS 1971, LORECK u. Mitarb. 1981).

Klinisch zeichnet sich die Arthritis psoriatica durch folgende Befunde aus:

1. Prädominanz des *distalen* Interphalangealgelenkbefalls (Schwellung, Schmerzen, gelegentlich lokale Hautrötung). Die zugehörigen Finger- und Zehennägel zeigen oft psoriatische Befunde, namentlich tüpfelartige Nagelgrübchen, durch die Nagelplatte schimmernde Trübungen („Ölflecke"), Splitterblutungen, subunguale Hyperkeratosen, sog. Krümelnägel oder die Onycholysis partialis (HORNSTEIN 1967, 1968, BRAUN-FALCO u. RASSNER 1969). Die rheumatoide Arthritis befällt – wie schon erwähnt – die Fingerendgelenke bei einer Minderzahl der Patienten erst im fortgeschrittenen Stadium oder überhaupt nicht und gibt sich an der Hand gewöhnlich zuerst an den proximalen Interphalangeal- und Metakarpophalangealgelenken zu erkennen.

2. Oft akute oder subakute, manchmal auch fieberhafte Entwicklung der Gelenkerkrankung (SCHILLING 1969); der mono- oder oligoartikuläre Beginn und der asymmetrische Gelenkbefall sind häufiger als bei der rheumatoiden Arthritis.

3. Fehlen von subkutanen Rheumaknoten, kein Nachweis der Rheumafaktoren (REED u. BECKER 1960) oder doch *signifikant* seltenerer Rheumafaktorennachweis (etwa in 14%) bei der Arthritis psoriatica (COSTE 1970). Die Arthritis psoriatica ist also in der Regel *seronegativ*.

4. Unmittelbare zeitliche Beziehungen zwischen Exazerbation oder Remisson der Hautveränderungen und der Polyarthritis sind vielfach zu beobachten (FALK 1920, EPSTEIN 1939). Die Dermatose manifestiert sich gewöhnlich *vor* der Arthritis. Nur 15% der Patienten zeigen einen simultanen Beginn, und bei weniger als 10% tritt die Gelenkerkrankung vor dem Hautleiden (COSTE 1970, STADELMANN u. SCHILLING 1981) auf, dann: *Arthritis psoriatica sine psoriase*.

5. Atypische Lokalisation und Art der Hauterscheinungen. Die Effloreszenzen sitzen bei der Ar-

thritis psoriatica oft an den Handflächen und Fußsohlen. Sie bevorzugen Körperfalten und die Anogenitalregion, können pustulösen Charakter haben, stark jucken, wenig schuppen und dehnen sich manchmal bis zur Erythrodermie aus (FALK 1920, REED u. BECKER 1960, KREBS 1962, HORNSTEIN 1967, 1968, BRAUN-FALCO u. RASSNER 1969).

6. Die Geschlechtsverteilung bei der Arthritis psoriatica beträgt ♂:♀ ~ 1:1 (bei der adulten rheumatoiden Arthritis überwiegen dagegen die weiblichen Patienten).

Die *röntgenologischen* Besonderheiten der Arthritis psoriatica werden hier unter den Gesichtspunkten der *Regelmäßigkeit* (**R.**) – bei biologischen Vorgängen bedeutet dies schon ein verhältnismäßig hohes Maß an Treffsicherheit – und der *statistischen Erwartungswahrscheinlichkeit* (**st. E.**) – sie offenbart die Reaktionstendenz – besprochen:

1. (**R.**) Das *Gelenkbefallmuster* der Arthritis psoriatica zeigt an den Händen und Füßen den Transversaltyp mit *isolierten,* an arthritischen Weichteil- und Direktröntgenzeichen erkennbaren Veränderungen der *distalen* Interphalangealgelenke. Beim *Axialtyp* (Befall im Strahl) treten die arthritischen Röntgenbefunde schon im Frühstadium gemeinsam an beiden Interphalangealgelenken und am Metakarpophalangealgelenk auf (Abb. **110**) (DIHLMANN 1971). Transversaltyp und Axialtyp kommen manchmal an einer Hand oder einem Fuß gleichzeitig vor. Deshalb werden die unter 2. hier noch anzuführenden Röntgenzeichen der distalen Interphalangealgelenke zur röntgendiagnostischen Stütze mitherangezogen.

2. (**R.**) Die arthritischen Direktzeichen an den distalen Interphalangealgelenken der Finger und Zehen (LASSUS u. Mitarb. 1964, FEHR 1967,

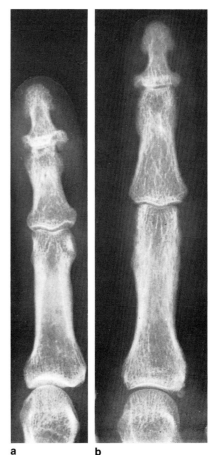

a   **b**

Abb. **110 a** u. **b** Nebeneinandergesetzter Transversaltyp (**a**) und Axialtyp (**b**) der Arthritis psoriatica (s. Text). Zur Beschreibung der Röntgenmorphologie des Fingerendgelenkbefalls vgl. Abb. **111.** Siehe hier die Kolbengrund- und Kolbenmittelphalanx (**b**) durch Einbau periostaler Appositionen in die Kompakta

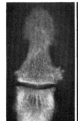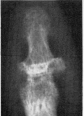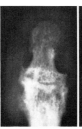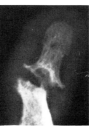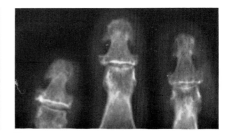

a   **b**   **c**   **d**   **e**

Abb. **111 a–e** Distale Interphalangealgelenke von 4 Patienten mit Arthritis psoriatica. Es soll das im Einzelfall wechselnde Nebeneinander von Knochenanbau und Knochenabbau am Gelenkrand und seiner nahen Umgebung demonstriert werden

a Überwiegen der „Protuberanzen" (typischer umschriebener Knochenanbau an beiden artikulierenden Knochen)

b Anbau (s. Basis Endphalanx, „Mauseohren") und Abbau (s. Kopf der Mittelphalanx) halten sich die Waage

c Anbauvorgänge überwiegen. Die Röntgenaspekte II und III dürfen nicht mit den Befunden bei der distalen Interphalangealarthrose verwechselt werden (vgl. mit **e**, wo eine distale Interphalangealarthrose II–IV wiedergegeben wird)

d Mutilation; der Abbau steht also weit im Vordergrund, dabei proximale „Anspitzung", distale „Becherung"

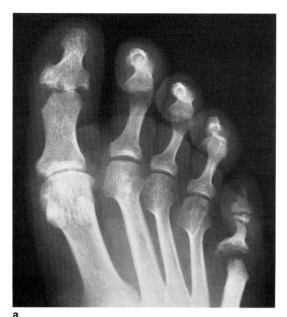

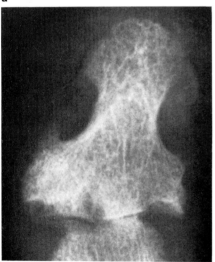

Abb. 112 a u. b Prädominanz des Befalls der distalen Interphalangealgelenke, außerdem Axialtyp an der Kleinzehe mit Mutilation und metatarsaler (5) Periostreaktion. Protuberanzen (neben Erosionen und Gelenkspaltverschmälerung) am Interphalangealgelenk der Großzehe → Ausschnittsvergrößerung. Keine Hautveränderungen, daher lautet die Röntgendiagnose: Arthritis psoriatica sine psoriase b

SCHACHERL u. SCHILLING 1967, SCHILLING 1969, DIHLMANN 1973) bieten im Einzelfall ein wechselndes Nebeneinander von *Knochenanbau* und *Knochenabbau* am Gelenkrand und seiner nahen extraartikulären Umgebung (Abb. 111–113). Diese Befunde sind so charakteristisch, daß sie sogar die Diagnose Arthritis psoriatica sine psoriase bei denjenigen Patienten erlauben, deren Arthritis *vor* der Dermatose beginnt (s. oben) (Abb. 112).

3. (st. E.) Destruktion der gelenknahen Phalanxanteile mit *Erweiterung des Gelenkspaltes* (nach AVILA u. Mitarb. 1960 in 35% der Fälle; WRIGHT 1961) (Abb. 114), und zwar vor allem am Interphalangealgelenk der Großzehe.

4. (st. E.) *Neigung zur arthritischen Mutilation* (Abb. 39), d.h. Übergreifen der Osteolyse auf gelenkfernere Knochenteile (SCHACHERL u. SCHILLING 1967, PETERSON u. SILBIGER 1967). Folgende *Regel* gilt: Die Arthritis psoriatica zerstört in *Jahren* so viel wie die rheumatoide Arthritis in *Jahrzehnten*(!).

5. (st. E.) *Extraartikuläre Mutilation* (reaktionslose Osteolyse) vor allem an den Processus unguiculares der Finger und/oder Zehen (FENSTER u. TSCHACKERT 1944, BUCKLEY u. RALEIGH 1959, nach AVILA u. Mitarb. 1960 in 25% der Fälle, WRIGHT 1961).

6. (st. E.) Mutilation und (knöcherne) Ankylose sind die beiden grundsätzlichen Endstadien der Arthritis, wenn sie unbeeinflußt bis zum „Ausbrennen" abläuft. Bei der Arthritis psoriatica beobachtet man *knöcherne Ankylosen* (Abb. 115) an den Finger- und Zehengelenken häufiger als bei der rheumatoiden Arthritis (nach AVILA u. Mitarb. 1960 in 25% der Fälle, FEHR 1967). Außerdem löst das Nebeneinander von Gelenkverstümmelung und Gelenkversteifung an benachbarten Gelenken oft regellose Fehlstellungen der Finger und Zehen aus. Über die Gelenkfehlstellungen bei der rheumatoiden Arthritis (s. S. 833 f).

7. (st. E.) Gelenknahe und gelenkferne *Periostreaktionen* (vgl. Abb. 110 u. 112 [Metatarsusschaft V]; Abb. 115) kommen bei der Arthritis psoriatica an kleinen und großen Gelenken sowie an Sehnen- und Bandansätzen die Fibroostitis (s. S. 906 ff) viel öfter vor als bei der adulten rheumatoiden Arthritis (Abb. 116).

8. (st. E.) Eine *Demineralisation* (vgl. Abb. 113) in der Umgebung erkrankter Gelenke ist seltener nachzuweisen als bei der rheumatoiden Arthritis. Nur etwa bei der Hälfte der Patienten mit Arthritis psoriatica wird sie angetroffen (LUNDBERG u. ERICSON 1967, SCHACHERL u. SCHILLING 1967).

9. (st. E.) Häufiger Befall der Kreuz-Darmbein-Gelenke – *Sakroiliitis*. In Abhängigkeit von der Erkrankungsdauer erkrankt jeder 3.–5. Patient an einer Sakroiliitis (WRIGHT 1961, PETERSON jr. u. SILBIGER 1967) (Abb. 117). Außerdem, dies sei besonders hervorgehoben, ist der sakroiliakale Röntgenbefund *völlig identisch* mit dem „bunten Sakroiliakalbild" der Spondylitis ankylosans (DIHLMANN 1970b, 1974, 1976a, c, 1982, 1985). Als „buntes Sakroiliakalbild" bezeichnen wir das *Nebeneinander* von destruktiven und spongiosa-

Entzündlich-rheumatische Gelenkerkrankungen

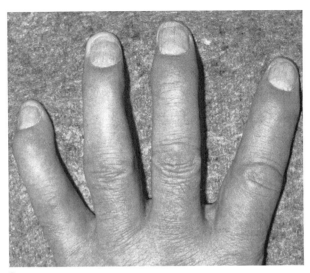

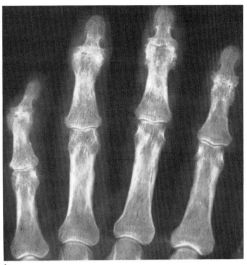

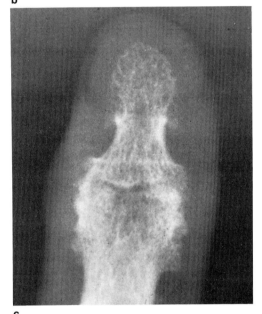

a
Abb. 113 a–c
Arthritis psoriatica. Rheumafaktoren nicht nachweisbar
a Die distalen Interphalangealgelenke, in geringerem Maße auch die proximalen Interphalangealgelenke der linken Hand sind angeschwollen (Wurstfinger, *Schacherl* 1969). Die Hautfalten sind dadurch verstrichen. Geringfügige psoriatische Nagelveränderungen (Grübchen, Tüpfel, angedeutete Rillen)
b Distale Gelenkspalten verschmälert. Periostale Knochenproliferationen an den distalen Interphalangealgelenken II–IV („Protuberanzen", **c** Ausschnittsvergrößerung DIP 3). An den mittleren und proximalen Fingergelenken gelenknahe (gleichmäßige oder fleckige) Entkalkung, z. T. auch Gelenkspaltverschmälerung. Die Prädominanz der Arthritisröntgenzeichen an den distalen Interphalangealgelenken fällt auf. Fehlstellung (Flexion) des distalen Interphalangealgelenks V

b

c

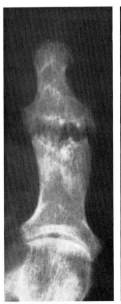
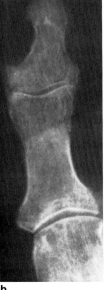

Abb. **114 a u. b** Seronegative Arthritis psoriatica. „Erweiterung" des Gelenkspaltes im Großzeheninterphalangealgelenk, weil die Knochenzerstörung dem Gelenkknorpelabbau vorauseilt. Keine Entkalkung im Vergleich zur rechten Großzehe, die einen normalen Röntgenbefund bietet

a   **b**

874 Entzündliche Gelenkerkrankungen

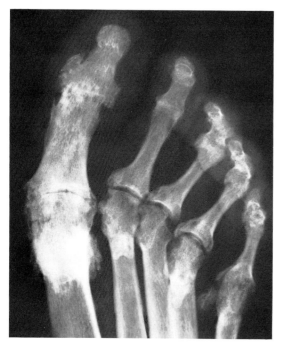

Abb. 115 Seronegative Arthritis psoriatica. Rechter Vorfuß = Im Vordergrund der polyarthritischen Veränderungen stehen knöcherne Ankylosen und ausgedehnte streifige periostale Knochenproliferationen (u. a. auch an den Sesambeinen)

Gelenks hinzu. Der Sakroiliakalbefall im Verlauf der Arthritis psoriatica hat jedoch im allgemeinen eine bessere Prognose als bei der Spondylitis ankylosans. Es gibt nämlich drei Verlaufsformen der psoriatischen Sakroiliitis:
Der Sakroiliitis schließen sich *keine* krankhaften Röntgenbefunde der Wirbelsäule an (Mehrzahl der Fälle). Diese Patienten haben oft keine „Kreuzschmerzen".

Gelegentlich entwickelt sich im weiteren Verlauf eine Spondylitis ankylosans. Den Sakroiliakalveränderungen folgen also die charakteristischen Röntgenbefunde der Spondylitis ankylosans, z. B. Syndesmophyten, Kastenwirbel usw.
Es entsteht die *Psoriasisspondylitis* bzw. *Psoriasis spondylitica* (FLETCHER u. ROSE 1955, GRABER-DUVERNAY 1957, COSTE 1958, AVILA u. Mitarb. 1960) (modernes Synonym: *Spondylitis psoriatica*) [SCHILLING 1969]). Dieses Krankheitsbild kommt übrigens auch beim Reiter-Syndrom vor – dann *Reiter-Spondylitis* genannt – und erhält sein charakteristisches Gepräge durch die sog. *Parasyndesmophyten* (DIHLMANN 1968b, 1977, 1982, s. Band V/2 dieses Lehrbuches). Die Parasyndesmophyten sind vor allem auf anterior-posterioren Lendenwirbelsäulenaufnahmen, seltener auf seitlichen Aufnahmen der Halswirbelsäule zu erkennen. Sie stellen sich stierhornförmig (*Kontakt mit nur einem Wirbelkörper*) *und* als kleine *paravertebrale* Knochenschatten – dann *ohne knöchernen Kontakt mit den benachbarten Wirbelkörpern* – dar. Die Syndesmophyten der Spondylitis ankylosans wachsen im äußeren Teil des Anulus fibrosus der Zwischenwirbelscheibe – dem Randleistenanulus – und im prädiskalen Raum *von Wirbelkörper zu Wirbelkörper*.

sklerotischen Veränderungen sowie intraartikulären oder kapsulären Ossifikationen schon im *frühen* Stadium der Sakroiliitis (Abb. **117**). Die psoriatische Sakroiliakalerkrankung erweist sich bei der Erströntgenuntersuchung oft als einseitiger Befund. Im weiteren Verlauf tritt aber regelmäßig die Erkrankung des zweiten Kreuz-Darmbein-

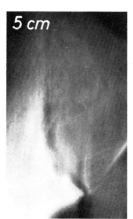
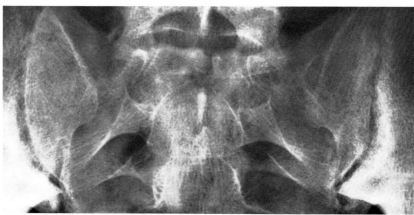

a b
Abb. 117 a u. b Psoriasis, außerdem seit Jahren rezidivierende schmerzhafte Anschwellung des linken Kniegelenks und Kreuzschmerzen (Rheumafaktoren nicht nachweisbar). Die Übersichtsaufnahme der Sakroiliakalgelenke zeigt subchondrale iliakale Verdichtungen, Kapselossifikation und die Schichtaufnahme Erosionen und zarte Knochenknospen, also das „bunte Sakroiliakalbild", wie es nicht nur bei der Arthritis psoriatica, sondern auch bei der Spondylitis ankylosans, beim Reiter-Syndrom und bei der Sakroiliitis enteropathica (im Verlauf der Enteritis regionalis und der ulzerösen Kolitis) – also bei den seronegativen, HLA-B27 assoziierten Spondarthritiden (Spondylarthropathien) vorkommt

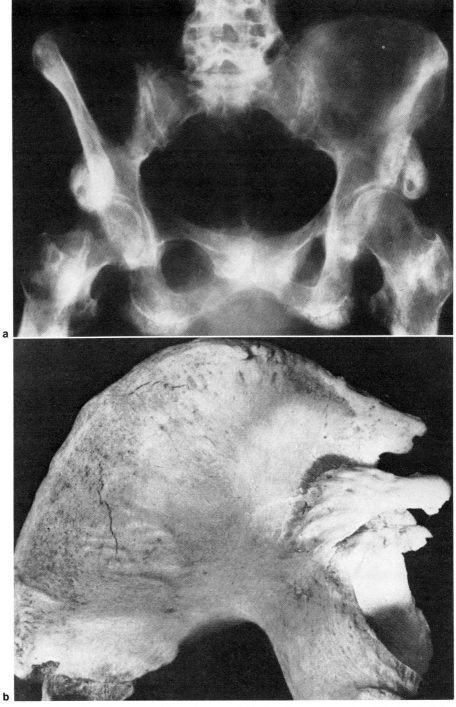

Abb. **116 a** u. **b** Besondere Form der exostotischen Sehnenansatzossifikation bei Arthritis psoriatica, die über das Röntgenbild der typischen produktiven Fibroostitis weit hinausgeht (*Jansen* 1967, *Wright* 1967, *Heuck* 1982) (aus *F. Heuck:* Radiologe 22 [1982] 572)

Der prädiskale Raum liegt zwischen dem vorderen Wirbelsäulenlängsband und dem Außenrand des Anulus fibrosus. Syndesmophyten und Parasyndesmophyten lassen sich also – wie geschildert – röntgenologisch nach Lage und Form unterscheiden. Das hat auch prognostische Bedeutung: denn die Psoriasisspondylitis (Entsprechendes gilt für die Reiter-Spondylitis) macht kaum Beschwerden und führt zu keiner wesentlichen Wirbelsäulenversteifung. Parasyndesmophyten treten bei der Psoriasisspondylitis und der Reiter-Spondylitis zuweilen auch ohne Sakroiliakalveränderungen auf(!).
Im Licht der Erkenntnisse, die durch Entdeckung der Histokompatibilitätsantigene und ihrer Krankheitsassoziationen gewonnen wurden, hat das HLA-B27-Antigen besondere Bedeutung erlangt. Bei HLA-B27-positiven Menschen ist dieses Antigen als ein Risikofaktor für das Achsenskelett einschließlich der Sakroiliakalgelenke erkannt worden. Das sei hier noch einmal hervorgehoben. Krankheiten, bei denen Patienten mit wechselnder prozentualer, aber gegenüber Normalpopulationen in statistisch gesicherter, also überdurchschnittlicher Häufigkeit Träger des HLA-B27-Antigens sind, wurden als seronegative (HLA-B27-assoziierte) Spondarthritiden (etymologisch korrekter wäre: Spondylarthropathien) zusammengefaßt (MOLL u. Mitarb. 1974, WRIGHT u. MOLL 1976). Dazu gehören die Spondylitis ankylosans, das Reiter-Syndrom bzw. die reaktiven Arthritiden, die Arthritis psoriatica, enteropathische Arthritiden bei Enteritis regionalis Crohn und ulzeröser Kolitis und auch die juvenile chronische Arthritis. Bekannte oder noch unbekannte „Reize" können in Gegenwart von HLA-B27 nämlich ganz bestimmte Reaktionen auslösen, zu denen die Sakroiliitis vom Typ „buntes Bild", evtl. sogar das klinische und röntgenologische Vollbild der Spondylitis ankylosans gehören.

Je mehr der unter 1–9 aufgezählten Röntgenbefunde an den Händen, Füßen, Kreuz-Darmbein-Gelenken und an der Wirbelsäule nachzuweisen sind, desto sicherer ist die Diagnose „Arthritis psoriatica" bzw. „Spondylitis psoriatica" aus dem Röntgenbild zu stellen. Die krankhaften Veränderungen an den mittleren und großen Gelenken reichen dagegen zur sicheren röntgendifferentialdiagnostischen Abgrenzung der Arthritis psoriatica von der rheumatoiden Arthritis in der Regel nicht aus, wenn man beispielsweise von der Kombination einer Gonarthritis, Omarthritis oder Kubitalarthritis usw. mit auffallenden periostalen Reaktionen und Fibroostitisbefunden der benachbarten Sehneninsertionen absieht; denn diese Befunde sind Merkmale der seronegativen, HLA-B27-assoziierten Spondarthritiden.

Reiter-Syndrom

REITER sowie unabhängig von ihm FIESSINGER u. LEROY beschrieben 1916 einen Symptomenkomplex, der sich durch das gemeinsame Auftreten einer abakteriellen Urethritis, einer mukopurulenten Konjunktivitis und einer nichteitrigen entzündlichen Gelenkerkrankung auszeichnet (sog. Reiter-Trias). Im mitgeteilten Fall von REITER trat die Erkrankung im Anschluß an eine Enterokolitis auf, bei FIESSINGER u. LEROY als Komplikation der bazillären Ruhr.
Das Reiter-Syndrom wird zu den reaktiven Arthritiden* (s. S. 814f) gerechnet oder als Spezialfall dieser Arthritiden geschildert (AMOR 1983). Zumindest gilt das für die 70–80% der Patienten (manche Autoren geben sogar 90% an), bei denen sich das HLA-B27-Antigen nachweisen läßt. Diese nosologische Einordnung erklärt die vielfältigen Beobachtungen, daß sich beispielsweise das Reiter-Syndrom einer bazillären Ruhr anschloß, dabei sogar epidemisch auftreten kann, oder einer Gonorrhoeinfektion folgte. Auf der S. 814 wurden zahlreiche Erreger („Milieufaktoren") aufgezählt, die Urogenital- oder Darminfektionen hervorrufen können und bei entsprechender konstitutioneller Disposition (vorhandenes HLA-B27) reaktive Arthritiden, darunter auch das Reiter-Syndrom, auslösen können. Dem *epidemischen* Reiter-Syndrom steht das *sporadische* Reiter-Syndrom gegenüber. Das *idiopathische* Reiter-Syndrom beginnt dagegen ohne klinisch apparente Auslöserkrankung. Über die Einordnung des Reiter-Syndroms als seronegative (HLA-B27-assoziierte) Spondarthritis wurde schon berichtet (S. 869 unter Arthritis psoriatica).
Die Erkrankung neigt zu akutem oder subakutem Beginn. Immerhin rezidivieren etwa 50% der akuten Fälle oder gehen in ein chronisch-rezidivierendes Stadium über (SCHILLING 1969).
Männer werden etwa 10mal häufiger als Frauen befallen.
Beim Reiter-Syndrom können folgende Gewebe und Organe miterkranken:

Die Schleimhaut des gesamten Harn- und Intestinaltraktes, des Mundes, der Nase und Vagina. Außer der Synovialmembran der Gelenke und Sehnenscheiden werden noch ergriffen: die Pleura, das Perikard und das Endokard. Eine Beteiligung der Prostata, der Samenblasen, der Nebenhoden, der Hoden, der Nieren, der Parotis, der Tränendrüsen und Brustdrüsen ist ebenfalls bekanntgeworden. Im Auge erkranken außer der Konjunktiva noch die Iris, der Ziliarkörper, die Sklera und die Kornea. Der Herzmuskel sowie das periphere und zentrale Nervensystem (Polyneuritis, Meningoenzephalitis) blei-

---
* Die reaktive Arthritis ist grundsätzlich eine sterile Gelenkentzündung, die sich Tage bis wenige Wochen nach einer irgendwo anders im Organismus abgelaufenen Infektion (nicht nur durch Mikroorganismen, sondern auch z. B. durch Tänien und Strongyloides stercoralis [BOCANEGRA u. Mitarb.]) entwickelt.

Entzündlich-rheumatische Gelenkerkrankungen

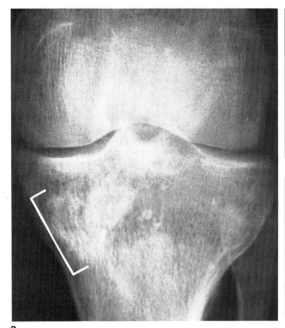
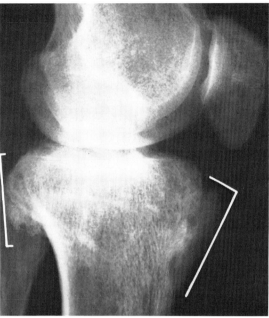

a
Abb. **118 a** u. **b** Chronisch-rezidivierendes Reiter-Syndrom seit dem 16. Lebensjahr (jetzt 37 Jahre alt). Rezidivierender Kniegelenkerguß links (röntgenolo-

b
gischer Gelenkspalt verschmälert, keine Erosionen). Osteoproliferationen an der Tuberositas tibiae und an der proximalen Tibiofibularverbindung (markiert)

ben im Einzelfall ebensowenig verschont wie die Knorpel- und Knochenhaut sowie Sehnen- und Bandinsertionen (z. B. Fibroostitis calcanei).
Hautveränderungen sind beim Reiter-Syndrom wichtige diagnostische Merkmale. Dazu gehören die *Keratosis blennorrhagica* (besonders an den Fußsohlen und Handflächen, in der Nähe befallener Gelenke und am Penis) und die *Balanitis circinata*. Diese Balanitis ist für das Reiter-Syndrom pathognomonisch. SCHUERMANN u. HAUSER (1949) sprechen daher auch von einer Reiter-Tetrade (Urethritis, Konjunktivitis, Arthritis, Hauterscheinungen). Allerdings tritt die Balanitis circinata nur bei weniger als 50% der Patienten auf (HORNSTEIN 1968).

Manifestiert sich die Reiter-Trias oder Reiter-Tetrade in engem zeitlichem Zusammenhang (z. B. innerhalb weniger Wochen), so wird vom *kompletten* Reiter-Syndrom gesprochen. Dualbefunde, z. B. Urogenitalentzündung und Arthritis, Arthritis und Augenentzündung (Konjunktivitis, Iridozyklitis) usw., die sich innerhalb eines Monats gemeinsam zu erkennen geben, erlauben die Diagnose *inkomplettes* Reiter-Syndrom. Treten jedoch die Tetrade-, Trias- oder Dualbefunde in größerem zeitlichem Abstand, z. B. innerhalb eines halben oder ganzen Jahres auf, so wächst die Gefahr der Fehldeutung im Sinne der falsch-positiven („konstruiertes" Reiter-Syndrom) oder falsch-negativen Diagnose.
Auf die Gelenkerkrankung beim Reiter-Syndrom können lediglich *Arthralgien* hinweisen. In der Regel beginnt das Reiter-Syndrom jedoch als *Mono-* oder *Oligoarthritis,* seltener *polyarthritisch.* Die

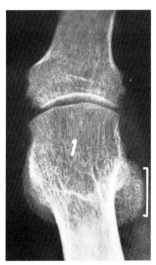

Abb. **119** Reiter-Syndrom seit 4 Jahren. Rezidivierende Konjunktivitis, Urethritis und polyartikuläre Beschwerden. Rechtes Großzehengrundgelenk = Erosionen und zarte umschriebene Periostossifikationen an der Grundphalanx. Das laterale Sesambein (markiert) ist in den arthritischen Prozeß mit einbezogen (Grenzlamelle geschwunden, Spongiosa eröffnet). Merke aber auch: Subakute Arthritis an einem oder mehreren Vorfußgelenken plus lamelläre epi-diaphysäre Periostreaktion = Verdacht auf Reiter-Syndrom (vgl. Abb. **120**, Szintigraphie)

878 Entzündliche Gelenkerkrankungen

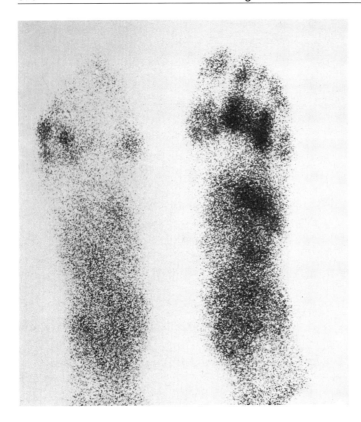

Abb. **120** Charakteristischer szintigraphischer Befund (2 Std. p.i.) beim akuten (subakuten) Reiter-Syndrom oder bei einer (anderen) reaktiven Arthritis.
Begründung: Asymmetrischer Gelenkbefall im Vorfußbereich, wobei sich die pathologische Akkumulation der osteotropen Radionuklidverbindung in den Metatarsophalangealgelenken II–IV rechts auf die Diaphyse der entsprechenden Grundphalangen ausdehnt und dadurch eine Periostreaktion anzeigt (vgl. Legende zu Abb. **119**)

unteren Extremitäten werden öfter befallen als die oberen. Bei etwa 80% der Patienten ist das Kniegelenk beteiligt (PETERSON jr. u. SILBIGER 1967). Die Kreuz-Darmbein-Gelenke erkranken ebenfalls häufig. Sakroiliakalveränderungen entwickeln sich beim chronisch-rezidivierenden Reiter-Syndrom fast bei jedem zweiten Patienten (MASON u. Mitarb. 1959, GOOD 1961, WELDON u. SCALETTAR 1961 u.a.). Im Röntgenbild stellen sie sich als „buntes Sakroiliakalbild" (s. S. 879) dar (vgl. auch Legende der Abb. **117**). Für die Prognose und den Verlauf der Sakroiliitis beim Reiter-Syndrom gilt das oben über die psoriatische Sakroiliitis Gesagte. Die Röntgenbefunde bei der Reiter-Spondylitis wurden ebenfalls oben schon beschrieben.

Bei der akuten Arthritis der Extremitätengelenke beschränken sich die Röntgenbefunde auf Weichteilröntgenzeichen und auf eine gelenknahe Entkalkung (auf das Kollateralphänomen der Arthritis). Bei subakutem oder chronischem Verlauf kann es zu schweren Gelenkzerstörungen bis hin zur Mutilation, namentlich am Vorfuß, kommen. Außerdem fallen häufig artikuläre und extraartikuläre, entzündlich ausgelöste Knochenproliferationen auf (Abb. **118** u. **119**). Die Neigung zur artikulären und extraartikulären periostalen (Abb. **120**) und fibroossären Knochenneubildung teilt die Arthritis beim Reiter-Syndrom mit der Arthritis psoriatica und der Extremitätenarthritis der Spondylitis ankylosans.

Befall der peripheren Gelenke und Knorpelfugen bei der Spondylitis ankylosans (Morbus Strümpell-Bechterew-Marie)

Die pauschale Feststellung, etwa jeder *zweite* Patient mit Spondylitis ankylosans klage im Krankheitsverlauf über Beschwerden an den peripheren Gelenken einschließlich der Temporomandibulargelenke*, bedarf einer näheren Erläuterung. Die Lokalisation, das Ausmaß und die Art des peripheren Gelenkbefalls bestimmen nämlich oft nicht nur die Prognose der Grundkrankheit mit, sondern haben auch eine wichtige diagnostische Bedeutung. Die Frühdiagnose der Spondylitis ankylosans steht daher heute auf drei „Füßen":

1. Bestimmte, nachfolgend geschilderte klinisch und röntgenologisch erkennbare Konstellationen des peripheren Gelenkbefalls sind – namentlich bei jüngeren Menschen (Männern) – als extraspinale „Alarmsignale" der Spondylitis ankylosans anzusehen, die das Auge auf die Sakroiliakalgelenke und die Wirbelsäule hinlenken sollen.

2. Die bisher unbefriedigende sakroiliakale Röntgenfrühdiagnose der Spondylitis ankylosans wur-

---
* Die Erkrankung der Temporomandibulargelenke gehört neben dem Hüftgelenkbefall zu den prognostisch bedeutsamsten extravertebralen Manifestationen der Spondylitis ankylosans. Die dann mögliche Funktionseinschränkung der Kiefergelenke oder sogar ihr völliger Funktionsausfall durch knöcherne Ankylose führen zu einer erheblichen Behinderung des Patienten (MAES u. DIHLMANN 1968).

de mit dem Erkennen des „bunten Sakroiliakalbildes" (DIHLMANN 1970b, 1974, 1976a, c, 1982) möglich. Das „bunte Sakroiliakalbild" ist eine frühestens 4–6 Monate nach Beschwerdebeginn röntgenologisch erkennbare Simultantrias, der ein Nebeneinander von zarten sakroiliakalen Konturdefekten, subchondraler Spongiosasklerose *und* diskreten intraartikulären Knochenknospen bzw. schmalen transartikulären Knochenbrücken zugrunde liegt. Der Nachweis dieser röntgenologischen Befundkonstellation gelingt vor allem mit der konventionellen Sakroiliakaltomographie. Das „bunte Sakroiliakalbild" beweist allerdings die Spondylitis ankylosans noch nicht, engt jedoch die Differentialdiagnose dieser Erkrankung auf wenige, in der Regel klinisch differenzierbare Krankheiten ein. Außer der Spondylitis ankylosans zeigen nämlich noch folgende Erkrankungen das „bunte Sakroiliakalbild":

Arthritis psoriatica (s. S. 869ff),
Reiter-Syndrom (s. S. 876ff),
Enteritis regionalis Crohn, Colitis ulcerosa (s. S. 884ff),
juvenile chronische Arthritis (s. S. 865ff),
Para- und Tetraplegien und der Hyperparathyreoidismus.
Diese Erkrankungen sind jedoch klinisch zu differenzieren.

3. Die Kenntnis von den HLA-Antigenen hat neue Dimensionen der genetisch bedingten Krankheitsempfänglichkeit erschlossen (BERTRAMS 1976, u.a.). Menschen, die beispielsweise das HLA-B27 auf ihren kernhaltigen Körperzellen und Thrombozyten besitzen, haben gegenüber HLA-B27-negativen Personen ein erhöhtes Risiko, an einer Sakroiliitis vom Typ „buntes Bild" oder am Vollbild der Spondylitis ankylosans zu erkranken. Allerdings erkrankt nur etwa jeder 5. HLA-B27-positive Weiße an der Spondylitis ankylosans (*Risiko*faktor HLA-B27!). Umgekehrt ist bei HLA-B27-*negativen* Personen das Erkrankungsrisiko etwa 160mal geringer als bei B27-Positivität (GERBER u. Mitarb. 1977).
Deshalb läßt sich bei 90–95% der Patienten mit manifester Spondylitis ankylosans das HLA-B27-Antigen nachweisen (SCHATTENKIRCHNER u. Mitarb. 1976, u.a.). Die Testung auf das HLA-B27-Antigen hat bei dubiösen Sakroiliakalröntgenbefunden daher eine diskriminatorische Bedeutung. Auch die Arthritis psoriatica, das Reiter-Syndrom bzw. bestimmte reaktive Arthritiden, die Enteritis regionalis Crohn und die Colitis ulcerosa sind HLA-B27-assoziierte Erkrankungen (s. S. 876). Der Nachweis des HLA-B27-Antigens gelingt bei diesen Patienten allerdings nicht so oft wie bei Patienten mit Spondylitis ankylosans, liegt aber trotzdem weit über der HLA-B27-Häufigkeit unter

„Normalpersonen". Die Spondylitis ankylosans und die genannten Krankheiten werden daher auch als seronegative (HLA-B27-assoziierte) Spondarthritiden (Spondylartropathien) zusammengesetzt (darauf wurde schon hingewiesen).

Oligo- und Polyarthralgien

Schon im Frühstadium der Spondylitis ankylosans können oft witterungsabhängige, klinisch und röntgenologisch nicht zu objektivierende Gelenkschmerzen an den Extremitäten auftreten. Sie verhalten sich oft therapieresistent. Bei jüngeren Patienten, namentlich Männern, sollte in diesen Fällen eine Röntgenuntersuchung der Sakroiliakalgelenke nicht versäumt werden.

Beginn oder Verlauf der Spondylitis ankylosans mit einer extravertebralen Mono- oder Oligoarthritis

Besonders die Knie- und Sprunggelenke erkranken unter dem Bild einer Arthritis. Im Röntgenbild fallen gewöhnlich nur eine Volumenzunahme (Erguß) in der kommunizierenden Bursa suprapatellaris (Abb. **121**) und eine gelenknahe, manchmal fleckige Entkalkung (Kollateralphänomen der Arthritis), seltener auch Erosionen auf, während klinisch sowohl der Gelenkerguß als auch humorale Entzündungszeichen nachzuweisen sind (Abb. **121**). Eine Arthrosis deformans nach entzündlicher Schädigung des Gelenkknorpels kann sich später entwickeln. Nicht selten werden solche Monarthritiden als tuberkulöse Erkrankung fehlbehandelt, da in diesem Stadium der Spondylitis ankylosans die Beschwerden an der Wirbelsäule meist nur gering sind und daher wenig beachtet werden. Es gibt daher die Regel: Jeder jüngere männliche Patient* mit einer Monarthritis mittlerer und größerer Gelenke ist nach Ausschluß einer Gelenktuberkulose als ein potentieller Spondylitis-ankylosans-Patient (HLA-B27?) zu betrachten, und (röntgen-)diagnostische Maßnahmen sollten dann unter diesem Gesichtspunkt durchgeführt werden. Die hier besprochenen Gelenkbefunde können darüber hinaus jedoch in jedem Stadium des Wirbelsäulenbefalls auftreten.

Beginn der Spondylitis ankylosans mit den Gelenksymptomen des rheumatischen Fiebers

Die Spondylitis ankylosans beginnt bei einer Minderzahl der Patienten (bis zu 15%, FISCHER u. VONTZ 1930/32, OTT u. WURM 1957) akut mit fie-

---

* Die Spondylitis ankylosans ist eine androtrope Erkrankung; daher wird hier das männliche Geschlecht besonders hervorgehoben. Außerdem zeigen statistische Untersuchungen (SCHILLING u. Mitarb. 1969), daß mit steigendem Lebensalter der Krankheitsbeginn an den peripheren Gelenken seltener wird.

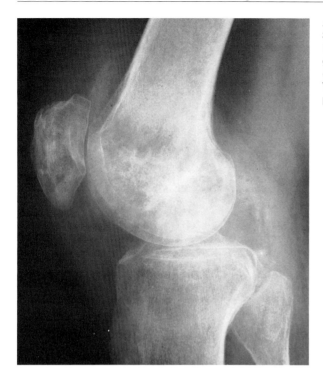

Abb. **121** Patient mit Spondylitis ankylosans. Seit Jahren rezidivierender schmerzhafter Gelenkerguß durch Begleitgonarthritis. Röntgenbefund = arthritische Kollateralphänomene (fleckige bis homogene Demineralisation) und Volumenzunahme (Erguß) in der Bursa suprapatellaris

berhaften entzündlichen Gelenkerscheinungen an den Extremitäten, wie sie vom rheumatischen Fieber her bekannt sind. Das Fieber und die schmerzhaften Gelenkveränderungen sprechen auf die Therapie an, jedoch bleiben in diesen Fällen gewöhnlich geringe Gelenkbeschwerden oder auch die Neigung zu einem rezidivierenden Gelenkerguß in einem oder mehreren Gelenken zurück. Im weiteren Verlauf treten dann auch „Kreuzschmerzen" auf, und eine Röntgenaufnahme der

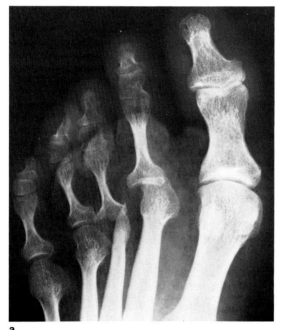
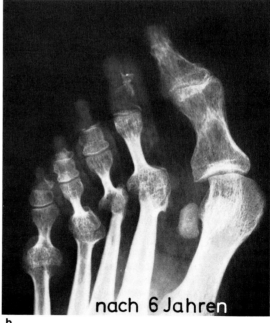

a
Abb. **122 a u. b** Verlaufsbeobachtung einer seronegativen peripheren chronischen Arthritis bei Spondylitis ankylosans. Bei der ersten Röntgenuntersuchung mutilierende Arthritis des Metatarsophalangealgelenkes III links und arthritische Fehlstellung

b
im Metatarsophalangealgelenk II (diese Befunde wären für die rheumatoide Arthritis atypisch, namentlich die monartikuläre Mutilation). **b** Erst 6 Jahre später polyarthritisches Bild

Abb. 123 Asymmetrische seronegative Oligoarthritis im Verlauf der Spondylitis ankylosans. Atypisch für die Röntgenbefunde bei der adulten rheumatoiden Arthritis sind die auffallenden periostalen Knochenneubildungen (Metakarpus I links, Metakarpus II rechts) und der Befall (Weichteilschwellung) des distalen Interphalangealgelenks II rechts

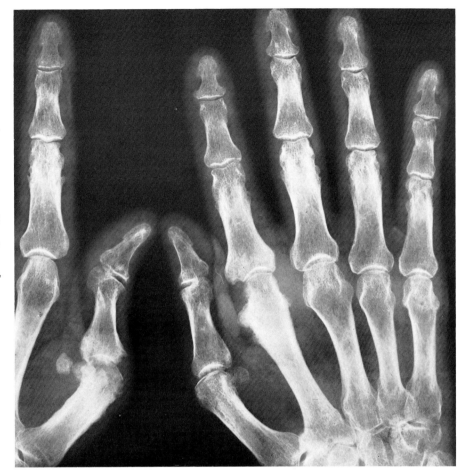

Lendenwirbelsäule mit den Kreuz-Darmbein-Gelenken führt schließlich zur Diagnose Spondylitis ankylosans. Unter dieser Verlaufsform ist wahrscheinlich die Mehrzahl derjenigen Patienten zu suchen, bei welchen später ein erworbener Herzklappenfehler – meist ein Aortenvitium – festgestellt wird. Aber ebenso gibt es Patienten mit Spondylitis ankylosans, deren kardiale Komplikationen (Aorteninsuffizienz nach Aortitis, atrioventrikuläre Überleitungsstörungen, HENSSGE u. Mitarb. 1970) nach langjährigem Krankheitsverlauf schleichend entstehen.

Chronische Polyarthritis der extravertebralen Gelenke bei der Spondylitis ankylosans

Manchmal entwickelt sich noch vor oder erst während der manifesten Wirbelsäulenversteifung eine chronische Polyarthritis der extravertebralen Gelenke. In der Regel beschränkt sie sich auf einige kleine Gelenke der Extremitäten (Abb. 122 u. 123) und ergreift nur selten viele Gelenke so gleichzeitig und symmetrisch wie die rheumatoide Arthritis. Der Rheumafaktorennachweis gelingt nicht häufiger als bei Normalpersonen; Rheumaknoten sind nicht nachzuweisen; andernfalls muß an eine (zufällige) Doppelerkrankung, an Spondylitis ankylosans und rheumatoide Arthritis, gedacht werden (WILKINSON u. BYWATERS 1958).

Ein Hauptmerkmal der *juvenilen* Spondylitis ankylosans (SCHILLING u. Mitarb. 1969) – Krankheitsbeginn vor dem 16. Lebensjahr – ist der Frühbefall der peripheren Gelenke. Nur bei etwa 10% der jungen Patienten treten die Beschwerden *zuerst* am Stammskelett auf. Die periphere Arthritis manifestiert sich vor allem an den unteren Extremitäten, und zwar als Mono-, Oligo- und Polyarthritis mit akutem, subakutem, chronischem oder rekurrierendem Beginn bzw. Verlauf. Knie-, Hüft- und Metatarsophalangealgelenke sind die häufigsten Lokalisationen. Den differentialdiagnostischen Problemen zwischen (z. B.) juveniler Spondylitis ankylosans und juveniler rheumatoider Arthritis wurde mit der Einführung des Konzeptes „juvenile chronische Arthritis" begegnet (s. S. 865 ff).

Die *ankylosierende Panarthritis* (SCHILLING 1968) ist wahrscheinlich die (seltene) prognostisch ungünstigste Verlaufsform der juvenilen Spondylitis ankylosans (Abb. 124). Sie kann nach und nach einige, viele, wenn nicht alle Extremitätengelenke

882 Entzündliche Gelenkerkrankungen

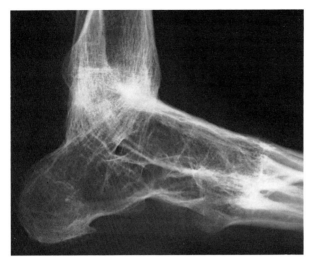

Abb. **124** Ankylosierende Panarthritis bei Spondylitis ankylosans (an beiden Kreuz-Darmbein-Gelenken Destruktionen, Spaltverschmälerung, paraartikuläre Sklerose, beginnende Ankylose; zunehmende knöcherne Ankylose der Wirbelbogengelenke auf Schrägaufnahmen der Lendenwirbelsäule erkennbar). 23 Jahre alter Patient. Die peripheren Gelenkbeschwerden (Fuß, Knie, Hüfte, Schulter) traten erstmals im 4. Lebensjahr auf. Röntgenbefund = knöcherne Ankylose vom oberen Sprunggelenk bis hin zu den Tarsometatarsalgelenken. Arthritische (immobilisationsbedingte) Wachstumsstörung des Tuber calcanei. Umbau der Spongiosa mit Verstärkung der belasteten Spongiosazüge und weitgehendem Abbau der entlasteten Knochenanteile

und die Intervertebralgelenke ergreifen, sie knöchern versteifen und so den bedauernswerten Patienten im ungünstigsten Fall völlig immobilisieren.

Befall der stammnahen Gelenke

Die stammnahen Gelenke erkranken bei der Spondylitis ankylosans von allen peripheren Gelenken am häufigsten (daher auch: „Spondylose *rhizomélique*", MARIE 1898).

Hüftgelenk

Der Hüftgelenkbefall zeigt mehrere Erscheinungsformen im Röntgenbild:

1. Der arthritische Prozeß schädigt den Gelenkknorpel *nur* geringfügig. Dann tritt eine *para-* oder *postarthritische Koxarthrose* auf; sie kann aber auch die Folge einer Überbelastung des Gelenkknorpels – Überlastungsarthrose – bei schwerer Wirbelsäulenfehlhaltung sein (Abb. **125**). Die arthritische Schädigung oberflächennaher Anteile der partiell noch offenen proximalen Knorpelfuge des Oberschenkels führt zur Glockendeformität des Femurkopfes (DIHLMANN u. PETER 1965). Diese Formveränderung kommt allerdings nicht nur bei der (juvenilen) Spondylitis ankylosans vor, sondern auch bei anderen Arthritiden (Abb. **69**). Voraussetzung dafür ist lediglich die nur *oberflä-*

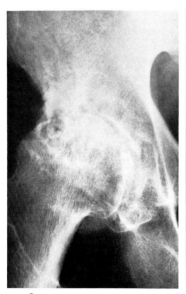
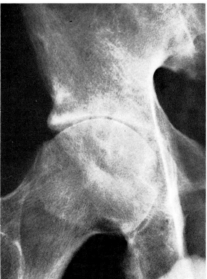
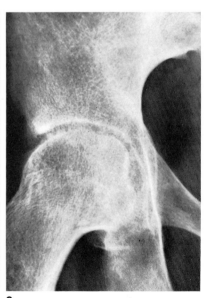

a **b** **c**

Abb. **125a–c** Hüftgelenkbefall im Verlauf der Spondylitis ankylosans. Synopsis der Überlastungskoxarthrose (**a**) bei fortgeschrittener Spondylitis ankylosans mit schwerer Wirbelsäulenfehlstellung, der nicht destruktiven Koxarthritis (**b**) mit geringer Sekundärarthrose und der pathologischen Ossifikation des nicht abgebauten Hüftgelenkknorpels (**c**) (trotz Totalversteifung des Gelenks erkennt man noch den röntgenologischen Gelenkspalt)

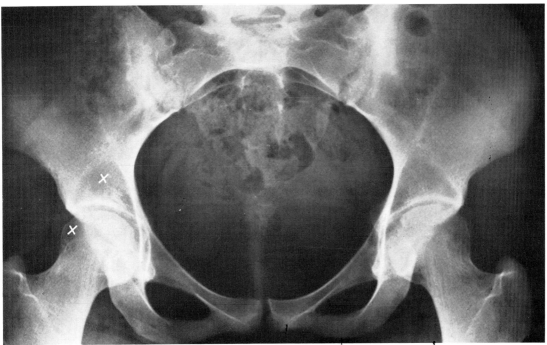

Abb. **126** 20jährige Patientin mit Schmerzen im linken Hüftgelenk, keine „Kreuzschmerzen" oder sonstige Beschwerden im Sakroglutäalbereich. Röntgenbefund = Auf der gesunden Seite wurden diejenigen gelenknahen Areale markiert, an welchen sich eine gelenknahe Entkalkung zuerst zu erkennen gibt (vgl. linkes, erkranktes Hüftgelenk). Bilaterales „buntes Sakroiliakalbild" bei Spondylitis ankylosans. Röntgenzeichen einer linksseitigen Koxarthritis (konzentrische Gelenkspaltverschmälerung, gelenknahe Demineralisation). Diagnose: Spondylitis ankylosans mit dem Frühstadium einer konkomitierenden Koxarthritis links, deren Symptomatologie im Vordergrund des Krankheitsbildes steht

chennahe Schädigung („Reizung") des Wachstumsknorpels durch einen arthritischen Prozeß. Der *periphere* knorpelige Anteil der *zentral schon verknöcherten (geschlossenen)* Epiphysenfuge wird dadurch zu vermehrter enchondraler Knochenbildung angeregt. Dies ist nur nach dem 10.–12. und vor dem 17.–20. Lebensjahr möglich. Aus der Glockendeformität des Femurkopfes kann also der zeitliche Erkrankungsbeginn abgelesen werden. Der neugebildete Knochen weicht wahrscheinlich wegen der statischen und dynamischen Belastung des Hüftgelenks senkrecht zur Längsachse des Femurhalses aus; so entsteht die Glockenform. Die Glockendeformität ist eine Präarthrose, bald schon sind nämlich röntgenologische Arthrosezeichen zu erkennen (vgl. Abb. **69**).

2. Die Koxarthritis zerstört den Gelenkknorpel, so daß es zu einer diffusen Verschmälerung des Hüftspaltes (Abb. **126**) kommt (*nichtdestruktive Koxarthritis* (Abb. **125**)). Mit der Zeit kann das Gelenk völlig knöchern versteifen. Beherrschen Destruktionen und ausgedehnte, zystenartige, subchondrale Osteolysen (arthritische Begleitzysten) das Bild, so wird von einer *destruktiven Koxarthritis* gesprochen. Gelegentlich schieben sich neben den erwähnten arthritischen Direktzeichen formverändernde Verknöcherungsvorgänge in den Vordergrund (*konstruktive Koxarthritis*). Schreitet die Arthritis nur langsam fort, so zeigt die Röntgenaufnahme neben den arthritischen Röntgenzeichen auch sekundär-arthrotische Veränderungen.

3. Das Hüftgelenk ankylosiert knöchern unter „Erhaltung des röntgenologischen Gelenkspaltes" (Abb. **125c**) (FORESTIER u. Mitarb. 1956). Dies tritt ein, wenn entweder die Gelenkkapsel noch vor der arthritischen Knorpeldestruktion verknöchert (MIDDLEMISS 1956) oder der Gelenkknorpel ohne stärkere Zerstörung ossifiziert und sich dann die erhaltene subchondrale Grenzlamelle vom intraartikulär gebildeten Knochen und von der ehemals subchondralen Spongiosa absetzt.

Schultergelenk

Im Röntgenbild zeigt die Omarthritis (Abb. **127**) Destruktionen, die vor allem den Oberarmkopf, aber auch die Schulterblattpfanne befallen. Die knöcherne Ankylose tritt jedoch nur selten ein. Das benachbarte Akromioklavikulargelenk wird manchmal mitergriffen.

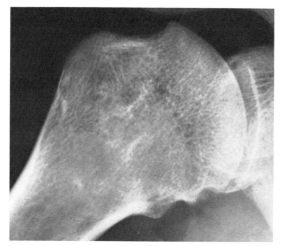

Abb. 127 Omarthritis rechts bei Spondylitis ankylosans. Seit 7 Jahren Schmerzen im Lenden-Kreuzbeinbereich, seit 1 Jahr auch im rechten Schultergelenk. Destruktionen am Humeruskopf, die vom oberen und unteren Rand der Knorpel-Knochen-Grenze ausgegangen sind. Gelenkspalt nicht verschmälert, Pfannenkonturen regelrecht

Erkrankungen der Symphysis pubica und Synchondrosis manubriosternalis (Abb. 128)

Ein Befall der Knorpelfugen ist gewöhnlich erst in fortgeschritteneren Stadien der Spondylitis ankylosans zu erwarten. Ein kleiner Ansatzdefekt des Lig. arcuatum pubis am unteren Symphysenrand leitet häufig den Schambeinfugenbefall ein (DIHLMANN 1968 b). Konturdefekte und fugennahe Spongiosaverdichtungen treten schließlich auf; mit der Zeit entwickelt sich eine Fugenspaltverschmälerung und sodann die Synostose. Ähnliche Röntgenbefunde können sich an der Sternumfuge entwickeln. Zur *genauen Analyse* der Sternumsynchondrose ist allerdings eine Schichtuntersuchung erforderlich. Der Symphysenbefall macht nur wenig oder gar keine Beschwerden. Die Sternumfugenerkrankung geht dagegen oft mit erheblichen Schmerzen einher. Ob der Schambeinfugenbefall bei weiblichen Patienten öfter vorkommt als bei männlichen Erkrankten, wird noch diskutiert.

Enteropathische Arthritiden (Gelenkerkrankungen bei ulzeröser Kolitis, regionaler Enteritis [Morbus Crohn] und intestinaler Lipodystrophie [Morbus Whipple]), Bypassarthropathie

Periphere Gelenkbeschwerden gehören zu den häufigsten extraintestinalen Komplikationen der Colitis ulcerosa und Enteritis regionalis. Sie treten bei etwa 5–15% der Patienten auf (HENCH 1935, FERNANDEZ-HERLIHY 1959, ANSELL u. WIGLEY 1964, DEICHER u. AREND 1966, FERGUSON u. POLLEY 1968). Differenzierte Untersuchungen zeigen, daß Patienten mit entzündlichen Kolonerkrankungen häufiger einen peripheren Gelenkbefall aufweisen als solche mit ausschließlicher Dünndarmmanifestation. So treten bei Patienten mit Kolonbefunden bei Morbus Crohn etwa dreimal häufiger (39%) Extremitätenarthritiden auf als bei Patienten, deren Enteritis regionalis sich ausschließlich am Dünndarm zeigt (14%, GREENSTEIN u. Mitarb. 1976). Polyarthralgien sind die leichteste Form des Gelenkbefalles. Außerdem kommen subakute, milde verlaufende, meist ohne Fieber einhergehende Polyarthritiden mit Schwel-

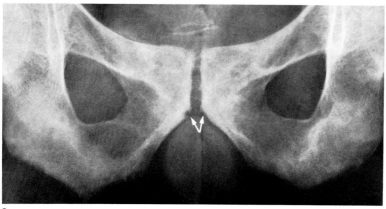
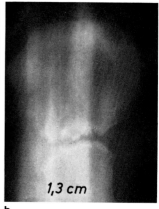

a
Abb. 128 a u. b
a Frühe Röntgenzeichen des Schambeinfugenbefalls bei Spondylitis ankylosans. Man erkennt kleine Ansatzdefekte des Lig. arcuatum pubis am kaudalen Symphysenrand beiderseits (Pfeile) sowie sehr flache Erosionen der symphysären Schambeinränder (undulierende Spalterweiterung). An den Ansätzen

b
der ischiokruralen Muskeln zeigen sich eine rarefizierende, also mit Knochenabbau einhergehende, und eine produktive Fibroostitis (s. S. 908)
b Schichtaufnahme in Bauchlage (anderer Patient als unter a), Erosionen an den Konturen der oberen Sternumfuge bei Spondylitis ankylosans

lung, geringen Schmerzen und leichter Funktionsbehinderung der erkrankten Gelenke – vor allem Knie- und Sprunggelenke – vor. Sie klingen gewöhnlich ohne klinisch und röntgenologisch nachweisbare Residuen ab (McEwen u. Lingg 1960). Oft steht die Verschlimmerung des Darmleidens in zeitlicher Beziehung zum Auftreten oder zum Rezidiv der Gelenkerkrankung (van Patter u. Mitarb. 1954). Gelegentlich gehen die Gelenkbeschwerden der Darmerkrankung Monate bis Jahre voraus. Die Polyarthritis bei entzündlichen Darmerkrankungen wird häufig von einem Erythema nodosum begleitet (Bargen 1929, Bywaters u. Ansell 1958). Nur selten verläuft die Polyarthritis chronisch (Abb. **129**) – mit Gelenkspaltverschmälerung, mit Erosionen, Gelenkfehlstellungen usw. – und befällt hauptsächlich kleine Extremitätengelenke. Serologisch lassen sich die Rheumafaktoren jedoch nicht nachweisen (McEwen u. Mitarb. 1958, Bywaters u. Ansell 1958, Ansell u. Wigley 1964). Die seronegative Arthritis bei Colitis ulcerosa und Enteritis regionalis (Abb. **130**) wurde daher schon vor Entdeckung der Histokompatibilitätsantigene als eigenständiges Krankheitsbild angesehen (Bywaters u. Ansell 1958, Ford u. Vallis 1959).

Außerdem ist schon länger bekannt, daß eine Sakroiliitis (Sacroiliitis enteropathica) bei Patienten mit ulzeröser Kolitis (18% bei Wright u. Watkinson 1965) und Enteritis regionalis Crohn (10% bei Mueller u. Mitarb. 1974) vorkommt. Eine periostale Knochenneubildung im Sinne der hypertrophischen Osteoarthropathie Marie-Bamberger wurde auch schon bei der chronischen ulzerösen Kolitis gesehen (Abb. **131**) (Arlart u. Bargon 1981).

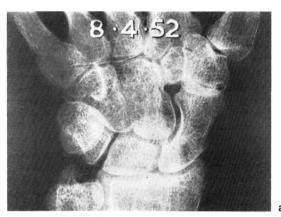

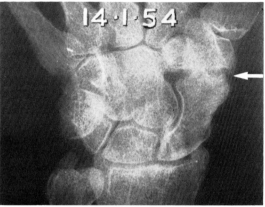

Abb. **129 a** u. **b** Arthritis des linken Handwurzelbereiches im Verlauf der Colitis ulcerosa. Bei der Erstbeobachtung (1952) bestand die Kolitis 21 Monate, Gelenkbeschwerden seit 3 Monaten.
a Röntgenologischer Normalbefund an den linksseitigen Karpalgelenken.
b Unscharfe Spongiosazeichnung (Kollateralphänomen der Arthritis). Karpale Gelenkspaltverschmälerung. Erosionen am Gelenk zwischen Trapezium – Trapezoideum und Skaphoideum (Pfeil). (Aufnahmen: *E. G. L. Bywaters*, Taplow, Berks.)

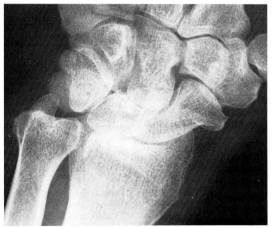

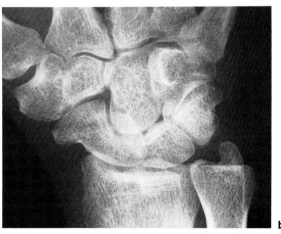

Abb. **130 a** u. **b** Linksseitige chronische Karporadialarthritis bei Enteritis regionalis
a Gelenkspaltverschmälerung, außerdem Periostproliferation an der Lateralseite der distalen Ulna durch eine Tendovaginitis des M. extensor carpi ulnaris (vgl. Abb. **77 c**). Der Patient klagt über Schmerzen und Bewegungsbehinderung im Karpoantebrachialbereich
b Normaler Röntgenbefund rechts. Keine Beschwerden

886 Entzündliche Gelenkerkrankungen

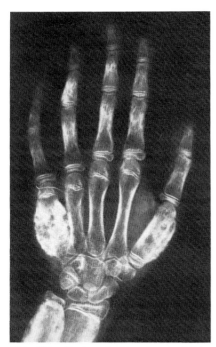

Abb. 131 Periostale Knochenneubildungen an der Hand (und an den anderen Röhrenknochen des Skeletts) bei chronischer ulzeröser Kolitis (aus J. Arlart, G. Bargon: Fortschr. Röntgenstr. 135 [1981] 577)

Die Häufigkeit der Sakroiliitis soll mit der Kolitisdauer zunehmen. Die (doppelseitigen) Sakroiliakalveränderungen können bei Patienten mit und ohne Beschwerden an den Extremitätengelenken auftreten. Der Röntgenbefund entspricht dem „bunten Sakroiliakalbild" der Spondylitis ankylosans (s. S. 879). Im weiteren Verlauf entwickeln sich schließlich bei einem kleinen Teil der Erkrankten auch an der Wirbelsäule die Röntgenzeichen der Spondylitis ankylosans (MCEWEN u. Mitarb. 1958, FERNANDEZ-HERLIHY 1959, FORD u. VALLIS 1959, ACHESON 1960, ZVAIFLER u. MARTEL 1960, ANSELL u. WIGLEY 1964). Die Krankheitskombination ulzeröse Kolitis und Spondylitis ankylosans ist etwa 10- bis 50mal häufiger als eine zufällige, unter statistischen Gesichtspunkten errechnete Koinzidenz. Sippenuntersuchungen (MACRAE u. WRIGHT 1973) sprechen dafür, daß die Colitis ulcerosa und die Spondylitis ankylosans bzw. Sakroiliitis bei ulzeröser Kolitis eine gemeinsame Erbkomponente haben. Dies wird bestätigt durch die HLA-B27-Assoziation der enteropathischen Arthritiden, und zwar läßt sich bei 50–60% der Patienten *mit* Sakroiliitis bei Colitis ulcerosa und Enteritis regionalis Crohn das HLA-B27-Antigen nachweisen (ZEIDLER 1984), bei Patienten mit diesen Darmkrankheiten, aber *ohne* Sakroiliitis jedoch nur in 6% (also in gleicher Höhe wie in einer „Normalpopulation"). Deshalb werden die beiden Darmerkrankungen auch in das ätiopathogenetische Konzept der seronegativen (HLA-B27-positiven) Spondarthritiden (Spondylarthropathien) eingebunden (s. S. 876).

Die Sakroiliitis kann unilateral oder bilateral auftreten, selten sogar im weiteren Krankheitsverlauf sich das Vollbild der Spondylitis ankylosans entwickeln (KELLY III u. WEISIGER 1963, CANOSO u. Mitarb. 1978, KHAN 1982). Ob es sich dabei um eine Koinzidenz oder um eine kausale Assoziation handelt, wird wegen der kleinen Zahl von Beobachtungen noch diskutiert.

Nach enteraler Bypassoperation wegen extremer Adipositas können vielfältige metabolische Störungen, z. B. Osteomalazie, Hyperparathyreoidismus, Hyperoxalurie, Nephrolithiasis, auftreten. Darüber hinaus klagen bis zu einem Drittel der Patienten je nach der Operationsmethode (DELAMERE u. Mitarb. 1983) über Gelenkbeschwerden – *Bypassarthropathie* (SHAGRIN u. Mitarb. 1971). Die Gelenkbeschwerden gehen zurück, sobald der Bypass operativ rückgängig gemacht wird.

Arthritis beim Behçet-Syndrom, beim Stevens-Johnson-Syndrom (Erythema multiforme exsudativum), bei Acne fulminans und bei der Acrodermatitis chronica atrophicans Pick-Herxheimer

Zur diagnostisch wichtigen Behçet-Trias gehören:
1. schmerzhafte aphthöse Mundschleimhautveränderungen,
2. Hautveränderungen am äußeren Genitale (aphthöse, makulöse, papulöse, pustulöse Läsionen),
3. eine Hypopyoniritis (-uveitis).

Diese bei den Patienten am häufigsten zu beobachtenden Symptome können gleichzeitig auftreten oder auch nur in zeitlichem Abstand und in wechselnder Reihenfolge.

Außerdem sind beim Behçet-Syndrom noch folgende Organmanifestationen und Symptome bekannt: Meningoenzephalitis, Hauterkrankungen (Erythema nodosum, polymorphe Eryheme, Pyodermien), Gefäßprozesse mit Blutungsneigung (Hämoptoe, Hämaturie und blutende Intestinalulzera), Thrombophlebitis sowie nicht objektivierbare *Arthralgien* und *seronegative rheumatische Mono-, Oligo- und Polyarthritiden* (LEMKE 1954, BOOLUKOS 1960, FALCK u. SCHMIDT 1961, BECKER 1962, STRACHAN u. WIGZELL 1963, MASON u. BARNES 1969, YURDAKUL u. Mitarb. 1983). Das Kniegelenk ist die häufigste Lokalisation der Arthritis. Die Gelenkbeschwerden können sehr flüchtig sein, akut mit einem Gelenkerguß – Weichteilröntgenzeichen! – beginnen oder chronisch-rezidivierend verlaufen. Bei der chronischen

Behçet-Arthritis sind allerdings röntgenologisch nachweisbare Arthritisdirektzeichen (Gelenkspaltverschmälerung, Erosionen usw.) selten (MASON u. BARNES 1969). Von manchen Autoren wird das Behçet-Syndrom den seronegativen Spondarthritiden zugerechnet, ohne daß bisher eine HLA-B27-Assoziation gesichert werden konnte. Sakroiliitiden wurden jedoch beobachtet.

Die nach BEHÇET und STEVENS-JOHNSON benannten Syndrome werden von manchen Autoren zu den *mukokutanen Syndromen* gezählt, und gelegentlich wird das Reiter-Syndrom (urethrokonjunktivo-synoviales Syndrom) hier eingruppiert. Die *klinisch* durchaus differenzierbaren Haut- und Schleimhautveränderungen der mukokutanen Syndrome haben daher allenfalls Gemeinsamkeiten hinsichtlich des Gelenkbefalls (Arthralgien bis Arthritiden).

Der plötzliche Übergang der Acne conglobata, d. h. Akne mit papulös-pustulösen, ulzerösen, flächenhaft-phlegmonösen Hauteruptionen, in ein hochentzündliches Krankheitsbild wird als Acne fulminans bezeichnet. Dabei treten systemische Reaktionen wie Fieber, Leukozytose und Beschleunigung der Blutsenkungsgeschwindigkeit auf. Als weitere Symptome und Befunde werden Arthralgien und Arthritiden beobachtet. Das Gelenkpunktat ist steril, so daß daran gedacht wird, diese Arthritiden als *reaktiv* einzuordnen (CALIN 1984). Arthritische Weichteilzeichen (Erguß) sind je nach der Gelenklokalisation röntgenologisch nachzuweisen, gelegentlich aber auch Periostreaktionen an Röhrenknochen (KELLY u. BURNS 1971, CROS u. Mitarb. 1981).

Bei der Akrodermatitis chronica atrophicans Pick-Herxheimer kommen reaktionslose Osteolysen vor. Einige Male wurde aber auch über torpide, seronegative chronische Polyarthritiden im Bereich der befallenen Gliedmaßen berichtet (SCHILLING 1970). Weichteilröntgenzeichen und diskrete Direktzeichen können dann zuweilen im Röntgenbild sichtbar werden.

Hydrops articulorum intermittens

Die *periodisch* verlaufende Erkrankung (MOORE 1864) befällt hauptsächlich das Kniegelenk. Der Gelenkerguß tritt individuell in verschiedenen zeitlichen Abständen auf, die zwischen 3 und 30 Tagen liegen, und wiederholt sich über Jahre und Jahrzehnte mit großer Regelmäßigkeit. Nach einigen Tagen resorbiert sich der seröse Erguß, der nur mit wenig Beschwerden und geringer Funktionsbehinderung einhergeht. Im Röntgenbild sichtbare Gelenkveränderungen (Weichteilröntgenzeichen) kommen vor; beispielsweise kann sich der Kniegelenkerguß in der Bursa suprapatellaris auf der seitlichen Röntgenaufnahme zu erkennen geben. In einigen Fällen ging der intermittierende Gelenkerguß in eine rheumatoide Arthritis über (MOLL 1972) oder war der Vorläufer einer Spondylitis ankylosans. Im Verlauf kann sich eine postarthritische Arthrose (DÜRRIGL u. JURAK 1960) entwickeln. Auf eine allergische Ätiologie weisen bei manchen Patienten das gleichzeitige Auftreten einer Urtikaria, einer vasomotorischen Rhinitis oder eines Quinckeschen Ödems hin.

Rheumatismus palindromicus (palindrome Arthritis)

Die seltene palindrome ($πάλιν$ = wiederum, $δρόμος$ = Lauf) Arthritis* (HENCH u. ROSENBERG 1941) gibt sich akut in einem Gelenk, nur selten gleichzeitig in mehreren Knochenverbindungen mit Schwellung, Hauterwärmung bis -rötung, mit starker Schmerzhaftigkeit und Funktionsbehinderung zu erkennen; selten kommt es dabei zu Fieber (WESSEL 1966). Die rezidivierende Erkrankung bevorzugt die Finger-, Handwurzel-, Schulter- und Kniegelenke sowie deren *periartikuläres* Gewebe, kann jedoch im Einzelfall jedes Gelenk einschließlich der Wirbelbogengelenke (an der Halswirbelsäule) befallen. Intrakutan und subkutan treten manchmal reversible kleine Knötchen auf. Die palindrome Arthritis dauert nur Stunden oder wenige Tage. Die Erkrankung zeigt keinen zyklischen Verlauf und wechselt im Gelenkbefall. Der Röntgenbefund ist normal, abgesehen von der gelegentlich auch röntgenologisch feststellbaren Weichteilschwellung (Weichteilröntgenzeichen). Die palindrome Arthritis kann in eine seropositive rheumatoide Arthritis übergehen (DAMES u. ZUCKNER 1961, MATTINGLY 1966, SCHNEIDER 1981). Differentialdiagnostisch sind der akute Gichtanfall und die Pseudogicht auszuschließen.

Familiäres Mittelmeerfieber

Diese hereditäre Krankheit tritt – abgesehen von äußerst seltenen sporadischen Fällen ohne Erbgang – bei bestimmten ethnischen Gruppen auf, in der Regel bei Anrainern des Mittelmeeres. Dazu gehören sephardische Juden, Armenier, Türken und levantinische Araber. Das Krankheitsbild gibt sich gewöhnlich schon in der frühen Jugend zu erkennen und zeigt folgende Kardinalsymptome: wenige Tage anhaltende Fieberschübe, heftige Abdominalschmerzen (Peritonealschmerzen) sowie Symptome von seiten der Pleura und des Perikards (also Polyserositis), erysipelartige Hautrötung, *Gelenkbeschwerden*.

Die Prognose quoad vitam hängt von der Entwicklung einer (sekundären) Amyloidose ab. Das Spektrum der Gelenksymptome und -befunde reicht von Arthralgien bis zu mono- oligo- oder polyartikulären Arthritiden, die akut, subakut oder chronisch verlaufen. Diese Arthritiden, namentlich die akuten und subakuten, neigen zur spontanen Abheilung, allerdings meist erst nach Monaten. Bei chronisch rezidivierendem Verlauf kann es zu ar-

---

* Die Bezeichnung hebt die charakteristische Rezidivneigung dieser Krankheit hervor.

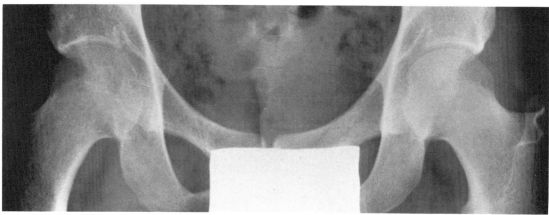

Abb. 132 Familiäres Mittelmeerfieber bei einem 23jährigen Syrer. Mitbeteiligung des rechten Hüftgelenks und des rechten Kniegelenks in Form subakuter arthritischer Attacken (arthritisches Kollateralphänomen = gelenknahe Demineralisation)

thritischen Direktzeichen kommen (Erosionen, Gelenkspaltverschmälerung usw.). Bei den akuten und subakuten Formen zeigen sich im Röntgenbild der Erguß und die arthritischen Kollateralphänomene (Abb. **132**); später kann es zur Sekundärarthrose kommen. Neben dem Knie-, oberen Sprung- und Hüftgelenk wird das Sakroiliakalgelenk offenbar überdurchschnittlich häufig befallen (HELLER u. Mitarb. 1966, BRODEY u. WOLFF 1975). Gelegentlich treten das familiäre Mittelmeerfieber und die Spondylitis ankylosans (LEJEUNE u. Mitarb. 1975) gemeinsam auf (Koinzidenz?, Assoziation?).

Lyme-Arthritis, Lyme-Krankheit

Die Bezeichnung Lyme-Arthritis leitet sich von einer Ortschaft im Staat Connecticut/USA ab. Dort war unter Kindern eine Häufung der „juvenilen chronischen Arthritis" aufgefallen. Inzwischen ist die Lyme-Arthritis als eine Spirochätose erkannt worden – Lyme-Krankheit –, die durch Zeckenbiß übertragen wird (STEERE u. Mitarb. 1977, 1983). Von der Bißstelle geht nach Tagen bis Wochen das Erythema chronicum migrans aus – Leitbefund der Lyme-Krankheit. Darüber hinaus entwickeln sich im Verlauf von Wochen bis Monaten nach der Infektion vielfältige pathologische Organ- und Gewebebefunde (Lymphadenopathie, Hepatosplenomegalie, Myokarditis, Perikarditis) sowie entzündliche Befunde von seiten des zentralen und peripheren Nervensystems und schließlich auch die Gelenkerkrankung Lyme-Arthritis. Sie ist möglicherweise eine reaktive Arthritis*, die oft akut beginnt, evtl. mit Fieber und allgemeinem Krankheitsgefühl, und einen intermittierenden Verlauf nimmt. Die Gelenkattacken – in Regel Arthritiden, seltener klinisch nicht objektivierbare Arthralgien – dauern meist nur wenige Wochen bis Monate und klingen spontan ab. Die Remission kann von einem neuen Arthritisschub abgelöst werden. Dieser wechselhafte Verlauf erstreckt sich oft über einige Jahre. Das Kniegelenk wird am häufigsten befallen; oligo- und polyarthritische Fälle wurden ebenfalls bekannt. Im übrigen erkranken nicht nur Kinder, sondern auch Erwachsene. Die Lyme-Krankheit ist auch in Europa beobachtet worden (HERZER u. ZÖLLER 1984); sie tritt zwischen Mai und November auf.

Im Röntgenbild lassen sich die arthritischen Weichteilzeichen nachweisen, z. B. der Kniegelenkerguß. Die akuten Attacken heilen ohne Dauerschäden am Gleitgewebe ab. Die rezidivierende Lyme-Arthritis geht manchmal in ein chronisches Stadium über, und dann entwickeln sich manchmal auch arthritische Kollateralphänomene und Direktzeichen wie z. B. Erosionen (LAWSON u. STEERE 1985), d. h., in diesen Fällen wird das Gleitgewebe stärker angegriffen. Außerdem begünstigen die rezidivierenden arthritischen Ergußbildungen die Entstehung einer (postarthritischen) Sekundärarthrose.

---

* JOHNSTON u. Mitarb. (1985) haben in Gefäßwänden und auch perivasal in der Synovialmembran Spirochäten nachgewiesen, so daß die pathogenetische Einordnung der Lyme-Arthritis noch nicht mit letzter Sicherheit geklärt ist bzw. von der individuellen Reaktionslage abhängt.

Knochen- und Gelenkerkrankungen bei Dermatomyositis (Polymyositis), Polyarteriitis (Panarteriitis nodosa), progressiver Sklerodermie und bei Lupus erythematodes disseminatus (Lupus erythematodes visceralis)

Diese vier Krankheiten werden als die „klassischen" Kollagenkrankheiten bezeichnet*. Von einer Kollagenose (KLEMPERER u. Mitarb. 1942) spricht man, wenn sich in der bindegewebigen Interzellularsubstanz eine fibrinoide Alteration (fibrinoide Degeneration, fibrinoide Nekrose) färberisch nachweisen läßt. Wahrscheinlich führen verschiedene pathologische Vorgänge zur fibrinoiden Alteration. Daher werden unter dem Sammelbegriff Kollagenose ätiologisch-pathogenetisch und auch klinisch heterogene Krankheitsbilder zusammengefaßt (HEGGLIN 1961). Die ubiquitäre Verbreitung der bindegewebigen Interzellularsubstanz (Fibrillen und Grundsubstanz) im Organismus und deren beschränkte Reaktionsmöglichkeit machen es jedoch verständlich, daß die Kollagenosen trotzdem Gemeinsamkeiten aufweisen, sich z. B. in der Organmanifestation überschneiden, im klinischen Bild und in ihren serologischen Befunden ähneln (GEILER 1963).

Dermatomyositis-Polymyositis

Die Dermatomyositis (WAGNER 1863) ist nosologisch keine isolierte Haut- und Muskelläsion, sondern eine Systemerkrankung des Bindegewebes**. Ödematöse Durchtränkung und Nekrosen in der quergestreiften Muskulatur, entzündliche Infiltrate im Muskelinterstitium sowie im ödematösen Corium bestimmen das feingewebliche Bild. Bekannt ist daß bei Patienten mit Dermatomyositis oft maligne Tumoren (bis zu 15 und mehr Prozent mit steigendem Erkrankungsalter) auftreten – kutanes paraneoplastisches Syndrom – (SCHUERMANN 1958, MCCARTHY u. OGRYZLO 1959, GROSS 1967). Darüber hinaus ist die Letalität der Krankheit an sich hoch, betrug bisher etwa 50% (KLEMM 1969). Deshalb ist die differentialdiagnostische Abgrenzung der Dermatomyositis gegenüber der gutartig verlaufenden, auf Kortikosteroide prompt ansprechenden **Polymyalgia rheumatica** wichtig. Diese Erkrankung beginnt of akut, entwickelt sich innerhalb weniger Tage, geht mit Fieber, mit regionalen Schmerzen (Nacken, „Kreuz", Beckengürtel), aber auch mit Gelenkschmerzen einher und zeigt eine hohe Blutsenkungsgeschwindigkeit.

Sie ist eine Erkrankung der zweiten Lebenshälfte und gehört zu den Manifestationen der Riesenzellenarteriitis. Bei der Polymyalgia rheumatica kann es neben Polyarthralgien auch zu synovialitischen Reaktionen im Bereich der Sternoklavikular- und Akromioklavikulargelenke kommen (BRUK 1967, PAICE u. Mitarb. 1983), die sich manchmal im Krankheitsverlauf ebenso wie an der Schambeinfuge und an den Sakroiliakalgelenken mit Erosionen offenbaren. Kniegelenkergüsse treten gelegentlich auf.

---

* Kollagenose = Konnektivitis = pararheumatische Krankheit = Systemerkrankung des Bindegewebes.

** Unter den Krankheitsmanifestationen an inneren Organen seien hier genannt: Herzmuskel, Lunge, Verdauungstrakt, Leber, Niere, zentrales und peripheres Nervensystem, lymphatischer Apparat, Gefäße. Außerdem sei auf die charakteristischen *violett getönten* Erytheme, z. B. periorbital, und auch sonst im Gesicht hingewiesen, die dem Patienten einen typischen Ausdruck geben.

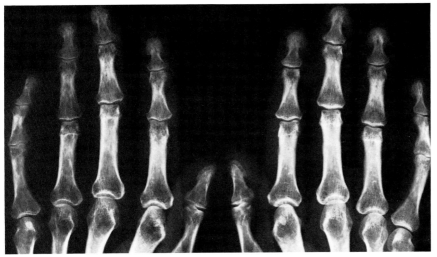
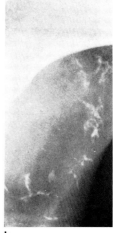

a
b

Abb. 133a u. b Histologisch gesicherte Dermatomyositis mit polyartikulären Beschwerden in der linken Hand (Krankheitsdauer 5 Jahre).

a Gelenknahe Demineralisation links
b Subkutane netzförmige Verkalkungen in der linken Achselhöhle (Calcinosis interstitialis)

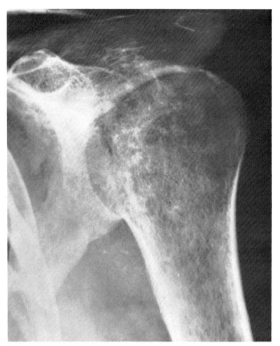

Abb. 134 Chronische Omarthritis links bei Dermatomyositis. Elektrophoretisch Gammaglobuline auf 24,5 rel. % erhöht. Erhebliche Gelenkspaltverschmälerung am linken Schultergelenk. Destruktionen des Humeruskopfes und an der Schulterpfanne. Entkalkung des Humeruskopfs

Im Verlauf der Dermatomyositis kann es zu einer generalisierten Skelettosteoporose kommen, und zwar vor allem bei jüngeren Individuen. Mono- oder polyartikuläre Gelenkbeschwerden (Abb. 133) geben außerdem etwa 10–20% der Patienten an (AUGUSTIN 1939, HARTMANN 1965). Dazu gehören flüchtige Arthralgien; akute und subakute Arthritiden (*vor allem* an den Händen und Kniegelenken) mit Ergußbildung, Schwellung, Hautrötung und Bewegungsbehinderung sind bekannt. Seltener entwickeln sich chronisch verlaufende Gelenkentzündungen. Dann entspricht das Röntgenbild einer chronischen Arthritis mit gelenknaher Demineralisation, Gelenkspaltverschmälerung, Erosionen, Destruktionen usw. (Abb. **134**). Die pathologischen Gelenkbefunde offenbaren sich manchmal noch vor der Muskelsymptomatik wie Muskelschmerzen und Muskelschwäche (SCHUMACHER u. Mitarb. 1979).
Im Kindesalter ist einerseits die Letalität der Dermatomyositis geringer als beim Erwachsenen; andererseits kommen schwere Kontrakturen und ausgedehnte bewegungsbehindernde interstitielle Kalzinosen bei erkrankten Kindern häufiger vor als in späteren Lebensjahren. Die Bewegungsbehinderung oder sogar die Dauerbettlägerigkeit führt daher bei Kindern, die eine Dermatomyositis überlebt haben, oft zu Wachstumsstörungen, zur Skelettentkalkung und zum Spongiosaumbau im Sinne der sog. hypertrophischen Atrophie.
Dieses Bild, der „dermatomyositische Zwergwuchs" (CANIGIANI u. ZWEYMÜLLER 1972), offenbart sich an den artikulierenden Epiphysen als Modellierungsstörung, die wir unter dem Oberbegriff *Immobilisationsgelenk* (DIHLMANN 1973/1982) zusammengefaßt haben.

Polyarteriitis, Panarteriitis nodosa (Kußmaul u. Maier 1866)*

Etwa jeder zweite Patient mit einer Polyarteriitis gibt im Krankheitsverlauf Gelenksymptome an. Arthralgien sind häufig; akute und subakute Polyarthritiden treten dagegen nur selten auf. Chronische Polyarthritiden bei Polyarteriitis (BALL 1954) zeigen die Röntgenzeichen einer chronischen Gelenkentzündung – arthritische Weichteilzeichen, Kollateralphänomene, Direktzeichen (Abb. **135**). In etwa 10% der autoptisch untersuchten Fälle fanden sich auch in der Synovialmembran (LOWMAN 1952) die für die Polyarteriitis typischen Gefäßveränderungen, nämlich Zeichen einer floriden, umschriebenen, alle Wandschichten erfassenden, obliterierenden Gefäßerkrankung mit fibrinoiden Nekrosen und rundzelligen Infiltraten an kleinen und mittleren Arterien, aber auch an Venen (GROSS 1967). Die Polyarteriitis gehört also zu den Vaskulitiden kleiner und mittelgroßer Arterien.

Progressive Sklerodermie

Die progressive Sklerodermie ist eine Erkrankung des Gefäßbindegewebeapparates (SCHUERMANN 1959). Sie kann alle Organe befallen und schreitet bei der Patientenmehrzahl unaufhaltsam fort.
Im Verlauf der progressiven Sklerodermie entsteht manchmal eine generalisierte Osteoporose des Skeletts.
Bekannter sind jedoch reaktionslose Resorptionsvorgänge an den Phalangen, am Akromion, an der Klavikula, an der distalen Ulna und am distalen Radius sowie an den Rippen ([Akro-]Osteolysen, Abb. **136** u. **137**). Die feingeweblichen Grundvorgänge der progressiven Sklerodermie, nämlich Ödembildung mit Verbreiterung und Homogenisierung der Faserbündel, perivaskuläre Infiltrate, sodann Fibrosierung und Atrophie, spielen sich nicht nur in der Haut und Unterhaut ab, sondern u. a. auch in den Gelenkkapseln und in den Bändern (VAUBEL 1949, PFISTER u. NÄGELE 1956). Dadurch kommt es sehr häufig zu einer fortschreiten-

---

* Männer erkranken häufiger als Frauen. Krankheitsverlauf fast immer mit Fieber (subfebril bis septisch). Prägung des klinischen Bildes durch Symptome und Befunde von seiten der Nieren, des Zentralnervensystems, des Herzens und des Intestinaltraktes (z. B. Mesenterialinfarzierung).

Abb. 135 Autoptisch gesicherte Polyarteriitis mit seronegativer Polyarthritis. Röntgenzeichen einer chronischen Polyarthritis mit Weichteilröntgenzeichen (Fingergelenkweichteile leicht angeschwollen), arthritischen Kollateralphänomenen (gelenknahe diffuse Entkalkung) und arthritischen Direktzeichen (periostale Knochenneubildung an Mittelhandknochen, Gelenkfehlstellung im Metakarpophalangealgelenk I)

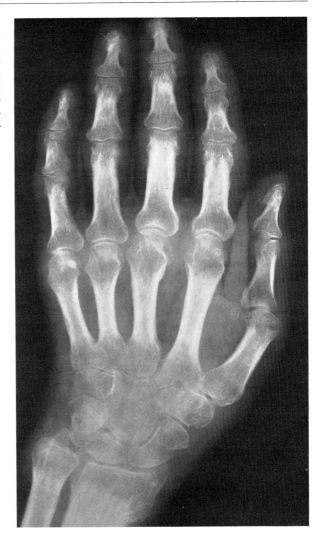

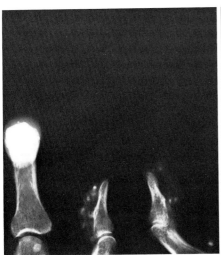
a

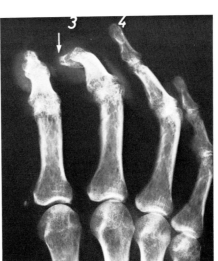
b

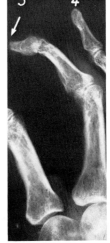
c

Abb. 136 a–c Progressive Sklerodermie. Thiebierge-Weißenbach-Syndrom (= gemeinsames Auftreten von progressiver Sklerodermie mit Weichteilverkalkungen). Weichteilverkalkungen, weichteilbedingte Fehlhaltungen. Akroosteolyse der Endphalanx III rechts (auf der Schrägaufnahme [c] besonders auffällig)

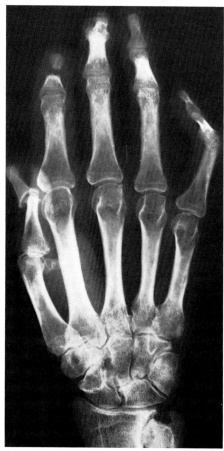

Abb. 137 Progressive Sklerodermie. Reaktionslose Osteolyse an der Mittel- und Endphalanx des II. Fingers und – noch nicht so weit fortgeschritten – am Interphalangealgelenk des Daumens. Karpale Gelenkspalten verschmälert. Gelenkspaltverschmälerung und Erodierung im distalen Radioulnargelenk bei Radioulnararthritis. Periartikuläre Demineralisation. Weichteilbedingte Fehlhaltung einzelner Interphalangealgelenke

den Einschränkung der Gelenkbeweglichkeit und zu Kontrakturen, z. B. zur Krallenhand. Bei Kindern werden darüber hinaus lokale Wachstums- und epiphysäre Modellierungsstörungen (KÜHNE 1954) im Sinne des Immobilisationsgelenkes (s. S. 869) beobachtet.

Es sind aber auch „echte" chronische Gelenkentzündungen bei der progressiven Sklerodermie bekannt, die sich *röntgenologisch* an Weichteilröntgenzeichen, arthritischen Kollateralphänomen und arthritischen Direktzeichen zu erkennen geben (Abb. 137) (VAUBEL 1949, FELLINGER u. SCHMID 1954, VOIT u. GAMP 1958, SCHOEN 1967, SCHACHERL u. HOLZMANN 1967, BLOCKA u. Mitarb. 1981). *Histologisch* finden sich dann die Zeichen einer Synovialitis mit diffuser perivaskulärer Rundzellinfiltration, mit Fibrinniederschlägen an der Synovialisoberfläche und in der Synovialmembran. Das Ausmaß der Pannusbildung ist nur gering (RODNAN u. MEDSGER jr. 1968). Mit der Zeit schiebt sich eine ausgeprägte Synovialisfibrose in den Vordergrund.

Bei den klassischen Kollagenosen, insbesondere im Verlauf der Dermatomyositis und progressiven Sklerodermie, treten Kalkablagerungen – interstitielle Kalzinosen – in der Unterhaut oder noch tiefer gelegen auf. Bei der Dermatomyositis zeigen sie oft netzartige Strukturen (Abb. 133); bei der progressiven Sklerodermie sind sie gewöhnlich stippchenförmig oder maulbeerartig angeordnet (dann: **Thibierge-Weissenbach-Syndrom,** Abb. 136 u. 138).

Der häufigste Röntgenbefund am Skelett des Sklerodermiepatienten ist die Kombination von Nagelfortsatzosteolyse mit interstitieller Kalzinose (in etwa 80%, BARRY u. Mitarb. 1983).

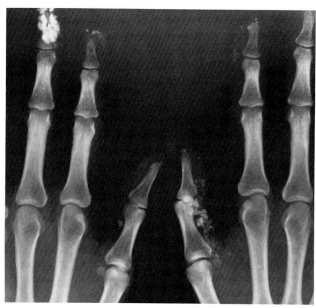

Abb. 138 Thibierge-Weißenbach-Syndrom im Rahmen der progressiven Sklerodermie, s. die Calcinosis interstitialis circumscripta (localisata)

Das *CRST-Syndrom* und das *CREST-Syndrom*
(*C* = *c*alcinosis, *R* = *R*aynaud's phenomenon,
E = *e*sophageal hypomotility, *S* = *s*clerodactyly,
T = *t*eleangiectasia) sind als quoad vitam gutartigere Verlaufsformen oder Varianten der progressiven Sklerodermie bekannt. Die günstige Prognose der beiden Syndrome wird deutlich, wenn sie schon in den ersten Krankheitsjahren auftreten, da der (quoad vitam ungünstige) ausgedehnte Viszeralbefall bei diesen Syndromen seltener ist als bei der progressiven Sklerodermie. Die überwiegende Mehrzahl dieser Patienten hat Autoantikörper, die gegen die Nukleoproteine der Zentromerregion an den Metaphasechromosomen gerichtet sind: *Antizentromer-Antikörper* (FRITZLER u. Mitarb. 1980). Gelenkerkrankungen kommen beim CREST- und CRST-Syndrom ebenfalls vor, möglicherweise mit geringerer Progredienzneigung als bei der progressiven Sklerodermie (BLOCKA u. Mitarb. 1981).

Lupus erythematodes disseminatus (Lupus erythematodes visceralis, Kaposi-Libman-Sacks-Syndrom)

CAZENAVE (1850/51) beschrieb den „lupus érythémateux" als eine isolierte Hautkrankheit. Doch schon KAPOSI (1872) erkannte, daß es sich um eine oft fieberhafte Allgemeinerkrankung vor allem mit Befall der Haut, der Lymphknoten, des Herzens, der Lungen, des Rippenfells, der Nieren und der Gelenke handelt. Sie gehört nach heutiger Ansicht zu den Autoaggressionskrankheiten (Autoimmunkrankheiten) (HENNEMANN 1969). LIBMAN u. SACKS (1923) berichteten über eine besondere Form der Endokarditis im Verlauf des Lupus erythematodes disseminatus.

Die Diagnose des Lupus erythematodes disseminatus stützt sich auf hämatologisch-serologische Untersuchungsergebnisse, vor allem auf den Nachweis von Autoantikörpern im Serum des Patienten. Antinukleäre Autoantikörper (antinukleäre Faktoren) geben sich beispielsweise in speziell hergestellten Blutausstrichen durch die Lupus-erythematosus-Zellen (L.E.-Zellen) zu erkennen. L.E.-Zellen sind neutrophile Granulozyten, die einen homogenisierten Zellkern phagozytiert haben. Zuverlässiger und empfindlicher gelingt es, die Antinuklearfaktoren mittels indirekter Immunfluoreszenzmethoden aufzuspüren, deren Prinzip auf einer Antigen-Antikörper-Reaktion zwischen nativem kernhaltigem Material und den antinukleären Immunglobulinen beruht (STOJAN 1983).

Fieber, Gelenkbeschwerden und Exantheme sind die häufigsten Symptome des gynäkotropen Lupus erythematodes disseminatus. Das Schicksal der Patienten hängt jedoch vor allem von renalen und zerebralen Komplikationen ab; denn die immunpathologischen Reaktionen des Lupus erythematodes disseminatus münden in eine Immunvaskulitis ein, die sich nicht nur an den Nieren und im

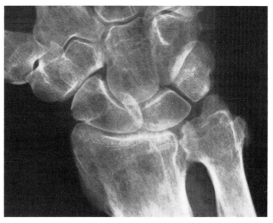

Abb. **139** Chronische Arthritis des rechten distalen Radioulnargelenks bei Lupus erythematodes disseminatus. Sehr reduzierter Kräfte- und Ernährungszustand (kurzfristig 20 kg Gewichtsabnahme). Im Krankheitsverlauf Temperatursteigerungen bis 39 °C. Mikrohämaturie. Wiederholter sicherer L. E.-Zellen-Nachweis im Blut. Erosionen im distalen Radioulnargelenk. Gelenknahe Entkalkung. Periostale Reaktion an der distalen Ulna

Gehirn – wenn auch dort am folgenschwersten –, sondern z. B. auch an der Haut, an den serösen Häuten und anderen inneren Organen manifestiert.

Über 90% der Patienten bekommen Gelenkbeschwerden (DUBOIS u. TUFFANELLI 1964, SCHUBERT 1973). Arthralgien, akute polyarthritische Erscheinungen, die klinisch dem rheumatischen Fieber ähneln können (SLOCUMB 1940), und schließlich auch chronische Polyarthritiden (CRUICKSHANK 1959) mit den dafür typischen Röntgenzeichen (Abb. **139**) sind bekanntgeworden. Zu den Krankheitserscheinungen des Lupus erythematodes disseminatus am Skelettsystem gehören auch metadiaphysäre *Knocheninfarkte* (NOONAN u. Mitarb. 1963a), der *grobwabige Knochenumbau an langen Röhrenknochen* (BÄUMER 1958) und die partielle oder totale *ischämische (aseptische) epiphysäre Knochennekrose*. Letztere kann vor allem ein- oder beidseitig am Femurkopf, an den Femurkondylen oder am Humeruskopf – grundsätzlich an jeder Epiphyse – auftreten (DUBOIS u. COZEN 1960 u. a)., und zwar unabhängig davon, ob der Erkrankte Kortikosteroide erhalten hat oder nicht.

Die Bedeutung *arthritischer* Gelenkbefunde für die Diagnose der Dermatomyositis, der Polyarteriitis (nodosa), der progressiven Sklerodermie und des Lupus erythematodes disseminatus läßt sich folgendermaßen zusammenfassen: Der klinische und röntgenologische Nachweis einer Arthritis oder Polyarthritis sollte immer dann Veranlassung geben, an eine der genannten klassischen Kollageno-

sen zu denken, wenn zusätzlich folgende krankhafte Befunde bei dem Patienten festzustellen sind:
1. Pleuritis und/oder Perikarditis,
2. Hautveränderungen,
3. Weichteilverkalkungen,
4. neurologische Störungen,
5. Proteinurie, Hämaturie,
6. Leukopenie oder Leukozytose, Eosinophilie.

Auf eine sog. *Kombinationskollagenose* sei hingewiesen. Sie ist unter der Bezeichnung **Sharp-Syndrom** oder „*Mixed connective tissue disease*" **(MCTD)** bekannt geworden (SHARP u. Mitarb. 1972, O'CONNELL u. BENNETT 1977, UDOFF u. Mitarb. 1977, FLENKER u. RICKEN 1977).
Diese Krankheit zeigt eine Mischsymptomatik aus anderen Kollagenosen, darunter auch Gelenkbefall, periartikuläre Verkalkungen und Akroosteolysen. Sie ist ein serologisch definiertes Krankheitsbild, das sich durch hohe Titer spezieller antinukleärer Autoantikörper auszeichnet. Es handelt sich um Antikörper, die gegen extrahierbare Zellkernantigene, die mit Ribonuklease abgebaut wurden, gerichtet sind (Anti-ENA-Antikörper, RNP-Antikörper). Der **iatrogene Lupus** – auch als Hydralazinsyndrom bekannt – ist ein Krankheitsbild, das zuerst nach hochdosierter Dauertherapie mit dem Antihypertonikum Hydralazin beschrieben wurde. Die Symptome gleichen dem Lupus erythematodes disseminatus – ein hoher Prozentsatz der Patienten klagt daher auch über Arthralgien oder Arthritiden. Nach Absetzen des Pharmakons klingt das Syndrom in der Regel ab, hat also eine viel bessere Prognose als der Lupus erythematodes disseminatus. In manchen Fällen bleibt die Lupussymptomatologie bestehen, so daß dann eine medikamentöse Provokation des vorher latenten Lupus erythematodes disseminatus diskutiert wird. Inzwischen wurde der iatrogene Lupus nach Gaben zahlreicher Medikamente gesehen, die von den Bakteriostatika, Antibiotika, Antiphlogistika bis zu den Antikonzeptiva reichen (BURGER u. MÜLLER 1968, DORFMANN u. Mitarb. 1972a, b). Treten (poly-)arthritische Symptome im Handbereich auf, so kann im Röntgenbild die spindelförmige Weichteilschwellung an den erkrankten Interphalangealgelenken zu erkennen sein.
Der **Pseudo-Lupus erythematodes** unterscheidet sich vom iatrogenen Lupus durch das Auftreten von antimitochondrialen (statt antinukleären) Antikörpern. Diese ebenfalls mit Gelenkbeschwerden einhergehende immunologisch definierte Erkrankung wird sehr wahrscheinlich durch bestimmte (inzwischen zurückgezogene) Arzneimittel induziert (FLENKER u. RICKEN 1977, u.a.).

Multizentrische Retikulohistiozytose (Lipoiddermatoarthritis)

Diese seltene Erkrankung zeichnet sich durch fleischfarbene (gelblich-bräunlich-rötliche) *papulonodöse Hautveränderungen* (Abb. **140**) von 0,2 bis 2 cm Durchmesser und in der Mehrzahl der Fälle durch eine *seronegative chronische Polyarthritis* (Abb. **141**) aus. Vor allem an den Dorsalflächen der Finger, an den Unterarmen, am Stamm und am Kopf, manchmal aber auch an den Lippen, an der Zungen- und Kehlkopfschleimhaut werden papulonodöse Effloreszenzen beobachtet. Sie können sich spontan verkleinern oder sogar zurückbilden (ALBERT u. Mitarb. 1960). Bei etwa jedem vierten Patienten sind außerdem typische Xanthelasmen an den Lidern festzustellen.
Nach der übersehbaren Kasuistik verläuft die chronische Polyarthritis in der Regel stark progredient – es kommen aber auch larvierte Formen und Spontanremissionen vor. Sie führt in kürzerer Zeit als die rheumatoide Arthritis zur Ankylose und Mutilation (JOHNSON u. TILDEN 1957, BORTZ u. VINCENT 1961). Schon im frühen Krankheitsstadium werden – im Gegensatz zur rheumatoiden Arthritis – auch die distalen Interphalangealgelenke (SCHWARZ u. FISH 1960) ergriffen – es liegt also ein anderes manuelles Befallmuster vor als bei der adulten rheumatoiden Arthritis.
Juxtaartikuläre Erosionen der multizentrischen Retikulohistiozytose, beispielsweise unmittelbar außerhalb des Kapselansatzes der Fingergelenke,

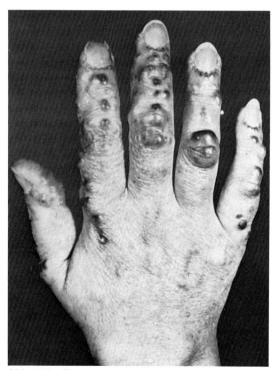

Abb. **140** Fleischfarbene papulonodöse Effloreszenzen vornehmlich an den Dorsalseiten der Finger bei Lipoiddermatoarthritis gehören ebenfalls nicht zum üblichen Bild der rheumatoiden Arthritis. Im Verlauf der multizentrischen Retikulohistiozytose kann jede Knochenverbindung – Diarthrose oder Synchondrose – befallen werden, desgleichen Sehnenscheiden und -insertionen. Auch die Kreuz-Darmbein-Gelenke, Wirbelbogengelenke, Kostotransversalgelenke und die Gelenke und Knochen des okzipitozervikalen Überganges (MARTEL u. Mitarb. 1961) bleiben nicht unverschont.

Wahrscheinlich spiegelt die multizentrische Retikulohistiozytose eine Störung des intermediären Fettstoffwechsels wider. Histologische Untersuchungen der Hautveränderungen und der Synovialmembran erkrankter Gelenke sprechen nämlich dafür: Frische Läsionen zeigen eine dichte Infiltration mit Histiozyten, Lymphozyten, eosinophilen Granulozyten, Plasmazellen und extravasal liegenden Erythrozyten. Im weiteren Verlauf treten glykolipidspeichernde(?) vielkernige Riesenzellen auf und beherrschen neben den Histiozyten das feingewebliche Bild. Es handelt sich also um ein riesenzellenhaltiges Granulationsgewebe ohne und mit Schaumzellen. Die Riesenzellen mit ihrem eosinophilen, homogenen oder feingranulierten Zytoplasma lassen sich auch im Periost, im subkutanen Bindegewebe, in Bronchiallymphknoten, im Knochenmark und im Endokard nachweisen (ALBERT u. Mitarb. 1960).

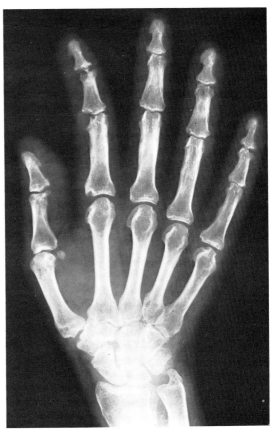

Abb. **141** Multizentrische Retikulohistiozytose (Patientin der Abb. **140**). Erosionen sind sowohl an den Metakarpophalangeal-, proximalen als auch an den distalen Interphalangealgelenken zu erkennen (s. Text). Juxtaartikuläre Ausbreitung der Erosion am II. proximalen Interphalangealgelenk ist angedeutet

Literatur

Entzündliche Gelenkerkrankungen, Konzepte, allgemeine Röntgenmorphologie der Gelenkentzündung, Differentialdiagnose der arthritischen Röntgenzeichen (Kollateralphänomene, Direktzeichen).

Aho, K., P. Ahvonen, A. Lassus, K. Sievers, A. Tiilikainen: HL-A antigen 27 and reactive arthritis. Lancet 1973/II, 157

Amor, B., S. Laoussadi: Arthrites réactionelles, un renouveau des arthrites infectieuses ou les frontières de la spondylarthrite ankylosante. Presse méd. 13 (1984) 1719

Amor, B., H. Bouchet, F. Delrieu: Enquête nationale sur les arthrites réactionelles de la Société Française de Rhumatologie. Rev. Rhum. 50 (1983) 733

De Andrade, J. R., J. C. Brennan: The morphology of the rheumatoid bone erosion. Arthr. and Rheum. 7 (1964) 287

Barnhart, M. I., J. M. Riddle, G. B. Bluhm, C. Quintana: Fibrin promotion and lysis in arthritic joints. Ann. rheum. Dis. 26 (1967) 206

Berens, D. L., L. M. Lockie, R.-K. Lin, B. M. Norcross: Roentgen changes in early rheumatoid arthritis. Radiology 82 (1964) 645

Brunner, W.: „Subakute Polyarthritis" bei Bronchuskarzinom – ein paraneoplastisches Syndrom. Schweiz. med. Wschr. 97 (1967) 611

Bywaters, E. G. L., A. St. J. Dixon, J. T. Scott: Joint lesions of hyperparathyreoidism. Ann. rheum. Dis. 22 (1963) 171

Calin, A.: Classification of seronegative arthritis: recent developments. Scand. J. Rheumatol., Suppl. 52 (1984) 5

Castillo, B. A., R. A. El Sallab, J. T. Scott: Physical activity, cystic erosions, and osteoporosis in rheumatoid arthritis. An. rheum. Dis. 24 (1965) 522

Chapchal, G.: Die Bedeutung der Fehlbelastung in der Genese der Arthrosen. In: Ursachen rheumatischer Krankheiten. Rheumatismus in Forschung und Praxis, Bd. III. Huber, Bern 1966

Crasselt, C.: Arthrozelen bei rheumatischen Kniegelenkserkrankungen. Z. Orthop. 104 (1968) 570

Cruickshank, B., J. G. Macleod, W. S. Shearer: Subarticular pseudocysts in rheumatoid arthritis. J. fac. Radiol. (London) 5 (1954) 218

Dihlmann, W.: Entwicklungsstörungen der Kreuzdarmbeingelenke einschließlich der sog. Osteochondritis sacri. Fortschr. Röntgenstr. 101 (1964) 285

Dihlmann, W.: Ein röntgenologisches Frühzeichen der Arthritis. Der Schwund der subchondralen Grenzlamelle. Z. Rheumaforsch. 27 (1968) 129

Dihlmann, W.: Distensionsluxation des Hüftgelenkes bei partaler Lösung der proximalen Femurepiphyse. Fortschr. Röntgenstr. 116 (1972) 559

Dihlmann, W.: Gelenke, Wirbelverbindungen. Thieme, Stuttgart 1973; 2. Aufl. 1982

Dihlmann, W.: Röntgenatlas rheumatischer Krankheiten. Thieme, Stuttgart 1985

Dihlmann, W., J. Bandick: Computertomographie (CT) der Schulterweichteile. Teil 1: Synovialisreaktionen. Fortschr. Röntgenstr. 147 (1987) 1

Dihlmann, W., M. Cen: Die ankylosierende dysostotische Arthritis. Fortschr. Röntgenstr. 110 (1969) 246

Dihlmann, W., G. Delling: Ist die transitorische Hüftosteoporose eine transitorische Osteonekrose? Z. Rheumatol. 44 (1985) 82

Dihlmann, W., G. Nebel: Computed tomography of the hip joint capsule. J. Comput. assist. Tomography 7 (1983) 278

Dihlmann, W., W. Thomas: Diagnostischer Algorithmus für die transitorische Hüftosteoporose – unter Einbeziehung der Computertomographie –. Fortschr. Röntgenstr. 138 (1983) 214

Doppman, J. L.: Baker's cyst and the normal gastrocnemio-semimembranosus bursa. Amer. J. Roentgenol. 94 (1965) 646

Fassbender, H. G.: Die Bedeutung entzündlicher Prozesse bei der Osteoarthrose. Z. Rheumatol. 42 (1983) 145

Fletcher, D. E., K. A. Rowley: Radiological features of rheumatoid arthritis. Brit. J. Radiol. 25 (1952) 282

Forrester, D. M., J. C. Brown, J. W. Nesson: Gelenkerkrankungen im Röntgenbild. Thieme, Stuttgart 1984

Fries, G.: Zur Röntgen-Diagnostik osteoradionekrotischer Hüftveränderungen nach Röntgen-Radiumbestrahlung weiblicher Genitalkarzinome, Strahlentherapie 132 (1967) 113

Haage, H.: Röntgendiagnostik der Gelenkschwellung des Ellenbogens. Fortschr. Röntgenstr. 118 (1973) 45

Holmgren, B. S.: Flüssiges Fett im Kniegelenk nach Trauma. Acta radiol. (Stockh.) 23 (1942) 131

Isemein, L., A.-M. Fournier: Contribution a l'étude radiologique des polyarthrites évolutives au début: Rev. Rhum. 19 (1952) 1016

Johnston, Y. E., P. H. Duray, A. C. Steere, M. Kashgarian, J. Buza, S. E. Malawista, P. W. Askenase: Lyme arthritis. Spirochetes found in synovial microangiopathic lesions. Amer. J. Path. 118 (1985) 26–34

Kamermann, J. S.: Protective effect of traumatic lesions on rheumatoid arthritis. Ann. rheum. Dis. 25 (1966) 361

Karagevrekis, C., G. Gauthier, J. Fabre: Main parkinsonienne et arthrite rhumatoide. Schweiz. Rdsch. Med. 61 (1972) 787

Kolář, J., R. Vrabec, J. Chyba: Arthropathies after irradiation. J. Bone Jt Surg. 49-A (1967) 1157

Lequesne, M.: Transient osteoporosis of the hip. A non-traumatic variety of Sudeck's atrophy. Ann. rheum. Dis. 27 (1968) 463

Lequesne, M., M. Kerboull, M. Bensasson, C. Perez, R. Dreiser, A. Forest: Partial transient osteoporosis. Skelet. Radiol. 2 (1977) 1

Letterer, E.: Allgemeine Pathologie. Grundlagen und Probleme. Ein Lehrbuch. Thieme, Stuttgart 1959

Martel, W., J. T. Hayes, I. F. Duff: The pattern of bone erosion in the hand and wrist in rheumatoid arthritis. Radiology 84 (1965) 204

Mills, K. L. G.: Transitory synovitis of the hip in children. Postgrad. med. J 40 (1964) 190

Mohr, W.: Gelenkkrankheiten. Diagnostik und Pathogenese makroskopischer und histologischer Strukturveränderungen. Thieme, Stuttgart 1984

Moll, W.: Klinische Rheumatologie. Karger, Basel 1958

Nathanson, L., M. Slobodkin: Acromioclavicular changes in primary and secondary hyperparathyroidism. Radiology 55 (1950) 30

Noetzli, M.: Über weniger auffällige Röntgenveränderungen bei primär-chronischer Polyarthritis. Radiol. clin. 32 (1963) 525

Norell, H.-G.: Roentgenologic visualization of the extracapsular fat. Its importance in the diagnosis of traumatic injuries to the elbow. Acta. radiol. (Stockh.) 42 (1954) 205

Otte, P.: Das Krankheitsbild der „flüchtigen Coxitis". Z. Rheumaforsch. 27 (1967) 474

Phemister, D.: The effect of pressure on articular surfaces in pyogenic and tuberculous arthritides, and its bearing on treatment. Ann. Surg. 80 (1924) 481

Rutishauser, E., E. Jacqueline: Lésions de nécrose et hernies capsulaires dans les os du poignet de l'adulte (Confrontation anatomo-radiologique) Rhumatologie 4 (1953) 179

Rutishauser, E., F. Jacqueline: Die rheumatischen Koxitiden. Eine pathologisch-anatomische und röntgenologische Studie. Geigy, Basel 1959

Shimizu, S., S. Shiozawa, K. Shiozawa, S. Imura, T. Fujita: Quantitative histologic studies on the pathogenesis of periarticular osteoporosis in rheumatoid arthritis. Arthr. and Rheum. 28 (1985) 25

Sissons, H. A.: Osteoporosis and epiphysial arrest in joint tuberculosis. An account of the histological changes in the involved tissues. J. Bone Jt Surg. 34-B (1952) 275

Soila, P., K. Berglund, C. Lagergren, K. Vainio: Osteoporosis in rheumatoid arthritis with special regard to the angiographic and microradiographic findings. 9. Int. Congr. Radiol. Trans. I. Thieme, Stuttgart 1961 (S. 248)

Spranger, J.: Internationale Nomenklatur konstitutioneller Knochenerkrankungen. (Die Pariser Nomenklatur). Fortschr. Röntgenstr. 115 (1971) 283

Středa, A., V. Pazderka: Vergleichende röntgenologische und anatomische Untersuchungen der Knochen- und Gelenksymptome bei der primär chronischen Polyarthritis. Radiologe 6 (1966) 39

Thompson, M., E. G. L. Bywaters: Unilateral rheumatoid arthritis following hemiplegia. Ann. rheum. Dis. 21 (1962) 370

Thurner, J.: Die chronisch-rheumatoide Polyarthritis und ihre Stellung im Rahmen der rheumatisch genannten Erkrankungen. Z. Rheumaforsch. 20 (1960) 373

Tillmann, K., G. Binzus: Der Energiestoffwechsel der Gelenke bei Arthrose und Arthritis und seine medikamentöse Beeinflußbarkeit. Verh. dtsch. orthop. Ges. 55. Kongr. Enke, Stuttgart 1969 (S. 221)

Uehlinger, E.: Die pathologische Anatomie der Gleitgewebe. Verh. dtsch. orthop. Ges., Beiheft Z. Orthop. 91 (1959) 285

Uehlinger, E.: Bone changes in rheumatoid arthritis and their pathogenesis. In Müller, W., H.-G. Harwerth, K. Fehr: Rheumatoid Arthritis. Pathogenetic Mechanisms and Consequences in Therapeutics. Academic Press, London 1971 (p. 25)

Vainio, K., E. Sairanen: Über Hüftgelenkluxation bei rheumatoider Arthritis. Z. orthop. Chir. 86 (1955) 217

Vyhnánek, L., P. Teisinger, V. Eckert, R. Druga: Die Weichteilveränderungen beim Trauma des Ellbogens und der peripheren Radiusepiphyse. Fortschr. Röntgenstr. 112 (1970) 505

Wright, V., W. B. Reed: The link between Reiter's syndrome and psoriatic arthritis. Ann. rheum. Dis. 23 (1964) 12

Ziff, M., H. J. Gribetz, J. Lospalluto: Effect of leukocyte and synovial membrane extracts on cartilage mucoprotein. J. clin. Invest. 39 (1960) 405

Infektiöse Gelenkerkrankungen

Anschütz, W., R. Wanke: Die Erkrankungen der Gelenke. In Gohrbrandt, E., E. v. Redwitz, F. Sauerbruch: Lehrbuch der Chirurgie, Bd. II. 10. Aufl. VEB Fischer, Jena 1951

Arcomano, J. P., G. Stunkle, J. C. Barnett, J. P. Sackler: Muscle group signs and pubic varus as a manifestation of hip disease in children. Amer. J. Roentgenol. 89 (1963) 966

Bartley, O., N. Chidekel: Roentgenologic changes in postoperative septic osteoarthritis of the hip. Acta radiol. Diagn. 4 (1966) 13

Borak, J.: Die Arthritis gonorrhoica und ihre Behandlung im Lichte röntgenologischer Untersuchungen. Mitt. Grenzgeb. Med. Chir. 37 (1924) 333

Calabro, J. J.: Cancer and arthritis. Arthr. and Rheum. 10 (1967) 553

David-Chaussé, J., J. Dehais, M. Boyer, M. L. Darde, Y. Imbert: Les infections articulaires chez l'adulte atteintes périphériques et vertébrales a germes banals et a bacilles tuberculeux. Rev. Rhum. 48 (1981) 69

Engleman, E. P., M. A. Shearn: Recent advances in the rheumatic diseases. Ann. intern. Med. 66 (1967) 199

Forssmann, G.: 3 cases of skeletal changes round the knee joint in parathyphoid fever in infants. Acta radiol. (Stockh.) 27 (1946) 294

Gumpel, J. M., C. J. Johns, L. E. Schulman: The joint disease in sarcoidosis. Ann. rheum. Dis. 26 (1967) 194

Irby, R., D. M. Hume: Joint changes observed following renal transplants. Clin. Orthop. 57 (1968) 101

Jorup, S., S. Kjellberg: Die Frühdiagnose bei akuter septischer Osteomyelitis, Periostitis, Arthritis und ihre Bedeutung für die Behandlung. Acta radiol. (Stockh.) 30 (1948) 176

Kaplan, H.: Sarcoid arthritis. A review. Arch. intern. Med. 112 (1963) 924

Katzenstein, H.-J.: Ein Beitrag zur Genese des „Stachelbeckens". Röntgenpraxis 6 (1934) 742

Keiser, H., F. L. Ruben, E. Wolinsky, I. Kushner: Clinical forms of gonococcal arthritis. New Engl. J. Med. 279 (1968) 234

Lame, E. L.: Arthritis of the hip following urinary tract operation. Radiology 65 (1955) 194

Laurell, H.: Über die Röntgensymptome bei einem Fall von intra- und retroperitonealer Entzündung und über frühe rönt-

genologische Zeichen der akuten Osteomyelitis. Acta radiol. (Stockh.) 8 (1927) 289
Legueu, Rochet: Les cellulites périvésicales et pelviennes après certaines cystotomies ou prostatectomies sus-pubiennes. J. Urol. 15 (1923) 1
Matzen, P. F.: Entzündungen der Gelenke. In Hohmann, G., M. Hackenbroch, K. Lindemann: Handbuch der Orthopädie, Bd. I. Thieme, Stuttgart 1957; 2. Aufl. Witt, A. N. u. Mitarb.: Orthopädie in Praxis und Klinik, 1980–1986
Otte, P.: Das Krankheitsbild der „flüchtigen Coxitis". Z. Rheumaforsch. 26 (1967) 474
Ravault, P., G. Riffat, E. Lejeune: Les ostéo-arthrites vertébrales et coxo-fémorales des infections urinaires. (A propos de 3 cas après prostatectomie). Rev. Rhum. 25 (1958) 171
Reichmann, S.: Roentgenologic soft tissue appearences in hip joint disease. Acta radiol. Diagn. 6 (1967) 167
Wiesmann, E.: Zur Frage der pyämischen Gelenkmetastasen. Dtsch. Z. Chir. 249 (1937) 224
Wood, B. T., C. H. Behlen II, P. E. Weary: The association of sarcoidosis, erythema nodosum, and arthritis. Arch. Derm. 94 (1966) 406

Entzündlich-rheumatische Gelenkerkrankungen

Acheson, E. D.: An association between ulcerative colitis, regional enteritis, and ankylosing spondylitis. Quart. J. Med., n. s. 29 (1960) 489
Afshani, E., B. R. Girdany: Atlanto-axial dislocation in chondrodysplasia punctata. Report of the findings in two brothers. Radiology 102 (1972) 399
Albert, J., W. Bruce, A. C. Allen, H. Blank: Lipoid dermatoarthritis. Reticulohistiocytoma of the skin and joints. Amer. J. Med. 28 (1960) 661
Alpert, M., F. Feldman: The rib lesions of rheumatoid arthritis. Radiology 82 (1964) 872
Amor, B.: Reiter's syndrome and reactive arthritis. Clin. Rheumatol. 2 (1983) 315
De Andrade, J. R., J. C. Brennan: The morphology of the rheumatoid bone erosion. Arthr. and Rheum. 7 (1964) 287
Ansell, B. M., E. G. L. Bywaters: Diagnosis of "probable" Still's disease and its outcome. An. rheum. Dis. 21 (1962) 253
Ansell, B. M., R. A. D. Wigley: Arthritic manifestations in regional enteritis. Ann. rheum. Dis. 23 (1964) 64
Arlart, I., G. Bargon: Periostale Knochenneubildung bei Colitis ulcerosa im jugendlichen Alter. Fortschr. Röntgenstr. 135 (1981) 577
Arnold, O. H., B. Messer, M. Reichenberger: Lungenembolie oder rheumatische Systemerkrankung? Dtsch. med. Wschr. 92 (1967) 573
Aufdermaur, M.: Skelettbefunde bei primär-chronischer Polyarthritis. Dtsch. med. Wschr. 90 (1965) 1845
Augustin, K.: Über Gelenk- und Nervenbeteiligung bei Dermatomyositis (Polymyositis). Diss., Berlin 1939: zit. nach Schuermann 1958
Avila, R., D. G. Pugh, Ch. H. Slocumb, R. K. Winkelmann: Psoriatic arthritis: a roentgenologic study. Radiology 75 (1960) 691
Baggenstoss, A. H., W. H. Bickel, L. E. Ward: Rheumatoid granulomatous nodules as destructive lesions of vertebrae. J. Bone Jt Surg. 34-A (1952) 601
Ball, J.: Rheumatoid arthritis and polyarteriitis nodosa. Ann. rheum. Dis. 18 (1954) 277
Bargen, J. A.: Complications and sequelae of chronic ulcerative colitis. Ann. intern. Med. 3 (1929) 335
Bargen, J. A., R. J. Jackman, J. G. Kerr: Studies on the life histories of patients with chronic ulcerative colitis (thromboulcerative colitis) with some suggestions for treatment. Ann. intern. Med. 12 (1938) 339
Barry, M., L. Katz, L. Cooney: An unusual articular presentation of progressive systemic sclerosis. Arthr. and Rheum. 26 (1983) 1041
Bauer, W., G. A. Bennett, J. W. Zeller: The pathology of joint lesions in patients with psoriasis and arthritis. Trans. Ass. Amer. Phycns. 56 (1941) 349

Bäumer, A.: Calcinosis universalis, grobwabiger Knochenumbau und Lipodystrophie bei einer Patientin mit Kaposi-Libman-Sacks-Syndrom. Z. Rheumaforsch. 17 (1958) 1
Bäumer, A.: LE-Zellen und Sjögren-Zellen bei Arthropathien mit und ohne begleitendes Sjögren-Syndrom. Z. Rheumaforsch. 25 (1966) 330
Bäumer, A.: Klinische Definition der Kollagenkrankheiten. Z. Rheumaforsch. 27 (1968) 85
Bäumer, A.: Kollagenkrankheiten. Therapiewoche 19 (1969) 266
Beaulieu, A., R. Roy, G. Mathon et al.: Psoriatic arthritis: risk factors for patients with psoriasis – a study based on histocompatibility antigen frequencies. J. Rheumatol. 10 (1983) 633
Becker, I.: Die Behçetsche Krankheit. Dtsch. med. Wschr. 87 (1962) 1903
Behçet, H.: Über rezidivierende, aphthöse, durch ein Virus verursachte Geschwüre am Mund, am Auge und an den Genitalien. Derm. Wschr. 105 (1937) 1152
Behrend, T., F. Hartmann, H. Deicher: Über die Notwendigkeit einer Unterscheidung von primär und sekundär chronischer Polyarthritis. Dtsch. med. Wschr. 87 (1962) 944
Berens, D. L., L. M. Loockie, R.-K. Lin, B. M. Norcross: Roentgen changes in early rheumatoid arthritis. Radiology 82 (1964) 645
Bertrams, J.: HLA-Antigene und Krankheitsempfänglichkeit. Dtsch. med. Wschr. 101 (1976) 178
Bjersand, A. J.: New bone formation and carpal synostosis in scleroderma. Americ. J. Roentgenol. 103 (1968) 616
Bland, J. H., W. M. Eddy: Hemiplegia and rheumatoid hemiarthritis. Arthr. and Rheum. 10 (1967) 268
Blocka, K. L. N., L. W. Bassett, D. E. Furst, P. J. Clements, H. E. Paulus: The arthropathy of advanced progressive systemic sclerosis. A radiographic survey. Arthr. and Rheum. 24 (1981) 874
Böni, A.: Die progredient chronische Polyarthritis. In Schoen, R., A. Böni, K. Miehlke: Klinik der rheumatischen Erkrankungen. Springer, Berlin 1970 (S. 139)
Boolukos, P. J.: Phlebitiden und Thrombosen großer Körpervenen – Begleiterscheinungen der Behçetschen Krankheit. Helv. med. Acta 27 (1960) 264
Bortz, A. I., M. Vincent: Lipoid dermato-arthritis and arthritis mutilans. Amer. J. Med. 30 (1961) 951
Braun-Falco, O., G. Rassner: Psoriasis arthropathica aus dermatologischer Sicht. Therapiewoche 19 (1969) 261
Brocher, J. E. W.: Die Wirbelsäulenleiden und ihre Differentialdiagnose, 2. Aufl. Thieme, Stuttgart 1959; 6. Aufl.: Brocher, J. E. W., H.-G. Willert: Differentialdiagnose der Wirbelsäulenerkrankungen. Thieme, Stuttgart 1980
Brodey, P. A., S. M. Wolff: Radiographic changes in the sacroiliac joints in familial Mediterranean fever. Radiology 114 (1975) 331
Bruk, M. I.: Articular and vascular manifestations of polymyalgia rheumatia. Ann. rheum. Dis. 26 (1967) 103
Buckley, W. R., R. L. Raleigh: Psoriasis with acro-osteolysis. New Engl. J. Med. 261 (1959) 539
Burger, W., W. Müller: Medikamentöse Arthropathien. Ther. d. Gegenw. 107 (1968) 626
Butenandt, O., D. Knorr, E. Stoeber: Die Ursache der Wachstumshemmung bei der rheumatoiden Arthritis (primärchronischen Polyarthritis) im Kindesalter. Z. Rheumaforsch. 21 (1962) 280
Büttner, A.: Ein Beitrag zum Thibièrge-Weissenbach-Syndrom im Rahmen der progressiven Sklerodermie. Radiologe 9 (1969) 239
Bywaters, E. G. L.: The relation between heart and joint disease including "rheumatoid heart disease" and chronic postrheumatic arthritis (Type Jaccoud). Brit. Heart J. 12 (1950) 101
Bywaters, E. G. L.: Heel lesions of the rheumatoid arthritis. Ann. rheum. Dis. 13 (1954) 42
Bywaters, E. G. L.: Discussion. Arthr. and Rheum. 9 (1966) 645
Bywaters, E. G. L.: Still's disease in the adult. Ann. rheum. Dis. 30 (1971) 121
Bywaters, E. G. L.: Origin of cervical disease in r.a. Arthr. and Rheum. 21 (1978) 737
Bywaters, E. G. L., B. M. Ansell: Arthritis associated with ulcerative colitis. A clinical and pathological study. Ann. rheum. Dis. 17 (1958) 169

Calabro, J. J.: The feet as an aid in the differentialdiagnosis of arthritis. Arthritis and Rheumat. 3 (1960) 433
Calabro, J. J.: A critical evaluation of the diagnostic features of the feet in rheumatoid arthritis. Arthr. and Rheum. 5 (1962) 19
Calin, A.: Classification of seronegative arthritis: recent developments. Scand. J. Rheumatol., Suppl. 52 (1984) 5
Canigiani, G., K. Zweymüller: Skelettveränderungen im Spätstadium der Dermatomyositis. Radiol. clin. biol. 41 (1972) 99
Canoso, J. J., M. Saini, J. A. Hermos: Whipple's disease and ankylosing spondylitis simultaneous occurrence in HLA-B27 positive male. J. Rheumatol. 5 (1978) 79
Caplan, A.: Certain unusual radiological appearances in the chest of coal-miners suffering from rheumatoid arthritis. Thorax 8 (1953) 29
Carrier, J. W.: Psoriatic arthritis. Amer. J. Roentgenol. 79 (1958) 612
Carter, M. E.: Sacro-iliitis in Still's disease. Ann. rheum. Dis. 21 (1962) 105
Caughey, D. E., E. G. L. Bywaters: The arthritis of Whipple's syndrome. Ann. rheum. Dis. 22 (1963) 327
Cazenave, A.: Conférence sur le lupus érythémateux. Ann. Mal. Peau Syph. 1850/51, 297
Chandler, G. N., V. Wright: Deleterious effect of intraarticular hydrocortisone. Lancet (1958) 661
Chauffard, A., F. Ramond: Das adénopathies dans le rhumatisme chronique infectieux. Rev. Méd. 16 (1896) 345
Christ, P.: Serologie der Streptokokken- und Staphylokokken-Infektionen bei rheumatischen Erkrankungen. In Schoen, R., A. Böni, K. Miehlke: Klinik der rheumatischen Erkrankungen. Springer, Berlin 1970 (S. 67)
Clarke, O.: Arthritis mutilans associated with psoriasis. Lancet 1950/I, 149
Clemmesen, S.: A critical evaluation of Nørgaard's technique for early roentgenological diagnosis of rheumatoid arthritis. Acta rheum. scand. 12 (1966) 241
Collins, L. C., M. D. Lidsky, J. T. Sharp, J. Moreland: Malposition of carpal bones in rheumatoid arthritis. Radiology 103 (1972) 95
Cornil, V.: Mémoire sur les coincidences pathologiques du rhumatisme articulaire chronique. C. R. Soc. Biol. Par. 1 (1864) 3
Coste, F.: La polyarthrite psoriasique. Z. Rheumaforsch. 17 (1958) 90
Coste, F.: Psoriasis-Arthritis. In: Schoen, R., A. Böni, K. Miehlke: Klinik der rheumatischen Erkrankungen. Springer, Berlin 1970 (S. 240)
Coste, F., B. Piguet, F. Delbarre, Saddi: Sur 5 cas d'ostéolyse de la tête fémorale au cours de polyarthrites chroniques évolutives. Rev. Rhum. 23 (1956) 451
Cramblett, H. G.: Juvenile rheumatoid arthritis. A review of the literature. Clin. Proc. Child. Hosp. (Wash.) 12 (1956) 98
Cros, D., T. Gamby, G. Serratrice: Acne rheumatism. Report of a case. J. Rheumatol. 8 (1981) 336
Cruickshank, B.: Lesions of joints and tendon sheaths in systemic lupus erythematosus. Ann. rheum. Dis. 18 (1959) 111
Csákány, G., S. Bozsóky, L. Bakos, S. Korossy: Joint changes in psoriasis. Acta radiol. 57 (1962) 121
Dames, R., J. Zuckner: Palindromic rheumatism. Arch. Inter-Amer. Rheumat. 4 (1961) 19
Deicher, H., P. Arend: Formen der Arthritis bei chronischen Darmerkrankungen. In Hauss, W. H., U. Gerlach: Rheumatismus und Bindegewebe. Steinkopff, Darmstadt 1966 (S. 131)
Delamere, J. P., R. M. Baddeley, K. W. Walton: Jejuno-ileal bypass arthropathy: its clinical features and associations. Ann. rheum. dis. 42 (1983) 553
Dihlmann, W.: Die Diagnostik des sehr frühen Morbus Bechterew. Fortschr. Röntgenstr. 97 (1962) 716
Dihlmann, W.: Die Veränderungen an den Extremitätengelenken beim Morbus Bechterew (Diagnose, Prognose, Problematik). Fortschr. Röntgenstr. 102 (1965 a) 680
Dihlmann, W.: Glukocorticoidnebenwirkungen am Stütz- und Gleitgewebe. Fortschr. Röntgenstr. 103 (1965 b) 308
Dihlmann, W.: Röntgendiagnostik der Iliosakralgelenke und ihrer nahen Umgebung. Thieme, Stuttgart 1967 b; 2. Aufl. 1978
Dihlmann W.: Pleuropulmonale Äquivalente der primär chronischen Polyarthritis. Dtsch. Röntgenkongr. 1966, Teil A. Thieme, Stuttgart 1967 c (S. 75)
Dihlmann, W.: Der Processus styloideus – ein röntgenologischer Indikator für chronische rheumatische Polyarthritiden. Fortschr. Röntgenstr. 109 (1968 a) 199
Dihlmann, W.: Spondylitis ankylopoetica – die Bechterewsche Krankheit. Thieme, Stuttgart 1968 b
Dihlmann, W.: Über die Arthritis reformans. Fortschr. Röntgenstr. 111 (1969) 245
Dihlmann, W.: Die praktische Bedeutung und Problematik der Röntgenfrühsymptome – dargestellt am Nørgaard-Zeichen der chronischen rheumatischen Polyarthritis. Fortschr. Röntgenstr. 112 (1970 a) 247
Dihlmann, W.: Zwei Aspekte der röntgenologischen Differentialdiagnose bei der Spondylarthritis ankylopoetica. Therapiewoche 20 (1970 b) 789
Dihlmann, W.: Zur Differentialdiagnose der Gelenkerkrankungen bei Psoriatikern. Dtsch. med. Wschr. 96 (1971) 557
Dihlmann, W.: Gelenke, Wirbelverbindungen. Thieme, Stuttgart 1973; 2. Aufl. 1982
Dihlmann, W.: Das „bunte" Sakroiliakalbild – das röntgenologische Frühkriterium der ankylosierenden Spondylitis. Fortschr. Röntgenstr. 121 (1974) 564
Dihlmann, W.: Röntgendiagnostische Basisinformation: Das „bunte" Sacroiliacalbild. Akt. Rheumatol. 1 (1976 a) 17
Dihlmann, W.: Röntgendiagnostische Basisinformation: Das manuelle Befallmuster bei polyartikulären Erkrankungen. Akt. Rheumatol. 1 (1976 b) 73
Dihlmann, W.: Die morphologische Grundlage des „bunten" sakroiliakalen Röntgenbilds bei ankylosierender Spondylitis. Fortschr. Röntgenstr. 124 (1976 c) 389
Dihlmann, W.: Röntgenmorphologische Befunde bei kindlicher rheumatoider Arthritis. Verh. dtsch. Ges. Rheumatol. 4 (1976 d) 60
Dihlmann, W.: Röntgendiagnostische Basisinformation: Vertebralosteophyten. Akt. Rheumatol. 2 (1977) 139
Dihlmann, W.: Röntgenatlas rheumatischer Krankheiten. Thieme, Stuttgart 1985
Dihlmann, W., G. Friedmann: Die Röntgenkriterien der juvenil-rheumatischen Zervikalsynostose im Erwachsenenalter. Fortschr. Röntgenstr. 126 (1977) 536
Dihlmann, W., E. Peter: Die diagnostische Bedeutung des glockenförmigen Femurkopfes. Fortschr. Röntgenstr. 102 (1965) 306
Dihlmann, W., G. Liebaldt, W. Undeutsch: Die Kapillaraussprossung als Reparationsprinzip bei örtlichen Strahlenschäden. Strahlentherapie 114 (1961) 552
Dorfmann, H., M. F. Kahn, S. de Sèze: Les lupus iatrogènes: état actuel de la question. I. Etude clinique et principaux produits inciminés. Nouv. Presse med. 1 (1972 a) 2907
Dorfmann, H., M. F. Kahn, S. de Sèze: Les lupus iatrogènes: état actuel de la question. II. Physiopathologie des lupus induits. Nouv. Presse méd. 1 (1972 b) 2967
Dubois, E. L., L. Cozen: Avascular (aseptic) bone necrosis associated with systemic lupus erythematosus. J. Amer. med. Ass. 174 (1960) 966
Dubois, E. L., D. L. Tuffanelli: Clinical manifestations of systemic lupus erythematosus. Computer analysis of 520 cases. J. Amer. med. Ass. 190 (1964) 104
Dürrigl, Th., H. Jurak: Ein Beitrag zur Kenntnis des Hydrops intermittens. Z. Rheumaforsch. 19 (1960) 401
Ehrlich, G. E.: The rheumatoid wrist. Amer. Acad. gen. Pract. 35 (1967) 78
Elke, M.: Dystrophische Rippenveränderungen bei Sklerodermie. Fortschr. Röntgenstr. 99 (1963) 717
Ellegast, H.: Knochen- und Gelenkveränderungen bei Hypercorticismus und iatrogenem Hypercortisonismus. Verh. dtsch. Ges. inn. Med. 71 (1965) 873
Ellman, P., R. E. Ball: "Rheumatoid disease" with joint and pulmonary manifestations. Brit. med. J. 1948/II, 816
Epstein, E.: Differential diagnosis of keratosis blennorrhagica and psoriasis arthropathica. Arch. Derm. 40 (1939) 547
d'Eshougues, J. R., B. Delcambre, D. Defrance: Les manifestations articulaires de la maladie de Whipple. Rev. Rhum. 43 (1976) 565
Espinoza, L. R., F. B. Vasey, S. W. Gaylord, C. Dietz, L. Bergen, P. Bridgeford, B. F. Germain: Histocompatibility

typing in the seronegative spondylarthropathies: a survey. Semin. Arthr. Rheum. 11 (1982) 375

Eyler, W. R., H. P. Doub: Extraintestinal roentgen manifestations of intestinal lipodystrophy. J. Amer. med. Ass. 160 (1956) 534

Falck, I., G. Schmidt: Die Beziehungen des Morbus Reiter und des Morbus Behçet zum rheumatischen Formenkreis. Med. Klin. 56 (1961) 1744

Falk, A.: Psoriasis arthropathica. Arch. Derm. Syph. 129 (1920) 299

Fassbender, H. G.: Die Rolle der Allergie beim Rheumatismus. Internist 3 (1962) 712

Fassbender, H. G.: Pathologie des entzündlichen Rheumatismus. In: Rheumatismus in Forschung und Praxis, Bd. III. Huber, Bern 1966

Fassbender, H. G.: Neue Aspekte der Rheuma-Forschung. Lebensversicherungsmedizin 36 (1984) 107

Fehr, K.: Die Psoriasis-Arthritis. Dtsch. med. Wschr. 92 (1967) 2178

Fellinger, K., J. Schmid: Klinik und Therapie des chronischen Gelenkrheumatismus. Maudrich, Wien 1954

Felty, A. R.: Chronic arthritis in the adult, associated with splenomegaly and leucopenia. Johns Hopk. Hosp. Bull. 35 (1924) 16

Fenster, E., W. Tschackert: Zur Kenntnis der Knochenveränderungen bei Psoriasis. Röntgenpraxis 16 (1944) 24

Ferguson, R. H., H. F. Polley: Variants of rheumatoid arthritis. Med. Clin. N. Amer. 52 (1968) 503

Fernandez-Herlihy, L.: The articular manifestations of chronic ulcerative colitis. New Engl. J. Med. 261 (1959) 259

Fiessinger, N., E. Leroy: Contribution a l'étude d'une épidémie de dysenterie dans la Somme. Bull. Soc. méd. Hôp. 40 (1916) 2030

Fischer, A., O. Vontz: Klinik der Spondylarthritis ankylopoetica. Mitt. Grenzgeb. Med. Chir. 42 (1930/32) 586

Fischer, E., P. Manolakis: Das röntgenologische Frühzeichen der rheumatischen Polyarthritis nach Nørgaard bei der Osteopathia hypertrophicans toxica. Fortschr. Röntgenstr. 106 (1967) 844

Flenker, I., D. Ricken: Pseudo-LE and Sharp-Syndrom – zwei neue immunpathologische Krankheitsbilder. Diagnostik 10 (1977) 861

Fletcher, E. T. D., F. C. Rose: Psoriasis spondylitica. Lancet 1955/I, 695

Ford, D. K., D. G. Vallis: The clinical course of arthritis associated with ulcerative colitis and regional ileitis. Arthr. and Rheum. 2 (1959) 526

Forestier, J., F. Jacqueline, J. Rotes-Querol: Ankylosing Spondylitis. Thomas, Springfield/III 1956

Freislederer, W.: Rheumatische Erkrankungen beim Kind und Jugendlichen. Mkurse ärztl. Fortbild. 23 (1973) 279

Freund, U., W. Dihlmann: Les manifestations extravertébrales de la spondylarthrite ankylosante. Méd. et Hyg. 25 (1967) 462

Friedman, H. H., S. Schwartz, M. Trubek, O. Steinbrocker: The "pararheumatic" arthropathies. Ann. intern. Med. 38 (1953) 732

Fritze, E.: Die Diagnostik des Caplan-Syndroms und rheumatoider Pneumokonioseformen. Dtsch. med. Wschr. 89 (1964) 2244

Fritzler, H. G.: Neue Aspekte der Rheuma-Forschung. Lebensversicherungsmedizin 36 (1984) 107

Fritzler, M. J, T. D. Kinsella, E. Garbutt: The CREST-syndrome: a distinct serologic entity with anticentromere antibodies. Amer. J. Med. 69 (1980) 520

Geiler, G.: Zur Wertigkeit und Kritik der sog. Kollagenkrankheiten. Z. Rheumaforsch. 22 (1963) 117

Gerber, N., G. C. Ambrosini, A. Böni, A. Ossola, F. J. Wagenhäuser, K. Fehr, A. von Felten: Spondylitis ankylosans (Bechterew) und Gewebsantigen HLA-B27. I. Diagnostische Aussagekraft der HLA-Typisierung. Z. Rheumatol. 36 (1977) 219

Gintrac, M.: Note sur la slérodermie. Rev. med.-chir. Paris 2 (1847) 263

Goetsch, E.: Über röntgenologisch nachweisbare Veränderungen bei diffuser Sklerodermie. Fortschr. Röntgenstr. 82 (1955) 247

Golding, D. N.: Rheumatische Erkrankungen. Eine Synopsis. Deutsche Ausg. bearb. von H. Südhof. Thieme, Stuttgart 1967

Good, A. E.: Back involvement in Reiter's syndrome. Arthr. and Rheum. 4 (1961) 419

Graber-Duvernay, J.: A propos de la spondylarthrite psoriasique. Rev. Rhum. 23 (1957) 288

Graham, W.: Psoriatic arthritis. In Hollander, J. L.: Arthritis, 6th ed. Kimpton, London 1960

Grainger, R. G.: Procto-colitis and other pelvic infections in relation to ankylosing spondylitis. J. Fac. Radiol. 10 (1959) 138

Green, N., J. C. Osmer: Small bone changes secondary to systemic lupus erythematosus. Radiology 90 (1968) 118

Greenstein, A. J., H. D. Janowitz, D. B. Sachar: The extraintestinal complications of Crohn's disease and ulcerative colitis: a study of 700 patients. Medicine 55 (1976) 401

Greiling, H., E. Peter, B. Schuler: Zur Pathogenese der hypercholesterinämischen Xanthomatose. Dtsch. med. Wschr. 89 (1964) 1887

Grokoest, A. W., A. J. Snyder, C. Ragan: Some aspects of juvenile rheumatoid arthritis. Bull. rheum. Dis. 8 (1957) 147

Gross, D.: Die sog. Kollagenosen. Folia rheumatol. 16. Karger, Basel 1967

Guyot, B. 1730: zit. n. Přibram, A. 1902: Chronischer Gelenkrheumatismus und Osteoarthritis deformans. Hölder, Leipzig

Hargraves, M. M., H. Richmond, R. Morton: Presentation of two bone marrow elements; the "tart" cell and "L.E." cell. Proc. Mayo Clin. 23 (1948) 25

Hartl, W.: Arthritis bei chronischer ulceröser Colitis. Gastroenterologia 99 (1963) 374

Hartl, W.: Moderne Vorstellungen zur Pathogenese der primär chronischen Polyarthritis. Med. Welt 18 (1967) 15

Hartmann, F.: Differenzierung der chronischen Polyarthritis. Z. Rheumaforsch. 24 (1965) 161

Hartmann, F., B. Schlegel: Die entzündlichen und degenerativen Gelenkerkrankungen. In Cobet, R., K. Gutzeit, H. E. Bock, F. Hartmann: Klinik der Gegenwart. Bd. VIII. Urban & Schwarzenberg, München 1959

Hartmann, F., J. Rohde, A. Schmidt: Aktivitätsdiagnostik bei der primär-chronischen Polyarthritis. Z. Rheumaforsch. 28 (1969) 263

Haserick, J. R., D. W. Bortz: New diagnostic test for acute disseminated lupus erythematosus. Cleveland Clin. Quart. 16 (1949) 158

Hegglin, R.: Lupus erythematosus visceralis. Verh. dtsch. Ges. inn. Med. 65 (1959) 91

Hegglin, R.: Die visceralen Erscheinungen der Kollagenosen. Z. Rheumaforsch. 20 (1961) 99

Heintz, R.: Nieren-Fibel für Klinik und Praxis, 2. Aufl. Thieme, Stuttgart 1968

Heller, H., J. Gafni, D. Michaeli, N. Shahin, E. Sohar, G. Ehrlich, I. Karten, L. Sokoloff: The arthritis of familial Mediterranean fever (FMF). Arthr. and Rheum. 9 (1966) 1

Hench, P. S.: Acute and chronic arthritis. In: Nelson's loose-leaf living surgery. Nelson and Sons, New York 1935 (p. 104)

Hench, P. S., E. F. Rosenberg: Palindromic rheumatism: A "new", oft-recurring disease of joints (arthritis, peri-arthritis, para-arthritis) apparently producing no articular resiudues: Report of thirty-four cases (its relationship to "angioneural arthrosis", "allergic rheumatism" and rheumatoid arthritis). Proc. Mayo Clinic 16 (1941) 808

Hennemann, H. H.: Die Diagnose der Autoaggressionskrankheiten. Diagnostik 2 (1969) 297

Henssge, R., A. Boehme, A. Müller: Herzbeteiligung bei der Spondylitis ankylopoetica. Dtsch. Gesundheitswes. 25 (1970) 391

Herzer, P., N. Zöllner: Durch Zecken übertragen: Die Lyme-Krankheit. Epidemiologie, Ätiologie, Klinik und Therapie einer „neuen" Infektionskrankheit. Dtsch. Ärztebl. 81 (1984) 1859

Heuck, F.: Ungewöhnliche Form der Osteoarthropathie bei einer Psoriasis-Erythrodermie. Radiologe 22 (1982) 572

Hirsch, J. H., F. C. Killien, R. H. Troupin: The arthropathy of hemochromatosis. Radiology 118 (1976) 591

Holland, C.: Vortäuschung enchondraler Dysostosen durch infantile rheumatoide Arthritis (Pseudo-Achondroplasia rheumatica infantilis). Z. Orthop. 103 (1967) 175

Holland, C., H. Werner: Über Osteolysen. Arch. orthop. Unfall-Chir. 60 (1966) 317

Holroyd, G. T.: Two cases of arthritis mutilans. Brit. J. Radiol. 24 (1951) 466

Holzmann, H., N. Hoede, B. Morsches: Organmanifestationen der Psoriasis-Krankheit. Med. Welt (N.F.) 24 (1973) 523

Hornstein, O. P.: Klinische Pathologie der Haut bei rheumatischen Erkrankungen. Z. Rheumaforsch. 26 (1967) 273

Hornstein, O. P.: Diagnostische Bedeutung der Hautveränderungen bei primär chronischer Polyarthritis. Med. Welt 19 (1968) 2344

Horton, B. T., T. B. Magath, G. E. Brown: Arteritis of temporal vessels: Previously undescribed form. Arch. intern. Med. 53 (1934) 400

Hunder, G. G., L. E. Ward, J. C. Ivins: Rheumatoid granulomatous lesion simulating malignancy in the head and neck of the femur. Mayo Clin. Proc. 40 (1965) 766

Ingram, J. T.: The significance and management of psoriasis. Brit. med. J. 1954/II, 823

Isdale, I. C.: Femoral head destruction in rheumatoid arthritis and osteo-arthritis. A clinical review of 27 cases. Ann. rheum. Dis. 21 (1962) 23

Jaccoud, F. S. 1867: zit. nach Přibram, A.: Chronischer Gelenkrheumatismus und Osteoarthritis deformans. Hölder, Wien 1902

Johnson, H. M., I. L. Tilden: Reticulohistiocytic granulomas of the skin associated with arthritis mutilans. Arch. Dermatol. 75 (1957) 405

Just, L., M. Schieche, E. Weigl, I. Woit: Subsepsis hyperergica (Wissler). Z. Rheumaforsch. 27 (1968) 278

Kaposi (Moritz Kohn): Neue Beiträge zur Kenntnis des Lupus erythematosus. Arch. Derm. 4 (1872) 36

Kartagener, M.: „Le pied en lorgnette" bei chronischer Polyarthritis. Schweiz. med. Wschr. 66 (1936) 479

Keats, Th. E.: The collagen diseases: A demonstration of the nonspecifity of their extra-pulmonary manifestations. Amer. J. Roentgenol. 86 (1961) 938

Keats, T. E.: Rib erosions in scleroderma. Amer. J. Roentgenol. 100 (1967) 430

Kellgren, J. H., J. Ball: Tendon lesions in rheumatoid arthritis. A clinico-pathological study. Ann. rheum. Dis. 9 (1950) 48

Kelly, A. P., R. E. Burns: Acute febrile ulcerative conglobate acne with polyarthralgia. Arch. Derm. 104 (1971) 182

Kelly III, J. J., B. B. Weisiger: The arthritis of Whipple's disease. Arthr. and Rheum. 6 (1963) 615

Khan, M. A.: Axial arthropathy in Whipple's disease. J. Rheumatol. 9 (1982) 928

Klemm, D.: Kollagenkrankheiten. Med. Klinik 64 (1969) 1065

Klemperer, P., A. D. Pollack, G. Baehr: Diffuse collagen disease. Acute disseminated lupus erythematosus and diffuse scleroderma. J. Amer. med. Ass. 119 (1942) 331

Klemperer, P., B. Gueft, S. L. Lee, C. Leuchtenberger, A. W. Pollister 1950, zit. nach Cruickshank: Arch. Path. (Chic.) 49 (1959) 503

Klinge, F.: Der Rheumatismus. Ergebn. allg. Path. path. Anat. 27 (1933) 1

Klümper, A., V. Lohmann, E. Uehlinger, S. Weller, M. Strey: Aseptische Knochennekrosen des Oberschenkelkopfes nach Glucocorticoidbehandlung. Fortschr. Röntgenstr. 107 (1967a) 96

Klümper, A., E. Uehlinger, V. Lohmann, S. Weller, M. Strey: Femurkopfinfarkte nach Glucocorticoidbehandlung. Dtsch. med. Wschr. 92 (1967b) 1108

Koeger, A. C., Cl. Merlet, A. Prier, F. Mignon, J. P. Camus, Y. Le Quintrec: Manifestations articulaires de la maladie de Whipple. Un cas avec sacro-iliite et coxopathie destructrice. Sem. Hôp. Paris 59 (1983) 1237

Kolář, J., Z. Štáva, P. Teisinger: Röntgenologische Befunde am Magen-Darm-Kanal bei Sklerodermie. Med. Klin. 59 (1964) 1824

Kölle, G.: Verlaufsformen des kindlichen Rheumatismus. Therapiewoche 19 (1969) 240

Kölle, G.: Rheumadiagnostik im Kindesalter. Diagnostik 4 (1971) 7

Krebs, A.: Über Psoriasis arthropathica. Schweiz. med. Wschr. 92 (1962) 29, 72

Krücken, H., H. Fabry: Pleuropneumonia-like organisms bei Morbus Reiter und verwandten Symptomen. Ärztl. Wschr. 10 (1955) 294

Kühne, H.: Wachstumsstörungen bei Sklerodermie. Beitr. klin. Chir. 189 (1954) 447

Kulka, J. P.: The lesions of Reiter's syndrome. Arthr. and Rheum. 5 (1962) 195

Kussmaul, A., R. Maier: Über eine bisher nicht beschriebene eigentümliche Arterienerkrankung (Periarteriitis nodosa), die mit Borbus Brightii und rapid fortschreitender allgemeiner Muskellähmung einhergeht. Dtsch. Arch. klin. Med. 1866, 484

Küster, F.: Die Prophylaxe der rheumatischen Herzkrankheiten. Ergebn. inn. Med. Kinderheilk. (N.F.) 16 (1961) 1

Küster, R. M.: Chronische (Poly-)Arthritis bei Kindern und Jugendlichen. Therapiewoche 31 (1981) 363

Lancefield, R. C.: A serological differentiation of human and other groups of hemolytic streptococci. J. exp. Med. 57 (1933) 571

Land, F. J.: Zur Morphologie der chronisch-rheumatoiden Polyarthritis. Münch. med. Wschr. 104 (1962) 1670

Laravoire, P., H. Ph. Ott: Polyarthrite sévère chez un patient atteint d'une hypogammaglobulinémie. Rev. Rhum 47 (1980) 571

Lassus, A., K. K. Mustakallio, V. Laine: Psoriasis arthropathy and rheumatoid arthritis. A roentgenological comparison. Acta rheum. scand. 10 (1964) 62

Lawson, J. P., A. C. Steere: Lyme arthritis: radiologic findings. Radiology 154 (1985) 37

Legler, F.: Serologische Befunde bei der primär-chronischen Polyarthritis. Dtsch. med. Wschr. 94 (1969) 1373

Leiber, B.: Altersbiologie des akuten Rheumatismus. VEB Steinkopff, Dresden 1952

Lejeune, E., A. Daumont, J. P. Deplante: Association maladie périodique – spondylarthrite ankylosante. Nouv. Presse méd. 4 (1975) 2949

Lemke, G.: Die Behçetsche Krankheit. Med. 1954, 182

Leu, H. J.: Rheumatismus palindromicus. Beitrag zum Problem der rezidivierenden Monarthritiden. Praxis 44 (1955) 264

Libman, E., B. Sacks: A hitherto undescribed form of valvular and mural endocarditis. Trans. Ass. Amer. Phycns 38 (1923) 46

Loreck, D., P. Schulze, M. Miehe: Röntgenmorphologische Befunde am Skelettsystem bei der Psoriasis arthropathica. 1. Mitteilung: Hand- und Fußskelett, andere Gelenke. 2. Mitteilung: Ileosakralgelenke, Wirbelsäule, extraartikuläre Manifestationen. Radiol. diagn. 22 (1981) 651, 742

Lowman, E. W.: Joint and neuromuscular manifestations of periarteritis nodosa. Ann. rheum. Dis. 11 (1952) 146

Ludwigs, N., R. Temming: Arthritis mutilans mit besonderer Beteiligung von Kiefer- und Zwischenwirbelgelenken. Fortschr. Röntgenstr. 87 (1957) 784

Lundberg, M., S. Ericson: Changes in the temporomandibular joint in psoriasis arthropathica. Acta derm.-venereol. 47 (1967) 354

McCarthy, D. D., M. A. Ogryzlo: Dermatomyositis (Polymyositi): Review of eight patients with coexisting malignant disease. A.I.R. Arch. interamer. Rheum. (Rio de J.) 2 (1959) 209

McEwen, C., C. Lingg: Arthritis accompanying ulcerative colitis. Arthr. and Rheum. 3 (1960) 282

McEwen, C., M. Ziff, Ph. Carmel, D. DiTata, M. Tanner: The relationship to rheumatoid arthritis of its so-called variants. Arthr. and Rheum. 1 (1958) 481

Macrae, I., V. Wright: A family study of ulcerative colitis with particular reference to ankylosing spondylitis and sacroiliitis. Ann. rheum. Dis. 32 (1973) 16

Maes, H. J., W. Dihlmann: Befall der Temporomandibulargelenke bei der Spondylitis ankylopoetica. Fortschr. Röntgenstr. 109 (1968) 513

Marbach, J. J., H. Spiera: Rheumatoid arthritis of the temporomandibular joints. Ann. rheum. Dis. 26 (1967) 538

Marche, J.: L'atteinte des articulations sacro-iliaques dans le syndrome „dit" de Reiter. Rev. Rhum. 17 (1950) 449

Marie, P.: Sur la spondylose rhizomélique. Rev. méd. 18 (1898) 285

Marie, P., A. Léri: Une variété rare de rhumatisme chronique: La main en lorgnette (Présentation de pièces et de coupes). Bull. Soc. méd. Hôp. Ser. 3, 36 (1913) 104

Martel, W., M. R. Abell, I. F. Duff: Cervical spince involvement in lipoid dermato-arthritis. Radiology 77 (1961) 613

Martel, W., J. F. Holt, J. T. Cassidy: Roentgenologic manifestations of juvenile rheumatoid arthritis. Amer. J. Roentgenol. 88 (1962) 400

Mason, R. M., C. G. Barnes: Behçet's syndrome with arthritis. Ann. rheum. Dis. 28 (1969) 95

Mason, R. M., R. S. Murray, J. K. Oates, A. C. Young: Spondylitis ankylopoetica und Reitersche Krankheit. Z. Rheumaforsch. 18 (1959) 233

Mathies, H. 1967: zit. nach Schattenkirchner 1969

Mattingly, S.: Palindromic rheumatism. Ann. rheum. Dis. 25 (1966) 307

Meyer zum Büschenfelde, K. H., J. Knolle: Lupus erythematodes visceralis. Med. Klin. 64 (1969) 1297

Middlemiss, J. H.: Ankylosing spondylitis. J. Fac. Radiol. 7 (1956) 155

Miehlke, K.: Die Rheumafibel. Springer, Berlin 1961

Miller, W. T., R. A. Restifo: Steroid arthropathy. Radiology 86 (1966) 652

Mohr, W.: Gelenkkrankheiten. Diagnostik und Pathogenese makroskopischer und histologischer Strukturveränderungen. Thieme, Stuttgart 1984

Moll, J. M. H., I. Haslock, I. F. Macrae, V. Wright: Associations between ankylosing spondylitis, Reiter's disease, the intestinal arthropathies, and Behçet's syndrome. Medicine 53 (1974) 343

Moll, W.: Kompendium der Rheumatologie. Ein Vademecum für Klinik und Praxis, 2. Aufl. Karger, Basel 1972

Moore, Ch. H.: Abstracts of clinical lectures in surgery. Periodical inflammation of the knee-joint. Lancet 1864, 485

Mueller, C. E., J. F. Seeger, W. Martel: Ankylosing spondylitis and regional enteritis. Radiology 112 (1974) 579

Murphy, G. E., H. F. Swift: Induction of cardiac lesions, closely resembling those of theumatic fever, in rabbits following repeated skin infections with group A streptococci. J. exp. Med. 89 (1949) 687

Nakata, H., W. J. Russel: Chest roentgenograms in rheumatoid arthritis: Hiroshima-Nagasaki. Amer. J. Roentgenol. 108 (1970) 819

Naumann, W.: Das Krankheitsbild der Arthritis mutilans. Fortschr. Röntgenstr. 71 (1949) 467

Nelson, L. S.: The opera-glass hand in chronic arthritis. J. Bone Jt Surg. 20 (1938) 1045

Niedobitek, F.: Zur Morphologie und Pathogenese des Caplan-Syndroms. Z. Rheumaforsch. 28 (1969) 175

Nielsen, B., E. Snorrason: Arthritis mutilans. Acta radiol. 27 (1946) 607

Nobl, G., F. Remenovsky: Die Arthropathia psoriatica im Röntgenbilde. Fortschr. Röntgenstr. 34 (1926) 98

Noonan, C. D., F. B. Taylor jr., E. P. Engleman: Nodular rheumatoid disease of the lung with cavitation. Arthr. and Rheum. 6 (1963 b) 232

Noonan, C. D., D. T. Odone, E. P. Engleman, S. D. Splitter: Roentgenographic manifestations of joint disease in systemic lupus erythematosus. Radiology 80 (1963 a) 837

Nørgaard, F.: Earliest roentgenological changes in polyarthritis of the rheumatoid type: rheumatoid arthritis. Radiology 84 (1965) 325

Nørgaard, F.: pers. Mitt. 1968

Nørgaard, F.: Earliest Roentgen changes in polyarthritis of the rheumatoid type. Continued investigations. Radiology 92 (1969) 299

Nunemaker, J. C., S. A. Hartman: Psoriatic arthritis. Ann. intern. Med. 33 (1950) 1016

O'Connell, D. J., R. M. Bennett: Mixed connective tissue disease – clinical and radiological aspects of 20 cases. Brit. J. Radiol. 50 (1977) 620

Ott, V. R., H. Wurm: Spondylitis ankylopoetica (Morbus Strümpell-Marie-Bechterew), 2. Aufl. Steinkopff, Darmstadt 1957

Paice, E. W., F. W. Wright, A. G. S. Hill: Sternoclavicular erosions in polymyalgia rheumatoica. Ann. rheum. Dis. 42 (1983) 379

Parma, Č.: Die Röntgendiagnostik des Kiefergelenkes. Röntgenpraxis 4 (1932) 633

Pastershank, S. P., D. Resnick: "Hook" erosions in Jaccoud's arthropathy. J. Canad. Ass. Radiol. 31 (1980) 174

Van Patter, W. N., J. A. Bargen, M. B. Dockerty, W. H. Feldman, C. W. Mayo, J. M. Waugh: Regional enteritis. Gastroenterology 26 (1954) 347

Peter, E.: Palpable Knötchen im Verlauf rheumatischer Erkrankungen? Dtsch. med. Wschr. 89 (1964) 1134

Peter, E., B. Schuler, W. Dihlmann: Veränderungen der Wirbeldornfortsätze bei Arthritis mutilans. Dtsch. med. Wschr. 89 (1964) 1990

Peterson jr., C. C., M. L. Silbiger: Reiter's Syndrome and psoriatic arthritis. Their Roentgen spectra and some interesting similarities. Amer. J. Roentgenol. 101 (1967) 860

Pfister, R., E. Nägele: Die progressive Sklerodermie. Ergebn. inn. Med. Kinderheilk. (N.F.) 7 (1956) 244

Postwich, F.: Periarteriitis nodosa. Ergebn. inn. Med. Kinderheilk. (N.F.) 12 (1959) 428

Přibram, A.: Chronischer Gelenkrheumatismus und Osteoarthritis deformans. Hölder, Wien 1902

Reed, W. B., S. W. Becker: Psoriasis and arthritis. Arch. Derm. 81 (1960) 577

Reiter, H.: Über eine bisher unerkannte Spirochäteninfektion (Spirochaetosis arthritica). Dtsch. med. Wschr. 42 (1916) 1535

Reiter, H.: „Rheumatismus" – „Reiter" – „Bechterew". Med. Welt (Stuttg.) 1963, 1972

Rochlin, G., K. Schirmunsky: Arthropathia psoriatica. (Röntgenographische Untersuchung). Fortschr. Röntgenstr. 33 (1925) 955

Rodnan, G. P., T. A. Medsger jr.: The rheumatic manifestations of progressive systemic sclerosis (scleroderma). Clin. Orthop. 57 (1968) 81

Rose, H. N., C. Ragan, E. Pearce, M. O. Lipman: Differential agglutination of normal and sensitized sheep erythrocytes by sera of patients with rheumatoid arthritis. Proc. Soc. exp. Biol. (N.Y.) 68 (1948) 1

Ruderman, J. E., J. L. Abruzzo: Chronic postrheumatic fever arthritis (Jaccoud's): Report of a case with subcutaneous nodules. Arthr. and Rheum. 9 (1966) 641

Ruderman, M., L. M. Miller, R. S. Pinals: Clinical and serologic observations on 27 patients with Felty's syndrome. Arthr. and Rheum. 11 (1968) 377

Rutishauser, E., F. Jacqueline: Die rheumatischen Koxitiden. Geigy, Basel 1959

Rutishauser, E., R. Lagier, E. Grasset: Neue Erkenntnisse auf dem Gebiet der Arthrose-Arthritis-Forschung. In Bauer, K. F.: Medizinische Grundlagenforschung, Bd. II. Thieme, Stuttgart 1959 (S. 223)

Sargent, E. N., A. F. Turner, G. Jacobson: Superior marginal rib defects. An etiologic classification. Amer. J. Roentgenol. 106 (1969) 491

Schacherl, M.: Röntgenologische Differentialdiagnose rheumatischer Erkrankungen. Therapiewoche 19 (1969) 307

Schacherl, M., H. Holzmann: Zur Polyarthritis bei progressiver Sklerodermie. Fortschr. Röntgenstr. 107 (1967) 485

Schacherl, M., F. Schilling: Röntgenbefunde an den Gliedmaßengelenken bei Polyarthritis psoriatica. Z. Rheumaforsch. 26 (1967) 442

Schalch, E.: Arthritis mutilans leica. Schweiz. med. Wschr. 86 (1956) 364

Schaller, J., R. J. Wedgwood: Juvenile rheumatoid arthritis: A review. Pediatrics 50 (1972) 940

Schattenkirchner, M.: Der chronische Streptokokkenrheumatismus. Therapiewoche 19 (1969) 238

Schattenkirchner, M., W. Schürer, K. Diem, S. Scholz, E. D. Albert: Die Bedeutung der Histokompatibilitäts-Antigene (HLA-Antigene) für die Rheumatologie. Akt. Rheumatol. 1 (1976) 23

Schilling, F.: Das klinische Bild der Spondylitis ankylopoetica. Med. Welt 19 (1968) 2334

Schilling, F.: Differentialdiagnose der Spondylitis ankylopoetica: Spondylitis psoriatica, chronisches Reiter-Syndrom und Spondylosis hyperostotica. Therapiewoche 19 (1969) 249

Schilling, F., M.-L. Stadelmann: Klinik und Röntgenmorphologie der Arthritis psoriatica. In Albrecht, H. J.: Psoriasis – Psoriasisarthritis. Banaschewski, München-Gräfelfing 1984 (S. 29)

Schilling, F., M. Schacherl, A. Bopp, A. Gamp, J. P. Haas: Veränderungen der Halswirbelsäule (Spondylitis cervicalis) bei der chronischen Polyarthritis und bei der Spondylitis ankylopoetica. Radiologe 3 (1963) 483

Schilling, F., M. Schacherl, R. Rosenberg: Die juvenile Spondylitis ankylopoetica. Dtsch. med. Wschr. 94 (1969) 473

Schittenhelm, A., A. Schlecht: Plyarthritis enterica. Dtsch. Arch. klin. Med. 26 (1918) 329

Schneider, P.: Palindromer Rheumatismus (Palindrome Arthritis). Akt. Rheumatol. 6 (1981) 183
Schoen, R.: Die primär chronische Polyarthritis. Verh. Dtsch. Ges. inn. Med. 65 (1959a) 54
Schoen, R.: Das Problem des sekundär-chronischen Gelenkrheumatismus. Med. Klinik 54 (1959b) 625
Schoen, R.: 50 Jahre „Rheumatismus". Internist 4 (1963) 276
Schoen, R.: Die atypische chronische Polyarthritis. Münch. med. Wschr. 109 (1967) 1777
Schubert, J. C. F.: Der Lupus erythematodes visceralis. Diagnose, Klinik und Therapie. Dtsch. Ärztebl. 70 (1973) 69
Schuermann, H., W. Hauser: Reitersche Krankheit. Med. Klinik 44 (1949) 1269
Schuermann, H.: Dermatomyositis. Ergebn. inn. Med. Kinderheilk. (N.F.) 10 (1958) 427
Schuermann, H.: Dermatomyositis und Sklerodermie. Verh. Dtsch. Ges. inn. Med. 65 (1959) 116
Schuler, B.: Die rheumatischen Erkrankungen und ihre Auswirkungen bei sozialärztlichen Entscheidungen. Öff. Gesundh.-Dienst 24 (1962) 405
Schüler, J.: Über die sog. Arthritis mutilans. Münch. Med. Wschr. 84 (1937) 1381
Schulz, H.-G.: Das Röntgenbild der Kopfspeicheldrüsen. VEB Barth, Leipzig 1969
Schumacher, H. R., B. Schimmer, G. V. Gordon, M. A. Bookspan, S. Brogadir, B. B. Dorwart: Articular manifestations of polymyositis and dermatomyositis. Amer. J. Med. 67 (1979) 287
Schwarz, E., A. Fish: Reticulohistiocytoma: A rare dermatologic disease with roentgen manifestations. Amer. J. Roentgenol. 83 (1960) 692
Seifert, G., G. Geiler: Speicheldrüsen und Rheumatismus. Dtsch. med. Wschr. 82 (1957) 1415
Shagrin, J. W., B. Frame, H. Duncan: Polyarthritis in obese patients with intestinal bypass. Ann. intern. Med. 75 (1971) 377
Sharp, G. C., W. S. Irvin, E. M. Tan, R. G. Gould, H. R. Holman: Mixed connective tissue disease – an apparently distinct rheumatic disease syndrome associated with a specific antibody to an extractable nuclear antigen (ENA). Amer. J. Med. 52 (1972) 148
Sherman, M. S.: Psoriatic arthritis. J. Bone Jt Surg. 34-A (1952) 831
Shlionsky, H., F. G. Blake: Arthritis psoriatica; report of a case. Ann. intern. Med. 10 (1936) 537
Siegenthaler, W., R. Hegglin: Der viscerale Lupus erythematosus (Kaposis-Libman-Sacks-Syndrom). Ergebn. inn. Med. Kinderheilk. (N.F.) 7 (1956) 373
Siegrist, H.: Einige folgenschwere Irrtümer bei der Verlaufsbeobachtung der progredient-chronischen Polyarthritis. Z. Rheumaforsch. 27 (1968) 379
Sieniewicz, D. J., J. R. Martin, S. Moore, A. Miller: Rheumatoid nodules in the lung. J. Canad. Ass. Radiol. 13 (1962) 73
Silbiger, M. L., C. C. Peterson jr.: Sjögren's syndrome. Its roentgenographic features. Amer. J. Roentgenol. 100 (1967) 554
Silver, M., O. Steinbrocker: Resorptive osteopathy in inflammatory arthritis. Ann. rheum. Dis. 14 (1955) 441
Singer, J. M., C. M. Plotz: The latex fixation test for rheumatoid arthritis using patients own gamma globulin. Arthr. and Rheum. 1 (1958) 142
Sjögren, H.: Zur Kenntnis der Kertoconjunctivitis sicca. Acta ophthal. (Kbh.) 11, Suppl. 11 (1933) 1
Slocumb, C. H.: Arthralgia and arthritis of lupus erythematosus. Proc. Mayo Clin. 15 (1940) 683
Solomon, W. M., R. M. Stecher: Chronic absorptive arthritis or opera-glass hand: report of eight cases. Ann. rheum. Dis. 9 (1950) 209
Spranger, J.: Internationale Nomenklatur konstitutioneller Knochenerkrankungen (Die Pariser Nomenklatur). Fortschr. Röntgenstr. 115 (1971) 283
Stadelmann, M.-L., F. Schilling: Typeneinteilung der Arthritis psoriatica. Verh. dtsch. Ges. Rheumatol. 7 (1981) 423
Stastny, P.: Association of the B-cell alloantigen DRw 4 with rheumatoid arthritis. New Engl. J. Med. 298 (1978) 869
Stecher, R. M., A. Ausenbachs, A. G. Motiwale: Probable rheumatoid arthritis or psoriatic arthropathy with absorptive phenomena: report of a case. Arthr. and Rheum. 1 (1958) 367

Steere, A. C., S. E. Malawista, D. R. Snydman et al.: Lyme arthritis. An epidemic of oligoarticular arthritis in children and adults in three Connecticut communities. Arthr. and Rheum. 20 (1977) 7
Steere, A. C., R. L. Grodzicki, A. N. Kornblatt et al.: The spirochetal etiology of Lyme disease. New Engl. J. Med. 308 (1983) 733
Sterne jr., E. H., B. Schneider: Psoriatic arthritis. Ann. int. Med. 38 (1953) 512
Still, G. F.: On a form of chronic joint disease in children. Med.-Chir. Trans. 80 (1897) 47
Stojan, B.: Die Rolle der immunologischen Untersuchungsmethoden bei der Differentialdiagnose der rheumatischen Erkrankungen. Akt. Rheumatol. 8 (1983) 69
Strachan, R. W., F. W. Wigzell: Polyarthritis in Behçet's multiple symptom complex. Ann. rheum. Dis. 22 (1963) 26
Středa, A., R. Bardfeld: Über den Einfluß der juvenilen primär-chronischen (rheumatoiden) Arthritis auf die Gestaltung des Hüftgelenkes. Z. Rheumaforsch. 23 (1964) 265
Středa, A., V. Pazderka: Vergleichende röntgenologische und anatomische Untersuchungen der Knochen- und Gelenksymptome bei der primär chronischen Polyarthritis, Radiologe 6 (1966) 39
Stroebe, F.: Polyarteriitis nodosa. Verh. dtsch. Ges. inn. Med. 65 (1959) 101
Stursberg, H.: Über verstümmelnde Gelenkentzündung. Dtsch. med. Wschr. 61 (1935) 5
Tepper, P. A., G. E. Haspekov: Rheumatic periostitis in roentgen representation. Acta med. scand. 100 (1939) 296
Theiss, B.: Zur Differentialdiagnose der Gelenkerkrankungen bei Psoriatikern. Dtsch. med. Wschr. 96 (1971) 300
Theiss, B., U. W. Schnyder, A. Böni, F. Wagenhäuser: Intrafamiliäre Untersuchungen bei Psoriasis-Arthritis. Z. Rheumaforschg. 28 (1969) 403
Thomas, A.: Chronic arthritis after recurrent rheumatic fever. Ann. rheum. Dis. 14 (1955) 259
Tichy, H.: Beiträge zur Rheumatologie 5. VEB Volk und Gesundheit, Berlin 1961 (s. 9)
Tichy, H., K. Seidel, G. Heidelmann: Lehrbuch der Rheumatologie, 2. Aufl. VEB Volk und Gesundheit, Berlin 1962
Tischendorf, W., K. Müller: Klinik der Kollagenkrankheiten (Kollagenosen). Steinkopff, Darmstadt 1959
Trnavsky, K., M. Zbojanova, F. Vlcek: Rheumatoid type of psoriatic arthritis. Clin. Rheumatol. 2 (1983) 133
Twigg, H. L., B. F. Smith: Jaccoud's arthritis. Radiology 80 (1963) 417
Udoff, E. J., H. K. Genant, F. Kozin, M. Ginsberg: Mixed connective tissue disease: The spectrum of radiographic manifestations. Radiology 124 (1977) 613
Vachtenheim, J., K. Bošmanský: Die Jaccoudsche Arthropathie. Z. Rheumaforsch. 28 (1969) 191
Vaubel, E.: Morbus Bechterew und Sklerodermie – Sklerodystrophische Systemerkrankungen. Dtsch. med. Wschr. 74 (1949) 321
Vogler, E., G. Gollmann: Über angiographisch nachweisbare Gefäßveränderungen bei Sklerodermia diffusa. Fortschr. Röntgenstr. 78 (1953) 329
Voit, K., A. Gamp: Der Rheumatismus. Enke, Stuttgart 1958
Vorlaender, K. O.: Die Immunpathologie rheumatischer und verwandter Erkrankungen. Verh. dtsch. Ges. inn. Med. 65 (1959) 69
Vorlaender, K. O.: Immundiagnostik bei entzündlichen rheumatischen Erkrankungen. Akt. Rheumatol. 6 (1981) 194
Waaler, E.: On the occurrence of a factor in human serum activating the specific agglutination of sheep blood corpuscles. Acta path. microbiol. scand. 17 (1940) 172
Wagenhäuser, F. J.: Klinik der progredient chronischen Polyarthritis des Erwachsenen. Med. Welt 19 (1968) 2323
Wagenhäuser, F. J.: Die klinische Differentialdiagnostik zwischen Arthrose und chronischer Polyarthritis. Schweiz. Rdsch. Med. 62 (1973) 272
Wagner, E.: Fall einer seltenen Muskelkrankheit. Arch. Heilk. (Leipzig) 4 (1863) 282
Wagner, H. H., K. Alexander, A. Evers: Arteriographische Untersuchungen bei rheumatoider Arthritis. Fortschr. Röntgenstr. 108 (1968) 368

Wassing, K. H.: Ein Fall von verstümmelnder Gelenkentzündung. Wien. med. Wschr. 86 (1936) 46

Weigl, E.: Arthritis mutilans. Dtsch. Gesundh.-Wes. 19 (1964) 2154

Weinberger, H. W., M. W. Ropes, J. P. Kulka, W. Bauer: Reiter's syndrome, clinical and pathologic observations. A long term study of 16 cases. Medicine 41 (1962) 35

Weiner, A. D., R. A. Ghormley: Periodic benign synovitis. J. Bone Jt Surg. 38-A (1956) 1039

Weldon, W. V., R. Scalettar: Roentgen changes in Reiter's syndrome. Amer. J. Roentgenol. 86 (1961) 344

Werthemann, A.: Pied en lorgnette. Arthritis mutilans. Schweiz. med. Wschr. 75 (1945) 749

Wessel, G.: Zum Krankheitsbild des palindromen Rheumatismus. Deutsch. Gesundh.-Wes. 21 (1966) 298

Wessel, G., H. Friedrich, P. Hesse: Osteomyelitis als Komplikation einer aseptischen Hüftkopfnekrose bei Prednisolonlangzeittherapie der progressiven Polyarthritis. Z. Rheumaforsch. 27 (1968) 48

Wessinghage, D., M. Bierther, R. Denk, W. Streit: Die Psoriasis-Arthritis und ihre operative Behandlung. Dtsch. med. Wschr. 97 (1972) 1931

Whipple, G. H.: A hitherto undescribed disease characterized anatomically by deposits of fat and fatty acids in the intestinal and mesenteric lymphatic tissues. Johns Hopk. Hosp. Bull. 18 (1907) 382

Wilkinson, M., E. G. L. Bywaters: Clinical features and course of ankylosing spondylitis as seen in a follow-up of 222 hospital referred cases. Ann. rheum. Dis. 17 (1958) 209

Wissler, H.: Über eine besondere Form sepsisähnlicher Krankheiten (Supsepsis hyperergica). Mschr. Kinderheilk. 94 (1944) 1

Wissler, H.: Subsepsis allergica. Ergebn. inn. Med. Kinderheilk. (N.F.) 23 (1965) 202

Wright, V.: Rheumatism and psoriasis. A re-evaluation. Amer. J. Med. 27 (1959) 454

Wright, V.: Psoriatic arthritis. Ann. rheum. Dis. 20 (1961) 123

Wright, V., J. M. H. Moll: Seronegative Polyarthritis. North-Holland, Amsterdam 1976

Wright, V., G. Watkinson: Sacro-iliitis and ulcerative colitis. Brit. med. J. 1965/II, 675

Yurdakul, S., H. Yazici, Y. Tüzün, H. Pazarli, B. Yalçin, M. Altaç, Y. Özyazgan, N. Tüzüner, A. Müftüoğlu: The arthritis of Behçet's disease: a prospective study. Ann. Rheum. Diss. 42 (1983) 505

Zeidler, H.: Prognose der ankylosierenden Spondylitis. Lebensversicherungsmedizin 36 (1984) 103

Zellner, E.: Arthropathia psoriatica und Arthritis bei Psoriatikern. Wien. Arch. inn. Med. 15 (1928) 435

Zvaifler, N. J., W. Martel: Spondylitis in chronic ulcerative colitis. Arthr. and Rheum. 3 (1960) 76

Enthesiopathien
(Fibroostose-Fibroostitis-Komplex)

W. Dihlmann

Beschwerden (Spontan- und Druckschmerzen) an epi- und apophysären Sehnen- und Bandansätzen werden unter klinischen Gesichtspunkten oft als Insertionstendopathie oder Insertionsligamentopathie oder auch als Tendoperiostose oder Tendoperiostitis bezeichnet. Termini wie Enthesiopathie (NIEPEL u. Mitarb. 1966) oder Enthesitis (LA CAVA 1959) oder topographisch orientierte Bezeichnungen wie Epikondylitis, Styloiditis, Korakoiditis usw. sind ebenfalls im Sprachgebrauch. Erweisen sich die damit beschriebenen Beschwerden als therapieresistent oder ist die klinische Diagnose unsicher, so wird eine Röntgenuntersuchung veranlaßt und evtl. ein Sehnen- oder Bandansatzsporn entdeckt. Im (für den Patienten) „ungünstigsten" Fall wird dieser operativ abgetragen, um ihn als Beschwerdeverursacher zu beseitigen. Das diagnostische und therapeutische Problem ist mit der Abtragung eines schmerzhaften Knochenspornes jedoch weder ätiologisch oder pathogenetisch noch pathomorphologisch befriedigend und in jedem Fall gelöst, und zwar aus folgenden Gründen:

Morphologie

Sehnen und Bänder mit kleinem Querschnitt inserieren gewöhnlich an Knochenvorsprüngen (Apo-, Epiphysen, Höcker) oder an Knochenrinnen (Abb. 1). Die Sehnenfasern gehen entweder in die Knochensubstanz über oder zwischen Fasergewebe und Knochen ist eine Zone mit Knorpelzellen eingeschaltet (SCHNEIDER 1956, 1959, TILLMANN u. THOMAS 1982, RESNICK u. NIWAYAMA 1983). Das Periost fehlt jedoch in jedem Fall, so daß die oben erwähnte Bezeichnung Tendoperiostose(-itis) morphologisch inkorrekt ist. Das Auftreten von Chondrozyten und Grundsubstanz zwischen den sichtbaren Kollagenfasern des Sehnengewebes berechtigt, von einer Faserknorpelzone zu sprechen. Diese Zone vermindert die mechanische Belastung des Übergansbereiches zwischen Sehne (Ligament) und Knochen, da Abknickungen durch die Knorpeleinbettung vermieden werden. Solche Abknickungen würden an ihrer Konvexität zu Zugspannungen mit Zerreißgefahr, an ihrer Konkavität zu Stauchungen und damit zu Druckspannungen im Fasergewebe führen. Der geschilderte morphologische Aufbau der Insertionszone begründet die pathologische Reaktionsweise der Sehnen- und Bandansätze, die sich dadurch im Röntgenbild erkennen läßt.

Röntgenmorphologie

Bei einer Störung des Gleichgewichtes zwischen Belastung und Belastbarkeit kommt es in der Fa-

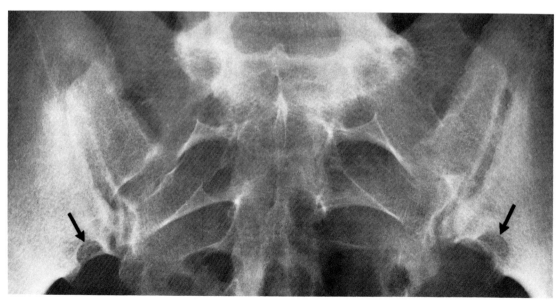

Abb. 1 Der Sulcus paraglenoidalis ist eine als Spielart des Normalen auftretende Ansatzfurche (Pfeile) für die Kapsel des Sakroiliakalgelenks. 28jährige Frau

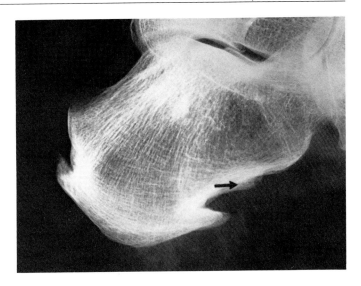

Abb. 2 Fibroostose an der gemeinsamen Ansatzzone der Plantaraponeurose, des Lig. plantare longum, des M. flexor digitorum brevis, des M. abductor digiti minimi und des M. abductor hallucis sowie Fibroostose am Ansatz der Achillessehne. Zarte fibroostotische Reaktion an der Insertion des Lig. calcaneocuboideum plantare (Pfeil). 59jähriger Mann

serknorpelzone des Sehnen- oder Bandansatzes zu degenerativen Veränderungen, beispielsweise zur mukoiden Degeneration und zur Koagulationsnekrose (THURNER u. CARUSO 1959), zur Hyalinisierung (DIHLMANN 1972), zum Fett- und Kalkniederschlag (SCHNEIDER 1959). Stärkere Knorpeldegeneration, sei sie im Gelenk, sei sie an einer Sehnen- oder Bandinsertion aufgetreten, führt zu einer grundsätzlichen Gewebereaktion; ein fibrovaskuläres Gewebe sproßt dann nämlich vom subchondralen Knochenmarkraum in den Knorpel hinein (THURNER u. BINAZZI 1978). In diesem Zusammenhang bauen pluripotente Bindegewebezellen die degenerativ veränderten Gewebeteile ab. Außerdem können sie sich in Osteoblasten und Osteoklasten umwandeln, da die Knorpelvaskularisation seine Verknöcherung einleitet. Auf diese Weise entstehen im degenerativ veränderten Gelenk Arthroseosteophyten, im Insertionsbereich der Sehnen und Bänder der degenerative Knochensporn, von uns **Fibroostose** (DIHLMANN 1972, 1974) genannt. Die Fibroostose führt zu einer Neuverankerung der Insertion, die gewissermaßen aus dem Knochen herausverlagert wird. Fibroostosen zeigen im Röntgenbild glatte Konturen, besitzen eine Kortikalis, regelmäßige Spongiosatextur und imponieren als Stift, Sporn, Wulst oder Buckel (Abb. 2–5). Systemisch treten Fibroostosen auf, wenn der Knorpel, also auch in den Insertionszonen der Sehnen und Bänder, durch hormonelle Impulse zur Proliferation angeregt wird. Diese Knorpelproliferation ist bei der enchondralen Knochenbildung als Vorläufer der Knorpelverkalkung und damit des Knochenbildungsvorganges bekannt. Bei der Akromegalie kommt es daher u.a. zu größeren Fibroostosen. Ausgeprägte Fibroostosen treten auch bei Erkrankungen auf, die mit einer osteoplastischen Diathese einhergehen, beispielsweise bei der Spondylosis hyperostotica (diffuse idiopathische Skeletthyperostose, Abb. 4), bei der idiopathischen Pachydermoperiostose (UEHLINGER 1942) und bei der chronischen endemischen oder industriellen Fluorose. Fibroostosen rufen Beschwerden hervor, wenn sie auf benachbarte Weichteilstrukturen (Haut, Unterhaut, Schleimbeutel) durch Druck einen mechanischen Reiz ausüben, der reaktiv in den Weichteilen entzündliche Vorgänge auslöst.

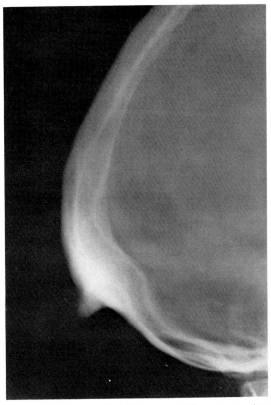

Abb. 3 Äußerer Okzipitalsporn (Fibroostose des Lig. nuchae) 46 Jahre alt, männlich

Abb. **4a u. b** Spondylosis hyperostotica cervicalis mit großen Grazilisfibroostosen (Pfeile). 46jähriger Mann

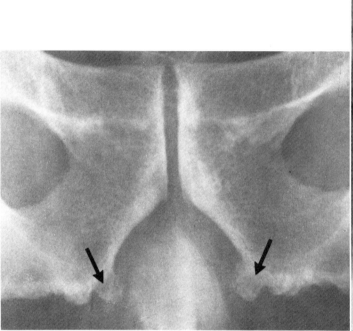

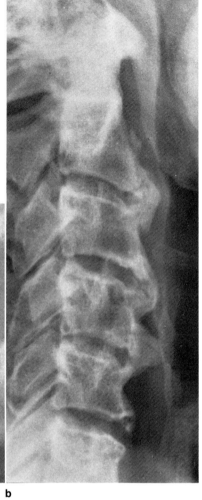

a
b

Außer dem hier als Fibroostose bezeichneten Knochensporn ist ein weiterer, röntgenologisch differenzierbarer Sehnen- und Bandansatzsporn bekannt, die **Fibroostitis.** Sie spiegelt entzündliches Geschehen in der Insertionszone wider, beispielsweise durch örtliche Infektion (Abb. 6) oder – noch häufiger – durch entzündlich-rheumatische Erkrankungen. Der bei Patienten mit ankylosierender Spondylitis bekannte Fersenschmerz wird manchmal durch röntgenologische invisible Reaktionen an den Sehnen-, Band- und Aponeurosenansätzen des Kalkaneus hervorgerufen; in anderen Fällen zeigen sich dort die Röntgenzeichen der Fibroostitis. Außer der Spondylitis ankylosans neigen unter den rheumatisch genannten Krankheiten vor allem noch die Arthritis psoriatica und das Reiter-Syndrom zu Fibroostitis. Dieser entzündliche Knochensporn kann generell an allen Insertionen auftreten, jedoch haben sich der Plantaraponeurosenansatz (Abb. 7 u. 8) und die Ursprungsstellen der ischiokruralen Muskeln am Sitzbein

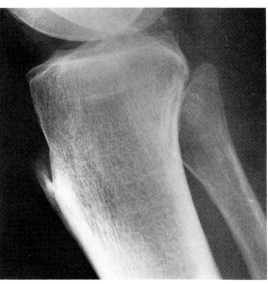

Abb. **5** Fibroostose an der Insertion des Lig. patellae bei einem 60jährigen Mann

Abb. 6 a u. b Unilaterale Fibroostitis (Verlaufsbeobachtung) bei superinfizierter Leishmaniosis cutis (*Dihlmann* 1974). An der Insertionsstelle der Plantaraponeurose ist eine Fibroostitis (unscharf konturierte, schmerzhafte Knochenneubildung) entstanden, die sich im Verlauf von 3 Monaten vergrößert (Pfeile)

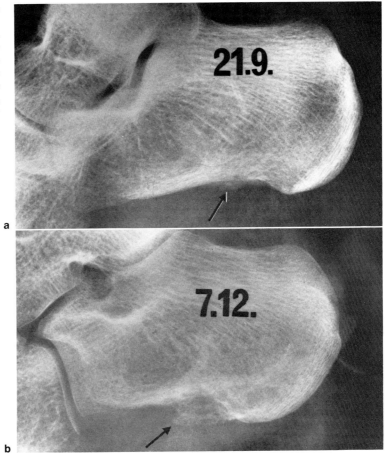

(Abb. 9 u. 10) als Prädilektionsstellen der Fibroostitis bei entzündlich-rheumatischen Erkrankungen erwiesen. Als feingewebliches Substrat der Fibroostitis wurden chronisch-entzündliche Veränderungen wie Granulationsgewebe oder auch nur entzündliche Infiltrate in der Insertionszone und/ oder im angrenzenden Knochenmarkraum beschrieben (HSIEN-CHI FANG 1948, GUEST u. JACOBSON 1951, NIEPEL u. Mitarb. 1966). Dadurch werden lokale Knochenneubildung und Knochenabbau angeregt. Überwiegt die Knochenneubildung (Abb. 11), so kommt es im Röntgenbild zu unregelmäßig geformten, oft blasig oder wie ausgefranst erscheinenden, in ihrem Wachs-

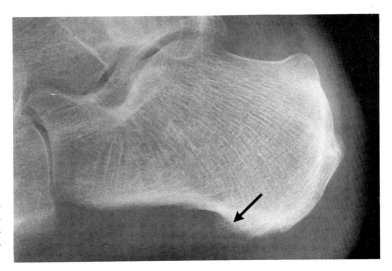

Abb. 7 Frühstadium einer Fibroostitis an der Plantaraponeuroseninsertion am Tuber calcanei (Pfeil) bei Spondylitis ankylosans. 39jähriger Patient

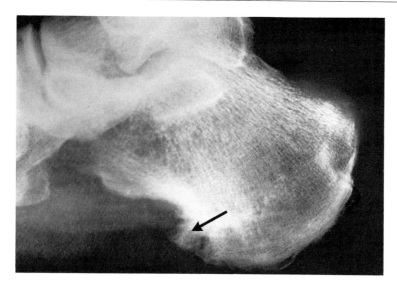

Abb. **8** Massive Fibroostitis calcanei (Pfeil) bei Arthritis psoriatica. 42jähriger Patient

tumsstadium unscharf konturierten und unregelmäßig strukturierten produktiven Fibroostitis – entzündlicher Knochensporn –, die oft von einer mehr oder weniger ausgedehnten perifokalen Sklerosezone in der Insertionsnähe umgeben ist. Manchmal überwiegt bei dem fibroostitischen Geschehen der Knochenabbau; dann entsteht der unscharf begrenzte entzündliche Ansatzdefekt, die rarefizierende Fibroostitis (Abb. **12**) (DIHLMANN 1972, Differentialdiagnose gegenüber den Sehnenansatzdefekten – Insertionsdystrophien – des Hyperparathyreoidismus bzw. bei der renalen Osteopathie, MENEGHELLO u. BERTOLI 1983 u.a.). Die entzündlichen Vorgänge lösen einen zeitlich

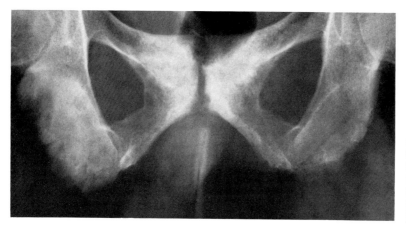

Abb. **9** Überwiegend rechtsseitige (produktive) Fibroostitis der ischiokruralen Sehnenursprünge bei ankylosierender Spondylitis (s. auch den Symphysenbefall). 34jähriger Patient

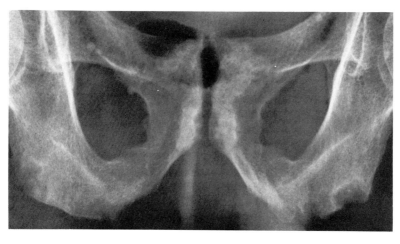

Abb. **10** Rarefizierende Sitzbeinfibroostitis bei Spondylitis ankylosans mit Symphysenbefall. 59jähriger Patient

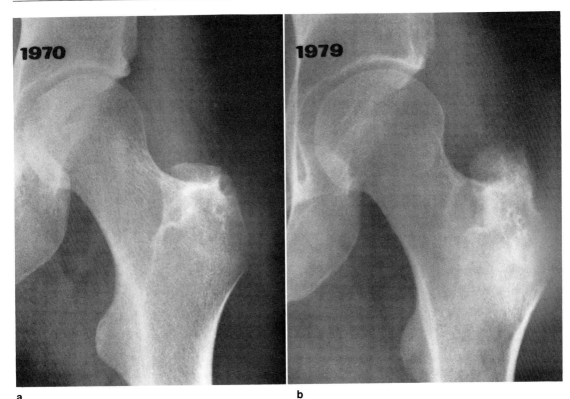

Abb. 11 a u. b Entstehung einer entzündlich-rheumatischen Fibroostitis trochanterica (1949 geborener Patient)

schnell ablaufenden Knochenumbau aus. Dies offenbart sich nicht nur an der vergleichsweise unregelmäßigen Gestalt der Fibroostitis, sondern auch an der vermehrten Akkumulation osteotroper Radionuklide im fibroostitischen Bereich. Bei der langsam wachsenden Fibroostose ist dies nicht der Fall. Fibroostitis und Fibroostose lassen sich daher auch szintigraphisch unterscheiden (Abb. 13) (DIHLMANN 1974). Fibroostitiden und Kalkaneusbursitiden (Abb. 13) (DIHLMANN 1967) sind häufige Begleitbefunde der HLA-B27-assoziierten entzündlich-rheumatischen Erkrankungen. Sie werden also besonders häufig – das wurde schon hervorgehoben – bei der Spondylitis ankylosans, Arthritis psoriatica und beim Reiter-Syndrom beobachtet und treten dann oft bilateralsymmetrisch auf. Manchmal sind Fibroostitiden und die von ihnen hervorgerufenen Beschwerden sogar der extraartikuläre Initialbefund einer entzündlich-rheumatischen Gelenkerkrankung. In diesen Fällen sollte der Röntgenbefund Fibroostitis eine „diagnostische Kettenreaktion" auslösen, zu der auch die Röntgenuntersuchung, evtl. Tomographie, der Sakroiliakalgelenke gehört.

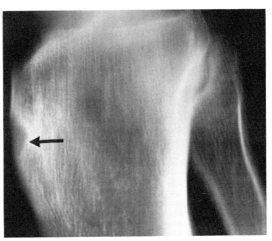

Abb. 12 Rarefizierende Fibroostitis am Ansatz des Lig. patellae (Tomogramm, Pfeil) bei ankylosierender Spondylitis (27jähriger Patient)

Enthesiopathien

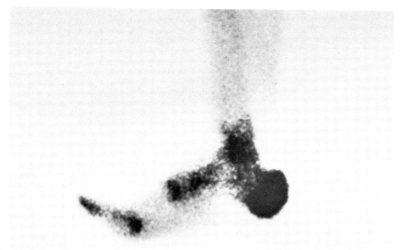

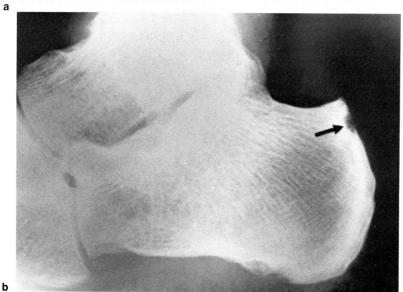

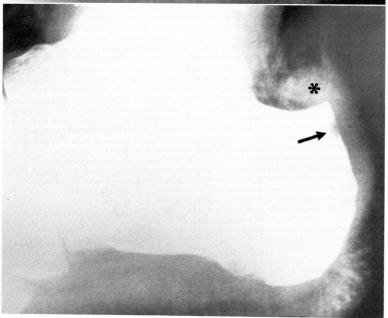

Abb. **13 a–c**
21jähriger Patient im sakroiliakalen Frühstadium der Spondylitis ankylosans. Röntgenuntersuchung und Skelettszintigramm mit osteotropem Radionuklid wegen Beschwerden im Talokruralgelenk und Kalkaneus. Im Kalkaneus starke pathologische Tracerakkumulation und Röntgenzeichen der Plantaraponeurosen-Fibroostitis sowie der sog. Achillobursitisdefekt (Pfeile). Die Bursa subachilla (P. N. A.: Bursa tendinis calcanei, Asterisk) erkrankt oft im Verlauf entzündlich-rheumatischer Gelenkerkrankungen. Die Erosion entwickelt sich durch Druck der entzündlich angeschwollenen Bursa und/oder durch Übergreifen der Bursitis auf das Fersenbein (s. auch die Weichteilreproduktion unten im Bild)

Literatur

Dihlmann, W.: Calcaneopathia rheumatica (röntgenologischer Nachweis, Differentialdiagnose). Fortschr. Röntgenstr. 107 (1967) 271

Dihlmann, W.: Röntgenmorphologie der rheumatischen Fibroostosen und Fibroostitiden. Verh. dtsch. Ges. Rheumatol. 2 (1972) 184

Dihlmann, W.: Fibroostosis und Fibroostitis. (Terminologie, Röntgenmorphologie, Traceruntersuchungen). Z. Orthop. 112 (1974) 1242

Guest, C. M., H. G. Jacobson: Pelvic and extrapelvic osteopathy in rheumatoid spondylitis. A clinical and roentgenographic study of ninety cases. Amer. J. Roentgenol. 65 (1951) 760

Hsien-Chi Fang: Periostitis of the os calcis. An osteoperiosteal manifestation of rheumatoid arthritis. Chin. med. J. 66 (1948) 57

La Cava, G.: Enthesitis – traumatic disease of insertions. J. Amer. med. Ass. 169 (1959) 254

Meneghello, A., M. Bertoli: Tendon disease and adjacent bone erosion in dialysis patients. Brit. J. Radiol. 56 (1983) 915

Niepel, G. A., D. Kostka, Š. Kopecký, Š. Manca: Enthesopathy. Acta rheum. balneol. pistiniana 1 (1966) 1

Resnick, D., G. Niwayama: Entheses and enthesopathy. Anatomical, pathological and radiological correlation. Radiology 146 (1983) 1

Schneider, H.: Zur Struktur der Sehnenansatzzonen. Z. Anat. Entwicklungsgesch. 119 (1956) 431

Schneider, H.: die Abnützungserkrankungen der Sehnen und ihre Therapie. Thieme, Stuttgart 1959

Thurner, J., R. Binazzi: Deformierende Insertionstendopathie. Wien. med. Wschr. 128 (1978) 522

Thurner, J., A. M. Caruso: Die Knochensporne am Darmbeinkamm. (Ihre Morphologie und Klinik mit vergleichenden pathohistologischen Untersuchungen). Z. Orthop. 91 (1959) 209

Tillmann, B., W. Thomas: Anatomie typischer Sehnenansätze, -ursprünge und Engpässe. Orthop. Prax. 18 (1982) 910

Uehlinger, E.: Hyperostosis generalisata mit Pachydermie. (Idiopathische familiäre generalisierte Osteophytose Friedreich-Erb-Arnold). Virchows Arch. path. Anat. 308 (1942) 396

Periarthropathien

W. Thomas

Definition der Krankheitseinheit

Unter dem Begriff der Periarthropathie werden alle krankhaften Veränderungen des periartikulären Bindegewebes verstanden, welche akute, chronische oder chronisch rezidivierende Funktionsstörungen hinterlassen. Sie sind sehr häufig mit typischen Röntgenbefunden verbunden.
Als Synonyme mit z.T. aus pathogenetischer und topographischer Sicht nicht immer korrekter Bezeichnung kommen in Frage: Periarthritis, Periarthrose, Bursitis calcarea, Tendinitis calcificans, Tendinitis calcarea, Peritendinitis calcarea, Milwaukee-Schulter (McCarty u. Mitarb. 1981).
Es können bei diesem Krankheitsbild Anteile des passiven Bewegungsapparates, wie fibröse Kapsel, Bandstrukturen und Bursen, sowie Strukturen des aktiven Bewegungsapparates, wie Muskeln, Sehnen und Sehnenscheiden, betroffen sein.

Das klinische Krankheitsbild der Periarthropathie wird radiologisch bedeutsam durch sekundäre Veränderungen der knöchernen Strukturen in der betroffenen Gelenkregion (Humerushochstand, Zysten, Sklerosierungen und Muldenbildungen am Humeruskopf, Osteophytenbildung am Akromion) oder durch Verkalkungen in den befallenen Weichteilformationen (Periarthropathia calcificans) (Abb. 1–3).
Die Kristallherde können gelegentlich entzündungsartige Symptome hinterlassen, weshalb dann auch *aus klinischer Sicht* der Begriff Periarthritis calcificans berechtigt erscheint. Die Verkalkungsherde bilden sich oftmals spontan zurück, was für den reaktiven Charakter dieser Erkrankungseinheit spricht. Es sind Verläufe möglich, bei denen das klinische Bild ohne radiologische Veränderungen im Vordergrund steht, oder andere, bei welchen radiologisch erkennbare Formen ohne klinische Krankheitszeichen existieren. Die klassische und zugleich häufigste Art der Periarthropathie tritt monoartikulär auf. Die eingelagerten Kalzifikationen bestehen aus Hydroxylapatitkristallen (Swanell u. Mitarb. 1970). Hierdurch ist die Periarthropathia calcificans auch deutlich abgrenzbar von der Periarthropathia urica – verursacht durch Uratkristalle – und der Chondrokalzinose – verursacht durch Kalziumpyrophosphatkristalle (Pseudogicht).
Die Periarthropathie muß als primäre Krankheitsform unterschieden werden von den symptomatischen Formen verkalkender Periarthropathien, wie sie bei Diabetes mellitus (Pastan u. Cohen 1978, Mavrikakis u. Mitarb. 1984, Gray u. Gottlieb 1976), Hypoparathyreoidismus (Schreiber u. Dupont 1983, Walton u. Swinson 1983), Dialysetherapie, Hyperlipoproteinämie (Rooney u. Mitarb. 1978), progressiver Sklerodermie, bei der Stillschen Krankheit (Still-Syndrom) (De Mulder u. van de Putte 1982) oder nach Heroininjektionen (Pastan u. Mitarb. 1977) zu beobachten sind.

Seltener als die monoartikuläre Befallsart einer Periarthropathia calcificans sind multiple Befallsformen. Dann sind zumeist zwei bis drei Gelenke betroffen, entweder synchron oder auch alternierend (Blery u. Barré 1978, Pinals u. Short 1966, McCarty u. Gatter 1966).
Amor u. Mitarb. (1977) bezeichnen diese multiplen Befallsformen auch als „Hydroxylapatitrheumatismus". 65% dieser Fälle sind wandernde, rezidivierende Formen. Das Schultergelenk ist hierbei immer mitbetroffen (Blery u. Barré 1978). Eine gewissermaßen extreme Form des multiplen Befallstyps ist die Periarthropathia calcifi-

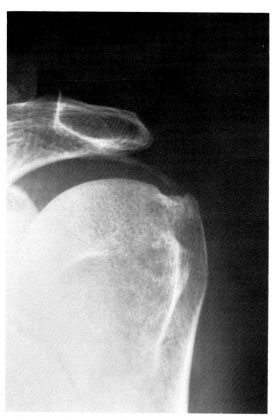

Abb. 1 Periarthropathia calcificans humeroscapularis. Bandförmige Verkalkung der Supraspinatussehne

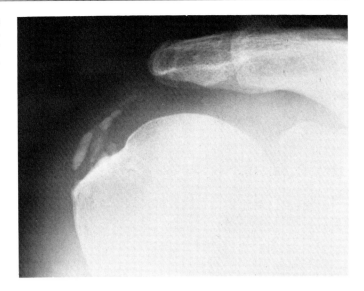

Abb. 2 Periarthropathia calcificans humeroscapularis. Mehrteilige Verkalkung im Bereich der Insertionszone der Rotatorenmanschette (Supraspinatus, Infraspinatus)

cans generalisata, welche auch als hereditäre Form angesehen wird (BAHOUS u. MÜLLER 1979).

Ätiologie, Pathogenese, Pathologie und Pathophysiologie

Über die Ätiologie der kalzifizierenden Periarthropathien besteht noch keine einheitliche Auffassung. Für die generalisierten Formen nehmen die meisten Autoren einen übergeordneten Störmechanismus im Stoffwechsel an, welcher erworben sein mag, aber wegen der gelegentlichen familiären Häufung auch teilweise genetisch verankert sein könnte (BAHOUS u. MÜLLER 1979, HAJIROUSSON u. WEBLEY 1983, CANNON u. SCHMID 1973, ZAPHIROPOULOS u. GRAHAM 1973, MARCOS u. Mitarb. 1981). Eine prädisponierende Persönlichkeitsstruktur für die Entwicklung einer Periarthropathie scheint nach den Untersuchungen von WRIGHT u. HAGU (1976) nicht zu existieren.

Da das Schultergelenk besonders häufig betroffen ist, befassen sich die meisten Untersuchungen mit dieser Körperregion. Nach diesen Arbeiten muß man annehmen, daß für die Entstehung einer Periarthropathie am ehesten die besonderen vaskulären und mechanischen örtlichen Verhältnisse angeschuldigt werden müssen. Bereits in den mikrovaskulären Untersuchungen von LINDBLOM (1939) werden Zonen relativer Avaskularität in der Nähe des Ansatzes der Supraspinatussehne beschrieben. In den Untersuchungen von MOSELEY u. GOLDIE

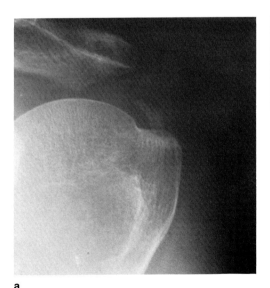
a

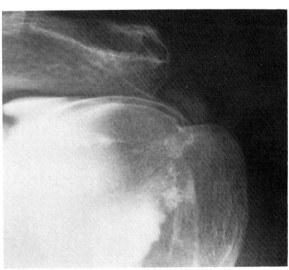
b

Abb. 3 a u. b Periarthropathia calcificans humeroscapularis
a Nativaufnahme
b Arthrographischer Beweis, daß der Verkalkungsherd periartikulär liegt

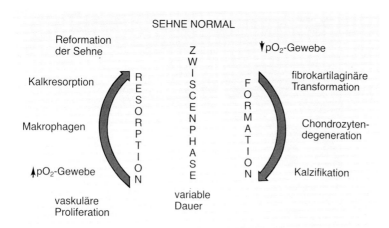

Abb. 4 Zwei Phasen der Periarthropathia calcificans (nach *Uhthoff* u. Mitarb.)

(1963) werden diese Befunde bestätigt und als „kritische Zone" der Durchblutung bezeichnet. ROTHMAN u. PARKE (1965) beurteilen diese „kritische Zone" nicht als primär pathologisch, stellen aber fest, daß sie mit zunehmendem Alter gehäuft darstellbar ist. RATHBUN u. MACNAB (1970) haben mikrovaskuläre Funktionsuntersuchungen an Leichen durchgeführt und nachgewiesen, daß die verschiedenen Sehnenansätze in bestimmten Gelenkstellungen „avaskulär" werden, beispielsweise die Supraspinatussehne bei Außenrotation und die Bizepssehne durch den hypomochlionartigen Verlauf über dem Humeruskopf.

Die Untersucher konnten außerdem nachweisen, daß in dieser kritischen avaskulären Zone zwei Gefäßsysteme anastomosieren, nämlich das eine von der Muskelsehnenseite her mit dem zweiten von der Knochenperiostseite her. Der Ort dieser kritischen Zone deckt sich jeweils mit der Lokalisation der üblicherweise gefundenen Verkalkungen, nämlich etwa 1 cm proximal der knöchernen Insertion (MOSLEY u. GOLDIE 1963, UHTHOFF 1975).

Diese kritische Zone der Sehnendurchblutung ist zugleich mechanisch ungünstigen Bedingungen bei der Funktion des Schultergelenks ausgesetzt. Der Raum zwischen Schulterdach (Akromion und Lig.

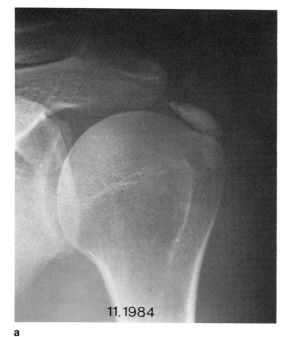

a

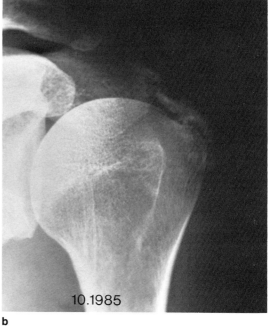

b

Abb. 5 a u. b
Periarthropathia calcificans humeroscapularis
a Formationsstadium: Herd dicht, homogen, scharf begrenzt
b Resorptionsstadium: Herd weniger dicht, inhomogen, unscharf begrenzt

coracoacromiale) ist nach den Untersuchungen von COTTON u. RIDEOUT (1964) normalerweise 6–14 mm hoch, nach GOLDING (1962) 7–13 mm. KRAEMER u. SEIBEL (1983) bestätigten, daß dieser Raum individuell sehr unterschiedlich hoch ist und Differenzen zwischen rechts und links vorliegen können.

Bei Abduktion des Oberarmes von etwa 60–70 Grad unter gleichzeitiger Innenrotation wird dieser Raum erheblich enger. Die Insertionszone gleitet unter die vordere Enge des Schulterdaches. Klinisch entsteht hierdurch bei pathologischen Veränderungen des Sehnenansatzes das Bild des „schmerzhaften Bogens". Erst bei weiterer Hebung über 120 Grad wird die Insertionszone unter der Engpaßstelle hindurch nach hinten verlagert. Es leuchtet daher ein, daß der Faktor der kritischen Durchblutung in Kombination mit der physiologischen Enge ein Grund für die häufige Entwicklung pathologischer Gewebereaktionen ist. Durch diese Tatsache wird auch verständlich, daß die pathologische Umwandlung im Sinne einer Periarthropathia calcificans mit zunehmendem Alter eine Häufung erfährt (REFIOR 1984).

Ob zusätzlich immunologische Konstellationen eine Rolle spielen können, ist noch nicht genügend geklärt. BULGEN u. Mitarb. (1976) und AMOR u. Mitarb. (1977) meinen einen Ansatzpunkt hierfür zu sehen, weil bei ihren Patienten mit einer Schulterperiarthropathie signifikant häufiger die Zellwandfaktoren HLA-B27, HLA-A2 und HLA-BW35 gefunden wurden.

Die derzeit allgemein anerkannte pathogenetische Erklärung für die Entstehung der Periarthropathia calcificans basiert auf den histologischen Untersuchungen von UHTHOFF (1975) (Abb. 4). Unter den Bedingungen der kritischen Durchblutung, unterstützt durch die mechanischen Faktoren der häufig wiederkehrenden Kompression unter dem Schulterdach, entsteht eine Transformation von Tendinozyten zu Chondrozyten bei gleichzeitiger Anreicherung von alkalischer Phosphatase. Dieser Vorgang wird durch einen erniedrigten O_2-Partialdruck des Gewebes gefördert. In den Chondrozyten entsteht eine granuläre Verkalkung; die Chondrozyten sterben allmählich ab. Diese erste Phase der Formation der Verkalkung zeigt sich radiologisch in dichten, scharf begrenzten, homogenen Verkalkungsherden. Der Kalk hat eine krei-

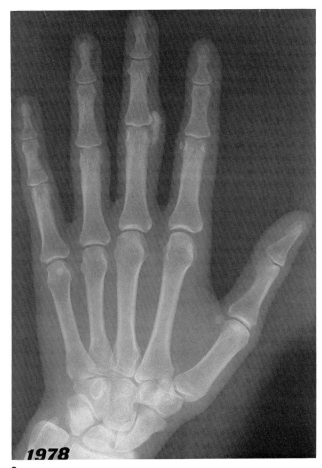
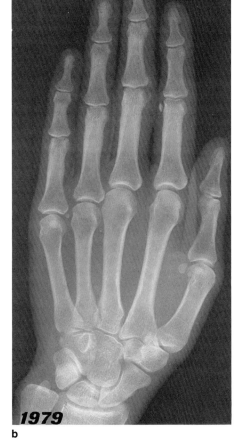

Abb. 6 a u. b
Periarthropathia calcificans des Fingers
a Formationsstadium PIP-Gelenk dig. III (1978)
b Resorptionsstadium (1979)

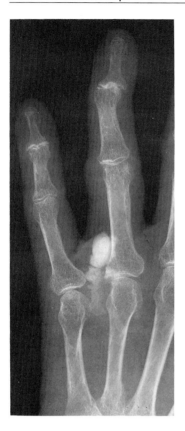

Abb. 7 Periarthropathia calcificans des Fingers. Befall des MCP-Gelenks dig. IV links

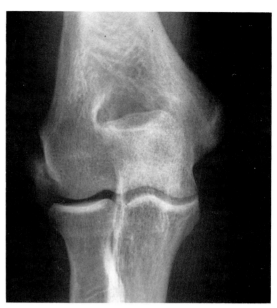

Abb. 8 Periarthropathia calcificans humeroradialis

deartige Konsistenz. Diese erste, zunächst schmerzfreie Phase wird von einer zweiten Phase der Resorption gefolgt. Einsprossende Gefäße bringen Makrophagen an die Verkalkungsherde. Es kommt zu Resorptionsvorgängen des Kalkes und zur Reformation der Sehnenstrukturen. Die Kalkherde sind röntgenologisch jetzt weniger dicht, unscharf und inhomogen. Der Kalk hat zahnpastaartige Konsistenz. Diese Phase ist zumeist schmerzhaft (Abb. **5**).

Dieser zweizeitige Ablauf der Periarthropathiekrankheit wird in den meisten neueren Arbeiten durch histologische Untersuchungen bestätigt (z. B. DIHLMANN 1981). Man erkennt in der ersten Phase eine fibrokartilaginäre Transformation mit Vermehrung der alkalischen Phosphatase und hyalinschollige Zerfall mit Kalzifikationen. In der zweiten Phase sind Vaskularisationsprozesse mit makrophagischer Resorptionsreaktion der Verkalkungen erkennbar.

Epidemiologie

Periarthropathien sind relativ häufige Befunde. AMOR u. Mitarb. nehmen in ihrer Publikation von 1977 an, daß etwa 6% der Bevölkerung eine monoartikuläre Befallsform aufweisen, während für den multilokulären Befall etwa 1% geschätzt werden.

Von diesen polytopen Formen haben etwa 65% ein wanderndes Befallmuster. Mit zunehmendem Alter nimmt die Zahl der kalzifizierenden Periarthropathien zu. REFIOR u. Mitarb. (1984) fanden an 195 Schultergelenken 58mal eine Kalzifikation und 22mal eine Ruptur. CODMAN beschreibt bereits 1934 in 200 Fällen der Altersgruppe zwischen 60 und 80 Jahren in 32% Rotatorenmanschettenrupturen. Da die generalisierten (polytopen) Formen nach den meisten Publikationen wohl genetisch bedingt sind und eine anlagemäßige Stoffwechselstörung zugrunde liegt, treten sie bereits in jüngeren Altersgruppen auf (BAHOUS u. MÜLLER 1979: 20.–30. Lebensjahr). Zahlenmäßig stehen die Schultergelenke weit im Vordergrund. Alle anderen Gelenke werden dagegen als seltene Befallsorte bezeichnet.

SELBY (1984) beschreibt einen Befall im Handgelenkbereich. SANDSTRÖM (1938) fand unter 329 Fällen 8mal die Hand betroffen; das entspricht 2,4%. YELTON u. DICKY stellen 1958 eine Sammlung dieser seltenen Befallsorte zusammen: 74mal am Fuß, 35mal an der Hand (Abb. **6–9**).

Auch die Hüftgelenke werden eher selten betroffen (KAMIETH 1966). SCHÜTTELMEIER (1947) stellt 43 Fälle zusammen; WEPFER u. Mitarb. (1983) beschreiben 7 derartige Fälle (Abb. **10** u. **11**).

Weitere seltene Befallsbeschreibungen stammen von PEDERSEN (1951) mit 55 Fällen am Deltamuskelansatz. NIDECKER u. HARTWIG (1983) beschreiben 5 Fälle mit Befall des Deltamuskelansatzes sowie des Glutaeus-maximus-Ansatzes.

WEPFER (1983) stellt 7 Fälle mit Glutaeusmaximus-Befall zusammen. SARKOZI u. FAM berichten in ihrer Publikation von 1984 über den

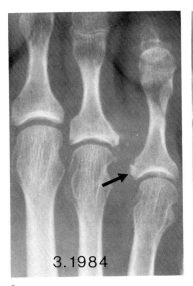
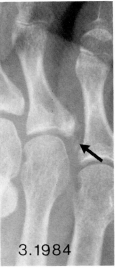
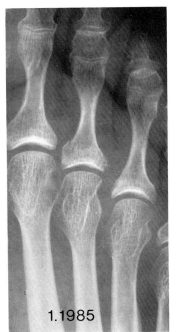

Abb. 9 a u. b Periarthropathia calcificans des Vorfußes
a Kalzifikation im MTP-Gelenk dig. III (Pfeile)
b Völlige Resorption

seltenen Fall einer akuten retropharyngealen kalzifizierenden Tendinitis. Den Befall des Großzehengrundgelenkes beschreibt 1979 SEYSS, und über den Befall der Quadrizepssehne berichten MACURAK u. Mitarb. (1980).

Eine *einheitliche* Aussage über die Geschlechtsverteilung existiert nicht. Sie reicht statt dessen vom annähernd gleichen Befall beider Geschlechter (YELTON u. DICKY 1958) oder einem Verhältnis zwischen weiblichem und männlichem Geschlecht von 2:1 (UHTHOFF u. Mitarb. 1976) bzw. 3:1 (BLERY u. BARRÉ 1978) bis hin zu einem Verhältnis von 6:1 (WEPFER u. Mitarb. 1983).

Am Schultergelenk scheint der rechte Gebrauchsarm im Verhältnis von 2:1 häufiger betroffen zu sein (UHTHOFF u. Mitarb. 1976).

Für die anderen Lokalisationen des Körpers gibt es in der Literatur bisher keine Angaben über unterschiedliche Seitenverteilung.

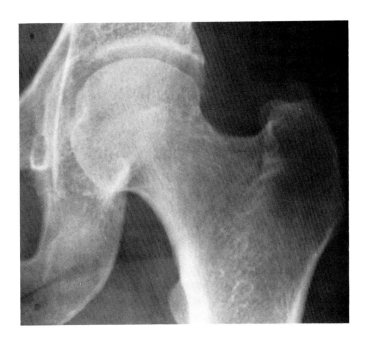

Abb. 10 Periarthopathia calcificans coxae. Verkalkung der Insertionszone des M. glutaeus minimus

918 Periarthropathien

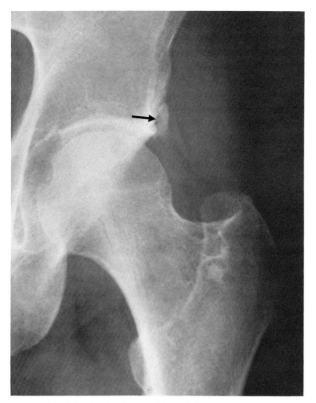

Abb. **11** Periarthropathia calcificans coxae. Verkalkung der Ursprungszone des M. rectus femoris (Pfeil)

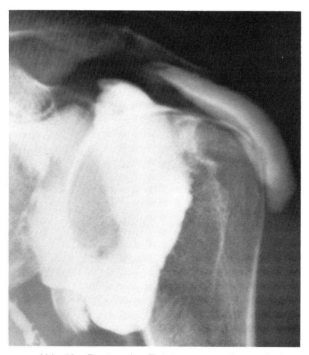

Abb. **12** Ruptur der Rotatorenmanschette. Arthrographie zeigt Kontrastmittelübertritt in die Bursa subacromialis

Klinik

Das klinische Bild der Periarthropathie ist gekennzeichnet durch eine schmerzhafte Bewegungseinschränkung des betroffenen Gelenks. Bei Befall aktiver Bewegungselemente sind die Bewegungen gegen Wiederstand schmerzhaft; bei Befall passiver Elemente sind dagegen die passiven Bewegungen schmerzhaft eingeschränkt. WAGENHÄUSER unterscheidet aus diesem Grunde am Schultergelenk vier klinische Krankheitseinheiten:
die Periarthritis humeroscapularis (PHS) tendopathica, die PHS akuta, die PHS pseudoparetica und PHS ankylosans.

Ausdruck der schmerzhaften Reizung der Insertionszone der Rotatorenmanschette ist der bereits erwähnte schmerzhafte Bogen („painful arc"), welcher durch die räumliche Enge unter dem Schulterdach entsteht. Die Röntgenuntersuchung der Schultergelenke im Seitenvergleich zeigt ein Höhertreten des Humeruskopfes, besonders bei aktiver Abduktion um etwa 30 Grad. Der Schulterdachraum wird meßbar enger. COTTON u. RIDEOUT (1964) gaben nach Messung größerer Serien gesunder Gelenke eine normale Höhe der akromiohumeralen Distanz von 6–14 mm, GOLDING (1962) von 7–13 mm an (s. oben).

Wenn durch Fortbestehen des pathologischen Geschehens an der „kritischen Zone" der Durchblutung im Ansatzbereich der Rotatorenmanschette eine allmählich zunehmende Mikroruptur entsteht, verkleinert sich die Schulterdachhöhe zunehmend. Derartige Rupturen nehmen mit zunehmendem Alter wegen der allgemeinen Degenerationsprozesse an Häufigkeit zu.

COTTON u. RIDEOUT fanden unter 106 Schultergelenken eines Durchschnittsalters von 70,7 Jahren 35mal, REFIOR u. Mitarb. (1984) bei 195 Gelenken 22mal eine Ruptur.

Neben dem klinischen Phänomen der pseudoparetischen Abduktionsschwäche haben COTTON u. RIDEOUT (1964) bei rupturierten Rotatorenmanschetten bestimmte Röntgenzeichen gefunden, die sie neben der Verminderung der akromiohumeralen Distanz als indirekte Hinweise auf das Bestehen eines Risses beschreiben: Bei 68 Rupturen fanden sie 56mal zystische Veränderungen im Bereich der Kapselansatzzone am Collum anatomicum, 31mal eine Kortikalisunregelmäßigkeit und Arthropathie am Tuberculum majus, 27mal eine Sklerosierung des Randes des Tuberculum majus und der oberhalb liegenden Grube, 8mal eine Vertiefung dieser supratuberkulären Grube und 9mal eine Sklerosierung der Unterfläche des Akromions.

Auch NEER (1972) sieht in wulstförmigen Reaktionen am vorderen äußeren Akromionrand ein beginnendes oder begleitendes Zeichen für das Vorliegen einer Rotatorenmanschettenruptur.

PETERSSON u. GENTZ (1983) sahen bei Rotatorenmanschettenrupturen signifikant häufiger eine osteophytische Verformung (Arthrose) des akromioklavikulären Gelenks.
Für den Beweis einer Ruptur der Rotatorenmanschette bietet sich als derzeit diagnostisch sicherstes Verfahren die Monokontrastarthrographie an. Das Kontrastmittel entweicht bei Vorliegen einer Ruptur aus dem Gelenkraum und kommuniziert mit den Bursae subacromialis und subdeltoidea (Abb. 12) (CONE u. Mitarb. 1984).
Zum Nachweis des Kontrastmittelaustrittes aus dem Gelenkraum ist oftmals ein Längszug (Gewichtbelastung) am Arm notwendig. Beide Autoren beschreiben neben der Arthrographietechnik als diagnostische Möglichkeit auch die Bursographie oder Bursotomographie.

LIPPMANN-KESSEL gibt 1977 eine eigene Technik an: Nach der klinischen Untersuchung mit Identifikation des schmerzhaften Muskelansatzes injiziert er zur Testung der Schmerzbefreiung 1. ein Lokalanästhetikum und 2. an gleicher Stelle ein Kontrastmittel. Die betroffene Sehnenzone stellt sich dann im Röntgenbild dar, so daß eine anatomische Zuordnung möglich wird. Mit dieser Technik fand er unter 97 klinischen Fällen jeweils 1/3 vordere, hintere und obere Rupturen.
Arthroskopische Untersuchungen gewinnen für die Identifikation von Rotatorenmanschettenrupturen einen zunehmenden Stellenwert.
Die Kalzifizierungen an den verschiedenen Orten werden durch Röntgennativaufnahmen dargestellt, gelegentlich unter besonderer Einstelltechnik.
Entsprechend der pathogenetischen Vorstellung über eine formative und eine resorptive Phase der Verkalkung haben UHTHOFF u. Mitarb. (1982) radiologische Kriterien zur Zuordnung derartiger Verkalkungen angegeben. In der Formativphase sind die Kalzifikationen dicht, scharf abgegrenzt und homogen.

Bei operativen Interventionen gefundener Kalk hat in dieser Phase eine kreideartige Konsistenz. Diese Phase ist selten mit Schmerzen verbunden. In der später folgenden Resorptionsphase werden die Kalkherde weniger dicht, unscharf begrenzt und inhomogen. Der Kalk hat zahnpastaartige Konsistenz. Das Krankheitsbild ist zumeist von heftigen Schmerzen begleitet. Der Durchbruch der Kalkmassen in die Bursa subdeltoidea ist radiologisch ebenfalls erkennbar. Die Verkalkung hat dann oft eine gelappte und schollige Darstellungsform.
UHTHOFF stellt dieser klassischen zweiphasigen reaktiven Form der Periarthropathia calcificans eine degenerative progrediente Verlaufsform gegen-

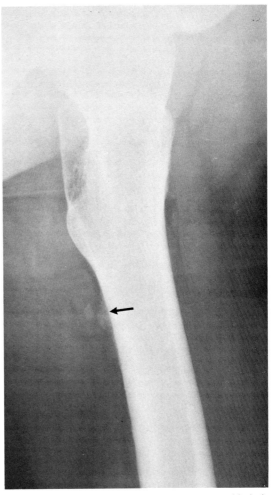

Abb. **13** Periarthropathia calcificans coxae. Verkalkung der Insertionszone des M. glutaeus maximus

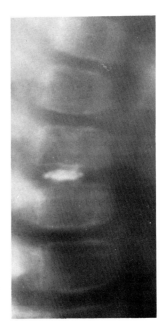

Abb. **14**
Discitis calcificans (Tomogramm). Achtjähriger Knabe. Pendant zur Periarthropathia calcificans

über, bei der der Verkalkungsherd klein ist, nahe am knöchernen Ansatz der Sehne liegt und oft in eine Verknöcherung übergeht. Das histologische Bild zeigt in diesen Fällen eine Kalzifikation und eine Ossifikation im Einstrahlungsgebiet der Sharpeyschen Fasern. Es besteht ein chronischer Schmerz.

Bei den seltenen Befallsformen außerhalb der Rotatorenmanschette ist darauf zu achten, daß man die entsprechenden Weichteilstrukturen orthograd in den Strahlengang dreht. Hierzu ist die genaue anatomische Kenntnis der Ansatzzonen notwendig. Der Deltamuskelansatz muß beispielsweise durch leichte Drehung des Armes dargestellt werden (NIDECKER u. HARTWIG 1983).

Beim Befall im Handgelenkbereich ist stets die Sehne des Flexor carpi ulnaris (Ablichtung des os pisiforme) zu beachten (SELBY 1984, YELTON u. DICKEY 1958).

Die Verkalkung des Glutaeus-maximus-Ansatzes zeigt sich am besten in lateraler Projektion (Abb. 13) (WEPFER u. Mitarb. 1983).

Für schwierige röntgenologische Darstellungen kann gelegentlich die computertomographische Untersuchung eine genaue räumliche und dichtemäßige Zuordnung erbringen.

Abschließend ist zu erwähnen, daß sog. Pendantfälle zur Periarthropathia calcificans aus pathogenetischer Sicht einer ähnlichen Bewertung unterliegen müssen. Hierzu zählen die von SARKOZI u. FAM (1984) beschriebene akute retropharyngeale Kalzifikation mit Befall des M. longus colli, die Periarthropathia calcificans calcanei sowie die sog. Discitis calcificans (Abb. 14).

Literatur

Amor, B., A. Cherrot, F. Delbarre: Le rheumatisme à hydroxyapatite. Rev. Rhum. 44 (1977) 301–316

Amor, B., A. Cherrot, F. Delbarre, A. Nunez-Roldan, J. Hors: Hydroxyapatite rheumatism and HLA markers. J. Rheumatol. 4 (1977) 101–104

Bahous, J., W. Müller: Die calcinosis periarticularis generalisata. Schweiz. med. Wschr. 109 (1979) 502–508

Blery, M., B. Barré: Maladie des calcifications tendineuses multiples. J. Radiol. Électrol. 59 (1978) 271–273

Bulgen, D. Y., B. L. Hazleman, D. Voak: HLA-B27 and frozen shoulder. Lancet 1976/I, 1042–1044

Cannon, R. D., F. R. Schmid: Calcific periarthritis involving multiple sites in identical twins. Arthr. and Rheum. 16 (1973) 393–396

Codman, E. A.: The Shoulder. Todt, Boston 1974

Codman, E. A.: Rupture of the supraspinatus. Amer. J. Surg. 42 (1983) 603–626

Cone, R. O., D. Resnick, L. Danzig: Shoulder impingement syndrome: radiologic evuluation. Radiology 150 (1984) 29–33

Cotton, R. E., D. F. Rideout: Tear of the humeral rotator cuff. J. Bone Jt Surg. 46-B (1964) 314–328

De Mulder, P. H. M., L. B. A. van de Putte: Adult-onset stills disease: destructive distal interphalangeal arthritis associated with transient capsular calcification. Ann. rheum. Dis. 41 (1982) 544–596

Dihlmann, W.: Der besondere Fall: Periarthropathia calcificans. Z. Rheumatol. 40 (1981) 261–263

Golding, F. C.: The shoulder – the forgotten joint. Brit. J. Radiol. 35 (1962) 149

Gray, R. G., N. L. Gottlieb: Rheumatic disorders associated with diabetes mellitus literature review. Semin. Arthr. Rheum. 6 (1976) 19–34

Hajiroussou, V. J., M. Webley: Familial calcific periarthritis. Ann. rheum. Dis. 42 (1983) 469–470

Kamieth, H.: Die Periarthrosis femurocoxalis als caudales Pendant der Periarthrosis humeroscapularis. Radiologe 6 (1966) 250–253

Kessel, L., M. Watson: The painful arc syndrome. J. Bone Jt Surg. 59-B (1977) 166–172

Kraemer, J., R. Seibel: Funktionell anatomische Grundlagen zur operativen Behandlung der Periarthropathia humeroscapularis. Z. Orthop. 121 (1983) 98–102

Lindblom, K.: On pathogenesis of ruptures of the tendon aponeurosis of the shoulder joint. Acta radiol. 20 (1939) 563

McCarty, D. J., R. A. Gatter: Recurrent acute inflammation associated with focal apatite crystal reposition. Arthr. and Rheum. 9 (1966) 804–819

McCarty, D. J., P. B. Halverson, G. F. Carrera, B. J. Brewer, F. Kozin: Millwaukee shoulder – association of microspheriods containing hydroxyapatite crystals, active collagenase and neutral protease with rotator cuff defects. Arthr. and Rheum. 24 (1981) 464–483

Macurak, R. B., J. A. Goldman, E. Hirsch et al.: Acute calcific quadriceps tendinitis. Sth. med. J. 73 (1980) 322–325

Marcos, J. C., M. A. De Benyacar, O. Garcia-Morteo et al.: Idiopathic familial chondrocalcinosis due to apatite crystal deposition. Amer. J. Med. 71 (1981) 557–564

Mavrikakis, M., G. Baltopoulos, K. Kehayoglou: Serum immunglobulin levels in diabetic patients with calcific shoulder periarthritis. DRCS Med. Sci. 12 (1984) 108

Moseley, H. F., J. Goldie: The articular pattern of the rotator cuff of the shoulder. J. Bone Jt Surg. 48-B (1963) 780

Neer, C. S.: Anterior acromioplasty for the chronic impingement syndrome in the shoulder. J. Bone Jt Surg. 54-A (1972) 41–50

Niedecker, A., A. Hartwig: Selten Lokalisationen verkalkender Tendopathien. Fortschr. Röntgenstr. 139 (1983) 658–662

Pastan, R. S., A. S. Cohen: The rheumatologic manifestations of diabetes mellitus. Med. Clin. N. Amer. 62 (1978) 829–839

Pastan, R. S., S. L. Silverman, D. L. Goldenberg: A muscosceletal syndrome in intravenous heroin users association with brown heroin. Ann. intern. Med. 87 (1977) 22–29

Pedersen, H. E.: Pathology of calcareous tendinitis and subdeltoid bursitis. Arch. Surg. 62 (1951) 50–63

Petersson, C. J., C. F. Gentz: Ruptures of the supraspinatus tendon. Clin. Orthop. 174 (1983) 143–148

Pinals, R. S., C. L. Short: Calcific periarthritis involving multiple sites. Arthr. and Rheum. 9 (1966) 566–574

Rathbun, J. B., J. Macnab: The microvascular pattern of the rotator cuff. J. Bone Jt Surg. 52-B (1970) 540–553

Refior, H. J., A. Tempka, E. Stauch: Autoptische Untersuchungen zur Makro- und Mikromorphologie der Rotatorenmanschette. In: Periartikuläre Schultererkrankungen. 1984

Rooney, P. J., J. Third, M. M. Madkour, D. Spencer, W. C. Dick: Transient polyarthritis associated with fimilial hyperbetalipoproteinaemia. Quart. J. Med. 47 (1978) 249–259

Rothman, R. H., W. W. Parke: The vascular anatomy of the rotator cuff. Clin. Orthop. 41 (1965) 176

Sandstrom, C.: Peritendinitis calcarea. Amer. J. Roentgenol. 40 (1938) 1–21

Sarkozi, J., A. G. Fam: Acute calcific retropharyngeal tendinitis. Arthr. and Rheum. 27 (1984) 708–710

Schreiber, S., P. Dupont: Apatite-induced acute bursitidea triggered by parathyroidectomy. Clin. Rheumatol. 2 (1983) 419–422

Schüttelmeyer, W.: Zbl. Chir. 72 (1947) 1003

Selby, Ch. L.: Acute calcific tendinitis of the hand. Arthr. and Rheum. 27 (1984) 337–340

Seyss, R.: Periarthrose um die Sesamknochen des Großzehengrundgelenkes. Wien. klin. Wschr. 91 (1979) 276

Swanell, A. J., F. A. Underwood, A. St. J. Dixon: Periarticular calcific deposits mimicking acute arthritis. Ann. rheum. Dis. 29 (1970) 380–385

Uhthoff, H. K.: Calcifying tendinitis an active cell – mediated calcification. Virchows Arch. Abt. A 366 (1975) 51–58

Uhthoff, H. K., K. Sarkai, J. Hammond: Die Bedeutung der Dichte und Schärfe der Abgrenzung des Kalkschattens bei der Tendopathia calcificans. Radiologe 22 (1982) 170–174

Uhthoff, H. K., K. Sarkai, J. A. Maynard: Calcific tendinits; a new concept of its pathogenesis. Clin. Orthop. 118 (1976) 164–168

Yelton, C. L., L. E. Dickey: Calcification around the hand and wrist. Sth. med. J. 51 (1958) 489–435

Wagenhäuser, F. J.: Das Periarthropathia humeroscapularis Syndrom. Klin. Prax. 30 (1983

Walton, K., D. R. Swinson: Acute calcific periarthritis associated with transient hypocalcania secondary to hypoparathyroidism. Brit. J. Rheumatol. 22 (1983) 179–180

Wepfer, J. F., J. G. Reed, G. M. Cullen, W. P. McDewitt: Calcific tendinitis of the gluteus maximus tendon. Skelet. Radiol. 9 (1983) 198–200

Wright, V., A. M. Hagu: Periarthritis of the shoulder. Aetiological considerations with particular reference to personality factors. Ann. rheum. Dis. 35 (1976) 213–219

Zaphiropoulos, G., R. Graham: Recurrent calcific periarthritis involving multiple sites. Proc. roy. Soc. Med. 66 (1973) 351–352

Degenerative Gelenkerkrankungen

W. Dihlmann

Arthrosis deformans

Allgemeines

Die Arthrosis deformans ist *keine schicksalhafte* Folge von Alterungsvorgängen (Abb. 1) des artikulären Gleit- und Stützgewebes (UEHLINGER 1953, OTT 1967), sondern tritt in einem bewegten Gelenk erst bei einem dauernden Mißverhältnis zwischen Belastung und Belastbarkeit auf. Der gefäßlose, hyaline Gelenkknorpel ist ein empfindlicher Indikator für dieses Mißverhältnis zwischen Beanspruchung und mechanischer Toleranz des Gelenkknorpels. Im gesunden Gelenk herrscht nämlich ein Gleichgewicht zwischen der Größe des Gelenkdrucks – der *mechanischen* Komponente der Gelenkfunktion (PAUWELS 1968) – und der ihm entgegenwirkenden Widerstandsfähigkeit des Gleitgewebes (Gelenkknorpel, Gelenkkapsel und knöchernes Gelenklager) – der *biologischen* Komponente im Sinne von PAUWELS (1968). Das postulierte funktionelle Gleichgewicht ist erforderlich, um die Gelenkbewegung über das ganze Leben unbeeinträchtigt zu erhalten, da der Gelenkknorpel nicht in der Lage ist, Strukturschäden durch adäquate Regeneration zu beseitigen. Seine Regeneration geht nämlich von den oberflächlichen Zellagen aus, die jedoch mechanisch knorpelschädigenden Prozessen als erste zum Opfer fallen. An der gegenseitigen morphologischen Angleichung der artikulierenden Flächen, sei es direkt (Kopf-Pfannen-Adaptation), sei es über anatomische Hilfsstrukturen, wie Menisken oder Disken, erkennt man das Prinzip, die Knorpelbeanspruchung pro Flächeneinheit zu minimieren und auch dadurch das funktionelle Gleichgewicht im Gelenk zu gewährleisten (OTTE 1983).

Betrachtet man die Entwicklung der Arthrosis deformans als den Ausdruck einer Störung des funktionellen Gleichgewichtes im befallenen Gelenk, so erlaubt dies wichtige Schlußfolgerungen über die Pathogenese, Therapie und Prophylaxe der degenerativen Gelenkerkrankungen. Dazu gehört auch die röntgenologische Beachtung der *präarthrotischen Deformität* (s. HACKENBROCH 1943) – der

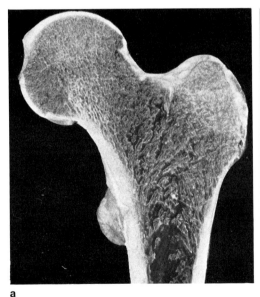 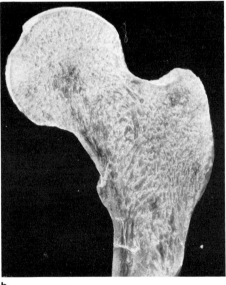

a b

Abb. 1 a u. b Proximales Femurende a eines 37jährigen und b eines 96jährigen Mannes. Folgende morphologische Unterschiede fallen auf: Bei gleichem Abbildungsmaßstab ist der Femurgelenkknorpel des 96jährigen gleichmäßig verdünnt. Rotes Knochenmark im proximalen Femur des Jüngeren, fast vollständige Transformation in gelbes Knochenmark (Fettmark) beim Greis. Verdünnte kompakte Knochensubstanz des greisen Mannes. Keine Arthroseosteophyten an den Knorpel-Knochen-Grenzen. Also: Das Merkmal des Greisen-(Hüft-)Gelenks ist nicht die Arthrosis deformans, sondern vielmehr die „Atrophie". Dieses Merkmal besagt, daß im Alter nicht so sehr die Abnutzung und ihre Folgen zur grundsätzlichen Ursache einer Behinderung und Leistungsschwäche werden, sondern erst die ungenügende somatische und psychische Anpassung an diese schicksalhafte oder erwartungsgemäß verschlechterte Morphologie Gefahren für Leib und Leben heraufbeschwören

Inkongruenz artikulierender Flächen durch angeborene oder erworbene Fehlform, Fehlstellung und Achsenabweichung. Eine präarthrotische Deformierung verschiebt im Gelenk die Druckbelastungszonen und Spannungsspitzen. Der Knorpelbelag des Gelenks ist jedoch nicht an allen Stellen gleich dick; auch seine Elastizität ist wahrscheinlich nicht überall im Gelenk gleich groß. Die präarthrotische Deformierung führt daher zu einer krankhaften – besser ausgedrückt – krankmachenden Verstärkung des Gelenkdruckes, also zu einer Störung des funktionellen Gleichgewichtes im Gelenk durch Verstärkung der mechanischen Komponente. Die Beschreibung der präarthrotischen Deformität, ihre therapeutischen und prophylaktischen Konsequenzen und deren Erfolge haben schließlich zur *Lehre von der Präarthrose* (vgl. GSCHWEND 1967) geführt. Eine Präarthrose liegt immer dann vor, wenn das funktionelle artikuläre Gleichgewicht, sei es auf Kosten der mechanischen, sei es auf Kosten der biologischen Komponente gestört wird. Zu den Präarthrosen gehören daher beispielsweise auch die (epiphysären) Osteochondrodysplasien und Mukopolysaccharidosen mit ihren Formstörungen und ihrer vermutlichen Knorpelminderwertigkeit. Adipositas oder körperliche Schwerstarbeit (BENE u. Mitarb. 1984) können sich in gewichttragenden Gelenken als Präarthrose auswirken, desgleichen gelenkferne knöcherne Verletzungen oder Lähmungen durch Verschiebung der Druckaufnahmezone innerhalb eines Gelenks. Arthritiden und chondrotrope Stoffwechselstörungen, beispielsweise die Ochronose, die Chondrokalzinose und die Harnsäuregicht, beeinflussen die biologische Komponente des funktionellen Gleichgewichtes im Gelenk ebenfalls ungünstig. Dies gilt auch für manche hormonellen Störungen, z. B. für die Akromegalie, und erbliche Störungen der Blutgerinnung (Hämophilie) oder des Kerasinstoffwechsels (Morbus Gaucher, s. WEISS 1968). Die als vererbt erkannte, geschlechtsbetonte und hormonell beeinflußte Knorpelminderwertigkeit bei der Heberden-Polyarthrose läßt sich ebenso mit der Präarthroselehre in Einklang bringen wie der aus der Erfahrung abgeleitete Zusammenhang zwischen chronischer venöser Stauung (Varikose) der Beine und Kniegelenkarthrose (NEUGEBAUER 1970). Eine statistisch signifikante positive Korrelation zwischen erhöhtem Druck in den tiefen Unterschenkelvenen und der Arthrosehäufigkeit im oberen Sprunggelenk fanden darüber hinaus ARNOLDI u. Mitarb. (1972).

Solange die Schädigung des Gelenkknorpels und der ihr folgende arthrotische Umbau nicht Schmerzen bereiten und die Bewegung einschränken, stellt die Arthrosis deformans ein Krankheitspotential – **latente Arthrose** – dar, das sich subjek-

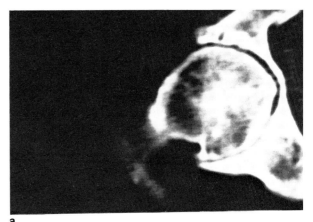

a

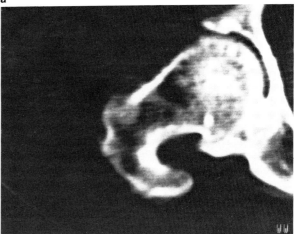

b

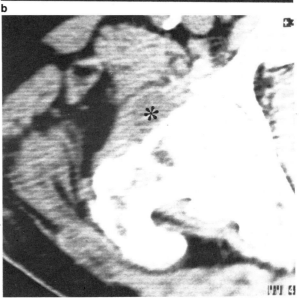

c

Abb. **2a–c** Aktivierte Coxarthrosis deformans. 71 Jahre alt, weiblich.
Im Knochenfenster erkennt man die marginalen Osteophyten und die vor allem im dorsalen Gelenkbereich nachweisbare Gelenkspaltverschmälerung. Im Weichteilfenster stellt sich der Gelenkerguß als Hypodensität (Stern) zwischen Kapsel und proximalem Femur dar

tiv und objektiv beispielsweise erst über einen entzündlichen Reizzustand der Synovialmembran zu erkennen gibt. Aus der *latenten Arthrose* ist dann die **aktivierte Arthrose** (OTTE 1971) geworden. Die entzündlichen Reizzustände stehen gewöhnlich in keinem linearen Verhältnis zur Deformierung des Gelenks, also zum Ausmaß des arthrotischen Röntgenbildes. An den meisten Gelenken läßt sich die Ergußbildung im Rahmen der aktivierten Arthrose nativröntgenologisch (vgl. Abb. **19**) oder evtl. erst computertomographisch (Hüftgelenk, Abb. **2**) erfassen.

Die Erfolge mit der konservativen „kausalen" Therapie der Arthrose (VIERNSTEIN 1964, WAGENHÄUSER u. Mitarb. 1968, SIEGRIST 1972, HOFMANN 1981, ANDERSON 1982, KALBHEN 1982, SIEGMETH u. RADI 1983, ANNEFELD 1984) sollten für den Radiologen der Anlaß sein, auch noch so geringfügige Röntgenzeichen der Arthrosis deformans zu beachten und die entsprechende Röntgendiagnose zu stellen. Um diese Forderung verständlich zu machen und zu begründen, sei hier auf biochemische Erkenntnisse der Arthrosepathogenese (GREILING u. STUHLSATZ 1966, DETTMER 1966 u. a.) näher eingegangen:

Normaler Knorpel besteht zu etwa 25% aus sauren Mukopolysacchariden – moderne Nomenklatur: Glykosaminoglykane –, namentlich aus Chondroitinsulfat. Sie werden in den Chondrozysten laufend synthetisiert und an die Interzellularsubstanz abgegeben, tragen also zur Bildung und Erhaltung der extrazellulären Knorpelmatrix entscheidend bei. Die Mukopolysaccharide des Gelenkknorpels beeinflussen das Wasserbindungsvermögen des Knorpels; sie sind zur Kollagenfaserbildung im Knorpelgewebe nötig und bestimmen durch mantelför-

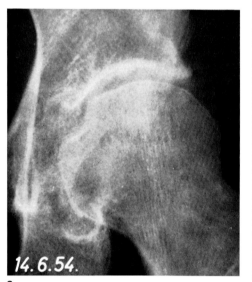

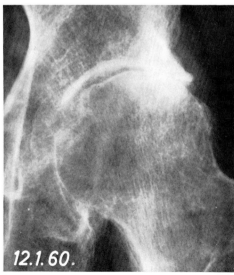

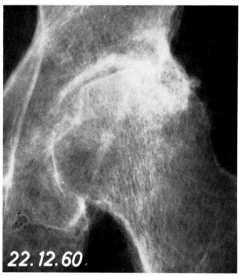

Abb. **3a–c** Entwicklung und Verlauf einer Arthrosis deformans des linken Hüftgelenks. 57 Jahre alt (bei der Erstuntersuchung 1954), weiblich

a 14. 6. 1954. Zarte Wulstung am Rand der Fovea capitis femoris und an der Knorpel-Knochen-Grenze des Femurkopfes. Leichte Pfannendachsklerose, Gelenkspalt in der Druckaufnahmezone (oberer lateraler Gelenkanteil) etwas verschmälert

b 12. 1. 1960. Eindeutige Progredienz: Jetzt erhebliche Gelenkspaltverschmälerung in der Druckaufnahmezone und auch im übrigen Gelenkbereich. Grober Osteophyt am lateralen Pfannenrand (spitze Ausziehung). Randwülste an der Knorpel-Knochen-Grenze des Femurkopfes und am Rand der Fovea capitis haben sich vergrößert. Die Pfannendachsklerose hat zugenommen, Wibergsches Dezentrierungszeichen (s. S. 949) an der medialen Femurhalskontur erkennbar

c 22. 12. 1960. Weitere Zunahme der arthrotischen Veränderungen innerhalb von 11 Monaten: Der röntgenologische Gelenkspalt in der Druckaufnahmezone ist nicht mehr zu erkennen. Dort wechseln Verdichtungen der Spongiosa mit Strukturaufhellungen ab. Femurkopf entrundet, geringfügige Zunahme der Pfannendachsklerose

mige Umkleidung der Fibrillen deren Dicke, Beschaffenheit und ihr Texturgefüge. Von den sauren Mukopolysacchariden hängen also weitgehend Konsistenz, Elastizität und Belastbarkeit des Knorpels und seine Fähigkeit ab, die auf ihn einwirkende Kraft in Druck und Zug zu zerlegen (AUFDERMAUR 1950) und damit zu kompensieren.

In der Synovialflüssigkeit kommt das saure Mukopolysaccharid Hyaluronsäure vor, das die Schmierfunktion der Gelenkflüssigkeit gewährleistet.

Im arthrotisch veränderten Gelenk läßt sich eine Verarmung an sauren Mukopolysacchariden feststellen. Die Synovialflüssigkeit nimmt ab. Desgleichen vermindert sich der Chondroitinsulfatgehalt, da das Gleichgewicht zwischen Synthese und physiologischem enzymatischem Abbau gestört ist. Als Kompensation tritt eine Knorpelzellvermehrung in sog. Brutkapseln – einer Agglomeration von Knorpelzellen – mit gesteigerter Syntheseleistung auf, die aber den vermehrten, krankhaften Abbau der sauren Mukopolysaccharide nicht auszugleichen vermag. Therapeutisch intraartikulär applizierbare, im Handel befindliche saure Mukopolysaccharide werden in die Interzellularsubstanz des Gelenkknorpels eingelagert, und zwar dort, wo eine Verarmung an Chondroitinsulfat eingetreten ist. Außerdem wird durch sie der Abbau von Chondroitinsulfat durch Enzymhemmung gebremst. Diese biochemisch und elektronenoptisch (WEISS u. MIROW 1972) nachgewiesenen Vorgänge erklären die therapeutischen Erfolge der intraartikulär (und intramuskulär) injizierten Mukopolysaccharidpräparate bzw. Knorpel-Knochenmark-Extrakte.

Die Gegenüberstellung von latenter und aktivierter Arthrose besagt aus pathologisch-anatomischer Sicht, daß nach Überschreitung der elastischen, druckabsorbierenden Toleranz die Gelenkknorpeloberfläche durch Bewegung erodiert, daß abgeschilferte Knorpelsubstanz zum Detritus wird, der mechanisch und auf molekularer Ebene die Synovialmembran zur schmerzhaften Entzündung anregt. Die aktivierte Arthrose spiegelt also eine **Synovialitis chondrodetritica** (CHAPCHAL 1966, Detritussynovialitis) wider. Mit ihr im Zusammenhang stehen Vorgänge, die reflektorisch zum lokalen Muskelhypertonus führen, der die Druckbelastung im Gelenk ansteigen läßt, damit den Knorpelabrieb fördert und die Bewegung im betroffenen Gelenk einschränkt. Der Gelenkerguß der aktivierten Arthrose stört darüber hinaus das synoviale Milieu, beispielsweise über Zellanreicherung, Detritusphagozytose, Zellzerfall mit Freisetzung von Enzymen usw.; er verdünnt die physiologischen Schmierstoffe. Die Synovialitis chondrodetritica erhöht also das Erosionspotential des bereits angeschlagenen Gelenkknorpels. Unter diesem Aspekt erhält die antiphlogistische Therapie der aktivierten Arthrose ihre Legitimation.

Zwischen der latenten, schmerzfreien Arthrose und der schmerzhaften aktivierten (reaktiv-entzündlichen) Arthrose läßt sich ein schmerzhafter Zustand aufspüren, den OTTE (1983) als **algogenen Reizzustand** bezeichnet und charakterisiert hat. Nozirezeptoren lösen im arthrotisch veränder-

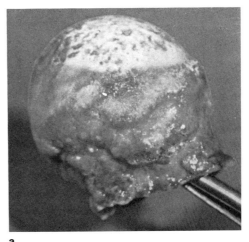

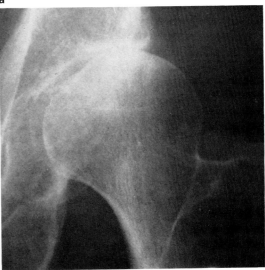

Abb. 4 a u. b Coxarthrosis deformans im Gefolge einer Hüftdysplasie (52 Jahre alt, weiblich). Totaler Abbau des (Femurkopf-)Gelenkknorpels in der Druckaufnahmezone („Tonsurbild", Knochenglatze)

ten Gelenk nämlich nicht nur einen reflektorischen Hypertonus der bewegenden Muskeln aus, sondern führen auch zu vegetativen Reflexen, deren Efferenzen sich durchblutungsstörend auswirken. Die Folgen sind schmerzfördernde Hyperämie und ödematöse Durchtränkung in der Weichteilumgebung solcher Nozirezeptoren. Diese örtlichen Störungen der Gelenkmorphologie rufen lokalisierte, z. B. durch Palpation aufspürbare und auslösbare Schmerzen hervor. Die Detritussynovialitis dagegen zeichnet sich durch diffuse Schmerzphänomene im befallenen Gelenk aus. Die Erkenntnis vom algogenen Reizzustand eines arthrotisch veränderten Gelenks hat auch therapeutische Konsequenzen. Die Ausschaltung umschrieben schmerzhafter Gelenkbezirke, beispielsweise durch Injektion von Lokalanästhetika, kann zu therapeuti-

926 Degenerative Gelenkerkrankungen

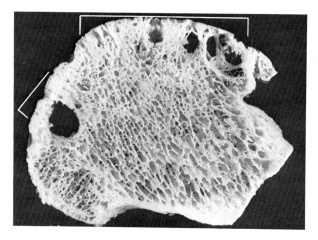

Abb. 5 Knochentextur eines arthrotisch umgebauten Femurkopfes (Mazerationsscheibe). Generelle Sklerosierung der subchondralen Spongiosa. In den Druckaufnahmezonen (markiert) dehnt sich die Sklerose in die Tiefe aus und wird von Geröllzysten unterbrochen

schen Erfolgen führen, die über die pharmakologische Wirkungszeit des Lokalanästhetikums lange hinausgehen.

Die allgemeine Schilderung der Arthrosis deformans erfolgte hier unter Berücksichtigung dreier medikamentös-therapeutischer Prinzipien – Mukopolysaccharid-Substitution, Antiphlogistie, Lokalanästhesie. Diese günstige Einschätzung der konservativen Behandlungsmöglichkeiten bei der Arthrose sollte – darauf sei noch einmal hingewiesen – der Anlaß sein, auch minimale Röntgenzeichen der Arthrose bei der Beurteilung von Gelenkröntgenaufnahmen nicht zu bagatellisieren oder gar zu übergehen – „Principiis obsta" gilt auch für die Arthrose.

Röntgenzeichen der Arthrosis deformans

Die degenerativen Veränderungen des Gelenkknorpels führen zum Substanzverlust. Dadurch wird der *röntgenologische Gelenkspalt* verschmälert (Abb. 3). Diese Verschmälerung beginnt bei der Arthrose gewöhnlich in der *Druckaufnahmezone* des Gelenks. Der Gelenkknorpel zeigt hier die stärksten Veränderungen, darunter Verfärbung, Auffaserung, Ulzera, Rißbildung und Schliffurchen. Er kann schließlich völlig verschwinden (Abb. 4), so daß Kochen an Knochen reibt. In der Druckaufnahmezone des Gelenks treten auch die ersten *subchondralen Spongiosasklerosierungen* auf (Abb. 5). Sie erscheinen im Röntgenbild als Verdichtung parallel zum Gelenkspalt. Arthrotische

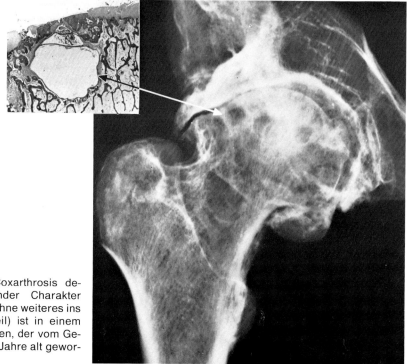

Abb. 6 Fortgeschrittene Coxarthrosis deformans. Ihr deformierender Charakter springt in diesem Stadium ohne weiteres ins Auge. Die Geröllzyste (Pfeil) ist in einem Femurkopfbereich entstanden, der vom Gelenkknorpel entblößt ist. 76 Jahre alt geworden, männlich

Zysten (*Pseudozysten, Geoden*) entstehen ebenfalls in der Druckaufnahmezone, manchmal korrespondierend beiderseits des Gelenkspaltes. Für diese umschriebenen Osteolysen haben sich die Bezeichnungen Geröll-, Druck-, Blutungs-, Detritus- oder Insuffizienzzysten eingebürgert (Abb. 6). Ihr Inhalt besteht seltener aus faserigem Bindegewebe, viel häufiger dagegen aus einer amorphen, breiigen oder gallertartigen Masse (GRUETER u. RÜTT 1962) oder aus einer schleimigen Flüssigkeit. Manchmal, z. B. nach Umlagerungsosteotomien, bilden sich arthrotische Geröllzysten zurück oder verkleinern sich. Im Zystenkavum sind dann Knochenbälkchen entstanden (Abb. 7).

In der Druckentlastungszone des Gelenks wachsen die *Arthroseosteophyten*. Vor allem die marginalen Osteophyten (*Randwülste*) offenbaren den deformierenden Charakter der Arthrose. Drei verschiedene Vorgänge führen zu Arthroseosteophyten:

In der Druckentlastungszone proliferieren die Knorpelzellen, um so auch numerisch die Voraussetzungen für eine Steigerung der Chondroitinsulfatsynthese zu schaffen (s. oben). Dies erklärt, warum in der Druckentlastungszone deformierende Veränderungen eher auftreten als in der Druckaufnahmezone (HARRISON u. Mitarb. 1953). Wird nämlich durch die Knorpelzellvermehrung der Knorpel zu dick und damit die Diffusionsstrecke für die Nährstoffe usw. zu lang, so sprossen Gefäße in den Knorpel und leiten seine (partielle) Verknöcherung ein. Setzt die Gelenkkapsel nicht direkt an der Knorpel-Knochen-Grenze an, so können sich periostale Osteophyten bilden. Schließlich entstehen Osteophyten bei der Athrosis deformans durch Kapselansatzossifikation und Verknöcherung eines evtl. vorhandenen Limbus (Labrum).

Der marginale Osteophyt ist nicht nur ein wichtiges Merkmal der Arthrose, sondern auch ihr früher Indikator. Statistisch gesicherte Korrelationen zwischen regressiv bedingten Gelenkknorpelulzera (von Autopsiepatellae) und der Größe von marginalen Patellaosteophyten haben dies nämlich ergeben (DIHLMANN u. Mitarb. 1979). Beispielsweise gehen Patellarandosteophyten über 2 mm Größe zu 100% mit Knorpelulzera der Patellarückfläche einher; Patellarandosteophyten bis zu 2 mm Höhe korrelieren noch in 80% der Fälle mit Ulzera des Gelenkknorpels. Der bei der Gelenkknorpelulzeration entstehende Knorpeldetritus ist ein wichtiges Irritationspotential für die Synovialmembran. Unter diesem Gesichtspunkt läßt der röntgenologisch sichtbare marginale Arthroseosteophyt Schlüsse auf die Aktivierungsbereitschaft der Arthrose zu; je größer der Patellarandosteophyt ist, desto eher droht einerseits die Synovialitis chondrodetritica (s. oben). Andererseits haben Verlaufsbeobachtungen ergeben, daß die Prognose der

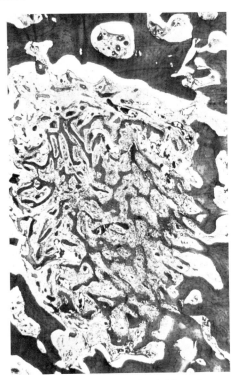

Abb. 7 Reparative (?) Faserknochenbildung in einer arthrotischen Geröllzyste (s. Text)

Arthrose nicht von den marginalen Osteophyten abhängt (DANIELSSON 1964, DANIELSSON u. HERNBORG 1970). Der Röntgenbefund „Arthroseosteophyt" enthält also eine Fülle von Informationen – für den Kundigen.

Die Form der Arthroseosteophyten wird von mechanischen Kräften, wie Druck, Zug, Gleit- und Scherbewegungen, geprägt. Die Osteophyten wirken sich u. U. sogar funktionell günstig aus: Arthroseosteophyten im Pfannendach des Hüftgelenks erschweren manchmal das Hinausgleiten des deformierten Oberschenkelkopfes aus der Pfanne (vgl. Abb. **51**). Außerdem können Randwülste bzw. die durch sie bedingte Deformierung der Gelenkfläche die Druckaufnahmezone vergrößern, also den Druck pro Gelenkflächeneinheit verringern.

Die degenerative Substanzminderung des Gelenkknorpels und deren geschilderte Folgen führen schließlich zum *Umbau der gelenktragenden Knochenteile*. Diese werden entrundet, begradigt oder verplumpt, verbreitert und unförmig.

Die Gelenkkapsel bleibt bei der Arthrose nicht unversehrt. Das wurde schon hervorgehoben. Knorpelabbauprodukte – Abrieb – können zu einer entzündlichen Reaktion der Synovialmembran mit Vermehrung der Synovialdeckzellen und perivaskulären und diffusen rundzelligen Infiltraten (*Syn-*

928 Degenerative Gelenkerkrankungen

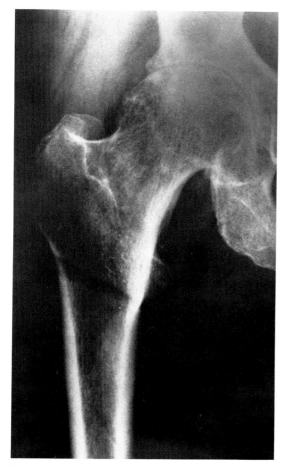

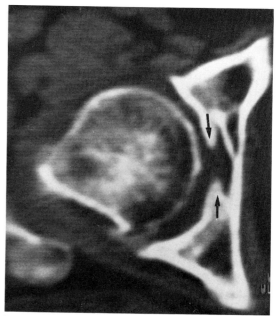

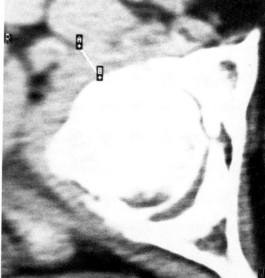

Abb. 8a–d Nativröntgenaufnahme, Computertomogramm und Operationspräparat einer fortgeschrittenen Koxarthrose

a Die a.-p. Röntgenaufnahme zeigt eine erhebliche Verschmälerung aller Anteile des röntgenologischen Gelenkspaltes, geringe marginale Osteophyten an der Femurkopf-Hals-Grenze, Wiberg-Zeichen am Femurhals (Dezentrierungszeichen, s. S. 949)

b Im Knochenfenster des Computertomogramms erkennt man vor allem die beiden Pfannengrundosteophyten, die aufeinander zuwachsen (Pfeile) und die Fossa acetabuli „verschließen" würden, sobald sie sich miteinander „vereinigt" haben. Marginaler Femurkopfosteophyt

c Im Weichteilfenster stellt sich die Gelenkkapsel auf 10 mm verdickt dar (Normalwert bis 6 mm, Dihlmann u. Nebel 1983)

d Operationspräparat der Gelenkkapsel von b u. c

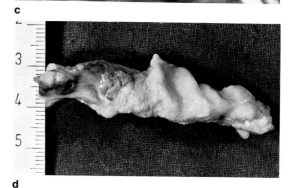

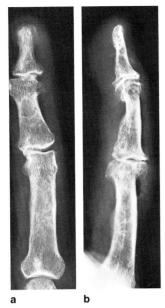

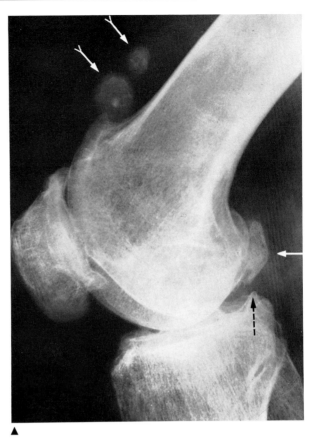

Abb. 9a u. b Gelenkfehlstellung (Subluxation) durch exzentrische Schrumpfung der fibrosierten Gelenkkapsel bei Interphalangealarthrose. 82 Jahre alt, weiblich. An manchen Gelenken, z. B. am Hüftgelenk, entstehen arthrotische Fehlstellungen auch durch reflektorisch ausgelöste krankhafte Muskelanspannungen und/oder durch Kontrakturen geschrumpfter Muskeln

Abb. 10 Gonarthrosis deformans rechts. 44 Jahre alt, männlich. → = strukturiertes und mit Kortikalis versehenes Kapselosteom. ⟩→ = Verkalkung in 2 Kapselchondromen. Grobe Deformierung des Gelenks mit Randwülsten an der Knorpel-Knochen-Grenze des Femurs und am oberen und unteren hinteren Patellarand. Spaltverschmälerung besonders im femoropatellaren Gelenkanteil. Tuberculum intercondylare quartum (degenerativer Ansatzsporn des hinteren Kreuzbandes)

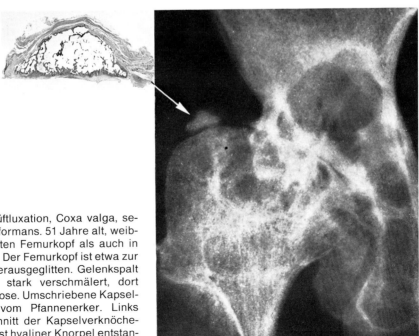

Abb. 11 Kongenitale Hüftluxation, Coxa valga, sekundäre Coxarthrosis deformans. 51 Jahre alt, weiblich. Sowohl im verbildeten Femurkopf als auch in der Pfanne große Zysten. Der Femurkopf ist etwa zur Hälfte aus der Pfanne herausgeglitten. Gelenkspalt im Pfannendachbereich stark verschmälert, dort auch subchondrale Sklerose. Umschriebene Kapselverknöcherung lateral vom Pfannenerker. Links oben: histologischer Schnitt der Kapselverknöcherung. An der Gleitfläche ist hyaliner Knorpel entstanden

930 Degenerative Gelenkerkrankungen

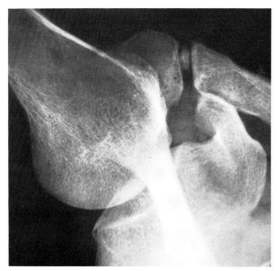

Abb. 12 Verkalkter Diskus im gering arthrotisch veränderten rechten Akromioklavikulargelenk (subchondrale Sklerose am Akromion und an der Klavikula). 50 Jahre alt, männlich

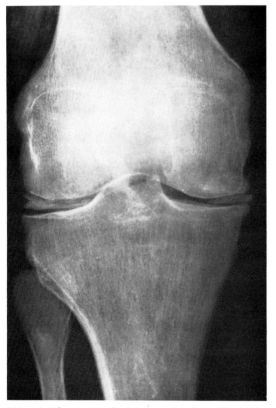

Abb. 13 Gonarthrosis deformans rechts mit Meniskusverkalkungen. Deskriptiv wird dieser Befund – Meniskusverkalkung – auch als Chondrokalzinose bezeichnet. Da es eine sporadische, symptomatische und hereditäre Form der Chondrokalzinose gibt (s. Band VI/2), muß dieser interessante Röntgenbefund vielfältige differential-diagnostische Überlegungen auslösen. 63 Jahre alt, weiblich. Gelenkspalt verschmälert, Randwülste am Femurkondylus und am Tibiakopf, plumpe Interkondylenhöcker

ovialitis chondrodetritica, aktivierte Arthrose, s. S. 924 f) führen. Im fortgeschrittenen Stadium fibrosiert und verdickt sich die Gelenkkapsel (Abb. **8**), schrumpft meist exzentrisch und führt zu Gelenkfehlstellungen (Abb. **9**) oder behindert die Bewegung. Eine ausgedehnte reaktive Zottenneubildung der Synovialmembran bezeichnete man früher als *Lipoma arborescens*. Knorpelige und knöcherne Metaplasien bilden sich in der Gelenkkapsel (Abb. **10** u. **11**). Man spricht dann von (verkalkten) *arthrotischen Kapselchondromen*.

Wenn die Verkalkungsvorgänge eine Knochenneubildung induzieren oder metaplastisch Knochensubstanz entsteht, kommt es zu *Kapselosteomen* (Abb. **10** u. **11**). Im Gegensatz zur inhomogenen Schattendichte der verkalkten Chondrome zeigen sie reguläre Knochenbälkchenstrukturen. Die Kapselchondrome und -osteome sitzen manchmal gestielt an der Synovialmembran. Sie können sich loslösen und werden damit zu freien Gelenkkörpern. In diesen Fällen sind sie von den Corpora libera der Osteochondrosis dissecans nur dann zu unterscheiden, wenn sich bei der dissezierenden Osteochondrose röntgenologisch das sog. „Mausbett" nachweisen läßt. Corpora libera entstehen außerdem noch durch (traumatisch) abgelöste Gelenkknorpelstücke, durch abgebrochene arthrotische Randwülste und durch Meniskusfragmente. Verkalken letztere, so werden sie im Röntgenbild sichtbar. Degenerative Veränderungen im Gelenk befallen auch die Disken (Abb. **12**), Menisken (Abb. **13**) und Labra (faserknorpelige Pfannenrandauflagen (Abb. **14**). Im nativen Röntgenbild geben sich diese Gelenkbinnenstrukturen erst nach ihrer Verkalkung zu erkennen.
Sesambeine werden ebenfalls arthrotisch deformiert (Abb. **15**).

Spezieller Teil

Nachstehend werden die Arthrosen der wichtigsten Gelenke mit Ausnahme derjenigen an der Wirbelsäule besprochen. Dabei sollen vor allem die Besonderheiten erwähnt werden, die sich aus der Entwicklung, dem Aufbau und der Funktion einzelner Gelenke ergeben.
Das *Kniegelenk* erkrankt sehr häufig an Arthrosis deformans. Die Bewegungen im Kniegelenk erfolgen weitgehend unabhängig von der Knochenführung. Sie werden geleitet und gebremst von den Bändern, von den Menisken und vom Hoffaschen Fettkörper. Traumatische Schäden am Bandapparat und an den Menisken begünstigen Achsenabweichungen und Fehlstellungen der gelenkbildenden Knochen, sind also präarthrotische Zustände. In diesem Sinne wirken sich auf das Kniegelenk auch statische Störungen an entfernteren Skelettteilen aus, z. B. Fehlhaltungen der Wirbelsäule, ab-

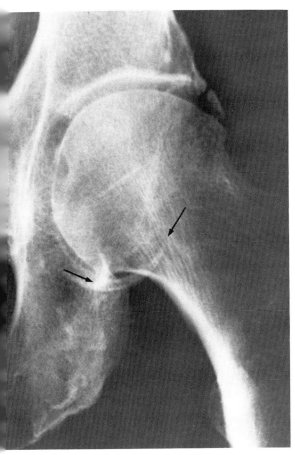

Abb. 14 Verknöcherung (Verkalkung) des Labrum acetabulare (Limbus) (s. Pfeile)

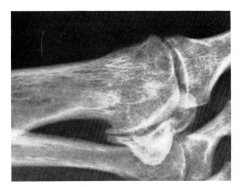

Abb. 15 Großzehengrundgelenkarthrose mit degenerativ verformtem Sesambein. 50 Jahre alt, weiblich. Wulstungen und Ausziehungen an der Knorpel-Knochen-Grenze des Metatarsus I, in geringerem Grade auch an der Basis der Grundphalanx. Das Sesambein ist halbmondförmig umgebaut und hat sich der entrundeten Gelenkfläche des Metatarsuskopfes angepaßt

norme Schenkelhalswinkel und Fußdeformitäten. Die Knorpeldegeneration tritt bei der Gonarthrose umschrieben auf, und zwar besonders an der überknorpelten Hinterfläche der Patella, am lateralen Tibiakondylus sowie an der Facies patellaris femoris (Abb. 16 u. 17).

Die anfangs zarten knöchernen Ausziehungen am oberen und unteren Rand der Patellahinterfläche sind *röntgenologische* Frühzeichen der Gonarthrose (Abb. 18). Sodann kommt es zu Deformierungen und Umbauvorgängen an den übrigen Gelenkteilen: Die Interkondylenhöcker werden zugespitzt, abgerundet oder verplumpt. Die subchondrale Spongiosa des Femurs, der Tibia und der Patella verdichtet sich. Es entstehen Randwülste an den Knorpel-Knochen-Grenzen (Abb. 19–21). Das distale Ende des Oberschenkels und der Tibiakopf werden verbreitert, Achsenfehlstellungen können entstehen (Abb. 22–24). Der röntgenologische Gelenkspalt ist verschmälert. Die artikulierenden Flächen erscheinen begradigt. Geröllzysten entstehen vor allem in den Tibiakondylen. Die gelenknahe Fabella im lateralen Gastroknemiuskopf wird häufig deformiert (Abb. 19 u. 21).

(Text weiter S. 937)

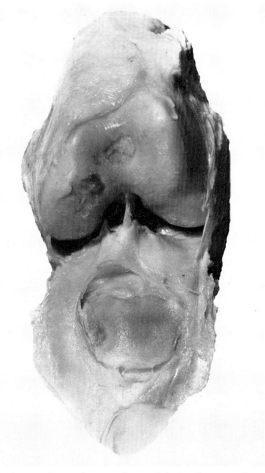

Abb. 16 Gonarthrose: Ausgedehnte degenerative Knorpeldefekte (Knorpelulzera) am Femurkondylus und an der Patellahinterfläche

932 Degenerative Gelenkerkrankungen

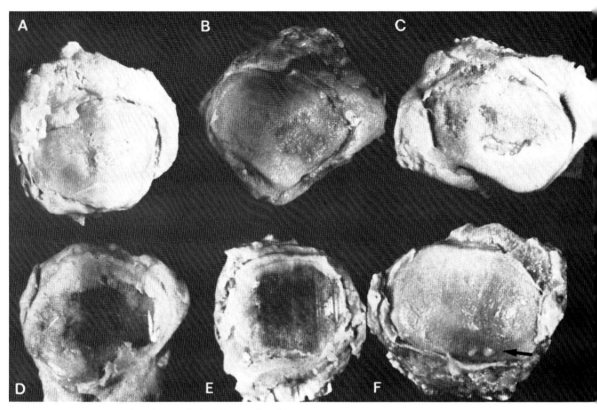

Abb. 17 Visueller Aspekt von Gelenkknorpelveränderungen an der Retropatellarfläche (*Dihlmann* u. Mitarb. 1979)
A = kleines Gelenkknorpelulkus
B = großes Gelenkknorpelulkus
C = multiple Gelenkknorpelulzera
D = konfluierte Gelenkknorpelulzera
E = Schlifffläche
F = warzenförmige Gelenkknorpelproliferation (Pfeil, Vorläufer eines marginalen Osteophyten?)

Abb. 19a u. b Aktivierte Gonarthrosis deformans ▶ mit Erguß (in der Bursa suprapatellaris röntgenologisch erkennbar). Im dorsalen Gelenkbereich knöcherne Kapselmetaplasien und eine gering arthrotisch deformierte Fabella (Sesambein im Caput laterale des M. gastrocnemius). 45 Jahre alt, männlich
a Reproduktion wie bei Betrachtung vor dem Schaukasten
b Betrachtung vor starker Lichtquelle zur Beurteilung der Weichteile

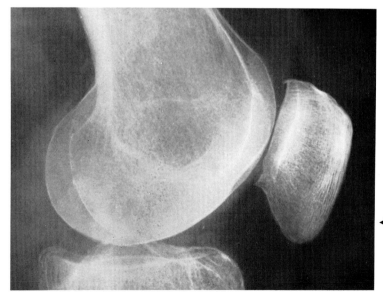

Abb. 20a u. b Gonarthrose mit ausgeprägten Randwülsten am medialen und lateralen Condylus femoris (offene Pfeile) und deformierten Interkondylenhöckern des Schienbeins. Gelenkspaltverschmälerung im medialen femoro-tibialen Kompartiment. Die Befunde kommen auf der Frik-Aufnahme (Einblickaufnahme) (**a**) eindeutiger zur Darstellung als auf der üblichen a.-p. Röntgenaufnahme (**b**). 83 Jahre alt, männlich ▶

◀ Abb. 18 Leichte Gonarthrosis deformans im femoropatellaren Gelenkanteil – Femoropatellararthrose –, 63 Jahre alt, weiblich. Zarte marginale Osteophyten am oberen und unteren hinteren Patellarand

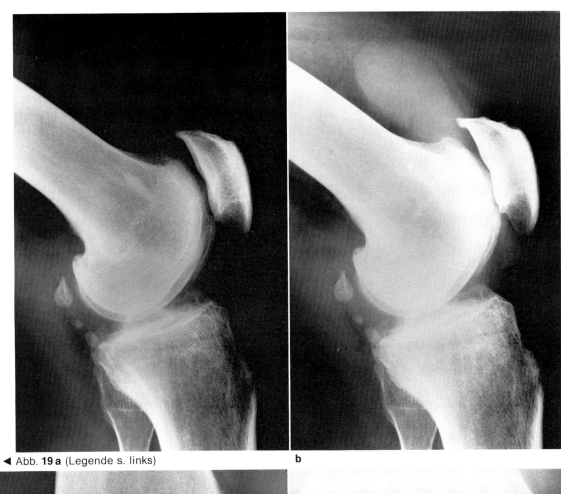

◀ Abb. 19a (Legende s. links)　b

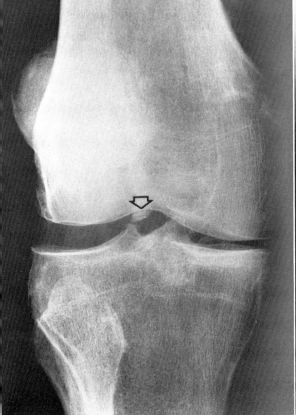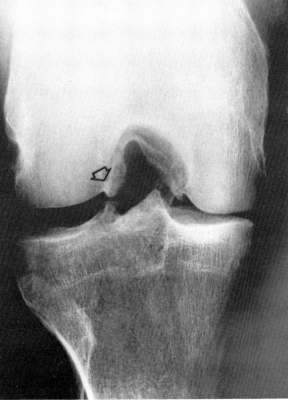

◀ Abb. 20a (Legende s. links)　b

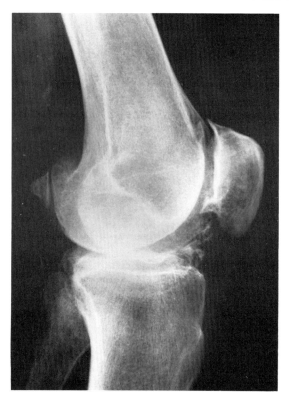

Abb. 21 Fortgeschrittene Gonarthrosis deformans. Die Fabella nimmt an der arthrotischen Deformierung teil. 85 Jahre alt, weiblich

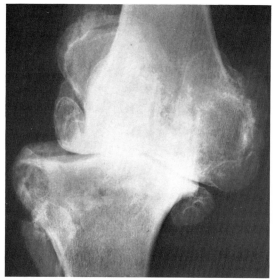

Abb. 22 Schwere posttraumatische Gonarthrose rechts nach Kniegelenktrauma (Sturz, dadurch Kapsel- und Seitenbandriß, Luxation, Patellafraktur) vor 30 Jahren, seitdem Schlottergelenk. 56 Jahre alt, weiblich. Die Zerreißung des fibrösen Gleitgewebes hat zu einer lateralen Subluxation des Unterschenkels geführt, so daß inkongruente Gelenkteile miteinander artikulieren. Dadurch „Abschleifung" der Interkondylenhöcker und des medialen Anteils des Femurkopfes sowie Abflachung der Gelenkfläche des Femurkondylus. Außer subchondralen Sklerosierungen sind grobe osteophytäre Reaktionen und Umbauvorgänge am Femur und am Tibiakopf zu erkennen. Große Geröllzyste im fibularen Anteil des Tibiakopfes. Genu varum. Unter Deformierung verheilte Patellafraktur (Doppelung der Konturen auf der a.-p. Aufnahme)

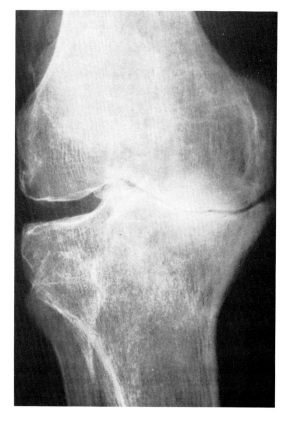

Abb. 23 Genu varum arthroticum rechts. 69 Jahre alt, weiblich. Arthrotische Deformierungen vor allem im medialen Femorotibialkompartiment mit Umbauvorgängen und Entrundung der Gelenkflächen am Condylus tibialis femoris und am Tibiakopf. Die mediale Seite des Gelenkspaltes ist stark verschmälert, während er lateral eher klafft. Subchondrale Sklerosierung ebenfalls nur medial von den Interkondylenhöckern

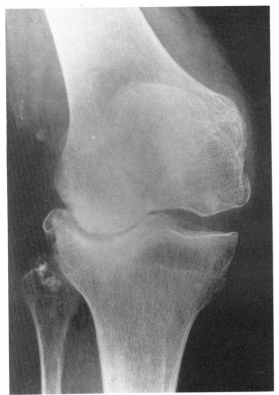

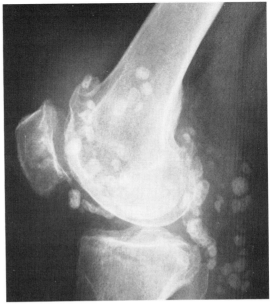

Abb. 25 (Legende s. links unten)

Abb. 24 Genu valgum arthroticum rechts. Die Verschleißvorgänge des Gelenkknorpels und die reaktiven Vorgänge (s. den groben lateral-tibialen Randwulst) sind vor allem im lateralen (fibularen) Kompartiment des Kniegelenks aufgetreten. Gelenkspaltverschmälerung und subchondrale Sklerosierung verhalten sich spiegelbildlich zu Abb. 23. 89 Jahre alt, weiblich

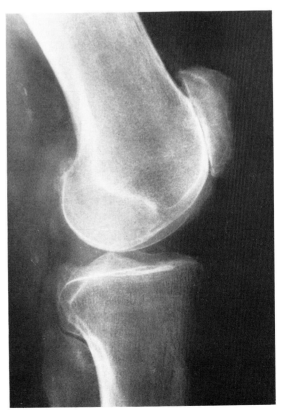

Abb. 25 Zur Differentialdiagnose zwischen Arthrosis deformans (hier: Gonarthrosis deformans) mit verkalkten Kapselchondromen und neoplastischer Synovialchondromatose mit Sekundärarthrose. Vor allem das Knie- und Ellenbogengelenk erkranken einerseits häufig an neoplastischer Synovialchondromatose, neigen aber andererseits besonders bei der Arthrose auch zur Gelenkchondrombildung. Die Diagnose wird nach den „Mehrheitsverhältnissen" gestellt: Ausgeprägte Arthroseröntgenzeichen mit wenigen verkalkten Kapselchondromen – am ehesten Arthrose mit Kapselchondromen. Sehr viel verkalkte Kapselchondrome bei geringen oder mäßig ausgeprägten Arthrosezeichen – am wahrscheinlichsten (mono- oder biartikuläre) neoplastische Synovialchondromatose mit Sekundärarthrose (wie in diesem abgebildeten Fall, 75 Jahre alt, männlich). Ein Teil der Kapselchondrome liegt in einer dorsalen Poplitealzyste (Arthrozele, Baker-Zyste)

Abb. 26 Arthrotische Schlifffläche an den artikulierenden Anteilen von Patella und Femurkondylen. 77 Jahre alt, männlich

936 Degenerative Gelenkerkrankungen

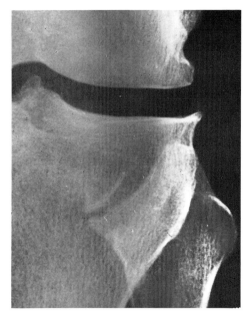

Abb. 27 Arthrosis deformans im linken Tibiofibulargelenk und im Kniegelenk. 54 Jahre alt, männlich. Entrundung und Ausziehung der Gelenkflächen. Subchondrale Sklerosierung

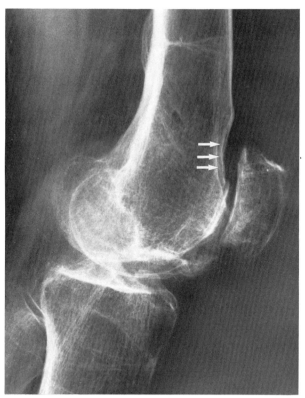

Abb. 28 Vordere distale Femurerosion (Pfeile) bei Gonarthrosis deformans (s. Text). 87 Jahre alt, weiblich

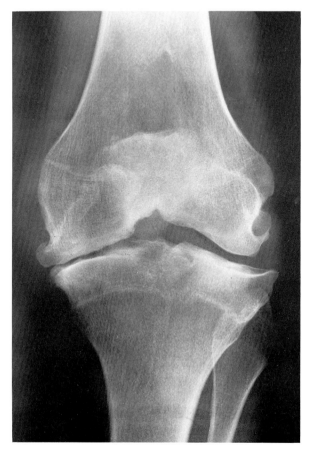

Abb. 29 Erhebliche Entwicklungsstörung der artikulierenden Knochen des linken Kniegelenks bei einem 37 Jahre alten männlichen Patienten, der vor 33 Jahren an einer spinalen Kinderlähmung erkrankte und Lähmungen der Kniegelenkmotoren zurückbehielt. Es handelt sich also um ein sog. „Paresegelenk", jetzt mit Sekundärarthrose (s. die Randwülste sowie die Spaltverschmälerung im medialen femorotibialen Gelenkkompartment)

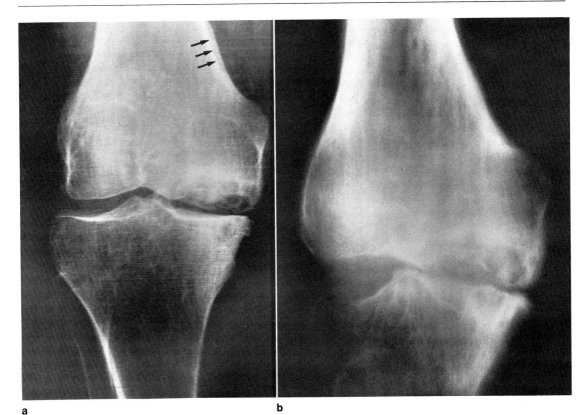

a **b**

Abb. 30 a u. b Sekundärarthrose (Genu varum arthroticum) bei spontaner Osteonekrose am Kniegelenk (*Ahlbäck* u. Mitarb. 1968)
a a.-p. Übersichtsaufnahme **b** Tomogramm
Dieser Befund tritt gewöhnlich bei Menschen in der 2. Lebenshälfte auf, setzt abrupt mit starken Beschwerden ein, zeigt schon nach wenigen Tagen im Szintigramm mit osteotropen Radionukliden eine örtliche pathologische Tracerakkumulation und erst nach 3–4 Wochen am medialen Femurkondylus subchondrale Strukturveränderungen und schließlich dort eine Dissektion. Im weiteren Verlauf kommt es zu einer perifokalen Sklerose im Femur, häufig auch zu einer keilförmigen Sklerose und zu Strukturstörungen im gegenüberliegenden Tibiakopf, manchmal zu einer typisch gelegenen Periostreaktion an der medialen distalen Femurmetaphyse (Pfeile). 62 Jahre alt, weiblich

Kapselchondrome und Kapselosteome kommen vor (zur Differentialdiagnose s. Abb. 25). Die femoropatellare Schlifffläche ist ein typischer Befund bei der forgeschrittenen Gonarthrose (Abb. 26). Manchmal ist außer dem Kniegelenk gleichzeitig das benachbarte Tibiofibulargelenk arthrotisch deformiert (Abb. 27).
Die Abb. 28 zeigt die *vordere distale Femurerosion*. Dieser Befund wird häufig bei Patienten angetroffen, die an einem chronisch-rezidivierenden Gelenkerguß leiden, beispielsweise bei rezidivierendaktivierter Gonarthrose. Wahrscheinlich handelt es sich um eine hydrostatische Druckerosion (ROSE u. COCKSHOTT 1982).
Generell hat der Röntgenuntersucher die Aufgabe, sowohl die Arthrose nachzuweisen und zu beschreiben als auch Auskunft über die evtl. röntgenologisch erkennbare Ursache der Arthrose zu geben (Abb. 29 u. 30). Daher sei hier auch auf verschiedene *Formvarianten der Kniescheibe*, die auf Axialaufnahmen dieses dritten artikulierenden Knochens des Kniegelenks zu erkennen sind, eingegangen. Die Kniescheibe ist kein Sesambein des M. quadriceps femoris, sondern ein isoliert angelegter Skeletteil, der schon in der 9. Fetalwoche auftritt. WIBERG (1941) und BAUMGARTL (1964, 1966) haben den Versuch unternommen, die Normalformen der Kniescheibe auf Tangentialaufnahmen (Axialaufnahmen) zu bestimmen und die präarthrotisch wirksamen Varianten zu klassifizieren. Beim Aufrichten aus der Hockstellung wird die Kniescheibe gegen die Facies patellaris femoris gepreßt. Werden die Patella und ihre Gleitbahnen am Femur dabei gleichmäßig belastet, so sind beide Teile dieser Belastung gewachsen. Die Abb. 31 (s. auch Abb. 32) gibt die Klassifikation der Patellaformen auf ihren Axialabbildungen wieder. WIBERG und BAUMGARTL sind allerdings Fehlschlüssen erlegen, als sie aus der *Knochen*form auf die Adaptation der Gelenk*knorpel*lagen von Patella und Femur schlossen. Die Angleichung beider Gelenkknorpelflächen ist nativröntgenologisch

938 Degenerative Gelenkerkrankungen

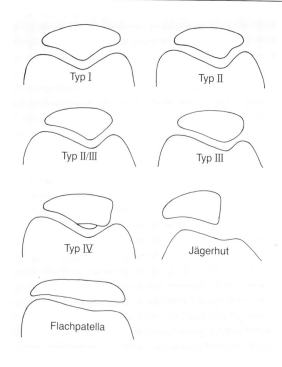

Abb. 31 Axiale (tangentiale) Abbildungen der verschiedenen Kniescheibenformen (rechte Patella gezeichnet) (nach *Wiberg* u. *Baumgartl*)

Typ I: Beide Fazetten sind annähernd gleich groß und konkav

Typ II: Die tibiale Fazette ist kleiner als die fibulare, beide Fazetten sind konkav

Typ II/III: Die kleinere tibiale Fazette ist nicht mehr konkav, sondern verläuft mit gerader Kontur

Typ III: Die kleinere tibiale Fazette ist konvex

Typ IV: An der tibialen Fazette ist eine knorrenartige Bildung zu erkennen

Jägerhut: Bei solchen Kniescheiben fehlt die tibiale Fazette

Flachpatella: geringer Tiefendurchmesser, Verbreiterung.

Schlußfolgerungen und Einschränkung der Bedeutung der Patellasilhouette hinsichtlich ihres Präarthrosecharakters (s. Text): Die knöchernen Silhouetten der Patella und Femurgleitbahnen sagen nichts Genaues über die Kongruenz der Knorpellagen von Patella und Femur aus. Asymmetrien der knöchernen Patellafazetten können beispielsweise durch eine verdickte Knorpellage kompensiert werden. Erst die Formbeschreibung und die Einstellung der Patella zur Patellagleitfläche des Femurs (s. „Jägerhut") lassen ahnen, ob die retropatellare Gelenkknorpelschicht der Alltags- oder (z. B. sportlichen) Spitzenbelastung gewachsen ist oder nicht

nämlich gar nicht zu erkennen. Mit anderen Worten: Die kontaktierenden Gelenkflächen von Patella und Femur können kongruieren, obwohl ihre knöchernen Konturen dies nicht tun (und umgekehrt). Nach diesen auf Autopsiebeobachtungen gestützten Überlegungen nimmt es nicht wunder, daß beispielsweise die Typen II/III und III nach WIBERG/BAUMGARTL bei den Autopsiefällen von NEBEL u. LINGG (1981) überwogen und sich keine statistisch gesicherten Korrelationen zwischen diesen von WIBERG und BAUMGARTL schon als Patelladysplasien eingestuften Patellaformen und der Retropatellararthrose nachweisen ließen. Auch die Patellatypen II/III, III und IV sind noch Spielarten des Physiologischen und den Alltagsbelastungen durchaus gewachsen. Die Nativröntgendiagnose „Patelladysplasie" sollte daher mit großer Zurück-

haltung gestellt werden. Logisch ist es jedoch anzunehmen, daß die Rückfläche der Patella und damit die retropatellare Gelenkknorpelschicht dem Gleitkontakt mit der Facies patellaris femoris dient. Eine Fehlstellung der Patella zu ihrer präformierten Femurgleitbahn, beispielsweise ihre Lateralisierung (nach fibular, Abb. 33), verkleinert nicht nur ihre Gleitfläche, sondern auch ihre Druckaufnahmezone und leistet damit einer Gelenkknorpelüberlastung Vorschub. Außerdem ist der femoropatellare Kontakt kein statisches Geschehen, sondern ein dynamischer Vorgang, von dem die (statische) Axialaufnahme der Knie-

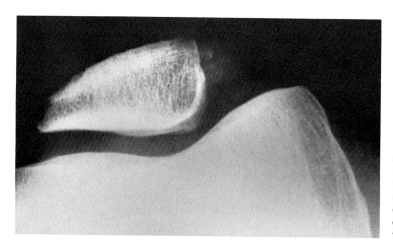

Abb. 32 Patelladysplasie im Sinne der sog. Jägerhutpatella (mit parapatellären kleinen Knochenkernen) (vgl. Abb. 31), dabei jedoch keine laterale Dislokation der Kniescheibe. 22 Jahre alt, weiblich

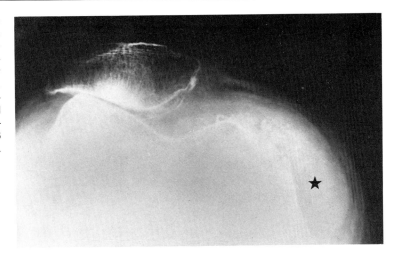

Abb. 33 Fortgeschrittene aktivierte Femoropatellararthrose (Chondromalazie, Chondropathie, s. Text) mit lateraler Dislokation der Kniescheibe auf der axialen Röntgenaufnahme (s. auch die Verschmälerung des lateralen Gelenkspaltanteils und die umschriebene subchondrale Patellasklerose). Der Erguß (Stern) zeigt die Aktivierung an. 75 Jahre alt, weiblich

scheibe nur eine sehr oberflächliche Vorstellung liefert. Einen praktisch brauchbaren Kompromiß stellte daher die Einführung der Patella-Défilé-Röntgenaufnahmen (FICAT 1970) dar. Diese tangentialen Aufnahmen in 30, 60 und 90° Beugung bzw. Beugungswinkel zwischen Femurlängsachse und Zentralstrahl (KÖLBEL u. Mitarb. 1979) geben drei Momenteinstellungen der Patella auf ihrem Gleitweg wieder, die über den Patellaquerschnitt und seine Lagebeziehung zum Femur – auch über laterale oder mediale Dislokation – Auskunft liefern (Abb. 34). Die bisher gemachten Ausführungen über die Patellaformen und die Patelladislokation sind gewissermaßen als der wissenschaftliche

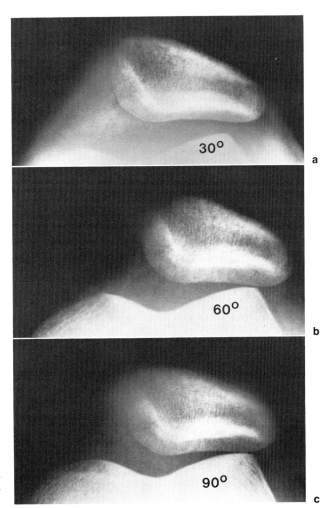

Abb. 34 a–c Patella-Défilé-Röntgenaufnahme in a 30, b 60 und c 90 Grad Beugung. Lateraldislokation der Patella. Klinik: Chondropathia patellae (s. Text). 24 Jahre alt, weiblich

940 Degenerative Gelenkerkrankungen

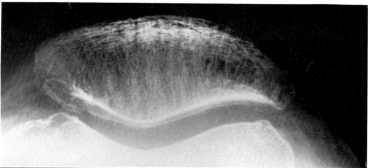

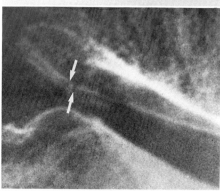

Abb. 35 a u. b Klinisch bietet diese 58jährige Patientin die Symptome der Chondropathia patellae. Die Axialaufnahme zeigt eine umschriebene Alteration (Verdünnung, Fissurierung) der subchondralen Grenzlamelle (Pfeile, s. b Ausschnittvergrößerung)

Vorspann für das Verständnis des typischen femoropatellaren Überlastungsschadens – **Chondromalacia patellae, Chondropathia patellae** – zu verstehen. Chondropathia patellae wird das klinische Bild des unter Biegebeanspruchung auftretenden Kniescheibenschmerzes genannt. Den Ausdruck Chondromalazie verwenden die Morphologen, um die Folgen einer Proteoglykanverarmung des Gelenkknorpels zu beschreiben (MOHR 1984).

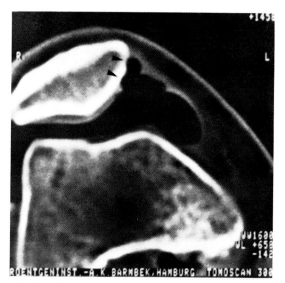

Abb. 36 Zwei chondromalazische Gelenkknorpelulzera (Pfeile) der medialen Patellafazette im CT-Arthrogramm (aus G. Lingg, L. Hering: Fortschr. Röntgenstr. 139 [1983] 663)

Chondromalazischer Gelenkknorpel ist nämlich „weicher" und daher biomechanischen Belastungen gegenüber weniger widerstandsfähig als normaler Knorpel. *Die morphologische Chondromalacia patellae äußert sich klinisch als Chondropathia patellae und mündet in das typische Röntgenbild der Femoropatellararthrose ein.* Allerdings gibt es weder biochemische noch irgendwelche morphologische Befunde, die berechtigen, die Chondromalazie der Kniescheibe von der Femoropatellararthrose abzugrenzen. Die in der Abb. 17 erkennbaren makromorphologischen Befunde am Retropatellarknorpel spiegeln daher sowohl die Chondromalacia patellae als auch die Femoropatellararthrose wider. Auch das klinische Bild der Chondropathia zeigt keine Unterschiede gegenüber dem Beschwerdebild der Arthrose (anderer Gelenke), z. B. (Retropatellar-)Schmerzen, die bei Belastung (Kniebeugung) auftreten oder verstärkt werden und/oder ein Erguß im Kniegelenk als Ausdruck der Synovialitis chondrodetritica. Praktisches Interesse beansprucht die Beantwortung der Frage, ob noch vor dem Auftreten oder in Begleitung der marginalen Osteophyten irgendwelche Röntgenbefunde auftreten, die eine isolierte Überlastung des Retropatellarknorpels anzeigen.

Mögliche Direktzeichen der Chondromalacia patellae auf der Axialaufnahme der Patella: Alteration der subchondralen Grenzlamelle (Fissurierung, Konturdefekte, Abb. 35), vergleichsweise (links/rechts) verstärkte subchondrale Sklerose der Patella, prä- und parapatellare Weichteilschwellung, fleckige oder diffuse Patellademineralisation (= Kollateralphänomen der Detritussynovialitis des Kniegelenkes), Auflockerung der Knochenstruktur („Zähnelung") an der patellaren Quadrizepsinsertion (GLÖCKLER u. Mitarb. 1981). Mono- und Doppelkontrastarthrographie und anschließende Tangentialaufnahmen oder auch die Computertomographie bei der Arthrographie (Abb. 36) (LINGG u. HERING 1983) erlauben die Direktdarstellung von Knorpelulzera im Retropatellarknorpel.

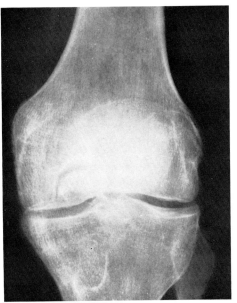 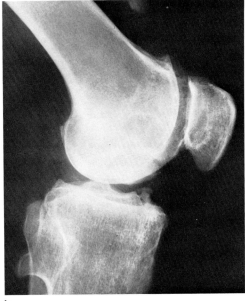

a **b**

Abb. 37 a u. b Gonarthrosis deformans bei Osteochondrosis dissecans des medialen Femurkondylus (typische Stelle für das Kniegelenk). Der Hauptteil des Dissekates ist (noch) nicht aus seinem Bett disloziert. Nur ein kleines Stück des Dissekates hat sich abgelöst und liegt in der Bursa suprapatellaris. Vgl. die annähernd identische Lokalisation von Osteochondrosis dissecans und spontaner Osteochondrose am Kniegelenk, ihren differenten Röntgenaspekt und das verschiedene Lebensalter (Erkrankungsalter, Abb. 30). Nebenbefund: Kartilaginäre Exostose am dorsalen Abschnitt des Tibiakopf-Schaft-Überganges. 37 Jahre alt, männlich

Zeichen der Disposition zur Chondromalacia patellae auf Röntgenaufnahmen des Kniegelenks in drei Ebenen (a.-p., lateral, Patella axial [tangential]): Zur Chondromalacia patellae disponieren Patellafehlstellungen, (Lateraldislokation [vgl. Abb. 33 u. 34], Patella alta, BANDI 1976), Tuberositas tibiae-Hypoplasie (NÜVEMANN u. CONTZEN 1981), asymmetrische Innervationsstörung zwischen medialem und lateralem M. vastus (Patellaführung dadurch verändert, Lateralisation, s. oben, WEH u. EICKHOFF 1983). Für OUTERBRIDGE (1964) ist eine knorpelige oder knorpelig-knöcherne, bis 0,6 cm hohe Kammbildung am medialen Rand der Patellagleitbahn des Femurs eine wesentliche Ursache für die Chondromalazie der medialen Patellafazette. Dieser „Outerbridge-Kamm" soll eine übermäßige Friktion zwischen beiden Strukturen begünstigen. Die gebotene Zurückhaltung, aus der Patella- und Facies-patellaris-femoris-Silhouette auf eine Disposition zur Chondromalacia patellae zu schließen, wurde bereits oben erwähnt.

In den Abb. 37–39 sind weitere präarthrotische Deformitäten des Kniegelenks wiedergegeben.

Die Röntgenzeichen der Arthrose des *Hüftgelenks* spiegeln die morphologischen und funktionellen Besonderheiten dieser für den aufrechten Gang des Menschen wichtigen Knochenverbindungen wider. Die *ersten* Röntgenzeichen der Koxarthrose

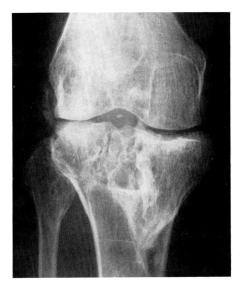

Abb. 38 Zustand nach Trümmerbruch des proximalen Tibiaabschnittes. Zustand nach Fibulakopffraktur sowie Schädigung des äußeren Kollateralbandes (52 Jahre alt, männlich). Schon 18 Monate nach dem Unfall sind Röntgenzeichen der Gonarthrose zu erkennen (Gelenkspaltverschmälerung, subchondrale Spongiosaverdichtung und Begradigung der Gelenkkonturen im lateralen Gelenkabschnitt)

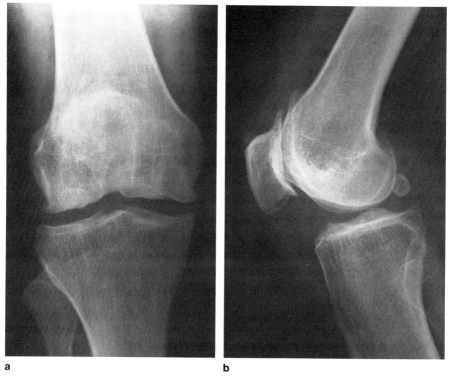

a b

Abb. **39 a** u. **b** Epiphysäre Osteochondrodysplasie. Die Verbildung der artikulierenden Knochenabschnitte hat den Gelenkknorpelverschleiß begünstigt. Außer den Röntgenzeichen der Arthrosis deformans (vor allem Randwülste an den Knorpel-Knochen-Grenzen) fällt ein freier Gelenkkörper auf, dessen Einklemmungssymptome die Patientin (54 Jahre alt) zum Arzt führten

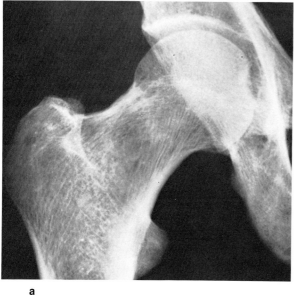
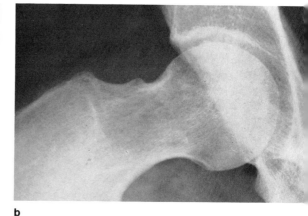

b

a

Abb. **40 a** u. **b** Röntgenfrühzeichen der Coxarthrosis deformans (46jähriger Patient)
a Auf der anterior-posterioren Aufnahme sind zarte Randosteophyten der Fovea capitis femoris zu erkennen
b Die Lauenstein-II-Aufnahme (der Oberschenkel ist im Hüftgelenk anteflektiert und abduziert; die Außenrotation unterbleibt jedoch) zeigt die aus der geraden oder – wie hier – konkaven Kontur der Femurhalsvorderfläche herauswachsende arthrotische Plaque (Pfeil)

Abb. **41 a–d** Coxarthrosis deformans (Femurkopfbefunde)

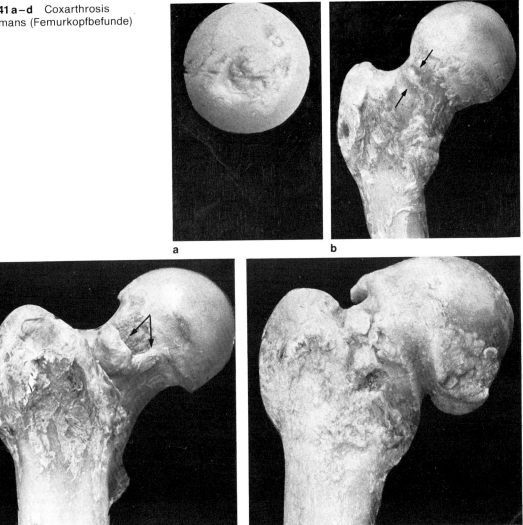

a Röntgenologischer Normalbefund am Femurkopf (Hüftpfanne regelrecht projiziert, normal weiter röntgenologischer Gelenkspalt, nicht abgebildet). Das Autopsiepräparat zeigt jedoch in der Umgebung der Fovea capitis femoris Knorpelulzerationen (typische Lokalisation degenerativer Frühveränderungen nach *Tillmann* 1973)
b Röntgenologischer Normalbefund des Hüftgelenkes auf der a.-p. Aufnahme (nicht abgebildet), Plaquezeichen (s. Text) auf der Lauenstein-II-Aufnahme (nicht abgebildet). Am dargestellten Autopsiepräparat erkennt man flache Knorpelulzerationen an der Knorpel-Knochen-Grenze des Femurkopfes und eine Femurhalsplaque (Pfeile), deren knöcherner Sockel zum Plaquezeichen führt
c Am Femurkopf Randosteophyten der Knorpel-Knochen-Grenze (an der Hüftpfanne arthrotische Röntgenzeichen, Gelenkspaltverschmälerung im oberen äußeren Bereich, nicht abgebildet). Die Pfeile weisen auf ausgeprägte Femurhalsplaques
d Fortgeschrittener koxarthrotischer Femurkopfumbau (vgl. Abb. **6**). An der Femurhalsvorderfläche ausgedehnte Plaques

sind Fovea-capitis-Randosteophyten, die Femurhalsplaques an der intraartikulär liegenden *Femurhalsvorderfläche – Plaquezeichen* von DIHLMANN u. FRIK (1971) – (Abb. **40** u. **41**) und das *arthrotische Pfannensuperzilium* (s. unten). Die Femurhalsplaques entstehen entweder über periostale Knochenneubildungen, die an der Oberfläche einen fibrösen und/oder knorpeligen Überzug tragen, oder leiten sich von umschriebenen knorpeligen Metaplasien ab. Haben die Knorpelplaques eine bestimmte Dicke erlangt, so sprossen Gefäße in sie hinein, und damit wird ihre Verknöcherung eingeleitet. Die knorpeligen Plaques bekommen dann einen knöchernen Sockel, der sich röntgenologisch nachweisen läßt – Plaquezeichen. Als Spielart des Normalen findet sich gelegentlich an der Femurhalsvorderfläche ein hyaliner Knorpelbelag, der sich auf einer knöchernen Basis zungenförmig vom

Degenerative Gelenkerkrankungen

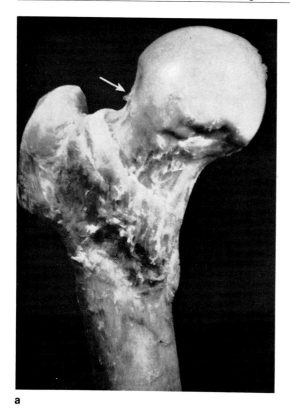

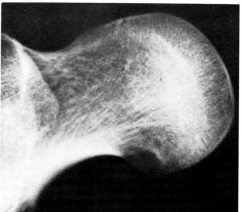

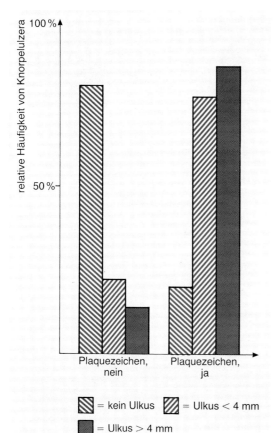

Abb. 42 a–c Zur Differentialdiagnose der arthrotischen Plaques an der Femurhalsvorderfläche. Knorpeliger Ausläufer (Pfeil) mit knöcherner Basis an der Vorderfläche des Femurhalses (*Heine* 1926, *Dihlmann* u. *Frik* 1971). Er verläuft auf der Lauenstein-II-Aufnahme in einem harmonischen konvexen Bogen aus der Femurkopfrundung heraus nach distal. Das Plaquezeichen erscheint dagegen als Höckerchen auf der geraden oder konkaven Femurhalsvorderkontur (vgl. Abb. **40**). 30 Jahre alt geworden, männlich

Abb. **43** Häufigkeit und Größe von autoptisch erkennbaren regressiven Gelenkknorpelulzera des Femurkopfes in Abhängigkeit vom Nachweis des Plaquezeichens (*Lingg* u. *Nebel* 1982). Statistische Signifikanz auf dem 1-%-Niveau. Entsprechendes ermittelten *Lingg* u. *Nebel* auch für die Korrelation zwischen perifovealen Osteophyten und Plaquezeichen einerseits und degenerativen Knorpelulzera am Femurkopf andererseits

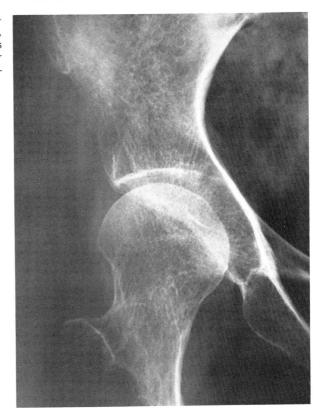

Abb. 44 Paresehüftgelenk nach kindlicher Poliomyelitis anterior acuta, jetzt 55 Jahre alt, weiblich. Man erkennt ein äußerst schmales physiologisches Pfannensuperzilium, da der Gelenkdruck durch die Parese fast aller Hüftmotoren erheblich reduziert ist (s. Text)

Femurkopfknorpel auf den Femurhals erstreckt. In diesen Fällen stellt sich die Femurhalsvorderfläche auf der Lauenstein-II-Aufnahme harmonisch *konvex*, als Fortsetzung der Kopfrundung dar (Abb. **42**). Diese Variation darf nicht mit dem Plaquezeichen verwechselt werden, das auf der Lauenstein-II-Aufnahme als kleiner knöcherner „Grabhügel" aus der *konkaven* oder *planen* Femurhalsvorderfläche herausragt.
Die diagnostische Bedeutung des Plaquezeichens ist aus der Abb. **43** abzulesen, nämlich die statistisch signifikante Korrelation zwischen degenerativen Femurkopfulzera und den Femurplaques.
Die arthrotische Substanzminderung des Gelenkknorpels gibt sich gewöhnlich zuerst in der Druckaufnahmezone an einer Verschmälerung des röntgenologischen Gelenkspaltes (< 3 mm, Nilsson u. Mitarb. 1982) zu erkennen. Bei normalem und vergrößertem – dann Coxa valga, Steilhüfte – Kollodiaphysenwinkel ist diese Zone im oberen lateralen Gelenk(spalt)bereich zu suchen (vgl. Abb. 3 u. 4). Der Gelenkspaltverschmälerung im oberen lateralen Gelenkbereich geht in der Regel als Warnsignal der Gelenkknorpelüberlastung das *arthrotische Pfannensuperzilium* voraus. Es gibt eine physiologische und pathologische subchondrale Azetabulumdachsklerose – physiologisches und pathologisches Pfannensuperzilium. Formal entsteht das Pfannensuperzilium – mit seiner *augenbrauenartigen* Gestalt auf der a.-p. Röntgenaufnahme des Hüftgelenks –, weil beim Hauptbewegungsvorgang des Hüftgelenks – dem Gehen – die Hüftpfanne annähernd „ruht", also konstant belastet wird, die Flächenbelastung des Femurkopfes jedoch dauernd wechselt. Die unmittelbar subchondral gelegenen Pfannentrabekel begegnen ihrer vergleichsweise stärkeren Belastung durch Hypertrophie; das physiologische Pfannensuperzilium bildet sich auf diese Weise. Nach Pauwels (1955, 1973) wird das Gelenk durch die Resultierende aus Muskelkraft und Last beansprucht. Diese resultierende Kraft drückt die Gelenkflächen zusammen und erzeugt so den Gelenkdruck. Am Hüftgelenk kommt es aus morphologischen Gründen zu einer ungleichen Druckverteilung – es gibt eine Druckaufnahme- und Druckentlastungszone. Das Pfannensuperzilium verdankt dieser ungleichen Druckverteilung seine physiologische und pathologische Form, gibt also Auskunft über die Größe und Verteilung des Gelenkdruckes. Das physiologische Pfannensuperzilium verläuft annähernd parallel zum Pfannendach oder zeigt allenfalls eine sehr geringfügige, scharf konturierte Konvexität nach kranial. Je geringer der Gelenkdruck ist, desto schmäler stellt sich das physiologische Pfannensuperzilium dar (Abb. **44**). Bei Pfannenerkerhypoplasie oder Subluxationsstellung im Rahmen des Formenkreises der kongenitalen

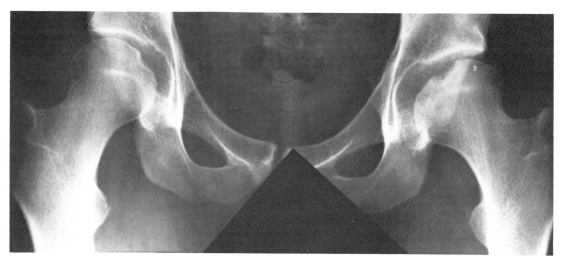

Abb. 45 Beiderseits kongenitale Hüftdysplasie mit Pfannenerkerhypoplasie, am linken Hüftgelenk auch dysplastische Form des Femurkopfes. Der 21jährige Patient klagt über linksseitige Hüftschmerzen. Dort ist als Zeichen der Gelenkknorpelüberlastung ein pathologisches konvexes (arthrotisches) Pfannensuperzilium zu erkennen (s. Text)

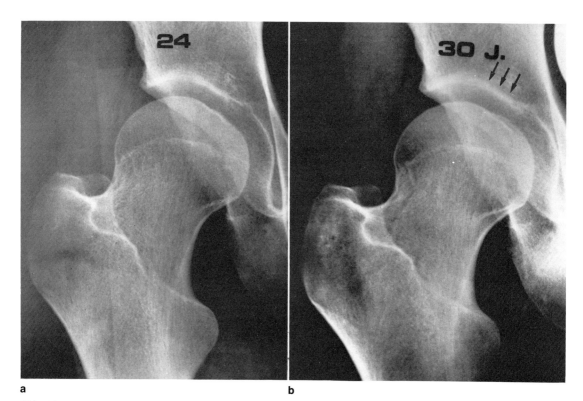

a b

Abb. 46a u. b Verlaufsbeobachtung eines pathologischen konvexen (arthrotischen) Pfannensuperziliums. Die Patientin mit Hüftdysplasie (Pfannenerkerhypoplasie, Coxa valga) bekam erstmals mit 23 Jahren rechtsseitige Hüftbeschwerden, die im weiteren Verlauf langsam zunahmen. Schon mit 24 Lebensjahren lag ein pathologisches konvexes (arthrotisches) Superzilium vor, das sich bis zum 30. Lebensjahr vergrößerte (verbreiterte, Pfeile). Der röntgenologische Gelenkspalt ist völlig normal dargestellt

Hüftluxation konzentriert sich die Beanspruchung des Gelenkknorpels auf den Pfannenerkerbereich. Es entsteht ein nach lateral ansteigendes pathologisches Pfannensuperzilium. Schließlich kann das pathologische Pfannensuperzilium sich bei der Protrusio acetabuli nach medial verbreitern. Besondere Bedeutung kommt dem *nach kranial stärker konvexen*, kranial oft unscharf begrenzten pathologischen Pfannensuperzilium zu, das entsteht, wenn der Gelenkknorpel in der Druckaufnahmezone seine Fähigkeit verloren hat, den Gelenkdruck *gleichmäßig* zu verteilen. Das konvex geformte Pfannensuperzilium ist daher ein arthrotisches Frühzeichen – *arthrotisches Pfannensuperzilium* –, da es die beginnende Gelenkknorpelinsuffizienz anzeigt. Dieses arthrotische Pfannensuperzilium tritt häufig noch *vor* der Gelenkspaltverschmälerung auf (Abb. 45 u. 46), daher seine Bedeutung für die Arthrose*früh*röntgendiagnostik. Im mittleren und fortgeschrittenen Koxarthrosestadium verdickt sich das pathologische Pfannensuperzilium zur mehr oder weniger gleichmäßigen und bandförmigen Pfannendachsklerose und tritt in dieser Form im Kontext mit den anderen Koxarthroseröntgenzeichen auf. Die röntgendiagnostische Bedeutung der Formveränderung des Pfannensuperziliums liegt also ausdrücklich im frühen Koxarthrosestadium und in der Verlaufsbeobachtung, sei es wie in der Abb. 46 oder auch nach Umlagerungsosteotomie. Sobald es nämlich durch die Umlagerungsosteotomie zu einer verbesserten (*gleichmäßigeren*) Druckverteilung im arthrotischen Gelenk gekommen ist, normalisiert sich die Form des Pfannensuperziliums.

Liegt der Kollodiaphysenwinkel an der unteren Grenze oder unterhalb der Norm (Coxa vara), so beginnt die arthrotische Gelenkspaltverschmälerung oft mehr zentral, also in der Pfannentiefe (vgl. die obige Beschreibung des pathologischen Pfannensuperziliums bei der Protrusio acetabuli idiopathica). Schließlich gibt es noch Koxarthrosen, bei denen die arthrotische Verschmälerung des röntgenologischen Gelenkspaltes unten medial ihren Anfang nimmt (Abb. 47). Die Lokalisation der koxarthrotischen Gelenkspaltverschmälerung hängt allerdings nicht nur vom Kollodiaphysenwinkel – Normalwerte beim Erwachsenen zwischen 120 und 130° –, sondern auch von anderen Umständen ab, unter denen die Antetorsion, die Retrotorsion, der Pfannenneigungswinkel und die Pfannentiefe besonders hervorgehoben seien. Verallgemeinernd bleibt festzuhalten, daß in *ungleichmäßig* belasteten Gelenken die *arthrotische* Gelenkspaltverschmälerung ungleichmäßig – also *exzentrisch* – beginnt, die *arthritische* Verschmälerung des röntgenologischen Gelenkspaltes sich dagegen gleichmäßig – also konzentrisch – manifestiert.

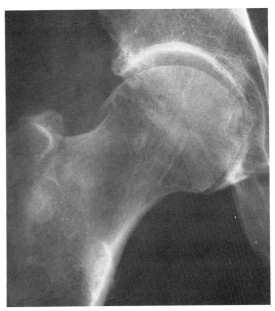

Abb. 47 Coxarthrosis deformans, bei der die Verschmälerung des röntgenologischen Gelenkspaltes unten medial ihren Ausgang nimmt (vgl. mit Abb. 3 u. 4)

Die *Pseudofrakturlinie* (HERZOG 1933, DIHLMANN 1964; Abb. 48) entsteht durch den nach MACH benannten Effekt bei starker arthrotischer Wulstung des hinteren oder vorderen Hüftpfannenrandes. Normalerweise haben an die Projektion der Hüftpfanne und des Femurkopfes gelegte Kreisbogen denselben Mittelpunkt. Manchmal kommt es auch bei Koxarthrosen durch Knorpelabrieb und Femurkopfumbau zu einer langsam entstehenden

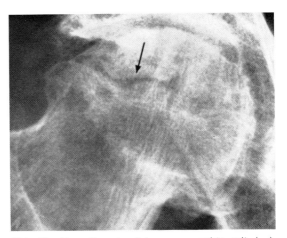

Abb. 48 Coxarthrosis deformans rechts mit (→) Pseudofrakturlinie. 49 Jahre alt, männlich. Gelenkspalt etwas verschmälert. Subchondrale Sklerosierungen im Pfannendachbereich und in der gegenüberliegenden Zone des Femurkopfes. Wulstungen an der Knorpel-Knochen-Grenze des Caput femoris. Fovea capitis knöchern ausgefüllt

Degenerative Gelenkerkrankungen

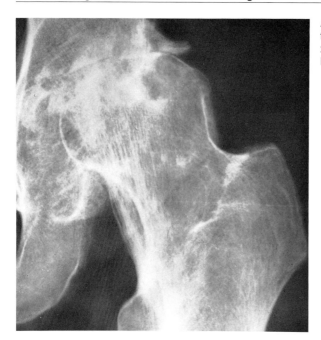

Abb. 49 Ausgeprägtes Wibergsches Dezentrierungszeichen (s. Text) bei Coxa valga subluxans mit Sekundärarthrose. 63 Jahre alt, weiblich

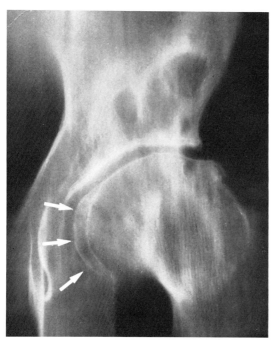

Abb. 50 Coxarthrosis deformans links (Tomogramm, Schichttiefe 8 cm Rückenlage). 39 Jahre alt, männlich. Typischer subfovealer Osteophyt (Dezentrierungsröntgenzeichen, Pfeile). Gelenkspaltverschmälerung in der Druckaufnahmezone (oben lateral). Große Geröllzysten im Pfannendachbereich, kleinere im gegenüberliegenden Teil des Femurkopfes. Pfannendachsklerose. Wulstung der oberen Knorpelknochengrenze des Oberschenkelkopfes und am Pfannenerker, Entrundung des Femurkopfes

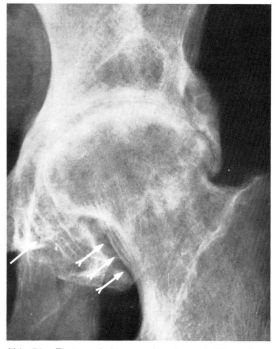

Abb. 51 Fortgeschrittene subluxierende Koxarthrose mit Dezentrierungszeichen (s. Text). 60 Jahre alt, weiblich. Sog. Doppelung der medialen Pfannenbodenkontur (→). Die geschwänzten Pfeile zeigen auf das Wiberg-Zeichen. Pfannendachsklerose, große Geröllzyste im Pfannendachbereich. Ein großer Pfannenerkerosteophyt wirkt dem weiteren Abgleiten des deformierten Oberschenkelkopfes aus der Pfanne entgegen. Gelenkspaltverschmälerung. Subchondral im Femurkopf Spongiosasklerosierungen. Wulstung der oberen Knorpel-Knochen-Grenze des Femurkopfes

Fehlstellung (*Dezentrierung*) des Femurkopfes (nach lateral oben). Dann decken sich die genannten Kreismittelpunkte nicht mehr, und es treten *Dezentrierungsröntgenzeichen* auf:
Das *Wiberg-Zeichen* (DIHLMANN u. HOPF 1971) ist eine vorwiegend medial gelegene periostale Apposition der Femurhalskompakta (vgl. Abb. **3, 6, 49, 51, 53b** u. **62b**). Sie nimmt die steiler verlaufenden Trajektorien des dezentrierten Femurkopfes auf (Abb. **49**).
Der *subfoveale Osteophyt* (OTTE 1969) gehört ebenfalls zu den Dezentrierungszeichen. Durch ihn wird die Fehlstellung irreversibel. Häufig ist er erst auf Schichtaufnahmen sicher zu erkennen (Abb. **50**).
Die *Doppelung* (Vervielfachung) der *Pfannenbodenkontur* zeigt ebenfalls eine Dezentrierung des Femurkopfes an (Abb. **51, 58** u. Abb. **64**).
Osteophyten treten am Femurkopf nicht nur im Bereich der Fovea capitis, an der Femurhalsvorderfläche und als subfovealer Osteophyt auf, sondern auch an seiner distalen Knorpel-Knochen-Grenze. Durch die osteophytären Vorgänge wird der Femurkopf schließlich umgeformt, manchmal zum sog. *Walzenkopf* (Abb. **52**). In diesem Fall wachsen die knöchernen Randwülste am Femurkopf, aber auch am Pfannenrand, vorwiegend in der Längsrichtung des Schenkelhalses. Die walzenförmige Deformierung des Femurkopfes wirkt sich funktionell besonders ungünstig aus, da das Hüftgelenk bei dieser Formveränderung nur noch die Bewegungen eines Scharniergelenks ausführen kann. Entwickeln sich die Arthroseosteophyten an der Knorpel-Knochen-Grenze des Femurkopfes vornehmlich senkrecht zur Schenkelhalslängsachse und überwiegen knöcherne Abbauvorgänge im foveanahen Bereich, so bildet sich die arthrotische Pilzform des Caput femoris (vgl. Abb. **51**).
Am Hüftgelenk kommen verschiedene Entwicklungs- und Wachstumsstörungen vor, die unbehandelt oder ungenügend behandelt mit großer Regelmäßigkeit zur Koxarthrose führen. Zu diesen Präarthrosen gehören:
Die *kongenitale Hüftluxation* mit ihren Luxationsstufen Dysplasie, Subluxation und Luxation (Abb. **53**). Häufig besteht gleichzeitig noch eine Coxa valga, die allerdings auch schon für sich allein – nämlich durch die Verkleinerung der koxalen Druckaufnahmezone – die Arthroseentstehung begünstigt. Das Adjektiv „kongenital" weist bei dieser, auch anthropologischen Hüftluxation genannten Entwicklungsstörung darauf hin, daß die Luxationsbereitschaft als Folge einer ungenügenden Formsicherung des Hüftgelenks schon bei der Geburt vorhanden ist. Postnatal kann es durch die statische und dynamische Belastung des Hüftgelenks dann zur Fehlstellung (Subluxation, Luxation) kommen. Die sekundäre Hüftarthrose läßt

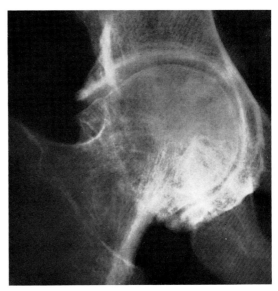

Abb. **52** Coxarthrosis deformans rechts mit Walzenkopf. 60 Jahre alt, männlich. Die Osteophyten an der Knorpel-Knochen-Grenze des Femurkopfes sind vor allem in Richtung der Längsachse des Femurhalses gewachsen, dadurch Ausbildung der Walzenform des Caput femoris. Gelenkspalt in der Umgebung der Fovea capitis und im unteren medialen Anteil des Gelenks verschmälert. Grobe Osteophyten (Ausziehungen, Wülste) an den Pfannenrändern. Im Femurkopf kleinere Geröllzysten. Allseitige mäßige subchondrale Pfannensklerose

sich oft schon im 3. Lebensjahrzehnt nachweisen. Die *Coxa vara congenita sive infantum* geht auf eine Verknöcherungsstörung der proximalen Femurmetaphyse zurück, deren Ursache unbekannt ist. Gelegentlich tritt sie allerdings auch als Folge einer dort abgelaufenen Osteomyelitis auf. Die Coxa vara congenita gibt ein typisches Röntgenbild: die *Hirtenstabdeformität* (Abb. **54**). Die Sekundärarthrose ist in der Regel erst in der 2. Lebenshälfte zu erwarten. Die *Coxa vara symptomatica* spiegelt eine *allgemein* verminderte Skelettfestigkeit wider, beispielsweise als Folge einer Rachitis oder Osteomalazie. Sie kommt aber auch bei *lokalen* Störungen der kollodiaphysären Femurabschnitte vor, z.B. bei der Osteodystrophia deformans Paget oder fibrösen Dysplasie. Eine Koxarthrose ist bei der symptomatischen Coxa vara – wenn überhaupt – ebenfalls erst in der 2. Lebenshälfte zu erwarten.
Beim *Kretinismus* treten am Skelett enchondrale Ossifikationsstörungen auf, die am Hüftgelenk mit der Zeit zur Arthrose (Abb. **55**) führen (*Coxarthrosis cretinoidea*). Die gleichen Folgen haben Fehlbildungen der artikulierenden Hüftknochen bei den epiphysären Osteochondrodysplasien und Mukopolysaccharidosen (Abb. **56**).

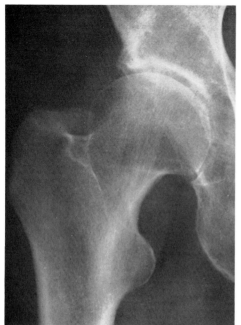
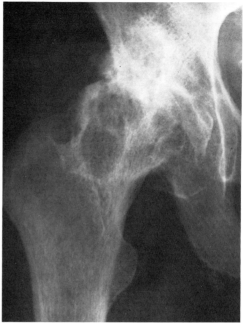

Abb. 53 a–c

a Kongenitale Hüftdysplasie (57 Jahre alt, weiblich) mit geringer Sekundärarthrose (Gelenkspalt im oberen lateralen Anteil verschmälert, osteophytäre spitze Ausziehung am unteren Pfannenrand, pathologisches konvexes Pfannensuperzilium). Röntgenzeichen der Hüftdysplasie = ungenügende Deckung des Femurkopfes durch den unterentwickelten Pfannenerker, steile und flache Hüftpfanne mit verdicktem Pfannengrund, leicht entrundeter Femurkopf, harmonisch verlaufende Shenton-Ménard-Linie

b Kongenitale Hüftsubluxation (38 Jahre alt, weiblich) mit ausgeprägter Sekundärarthrose (u. a. auch Wibergsches Dezentrierungszeichen). Die großen zystischen Spongiosaaufhellungen im Femurkopf-Hals-Bereich sind keine Geröllzysten, sondern spiegeln wahrscheinlich die biologische Minderwertigkeit und die damit im Zusammenhang stehende unzulängliche Anpassungsmöglichkeit des proximalen Femurendes an die unphysiologische Belastung wider

c Kongenitale Hüftluxation (33 Jahre alt, weiblich) mit steiler und flacher Sekundärpfanne und fortgeschrittener Sekundärarthrose (vor allem Verschmälerung des röntgenologischen Gelenkspaltes, ausgedehnte subchondrale Spongiosasklerosierung, kleine Geröllzysten)

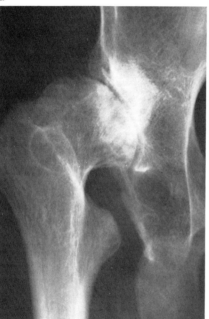

Abb. **54** Typische Hirtenstabdeformität bei Coxa vara congenita sive infantum. 62 Jahre alt, männlich. Die Sekundärarthrose gibt sich an einer Gelenkspaltverschmälerung, an subchondralen Spongiosasklerosierungen und an einer Geröllzyste im Pfannendach zu erkennen

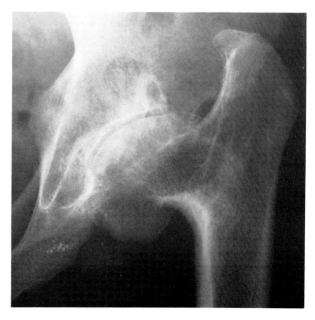

Arthrosis deformans

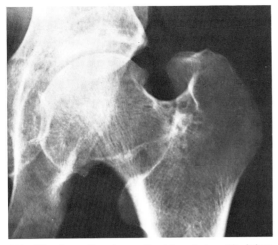

Abb. **55** Coxarthrosis cretinoidea links. 52 Jahre alt, weiblich, sporadischer Kretinismus. Verformung des linken Oberschenkelkopfes (gestörtes Verhältnis zwischen Breite und Höhe). Coxa vara, Wulstungen an der Knorpel-Knochen-Grenze des Femurkopfes, Wulstung des Randes der Fovea capitis femoris, Pfannendachsklerose, kleine Geröllzyste im Pfannendach

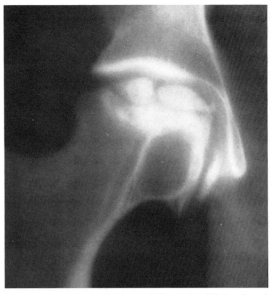

Abb. **56** Schichtaufnahme (11 cm in Rückenlage) des rechten Hüftgelenks bei polytoper epiphysärer Osteochondrodysplasie, jetzt (31 Jahre alt, männlich) Sekundärarthrose (Randwülste, pathologisches konvexes Pfannensuperzilium). Sowohl die Verbildung anderer Epiphysen des Patienten als auch die Form und Lage der verdichteten Femurkopffragmente sprechen gegen eine Osteochondrosis dissecans. Die medial gelegene, große zystische Spongiosaaufhellung gehört ebenfalls eher zum Bild der Osteochondrodysplasie und ist daher nicht als arthrotische Geröllzyste zu deuten

Die *aseptische Knochennekrose des Femurkopfes, Morbus Perthes* (*Calvé-Legg-Waldenström*), entsteht gewöhnlich zwischen dem 3. und 12. Lebensjahr. Zu dieser Zeit sind noch ein größerer Teil des Femurkopfes knorpelig präformiert und die Wachstumsfuge breit. Im Reparationsstadium (Revaskularisationsstadium) wird der oft fragmentierte Oberschenkelkopf wiederaufgebaut. Er erhält meist

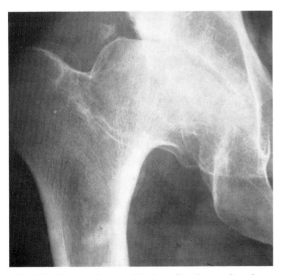

Abb. **57** Zustand nach Morbus Perthes mit sekundärer Koxarthrose (Gelenkspaltverschmälerung, diskrete Randosteophyten, subchondrale Spongiosasklerosierung, kleines Kapselosteom). 59 Jahre alt, weiblich

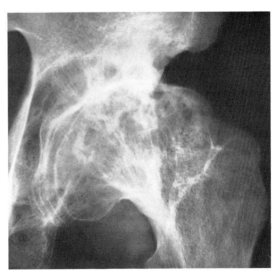

Abb. **58** Zustand nach sog. Luxations-Perthes (s. Text), jetzt (53 Jahre alt, männlich) Sekundärarthrose (Verschmälerung des röntgenologischen Gelenkspaltes, Geröllzysten; die Doppelung der Pfannenbodenkontur zeigt die Dezentrierung des Gelenkes an). Auf die Entwicklungsstörung der Hüftpfanne weisen der verdickte Pfannengrund und die flache Pfanne hin; außerdem hat der Patient eine entsprechende Krankheitsanamnese

952   Degenerative Gelenkerkrankungen

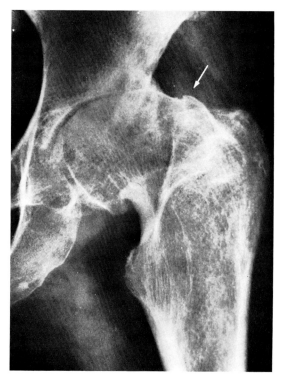

Abb. 59 Röntgenbild der durchgemachten (stabilisierten) Epiphysenlösung (59 Jahre alt, weiblich) auf der anterior-posterioren Hüftaufnahme: Siehe den typischen Femurhalshöcker (Pfeil) und den verdickten, steil verlaufenden Adamschen Bogen. Ebenso charakteristisch ist, daß sich der Femurkopf der (normalen) Pfannenform angepaßt hat. Beim Morbus Perthes dagegen gleicht die Hüftpfanne sich dem deformierten Femurkopf an (vgl. Abb. 57)

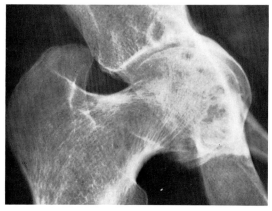

Abb. 60 Idiopathische Protrusio acetabuli, Coxa vara, sekundäre Coxarthrosis deformans. 42 Jahre alt, weiblich. Die Hüftpfanne wölbt sich in das kleine Becken vor. Der Femurkopf steht tief in der Pfanne, die auch noch den proximalen Anteil des Schenkelhalses umschließt. Zahlreiche Geröllzysten sind im Femurkopf und in der Pfanne entstanden. Knöcherne Ausziehungen an der unteren Knorpel-Knochen-Grenze des Femurkopfes und am unteren Pfannenrand

eine walzen- oder pilzförmige Gestalt. Der Femurhals verbreitert sich. Die Hüftpfanne paßt sich dem deformierten Kopf an. Die Arthrose nach durchgemachter Perthesscher Erkrankung (Abb. 57) ist meist erst nach dem 50. Lebensjahr zu erwarten.

Die Bezeichnung *Luxations-Perthes* (Abb. 58) stützt sich auf die Erfahrung, daß bei Patienten mit kongenitaler Hüftluxation überdurchschnittlich häufig eine aseptische Nekrose des Femurkopfes auftritt. Als Ursache der Femurkopfkernischämie werden vor allem das Repositionsmanöver und die monatelange Retentionszwangseinstellung zur Erhaltung des Repositionserfolges diskutiert.

Zur spontanen *juvenilen Epiphysenlösung des Oberschenkelkopfes – Epiphyseolysis capitis femoris –* kommt es gewöhnlich zwischen dem 12. und 15. Lebensjahr. Der „akute Abrutsch" des Femurkopfes ist seltener als das langsam, manchmal in Schüben verlaufende „Abkippen" oder „Abscheren" des Femurkopfes. Die jugendliche Epiphysenlösung stabilisiert sich spontan mit dem altersmäßigen Schluß der proximalen Femurwachstumsfuge. Jedes Hüftgelenk mit einem Abkippwinkel des Femurkopfes, der 20° wesentlich übersteigt, ist allerdings von der Arthrose bedroht (Abb. 59).

Die *Osteochondrosis dissecans* tritt am Femurkopf viel häufiger als an der Hüftpfanne auf und ist ebenfalls eine Präarthrose des Hüftgelenks. Das Dissekat kann sein „Bett" verlassen und wird dann zum freien Gelenkkörper. Zur Differentialdiagnose der Osteochondrosis dissecans vgl. Abb. 56.

Die idiopathische (primäre) Protrusio acetabuli (sog. Otto-Chrobak-Becken) (Abb. 60) ist doppelseitig und einseitig zu beobachten, häufiger bei Frauen als Männern. Sie entsteht im Adoleszentenalter. Im Verlauf chronischer Arthritiden (Abb. 61), bei Pfannentumoren, bei der Osteodystrophia deformans Paget und durch Traumen kann eine *Sekundärprotrusion* nach Schädigung des Pfannenbodens eintreten.

Die *avaskuläre (ischämische) Femurkopfnekrose des Erwachsenen* (Abb. 62) führt zu einer schweren, schmerzhaften Funktionsstörung des Hüftgelenks. Die Entstehung und der Grad der Sekundärarthrose hängen von der Formstörung und der erhaltenen Gelenkfunktion ab. Die *idiopathische* Femurkopfnekrose tritt am häufigsten zwischen dem 30. und 50. Lebensjahr auf, in mehr als 50% der Fälle sukzessiv doppelseitig. *Symptomatische* Femurkopfnekrosen sind nach Traumen (vor allem Schenkelhalsfrakturen und Hüftgelenkluxationen), bei der Caisson-(Taucher-)Krankheit, bei bestimmten Bluterkrankungen (Hämoglobinopathien mit Sichelzellbildung, Hämophilie, Polycythaemia vera), beim Morbus Gaucher und als Nebenwirkung der Glukokortikosteroidbehandlung bekannt, um hier nur die wichtigsten Ursachen des Femurkopfknochentodes zu nennen.

Die Erkennung der *postarthritischen* oder *paraarthritischen Coxarthrosis deformans* macht gelegentlich diagnostische Schwierigkeiten, da die arthritischen Röntgenzeichen von den arthrotischen Deformierungen überlagert und verdeckt werden können. Manchmal gibt die Anamnese den Hinweis auf die vor Jahren erlittene arthritische Schädigung des Gelenkknorpels (Abb. **63**).

Posttraumatische Koxarthrosen (Abb. **64**) (WEISS 1957, FRANCILLON 1960) sind entweder die Folge der traumatischen Schädigung des Gelenkknorpels oder der traumatisch ausgelösten Fehlbelastung des Gelenks. Über die Koxarthrose nach traumatischer Femurkopfnekrose s. oben.

Die *Arthrosis des oberen Sprunggelenks* (Abb. **65**) ist oft eine Traumafolge. Der Gelenkknorpel kann bei Unterschenkelfrakturen direkt geschädigt werden. Aber auch die Fehlbelastung des oberen Sprunggelenks nach Unterschenkelbrüchen, die mit Achsenabweichung verheilt sind, fördert die Entwicklung einer Arthrose. Kapsel-Band-Verletzungen führen ebenso wie funktionelle Überbeanspruchung, z. B. bei professionellen Fußballspielern, zur Arthroseentstehung im Talokruralgelenk, oft mit Kapsel-Band-Verknöcherungen.

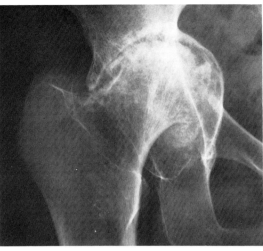

Abb. **61** 59jährige Patientin, die schon jahrzehntelang an rheumatoider Arthritis leidet. Die arthritische Zerstörung der Hüftpfanne hat zur sekundären Pfannenprotrusion geführt. Am Femurkopf erkennt man arthritische Usuren

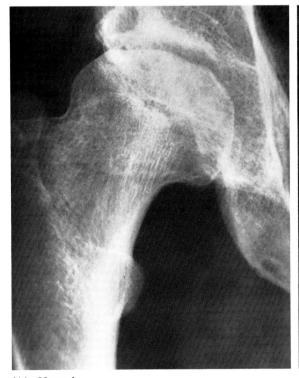

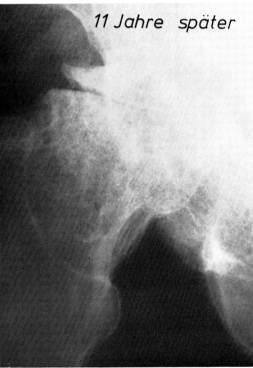

Abb. **62 a u. b**

a Bei der Erstbeobachtung (47 Jahre alt, männlich) wurde die idiopathische Femurkopfnekrose (s. die geringe Einsenkung, Entrundung im oberen äußeren Femurkopfquadranten) nicht erkannt, sondern lediglich die Hüftdysplasie mit mäßiger Sekundärarthrose beschrieben

b 11 Jahre später völlig funktionsuntüchtiges Gelenk bei schwerster Arthrose. Der nekrotische Femurkopfanteil ist weitgehend abgebaut (Subluxationsstellung) (s. auch das Wibergsche Dezentrierungszeichen)

Degenerative Gelenkerkrankungen

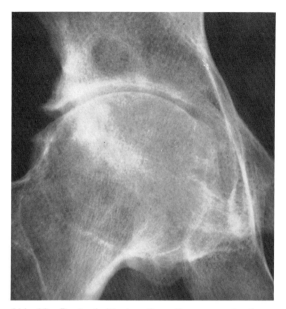

Abb. 63 Postarthritische Koxarthrose nach rheumatischem Fieber. 34 Jahre alt, männlich. Gelenkspaltverschmälerung. Pfannendachsklerose, größere Geröllzyste im Pfannendachbereich, Ausziehung des Pfannenerkers. Wulstung der Knorpel-Knochen-Grenze des Femurkopfes. Die Fovea capitis femoris ist verknöchert

Die *Arthrose im unteren Sprunggelenk* (Articulatio talocalcaneonavicularis et Articulatio subtalaris) kommt vor allem beim Plattfuß vor. Aber auch andere Fußwurzelgelenke, z. B. das Kalkaneokuboidgelenk (Abb. **66**), werden bei der Senkung des Fußgewölbes und anderen Fußdeformitäten überlastet und dann arthrotisch deformiert. Dorsal gerichtete Ausziehungen (Zuspitzungen) am Processus posterior tali sind *röntgenologische* Frühzeichen der Arthrose im unteren Sprunggelenk. Die Abb. **67** gibt fortgeschrittene arthrotische Deformierungen im Talokruralgelenk sowie im Talonavikularbereich wieder. Anamnestisch gibt der Patient eine bimalleoläre Luxationsfraktur im oberen Sprunggelenk vor etwa 10 Jahren an.

Das *Großzehengrundgelenk* zeigt Besonderheiten, die eine Arthroseentstehung begünstigen. Beim Gehen ruht nämlich die Last des Körpers in der Phase des Abstemmens auf dem Metatarsuskopf I und auf der plantaren Großzehenfläche. Das Großzehengrundgelenk wird dabei dorsal flektiert. Dieser sich oft wiederholende Vorgang führt zu einer erhöhten funktionellen Belastung des Gleitgewebes. Man findet daher im Großzehengrundgelenk manchmal schon bei Jugendlichen arthrotische Veränderungen, die zum sog. *Hallux rigidus* (Abb. **68**) führen können. Der Hallux rigidus kommt übrigens bei Gichtpatienten häufiger vor

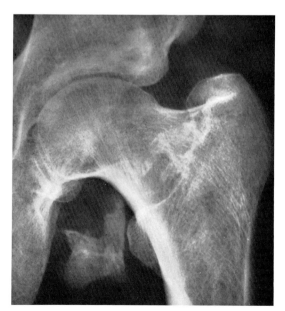

Abb. 64 Arthrose des linken Hüftgelenks nach traumatischer Hüftluxation vor 15 Jahren. 53 Jahre alt, männlich, Femurkopf umgebaut (vgl. Abb. **51**). Gelenkspalt verschmälert. Pfannendach sklerosiert; dort auch kleine Geröllzyste. Doppelung der medialen Pfannenbodenkontur. Sog. Myositis ossificans traumatica in Gelenknähe (neben dem Trochanter minor und auf den Femurhals projiziert)

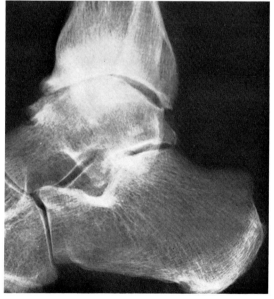

Abb. 65 Arthrosis deformans des oberen Sprunggelenks rechts. 62 Jahre alt, männlich. Gelenkspalt verschmälert. Talusrolle und Gelenkfläche der Tibia entrundet und nach vorn und hinten gewulstet und ausgezogen. Erhebliche subchondrale Sklerosierung der Spongiosa

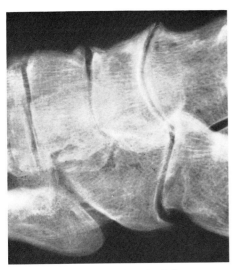

Abb. 66 Intertarsalarthrosis deformans rechts. 40 Jahre alt, männlich. Gelenkspaltverschmälerung im Talonavikular-, Kalkaneokuboid- und Kuneonavikulargelenk. Dorsale und plantare knöcherne Ausziehung an den genannten Gelenken. Besonders ausgeprägte knöcherne Ausziehungen der Fußrückenkontur werden manchmal bei der Gicht (Band VI/2) beobachtet. *Françon* u. *Leroy* (1962) sprechen in diesem Zusammenhang vom „struppigen Fuß"

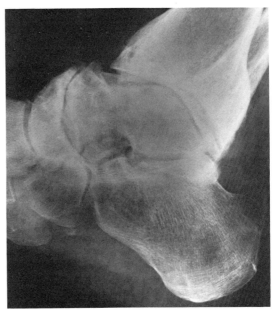

Abb. 67 Fortgeschrittener arthrotischer Umbau im Talokruralgelenk sowie im talonavikulären Bereich des unteren Sprunggelenks. Die Knochen des distalen Unterschenkels, der Talus und das Navikulare sind erheblich deformiert. Verschmälerung der zugehörigen röntgenologischen Gelenkspalten. Randwülste an der Tibia, am Talus und am Navikulare. 64 Jahre alt, männlich, vor etwa 10 Jahren bimalleoläre Luxationsfraktur im oberen Sprunggelenk

als beim Bevölkerungsdurchschnitt (DIHLMANN u. FERNHOLZ 1969). Der Röntgenbefund ist bei dieser *Flexionskontraktur im Großzehengrundgelenk* recht typisch, da die reaktiven Osteophyten eine bestimmte Form und Lokalisation haben: Am lateralen und dorsalen Rand des Metatarsuskopfes I bildet sich eine dornartige Ausziehung. Im Seitenbild erkennt man außerdem eine dorsale Knochenproliferation an der Basis der Grundphalanx, die beim Gehen das Abrollen der Großzehe behindert oder unmöglich macht.

Der *Hallux valgus* (Abb. 69) ist eine Zehendeformität, die sich oft als Teilerscheinung eines Senk-Spreiz-Fußes ausbildet. Er kann aber auch angeboren sein oder bei Lähmungen, nach Verletzungen und nach entzündlichen Veränderungen im Großzehengrundgelenk entstehen. Beim Hallux valgus weicht die Großzehe im Grundgelenk nach lateral ab und ist gleichzeitig leicht proniert. Der Kopf des Metatarsus I springt nach medial vor. Die Basis der Großzehengrundphalanx artikuliert nur noch mit dem lateralen Teil des Metatarsuskopfes. Diese Fehlstellung verändert die Lage der Halluxmuskeln zu ihrem Drehpunkt im Großzehengrundgelenk. Im Röntgenbild erkennt man eine Verlagerung der beiden Sesambeine. Vor allem das laterale Sesambein projiziert sich mehr oder weniger weit in die Weichteile zwischen den I. und II. Metatarsus. Die Arthrosis deformans des Zehengrundgelenkes beim Hallux valgus zeigt Rand-

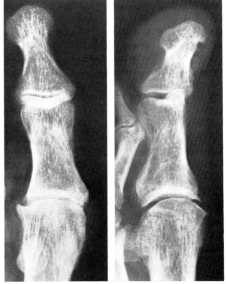

Abb. 68 a u. b Arthrosis deformans des Großzehengrundgelenks links (klinisch: Hallux rigidus). 60 Jahre alt, männlich. Gelenkspalt etwas verschmälert. Typische (s. Text) dornartige Osteophyten an der lateralen Kante des Metatarsuskopfes I sowie dorsal am Metatarsuskopf und an der Grundphalanx. Subchondrale Sklerosierung an der Grundphalanx. Leichte Flexionshaltung des Grundgliedes der Großzehe und Hyperextension im Großzeheninterphalangealgelenk

Degenerative Gelenkerkrankungen

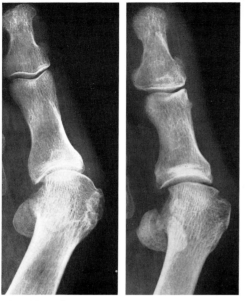

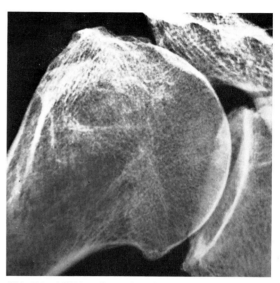

Abb. 69 a u. b
a Hallux valgus bei 32jähriger Frau. Reizexostose durch Druckschwiele an der Medialseite des Kopf-Schaft-Übergangs am Metatarsus I
b Hallux valgus bei 63jährigem Mann. Die Kahnform des lateralen Sesambeines, die Randosteophyten der artikulierenden Knochen und die subchondrale Sklerose in der Grundphalanx zeigen die Großzehengrundgelenks-Arthrose an. Die Reizexostose ist nicht so ausgeprägt wie bei der 32jährigen Frau

Abb. 71 Mäßige Omarthrosis deformans rechts. 69 Jahre alt, männlich. Zarte Randwülste an der oberen und unteren Knorpel-Knochen-Grenze des Humeruskopfes und der Skapulapfanne. Die Deformierung des Tuberculum majus zeigt Verschleißerscheinungen am Ansatz der Rotatorensehnenmanschette an

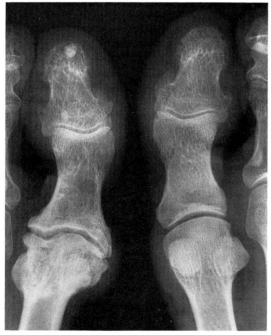

Abb. 70 Fortgeschrittene Metatarsophalangealarthrose I links, anamnestisch Luxationsfraktur im I. Metatarsophalangealgelenk links. Ausgeprägte posttraumatische Deformierung und arthrotischer Umbau der artikulierenden Knochen. 48jähriger Patient

wülste, subchondrale Spongiosasklerosierungen, Zysten sowie Deformierung (Kahnform) der Sesambeine. Die Hallux-valgus-*Arthrose* ist allerdings ein Spätbefund. Viel früher bildet sich die oft schmerzhafte extraartikuläre Druckschwiele und Reizexostose am medialen Kopf-Schaft-Übergang des Metatarsus I.
Unter den präarthrotischen Deformitäten (Präarthrosen) der Fußgelenke seien noch die revaskularisierten aseptischen Knochennekrosen, z. B. Os naviculare, Metatarsuskopf (II), Os cuneiforme mediale, intermedium, laterale, die Osteochondrosis dissecans der Talusrolle sowie die partielle oder totale aseptische Nekrose der Talusrolle und des Taluskörpers, knöcherne Gelenktraumen am Vorfuß und Mittelfuß (Abb. 70), ferner Verbildungen der artikulierenden Knochen bei den epiphysären Osteochondrodysplasien und Mukopolysaccharidosen besonders hervorgehoben. Frostschäden der Zehen(gelenke) manifestieren sich meist erst Jahre oder Jahrzehnte nach den Kältetraumen als Arthrose (Entsprechendes gilt für die Fingergelenke).
Das *Schultergelenk* wird nach dem Kniegelenk und Hüftgelenk von den größeren Gelenken am dritthäufigsten von der Arthrosis deformans (Omarthrosis deformans, Abb. 71 u. 72) befallen. Randwülste erkennt man auf der anteriorposterioren Aufnahme an der *unteren* Knorpelknochengrenze des Humeruskopfes sowie an der oberen und unteren Pfannenbegrenzung. Verkalkt oder verknöchert die faserknorpelige Pfannenlippe, Limbus sive Labrum glenoidale, so erscheint

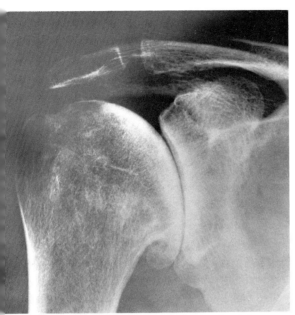

Abb. 72 Fortgeschrittene Omarthrosis deformans rechts. 65jähriger Patient. Gelenkspaltverschmälerung, subchondrale Sklerosierung, kaudale marginale Wulstbildung sind in diesem Fall die Röntgenzeichen der Arthrose

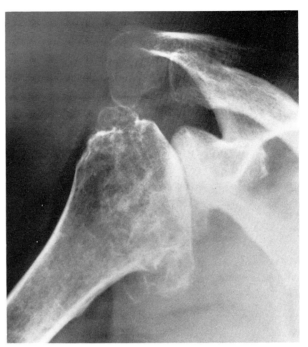

Abb. 73 Sekundärarthrose nach aseptischer (avaskulärer, ischämischer) Humeruskopfnekrose. Auf die revaskularisierte Nekrose weisen der abgeflachte (eingesunkene) Humeruskopf und Strukturveränderungen im proximalen Humerus hin. Die Arthrose zeigen Randwülste, subchondrale Sklerosierungen und die Verschmälerung des röntgenologischen Gelenkspaltes an. 63 Jahre alt, männlich. (Humeruskopfnekrose anamnestisch bekannt). Differentialdiagnose gegenüber der destruktiven Chondrokalzinosearthropathie und der sog. Milwaukee-Schulter (destruktive Hydroxylapatitarthropathie)

der Pfannenrand mehrfach konturiert oder verdickt. An der *oberen* Knorpel-Knochen-Grenze des Oberarmkopfes kommt es bei Omarthrosen ebenfalls zu Knochenproliferationen. Außerdem treten in diesem Bereich zystische Strukturauflokkerungen in der Spongiosa und Konturunregelmäßigkeiten („Erosionen") auf. Es ist manchmal schwierig, diese Befunde auf anterior-posterioren Aufnahmen pathogenetisch richtig zu deuten; denn sowohl bei der beginnenden Arthritis des Schultergelenks als auch bei der Periarthropathia calcificans humeroscapularis sind ähnliche Befunde bekannt. Sie entstehen bei der Arthritis an der Kapselansatzzone, bei der Periarthropathia am Tuberculum majus humeri, dessen obere Fazette sich bis zum Collum anatomicum humeri fortsetzt.

Von den Präarthrosen des Schultergelenks sollen traumatische Deformierungen, die Humeruskopfnekrose (Abb. 73), die Osteochondrosis dissecans, die neoplastische Synovialchondromatose und Formfehler bei epiphysären Osteochondrodysplasien und Mukopolysaccharidosen erwähnt werden.

Nach pathologisch-anatomischen Untersuchungen (HEINE 1926) ist die *Akromioklavikulararthrose* (Abb. 74–76) ein häufiger Befund. An der klavikularen Seite des Gelenks sind die degenerativen Knorpelveränderungen gewöhnlich ausgeprägter als an der akromialen Gelenkfläche. Der Diskus des Gelenks kann verkalken oder verknöchern (vgl. Abb. 12).

Die Arthrosis deformans des *Sternoklavikulargelenks* ist – wie auch andere Erkrankungen dieses Gelenkes – gewöhnlich nur auf Schichtaufnahmen sicher zu erkennen und zu beurteilen (Abb. 77).

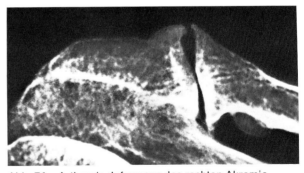

Abb. 74 Arthrosis deformans des rechten Akromioklavikulargelenks. 59 Jahre alt, weiblich. Marginale Osteophyten am kranialen und kaudalen Rand der artikulierenden Knochen, subchondrale Sklerose, partielle Verschmälerung des röntgenologischen Gelenkspaltes

958 Degenerative Gelenkerkrankungen

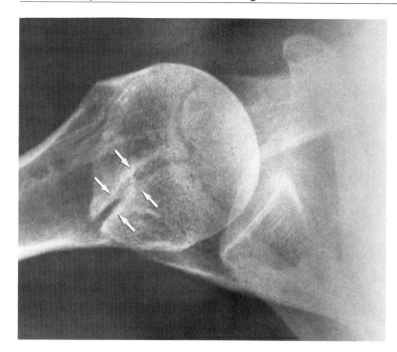

Abb. 75 Os acromiale, das sich von der Spina scapulae durch eine Knorpelschicht absetzt (Pfeile). Bei der 62jährigen Frau zeigt dieser Knorpel degenerative Veränderungen, die sich als subchondrale Sklerose und marginale Ausziehungen an der Kontaktzone von Os acromiale und Spina scapulae zu erkennen geben

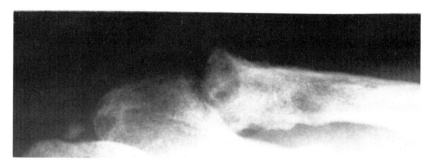

Abb. 76 Erhebliche arthrotische Deformierung des rechten Akromioklavikulargelenks (große Geröllzyste im gelenknahen Schlüsselbein, Auftreibung der Extremitas acromialis claviculae). 62 Jahre alter Patient, vor 25 Jahren Oberschenkelamputation. Seitdem werden Unterarmstockstützen benutzt, es wird jedoch keine Prothese getragen. Infolge der fehlenden Extremität muß bei jedem zweiten Schritt ein maßgeblicher Teil des Körpergewichtes durch die tragende Verbindung „Stütze-Arm-Schulter" aufgefangen werden. Schwerer Verschleiß im Akromioklavikulargelenk ist die Folge. Nebenbefund: Periarthropathia calcificans der Rotatorensehnenmanschette

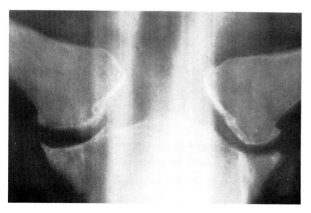

Abb. 77 Sternoclaviculararthrosis deformans beiderseits (Schichtaufnahme, 5,3 cm in Bauchlage). 62 Jahre alt, weiblich. Subchondrale Sklerosierungen an den Schlüsselbeinen und am Brustbein. Knöcherne Ausziehungen der Gelenkränder

Abb. **78 a u. b** Aseptische Nekrose des sternalen Endes an der rechten Klavikula (Morbus Friedrich), Schichtaufnahmen in 5 mm Abstand, Bauchlage. Charakteristisch ist die Sklerosezone. Sie befällt nur die kaudalen Abschnitte des sternalen Klavikulaendes (*Lingg* u. *Heinemeier* 1981). Die Sekundärarthrose gibt sich an der partiellen Gelenkspaltverschmälerung sowie an der subchondralen Sternumsklerose zu erkennen. 84 Jahre alt, weiblich

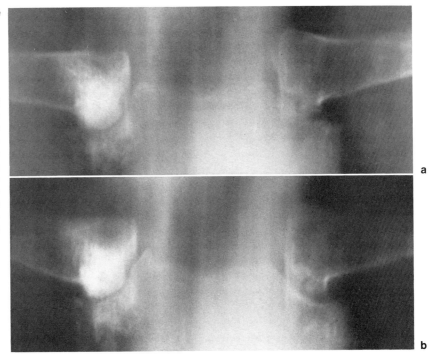

Die aseptische (avaskuläre, ischämische) Knochennekrose des sternalen Klavikulaendes (Morbus Friedrich) ist als Präarthrose des Sternoklavikulargelenks bekannt (Abb. 78).

Degenerative Knorpelveränderungen des *Ellenbogengelenks* sind besonders an der Fovea des Radiuskopfes, am Grenzkamm zwischen Trochlea und Capitulum humeri sowie am Oberarmköpfchen selbst zu beobachten. Im Bereich des Radiuskopfes (Abb. 79) und des Humerusköpfchens bilden sich gewöhnlich die ersten Osteophyten. Im Verlauf der Kubitalarthrose wird der Radiuskopf pilzförmig deformiert. Osteophyten am Processus coronoideus und am Olekranon verlängern die den Humerus umgreifende Knochenzange. Dadurch kommt es im Gelenk zum Beuge- und Streckdefizit.

Eine häufige Begleiterscheinung der Kubitalarthrose sind Kapselchondrome und -osteome (Abb. 79). Klinisch haben sie vor allem dann eine Bedeutung, wenn sie sich ablösen und zu freien Gelenkkörpern werden. Corpora libera entstehen auch als Folge der Osteochondrosis dissecans. Sie geht am Ellenbogengelenk in den meisten Fällen vom Capitulum humeri aus.

Die Schädigung des N. ulnaris als Arthrosekomplikation des Kubitalgelenks bedarf der Erwähnung. Arthrotische Osteophyten im Bereich des Sulcus n. ulnaris können auf den Nerv drücken und ihn aus seiner Verlaufsrichtung drängen. Solche Drucklähmungen des N. ulnaris werden vor allem bei schweren Arthrosen gesehen, z. B. beim Preßluftschaden.

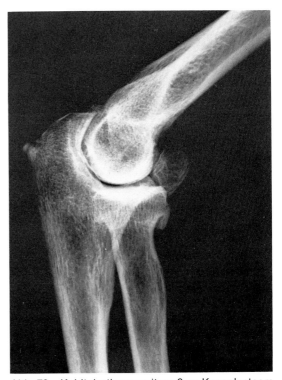

Abb. **79** Kubitalarthrose mit großem Kapselosteom (s. die Kortikalis dieses Knochenkörpers im Vergleich zu den verkalkten Kapselchondromen der Abb. **80**). 81 Jahre alt, männlich

960 Degenerative Gelenkerkrankungen

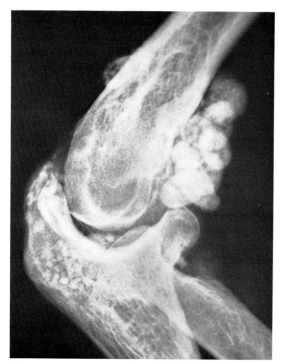

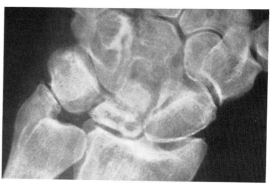

Abb. 81 Zustand nach Lunatummalazie links mit Arthrose der angrenzenden Gelenke. 58 Jahre alt, männlich. Das Lunatum ist klein, gestaucht, zeigt subchondrale Sklerosierungen. Karpoantebrachialer Spalt verschmälert. Subchondrale Sklerosierungen der artikulierenden Knochen. Processus styloideus ulnae deformiert (distale Abflachung, Wulstung seines Randes). Subchondrale Sklerosierungen und Randausziehungen im Gelenk zwischen Trapezium und Skaphoideum

Abb. 80 Preßluftschaden des rechten Ellenbogengelenks mit Arthrosis deformans und Kapselchondromatose nach 9jähriger Arbeit mit Preßluftwerkzeug. 39 Jahre alt, männlich. Incisura trochlearis zangenförmig ausgezogen. Kleine und größere verkalkte Kapselchondrome; nach dem klinischen Bild hat ein Teil von ihnen seinen Zusammenhalt mit der Kapsel verloren (also Corpora libera). Klinisch ausserdem partielle Parese des N. ulnaris. Ein ähnliches Röntgenbild ist bei der neoplastischen Synovialchondromatose zu erwarten. Die in dieser Abbildung erkennbare Vergrößerung der Ellenzwinge durch einen erheblich verplumpten Processus coronoideus und durch die Ausweitung der Incisura trochlearis spricht jedoch für einen Preßluftschaden und gegen die neoplastische Synovialchondromatose mit Sekundärarthrose

Der *Preßluftellenbogen* (Abb. 80) zeigt außerdem oft eine große Zahl von Kapselchondromen, die entweder noch festen Zusammenhalt mit der Synovialmembran haben oder schon freie Gelenkkörper geworden sind (BAADER 1954). Die schweren degenerativen Veränderungen und reparativen Vorgänge am Gelenkknorpel, an der Gelenkkapsel, an den Bändern und an den Muskelansätzen führen im Verlauf des Preßluftschadens zu einer erheblichen Verformung des Gelenks. Die Konkavflächen vertiefen sich; die Konvexflächen des Gelenks werden abgeflacht. Der Preßluftschaden gibt sich – namentlich am Führungsarm – oft auch noch an der Handwurzel (Lunatummalazie, Lunatum- und Skaphoidzysten, Skaphoidpseudarthrose), als Styloidfortsatznekrose sowie als Akromioklavikular- und Omarthrose zu erkennen.

Arthrosen im *Karporadialgelenk* sind häufige Traumafolgen. Sie treten beispielsweise nach distalen Radiusfrakturen auf. Die Abb. 81 zeigt eine Arthrose im Karpoantebrachial- und Interkarpalbereich nach abgelaufener Lunatummalazie.

Die *Interphalangealarthrose* (Abb. 82–87) tritt in der Regel *polyartikulär*, meist an beiden Händen *symmetrisch* auf.

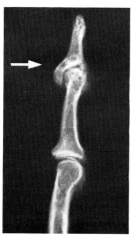 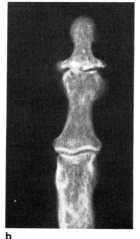

a   b

Abb. 82 a u. b Distale Interphalangealarthrose mit großem dorsalem (→) und zwei kleineren seitlichen Heberden-Knoten an der Basis der Endphalanx. Gelenkspalt verschmälert, unregelmäßig konturiert. Subchondrale Verdichtungen und zarte zystische Spongiosaauflockerungen. Basis der Endphalanx und Kopf der Mittelphalanx verformt (verplumpt, wie gestaucht). 55 Jahre alt, weiblich

Abb. 83 a–d Bouchard-Osteophyten des III. linken Fingers bei proximaler Interphalangealarthrose
a Fotografie,
b dorsovolare und c seitliche Röntgenaufnahme. 55 Jahre alt, weiblich
c Gelenkspaltverschmälerung, subchondrale Sklerose der artikulierenden Teile des Fingermittelgelenks. Spornartige knöcherne Wulstungen dorsal, lateral und medial an der Basis der Mittelphalanx, dorsal am Kopf der Grundphalanx (Bouchard-Osteophyten). Fehlhaltung im Fingermittelgelenk (kleinfingerwärts gerichtete Deviation). Geringfügige Arthrosis deformans auch am Endgelenk des III. Fingers (Spaltverschmälerung, subchondrale Sklerosierung der Spongiosa).
d III. rechter Finger einer anderen Patientin (64 Jahre alt) zur Demonstration eines Kapselosteoms bei proximaler Interphalangealarthrose

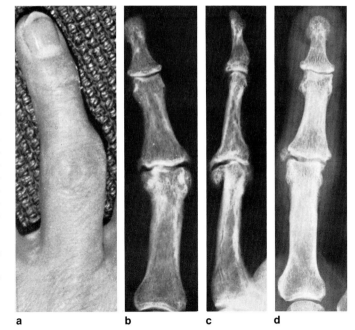

a b c d

Die *distale Interphalangealarthrose* wird – historisch allerdings inkorrekt – auch als Heberden-Polyarthrose bezeichnet. HEBERDEN (1802) hat zu Beginn des 19. Jahrhunderts „digitorum nodi" beschrieben, ohne sie mit der Arthrose (Gelenkverschluß) gleichzusetzen. Vielmehr hat er diese Knoten – zunächst umschriebene, schmerzhafte, röntgennegative Weichteilauftreibungen, denen sich spornartige dorsolateral sitzende Randosteophyten hinzugesellen – von den Gichtknoten abgegrenzt. Bei Patienten mit Arthrose der distalen Interphalangealgelenke sind die Heberden-Knoten (z. B. Abb. 82) Bestandteil der Arthrose. Sie kommen dann zusammen mit einer Verschmälerung des röntgenologischen Gelenkspaltes, subchondralen Sklerosierungen und Geröllzysten vor. Durch exzentrische Kapselschrumpfung und durch Auftreibung der artikulierenden Knochen kann eine Gelenkfehlstellung eintreten (vgl. z. B. Abb. 9). Kleine Kapselosteome werden gelegentlich bei den Interphalangealarthrosen und besonders oft bei der noch zu schildernden Rhizarthrose (s. unten) beobachtet. Bei weiblichen Individuen sieht man die Heberden-Polyarthrose viel häufiger als bei Männern. Etwa jede 4. Frau über 70 Jahre zeigt diesen Befund, unter gleichaltrigen Männern jedoch nur jeder 30. (STECHER u. AUSENBACHS 1954). Das Klimakterium und die Menopause begünstigen das Auftreten der Heberden-Polyarthrose ebenso wie die Manifestation oder Verschlimmerung der Arthrosen überhaupt (SCHULER 1959).
An den proximalen Interphalangealgelenken (z. B. Abb. 83) bezeichnet man spornartige knöcherne Auswüchse als Bouchard-Osteophyten-Knoten.

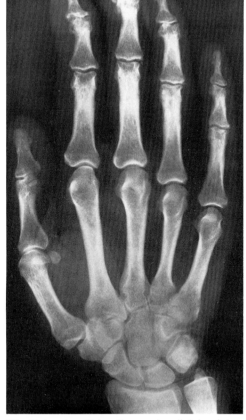

Abb. 84 Heberden-Polyarthrose der distalen Interphalangealgelenke (II–IV). Die Deformierung der artikulierenden Knochen bestimmt das Röntgenbild. 53 Jahre alt, weiblich

Degenerative Gelenkerkrankungen

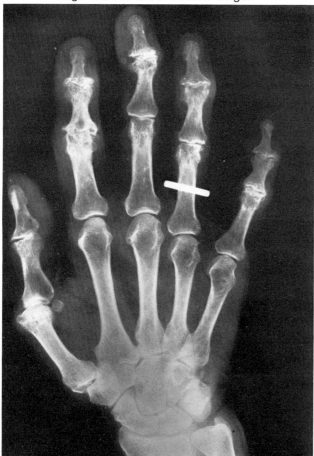

Abb. **85** Handpolyarthrose der distalen und proximalen Interphalangealgelenke (Gelenkspaltverschmälerung, subchondrale Sklerosierung, marginale Osteophyten, Geröllzysten, Gelenkfehlstellung), Metakarpophalangealarthrose I. 64 Jahre alt, weiblich

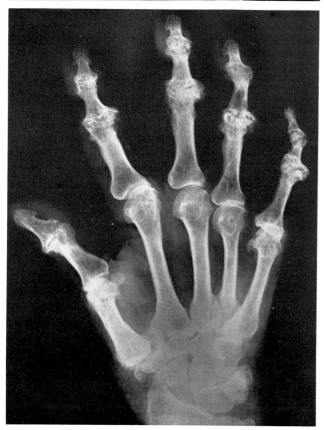

Abb. **86** Fortgeschrittene Handpolyarthrose mit dem Schwerpunkt in den proximalen und distalen Interphalangealgelenken. Ausserdem Metakarpophalangealarthrose und Rhizarthrose (Karpometakarpalarthrose I). Nebenbefund: Knöcherne Ankylose im distalen Interphalangealgelenk IV nach Infektion (Stichverletzung). 78 Jahre alt, weiblich

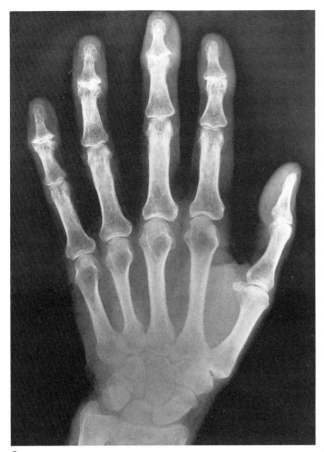 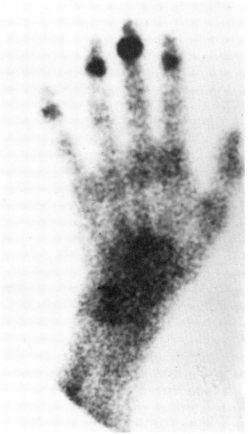

a
Abb. **87 a** u. **b** Röntgenaufnahme und (Spät-)Szintigramm (mit osteotropem Radionuklid) bei Heberden-Polyarthrose. Die hohe Sensivität und die geringe Spezifität der Szintigraphie seien hier hervorgeho-

b
ben. Bei der Arthritis psoriatica (Transversaltyp, s. S. 862 u. 871) wäre beispielsweise ein identisches Szintigramm zu erwarten, jedoch ein ganz anderer Röntgenbefund. 64 Jahre alt, weiblich

BOUCHARD (1884) beschrieb die Knoten allerdings bei Magenleiden; die gelegentlich angewandte Bezeichnung „Bouchard-Arthrose" ist daher sicher inkorrekt. Diese Osteophyten(-Knoten) sind jedoch typische Merkmale der proximalen Interphalangealarthrose, die BOUCHARD gar nicht meinte. Etwa jeder 3. Patient mit distaler Interphalangealarthrose zeigt gleichzeitig Arthroseröntgenzeichen an den proximalen Interphalangealgelenken (SCHILLING 1971).

Auch die *Karpometakarpalarthrose 1 – Daumensattelgelenkarthrose, Rhizarthrose* (Abb. **86** u. **88**) – tritt häufig gemeinsam mit der Heberden-Arthrose auf. Bei Berufen mit dauernder Greifbewegung im Daumensattelgelenk, beispielsweise Korbflechtern, Hutziehern usw., ist die Rhizarthrose als beruflicher Überlastungsschaden bekannt. Gelegentlich wird die Rhizarthrose von einer Arthrose des Gelenks zwischen Trapez-Trapezoid und Kahnbein begleitet (Abb. **88**), die aber auch isoliert auftreten kann.

Die ausgeprägte *Polyarthrose der Metakarpophalangealgelenke* (Abb. **89**) ist nicht nur selten, sondern wird *in der Regel* auch ohne (gröbere) arthrotische Begleitbefunde an den Interphalangealgelenken beobachtet (vgl. aber auch Abb. **85** u. **86**). Ein charakteristischer Röntgenbefund dieser Arthrose ist die radialwärts gerichtete „Nase" des deformierten Metakarpuskopfes.

Die *erosive Interphalangealarthrose* (Abb. **90** u. **91**) (CRAIN 1961, KIDD u. PETER 1966, SCHACHERL u. SCHILLING 1970) beansprucht besonderes differentialdiagnostisches Interesse. Sie zeichnet sich einerseits durch auffallende osteodestruktive Veränderungen an den befallenen proximalen oder distalen Interphalangealgelenken aus, andererseits kann es in ihrem Verlauf auch zur knöchernen Ankylose (McEWEN 1968, SMUKLER u. Mitarb. 1971) kommen. Bei der erosiven Interphalangealarthrose – sie dürfte eine Extremvariante der aktivierten Arthrose sein, so daß ihre Entstehung auch an anderen Gelenken bekanntgeworden ist – *fehlt* die ge-

964 Degenerative Gelenkerkrankungen

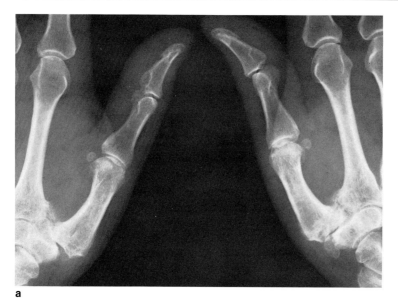

a

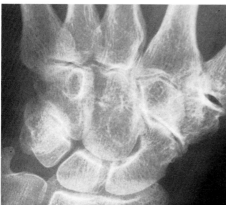

b

Abb. 88 a u. b
a Rhizarthrosis deformans beiderseits (Arthrose in den Karpometakarpalgelenken I). 53 Jahre alt, weiblich. Gelenkspalt verschmälert, subchondrale Verdichtungen, Deformierung der artikulierenden Knochen. Radialwärts gelegenes Kapselosteom (kein Os paratrapezium, da dieses aus topographischen Gründen dann auch arthrotisch deformiert sein müßte)
b Nicht sehr fortgeschrittene Rhizarthrose und Arthrose im Gelenk zwischen den Trapez-Trapezoid und dem Skaphoid einer anderen Patientin (60 Jahre alt)

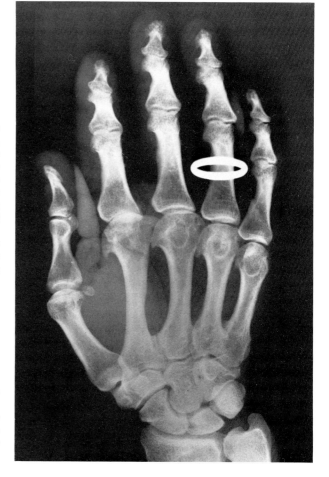

Abb. 89 Polyarthrose der Metakarpophalangealgelenke bei einem 64jährigen Patienten. Im Vordergrund der arthrotischen Röntgenbefunde steht die Deformierung der Metakarpusköpfe (s. die charakteristische radialwärts gerichtete „Nase")

Abb. **90** Heberden-Polyarthrose (der distalen Interphalangealgelenke). An den distalen Interphalan-gealgelenken IV und V tritt sie als erosive Arthrose auf, d.h. geht mit zarten Erosionen einher. 62 Jahre alt, weiblich

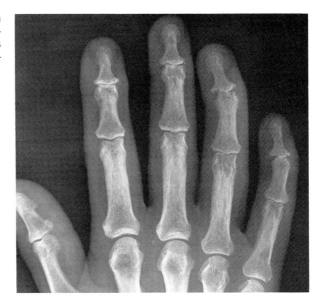

lenknahe Demineralisation, also das entzündliche Kollateralphänomen (s. S. 822). Das ist ein wichtiges Unterscheidungsmerkmal gegenüber der rheumatoiden Arthritis. Im übrigen müssen vor der Annahme einer erosiven Interphalangealarthrose nicht nur die rheumatoide Arthritis, sondern auch die Arthritis psoriatica und die Gicht (Band VI/2) differentialdiagnostisch ausgeschlossen werden. Außerdem soll nicht unerwähnt bleiben, daß bei Patienten mit Interphalangealarthrose sich natürlich noch zufällig eine rheumatoide Arthritis aufpfropfen kann (sog. *Pfropfarthritis*) (BÖNI 1970). Dann ist ein arthrotisch-arthritisches Mischbild röntgenologisch nachzuweisen, beispielsweise aus typischer Heberden-Polyarthrose und Arthritis der proximalen Interphalangeal- und Metakarpalgelenke.

Erosive (destruktive) Arthrosen sind außerdem bisher an folgenden Gelenken gesehen worden: Karpometakarpalgelenk I, Schultergelenk, Hüftgelenk, Kniegelenk. Da solche Arthrosen sich innerhalb kurzer Zeit (Monate) entwickeln können, werden sie auch als *rapid destruktive Arthrosen* bezeichnet.

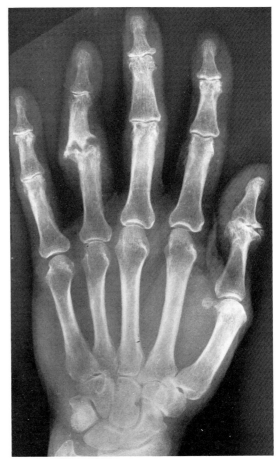

Abb. **91** Polyarthrose der distalen und proximalen Interphalangealgelenke, die im proximalen Interphalangealgelenk IV erosiven Charakter angenommen hat. Beachte die fehlende gelenknahe Entkalkung in diesem Gelenk. (s. Text)

Literatur

Ahlbäck, S., G. C. H. Bauer, W. H. Bohne: Spontaneous osteonecrosis of the knee. Arthr. and Rheum. 11 (1968) 705
Anderson, I. F.: Intramuskuläre Behandlung der Arthrose des Kniegelenks mit Arteparon. (Doppelblind-Versuch). Akt. Rheumatol. 7 (Sonderh.) (1982) 164
Annefeld, M.: Der Einfluß chondroprotektiver Substanzen (GAGPS) auf den Gelenkknorpel der Ratte. Therapiewoche 34 (1984) 3476
Arnoldi, C. C., H. Linderholm, Å. Vinnerberg: Skeletal and soft tissue changes in the lower leg in patients with intracalcanean hypertension. Acta chir. scand. 138 (1972) 25
Aufdermaur, M.: Die Struktur des normalen und pathologischen Gelenkknorpels. Schweiz. Z. Path. 13 (1950) 789
Baader, E. W.: Gewerbekrankheiten, 4. Aufl. Urban & Schwarzenberg, München 1954
Bandi, W.: Vorverlagerung der Tuberositas tibiae bei Chondromalacia patellae und femoro-patellarer Arthrose. In Burri, C., A. Rüter: Knorpelschaden am Knie. Springer, Berlin 1976 (S. 175)
Bauer, R.: Die möglichen Ursachen der dorsalen Cuneiforme-„Exostose". Arch. orthop. Unfall-Chir. 63 (1968) 29
Baumgartl, F.: Das Kniegelenk. Springer, Berlin 1964
Baumgartl, F.: Anatomische und klinische Bedeutung des Femoropatellargelenkes. Zbl. Chir. 91 (1966) 505
Baumgartl, F., F. Niemann: Wie muß das Kniegelenk von Hochleistungssportlern beschaffen sein? Mat. Med. Nordmark 20 (1968) 511
Bene, É., P. Temesváry, M. Szilágyi, F. Pera: Ergebnisse einer klinischen und radiologischen Reihenuntersuchung der Bewegungsorgane bei Bergleuten in Ungarn. Z. Rheumatol. 43 (1984) 117
Bessler, W., M. E. Müller: Zur Röntgendiagnose der Coxa valga und Coxa vara. Radiol. clin. (Basel) 32 (1963) 538
Böni, A.: Die progrediente chronische Polyarthritis. In Schoen, R., A. Böni, K. Miehlke: Klinik der rheumatischen Erkrankungen. Springer, Berlin 1970 (S. 139)
Bollet, A. J.: An essay on the biology of osteoarthritis. Arthr. and Rheum. 12 (1969) 152
Bouchard, C. J.: Du rôle pathogénique de la dilatation de l'estomac et des relations cliniques de cette maladie avec divers accidents morbides. Bull. Mém. Soc. Méd. Hôp. Paris 3, Série 1 (1884) 226
Chapchal, G.: Die Bedeutung der Fehlbelastung in der Genese der Arthrosen. In: Ursachen rheumatischer Krankheiten. Rheumatismus in Forschung und Praxis, Bd. III. Huber, Bern 1966
Crain, D. C.: Interphalangeal osteoarthritis characterized by painful, inflammatory episodes resulting in deformity of the proximal and distal articulations. J. Amer. med. Ass. 175 (1961) 1049
Danielsson, L. G.: Incidence and prognosis of coxarthrosis. Acta orthop. scand., Suppl. 66 (1964) 1
Danielsson L., J. Hernborg: Clinical and roentgenologic study of knee joints with osteophytes. Clin. Orthop. 69 (1970) 302
Dettmer, N.: Betrachtungen zum Wirkungsmechanismus von Mucopolysaccharidpolyschwefelsäureestern am arthrotischen Knorpel. Z. Rheumaforsch. 25 (1966) 122
Dettmer, N.: Einige Aspekte zum Problem der Arthrose. Z. Rheumaforsch. 27 (1968) 356
Dihlmann, W.: Über ein besonderes Coxarthrosezeichen (Pseudofrakturlinie) im Röntgenbild. Fortschr. Röntgenstr. 100 (1964) 383
Dihlmann, W., H. J. Fernholz: Gibt es charakteristische Röntgenbefunde bei der Gicht. Dtsch. med. Wschr. 94 (1969) 1909
Dihlmann, W., W. Frik: Das Plaquezeichen am Hüftgelenk (Spezielle, weniger beachtete Röntgenbefunde am Stütz- und Gleitgewebe 2). Fortschr. Röntgenstr. 114 (1971) 297
Dihlmann, W., A. Hopf: Das Wiberg-Zeichen, ein Hinweis auf gestörte Hüftgelenksmechanik (Spezielle, weniger beachtete Röntgenbefunde am Stütz- und Gleitgewebe 3). Fortschr. Röntgenstr. 115 (1971) 572
Dihlmann, W., H. Mathies: Das rheumatische Gelenk. Pathologie, Diagnose, Therapie. Sharp & Dohme, München 1976
Dihlmann, W., G. Nebel: Computed tomography of the hip joint capsule. J. Comput. assist. Tomogr. 7 (1983) 278
Dihlmann, W., G. Nebel, G. Lingg: Marginale Osteophyten als röntgenologisch-klinische Indikatoren der Femoropatellararthrose. Fortschr. Röntgenstr. 131 (1979) 632
Ficat, P.: Pathologie fémoro-patellaire. Masson, Paris 1970
Francillon, M. R.: Zur Orthopädie der Coxarthrose. Z. Rheumaforsch. 16 (1957) 305
Francillon, M. R.: Coxarthrose nach Unfall. Arch. orthop. Unfall-Chir. 52 (1960) 265
Francillon, M. R.: In Taillaird, W., A. Mégevand, P. Scholder-Hegi, E. Morscher: Die Epiphyseolysis capitis femoris. Geigy, Basel 1964
Françon, F., J. Leroy: Le „pied hérissé" hors de la goutte. Rev. Rhum. 29 (1962) 12
Geiler, G.: Morphologie und formale Pathogenese des degenerativen Rheumatismus. Dtsch. Gesundh.-Wes. 27 (1972) 1825
Glauner, R., W. Marquardt: Röntgendiagnostik des Hüftgelenks. Thieme, Stuttgart 1956
Glöckler, W. T., M. Langer, K. A. Schumacher, W. Mutschler, R. Langer: Nichtinvasive radiologische Diagnostik der Chondropathia patellae. Unfallheilkunde 84 (1981) 194
Green, N., J. C. Osmer: Small bone changes secondary to systemic lupus erythematosus. Radiology 90 (1968) 118
Greiling, H., H. W. Stuhlsatz: Biochemische Untersuchungen zur Wirkungsweise eines Polysaccharidsulfates bei degenerativen Gelenkerkrankungen. Z. Rheumaforsch. 25 (1966) 116
Grueter, H., A. Rütt: Zur Morphologie der in die Koxarthrose einmündenden Hüftgelenkserkrankungen. Z. Orthop. 95 (1962) 401
Gschwend, N.: Die Präarthrosen. In Belart, W.: Diagnose und Differentialdiagnose rheumatischer Krankheiten. Huber, Bern 1967 (S. 51)
Hackenbroch, M.: Die Arthrosis deformans der Hüfte. Grundlagen und Behandlung. Thieme, Leipzig 1943
Harrison, M. H. M., F. Schajowicz, J. Trueta: Osteoarthritis of the hip: A study of the nature and evolution of the disease. J. Bone Jt Surg. 35-B (1953) 598
Heberden, W.: Commentaries on history and cure of diseases. Payne, London 1802 (p. 148)
Heine, J.: Über die Arthritis deformans. Virchows Arch. path. Anat. 260 (1926) 521
Herzog, A.: Scheinfrakturen bei der Arthritis deformans coxae. Röntgenpraxis 5 (1933) 174
Hofmann, H. F.: Arteparon – Basismittel in der Therapie von Arthrosen. Therapiewoche 31 (1981) 7137
Horwitz, T.: Degenerative osteoarthritis of the hip joint. Pathogenesis of the enlarged femora head (Coxa magna) and defective acetabulum. Amer. J. Roentgenol. 67 (1952) 80
Johnson, L. C.: Kinetics of osteoarthritis. Lab. Invest. 8 (1959) 1223
Kalbhen, D. A.: Chondroprotektive und antiarthrotische Eigenschaften von Glykosaminoglykanpolysulfat (GAGPS) bei der tierexperimentellen Gonarthrose. Z. Rheumatol. 41 (1982) 219
Karlson, S.: Chondromalacia patellae. Acta chir. scand. 83 (1940) 347
Kasparek, H.-G., W. Schwetlick: Die Behandlung präarthrotischer Hüftdeformitäten. Z. Rheumaforsch. 28 (1969) 243
Kidd, K. L., J. B. Peter: Erosive osteoarthritis. Radiology 86 (1966) 640
Kölbel, R., G. Bergmann, A. Rohlmann: Eine Röntgenaufnahmetechnik zur reproduzierbaren Darstellung des femoropatellaren Gleitlager (FPG). Z. Orthop. 117 (1979) 60
Lang, F. J.: Die Osteo-Arthritis deformans. Wien. klin. Wschr. 44 (1931) 861
Lang, F. J.: Pathologie der chronischen Gelenkleiden. Steinkopff, Dresden 1943
Lange, M., E. Hipp: Gefäßveränderungen bei posttraumatischen Hüftkopfnekrosen. Z. Orthop. 92 (1963) 513
Leger, W.: Die arthrotische Hüfte aus orthopädischer Sicht. Medizinische 1959 (S. 581)
Lingg, G., G. Heinemeier: Morbus Friedrich – Aseptische Knochennekrose des sternalen Klavikulaendes. Beobachtung von 6 Fällen. Fortschr. Röntgenstr. 134 (1981) 74

Lingg, G., L. Hering: Computertomographie der Chondropathia patellae. Experimentelle und klinische Ergebnisse. Fortschr. Röntgenstr. 139 (1983) 663

Lingg, G., G. Nebel: Röntgenologische Frühdiagnostik der Koxarthrose. Beziehung zwischen Knorpelläsion und Femurkopfosteophytose (einschließlich des sogenannten Plaquezeichens). Z. Rheumatol. 41 (1982) 57

Lloyd-Roberts, G. C.: The role of capsular changes in osteoarthritis of the hip joint. J. Bone Jt Surg. 35-B (1953) 627

Mason, M.: Crystal synovitis. J. Bone Jt Surg. 48-B (1966) 1

Mau, H.: Der Formenkreis der enchondralen Dysostosen. Z. Orthop. 88 (1957) 392

McEwen, C.: Osteoarthritis of the fingers with ankylosis. Arthr. and Rheum. 11 (1968) 734

Mohing, W.: Enchondrale Dysostosen und Arthrosis deformans. Radiologe 7 (1967) 376

Mohr, W.: Gelenkkrankheiten. Diagnostik und Pathogenese makroskopischer und histologischer Strukturveränderungen. Thieme, Stuttgart 1984

Müller, W.: Biologie der Gelenke. Barth, Leipzig 1929

Nebel, G., G. Lingg: Sind die Formvarianten der Patella nach Wiberg Präarthrosen? Radiologe 21 (1981) 101

Neugebauer, H.: Kniearthrose und Varizen. Z. Orthop. 107 (1970) 335

Nilsson, B. E., L. G. Danielsson, S. A. J. Hernborg: Clinical feature and natural course of coxarthrosis and gonarthrosis. In Bjelle, A.: Management of degenerative joint diseases. Scand. J. Rheumatol., Suppl. 43 (1982) 13

Nüvemann, M., H. Contzen: Die Hypoplasie der Tuberositas tibiae. Ein ausreichend häufiges Röntgenzeichen für das Vorliegen einer Chondropathia patellae? Unfallheilkunde 84 (1981) 334

Ott, V. R.: Arthrosen bei Stoffwechselkrankheiten. In Belart, W.: Diagnose und Differentialdiagnose rheumatischer Krankheiten. Huber, Bern 1967 (S. 63)

Otte, P.: Degeneration des Gelenkknorpels. Klinische und radiologische Aspekte. Münch. med. Wschr. 110 (1968) 2677

Otte, P.: Die „Coxa magna" als Sonderform der Coxarthrose. Verh. dtsch. Ges. Rheumatol. 1 (1969) 229

Otte, P.: Die Pathophysiologie der Arthrosen. Therapiewoche 21 (1971) 2723

Otte, P.: Arthrose: Pathogenetisches Konzept und Interpretation der Symptome. Akt. Rheumatol. 8 (1983) 54

Otte, P.: Ätiologische und pathogenetische Vorstellungen bei der Arthrose. Z. Rheumatol. 42 (1983) 242

Outerbridge, R. E.: Further studies on the etiology of chondromalacia patellae. J. Bone Jt Surg. 46-B (1964) 179

Pauwels, F.: Über die Verteilung der Spongiosadichte im coxalen Femurende und ihre Bedeutung für die Lehre vom funktionellen Bau des Knochens. Gegenbaurs morph. Jb. 95 (1955) 35

Pauwels, F.: Der Platz der Osteotomie in der operativen Behandlung der Coxarthrose. Triangel (Sandoz) 8 (1968) 196

Pauwels, F.: Atlas zur Biomechanik der gesunden und kranken Hüfte. Prinzipien, Technik und Resultate einer kausalen Therapie. Springer, Berlin 1973

Preiser, G.: Statische Gelenkerkrankungen. Enke, Stuttgart 1911

Rose, C. P., W. P. Cockshott: Anterior femoral erosion and patello-femoral osteoarthritis. J. Canad. Ass. Radiol. 33 (1982) 32

Rütt, A.: Zur Histologie und Pathogenese der arthrotischen Knochenzysten. Acta orthop. scand. 27 (1957) 1

Rütt, A., M. Hackenbroch: Beiträge zur Arthrosis deformans. Thieme, Stuttgart 1957

Schacherl, M., F. Schilling: Die destruierende Polyarthrose. Fortschr. Röntgenstr. 113 (1970) 551

Schilling, F.: Die System-Arthrose der Finger. Med. Tribune (Deutschland) 6 (1971) 9

Schuler, B.: Die degenerativen Gelenkerkrankungen im Klimakterium. Z. Rheumaforsch. 18 (1959) 1

Siegmeth, W., I. Radi: Vergleich von Glykosaminoglykanpolysulfat (Arteparon) und physiologischer Kochsalzlösung bei Arthrosen großer Gelenke. Ergebnisse einer multizentrischen Doppelblindstudie. Z. Rheumatol. 42 (1983) 223

Siegrist, H.: Die medikamentöse Therapie der Arthrosen und ihre pathophysiologischen Grundlagen. Ther. Umsch. 29 (1972) 489

Smukler, N. M., J. Edeiken, V. J. Giuliano: Ankylosis in osteoarthritis of the finger joints. Radiology 100 (1971) 525

Spirig, B.: Ursache und Behandlung der Gonarthrose. Schweiz. med. Wschr. 97 (1967) 776

Stecher, R. M., A. Ausenbachs: Heberdensche Knoten. Die Besonderheit der Osteoarthrose der Finger. Z. Rheumaforsch. 13 (1954) 65

Strauss, J.: Formabweichung des Schienbeinkopfes bei der Femoropatellararthrose. Z. Orthop. 112 (1974) 716

Tillmann, B.: Zur Lokalisation von degenerativen Veränderungen am Femurkopf bei der Coxarthrose. Z. Orthop. 111 (1973) 23

Uehlinger, E.: Gelenkveränderungen im höheren Lebensalter. Z. Rheumaforsch. 12 (1953) 34

Viernstein, K.: Über die Wirkung von Eleparon bei intraartikulärer Anwendung. Med. Klin. 59 (1964) 305

Wagenhäuser, F. J.: Die Rheumamorbidität. Eine klinisch-epidemiologische Untersuchung. Huber, Bern 1969

Wagenhäuser, F. J., A. Amira, J. Borrachero, L. Brummer, Ch. Clausen, J. Winer: Die Behandlung der Arthrosen mit Knorpel-Knochenmark-Extrakt. Ergebnisse eines Multi-Centre-Trials. Schweiz. med. Wschr. 98 (1968) 904

Weh, L., W. Eickhoff: Innervationsstörungen des Musculus quadriceps bei Chondropathia patellae. Eine kritische Revision des gültigen Chondropathie-Konzepts. Z. Orthop. 121 (1983) 171

Weil, S.: Die Osteochondrosis dissecans und die degenerativen Erkrankungen des Ellenbogengelenks. In Hohmann, G., M. Hackenbroch, K. Lindemann: Handbuch der Orthopädie, Bd. III. Thieme, Stuttgart 1959; 2. Aufl.: Witt, A. N. u. Mitarb.: Orthopädie in Praxis und Klinik, 1980–1986

Weiss, J.: Beitrag zur Frage der posttraumatischen Arthrosis deformans. Z. Orthop. 88 (1957) 247

Weiss, G., S. Mirow: An ultrastructural study of osteoarthritic changes in the articular cartilage of human knees. J. Bone Jt Surg. 54-A (1972) 954

Weiss, K.: Degenerative Gelenkerkrankungen. In Diethelm, L., O. Olsson, F. Strnad, H. Vieten, A. Zuppinger: Handbuch der medizinischen Radiologie, Bd. V/3. Springer, Berlin 1968 (S. 543)

Wiberg, G.: Roentgenographic and anatomic studies on the femoropatellar joint with special reference to chondromalacia patellae. Acta orthop. scand. 12 (1941) 319

Witt, A. N.: Die Arthrosis in Klinik und Praxis. Dtsch. med. J. 10 (1959) 226

Sachverzeichnis

A

Abscherfraktur, osteochondrale, Talus, lateraler 347
Absorptionsdensitometrie 170
Abszeß, posttraumatischer 735
- subperiostaler 704
- Szintigraphie mit Indium-111-markierten Leukozyten 421
- tuberkulöser, paravertebraler 759f., 773ff.
- - - Computertomographie 775
- - - lumbaler 774f.
- - - thorakaler 774f.
- - retropharyngeale Ausbreitung 759, 776
Abszeßherd, osteomyelitischer 703
Abt-Letterer-Siwe-Krankheit 414
Achillessehne, Ansatzossifikation 123, 128
Achillobursitisdefekt, szintigraphischer 910
Achsenskelett, Ossifikationsablauf 76
Acne fulminans 887
- - Arthritis 886f.
Acrodermatitis chronica atrophicans (= Pick-Herxheimer-Krankheit) 887
- - Arthritis 887
Adamantinom 270
- der langen Röhrenknochen (= Adenoameloblastom; = Knochensynovialom; = malignes Angioblastom; = primäres epidermoides Knochenkarzinom; = Pseudoameloblastom) 601ff.
- - - Altersprädilektion 601
- - - Binnenstruktur 603
- - - Definition 601
- - - Differentialdiagnose 602ff.
- - - intrakortikales 602
- - - intramedulläres 602
- - - Lokalisation 601
- - - Röntgenbild 602ff.
- - - Vorkommen 601
Adenoameloblastom s. Adamantinom der langen Röhrenknochen
Agentien, granulominduzierende 790
- knochendarstellende, Aufnahme, 5-Compartmentmodell 397
Akromegalie 230ff., 442
- Handskelett 154
- Knochenmorphometrie 230f.
- Knorpel-Knochen-Grenze, kostale, Histologie 231
- Röntgenbild 231f.
- Röntgenmorphologie 154
- Skelettszintigraphie 442
Akromioklavikulararthritis, rheumatoide 857

Akromioklavikulararthritis
- Weichteilröntgenzeichen 819
Akromioklavikulargelenk, Arthrographie 339
- Arthrosis deformans 957f.
- Diskusverkalkung 930
- Kapselknochen 115
- Mutilation, arthritische 857
- Tuberkulose 781
- Verformung, osteophytische 919
Akromion, Spätapophyse 82
Akroosteolyse 265
- Kombinationskollagenose 894
- Sarkoidose 797, 799
- Sklerodermie, progressive 890f.
Aktinomykose, Osteomyelitis 750
Albers-Schönberg-Krankheit s. Osteopetrose
Algodystrophie s. Osteoporose, regionale, wandernde
Alterskyphose 140
Altersosteoporose (= senile Osteoporose) 37, 228ff., 256
- Beckenaufnahme 256
- Brustwirbelaufnahme 255
- Densitometrie, Aluminiumreferenzsystem 174
- Femurkompaktaveränderung 229
- Histologie 228f.
- Mikroradiogramm 229
- physiologische 137, 204
- - Makroskopie 138
- - Mikroskopie 138
- Rippenspongiosaveränderung 228
- Röntgenbild 239
- Skelettszintigraphie 442
- Wirbelspongiosaveränderung 228
Aluminiumreferenzsystem, Densitometrie 172, 174f.
Amphiarthrose s. Gelenk, straffes
Amputation, Knochensequester 737f.
Amputationsstumpf, Szintigraphie 416
Amyloidose bei chronischer Osteomyelitis 724
- Gelenkkapselbeteiligung 286
Anämie, Knochenmetastasen 652
- Lues connata 748
- Myelom, multiples 566f.
Androgen, Einfluß auf Knochenwachstum 31
Angioblastom, malignes s. Adamantinom der langen Röhrenknochen
Angiomatose, regionale s. Osteolyse, massive
- zystische s. Hämangiomatose
Angiosarkom 270

Angiosarkom
- Metastase, subperiostale, Knochenusur 266
Angiotensinkonvertierendes Enzym, Sarkoidose 791
Ankylose, fibröse 828
- - arthritisbedingte 843
- - Tuberkulose 767f., 770
- karpoantebrachiale, Arthritis, rheumatoide 856
- knöcherne 724, 827f.
- - Arthritis psoriatica 872
- - arthritisbedingte 843
- - Differentialdiagnose 837
- - femorotibiale 827
- - der Hand 858
- - Interphalangealarthrose, erosive 965
- - sakroiliakale 866
- - Retikulohistiozytose, multizentrische 894
Antikörper, antimitochondriale 894
- antinukleäre 893f.
Antikörpermangelsyndrom, Arthritis 864
- sekundäres 568
Antinuklearfaktoren 893
Antistreptolysin-O-Titer 848
Anti-Zentromer-Antikörper 893
Apatitkristallit 13
Apatitwert s. Hydroxylapatit-Volumenwert
Apophyse, vertebrale, persistierende 104f.
Apophysenkern(-e), Anlage, multizentrische 78
- der Röhrenknochen 83
Apophysenossifikation, Geschlechtsunterschied 64
- multizentrische 83
Apophysenverknöcherung, multinukleäre 78
Armabduktionsschwäche, pseudoparetische 918
Armwinkel 66
Arteria(-ae) meningea media, Knochenkanal 28
- nutriciae 25
Arterie, epiphysäre 25
- metaphysäre 25
Arteriole, periostale 25
Arthralgie (s. auch Polyarthralgie) 848
- Dermatomyositis 890
- Lupus erythematodes disseminatus 893
- Lyme-Krankheit 888
- Mittelmeerfieber, familiäres 887
- mukokutanes Syndrom 887
- Polyarteriitis 890

Arthralgie
- Polymyalgia rheumatica 889
- Reiter-Syndrom 877
- nach rheumatischem Fieber 849

Arthritis 814 ff.
- aseptische 841
- bakterielle, unspezifische s. Arthritis, unspezifisch-bakterielle
- Begleitzyste 828
- chronische, juvenile 865 ff.
- - - Augenbeteiligung 865
- - - Halswirbelsäulenbeteiligung 866
- - - Histokompatibilitätsantigene 865
- - - Sakroiliakalgelenkbeteiligung 866
- - - Synovialmembranveränderung 283
- - - systemischer Beginn 865
- - - Wachstumsstörung 868 f.
- - periphere, Spondylitis ankylosans 879 ff.
- - Sarkoidose 795
- Destruktion 830 f.
- - Differentialdiagnose 839
- Deviation 831, 833 f.
- Direktzeichen, röntgenologische 824 ff., 857
- Dissektion 831 f.
- dysostotische, ankylosierende 838
- eitrige s. Arthritis, unspezifisch-bakterielle
- enteropathische 884 ff.
- Entkalkung, gelenknahe 824
- - - Differentialdiagnose 835
- Erosion 829 f.
- - Differentialdiagnose 839
- fremdkörperbedingte 287
- Gelenkbefalluster, manuelles 857
- - am Vorfuß 857
- Gelenkerguß 834
- Gelenkfehlstellung 833 f.
- - Differentialdiagnose 840
- Gelenkspaltverbreiterung 834
- gonorrhoische 843 f.
- Röntgenbefund 844
- Grenzlamelle, subchondrale, Schwund, Differentialdiagnose 836 f.
- nach intraartikulärer Kortikosteroidinjektion 841
- bei Kandidasepsis 751
- Knochenneubildung, periostale 832 f.
- - - Differentialdiagnose 840
- Knochenumbaustörung, gelenknahe 822 f.
- Kollateralphänomen 770, 777, 781 f., 822 ff., 843, 857
- kristallinduzierte 841
- lymphoplasmazelluläre 842
- metatarsophalangeale, Ausbreitungstendenz, lateromediale 862
- - - mediolaterale 862
- Mutilation 830 ff.
- - Differentialdiagnose 840

Arthritis
- osteochondrodysplastische, ankylosierende 838
- palindrome s. Rheumatismus palindromicus
- paraneoplastische 815, 841
- passagere, Sarkoidose 795
- Periostreaktion 832 ff.
- - Differentialdiagnose 840
- bei Psoriasis s. Arthritis psoriatica
- psoriatica 869 ff.
- - Ankylose, knöcherne 872
- - Axialtyp 862, 871
- - Destruktion 872
- - Fibroostitis 906, 908
- - Gelenkbefallmuster 862, 871
- - - manuelles 860
- - Geschlechtsverteilung 871
- - Klinik 870 f.
- - Knochenabbau 871 f.
- - Knochenanbau 871 f.
- - Knochenusur 265
- - Mutilation 831, 872
- - Periostreaktion 872
- - Röntgendirektzeichen 862, 871 ff.
- - Sakroiliitis 872, 874
- - - Verlaufsformen 874
- - sine psoriase 870
- - Synovialmembranveränderung 283
- - Transversaltyp 862, 871
- reaktive 802, 814, 848, 876, 888
- - bei Gonorrhoe 844
- - Konstitutionsfaktor 849
- - bei Virusinfektion 844
- rheumatoide (= chronische Polyarthritis) 385 ff., 802, 815, 851 ff.
- - Arthrographie 385 ff.
- - ätiologisches Konzept 815
- - Begleitzyste, Röntgenbild 459
- - Ellenbogengelenk 387
- - Endstadium am Handskelett 858
- - Erstbeschwerden, Lokalisation 860
- - Frühdiagnose 857
- - Frühstadium, Röntgenanalyse 861
- - Gelenkbefallmuster, manuelles 860
- - Gelenkrandusur 265 f.
- - Geschlechtsverteilung 871
- - Handgelenk 386, 389
- - Handszintigramm 435
- - Kniegelenk 385
- - Komplikation, pulmonale 855 f.
- - Kortikosteroidtherapie, Gelenkinfektion 841 f.
- - Lungenfibrose 855 f.
- - Lymphgefäßdarstellung bei Arthrographie 293 f.
- - Mutilation 832
- - Röntgenmorphologie 815 ff., 851 ff.
- - Sakroiliakalgelenkbeteiligung 858

Arthritis, rheumatoide
- - Sakroiliitis 437
- - Schultergelenk 385 f., 389
- - seropositive 851
- - Skelettszintigraphie 435
- - Sprunggelenk 387
- - Synovialmembranveränderung 283 ff.
- - Tendovaginitis s. Tendovaginitis, rheumatische
- - Weichteilzeichen 855
- - Wirbelsäulenbeteiligung 855 f.
- Röntgenbild, destruktives 862
- Röntgenmorphologie 815 ff.
- Röntgenweichteilzeichen 816, 857
- Röntgenzeichen, Differentialdiagnose 835 ff.
- Sarkoidose 795 f.
- septische s. Arthritis, unspezifisch-bakterielle
- Signalzyste 827 f.
- Spätveränderung, röntgenologische 824 ff.
- Spongiosaeröffnung 825 f.
- Spongiosasklerose 833 f.
- sterile 842
- sympathische 842
- - Komplikation 842
- - bei plasmazellulärer Osteomyelitis 730
- tuberkulöse 761
- - nach BCG-Impfung 785
- - Diagnostik, radiologische 770
- - Morphologie 765, 767 f.
- unspezifisch-bakterielle (= Infektarthritis; = septische Arthritis) 814, 841 ff.
- - 3-Phasen-Szintigraphie 432, 846
- - begünstigende Faktoren 841
- - chronisch-rezidivierende 843
- - Erreger 841
- - Folgezustand 843
- - Gallium-67-Szintigraphie 432
- - Gelenkrandusur 265
- - iatrogene 841
- - karpale, Verlaufsbeobachtung 845
- - Lokalisation 841
- - Pathogenese 842
- - polytope 841
- - Röntgenbefund 843
- - Synovialmembranveränderung 286 ff.
- - im Wachstumsalter 843, 848
- virale s. Virusarthritis
- im Wachstumsalter 866
- Weichteilröntgenzeichen 816, 843
- Zyste, subchondrale, Differentialdiagnose 837 f.

Arthritische Reaktion, paraneoplastische 815

Arthrographie 291 ff.
- computertomographische s. CT-Arthrographie
- Doppelkontrastmethode 291
- - Computertomographie 292
- Gegenindikation 293

Arthrographie
- Komplikation 293
- Kontrastmittel 291
- Kontrastverfahren, negatives 291
- – positives 291
- Lymphgefäßdarstellung 293f., 385, 389
- Monokontrast 291
- Strahlenbelastung 293

Arthropathie, ochronotische 289
Arthrose, aktivierte 287, 923f., 930
- erosive 287, 963, 965
- Frühdiagnose 857
- Gelenkinfektion 841
- latente 923
- Pathogenese 924f.
- postarthritische 724, 849, 888
- rapid destruktive 965
- Röntgenbild, deformiertes 862
- Skelettszintigraphie 438
- nach sympathischer Arthritis 842
- Synovialchondrome, metaplastische 693
- Synovialflüssigkeitsveränderung 925
- Zyste, subchondrale 837f.

Arthroseosteophyt 927
- Entstehung 927
- Form 927
- Größe 927

Arthrosis deformans 922ff.
- – Detritussynovitis 287ff.
- – Differentialdiagnose 935
- – intertarsale 954f.
- – postarthritische 843
- – Röntgenzeichen 926ff.

Arthroskopie 291f.
Arthrosonographie 293
Arthrotomographie 291
Arthrozele 385
Articulatio mediocarpea s. Handgelenk, distales
- radiocarpea s. Handgelenk, proximales
- radioulnaris distalis s. Radioulnargelenk, distales
- talocalcanearis 340
- talocalcaneonavicularis 340
- talocruralis 340
- triquetropisiformis s. Erbsenbeingelenk

Aspergillose 751
Asteriskzeichen 62
A-Streptokokken, Antigene 849
- β-hämolytische 848
Astronaut, Mineralverlust der Kalkaneusspongiosa 176
Astronautenosteoporose 258
Atlantookzipitalregion, Tuberkulose 776
Atlas Entwicklungsstadien 103
- Knochenkerne 103
Aufschließungsblastem, metaphysäres 67
- osteomedulläres 67
Augenbrauenwulst, Entwicklung, Geschlechtsunterschied 64

Avulsionstendinitis der Tuberositas tibiae 274f.
Azetabulum 347
- Metastase, zystisch-expansive 658
- Y-Fuge 354
Azetabulumdachsklerose, pathologische 945
- physiologische 945
Azetabulumsklerose bei Koxarthrose 805

B

Bajonettstellung, karpoantebrachiale 834
Baker-Zyste 296, 323, 821f.
- Doppelkontrastarthrogramm 388
- Entstehung 821f.
- Ruptur 385, 388
- Ultraschalldiagnostik 293
Bakteriämie, Osteomyelitis 701, 717
- Typhus abdominalis 744
Balanitis circinata 877
Bandansatz 904
Bandansatzossifikation, Arthritis psoriatica 872
Bandansatzsporn 904
Bandscheibe s. Zwischenwirbelscheibe
Bankart-Läsion 336
Barnett-Nordin-Index 157, 161
Basedow-Krankheit s. Hyperthyreose
Batsonsche vertebrale Venenplexus 650
BCG-Impfung, Arthritis, tuberkulöse 785
- Osteomyelitis, tuberkulöse 785
Becken, Ossifikation 90ff.
Beckenchondrom, epiexostotisches 533
Beckenkamm, Apophyse, nicht verschmolzene 121
- Apophysenossifikation multizentrische 94
- Knöchelchen, akzessorische 121f.
- Knochenmetastasen, osteoplastische 663
- Osteolyse, massive 274f.
- Sarkoidose 800
- – sklerosierende 795
- Tuberkulose 779f.
Begleitosteoporose, diffuse 258
- Osteonekrose 274
Begleitzysten, arthritische 859
Behçet-Syndrom, Arthritis 886f.
Behçet-Trias 886
Beinverkürzung nach Osteomyelitis 720
Bence-Jones-Eiweißkörper 568
Bence-Jones-Plasmozytom 569
Bioelektrik 49
Bizepssehne, lange 327

Bizepssehne, lange
- – Degeneration 336ff.
- – – Doppelkontrastarthrogramm 337f.
- – – Nativbild 336
- – – Luxation, hintere 338
- – – vordere 338f.
- – – – Arthrogramm 338f.
- – Ruptur, Arthrogramm 337, 339
- – Schädigung durch Humeruskopfbewegung 326
- – Verlauf 325
Blasenknorpel 234
Blockwirbel, Wirbelsäulentuberkulose 764f., 777
Blutung, intraartikuläre 286
- intratumorale 498
- subperiostale, Periostverdickung 249
Boeck-Krankheit s. Sarkoidose
Bogen, schmerzhafter 915, 918
Bone islands s. Osteom, medulläres
- within a bone 245, 247
Bouchard-Osteophyten 961, 963
Brodie-Abszeß 270f., 707, 728f.
- Differenzierung vom Osteoblastom 496
- Histologie 728
- Röntgenbefund 419f.
- Röntgenbild 728
- Skelettszintigraphie 419ff.
- Sklerosewall 728f.
Bronchialkarzinom, Knochenmetastasen, Häufigkeit 652
- – Patientenbeobachtung 675
- – Metastase, periostale 667
- – Metastasierung, hämatogene 648
- – Metastasierungsmuster 662ff.
- – Osteoarthropathie, hypertrophische 444f., 662
- – Produktion parathormonähnlicher Substanzen 221
- – Skelettszintigraphie 408
Brucellose 743f.
Brustbein s. Sternum
Brustwandtuberkulose 784
Brustwirbel, Osteoidosteom 494
Brustwirbelsäule, Abszeß, tuberkulöser paravertebraler 759
- Metastase, osteoplastische 666
- Schmerzen, Myelom, multiples 566
Bursa 296
- akzessorische 385
- poplitea 296, 304
- – vergrößerte 323
- semimembranosogastrocnemica 296
- – Beteiligung bei Gelenkkapselriß 316
- – Erguß 821
- – gekammerte 303
- – Überlagerung des medialen Meniskushinterhorns 296, 312
- – vergrößerte 296, 323
- subacromialis, Kontrastmittelübertritt 918

Bursa
- subacromialis-subdeltoidea 325
- - Bursographie 333
- subcoracoidea 325
- subscapularis 327
- - Kontrastmittelaustritt 326
- suprapatellaris s. Recessus suprapatellaris
Bursitis calcarea 912
- tuberkulöse 768 f.
Bürstensaumschädel 250
Bypassarthropathie s. Arthritis, enteropathische

C

Calcaneus secundarius 123, 126, 128
Calcium-45 395
Calcium-47 395
Canalis nutricius 27
Caplan-Syndrom 855
Capsulitis adhaesiva 338
Caput femoris s. Femurkopf
Caries sicca 780
Cathepsine 35
Charlouis-Krankheit s. Framboesie
Chemieabsorption 397
Chemotherapie, Chondrosarkomentstehung 541
- radiologisch erkennbare Reaktion 671
Cholekalziferol (= Kalzitriol; = 1,25-$(OH)_2$-Vitamin-D_3) 30, 34, 234
- Hydroxylierung 34
Cholesterinkristalle in der Synovialflüssigkeit 286
Chondroblasten 21 ff.
Chondroblastom (= Codman-Tumor) 269 f., 520 ff.
- Altersprädilektion 481 f., 484, 520
- apophysäres 523
- Definition 520
- Differentialdiagnose 521
- - zum Chondrosarkom 549
- - zum Riesenzelltumor 600
- epi-metaphysäres 521
- epiphysäres 522
- Gelenkeinbruch 522
- Geschlechtsprädilektion 520
- Klinik 520
- Lodwick-Grad 471, 484
- Lokalisation 520
- Osteolysemuster 475
- Prädilektionssitz 455, 484
- Röntgenbefund 484
- Röntgenbild 459, 521 ff.
- Skelettszintigraphie 412
- Vorkommen 520
Chondroidsarkom s. Chondrosarkom
Chondroitinschwefelsäure 23, 925
Chondrokalzin 14
Chondrokalzinose s. Kalziumpyrophosphat-Arthropathie
Chondrom (= Enchondrom) 383, 532 ff.
- aggressives 534
- Aktivitätsbeurteilung 383

Chondrom
- Altersprädilektion 533
- Definition 532
- Diagnostik, Aufgabe des Radiologen 458
- Differentialdiagnose 536 f.
- - zum Chondrosarkom 549
- - - Grad I 541
- epiexostotisches s. Osteochondrom
- Geschlechtsprädilektion 533
- Klinik 534
- Lokalisation 533
- maligne Entartung 534
- periostales 533, 539 f.
- - Differentialdiagnose 540
- - Lokalisation 539
- - Matrixkalzifizierung 540
- - Röntgenbild 539 f.
- - Vorkommen 539
- Röntgenbild 534 ff.
- ruhendes 414
- synoviales 685
- - Prädilektionsalter 685
- - Verkalkung 272, 383, 540
- - Vorkommen 533
Chondromalacia patellae 940
- - Direktzeichen, röntgenologische 940
- - Dispositionszeichen, röntgenologische 941
Chondromatose, synoviale (= neoplastische Gelenkchondromatose; = Osteochondromatosis articularis; = Reichel-Krankheit) 284, 349, 383, 691 ff.
- - Arthrographie 383
- - biartikuläre 693
- - Ellenbogengelenk 361, 364, 386
- - extraartikuläre 383
- - Geschlechtsprädilektion 693
- - Hüftgelenk 349, 352, 384, 694
- - interphalangeale 695
- - Klinik 693
- - Kniegelenk 693 ff.
- - Arthrogramm 385
- - Lokalisation 693
- - makronoduläre 693 ff.
- - maligne Entartung 693
- - metaplastische 693
- - mikronoduläre 692 ff.
- - pathologische Anatomie 691
- - Prädilektionsalter 693
- - Schultergelenk 694
- - Sekundärarthrose 935
- - Szintigraphie 383 f.
- - Verkalkung 695
- - Vorzugslokalisation 383
Chondromyxoidfibrom 511, 522 ff.
- Altersprädilektion 481 f., 484, 523
- Definition 522
- Differentialdiagnose 525
- - zum Chondrosarkom 550
- exzentrischer Auswuchs 524
- gelenknahes 524
- Geschlechtsprädilektion 523
- Klinik 524
- Kortikalisausbeulung 525

Chondromyxoidfibrom
- Lodwick-Destruktionsgrad 484
- Lokalisation 523 f.
- Osteolysemuster 475
- Prädilektionssitz 484
- Röntgenbefund 484
- Röntgenbild 524
- Schmerzanamnese 524
- Vorkommen 522
Chondromyxosarkom s. Chondrosarkom
Chondron 23
Chondropathia patellae 318, 321 f., 939 f.
- - Arthrographie 318, 321 f.
- - - Aufnahmetechnik 321
- - Arthroskopie 321
- - Computertomographie 940
- - CT-Arthrographie 321 f.
- - Nativaufnahme 318
- - Röntgencomputertomographie 292
Chondrosarkom (= chondroblastisches Sarkom; = Chondroidsarkom; = Chondromyxosarkom; = Osteochondrosarkom) 254, 270, 508 f., 540 ff.
- Altersprädilektion 481 f., 485, 541
- Angiographie 465 f.
- nach Chemotherapie andersartiger Tumoren 541
- Computertomographie 532
- Definition 540
- Diagnostik, Aufgabe des Radiologen 458
- Differentialdiagnose 549 f.
- zum Chondroblastom 549
- zum Chondrom 549
- zum Chondromyxoidfibrom 550
- zum Chordom 608
- zum Osteosarkom 508 f.
- differenziertes 540
- epiexostotisches 532, 547
- exostotisches 547
- exzentrisches 540, 545 ff.
- - breit gestieltes 546
- - Stiel 547
- bei fibröser Knochendysplasie 541
- Gefäßbild 537
- Geschlechtsprädilektion 541
- Grad I 540
- - Differentialdiagnose zum atypischen Knochenmarkinfarkt 537
- - - zum Chondrom 541
- - - zum Enchondrom 536 f.
- - Häufigkeit 541
- Grad II 540
- - Häufigkeit 541
- Grad III 540, 548
- - Anamnesendauer 542
- - Häufigkeit 541
- - Kriterien im Röntgenbild 548
- - Matrixmineralisationsdichte 548
- Graduierung, histologische, nach dem Röntgenbild 547 f.

Chondrosarkom
- Histologie 540
- hochmalignes s. Chondrosarkom, Grad III
- juxtakortikales s. Chondrosarkom, subperiostales
- Klinik 542
- klinisches Verhalten, Beziehung zum Zellbild 540
- Lodwick-Grad 471, 485
- Lokalisation 542
- Makroskopie 540
- Matrixmineralisation, Beziehung zum Malignitätsgrad 548
- mesenchymales 540, 550
- – extraskelettales 550
- niedrigmalignes, Kriterien im Röntgenbild 549
- – Matrixmineralisationsdichte 548
- Prädilektionssitz 485
- primäres 540f.
- Röntgenbefund 485
- Röntgenbild 542ff.
- sekundäres 540
- – bei Chondrom 534
- – bei Exostosenkrankheit 530, 532
- – bei Osteochondrom 545
- Skelettszintigraphie 409
- subperiostales (= juxtakortikales Chondrosarkom) 540, 547
- – Differenzierung vom periostalen Osteosarkom 513
- bei synovialer Chondromatose 693
- synoviales 688
- Verkalkung, endotumorale 543, 546
- Vorkommen 541
- Xeroradiogramm 545
- zentrales 540, 542ff., 550
- – Kompaktapenetration 544
Chondrosis intervertebralis 777
Chondrozyten 22f.
Chordagewebe, ektopes 605
Chordochondrosarkom 540
Chordom 604ff.
- Altersprädilektion 605
- Definition 604
- Differentialdiagnose 608
- Geschlechtsprädilektion 605
- intrakranielles 605
- Klinik 605
- kraniales 605
- Lokalisation 605
- lumbales 606
- nasopharyngeales 605
- Röntgenbild 605ff.
- sakrokokzygeales 605
- – Röntgenbefund 607
- sphenookzipitales 605
- Verkalkung 605
- vertebrales 605
- – Myelographie 607
- – paravertebrale Ausbreitung 606f.
- – Röntgenbefund 606

Chordom
- Vorkommen 604
- zervikales 605f.
Clutton-Gelenke 748
COD s. Osteodysplasie, karzinomatöse
Codman-Dreieck 250f., 476f., 479
- Chondrosarkom 547, 549
- Ewing-Sarkom 553ff.
- Hämangioendotheliom 591, 593
- Liposarkom 577
- Osteosarkom 498, 502, 504
- Vorkommen 479
Codman-Tumor s. Chondroblastom
Colitis ulcerosa s. Kolitis, ulzeröse
Collum scapulae, Retikulumzellsarkom, primäres, des Knochens 564
5-Compartmentmodell 397
Comptonstreukoeffizient 166
Compton-Streuung 166, 205
Computertomographie, hochauflösende 461
- – bei Karzinom mit hoher Skelettmetastasierungsrate 677f.
- quantitative 205
- – Isotopenstrahlenquelle 203f.
- – Referenzsystem 172
Condylus humeri radialis, Osteochondrosis dissecans 382
Corpus adiposum infrapatellare 294
- pineale, Verkalkung 112
- sterni, Tuberkulose 784
Cortical irregularity-syndrome s. Desmoid, periostales
Coxa valga 949
- – Coxitis tuberculosa 778
- vara 947
- – congenita 949
- – Coxitis tuberculosa 778
- – Gelenkspaltverschmälerung 947
- – symptomatica 949
Coxarthrosis s. auch Koxarthrose
- cretinoidea 949, 951
- deformans 941ff.
- – aktivierte 923
- – Computertomogramm 928
- – Entwicklung 924
- – Femurkopfbefund 943
- – fortgeschrittene 926
- – paraarthritische 953
- – Pfannensupercilium, arthrotisches 943ff.
- – postarthritische 953f.
- – Pseudofrakturlinie 947
- – Röntgenzeichen 941
- – sekundäre 929
- – Verlauf 924
Coxitis s. auch Koxarthritis; s. auch Koxitis
- fugax s. Koxitis, flüchtige 842
- tuberculosa 771ff., 777ff.
- – Computertomographie 777
- – Differentialdiagnose, röntgenologische 778
- – Klinik 777
- – Kollateralphänomen, arthrotisches 777

Coxitis, tuberculosa
- – Lymphknotenbiopsie 771
- – primär ossäre 777
- – synoviale 777
- – Röntgenbild 777f.
- – im Wachstumsalter 778
CREST-Syndrom 893
Crohn-Krankheit, Arthritis s. Arthritis, enteropathische
CRST-Syndrom 893
CT-Arthrographie 46f.
Cubitus valgus, physiologischer, Geschlechtsunterschied 64f.
Cushing-Krankheit, Knochenmikrostruktur 226ff.
- Osteoporose 257f.
- – Histologie 239
- – Röntgenbild 226
- Skelettszintigraphie 442

D
Dakryosialopolyarthritis 864
Darmbein s. Os ilium
Daumensattelgelenk s. Karpometakarpalgelenk I
Daumensattelgelenkarthrose s. Karpometakarpalarthrose I
3-D-Computertomographie 44
Defekt, fibröser metaphysärer (= FMD; = nichtossifizierendes Knochenfibrom) 269f., 608ff.
- – Altersprädilektion 481f., 484, 609
- – Diagnosekriterien 610f.
- – Differentialdiagnose 610f., 616
- – – zum intraossären Ganglion 616
- – – zur juvenilen Knochenzyste 616
- – – zum ossifizierenden Knochenfibrom 616
- – – zur Osteomyelitis 616
- – Geschlechtsprädilektion 609
- – Klinik 610
- – Lodwick-Grad 471, 473, 484, 610
- – Osteolysemuster 475
- – Prädilektionssitz 455, 484, 609f.
- – Röntgenbefund 484, 610ff., 612ff.
- – Skelettszintigraphie 412, 616
- – Ursache 609
- – Verlaufsbeobachtung 612ff.
- – Vorkommen 609
Defektfraktur bei Osteomyelitis 720
Deformität, präarthrotische 922f.
Deltamuskelansatz, Darstellung 920
Demineralisation, periosteozytäre 19
Densitometrie 156, 165ff.
- Aluminiumreferenzsystem 172, 174ff.
- computergesteuerte 175f.
- Elfenbein-Vergleichskörper 176
- Fehlerquellen 171
- Fettfehler 173, 181

Densitometrie
- mit γ-Strahlen von Isotopen 166
- Hydroxylapatit-Methylmetakrylat-Referenzsystem 176
- Kaliumhydrogenphosphat-Referenzsystem 178
- Kalziumsulfattreppe 176
- klinischer Einsatz 170 ff.
- kombinierter Einsatz verschiedener Methoden 198 f.
- Meßergebnis, Definition 169
- - Knochenstruktureinfluß 168
- Meßfehler 170
- Meßkalibrierung 181 ff.
- - Cann-Genant-Methode 182
- - Hydroxylapatit-Referenzsystem 182 f.
- Meßortwahl 184 ff.
- Meßzonen des Skeletts 167 f.
- Plexiglas-Aluminium-Referenzsystem 175
- Referenzsystem 172 f.
- - knochenähnliches 176
- Röntgencomputertomographie 180 f., 277
- mit Röntgenstrahlung 165
- Substanzanalyse, zerstörungsfreie 166 f.
- theoretisch-physikalische Grundlagen 165
- Transmissionsmessung, direkte 193
- - - mit ionisierenden Strahlen 179 f.
- - - mit zwei unterschiedlichen Strahlenqualitäten 179 f.
- - mit Isotopen 193 ff.
- - - Ergebnisse 196 ff.
- vergleichende, Referenzsystem aus knochenähnlicher chemischer Verbindung 178
- - Standardknochen 173 f.
- Vergleichskörper 172 f.
- Verlaufskontrolle 169
- Weichteilüberlagerung, Standardisierung 177
Densspitzenosteomyelitis, Kernspintomographie 717
Dermatomyositis, Arthritis 890
Dermatomyositis-Polymyositis 889 f.
Desmoid, periostales (= Cortical irregularity-syndrome) 579 f.
Destruktion, Arthritis psoriatica 872
- arthritische 830 f.
- - Differentialdiagnose 839
Destruktionsluxation 820, 847
Detritus 925
Detritussynovialitis 925
Detritussynovitis 287 ff.
- Tuberkulose 768
Deviation, arthritisbedingte 831, 833 f.
Diaphyse 37
Diaphysenchondrom, zentrales 533
Diaphysenenchondrom, ossifizierendes, Differentialdiagnose zum atypischen Knochenmarkinfarkt 537 f.

Diaphysenkompakta 37 f.
- Gefäßverlauf 27
- Knochensubstanzverlust, alterungsbedingter 162
- Mikroradiogramm 6
- Röntgenmorphometrie, Meßzonen 158
- Strukturveränderung 153
Diaphysentuberkulose 783
- symmetrische 783
Diarthrose (= Vollgelenk) 56
Dicarboxypropandiphosphonatsäure (= DPD) 396
Dickenwachstum 66, 83
- periostales, genetische Faktoren 136
1,25-Dihydrocholecalciferol 30
Diploe 37
Diploespongiosa, Strukturauflockerung, altersbedingte 141
Diploevene, Knochenkanal 28
Disappearing bone disease s. Osteolyse, massive
Discitis calcificans 919 f.
Discus intervertebralis s. Zwischenwirbelscheibe
Diskus (= Gelenkzwischenscheibe) 56, 59
Diskushernie, Kernspintomographie 277
Dissektion, arthritische 831 f.
Distanz, akromiohumerale 918
Distensionsluxation 820
Doppelkontrastarthrographie s. Arthrographie, Doppelkontrastmethode
Doppelphotonenabsorptiometrie 255
Dornfortsatzosteolyse bei rheumatoider Arthritis 855 f.
Dornfortsatzosteomyelitis, hämatogene 721
- Weichteilabszeß 721
Dorsum sellae, Destruktion, chordombedingte 605 f.
Doughnut sign 404
DPD s. Dicarboxypropandiphosphonatsäure
Dreiphasenskelettszintigraphie s. 3-Phasen-Skelettszintigraphie
Drucksteigerung, intraossäre, Osteomyelitis 704
Drucktrabekel 48, 155
- sekundäre 155
Dyschondroplasie s. Knochenenchondromatose
Dysplasie, chondrale s. Knochenenchondromatose
- fibröse s. Knochendysplasie, fibröse
Dysprosium-157 395

E
Echinokokkenarthritis, Synovialmembranveränderung 289
Echinokokkus des Knochens 751 ff.
- - Lokalisation 752
- - pathologische Anatomie 752
- - Röntgenbefund 752

Eierbecherphänomen 432
Ein-Energie-Computertomographie, quantitative 192 f.
Ein-Energie-Photonenabsorptionsmessung 193 ff., 205
- Einfluß des Fettgewebsanteils des Knochens 195 f.
- Genauigkeit 195
- Reproduzierbarkeit 195
- Schema 195
Einschlußtumor 604
Einwirbelkrankheit, tuberkulöse 759
Eisenablagerung, Skelettszintigraphie 448
Eiweißmangelosteoporose 137
Ekchondrom s. Osteochondrom
Elektrophorese, M-Zacke 567
Elfenbeinexostose s. Osteom, konventionelles, klassisches
Elfenbein-Vergleichskörper, Densitometrie 176
Elfenbeinwirbel 243 f., 810
Ellenbogengelenk 360 ff.
- Anatomie, funktionelle 360
- Arthritis, chronische, juvenile, Wachstumsstörung 869
- - rheumatoide 857
- Arthrographie 360 ff.
- - Aufnahmetechnik 362
- - Doppelkontrastmethode 363
- - Füllungstechnik 360
- - Indikation 364 ff.
- - Normalbefund 361 ff.
- - Punktionstechnik 360
- - Tomographie 362
- Arthrosis deformans 959
- Arthroskopie 291 f.
- Beweglichkeit, Geschlechtsunterschied 64, 66
- Bewegungseinschränkung, schmerzhafte, posttraumatische 366
- Chondromatose, synoviale 695
- Doppelkontrastarthrographie, Indikation 360
- Erguß 817, 819
- Erosion, subchondrale 782
- Fettpolsterzeichen 817, 819
- Fraktur, osteochondrale, primär übersehene 364
- Gelenkkörper, freier 959 f.
- Gelenkspaltbreite, röntgenologische 57
- Kapsel-Band-Läsion 364
- Knochenfragment, intraartikuläres 362, 364
- Monokontrastarthrographie, Indikation 360
- Mutilation, Arthritis, rheumatoide 832
- - arthritische 857
- Osteochondrosis dissecans 382
- - - Arthrographie 361
- Osteoidosteom, subartikuläres 492
- Polyarthritis, chronische 387

Ellenbogengelenk
- Preßluftschaden 959f.
- Restbeschwerden, posttraumatische, Arthrographie 364f.
- Rezessus 360, 363
- Schwellung, spindelförmige 782
- Skelettelemente, akzessorische 116, 118
- Synovialchondromatose, neoplastische 386
- - Arthrographie 361, 364
- Trauma, frisches, Arthrographie 364
- Tuberkulose 782
- Verkalkung, paraartikuläre 364f.
- Verknöcherung, paraartikuläre 364
- Volumenvermehrung 819
Ellenbogengelenkkapsel 360
- Insertion 360
- Schrumpfung, posttraumatische 366
Ellenbogengelenkluxation, Arthrographie 362, 364
Emissionscomputertomoszintigraphie, transaxiale 400
Emissionstomographie, computerassistierte 398
Enchondrom 270, 532ff., 799
- Angiographie 536f.
- Definition 532
- Differentialdiagnose 536f.
- - zum Chondromyxoidfibrom 525
- - histologische, vom Chondrosarkom Grad I 536f.
- Klinik 534
- Knochendestruktion, ausgedehnte 272f.
- Lodwick-Graduierung 471, 473, 534
- maligne Entartung 414
- Matrixverkalkung 534
- Osteolysemuster 475
- Röntgenbild 534ff.
- ruhendes 414
- Skelettszintigraphie 414, 467
Enchondroma protuberans 533
Enchondromatose 837
- unilateral betonte 535
Endosteom s. Osteom, medulläres
Endostose 245ff.
Endphalanx s. Phalanx, distale
Engelmannsche Krankheit, Skelettszintigraphie 444
Enostom s. Osteom, medulläres
Enteritis regionalis, Arthritis s. Arthritis, enteropathische
Enthesiopathie (= Fibroostose-Fibroostitis-Komplex) 230, 904ff.
- Röntgenmorphologie 904ff.
Entkalkung, diffuse, gelenknahe, Arthritis 824
- gelenknahe, Differentialdiagnose 835
Entkalkungszone, bandartige, gelenknahe 824
Enzym, angiotensinkonvertierendes, Sarkoidose 791

Enzyme des Knochengewebes 34
Epidermoidzyste, Differentialdiagnose zum Hämangiom 589
Epiduralabszeß bei Sinusitis 742
Epikondylitis 904
Epiphyse 37
- distale, Wachstum 71
- proximale, Wachstum 71
Epiphysenfuge, Entwicklung 70
- des Jugendlichen, Radioaktivitätsablagerung 403
Epiphysenfugenschluß, Geschlechtsunterschied 64, 66
- individueller Unterschied 66
Epiphysenkern, akzessorischer 83
- Anzahl 78, 80
- Auftreten, Geschlechtsunterschied 64, 66
- - individueller Unterschied 66
- bei der Geburt vorhandener 70
Epiphysenknorpel, Veränderung bei Hypophosphatasie 233f.
Epiphysennarbe 83, 133
Epiphysenossifikationsdefekt 838
Epiphysenverknöcherung 78
- multinukleäre 78
Epiphyseolysis capitis femoris s. Femurkopfepiphysenlösung, juvenile
Episternalknochen 107f.
Epistropheus, Entwicklungsstadien 103
- Knochenkerne 103
Epitheloidsarkom, synoviales 688
Epitheloidzellen 757
Epitheloidzellgranulom 757f.
- atypisches, bei BCG-Sepsis 785
- nichtverkäsendes 790
- - synoviales 796
- ruhendes 793f.
- Sarkoidose 789f.
- tuberkulöses 757f., 769
- - synoviales 287ff., 765, 767, 769
Erbium-171 395
Erbsenbeingelenk (= Articulatio triquetropisiformis) 366
Ermüdungsfraktur s. Streßfraktur
Erosion, arthritische 829f.
- - Differentialdiagnose 839
- - Entstehung 830
- juxtaartikuläre 894f.
Erythema anulare rheumaticum 849
- multiforme exsudativum s. Stevens-Johnson-Syndrom
- nodosum 791
Ewing-Sarkom 552ff.
- Altersprädilektion 481f., 485, 552
- Anamnesendauer 555
- Angiographie 553, 555, 557
- Ausbreitung, parossale 553
- Begleitsymptome 555
- Computertomographie 555f.
- Definition 552
- Destruktionsmuster 553, 555
- Differentialdiagnose 558f.
- zum eosinophilen Granulom 558

Ewing-Sarkom, Differentialdiagnose
- - zur Osteomyelitis 555, 558
- - zum Retikulumzellsarkom 558f.
- Erstuntersuchung, röntgenologische 555
- Fraktur, pathologische 483
- Geschlechtsprädilektion 552
- Klinik 553, 555
- Knochenapposition, periostale 250f.
- Knochendestruktion, ausgedehnte 272
- Kompaktadestruktion 555
- kostales, endothorakale Ausbreitung 556
- Lodwick-Grad 485, 553ff.
- Lokalisation 485, 552f.
- Mischform, osteolytisch-osteosklerotische 558
- Osteolysemuster 475
- Periostreaktion 554f.
- - lamelläre 478
- im platten Knochen 556
- Prognose 552
- Röntgenbefund 485
- Röntgenbild 553ff.
- Schmerzcharakter 553
- Skelettszintigraphie 409, 411
- Sklerosierungsprozeß 553, 556
- Spikulabildung 477, 555
- Verlaufsbeobachtung 557
- Vorkommen 552
- Vortäuschung eines Osteosarkoms 508f.
- Weichteilschwellung 553, 555
Exanthem, luisches 748
Exostose 251, 253f.
- ausgebrannte 254
- kartilaginäre s. Osteochondrom
Exostosen, kartilaginäre, multiple s. Exostosenkrankheit
Exostosenkrankheit (= chondrale Osteome; = Enchondromatosis ossificans; = exostotische Dysplasie; = multiple kartilaginäre Exostosen; = multiple Osteomatose) 528f., 531f.
- Chondrosarkom, sekundäres 530, 532
- familiäre Häufung 530ff.
- maligne Entartung, Häufigkeit 532
Exostosenkuppe 254
Exostosis, multiple, hereditäre 251
Exton-Smith-Index 157
- Grundglied des III. Fingers 161
Extremität, obere, Kompaktadicke, kombinierte 158
- - Normvarianten 115ff.
- - Ossifikation 83ff.
- - - diaphysäre 83
- - - epiphysäre 83
- - Ossifikationsablauf 74
- untere, Knochenkerne, bei Geburt vorhandene 92
- - Kompaktadicke, kombinierte 158
- - Normvarianten 121ff.

Extremität, untere
- – Ossifikation 90ff.
- – Ossifikationsablauf 75
- Wachstumsgeschwindigkeit, unterschiedliche 132
Extremitätenknospe 67
Extremitätenlängendifferenz, Ausgleich durch Distraktion 55
Extremitätenmuskulatur, Einfluß auf die Blutzirkulation im Knochen 27, 29
Extremitätenskelett, Entwicklung, embryonale 66, 68

F
Fabella 92, 123, 133
- arthrotisch deformierte 932f.
Falxknochen 112
Fascia subdeltoidea 325
Faserknorpel 20, 23
- plastischer 63
Faserknorpelzellen 23
Felty-Syndrom 863f.
Femoropatellararthrose 932, 939f.
Femoropatellargelenk, Arthroskopie 321
- Computertomographie, axiale 322
Femur, distales, Defekt, fibröser metaphysärer 610f.
- – Densitometrie mit Röntgencomputertomographie, Ergebnisse 192
- – Ewing-Sarkom 555
- – Kortikalis 39
- – Metastase, expansiv-zystische 670
- – – osteolytische 654, 656
- – Ossifikation 94f.
- – Osteosarkom 252, 500
- – – parossäres 253
- – Plasmozytom 570
- – Riesenzelltumor 269, 595ff.
- – – Röntgenbefund 597
- – – Skelettszintigraphie 415
- – Wachstumslinie 133
- embryonales, Mikroradiogramm 69
- Gelenkfläche, distale 294
- Knochenzyste, juvenile, subtrochantäre, Skelettszintigraphie 416
- Kompaktaindex 163
- Längenwachstum 71
- Osteomyelitis, iatrogene 738
- Osteosarkom, periostales 506
- proximales, Bauelemente 5
- – Chondroblastom, epi-metaphysäres 521
- – Osteochondrom, dia-metaphysäres 527
- – Drucklinien 48
- – Drucktrabekel 155
- – – sekundäre 155
- – Gefäßversorgung 26
- – Hirtenstabdeformität 262, 949f.
- – Kompaktamikroradiogramm 10
- – Kraftfeld 48
- – Küntscher-Nagelung, Koxarthritis, pyogene 847

Femur, proximales
- – Lipom 551
- – Spongiosa 41
- – Spongiosaarchitektur 155
- – – Normvarianten 62
- – Spongiosaschwund, Gradeinteilung 155f.
- – Spongiosastrukturauflockerung, altersbedingte 141
- – Spongiosatransformation nach Ankylose 50
- – Verkrümmung, fibröse Dysplasie 262f.
- – – Ostitis deformans 261f.
- – Zuglinien 48
- – Zugspannungstrabekel 155
- – – sekundäre 155
- – Röntgenmorphometrie 163
- – Spongiosazüge 48f., 155
Femurdiaphyse, Chondrosarkom, zentrales 544
- distale, Enchondrom 536
- – Fibrosarkom 582
- – Hämangioendotheliom 593
- – Metastase, periostale 667f.
- – Mikroradiogramm 11
- – Osteoidosteom 492f.
- – Osteomyelitis, akute hämatogene 722
- proximale, Fibrosarkom 582
- Spontanfraktur, metastasenbedingte 656
- Weichteiltumor, pulsierender 665
Femurepiphyse, distale, Knochenkern 94
- Morgensternform 869
Femurerosion, vordere, distale 936f.
Femurhals, Densitometrie 167
- – Hydroxylapatit-Methylmetakrylat-Referenzsystem 176
- Fraktur, osteoporosebedingte 255
- Gefäßversorgung 26
- Knochenzyste, aneurysmatische 621
- Kompaktainsel, solitäre 132
- Osteomyelitis, Begleitabszeß 715
- – Computertomographie 715
- Pseudozyste 134
- Sarkoidose 801
- Spongiosa, Densitometrie mit Röntgencomputertomographie, Ergebnisse 192
- Streßfraktur, Röntgenbild 426
- – Szintigramm 426
Femurhals-Femurschaft-Winkel s. Kollodiaphysenwinkel
Femurhalsfraktur bei Alterosteoporose 141
- Femurkopfnekrose 431
- bei Osteoporose 156
- Szintigraphie 431
Femurhalsspongiosa, Apatitwert, Verlaufskurve 178
Femurhalsvorderfläche, Plaquezeichen 943ff.
Femurkondylendysplasie 318
Femurkondylus, Knorpeldefekt 931

Femurkondylus
- medialer, Knocheninfarkt, epiphysärer, Dissekat 382
- Osteochondrosis dissecans 382, 941
Femurkopf (= Caput femoris; = Hüftkopf) 347
- Alterungsprozeß 15
- arthrotisch umgebauter 926, 929, 943
- Asteriskzeichen 62
- Begleitzysten 859
- Dezentrierung 949
- Dezentrierungszeichen s. Wiberg-Zeichen
- dysplastischer 946
- Epiphysennarbe 83
- Gelenkknorpelüberzug 21
- Gelenkknorpelulzera, regressive, Größe 944
- – – Häufigkeit 944
- Glockendeformität 850f., 883
- Histiozytom, fibröses, malignes, Knochendestruktion 470
- Knochenglatze 925
- Osteochondrosis dissecans 275, 951f.
- Ostephytenlokalisation 949
- Randosteophyt 943
- röntgenologischer Normalbefund 943
- des Säuglings 355
- Überdachung, mangelhafte 358
- walzenförmiger 949
Femurkopfepiphyse, Infarkte, multiple 431
- Mikroradiogramm 21
Femurkopfepiphysenlösung, juvenile (= Epiphyseolysis capitis femoris) 952
Femurkopfnekrose, aseptische (= Perthes-Calvé-Legg-Waldenström-Krankheit) 431, 951ff.
- – Arthrographie 357
- – Koxarthrose 951ff.
- – Reparationsstadium 951
- – Szintigraphie 431
- avaskuläre, des Erwachsenen 952
- – Lupus erythematodes disseminatus 893
- Coxitis tuberculosa 778
- Dreiphasenszintigraphie 431
- nach Femurhalsfraktur 431
- Frühstadium, Spongiosastruktur 62
- idiopathische 275, 952
- – Synovitis 289
- – Szintigramm 431f.
- des Kindes s. Legg-Perthes-Krankheit
- postinfektiöse 778
- posttraumatische 275
- Radionuklidangiographie 431
- Restitutionsvorgänge 276
- Röntgenbild 430
- Spätszintigramm 431
- symptomatische 952
- Szintigraphie 430ff.

Femurkopfosteophyt 928, 949
Femurmetaphyse, distale, Chondrosarkom 508
– – – exzentrisches 545
– – Metastase, osteolytische 654
– – Osteosarkom, paraossales 516 ff.
– – – periostales 507
– – Periostreaktion, fibroplastische 617
– proximale, Knochenzyste, aneurysmatische 621
Femurschaft, Alterungsprozeß 15
Fersenschmerz 906
Fettgewebe, nekrotisches, Ossifikation 480
– – Osteomyelitis 703
Fettkörper, infrapatellarer s. Hoffascher Fettkörper
Fettmark, gelbes, Konversion zu rotem Knochenmark 652
Fettsäuren-Synoviorthese, Folgen 287
Fibrom, desmoplastisches 577 ff.
– – Definition 577
– – Differentialdiagnose 579
– – Lodwick-Grad 578
– – Lokalisation 578
– – Periostreaktion 578
– – Vorkommen 577
– nichtossifizierendes 269 f., 608 ff.
– – Altersprädilektion 481, 484
– – Lodwick-Graduierung 471, 473, 484
– – Prädilektionssitz 455, 484
– – Röntgenbefund 484, 610, 612 ff.
– – Skelettszintigraphie 412
– synoviales 685
Fibroosteoklasie, dissezierende 221 f., 224, 238, 241, 263
– Hauptmerkmale, röntgenologische 242
Fibroostitis 906 ff.
– Arthritis psoriatica 872, 875
– calcanei 906 ff.
– entzündlich-rheumatische 907, 909
– Prädilektionsstellen 907
– rarefizierende 580, 908
– Sklerosezone, perifokale 908
– Szintigraphie 909
– trochanterica, entzündlich-rheumatische 909
Fibroostose 905
– plantare 905
– Szintigraphie 909
Fibroostose-Fibroostitis-Komplex s. Enthesiopathie
Fibrosarkom 270, 580 ff.
– Altersprädilektion 481 f., 485, 581
– Definition 580
– Destruktionsmuster 581
– Differentialdiagnose 583
– – zum desmoplastischen Fibrom 579
– Größe 583
– Histologie, Korrelation mit Malignitätsgrad 580

Fibrosarkom
– Kernspintomographie 583
– Klinik 581
– Knochenschale, mehrfache 477
– Kompaktaausbeulung 582
– Lodwick-Graduierung 471, 485, 581
– Lokalisation 581
– Malignitätsgrad 580
– multizentrisches 583
– Osteolysemuster 475
– bei Paget-Krankheit 411
– parossale Ausbreitung 582
– periostales 580
– Prädilektionssitz 485
– Prognose 580
– Röntgenbefund 485
– Röntgenbild 581 ff.
– sekundäres 580
– Skelettszintigraphie 409
– zentrales 580
Fibröser metaphysärer Defekt s. Defekt, fibröser metaphysärer
Fibula, Chondrosarkom, zentrales, epimetaphysäres 543
– Längenwachstum 71
– Osteosarkom, periostales 505
– proximale, Ewing-Sarkom 554
– – Knochenzyste, aneurysmatische 622
– – Kortikalisdefekt, fibröser 612
Fibuladiametaphyse, Osteochondrom 526
Fibuladiaphyse, Fibrosarkom 583
Fibulakopffraktur 941
Fieber, rheumatisches s. Gelenkrheumatismus, akuter
– unklarer Ursache, Skelettszintigraphie 448 f.
Filling-in metastasis 672
Finger, Periarthropathia calcificans 915 f.
Fingerdeviation, ulnare 833 f., 851
Fingerendphalanx, Usurierung 265
Fingerfehlstellung, Arthritis, rheumatoide 833 f., 850 f.
– Lupus erythematodes disseminatus 850 f.
– Parkinson-Syndrom 840
Fingergrundphalanxbasis, Nørgaard-Erosion 852
Fingernekrose, Knochenrotz 749
Fingerphalanx, Enchondrom 270
– Fraktur, multiple 793
– Röntgenmorphometrie 161 f.
– Verknöcherungsrückstand bei Hypophosphatasie 234
Fingerpolyarthrose 860
– Pfropfarthritis 863, 965
Fingersehnenscheide, Synovialitis villosa pigmentosa 383
Fingersteife, Sarkoidose, osteoartikuläre 792
Fingerweichteilschwellung, spindelförmige 815 f.
Fischwirbel, Altersosteoporose 140
– Cushing-Krankheit 257

Fischwirbel
– Ostoporose 230, 255, 257
Fistel, osteomyelitische 723 f.
– – kutane 711, 713
– – – chronische, Tumorentstehung 724
– tuberkulöse, Brustwandtuberkulose 784
– – Darmbeintuberkulose 781
– – Ellenbogengelenktuberkulose 782
– – Fußtuberkulose 782
– – Kniegelenktuberkulose 779
– – kutane 770
– – Schädeltuberkulose 785
– – Schultergelenktuberkulose 781
Flachpatella 938
Fluor-18 395
Fluorose, chronische, endemische, Fibroostose 905
FMD s. Defekt, fibröser metaphysärer
Fontanella mastoidea, Schluß 110
– sphenoidalis, Schluß 110
Fontanelle 109 f.
– große, Schluß 110
– kleine, Schluß 110
Fontanellenknochen (= Inkabein) 109
Foramen obturatum, Geschlechtsunterschied 66
– supratrochleare 116 ff.
Foramina nutricia 27
Fossa coronoidea 360
– costoclavicularis 115
– olecrani 360
– poplitea, Osteom 686
– radialis 360
Fovea capitis femoris 347
– – – Randosteophyt 942
Fraktur bei Altersosteoporose 141
– Dreiphasenskelettszintigraphie 424
– Heilphase 421, 423
– Heilungszustand, Darstellung 47
– Infektion 422, 424 f.
– bei Knochenzyste 268
– multiple 423
– – Sarkoidose 799
– offene, Ostitis (= Osteomyelitis, besser:Ostitis) 734
– offfene, Osteomyelitis 701
– osteochondrale, primär übersehene, Ellenbogengelenk 364
– osteomyelitisbedingte 724
– Osteoporose, distale 29
– osteoporosebedingte 255 f.
– pathologische, Knochenzyste, juvenile, einkammerige 618
– – Riesenzelltumor 599
– – tumorbedingte 483
– Phase, akute 421 f.
– subakute 421 f.
– Szintigraphie 421 ff.
– Tracerablagerung 397, 422 ff.
– Weichteilinterposition 422
Frakturspalt, klaffender 422

Framboesie (= Charlouis-Krankheit; = Yaws) 749
Freiberg-Syndrom s. Metakarpalköpfchen II, Nekrose, aseptische
Friedrich-Krankheit s. Klavikulaende, sternales, aseptische Nekrose
Frontalnahtschluß 110
Frozen shoulder 338
F-Typ-Synoviozyten (= fibroblastenähnliche Synoviozyten) 283
Fungus cubiti 782
- tuberkulöser, Kniegelenk 778
Fuß, präarthrotische Deformität 956
Fußskelett, Knöchelchen, akzessorische 123, 126ff.
- Ossifikationsablauf 101
- Ossifikationsanomalien 101
- Ossifikationszentren, sekundäre 100
- Röntgen-Computertomographie 42
- - hochauflösende 42f.
- Sesambein 128, 131
Fußwurzelgelenk, Röntgencomputertomographie 62
Fußwurzelknochen, Destruktion, osteomyelitische 272
- Fraktur, Skelettszintigraphie 423
- Ossifikation 92
- Synostose 123, 127
Fußwurzeltuberkulose, zystoide 783

G
Gabelrippe 107
Gallenblasenkarzinom, Knochenmetastase, zystisch-expansive 659
Gallenwegskarzinom, Metastasierungsmuster 671
Gallium-67-Citrat 396
Gallium-67-Szintigraphie bei akuter hämatogener Osteomyelitis 723
- bei Knochentumor 417, 467
- bei Osteomyelitis 421, 711, 723
- bei Sarkoidose 796
- bei septischer Arthritis 432
- Strahlenbelastung 399
- Technik 399
Gallium-67-Transferrin 396
Gamma-Absorptionsdensitometrie mit mehreren Isotopen 199f.
Gammaglobuline, monoklonale 567
Gammakamera 399
Gammastrahlen-Computertomographie, quantitative 203f.
Gammastrahlentransmissionsmessung 193ff.
Ganglion 689ff.
- extraartikuläres 689
- Handgelenk 374
- intraossäres (= synoviale, subchondrale Zyste) 616, 689, 838
- - arthritisches 827f.
- - arthrotisches 837f., 926f.
- - Differentialdiagnose 689ff., 837f.
- - - zum fibrösen metaphysären Defekt 616

Ganglion, intraossäres
- - posttraumatisches 689
- - Röntgenbefund 689
- - Tibiakopf 689ff.
Ganzkörper-Skelettszintigraphie 278, 399
Gardner-Syndrom 490
Gas, intraossäres 713
Gefäßkanalentwicklung im Röhrenknochen 70
Gefäßnetz, synoviales 27
Geflechtknochen 25, 63
Gelenk 56ff.
- des alten Menschen 922
- Belastung-Belastbarkeit-Mißverhältnis 922
- Entwicklung, embryonale 56
- Kernspintomographie 62ff.
- Knorpel-Knochen-Grenze 57, 59
- Reizzustand, algogener 925
- Röntgencomputertomographie 61f.
- straffes, Arthritis, rheumatoide, Röntgenbefund 857
- - Gelenkspalterweiterung durch Randerodierung 829f.
- - Synostose, angeborene 837
- - traumatisiertes, Lymphgefäßdarstellung bei Arthrographie 294
- - Weichstrahlradiographie 59ff.
Gelenkbewegungseinschränkung, schmerzhafte 918
Gelenkblockade, chondromatosebedingte 693
Gelenkchondromatose s. Chondromatose, synoviale
- neoplastische s. Chondromatose, synoviale
Gelenkchondrome, multiple 691
Gelenkdestruktion, Sarkoidose 796
Gelenkdruck 922
Gelenkempyem 841
- gonorrhoisches 844, 847
- bei Osteomyelitis 724
Gelenkentzündung s. Arthritis
Gelenkerguß 59, 816
- nach Arthrographie 293
- Arthrose, aktivierte 925
- entzündlicher 283f.
- Granulozyten, neutrophile 283f.
- Riesenzelltumor 599
- Röntgenzeichen 834
- seröser, Arthritis, sympathische 842
- therapieresistenter 689
- bei transitorischer Osteoporose 836
- tuberkulöser 761
Gelenkerkrankung, Skelettszintigraphie 432ff.
Gelenkersatz, Synovialmembranveränderung 287ff.
Gelenkfehlstellung, arthritisbedingte 833f.
- Differentialdiagnose 840
- Arthroseentstehung 923, 925f., 929f.

Gelenkfehlstellung
- arthrosebedingte 929f.
- Lupus erythematodes disseminatus 850f.
Gelenkfibrom 685
Gelenkfläche, Knorpel-Knochen-Absprengung 381
- nackte Zone 830
Gelenkflächeninkongruenz 56
Gelenkflächenkongruenz 56, 59
Gelenkfunktion, Komponente, biologische 922
- - mechanische 922
Gelenkganglion, intraossäres 689f.
Gelenkgeschwulst s. Gelenktumor
Gelenkinfektion bei Arthrographie 293
- begünstigende Faktoren 841
- bei Kortikosteroidtherapie 841f.
Gelenkkapsel (s. auch Kapsel) 57
- arthrotische Veränderung 927, 930
- Gefäßdurchtritt 27
Gelenkkapselansatz, Kortikaliserosion 802
Gelenkkapselganglion 312
Gelenkkapselknochen 115
Gelenkkapselödem 816
Gelenkkapselschrumpfung, Arthritis, rheumatoide 385
- arthritisbedingte 833
- bei Arthrose 930
- posttraumatische, Sprunggelenk 347
Gelenkkapselschwellung, Weichstrahlradiographie 60
Gelenkknorpel (s. auch Knorpel) 22, 56
- Brutkapseln 925
- Chondroitinsulfatverarmung 925
- chondromalazischer 940
- Destruktion, Arthritis, rheumatoide 385
- - Arthrose 923f.
- - pannöse 284, 825
- - - tuberkulöse 765, 768
- Dickenabnahme, Ursachen 825, 828
- Direktdarstellung 20
- Ernährung 23
- hyaliner 22
- Inaktivitätsatrophie 828, 837
- Nekrose, tuberkulöse 765, 768
- Oberflächenstruktur 23
- Ossifikation 828
- Schichten 56f.
- Traumatisierung 828
- unverkalkter 56f.
- Usur, Arthritis, septische 432
- verkalkter 23, 57
- Verschmälerung 59
- Wucherung 230ff.
- Zusammensetzung 924f.
Gelenkkörper, freier 930
- - Chondromatose, synoviale 692f.
- - Darstellung, röntgenologische 380f.

Gelenkkörper, freier
- – Dissektion, arthritische 831
- – Ellenbogengelenk 382
- – Entstehung 930
- – Hüftgelenk 380
- – Synovialchondromatose, neoplastische 383
- – zerbröckelter 381 f.
Gelenklinie 57
Gelenkluxation, angeborene 56
Gelenkosteom 685 ff.
- Differentialdiagnose 687
- Histologie 687
- Röntgenbefund 687
Gelenkphlegmone, gonorrhoische 844
Gelenkprothese, Infektion 428
- Lockerung 428
- Skelettszintigraphie 428
Gelenkpunktat, blutiges, Metastase, synoviale 689
- – Synovialitis, villonoduläre 697
- xanthochromes 697
Gelenkrandusur 265
Gelenkraum, unregelmäßig begrenzter 385
Gelenkrezessus, erweiterter, Arthritis, rheumatoide 385
Gelenkrheumatismus, akuter (= rheumatisches Fieber) 848 ff.
- – Altersprädilektion 849
- – Hautveränderungen 849
- – Herzbeteiligung 849
- – larvierter 849
- – Organbeteiligung 849
- – Restarthralgie 849
- chronischer, entzündlicher, Synovialmembranveränderung 283 ff.
Gelenksarkoidose, akute 801
- chronische 801 f.
- – Diagnose 791
- – Synovialbiopsie 796
- – Differentialdiagnose 802
- Pathogenese 795
- Röntgendiagnostik 801 f.
Gelenkschmerzen, Chondroblastom 520
- Ewing-Sarkom 553
- beim Kind, Röntgenuntersuchung, konventionelle 460
- Knochentumor 483
- Skelettszintigraphie 448 f.
Gelenkschmiere s. Synovialflüssigkeit
Gelenkschwellung beim Tumorpatienten 689
Gelenkspalt, anatomischer 56
- interkarpaler, Erweiterung 852
- interphalangealer, Erweiterung 872
- Verbreiterung 59
- – ergußbedingte 834
- Verschmälerung, Arthrosis deformans 923 f., 926
- – Differentialdiagnose 837
- – konzentrische 825 f., 837
- – Gelenksarkoidose 802
- – ungleichmäßige 947

Gelenkspaltbreite, röntgenologische 57
- – Kindesalter 58
- – Normalwerte 57
Gelenktrauma, Hämangiombildung 682 f.
Gelenktuberkulose, Biopsie 771
- Diagnostik, radiologische 770
- fungöse 767
- Morphologie 765, 767 f.
- Pathogenese 760 f.
- serofibrinöse 767
Gelenktumor 383, 682 ff.
- Arthrographie 383
- – Aufgaben 383
- sekundärer 688 f.
Gelenkweichteile, Darstellung, kernspintomographische 62 ff.
- – röntgencomputertomographische 61 f.
- – weichstrahlradiographische 59 ff.
- Verdickung, Akromegalie 154
Gelenkzerstörung, entzündungsbedingte 284
Gelenkzwischenscheibe s. Diskus
Generallamellen 8 f.
Genu valgum arthroticum 935
- – Spongiosatransformation 51
- varum arthroticum 934, 937
Geode 828, 926
Geröllzyste 827, 926 f.
- Faserknochenbildung, reparative 927
Gewebedetritus, Phagozytose 283
Giant osteoid-osteoma s. Osteoblastom
Gibbus (= anguläre Kyphose) 760 f.
- Pathogenese 761
- Wirbelsäulentuberkulose 760, 769, 764, 774 f.
Gicht 286
- Knochenusur 265 f.
- Lymphgefäßdarstellung bei Arthrographie 294
- Synovialmembranveränderung 284, 286
Gichtarthropathie 802
Gigantismus 230
Glomangiom s. Glomustumor
Glomustumor (= angioglomoider Tumor; = Glomangiom) 590
- extraossaler 590
Glucosidase 35
Glukokortikoide, Einfluß auf Knochenwachstum 31
Gonarthritis, chronische juvenile 869
- gonorrhoische 843, 847
- Mittelmeerfieber, familiäres 888
- rheumatoide 385, 859
- Spondylitis ankylosans 879 f.
- tuberculosa 768, 771 f., 778 f.
- – Abszeßbildung 779
- – Differentialdiagnose, röntgenologische 779
- – Ergußpunktion 779
- – Fistelbildung 779

Gonarthritis tuberculosa
- – Gelenkkapselbiopsie 779
- – Knochensubstanzdefekt 779
- – Lymphknotenbiopsie 771
- – Patellabeteiligung 779
- – primär ossäre 778
- – – synoviale 778
- unspezifisch-bakterielle 843
- – Röntgenbild 433
- – Skelettszintigraphie 433
- – Weichteilröntgenzeichen 820 ff.
Gonarthrose, posttraumatische 941
- Synovialitis, unspezifische 323
Gonarthrosis deformans 929 ff.
- – Achsenfehlstellung 931, 934 f.
- – aktivierte 932
- – Femurerosion, vordere, distale 936 f.
- – Frühzeichen, röntgenologisches 931
- – Knorpeldegeneration, Lokalisation 931
- – posttraumatische 934
- – Randwulstbildung 931 f.
Gonitis s. Gonarthritis
Gorham's disease s. Osteolyse, massive
Gorhamsche Krankheit s. Osteolyse, massive
Granula meningea s. Pacchionische Granulationen
Granulationsgewebe, tuberkulöses 757, 764
- – Biopsie 771
- – intraartikuläres 761, 778
- – im Knochenmarkraum 765 f.
- – mikrobiologische Untersuchung 770 f.
Granulom, eosinophiles, Altersprädilektion 481 f.
- – Destruktionsmuster 558
- – Differentialdiagnose zum Ewing-Sarkom 558
- – – – Hämangiom 588 f.
- – multifokales 416
- – Periostreaktion, lamelläre 478
- – Skelettszintigraphie 414, 416
- gummöses 747
- Pathogenese 790
- ruhendes 793 f.
- tuberkulöses 757 f.
Granulozyten, Indium-111-markierte s. Leukozyten, Indium-111-markierte
- neutrophile, in der Synovialflüssigkeit 283
Grazilisfibroostose 906
Grenzlamelle, subchondrale 825
- patellare, Alteration 940
- Schwund 824 ff.
- Differentialdiagnose 836 f.
Griffelfortsatz, ulnarer s. Processus styloideus ulnae
Großzehe, Sesambein, mediales 131
Großzehenbeugesehne, Sesambein 131

Großzehengrundgelenk, Arthritis, eitrige 844
– – Reiter-Syndrom 877
– Arthrosis deformans 931, 954f.
– Flexionskontraktur 955
Großzeheninterphalangealgelenk, Arthritis psoriatica 872

H
HA-Äquivalent s. Hydroxylapatit-Äquivalent
HA-Flächenwert s. Hydroxylapatit-Flächenwert
Hahnsche Spalte 28
HA-Längenwert s. Hydroxylapatit-Längenwert
Halbgelenk s. Synarthrose
Halbmondfigur am Metakarpuskopf 829
Hallux rigidus 954f.
– valgus 955f.
Halswirbel, Knochenzyste, aneurysmatische 622
– Ossifikation 103
– Osteomyelitis, Röntgen-Computertomographie 47
1.Halswirbel s. Atlas
2.Halswirbel s. Epistropheus
7.Halswirbel, Dornfortsatzapophyse, persistierende 106
Halswirbelsäule, Abszeß, tuberkulöser, paravertebraler 759
Hämangioendotheliom 590ff.
– Anamnesendauer 591
– Differentialdiagnose 591f.
– Lokalisation 591
– Randbegrenzung 591
– Röntgenbild 591f.
– Vorkommen 591
Hämangiom 585ff.
– Altersprädilektion 586
– Definition 585
– Differentialdiagnose 588f.
– extraossales 588
– intraartikuläres 284
– kapilläres 585
– kavernöses 585
– Klinik 586
– Lokalisation 586
– im Röhrenknochen, Differentialdiagnose 589
– synoviales 682ff.
– – Angiogramm 684
– – Computertomogramm 683
– – Differentialdiagnose 684
– – Klinik 682, 684
– – Röntgenbefund 683f.
– venöses 585
– vertebrales s. Wirbelhämangiom
– Vorkommen 585f.
– zystisches 587
Hämangiomatose (= hamartomatöse Hämolymphangiomatose; = zystische Angiomatose) 589f.
– Differentialdiagnose 589f.
Hämangiomwirbel 587f.

Hämangioperizytom 270, 590, 592ff.
– Altersprädilektion 593
– Differentialdiagnose 594
– Lokalisation 593
– Metastasierung 593
– Röntgenbild 593
– Vorkommen 593
Hämangiosarkom 590ff.
Hämochromatose, idiopathische, Synovialmembranveränderung 286
Hämochromatosearthropathie, Prädilektionsstellen, manuelle 860
Hämolymphangiomatose s. Hämangiomatose
Hämophilie, Synovialmembranveränderung 286, 289
Hämosiderose, synoviale 696f.
Hand, Radioaktivitätsanreicherung bei chronischer Polyarthritis 435
– – bei Polyarthrose 437
– Weichstrahlradiographie 60
Handgelenk 366ff.
– Anatomie, funktionelle 366f.
– Arthrographie, Aufnahmetechnik 368
– – Füllungstechnik 368
– – Indikation 371ff.
– – Normalbefund 368f.
– – Punktionstechnik 368
– Arthroskopie 292
– Discus articularis 366ff.
– – – Riß 373
– – – Spaltbildung 371
– – – Verletzung 371
– – – – Typ I 371
– – – – Typ II 373
– – – – Typ III 373
– – – zerstörter 371, 373
– distales (= Articulatio mediocarpea) 366, 368
– – Arthrographie, primäre 368, 373
– – Kontrastmittelfüllung 372
– Distorsion 373
– – Arthrographie 370f.
– Ganglion 374
– – Arthrographie 374
– – Ganglionrezidiv 374
– Gelenkverbindungen 367f.
– Kapsel-Band-Läsion 373
– Kapselschrumpfung, posttraumatische 373
– Periarthropathia calcificans 916
– Polyarthritis, chronische 386, 389
– proximales (= Articulatio radiocarpea) 366f.
– Rezessus 371
– Trauma, akutes, Arthrographie 371ff.
– – chronisches 373
Handgelenkkapsel, Erweiterung, zystische, radiovolare 386
Handindex 160f.
Handpolyarthrose 962f.
Handröntgenbild, Densitometrie, computergesteuerte 175f.
Hand-Schüller-Christian-Erkrankung 414

Handskelett, Ankylose, knöcherne 858
– Arthritis, rheumatoide 858
– Densitometrie, Elfenbein-Vergleichskörper 176
– Mikroradioskopie 152ff.
– multiples Myelom 571
– Mutilation, arthritische 858
– Ossifikation 85ff.
– Ossifikationszentren, sekundäre 88f.
– Osteoporose, Sudeck-Syndrom 259
– Röntgenbild bei Vitamin-D-Mangelrachitis 237
– Röntgen-Computertomographie, hochauflösende 43
– Sesambeine 121
– Skelettelemente, akzessorische 117ff.
– Spongiosararefizierung 152
– Tuberkulose 781f.
– veränderung bei progressiver Sklerodermie 892
Handwurzel, Arthritis, enteropathische 885
– – rheumatoide 860
– Skelettelemente, akzessorische 117, 120
– Tuberkulose 781
– – Osteoporose, gelenknahe 781
Handwurzelknochen, Doppelbildung 120
– Fraktur, Skelettszintigraphie 423
– Instabilität, posttraumatische 373
– Ossifikationsfolge, genetische Faktoren 136
– Pseudozyste 134
– Synostose 118
– Zystenbildung, traumatisch bedingte 373
Harnblase, Radioaktivitätsablagerung bei ^{99m}Tc-Skelettszintigraphie 403
Harnblasenkarzinom, Knochenmetastase, periostale 669
Hautfistel, chronische, Tumorentstehung 724
Haverssches System s. Osteon
HA-Volumenwert s. Hydroxylapatit-Volumenwert
Heberden-Knoten 960f.
Heberden-Polyarthrose 961, 965
– Gelenkbefallmuster, manuelles 860
Heerford-Syndrom 791
Herzrhythmusstörung, Hyperkalzämiesyndrom, knochenmetastasenbedingtes 653
High-grade surface osteosarcoma s. Oberflächenosteosarkom
High-turnover-Osteoporose 228, 442
– Mikroradiogramm 229
– regionale 442
Hill-Sachs-Defekt 336f.
Hiluslymphknotenvergrößerung 791
Hirnabszeß bei Sinusitis 742

Hirtenstabdeformität 262, 949f.
Histiozytom, malignes fibröses (= MFH) 580ff.
- - - Destruktionsmuster 581
- - - Histologie 580
- - - Knochendestruktion 470
- - - Knochenusur 267
- - - Lodwick-Graduierung 581
- - - Lokalisation 581
- - - Röntgenbild 581, 584f.
- - - Verlaufsbeobachtung 583
- - ossäres, Altersprädilektion 482
- - Skelettszintigraphie 409
- - synoviales s. Synovialitis, noduläre, lokalisierte
Histiozytosis X 414
- Knochendestruktion, ausgedehnte 272
HLA-B8 789
HLA-B27 814f., 865, 876
HLA-DR4 851
HMDP s. Hydroxymethylendiphosphonatsäure
Hodenkarzinom, Metastasierungsmuster 671
Hodgkin-Krankheit, Beckenschaufelosteolyse 270f.
Hodgkin-Lymphom 559
- histologischer Typ, Korrelation mit röntgenologischem Knochenbefallmuster 559
- Knochenbeteiligung 559
- - Differentialdiagnose 559
- - Klinik 559
- - Skelettszintigraphie 559
- - Skelettveränderung, röntgenologische 559f.
- synoviale Infiltration 689
Hoffasche Krankheit 323f.
- - Arthrogramm 324
Hoffascher Fettkörper (= infrapatellarer Fettkörper) 294f., 301, 323
- - Blutung 324
- - Hypertrophie 685
- - Überprojektion 301
- - Vergrößerung 323
- - Zotteneinklemmung, intermittierende 324
Hormone, kalziumregulierende 30
Hounsfield-Skala 47, 180
Howshipsche Lakune 9, 11, 227, 229
Hüftdysplasie, kongenitale 949f.
- - Arthrographie 355f.
- - beidseitige 946
- - Coxarthrosis deformans 925
Hüfte, irritable s. Koxitis, flüchtige
Hüftgelenk 347, 349ff.
- Anatomie, funktionelle 347
- Ankylose, knöcherne 883
- - Spongiosatransformation 50
- Arthritis s. auch Coxitis; s. auch Koxarthritis; s. auch Koxitis
- - chronische juvenile, Ischämietendenz 868
- - rheumatoide 858f.
- Arthrographie 349ff.

Hüftgelenk, Arthrographie
- - Aufnahmetechnik 349f.
- - Füllungstechnik 349
- - Indikation 352f.
- - Kontrastmittelmenge 349
- - Normalbefund 350ff.
- - Punktionstechnik 349
- Arthrose s. Coxarthrosis; s. Koxarthrose
- Beweglichkeit, schmerzhaft eingeschränkte 352
- Destruktionsluxation 820
- - arthritisbedingte 847
- Distensionsluxation, arthritische 818, 820
- Erguß, Computertomographie 819f.
- - beim Säugling (Kleinkind) 818f.
- Fettstreifen 820, 842
- Gelenkknorpeldicke im gewichttragenden Bereich 59
- Gelenkspaltbreite, röntgenologische 57
- - - Kindesalter 58
- Kapsulitis, adhäsive 352
- Knochensubstanzdefekt, marginaler, Tuberkulose 777
- - subchondraler, Tuberkulose 777
- Knochenwinkel 357f.
- Knorpelausstellwinkel 357f.
- Nuklearmedizin, diagnostische 353
- Ödem, periartikuläres 820
- Osteochondrosis dissecans 349, 352, 380
- Osteoidosteom, subartikuläres 492f.
- Osteoporose, gelenknahe 777f.
- - regionale, wandernde, Röntgenbild 444
- - - - Skelettszintigraphie 444
- Pannus 826
- Periarthropathia calcificans 916ff.
- Pfannendachlinie s. Pfannendachlinie
- Röntgencomputertomographie 292
- - hochauflösende 62
- - des Säuglings (Kleinkindes) 354ff.
- - Anatomie, funktionelle 354
- - Arthrographie 354ff.
- - - Aufnahmetechnik 355
- - - Füllungstechnik 354f.
- - - Indikation 355ff.
- - - Kontrastmittelmenge 354
- - - Normalbefund 354f.
- - - Punktionstechnik 354
- - Sonographie 293
- - Typ I 358
- - Typ II 358
- - Typ III 359
- - Typ IV 359
- - Ultraschalluntersuchung 357ff.
- - - Normalbefund 357f.
- Streptokokkenrheumatismus, chronischer 850
- Synovialchondromatose, neoplastische 349, 352, 694

Hüftgelenk, Synovialchondromatose, neoplastische
- - - Szintigraphie 384
- Synovialitis, villonoduläre 697
- - villosa pigmentosa 352
- Szintigraphie 353
- Totalendoprothese s. auch Hüftgelenkendoprothese
- - Arthrographie 293
- - Lockerung 428
- - Lymphgefäßdarstellung bei Arthrographie 294
- - Skelettszintigraphie 428
- Tuberkulose s. Coxitis tuberculosa
- Weichteilschattenhomogenisierung 842
Hüftgelenkendoprothese s. auch Hüftgelenk, Totalendoprothese
- Arthrographie, Aufnahmetechnik 349
- - Indikation 352f.
- - Normalbefund 352
- - Punktionstechnik 349
- - Spülfunktion bei Infektion 353
- - Subtraktionstechnik 350, 353
- Dislokation 349
- Infektion 349
- - blande 353
- Lockerung 349, 353
- - Arthrographie 351
- - aseptische 353
- - Szintigramm 353
- Pseudokapselbildung 352
Hüftgelenkkapsel 347
- Verknöcherung 929
Hüftgelenkluxation, Arthrographie 355f.
- Indikation 356
- Punktionstechnik 355
- Behandlung, funktionelle 355
- kongenitale 56, 949f.
- - Coxarthrosis deformans 929
- - Pfannensuperzilium, pathologisches 947
- Reposition, geschlossene 355
- - offene, primäre, Indikation 356
- Sonogramm 359
Hüftgelenkpfanne s. Hüftpfanne; s. Pfanne
Hüftgelenkspalt, Verschmälerung 777
- Beginn unten medial 947
- - zentraler 947
- konzentrische 826
Hüftkopf s. Femurkopf
Hüftosteoporose, transitorische, Differentialdiagnose 835
Hüftpfanne (s. auch Pfanne) 347
- Formunregelmäßigkeit 62
- Gruben, akzessorische 62
- Knorpelfuge 90
- Konturunregelmäßigkeit 62
Hüftpfannendach s. Pfannendach
Hüftpfannenfraktur, Röntgen-Computertomographie 47
Hüftsekundärpfanne 950
Hüftsubluxation, kongenitale 949f.
Hüft-Sudeck 835

Humerus, distaler, Osteoblastom 497
- Längenwachstum 71
- proximaler, Ewing-Sarkom 508
- - Fibrom, desmoplastisches 578
- - Knochenzyste, juvenile, einkammerige 618
- - Metastase, zystisch-expansive 659
- - Osteosarkom 501
- - Retikulumzellsarkom, primäres, des Knochens 562
- - Riesenzelltumor 598
- Röntgenmorphometrie 162 f.
Humerusdiaphyse, Chondrosarkom, zentrales 544
- Kompaktadicke, kombinierte, altersabhängige 163
- proximale, Fibrosarkom 582
Humerusepiphyse, distale, Ossifikation 81
- proximale, Knochenkerne 80 f.
- - Ossifikation 81
Humerusfraktur, subkapitale, osteoporosebedingte 256
Humeruskopf, Erosion, arthritische, an der Knorpel-Knochen-Grenze 828
- - Tuberkulose 780
- Hochstand 327, 918
- Luxation 325
- Metastase, osteolytische 656
- - osteoplastische 663
- Randwulst 956
- Zusammensinterung, Tuberkulose 781
Humeruskopfnekrose, aseptische, Sekundärarthrose 957
- ischämische, Lupus erythematodes disseminatus 893
Humerusmetaphyse, proximale, Chondrosarkom, exzentrisches 546
- - Knocheninfarkt 274
Humeruspseudarthrose, Szintigraphie 424
Humerus-Ulna-Winkel 66
Humps-Höcker 23
Hyaluronsäure 23
- Produktion, synoviale 283
Hydralazinsyndrom 894
Hydrops articulorum intermittens 887
Hydroxylapatit 4, 13
Hydroxylapatit-Äquivalent (= HA-Äquivalent) 169, 179
Hydroxylapatit-Flächenwert (= HA-Flächenwert) 169
Hydroxylapatitkristall 7 f., 233
Hydroxylapatitkristallablagerung 912
Hydroxylapatit-Längenwert (= HA-Längenwert) 169, 197
Hydroxylapatit-Methylmetakrylat-Referenzsystem, Densitometrie 176
Hydroxylapatit-Referenzsystem, Densitometrie mit Röntgencomputertomographie 182 f.

Hydroxylapatitrheumatismus 912
Hydroxylapatitsynovitis 289
Hydroxylapatittreppe 172 f.
Hydroxylapatit-Volumenwert (= Apatitwert; = HA-Volumenwert) 168 f., 172, 180 f.
Hydroxymethylendiphosphonatsäure (= HMDP) 396
Hypercholesterinämie 286
Hyperkalzämie 221
- Kalzitoninproduktion 33
- bei Malignom 408
- Sarkoidose 791
- Vitamin-D-Überdosierung 235
Hyperkalzämiesyndrom, Knochenmetastasen 652 f.
- Myelom, multiples 569
- Symptome 653
Hyperkeratose, subunguale 870
Hyperkortizismus, iatrogener, Knochenmikrostruktur 226 ff.
Hyperkyphose, thorakale, Altersosteoporose 255
Hypernephrommetastase, osteolytische 268
Hyperostose 232, 243
- generalisierte, erbliche, mit Pachydermie 247
- kortikale, generalisierte 247
- - infantile 247
- parossale, reaktive 24
- sternokostoklavikuläre (= akquiriertes Hyperostosesyndrom) 245, 810 ff.
- - Ätiologie 813
- - Diagnose-Kreisschema 813
- - Histomorphologie 810
- - Klinik 810
- - Röntgendifferentialdiagnose 810
- - Röntgenmorphologie 810 ff.
Hyperostosesyndrom, akquiriertes s. Hyperostose, sternokostoklavikuläre
Hyperostosis frontalis interna 245 f.
- triangularis ilii (= Ostitis condensans ilii) 243 f., 805 ff.
- - adult-generative 805
- - Computertomogramm 806 f.
- - Differentialdiagnose, röntgenologische 805, 809
- - Häufigkeitsgipfel 805, 808
- - senil-degenerative 805, 808
- - Tomogramm, konventionelles 807
Hyperparathyreoidismus 138
- Demineralisation, periosteozytäre 19
- Handskelett-Mikroradioskopie 153 f.
- Hauptmerkmale, röntgenologische 242
- Knochenusurierung 267
- Magnesiumverlust 31
- Osteodystrophie 263
- paraneoplastischer 221

Hyperparathyreoidismus
- primärer 221, 438
- - Knochenmakrostruktur 238, 241
- - Knochenmikroradiogramm 222 f.
- - Knochenmikrostruktur 221 f., 238, 241
- - Osteoporose, Differentialdiagnose zur Myelomatose 574
- - Röntgenbefund 223
- - Röntgenuntersuchung, Sensitivität 442
- - Skelettszintigraphie 438 ff.
- - - Befund 438 ff.
- - - Sensitivität 442
- sekundärer 221, 224 f., 261, 438 f.
- - Röntgenbefund 224 f.
- - Röntgenbild 263
- - Ursache 221, 439
- - Vitamin-D-Mangel 234 f.
- tertiärer 221
Hyperphosphatasie, hereditäre 263
Hyperthyreose, Handskelett-Mikroradioskopie 153
- Knochenmakrostruktur 264
- Knochenumbausteigerung 225
- Osteoporose 256 f.
- Skelettszintigraphie 442
Hyperviskositätssyndrom, Myelom, multiples 567
Hypogonadismus, Knochenwachstum 31
- Osteoporose 256
Hypokalzämie 221
Hypomagnesiämie 31
Hypoparathyreoidismus, Knochenstruktur 232
- Osteodystrophie 263
Hypophosphatämie 261
Hypophosphatasie 233 f.
- Epiphysenknorpelveränderung 233 f.
- Fingerphalangen, Verknöcherungsrückstand 234
- Histologie 233 f.
- Röntgenbild 234
Hypophysenadenom, Wachstumshormon-Produktion 230 f.
Hypopyoniritis 886
Hyporeflexie, Hyperkalzämiesyndrom, knochenmetastasenbedingtes 653
Hypothyreose, Knochenstruktur 232

I

Iliosakralgelenk s. Sakroiliakalgelenk
Immobilisationsgelenk 868 f., 890
Immobilisationskniegelenk 870
Immunozytom 561
Immunreaktion, zellvermittelte, verminderte 789
Immunvaskulitis 893
Inaktivitätsatrophie 51 f.
- des Skeletts, Skelettszintigraphie 442
Inaktivitätsosteoporose 37, 137

Inaktivitätsosteoporose
- generalisierte 258
- Knochenstrukturveränderung, dystrophische 264
- bei subartikulärem Osteoidosteom 492f.
- umschriebene 258
Indium-111, Leukozytenmarkierung s. Leukozyten, Indium-111-markierte
Infektarthritis s. Arthritis, unspezifisch-bakterielle
Infektion bei Arthrographie 293
Infraktion, Osteoporose 138
- Osteonekrose, aseptische 430
Injektion, intraartikuläre, Synovialmembranveränderung 287
Inkabein s. Fontanellenknochen
Insertionsdystrophie 908
Insertionstendopathie 904
Insulin, Einfluß auf Knochenwachstum 30
Interkarpalfalten, unregelmäßig kontrastmittelgefüllte 373
Interphalangealarthritis, rheumatoide 860
- Weichteilröntgenzeichen 816
Interphalangealarthrose 860, 929
- distale 960f.
- erosive 963, 965
- Pfropfarthritis 863, 965
- proximale 961
Interphalangealgelenk, Chondromatose, synoviale 695
- distales, Arthritis psoriatica 870ff.
- - Protuberanz 873
- Gelenkspalterweiterung 872
Interphalangealpolyarthrose 860
Interstitiallamellen s. Schaltlamellen
Involucrum (= Totenlade) 703, 705, 707
Involutionsosteoporose, Mikroradioskopie 153
Iridozyklitis, akute, Arthritis, chronische, juvenile 865
- chronische, Arthritis, chronische, juvenile 865
- Sarkoidose, akute 791
Isotop, Ein-Energie-Photonenabsorptionsmessung 193
- γ-Spektrum 166
Isotopenabsorptiometrie
Isotopen-Absorptions-Densitometrie 170, 193, 205

J
Jaccoud-Arthritis s. Streptokokkenrheumatismus, chronischer
Jägerhutpatella 938
^{125}J-Profilscanner 195

K
Kahlersche Krankheit s. Myelom, multiples
Kahnbein des Fußes s. Os naviculare
- der Hand s. Skaphoid
Kaliumhydrogenphosphat-Referenzsystem, Densitometrie 178

Kaliumhydrogenphosphat-Referenzsystem, Densitometrie
- - mit Röntgencomputertomographie 182
Kalkaneus, Densitometrie 167
- - Aluminiumreferenzsystem 175
- - Elfenbein-Vergleichskörper 176
- - Hydroxylapatit-Methylmetakrylat-Referenzsystem 176
- - beim Raumfahrer 176
- - Weichteilüberlagerung, Standardisierung 177
- Drucklinien 48
- Fibroostitis 906ff.
- Knochenkern 92
- Knochenzyste 551
- - aneurysmatische 623
- Kompaktainsel, solitäre 132
- Kraftfeld 48
- Lipom 551
- Makrostruktur 43
- Metastase, osteolytische 657
- Ossifikationsstadien 98
- Spongiosadefekt 43
- Tuberkulose 782
- Zuglinien 48
Kalkaneusbursitis 909f.
Kalkaneusspongiosa, Apatitwert, Verlaufskurve 177
- Mineralgehalt, altersabhängiger 197
Kalkaneussporn 123
Kalkknorpel 20
Kallus, periostaler 24, 55
Kalvaria s. Schädelkalotte
Kalzifikation, retropharyngeale, akute 920
Kalzinose, interstitielle 892
Kalzitonin 30, 33
- Serumspiegel, erniedrigter, postmenopausischer 139
- Wirkung 33
Kalzitriol s. Cholekalziferol
Kalzium, Fraktion, ionisierte 7
- Körpergesamtgemenge 7
- Mobilisierung aus altem Knochen 234
- Plasmaspiegel, Kalzitoninwirkung 33
- Regulation 31
- Resorption, intestinale 234
- - Störung 235
- Serumspiegel 7
- - erhöhter, postmenopausischer 139
- - erniedrigter 221
Kalziumdepot 6f.
Kalziumhomöostase 31
- gestörte 217
Kalziummangelosteoporose 137
Kalziumphosphat, amorphes 14
- - Transformation zu Hydroxylapatit 15
Kalzium-Phosphor-Ionenprodukt 235
Kalziumpyrophosphat-Arthropathie (= Chondrokalzinose; = Pseudogicht) 286, 912

Kalziumpyrophosphat-Arthropathie
- Synovialmembranveränderung 284, 286
Kalziumstoffwechsel 3, 31
Kalziumsulfattreppe, Densitometrie 176
Kandidasepsis 751
Kapitatum s. Os capitatum
Kaposi-Libman-Sacks-Syndrom s. Lupus erythematodes disseminatus
Kapsel s. auch Gelenkkapsel
Kapselchondrom 930, 937, 959f.
Kapselhernie 838
Kapselmetaplasie, knöcherne 932
Kapselosteom 929f., 937, 959, 961
Kapselphlegmone 841
Kapsulitis, adhäsive, Hüftgelenk 352
Karpalarthritis 816
- ankylosierende, Streptokokkenrheumatismus, chronischer 849
- enteropathische 885f.
- pyogene, 3-Phasen-Szintigraphie 846
- - Verlaufsbeobachtung 845
- rheumatoide 832, 852f.
Karpaliadislokation 852
Karpalmutilation, Arthritis, rheumatoide 832
Karpaltunnelsyndrom, Tuberkulose 768
Karpometakarpalarthrose I (= Daumensattelgelenkarthrose; = Rhizarthrose) 962ff.
Karpometakarpalgelenk 366f.
Karpometakarpalgelenk I (= Daumensattelgelenk) 366f.
- Erguß, Nachweis 816f.
Karporadialarthritis, enteropathische 885
Karporadialarthrose 960
Karporadialgelenk, Gelenkspaltbreite, röntgenologische 57
Karzinom, gastrointestinales, Metastasierung, hämatogene 650
- - Metastasierungsmuster 665, 668
- mit hoher Skelettmetastasierungsrate, Computertomographie, hochauflösende 678f.
- - - Knochenmarkbiopsie 677
- - - Knochenmarkszintigraphie 677
- - - Patientenbeobachtung 673, 675ff.
- - - Skelettszintigraphie 675ff.
- - - - vor Primärtumortherapie 677
- hypernephroides, Knochenmetastase, expansiv-zystische 670
- - osteolytische 656
- - zystisch-expansive 658
- kolorektales, Skelettmetastasierung 408
Keilwirbel, Altersosteoporose 140, 159
- Ostoporose 230, 257
- Spongiosaumbau 53

Keimdrüsenhormone, Einfluß auf Knochenwachstum 31
Keratoconjunctivitis sicca 864
Keratosis blennorrhagica 877
Kernspintomographie (= KST; = Magnetresonanztomographie; = MRT) 3f., 277, 292f.
- Densspitzenosteomyelitis 717
- Diskushernie 277
- Fibrosarkom 583
- Gelenkdiagnostik 62ff., 292f.
- Kiefergelenk 293, 379f.
- Knochentumor 461f.
- Osteomyelitis 713, 715ff.
- Sakroiliitis 713, 715ff.
- Schichtebenenwahl 62
- Schultergelenk 63
- Skelettuberkulose 770
- Spinalkanalstenose 277
- Spondylitis 713, 716f.
- - tuberculosa 773ff.
- Spondylodiszitis 717
Kiefergelenk 374ff.
- Anatomie, funktionelle 375
- Arthrographie 374ff.
- - Aufnahmetechnik 377
- - Doppelkontrastarthrotomographie 376
- - Entwicklung 374f.
- - Füllungstechnik 375
- - Gefahren 376f.
- - Gegenindikation 377
- - Indikation 377ff.
- - Kontrastmittelmenge 376
- - Normalbefund 376f.
- - Punktionstechnik 376
- - Tomographie 375f.
- Arthroskopie 379
- Computertomographie 379
- Discus articularis 375ff.
- - - Perforation 379
- - - Verlagerung, anteriore 377f.
- - - - - Arthrogramm 377ff.
- - - - - Computertomogramm 379
- - - - - komplette 379
- - - - - partielle 378
- - - - - Rückverlagerung 378
- - - - - ohne Rückverlagerung 378f.
- Doppelkontrastarthrographie 375f.
- - Normalbefund 376
- Kernspintomographie 293, 379f.
- Röntgencomputertomographie 292
Kiefergelenkknacken 376
- Entstehung 378
- reziprokes 377f.
Kiefergelenkraum, kaudaler 375
- kranialer 375
Kienböck-Krankheit s. Lunatummalazie
Kindsmißhandlung, Skelettszintigraphie 424
Kissing sequestrae 779

Klarzellchondrosarkom 540, 550
- Differentialdiagnose 550
- Lokalisation 550
Klarzellsarkom 284
- synoviales 688
- - Lokalisation 688
Klavikula, Auftreibung, spindelförmige 810, 812
- Bandgrube 115
- Entwicklung, embryonale 68
- Epiphyse, mediale 106
- Histiozytom, malignes fibröses 584
- Kompaktadicke, einfache 158
- - - altersabhängige 164
- Ossifikation 85
- Röntgenmorphometrie 163f.
- - Meßzonen 164
Klavikulaende, sternales, aseptische Nekrose (= Friedrich-Krankheit) 959
- - Ossifikationskern 84f.
Klippel-Feil-Syndrom 867
Kniegelenk, Anatomie, funktionelle 294ff.
- Ankylose, fibröse 768
- - knöcherne 827
- Arthritis s. Gonarthritis
- Arthrographie 294ff.
- - Aufnahmetechnik, Fehler 313
- - - Kreuzbänderdarstellung 316
- - - Meniskendarstellung 297ff.
- - - Patellagelenkflächendarstellung 318, 321
- - nach Bandläsion 316
- - Füllungstechnik 296f.
- - nach Kapselläsion 316
- - Kontrastmittel 297
- - Kreuzbanddiagnostik 316ff.
- - Meniskusdiagnostik 297ff.
- - Normalbefund 298ff.
- - Punktionstechnik 296
- - Tunnelaufnahme 308
- - Universalarbeitsplatz 297
- Arthrosis deformans s. Gonarthrosis deformans
- Arthroskopie 291
- - Kreuzbanddiagnostik 318
- - Meniskusdiagnostik 313f.
- - Patelladiagnostik 321
- Binnenverletzung, kombinierte 315f.
- Bursa, akzessorische, bei Osteochondrom 526
- Bursen 296
- Chondromatose, synoviale 694
- - - mikronoduläre 692f.
- Computertomographie, Kreuzbanddiagnostik 318
- - Patelladiagnostik 321
- CT-Arthrographie, Kreuzbanddiagnostik 318
- Detritussynovitis, Kollateralphänomen 940
- Entwicklungsstörung der artikulierenden Knochen 936

Kniegelenk
- Erosion, marginale 779
- Fehlstellung 51, 935, 937
- - Arthroseentstehung 930
- - bei Tuberkulose 779
- Fettkörper, hinterer 295f.
- - infrapatellarer s. Hoffascher Fettkörper
- - vorderer 295
- Gelenkspaltbreite, röntgenologische 57
- - - Kindesalter 61
- - Hämangiom, synoviales 682f.
- - - Angiogramm 684
- - - Computertomogramm 683
- Kapselverletzung 314ff.
- - Arthrographie 314ff.
- Kernspintomographie 64f., 293
- Knochendestruktion, subchondrale, Tuberkulose 779
- Kreuzband s. Kreuzband
- Lipohämarthros 821
- Lipom, synoviales 685
- Lipomatose, diffuse 696
- Normvarianten 123
- Osteochondromatosis articularis, Arthrogramm 385
- Osteochondrosis dissecans 380, 382
- Osteomyelitis, akute, Skelettszintigraphie 417
- Osteonekrose, spontane 937
- präarthrotische Zustände 930
- Rezessus 296
- Röntgencomputertomographie 292
- - nach Doppelkontrastarthrographie 292
- Rotation-Flexion-Extension-Trauma 304
- Sarkom, synoviales, Röntgenbefund 688
- Schlottergelenk, posttraumatisches 934
- Seitenbandriß 314, 316
- Seitenbandverletzung 314ff.
- - Arthrographie 314, 316
- - gehaltene Aufnahme 314
- - mediale, alte 314
- - Nativbild 314
- statische Störung 930
- Synovialfalten 295f., 302f.
- Synovialitis 323
- - Arthroskopie 323
- - hypertrophe 323
- - villosa pigmentosa 383, 697
- - - Arthrographie 383, 387
- - - Leeraufnahme 383
- Synovialmembran 295f.
- Tuberkulose s. Gonarthritis tuberculosa
- Vitamin-D-Mangelrachitis 237
- Volumenzunahme 820ff.
Kniegelenkempyem, gonorrhoisches 847
Kniegelenkerguß 323
- Abpunktion 296

Kniegelenkerguß
- chronischer 323
- intermittierender 887
- Punktion 779
- Reiter-Syndrom 877

Kniegelenkkapsel 295
- Osteom 686

Kniegelenkspalt, Verschmälerung, arthritisbedingte 779, 843, 847, 859
- – arthrosebedingte 929 ff.

Kniekehle, Schwellung, Arthrogramm 323
- – Ultraschalldiagnostik 323

Knieosteoporose, transitorische 835 f.

Knochen, ^{99m}Tc-Phosphatkomplex-Aufnahme 396 f.
- – extraossäre Faktoren 396 f.
- akromegaler, Morphometrie 230 f.
- Alterungsprozeß 13, 15, 137 ff.
- anorganische Substanz, Anteil 15
- Anpassung an Belastung 50 ff.
- Bauelemente 8
- Bioelektrik 49
- Blutzirkulationsdynamik 27
- Dickenwachstum 83
- – periostales 455
- Diffusionsstrecke, maximale 27
- Eiweißverbindung, nichtkollagene 12
- entkalkter, Röntgenbild 6, 8
- Gefäße 25 ff.
- Grundsubstanz, organische 11 f.
- – – Anteil 15
- Hartgewebe s. Tela ossea
- Kalksalzkonzentration 4 ff.
- – Messung 167
- Kalziumgehalt, Bestimmung 255
- Kalziumverlust, röntgenologisch erkennbarer 255
- Kollagenfasern 8, 12, 233
- Kollagengehalt 15
- Konfiguration, Darstellung 43
- Lamelle 8
- Lamellensysteme 4, 8
- Lymphgefäßnetz 29
- mazerierter 5
- – Röntgenbild 6, 8
- Mineraldepot 6 f.
- Mineralgehalt, Analyse, radiologische, quantitative 151 ff.
- – densitometrisch bestimmter 171
- platter 37
- Randkontur, Darstellung 43
- Reaktion, periostale 25
- Regeneration 53 ff.
- Röntgenbild, Normalbefund 4 ff.
- spezifisches Gewicht 165
- spongiöser, Strahlenschwächung 168
- – Zusammensinterung 138
- Stoffaustausch, Regulation 31 ff.
- Strahlenabsorption 4, 151
- – Messung, direkte 179
- Strahlenschaden, Szintigramm 432
- Strukturanalyse, vergleichende 156

Knochen
- Substanzanalyse, radiologische, zerstörungsfreie 166 f.
- Subtraktionsangiographie, digitale 29
- Tetrazyklinmarkierung 35 f.
- Transformation, beschleunigte 10
- – – Beurteilung 152
- Veränderung, biochemische, altersabhängige 15
- Wassergehalt 15

Knochenabbau (s. auch Knochenresorption) 10, 15, 35, 218
- metastasenbedingter 645 f.
- vermehrter, Knochenanbau, verminderter 226 ff.
- – Knochenanbauvermehrung, reaktive 221 ff.
- verminderter 243
- – Knochenanbau, verminderter 232

Knochenabszeß 728
- Unterkiefer 741

Knochenanbau 10, 15, 35, 218
- überwiegender 218
- vermehrter 243
- – Knochenabbauvermehrung, reaktive 230 ff.
- verminderter, Knochenabbau, vermehrter 228 ff.
- – – verminderter 232

Knochenanbaurate 35
Knochenapatit 13
Knochenapposition, periostale s. Knochenneubildung, periostale
Knochenareal, Mineralgehalt, globaler 171 f.
Knochenatrophie, hypertrophe 36 f., 138 f., 230, 258 f., 890
- Altersosteoporose 138 f.
- belastungsbedingte 52
- juxtaartikuläre, Sarkoidose 802
- osteomyelitisbedingte 724
- röntgenologisch erkennbare 151

Knochenbälkchen (= Spongiosabälkchen), Osteoidsaum 224
- plumpe 231
- Tunnelierung 222
- verbreiterte, dicht gelagerte 243
- – Regenerationsphase der Osteoporose 258
- Verdünnung 255

Knochenbelegzellen 17
Knochenbildung, apophysäre 73
- diaphysäre 73
- epiphysäre 73
- genetische Faktoren 136 f.
- parasternale 108

Knochenblutung, Osteochondromabriß 526
Knochenbrüchigkeit, Ostoporose 230
Knochendestruktion, ausgedehnte 272 ff.
- osteomyelitische 272, 708
- permeative 646
- tumorbedingte 272 f.
- zystenähnliche 697 f.

Knochendreieck, reaktives 479
Knochendysplasie, Differenzierung vom Osteoblastom 496
- fibröse 262 f., 444, 799
- – Chondrosarkom 541
- – Differentialdiagnose zum Adamantinom der langen Röhrenknochen 602 f.
- – – zum Chondromyxoidfibrom 525
- – Knochendestruktion, ausgedehnte 272
- – monostische, Altersprädilektion 481
- – Differentialdiagnose zum desmoplastischen Fibrom 579
- – Osteolysemuster 475
- – Ostesarkom 507
- – Röntgenbild 444, 446
- – Skelettszintigraphie 444, 446
- – Verknöcherung, metaplastische 480

Knochenechinokokkose s. Echinokokkus des Knochens
Knochenenchondromatose (= chondrale Dysplasie; = Dyschondroplasie; = multiple Enchondromatose) 537 ff.
- Akroform 539
- Halbseitenform 539
- oligotope 539
- Strahlform 539
- unilateral betonte 535, 538
- Vollform 539

Knochenfibrom, nichtossifizierendes 269 f., 608 ff.
- – Altersprädilektion 481, 484
- – Excholeation 615
- – Lodwick-Grad 471, 473, 484
- – Prädilektionssitz 455, 484
- – Röntgenbefund 484, 610, 612 ff.
- – Skelettszintigraphie 412
- – Verlaufsbeobachtung 614
- ossifizierendes, Differentialdiagnose zum fibrösen metaphysären Defekt 616

Knochenform, Adaptation, funktionelle 48
Knochenfragment, ischämisches 274
- Szintigramm 422 f.

Knochengewebe 3 f., 8 ff.
- Differenzierung, embryonale 68
- Entkalkung, röntgenologisch erkennbare 151
- Enzyme 34 f.
- Grundsubstanz, organische 4
- Kalzitoninwirkung 33
- Mineralisation 13 f.
- Mineralsubstanzen 4
- Molekularbau 8
- Parathormonwirkung 32 f.
- Regenerationsfähigkeit 55
- Resorption 33
- Transformation bei Wachstum 72 f.
- Vitamin-A-Wirkung 34
- Vitamin-D-Metaboliten 34

Knochenhaut s. Periost
Knochenhypertrophie s. Osteosklerose
Knocheninfarkt 274
- Differenzierung vom Enchondrom 467
- epiphysärer, Dissektat 382
- Lupus erythematodes disseminatus 893
- Szintigraphie 467
- Vorkommen 537
Knochenischämie 274
- Kernspintomographie 277
- lokale, bei Osteomyelitis 418
- 3-Phasen-Szintigraphie 398
- pränekrotische Anbauphase 274
- Revaskularisation 430
Knochenkarzinom, epidermoides, primäres s. Adamantinom der langen Röhrenknochen
Knochenkaverne 765
Knochenläsion, tumorähnliche s. Tumorähnliche Läsion
- zystoide 268
Knochenmakrostruktur, Veränderung, elementäre 243 ff.
Knochenmark 25
- Durchsetzung, neoplastische 263
- Einschmelzung, eitrige 701
- Granulationsgewebe, syphilitisches 747
- Granulom, gummöses 747
- - Sarkoidose 793
- Nekrose, Osteomyelitis, tuberkulöse, exsudative 764, 766
- Prostatakarzinomzellen, Szintigraphie 405
- rotes 25, 650
- - Blutversorgung 650
- - Tumorzellenbesiedlung, Fettmarkkonversion 652
- - Verteilung, altersabhängige 650 f.
- - - beim Erwachsenen 651
Knochenmarkabszeß 728
- osteomyelitischer 703 f.
- Ostitis nach Panaritium 738
Knochenmarkbiopsie bei Karzinom mit hoher Skelettmetastasierungsrate 677
Knochenmarkgewebe 4
- Beurteilung, Computertomographie 43, 47
Knochenmarkinfarkt, atypischer, Differenzierung vom ossifizierenden Diaphysenenchondrom 537 f.
- typischer 537 f.
Knochenmarkraum, Fibrosierung bei Osteomyelitis 723 f.
Knochenmarkszintigraphie 432, 467
- bei Karzinom mit hoher Skelettmetastasierungsrate 677
Knochenmatrix s. Matrix
Knochenmetastase(-n) (s. auch Skelettmetastasierung) 645 ff.
- Ausbreitungsweg 647 ff.
- Diagnostik 676

Knochenmetastase(-n)
- diffuse 655
- Differentialdiagnose zur Knochenbeteiligung bei Non-Hodgkin-Lymphom 565
- - zum primären Retikulumzellsarkom des Knochens 563 f.
- Erscheinungsform, röntgenologische 653
- Frühdiagnose, szintigraphische 467
- gemischtförmige 661 f., 666 f.
- - Differentialdiagnose 680
- - Radioaktivitätsablagerung 403
- generalisierte 655
- - Allgemeinsymptome 652
- grob-expansive, hochvaskularisierte 665
- Häufigkeit 652
- Hyperkalzämiesyndrom 652 f.
- Klinik 652 f.
- kortikale 655
- Laborbefunde 652
- Lokalisation 650 ff.
- - im Knochen 655
- oligotope 655
- osteolytische 268, 270, 272, 653 ff.
- - Destruktionsmuster, geographisches 655
- - - mottenfraßähnliches 656 ff.
- - Differentialdiagnose 680
- - multizentrische 654
- - Randsaum, sklerotischer 270, 272
- - Reaktion bei Chemotherapie 672, 674 f.
- osteolytisch-osteoplastische s. Knochenmetastase, gemischtförmige
- osteoplastische 661
- - Differentialdiagnose 680
- - zum Enostomen 489
- - Endostose 245
- - Radioaktivitätsablagerung 403
- - Spongiosasklerose 243 f.
- periostale 662, 655, 667 f.
- Periostveränderung, reaktive 662, 668
- Radioaktivitätsanreicherung, verminderte, bei Therapie 405
- - verstärkte, bei Therapie 405
- Reaktion, ossäre 404
- - fehlende 404
- - ungleichmäßige, auf Chemotherapie 673
- Röntgenbild 653 ff.
- röntgenologisch okkulte, Szintigramm 404 f.
- Skelettszintigramm, falsch-negatives 677
- - falsch-positives 677
- solitäre 659
- - mit parossalem Geschwulstanteil 659 f.
- - - Computertomographie 659 f.
- Verlaufsbeobachtung 671 ff.
- Verteilung 652

Knochenmetastase(-n)
- zentrale 655
- zystisch-expansive 658 ff.
- -. - solitäre 658 f.
Knochenmetastasierung, generalisierte, Differentialdiagnose zur Myelomatose 574
- - ohne Organmetastasen 650
Knochenminerale, Altersabhängigkeit 14
Knochenmineralisation, Phosphatase, alkalische 233 f.
- Störung 233 ff.
- Vitamin D 234 ff.
Knochennekrose s. auch Osteonekrose
- epiphysäre, ischämische, Lupus erythematodes disseminatus 893
- osteomyelitisbedingte 724
Knochenneubildung, Lues, erworbene 748
- osteoidale 475
- periostale 25, 250
- - Akromegalie 154
- - arthritische 832 f.
- - Fibrosarkom 583
- - gelenknahe, Vorkommen 840
- - Hämangioendotheliom 593
- - bei Knochentumor 472 f., 476 ff.
- - metastasenbedingte 662
- - Osteomyelitis 708
- - Osteosarkom 250 f., 498, 500
- - bei posttraumatischer Ostitis 736
- - bei Skelettmetastasierung 647
- - spikuläre 832
- - tumorbedingte 472, 476 ff.
- - bei ulzeröser Kolitis 886
- - zwiebelschalenförmige 250 f.
- - - Arthritis 832
- - - Ewing-Sarkom 250 f., 555
- - - Osteomyelitis 708
- - - Osteosarkom 498
- - - Retikulosarkom 250
- reaktive, bei Knochentumor 470, 472
Knochenoperation, Szintigraphie 428 f.
Knochenpräparat, frisches, Röntgenbild 6, 8
Knochenreduktion, modellierende 455
Knochenreifung, verzögerte, Cushing-Krankheit 226
Knochenresorption s. auch Knochenabbau
- endostale 153
- intrakortikale 153
- periostale 25, 153, 225, 267
- - Hyperparathyreoidismus, primärer 223
- Sklerodermie, progressive 890
Knochenresorptionszyste 430
Knochenrotz (= Malleus) 749
Knochensarkoidose 838
- destruktive Veränderung 797 ff.
- Differentialdiagnose, radiologische 799

Knochensarkoidose
- Markinfiltration, diffuse 798f.
- Nachweis, Radionuklidverfahren 796
- Pathogenese 793
- permeative Veränderung 798f.
- polyzystische 799
- Röhrenknochen, kleine, Detailröntgenbefunde 797ff.
- sklerosierende 793, 795
- Spongiosaveränderung, diffuse 797ff.
- zirkumskripte zystenähnliche Läsion 797ff.

Knochenschale 495, 497
- ausgebeulte, Knochenzyste, juvenile, einkammerige 619
- – tumorbedingte 469, 473
- einfache 476
- mehrfache 476f.
- Osteomyelitis 476f.
- scharf begrenzte 476, 478
- unscharf begrenzte 476, 478

Knochenschatten 7

Knochenschmerzen 483
- Ansprechen auf Salizylattherapie 483, 491
- dumpfe 542
- Glomustumor 590
- Hämangioendotheliom 591
- Krise, nächtliche 652
- lokale 483
- – Adamantinom der langen Röhrenknochen 602
- – Brodie-Abszeß 728
- – Fibrosarkom 581
- – Myelom, solitäres 574
- – Osteoblastom 495
- – Osteomyelitis 706
- – Osteosarkom 500
- – Retikulumzellsarkom, primäres, des Knochens 561
- – Riesenzelltumor 595
- bei Malignom 408
- metastasenbedingte 652
- Myelom, multiples 566
- nächtliche 483
- – Osteoidosteom 495
- Skelettszintigraphie 448f.

Knochenspan, Vitalitätsbestimmung, szintigraphische 430

Knochensporn s. Fibroostose
- entzündlicher s. Fibroostitis

Knochenstoffwechseleinheit 218

Knochenstruktur 276
- Adaptation, funktionelle 48
- Analyse, radiologische, quantitative 151ff.
- Auflockerung 37
- Computertomographie 42
- Durchstrahlungsbild 41
- Einfluß auf das Densitometrie-Ergebnis 168
- gestörte 261
- krankheitsspezifische 40f.
- Milchglasbild 260f.
- mosaikförmige 220
- verdichtete 243

Knochenstruktur
- Vergrößerungsaufnahme, direkte 40

Knochenstrukturdefekt 267ff.
- Ätiologie 267
- Lokalisation 267
- Reaktion des benachbarten Knochengewebes 267

Knochensynovialom s. Adamantinom der langen Röhrenknochen

Knochenteil, gelenktragender, Umbau, arthrotischer 927

Knochentrauma, Szintigraphie 421ff.

Knochentuberkulose, Biopsie 771
- mikroskopisches Erscheinungsbild 764f.
- Morphologie 764f.

Knochentumor, Aktivitätsbeurteilung 467
- Altersprädilektion 481f.
- Anamnesedauer 483
- Angiographie 463ff.
- Ausbreitung in Richtung Kompakta 479
- Typeneinteilung 277
- AV-Shunt 464
- Begrenzung 469
- Begrenzungsmuster 471
- benigner 456f.
- – Angiographie 486
- – Arthritis, sympathische 842
- – Ausdehnung 486
- – Computertomographie 486
- – osteoidbildender 497
- – Röntgenbild 486
- – Skelettszintigraphie 411ff.
- – Stadieneinteilung 486
- – Verlauf 486
- bindegewebiger 577ff.
- bösartiger 580ff.
- gutartiger 577ff.
- biologische Aktivität, Lodwick-System 469ff.
- Biopsielokalisation mit Angiogramm 465f.
- Blutpoolszintigraphie 412, 417
- Computertomographie 461
- – hochauflösende 461
- – Kontrastmittelanwendung 461
- Destruktion, geographische 469ff.
- – mottenfraßähnliche 469ff., 474f.
- – permeative 469, 471f.
- Destruktionstyp 469ff.
- Lodwick-System 469ff.
- Diagnoseverzögerung 483
- Diagnostik, Aufgabe des Radiologen 458ff.
- Vorgehen 414, 416f., 468
- Dignitätsbestimmung 465
- Dreiphasenskelettszintigraphie 417
- Durchblutungsverhältnisse, Abklärung 417
- Einbruch in das Weichgewebe 466
- – in Gefäße 464
- extrem langsam wachsender 470

Knochentumor
- extrem schnell wachsender 469
- Fehleinschätzung, histologische 458
- – radiologische 459
- Gallium-67-Szintigraphie 417, 467
- gefäßarmer 463
- Gefäßkaliber 464
- gefäßreicher 463
- Gefäßsee 464
- Gefäßverlauf 464
- Häufigkeit 482
- infiltrativ wachsender 479
- Isomorphie, radiologische 459
- Kernspintomographie 277, 461f., 469
- knochenbildender 457, 486ff.
- – benigner 486ff.
- – maligner 498ff.
- Knochengewebereaktion 467f.
- Knochenneubildung, periostale 472, 476ff.
- – reaktive 470, 472
- Knochenzyste, aneurysmatische, sekundäre 619
- knorpelbildender 457, 520ff.
- – bösartiger 540ff.
- – Größenzunahme 549
- – gutartiger 520ff.
- – Kernspintomographie 461
- – rumpfnaher 542
- – schmerzhafter 549
- Knorpelmineralisationsmuster 480
- Kompaktaausbeulung, schalenartige 469, 473
- Kompaktapenetration 469, 474
- Lodwick-Kategorien 469ff.
- Lokalisation 481
- maligner 456f.
- – Angiographie 486
- – Ausdehnung 486
- – Computertomographie 486
- – Gefäßbild 464ff.
- – Lodwick-Grad 486
- – osteoidbildender 498
- – osteolytischer 270
- – Prädilektionsort 455
- – Prognose 466
- – Skelettszintigraphie 409ff., 486
- – Stadieneinteilung 486
- – Therapieplanung 466
- – Verlauf 486
- Markrauminfiltration 461
- – Szintigraphie 467
- Matrixkalzifikation 461
- Matrixossifikation 479ff.
- myelogener 456f., 551ff.
- – bösartiger 552ff.
- – gutartiger 551f.
- – Kernspintomographie 462
- notochordaler Herkunft 604ff.
- Osteoidmineralisationsmuster 480
- Osteolysemuster 475
- Osteomalazie 261
- parossaler Anteil, Darstellung 461
- Periostreaktion 250, 469, 476ff.
- potentiell maligner 456ff.
- primärer 455ff.

Knochentumor, primärer
- – Differentialdiagnose 421
- – Durchblutungsuntersuchung 421
- – Entstehung 456 ff.
- – Klassifikation 456
- – – histologische 457
- – – maligner 455 f.
- – potentiell maligner 455 f.
- – Prädilektionsort 456
- – Skelettszintigraphie 409 ff.
- Pseudokompakta 469
- Radionuklidangiographie 412, 417
- Röntgenaufnahme, gezielte, unter Durchleuchtung 460
- Röntgencomputertomographie 277
- Röntgendiagnostik, konventionelle 277
- Röntgensymptomatik 467 ff.
- Röntgenuntersuchung 414
- – konventionelle 460
- – – Aufnahmetechnik 460
- Schmerzen 483
- sekundärer, Skelettszintigraphie s. Metastasenszintigraphie
- semimaligner 534
- Sequenzszintigraphie 467
- Skelettbiopsie 416
- Skelettszintigraphie 466 f.
- – Indikation 414 f.
- – Therapieüberwachung 416
- Sklerosesaum 470 ff.
- Spektroskopie 462
- Staging 461, 483, 486 f.
- Symptomatik, klinische 482 f.
- Tomographie, konventionelle 460
- Uniformität, radiologische 459
- vaskulärer 456 f., 585 ff.
- – bösartiger 590 ff.
- – gutartiger 585 ff.
- Vaskularisationsgrad 463
- Venenanfärbung, frühe 464
- Verlaufsbeobachtung, Angiographie 466
- – Computertomographie 461
- – Kernspintomographie 462
- vorgetäuschter 458
- Wachstumsgeschwindigkeit 468 f.
- – Lodwick-Graduierung 469 f.
- zystischer, subchondraler 838
Knochenumbau 29 ff.
- Bilanzveränderung 217 f.
- endostaler 218
- Geschlechtsunterschied 158
- erhöhter, Sarkoidose 793
- Folgen 218
- osteosynthesebedingter 428
- Potentiale, elektrische 29
- stark verminderter 232
- verminderter 228
- verstärkter 218 ff.
Knochenumbaueinheit 218
Knochenumbaurate, erhöhte 137 f.
- – Skelettbilanz, positive 222
Knochenusur 265 ff.
- Definition 265

Knochenusur
- metastasenbedingte 266
- subperiostale 267
Knochenverbiegung, Knochendysplasie, fibröse 262
- Osteomalazie 261
- Ostitis deformans 262
Knochenwachstum 29 ff., 66 ff.
- appositionelles 24
- Einflußfaktoren, endogene 30
- Knochengewebetransformation 72 f.
- Phasen 70 ff.
- Steuerung 29 f.
- Umbauprozesse, formerhaltende 72
- verzögertes, Cushing-Krankheit 226
- Vitamin-A-Wirkung 34
Knochenzellen 12, 15 ff.
- destruktive 15
- Entstehung 15
- – Vitamin-D-Einfluß 235
- konstruktive 15
- Veränderungen 217 ff.
Knochenzyste, aneurysmatische 269 f., 272, 619 ff.
- – Altersprädilektion 481 f., 484, 620
- – Computertomographie 624
- – Definition 619
- – Dichte, computertomographische 620
- – Differentialdiagnose 621
- – – zur einkammerigen juvenilen Knochenzyste 621
- – – zum Riesenzelltumor 599 f., 621
- – Dreieck, reaktives 479
- – Klinik 620
- – der langen Röhrenknochen 620 ff.
- – Lodwick-Graduierung 473, 484
- – Lokalisation 620
- – bei Osteoblastom 496
- – im platten Knochen 620 f., 623
- – Prädilektionssitz 484
- – primäre 619
- – Röntgenbefund 484, 620 ff.
- – sekundäre 619, 624
- – Skelettszintigraphie 414
- – symptomatische s. Knochenzyste, aneurysmatische, sekundäre
- – vertebrale 620
- – Vorkommen 620
- – Computertomographie, Kontrastmittelanwendung 461
- Definition 265
- einfache s. Knochenzyste, juvenile, einkammerige
- einkammerige, Differenzierung vom zystoiden Osteosarkom 509, 511
- gelenknahe 266
- Hyperparathyreoidismus, primärer 222 f.
- juvenile 268, 272

Knochenzyste, juvenile
- – Differentialdiagnose zum fibrösen metaphysären Defekt 616
- – einkammerige 617 ff.
- – – Altersprädilektion 617
- – – Definition 617
- – – Differentialdiagnose 619
- – – – zur aneurysmatischen Knochenzyste 621
- – – – zum desmoplastischen Fibrom 579
- – – – Geschlechtsprädilektion 617
- – – Infraktion 618 f.
- – – Lodwick-Grad 471, 473, 619
- – – Lokalisation 617 f.
- – – Röntgenbild 618 f.
- – – Vorkommen 617
- – – Skelettszintigraphie 414, 416
- juxtaartikuläre, Sarkoidose 838
- mehrkammerige 268
- solitäre, Altersprädilektion 481 f., 484
- – Lodwick-Grad 484
- – Prädilektionssitz 455, 484
- – Röntgenbefund 484
- Vorkommen 268
Knochenzystizerkose 754
Knorpel s. auch Gelenkknorpel
- Direktdarstellung 20
- elastischer 20, 23
- hyaliner 21 ff.
- – Elektronenmikroskopie 23
- – Interzellularsubstanz 22
- kollagenfaseriger s. Faserknorpel
- mesenchymaler 21
- Wachstum 22
- Zusammensetzung 924 f.
Knorpeldegeneration 318
Knorpelgewebe 4, 20 ff.
- Differenzierung, embryonale 68
- Platzhalterfunktion 68
- Vitamin-A-Wirkung 34
Knorpelhaut s. Perichondrium
Knorpel-Knochen-Grenze des Gelenks s. Gelenk, Knorpel-Knochen-Grenze
Knorpel-Knochenmark-Extrakt 925
Knorpelwachstum, genetische Faktoren 136
Knorpelzellen, reife s. Chondrozyten
Kokardenosteon 11
Kokzidioidomykose 751
Kolbenphalanx 832 f.
- Arthritis psoriatica 871
- – rheumatoide 833
- – bei Sjögren-Syndrom 864
Kolitis, ulzeröse, Arthritis s. Arthritis, enteropathische
Kollagen 12
- Mineralisierung 13 f.
- Typ I 12
- Typ II 12
- Typ III 12
- Zusammensetzung 12
Kollagenase 35
Kollagenfaserbündel, Apatitkristallit 13

Kollagenfasern 12, 233
Kollagenfibrille 12
- Bauelemente 12
Kollagenmatrix 14
Kollagenose 889 ff.
- Arthritis, Gelenkbefallmuster 862
- Definition 889
Kollagenstruktur, Vitamin-E-Wirkung 34
Kollagensubfibrille 12
Kollagensynthese, Enzyme 34
- verminderte 226
- Vitamin-C-Wirkung 34
Kollateralphänomen s. Arthritis, Kollateralphänomen
Kollimator 399
Kollodiaphysenwinkel 947
- Geschlechtsunterschied 66
Kolonkarzinom, Knochenmetastasen, Häufigkeit 652
- Metastasierung, hämatogene 650
- Metastasierungsmuster 668
- Wirbelmetastase, osteolytische 655
Kombinationskollagenose (= Mixed connective tissue disease; = MCTD; = Sharp-Syndrom) 894
Kompakta (s. auch Kortikalis) 4 ff., 8 ff., 37 f.
- Aufbau 9
- Aufblätterung 153, 255, 261
- - Osteopathie, renale 263
- - pinselartige 37 f.
- - Sarkoidose 798 f.
- diaphysäre 37
- Mikroradiogramm 6
- Spongiosierung 153, 220, 222 ff., 229, 255, 825
- - Osteopathie, renale 263
- - Strukturauflockerung, osteoporotische 153
- im Szintigramm 400
- verdickte 243
- Wellung, enossale (= Scalloping) 534, 536, 572
Kompaktadefekt, schüsselförmiger 496
Kompaktadestruktion, Chondrom, periostales 539
- Chondrosarkom 545
- diaphysäre, metastasenbedingte 663
- Ewing-Sarkom 555
- Fibrom, desmoplastisches 578
- Liposarkom 577
- metastasenbedingte 658
- multiples Myelom 572 f.
- Osteosarkom 498
- Retikulumzellsarkom, primäres, des Knochens 561 ff.
- Riesenzelltumor 596 f.
Kompaktadicke, einfache 157
- kombinierte 157 f.
Kompaktafläche, prozentuale 157
Kompaktaindex 157
- peripherer 157
- zentraler 157

Kompaktainsel s. Osteom, medulläres
Kompaktaprozeß, Röntgenaufnahme, gezielhte, unter Durchleuchtung 460
Kompaktaquerschnitt, Fläche 157
Kompakta-Spongiosa-Verteilung 8
Konjunktivitis, mukopurulente 876
Kontrastmittelallergie 293
Kontrastmittelinjektion, paraartikuläre 293
Kopf-Pfannen-Adaptation 922
Korakoid, Epiphysenkern 80
- Spätapophyse 82
Korakoiditis 904
Korakoklavikulargelenk 115 f.
Koronarnahtschluß 110
Kortikalis (s. auch Kompakta) 4 ff., 8, 39
- Aufblätterung 255
- - Sarkoidose 798 f.
- Neukonstruktion im Matallager 55
- Spongiosierung 255
- verdickte 243
- Verdünnung 255
- - Knochenmarkhyperplasie 257 ff.
Kortikalisdefekt, fibröser 579 f., 608 ff.
- - Differentialdiagnose zum periostalen Chondrom 540
- - Röntgenbild 610 ff.
- - Verlaufsbeobachtung 613
- höckeriger, der distalen Femurmetaphyse 617
Kortikalisdesmoid, Lokalisation 414
- Skelettszintigraphie 414
Kortikalisdestruktion, Sarkoidose 797 ff.
Kortikalisdicke, einfache 157
Kortikalisfissur 424
Kortikalislücke, passagere, metaphysäre, am wachsenden Röhrenknochen 617
Kortikalisosteoid 249 f.
Kortikosteroidinjektion, intraartikuläre, Arthritis, aseptische 841
- - Nekrose, synoviale 287
Kortikosteroidosteoporose 258
- Histologie 239
- Knochenmikrostruktur 226 f.
- Röntgenbild 226
- Skelettszintigraphie 442
Kortikosteroidtherapie, Gelenkinfektion 841 f.
Kostotransversalgelenk, Tuberkulose, Wirbelquerfortsatzbeteiligung 776
Kostovertebralgelenk, Tuberkulose, Wirbelquerfortsatzbeteiligung 776
Koxarthritis s. auch Coxitis; s. auch Koxitis
- chronische, bei rheumatoider Arthritis 858
- Computertomographie 777
- destruktive 883
- konstruktive 883

Koxarthritis
- Mittelmeerfieber, familiäres 888
- nichtdestruktive 883
- Ödem, perikoxales 842
- pyogene, Ostitis pubis 844
- - Punktion, frühzeitige 357
- - Verlaufsbeobachtung 847
- Spondylitis ankylosans 882 f.
- Weichteilröntgenzeichen 818 ff.
Koxarthrose s. auch Coxarthrosis
- Azetabulumsklerose 805
- bei chronischem Streptokokkenrheumatismus 850
- bei Gelenkchondromatose 694
- nach Perthesscher Erkrankung 951 f.
- postarthritische 882
- posttraumatische 953 f.
- überlastungsbedingte, bei Spondylitis ankylosans 882
Koxitis s. auch Coxitis; s. auch Koxarthritis
- Arthrographie 352
- flüchtige (= Coxitis fugax; = irritable Hüfte) 842
- - Weichteilschattenhomogenisierung 842
- tuberkulöse s. Coxitis tuberculosa
Kretinismus, Koxarthrose 949, 951
Kreuzband, hinteres (= Ligamentum cruciatum posterius) 295
- - Ansatzsporn, degenerativer 929
- - Arthrogramm, normales 316 f.
- - Ruptur, Arthrogramm 316
- - Verletzung, CT-Arthrographie 318, 320
- vorderes (= Ligamentum cruciatum anterius) 295
- - Arthrogramm, normales 316 f.
- - Ausriß, Arthrogramm 316
- - Läsion, Klassifikation im Computertomogramm 318
- - Ruptur, Arthrogramm 316
Kreuzbandplastik, Resultatüberprüfung, CT-Arthrographie 318, 320
- vordere, Status 320
Kreuzbandverletzung 316 ff.
- Arthrographie 316 ff.
- - Aufnahmetechnik 316
- - Arthroskopie 318
- - CT-Arthrographie 318
- - Röntgencomputertomographie 292
Kreuzbein s. Sakrum
1. Kreuzbeinwirbel 91
Kristallsynovialitis, aseptische 841
Kronensequester 738
Krümelnägel 870
Kryptokokkose 751
KST s. Kernspintomographie
Kubitalarthrose 959
Kveim-Test 791
Kyphose, Altersosteoporose 138
- anguläre s. Gibbus
- osteoporotische 140

L

Laboratoriumswerte, veränderte, Skelettszintigraphie 448f.
Labrum acetabulare (= Limbus acetabulare) 347, 350
- – Aufbiegung 359
- – des Säuglings 355
- – Verknöcherung 931
- glenoidale 324
- – abgeflachtes 336f.
Lähmung, Knochenhypoplasie 51f.
- poliomyelitische, Osteoporose 258
Lambdanahtschluß 110
Längenwachstum 66
Langhanssche Riesenzellen 757
Läsion, osteolytische 267
- tumorähnliche s. Tumorähnliche Läsion
Lauenstein-II-Röntgenaufnahme 942
Lebererkrankung, Vitamin-D-Stoffwechselstörung 235
Leberkarzinom, Metastasierungsmuster 671
Legg-Perthes-Krankheit s. Femurkopfnekrose, aseptische
Leichtketten-Paraprotein 568
Lendenwirbel, Apophysenkerne 103
- Ewing-Sarkom, sklerotisches 558
- Hydroxylapatit-Volumenwert, altersabhängiger 179
- Ossifikationsstadien 103
- Osteoblastom 496
- Osteoidosteom 494
- Processus transversus, Osteochondrom 527
Lendenwirbelabszeß, Szintigramm 434
Lendenwirbelindex 157
Lendenwirbelkörper, Densitometrie 167f.
- Endostose 245f.
- Spongiosasklerose, metastasenbedingte 243
Lendenwirbelsäule, Abszeß, tuberkulöser, paravertebraler 759
- Densitometrie, Plexiglas-Aluminium-Referenzsystem 175
- Schmerzen, Myelom, multiples 566
Lepra 750
Léri-Syndrom s. Melorheostose
Leukämie, plasmazelluläre 565
- synoviale Infiltration 689
Leukozyten, Gallium-67-markierte 353
- Indium-111-markierte 353, 396
- – Szintigraphie bei Hüftgelenkprothese 429
- – – bei Osteomyelitis 421
- – Szintigraphietechnik 399
Ligamentum(-a) anulare radii 360
- arcuatum pubis, Ansatzdefekt 884
- capitis femoris (= Ligamentum teres) 347
- – femoris 350

Ligamentum capitis femoris
- – – Arterien 26
- clinopetrosum, Verknöcherung 112
- collaterale fibulare 295
- – radiale 360
- – tibiale 295
- – ulnare 360
- coracoclaviculare, Sesamknochen 115
- coracohumerale 325
- costoclaviculare, Verknöcherung 810, 812
- cruciatum anterius s. Kreuzband, vorderes
- – posterius s. Kreuzband, hinteres
- deltoideum 340f.
- – Ruptur 346
- – – Arthrogramm 346f.
- fibulocalcaneare 340
- – Ruptur 343
- – – Arthrogramm 343f.
- fibulotalare anterius 340
- – – Ruptur, Arthrogramm 343ff.
- – posterius 340
- glenohumerale 325
- intercarpea interossea, Risse 373
- nuchae, Fibroostose 905
- patellae, Fibroostitis, rarefizierende 909
- – Fibroostose 906
- sacrotuberale, Verkalkung 121f.
- teres s. Ligamentum capitis femoris
- tibiofibulare anterius 340
- – posterius 340
Limbus acetabulare s. Labrum acetabulare
Lipodystrophie, intestinale, Arthritis s. Arthritis, enteropathische
Lipofibrosarkom s. Liposarkom
Lipohämarthros 821
Lipoiddermatoarthritis s. Retikulohistiozytose, multizentrische
Lipom 551f.
- Altersprädilektion 551
- Computertomographie 551f.
- Definition 551
- Differentialdiagnose 552
- Geschlechtsprädilektion 551
- intraossales 551
- Lodwick-Graduierung 551
- Lokalisation 551
- parossales 551
- – Klinik 551
- – Röntgenbefund 551
- Recessus suprapatellaris 387
- Röntgenbild 551
- synoviales 684f.
- – Computertomographie 685
- Vorkommen 551
Lipoma arborescens s. Lipomatose, diffuse
Lipomatose, diffuse (= Lipoma arborescens) 696, 930
- – Computertomographie 696
- – synoviale 696
Lipomyxosarkom s. Liposarkom

Liposarkom (= lipoblastisches Sarkom; = Lipofibrosarkom; = Lipomyxosarkom) 575ff.
- Anamnesendauer 577
- Definition 575
- Differentialdiagnose 577
- Klinik 577
- Lokalisation 576
- parossales 577
- Periostreaktion 577
- Röntgenbild 577
- Vorkommen 575f.
Lochdefekt 838
Lodwick-System der biologischen Aktivität von Knochentumoren 469ff.
Löfgren-Syndrom 791
Loosersche Umbauzone 237f., 260f.
- – Szintigramm 438, 441
Low-density-Osteon 10
Low-turnover-Osteoporose 228, 232, 442
Lues (= Syphilis) 745ff.
- erworbene 745, 748
- – Röntgenzeichen 748
- fetale 746
- frühkindliche, Röntgenzeichen 748
- konnatale 745
- – Formen 746
- – Klinik 748
- – pathologische Anatomie 747
- – Periostose 247
- – späte 748
- – – Röntgenzeichen 748
- tarda 746
Lunatum, Ossifikationskernanlage, doppelte 90
- Pseudozyste 134
Lunatummalazie (= Kienböck-Krankheit) 274, 373, 960
- Arthrogramm 373
Lungenfibrose bei rheumatoider Arthritis 855f.
Lungenkarzinom, Metastasierung, hämatogene 648
- Skelettmetastasierung 408
Lungenmetastasen, Entstehung 648
- Osteosarkom 499, 508
Lungentuberkulose 762
Lupus erythematodes disseminatus (= Kaposi-Libman-Sacks-Syndrom) 815, 893f.
- – – Arthritis 893f.
- – – Diagnose 893
- – – Gelenkfehlstellungen 850f.
- – – Röntgenbefund 851
- – – iatrogener 894
Lupus-erythematodes-Zellen 893
Luxation, arthritisbedingte 833f.
Luxations-Perthes 951f.
Lyme-Arthritis 287, 815, 888
Lyme-Krankheit 888
Lymphangiektasie 29
Lymphangiom 590
Lymphgefäßdarstellung bei Arthrographie 293f., 385, 389

Lymphgefäße 29
Lymphknotensarkoidose, Ausheilungsstadium 790
– Lichtmikroskopie 789
Lymphknotenvergrößerung, bihiläre 791
Lymphom, malignes 559 ff.
– – immunoblastisches 561
– – lymphoplasmozytoides s. Waldenström-Krankheit
– – lymphozytisches 561
– – Osteolyse 270 f.
– – mit plasmoblastischer Differenzierung 565
– – mit plasmozytischer Differenzierung 565

M
Madurafuß 751
Mafucci-Syndrom 538
Magen-Darm-Kanal, Parathormonwirkung 33
Magenkarzinom, Knochenmetastasen, gemischtförmige 661
– – Häufigkeit 652
– – osteoplastische 663
– Metastasierung, hämatogene 650
– Metastasierungsmuster 665, 668
Magnesiumstoffwechsel 31
Magnetresonanztomographie s. Kernspintomographie
Makroglobulinämie s. Waldenström-Krankheit
Makrousur, subperiostale 223
Malabsorptionssyndrom, Hyperparathyreoidismus 261
– Vitamin-D-Mangel 235
Malignom s. auch Tumor, maligner
– osteolytisches 270
– osteophiles, Skelettszintigraphie 408
– osteophobes, Skelettszintigraphie 408
– Produktion parathormonähnlicher Substanzen 221
Malignomknick 567
Malleolengabel 340
Malleolus lateralis, Apophysenkern 99
– – Fraktur 343
– medialis, Ossifikation 99
Malleus s. Knochenrotz
Malum perforans, Ostitis, chronische 736 f.
– suboccipitale 776
Mammakarzinom, Chemotherapie, radiologisch erkennbare Reaktion der Knochenmetastasen 672 f.
– Knochenmetastasen, gemischtförmige 661
– – Häufigkeit 652
– – Lokalisation 664
– – osteolytische 272
– – Patientenbeobachtung 675 ff.
– Metastasierung, hämatogene 648
– Metastasierungsmuster 664

Mammakarzinom
– Skelettmetastasierung 408
– Skelettszintigraphie, Indikation 408
– Strahlentherapie, radiologisch erkennbare Reaktion der Knochenmetastasen 672 f.
– Wirbelsäulenmetastasierung, gemischtförmige, generalisierte 666
Manubrium sterni, Metastasen, osteoplastische 661
– – Sklerosierung, pathologische 810, 812
– – Tuberkulose 784
Markfibrose 134
Marknagelung, Infektionsrisiko 737
– Ostitis 740
Marmorknochenkrankheit s. Osteopetrose
Massenschwächungskoeffizient 166 f.
Mastozytose, Endostose 247
– Skelettszintigraphie 444
Matrix (= Knochenmatrix), Kristallisationszentren 233
– Oberfläche 14
Matrixabbau, Enzyme 35
Matrixbildung, Vitamin-C-Mangel 34
Matrixsynthese 18
Mausbett 380 f., 930
– Sklerosesaum 381
MCTD s. Kombinationskollagenose
MDP s. Methylendiphosphonatsäure
Mehr-Isotopen-Densitometrie 199 ff., 205
Melorheostose (= Léri-Syndrom) 248 f.
– Differenzierung vom juxtakortikalen Osteom 488
– Skelettszintigraphie 444
Meningitis, eitrige, bei Sinusitis 742
Meniscus lateralis 294 f.
– – Arthrogramm, normales 298
– – Darstellung, arthrographische 300
– – Riß 304
– medialis 295
– – Arthrogramm, normales 298, 301 f.
– – Darstellung, arthrographische 300
– – Hinterhorn, Darstellung, arthrographische 300 ff.
– – Riß 304
– – Vorderhorn, Darstellung, arthrographische 300 f.
Meniskektomie, Gonarthritis, pyogene 843
– Status 312
Meniskenveränderung, Arthrographie, Aufnahmetechnik 297 ff.
Meniskopathie, primäre 310
Meniskus 56
– Abplattung 311
– anulärer 309
– diskoider s. Scheibenmeniskus

Meniskus
– dysplastischer 310
– Kalkeinlagerung 311
– Kapselabriß 304 ff.
– Knorpel 23
– Kontur, unscharfe 311
– Röntgencomputertomographie 292
– Vaskularisation 295
Meniskusaufnahme, technische Ausrüstung 297
Meniskusdegeneration 310 f.
– sekundäre 311
– Ursache 310 f.
– Zeichen, arthrographische 311
– zystische 311
– – Arthrogramm 311
Meniskuseinriß 305
– Arthrogramm 305, 315
Meniskusentwicklungsstörung 309 f.
Meniskusfehlbildung 309
Meniskusganglion 311, 690
– Arthrogramm 311
Meniskus-Korbhenkelriß 304 f., 307 f., 315
Meniskuslängsriß 305 ff.
– Arthrogramm 305 ff.
Meniskusläsion 304 ff.
– Altersbestimmung 308 f.
– Arthrographie 304 ff.
– – Aufnahmetechnik, Fehler 313
– – Aufsichtsbild 304
– – primäre 314
– – Quellen diagnostischer Irrtümer 313
– – Querschnittsbild 304
– – Treffsicherheit 314
– Arthroskopie 313 f.
– – primäre 314
– – Treffsicherheit 314
Meniskusnaht 312
Meniskusquerriß 308 f.
– Arthrogramm 308 f.
Meniskusregenerat 312
Meniskusrest, Arthrogramm 312
Meniskusriß, Arthrographie, Aufsichtsbild 304
– – Querschnittsbild 304
– kombinierter 308 f.
Meniskusspitze, ausgefranste 311
Meniskusstumpf 305, 308
Meniskusteil, verlagerter 306, 308
Meniskusverkalkung 930
Menopause, Osteoporoseentstehung 139
Mesoblastem 67
Metakarpalknochen, Enchondrom 535
– Grenzlamelle, subchondrale, Schwund 836
– Hämangioperizytom 270
– Osteoklastom 270
– Osteomyelitis, akute hämatogene 719
– Pseudoepiphyse 78, 80 f., 118
– Röntgenmorphometrie 159 ff.
– – Meßstrecken 157

Metakarpalknochen II, Gelenklinie 57
- Kompaktadicke, altersabhängige 160
- Photonenabsorptionsmessung, Ergebnisse 196
- Röntgenmorphometrie, Ergebnisse 160
- Umbauprozeß, Erwachsenenphase 160
- - initiale Phase 160
- - Reifungsphase 160
Metakarpalknochen III, Densitometrie, Aluminiumreferenzsystem 175
Metakarpalknochen IV, Densitometrie, Kalziumsulfattreppe 176
Metakarpophalangealarthritis, rheumatoide 860
- Weichteilröntgenzeichen 816
Metakarpophalangealarthrose 963 f.
Metakarpophalangealpolyarthrose 860
Metakarpuskopf, Halbmondfigur 829, 864
Metakarpuskopf II, Nekrose, aseptische (= Freiberg-Syndrom) 274 f.
Metakarpuskopf-Distanz 816
- seitendifferente 816
Metaphyse 37
- laterale Zone 57
- Wachstumslinie 131 ff.
- - Entstehung 132
Metaphysenabschlußplatte, Ausfransung 234
- Becherung 234
Metastase, synoviale 284, 688 f.
Metastasenszintigraphie 403 ff.
- Resultate 405 ff.
- Sensitivität 407
- Spezifität 407
Metastasierung, hämatogene, kavale 648
- - portale 650
- - pulmonale 648
Metatarsalknochen, Osteoidosteom 491
- Osteolyse, Knochenrotz 749
- Pseudoepiphyse 81, 130
- Tuberkulose 783
Metatarsalknochen V, Tuberositas, Apophyse 102, 129
Metatarsophalangealarthritis, Ausbreitungstendenz, lateromediale 862 f.
- - mediolaterale 862 f.
- - Weichteilröntgenzeichen 816
Metatarsuskopf-Distanz, pathologische 816, 823
Metatarsussporn 128, 130
Methylendiphosphonatsäure (= MDP) 396
Meynetsches Knötchen 849
MFH s. Histiozytom, malignes fibröses
Mikrokolloide, ^{99m}Tc-markierte 353, 467

Mikromeniskus 309
Mikroradiographie 4, 10
Mikroradioskopie 152 ff.
Mikrotrauma, chronisches, Osteonekrose 274
Mikrousuren, subperiostale 223
Milkman-Syndrom 260 f.
Milwaukee-Schulter 912
Mineralaustausch, periosteozytärer 18
Mineraldepot 3
Mittelfinger, Grundglied, Exton-Smith-Index 161
Mittelmeerfieber, familiäres 887 f.
- - Arthritis 887
Mittelphalanxbasis, Vogelschwingenform 868
Mixed connective tissue disease s. Kombinationskollagenose
Möller-Barlowsche Krankheit s. Vitamin C, Mangel
Monarthritis, tuberkulöse, Klinik 769
Morbus s. Eigenname
Morgensternpatella 869
Morphometrie, radiologische 205
MRT s. Kernspintomographie
M-Typ-Synoviozyten (= makrophagenähnliche Synoviozyten) 283
Mukokutanes Syndrom 887
Mukopolysaccharidose, Epiphysenossifikationsdefekt 838
Mukopolysaccharidpräparat 925
Mukoproteinsynthese 34
Mukozele, osteombedingte 488
Musculus extensor carpi ulnaris, Tendovaginitis 860 ff.
- glutaeus maximus, Insertionszonenverkalkung 917, 919
- - - - Darstellung 920
- infraspinatus 325
- pronator quadratus, Fettstreifen s. Pronator-quadratus-Zeichen
- rectus femoris, Ansatzverknöcherung 147
- - - Insertionszonenverkalkung 918
- subscapularis 325
- supraspinatus 325
- - Sehnenschädigung 326
- teres minor 325
- triceps brachii 325
Muskelatrophie, osteomyelitisbedingte 724
Muskeln, skapulohumerale 325
Muskelverknöcherung, Resektionszeitpunkt 448
- Skelettszintigraphie 447 f.
Muskelzuckungen 706
Mutilation, Arthritis psoriatica 872
- arthritische 830 ff.
- Differentialdiagnose 840
- Retikulohistiozytose, multizentrische 894
- Sarkoidose 799
Myelom, multiples (= Kahlersche Krankheit; = generalisiertes Plasmozytom) 565 ff.
- - Altersprädilektion 566

Myelom, multiples
- - Geschlechtsprädilektion 566
- - Hyperkalzämiesyndrom 569
- - Immunelektrophorese 567 f.
- - Klinik 566 ff.
- - Knochendestruktion 566, 570, 573
- - Knochenmarkverdrängung 566
- - laborchemische Veränderungen 567 ff.
- - Lokalisation 566
- - osteosklerotisches 570
- - Röntgenbild 569 ff.
- - Röntgenuntersuchung, Sensitivität 408
- - Skelettszintigraphie 408
- - - Sensitivität 408
- - Skelettverteilung 566
- - Vorkommen 566
- solitäres (= solitäres Plasmozytom) 574 f.
- - Altersprädilektion 574
- - Differentialdiagnose 574 f.
- - - zum Riesenzelltumor 600
- - Geschlechtsprädilektion 574
- - Klinik 574
- - Lokalisation 574
- - Röntgenbild 574
- - Vorkommen 574
Myelomatose 566 ff.
- Differentialdiagnose 574
- diffus entkalkende s. Myelomatose, disseminierte, nichtosteolytische
- diffuse, Knochenmakrostruktur 262 f.
- disseminierte, nichtosteolytische (= diffus entkalkende Myelomatose) 569
- Klinik 566 ff.
- Röntgenbild 569 ff.
Myositis ossificans 251, 513
- - Differenzierung vom Oberflächensarkom 513
- - - vom paraossalen Osteosarkom 516, 519
- - postoperative 615
- - Skelettszintigraphie 447 f.
Myzetoma pedis 751

N
Nagelfortsatzosteolyse 892
Nagelgrübchen 870
Nasennebenhöhle, abnorm große 230 f.
Nasennebenhöhlenentwicklung 111, 113 f.
Nasennebenhöhlenentzündung s. Sinusitis
Nasennebenhöhlenosteomyelitis, Sarkomentstehung 724
Navikulare s. Os naviculare
Nebennierenrindenkarzinom, Knochenmetastase, zystisch-expansive 658
Nekrose, käsige 757 f.
- synoviale, nach Kortikosteroidinjektion 287
Neoplasma, Tracerablagerung 397

Nephrotisches Syndrom, Myelom, multiples 567
Nervus ulnaris, Schädigung bei Kubitalarthrose 959f.
Nestflüchter, Ossifikation, intrauterine 70
Nesthocker, Ossifikation, intrauterine 70
Neurofibromatose, Defekt, fibröser metaphysärer 610
- Periostabhebung 249
Nidus 411, 491ff.
- Computertomographie 462
- Größe 492
- Kernspintomographie 462
- medullärer 492
- Nachweis 491
- ossifizierter 495
- Röntgenaufnahme, gezielhte, unter Durchleuchtung 460
- Sequenzszintigramm 491
- Spätszintigramm 491
- subartikulärer 492
- subperiostaler 492
- Subtraktionsangiographie 491
Niederenergiekollimator 399
Niere, Parathormonwirkung 33
- Radioaktivitätsablagerung bei ^{99m}Tc-Skelettszintigraphie 403
Nierenadenokarzinom, Knochenmetastasenlokalisation 664
- Metastasierungsmuster 664f.
Nierenkarzinom, Knochenmetastasen, Häufigkeit 652
Non-Hodgkin-Lymphom 559, 561
- Knochenbeteiligung 559, 561, 564f.
- - Destruktionsmuster 565
- - Differentialdiagnose 565
- - Lodwick-Graduierung 565
- - Lokalisation 565
- primäres, des Knochens 559, 561
- synoviale Infiltration 689
Nørgaard-Erosion 852
Nucleus pulposus 63
Nuklearmedizin, diagnostische, Hüftgelenk 353

O

OAF s. Osteoklastenaktivierender Faktor
Oberflächenosteosarkom (= highgrade surface osteosarcoma) 498, 507
- Angiographie 507
Oberflächenpannus 284
Oberflächensarkom 251
- Differentialdiagnose 513
- - zur Myositis ossificans 513
- Ossifikation 513
Oberkiefer, Altersatrophie 141
Oberkieferosteomyelitis, dentogene 741
Ochronose, Synovitis 289
Ödem, arthritisches, perikoxales 820, 842
- periartikuläres 816

1,25-(OH)$_2$-Vitamin-D$_3$ s. Cholekalziferol
Okzipitalsporn 905
Olekranon 360
- Erosion, subchondrale 782
- Ossifikation 81
Olekranonsporn 116, 118
Oligoarthralgie 879
Olliersche Krankheit 538
Omarthritis, Dermatomyositis 890
- Erosion an der Knorpel-Knochen-Grenze 828
- rheumatoide 385, 857
- Spondylitis ankylosans 883f.
- tuberkulöse 780f.
- - Differentialdiagnose, röntgenologische 781
- Weichteilröntgenzeichen 818f.
Omarthrosis deformans 956f.
Onkose der Osteozyten 19
Os acetabuli, Apophyse, nicht verschmolzene 121
- - Entwicklung 90, 92
- acromiale 115f., 958
- capitatum, Kerbe 852f.
- - Pseudozyste 134
- carpale, arthritisches 827, 849, 854
- centrale carpi 117, 120
- coxae quartum 121f.
- cuneiforme I dorsale 129
- - Knochenkerne 101, 129
- - plantare 129
- frontale, Hämangiom, Röntgenbild 587
- ilium, Chondrosarkom, exzentrisches 548
- - Echinococcus cysticus 753
- - Ewing-Sarkom, Verlaufsbeobachtung 557
- - Hämangioendotheliom 592
- - Hodgkin-Lymphom 560
- - Hyperostose, reaktive 805f.
- - Hyperostosezone, physiologische 805f.
- - Metastase, zystisch-expansive 658
- - Myelom, solitäres 575
- - Osteochondrom 528
- - Osteosarkom, chondrosarkomähnliches 510
- - Spongiosasklerose, dreieckige s. Hyperostosis triangularis ilii
- - Tuberkulose 780
- intermetatarseum 126, 128, 130
- ischii, Apophysenkern 92
- - Chondrosarkom, zentrales 543
- - Desmoid, periostales 579
- - Fibroostitis, rarefizierende 908
- - Knochenzyste, aneurysmatische 623
- - Tuberkulose 780
- lunatum s. Lunatum
- metacarpale s. Metakarpalknochen
- naviculare (= Kahnbein des Fußes) 126f.
- - bipartitum 118

Os
- peronaeum 92, 126ff., 130
- pubis, Chondromyxoidfibrom 524
- - Chondrosarkom, zentrales 545
- - Fibrom, desmoplastisches 578
- - Osteomyelitis, hämatogene 712
- - Ostitis, exogene, nach Weichteilabszeß 735
- sacrum s. Sakrum
- scaphoideum s. Skaphoid
- styloides 117, 120
- subfibulare 126f.
- subtibiale 126f.
- supranaviculare 127ff.
- tarsale, arthritisches 827
- tibiale externum 126, 128f.
- trapezium, Osteosarkom 501
- trapezoideum, Osteoidosteom 492
- triangulare carpi 120
- trigonum tarsi 123, 128
- vesalianum 126f., 129
Osgood-Schlatter-Krankheit s. Tuberositas tibiae, Avulsionstendinitis
Osmiumsäure-Synoviorthese, Folgen 287
Ossa parietalia, Atrophie, grubige 142
Ossifikation, anepiphysäre 78f.
- dystrophische 480
- Elektronenmikroskopie 16
- enchondrale 78
- - genetische Faktoren 136
- - Störung, Vitamin-D-Mangelrachitis 235ff.
- genetische Faktoren 136f.
- monoepiphysäre 78f.
- multizentrische 78
- paraossale, Differenzierung vom paraossalen Osteosarkom 516
- paravertebrale, Sarkoidose 800
- perichondrale, embryonale 68
- periostale 83
- polyepiphysäre 78f.
- primäre 455
- sternokostale 810f.
- Variationen 83
Ossifikationsdefekt, epiphysärer 838
Ossifikationsstufe des Erwachsenen 66
- intrauterine 66, 68ff.
- des Kleinkindes 66
- der Pubertät 66
Osteoarthropathia hypertrophicans toxica (= Pierre-Marie-Strümpell-Krankheit) 247
- - - Periostose 247f.
Osteoarthropathie, hypertrophe 662
- - pulmonale, Röntgenbild 444f.
- - - Skelettszintigraphie 444f.
- - - Präparat-Röntgenbild 24
Osteoblasten 10f., 15f., 18, 218, 233, 455
- aktive, fehlende 233
- Aktivierung bei Knochentumor 468

Osteoblasten
- Aktivität, abnorme 217
- - verminderte 226
- - Vitamin-D-Einfluß 235
- elektronenmikroskopische Darstellung 16
- embryonale 68
- Entstehung aus Osteoklasten 20, 218
- Enzyme 18
- Funktion 15, 18, 233
- Morphologie 18
- Zahl, abnorme 217
Osteoblastenosteoporose 137f., 254
Osteoblastenpool, vergrößerter 218
- - bei Hyperparathyreoidismus 221
- verminderter 232
Osteoblastom (= giant osteoid-osteoma) 491 ff.
- aggressives 498
- Altersprädilektion 481f., 484, 495
- Anamnesedauer 495
- Angiographie 496
- Computertomographie, dynamische 497
- Differentialdiagnose 496ff.
- - zum Osteosarkom 496
- Fraktur, pathologische, rekalzifizierte 497
- Geschlechtsprädilektion 495
- Histologie 497
- Klinik 495
- Lodwick-Grad 484, 496
- Lokalisation 495
- medulläres 495
- parietookzipitales 497
- Prädilektionssitz 484
- Röntgenbefund 484, 495f.
- Sequenzszintigramm 497
- Skelettszintigraphie 411
- subperiostales 496
- umschriebenes s. Osteoidosteom
- Vaskularisation 496f.
- vertebrales 495f.
- Vorkommen 495
Osteochondritis dissecans s. Osteochondrosis dissecans
- luische 746f.
Osteochondrodysplasie, epiphysäre 942
- - Koxarthrose 949, 951
- Epiphysenossifikationsdefekt 838
Osteochondrom (= Ekchondrom; = epiexostotisches Chondrom; = kartilaginäre Exostose) 254, 383, 413, 525ff., 533
- Abriß 526
- Altersprädilektion 481, 525
- Bursa, akzessorische 526
- Chondrosarkom 546
- - sekundäres 530, 532
- Definition 525
- Differentialdiagose 530
- - zum paraossalen Osteosarkom 519
- Entwicklung 525
- Geschlechtsprädilektion 525
- gestieltes 525ff.
- Größe 529f.

Osteochondrom
- Kernspintomographie 462
- Klinik 526
- Knorpelkappe 527, 529
- Knorpelsaum 529
- Lokalisation 526
- maligne Entartung 526
- Matrixverkalkung 529
- Prädilektionsort 455
- Röntgenbild 526ff.
- sarkomatöse Entartung 413
- sessiles 525, 533
- Skelettszintigraphie 412ff.
- synoviales 687
- Szintigrapie 532
- Verkalkung 413f.
- Vorkommen 525
Osteochondromatosis articularis s. Chondromatose, synoviale
Osteochondrosarkom s. Chondrosarkom
Osteochondrosis dissecans (= Osteochondritis dissecans) 274f., 380ff.
- - Arthrographie 381
- - Ellenbogengelenk 361, 382
- - Femurkondylus 941
- - Femurkopf 951f.
- - Hüftgelenk 349, 352, 380
- - Kniegelenk 380, 382
- - Nativaufnahme 380
- - okkulte 381, 383
- - - Doppelkontrastarthrogramm 383
- - Sprunggelenk 381
- - Tomographie nach Luftfüllung 380
- - Vorzugslokalisation 380
Osteodysplasie, karzinomatöse (= COD) 646
- - Matrix, osteogene 647
- - Osteolyse 646
- - Osteosklerose 646f.
Osteodystrophia deformans s. Ostitis deformans
- fibrosa generalisata (= Recklinghausen-Krankheit) 221f.
- - - Histologie 241
- - - Knochenmikrostruktur 221f.
Osteodystrophie 261ff.
- metabolisch bedingte 263
- neoplastisch bedingte 263
- renale 439
- - Röntgenuntersuchung, Sensitivität 442
- - Skelettszintigraphie, Sensitivität 442
Osteogenese, chondrale, diaphysäre 68
- embryonale 66ff.
- periostale 68
Osteogenesis imperfecta 256
- - Wachstumslinien 132, 135
Osteoid 4, 16, 233
- appositionelles 646
- inaktives 233
- Kollagensynthese 12
- Mikroradiogramm 6f.

Osteoid
- Mineralisation 233
- - sekundäre 233
- nicht mineralisiertes 234
- physiologisches 12
Osteoidnidus 249f.
Osteoidosteom (= umschriebenes Osteoblastom) 490ff., 512
- Altersprädilektion 481, 484, 490
- Anamnesedauer 491
- Angiographie 466
- Computertomographie 462
- Definition 490
- Differentialdiagnose 466, 494
- - zur Osteomyelitis 467
- Geschlechtsprädilektion 490
- Häufigkeit 490
- Kernspintomographie 462
- Klinik 490f.
- Knochensklerose, umgebende 491
- Lodwick-Grad 471, 484
- Lokalisation 490
- Lokalisationsröntgenaufnahme, intraoperative 494
- Nidus s. Nidus
- Prädilektionssitz 484
- Röntgenaufnahme, gezielte, unter Durchleuchtung 460
- Röntgenbefund 484, 491ff.
- Schmerzen 483, 490f.
- Skelettszintigraphie 411f.
- - Sensitivität 411
- subartikuläres 492
- - Diagnostik 494
- Synovialitis, sympathische 491ff.
- vertebrales 490f., 494
- - Symptomatik 491, 494
Osteoidosteozyten, Vitamin-D-Wirkung 235
Osteoidsaum 9, 16
Osteoidsprossen 646
Osteokalzin 12, 14
Osteoklasten 10f., 15, 19f., 218, 455
- Aktivierung bei Knochentumor 468
- Aktivität, abnorme 217
- - Vitamin-D-Einfluß 235
- Entstehung 19, 218
- Feinbau 19f.
- Funktion 15, 33
- Kalzitoninwirkung 33
- Parathormonwirkung 33
- Vitamin-A-Wirkung 34
- Zahl, abnorme 217
Osteoklastenaktivierender Faktor (= OAF) 31, 645
Osteoklastenosteoporose 137f., 254
Osteoklastenpool 218
- erhöht 218, 226
- verminderter 232
Osteoklastom s. Riesenzelltumor
Osteolyse 265ff.
- Adamantinom der langen Röhrenknochen 602
- Brodie-Abszeß 728
- Chondrosarkom 542
- Chordom 605
- essentielle 274

Osteolyse
- Ewing-Sarkom 555, 558
- Fibrom, desmoplastisches 578
- Fibrosarkom 581
- Fragmentation 646
- Glomustumor 590
- Hämangioendotheliom 591 ff.
- Hämangiom 586 f.
- Hämangioperizytom 593
- Histiozytom, malignes, fibröses 581
- Hodgkin-Lymphom 559 f.
- Knochenreaktion 267
- - sklerotische 270 f.
- Knochenzyste, aneurysmatische 620
- Knochenzystizerkose 754
- kostale 801
- lakunäre 646
- Lipom 551
- massive (= disappearing bone disease; = Gorhamsche Krankheit; = Phantomknochen; = regionale Angiomatose) 273 f., 590
- - Vorzugslokalisation 590
- metastasenbedingte 645 f.
- metatarsale, Knochenrotz 749
- Myelom, multiples 567 f.
- - solitäres 574
- Non-Hodgkin-Lymphom 565
- Osteoblastom 495
- Osteodysplasie, karzinomatöse 646
- Osteomyelitis 701, 703, 707
- - akute hämatogene 720 ff.
- - spezifische 743
- Osteosarkom 500
- - teleangiektatisches 498
- - periosteozytäre 222 f., 229
- Rarefizierung, uniforme 646
- reaktionslose, bei Arthritis psoriatica 872
- Retikulumzellsarkom, primäres, des Knochens 561 f., 564
- Sarkoidose 793, 800 f.
- Tuberkulose 783
- vertebrale 800
- mit Weichteilmasse 605
- zystische, gelenknahe, Differentialdiagnose 838

Osteom 245, 487 ff.
- Altersprädilektion 487
- Definition 487
- Geschlechtsprädilektion 487
- juxtakortikales (= parossales Osteom) 487 f.
- - Differenzierung von der Melorheostose 488
- Klinik 487 f.
- konventionelles, klassisches (= Elfenbeinexostose) 487 f.
- medulläres (= Endosteom; = Enostom; = Kompaktainsel; = bone islands) 131 f., 245, 487, 489
- - Differentialdiagnose 489
- - - zur osteoblastischen Metastase 489

Osteom, medulläres
- - multiples 245 f.
- - - Differenzierung von der Osteopoikilie 489
- parossales s. Osteom, juxtakortikales
- Röntgenbild 488 ff.
- Skelettszintigraphie 412
- synoviales 685 ff.
- Vorkommen 487

Osteomalazie 235 ff.
- Ätiologie 235, 260
- Densitometrie 171
- Hauptmerkmale, röntgenologische 242
- Histologie 235 f.
- Hyperparathyreoidismus 221, 235
- Knochenmakrostruktur 238, 240, 258, 260 f.
- Knochenmikrostruktur 235 ff., 240
- Mikroradiographie 236
- Röntgenbild 260 f.
- Röntgenuntersuchung, Sensitivität 442
- Skelettszintigraphie, Befund 438
- Sensitivität 442
- Tracerablagerung 397
- Ursache 438

Osteomyelitis 418 ff., 701 ff.
- Abwehrkraft 733
- Aktinomykose 750
- akute 418 f.
- - Dreiphasenskelettszintigraphie 417, 419
- eitrige, Histologie 703
- hämatogene 701, 717 ff.
- - Altersverteilung 702 f.
- - Ätiologie 717
- - Ausbreitungswege 705
- - Definition 717
- - Epidemiologie 718 f.
- - Gallium-67-Szintigraphie 723
- - Klinik 719
- - Knochenveränderung 707
- - Manifestationsort 702, 717 f.
- - Pathogenese 717
- - Pathologie 719
- - Pathophysiologie 719
- - Röntgenzeichen 721 ff.
- - Skelettszintigraphie 723
- - Weichteilveränderung 706, 708
- Skelettszintigraphie, kalte Läsion 418
- therapieresistente 723
- albuminosa 730
- Anamnesendauer 555
- Arteriographie 716 f.
- Arthritis, sympathische 842
- Aspergillose 751
- Ätiologie 701
- brucellosa 743 f.
- chronische 419 ff., 705, 720, 723 ff.
- - Arteriographie 726
- - Computertomographie 713
- - Definition 723
- - Differenzierung vom Osteosarkom 508

Osteomyelitis, chronische
- - Epidemiologie 723
- - Fistelbildung 723
- - Fistelfüllung 725 f.
- - Gallium-67-Szintigraphie 726
- - Gelenkbeteiligung 724
- - Klinik 724
- - Komplikation 724
- - Pathologie 723
- - Pathophysiologie 723 f.
- - Periostreaktion 726
- - Röntgenzeichen 726
- - Skelettszintigraphie 726
- - Spongiosasklerose 245
- - Therapieresistenz, Ursache 724
- - Verlaufsbeobachtung 725
- - Wachstumsveränderung 724
- chronisch-rezidivierende 724
- Computertomographie 713 ff.
- Defektfraktur 720
- Definition 701
- dentogene 701
- Diagnostik, bildgebende Verfahren 706
- Differentialdiagnose 421
- - zum Ewing-Sarkom 555, 558
- - zum fibrösen metaphysären Defekt 616
- - röntgenologische 710
- Durchblutungsuntersuchung 421
- eitrig-granulierende 705
- endogene 701
- Epidemiologie 701 ff.
- Erreger 701
- Erregervirulenz 733
- beim Erwachsenen, Klinik 706
- reparative Veränderungen 705
- Verlauf 704 f.
- exogene 701, 734 ff.
- Fisteldarstellung 711, 713
- nach Fraktur, Szintigraphie 422, 425
- Gallium-67-Szintigraphie 421
- Gelenkbeteiligung 710
- Geschlechtsprädilektion 701
- bei Hüftgelenkendoprothese, Szintigraphie 429
- iatrogene 701
- bei Kandidasepsis 751
- Kernspintomographie 713, 715 ff.
- kindliche 704
- - Gelenkbeteiligung 704
- - Kernspintomographie 716
- - Klinik 706
- - Verlaufsbeobachtung 710
- - Weichteilveränderung 708
- Knochendestruktion 708
- - ausgedehnte 272
- Knochenneubildung, periostale 708
- Knochenschale, einfache 476
- - mehrfache 477
- Kokzidioidomykose 751
- Kryptokokkose 751
- Lepra 750
- luische 701, 746
- metaphysäre, beim Kind, Gelenkinfektion 842

Osteomyelitis
- mykotische 701, 750 f.
- des Neugeborenen 718
- - Erregerspektrum 718
- Pathogenese 701
- Pathologie 703
- Pathophysiologie 704
- Periostitis ossificans, reaktive 704
- Periostreaktion 476, 707
- - Differentialdiagnose 726
- - zwiebelschalenartige 476
- plasmazelluläre 729 ff.
- - Altersverteilung 730
- - Differentialdiagnose 732
- - Klinik 730
- - Komplikation 730
- - Lokalisation 730
- - pathologische Anatomie 729 f.
- - Röntgenbefund 730 ff.
- posttraumatische 701
- postvakzinöse 749
- Probepunktion 717
- Röntgen-Computertomographie 47
- Röntgennativaufnahme 707 ff.
- Röntgenzeichen 706 ff.
- Röteln 749 f.
- beim Säugling 704
- - destruktive Phase 707
- - Endzustand 707
- - Klinik 706, 719
- - reparative Phase 707
- - Röntgennativaufnahme 707 ff.
- - Weichteilveränderung 708
- Skelettszintigraphie 418 ff., 711, 714
- sklerosierende (= Garrè-Osteomyelitis) 732 ff.
- - Residuen 733
- - Röntgenbild 733 f.
- Sonographie 711
- spezifische 743 ff.
- subakute 729
- Szintigraphie mit Indium-111-markierten Leukozyten 421
- Therapie, antibiotische, Erfolgskontrolle 421
- tuberkulöse 701, 761
- - nach BCG-Impfung 785
- - exsudative 764 ff.
- - granulomatöse 764 ff.
- - der langen Röhrenknochen, im Wachstumsalter 760
- - Mikroskopie 764 f.
- Typhus abdominalis 744
- variolosa 749, 848
- virale 701, 749 f.
Osteomyelitis-Arthritis, pyogene, karpale, Verlaufsbeobachtung 845
Osteon (= Haversches System) 8 ff.
- Aufbau 35
- Mineralisation 9
- ruhendes 11
- Tetrazyklinmarkierung 35 f.
Osteonekrose (s. auch Knochennekrose) 274 ff.
- aseptische 274, 430 ff.

Osteonekrose, aseptische
- - Dreiphasenskelettszintigraphie 398, 432
- - idiopathische 430
- - Szintigraphie 430 ff.
- - Ursache 430
- - Vorkommen 430
- spontane, Kniegelenk 937
Osteonektin 12, 14
Osteonenknochen 455
- Umbau, physiologischer 19
Osteopathia striata 245
- - Skelettszintigraphie 444
Osteopathie, Demineralisation, periosteozytäre 19
- Densitometrie 171
- - Aluminiumreferenzsystem 174
- hormonale, Mikroradioskopie 153
- intestinale 221
- paraneoplastische 647
- rachitisartige 235
- renale 221, 224 f.
- - Hyperparathyreoidismus 261
- - Knochendystrophie 263
- - Knochenmikrostruktur 224 f.
- - Röntgenmorphologie 154, 224
- - Vitamin-D-Stoffwechselstörung 235
- - Wirbelspongiosaveränderung 185, 187
Osteopenie 137 f., 192
Osteoperiostitis, Framboesie 749
- tuberkulöse 771
Osteopetrose (= Albers-Schönberg-Krankheit; = Marmorknochenkrankheit) 45
- Endostose 245 ff.
- Skelettszintigraphie 443
- Wirbelsäule 45
Osteophyt, marginaler 923 f., 927
- subfovealer 948 f.
Osteopoikilie 131, 245 f.
- Differenzierung von Enostomen 489
- Skelettszintigraphie 444
Osteoporose 37, 228 ff., 254 ff., 646
- Ausheilungsformen 258
- Beckenaufnahme 256
- Beckenkammbiopsie 229
- Brustwirbelaufnahme 255
- Densitometrie 171
- diaphysäre, Tuberkulose 783
- distal einer Fraktur 29
- endokrin bedingte 256 f.
- ernährungsbedingte 258
- Frühdiagnose 255
- gelenknahe 258
- - Arthritis 824
- - Differentialdiagnose 835 f.
- - Gelenktuberkulose 770, 777 f.
- - Handwurzeltuberkulose 781
- - generalisierte 256 ff.
- - Dermatomyositis 890
- - Myelomatose, disseminierte, nichtosteolytische 569 f.
- - Sklerodermie, progressive 890
- - Hauptmerkmale, röntgenologische 242

Osteoporose
- hormonal bedingte 137
- Hyperparathyreoidismus, primärer 223
- immobilisationsbedingte s. Inaktivitätsosteoporose
- juvenile, idiopathische 256
- Knochenmakrostruktur 238 f., 254 ff.
- Knochenmikrostruktur 226 ff., 238 f.
- Knochenstrukturveränderung, dystrophische 264
- metastasenbedingte 655
- Myelom, multiples 567
- Osteomyelitis 703
- periartikuläre 442
- physiologische 37
- postmenopausische 137
- - Entstehung 139
- - Wirbelspongiosaveränderung 186 f.
- präsenile 137
- Regenerationsphase 258
- regionale, wandernde (= Algodystrophie) 442 f.
- - - Lokalisation 443
- - - Skelettszintigraphie 443 f.
- Röntgenbild 230, 255 ff.
- senile s. Altersosteoporose
- Skelettszintigraphie 442
- steroidbedingte 226
- subchondrale 258
- transitorische 835
- umschriebene 258
- - Ostitis deformans 262
- vertebrale, tuberkulosebedingte 774
- Wirbelmorphometrie 159
- Zwei-Isotopen-Densitometrie 201
Osteoporosis circumscripta s. Osteoporose, umschriebene
Osteoprogenitorzellen 19, 218
Osteosarkom (= Sarkom, osteogenes) 475, 498 ff., 540
- Altersprädilektion 481 f., 484, 499
- Angiographie 466, 515
- Ausdehnung, intraossäre 515
- Chemotherapie, Erfolgskriterien 515
- - präoperative 499
- - Tumorregression 513 ff.
- - Verlaufsbeobachtung, röntgenologische 513 ff.
- chondroblastisches 410, 498
- Codman-Dreieck 477, 479
- Computertomographie 515
- Definition 498
- Diagnostik, präoperative 515
- Differentialdiagnose 508 f.
- - zur chronischen Osteomyelitis 508
- - zum Chondrosarkom 550
- - zum Osteoblastom 496
- fibroblastisches 498
- hypervaskularisiertes, Angiographie 464

Osteosarkom
- bei fibröser Knochendysplasie 507
- Gallium-67-Szintigraphie 417
- gelenknahes 500
- gemischtförmiges 503 f.
- Geschlechtsprädilektion 499
- Initialstadium 512 f.
- – Differentialdiagnose 512 f.
- intrakortikales 498
- juxtakortikales s. Osteosarkom, paraossales
- Klinik 500
- Knochenneubildung, periostale 250 f., 500, 504
- Knochenzerstörung 500, 504
- Kompaktadestruktion 498
- Kompaktaperforation 498
- Lodwick-Grading 471 f., 484
- Lokalisation 499
- Manifestationstypen 501
- medulläres (= zentrales Osteosarkom) 251, 501 ff.
- Metastasenszintigraphie 409
- Metastasierung 499
- multizentrisches 502
- osteoblastisches 498
- Osteolysemuster 475
- osteolytisches 270, 409, 502 f.
- – Differentialdiagnose zum Chondromyxoidfibrom 525
- – metaphysäres, Differentialdiagnose zum Riesenzelltumor 600
- osteosklerotisches 501 f.
- – Angiogramm 508
- – Differentialdiagnose 508
- bei Ostitis deformans 411, 499 f., 507
- paraossales (= juxtakortikales Osteosarkom; = ossifizierendes paraosteales Sarkom) 251, 253, 498, 505 ff., 516 ff.
- – Altersprädilektion 485, 516
- – Anamnesendauer 516
- – Angiographie 519
- – Computertomographie 518 f.
- – Definition 516
- – Differentialdiagnose 519
- – – zum Chondrosarkom 550
- – – zur Myositis ossificans 516, 519
- – – zum Osteochondrom 519
- – Geschlechtsprädilektion 516
- – Kernspintomogramm 253
- – Klinik 516
- – Lodwick-Grad 485
- – Lokalisation 516
- – Prädilektionssitz 485
- – Rezidivneigung 516
- – Röntgenbild 485, 517 ff.
- – Stiel 516, 519
- – Vorkommen 516
- periostales 251 f., 498, 505 ff.
- – Angiographie 507
- – chondroblastisches 507
- – Computertomographie 507
- – Differentialdiagnose 513
- – – zum periostalen Chondrom 540

Osteosarkom, periostales
- – Prognose 507
- – Szintigraphie 507
- Periostperforation 498
- Periostreaktion 498, 500
- im platten Knochen 512
- Prädilektionssitz 455, 484
- Röntgenbefund 484, 500 ff.
- – initialer, prognostische Bedeutung bei Chemotherapie 515
- sekundäres 507 f.
- Skelettszintigraphie 409 f., 515
- Spikula 250 f., 498, 504
- – grobe 476, 478
- teleangiektatisches 498, 503
- Therapieplanung 466
- uncharakteristischer Typ 505
- Verlaufsbeobachtung, Angiographie 466
- Vorkommen 499
- zentrales s. Osteosarkom, medulläres
- zystoides 502 f.
- – Differentialdiagnose 503, 509
Osteosarkommetastase, Röntgenbild 459
Osteosklerose (= Knochenhypertrophie) 243 ff.
- belastungsbedingte 53
- Ewing-Sarkom 553, 556, 558
- geschichtete 646
- Hodgkin-Lymphom 559 f.
- ischämiebedingte 274
- Knochenbeteiligung bei Non-Hodgkin-Lymphom 565
- kostale
- netzartige 646
- Osteodysplasie, karzinomatöse 646 f.
- reaktive, bei Osteomyelitis 701
- Retikulumzellsarkom, primäres, des Knochens 561
- Sarkoidose 793, 800 f.
- schwammartige 646
- sproßartige 646
- subchondrale, Arthrosis deformans 926
- vertebrale 800
- zwiebelschalenähnliche 646
Osteosynthesematerial, allergische Sensibilisierung 735
- Ostitis 734, 737
- Szintigraphiebefund 428
Osteotomie, Szintigraphie 428
Osteozyten 15, 17 ff.
- Aktivität, Vitamin-D-Einfluß 235
- Entstehung aus Osteoklasten 20, 218
- Feinbau 17
- Funktionsänderung 217
- Funktionsschema 17
- junge 18
- onkotische 19
- Osteogenese, embryonale 68
- reife 18
- Zellfortsätze, zytoplasmatische 32
Osteozytenlakune 9 ff., 18 f.

Osteozytenlakune
- Aufbau 11
- Größenveränderung 19
- Osteogenese, embryonale 68 f.
Osteozytoklasten 19
Ostitis, abakterielle 735
- condensans claviculae 810
- – ilii s. Hyperostosis triangularis ilii
- Definition 734
- deformans (= Osteodystrophia deformans; = Paget-Krankheit) 218 ff.
- – Behandlung 447
- – – Erfolgskontrolle, szintigraphische 447
- – destruktive Phase 262
- – destruktiv-reparative Phase 262
- – Differentialdiagnose 421
- – – zu osteoplastischen Knochenmetastasen 661, 664 f.
- – Dreiphasenskelettszintigraphie 447
- – Durchblutungsuntersuchung 421
- – Femurverkrümmung 261 f.
- – Knochenmikrostrukturveränderung 218 ff.
- – maligne Entartung, Skelettszintigraphie 411
- – Mikroradiogramm 219 f.
- – Osteosarkom 507
- – Pathophysiologie 445
- – polyostische, Osteosarkom 499 f.
- – Röntgenbefund, Differenz zum Szintigramm 447
- – Skelettszintigraphie 445 ff.
- – sklerotische Phase 262
- – Vorzugslokalisation 445
- – Wirbelsäule 46
- – Wirbelveränderung, Differentialdiagnose zum Hämangiom 588
- dentogene 701, 741 f.
- iatrogene 701, 737 f.
- multiplex cystoides 838
- nach Panaritium 738, 741
- posttraumatische 701, 734 ff.
- – Ätiologie 734
- – Ausbreitung 734
- – chronische 736
- – Definition 734
- – Entzündungsbegleitreaktion 735
- – Epidemiologie 734
- – Klinik 735 f.
- – Knochenneubildung, periostale 736
- – Pathogenese 734
- – Pathologie 735
- – Pathophysiologie 735
- – Röntgenzeichen 736 f.
- pubis 243, 245, 844
- rarefizierende 728
- nach Sinusitis 742 f.
Östrogen, Einfluß auf das Knochenwachstum 31
- Serumspiegel, erniedrigter 139

Otto-Chrobak-Becken s. Protrusio acetabuli, idiopathische
Outerbridge-Zacke 322, 941
Ovarialkarzinom, Metastasierungsmuster 671

P

Pacchionische Granulationen (= Granula meningea) 110
- Granulationen 112
Pachydermoperiostose, idiopathische, Fibroostose 905
Paget-Krankheit s. Ostitis deformans
Panaritium ossale et articulare 741
- - - Röntgenbefund 741
- - Ostitis 738, 741
- - Symptome 741
Panarteriitis nodosa 890
Panarthritis, ankylosierende 881
- eitrige 841
Pankreaskarzinom, Metastasierungsmuster 671
- Skelettmetastasierung 408
Pannus 284, 385
- arthritischer 830
- Arthrogramm 385, 389
- Gelenktuberkulose 765
- Hüftgelenk 826
- subchondraler 284
Paraneoplastisches Syndrom, kutanes 889
Paraplegie, Wirbelsäulentuberkulose 760
Paraproteinämie 567 f.
Parasitäre Erkrankung, Synovialmembranveränderung 287
Parasyndesmophyt 874, 876
Parathormon 30 ff.
- Sekretion, Stimulation 221
- Vitamin-D-Katabolismus 234
- Wirkungsfelder 32 f.
Paravertebrallinie, Veränderung bei Brustwirbelsäulenabszeß 775
Paresegelenk 936, 945
Paresehüftgelenk 945
Parkinson-Syndrom, Fingerfehlstellung 840
Patella 92, 294
- alta 941
- Beteiligung bei Gonarthritis tuberculosa 779
- bipartita 123 f.
- Demineralisation, diffuse 940
- Fehlstellung 318, 938, 941
- Formavarianten 935 f.
- Lateraldislokation 938 f.
- Metastase, zystisch-expansive 659
- Morgensternform 869
- Ossifikation 94 ff.
- Randosteophyt 321
- Sklerose, subchondrale 940
- tripartita 125
- Typhusosteomyelitis 744
Patella-Défilé-Röntgenaufnahme 939
Patelladysplasie 318, 938

Patellahinterfläche, knöcherne Ausziehungen 931
- Knorpeldefekt 931
- Knorpelveränderungen 932
Patellahochstand 321
Patellaknorpel 318
- Degeneration 318
Patellaosteophyt, marginaler 927
Patellarsehne, Verknöcherung 123 f.
Patellaspitzenkern 123 f.
Periarthritis 912
Periarthropathia calcificans 912
- - Ätiologie 913
- - calcanei 920
- - Computertomographie 920
- - degenerativ progrediente 919 f.
- - des Fingers 915 f.
- - Formationsphase, radiologische Kriterien 919
- - generalisata 912 f.
- - Geschlechtsverteilung 917
- - Häufigkeit 916
- - Hüftgelenk 916 ff.
- - humeroradialis 916
- - humeroscapularis 333, 912 f.
- - - Formationsstadium 914 f.
- - - Resorptionsstadium 914 ff.
- - monoartikuläre 912
- - multiple 912
- - Pathogenese 915
- - Pendantfälle 920
- - symptomatische 912
- - Vorfuß 917
- humeroscapularis 333, 912 ff.
- - Epidemiologie 916 f.
- - Pathogenese 913 ff.
- - Röntgenbefund 918
- urica 912
Periarthropathie 912 ff.
- Befallmuster, wanderndes 916
- Definition 912
- Epidemiologie 916 ff.
- Häufigkeit 916
- Histologie 916
- Klinik 918 ff.
Periarthrose 912
Periblastem 67
- persistierendes 24
Perichondrium (= Knorpelhaut) 22 f.
Periost (= Knochenhaut) 23 ff.
- Blastemcharakter 24
- Cambiumschicht 24
- Darstellung 24
- fibröse Schicht 24
- Knochentumordurchbruch 250
- Lamellierung 711
Periostabhebung, blutungsbedingte 249
- Osteomyelitis 704
Periostdehnungsschmerz 524
Periostitis, luische 746, 748
- ossificans 24, 248 f.
- bei Brodie-Abszeß 728
- bei plasmazellulärer Osteomyelitis 730

Periostitis ossificans
- - reaktive, bei Osteomyelitis 704
- - reaktive, bei konnataler Lues 747
- - bei Osteomyelitis 701, 704
- tuberculosa 758
Periostose 24, 247 ff.
- generalisierte 247 f.
- karzinomatöse 647
- umschriebene, reaktive 249
- wachstropfenartige 248 f.
Periostreaktion 476 ff.
- bei entzündlicher Knochenerkrankung, Differentialdiagnose 726
- fibroplastische, der distalen Femurmetaphyse 617
- ossifizierende 24, 248 f., 750
- ziebelschalenförmige s. Knochenneubildung, periostale, zwiebelschalenförmige
Periostveränderung, tumoröse 662
Periostverknöcherung, Osteoarthropathie, hypertrophische 662
- reaktive, Riesenzelltumor 596
Peritendinitis calcarea 912
Perthes-Calvé-Legg-Waldenström-Krankheit s. Femurkopfnekrose, aseptische
Pfannenbodenkontur, Doppelung 948 f.
Pfannendach, knorpelig präformiertes 357
Pfannendachgeröllzyste 948
Pfannendachlinie 357
Pfannendachsklerose 924, 948
Pfannenerker, abgerundeter 358
Pfannenerkerhypoplasie 945 f., 950
Pfannenerkerosteophyt 948
Pfannengrundosteophyt 928
Pfannensuperzilium, arthrotisches 943, 945, 947
- pathologisches 950
- physiologisches 945 f.
Pfropfarthritis 863, 965
Phalangensarkoidose 797 ff.
Phalangenzyste, Sarkoidose 799
Phalanx, distale, Fraktur, Panaritium nach Osteosynthese 741
- - Glomustumor 590
- - Metastase, osteolytische 670
Phantomknochen s. Osteolyse, massive
3-Phasen-Skelettszintigraphie 398, 417
- Osteomyelitisdiagnose 421
Phemister 276
Phlebolith 538
Phlegmone 708
- posttraumatische 735
Phosphat, Plasmaspiegel, Kalzitoninwirkung 33
Phosphatase, alkalische 34
- - Aktivität, erhöhte 225, 233
- - - bei Malignom 408
- - - verminderte 233
- - Knochenmineralisation 233 f.
- saure 34
Phosphatclearance, erhöhte 261

Phosphatdiabetes s. Rachitis, hypophosphatämische, familiäre
Phosphatkomplex, ^{99m}Tc-markierter s. ^{99m}Tc-Phosphatkomplex
Phosphatstoffwechsel 3, 31
- Regulation 31
Phosphor-32 395
Phosphordepot 7
Phosphorrückresorption, renal-tubuläre 234
Photoabsorptionskoeffizient 166
Photodensitometrie, radiologische 205
- vergleichende, mit verschiedenen Strahlenqualitäten 179
Photometrie, visuelle 152
Photonenabsorptiometrie 255
Photonenabsorptionsmessung 193 ff.
- Ergebnisse 196 ff.
Pick-Herxheimer-Krankheit s. Acrodermatitis chronica atrophicans
Pierre-Marie-Strümpell-Krankheit s. Osteoarthropathia hypertrophicans toxica
Pilzinfektion, Synovialmembranveränderung 286
Pilzosteomyelitis 750 f.
Pinhole-Kollimator 399
Pits-Grübchen 23
Plantaraponeurosenansatz, Fibroostitis 907
- - Szintigraphie 910
- Fibroostose 905
- Ossifikation 123, 128
Plasmin 35
Plasmozytom 270, 565 ff.
- extraskelettäres 565
- generalisiertes s. Myelom, multiples
- osteolytisches 270
- osteosklerotisches 570
- Röntgenuntersuchung, Sensitivität 408
- Skelettszintigraphie 408
- - Sensitivität 408
- solitäres s. Myelom, solitäres
Plasmozytomniere 567
Plexus chorioideus, Verkalkung 112 f.
- praevertebralis 650
- spinalis anterior 649 f.
- - posterior 650
Plica alaris s. Synovialfalte seitlich der Patella
- mediopatellaris 318, 322
- synovialis s. Synovialfalte
Pneumoarthrographie 291
POEMS-Syndrom 571
Poliomyelitis, Knochenhypoplasie 51 f.
- Osteoporose 258
Polyarteriitis 890
- Polyarthritis 890 f.
- Synovialmembranveränderung 284
Polyarthralgie s. auch Arthralgie
- Polymyalgia rheumatica 889
- Spondylitis ankylosans 879
Polyarthritis, akute 849

Polyarthritis
- chronische s. Arthritis, rheumatoide
- Lupus erythematodes disseminatus 893
- migratorische 795
- Polyarteriitis 890 f.
- postrheumatische, chronische 849
- Retikulohistiozytose, multizentrische 894
- Skelettdemineralisation, generalisierte 824
- Spätstadium 824
Polyarthrose der Hand, Gelenkbefallmuster 862
- Handszintigramm 437
- der proximalen Interphalangealgelenke 860
Polymyalgia rheumatica 889
Polytrauma, Skelettszintigraphie 423
Polyurie, Hyperkalzämiesyndrom, knochenmetastasenbedingtes 653
Popliteazyste 323
- Arthrogramm 324
- Sonogramm 324
Postmeniskektomiesyndrom, Arthrographie 312 f.
- Ursache 312
Potentialdifferenz im Knochen 49
Präarthrose 923
Präerosion 824
Preßluftschaden 960
Primärherd, tuberkulöser 757
Primärkomplex, tuberkulöser 757
Primärtumor, osteophober, Skelettszintigraphie 408
Processus alveolaris, Atrophie, altersbedingte 141, 143
- coronoideus 360
- posterior tali 123
- styloideus ulnae, Amputation bei rheumatoider Arthritis 854
- - - Ballonierung 854
- - - Konvexerosion 852 f.
- - - Resektion 367
- supracondylicus humeri 116 ff.
- trochlearis calcanei 123
- unguicularis, Tuberositasformen 90
- - vergrößerter 232
Prognatismus 230
Pronator-quadratus-Zeichen 816 f., 845
Prostaglandin, Einfluß auf das Knochenwachstum 31
- Funktion bei Skelettmetastasierung 645 f.
Prostaglandin E_2 645 f.
Prostatakarzinom, Knochenmetastasen, Häufigkeit 652
- - Lokalisation 664
- - osteoplastische 661, 663
- - Patientenbeobachtung 675
- - Verteilungsmuster, szintigraphisches 405
- Metastasierung, hämatogene 648
- Metastasierungsmuster 664
- Skelettmetastasierung 408

Prostatakarzinom
- Wirbelsäulenmetastasierung, gemischtförmige, generalisierte 666
Proteinase, neutrale 35
- saure 35
Proteoglykan 12, 22
Protrusio acetabuli, idiopathische (= Otto-Chrobak-Becken) 952
- - sekundäre 952 f.
Pseudarthrose nach Fraktur, Gallium-67-Citrat-Szintigraphie 424
- ^{99m}Tc-Szintigraphie 422 ff.
Pseudoameloblastom s. Adamantinom der langen Röhrenknochen
Pseudoepiphyse 80 f., 118, 130
Pseudogicht s. Kalziumpyrophosphat-Arthropathie
Pseudo-Lupus-erythematodes 894
Pseudomangelrachitis 235
Pseudotumor, hämophiler 621
Pseudozyste 134
- Randsklerose 134
- subchondrale, arthritische 828
- - arthrotische 926
Psoasabszeß, Computertomographie 715
- tuberkulöser 759 f., 775
Psoasschatten, verbreiterter 775
Psoriasis 870
- spondylitica 874
Psoriasisarthritis s. Arthritis psoriatica
Psoriasisspondylitis 874, 876
Pubertät, Wachstum, beschleunigtes 72
Pulpitis, eitrige 741
Pustulosis palmaris et plantaris 810
- palmoplantare 245
Pyarthros mit Hüftkopfnekrose nach Verbrennung 739
- bei Osteomyelitis beim Erwachsenen 704
- bei Säuglingsosteomyelitis 704
Pyknodysostosis, Endostose 245
Pyocyaneus, Ostitis, posttraumatische 734 f.

Q
Quadrizepsinsertion, patellare, Zähnelung 940
Querschnittlähmung, Spondylitis tuberculosa 775

R
Rachitis, Hyperparathyreoidismus 221
- hypophosphatämische, familiäre (= Phosphatdiabetes) 235
- Skelettszintigraphie, Befund 438
- Tracerablagerung 397
- bei Vitamin-D-Mangel s. Vitamin-D-Mangelrachitis
Radiogold-Synoviorthese, Folgen 287
Radiokarpalgelenk s. Karporadialgelenk
Radiopharmaka, osteotrope 395 f.
- - ^{99m}Tc-markierte 395 f.

Radiopharmaka, osteotrope
– – Aufnahme, 5-Compartmentmodell 397
Radioulnargelenk, distales (= Articulatio radioulnaris distalis) 366f.
– – Erguß, Nachweis 816
– – Röntgencomputertomographie 292
Radioulnarmutilation, Arthritis, rheumatoide 832
Radius, Densitometrie 162
– distaler, Fraktur, osteoporosebedingte 255
– – Photonenabsorptionsmessung, Ergebnisse 196
– – Röntgenmorphometrie 162
Radiusdiaphyse, Densitometrie, Aluminiumreferenzsystem 175
– Kompakta, Densitometrie, Kaliumhydrogenphosphat-Referenzsystem 178
– – – mit Röntgencomputertomographie, Ergebnis 192
– – Mineralgehalt, Alterskurve 198
– proximale, Kompaktadicke, kombinierte, Altersgang 162
Radiusepiphyse, distale, Hämangioendotheliom 592
Radiusfraktur, distale, intraartikuläre, Arthrogramm 370f.
– – Pronator-quadratus-Zeichen 817
– Ulnavorschub, Arthrogramm 370f.
Radiusköpfchen, Fraktur, Arthrographie 363
– – primär übersehene 366
– Ossifikation 81
– Resektion, Ellenbogengelenkpunktion 361
Radiusmetaphyse, Densitometrie, Hydroxylapatit-Methylmetakrylat-Referenzsystem 176
– – Weichteilüberlagerung, Standardisierung 177
– distale, Densitometrie 167f.
– Osteosarkom, gemischtförmiges 504
– Spongiosa, Apatitwert, Verlaufskurve 178
– – Densitometrie mit Röntgencomputertomographie, Ergebnis 192
Randapophyse 103f.
Randosteophyt, patellarer 321
Randsklerose 134
Rauberches Zeichen 307, 309
Raumfahrer s. Astronaut
Rayleigh-Streukoeffizient 166
Rayleigh-Streuung 166
Reaktion, hyperergische, Arthritis, reaktive 849
Recessus s. auch Rezessus
– axillaris 325, 327f.
– praestyloideus 369, 371
– subscapularis 325, 328
– suprapatellaris (= Bursa suprapatellaris) 296, 303

Recessus suprapatellaris
– – Erguß 820ff., 843
– – Lipom 387
– – Osteochondrom 385
– – Septum 302f.
– – Synovialproliferation, Röntgenzeichen 820f.
– tibiofibularis, hinterer 340, 342
– – – Ausstülpung 342
– – vorderer 340, 342
Recklinghausen-Krankheit s. Osteodystrophia fibrosa generalisata
Referenzsystem, knochenähnliches, reproduzierbares 172
Reflex sympathetic dystrophy syndrome s. Sudeck-Syndrom
Reflexdystrophie 835
Reichel-Krankheit s. Chondromatose, synoviale
Reiter-Spondylitis 874
Reiter-Syndrom (= urethro-konjunktivo-synoviales Syndrom) 815, 876ff., 887
– beteiligte Gewebe 876
– epidemisches 876
– Fibroostitis 906
– Fußszintigramm 878
– idiopathisches 876
– inkomplettes 877
– Organbeteiligung 876
– Sakroiliitis 437, 823, 878
– sporadisches 876
– Synovialmembranveränderung 283
Reiter-Trias 876
Reizzustand, algogener 925
Rektumform, Geschlechtsunterschied 66
Resorptionslakune 35
Resting-Line 10f.
Restmeniskektomie 312
Restmeniskus, Arthrogramm 312
Restmeniskusläsion 312
Retikulohistiozytose, multizentrische (= Lipoiddermatoarthritis) 894f.
Retikulosarkom s. Retikulumzellsarkom
Retikulumzellsarkom, primäres, des Knochens 552, 559, 561ff.
– – – Anamnesendauer 561
– – – Definition 561
– – – Destruktionsmuster 561ff.
– – – Differentialdiagnose 564
– – – – zum Ewing-Sarkom 558f.
– – – – zur Metastase 563f.
– – – Geschlechtsprädilektion 561
– – – Klinik 561
– – – Knochenapposition, periostale 250
– – – Lodwick-Destruktionsgrad 485
– – – Osteolysemuster 475
– – – Periostreaktion 561ff.
– – – Prognose 561
– – – Röntgenbefund 485, 561ff.
– – – Spikula 561
– – – Verlauf nach Bestrahlung 562

Retikulumzellsarkom, primäres, des Knochens
– – – Vorkommen 561
Retropatellarfläche s. Patellahinterfläche
Retropatellarschmerz 940
Rezessus (s. auch Recessus) 296
– radiovolarer 369, 371f.
Rezidivsyphilis des Kleinkindes 746
Rheumafaktor 851, 865
Rheumaknoten 852ff.
Rheumatisches Fieber s. Gelenkrheumatismus, akuter
Rheumatismus, Definition 848
– fibrosus 849
– palindromicus (= palindrome Arthritis) 887
Rheumatoide Arthritis s. Arthritis, rheumatoide
Rhinitis, luische 748
Rhizarthrose s. Karpometakarpalarthrose I
Riesenenchondrom 273
Riesenzellarteriitis 889
Riesenzellen, mehrkernige 458
Riesenzellsynoviom, benignes s. Synovialitis, noduläre, lokalisierte
Riesenzelltumor (= Osteoklastom) 269f., 414, 456f., 594ff.
– Altersprädilektion 481f., 484, 595
– Anamnesendauer 595
– Angiogramm 597f.
– Begrenzung 596
– Binnenstruktur 596
– Computertomographie 596, 599
– Definition 594
– Diagnostik, Aufgabe des Radiologen 458
– Differentialdiagnose 599ff.
– – zur aneurysmatischen Knochenzyste 599f., 621
– – zum Chondroblastom 600
– – zum Chondromyxoidfibrom 525
– – zum Chordom 608
– – zum desmoplastischen Fibrom 579
– – histologische 601
– – zum Osteosarkom 600
– – zum solitären Myelom 574
– – zum solitären Plasmozytom 600
– Disseminierung 594
– extrem aggressiver 474
– Gelenkeinbruch 599
– Geschlechtsprädilektion 595
– Gradeinteilung, histologische 594
– Implantate, benigne 594
– Klinik 595
– Lodwick-Grad 471, 484, 596
– Lokalisation 595f.
– Osteolysemuster 475
– parossale Ausbreitung 596ff.
– Periostreaktion 596
– im platten Knochen 599
– Prädilektionssitz 455, 484
– Resektion 595
– Röntgenbefund 484
– Röntgenbild 459

Riesenzelltumor
- Röntgensymptomatik 595 ff.
- Skelettszintigraphie 414 f.
- Verlaufsbeobachtung 474
- Vorkommen 595

Rippe, Alterungsprozeß 15
- Chondrosarkom, zentrales 543
- Echinococcus cysticus 753
- Ewing-Sarkom, endothorakale Ausbreitung 556
- Granulom, eosinophiles, Skelettszintigraphie 416
- Hämangiom, Röntgenbild 587
- Knorpel-Knochen-Grenze, Histologie bei Akromegalie 231
- - - bei Rachitis 236
- Kompaktadicke, einfache 158
- Mikroradiogramm bei Cushing-Krankheit 226
- Ossifikation 105
- Osteomyelitis, hämatogene 721
- Röntgenmorphometrie 164
- Sarkoidose 801
- Spontanfraktur 801
- Tuberkulose 784
- - Wirbelquerfortsatzbeteiligung 776

IV. Rippe, Kompaktadicke, einfache, altersabhängige 164
V. Rippe, Kompaktadicke, einfache, altersabhängige 164
Rippenanomalie 107
Rippenenchondrom, Verlaufsbeobachtung 536
Rippenenköpfchenchondrom 536
Rippenerosion, obere 855
Rippensynostose 107
Röhrenknochen, Apophysenkerne 83
- Entwicklung, embryonale 67 f.
- Epiphysenverknöcherung 78
- Gefäßkanalentwicklung 70
- Gefäßversorgung 25 f.
- kurzer, Epiphyse 81
- - Läsion, osteolytische 270
- Längenwachstum 71 f.
- langer, Knocheninfarkt 274
- Ossifikation 73, 78
- Spongiosasklerose 245
- Transformationsvorgänge, Druckwirkung 49
- Verlängerung, osteomyelitisbedingte 724
- wachsender, Kortikalislücke, passagere, metaphysäre 617

Röhrenknochenkompakta, Spongiosierung 222 f.
Röhrenknochenschaft s. Diaphyse
Röntgenbild, Analyse, quantitative 156 ff.
- Densitometrie, Vorteil 177
Röntgenbildanalyse 205
Röntgencomputertomographie 3, 277
- Densitometrie 180 f., 277
- - Einschichtuntersuchung 187
- - Fettfehler 173, 181
- - Mehrschichtuntersuchung 187

Röntgencomputertomographie, Densitometrie
- - Meßgenauigkeit 181
- - Meßkalibrierung 181 ff.
- - Meßortwahl 184 ff.
- - Reproduzierbarkeit 181
- - Strahlenbelastung 181
- - Vergleichskörper 180
- Gelenkdarstellung 61 f.
- Gelenkdiagnostik 292
- Gewebedifferenzierung 47
- hochauflösende 42 f., 61
- Indikation 277

Röntgen-Computertomographie, Knochenstrukturanalyse 42
Röntgencomputertomographie, quantitative, Fehlermöglichkeiten 180
Röntgen-Computertomographie, Sekundärschnittrekonstruktion 47
Röntgendiagnostik 276 f.
Röntgenfilm, Schwärzungsmessung, vergleichende 173
Röntgenmorphometrie 157 ff.
- Meßstrecken 157
- Meßzonen 158
Röntgen-Photo-Densitometrie 170
- quantitative 173
Röntgenstrahlbeugung 166
Röntgenstrahlen, Schwächung, Gewebedicke 5 f.
- Schwächungsdifferenzen, perikoxale 820, 842
Röntgenstrahlung, monochromatische 166
- polychromatische 167
Röntgenvergrößerungstechnik, Bildqualität, physikalische Faktoren 155

Rotatorenmanschette 325
- Ansatzverkalkung 913
- Degeneration 327 ff.
- - Arthrographie 327 ff.
- Insertionszonenreizung, schmerzhafte 918
- Läsion, diagnostische Fehler 333 f.
- - Leeraufnahme 327
- - Ultraschalldiagnostik 293, 333
- Ruptur 328 f., 918 f.
- - Arthrographie 328 f., 919
- - Arthroskopie 919
- - inkomplette 329, 333
- - komplette 329, 331 ff., 386
- - kraniale, inkomplette, Bursographie 333
- - - - Ultraschalldiagnostik 333
- - Monokontrastarthrographie 919
- - Nachweis 918 f.
- - Röntgenzeichen 918
- - Unterseite, Darstellung, arthrographische 326
- - Verkalkung 333

Röteln, Osteomyelitis 749 f.
Rückenmark, Beteiligung bei Wirbelsäulentuberkulose 760
Rückenmarkkompression, Wirbelsäulentuberkulose 764, 775
Rugger-jersey-Wirbel 185, 187, 224, 238

Ruhigstellung, Knochenstrukturveränderung 51 f.
Rumpfskelett, Entwicklung, embryonale 66, 68
Rundherdpneumokoniose mit rheumatoider Arthritis 855
Rundzellsarkom, Osteolysemuster 475
Rundzelltumor 552

S

Säbelscheidentibia 748 f.
Sacroiliitis s. auch Sakroiliitis
- enteropathica 885 f.
- tuberculosa 779 f.
- - Infektionsweg 779
Sagittalnahtschluß 110
Sakralwirbel 91
1. Sakralwirbel 91
Sakroiliakalarthrose 805
Sakroiliakalbild, buntes 805, 809, 815, 872 ff., 878 f.
- - Vorkommen 879
Sakroiliakalgelenk 805
- Ankylose, knöcherne 866
- Beteiligung bei juveniler chronischer Arthritis 866
- Erosion, subchondrale 779 f.
- Hyperostosezone, physiologische 805
- Morphologie 805
- Pseudoerweiterung, 829
- Radioaktivitätsanreicherung, Impulsratenmessung 437
- statische Aufgabe 805
- Tuberkulose s. Sacroiliitis tuberculosa

Sakroiliitis s. auch Sacroiliitis
- Arthritis psoriatica 872, 874
- - rheumatoide 858
- Grundkrankheit 437
- HLA-B27-assoziierte 805, 815
- Kernspintomographie 715
- Kollateralphänomen, phlogistisches 823
- Mittelmeerfieber, familiäres 888
- Reiter-Syndrom 437, 823, 878
- Röntgenbild 436
- Skelettszintigraphie 436 f.
- Spondylitis ankylosans 437, 805, 809

Sakrolisthesis 779
Sakrum, Hyperostose 808
- Ossifikation 103
- Osteoblastom 495
- Radioaktivitätsanreicherung, H-förmige 423, 426
- Riesenzelltumor 599
Sakrumfissur, Szintigramm 423, 426
Sakrumfraktur, Skelettszintigraphie 423
Sakrummetastase, osteolytische, Röntgenbild 404
- - Szintigramm 404
Salmonellose 744 f.
Samarium-153 395

Sanduhrneurinom, zervikales 265
Sarkoendotheliom s. Sarkom, synoviales
Sarkoidose (= Boeck-Krankheit) 789 ff.
- akute 791
- Arthralgie, Lokalisation 795
- Arthritis 795 f.
- - chronische 795
- - passagere 795
- Ätiologie 789
- Beckenskelett 800
- chronische 791
- - Synovitis 284
- Definition 789
- Diagnostik, nichtradiologische 791
- - pathologisch-anatomische 791
- - radiologische 796 ff.
- Epidemiologie 791
- Epitheloidzellgranulom 789 ff.
- familiäres Auftreten 789
- Gallium-67-Szintigraphie 796
- Gelenkdestruktion 796
- klinischer Verlauf 791
- Lokalisation 792
- Manifestationsalter 791
- Organmanifestation, Häufigkeit 792
- osteoartikuläre 789 ff.
- - Häufigkeit 792 f.
- - Lokalisation 792 f.
- Osteolyse 800 f.
- Osteosklerose 800 f.
- Pathogenese 789
- polyzystische 799
- Prävalenz 791
- Rippen 801
- Röhrenknochen, kurze 797 ff.
- - lange 801
- Schädel 800
- Skelettszintigraphie 796
- sklerosierende 793, 795
- Wirbelkörper 800
Sarkom, chondroblastisches s. Chondrosarkom
- lipoblastisches s. Liposarkom
- nach Nasennebenhöhlenosteomyelitis 724
Sarkom, ossifizierendes, paraosteales s. Osteosarkom, paraossales
- osteogenes s. Osteosarkom
- parossäres 251
- synoviales (= malignes Synovialom; = malignes Synoviom; = Sarkoendotheliom; = Sarkomesotheliom; = Synoviotheliom; = Synoviotheliosarkom) 284, 687 f.
- - Angiographie 687
- - Computertomographie 687
- - Differentialdiagnose 687
- - Histologie 687
- - Klinik 687
- - Lokalisation 687
- - Prädilektionsalter 687
- - Prognose 687
- - Röntgenbefund 687 f.

Sarkom, synoviales
- - Xeroradiographie 687
Sarkomesotheliom s. Sarkom, synoviales
Sattelkaverne 764
Sattelnase 748
Säuglingshüfte, Sonographie 293
Säuglingsosteomyelitis s. Osteomyelitis beim Säugling
Säuglingssyphilis 746
Scalloping s. Kompakta, Wellung, enossale
Scandium-47 395
Schädel, Alterungsprozeß 15
- Bürstensaumbildung 250
- Periostwucherung 250
- Sarkoidose 800
- Tuberkulose 784 f.
Schädelbasis, Knorpelfugen 109
Schädelfraktur beim Kind, Szintigraphie 424
Schädelgummen, Röntgenbild 420
- Szintigramm 420
Schädelkalotte (= Kalvaria), Defekt, ausgestanzter 567
- Epidermoidzyste, Differentialdiagnose zum Hämangiom 589
- Granulom, eosinophiles, Differentialdiagnose zum Hämangiom 588 f.
- Hämangiom, Röntgenbild 586 f.
- Metastasen, osteoplastische 665
- Osteoblastom 497
- Osteolyse, Differentialdiagnose 800
- Paget-Krankheit 665
- Plasmozytom 571
- Verdickung 230
Schädelknochen, Atrophie, grubige 142
- Gefäßkanäle 111
- Ossifikation 109 ff.
- - embryonale 109
- Ossifikationsablauf 77
- Pneumatisation 110
- Strukturauflockerung, altersbedingte 141
Schädelknochendefekt, Regeneration 54 f.
Schädelknochennaht 63
Schädelknochenostitis 742
Schädelnahtschluß 110
Schädelnahtsynostose, prämature 110
Schädelosteoporose, umschriebene 262
Schädelskelett, Entwicklung, embryonale 68
Schädelwachstum 72
Schaltknochen 90
Schaltlamellen (= Interstitiallamellen) 8 f.
- Mineralisation 9
Schambein s. Os pubis
Schambeinkörper, Spongiosasklerose s. Ostitis pubis
Schambeinsymphyse s. Symphysis pubica

Schambeinwinkel, Geschlechtsunterschied 66
Schatten, kalkdichter 5, 7
- knochendichter 5, 7
- schmelzdichter 5
- weichteildichter 20 f., 59
Schaumannsche Körperchen 789 f.
Scheibenmeniskus (= diskoider Meniskus) 309 f.
- Doppelkontrastarthrogramm 310
- Meniskusganglion 690
Schenkelhals s. Femurhals
Scheuermann-Krankheit 777
Schilddrüsenhämangioendotheliom, Knochenmetastase, osteolytische 654
- - osteoplastische 661
Schilddrüsenhormon, Einfluß auf Knochenwachstum 31
Schilddrüsenkarzinom, Knochenmetastasen, Auftreten 671
- - gemischtförmige 661
- - Häufigkeit 652
- - periostale 668
- Metastasierungsmuster 665
Schleimhautulzeration, Lues connata 748
Schlifffläche, femoropatellare 935, 937
Schlottergelenk, postarthritisches 843
- posttraumatisches 934
Schock, septischer, Osteomyelitis 706
Schulterdach, Sehnenkompression 915
Schulterdachraum 915
- Enge 915, 918
Schultergelenk 324 ff.
- Anatomie, funktionelle 324 ff.
- Apophysenossifikation 84 f.
- Arthritis s. auch Omarthritis
- - rheumatoide 385, 857
- - tuberkulöse 780 f.
- - - Differentialdiagnose, röntgenologische 781
- Arthrographie, Aufnahmetechnik 326
- - Füllungstechnik 326
- - Indikation 327 ff.
- - Normalbefund 326 f.
- - Punktionstechnik 326
- - Tomographie 326
- Arthrosis deformans s. Omarthrosis deformans
- Arthroskopie 291
- Arthrotomographie, konventionelle 292
- Außenrotation 325
- Bursa, akzessorische, bei Osteochondrom 526
- Chondromatose, synoviale 694
- Elevation 325
- Erguß beim Säugling (Kleinkind) 819
- Ergußnachweis 819
- Gelenkspaltbreite, röntgenologische 57

Schultergelenk
- Innenrotation 325
- Kapselfettstreifen, dorsaler 818f.
- Kernspintomographie 63
- Nebenkammern 325
- Periarthropathie s. Periarthropathie
- Polyarthritis, chronische 386, 389
- Präarthrose 957
- Röntgencomputertomographie 292
- – nach Doppelkontrastarthrographie 292
- Rotatorenläsion, Ultraschalldiagnostik 293
- Schwachstellen 325
- Stabilisierung 325

Schultergelenkkapsel 324f.
- Riß 325
- Schrumpfung 338
- – Arthrographie, diagnostische 338
- – – therapeutische 338
- – Nativaufnahme 338

Schultergelenkpfanne 324f.
Schultergürtel, Chondrom, epiexostotisches 533
- Ossifikation 82ff.
- Osteochondrom 532
- Skelettelemente, akzessorische 115

Schulter-Hand-Syndrom 442
Schulterluxation, hintere 336
- vordere 336
- – Arthrogramm 336
- – habituelle 336f.
- – Leeraufnahme 336

Schultersteife, schmerzhafte 338
Schwächungsgleichwert 172
Sehnenansatz 25, 904
- Ossifikation 872, 875
- Usurierung 265

Sehnenansatzdefekt 908
Sehnenansatzsporn 904
Sehnendurchblutung, kritische Zone 914
Sehnenruptur, Tuberkulose 768
Sehnenscheidenentzündung s. Tendovaginitis
Sehnenscheidenosteochondrom 384
Sehnenscheidentuberkulose 768, 781
Sehnenscheidenverbreiterung, Weichstrahlradiographie 60
Sella turcica, Aufweitung 230f.
- – Brückenbildung 112

Seltene Erden 395
Senkungsabszeß, tuberkulöser, Ausbreitung 759
Sequester 274, 703 ff., 707, 710, 723 f., 735
- nach Amputation 737f.
- Demarkationsdauer 724
- Knochentuberkulose 770
- Röntgenbefund 710, 726
- vertebraler 776

Sesambein 92
- Deformierung, arthrotische 930f.

Sharpeysche Fasern 25
Sharp-Syndrom s. Kombinationskollagenose

Shin-splint-Läsion 427f.
Shunt, arteriovenöser, bei Knochentumor 464
Sialoadenitis, atrophische 864
Sialoprotein 12
Sicca-Syndrom 864
Sichelzellanämie, Salmonelleninfektion 744f.
Siderinpigmentablagerung, synoviale 286
Siebbeinzellen, Entwicklung 111
Signalzyste, arthritische 827f.
- – Differentialdiagnose 837
Single Photon Emission Computed Tomography s. SPECT
Sinus frontalis, Entwicklung 111
- – Osteom 488
- maxillaris, Entwicklung 111
- sphenoidalis, Entwicklung 111
Sinus-cavernosus-Thrombose 742
Sinusitis (= Nasennebenhöhlenentzündung) 742
- ethmoidale, Komplikation 742
- frontale, Komplikation 742
- Ostitis 742f.
Sinus-tarsi-Syndrom 341
Sitzbein s. Os ischii
Sjögren-Syndrom 864f.
Sjögren-Trias 864
Skaphoid (= Kahnbein der Hand), Aplasie 118f.
- Fraktur 120
- Pseudarthrose, Arthrographie 373
- Pseudozyste 134
- Spaltbildung 118
Skaphoiderosion 853
Skaphoid-Kapitatum-Gelenkspalterweiterung 852
Skaphoidrotation 852
Skapula, Metastase, zystisch-expansive 658
- Ossifikation 85
- Osteosarkom 501
- – gemischtförmiges 504
- Synovialzyste, subchondrale 692
Skapulapfanne, Randwulst 956
Skapularranderosion, laterale 855
Skeletoblastem 67
Skelett, Densitometrie-Meßzonen 167f.
- Inaktivitätsatrophie, Skelettszintigraphie 442
- Normvarianten 115ff.
- Röntgenmorphometrie, Meßergebnisse 158f.
- Unterschied, geschlechtsspezifischer 64ff.
- Variationstendenz, Erblichkeit 137
- Verknöcherung, embryonale 68
- wachsendes 35
Skelettbeteiligung bei extraossärer Erkrankung 278
Skelettdemineralisation, generalisierte, bei Polyarthritis 824
Skeletterkrankung, Beurteilungsprinzipien 276ff.

Skeletterkrankung
- Computertomographie 277
- Gesamtskelettuntersuchung 278
- Herdanalyse, röntgenologische 276
- Kernspintomographie 277
- Knochenstruktur 276
- Lokalisation, anatomische 276
- Röntgenaufnahme 277
- Tomographie, konventionelle 277
- Untersuchungsfolge 278f.
- Untersuchungsmethoden 277f.

Skelettherde, radioaktive, multiple 404
Skeletthyperostose, diffuse, idiopathische 905
Skelettkarzinose, osteoplastische 661
Skelettmetastasierung (s. auch Knochenmetastasen) 645ff.
- destruktive Veränderung 646
- diffuse, Szintigramm 404
- generalisierte, Differentialdiagnose zur Myelomatose 574
- – ohne Organmetastasen 650
- hämatogene 645
- – über das vertebrale Venensystem 650
- – kavale 648
- – portale 650
- – pulmonale 648
- Knochendichtezunahme 646
- Knochenneubildung, periostale 647
- per continuitatem 645
- Primärtumor 408
- Primärtumorsitz 647f.
- Prostaglandine 645f.
- Röntgenuntersuchung, Resultat 405
- – Sensitivität 407
- – Spezifität 407
- stumme 645
- Szintigraphie s. Metastasenszintigraphie

Skelettreifung 66ff.
- genetische Faktoren 136
Skelettsarkoidose s. Sarkoidose, osteoartikuläre
Skelettsymptomatik, lokale, Untersuchungsfolge 278f.
Skelettsystemerkrankung, hormonelle 438ff.
- Szintigraphie 438ff.
Skelettszintigramm, Aktivitätsanreicherung, Ursache, nichtmaligne 676
- normales 400ff.
Skelettszintigraphie 278, 395ff.
- cold lesion 404
- double density sign 411
- – stripe sign 444f.
- Durchführung 408
- Impulsratenmessung 404, 408
- Indikation 448f.
- – klinische 448f.
- – radiologische 448f.
- Indikationsstellung 408

Skelettszintigraphie
- Instrumentation 399 f.
- bei Karzinom mit hoher Skelettmetastasierungsrate 675 ff.
- bei osteophobem Primärtumor 408
- Qualitätskontrolle 400
- Radioaktivitätsanreicherung, lokale, metastasenvortäuschende 404
- – multiple Herde 404
- – periartikuläre 442
- Radiopharmaka 395 f.
- bei Sarkoidose 796
- skip lesions 409, 467
- Spätbild 398, 409
- super bone scan 404 ff., 441
- Technik 398 f.
- Weichteilspeicherung 447 f.
- zur Therapiekontrolle 449 f.
Skelettuberkulose (= osteoartikuläre Tuberkulose) 757 ff.
- Altersverteilung 762 f.
- Angiographie 770
- Ätiologie 757
- begünstigende Faktoren 758, 762
- Computertomographie 770
- Diagnostik 769 f.
- – klinische 769 f.
- – mikrobiologische 770 f.
- – morphologische 770 f.
- – radiologische 770
- Epidemiologie 761 ff.
- Feinnadelbiopsie, perkutane 771
- Fistelbildung 770
- Frühsymptom, radiologisches 770
- Herdlokalisation 763
- Infektionsquelle, intrafamiliäre 763
- isolierte, Häufigkeit 762
- Kernspintomographie 770
- Lokalisation 771 f.
- Pathogenese 757 ff.
- polyostische 771
- – Schädelherde 785
- polyzystische 783
- – Differentialdiagnose 783
- Reaktivierung 762, 770
- Restherd 765
Skelettverformung, osteoporosebedingte 255
Skleroblastem 67
Sklerodermie, Akroosteolyse 265
- progressive 890 ff.
Skoliose, Computertomographie, quantitative 185
- schmerzhafte, beim Kind 491, 494
- Wirbelosteoidosteom 494
Somatomedin 30
Somatostatin 30
Spätosteomyelitis 723, 725
Spätostitis nach Marknagelung 740
SPECT (= Single Photon Emission Computed Tomography) 398
Spikula 250, 476 f.
- Chondrosarkom 544
- Entstehungsmechanismus 476
- Ewing-Sarkom 477, 555

Spikula
- grobe 476, 478
- Osteosarkom 476, 478, 498, 504
- Retikulumzellsarkom, primäres, des Knochens 561
Spina iliaca anterior inferior, Apophyse, nicht verschmolzene 121
- – – – Apophysenkern 90, 92
- ventosa 771, 781, 783
- – Differentialdiagnose 782
Spinalkanal, Stenose, Kernspintomographie 277
- Tuberkuloseausbreitung 760
Spondarthritis, HLA-B27-assoziierte 876
- seronegative 876
Spondylitis 705
- ankylosans (= Strümpell-Bechterew-Marie-Krankheit) 815, 878 ff.
- – Befall stammnaher Gelenke 882 ff.
- – Beginn mit Symptomen des rheumatischen Fiebers 879 f.
- – Fibrostitis 906 f.
- – Gelenkbefall, peripherer 878 f.
- – Gelenkbefallmuster 859, 862
- – HLA-Antigen 879
- – Hüftgelenkbeteiligung 882 f.
- – juvenile 881
- – Kalkaneusbursitis 909 f.
- – Oligoarthralgie 879
- – Polyarthralgie 879
- – Sakroiliitis 437, 805, 809
- – Schultergelenkbeteiligung 883 f.
- – Synovialmembranveränderung 283
- – Tibiofibulararthritis, chronische 859
- – bei ulzeröser Kolitis 886
- – Vorfußveränderung, Differentialdiagnose 839
- BCG-induzierte 785
- Brucellose 743
- Computertomographie 713, 715 f.
- Kernspintomographie 713, 715 ff.
- migrans 775
- posterior 776
- psoriatica 874
- Tomographie, konventionelle 777
- tuberculosa (s. auch Wirbelsäulentuberkulose) 759 f., 771 ff.
- – Abszeßausbreitung 773 f.
- – Abszeßbildung 774 f.
- – Altersverteilung 772
- – atypische 776
- – Blockwirbelbildung 777
- – Diagnostik, klinische 772 f.
- – Differentialdiagnose 777
- – eines Wirbels 776
- – Herdlokalisation im Wirbel 773
- – Kernspintomographie 773 ff.
- – Klinik 769
- – Lokalisation 772 f.
- – lumbale 764
- – – Computertomogramm 774
- – – Kernspintomogramm 774
- – Querschnittlähmung 775

Spondylitis tuberculosa
- – reparative Prozesse 776 f.
- – thorakale 764
- – – Querschnittsymptomatik 775
- – zervikale, Abszeßausbreitung, retropharyngeale 759, 776
- – – Kernspintomogramm 773
- – – Übersichtsaufnahme 773
- – Zwischenwirbelraum, Höhenabnahme 759, 774
- unspezifisch-bakterielle, Differenzierung von Spondylitis tuberculosa 777
Spondylodiszitis, Kernspintomographie 717
- Skelettszintigraphie 432, 434
Spondylophyten, Computertomographie 46
Spondylose, Skelettszintigraphie 438
Spondylosis hyperostotica, Fibroostose 905 f.
Spondylosklerose, hemisphärische 243
Spongioblastem 67
Spongiograph 195
Spongiosa 4 ff., 39 ff.
- Aufbau 11
- lamellosa 40 f.
- laminosa 40
- Makrostruktur 39, 48
- Mikroradiogramm 6
- Mineralkonzentration 11 f.
- Nekrose, Osteomyelitis, tuberkulöse, exsudative 764, 766
- pilosa 40
- Rarefikation 230, 255 f.
- Sklerosierung 45, 185
- – subchondrale, Arthrosis deformans 926
- Strahlenschwächung 168
- Struktur, gelenknahe, verwaschene 822 f.
- – ungeordnete 219 f.
- Strukturanomalie 131 ff.
- Strukturauflockerung 134
- Strukturvariante 131 ff.
- Strukturverdichtung 131 ff.
- im Szintigramm 400
- trabeculosa 40 f.
- Transformationsvorgänge 40
- tubulosa 40 f.
Spongiosabälkchen s. Knochenbälkchen
Spongiosabildindex 156
Spongiosadefekt, Computertomographie 42
- umschriebener 268
Spongiosaeröffnung, arthritische 825 f.
Spongiosaschraubenlager, Randzonenveränderung 55
Spongiosasklerose 45, 185, 243 ff.
- diffuse, homogene 243
- fleckige 243 f.
- gelenknahe, Arthritis 833 f.
- generalisierte 243
- umschriebene 243

Spongiosatrabekel 40
Spongiosatrajektorien, unregelmäßig verlaufende 261
Spongiosazüge, belastungsabhängige 48 f.
- Fortsetzung in die Kompakta 49
Spontanfraktur 138
- Chondrom 534
- Knochenbeteiligung bei Non-Hodgkin-Lymphom 565
- Knochenzyste, juvenile, einkammerige 618
- metastasenbedingte 652
- Myelom, multiples 566, 572 f.
- - solitäres 574
- Retikulumzellsarkom, primäres, des Knochens 562
- Sarkoidose 801
- vertebrale 138
Sporotrichose 751
Sprunggelenk 340 ff.
- Anatomie, funktionelle 340 f.
- Arthritis, Spondylitis ankylosans 879
- Arthrographie 341 ff.
- - Aufnahmetechnik 341
- - Doppelkontrastuntersuchung, Indikation 341
- - Füllung lateraler Sehnenscheiden 343
- - Füllungstechnik 341
- - Indikation 343 ff.
- - Kontrastmittelaustritt 343
- - Monokontrastuntersuchung, Indikation 341
- - Normalbefund 342 f.
- - posttraumatische 343
- - Punktionstechnik 341
- Bandlaxität, posttraumatische 347
- Computertomographie 46 f.
- Erguß 822
- Gelenkspaltbreite, röntgenologische 57
- Kapsel-Band-Läsion, frische 343
- Kapselriß, isolierter 342 f.
- - - Arthrogramm 342 f.
- Kapselschrumpfung 347
- Kapsel-Sehnenscheiden-Riß, persistierender 347 f.
- Ligamente, laterale 340
- - mediale 340 f.
- Muskelsehnen, gelenkschienende 341
- oberes, Anatomie 340 f.
- - Arthrose 953
- - Arthroskopie 291
- - Chondrom, verkalktes 384
- - Punktion hinter dem Malleolus externus 341
- - - ventrolaterale 341
- - Röntgencomputertomographie 292
- Osteochondrosis dissecans 381
- Polyarthritis, chronische 387 ff.
- Pronationstrauma 341
- - Bandruptur 346

Sprunggelenk
- Restbeschwerden, posttraumatische 347
- Röntgencomputertomographie 62, 292
- Supinationstrauma 341, 343
- - Arthrogramm 342 ff.
- - Bandruptur 341, 343
- - mehrfaches 348
- Synovialitis, villonoduläre 697 f.
- Tuberkulose 782
- unteres, Arthrose 954
- Verknöcherung, paraartikuläre 347
Sprunggelenkkörper 347
Stammganglien, Verkalkung 232
Stammskelett, Densitometrie mit Röntgencomputertomographie, Ergebnisse 187 ff.
- Knochenresorption, osteoklastäre 227
- Ossifikation 103
Stammskelettosteoporose 258
- steroidbedingte 227
- - Histologie 239
Standardknochen 152
- Densitometrie, vergleichende 173 f.
Standardwirbel 173
Stanzdefekt 838
Staphylococcus aureus haemolyticus, Osteomyelitis 701, 718
- - Ostitis, posttraumatische 734 f.
Sternalleiste 105
Sternoklavikulargelenk, Arthrosis deformans 957 f.
- Gelenkspaltbreite, röntgenologische 57
- Tuberkulose 784
Sternoklavikularregion, Schwellung 810
Sternum (= Brustbein), Knochenkerne 107 f.
- Ossifikation 105, 107 f.
- Spaltbildung 107
- Tuberkulose 784
Steroidmedikation, Skelettszintigraphie 442
Stevens-Johnson-Syndrom (= Erythema multiforme exsudativum) 886 f.
- Arthritis 886 f.
Stieda-Pellegrini-Schatten 314
Still-Syndrom 865
γ-Strahlen von Isotopen 166
Strahlenabsorption 4, 151
Strahlenschaden am Knochen, Szintigramm 432
Strahlentherapie, radiologisch erkennbare Reaktion 671
Strahlung, monochromatische 166
- polychromatische 167
Streptokokken, β-hämolytische, der Gruppe A 848
Streptokokkenrheumatismus, chronischer 849 ff.
- Röntgenbefund 849 ff.
Streptokokkensepsis, Osteomyelitis, sklerosierende 733

Streptolysin O 848
Streßfraktur (= Ermüdungsfraktur) 424 ff., 512
- Durchblutung 425
- Entstehung 424
- Lokalisation 424
- Röntgenzeichen 424
- Skelettszintigraphie 425 ff.
Strontium-85 395
Strontium-87m 395
Strümpell-Bechterew-Marie-Krankheit s. Spondylitis ankylosans
Styloiditis 904
Subduralabszeß bei Sinusitis 742
Subluxation, arthritisbedingte 833 f.
- arthrosebedingte 929
- karpale, arthritisbedingte 845
Subsepsis allergica (= Wissler-Fanconi-Syndrom) 865
Subtalargelenk, talokalkaneonavikulärer Anteil, Erguß 822
Subtraktionsangiographie, digitale, Knochengefäßdarstellung 29
Sudeck-Syndrom (= reflex sympathetic dystrophy syndrome) 258, 442
- Knochenstrukturveränderung, dystrophische 264
- Skelettszintigraphie 442 f.
Super bone scan 404 ff., 441
Supraspinatussehne, Ansatz, avaskuläre Zone 913 f.
- Ruptur 328 f.
- - inkomplette 329 f.
- - komplette 329, 331 ff.
- Verkalkung 334, 912
Supraspinatussyndrom 327
- Verkalkung, subakromiale 333
Sutura frontalis 109
- sphenooccipitalis, Synostose 110
Symphysenlockerung, degenerative 858
Symphysis pubica 63
- - Beteiligung bei Spondylitis ankylosans 884
- - Knorpelaufbau 23
- - Tuberkulose 780
Synarthrose (= Halbgelenk) 56
Synchondrose 63
- Röntgenbefund bei rheumatoider Arthritis 857
Synchondrosis intersphenoidalis 109
- manubriosternalis, Arthritis, rheumatoide 860
- - Beteiligung bei Spondylitis ankylosans 884
- sphenooccipitalis 109
Syndesmophyt 874
Syndesmose 56, 63
- tibiofibulare, hintere 340
- - - Ruptur 343
- - vordere 340
- - Ruptur, Arthrogramm 343, 345
- - - - Pronationstrauma 346
- - - - Supinationstrauma 343
Synostose 63

Synostose
- angeborene 837
Synostosis ischiopubica 90
- - Ossifikationsformen 93
Synovektomie, Folgen 287
Synovia s. Synovialflüssigkeit
Synovialchondromatose s. Chondromatose, synoviale
Synovialfalte (= Plica synovialis), hintere, des Kniegelenks 302
- - sagittale, des Kniegelenks 296, 303
- infrapatellare 295, 302, 316
- - Überprojektion 301
- seitlich der Patella 296
- suprapatellare 295, 302
Synovialflüssigkeit (= Gelenkschmiere; = Synovia) 23, 57, 925
- Cholesterinkristalle 286
- Fehlzusammensetzung 825
- Funktion 59
- Granulozyten, neutrophile 283
- Viskositätsabnahme 825
Synovialis s. Synovialmembran
Synovialitis (= Synovitis) 283 ff., 814
- chondrodetritica 925
- epitheloidzellige, granulomatöse, Sarkoidose, chronische 284
- fremdkörperbedingte 287
- granulomatöse 795
- hyperplastische, Arthrographie 385
- Infektion, bakterielle 286 f.
- nach intraartikulärer Injektion 287
- bei ischämischer Knochennekrose 289
- Lymphgefäßdarstellung bei Arthrographie 294
- lymphoplasmazelluläre 287
- lymphozytäre 796
- Nekrose 284
- nichtinfektiöse, Skelettszintigraphie 432, 435
- noduläre, lokalisierte (= benignes Riesenzellsynoviom; = benignes Synoviom; = fibröses Histiozytom; = fibröses Xanthom; = Xanthogranulom) 684, 687, 696
- - - Lokalisation 696
- bei Ochronose 289
- pigmentierte villonoduläre s. Synovialitis, villonoduläre
- septische, Skelettszintigraphie 432
- sympathische, bei Osteoidosteom 491 ff.
- Synovialzellenproliferation 283
- bei systemischer Erkrankung 284
- tuberkulöse 287 ff., 761
- villonoduläre (= pigmentierte villonoduläre Synovialitis) 284, 383, 684, 687, 696 ff.
- - Angiogramm 383, 699
- - Computertomogramm 699
- - Diagnose 699
- - Differentialdiagnose 699
- - - zum Riesenzelltumor 600
- - Histologie 696 f.

Synovialitis, villonoduläre
- - Hüftgelenk 352
- - intraossäre Manifestation 698
- - Klinik 697
- - Kniegelenk 383, 387
- - Lokalisation 696 f.
- - Weichteilmanifestation 697
- villosa pigmentosa s. Synovialitis, villonoduläre
Synovialmembran (= Synovialis) 57, 283 ff.
- Diagnostik, morphologische, Bedeutung 289
- Entzündung s. Synovialitis
- Epitheloidzellgranulom 287 ff., 765, 767, 769
- Fibrinauflagerung, zottige 283 f.
- Fremdkörperreaktion 286
- Geschwulst 682
- geschwulstähnliche Läsion 682
- Gewebsvermehrung 59
- Granulozyten, neutrophile 286
- Hyperplasie, villöse 283 f.
- Infiltrat, lymphoplasmazelluläre 287
- Knorpelfragmente 765, 767
- Knorpelpartikel 287 ff.
- Reaktionsmuster 283
- Veränderung, tumorähnliche 284
- Vernarbung 289
Synovialom 684
- malignes s. Sarkom, synoviales
- Skelettszintigraphie 411
Synovialzellschicht, Verbreiterung 283 f.
Synovialzyste, subchondrale s. Ganglion, intraossäres
Synoviom, benignes s. Synovialitis, noduläre, lokalisierte
- malignes s. Sarkom, synoviales
Synoviotheliom s. Sarkom, synoviales
Synoviotheliosarkom s. Sarkom, synoviales
Synoviozyten 283
- fibroblastenähnliche s. F-Typ-Synoviozyten
- makrophagenähnliche s. M-Typ-Synoviozyten
- Proliferation 283
- Reaktion mit Antikörpern 283
Synovitis s. Synovialitis
Syphilis s. Lues

T
Talokruralgelenk, Erguß 822
Talus, Abscherfraktur, osteochondrale, laterale 347
- Knochenkern 92
- Knochenzyste, aneurysmatische 621
- Ossifikationsstadien 98
- Retikulumzellsarkom, primäres, des Knochens 562
- Spongiosadefekt 43
- Tuberkulose 782
Talusrolle, Chondroblastom 269
Tangentiallamellen 8

^{99m}Tc-DPD 396, 398
^{99m}Tc-HDP 398
^{99m}Tc-HEDP 395
^{99m}Tc-HMDP 396
^{99m}Tc-MDP 395 f., 398
^{99m}Tc-MDP-Kinetik 397 f.
^{99m}Tc-Phosphatkomplex 395 f.
- Ablagerung am Knochen 397
- Ausscheidung, renale 396
- Blutclearance 397
- Herstellung 396
- Knochenaufnahme 396 f.
- - extraossäre Faktoren 396 f.
- Szintigraphie bei Osteomyelitis 711
- - Strahlenbelastung 399
- - Technik 398
- Weichteilspeicherung 447 f.
^{99m}Tc-Pyrophosphat 395
^{99m}Tc-Schwefelkolloid-Knochenmarkszintigraphie 432
^{99m}Tc-Tripolyphosphat 395
Tela ossea (= Hartgewebe des Knochens) 4 f.
- - Grundsubstanz, organische 11 f.
- - Kalksalzmosaik 10
- - Knochenumbau 29
- - Kollagenfasern 12
- - Mineralablagerung, frühe 13 f.
- - Mineraldepot 6 f.
- - Mineralfraktion 13
- - Mineralkeime 13
- - Mineralkonzentration, ungleichmäßige 220
- - Mineralsalzkonzentration 11 f.
- - Stoffaustausch 32
- - Transformation 137
- - - Beurteilung 152
- - - Mikroströme 49
- - Transformationsdynamik 11
- - Umbau, sekundärer 35 ff.
- - Zusammensetzung 11 ff.
Temporomandibulargelenk, Arthritis, rheumatoide 857
Tendinitis calcificans 912
- - retropharyngeale, akute 917, 920
Tendoperiostose 904
Tendovaginitis des Musculus extensor carpi ulnaris 860 ff.
- rheumatische 853
- tuberkulöse, epitheloidzellig-granulomatöse 769
Tenosynovitis s. Tendovaginitis
Tetrazyklinmarkierung 35 f.
Thalassaemia major, Handröntgenbild 257 f.
Thibierge-Weißenbach-Syndrom 891 f.
Thiolproteinase 35
Thorax, Osteolyse, massive 274
Thyreotoxikose s. Hyperthyreose
Thyroxin, Einfluß auf Knochenwachstum 31
Tibia, aufgetriebene 602 f.
- Chondrosarkom, zentrales, epimetaphysäres 543

Tibia
- distale, Fibrom, nicht ossifizierendes 269
- - Knochenzyste, aneurysmatische 623
- - Metastase, osteolytische 657
- - Spontanfraktur, metastasenbedingte 657
- Gelenkfläche, proximale 294
- Knochenmetastasen, Periostveränderung, reaktive 668 f.
- Längenwachstum 71
- Osteoidosteom, Skelettszintigraphie 412
- proximale, Brodie-Abszeß 271
- - Chondromyxoidfibrom 511
- - Densitometrie mit Röntgencomputertomographie, Ergebnisse 192
- - Ewing-Sarkom 553
- - Histiozytom, malignes fibröses 584 f.
- - Knochenfibrom, nichtossifizierendes 612
- - Knochenzyste, aneurysmatische 269 f.
- - Liposarkom 576 f.
- - Osteosarkom, periostales 252
- - Trümmerbruch 941
- Röntgenmorphometrie 163

Tibiadiaphyse, Adamantinom 601 ff.
- Chondrosarkom 509
- Kompaktadicke, kombinierte 163
- Metastase, periostale 667, 669

Tibiaepiphyse, distale, Hämangioendotheliom 592
- proximale, Chondroblastom 522
- - Knochenkern 94 f.

Tibiafraktur, Osteomyelitis, chronische, Verlaufsbeobachtung 725

Tibiakopf, Ganglion, intraossäres 689 ff.
- Metastase, zystisch-expansive 659

Tibiakopfrand, Erosion, kortikalisierte 311

Tibiametaphyse, Abszeß 728
- distale, Knochenzyste, juvenile, einkammerige 618
- - Osteomyelitis, akute hämatogene 722
- - - plasmazelluläre 731
- - Osteosarkom, periostales 506
- Osteosarkom, Chemotherapie, Verlaufsbeobachtung 514
- proximale, Chondromyxoidfibrom 524
- - Chondrosarkom, exzentrisches, breit gestieltes 546
- - Osteomyelitis, plasmazelluläre 731 f.

Tibiaspanentnahme, Regeneration 53, 55

Tibiaverformung, rachitische, Spongiosatransformation 51

Tibiofibulararthritis, chronische, bei Spondylitis ankylosans 859
- tuberkulöse 859
- Weichteilröntgenzeichen 820 f.

Tibiofibulararthrose 936
Tidemark 22
Tomographie, konventionelle 277
De-Toni-Debré-Fanconi-Syndrom 235
Tophus 265
Totenlade s. Involucrum
Trabekel, primäre 48
- sekundäre 48
Trabekelzüge, Rarefikation 255
Tracerkinetik 397 f.
Transkalziferin 34
Treponema pallidum 746
Trijodthyronin, Einfluß auf Knochenwachstum 31
Trochanter major, Epiphysennarbe 83
- - Knochenkern 92
- minor, Apophyse, persistierende 123
- - Apophysenkern 92, 95
Trochanterapophyse, Chondroblastom 523
Tuber calcanei, Apophysenossifikationsstadien 102
Tuberculum intercondylicum quartum 929
Tuberkulinreaktion 770
Tuberkulose, atlantookzipitale 776
- Fistelbildung 770
- Häufigkeit 763
- der langen Röhrenknochen, Pathogenese 760
- nicht diagnostizierte 763
- osteoartikuläre s. Skelettuberkulose
- Pathogenese 757
- Restherd 763
- Streuung, hämatogene 758
- Sukzedanstreuung 757
- Synovialmembranveränderung 286 ff.
Tuberöse Sklerose 799
Tuberositas ossis navicularis, Apophysenkern 123
- tibiae, Apophyse, persistierende 123, 125
- - Apophysensklerosierung 275
- - Avulsionstendinitis (= Osgood-Schlatter-Krankheit) 274 f.
- - Hypoplasie 941
- - Ossifikation 94 f., 97
- unguicularis, Formvarianten 121
Tularämie 749
Tumor albus 778
- angioglomoider s. Glomustumor
- brauner 222 f.
- - Szintigramm 438, 440
- bei chronischer Hautfistel 724
- intraartikulärer 284
- maligner s. auch Malignom
- - Arthritis 841
- - extraossärer, Skelettszintigraphie 448 f.
- synovialer 682 ff.
- - benigner 682 ff.
- - maligner 687 f.

Tumorähnliche Läsion (= tumor-like lesion) 456 f., 608 ff.
- - Definition 458
- - synoviale 682, 689 ff.
Tumorgefäßbild, anarchisches 464 ff.
Tumorgefäße 463 ff.
Tumorknorpelmineralisation 480
Tumor-like lesion s. Tumorähnliche Läsion
Tumormasse, präsakrale 605
Tumorosteoidverknöcherung 476, 479 f.
Tumorregression, Graduierung 513
Typhus abdominalis, Osteomyelitis 744
Typhuszellen 744

U

Übelkeit, Hyperkalzämiesyndrom, knochenmetastasenbedingtes 653
Übergang, zervikothorakaler s. Zervikothorakaler Übergang
Überlastungsarthrose 882
Ulna, distale, Densitometrie, Aluminiumreferenzsystem 175
- - Knochenzyste, aneurysmatische 622
- - Mineralgehaltbestimmung, Aluminiumreferenzsystem 174
- - Photonenabsorptionsmessung, Ergebnisse 196
- Längenwachstum 71
- Metastase, osteolytische 653
- Osteomyelitis, hämatogene 721
- Osteosarkom, periostales 506
Ulnadiaphyse, Densitometrie, Aluminiumreferenzsystem 175
Ulnadiaphysenkompakta, Mineralgehalt, Alterskurve 198
Ulnametaphyse, distale, Osteochondrom 527
Ultraschall, Gelenkdiagnostik s. Arthrosonographie
Unterarmknochen, Mineralgehalt, globaler, Bestimmung mit Gammastrahlung 203
Unterkiefer, Altersatrophie 141, 143
Unterkieferabszeß 741
Unterkieferosteomyelitis, chronische, Panoramaaufnahme 742
- dentogene 741
Unterschenkel, Mineralgehalt, globaler, Bestimmung mit Gammastrahlung 203
Unterschenkelfraktur, Osteomyelitis, chronische, Verlaufsbeobachtung 725
Unterschenkelknochen, Normvarianten 123
Unterschenkelzyste 323
Uratgicht s. Gicht
Uratkristallablagerung, synoviale 284
Urethritis, abakterielle 876
Urethro-konjunktivo-synoviales Syndrom s. Reiter-Syndrom

V

Vagina synovialis intertubercularis 325
Variolavirusarthritis 848
Vaskulitis, nekrotisierende, synoviale 284
Vena basivertebralis 185
Venenplexus, vetebrale 649f.
Vergrößerungsaufnahme, direkte 155f.
Verkalkung, exostosennahe 254
- heterotope, Radioaktivitätsanreicherung bei Skelettszintigraphie 447f.
- - Szintigraphie 428
- intrakranielle, physiologische 111ff.
- Meniskus 311
- im Osteolyseherd 271
- paraartikuläre, Ellenbogengelenk 364f.
- periartikuläre, Kombiantionskollagenose 894
- subakromiale 333
Verknöcherung, ektopische, Skelettszintigraphie 448
- heterotope 4
- metaplastische 480
- paraartikuläre, Ellenbogengelenk 364
- - posttraumatische, Sprunggelenk 347
Vernarbung, synoviale 289
Virusarthralgie 844
Virusarthritis 844, 848
Virusinfektion, Arthritis, reaktive 844
Viruskrankheit, Synovialmembranveränderung 286
Vitamin A, Wirkung auf das Knochenwachstum 34
Vitamin C, Kollagensynthese 34
- Mangel (= Möller-Barlowsche Krankheit) 34, 249
- - Blutung, subperiostale 249
Vitamin D 234, 438
- Hauptaufgaben 234
- Knochenmineralisation 234ff.
- Mangel 235ff., 260, 438
- Überdosierung 235
Vitamin D_3 s. Cholekalziferol
Vitamin E, Kollagenstruktur 34
Vitamin K, GLA-Protein-Biosynthese 34
Vitamin-A-Intoxikation, Periostose 247
Vitamin-D-Mangelrachitis 235ff., 260f.
- Histologie 235f.
- Knochenmakrostruktur 261
- Knochenmikrostruktur 235ff.
- Röntgenbild 237
Vitamin-D-Metabolit 31, 34
Vitamin-D-Resistenz 235
Vitamin-D-Resorptionsstörung 221
Vitamin-D-Stoffwechselstörung 221
Vogelgesicht 867

Vogelschwingenform der Mittelphalanxbasis 868
Volkmannscher Kanal 9
Vollgelenk s. Diarthrose
Vorfuß, Periarthropathia calcificans 917
Vorfußarthritis, Kollateralphänomen, phlogistisches 823

W

Wabenlunge 856
Wachstum, beschleunigtes, des Kleinkindes 72
- - Pubertät 72
- genetische Faktoren 136
Wachstumsalterarthritis 868f.
Wachstumsfaktor 30
- insulinähnlicher 30
- im Knochen produzierter 31
Wachstumsgeschwindigkeit, Phasen 72
Wachstumshemmung 132
Wachstumshormon 30
- Produktion, vermehrte 230
Wachstumslinie 131ff.
- Entstehung 132
Wachstumsphase, Radioaktivitätsablagerung in der Epiphysenfuge 403
Wachstumsschmerz 616
Wachstumsstörung, Arthritis, chronische juvenile 868f.
- nach unspezifisch-bakterieller Arthritis 843, 848
Wachstumsveränderung bei chronischer Osteomyelitis 724
Waldenström-Krankheit (= lymphoplasmozytoides Lymphom; = Makroglobulinämie) 561, 565
Wardsches Dreieck 48
Wasser, festes 182f.
Wasserhaushaltsstörung, Hyperkalzämiesyndrom, knochenmetastasenbedingtes 653
Weichgewebschondrom 685
- Prädilektionsalter 685
Weichstrahlimmersionstechnik 61
Weichstrahlradiographie 59ff.
Weichstrahltechnik 3
Weichteilabszeß bei Dornfortsatzosteomyelitis 721
- orbitaler, Ostitis 742
- Ostitisentstehung 735
Weichteilchondrom, juxtaartikuläres 535
Weichteile, Radioaktivitätsanreicherung bei Skelettszintigraphie 447f.
Weichteilödem, Osteomyelitis 706
Weichteilröntgenzeichen, arthritische 816, 855, 857
Weichteilschatten 3
Weichteilschattenhomogenisierung, perikoxale 820, 842

Weichteilschwellung, Ewing-Sarkom 553, 555
- Knochenbeteiligung bei Non-Hodgkin-Lymphom 565
- Knochensarkoidose 799
- Liposarkom des Knochens 577
- Osteomyelitis 706
- paravertebrale 713
- präpatelläre 940
- Riesenzelltumor 595
- Sarkoidose, osteoartikuläre 792
Weichteiltumor, Osteomalazie 261
- paraspinaler, Sarkoidose 800
Weichteilverdickung, retrosternale 810f.
Weichteilverkalkung, Szintigramm 438
- Thibierge-Weißenbach-Syndrom 891f.
Weichteilverknöcherung in der Sternokostoklavikularregion 810
Wiberg-Zeichen (= Femurkopf-Dezentrierungszeichen) 928, 948ff., 953
Wirbel, Apophyse, persistierende 104f.
- Dornfortsatzossifikation 104
- Gelenkfortsatzossifikation 104
- Querfortsatz, Apophysenossifikation 104ff.
- - Epiphysenossifikation 106
- - Ossifikation 104ff.
- - Tuberkulose 776
Wirbelabschlußplatte, Infraktion 255
Wirbelbogen, Tuberkulose 776
Wirbelbogengelenkentzündung, generalisierte, bei juveniler chronischer Arthritis 867
Wirbelbogenhämangiom 586
Wirbelbogenusur, Sanduhrneurinom 265
Wirbelbogenwurzel, Echinococcus cysticus 754
Wirbelfraktur, osteoporotische, Skelettszintigraphie 442
- pathologische 35, 156
Wirbelgelenk, Gelenkspaltbreite, röntgenologische 57
Wirbelhämangiom 585ff.
- Differentialdiagnose 588
- Röntgenbild 586f.
Wirbelhyperostose 810
Wirbelkompression, metastasenbedingte 666
Wirbelkompressionsfraktur, metastasenbedingte 655
Wirbelkörper, Alterosteoporose, physiologische 138
- Alterungsprozeß 15
- Aspergillose 751
- Bauelemente 5
- Bikonkavität 159
- Densitometrie mit Röntgencomputertomographie 184ff.
- Destruktion, tuberkulöse 774
- Endplattendestruktion, Brucellose 743

Wirbelkörper
- Endplatteneinbruch, metastasenbedingter 655
- Form 104
- Gefäßkanal 28
- Größe 104
- Infraktion 138, 230
- Kortikalis 39
- Längsdurchmesser, vergrößerter 230
- Mineralgehalt, Frakturrisikogrenze 189
- Osteomalazie, Histologie 235f.
- Osteoporose, senile 228
- - umschriebene, Differentialdiagnose zum Hämangiom 588
- Randapophyse 103f.
- Röntgenmorphometrie 159
- Sarkoidose 800
- Spongiosadichte 188ff.
- - beim Kind 189
- Spongiosainhomogenität 185
- Spongiosasklerose, umschriebene 243
- Spongiosastruktur, an die Endplatten grenzende 185
- - grobsträhnige 138f.
- - zentrale 185
- Spontanfraktur 138
- Zusammensinterung 138, 185
- - Ostitis deformans 220
Wirbelkörper-Abschlußplatte, Infraktion, Osteoporose 138, 230
Wirbelkörperfraktur, Altersosteoporose 138
- Szintigramm 423
Wirbelmetastase(-n), Entstehung 650
- osteolytische 655
- osteolytisch-osteoplastische, generalisierte 666
- osteoplastische 661f., 666
- - generalisierte 662
- - pathologisch-anatomisches Präparat 660
Wirbelosteomyelitis, tuberkulöse 776
Wirbelsäule, Altersveränderung 138, 140
- Arthritis, rheumatoide 855f.
- Chordom s. Chordom, vertebrales
- 3-D-Computertomographie 44
- Densitometrie mit Röntgencomputertomographie, Ergebnisse 187ff.

Wirbelsäule
- Entkalkung, röntgenologisch erkennbare 151
- Knochenzyste, aneurysmatische 620
- Ossifikation 103ff.
- Osteoblastom 495f.
- Osteoidosteom 490
- Osteolyse, massive 274
- Osteoporose, tuberkulosebedingte 774
- Röntgen-Computertomographie 43ff.
- Röntgendiagnostik, konventionelle 43
- Schmerz, lokaler 772f.
- Schmerzen, Myelom, multiples 566
- zervikothorakaler Übergang s. Zervikothorakaler Übergang
Wirbelsäulentuberkulose (s. auch Spondylitis tuberculosa) 771ff.
- Ausbreitung, longitudinale 760
- - posteriore 760
- Blockwirbelbildung 764f., 777
- Differentialdiagnose 777
- Gibbusbildung 774f.
- Kernspintomographie 773ff.
- Morphologie 764
- Paraplegie 760
- Pathogenese 758ff.
- Rückenmarkbeteiligung 760
- Stauchung, axiale 774
- Verteilung 772f.
Wirbelschmerz, lokaler 491
Wirbelvenenkanal 27
Wissler-Fanconi-Syndrom s. Subsepsis allergica
Woven bone 276
Wurstfinger 873

X
Xanthogranulom, synoviales s. Synovialitis, noduläre, lokalisierte
Xanthom 286
- fibröses, synoviales s. Synovialitis, noduläre, lokalisierte
Xerophthalmie 864
Xerostomie 864

Y
Yaws s. Framboesie
Yersiniaosteomyelitis 701

Z
Zahnschmelz, Hartgewebe 5
- Röntgenbild 7
Zahnvereiterung 741
Zahnwurzelgranulom 741
Zehendeviation, fibulare 831
Zehengrundgelenk, Destruktion, arthritische 831
Zehennekrose, Knochenrotz 749
Zehenspontanamputation 749
Zellulitis, Differenzierung von Osteomyelitis 421
- Szintigraphie 421
Zervikalsynostose, juvenil-rheumatische 868
Zervikobrachialsyndrom 265
Zervikothorakaler Übergang, Fraktur, Skelettszintigraphie 423
Zervixkarzinom, Knochenmetastase, zystisch-expansive 660
- Metastasierungsmuster 668
Zugspannungstrabekel 155
Zugtrabekel 48
- sekundäre 155
Zungenbein 114
- Entwicklung 111
Zwei-Energie-Computertomographie, quantitative 181, 192f.
Zwei-Isotopen-Densitometrie (= DPA; = Dual-Photon-Absorptiometry) 200ff., 205
Zwergwuchs, dermatomyositischer 890
Zwischengewebe, embryonales, erhaltenes, im Gelenk 56
Zwischenwirbelraum, Höhenabnahme 759, 774
Zwischenwirbelscheibe (= Bandscheibe; = Discus intervertebralis) 63
- entzündlich veränderte, Dichte, computertomographische 777
- Knorpelaufbau 23
- Zerstörung, chordombedingte 606
- - tuberkulöse 759, 764, 774
Zyste, Echinokokkus 752
- ossäre s. Knochenzyste
- synoviale, subchondrale s. Ganglion, intraossäres
Zystizerkose des Knochens 754